AF861164

Inhalt – Kurzübersicht

R. Huch/K. D. Jürgens

Mensch Körper Krankheit

Anatomie Physiologie Krankheitsbilder

Lehrbuch und Atlas für die Berufe im Gesundheitswesen

Das ist neu in der 5. Auflage:

Alle Kapitel wurden:

- Bezüglich Text und Abbildungen gründlich überarbeitet und aktualisiert
- Durch passende Websites und Literatur zum jeweiligen Thema ergänzt
- Mit neuen und erweiterten Sonderseiten „Gesundheit und Lebensstil" versehen.

Die Kapitel „Psyche und psychische Erkrankungen" und „Infektion und Abwehr" wurden umgestellt, um Stoffgebiete mit engem Bezug zueinander näher zusammenzubringen. Das Kapitel „Nervensystem" wurde vollständig neu strukturiert und das alte Kapitel „Nervengewebe" in die Kapitel „Die Gewebe des Körpers" und „Nervensystem" integriert, um die Reihenfolge der vermittelten Fakten zu optimieren.

Neuerungen der einzelnen Kapitel:

Kap. 1: „Orientierung am Körper" zum erleichterten Nachschlagen jetzt komplett hier

Kap. 2: Ergänzung des Abschnitts über Puffer

Kap. 3: Vaterschaftstest, DNA-, Protein-Chips, Gentechnologie, Gen- und Stammzelltherapie, Tissue-engineering

Kap. 4: Erweiterung des Kapitels Nervengewebe

Kap. 5: Gesundheitsförderung mit dem Konzept der Salutogenese nach Antonovsky, Texte zum „informed consent", zur Selbsthilfe und zur Hospizbewegung

Kap. 6: sarkoplasmatisches Retikulum, Titin, Transkutane elektrische Nervenstimulation (TENS)

Kap. 7: Auslagerung von „Orientierung am Körper" nach Kap. 1, Bedeutung des Krafttrainings für den Muskelaufbau

Kap. 8: Systematisierung der Hauterkrankungen

Kap. 9: komplett neu strukturiert, „Gedächtnis" (aus Kap. „Psyche") integriert, zahlreiche neue Inhalte, z. B. Darmnervensystem, Reizdarmsyndrom, Migräne, amyotrophe Lateralsklerose, funktionelle Magnetresonanztomographie, Schlaf

Kap. 10: Pheromon-Wahrnehmung, Augenlaser, sone-Skala, Cochlea-Implantat, otoakustische Emission, Tinnitus, thermische Nystagmusprüfung

Kap. 11: Pheromone, Mobbing, Sucht, Elektrokrampftherapie

Kap. 12: Oxytocin als „Glückshormon"

Kap. 13: Umstellung innerhalb des Kapitels, Hämochromatose, Faktor-V-Thrombophilie

Kap. 14: dendritische Zellen, Borreliose, FSME, SARS, Vogelgrippe, Antibiotika-Multiresistenzen, Therapie von Allergien

Kap. 15: Doppler-Ultraschallmessung, Doppler-Echokardiographie

Kap. 16: automatische Blutdruckmessung, Blutdruckselbstmessung durch den Patienten

Kap. 17: gesundheitliche Auswirkungen des Feinstaubs, praktische Anwendung inhalativer Medikamente und neue Techniken der künstlichen Beatmung

Kap. 18: myoelektrischer Motorkomplex, Dyspepsie, Fruktosemalabsorption, Wasserstoff (H_2)-Atemtest, Prinzip der Sonographie

Kap. 19: Regelung der Nahrungsaufnahme, „Ernährungspyramide" der DGE, HbA_{1c}, glykämischer Index, Eiweißbilanz, lösliche Faserstoffe, sekundäre Pflanzenstoffe

Kap. 20: atriales natriuretisches Peptid, Harnkonzentrierung im Gegenstromprinzip, Henry-Gauer-Reflex

Kap. 21: Pearl-Index, „Der kleine Unterschied"

Kap. 22: Berechnung Geburtstermin, Frühgeburt, operative Entbindungen, „sanfte Sectio", Wahl-Kaiserschnitt

Kap. 23: Prävention wesentlich erweitert, Kind im Krankenhaus

Kap. 24: neuer gesellschaftlicher Umgang mit alten Menschen (Altersglück), neue Fakten zur Demenz

Kap. 25: Verbrennungskrankheit, Fehlerstromschutzschalter (FI-Schalter), neue Reanimationsrichtlinien von 2006 berücksichtigt

Mensch Körper Krankheit

Anatomie, Physiologie, Krankheitsbilder

Lehrbuch und Atlas für die Berufe im Gesundheitswesen

5., überarbeitete und erweiterte Auflage mit 900 Abbildungen und Tabellen

Herausgegeben von: Prof. Dr. med. Dr. med. h. c. mult. Renate Huch, Zürich;
Prof. Dr.-Ing. Dr. rer. biol. hum. habil. Klaus D. Jürgens, Hannover

Grafiken von: Gerda Raichle, Ulm

Mit Beiträgen von:

Stephanie Engelhardt, Ravensburg (Kap. 6, 7, 13); Dr. med. Udo Frank, Ravensburg (Kap. 11); Dr. med. Bernd Guzek, Hamburg (Kap. 4, 16); Dr. med. Hubert Hasel, Wangen (Kap. 18); Prof. Dr. Dr. med. Renate Huch, Zürich (Kap. 1, 4, 8, 12, 15, 16, 21, 22, 24); Prof. Dr. Dr. Klaus D. Jürgens, Hannover (Kap. 1, 2, 6, 7, 9, 10, 13, 14, 18, 19, 20); Dr. med. Maren Koop, Mainz (Kap. 5); Dr. rer. nat. Katharina Munk, Idstein (Kap. 3); Dr. med. Herbert Renz-Polster, Vogt (Kap. 17, 23, 25); Dr. med. Nicole Menche, Langen/Hessen.

Texte „Gesundheit und Lebensstil“: Dodo Fessel, Zürich (Kap 2, 5, 6, 7, 8, 10, 11, 14, 16, 17, 19, 21, 23)

ELSEVIER
URBAN & FISCHER

URBAN & FISCHER
München • Jena

Zuschriften und Kritik an:
Elsevier GmbH, Urban & Fischer Verlag, Lektorat Pflege, Karlstraße 45, 80333 München, pflege@elsevier.de

Wichtiger Hinweis für den Benutzer
Die Erkenntnisse in der Medizin unterliegen laufendem Wandel durch Forschung und klinische Erfahrungen. Herausgeber und Autoren dieses Werkes haben große Sorgfalt darauf verwendet, dass die in diesem Werk gemachten therapeutischen Angaben (insbesondere hinsichtlich Indikation, Dosierung und unerwünschten Wirkungen) dem derzeitigen Wissensstand entsprechen. Das entbindet den Nutzer dieses Werkes aber nicht von der Verpflichtung, anhand der Beipackzettel zu verschreibender Präparate zu überprüfen, ob die dort gemachten Angaben von denen in diesem Buch abweichen und seine Verordnung in eigener Verantwortung zu treffen.

Wie allgemein üblich wurden Warenzeichen bzw. Namen (z. B. bei Pharmapräparaten) nicht besonders gekennzeichnet.

Bibliografische Information der Deutschen Nationalbibliothek
Die Deutsche Nationalbibliothek verzeichnet diese Publikation in der Deutschen Nationalbibliografie; detaillierte bibliografische Daten sind im Internet über http://dnb.d-nb.de abrufbar.

1. Auflage 1993
4. Auflage 2003
5. Auflage 2007

Der Urban & Fischer Verlag ist ein Imprint der Elsevier GmbH.

07 08 09 10 11   5 4 3 2 1

Um den Textfluss nicht zu stören, wurde bei Patienten und Berufsbezeichnungen die grammatikalisch maskuline Form gewählt. Selbstverständlich sind in diesen Fällen immer Frauen und Männer gemeint.

Planung und Projektmanagement: Hilke Nüssler, München
Lektorat: Dr. med. Nicole Menche, Langen
Herstellung: Nicole Ballweg, München
Satz: Kösel, Krugzell
Druck und Bindung: Firmengruppe APPL, aprinta druck, Wemding
Umschlaggestaltung: SpieszDesign, Büro für Gestaltung, Neu-Ulm
Titelfotografien: *Auge:* G. Kamper u. *Hände:* R. Mc Vay, Getty Images Deutschland, München; *Körper:* P. Loewen, Eric Bach Super Bild Archiv, Grünwald

ISBN 978-3-437-26791-8

Aktuelle Informationen finden Sie im Internet unter **www.elsevier.de** und **www.elsevier.com.**

Vorwort

Mensch Körper Krankheit – Das Wissen darüber hat Menschen zu allen Zeiten beschäftigt. Doch dass das Verständnis der körperlichen Funktionen Voraussetzung zum Verstehen von Krankheiten ist, ist ein relativ „moderner" Gedanke.

Darüber hinaus vernetzt das Lehrbuch die medizinisch-naturwissenschaftlichen Wissensgrundlagen mit Pflegewissen, was auch den gesetzlichen Forderungen des neuen Krankenpflegegesetzes entspricht.

Woher kommt unser Wissen über den Menschen?

Konkretes Wissen über den gesunden wie den erkrankten Körper ist erst vor etwa 400 Jahren ins Zentrum der medizinischen Heilkunde getreten. Dieses medizinische Wissen wurde vor allem von drei „Grundtypen" von Forschern erworben:

- Der eine betrachtete den Menschen sowohl von außen als auch von innen und nahm dazu Messer und Mikroskop zur Hilfe. Hieraus haben sich die **Anatomie** und die **Pathologie** entwickelt.
- Der zweite wollte wissen, wie der Körper funktioniert, warum das Blut durch den Körper fließt oder wie die kleinen Babys in den Bauch ihrer Mütter kommen. Aus dieser „Körperphysik" entstand die **Physiologie.**
- Die dritte Forschergruppe untersuchte die chemischen Reaktionen und molekularen Prozesse, die in den Zellen vor sich gehen. Dieses Wissen wurde kombiniert mit dem stetig wachsenden Verständnis vom Mikrokosmos der Zelle. Als aus diesem Ansatz entstandene Wissenschaften seien die **Biochemie,** die **Genetik** und die **Zell-** und **Molekularbiologie** genannt.

Traditionelle Ausbildungsgänge basieren heute wie vor 50 Jahren auf diesen Säulen Anatomie, Physiologie, Biochemie und Pathologie bzw. Krankheitslehre.

Es lag die Versuchung nahe, hier wieder ein Lehrbuch mit vielen solchen Spezialkapiteln herauszugeben oder diese lediglich oberflächlich und mit vielen Bildern zu kombinieren.

Unzufriedenheit mit herkömmlichen Lehrbüchern

Solche Bücher existieren jedoch zuhauf – nur leider existiert genauso viel Unzufriedenheit mit diesem Lehrbuchmaterial. Kritisiert wird an solchen Büchern vor allem, dass sie ganz wesentliche Teile des Menschen ausblenden und in der Praxis zu einer Zerstückelung des Wissens führen. Und so wird es dann fast unmöglich, die Brücke vom erlernten Wissen zum „berufsalltäglichen" Handeln zu schlagen.

Integrierter Ansatz

Im vorliegenden Lehrbuch wird versucht, basierend auf der Erkenntnis der modernen Wissenschaften, die alten Fragen der Medizin wieder ins Blickfeld zu rücken, sie aber im Zusammenhang – also integriert – zu behandeln:

- Was macht den Menschen zu dem, was er ist; was treibt ihn an, und wie funktioniert er dabei?
- Warum werden Menschen krank?
- Wie kann man Krankheiten vorbeugen?
- Wie erkennt man Krankheiten?
- Was hilft, um Kranke wieder gesund zu machen?

Einfache Lösungen gibt es nicht

Dabei war den Autoren bewusst, dass es für diese „ganzheitliche" Darstellungsweise keine einfachen Lösungen geben kann. Gerade die Berücksichtigung zentraler neuer Erkenntnisse aus der Immunologie, aus der Hormonforschung oder aus den Wechselbeziehungen zwischen Verhalten, Krank- und Gesundsein stellt sowohl an Autoren als auch an den Leser hohe Anforderungen.

Alles Wichtige in Wort und Bild

Gleichzeitig wurde versucht, die hierfür notwendigen Zusammenhänge möglichst durchgehend in Text und Bild darzustellen – wobei höchster Wert darauf gelegt wurde, dass die Abbildungen umfangreich und präzise beschriftet sind – so dass sie auch ohne großes Herumsuchen im Lehrbuchtext verstehbar sind.

Aktuell und übersichtlich

Die Zufriedenheit unserer Leser, Schüler und Dozenten mit *Mensch Körper Krankheit* hat dieses Lehrwerk zusammen mit seiner kleinen Schwester *Biologie Anatomie Physiologie* zum führenden deutschsprachigen Lehrwerk für die Gesundheitsberufe gemacht. Umso größer war die Herausforderung für die Mitarbeiter, dieses Lehrbuch wieder gründlich zu überarbeiten.

Physiologie, Medizin und Pflege haben in den letzten Jahren rasante Fortschritte gemacht. Viele neue Erkenntnisse zur Krankheitsentstehung haben die Möglichkeiten der frühen Diagnostik und der ärztlichen und pflegerischen Intervention zum Vorteil der erkrankten Menschen verbessert. Heute weiß man z. B., dass Frauen und Männer anders auf manche Erkrankungen reagieren oder unterschiedliche erste Symptome zeigen, etwa beim Herzinfarkt. Einige neue Aspekte, z. B. die Entschlüsselung des menschlichen Genoms oder der therapeutische Einsatz von Stammzellen, haben aber auch neue Unsicherheiten geschaffen und ethische Fragen aufgeworfen. Die Pflegenden und alle anderen medizinisch Tätigen sind herausgefordert, sich auch mit diesen neuen Aspekten auseinanderzusetzen. Mehr noch als früher rückt in Medizin und Pflege der Blick auf die mögliche Vermeidung von Krankheiten, die Prävention. Umso wichtiger sind in diesem Lehrbuch die optisch klar hervorgehobenen Sondertexte für die jeweils besonderen Anliegen medizinischer Berufsfelder:

- Die grünen „Pflegekästen" geben wertvolle Tipps, das erlernte Wissen mit der praktischen Arbeit am Patienten zu vernetzen
- Die gelben Kästen „Ganzheitsmedizin" weisen darauf hin, wie alternative medizinische Lehrmeinungen eine Krankheit auffassen, welche ganzheitsmedizinischen Therapieansätze es gibt – eine nicht nur für die Naturheilpraxis notwendige Betrachtung
- Die roten „Notfallkästen" schließlich geben nicht nur den Rettungsassistenten, sondern allen medizinischen Berufsgruppen die wesentlichen Hinweise, um sich in kritischen Ernstfallsituationen korrekt zu verhalten.
- Neu aufgenommen sind Hinweise auf wichtige Bücher und Websites zur Vertiefung des Wissens.

Neu! *Mensch Körper Krankheit* hat Anbindung an das neue PflegeHeute-Portal! Der Code im Buch schaltet zusätzliche Inhalte im Internet frei. So können Sie sich z. B. in separate Bereiche für Schüler und Lehrer einloggen, die Abbildungen downloaden und auf viele weitere multimediale Angebote zugreifen.

München, im Sommer 2007

Herausgeberin, Herausgeber, Autorinnen und Autoren

P.S.: Wenn Ihnen etwas nicht gefällt oder es Themen gibt, die Sie in diesem Buch vermissen – schreiben Sie uns (am einfachsten unter Verwendung des ins Buch eingelegten Kritikzettels):

✉ Elsevier GmbH, Urban & Fischer Verlag, Lektorat Pflege,
Karlstr. 45, 80333 München

Wichtige medizinische Fachbegriffe

Adenom	gutartiger Tumor, vom Drüsengewebe ausgehend
afferent	zuführend
Alkalose	Anstieg des Blut-pH-Wertes über den Normalbereich
Aminosäure	Grundmolekül der Eiweiße
Anämie	Blutarmut
anabol	aufbauend (Stoffwechsel)
Anamnese	Kranken(vor)geschichte
Anatomie	Lehre vom Bau der Körperteile
antagonistisch	entgegengesetzt wirkend
Antigen	Substanz, die die Bildung von Antikörpern hervorruft
Antikoagulans	gerinnunghemmende Substanz
Antikörper	vom Abwehrsystem produzierter Abwehrstoff
Arteriosklerose	„Gefäßverkalkung“
Arthroskopie	Gelenkspiegelung
Atopie	anlagebedingte Anfälligkeit für Allergien
Atrophie	Schwund oder Rückbildung eines Gewebes oder Organs
Azidose	Abfall des Blut-pH-Wertes unter den Normalbereich
benigne	gutartig
Biopsie	Entnahme von Gewebe beim Lebenden
Bronchoskopie	Spiegelung des Bronchialbaums der Lunge
Diagnose	Erkennung und Benennung einer Krankheit
Dilatation	Erweiterung, Dehnung (z. B. der Pupille oder eines Blutgefäßes)
Disposition	Veranlagung (zu einer Krankheit)
dys...	Wortteil für krankhafte Störung eines Zustandes oder einer Funktion
efferent	wegführend
Elektrolyt	(im Körperwasser gelöstes) Körpermineral, z. B. Natrium oder Kalium
Embryo	Ungeborenes in den ersten 3 Monaten
endogen	im Körper selbst entstehend
Endorphin	vom Körper gebildeter morphinähnlicher, schmerzhemmender Stoff
Endoskopie	Spiegelung von Hohlräumen und -organen des Körpers
Erythrozyt	rotes Blutkörperchen
Exspiration	Ausatmung
exogen	außerhalb des Körpers entstehend, von außen kommend
extra...	außerhalb von
Fetus, Fötus	Ungeborenes, 4. Monat bis Geburt
gastrointestinal	den Verdauungstrakt betreffend
Gastroskopie	Magenspiegelung (☞ 18.1.7)
Granulozyten	zu den weißen Blutkörperchen gehörende Abwehrzellen
Hämolyse	Auflösung/Zerfall von roten Blutkörperchen
hepatisch	die Leber betreffend
Hormon	„Botenstoff“, von Hormondrüsen und -geweben freigesetzt
hyper....	das normale Maß übersteigend
hypo ...	das normale Maß unterschreitend
Immunität	angeborene oder erworbene Abwehrkraft gegen Krankheitserreger
Inhibitor	Hemmstoff, Blocker
Interstitium	Raum außerhalb der Zellen und Gefäße
Inspiration	Einatmung
Insuffizienz	unzureichende Funktionstüchtigkeit (z. B. Herzinsuffizienz)
intrazellulär	innerhalb der Zellen
invasiv	eindringend (ins Gefäß, Gewebe)
ischämisch	nicht durchblutet, unter Sauerstoffmangel leitend
kardiovaskulär	das Herz-Kreislauf-System betreffend
Karzinom	bösartiger Tumor, vom Epithel ausgehend
katabol	abbauend (Stoffwechsel)
Koloskopie	Dickdarmspiegelung
Kolposkopie	Spiegelung von Scheide und Gebärmuttermund
Koma	tiefe Bewusstlosigkeit
Konstriktion	Einengung, Zusammenziehung (z. B. der Pupille oder eines Gefäßes)
kontraktil	zur aktiven Verkürzung befähigt
Leukozyten	weiße Blutkörperchen
Lipide	Fette und fettähnliche Moleküle
Lymphozyten	zu den weißen Blutkörperchen gehörende Abwehrzellen
maligne	bösartig
Metastase	Tochtergeschwulst
motorisch	die Bewegung betreffend
Nekrose	Zell- oder Gewebstod im lebenden Organismus
nerval	durch das Nervensystem vermittelt
Neuron	Nervenzelle
Ödem	Ansammlung wässriger Flüssigkeit in Geweben oder Zellen
oral	den Mund betreffend, durch den Mund
Parasympathikus	Teil des vegetativen Nervensystems
parenteral	(Nahrungs- oder Arzneimittelzufuhr) unter Umgehung des Verdauungstraktes
Pathologie	Lehre von den erkrankten Geweben und den Krankheiten
peri ...	um ... herum
Physiologie	Lehre von den normalen Körpervorgängen, Grundlagenfach der Medizin
prä...	vor
Prävention	Vorbeugung
Prognose	zu erwartender Krankheitsverlauf
Psyche	Seele des Menschen
pulmonal	die Lunge betreffend
Reanimation	Wiederbelebung
respiratorisch	die Atmung betreffend
Rezeptor	„Empfänger“ für bestimmte Reize oder Stoffe
Sekretion	Absonderung (z. B. von Speichel)
sensorisch, sensibel	die Sinne betreffend, empfindungsfähig
spastisch	verkrampft, mit hohem (Ruhe-) Tonus
spinal	das Rückenmark betreffend
Sympathikus	Teil des vegetativen Nervensystems
Symptom	Krankheitszeichen (z. B. Schmerz)
Syndrom	Symptomenkomplex, Gruppe von Krankheitszeichen
synergistisch	zusammenwirkend
Therapie	(Heil-)Behandlung
Thrombozyten	Blutplättchen (Funktion bei der Blutstillung)
Tonus	Spannungszustand (z. B. eines Muskels)
Ulkus	Geschwür, Gewebsdefekt
vegetativ	das autonome (vegetative) Nervensystem betreffend
zerebral	das Gehirn betreffend
Zystoskopie	Harnblasenspiegelung

Bedienungsanleitung

Damit Sie dieses Lern- und Arbeitsbuch optimal nutzen können, werden im Folgenden seine Besonderheiten kurz erklärt:

Wo ist das Inhaltsverzeichnis?

Mensch Körper Krankheit enthält kein Gesamtinhaltsverzeichnis am Anfang des Buches. Stattdessen benutzen Sie bitte:

- die Kurzübersicht am Anfang des Buches und
- die Kapitelanfangsübersichten jeweils auf der ersten Seite eines Kapitels sowie
- das große Register am Ende des Buches mit rund 7000 Stichwörtern.

Abbildungen

Ein Bild sagt mehr als viele Worte – *Mensch Körper Krankheit* enthält deshalb rund 900 Abbildungen und Tabellen, um gerade die schwierigen Zusammenhänge anschaulich darstellen zu können.

Vernetzungen und Querverweise

Ein Lehrbuch über den Menschen lässt sich nicht wie eine Perlenkette Kapitel für Kapitel und Satz für Satz aneinander reihen.

Der Mensch ist ein hochgradig vernetztes System – und auch unser Gedächtnis funktioniert vernetzt:

Wir bilden keine Faktenarchive, sondern lernen *assoziativ*, das heißt wir knüpfen an Bekanntes an – auch, wenn wir es in einem ganz anderen Zusammenhang ins Gedächtnis übernommen haben. Lernen wir beispielsweise im Kapitel Blut etwas über Antikoagulation, so fallen uns dabei die morgendlichen Heparinspritzen, aber gleichzeitig auch etwas über die korrekte Durchführung von subkutanen Injektionen ein …

Mensch Körper Krankheit unterstützt diese natürliche Art zu lernen – es bietet die vielfältigen Anknüpfungspunkte, die Sie brauchen, um nicht nur verstehen, sondern das Verstandene auch tatsächlich behalten und in der Praxis z.B. auf pflegerische Fallsituationen anwenden zu können.

☞ Ein Hilfsmittel hierzu sind, neben vielen Beispielen aus dem Alltag im Krankenhaus, die Querverweise. Alle Querverweise sind mit einer Hand gekennzeichnet.

Gewichtete Terminologie

In der Medizin herrscht ein gewisses Neben- oder Durcheinander von lateinischen, griechischen und neuerdings auch immer mehr englischen Fachbegriffen.

Die Realität ist bunt gemischt: Kaum ein Arzt wird jemals das lateinische Wort für die Gallenblase über die Lippen bringen, während umgekehrt bei vielen anderen Begriffen wie zum Beispiel dem „Hakenarmmuskel" die deutschen Fachwörter absolut ungebräuchlich sind.

Mensch Körper Krankheit hilft Ihnen, sich den jeweils gebräuchlicheren Begriff einzuprägen. Bei der Erstnennung eines Begriffs werden die zugehörigen Fachwörter in beiden Sprachen vorgestellt, der häufigere aber in **Fettschrift** und der weniger gebräuchliche in Klammern und in *Kursivschrift*. Also:

- **Gallenblase** *(Vesica fellea)*
- **M. coracobrachialis** *(Hakenarmmuskel)*

Farbleitsystem

Merksatz.
Wichtige, oder auch zusammenfassende oder ergänzende Inhalte sind in einem lila **„Merke-Kasten"** hervorgehoben.

Krankheitslehre und klinische Medizin.
Die blauen **„Medizin-Kästen"** schlagen die Brücke vom Grundwissen über die physiologischen Körperfunktionen hin zu den am häufigsten zu beobachtenden Krankheitsbildern und ihrer Behandlung. Dies erleichtert dem Lernenden, krankhafte oder gar lebensbedrohliche Zustände rasch und zielsicher zu erkennen.

Pflegehinweise.
Die Pflegehinweise von *Mensch Körper Krankheit* vernetzen den Lernstoff aus Anatomie und Physiologie mit der Berufspraxis in der Pflege. Die Pflegehinweise erleichtern damit die Anwendung des erlernten Wissens im professionellen Arbeitsalltag.

Ganzheitsmedizin
Der Mensch ist mehr als die Summe seiner Einzelfunktionen – dies wollen die Sondertexte zur **„Ganzheitsmedizin"** ins Blickfeld rücken. Gerade das intensive, oft detailorientierte Studium von Anatomie und Physiologie darf nicht davon wegführen, die Begegnung mit dem kranken Menschen ganzheitlich zu gestalten, d.h. auch seine psychischen und sozialen Bedürfnisse im Blick zu behalten. Dies schließt im Einzelfall auch ein, dem Patienten andere als (nur) „schulmedizinische" Pflege- und Therapiekonzepte anzubieten.

Notfälle.
Die Notfallkästen zeigen die Erstmaßnahmen und Verhaltensregeln für das richtige Erkennen bedrohlicher Zustände sowie das richtige Verhalten und die Pflege bei medizinischen Notfällen.

Gesundheit und Lebensstil

Diese Sonderseiten zeigen die Möglichkeiten und Aufgaben auf, die der Einzelne hat, der Entstehung von Krankheiten durch bewusste Lebensführung vorzubeugen. Diese *Prävention* betrifft die Akzeptanz von Impfungen, die Vermeidung von schädigenden Einflüssen wie intensive Sonnenbestrahlung, Alkohol, Drogen, Zigaretten, Lärm und die Bekämpfung von Übergewicht. Beispielsweise durch viel Bewegung von Kindesbeinen an und sorgfältige Nahrungsauswahl können der Teufelskreis „Übergewicht-Hochdruck-Insulinresistenz" verhindert und die großen Probleme der Volkskrankheiten Diabetes und Herz-Kreislauf-Erkrankungen verringert werden.

Abkürzungsverzeichnis

®	Handelsname (bei Arznei- und Pflegemitteln)
☞	vergleiche mit, Querverweis
A., Aa.	Arterie, Arterien
BGA	Blutgasanalyse
BMI	Body Mass Index
BSG	Blut(körperchen)senkungsgeschwindigkeit
CRP	C-reaktives Protein
CT	Computertomographie
DD	Differenzialdiagnose
DNS, DNA	Desoxyribonukleinsäure (Säure engl. = acid)
EEG	Elektroenzephalogramm
EKG	Elektrokardiogramm
EMG	Elektromyogramm
GFR	Glomeruläre Filtrationsrate
Hb	Hämoglobin
Hk, Hkt	Hämatokrit
HNO	Hals-Nasen-Ohren
i. m.	intramuskulär (in einen Muskel hinein)
i. v.	intravenös (in eine Vene hinein)
Ig	Immunglobulin
M.	Morbus (Erkrankung), z. B. M. Bechterew
M., Mm.	Muskel, Muskeln
MRT, NMR	Magnetresonanz-, Kernspintomographie
MTA	Medizinisch-technische Assistentin
N., Nn.	Nerv, Nerven
OP	Operation
p. c.	nach der Konzeption (post conceptionem)
p. m.	nach der letzten Menstruation (post menstruationem)
PAP	Zervix-, Portio- oder Scheidenabstrich nach Papanicolaou
PET	Positronenemissionstomographie
PTCA	perkutane transluminale k(c)oronare Angioplastie (Ballondilatation)
Rö	Röntgen
RR	Riva Rocci, Prinzip einer Blutdruckmessung
s. c.	subk(c)utan (unter die Haut)
US	Ultraschall
V., Vv.	Vene, Venen
WHO	Weltgesundheitsorganisation (World Health Organisation)

Physikalische Maßeinheiten siehe hinterer Buchdeckel

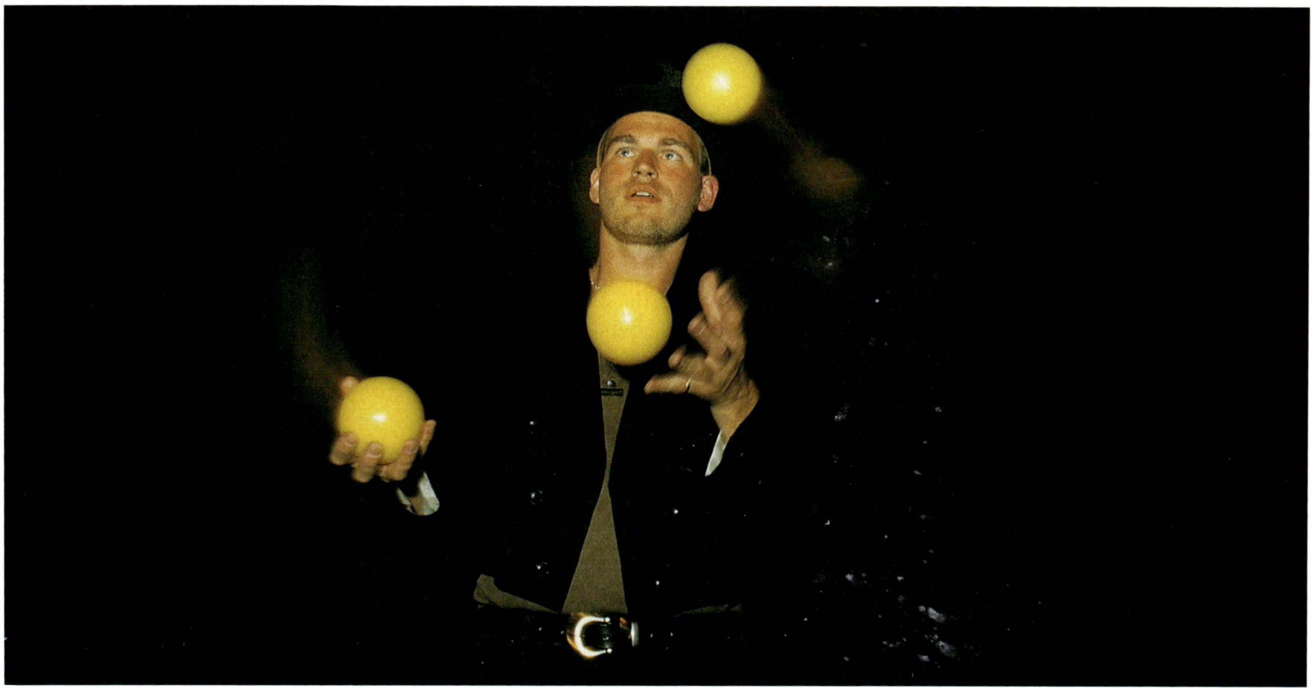

1 Die Organisation des menschlichen Körpers

Hauptziel dieses Buches ist es, die Funktionsweise des menschlichen Körpers zu vermitteln – und zwar die des *gesunden* Körpers (die **Physiologie**) genauso wie die des *erkrankten* Körpers (die **Pathophysiologie**). Um verstehen zu können, was geschieht, wenn der Körper verletzt wird, wenn er infektiös erkrankt oder unter extremem Stress steht, muss man ein Grundverständnis für die verschiedenen *Organisationsebenen* des Körpers haben.

In diesem Kapitel wird außerdem eine Einführung in die verschiedenen *Regionen* und *Organsysteme* des Menschen gegeben. Spätere Kapitel besprechen dann ausführlich die einzelnen Organsysteme und ihre Wechselwirkungen untereinander.

1.1 Organisationsebenen des menschlichen Körpers

Atome und Moleküle

Die kleinsten chemischen Bausteine unseres Körpers sind die **Atome,** die in unserem Körper hauptsächlich durch Sauerstoff, Kohlenstoff, Wasserstoff und Stickstoff (☞ Tab. 2.1) repräsentiert sind.

Zwei oder mehr Atome verbinden sich durch Bindungskräfte zu **Molekülen.** Beispiele für lebenswichtige kleine Moleküle sind das Sauerstoff-, Kohlendioxid- oder Stickstoffmolekül. Lebenswichtige Makromoleküle sind beispielsweise die Nukleinsäuren DNA und RNA, aus denen unser Erbgut besteht, sowie die Eiweiße, Kohlenhydrate, Fette und Vitamine.

Organellen

Die nächstgrößeren Organisationseinheiten sind die **Organellen.** Sie werden aus dem Zusammenschluss vieler chemischer Verbindungen gebildet. Organellen sind Funktionseinheiten, die z.B. für den Aufbau eines Stoffes, für seine Ausschleusung oder Speicherung zuständig sind. Sie unterscheiden sich von bloßen Ansammlungen gleichartiger Moleküle durch ihre Grenzstrukturen (Scheidewände oder Membranen – z.B. die Mitochondrienwand in Abb. 1.1 und 1.2).

Zellen

Mehrere Organellen verbinden sich zu einer **Zelle,** der nächsthöheren Organisationsstufe. Zellen sind die Grundeinheiten aller lebenden Organismen. Nahezu alle Zellen besitzen einen *Zellkern* mit dem Erbgut der Zelle und das *Zytoplasma,* die wässrige Grundsubstanz der Zelle. Eine bekannte Ausnahme sind die roten Blutkörperchen *(Erythrozyten),* die im Laufe ihrer Differenzierung und Reifung den Zellkern verlieren. Im Zytoplasma befinden sich die Organellen, die jeweils spezifische Teilaufgaben der Zelle übernehmen. Durch die *Zellmembran* sind Zellen von ihrer jeweiligen Umgebung abgegrenzt.

Abb. 1.1 zeigt rechts unten verschiedene Zellarten des menschlichen Körpers, zum Beispiel Muskelzellen, Nervenzellen, Blutzellen und Drüsenzellen. Jede dieser unterschiedlichen Zellen hat einen individuellen Aufbau und eigene Funktionen im Dienst für den Gesamtorganismus.

Gewebe

Das nächsthöhere Organisationsniveau des Körpers ist das **Gewebe.** Gewebe sind Verbände ähnlicher Zellen, die in der Regel eine gemeinsame Funktion erfüllen.

Organe

Mehrere räumlich beieinander liegende Gewebe bilden ein **Organ.** Organe haben typischerweise eine charakteristische Gestalt und sind leicht mit bloßem Auge erkennbar. Beispiele für Organe sind das Herz, die Leber, die Lunge, das Gehirn oder der Magen. Organe sind aus mehreren verschiedenen Geweben zusammengesetzt, die jedoch eine gemeinsame Funktion übernehmen (z.B. im Fall der Lunge den Gas-

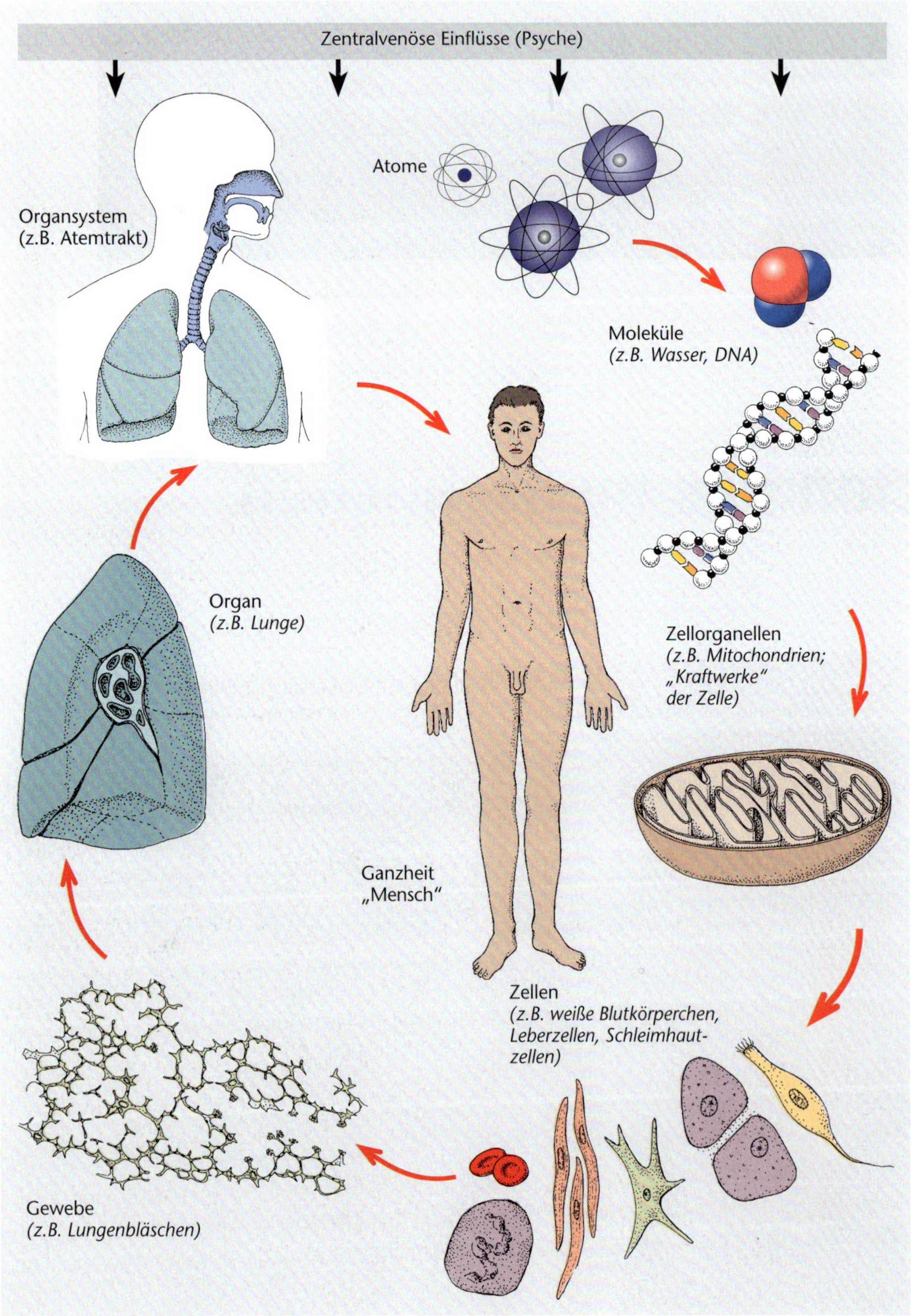

Abb. 1.1: Der Aufbau des menschlichen Körpers mit Beispielen für die unterschiedlichen Organisationsebenen.

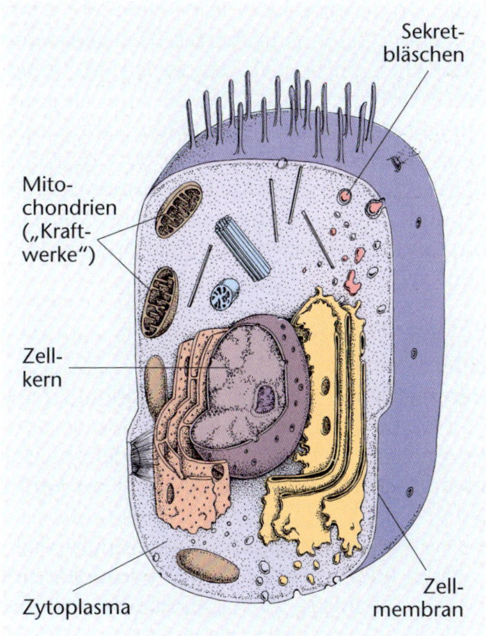

Abb. 1.2: Zelle mit Zellkern und anderen Organellen.

austausch zwischen dem Körperinneren und der Außenwelt).

Fast alle Organe bestehen dabei aus **Funktionsgewebe** *(Parenchym)*, das die Kernaufgabe des Organs erfüllt, und umgebendem *Bindegewebe* **(Stroma)**, welches das Organ abstützt und mehr oder weniger für seine äußere Form verantwortlich ist. Das Parenchym ist meist aus dicht gedrängten Zellverbänden gebaut, während sich das Stroma vor allem aus *nichtzellulären Strukturen* zusammensetzt (z.B. straffen Kollagenfasern).

Organsysteme

Die **Organsysteme** (☞ Tab. 1.3) bilden den sechsten Organisationsgrad. Ein Organsystem besteht aus eng miteinander in Beziehung stehenden Organen, die eine gemeinsame Aufgabe haben. Der *Atemtrakt* ist das in der Abbildung 1.1 dargestellte Organsystem und besteht aus folgenden Organen: Mund, Nase und Rachenraum, Luftröhre, Bronchien und den beiden Lungenflügeln.

Tab. 1.3 gibt einen Überblick über die zehn wichtigsten Organsysteme des menschlichen Körpers und ihre Aufgaben für den Gesamtorganismus. Viele Kliniker zählen das *flüssige Organ Blut* als eigenständiges elftes Organsystem hinzu.

Psyche

Die **Psyche** *(Seele)* des Menschen ist den durch den Willen beeinflussbaren Organsystemen übergeordnet, da sie dem Individuum eine Entscheidungsfreiheit (Willen) gibt, zu dessen Erfüllung alle Körperteile notwendig, aber nicht hinreichend sind. Der Psyche kann man kein spezielles Organ zuordnen, sie ist jedoch aufs engste mit dem Nervensystem, speziell dem Großhirn, verknüpft.

Organsystem	... dazu gehören	wichtige Aufgaben
Haut 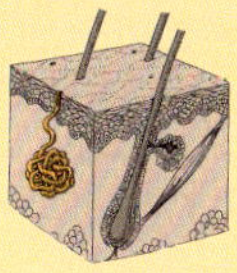	Haut und Hautanhangsgebilde wie z. B. Haare, Nägel, Schweiß- und Duftdrüsen	• Schutz des Körpers vor Außeneinflüssen • Mitregulation von Körpertemperatur, Flüssigkeits- und Salzhaushalt • Synthese von Vitamin D • Sinnesorgan für Temperatur, Druck und Schmerz • Speicherorgan (z. B. Fett)
Bewegungs- und Stützapparat 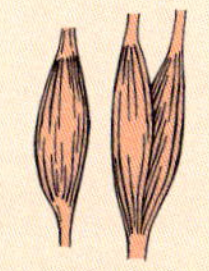	Die Knochen des Körpers (Skelett) mit den sie verbindenden Bändern sowie den Sehnen und Muskeln	• Stütz- und Haltefunktion des Körpers • Aufrechterhaltung der Körperhaltung • Willkürliche Körperbewegungen • Ort der Blutzellenbildung (Knochenmark) • Mineralspeicher • Wärmeproduktion
Nervensystem 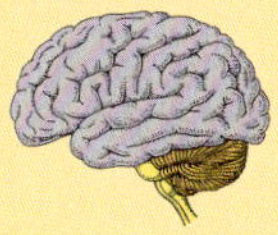	Das Zentralnervensystem (Großhirn, Zwischenhirn, Kleinhirn, Hirnstamm, Rückenmark), die peripheren Nerven sowie die Sinnesorgane (z. B. das Auge, das Ohr oder die Hautsinnesorgane)	• Analyse und Kontrolle der Umwelt durch die Sinnesorgane • Steuerung und schnelle Regulation fast aller Körperaktivitäten durch Nervenimpulse • Regulationszentrum für das Innere Milieu • „Sitz" der Psyche
Hormonsystem 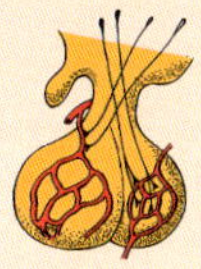	Alle Drüsen und Gewebe, die Hormone und hormonähnliche Stoffe produzieren	• Langsame und mittelschnelle Regulation fast aller Aktivitäten des Körpers. Wirkung nach Verteilung der Hormone über das Blut, nach Diffusion zu den Zielzellen oder direkte Rückwirkung auf die produzierenden Zellen
Immunsystem 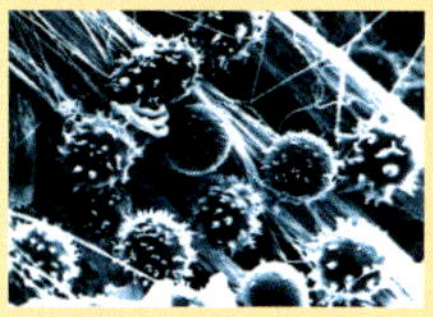	Lymphbahnen, Lymphknoten, weiße Blutkörperchen, Thymus, Knochenmark und sog. sekundäre lymphatische Organe wie die Milz und die Tonsillen (Mandeln)	• Reinigung des Blutes von Fremdstoffen • Erkennung von körperfremden Stoffen und ihre Ausschaltung (z. B. Bakterien und Viren) • Immunologisches Gedächtnis (z. B. nach Impfung) • Unterstützung von Entzündungs- und Heilungsprozessen
Atmungssystem 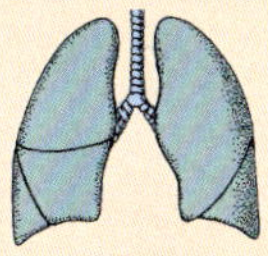	Atemwege (Nase, Rachen, Kehlkopf, Luftröhre, Bronchien) und Lunge	• Sauerstofftransport zu den Lungenbläschen zur Aufnahme in die Erythrozyten • Abtransport von Kohlendioxid • Mitwirkung bei der Aufrechterhaltung des Säuren-Basen-Gleichgewichts im Körper
Herz-Kreislauf-System 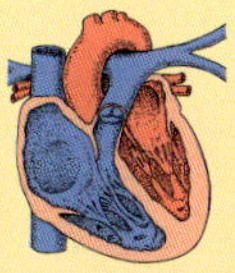	Blut, Herz, Blut- und Lymphgefäße	• Motor und Bahnen der Blutzirkulation • Sauerstoff- und Nährstofftransport zu den Zellen • Abtransport von Stoffwechselendprodukten • Regulation der Körpertemperatur • Verschluss von Blutungsquellen (Gerinnungssystem) • Aufnahme der Lymphe in den venösen Kreislauf
Verdauungssystem 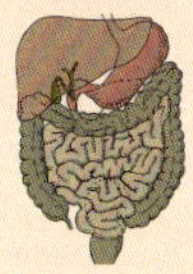	Mund, Speiseröhre, Magen, Dünn- und Dickdarm, Rektum, Leber, Bauchspeicheldrüse	• Aufnahme von Flüssigkeit und Nahrungsmitteln • Verdauung und Resorption von Nährstoffen • Ausscheidung • *Leber:* Eine große chemische Synthesefabrik des Körpers, die betraut ist mit Blutreinigung, Fremdstoffabbau und der Regulation des Inneren Milieus
Harntrakt 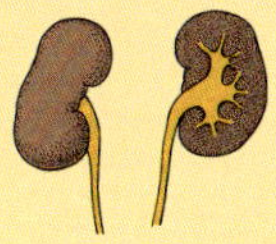	Nieren, Harnleiter, Harnblase, Harnröhre	• Produktion, Sammlung und Ausscheidung des Urins • Regulation des Flüssigkeits- und Elektrolythaushaltes • Aufrechterhaltung des Säuren-Basen-Gleichgewichts • Mitwirkung bei der Blutdruckregulation
Fortpflanzungssystem 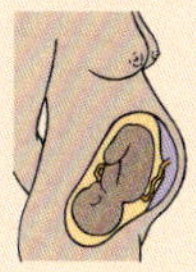	*Mann:* Hoden, Nebenhoden, Prostata, Samenbläschen und Penis *Frau:* Eierstock, Eileiter, Gebärmutter und Scheide, weibliche Brust	• Libido (Geschlechtstrieb) • Fortpflanzung • Erhaltung der Art • Ernährung des Säuglings

Tab. 1.3: Die Organsysteme des Menschen. [Foto: E179-166]

Das Wechselspiel von Körper und Seele

Ein gesunder Körper und ein gesunder Geist gehören idealerweise zusammen – das weiß man schon seit langem. Körper und Seele machen die Ganzheit des Menschen aus und beeinflussen sich wechselseitig. Die Weltgesundheitsorganisation (WHO) definiert deshalb Gesundheit nicht nur als Fehlen von Krankheit und Gebrechlichkeit, sondern als den (kaum jemals erreichbaren) „Zustand völligen körperlichen, seelischen und sozialen Wohlbefindens".

Psychisches Wohlbefinden beeinflusst den Körper positiv. Die Volksweisheit, dass gute Laune gesund hält, hat eine naturwissenschaftliche Grundlage: So haben Wissenschaftler herausgefunden, dass gute Laune das Immunsystem stimuliert und somit die Abwehrkräfte des Organismus stärkt.

Bei *psychosomatischen Krankheiten* manifestieren sich seelische Konflikte in körperlichen Symptomen – in der Psychosomatik wird in diesem Fall von „Ausdruckskrankheiten" gesprochen. Psychosomatische Einflüsse kommen bei jeder Krankheit vor. Im engeren Sinne versteht man unter psychosomatischen Erkrankungen jedoch solche Leiden, die sich im Zusammenhang mit einem chronischen Konflikt entwickeln. Typisch dafür sind beispielsweise juckende Hauterkrankungen („Etwas ist zum aus der Haut fahren"). Umgekehrt kann auch der körperliche Zustand Auswirkungen auf die Psyche haben, etwa beim *endokrinen Psychosyndrom,* bei dem es durch hormonelle Störungen zu Wesensveränderungen kommt.

1.2 Was sind Lebewesen?

Vergleicht man alle Lebewesen (Organismen), egal ob *Bakterium, Pflanze, Tier* oder *Mensch,* so fallen grundsätzliche Gemeinsamkeiten auf, die **Lebewesen** von den **nicht lebenden Strukturen** unterscheiden. Kennzeichen von Lebewesen sind ganz allgemein (☞ Abb. 1.4):

- Aufbau aus einer oder vielen **Zellen**
- **Stoffwechsel** (siehe unten)
- Selbstständige **Vermehrung.**

Für den Menschen wie auch alle anderen höheren Organismen sind folgende acht „Lebensprozesse" charakteristisch:

Stoffwechsel

Unter **Stoffwechsel** *(Metabolismus)* versteht man sämtliche ständig im Organismus ablaufenden chemischen Reaktionen, die dem Auf- und Abbau von Stoffen dienen.

Chemische Reaktionen, welche Energie erzeugen, die der Körper zur Aufrechterhaltung der Lebensvorgänge benötigt, werden als **Katabolismus** bezeichnet. Die durch den Katabolismus gewonnene Energie **(Verbrennungsenergie)** dient zur Aufrechterhaltung lebenswichtiger Konzentrationsunterschiede von Ionen, z. B. im Zentralnervensystem (☞ 9.3), und zur Neubildung von Molekülverbänden, neuen Organellen, neuen Zellen, neuen Geweben und im Fall der Schwangerschaft sogar eines neuen Organismus. Die Summe dieser „aufbauenden" Vorgänge wird als **Anabolismus** bezeichnet.

Zwei Arten von Verbrennung

Unter **Verbrennung** verstehen Mediziner und Biologen keine unter Flammenbildung verlaufende Reaktion, sondern im weiteren Sinne die Energiebereitstellung aus Nahrungsbestandteilen unter Sauerstoffverbrauch *(oxidative Energiegewinnung).*

Erregbarkeit

Erregbarkeit ist die Fähigkeit, Veränderungen innerhalb und außerhalb des Organismus aufzunehmen, wahrzunehmen und auf sie zu antworten.

Jeder Organismus kann nur überleben, wenn er ständig Reize, zum Beispiel Helligkeit oder Dunkelheit, Hitze oder Kälte registriert. Neben der *Informationsaufnahme* muss der Organismus aber ferner zur *Informationsverarbeitung* fähig sein. Die Erregbarkeit ist an eine ganze Reihe von hochspezialisierten **Sinnesorganen** gebunden, deren Informationen meist vom Gehirn weiterverarbeitet und interpretiert werden.

Kommunikation

Jeder Organismus ist darauf angewiesen, Informationen von einer Körperregion zur anderen, von einer Zelle zur Nachbarzelle, weiterzugeben. Dem Menschen stehen hierfür mehrere Kommunikationssysteme zur Verfügung:

- Das **Nervengewebe,** das seine Impulse elektrisch über winzige Ströme übermittelt und diese chemisch über spezielle Botenstoffe, die *Neurotransmitter,* weiterleitet
- Das **Hormonsystem** mit den Hormonen in Körperflüssigkeiten *(humoral)* als Botenstoffe
- Das **Immunsystem** *(Abwehrsystem)* mit einer Vielzahl von lokal wirkenden Botenstoffen.

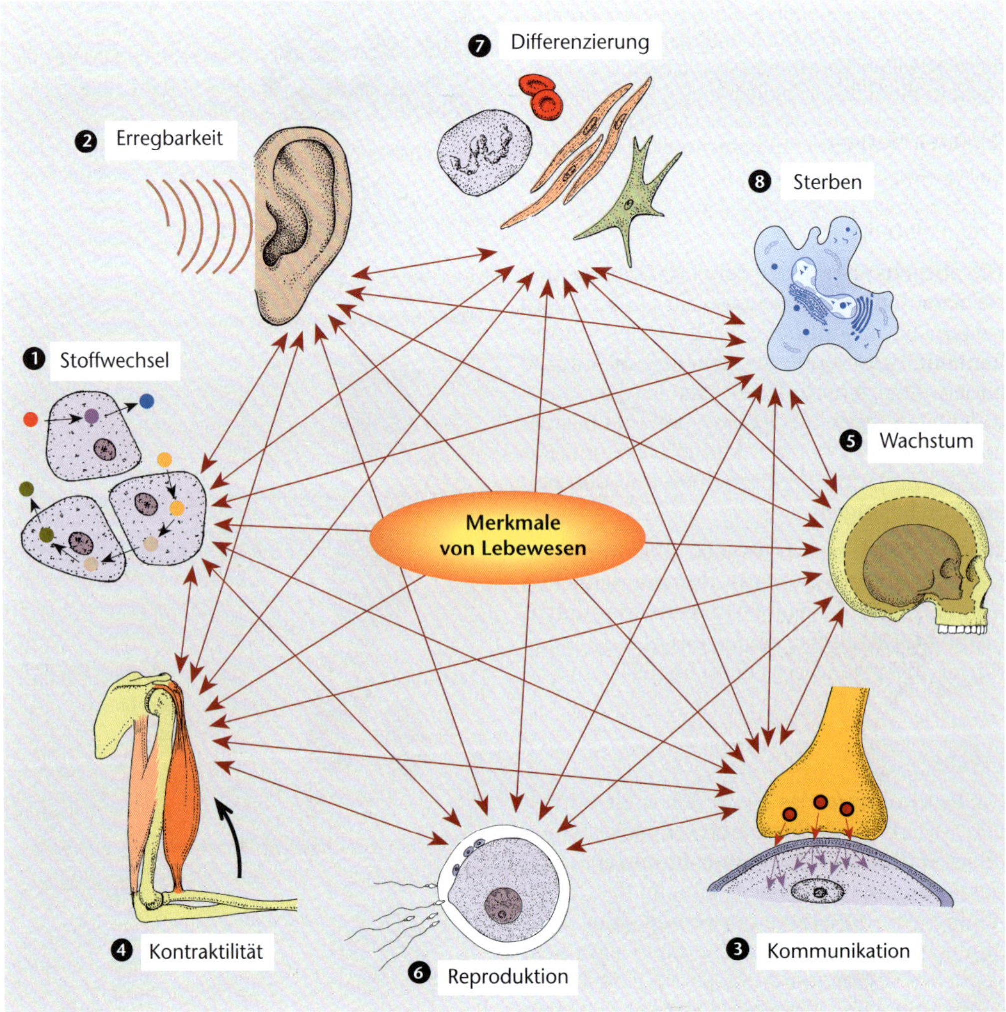

Abb. 1.4: Die acht Merkmale von Lebewesen in ihren Wechselbeziehungen zur Umwelt.

Kontraktilität

Der Mensch muss auf äußere Reize *aktiv* durch Bewegungen reagieren können (z. B. durch eine Fluchtreaktion). Hierzu bedarf es *aktiv beweglicher* **(kontraktiler)** Gewebe. Muskelfasern besitzen einen hohen Grad an **Kontraktilität,** der dem Gesamtorganismus in der Zusammenarbeit mit dem Stützapparat aus Knochen und Bindegewebe die erforderliche Beweglichkeit gibt.

Wachstum

Die Entwicklung des menschlichen Organismus ist über 20 Jahre lang mit **Wachstum** verbunden. Wachstum kann sich auf mehrere Arten vollziehen:
- Vorhandene Zellen können größer werden
- Die Zahl der Zellen kann sich erhöhen
- Nichtzelluläre Strukturen (z. B. die Mineralsubstanz des Knochens) können an Substanz zunehmen.

Reproduktion

Die Grundeinheiten des Körpers, die Zellen, können sich teilen, also *reproduzieren.* Diese **Zellteilungen** sind für das *Wachstum,* die ständige *Regeneration* von Zellen mit nur kurzer Lebensdauer, aber auch für die *Heilungsvorgänge* nach Verletzungen erforderlich. Die Reproduktion ist auch die Basis für die Weitergabe von Eigenschaften und Merkmalen über Generationen hinweg *(Vererbung).*

Differenzierung

Alle höheren Organismen bestehen aus vielen, vielen Zellen, der Mensch z. B. aus 100 000 Milliarden (10^{14}) Zellen. Alle „Vielzeller" entwickeln sich aber aus einer einzigen Zelle, die sich durch vielfache Teilungen vermehrt. Die neuen Zellen *spezialisieren* sich dabei zunehmend in ihrer Funktion und sind vielgestaltig. Nur durch diese weitgefächerte **Differenzierung** sind die vielfältigen speziellen Leistungen des Organismus möglich.

Sterben

Sterben ist bei höheren Organismen die notwendige Ergänzung zur Lebensentstehung.

Sterben ist dabei nicht auf das Lebensende des Individuums begrenzt. Vielmehr begleiten die Gegenpole des Werdens und Vergehens uns in jedem Lebensabschnitt in Gestalt der *programmierten Zellteilung* (**Mitose** ☞ 3.8) und des *programmierten Zelltods,* der **Apoptose.** In der Wachstumsphase unseres Lebens überwiegt die Mitose, zum Lebensende hin gewinnen apoptotische Vorgänge die Überhand. Aber das ist noch nicht alles: Auch bei der normalen Organentwicklung, also in der Aufbauphase, werden „überflüssige" Zellen durch die Apoptose beiseite geräumt! Es ist also biologisch äußerst wichtig, dass Zellen nicht nur entstehen, sondern auch (kontrolliert) zugrunde gehen. Zu erkennen sind solche apoptotischen Zellen an einer Schrumpfung und Fragmentierung („In-Stücke-Brechen"). Schließlich werden sie als Reste der Zelle von Makrophagen abgebaut.

1.3 Die Körperhöhlen

Der Gesamtorganismus ist in Teilräume untergliedert. Einige davon haben besondere Namen und werden üblicherweise als **Körperhöhlen** zusammengefasst (☞ Abb. 1.5)

Die Schädelhöhle

Die **Schädelhöhle** wird von den Schädelknochen des Hirnschädels und den Hirnhäuten gebildet. Sie umfasst und schützt das sehr weiche und empfindliche Gehirn.

Die Brusthöhle

Die **Brusthöhle** *(Cavitas thoracis,* auch *Thorakalraum)* wird von außen durch die Rippen, die Brustwirbelsäule und das Brustbein begrenzt. Unten wird die Brusthöhle durch das Zwerchfell verschlossen, während kopfwärts keine scharfe Grenzc zur Halsregion existiert. Innerhalb der Brusthöhle unterscheidet man wieder drei Teilräume:
- Die beiden **Pleurahöhlen,** in denen sich die beiden Lungen befinden. Sie werden durch das *Lungen-* bzw. *Rippenfell* abgeschlossen
- Das **Mediastinum** *(Mittelfellraum)* liegt zwischen den Pleurahöhlen und umfasst die übrigen Organe und Verbindungswege. Hierzu gehören Herz und Thymus als eigenständige Organe sowie Speiseröhre, Luftröhre, Bronchien und die herznahen großen Blut- und Lymphgefäße als Verbindungswege.

Der Bauch-Becken-Raum

Der **Bauch-Becken-Raum** wird von der äußeren Bauchmuskulatur, der Lendenwirbelsäule, dem knöchernen Beckenring sowie nach oben vom Unterrand des Zwerchfells begrenzt.

Im Bauchraum trennt eine dünne Membran, das *Bauchfell* oder **Peritoneum,** die **Peritonealhöhle** ab. Dadurch ist der Bauch-Becken-Raum ebenfalls in drei Teilräume unterteilt (☞ 18.1.5), die äußerlich schwer abgrenzbar sind:
- In der Peritonealhöhle **(intraperitoneal)** liegen Magen, Milz, Leber, Gallenblase, Dünndarm, Eierstöcke und der größte Teil des Dickdarmes
- Hinter der Peritonealhöhle **(retroperitoneal)** liegen Nieren, Nebennieren, Bauchspeicheldrüse und ein kleiner Teil des Dickdarmes
- Obwohl keine scharfe Grenze zum Retroperitonealraum besteht, wird aus praktischen Gründen der Raum *unterhalb* des Peritoneums (präziser: unterhalb einer *Linea terminalis* genannten Kante im knöchernen Beckenring, ☞ 7.7.1) bis hin zum Beckenboden als **kleines Becken** oder kurz *Becken* bezeichnet. In ihm liegen Blase, Mastdarm und die Mehrzahl der Geschlechtsorgane.

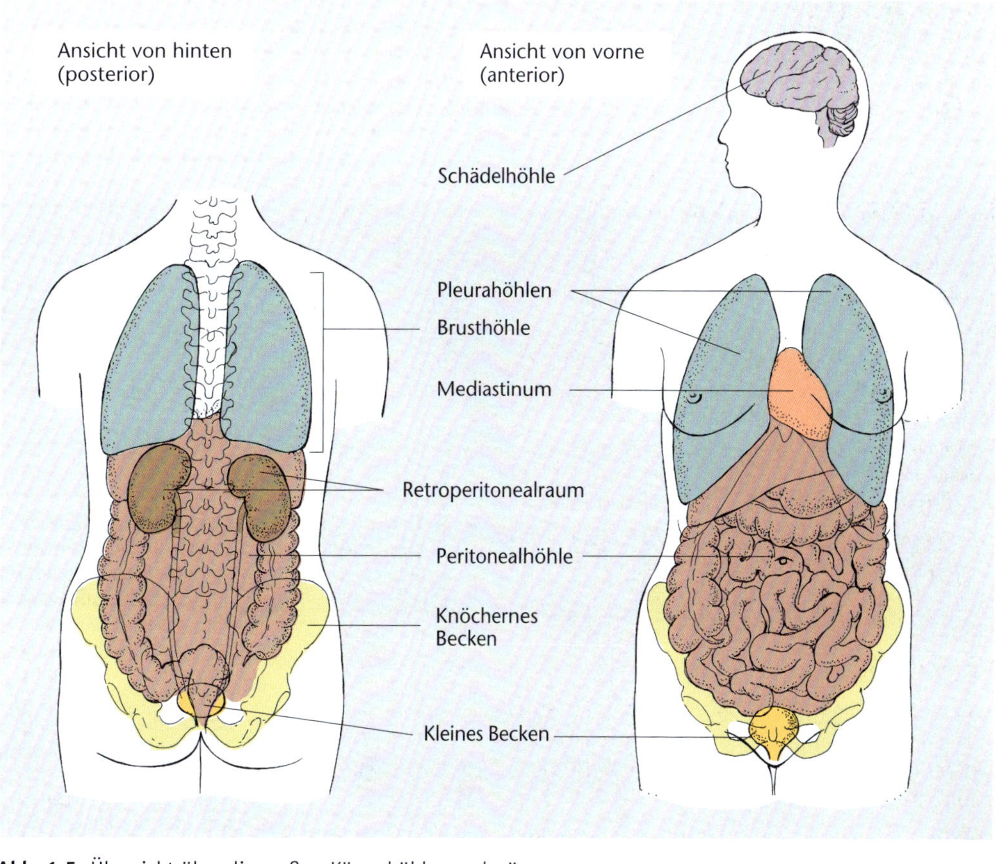

Abb. 1.5: Übersicht über die großen Körperhöhlen und -räume.

1.4 Über die Orientierung am Körper

Es genügt nicht, den Körper in seinen Funktionen beschreiben zu können. Bei fast jeder Erkrankung – man denke zum Beispiel an einen Tumor – ist die genaue Kenntnis der Lage erkrankter Organteile von zentraler Bedeutung für die korrekte Diagnostik und Therapie.

Die Medizin braucht deshalb ein System von *anatomischen Positionen* und *Lagebeschreibungen.*

Die Hauptachsen des Körpers

Denkt man sich den Menschen in ein dreidimensionales Koordinatennetz gestellt, so kann man drei jeweils rechtwinklig aufeinander treffende Hauptachsen unterscheiden:

- Die *Längsachse* des Körpers, auch als **Longitudinalachse** bezeichnet
- Die *Querachse* wird **Horizontalachse** genannt. Sie steht senkrecht auf der Längsachse und verläuft von links nach rechts
- Die **Sagittalachse** verläuft von der Hinter- zur Vorderfläche des Körpers in der Richtung eines Pfeiles *(sagitta)* und steht jeweils senkrecht zu den beiden vorher genannten Achsen (☞ Abb. 1.6).

Die Hauptebenen des Körpers

Als **Sagittalebene** wird jene Ebene bezeichnet, die durch die Longitudinal- und die Sagittalachse gebildet wird. Die Schnittfläche einer Schweinehälfte bildet beispielsweise eine Sagittalebene. Die genau durch die Körpermitte verlaufende Sagittalebene wird **Medianebene** genannt.

Eine parallel zur Stirn liegende Ebene, welche die Longitudinal- und Horizontalachse einschließt, nennt man **Frontalebene.** Ein Beispiel hierfür sind die Brillengläser.

Die **Transversalebenen** werden aus Sagittal- und Horizontalachse gebildet. Bei aufrechtem Stand liegen sie „quer" oder horizontal, weshalb sie auch als **Horizontalebenen** bezeichnet werden. Man kann es sich auch so vorstellen: Wäre der Mensch eine Salami, so wären die Salami*scheiben* die *Transversalebenen.* Auch der Computertomograph erzeugt meist Transversalebenen *(Transversalschnitte),* wie die Abb. 1.7 zeigt.

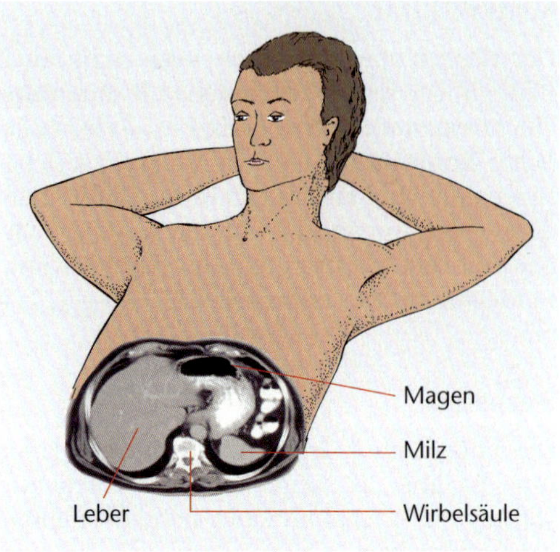

Abb. 1.7: Transversalschnitt durch den Bauchraum, wie es der Computertomograph (CT) als modernes Röntgendiagnoseverfahren erzeugt. [Foto: V137]

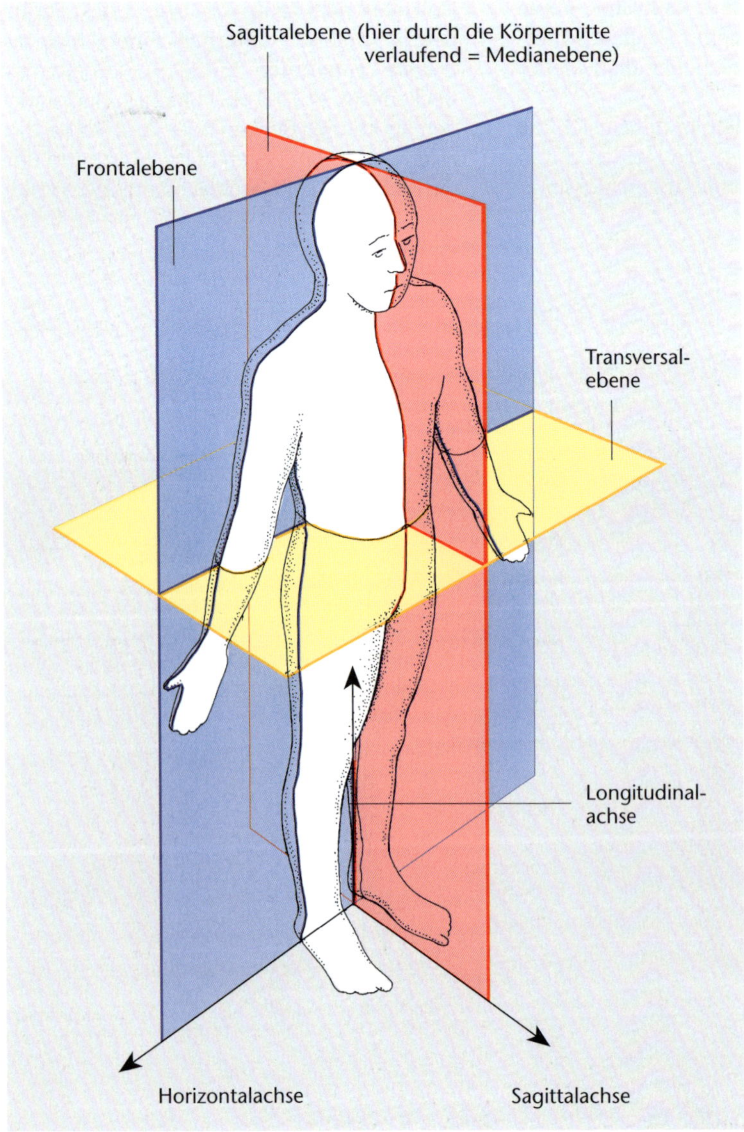

Abb. 1.6: Die Hauptebenen und -achsen des Körpers. Entsprechend den drei Ebenen des Raumes unterscheidet man die Frontalebene (blau), die Transversalebene (gelb) und die Sagittalebene bzw. Medianebene (rot). Jede Ebene wird aus zwei der drei Achsen des Körpers – also der Longitudinal-, der Horizontal- oder der Sagittalachse – gebildet.

Die Richtungsbezeichnungen

Die Begriffe oben, unten, vorne und hinten orientieren sich an der *anatomischen Standardposition.* Hierbei steht der Mensch aufrecht, und seine Gesichtsseite ist dem Betrachter zugewandt. Der Kopf befindet sich danach also immer „oben", auch wenn er beim Liegenden im Bett eher „unten" zu sehen ist.

An jeder Körperachse werden zwei einander entgegengesetzte Richtungen festgelegt (☞ Abb. 1.8):

- Für die Longitudinalachse **superior** (oben, nach oben) oder alternativ **kranial** (kopfwärts) und **inferior** (unten, nach unten) oder **kaudal** (steißwärts)
- Für die Sagittalachse **ventral** (bauchwärts) oder **anterior** (vorne, nach vorne) und **dorsal** (rückenwärts) oder **posterior** (hinten, nach hinten)
- Für die Horizontalachse (Transveralachse) **dexter** (rechts) und **sinister** (links) oder **lateral** (seitwärts) und **medial** (zur Mitte hin). „Links" und „rechts" werden immer aus Sicht des Patienten und nicht des Betrachters bezeichnet.

Für weitere Richtungsbezeichnungen gelten folgende Fachbegriffe (Auswahl):

- **Distal:** von der Rumpfmitte entfernt liegend
- **Fibular:** zum Wadenbein (Fibula) hin
- **Median:** innerhalb der Medianebene (☞ Abb. 1.6)
- **Palmar** oder **volar:** zur Hohlhand hin
- **Peripher:** auf den Rand des Körpers zu, von der Mitte weg
- **Plantar:** zur Fußsohle hin
- **Proximal:** auf den Rumpfansatz der Gliedmaßen zu
- **Radial:** zur Speiche (Radius) hin

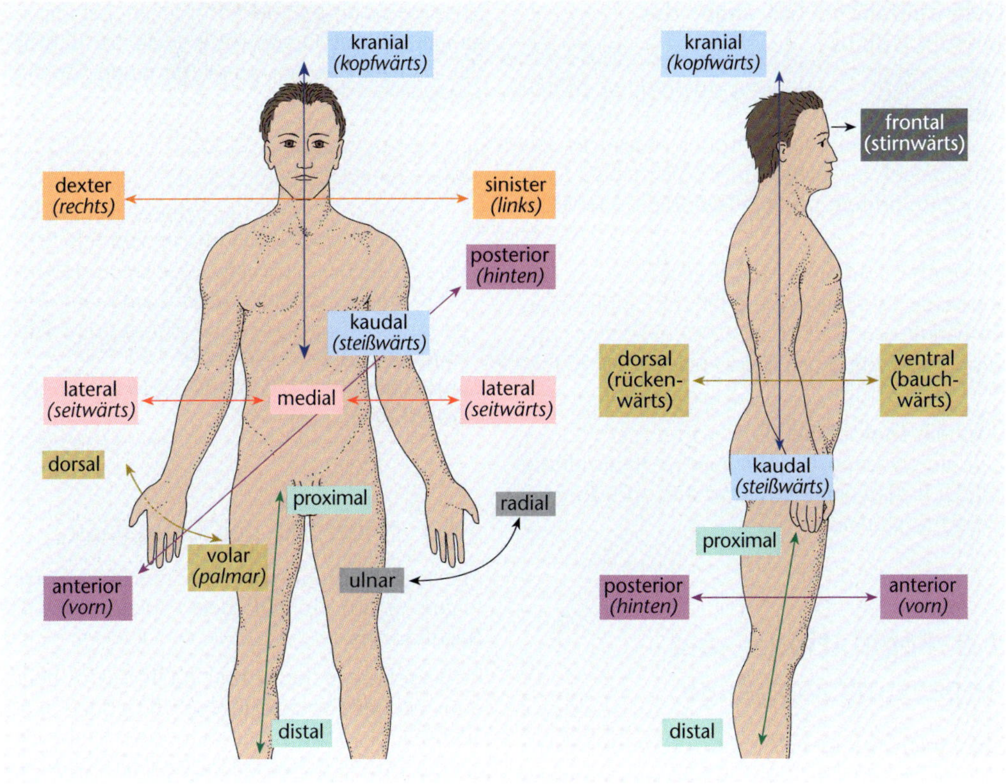

Abb. 1.8: Gebräuchliche anatomische Richtungsbezeichnungen

- **Ulnar:** zur Elle (Ulna) hin
- **Zentral:** auf das Innere des Körpers zu, zur Mitte hin.

Bei runden Körperteilen (z. B. Brust), -höhlen oder -gängen (z. B. Darmausgang oder Scheide bei der Frau) wird die Lokalisation z. B. eines Tumors analog den Uhrzeiten auf einem Zifferblatt beschrieben (☞ Abb. 1.9).

Die Bewegungsrichtungen

Die Gelenke des Körpers erlauben entsprechend den drei Achsen des Raumes folgende Bewegungsrichtungen: in den Raumebenen jeweils in zwei Richtungen und um die Raumachsen jeweils in zwei Rotationsrichtungen. Sie werden mit folgenden Fachbegriffen beschrieben:

- **Abduktion**: Bewegung vom Körper weg
- **Adduktion**: Bewegung zum Körper hin
- **Extension**: Streckung
- **Flexion**: Beugung
- **Innenrotation**: Einwärtsdrehung
- **Außenrotation**: Auswärtsdrehung
- **Anteversion:** Nach vorne heben
- **Retroversion:** Nach hinten heben.

Sonderformen der Rotationsbewegung sind die **Pronation** und die **Supination** an den Händen und Füßen (☞ Abb. 7.52).

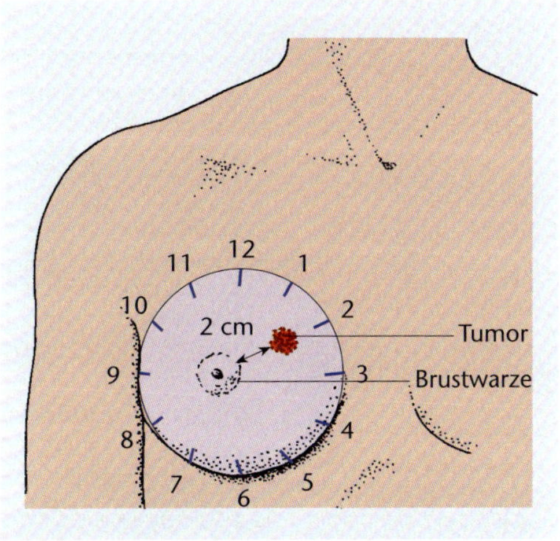

Abb. 1.9: Beschreibung der Lokalisation eines Brusttumors analog zu einem Uhrzifferblatt und mit Angabe des Abstandes von der Brustwarze: Der Tumor bei 2 Uhr, 2 cm von der Brustwarze (Mamille) entfernt.

Warum der Begriffswirrwarr in der Medizin?

Sehr viele Begriffe in der Medizin überlappen sich, etwa die oben erwähnten Bezeichnungen superior und kranial. Das ist eine in der *medizinischen Begriffskunde* **(Terminologie)** leider häufig anzutreffende Erscheinung, die viele Gründe hat:

- Die medizinische Terminologie ist aus vielen Sprachen entstanden, vor allem aus dem Griechischen und Lateinischen
- Sie ist im Vergleich, beispielsweise zur Computer-Fachsprache, „uralt" – das heißt historisch gewachsen
- Sie ist stark mit der Alltagssprache verwoben: Jeder kennt z. B. den Begriff „Rheuma" – wer aber denkt daran, dass der Mediziner hierunter eine große Gruppe zum Teil recht unterschiedlicher Krankheitsbilder versteht?

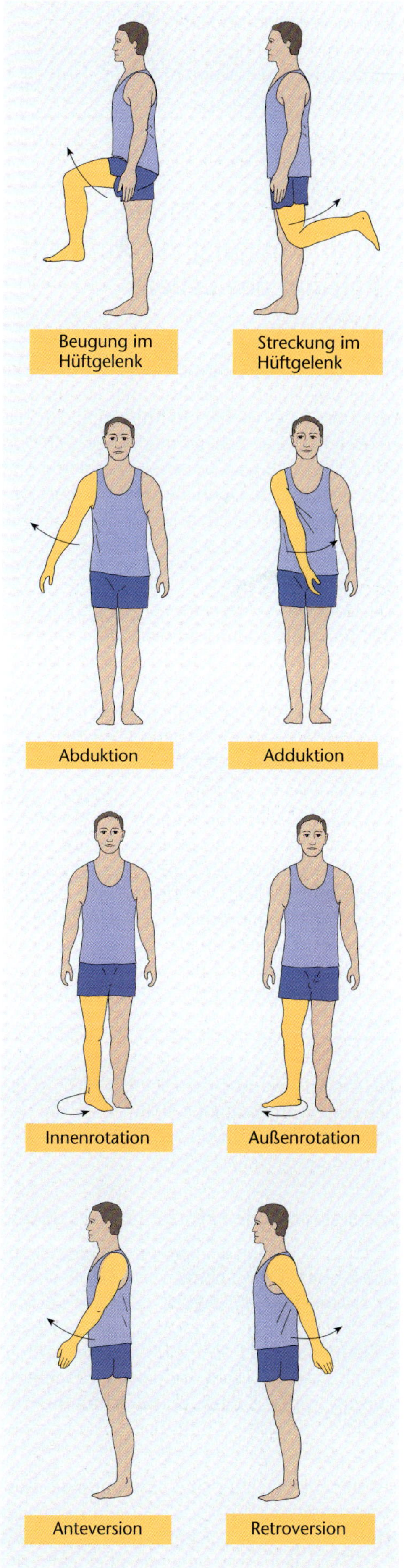

Abb. 1.10: Die Extremitätenbewegungen und ihre korrekte Bezeichnung.

Alle in der Medizin tätigen Berufsgruppen wie z. B. Pflegende oder Ärzte müssen mit einer gewissen terminologischen Unübersichtlichkeit leben.

1.5 Das Innere Milieu – Grundbedingung zur Aufrechterhaltung des Lebens

Das Innere Milieu

Wie schon erläutert, setzt sich der menschliche Körper aus vielen Organsystemen zusammen, von denen jedes wieder aus Milliarden von Zellen besteht. Diese Zellen brauchen *stabile Umgebungsbedingungen,* um effektiv arbeiten und ihren Beitrag zum Überleben des Gesamtorganismus leisten zu können.

Konstante Umgebung

Die Gesamtheit dieser für das Funktionieren der Zellen erforderlichen *konstanten* Umgebungsbedingungen wird als **Inneres Milieu** bezeichnet. Kann der Körper sein Inneres Milieu konstant halten, befindet er sich in einem Zustand des Gleichgewichts, den man **Homöostase** nennt.

Den für das Verständnis der Stoffwechselphysiologie so fundamentalen Begriff *milieu intérieur* hat der französische Physiologe Claude Bernard (1813 – 1878) geprägt. Im Streit um die Frage, ob die Mikrobe *(Infektionserreger)* oder das Milieu der ausschlaggebende krankmachende *(pathogene)* Faktor ist, wird Bernard der Satz in den Mund gelegt: „Die Mikrobe ist nichts, das Milieu ist alles!".

Die Homöostase, also das Gleichgewicht ist die wichtigste Voraussetzung dafür, dass der gesamte Organismus überhaupt auf Dauer funktionieren und existieren kann.

Entscheidend: die Extrazellulärflüssigkeit

Für diese Konstanz des Inneren Milieus ist zunächst einmal die richtige Zusammensetzung der **Extrazellulärflüssigkeit** (also der Flüssigkeit zwischen den Zellen, auch in den Blutgefäßen ☞ 3.4 und Abb. 3.13) von Bedeutung. Hierbei haben speziell die Salze der Elemente Natrium, Chlor, Kalium und Kalzium ihre besonderen Aufgaben innerhalb der Homöostase.

Fast genauso wichtig sind eine optimale **Körperkerntemperatur** (ca. 37 °C), ein optimaler **pH-Wert** (ca. 7,40; „Säurewert" des Blutes ☞ 2.7.3) und eine ausreichende, aber auch eine nicht zu hohe Konzentration der gelösten Gase Sauerstoff und Kohlendioxid.

Lebensgefahr bei Störungen des Inneren Milieus

Jede gröbere Abweichung im Inneren Milieu beeinträchtigt sofort die Lebensfähigkeit des Gesamtorganismus. So drohen durch Sauerstoffmangel, abweichende pH-Werte oder Salzkonzentrationen rasch ausgeprägte Gewebeschäden.

Diese Abweichungen sind meistens Folge von schweren Erkrankungen oder starken äußeren Einwirkungen wie z. B. einer Nieren- oder Lungenerkrankung, eines Herzversagens (☞ 15.6.4) oder einer Blutung nach Verkehrsunfall.

Wird das Innere Milieu nicht innerhalb kurzer Zeit durch intensivmedizinische Behandlung wieder ins Lot gebracht, führt dies zum Tod des Gesamtorganismus.

1.6 Regulations- und Anpassungsvorgänge

Aber nicht nur Krankheiten und Verkehrsunfälle bedrohen die Konstanz unseres Inneren Milieus. Auch im „Normalbetrieb" sind die Umgebungsbedingungen des Organismus Mensch alles andere als gleich bleibend: Man denke nur an trockene Kälte oder schwüle Hitze, Windstille oder Sturmböen, Meeresklima oder Hochgebirgsluft. Auch opulente Mahlzeiten oder Hungern, „Trinkstöße" im Bierzelt oder Dursten, körperliche Ruhe oder anstrengender Sport drohen ständig, das Innere Milieu durcheinander zu bringen.

Ebenso bedürfen die komplexen Lebensvorgänge unseres Organismus (z. B. im Rahmen der Fortpflanzung) einer genauen Abstimmung.

Keine Selbstverständlichkeit

Die Konstanthaltung des Inneren Milieus im menschlichen Organismus ist keine Selbstverständlichkeit, sondern eine Leistung. Unser Körper muss sich dauernd auf neue Umgebungsbedingungen und Situationen einstellen, anders ausgedrückt: es finden in jeder Sekunde tausendfache **Regulationsvorgänge** im Körper statt.

1.6.1 Prinzipien der Regulation

Alle Regulationsvorgänge in unserem Körper folgen einem einheitlichen Prinzip, dem des **Regelkreises.**

Regelkreise existieren aber nicht nur in hochentwickelten Organismen, sondern auch in der Technik, etwa zur Regulation einer Heizungsanlage. Immer haben solche Regelkreise dieselben Grundelemente, die auf bestimmte Art zusammenarbeiten:

Der Regelkreis

Die Größe, die konstant gehalten werden soll (etwa der Blutdruck), heißt **Regelgröße. Messfühler** *(Rezeptoren)* im Körper registrieren ständig den aktuellen **Istwert** dieser Größe (z. B. Blutdruck 90/50 mmHg; sprich „90 zu 50" ☞ Abb. 16.15) und melden ihn an den **Regler**

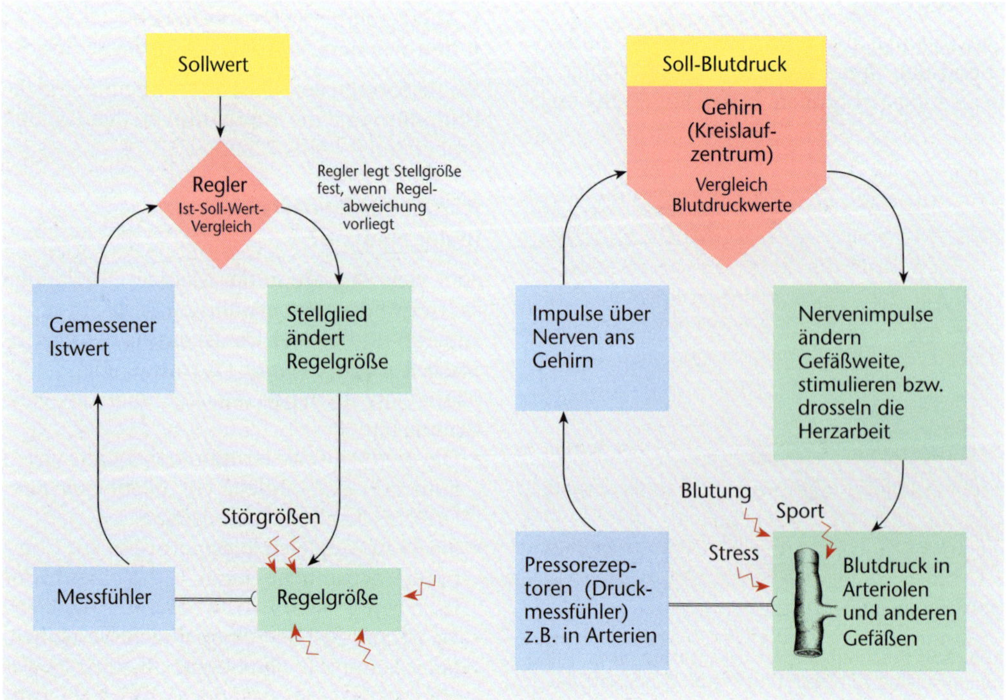

Abb. 1.11: Allgemeiner Regelkreis mit negativer Rückkopplung (links) sowie Regelkreis am Beispiel der Blutdruckregulation (rechts).

(meist ein bestimmtes Gehirngebiet) weiter, der den Istwert mit einem vorgegebenen **Sollwert** (z.B. 120/80 mmHg) vergleicht. Bei deutlichen Regelabweichungen, verursacht durch **Störgrößen** (z.B. einen Blutverlust), werden **Stellglieder** aktiviert, die den Istwert durch geeignete Korrekturmaßnahmen dem Sollwert annähern. Beispielsweise ziehen sich bei einem zu niedrigen Blutdruck die *Arteriolen* (kleine Blutgefäße ☞ 16.1.3) zusammen, damit der Blutdruck wieder steigt. Die Veränderungen des Istwertes (hier der Blutdruckanstieg) werden an den Regler zurückgemeldet, der daraufhin die Aktivierung der Stellglieder zurücknimmt (**negative Rückkopplung** = *negatives Feedback*).

Dieses ganze, in sich geschlossene (gewissermaßen kreisförmige) und sich selbst regulierende System wird als **Regelkreis** bezeichnet (☞ Abb. 1.11).

Komplexität physiologischer Regelkreise

Ganz so einfach wie oben dargestellt sind die Verhältnisse in unserem Körper allerdings nicht:

- Die meisten Regelkreise in unserem Organismus arbeiten nicht nur mit einem, sondern mit mehreren Stellgliedern. Beispielsweise sind nicht nur die Arteriolen, sondern auch das Herz und das Blutvolumen Stellglieder der Blutdruckregulation (bei einem Blutdruckabfall etwa beginnt das Herz schneller zu schlagen ☞ 16.3.4)
- Auch der Sollwert ist nicht immer konstant. Beim Fieber etwa ist der Sollwert der Körpertemperatur zu höheren Werten verschoben (☞ 1.6.2)
- Die Regelkreise unseres Körpers sind eng miteinander vernetzt: Der Blutdruck ist einerseits Sollwert des Regelkreises „Blutdruckregulation", gleichzeitig aber auch eines von mehreren Stellgliedern der Regelkreise „Sauerstoffversorgung der Gewebe" und „Volumenregulation".

Praktisch alle Organ- und Funktionssysteme unseres Körpers unterliegen einer teilweise sehr komplizierten, körpereigenen Regulation, wobei in der Regel mehrere Stellglieder, oft sogar auch mehrere Regelkreise ineinander greifen.

Krankheit als Versagen des Regelkreises

Viele Erkrankungen oder Funktionsstörungen können (auch) als Versagen des betreffenden Regelkreises verstanden werden: Beispielsweise bricht bei einem *Hitzschlag* (☞ 1.6.2) die Temperaturregulation zusammen, die körpereigenen Mechanismen vermögen den Körper nicht ausreichend zu kühlen. Der Bluthochdruck (☞ 16.4.1) kann als krankhaft erhöhter Sollwert der Blutdruckregulation gedeutet werden.

Folgende besonders wichtige Regulations- und Anpassungsvorgänge behandelt „Mensch, Körper, Krankheit" ausführlich:

- Temperaturregulation ☞ 1.6.2
- Anpassung an körperliche Arbeit ☞ 1.6.3
- Anpassung an Höhe ☞ 1.6.4
- Anpassungsvorgänge unter Wasser ☞ 1.6.5, 1.6.6
- Regulation der Muskelgrundspannung und der Reflexe ☞ 9.6
- Regulation des Kalziumhaushalts ☞ 12.4.3, 20.8.3
- Abwehr gegen Körperfremdes ☞ Kap. 14
- Blutdruckregulation ☞ 16.3.4
- Atmungsregulation ☞ 17.10
- Regulation des Säuren-Basen-Haushalts ☞ 17.10.2 und 20.9
- Regulation der Nahrungsaufnahme ☞ 19.3.1
- Regulation des Wasserhaushalts ☞ 20.7
- Weiblicher Monatszyklus ☞ 21.2.8

1.6.2 Temperaturregulation

Der Mensch gehört zu den **homoiothermen** *(homöothermen, gleichwarmen)* **Lebewesen,** d.h. seine Körpertemperatur ist im Wesentlichen unabhängig von der Umgebungstemperatur. Dies bietet im Vergleich zu den **poikilothermen** *(wechselwarmen)* **Lebewesen** zahlreiche Vorteile, insbesondere die Möglichkeit gleich bleibend hoher Aktivität trotz unterschiedlicher Umgebungstemperaturen.

Konstante Temperatur im Körperkern

Die inneren Organe (etwa Leber, Milz, Nieren, Herz, Rückenmark und Gehirn) brauchen eine konstante Temperatur des Körperinneren für ihre Stoffwechselleistung: Bei Temperaturen unter 35 °C funktionieren viele lebenswichtige, durch *Enzyme* (☞ 2.8.3) beschleunigte Stoffwechselreaktionen kaum noch, bei Temperaturen über 41,5 °C werden die Enzymeiweiße zerstört *(denaturiert)*. Die normale **Körperkerntemperatur** beträgt beim Gesunden ca. 37 °C.

Die Körperkerntemperatur schwankt im Tagesverlauf nur um etwa ± 0,5 °C (Minimum morgens gegen drei Uhr, Maximum abends gegen 18 Uhr). Am konstantesten ist die Temperatur nach dem Aufwachen am Morgen: Diese **Basaltemperatur** unterliegt bei Frauen den Einflüssen des Monatszyklus. Sie nimmt nach dem Eisprung um etwa 0,3 – 0,5 °C zu (☞ Abb. 21.33) und bleibt für einige Monate hoch, wenn eine Schwangerschaft eintritt.

Den Körperkern umgibt die **Körperschale.** Hierzu zählen vor allem die Haut und die Extremitäten, die deutlich mehr als der Körperkern an den Schwankungen der Umgebungstemperatur teilnehmen (☞ Abb. 1.12): Bei einer Raumtemperatur von 20 °C und einer Körperkerntemperatur von 37 °C weisen Füße und Hände im Durchschnitt Werte von nur 28 °C auf. An heißen Tagen oder beim Schwitzen können sie sich aber auch über die Körperkerntemperatur hinaus erwärmen.

Regelung der Temperatur

Die Konstanthaltung der Körpertemperatur erfordert eine genaue **Temperaturregulation** *(Thermoregulation):* Nur wenn Wärmeproduktion und Wärmeaufnahme einerseits und Wärmeabgabe andererseits im Gleichgewicht miteinander stehen, bleibt die Körpertemperatur gleich.

Wärmeproduktion und Wärmeaufnahme

Körperwärme wird produziert vor allem durch den Stoffwechsel innerer Organe, durch willkürliche Muskelbewegung (körperliche Anstrengung) oder unwillkürliche Muskelarbeit (Kältezittern). Der Grund-Energieumsatz der Organe und damit deren Wärmeproduktion ist u.a. abhängig von der Konzentration der Schilddrüsenhormone (☞ 12.4, 19.1).

Die zitterfreie Wärmebildung im braunen Fettgewebe, einem besonders mitochondrienreichen (☞ 3.3.6) Teil des Fettgewebes, spielt für die Wärmebildung bei Säuglingen eine wichtige Rolle. Beim Erwachsenen gibt es nur noch spärliche Mengen von braunen Fettzellen. Sie spielen dort deshalb eine untergeordnete Rolle für die Wärmeproduktion.

Befinden sich warme Strahler (z.B. Infrarotstrahler, Sonne) in der Umgebung und/oder ist die Umgebungstemperatur sehr hoch, nimmt der Körper zusätzlich Wärme aus der Umgebung auf.

Wärmeabgabe

Physikalisch betrachtet, kommen bei der Wärmeabgabe an die Umwelt vier Mechanismen des Wärmetransports zum Tragen:

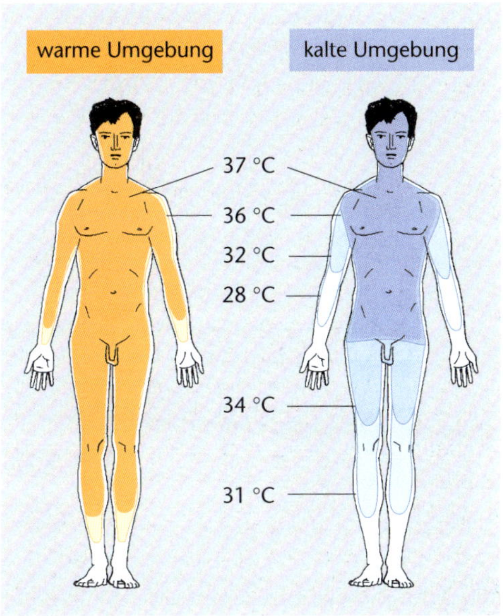

Abb. 1.12: Zonen gleicher Temperatur eines Erwachsenen in warmer und kalter Umgebung.

- **Konvektion** (*Wärmeströmung*, Wärmetransport durch ein bewegtes Medium), beispielsweise der Wärmeabtransport durch die bewegte Luft an der Hautoberfläche
- **Konduktion** (*Wärmeleitung*, Wärmetransport durch ruhende Stoffe). Die verschiedenen Körpergewebe tauschen so Wärme aus
- **Wärmestrahlung** (elektromagnetische Strahlung). Ähnlich wie ein Heizungsradiator gibt der Körper Wärme in Form von Wärmestrahlung ab
- **Wärmeabgabe durch Verdunstung.** Über die Verdunstung von Schweiß kann der Körper eine beträchtliche Wärmemenge abgeben.

Der Regelkreis der Temperaturregulation

Temperaturempfindliche Messfühler, die **Thermorezeptoren,** messen ununterbrochen die Temperatur (= Regelgröße) im Körperkern, in der Haut und im Rückenmark. Es lassen sich dabei Rezeptoren für „warm" und „kalt" unterscheiden. Die Thermorezeptoren melden ihre Werte über die Nervenbahnen an das **thermoregulatorische Zentrum** im Hypothalamus (= Regler). Stimmt der Istwert nicht mit dem Sollwert überein, so erfolgt über Muskulatur, Hautdurchblutung, Schweißbildung und Verhalten als Stellgliedern eine weitestmögliche Annäherung an den Sollwert (☞ Abb. 1.13).

Kurzzeitige Wärmebelastung

Bei einer kurzzeitigen Wärmebelastung wird die Wärmeabgabe erhöht: Durch Gefäßweitstellung (Vasodilatation) steigt die Hautdurchblutung und als Folge die Wärmeabgabe an die Umgebung. Die gerötete Haut bei körperlicher (oder psychischer) Anstrengung ist Folge dieses Regelmechanismus. Zusätzlich wird die Schweißdrüsentätigkeit erheblich gesteigert.

Kurzzeitige Kältebelastung

Wenn die Thermorezeptoren der Haut eine zu niedrige Außentemperatur melden, laufen entgegengesetzte Vorgänge ab. Noch bevor die Körperkerntemperatur sinkt, drosselt der Körper die Hautdurchblutung, um die Wärmeabgabe einzuschränken. Durch eine gesteigerte Wärmebildung kann er dem Auskühlen weiter entgegenwirken. Dazu dienen zum einen willkürliche Muskelbewegungen, wie sie beispielsweise mit den Füßen stampfende Menschen an einer Bushaltestelle im Winter ausführen. Reichen die willkürlichen Bewegungen nicht aus, so löst das thermoregulatorische Zentrum unwillkürliche Muskelaktionen aus: Das Kältezittern, bei dem viele winzige Muskelfasern in Aktion treten, dient der Wärmebildung und wirkt dem Auskühlen des Körperkerns entgegen.

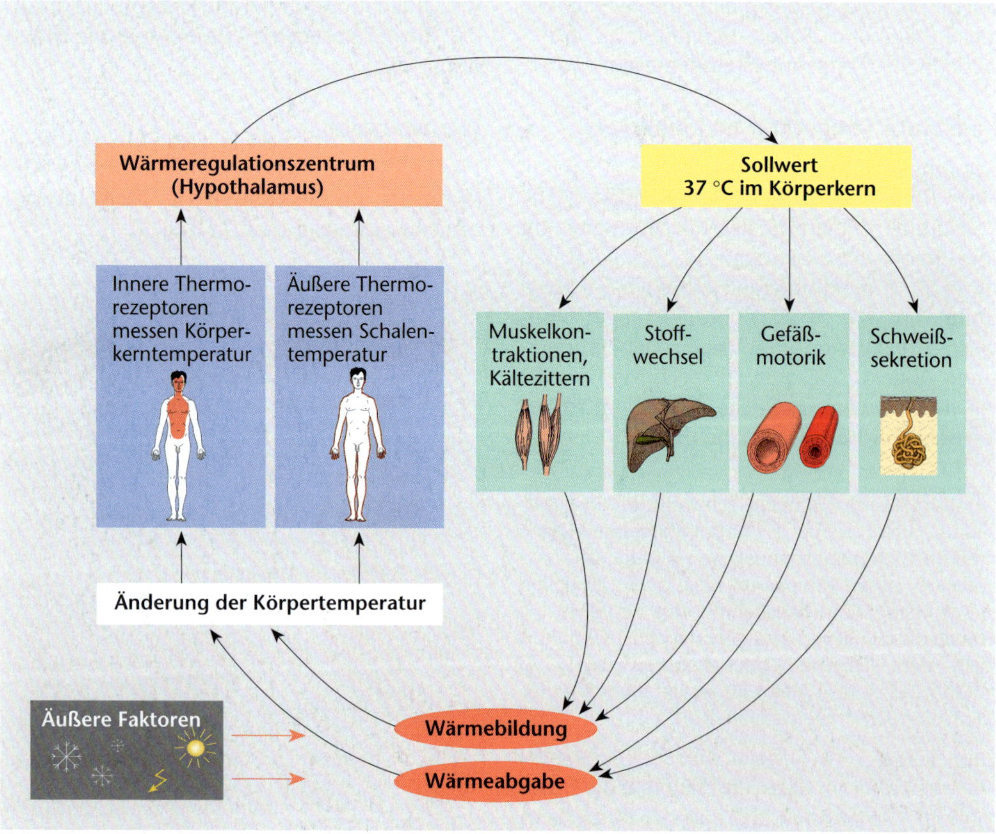

Abb. 1.13: Regelkreis der Körpertemperatur. Rezeptoren in der Haut und im Körperkern messen die Körpertemperatur und übermitteln sie an das Gehirn, wo der Istwert mit dem Sollwert verglichen wird. Von dort wird über Wärmebildung, Veränderung der Durchblutung, Schweißsekretion und sinnvolles Verhalten (z. B. Anziehen eines Mantels) die notwendige Temperaturanpassung eingeleitet.

Hinzu kommt die Temperaturregulation durch sinnvolles Verhalten: Bei Hitze ist einem jede körperliche Aktivität zu viel und der Schatten am angenehmsten, vor Kälte schützen wir uns z. B. durch das Anziehen warmer Kleidung.

Akklimatisierung

Bei der Wochen bis Jahre dauernden Anpassung an länger dauernde Wärme oder Kälte spricht man von **thermischer Akklimatisierung** oder *Adaptation:*

- Bei der Wärmeanpassung steigert der Körper die Schweißmenge. Gleichzeitig setzt er die Salzkonzentration des Schweißes herab. Dadurch erreicht er eine beschleunigte Verdunstung des Schweißes und vermeidet Salzverluste. Zusätzlich verspürt der Betroffene größeren Durst und trinkt regelmäßig mehr
- Die Anpassungsfähigkeit des Menschen an Kälte ist geringer als diejenige an Wärme. Dies hängt damit zusammen, dass die Steigerung der Wärmeproduktion bei Kälte geringer ist als die entsprechenden Wärmeverluste durch Schwitzen, wenn es in der Umgebung heiß ist. Der Mensch ist also eher ein „Warmtier".

Hitzschlag und Hyperthermie

Reichen die oben genannten Mechanismen der Wärmeabgabe nicht aus, wie bei tropischen Außentemperaturen oder großen körperlichen Aktivitäten und/oder unzureichender Schweißbildung (z. B. Marathonlauf im feuchtheißen Klima), staut sich die Wärme im Körper. Dies löst bei besonders hohen Temperaturen einen **Hitzschlag** aus. Der Betroffene hat starke Kopfschmerzen, Schwindel, einen schnellen Pulsschlag und eine beschleunigte Atmung. Unbehandelt drohen Bewusstlosigkeit und schließlich der Tod durch Überwärmung des Körpers.

Beim Hitzschlag ist also die Körpertemperatur bei *normalem* Temperatursollwert erhöht – man spricht auch von **Hyperthermie.**

Fieber

Fieber ist eine Erhöhung der Körperkerntemperatur auf über 38 °C infolge Erhöhung des Temperatursollwertes.

> **Fieber positiv betrachtet**
> Fieber ist ein notwendiger Mechanismus bei Entzündungsreaktionen: Die erhöhte Temperatur hilft, die Entzündungs- und Abwehrvorgänge schneller in Gang zu bringen und damit die Heilung zu beschleunigen.

Meist kommt Fieber durch die Einwirkung von **Pyrogenen** zustande. Dies sind Fieber erzeugende Stoffe, die von Bakterien und Viren im Körper freigesetzt werden und über Zytokine (☞ 14.3) zu einer Erhöhung des Temperatursollwertes im Hypothalamus (☞ 9.8.4) führen. Aber auch körpereigene Aktivatoren wie Prostaglandine (☞ 5.5.3) können Fieber auslösen. Die stärksten Pyrogene sind die der gramnegativen *Bakterien* (☞ 14.9.2).

Als Folge der Sollwerterhöhung liegt die Körperkerntemperatur unter dem Sollwert. Der Körper regelt die Temperatur nach, indem er die Hautgefäße verengt und Kältezittern auslöst. Im *Fieberanstieg* friert der Kranke also, obwohl seine Körpertemperatur vielleicht schon erhöht ist. Ist die Krankheit überwunden, sinkt der Sollwert im Hypothalamus wieder auf 37 °C ab. Der Istwert ist nun im Vergleich zum Sollwert zu hoch: Im nun folgenden *Fieberabfall* erweitern sich die Gefäße, der Kranke schwitzt und fühlt sich heiß an.

Fiebersenkende Maßnahmen

Bei sehr hohem Fieber, etwa ab 41,5 °C, beginnen allerdings die Körpereiweiße zu denaturieren. Dies führt zum **Hitzetod,** wenn keine Gegenmaßnahmen wie Wadenwickel oder die Gabe von fiebersenkenden Medikamenten (☞ 10.3.3) ergriffen werden.

Fieber senken ohne Medikamente

Beim **Fieberabfall** steigert der Körper die Hautdurchblutung und die Schweißsekretion, um die zuvor angestaute Wärme wieder loszuwerden. Das Anlegen von feuchten **Wadenwickeln** erzeugt Verdunstungskälte und hilft damit dem Kranken, auf physiologische Weise schneller zu „entfiebern".

Vor dem Anlegen von Wadenwickeln ist darauf zu achten, dass die Füße warm und gut durchblutet sind und die Temperatur des Wickels nur wenig unter der des Patienten liegt. Ansonsten führen die kalten Wickel zu einer Engstellung der Gefäße, und eine Wärmeabgabe ist kaum möglich. Für Wadenwickel werden dünne Tücher verwendet. Angelegt werden Wadenwickel über eine Stunde, wobei sie alle 10 Minuten gewechselt werden, spätestens jedoch, wenn sich der Wickel warm anfühlt. Anschließend kontrollieren die Pflegenden die Temperatur des Patienten, die nicht mehr als 1–2 Grad in dieser Stunde gesunken sein sollte.

Die Pflegenden berücksichtigen bei fiebernden Patienten auch den erhöhten Flüssigkeitsverlust durch das verstärkte Schwitzen. Zum Ausgleich geeignet sind Kräuter- oder Früchtetee und verdünnte Säfte.

Unterkühlung

Sinkt die Körpertemperatur unter 35 °C, spricht man von **Unterkühlung.** Der Betroffene zittert, klagt über Schmerzen und hat eine blasse, kalte Haut. Unter 30 °C verschwindet das Zittern, der Unterkühlte verliert das Bewusstsein, die Reflexe bis hin zum Atemreflex erlöschen. Atemstillstand und tödliches Kammerflimmern des Herzens (☞ 15.5.8) sind die Folge.

1.6.3 Der Organismus bei körperlicher Arbeit

Arten von Muskelkontraktionen ☞ 6.3.7

Bei schwerer Muskelarbeit muss bis zu 100-mal mehr Sauerstoff zur Muskulatur transportiert werden als in körperlicher Ruhe. Gleichzeitig müssen auch die vermehrt anfallenden Stoffwechselprodukte *Kohlendioxid* und *Milchsäure* **(Laktat)** abtransportiert werden. Beides erfordert eine verstärkte Organdurchblutung der Muskulatur sowie entsprechende Anpassungsvorgänge von Herz-Kreislauf-System (☞ 15.6, 16.3) und Atmung (☞ 17.10).

Vasodilatation der kleinsten Gefäße

Die stark vermehrte Durchblutung der Muskulatur wird durch eine Weitstellung der Muskelgefäße erreicht. Auslöser für diese Weitstellung *(Vasodilatation)* sind die in die kleinsten Blutgefäße zurückfließenden Stoffwechselprodukte des *anaeroben* (= ohne Sauerstoff ablaufenden) Energiestoffwechsels (insbesondere die Milchsäure), die in den ersten Minuten körperlicher Arbeit in großer Menge anfallen (☞ 6.3.6). Zusätzlich wirkt auch der lokal fallende Sauerstoffpartialdruck (☞ 1.6.4) gefäßerweiternd.

Allerdings wird bei reiner Haltearbeit (z.B. Hakenhalten in Operationssaal) die vermehrte Durchblutung zum Teil dadurch behindert, dass der ununterbrochen angespannte Muskel seine eigenen Gefäße abdrückt; er ermüdet daher bei **statischer Haltearbeit** besonders schnell. Günstiger dagegen sind **rhythmisch-dynamische Arbeiten,** bei der Kontraktion und Erschlaffung einander abwechseln, wie es z.B. beim Gehen oder Ballspielen geschieht.

Steigerung der Herzleistung

Durch den enormen Blutbedarf der Muskulatur müssen **Herzarbeit** und **Herzleistung** (= Herzarbeit bezogen auf die Zeit) um ein Vielfaches ansteigen. Erreicht wird dies durch eine erhöhte *Herzfrequenz,* die von ca. 70 Schlägen/min in Ruhe auf ungefähr 130 Schläge/min bei leichter Belastung ansteigt. Dies ist ein typischer Wert im Gleichgewicht *(Steady State),* der über viele Stunden im Arbeitsalltag aufrecht gehalten

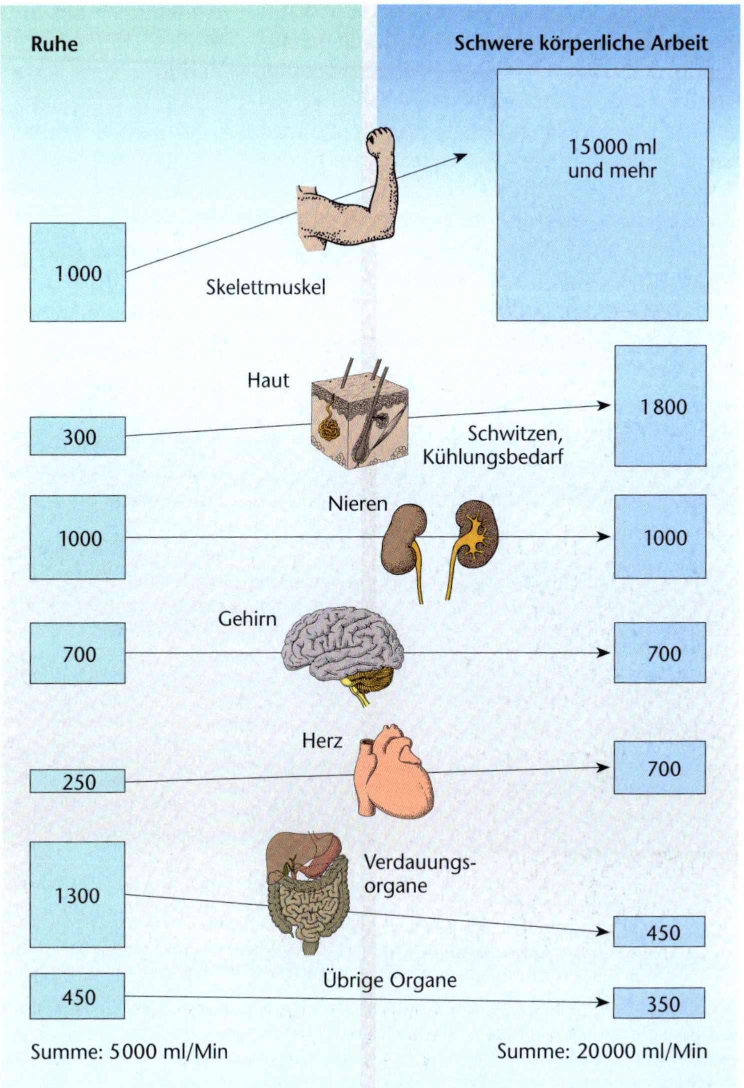

Abb. 1.14: Organdurchblutung in Ruhe und bei schwerer körperlicher Arbeit. Insbesondere die Durchblutung der Skelettmuskulatur steigt an, und zwar bis auf das Zehnfache. Im Gegenzug sinkt die Durchblutung der Verdauungsorgane um mehr als zwei Drittel. Gehirn und Nieren haben eine *relative* Durchblutungsabnahme.

werden kann. Bei kurzzeitiger, maximaler Anstrengung nimmt die Herzfrequenz bis auf ca. 200 Schläge/min zu. Quantitativ weniger bedeutsam ist die Zunahme des *Schlagvolumens* (☞ 15.6.1), sie beträgt ca. 25 % beim Untrainierten und 50 % beim Trainierten. Das *Herzminutenvolumen* kann dadurch von 5 l/min bis auf 20 l/min beim Untrainierten ansteigen und erreicht Werte über 30 l/min bei Hochleistungssportlern.

Hingegen sinkt die Durchblutung des Magen-Darm-Trakts bei körperlicher Arbeit, so dass sein Anteil am Herzminutenvolumen besonders klein wird. Bei körperlicher Belastung findet also eine *Umverteilung* des Blutvolumens statt (☞ Abb. 1.14).

Bei **leichter und mittelschwerer Arbeit** pendeln sich die Laktatkonzentration wie auch die Herzfrequenz bald auf einen mittleren, konstanten Wert *(Steady State)* ein – es tritt damit keine Ermüdung ein (☞ Abb. 1.15, linke Seite).

Bei **schwerer Arbeit** jedoch kann das Herz die erforderliche Dauerleistung nicht aufbringen; es ermüdet – wodurch die Herzleistung sogar wieder sinkt. Diese Ermüdung wird durch steigende *Laktatkonzentration* verstärkt, die dadurch entsteht, dass das anfallende Laktat (Milchsäure) nicht abgebaut werden kann (☞ Abb. 1.15, rechte Seite). Die dadurch entstehende metabolische Azidose (☞ 20.9.2) bedingt letztlich den Leistungsabbruch. Die bei Arbeitsbeginn entstehende Sauerstoffschuld wird nach Beendigung der Arbeit wieder getilgt (abgebaut, ☞ Abb. 6.25). Deshalb schlägt das Herz auch nach Arbeitsende im höheren Takt, wie man auch noch einige Minuten lang „außer Atem" ist. Als Maß für die Sauerstoffschuld gilt die *Erholungspulssumme,* d.h. die Gesamtzahl der Herzschläge nach Arbeitsende bis zum Wieder-Erreichen des „Pulsruhewertes".

Steigerung der Atmung

Durch tieferes und schnelleres Atmen kann die Atmung bei körperlicher Arbeit erheblich gesteigert werden – von einem Atemminutenvolumen (☞ 17.8.5) von etwa 7 l/min in Ruhe auf bis zu 100 l/min bei extremer körperlicher Anstrengung. Oberhalb der Dauerleistungsgrenze reichert sich Milchsäure im Körper an (☞ oben). Dann steigt das Atemminutenvolumen sogar stärker an als die Produktion von CO_2 im Stoffwechsel (Hyperventilation, ☞ 17.8.6). Das Abatmen von mehr CO_2 und damit Kohlensäure (☞ 2.7.4) wirkt so einem milchsäurebedingten Abfall des pH-Wertes entgegen (☞ 2.7.3).

1.6.4 Anpassung an Höhe

In Meereshöhe liegt der *Luftdruck* (= Barometerdruck) bei ca. 760 mmHg (entsprechend 101,3 kPa). Mit zunehmender Höhe über dem Meeresspiegel fällt der Luftdruck ab, bei 5500 m über dem Meeresspiegel etwa auf die Hälfte des Ausgangswertes. Damit sinkt aber auch der *Sauerstoffpartialdruck* in der Atemluft (Sauerstoffpartialdruck = Sauerstoffteilkonzentration × Barometerdruck ☞ 17.9.1), und es entsteht ein Sauerstoffmangel in der Höhe.

Höhenumstellung

Die kurzfristigen Veränderungen und Gegenregulationen des Organismus bei Aufenthalt in großen Höhen werden **Höhenumstellung** genannt:

- Die Herzfrequenz steigt, insbesondere bei körperlicher Arbeit
- Das Atemminutenvolumen nimmt in Ruhe geringfügig und bei körperlicher Arbeit erheblich zu
- Die gesteigerte Atmung führt zu Veränderungen im Säuren-Basen-Haushalt (respiratorische Alkalose ☞ 20.9.5).

Als Anhaltspunkte können für einen gesunden, nicht an große Höhen gewöhnten Menschen folgende Werte bei raschem Aufstieg dienen: Eine Höhe bis zu 2000 m wird in aller Regel problemlos vertragen. Zwischen 2000–4000 m sind bereits deutliche Reaktionen des Organismus zu beobachten, der Betreffende wird schneller müde und ist weniger leistungsfähig.

Höhen über 4000 m erfordern systematische und stufenweise Adaptation an die Höhe; der Höhenaufenthalt muss quasi trainiert werden. In jeder Höhe, aber mit zunehmender Höhe häufiger (bei sehr raschem Aufstieg ab 3000 m bei 75% aller Menschen), können sonst als Folge des Sauerstoffmangels erste Symptome einer **akuten Höhenkrankheit** auftreten. Kopfschmerzen, Übelkeit, Appetitlosigkeit und unruhiger Schlaf sind Frühzeichen. Bei Warnsymptomen wie Leistungsabfall, schweren Kopfschmerzen, Schlaflosigkeit, Erbrechen oder Schwindel muss der Abstieg schnellstens erfolgen.

Durch Atmung reinen Sauerstoffs (100% O_2) werden diese Grenzen zwar nach oben verschoben, aber nicht aufgehoben. Daher sind z.B. in der Luft- und Raumfahrt *Druckkabinen* oder das *Tragen von Druckanzügen* erforderlich.

Höhenakklimatisation

Dass Bergsteiger über 8000 m hohe Berge ohne Sauerstoff besteigen (Mt. Everest erstmalig 1978 durch Reinhold Messner) und dass menschliche Siedlungen noch bis 5000 m Höhe möglich sind, liegt darin begründet, dass *längere* Höhenaufenthalte entsprechende Gegenregulationen auf den Sauerstoffmangel und die respiratorische Alkalose in Gang setzen, die zusammenfassend als **Höhenakklimatisation** bezeichnet werden:

- Der Sauerstoffmangel stimuliert die Bildung von Erythropoietin und damit die Bildung der sauerstofftransportierenden roten Blutkörperchen (☞ 13.2), der *Hämatokrit* (= Anteil der festen Bestandteile am Gesamtblutvolumen) steigt **(Höhenpolyglobulie).** Nachteilig ist allerdings, dass das Blut hierdurch „zäher" wird und schlechter die kleinsten Blutgefäße passieren kann
- Die notwendige Herzminutenvolumenzunahme erfolgt ökonomischer durch Steigerung des Schlagvolumens und nicht nur der Herzfrequenz (☞ auch 15.6)
- Der Organismus reagiert empfindlicher auf Sauerstoffmangel und erhöhten Kohlendioxidgehalt des Blutes. Dadurch kann er schneller auf eine Sauerstoffunterversorgung reagieren
- Der Säuren-Basen-Haushalt normalisiert sich wieder, da die Niere mehr Bikarbonat ausscheidet (☞ 20.9.5, 2.7.4)
- Bei Akklimatisation über Generationen optimieren sich Form des Brustkorbs, Lungenvolumen und Atemtypus
- Die gesamte Austauschfläche der Lunge für Sauerstoff ist beim chronisch Höhenadaptierten größer als beim „Flachländer", somit ist auch die O_2-Diffusionskapazität größer (☞ 17.9).

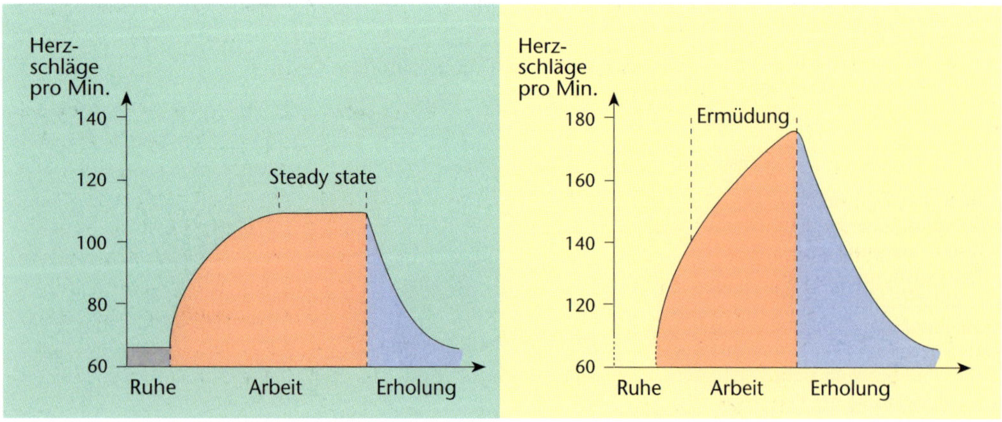

Abb. 1.15: Herzfrequenz bei einer Arbeit unterhalb und oberhalb der Dauerleistungsgrenze. Ist die Dauerleistungsgrenze überschritten, wird kein Gleichgewichtszustand *(Steady State)* mehr erreicht. Die blau hinterlegten Flächen entsprechen der jeweiligen Erholungspulssumme. Im Gleichgewicht (linke Seite) ist sie viel kleiner als im Ungleichgewicht (rechte Seite).

1.6.5 Anpassungsvorgänge beim Eintauchen ins Wasser

Eintauchen ins Wasser *(Immersion)* zählt zu den ältesten Therapieformen. In der Mythologie versprach der Zauber des Wassers eine Art Jungbrunnen für den Eingetauchten, und noch heute werden in Heilbädern Wunderkräfte versprochen und erwartet.

Auch wenn dies nicht ganz stimmt: Heute weiß man, dass Eintauchen ins Wasser spezielle Wirkungen entfaltet, und zwar nicht durch die besondere Zusammensetzung des Wassers, sondern durch seine ganz speziellen physikalischen Eigenschaften mit zunehmendem Abstand von der Wasseroberfläche.

Stellt man sich aufrecht ins Wasser, so dass nur der Kopf herausragt, so ist – mit oder ohne Bodenkontakt im Wasser – der Druck an den Füßen am höchsten und nimmt bis zur Wasseroberfläche ab. Wie mit Kompressionsstrümpfen werden die Beine durch die *hydrostatischen* Kräfte komprimiert, so dass Gewebeflüssigkeit (Ödeme ☞ 16.1.6) in die Venen zurückgelangt und vermehrt Blut aus dem Venensystem in den Thorax zum Herzen hin transportiert wird. Innerhalb weniger Minuten im Wasser nehmen Blutvolumen sowie das Herzzeit- und -schlagvolumen (☞ 15.6.1) zu. Mit größerer Herzfüllung arbeitet das Herz ökonomischer: Die Herzfrequenz nimmt ebenfalls innerhalb weniger Minuten im Wasser ab. Durch die größere Blutfülle im Thorax werden Dehnungsrezeptoren aktiviert, was über die Ausschüttung von Hormonen zur vermehrten Urinproduktion führt **(Henry-Gauer-Reflex,** ☞ 20.7).

Wasser besitzt eine viel größere Dichte als Luft. Entsprechend wird der Schwerkraft ein größerer Widerstand entgegengesetzt. Es entsteht ein *Auftrieb*, so dass beim Menschen nur noch etwa 10% des Körpergewichts auf den Gelenken lasten, wenn er bis zum Kopf eingetaucht ist. Durch den starken Reibungswiderstand entsteht eine Bewegungsverzögerung, was den subjektiven Eindruck des Gleitens und Schwebens entstehen lässt. Bewegungen unter Wasser sind also gelenkschonend, aber erfordern, wenn sie rasch und kräftig ausgeführt werden, aufgrund der Reibung viel Energie (Motto „Kalorien verbrennt man am einfachsten im Wasser"). Sportler nutzen dies nach Verletzungen zur Rehabilitation.

Diese physikalischen Besonderheiten sind die Basis für viele Programme im Wasser, z. B. das **Aquajogging,** bei dem im Wasser gelaufen wird. Besteht durch die Wassertiefe kein Bodenkontakt, können die Laufbewegungen frei im Wasser durchgeführt werden. Auftriebswesten oder Kunststoff„nudeln" sorgen für das Herausragen des Kopfes aus dem Wasser. Auch die Thermoregulation (☞ 1.6.2) ist im Wasser durch die hohe Wärmeleitfähigkeit des Wassers erleichtert. Schwitzen ist selbst bei intensivem Sport bis ca. 28–29 Grad Celsius Wassertemperatur nicht möglich.

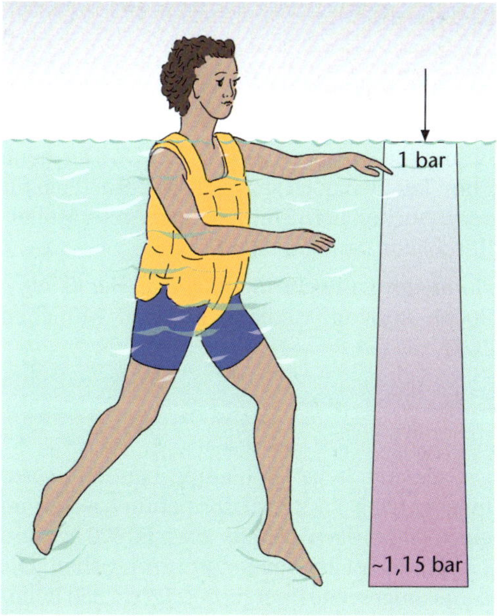

Abb. 1.16: Umgebungsdruckverhältnisse beim Eintauchen des gesamten Körpers ins Wasser.

1.6.6 Anpassungsvorgänge unter Wasser

Zwei Aspekte sind für das Verständnis der Anpassungsvorgänge unter Wasser entscheidend: die Atmung beim Tauchen und die bei zunehmender Tiefe veränderten Druckverhältnisse (☞ Abb. 1.16).

Streckentauchen mit angehaltener Atmung

Die „einfachste" Form des Tauchens ist das Tauchen mit angehaltener Atmung. Hilfsmittel sind hierfür nicht erforderlich.

Während des Tauchens steigt der Kohlendioxiddruck des Blutes an, da das Kohlendioxid unter Wasser nicht abgeatmet werden kann. Das dadurch entstehende Gefühl der Atemnot zwingt den Taucher zum Auftauchen.

Um die Tauchzeit zu verlängern, *hyperventilieren* nicht wenige Taucher vor dem Abtauchen, d. h. sie atmen sehr tief und schnell. Durch die Hyperventilation steigt zwar der Sauerstoffvorrat in der Lunge etwas an, gleichzeitig sinkt aber der Kohlendioxidgehalt. Es besteht die Gefahr, dass der Taucher wegen des dadurch verringerten Atemreizes zu spät mit dem Auftauchen beginnt, vor Erreichen der Wasseroberfläche durch Sauerstoffmangel bewusstlos wird und ertrinkt. O_2-Mangel wirkt im Gegensatz zu CO_2-Überschuss euphorisierend und nicht beängstigend.

Schnorcheln

Längeres Tauchen knapp unter der Wasseroberfläche wird durch einen **Schnorchel** möglich, ein ca. 30 cm langes Rohr, das die Mundhöhle des Tauchers mit der Außenluft verbindet und so das Atmen unter Wasser erlaubt. Eine größere Tiefe ist unmöglich, da ein zu langer Schnorchel den anatomischen Totraum (☞ 17.8.5) so vergrößern würde, dass keine Frischluft mehr von der Wasseroberfläche in die Lungenalveolen gelangt. Außerdem könnte man den Brustkorb gegen den Wasserdruck nicht mehr erweitern, also nicht mehr einatmen.

Tieftauchen mit angehaltener Atmung

Beim Tieftauchen tritt ein weiteres Problem hinzu: Mit zunehmender Tauchtiefe steigt der *Wasserdruck*, der von außen auf den Körper einwirkt, erheblich an. Die luftgefüllten Räume im Körper wie Lunge und Mittelohr, in denen weiterhin der „normale" Luftdruck herrscht, werden zusammengedrückt *(komprimiert)*, und es drohen druckbedingte Verletzungen **(Barotraumen),** etwa das Platzen des Trommelfells, in größeren Tiefen auch das Reißen von Lungengefäßen.

Außerdem darf ein Taucher, der mit angehaltener Atmung tief taucht, nicht so lange unter Wasser bleiben, bis er die Atemnot kaum noch aushält: Ebenso wie beim Abtauchen der *Sauerstoffpartialdruck* (☞ 1.6.4 und 17.9.1) durch die zunehmende Tiefe steigt, was eine zusätzliche Sauerstoff„reserve" schafft, verschwindet diese „Reserve" beim Auftauchen wieder (auf den letzten 10 m um die Hälfte). Berücksichtigt der Taucher dies nicht, wird er bewusstlos und ertrinkt.

Tieftauchen mit Geräten

Mit **Pressluft-Tauchgeräten**, die den Druck der Einatemluft automatisch dem Wasserdruck anpassen, kann bis etwa 30–40 m Tiefe getaucht werden. In größeren Tiefen kommt es durch einen verstärkten Übergang von Stickstoff in die Gewebe zum **Tiefenrausch,** der sowohl mit Euphorie als auch mit Panik und Bewusstlosigkeit einhergehen kann.

Hinzu tritt die Gefahr der **Taucherkrankheit** *(Caisson-Krankheit)* durch zu schnelles Auftauchen: Der mittlerweile im Gewebe gelöste Stickstoff bleibt bei zu schneller Drucksenkung nicht gelöst, sondern bildet Gasblasen. In leichten Fällen verspürt der Taucher nur Gelenk- und Muskelschmerzen, in schweren Fällen kommt es zum evtl. tödlichen Koma durch *Gasembolien* ins Gehirn. Bereits ab einer Tauchtiefe von ca. 20 m ist deshalb in Abhängigkeit von der Dauer des Tauchens das Einhalten einer **Dekompressionszeit** nötig. Innerhalb dieser Warteperiode beim Auftauchen geht der Stickstoff langsam wieder in die Lunge über und kann abgeatmet werden.

Ausnahme ist das Tieftauchen mit Luftanhalten, da hier die Tauchzeit so kurz ist, dass der Stickstoff noch nicht in die Gewebe übergegangen ist – die sog. **Nullzeit** – so der Fachausdruck in der Tauchphysiologie – wird nicht überschritten.

Tauchen unterhalb von 40 m ist nur noch mit Spezialgasgemischen aus Sauerstoff, Stickstoff und Helium möglich. Größere Tiefen als ca. 90 m erfordern Druckanzüge oder das Tauchen in Tauchkapseln.

Literatur

Ahonen, J., Lahtinen, T., Wirhed, R.: Sportmedizin und Trainingslehre – Sportanatomie und Bewegungslehre, Schattauer, Stuttgart 2005

Ehm, O. F., Hahn, M., Hoffman, U.: Der neue Ehm. Tauchen noch sicherer. Tauchmedizin für Sporttaucher, Berufstaucher und Ärzte. Müller-Rüschlikon, Stuttgart 2003.

Hoffmann-La-Roche AG und Elsevier (Hrsg.): Roche Lexikon Medizin. Elsevier, München 2003

Kaeppel, V., Weiß, J.: Duden, Das Wörterbuch medizinischer Fachausdrücke. Bibliographisches Institut, Mannheim 2003

Pokan, R.: Förster, H., Hofmann, P.: Kompendium der Sportmedizin. Physiologie, innere Medizin und Pädiatrie. Springer, Wien 2004

Pollard, A.J., Murdoch, D.R.: Praktische Bergmedizin und Trekkingmedizin. Elsevier, München, 2002

Pschyrembel Klinisches Wörterbuch. Walter de Gruyter, Berlin, 2004

1.7 Was ist der Mensch?

Der Mensch ist, was er isst, sagt ein Sprichwort. Das ist nachvollziehbar bei der Beobachtung, wie ein Säugling heranwächst, gespeist nur durch eine einzige Quelle: die Muttermilch. Dazu braucht er scheinbar nur noch die Atemluft. Erst bei näherem Hinsehen wird klar, dass auch die Liebe und Fürsorge der Eltern unabdingbar für sein Gedeihen und seine positive Entwicklung sind.

Komplexe Moleküle und Milliarden von Zellen

Rein chemisch gesehen besteht ein erwachsener Mensch von 70 kg im Wesentlichen aus ca. 45,5 kg Sauerstoff, 13 kg Kohlenstoff, 7 kg Wasserstoff, 2 kg Stickstoff, 1 kg Kalzium und 0,7 kg Phosphor. Entscheidend für das Lebendige sind aber die Kombinationen dieser Elemente, die chemischen Verbindungen. Im Laufe der unvorstellbar langen Zeit von fast vier Milliarden Jahren hat sich eine unzählige Anzahl zum Teil hochkomplexer Moleküle gebildet, die auf phantastische Weise miteinander in Wechselwirkung treten und dadurch das Leben ermöglichen. Eine Schlüsselrolle spielt dabei die Desoxyribonukleinsäure (DNA). Sie steuert die Lebensvorgänge. Im Kern jeder Körperzelle haben wir einen Strang davon, der abgewickelt 1,8 m lang ist. Da der Mensch aus ca. 100 000 Milliarden Zellen besteht, ist die gesamte DNA unseres Körpers länger als 1000-mal die Entfernung zwischen Erde und Sonne! Als bisheriger Gipfel der Evolution gilt das menschliche Gehirn. 100 Milliarden Nervenzellen mit insgesamt 100 000 Milliarden Verknüpfungen kommunizieren über spezielle Moleküle und bis zu 300 km/h schnelle elektrische Impulse miteinander und ermöglichen dadurch unsere körperlichen, psychischen und geistigen Leistungen.

In 80 Jahren die Tagesleistung einer Windkraftanlage

Um die Funktionen des Körpers aufrechtzuerhalten, muss fortwährend Energie zur Verfügung stehen. Dabei sind wir recht sparsam, mit 70 Watt kommen wir in Ruhe aus, das ist weniger, als eine helle Glühlampe benötigt. Dazu müssen wir Nahrung zu uns nehmen, während eines 80-jährigen Lebens etwa 60 000 kg, und 17 Millionen Liter Sauerstoff verbrauchen. Die dabei umgesetzte Energie beträgt ca. 350 Billionen Joule (350 GJ), nicht viel angesichts der Tatsache, dass eine Windkraftanlage diese Menge an einem Tag, ein Atomkraftwerk gar in 15 Minuten produzieren kann. Dabei erneuern wir unsere Körpersubstanz ständig, mit großen Unterschieden in den einzelnen Organen, die Haut z. B. jeden Monat einmal komplett. Unser Herz schlägt in 80 Jahren etwa 3 Milliarden Mal und pumpt 250 Millionen Liter Blut, das sind 1 Million große Badewannen voll, durch ein ca. 50 000 km langes Gefäßsystem. Unsere Nieren filtrieren und reinigen in dieser Zeit 5 Millionen Liter Flüssigkeit und unser Atmungssystem bewegt 800 Millionen Liter Luft.

Nur Geist und Seele lassen sich nicht vermessen

Diese Zahlen mögen uns in Erstaunen versetzten, aber die Fakten aus Chemie, Molekularbiologie, Physiologie und Anatomie allein werden bei weitem nicht dem gerecht, was der Mensch ist. Das Ganze ist viel mehr als die Summe seiner Teilchen. Der Mensch besteht nicht nur aus dem Körper, er ist ein Lebewesen mit Geist und Seele. Gefühle, Bewusstsein, Intelligenz, Kreativität, Phantasie, Persönlichkeit und Individualität zeichnen ihn aus. Er verfügt über eine besondere soziale Kompetenz, wesentlich mit ermöglicht durch die Fähigkeit, mittels Sprache zu kommunizieren. Geist und Seele lassen sich aber nicht durch Zahlen ausdrücken. Ein Mensch wird zu dem, was er ist, nicht nur durch seine Gene, sondern entscheidend auch durch die Einflüsse der Umwelt. Erziehung, Lernen und seine persönlichen Erfahrungen prägen ihn. Wie könnte man die Fähigkeiten der Menschen besser charakterisieren als durch die Aufzählung von besonderen Leistungen, die sie hervorgebracht haben? Da Vincis Kunstwerke, Beethovens Kompositionen und Goethes Literatur sind unsterbliche Zeugnisse menschlicher Kreativität. Menschliches Genie zeigt sich in Erfindungen, vom Rad bis zur vielfältigen Nutzung der Elektrizität – Maschinen erleichtern die Arbeit, Computer speichern und verarbeiten Informationen, Netzwerke ermöglichen die blitzschnelle weltweite Kommunikation. Menschen können die Kernkraft zur Energieerzeugung nutzen, aber auch zum Bau der Atombombe. Sie haben Aufbau und Entstehung des Weltalls erkannt und den genetischen Code entschlüsselt. Die Entdeckung des Unbewussten revolutionierte das Verständnis der Psyche und die Entwicklung der Medizin führte zur Verbesserung und Verlängerung des Lebens. Aber auch die Schaffung von Ideologien, die Dominanz und Privilegien einzelner Gruppen rechtfertigen sollen, und die gegenseitige Vernichtung durch Kriege sind Produkte des menschlichen Geistes.

Unvermeidlich endlich

Die Funktionen und Leistungen des Menschen können nicht beliebig lange aufrechterhalten werden. Um überhaupt leistungsfähig zu sein, müssen wir etwa ein Drittel unserer Lebenszeit schlafen. Die Anfälligkeit für Fehlfunktionen und damit Krankheiten nimmt trotzdem mit der Zeit zu. Der Mensch altert, sowohl der genetische Bauplan als auch die damit erzeugten Strukturen und Funktionen des Körpers werden im Laufe der Jahrzehnte immer fehlerhafter. Der zum Leben nötige Sauerstoff ist erheblich auch für die Zerstörung desselben verantwortlich, indem beim Stoffwechsel ständig aggressiv wirkende Sauerstoffradikale entstehen. Andere Umweltfaktoren, z.B. Radioaktivität, UV-Strahlung und Umweltgifte, können ebenfalls dazu beitragen. Wahrscheinlich enthält auch unser Bauplan selbst ein lebensbegrenzendes Programm, denn ohne Entstehung immer neuer Individuen war und ist die Evolution nicht möglich. Und weil auf unserem Planeten die für das Leben nötigen Ressourcen begrenzt sind, ist die mögliche Anzahl der Lebewesen beschränkt. Der Tod, beim Menschen nach maximal ca. 120 Lebensjahren, ist also unvermeidlich.

Möchten Sie mehr über das Wunderwerk Mensch wissen? Die Kapitel dieses Buches versuchen, das Interesse an all den oben aufgeführten Aspekten zu wecken und das Verständnis der Zusammenhänge zu vermitteln.

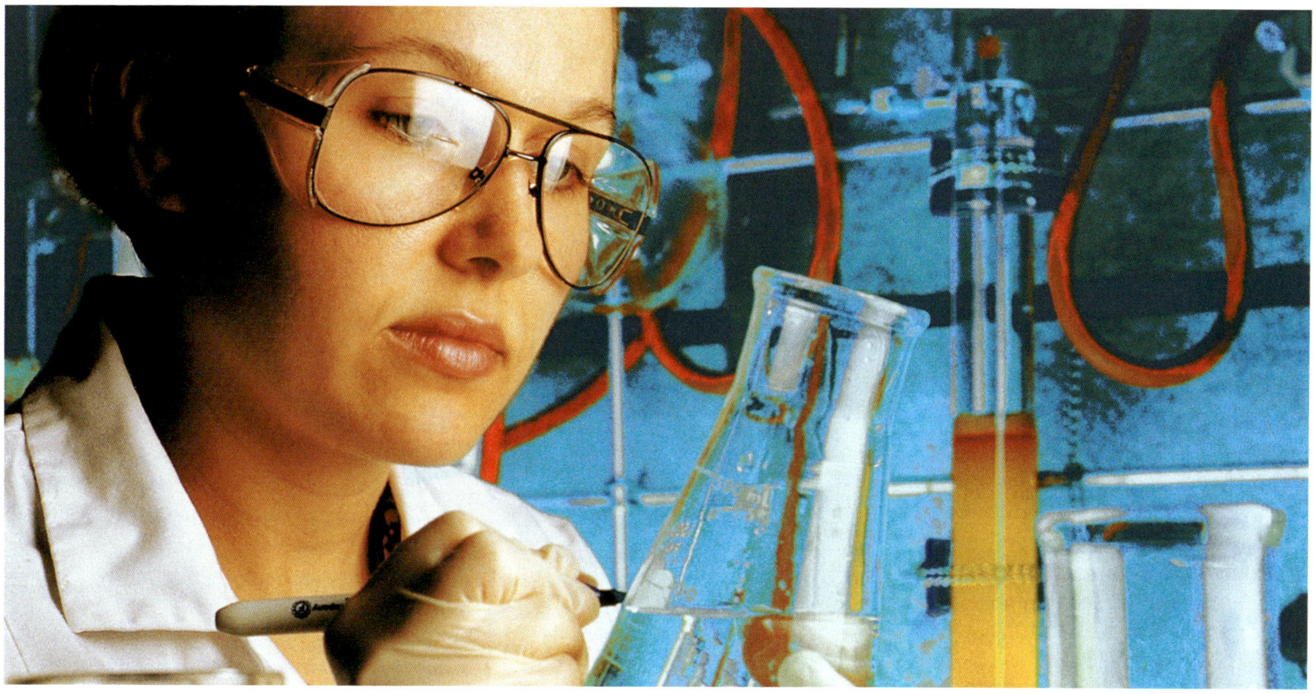

2 Das Notwendige aus Chemie und Biochemie

Jeder biologische Organismus – und sei er auch so klein wie ein Bakterium – kann sich nur am Leben halten, wenn er Stoffe aufnimmt und verwertet. Der Mensch mit seinem hoch entwickelten **Stoffwechsel** *(Metabolismus)* macht hierbei keine Ausnahme. Zu den für den Menschen lebensnotwendigen Substanzen gehören das Wasser und die darin gelösten Salze, ferner die Nährstoffe Fett, Eiweiß und Kohlenhydrate; aber auch andere Substanzen wie z. B. die Vitamine und Spurenelemente sind lebensnotwendig.

Lebensstoffe

Um die Bedeutung der für den Menschen lebensnotwendigen Stoffe und ihre Funktionen im Organismus zu verstehen, bedarf es gewisser Kenntnisse der Chemie und Biochemie, die in diesem Kapitel vermittelt werden. Die *klinischen Aspekte* des Stoffwechsels mit den Schwerpunkten Energiehaushalt und Stoffwechselkrankheiten werden in Kapitel 19 (Stoffwechsel und Ernährung) behandelt.

2.1 Die chemischen Elemente

Alle lebenden und toten Gegenstände bestehen aus **Materie,** also etwas, das Raum beansprucht und eine Masse besitzt. Materie kann in flüssigem, festem oder gasförmigem Zustand vorliegen. Alle Formen der Materie bestehen aus **chemischen Elementen.** Diese Elemente zeichnen sich dadurch aus, dass sie durch gewöhnliche chemische Reaktionen nicht weiter in andere Stoffe zerlegt werden können. Abgekürzt werden die chemischen Elemente durch **chemische Symbole.**

Wissenschaftlich nachgewiesen sind gegenwärtig 112 verschiedene chemische Elemente, von denen aber nur 92 in der Natur vorkommen. Im menschlichen Organismus findet man mindestens 26 verschiedene chemische Elemente (☞ Abb. 2.1). Die wichtigsten, sozusagen „Schlüsselelemente“, sind:

- Sauerstoff (chemisches Symbol: **O**)
- Kohlenstoff **(C)**
- Wasserstoff **(H)**
- Stickstoff **(N).**

Allein diese vier Elemente bilden ungefähr 96 % der Körpermasse. Eine Gruppe von weiteren sieben Elementen – nämlich Kalzium **(Ca),** Phosphor **(P),** Kalium **(K),** Schwefel **(S),** Natrium **(Na),** Chlor **(Cl)** und Magnesium **(Mg)** – bildet noch einmal etwa 3 % der Körpermasse. Diese Elemente werden zusammen oft als **Mengenelemente** bezeichnet (☞ 19.8.1). Das verbleibende Prozent bilden die **Spurenelemente,** die nur „in Spuren“ im menschlichen Organismus anzutreffen sind. Mengen- und Spurenelemente werden als **Mineralstoffe** zusammengefasst (☞ 19.8).

	Chemisches Element (Symbol)	Anteil am Körpergewicht	Biologische Funktion
Ca. 96 % „Schlüsselelemente“	Sauerstoff (O)	65,0 %	Bestandteil von Wasser und vielen organischen Molekülen
	Kohlenstoff (C)	18,5 %	Bestandteil jedes organischen Moleküls
	Wasserstoff (H)	9,5 %	Bestandteil von Wasser und organischen Molekülen; als Ion (H^+) ist es für die Säureeigenschaft einer Lösung verantwortlich
	Stickstoff (N)	3,2 %	Bestandteil vieler organischer Moleküle, z. B. aller Proteine und Nukleinsäuren
Ca. 3 % Mengenelemente	Kalzium (Ca)	1,5 %	Bestandteil von Knochen und Zähnen; vermittelt die Synthese und Freisetzung von Neurotransmittern. Elektromechanische Kopplung: an allen Muskelkontraktionen beteiligt
	Phosphor (P)	1,0 %	Bestandteil vieler Biomoleküle wie Nukleinsäuren, ATP und zyklischem AMP; Bestandteil von Knochen und Zähnen
	Kalium (K)	0,4 %	Erforderlich zur Weiterleitung von Nervenimpulsen und für Muskelkontraktionen
	Schwefel (S)	0,3 %	Bestandteil vieler Proteine, besonders der kontraktilen Filamente des Muskels
	Natrium (Na)	0,2 %	Notwendig zur Weiterleitung von Nervenimpulsen sowie für Muskelkontraktionen; Hauption des Extrazellularraumes, das wesentlich zur Aufrechterhaltung der Wasserbilanz benötigt wird
	Chlor (Cl)	0,2 %	Wie Natrium wesentlich an der Aufrechterhaltung der Wasserbilanz zwischen den Zellen verantwortlich
	Magnesium (Mg)	0,1 %	Bestandteil vieler Enzyme
Ca. 1 % Spurenelemente	Chrom (Cr) Jod (J) Eisen (Fe) Kobalt (Co) Kupfer (Cu) Fluor (F) Mangan (Mn) Molybdän (Mo) Selen (Se) Zink (Zn)	Alle jeweils weniger als 0,1 % Biologische Funktionen und Mangelerscheinungen ☞ Tab. 19.15	Weiter gibt es fragliche Spurenelemente – sie sind im Körper nachweisbar und werden mit der Nahrung zugeführt, aber der tägliche Bedarf sowie irgendwelche Mangelerscheinungen sind nicht bekannt. Zu ihnen zählen: • Silicium (Si) • Zinn (Sn) • Vanadium (V) • Nickel (Ni) • Arsen (As).

Tab. 2.1: Die chemischen Elemente des menschlichen Körpers.

2.2 Der Aufbau der Atome

Jedes Element ist aus einer großen Anzahl gleichartiger Einzelbausteine aufgebaut, den Atomen. **Atome** sind die Grundeinheiten der Materie. So enthält beispielsweise reine Kohle ausschließlich Kohlenstoffatome oder ein Tank voll Sauerstoff ausschließlich Sauerstoffatome.

Jedes Atom besteht grundsätzlich aus zwei Hauptteilen: dem Kern im Zentrum und der Elektronenhülle am Rand (☞ Abb. 2.2). Der **Kern** enthält die elektrisch positiv geladenen **Protonen** sowie, außer beim normalen Wasserstoffatom, elektrisch neutrale Partikel, die **Neutronen** genannt werden. Da jedes Proton eine positive Ladung trägt, ist der Kern insgesamt positiv geladen.

Elektronen sind negativ geladene Partikel, die sich um den Kern bewegen und insgesamt die **Elektronenhülle** des Atoms bilden. Die Anzahl der negativ geladenen Elektronen entspricht immer der der positiv geladenen Protonen, so dass sich ihre Ladungen ausgleichen und das Atom als Ganzes nach außen elektrisch neutral ist.

Was unterscheidet nun die Atome eines Elements von den Atomen eines anderen?

Die Antwort lautet: die *Anzahl der Protonen im Kern* und, da jedes Atom nach außen elektrisch neutral ist, damit auch die unterschiedliche *Gesamtzahl der Elektronen in der Elektronenhülle.* Die Anzahl der Protonen eines Atoms bzw. Elements wird als **Ordnungszahl** bezeichnet, die Summe der Protonen und Neutronen als **Massenzahl** (die Masse der Elektronen kann hierbei vernachlässigt werden, da sie über tausendmal kleiner ist als die der Protonen und Neutronen). Beispielsweise hat der Stickstoff (N) die Ordnungszahl 7 und die Massenzahl 14, da sich ne-

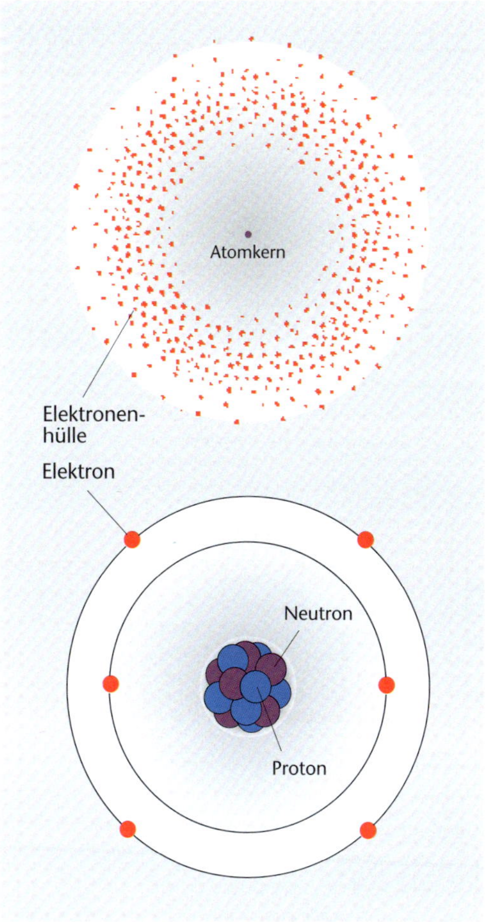

Abb. 2.2: Der Aufbau eines Atoms. Oben mit *eher* realitätstreuen Proportionen (tatsächlich müsste der Abstand zwischen Atomkern und Elektronenhülle noch viel größer sein) und unten mit stark vergrößertem Kern, so dass Protonen und Neutronen erkennbar sind. Weiterhin sind schematisch zwei Elektronenschalen mit den sich darin bewegenden Elektronen dargestellt.

ben den sieben Protonen auch sieben Neutronen im Kern befinden (☞ Abb. 2.3).

2.3 Das Periodensystem der Elemente

Die Chemiker vergangener Jahrhunderte haben sich überlegt, wie sie die Elemente am besten ordnen könnten. Natürlich bot sich als Einteilungskriterium die steigende Ordnungszahl an. Somit wäre eine lange Liste von aneinander gereihten Elementen entstanden.

Experimente zeigten jedoch, dass bestimmte Elemente ähnlich reagierten und demnach ähnliche Eigenschaften besitzen mussten. Interessanterweise war eine solche Ähnlichkeit in den ersten 20 Elementen bei jedem achten Element der Liste gegeben, die Ähnlichkeit trat also *periodisch* auf. Unabhängig voneinander stellten *D. I. Mendelejew* und *L. Meyer* 1868/69 erstmalig diese Elemente in der Liste *untereinander* und schufen so das **Periodensystem** der Elemente (☞ Abb. 2.4 und 2.5). Im Periodensystem sind die Elemente also wie folgt eingeteilt:

- Waagerecht nach steigender Ordnungszahl in **Perioden**
- Senkrecht nach chemischer Ähnlichkeit in so genannte **Hauptgruppen.** Zwischen der 2. und 3. Hauptgruppe stehen ferner die **Nebengruppenelemente** *(Übergangselemente).*

2.3.1 Das Schalenmodell der Elektronenhülle

Ein den Atomkern umkreisendes Elektron bewegt sich nicht auf einer einfachen Bahn, sondern nimmt einen größeren *Raum* ein. Wie

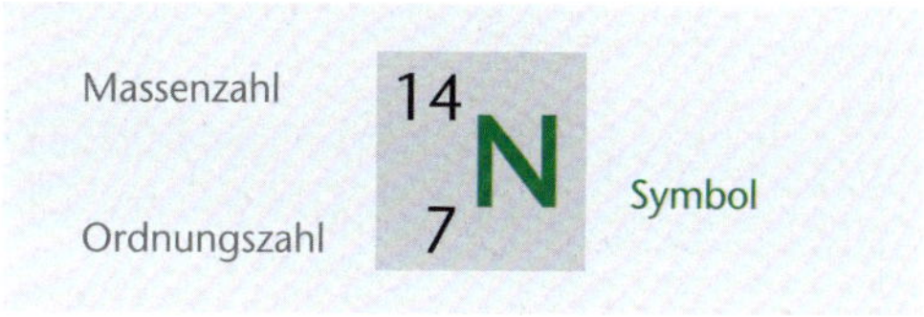

Abb. 2.3: Atomsymbol, Ordnungszahl und Massenzahl am Beispiel des Stickstoffs.

groß dieser Raum ist, hängt von der Energie des Elektrons ab. Modellhaft stellt man sich diesen Raum als **Elektronenschale** vor (tatsächlich sind es so genannte *Ladungswolken* mit zum Teil bizarren Formen). Elektronen mit gleicher Energie bewegen sich somit in der gleichen Elektronenschale (☞ Abb. 2.5, 2.6).

Die Atome bzw. Elemente der ersten Periode (Wasserstoff und Helium) besitzen nur eine Elektronenschale, in der zweiten Periode kommt außen eine weitere, größere Schale hinzu. In der dritten Periode schließt sich abermals eine Schale an usw. Die äußerste Schale darf bei den Elementen der Hauptgruppen immer nur acht Elektronen enthalten, anschließend wird eine weitere Schale aufgefüllt. Diese Regel besitzt eine Ausnahme: Die erste Schale ist bereits mit zwei Elektronen vollständig besetzt.

Alkali- und Erdalkalimetalle

Die erwähnte Ordnung im Periodensystem der Elemente rührt nun daher, dass sich Elemente mit gleicher Elektronenzahl in der *äußersten* Elektronenschale stark ähneln: So stehen in der ersten Hauptgruppe lauter weiche Metalle (**Alkalimetalle,** deren Hauptvertreter das *Natrium* und das *Kalium* bilden). Diese Metalle zeigen, wenn man sie mit einem Messer durchschneidet, an ihrer Schnittfläche den charakteristi-

Abb. 2.4: Auszug aus dem Periodensystem der Elemente. Die Elemente, die waagrecht auf einer Linie stehen, bilden jeweils eine Periode. Die Elemente, die senkrecht in einer Spalte stehen, bilden jeweils eine Hauptgruppe oder, zwischen 2. und 3. Hauptgruppe eingeschoben, eine Nebengruppe (mittelgrau unterlegter Bereich). Die vier „Schlüsselelemente" des Lebens sind rosa, die sieben Mengenelemente violett, die Spurenelemente braun, die fraglichen Spurenelemente hellbraun und einige wichtige toxische (giftige) Elemente gelb unterlegt.

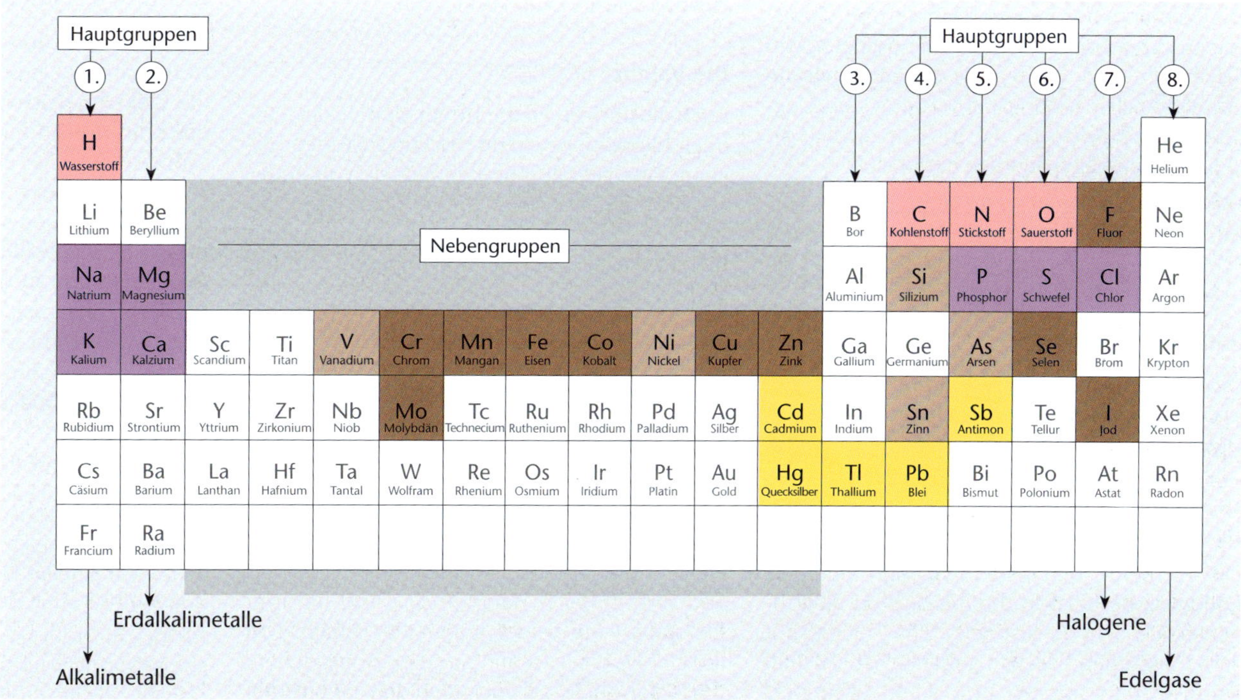

2

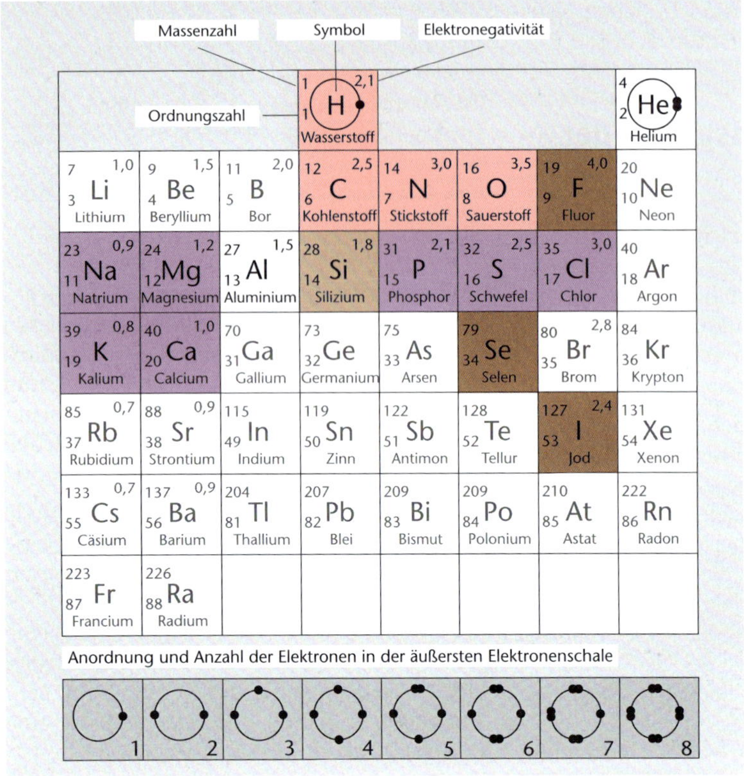

Abb. 2.5 (oben): Die Hauptgruppen des Periodensystems. Die gleiche Zahl von Elektronen in der äußersten Elektronenschale (1 bis 8) begründet Ähnlichkeit im chemischen Verhalten. Wasserstoff und Helium gehören nicht zu den Hauptgruppenelementen, da die 1. Elektronenschale bei ihnen mit der äußersten Elektronenschale identisch ist. Diese kann aber nur zwei (und nicht acht) Elektronen aufnehmen.

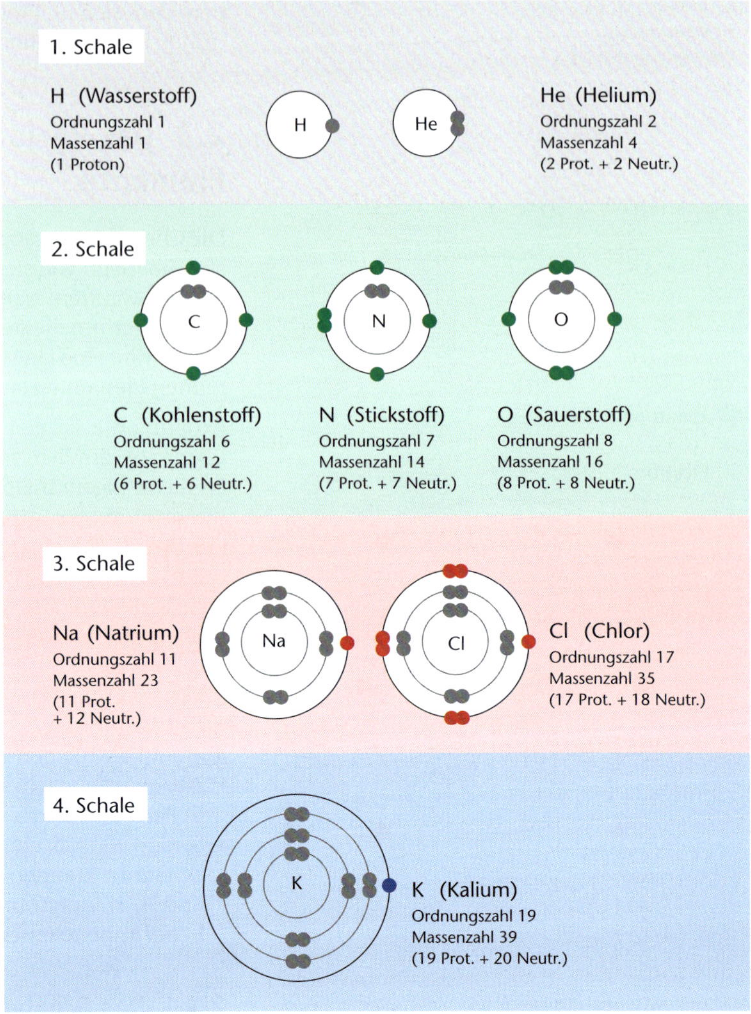

Abb. 2.6 (rechts): Aufbau der Elektronenschalen bei einigen wichtigen Elementen. Die Elektronen sind zur vereinfachten Darstellung jeweils paarweise dargestellt.

schen Metallglanz, der jedoch schon nach kurzer Zeit als Ausdruck der Reaktion mit Luftfeuchtigkeit von einer grauen Schicht bedeckt ist. Alle Alkalimetalle besitzen auf ihrer äußersten Elektronenschale ein Elektron.

Die Elemente der zweiten Hauptgruppe besitzen in ihrer äußersten Elektronenschale zwei Elektronen und werden als **Erdalkalimetalle** bezeichnet. Die wichtigsten Vertreter sind *Magnesium* und *Kalzium*, die im Unterschied zu den Alkalimetallen deutlich härter sind.

Die Elemente der dritten Hauptgruppe besitzen jeweils drei Elektronen auf ihrer äußersten Schale usw.

Halogene und Edelgase

Die Elemente der siebten Hauptgruppe haben sieben Elektronen auf ihrer äußersten Schale. Diese Elemente heißen auch **Halogene** oder „Salzbildner", weil sie sich mit Metallen leicht zu *Salzen* (☞ 2.4.1) umsetzen lassen. Zu ihnen zählen z. B. das *Chlor* und das *Fluor.*

Die Elemente der achten Hauptgruppe, die **Edelgase,** besitzen in ihrer äußersten Elektronenschale acht Elektronen. Eine solche, mit acht Elektronen besetzte äußerste Schale stellt einen extrem stabilen und damit besonders reaktionsträgen Zustand dar, die **Edelgaskonfiguration.** Sie ist der Grund dafür, dass die Edelgase praktisch keine chemische Reaktion eingehen. Deshalb spielen sie auch im Stoffwechsel des Körpers keine Rolle. Edelgase sind beispielsweise *Helium* und *Neon.*

Die Valenz

Auch die übrigen Elemente versuchen, den stabilen Elektronenzustand der Edelgase zu erreichen. Dies gelingt ihnen, indem sie von anderen Atomen ein oder mehrere Elektronen aufnehmen oder abgeben oder auch, indem Elektronen gemeinsam mit anderen Atomen benutzt werden.

Die Anzahl der Elektronen auf der äußeren Schale bzw. die Zahl der Elektronen, die zum Erreichen der Edelgaskonfiguration fehlen, hat somit bei allen chemischen Prozessen eine enorme Bedeutung. Diese Zahl wird vom Chemiker auch als *Wertigkeit* oder **Valenz** eines Atoms bezeichnet; entsprechend werden die Elektronen auf der äußeren Hülle auch **Valenzelektronen** genannt. Beispielsweise steht der Stickstoff in der 5. Hauptgruppe und hat fünf Elektronen auf seiner äußersten Schale. Um die stabile Edelgaskonfiguration zu erreichen, muss der Stickstoff entweder drei Elektronen aufnehmen oder aber fünf Elektronen abgeben. Je nach Reaktionspartner ist der Stickstoff also 3-wertig oder 5-wertig.

2.3.2 Die Elektronegativität

Eine weitere Größe, die das Verhalten der Elektronen auf der äußersten Schale bestimmt, ist die **Elektronegativität.** Dieser Wert beschreibt die Kraft der Atome, Elektronen von anderen Atomen auf die eigenen Elektronenschalen „herüberzuziehen". Weil diese Kraft bei den einzelnen Atomen sehr unterschiedlich ausgeprägt ist, hilft die Elektronegativität, das Verhalten der Atome in chemischen Bindungen zu erklären. Fluor ist das am stärksten elektronegative Element – ihm wurde der Wert 4,0 zugeordnet. Eine starke Anziehung auf weitere Elektronen haben außerdem Sauerstoff (3,5), Stickstoff (3,0) und Chlor (3,0).

Zwei Elemente mit stark unterschiedlichen Elektronegativitäten sind enorm reaktionsfreudig: Das Element mit der hohen Elektronegativität zieht die Elektronen des „fremden" Atoms stark zu sich hinüber, umgekehrt gibt das Element mit der geringen Elektronegativität seine Elektronen leicht ab.

Die Elektronegativität nimmt innerhalb einer Hauptgruppe von oben nach unten ab und innerhalb einer Periode von links nach rechts zu. In die gleiche Richtung bewegt sich auch der metallische Charakter im Periodensystem: Metalle besitzen geringe Elektronegativitätswerte und stehen unten links, Nichtmetalle haben hohe Elektronegativitätswerte und sind oben rechts zu finden.

2.4 Chemische Bindungen

Wie oben erläutert, ist jedes Atom ab der 2. Periode bestrebt, auf seiner äußersten Elektronenschale genau acht Elektronen zu haben. Dies kann im Wesentlichen durch drei Mechanismen erreicht werden: durch Elektronenaufnahme, durch Elektronenabgabe oder durch gemeinsames Benutzen von Elektronen mit benachbarten Atomen. Alle drei Mechanismen führen zu einer Bindung von Atomen aneinander. Welche Form der chemischen Bindung eingegangen wird, bestimmen die zwischen Atomen wirkenden Bindungskräfte. Im Folgenden sind einige Formen der chemischen Bindung beschrieben.

2.4.1 Die Ionenbindung

Natrium steht in der ersten Hauptgruppe des Periodensystems und hat ein Elektron auf seiner äußersten Elektronenschale. Chlor steht in der siebten Hauptgruppe und hat entsprechend sieben Elektronen auf seiner äußersten Schale. Reagieren diese beiden Partner nun miteinander, so findet wegen der starken Anziehungskraft des Chloratoms auf weitere Elektronen ein **Elektronenübergang** statt: Das Außenelektron des Natriums wird vom Chloratom „eingefangen". Natrium tritt in dieser Reaktion als **Elektronenspender** *(Elektronendonator)*, Chlor als **Elektronenempfänger** *(Elektronenakzeptor)* auf.

Dadurch erreichen beide Partner die Edelgaskonfiguration:

- Das Chlor besitzt nun insgesamt 18 Elektronen, jedoch nur 17 Protonen im Kern (Ordnungszahl 17). Damit ist ein elektrisch negativ geladenes Partikel entstanden. Man schreibt **Cl^-**
- Das Natrium hingegen hat bei dieser Reaktion ein Elektron verloren und besitzt somit insgesamt nur noch zehn Elektronen. Dem stehen elf Protonen im Kern (Ordnungszahl 11) gegenüber, so dass ein Partikel mit positiver Ladung entstanden ist. Man schreibt **Na^+.**

Allgemein heißen elektrisch geladene Partikel **Ionen.** Die Bindung, die durch die elektrische Anziehung der gegensätzlich geladenen Ionen entsteht, nennt man **Ionenbindung.**

Verbinden sich gegensätzlich geladene Ionen durch eine Ionenbindung miteinander, entsteht ein **Salz.** Salze bestehen fast immer aus Kombinationen von Metallionen (z. B. Na^+) mit Nichtmetallionen (z. B. Cl^-). Der Chemiker versteht unter Salzen also durch Ionenbindung zustandekommende **Ionenverbindungen.** Eine dieser Verbindungen ist das im Volksmund als „Salz" bezeichnete *Kochsalz* (NaCl, ☞ Abb. 2.7).

Kochsalz im Kristallgitter

Das Kochsalz (Na^+Cl^- oder kurz NaCl) ist eine der häufigsten Ionenverbindungen. Es besteht aus Na^+- und Cl^--Ionen in einem Anzahlverhältnis von 1:1. Das definierte Anzahlverhältnis der Ionen einer Ionenverbindung heißt **Verhältnisformel.** Die Ionen des Kochsalzes bilden, wie die meisten Salze, ein dreidimensionales *Kristallgitter*, wobei jeweils ein Natriumion von sechs Chloridionen und ein Chloridion von sechs Natriumionen umgeben ist. Dieser Gitterverband ist insgesamt elektrisch neutral, und die Ionen sind nicht beweglich, da sie im Gitterverband festgehalten werden (☞ Abb. 2.9).

Auflösung des Kristallgitters im Wasser

Gibt man zu Kochsalzkristallen eine ausreichende Menge Wasser, so dringen Wassermoleküle in das Kristallgitter ein und lösen es auf. Die Ionen liegen nun in frei beweglicher Form in einer wässrigen Lösung vor – man spricht von **Elektrolytlösung** (☞ Abb. 2.8).

Legt man an eine solche Elektrolytlösung eine elektrische Spannung an, so wandern die positiv geladenen Natriumionen zur negativ geladenen *Kathode* („Minus-Pol"), die negativ geladenen Chloridionen zur positiv geladenen *Anode* („Plus-Pol"), da sich gegensätzliche elektrische Ladungen anziehen. Deshalb bezeichnet man positiv geladene Ionen (wie das Na^+-Ion) auch als **Kationen,** negativ geladene Ionen (wie das Cl^--Ion) auch als **Anionen.** Die freie Beweglichkeit der Ionen einer Salzlösung ist der Grund dafür, dass sie den elektrischen Strom (im Gegensatz zum Feststoff mit Kristallgitter) ausgezeichnet leitet.

Ionenwanderung

Im elektrischen Spannungsfeld wandern die (elektrisch negativ geladenen) *Anionen* zur (positiv geladenen) *Anode* und die (elektrisch positiv geladenen) *Kationen* zur (negativ geladenen) *Kathode.*

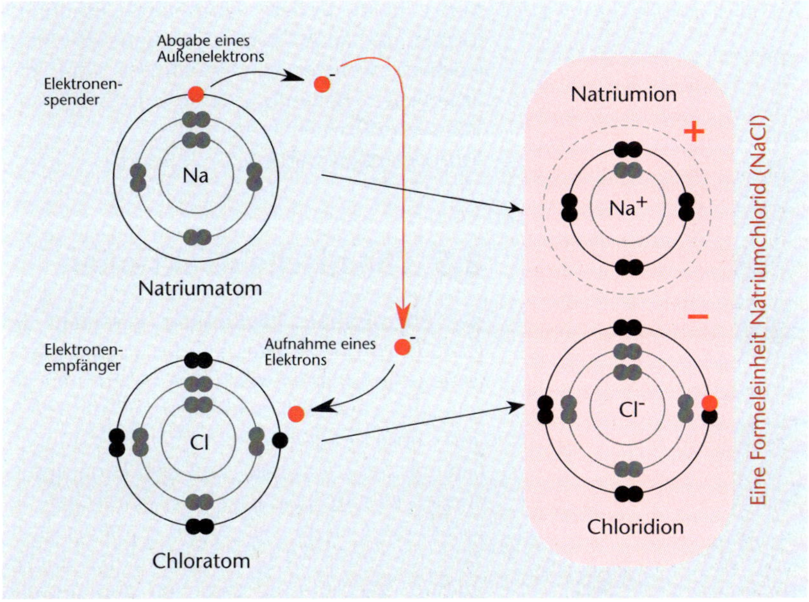

Abb. 2.7 (links): Die Ausbildung einer Ionenbindung am Beispiel des Ionenpaares Na^+Cl^-. Natrium gibt sein Außenelektron an das Chlor ab. Dadurch erreichen beide Partner die stabile Edelgaskonfiguration.

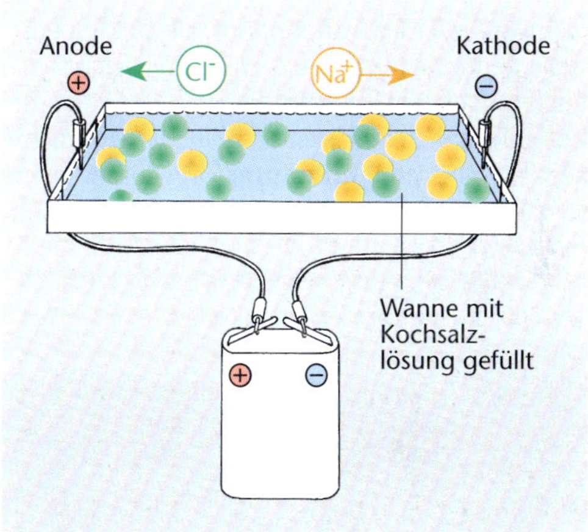

Abb. 2.8: Wandern von Na^+- und Cl^--Ionen einer NaCl-Elektrolytlösung im elektrischen Spannungsfeld.

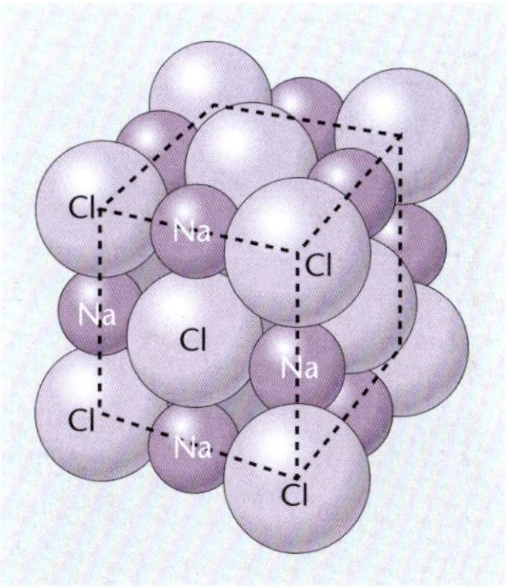

Abb. 2.9: Das NaCl-Kristallgitter.

2

2.4.2 Die kovalente Bindung

Zwischen Elementen aus Nichtmetallen wie z. B. Wasserstoff und Kohlenstoff, die nur einen geringen Unterschied in der Elektronegativität (☞ 2.3.2) aufweisen, sind Elektronenübergänge wie bei der Ionenbindung nicht möglich. Dasselbe gilt natürlich auch, wenn sich Atome des gleichen Elementes miteinander verbinden. Sie gehen deshalb eine andere Bindung ein, die **kovalente Bindung.** Diese Bindung wird auch als *Elektronenpaarbindung* oder *Atombindung* bezeichnet. Sie kommt im menschlichen Organismus wesentlich häufiger vor als die Ionenbindung.

Bei einer kovalenten Bindung rücken z. B. Chloratome so eng zusammen, dass sie jeweils ein Elektron gemeinsam benutzen. So entsteht ein beiden Atomen gemeinsames **Elektronenpaar.** Damit ist ein stabiler Zustand entstanden, denn jedes der beteiligten Chloratome besitzt nun acht Elektronen auf seiner äußersten Schale. Das Teilchen Cl–Cl oder Cl_2 heißt Chlor**molekül** (☞ Abb. 2.10).

Die Bildung des Sauerstoffmoleküls verläuft in gleicher Weise: Sauerstoff steht in der sechsten Hauptgruppe und hat entsprechend sechs Elektronen auf seiner äußersten Schale. Zur stabilen Edelgaskonfiguration fehlen jedem Sauerstoffatom zwei Elektronen. Deshalb werden von jedem Sauerstoffatom nicht nur ein, sondern zwei Elektronen gemeinsam benutzt. Da nun zwei Elektronenpaare von beiden Partnern gemeinsam benutzt werden, spricht man auch von einer **Doppelbindung** ($O = O$, O_2). Bei der Bildung des Stickstoffmoleküls (N_2) muss sogar eine **Dreifachbindung** (drei gemeinsame Elektronenpaare ☞ Abb. 2.11 unten) ausgebildet werden.

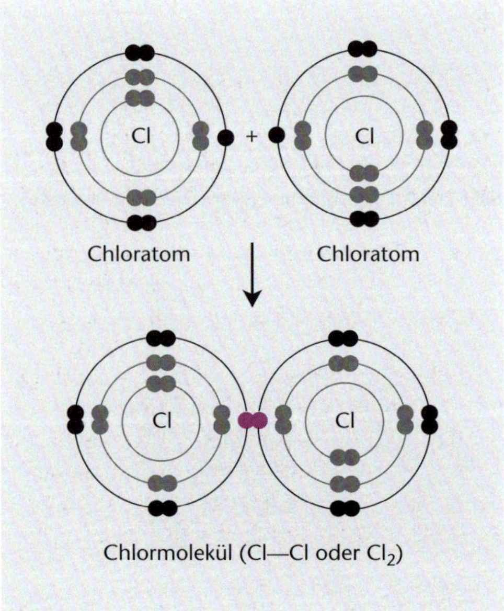

Abb. 2.10: Kovalente Bindung von zwei Chloratomen.

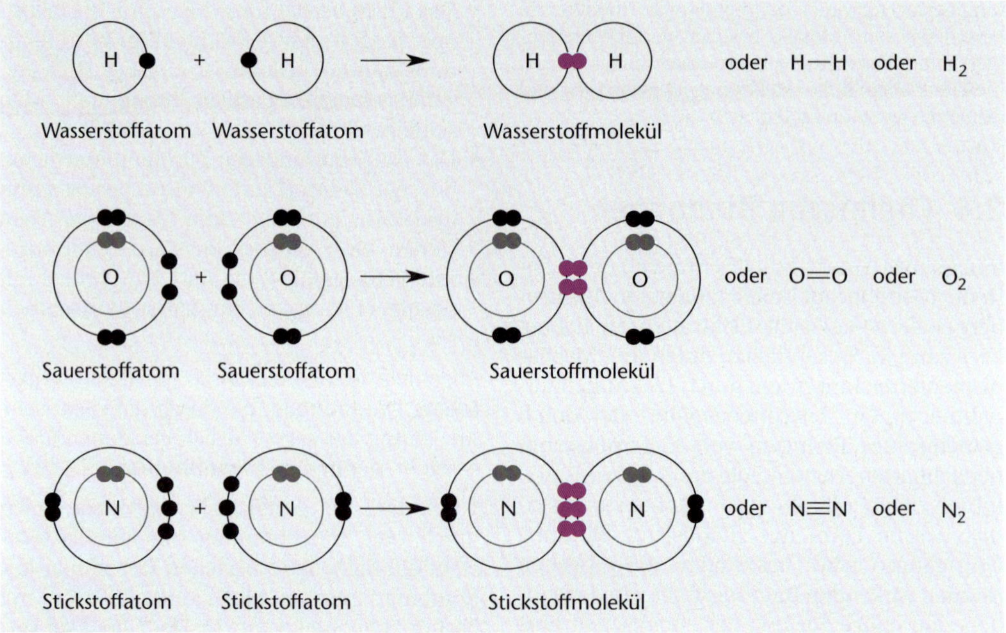

Abb. 2.11: Wasserstoff-, Sauerstoff- und Stickstoffatome bilden untereinander kovalente Bindungen aus (H_2, O_2, N_2). Die so entstandenen Moleküle sind viel stabiler als die unverknüpften Atome. Letztere heißen auch **Radikale** und können den Organismus schädigen, indem sie mit lebenswichtigen Molekülen – z. B. Eiweißen – reagieren.

Das Wasserstoffmolekül

Auch die Bildung des Wasserstoffmoleküls (H–H oder H_2) verläuft analog. Jedoch ist die äußerste Elektronenschale beim Wasserstoff mit der ersten Elektronenschale identisch. Diese kann aber statt acht nur zwei Elektronen aufnehmen, d. h. der Wasserstoff erreicht die stabile Edelgaskonfiguration bereits mit zwei Elektronen auf seiner Elektronenschale. Da der Wasserstoff nur aus einem Proton und einem Elektron besteht, ist zur Bildung des Wasserstoffmoleküls die Ausbildung eines gemeinsam benutzten Elektronenpaares zwischen zwei Wasserstoffatomen erforderlich.

Die Moleküle der Luft

Luft ist ein Gasgemisch, das zu ca. 78 % aus Stickstoff und zu ca. 21 % aus Sauerstoff besteht. Dabei liegen beide Anteile praktisch ausschließlich in der stabilen Molekülform (O_2 bzw. N_2) vor (☞ Abb. 2.12).

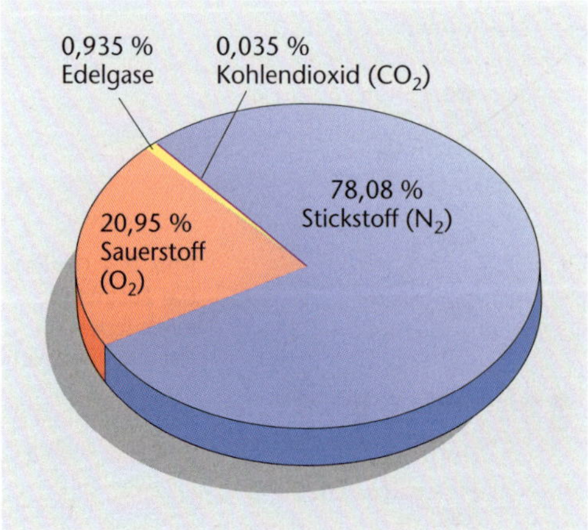

Abb. 2.12: Zusammensetzung trockener Luft (Tortendiagramm). Normaltemperierte Raumluft enthält ferner 1 – 2 % Wasserdampf, Ozon und Staub.

Verbindungen

Kovalente Bindungen existieren nicht nur zwischen zwei gleichen Atomen eines Elements, sondern können zwischen unterschiedlichen und auch beliebig vielen Atomen eingegangen werden.

Beim Methanmolekül etwa treten vier Wasserstoffatome mit einem Kohlenstoffatom in Kontakt, wobei vier kovalente Bindungen ausgebildet werden (CH_4 ☞ Abb. 2.13). Derartige Moleküle, die aus Atomen *verschiedener* Elemente bestehen, heißen **Verbindungen.**

2.4.3 Weitere Bindungsformen

Neben Ionen- und kovalenten Bindungen existieren noch weitere (komplexe) Bindungsformen, die zum Grundverständnis des Stoffwechsels weniger von Bedeutung sind. Von erheblicher Bedeutung sind jedoch die sog. **Wasserstoffbrücken,** die deshalb in 2.7.1 ausführlich erklärt werden.

2.5 Chemische Reaktionen

Bei **chemischen Reaktionen** geschieht im Grunde nichts anderes als das Knüpfen von neuen Bindungen zwischen Atomen oder gerade das Gegenteil, nämlich das Aufbrechen von bestehenden chemischen Bindungen. Chemische Reaktionen sind also Umgruppierungen von Atomen. Bei einer chemischen Reaktion geht nichts verloren, d. h. die Gesamtzahl der Atome bleibt dieselbe. Durch die geänderte Verknüpfung zwischen den Atomen entstehen aber neue Moleküle mit neuen Eigenschaften.

Solche Reaktionen finden in jeder menschlichen Zelle ständig und in großem Ausmaß statt. Nur mit Hilfe chemischer Reaktionen kann der Organismus wachsen und neue Gewebe bilden. Aber auch alle Körperfunktionen, z.B. das Zusammenziehen (Kontraktion) eines Muskels oder die Seh- und Hörfähigkeit, erfordern den ständigen Ablauf vielfältiger chemischer Reaktionen.

Anabole Reaktionen

Wenn sich ein oder mehrere Atome, Ionen oder Moleküle zu einer größeren Einheit verbinden, so bezeichnet man dies ganz allgemein als **anabole Reaktion.** Ein einfaches Beispiel hierfür ist die Bildung des Ammoniaks (NH_3) aus einem Molekül Stickstoff (N_2) und drei Molekülen Wasserstoff (H_2):

$N_2 + 3\,H_2 \rightarrow 2\,NH_3$

Bei einer anabolen Reaktion findet also die **Synthese** *(Neubildung)* einer neuen Verbindung bzw. eines neuen Moleküls statt. Ein Beispiel für eine solche anabole Reaktion im menschlichen Organismus ist der Aufbau der Körpereiweiße: Sie sind Riesenmoleküle *(Makromoleküle)*, die durch die Verbindung zahlreicher kleinerer Moleküle entstanden sind.

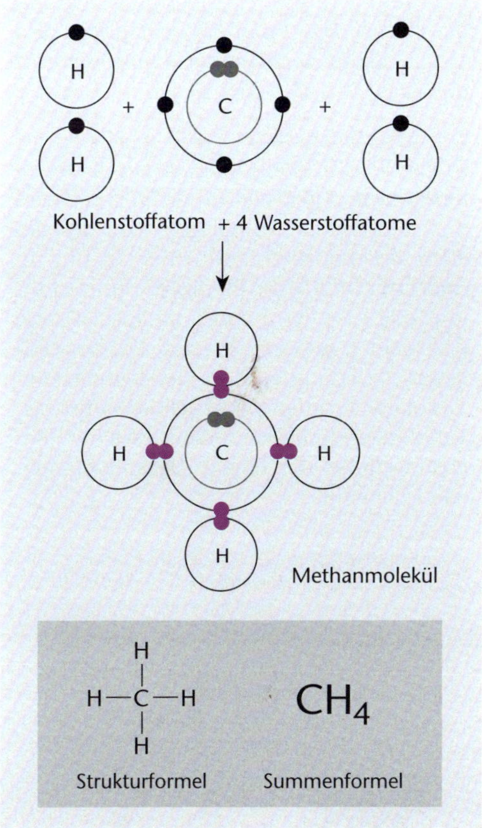

Abb. 2.13: Bei CH_4 (Methan) sind vier Wasserstoffatome durch kovalente Bindungen mit einem Kohlenstoffatom verbunden.

Katabole Reaktionen

Katabole Reaktionen sind das Gegenteil von anabolen Reaktionen. Hierbei werden größere Einheiten in kleinere zerlegt. Als einfaches Beispiel hierfür kann man die beschriebene Ammoniak-Synthesereaktion heranziehen, die tatsächlich unter geeigneten Bedingungen in umgekehrter Richtung verläuft:

$2\,NH_3 \rightarrow N_2 + 3\,H_2$

Im menschlichen Organismus spielen katabole Reaktionen insbesondere bei der Verdauung eine große Rolle, weil die meist riesigen Nährstoffmoleküle (Fette, Eiweiße und Kohlenhydrate) erst nach der Spaltung in kleine Bruchstücke von der Darmschleimhaut ins Blut überführt werden können.

Chemische Reaktionen und Energie

Unter **chemischer Energie** versteht man die Energie, die bei einer chemischen Reaktion entweder verbraucht **(endotherme Reaktion)** oder freigesetzt wird **(exotherme Reaktion).** Bei anabolen Reaktionen wird in der Regel Energie verbraucht, bei katabolen Reaktionen Energie freigesetzt.

> **Energieumsatz**
> Alle Wachstumsvorgänge des Körpers vollziehen sich im Wesentlichen über anabole Reaktionen und benötigen deshalb Energie. Diese Energie stammt aus dem Abbau von Nährstoffmolekülen, also aus katabolen Reaktionen, bei denen Energie freigesetzt wird.

2.6 Chemische Verbindungen als Grundlage aller Lebensprozesse

Die meisten chemischen Elemente liegen im Organismus nicht als Atome, sondern als **Verbindungen** vor, die man in zwei Hauptklassen einteilen kann:

- Organische Verbindungen
- Anorganische Verbindungen.

Unter **organischen Verbindungen** verstand man ursprünglich alle Chemikalien des Pflanzen- und Tierreichs, wobei man annahm, dass zu ihrer Bildung eine besondere „Lebenskraft" notwendig sei. Diese Theorie fiel jedoch im Jahre 1828 in sich zusammen, als der Chemiker *Friedrich Wöhler* eine klassische organische Substanz (Harnstoff) aus einer anorganischen Vorstufe im Reagenzglas herstellte.

Mit wenigen Ausnahmen versteht man heute unter organischen Verbindungen solche, die hauptsächlich aus *Kohlenstoff-* und *Wasserstoffatomen* bestehen und überwiegend durch *kovalente Bindungen* zusammengehalten werden (☞ 2.4.2). Alle Schlüsselmoleküle des Lebens wie Kohlenhydrate, Fette, Eiweiße und unsere Erbsubstanz, die Nukleinsäuren (☞ 2.8.4), gehören zur Gruppe dieser organischen Verbindungen.

Anorganische Verbindungen dagegen zeichnen sich dadurch aus, dass in ihnen gewöhnlich *kein Kohlenstoff* enthalten ist. Zu den anorganischen Verbindungen gehören viele Salze, Säuren, Laugen, Wasser und als Ausnahme auch die Kohlenstoffverbindungen Kohlendioxid (CO_2, vom Chemiker auch Kohlenstoffdioxid genannt) und Kohlenmonoxid (CO, vom Chemiker auch Kohlenstoffmonoxid genannt).

> **Anorganische und organische Verbindungen**
> Sowohl organische als auch anorganische Verbindungen sind lebensnotwendig für die Funktionen des Stoffwechsels.

2.7 Anorganische Verbindungen

2.7.1 Wasser

Alle chemischen Reaktionen und damit alle Lebensvorgänge im Organismus spielen sich in **wässrigem Milieu** ab (☞ auch 3.4). Wasser ist dabei ein ausgezeichnetes **Lösungsmittel.** Lebenswichtige Substanzen wie Sauerstoff- oder Nährstoffmoleküle können über das extrazelluläre Wasser alle Zellen erreichen und von diesen verwertet werden. Andererseits können Stoffwechselabfallprodukte wie das Kohlendioxid auf umgekehrtem Wege abtransportiert werden und schließlich in der Lunge den Organismus verlassen. Bei chemischen Reaktionen ermöglicht das Wasser den beteiligten Molekülen überhaupt erst die Annäherung aneinander.

Wasser chemisch gesehen

Wasser besteht aus einem Sauerstoffatom und zwei Wasserstoffatomen, die über kovalente Bindungen zusammengehalten werden (☞ Abb. 2.14). Sauerstoff besitzt jedoch eine wesentlich größere Elektronegativität (☞ 2.3.2) als Wasserstoff. Dies führt dazu, dass die gemeinsam benutzten Bindungselektronen vom Sauerstoff mehr angezogen werden als vom Wasserstoff. Eine derartige Bindung bezeichnet man als **polare Atombindung.** Ursache ist die Asymmetrie der Ladungsverteilung am Wassermolekül: Die beiden Wasserstoffatome sind geringgradig positiv geladen, auf der anderen Seite ist das Sauerstoffatom geringgradig doppelt negativ geladen.

Das Wassermolekül stellt damit einen **Dipol** dar, der nach außen hin zwar insgesamt elektrisch neutral ist, aber am Sauerstoffende eine negative und an den Wasserstoffenden eine

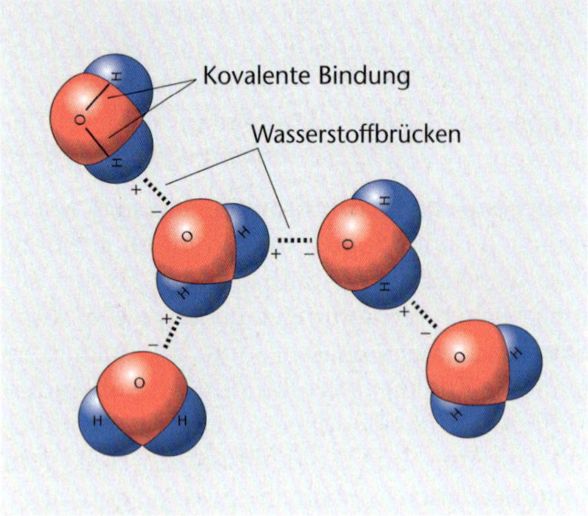

Abb. 2.14: Fünf Wassermoleküle und die sie verbindenden Wasserstoffbrücken.

positive „Schlagseite" hat. Durch seine Polarität kann das Wasser sowohl als Lösungsmittel wirken als auch an chemischen Reaktionen teilnehmen. Bei der Verdauung beispielsweise hilft das Wasser, die großen Nährstoffmoleküle auseinander zu brechen (Hydrolyse), andererseits nimmt es auch an anabolen Reaktionen teil, z.B. der Synthese von Hormonen.

Wasserstoffbrücken

Die stark polarisierten Dipole üben auf die Nachbarmoleküle Kräfte aus, die man als **Wasserstoffbrücken** bezeichnet. Im Vergleich zu einer Ionenbindung sind diese Kräfte zwar klein (5–10% der Stärke einer kovalenten Bindung), durch die *zahlreichen* Brücken zwischen allen sich gegenüberstehenden Wassermolekülen werden die Moleküle aber trotzdem stark zusammengehalten. Dies ist auch der Grund dafür, dass Wasser erst bei 100 °C kocht, während das ähnlich gebaute Molekül H_2S, das keine Wasserstoffbrücken ausbilden kann, schon bei –60 °C in den gasförmigen Zustand übergeht.

Wasserstoffbrücken kommen nicht nur zwischen Wassermolekülen vor, sondern auch zwischen polarisierten Atomen *innerhalb* von Molekülen. Aufgrund ihrer großen Zahl tragen Wasserstoffbrücken z.B. wesentlich zur Stabilisierung von Eiweiß- und Nukleinsäuremolekülen bei.

Funktionen des Wassers im Organismus

Neben seinen Aufgaben als Lösungsmittel und vielfältiger Reaktionspartner hat das Wasser noch weitere Funktionen im Organismus:

- Wasser *isoliert* – es nimmt Wärme nur langsam auf und gibt sie nur langsam wieder ab
- Wasser ist ein Hauptbestandteil von Schleimstoffen und dient dadurch als *Schmiermittel.*

2.7.2 Säuren und Basen

Wenn Salze wie z.B. das Kochsalz (☞ 2.4.1) in Wasser gelöst werden, unterliegen sie einem Zerfall, das heißt die im Kristallgitter gebundenen Ionen lösen sich voneinander und liegen nun frei beweglich vor.

Ein ganz ähnliches Schicksal erleiden anorganische **Säuren** und **Basen,** wenn sie in Wasser gelöst werden:

- Beim Chlorwasserstoff (HCl) z.B. werden H^+-Ionen (Wasserstoffionen) frei, das Wasser wird *„sauer"*, es entsteht *Salzsäure.* Freie H^+-Ionen existieren nicht, sie binden sich vielmehr an Wassermoleküle und es entstehen Hydroniumionen (H_3O^+). Der Übersichtlichkeit halber wird die Schreibweise H^+ aber beibehalten
- Beim Natriumhydroxid (NaOH) werden dagegen Hydroxidionen (OH^-) frei, welche H^+-Ionen aufnehmen können, das Wasser wird *basisch,* und es entsteht *Natronlauge.*

Dieser Vorgang wird allgemein als **Dissoziation** bezeichnet.

> **Säuren und Basen**
> Als Säuren bezeichnet man nach *Brönsted* chemische Substanzen, die H^+-Ionen abgeben können, als Basen *(Laugen)* solche, die H^+-Ionen aufnehmen können.

Säuren nach dieser Definition sind etwa HCl oder H_2SO_4, Basen beispielsweise OH^- oder NH_3.

Je mehr H^+-Ionen sich in einer Lösung befinden, umso **saurer** *(azider)* ist diese Lösung. Je weniger H^+-Ionen sich darin befinden, umso **basischer** *(alkalischer)* ist die Lösung. Der Säuregrad wird auch als **Azidität** bezeichnet, die basische Eigenschaft einer Lösung auch als **Alkalität** *(Basizität).*

2.7.3 Der pH-Wert

Azidität und Alkalität einer Lösung hängen direkt ab von der Konzentration der H^+- bzw. OH^--Ionen. Ist diese Konzentration gleich, so ist die Lösung weder sauer noch basisch, sondern **neutral.**

Neutral ist beispielsweise reines Wasser: Die Konzentration der Ionen – in den folgenden Beispielen mit eckigen Klammern [ ] dargestellt – beträgt am so genannten Neutralpunkt:

- $[H^+] = 0{,}000\,000\,1$ mol/l $= 10^{-7}$ mol/l
- $[OH^-] = 0{,}000\,000\,1$ mol/l $= 10^{-7}$ mol/l.

Wie man unschwer sieht, sind die Ionenkonzentrationen an H^+ und OH^- sehr gering. Deshalb hat man aus praktischen Erwägungen den so genannten **pH-Wert** eingeführt, der als *negativer dekadischer Logarithmus* der H^+-Ionenkonzentration definiert ist:

> **Protonenaktivität**
> pH = - Logarithmus $[H^+]$

> **Die Stoffmenge in mol**
> In der Medizin basieren Stoffmengen- und Konzentrationsangaben meist auf dem **mol.** Die Stoffmenge 1 mol bedeutet, dass die Anzahl der Teilchen in dieser Menge gleich der Anzahl der Wasserstoffatome in einem Gramm Wasserstoff ist. Dies klingt zunächst kompliziert, noch dazu, wenn man weiß, dass die Anzahl der Wasserstoffatome in einem Gramm Wasserstoff $6{,}023 \times 10^{23}$ beträgt: Ein mol einer beliebigen Substanz enthält demnach die unvorstellbare Zahl von $6{,}023 \times 10^{23}$ Teilchen. Diese Anzahl an Molekülen ist in einem mol Zucker, in einem mol Salzsäure oder in einem mol Wasser enthalten. Die Umrechnung von mol in Gramm läuft aber nicht über die Kalkulation mit solchen riesigen Zahlen, sondern viel einfacher über das Periodensystem der Elemente. Am Periodensystem erkennen wir, dass dem elementaren Wasserstoff die Massenzahl 1 (☞ Abb. 2.5) zugeordnet ist. Versehen wir diese Massenzahl mit der Einheit g, so haben wir diejenige Masse an Wasserstoff gefunden, die einem mol entspricht: 1 mol H entspricht 1 g H. Dieselbe Umrechnung gilt für Kohlenstoff. Hier ist im Periodensystem die Massenzahl 12 notiert. 1 mol Kohlenstoff entspricht also 12 g. Bei Molekülen müssen nur die einzelnen Massenzahlen der aneinander gebundenen Atome addiert werden: Methan besteht aus CH_4-Molekülen. Addieren wir nun die Massenzahlen der beteiligten Atome $(12 + 4 \times 1)$, so kommen wir auf die Masse 16 g. 1 mol CH_4 entspricht also 16 g. Entsprechend besitzt 1 mol Kochsalz die Masse 58 g $(23 + 35 = 58)$.
>
> **Konzentration gelöster Stoffe**
> In den Körperflüssigkeiten liegen die meisten Stoffe in gelöster Form vor. Entsprechend ihrer Stoffmenge in mol gibt man deshalb auch die Konzentration einer Lösung in **mol/Liter** (mol/l) an. Beträgt die Konzentration eines Stoffes 1 mol/l, so spricht man von einer **1-molaren** Lösung. Die nachfolgende Abbildung zeigt die Herstellung einer 1-molaren Lösung: Man gibt die Stoffmenge 1 mol in ein Gefäß und füllt dieses mit dem Lösungsmittel zu einem Gesamtvolumen von 1 Liter auf.
>
> 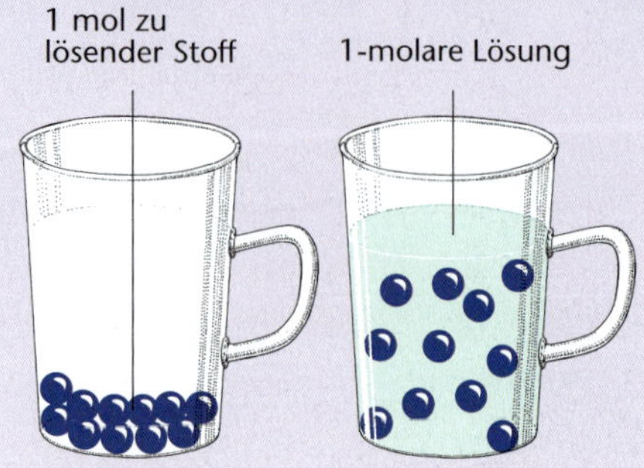
>
>
> **Abb. 2.15:** Herstellung einer 1-molaren (1 mol/l-konzentrierten) Lösung.

Wie sich ein negativer dekadischer Logarithmus berechnet, ist nicht ganz einfach zu verstehen. Ganz entscheidend aber hängt dieser Wert von der Zahl der Nullen hinter dem Komma ab:

- $[H^+] = 0{,}01$ mol/l $= 10^{-2}$ mol/l $\rightarrow$ pH = 2 (sauer, z. B. Magensaft)
- $[H^+] = 0{,}000\,000\,1$ mol/l $= 10^{-7}$ mol/l $\rightarrow$ pH = 7 (neutral, reines Wasser)
- $[H^+] = 0{,}000\,000\,04$ mol/l $= 10^{-7{,}4}$ mol/l $\rightarrow$ pH = 7,4 (schwach basisch, Blutplasma)
- $[H^+] = 0{,}000\,000\,01$ mol/l $= 10^{-8}$ mol/l $\rightarrow$ pH = 8 (basisch, Dünndarmsekret).

Ist die H^+-Konzentration einer Lösung *größer* als 10^{-7} mol/l, d. h. wird sie saurer, so wird der pH-Wert *kleiner* als 7. Ist die Wasserstoffionenkonzentration einer Lösung *kleiner* als 10^{-7} mol/l, so wird der pH-Wert *größer* als 7 (☞ Abb. 2.16). Je kleiner also der pH-Wert einer Flüssigkeit ist, desto saurer ist sie.

H^+-Ionen und OH^--Ionen stehen in einem gesetzmäßigen Verhältnis zueinander: Ist die H^+-Konzentration hoch, so ist die OH^--Konzentration immer entsprechend gering und umgekehrt.

2.7.4 Puffer

Obwohl die pH-Werte in unterschiedlichen Körperflüssigkeiten stark unterschiedlich sein können, wird der pH-Wert innerhalb einer bestimmten Körperflüssigkeit konstant gehalten. Dafür sorgen die **Puffer.** Das sind Substanzen, die überschüssige H^+-Ionen auffangen oder bei basischem Milieu wieder abgeben. Sie puffern also pH-Schwankungen ab.

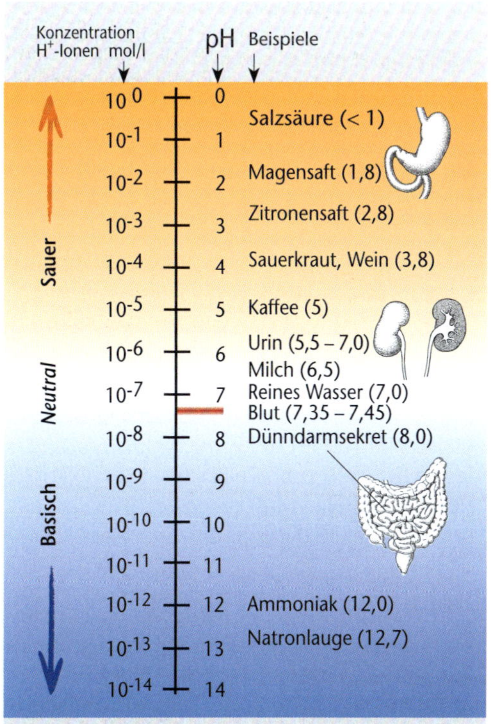

Abb. 2.16: pH-Werte bekannter Flüssigkeiten.

Der Kohlensäure-Bikarbonat-Puffer

Ein wichtiges Puffersystem des menschlichen Körpers ist das **Kohlensäure-Bikarbonat-System**. Dieses System besteht wie alle Puffer aus einer Säure, hier der **Kohlensäure** (H_2CO_3), und der dazugehörigen Base, hier dem **Bikarbonat** oder *Hydrogenkarbonat* (HCO_3^-, ☞ Abb. 2.17).

Wenn der Körper mit Säure (also H^+-Ionen) belastet wird **(Azidose),** dann werden diese Ionen von HCO_3^- abgefangen und bilden H_2CO_3. Dieses steht wiederum in einem Gleichgewicht zu CO_2 und H_2O. Das CO_2 und damit „die Säure“ werden über die Lunge abgeatmet. Außerdem können die H^+-Ionen, allerdings wesentlich langsamer, auch über die Niere ausgeschieden werden.

Wenn nun ein Mangel an H^+-Ionen bzw. ein Überwiegen von OH^--Ionen vorliegt **(Alkalose)**, dann kann die Abatmung von CO_2 vermindert werden. Die vermehrt zurückgehaltene Kohlensäure gibt H^+-Ionen ab, die sich mit OH^- zu H_2O verbinden. Außerdem kann die Niere durch verminderte H^+-Sekretion und verstärkte Abgabe von HCO_3^- der Alkalose entgegenwirken.

Außer der Pufferfunktion des H_2CO_3/HCO_3^--Systems sind also auch immer aktive Regelungsprozesse von Lunge und Niere an der Konstanthaltung des pH-Wertes beteiligt (☞ 20.9.1, ☞ Abb. 2.17).

Weitere Puffersysteme

Neben dem Kohlensäure-Bikarbonat-Puffer tragen zwei weitere Puffersysteme zur Aufrechterhaltung des pH-Wertes bei:

- **Proteinpuffer.** Zu diesem gehören das Hämoglobin (☞ 13.2.2) in den Erythrozyten sowie die Plasmaproteine
- **Phosphatpuffer.** Seine Pufferkomponenten sind anorganische Phosphate.

2.8 Organische Verbindungen

2.8.1 Kohlenhydrate

Kohlenhydrate spielen für das Leben auf diesem Planeten eine zentrale Rolle. Sie werden von den grünen Pflanzen im Rahmen der **Photosynthese** aus Kohlendioxid und Wasser mit Hilfe von Sonnenlicht in gigantischen Mengen gebildet. Die *Sonnenenergie* wird hierbei als *chemische Energie* in den Kohlenhydraten gespeichert und ist in dieser Form für jedes Lebewesen nutzbar.

Den absolut größten Anteil des organischen Materials auf der Erdoberfläche macht die **Zellulose** aus. Sie ist das Kohlenhydrat, das Pflanzen ihre Form und Festigkeit gibt und ihnen das Wachstum ermöglicht.

Kohlenhydrate sind aus Kohlenstoff, Wasserstoff und Sauerstoff zusammengesetzt. Der Name Kohlenhydrate rührt daher, dass in ihnen, wie im Wasser, Wasserstoff und Sauerstoff in einem festen Verhältnis von 2 : 1 vorliegen, d. h. dass Kohlenhydrate formal als *Hydrate* (Wasserverbindungen) des Kohlenstoffs mit

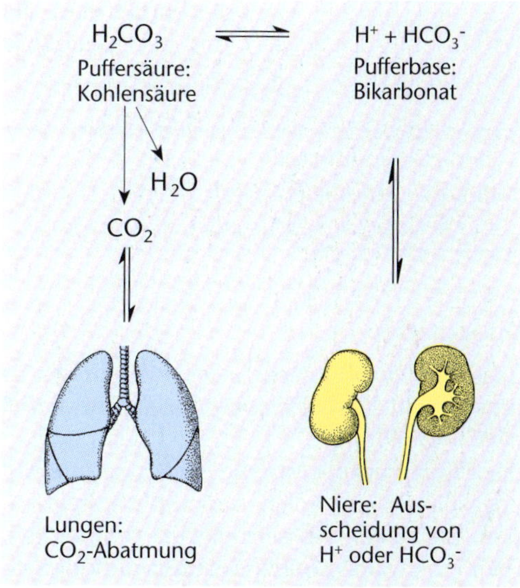

Abb. 2.17: Das Kohlensäure-Bikarbonat-System als lebenswichtiges Puffersystem sowie die an der pH-Regulation beteiligten Organe.

der allgemeinen Formel $C_n(H_20)_n$ aufgefasst werden können.

Im menschlichen Organismus spielen die Kohlenhydrate als schnell verfügbare Energiequelle die größte Rolle. Entsprechend ihrer Größe werden sie eingeteilt in Mono-, Di- und Polysaccharide.

Monosaccharide

Monosaccharide (*mono* = eins; *Saccharide* = Zucker) sind einfache **Zuckermoleküle,** deren ringförmiges Kohlenstoffgerüst ein Fünf- bzw. Sechseck bildet (☞ Abb. 2.18). Der wichtigste **Einfachzucker** im menschlichen Organismus ist die **Glukose** *(Traubenzucker, Dextrose).* Sie besteht aus sechs C-, zwölf H- und sechs O-Atomen und wird deshalb mit $C_6H_{12}O_6$ abgekürzt. Glukose kann von den meisten Zellen zur Energiegewinnung herangezogen werden. An-

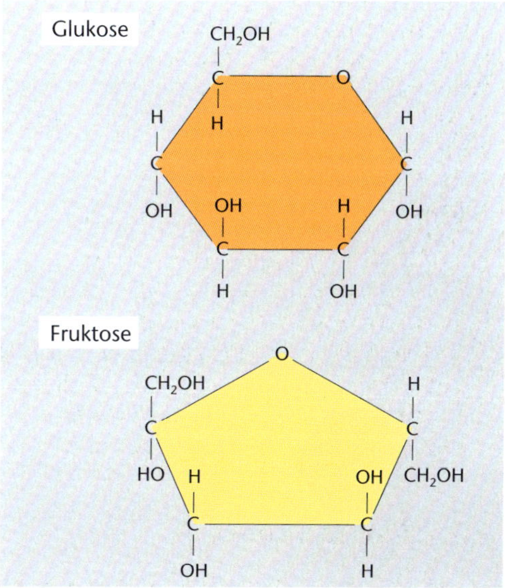

Abb. 2.18: Glukose- und Fruktosemolekül.

dere sehr häufige Monosaccharide sind die **Fruktose** *(Fruchtzucker)* und die **Galaktose** *(Schleimzucker)*.

> **Unerlässlich: Glukose**
>
> Glukose (Traubenzucker) ist der Hauptenergieträger des menschlichen Körpers.

Disaccharide

Reagieren zwei Einfachzucker miteinander, so entsteht ein *Zweifachzucker* (**Disaccharid,** *di* = zwei). Abbildung 2.19 zeigt, dass beim Aufbau des Zweierzuckers *Maltose* ein Wassermolekül abgespalten wird. Solche Verknüpfungsreaktionen, bei denen Wassermoleküle frei werden, nennt man auch **Kondensationsreaktionen.** In gleicher Weise entstehen durch Kondensationsreaktionen die anderen Zweifachzucker: Der *Rohr-* oder *Rübenzucker* **(Saccharose)** wird aus Glukose und Fruktose gebildet, der *Milchzucker* **(Laktose)** aus Glukose und Galaktose.

Disaccharide können andererseits wieder in Einfachzucker gespalten werden. Dabei wird nun im Gegenzug ein Wassermolekül verbraucht.

Polysaccharide

Manche Disaccharide können durch Verknüpfung mit weiteren Einfachzuckern zu **Polysacchariden** („Vielfachzucker", *poly* = viele) weiterreagieren, wobei riesige Moleküle (Makromoleküle) entstehen. Ein Beispiel hierfür ist die **Stärke** *(Amylose):* Sie ist die pflanzliche Speicherform der durch Photosynthese aufgebauten Glukose. Kartoffeln, Mais und Weizen enthalten sehr viel Stärke.

Nimmt der Mensch eine stärkehaltige Mahlzeit zu sich, so wird die Stärke im Verdauungstrakt wieder in kleine Bruchstücke zerlegt. Dabei entsteht vor allem über die Maltose als Zwischenprodukt wieder Glukose, die ins Blut aufgenommen wird.

Energiegewinnung aus Glukose

Als „Brennstoff" für die lebensnotwendige Energiegewinnung bevorzugen die meisten menschlichen Zellen die Glukose. Die Hauptschritte der Energiegewinnung werden deshalb anhand des Glukoseabbaus dargestellt. Der Abbau der Glukose lässt sich in vier Schritte unterteilen:

1. Die Glykolyse – Energieerzeugung ohne Sauerstoff. Man fasst unter der **Glykolyse** zahlreiche enzymatische Reaktionen (Enzyme ☞ 2.8.3 und 2.9) zusammen, bei denen ein Molekül Glukose letztlich in zwei Moleküle **Pyruvat** (*Brenztraubensäure* ☞ Abb. 2.20) gespalten wird. Die direkte Energieausbeute dieser Reaktionsfolge ist gering: Pro gespaltenem Glukosemolekül werden nur zwei Energiespeichermoleküle Adenosintriphosphat (ATP, ☞ 2.8.5) regeneriert. Andererseits hat die im Zytoplasma stattfindende Glykolyse den Vorteil, dass die Zellen auch bei Sauerstoffmangel weiter Energie erzeugen können.

Unter Sauerstoffmangel können insbesondere Skelettmuskelzellen Pyruvat nicht weiterverwerten; es wird zu **Laktat** (*Milchsäure* ☞ Abb. 2.23) umgewandelt und gelangt über den Kreislauf in die Leber. Interessanterweise können aber die Herzmuskelzellen bei schwerer Arbeit einen Teil ihres Energiebedarfs aus Laktat decken.

Bei fortgesetzter unphysiologischer Belastung (z. B. ein Langstreckenlauf des Untrainierten) mit Sauerstoffmangel der stark beanspruchten Skelettmuskulatur kann der Laktatanfall aber so groß werden, dass die Pufferkapazität des Blutes (☞ auch 2.7.4) überschritten wird und der Blut-pH empfindlich abfällt. Man spricht von einer **Laktatazidose.**

2. Acetyl-Coenzym-A – das zentrale Molekül des Energiestoffwechsels. Steht genügend Sauerstoff zur Verfügung, so tritt das Endprodukt der Glykolyse, das Pyruvat, ins Mitochondrium ein und verbindet sich mit **Coenzym A,** kurz *CoA-SH* (Wirkform der *Pantothensäure* ☞ 19.7), unter Abspaltung von CO_2 zum **Acetyl-Coenzym-A** (kurz *Acetyl-CoA* ☞ Abb. 2.21). Hierbei fällt zwar nicht direkt ATP an, aber

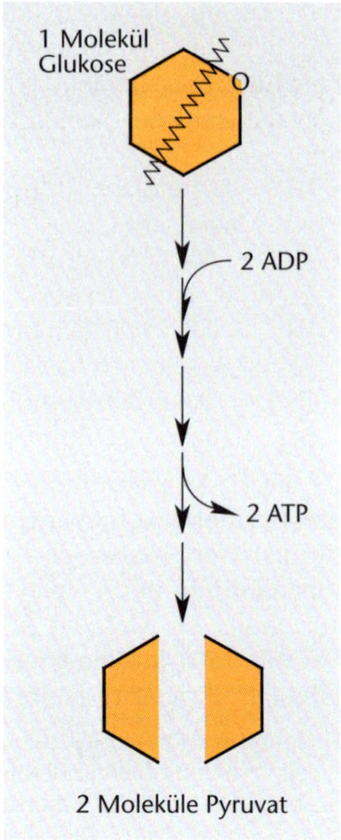

Abb. 2.20: Vereinfachte Darstellung der Glykolyse. Aus einem Glukosemolekül entstehen zwei Moleküle Pyruvat. Dabei werden zwei ATP-Moleküle regeneriert. Das Pyruvat tritt im Regelfall anschließend in den Zitratzyklus ein. (☞ Abb. 2.21).

das reduzierte **NADH** (NAD = ***N**icotinamid-**A**denin-**D**inucleotid*) kann später in der Atmungskette (☞ unten) energiebringend verwertet werden.

Acetyl-Coenzym-A ist ein *zentrales* Molekül des *gesamten* Energiestoffwechsels, weil nicht nur der oxidative Abbau der Glukose zu Acetyl-CoA führt, sondern auch der Fettsäureabbau sowie der Abbau einiger Aminosäuren.

3. Der Zitratzyklus. Der **Zitratzyklus** ist die nächste Serie enzymatisch gesteuerter Reaktionen, welche in den Mitochondrien stattfinden. Pro eingeschleustem Acetyl-CoA entsteht ein energiereiches Phosphat (*Guanosintriphosphat*, kurz **GTP**), das direkt ein ADP zu ATP überführen kann. Des Weiteren fallen als reduzierte Co-Enzyme NADH und $FADH_2$ (FAD = ***F**lavin-**A**denin-**D**inucleotid*) an, die erst in der Atmungskette verwertet werden (Details zu Oxidation und Reduktion ☞ 2.9.2, Abb. 2.21).

> **Bedeutung des Zitratzyklus**
>
> Der Zitratzyklus hat jedoch nicht nur Bedeutung für den Glukoseabbau. Vielmehr münden zahlreiche katabole Stoffwechselwege indirekt oder direkt in den Zitratzyklus, und gleichzeitig liefert der Zitratzyklus Ausgangstoffe für viele anabole Stoffwechselreaktionen. Er wird also mit Fug und Recht als „Drehscheibe" des Stoffwechsels bezeichnet.

4. Die Atmungskette. In den oben beschriebenen Phasen des Glukoseabbaus werden durch Reduktionsreaktionen (☞ 2.9.2) Elektronen an die Coenzyme gebunden. Die **Atmungskette** *(Elektronentransportkette)* führt nun diese Elektronen dem Sauerstoff zu. Dabei entste-

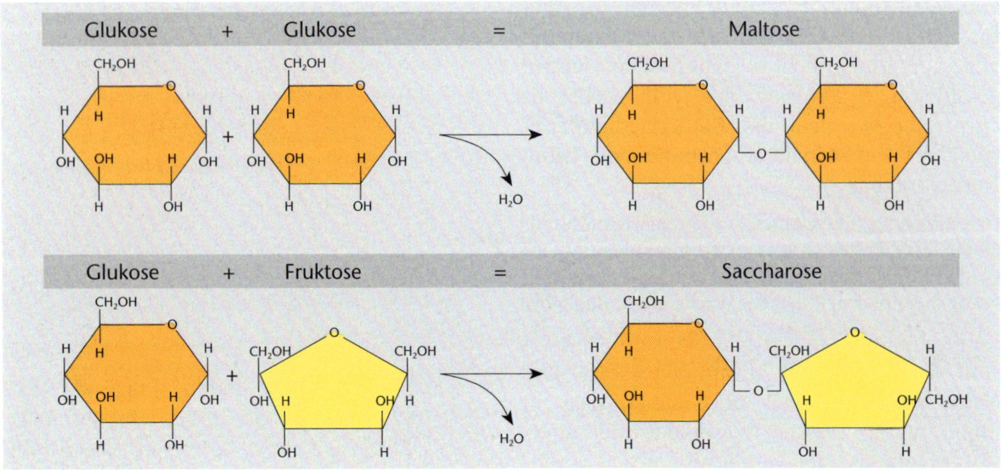

Abb. 2.19: Bildung von Zweifachzuckern (Disaccharide). Einer gängigen Schreibweise folgend sind die C-Atome an den Eckpunkten der Ringe nicht ausgeschrieben.

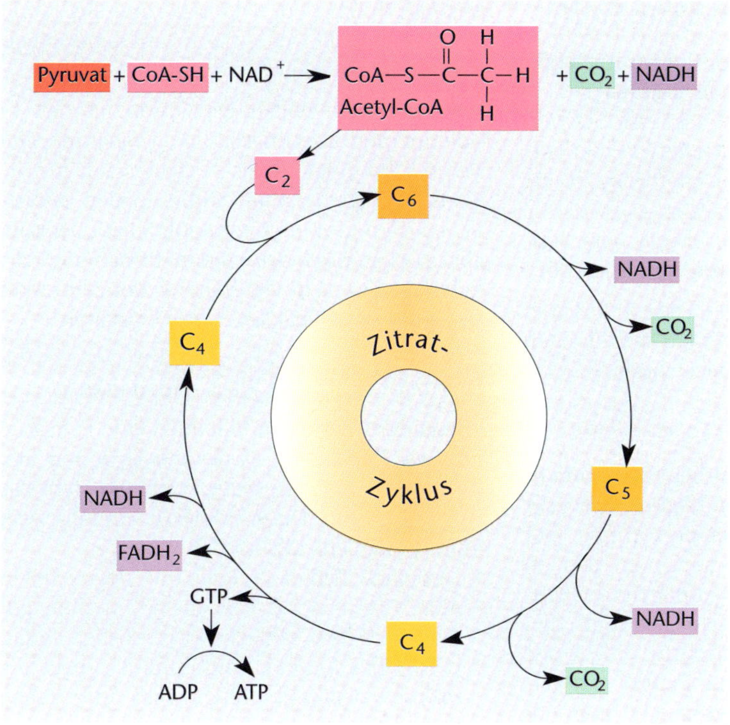

Abb. 2.21: Entstehung des Acetyl-Coenzym-A und Einschleusung der Acetylgruppe in den Zitratzyklus. Die im Zitratzyklus entstehenden reduzierten Coenzyme NADH und $FADH_2$ speichern Energie, die erst im letzten Abschnitt der Energiegewinnung, der Atmungskette, zur Regenerierung von ATP verwendet wird.

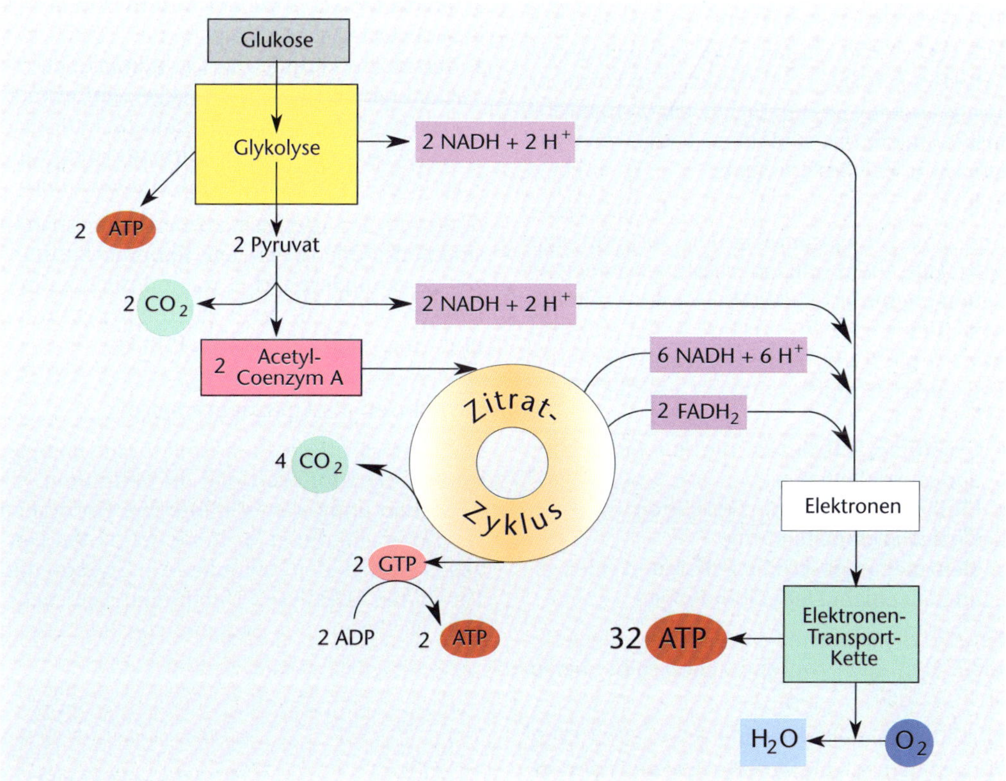

Abb. 2.22: Zusammenfassende Darstellung der vier Phasen der Energiegewinnung aus Glukose.

hen Wasser und eine große Menge von Energie, die zur Regeneration von ATP verwendet wird.

Die „Regeneration des ATP" besteht darin, dass ADP mit einem Phosphat verbunden, das heißt *phosphoryliert* wird. Atmungskette und Phosphorylierung von ADP sind also unmittelbar verknüpft, weswegen man auch von **oxidativer Phosphorylierung** spricht.

Im Verlauf der Atmungskette werden die Elektronen von NADH und $FADH_2$ übrigens nicht auf einen Schlag auf den Sauerstoff übertragen, sondern von den beteiligten Enzymen und Coenzymen schrittweise „weitergereicht". Entsprechend entstehen *schrittweise* 32 ATP-Moleküle.

Alle vier Phasen der Energiegewinnung aus Glukose, nämlich Glykolyse, Überführung von Pyruvat in Acetyl-CoA, Zitratzyklus und Atmungskette sind in Abb. 2.22 noch einmal zusammenfassend dargestellt.

Zellatmung

Der *oxidative Abbau* von Kohlenhydraten und Fetten zur Energiegewinnung wird auch als **Zellatmung** bezeichnet. Im Falle der Glukose beispielsweise ergibt sich folgende Bilanz:

Glukose + 36 ADP + 36 P + 6 O_2 → 6 CO_2 + 6 H_2O + 36 ATP

Glykogen

Ist der menschliche Organismus ausreichend mit Glukose versorgt, kann er Glukose in die Speicherform **Glykogen** überführen. Menschliches Glykogen und pflanzliche Stärke sind ganz ähnlich aufgebaut und bestehen ausschließlich aus aneinander geketteten Glukosemolekülen.

Glykogen wird vorwiegend in der Leber und der Skelettmuskulatur gespeichert. Insgesamt kann der Erwachsene etwa 400 g Glykogen (entsprechend ca. 8400 kJ ≅ 2000 kcal) speichern, davon etwa 150 g in der Leber und 250 g in der Muskulatur. Werden trotzdem weitere Kohlenhydrate aufgenommen, so wird diese überschüssige Glukose in Fett umgewandelt und im Leber- und Fettgewebe gespeichert. Der entsprechende Mensch wird also dick, und die Leber verfettet (☞ 18.10.7).

Der Marathonläufer

Dem Sportler dienen die als Glykogen eingelagerten Kohlenhydrate als Hauptenergiequelle für seine Leistungen. Durch Ausdauertraining lassen sich die Glykogendepots im Muskel auf das Zwei- bis Dreifache steigern. Der Körper kann sich mit Hilfe dieses „Tricks" entsprechend länger mit der hochwertigen Energie der Kohlenhydrate versorgen. Sind die Glykogenspeicher aufgebraucht, greift der Körper auf seine „eisernen Reserven" zurück und beginnt mit dem Abbau von Fetten. Gut trainierte Marathonläufer merken den Unterschied, wenn sich ihr Stoffwechsel auf die Verbrennung von Fetten umstellt: Sie erreichen ihren „toten Punkt" meist nach 35 km und müssen plötzlich trotz gleich bleibenden Tempos ihre Atemtätigkeit steigern. Der Grund: Die Verbrennung von Fetten zur Energiegewinnung erfordert mehr Sauerstoff. Übrigens: Der Körper benötigt rund 48 Stunden, um die entleerten Glykogenspeicher wieder aufzufüllen. In den ersten zehn Stunden läuft dieser Vorgang besonders schnell ab, man soll deshalb schon bald nach einem Marathonlauf eine kohlenhydratreiche Mahlzeit zu sich zu nehmen.

Glukoneogenese

Gehirn und Erythrozyten können nur Glukose zur Energiegewinnung verwerten. Außerdem ist Glukose die einzige Substanz, die bei Sauerstoffmangel von der Skelettmuskulatur zur Energiegewinnung herangezogen werden kann (☞ oben). Die **Glukoneogenese,** d.h. die Neubildung von Glukose aus Nicht-Kohlenhydrat-Vorstufen (genauer: aus bestimmten Aminosäuren, Glyzerin oder Laktat), sichert ausreichende Glukosespiegel auch bei fehlender Nahrungszufuhr und leeren Glykogenspeichern (☞ Abb. 2.23). Die Glukoneogenese findet zu etwa 90 % in der Leber und zu etwa 10 % in der Nierenrinde statt.

Man kann die Glukoneogenese als Umkehrung der Glykolyse (☞ oben) bezeichnen. Allerdings müssen bei der Glukoneogenese drei Reaktionsschritte der Glykolyse umgangen werden, weil diese nur in der Richtung der Glykolyse ablaufen. Die diese Schritte umgehenden Ersatzreaktionen kosten Energie, funktionieren also nur unter Verbrauch von ATP.

Weitere Texte zum Kohlenhydratstoffwechsel:

☞ 18.7.2 Verdauung und Resorption der Kohlenhydrate
☞ 18.10.5 Kohlenhydratstoffwechsel der Leber
☞ 19.4 Stoffwechsel der Kohlenhydrate – Insulin und Insulinmangel.

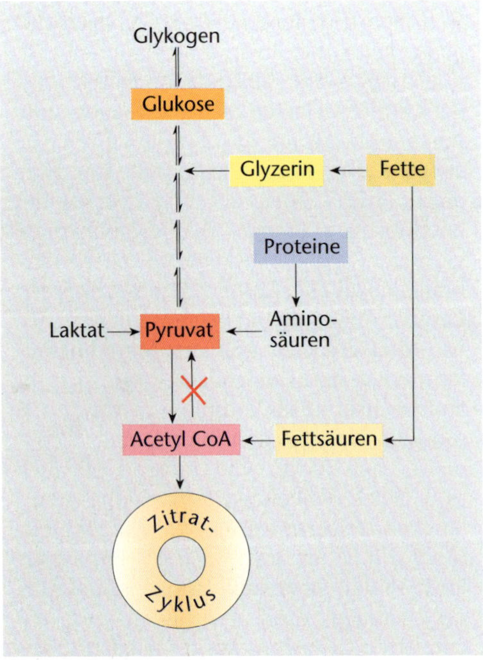

Abb. 2.23: Glukoneogenese. Verschiedene Ausgangsstoffe (Lakat, Glyzerin, Aminosäuren) können an verschiedenen Stellen in die Glukoneogenese eintreten. Aus Fettsäuren kann im menschlichen Organismus keine Glukose gebildet werden, weil Acetyl-CoA nicht in Pyruvat überführt werden kann.

2.8.2 Fette und fettähnliche Stoffe

Nach dem natürlichen Vorkommen unterscheidet man *tierische* und *pflanzliche* **Fette:**

- Tierische Fette sind beispielsweise Schweineschmalz, Sahne und Butterfett. Ferner enthalten alle Fleisch- und Wurstprodukte ca. 5 – 45 % „verstecktes" Fett
- Pflanzliche Fette sind z.B. Oliven- oder Sonnenblumenöl, Kokosfett und Weizenkeimöl.

Bei Zimmertemperatur liegen Fette in flüssiger oder fester Form vor, wobei man die flüssigen Fette auch als **(Speise-)Öle** bezeichnet.

Neutralfette (Triglyzeride)

Die größte Gruppe der natürlich vorkommenden Fette sind Gemische von **Triglyzeriden,** die man auch als *Neutralfette* bezeichnet. Der menschliche Organismus speichert Fett in Form von Triglyzeriden im Zytoplasma der Fettzellen (☞ auch 4.3.4). Der biologische Sinn dieser Fettspeicherung besteht darin, eine große Energiereserve für „schlechte Zeiten" zur Verfügung zu haben: Fette enthalten mehr als doppelt soviel Energie wie Kohlenhydrate, 40 kJ (9,3 kcal) pro Gramm statt 17 kJ (4,1 kcal). Ein 70 kg schwerer Mensch mit 11 kg gespeichertem Fett verfügt deshalb über Energiereserven von etwa 400 000 kJ (100 000 kcal!) in Form von Triglyzeriden. Außerdem hat das Fettgewebe, insbesondere das subkutane Fettgewebe, Isolations- und Schutzfunktion.

Jedes Triglyzerid ist aus *einem* Molekül **Glyzerin** und *drei* **Fettsäuremolekülen** zusammengesetzt. Fettsäuren sind lange Kohlenwasserstoffketten mit meist 16 oder 18 C-Atomen. Ein Beispiel für eine solche Fettsäure ist die *Palmitinsäure.* Je nachdem, ob das Kohlenstoffgerüst der Fettsäuren Doppelbindungen enthält, unterscheidet man:

- **Gesättigte Fettsäuren,** die nur Einfachbindungen enthalten
- **Einfach ungesättigte Fettsäuren** mit einer einzigen Doppelbindung
- **Mehrfach ungesättigte Fettsäuren** mit zwei, drei oder mehr Doppelbindungen.

Fettsäuren können mit der Nahrung aufgenommen, aber auch von den Zellen selbst hergestellt werden.

Durch industrielle Härtung oder starke Erhitzung ändert sich die Struktur der Fette teilweise. Es entstehen **Transfettsäuren**, die in größeren Mengen gesundheitsschädlich sind (☞ 16.1.4).

Essenzielle Fettsäuren

Der Körper kann nicht alle Fettsäuren selbst herstellen, da er Doppelbindungen nur an bestimmten Positionen der Kohlenwasserstoffkette einfügen kann. *Linolsäure* und *Linolensäure* können nicht hergestellt werden und werden deshalb als **essenzielle Fettsäuren** bezeichnet; sie müssen in der Nahrung enthalten sein. *Arachidonsäure* kann nur in begrenztem Ausmaß durch Kettenverlängerung aus Linolsäure hergestellt werden und wird daher oft als „begrenzt essenzielle" Fettsäure bezeichnet.

Bei allen essenziellen Fettsäuren handelt es sich um mehrfach ungesättigte Fettsäuren. Der Mensch benötigt sie als Ausgangsstoff für die Synthese körpereigener Stoffe. In den *pflanzlichen* Ölen (Sonnenblumenöl, Sojaöl, Leinöl), aber auch in *Fischölen,* sind mehrfach ungesättigte Fettsäuren in viel höherer Konzentration als in anderen *tierischen* Fetten enthalten.

Fettlöslichkeit und Wasserlöslichkeit

Wie andere Säuren zerfällt auch eine Fettsäure *teilweise* im Wasser; es werden H^+-Ionen frei, d.h. die Lösung wird sauer. Ferner entsteht das **Fettsäureanion.** Dieses Molekül vereinigt zwei unterschiedliche Eigenschaften:

- Der lange „Schwanz" (gelb unterlegter Teil in Abb. 2.24 und 2.25) ist ausgesprochen gut fettlöslich bzw. schlecht wasserlöslich – man nennt dies *lipophil* (fettfreundlich) bzw. *hydrophob* (wasserfeindlich). Dies rührt daher, dass die kovalenten C–H-Bindungen wenig polarisiert sind und deshalb zu den Wassermolekülen keine Wasserstoffbrücken ausgebildet werden (☞ 2.7.1)
- Der kleine „Kopf", die Carboxylgruppe (☞ 2.8.3) der Fettsäure, ist dagegen gut wasserlöslich *(hydrophil)* bzw. schlecht fettlöslich *(lipophob),* weil zwischen ihm und dem Wasser Wasserstoffbrücken aufgebaut werden.

Aufgrund dieser gegensätzlichen Eigenschaften sind Fettsäuren in der Lage, lipophile Substanzen zu **emulgieren,** d.h. wasserlöslich zu machen (☞ Abb. 2.26). Auch Seifen sind Fettsäuren und wirken nach demselben Prinzip.

Fettsäuren als Energiebrennstoff

Der zweitwichtigste Brennstoff für die Energiegewinnung der Zellen sind die Fettsäuren. Sie entstehen unter dem Einfluss von Hormonen wie Adrenalin durch Spaltung der in den Fettzellen enthaltenen Neutralfette in Glyzerin und Fettsäuren **(Lipolyse).** Durch eine sich mehrfach wiederholende Sequenz von Reaktionen

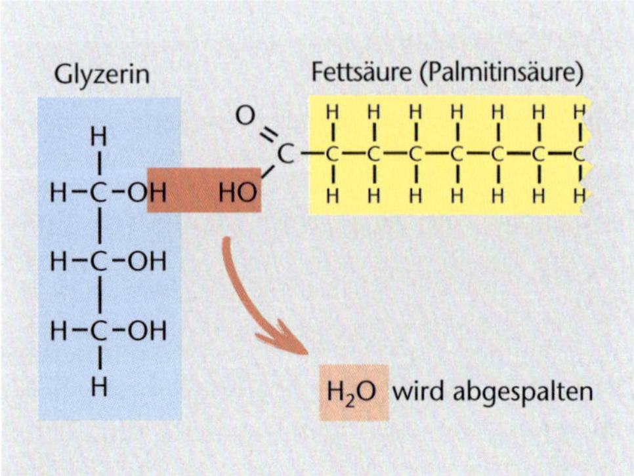

Abb. 2.24: Verknüpfung einer Fettsäure mit Glyzerin unter Abspaltung von H_2O (Kondensationsreaktion).

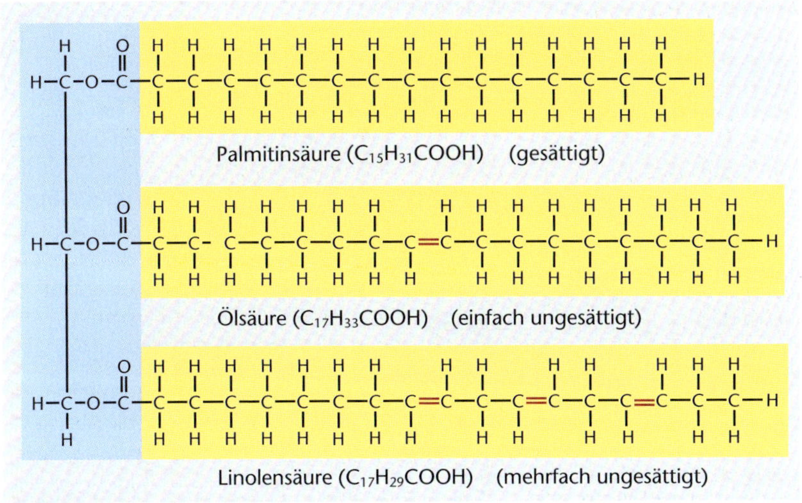

Abb. 2.25: Ein Triglyzerid entsteht, wenn alle drei Bindungsstellen des Glyzerins mit einer Fettsäure verknüpft sind. Dies können drei gleiche Fettsäuren sein, oder, wie hier, auch drei verschiedene.

in den Mitochondrien, die β-**Oxidation,** wird die Fettsäurekette jeweils um zwei C-Atome verkürzt und NADH, $FADH_2$ und Acetyl-CoA erzeugt. Dieses Acetyl-CoA tritt dann in den Zitratzyklus ein und wird, wie auch die reduzierten Coenzyme, weiter verwertet (☞ oben). So können z.B. aus der Palmitinsäure, einer Fettsäure mit 18 C-Atomen, insgesamt 131 Moleküle ATP regeneriert werden. Hierdurch wird abermals klar, dass die Bildung von Acetyl-CoA, der Zitratzyklus und die Atmungskette übergreifende Stoffwechselelemente darstellen, die keinesfalls nur auf die Verwertung von Glukosemetaboliten beschränkt sind.

Physiologischerweise werden nicht alle beim Fettabbau entstehenden Acetyl-CoA-Moleküle in den Zitratzyklus eingeschleust. Ein Teil wird auch zum Aufbau von **Ketonkörpern** verwendet, die ebenfalls der Energiegewinnung dienen können. Zwar bevorzugen die meisten Körperzellen zur Energiegewinnung Glukose, es gibt aber Ausnahmen: Die Zellen des Herzmuskels und der Nierenrinde ziehen die Ketonkörper der Glukose vor. Von den Nervenzellen weiß man, dass sie den eigentlich bevorzugten Brennstoff Glukose im Verlauf länger dauernder Mangelzustände durch Ketonkörper ersetzen können.

Ketoazidose

Leiden die Zellen an Glukosemangel, etwa bei einer radikalen Nulldiät oder einem entgleisten Diabetes mellitus (☞ 19.4.2 und 19.4.3), so können die Fettdepots im Rahmen einer hormonellen Überreaktion „überstürzt" eingeschmolzen werden. Der große Anfall von Acetyl-CoA in den Leberzellen kann vom Zitratzyklus nicht in ausreichender Menge verarbeitet werden, und es entsteht ein Überschuss an Ketonkörpern, die ins Blut abgegeben werden. Da die Ketonkörper jedoch überwiegend organische *Säuren* sind, führt dies zu einem empfindlichen Abfall des Blut-pHs, zur **Azidose** (hier: **Ketoazidose**).

Lipogenese

Wie bereits mehrfach erwähnt, kann der Organismus überschüssige Energie in Form von Fett speichern. Dies gilt auch für ein Zuviel an Kohlenhydraten oder Proteinen (☞ auch 2.8.3). Aus Glukose etwa kann im Organismus wie folgt Fett werden: Aus einem Zwischenprodukt der Glykolyse, dem *Glyzerinaldehyd-3-Phosphat,* wird die Glyzerinkomponente der Neutralfette hergestellt. Die andere Komponente der Neutralfette, die Fettsäuren, können aus dem Acetyl-Coenzym-A synthetisiert werden.

Andere Lipide

Zu den **Lipiden** (Fette und fettähnliche Stoffe) gehören nicht nur die beschriebenen Neutralfette, sondern noch weitere Stoffe, die folgende gemeinsame Eigenschaften aufweisen:

- Schlechte Löslichkeit in Wasser
- Gute Löslichkeit in unpolaren Lösungsmitteln wie Chloroform oder Ether *(auch Äther).*

Die beiden wichtigsten Vertreter dieser Gruppe sind zum einen das *Cholesterin,* zum anderen die so genannten *Phospholipide.*

Cholesterin

Das **Cholesterin** ist eine für den Organismus wichtige Substanz, die einerseits vom Körper selbst hergestellt werden kann und andererseits über tierische Nahrungsmittel aufgenommen wird. In Pflanzen kommt es nicht vor (☞ Abb. 2.27).

Cholesterin (☞ Abb. 2.27) ist ein:

- Wichtiger Bestandteil der Zellmembranen (☞ 3.2)
- Vorläufer von Steroidhormonen (☞ Tabelle 12.3)
- Vorläufer von Gallensäuren (☞ 18.6.3).

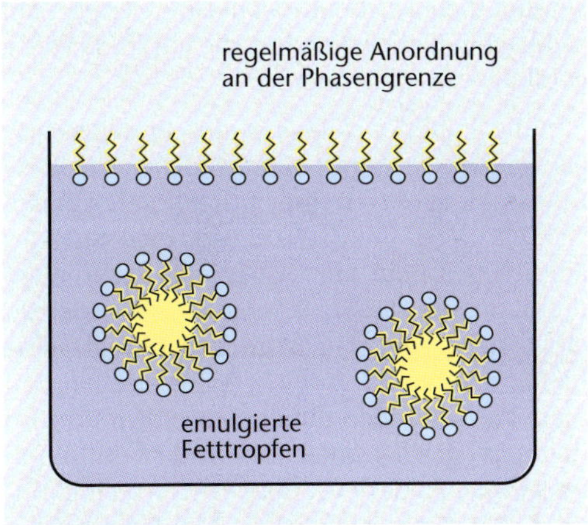

Abb. 2.26: Verhalten von Fettsäuren in Wasser, das Fetttropfen enthält. Die Fettsäuremoleküle richten ihre hydrophoben Enden zum Fetttropfen hin und emulgieren ihn so. An der Wasseroberfläche weisen die hydrophoben Enden vom Wasser weg.

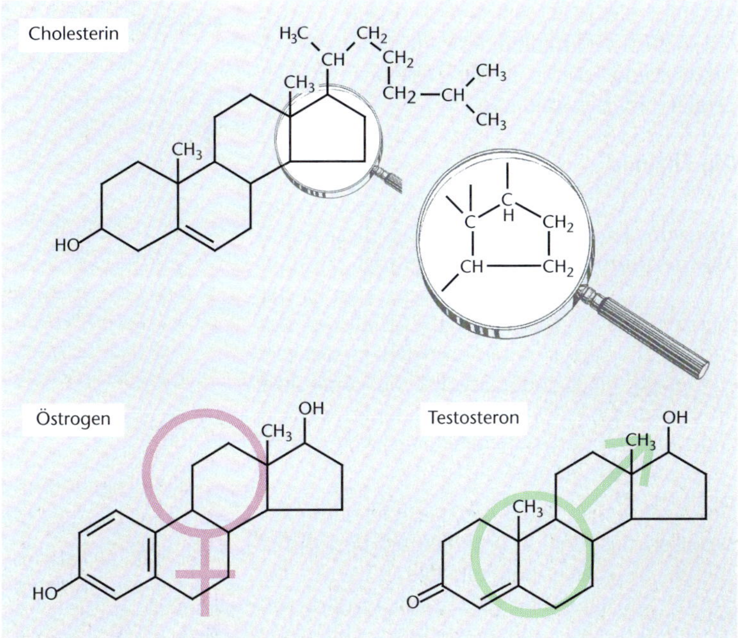

Abb. 2.27: Cholesterin und zwei seiner Abkömmlinge, die Steroidhormone Östrogen und Testosteron.

Idealerweise sollte ein Gleichgewicht zwischen dem aufgenommenen bzw. selbst produzierten Cholesterin einerseits, sowie dem ausgeschiedenen und verarbeiteten Cholesterin andererseits bestehen. Funktioniert diese Regulation jedoch nicht, kommt es zu erhöhten Cholesterinkonzentrationen im Blutserum. Dies ist mit einem gesteigerten Risiko für die vorzeitige Entstehung einer **Arteriosklerose** (Gefäßverkalkung ☞ 16.1.4) verbunden. Mehr zur Cholesterinproblematik ☞ 16.5.

Phospholipide

Phospholipide sind ähnlich aufgebaut wie die Neutralfette (Triglyzeride), wobei jedoch nur zwei Fettsäuren mit dem Glyzerin verknüpft sind. Die dritte Bindungsstelle ist über eine Phosphatgruppe meist mit einem stickstoffhaltigen Alkohol verknüpft. Der bekannteste Vertreter der Phospholipide ist das *Lezithin* (☞ Abb. 2.28). Ihre größte Bedeutung haben die Phospholipide als Bestandteile von Zellmembranen (☞ Abb. 3.2).

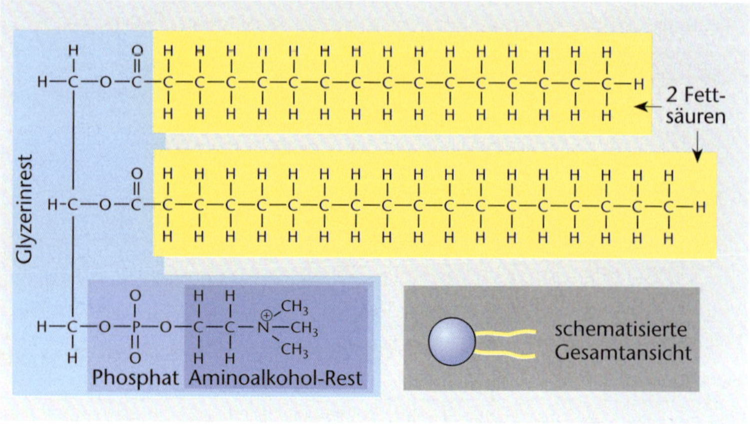

Abb. 2.28: Phospholipid. Ein im menschlichen Organismus häufig vorkommendes Phospholipid ist das hier dargestellte Lezithin.

Weitere Texte zu den Fetten:
- ☞ 16.5 Sauerstoff im Stau
- ☞ 18.7.3 Verdauung und Resorption der Fette
- ☞ 18.10.5 Der Fettstoffwechsel der Leber
- ☞ 19.5 Fettstoffwechselstörungen

2.8.3 Proteine (Eiweiße)

Proteine *(Eiweiße)* sind sowohl für die *Struktur* als auch für die *Funktion* des Menschen von überragender Bedeutung: Die Gestalt eines Menschen hängt wesentlich von Proteinen ab, denn sie sind die entscheidenden Bestandteile fast aller Organe. Proteine sind als Hauptbestandteile der Muskeln für die Beweglichkeit des Menschen verantwortlich. Proteine bilden die „Pforten" jeder Zellmembran und bewahren so die Individualität der Zelle, indem sie die Passage von Stoffen in die Zelle und aus der Zelle heraus kontrollieren.

Die Enzyme

Schauen wir uns chemische Reaktionen im Reagenzglas an, so erkennen wir, dass diese durch Wärmezufuhr erheblich beschleunigt – und oft überhaupt erst möglich – werden. Nun ist der menschliche Organismus zur Erhaltung des Lebens aber auf schnelle und fein gesteuerte chemische Reaktionen angewiesen, ohne dass diese über die Wärmezufuhr gesteuert werden könnten – der Körper erträgt keine großen Temperaturschwankungen.

Der Stoffwechsel *katalysiert* deshalb seine Reaktionen, das heißt er beschleunigt bestimmte chemische Reaktionen um das Tausend- bis Hunderttausendfache durch den Einsatz von Hilfsstoffen. Diese lebenswichtigen Hilfsstoffe heißen **Enzyme** *(Biokatalysatoren)*. Sie sind wesentliche Elemente der Maschinerie, die aus einfachen chemischen Verbindungen die komplizierten biologischen Strukturen herstellt und ihr geordnetes Funktionieren sicherstellt (mehr zur Enzymwirkung ☞ 2.9).

Aminosäuren als Bausteine der Proteine

Proteine sind aus verschiedenen **Aminosäuren** zusammengesetzt. Alle Aminosäuren sind prinzipiell gleich aufgebaut: Ein zentrales Kohlenstoffatom ist mit vier verschiedenen Gruppen bzw. Atomen verbunden:
- Einer COOH-Gruppe **(Carboxylgruppe)**
- Einer NH_2-Gruppe **(Aminogruppe)**
- Einem Wasserstoffatom
- Einem variablen Rest (R ☞ Abb. 2.29).

Durch den Rest (R) unterscheiden sich die 20 Aminosäuren, die in menschlichen Proteinen vorkommen, voneinander.

Von diesen 20 Aminosäuren sind acht **essenziell,** das heißt sie können – vergleichbar den essenziellen Fettsäuren – nicht vom Körper aus anderen Molekülen synthetisiert werden und müssen über die Nahrung aufgenommen werden. Dagegen können **nichtessenzielle Aminosäuren** vom Körper selbst hergestellt werden.

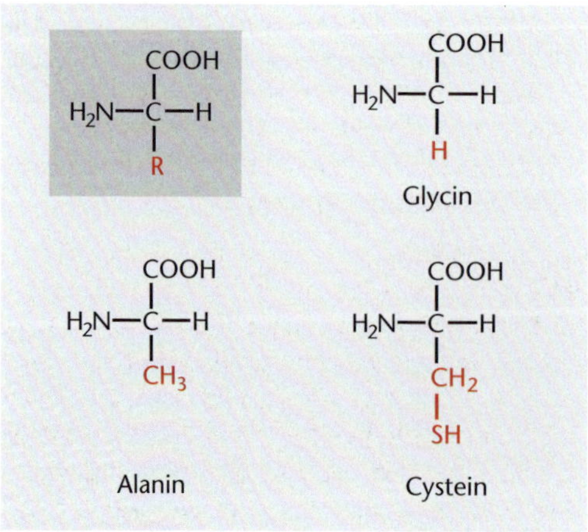

Abb. 2.29: Aufbau einer Aminosäure (links oben) und drei der 20 beim Menschen vorkommenden Aminosäuren. Sie unterscheiden sich nur im variablen Rest.

Essenzielle Aminosäuren sind Valin, Phenylalanin, Leucin, Isoleucin, Threonin, Tryptophan, Methionin und Lysin. Für Säuglinge sind zusätzlich Arginin und Histidin essenziell.

Die Verkettung der Aminosäuren

Wenn zwei Aminosäuren durch eine Kondensationsreaktion miteinander reagieren, entsteht ein **Dipeptid** (☞ Abb. 2.30). Dabei reagiert immer die Carboxylgruppe einer Aminosäure mit der Aminogruppe der nächsten Aminosäure. Die Bindung, die hierdurch unter Wasserabspaltung entsteht, heißt **Peptidbindung.** Jedes Peptid besitzt an seinem freien Ende eine COOH-Gruppe oder eine NH_2-Gruppe, an denen weitere Aminosäuren in gleicher Weise angelagert werden können.

Wird so an ein Dipeptid eine dritte Aminosäure angelagert, entsteht ein **Tripeptid.** Werden weitere Aminosäuren angelagert, so spricht man von **Polypeptiden** (*poly* = zahlreich). Polypeptide aus über 100 Aminosäuren heißen definitionsgemäß **Proteine.**

Die meisten menschlichen Proteine bestehen aus 100–500 Aminosäuren. Da einerseits 20 verschiedene Aminosäuren für den Aufbau von Proteinen verwendet werden und andererseits die Reihenfolge der einzelnen Aminosäuren veränderlich ist, ergibt sich eine riesige Zahl unterschiedlicher Proteine, die auf diese Weise gebildet werden können.

Für die Funktionsfähigkeit des Proteins, z. B. als Enzym, ist entscheidend, dass sich diese Aminosäurekette zu einem dreidimensionalen Gebilde faltet (Tertiärstruktur), eine Struktur ähnlich z. B. wie ein Wollknäuel. Geht diese dreidimensionale Struktur etwa durch Hitzeeinwirkung verloren, kann das Eiweiß seine biologische Funktion nicht mehr erfüllen. Auf diese Weise können durch Hitzeeinwirkung im Rahmen der Desinfektion und Sterilisation (☞ 14.8.4) Bakterien- und Virusproteine unschädlich gemacht werden. Man spricht von *Eiweißdenaturierung* durch Hitze.

Manche Proteine setzen sich aus mehreren Polypeptid-Ketten zusammen (Quartärstruktur), z. B. das Hämoglobin (☞ 13.2.2).

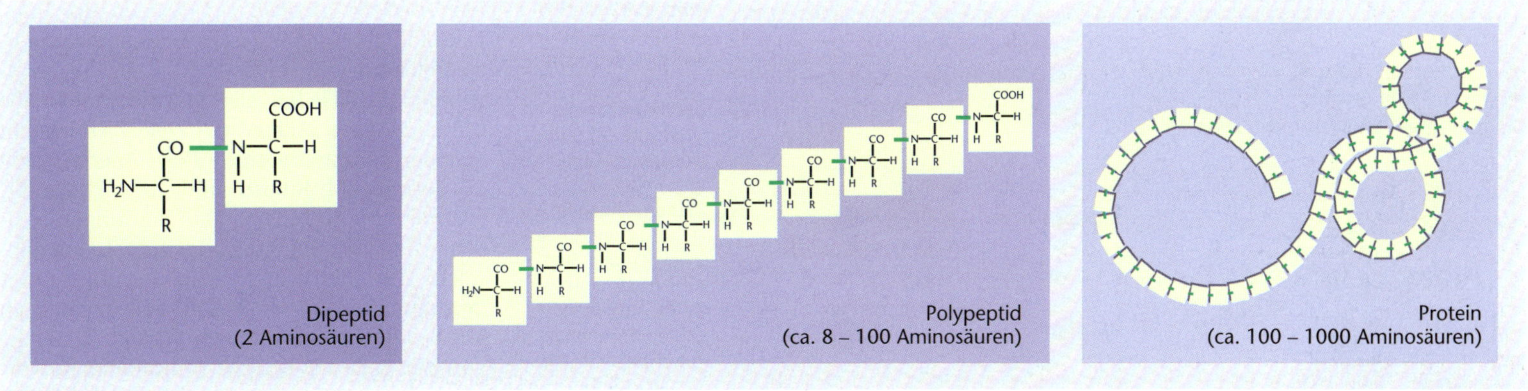

Abb. 2.30: Aufbau eines Dipeptids, Polypeptids und Proteins.

Überblick über den Protein- und Aminosäurenstoffwechsel

Während der Verdauung werden Proteine (Eiweiße) in ihre Bausteine, die Aminosäuren, zerlegt, welche über die Pfortader zunächst zur Leber gelangen. Auch im Körper werden ständig Proteine abgebaut *(Proteinkatabolismus)* und Aminosäuren freigesetzt. Die frei gewordenen Aminosäuren können je nach den Bedürfnissen des Organismus auf verschiedenen Wegen weiter umgesetzt werden:

- Zum ersten können die frei gewordenen Aminosäuren zum Aufbau körpereigener Eiweiße dienen *(Proteinanabolismus)*, etwa bei Wachstums- und Reparaturvorgängen
- Hierzu können einige Aminosäuren in andere Aminosäuren umgewandelt werden, je nachdem, welche Aminosäuren gerade knapp sind. Nur die essenziellen Aminosäuren (☞ oben) können nicht durch Umbaureaktionen, sondern nur über die Nahrung verfügbar gemacht werden
- Aus den *glukogenen Aminosäuren* kann im Rahmen der Glukoneogenese (☞ 2.8.1) Glukose hergestellt werden. Die Abbauprodukte *ketogener Aminosäuren* hingegen können zur Bildung von Ketonkörpern (☞ 2.8.2) oder Fettsäuren (☞ 2.8.2) verwendet werden. Bei einigen Aminosäuren sind beide Stoffwechselwege möglich
- Manche Aminosäuren können zu Acetyl-CoA abgebaut werden und nach Einschleusen in den Zitratzyklus (☞ 2.8.1) direkt zur Energiegewinnung herangezogen werden. Dieser Stoffwechselweg ist jedoch eher die Ausnahme.
- Des weiteren werden aus einigen Aminosäuren so genannte biogene Amine gebildet, wie das Gewebshormon Histamin aus Histidin und der Neurotransmitter Serotonin aus Tryptophan.

Weitere Texte zu den Proteinen:
☞ 18.7.1 Verdauung und Resorption der Eiweiße
☞ 18.10.5 Eiweißstoffwechsel der Leber
☞ 19.6.1 Der Eiweißstoffwechsel

2.8.4 Nukleinsäuren: Schlüssel zur Vererbung

Jedes einzelne Protein ist ein kompliziertes Gebilde aus Aminosäuren, seine Länge und die Reihenfolge der Aminosäuren sind genetisch exakt festgelegt. In den **Nukleinsäuren** sind genau diejenigen Informationen verschlüsselt, die zum Aufbau der einzelnen Proteine benötigt werden. Man unterscheidet zwei Formen von Nukleinsäuren: die **DNA** *(Desoxyribonukleinsäure, DNS)* und die **RNA** *(Ribonukleinsäure, RNS)*.

Der Aufbau der DNA

Die DNA kann in ihrem Aufbau mit einer Strickleiter verglichen werden, deren Stränge sich in einer rechtsgängigen Schraube umeinanderwinden. Jeder dieser beiden Stränge – deren Richtung übrigens gegenläufig ist – besteht aus zwei unterschiedlichen Arten von Molekülen, nämlich:

- Zuckermolekülen **(Desoxyribose)** sowie
- Phosphatgruppen (☞ Abb. 2.31–2.33).

Jedes Zuckermolekül ist mit einer Phosphatgruppe, jede Phosphatgruppe wiederum mit einem Zuckermolekül fest verknüpft. So entstehen zwei Stränge von sich abwechselnden Zucker- und Phosphatmolekülen.

Die „Sprossen" dieser Strickleiter gehen jeweils von den Zuckermolekülen aus und werden von je zwei sich gegenüberliegenden, *stickstoffhaltigen Basen* gebildet, und zwar aus:

- **Adenin (A)** und **Thymin (T)** oder aus
- **Guanin (G)** und **Cytosin (C).**

Die Verbindung jeder Base mit dem Zuckermolekül eines Stranges ist sehr fest, diejenige zu der jeweils gegenüberliegenden Base recht locker – letztere besteht nämlich nur aus zwei oder drei Wasserstoffbrücken (☞ 2.7.1). Die Größe und chemische Struktur der Basen schreibt vor, dass Adenin immer mit Thymin und Guanin immer mit Cytosin gepaart ist. Auf diese Weise bestimmt die Reihenfolge der Basen **(Basensequenz)** des einen Stranges immer auch die des anderen – beide Stränge sind einander komplementär, vergleichbar mit dem Negativ und dem Positiv einer Fotografie.

Nukleotid und Gen

Die Verknüpfung einer dieser Basen mit einem Zuckermolekül sowie einer Phosphatgruppe heißt **Nukleotid.** Da in der DNA nur vier verschiedene Basen vorkommen, gibt es in ihr auch nur vier verschiedene Nukleotide.

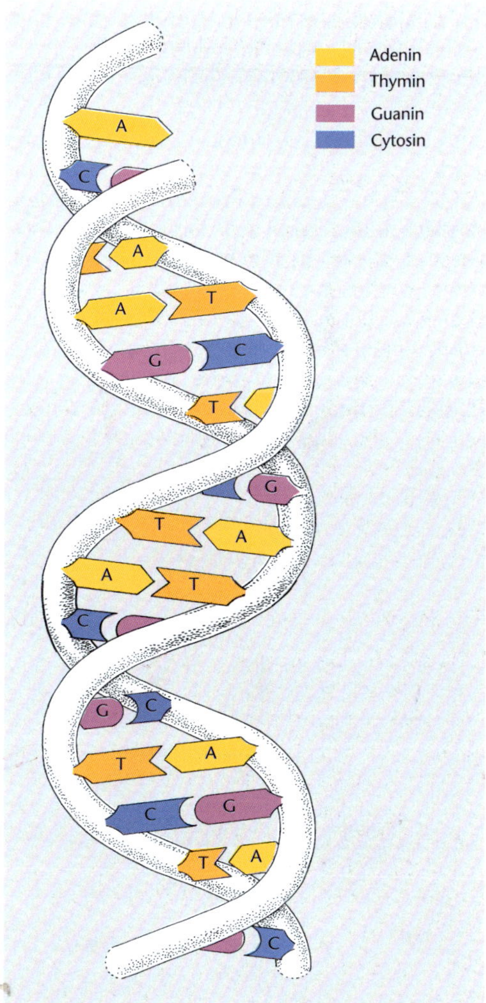

Abb. 2.31: DNA-Doppelstrang mit den stickstoffhaltigen Basen Adenin (A), Thymin (T), Guanin (G) und Cytosin (C).

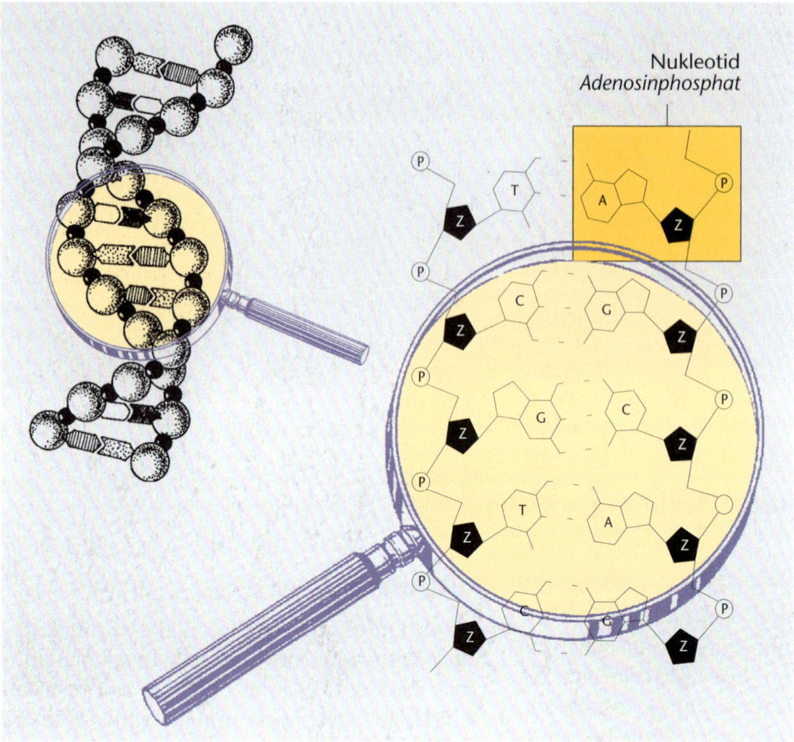

Abb. 2.32: Aufbau der DNA. Die Ansicht verdeutlicht die chemische Struktur: Zuckermoleküle (Z) und Phosphatgruppen (P) sind abwechselnd aneinander geheftet und bilden zwei Stränge. Von den Zuckermolekülen ausgehend bilden Basenpaare die „Sprossen" dieses strickleiterartigen Moleküls.

Die beiden Stränge der DNA sind nun aus vielen Millionen solcher Nukleotide zusammengesetzt – oder anders ausgedrückt, die „Strickleiter hat viele Millionen Sprossen". Ein DNA-Abschnitt mit ungefähr 1000 Sprossen bildet eine Erbeinheit, die auch als **Gen** bezeichnet wird. Die DNA des Menschen hat ca. 22 000 bis 24 000 Gene. Zu jedem Protein, das vom Menschen gebildet wird, existiert auch ein Gen. Dieses legt wie ein „Kochrezept" fest, aus welchen Aminosäuren das von ihm gesteuerte Protein aufgebaut ist (Näheres ☞ 3.6). Veränderungen nach der eigentlichen Proteinsynthese, etwa die Anlagerung oder Abspaltung von Phosphatgruppen sowie das „Herausschneiden" eines Proteins aus einem größeren Vorläuferprotein, sind möglich.

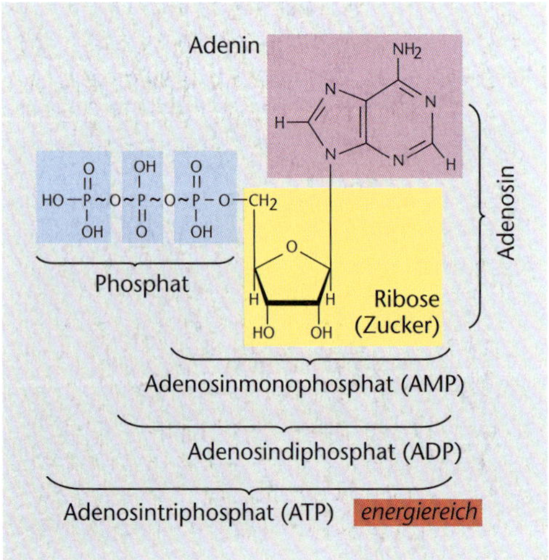

Abb. 2.33: Aufbau des ATP, bestehend aus Adenin und Ribose, die als Adenosin bezeichnet werden, sowie drei Phosphatgruppen. ADP besitzt dagegen zwei und AMP nur eine Phosphatgruppe.

Von der DNA zum Protein

Durch die DNA sind alle unsere Proteine in Form von „Protein-Codes" verschlüsselt. Jeder DNA-Abschnitt (Gen) repräsentiert den Bauplan (Aminosäuresequenz) für ein Protein (Eiweiß).

Aufbau der RNA

Die RNA (Ribonukleinsäure) ist die zweite Form von Nukleinsäuren, die sich von der DNA in mehreren Punkten unterscheidet:

- Im Gegensatz zur doppelsträngigen DNA ist die RNA nur einsträngig
- Anstatt des Zuckermoleküls Desoxyribose findet man in der RNA die **Ribose**
- Die Base Thymin ist in der RNA durch **Uracil** ersetzt.

Es gibt verschiedene Arten von RNA, die alle eine Teilaufgabe bei der Herstellung der Proteine erfüllen (Näheres ☞ 3.7).

2.8.5 Adenosintriphosphat (ATP)

Nukleotide sind nicht nur an der Erbsubstanz beteiligt, auch im Energiehaushalt stellen sie eine der Schlüsselsubstanzen dar: das **ATP (Adenosintriphosphat).**

Eine Zelle kann nur leben oder überleben, wenn genügend ATP in der Zelle vorhanden ist. Leben ist an die Anwesenheit von Energie und damit von ATP gebunden – man findet es deshalb nicht nur in menschlichen Zellen, sondern in *allen* Organismen der Erde. Hauptaufgabe des ATP ist es, Energie zwischenzuspeichern und im Bedarfsfall wieder abzugeben; das ATP hat also gewissermaßen die Funktion eines „Akkus" der Zelle. ATP besteht aus der stickstoffhaltigen Base Adenin, dem Zuckermolekül Ribose und drei Phosphatgruppen (☞ Abb. 2.33). Die Bindungen zwischen den Phosphatgruppen sind sehr energiereich: Wird die dritte Phosphatgruppe unter Verbrauch von Wasser (Hydrolyse) enzymatisch abgespalten, so wird Energie verfügbar, welche von der Zelle für Energie verbrauchende Vorgänge verwendet wird.

Anschließend muss das entstehende **Adenosindiphosphat (ADP)** wieder zu ATP regeneriert werden, wozu Energie *verbraucht* wird. Diese Energie stammt aus der „Verbrennung" energiereicher Nährstoffmoleküle (v.a. Glukose) unter Verbrauch von Sauerstoff in der Zelle (☞ oben).

ATP = Energieträger der Zelle

ATP ist der Hauptzwischenspeicher für Energie in der Zelle, da sich ATP relativ leicht auf- und wieder abbauen lässt.

2.9 Die Schlüsselrolle von Enzymen und Coenzymen

Das Leben jeder einzelnen Zelle des menschlichen Körpers ist untrennbar verbunden mit unzähligen chemischen Reaktionen, die ständig in ihr ablaufen.

Dabei werden bei **anabolen Reaktionen** (☞ 2.5) kleinere Moleküle zu größeren Einheiten verbunden, indem neue Bindungen geknüpft werden. Solche Reaktionen sind üblicherweise an die Zufuhr von Energie gebunden, die vom „Zellakku" ATP bereitgestellt wird. Im Gegensatz dazu werden bei **katabolen Reaktionen** bestehende Bindungen gespalten, wobei Energie frei wird, die üblicherweise zur Regeneration des verbrauchten ATP verwendet wird. Der Wirkungsgrad dieser Energieumwandlung in ATP ist jedoch nicht 100 %ig, so dass als Nebenprodukt zusätzlich Wärme anfällt.

Maßgeblichen Anteil besitzen anabole Reaktionen am *Baustoffwechsel,* da sie dem Aufbau neuer Strukturen dienen. Ihm steht der *Betriebsstoffwechsel* gegenüber, der vor allem über katabole Reaktionen bewerkstelligt wird.

Entscheidend für das Funktionieren des Stoffwechsels sind die organischen Kohlenstoffverbindungen, die jedoch nur sehr träge untereinander reagieren. Deshalb gibt es in jeder Zelle Instrumente, die praktisch jede chemische Reaktionskette *beschleunigen,* nämlich die erwähnten **Enzyme.** Sie werden *Biokatalysatoren* genannt.

2.9.1 Enzyme und Coenzyme

Die meisten Enzyme sind Proteine, es gibt aber auch RNA-Enzyme *(Ribozyme)*. Die Stoffe, die von einem Enzym umgesetzt werden, nennt man **Substrate.** Im Verlauf der Enzymreaktion wird das Substrat chemisch verändert, indem entweder neue Bindungen geknüpft oder bestehende Bindungen gespalten werden. So entstehen ein bzw. mehrere **Produkte.**

Für die Wirksamkeit des Enzyms ist sein **aktives Zentrum** verantwortlich. Dieses entsteht durch eine besondere Faltung der Polypeptidkette, aus der das Enzym aufgebaut ist. Hierdurch entsteht an der Oberfläche des Enzyms eine Struktur, die genau mit dem Substrat zusammenpasst. So wie ein Schlüssel nur in ein ganz bestimmtes Schloss passt, so passt auch das Substrat nur in das entsprechende aktive Zentrum „seines" Enzyms.

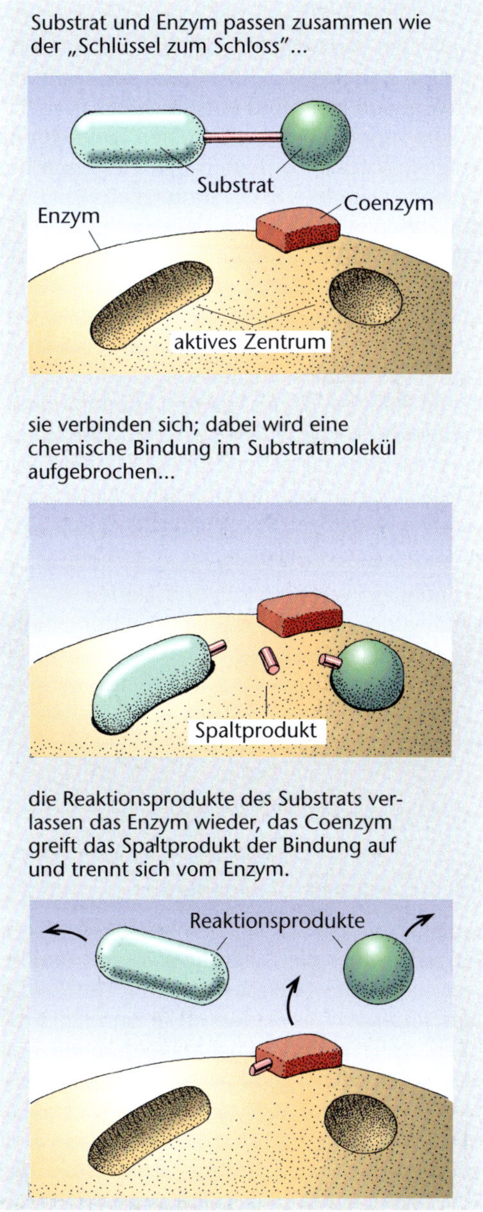

Abb. 2.34: Schrittweise Darstellung der enzymvermittelten Spaltung eines Substrates mit beteiligtem Coenzym.

Damit Enzyme ihre Funktion ausüben können, sind die meisten von ihnen jedoch auf einen zusätzlichen „Helfer" angewiesen, den man **Coenzym** nennt. Dies ist deshalb erforderlich, weil das Enzym selbst an der chemischen Reaktion *nicht* teilnimmt, sondern nur die beteiligten Partner in geeigneter Weise zusammenbringt. So ist es nur das *Coenzym*, das bei der Enzymreaktion verändert wird, indem es entweder vom Substrat abgespaltene Elektronen bzw. Atome aufnimmt oder diese dem Substrat zur Verfügung stellt.

Coenzyme sind meist sehr kompliziert aufgebaute organische Moleküle und im Gegensatz zu den Enzymen grundsätzlich *keine* Proteine. Coenzyme leiten sich häufig von *Vitaminen* (☞ 19.7) ab.

Abb. 2.34 zeigt schematisch eine Enzymreaktion, bei der eine chemische Bindung aufgebrochen wird (katabole Reaktion) und das anfallende Spaltprodukt, das aus einzelnen Elektronen, Atomen oder Molekülgruppen bestehen kann, vom Coenzym aufgenommen wird. Die neu gebildeten Moleküle, die **Reaktionsprodukte,** entfernen sich dann von der Enzymoberfläche, und das *unveränderte Enzym* kann nun neue Substratmoleküle binden.

Die Geschwindigkeit, mit der ein einziges Enzymmolekül *Substrate* in *Reaktionsprodukte* verwandelt, ist ungeheuer groß und kann mehrere Hunderttausend Substratmoleküle pro Sekunde betragen.

Faktoren, die enzymatische Reaktionen beeinflussen

Viele Enzyme arbeiten nicht nur mit Coenzymen, sondern auch mit bestimmten **Ionen** wie Mg^{2+}, Fe^{2+} oder Zn^{2+} – Magnesium, Eisen und Zink – zusammen. Fehlen diese Ionen, so ist die Enzymfunktion gestört.

Des Weiteren spielt die **Körpertemperatur** für die Enzymfunktion eine große Rolle: Mit steigender Körpertemperatur steigt auch die Substratumsatzrate eines Enzyms steil an. Bei hohen Temperaturen, z. B. Fieber über 41 °C, wird das Enzym jedoch geschädigt, und seine Eiweißstruktur bricht zusammen. Dann fällt die Umsatzrate fast bis auf Null ab.

Die Enzymfunktion ist ferner vom **pH-Wert** (☞ 2.7.3) abhängig. Für die meisten intrazellulären Enzyme ist ein pH-Wert von 7,2 optimal. Extrazellulär arbeitende Enzyme, z. B. die eiweißspaltenden Pepsine des Magens, besitzen jedoch meist ein stark hiervon abweichendes pH-Optimum (☞ 18.4.4).

2.9.2 Oxidation und Reduktion

Die Funktionsweise von Enzymen und Coenzymen soll im Folgenden exemplarisch an zwei im Stoffwechsel besonders häufig vorkommenden Reaktionsformen erklärt werden:

- Der Oxidationsreaktion (kurz Oxidation) und
- Der Reduktionsreaktion (kurz Reduktion).

Bei einer **Oxidation** werden *Elektronen abgegeben.* Meist erfolgt dies über die Abgabe von

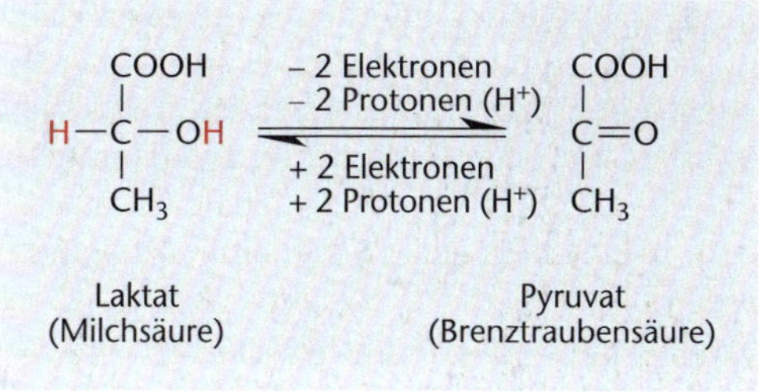

Abb. 2.35: Oxidationsreaktion bei der Umwandlung von Laktat zu Pyruvat.

Wasserstoffatomen (also von jeweils einem Elektron und einem Proton). Abb. 2.35 zeigt modellhaft eine solche Reaktion anhand der Umwandlung von **Laktat** *(Milchsäure)* in **Pyruvat** *(Brenztraubensäure).*

Die Oxidation ist nur möglich, wenn die abgegebenen Elektronen von einem anderen Stoff – in einer praktisch umgekehrten Reaktion – wieder aufgenommen werden. Eine solche *Elektronenaufnahme* heißt **Reduktion.** Meist geschieht die Reduktion über die Aufnahme von Wasserstoffatomen (also von jeweils einem Elektron und einem Proton).

Im Falle der oben beschriebenen *Oxidationsreaktion* (☞ Abb. 2.35) findet gleichzeitig die *Reduktion* des beteiligten Coenzyms, des NAD^+, nach folgender Gleichung statt:

$NAD^+ + 2\,H^+ + 2$ Elektronen $\rightarrow NADH + H^+$

NAD^+ *(Nikotinamid-Adenin-Dinukleotid)* ist ein kompliziert aufgebautes Coenzym und leitet sich von dem Vitamin Niazin *(Nikotinsäure)* (☞ 19.7) ab. Es spielt im Stoffwechsel die bedeutendste Rolle als Überträger von Elektronen bzw. Wasserstoffatomen. Im Falle obiger Oxidationsreaktion (Laktat zu Pyruvat) wird das Coenzym von NAD^+ zum **NADH + H⁺** reduziert. Netto nimmt das NAD^+ nicht beide abgegebenen Wasserstoffatome, sondern nur ein Proton und zwei Elektronen auf.

> **Elektronenübertragungsreaktionen**
> Oxidations- und Reduktionsreaktionen sind untrennbar miteinander verbunden, man spricht von Redox-Reaktionen. Wann immer eine Substanz oxidiert wird, muss eine andere reduziert werden.

Unter geeigneten Voraussetzungen kann die Reaktion auch in entgegengesetzter Richtung verlaufen: Dann wird das Pyruvat reduziert, nimmt also Elektronen beziehungsweise Wasserstoffatome auf, und das NADH wird oxidiert, gibt also zwei Elektronen und ein Proton ab. Immer dann, wenn eine Reaktion in beide Richtungen möglich ist, symbolisiert man dies in der Reaktionsgleichung durch einen *Doppelpfeil.*

Egal in welche Richtung die Reaktion verläuft, sie ist in jedem Fall an ein spezifisches Enzym, im obigen Beispiel die **LDH** *(Laktatdehydroge-*

2

nase), gebunden. Ohne dieses Enzym verläuft die Reaktion zu langsam, und es wird kein nennenswerter Substratumsatz erzielt. Man symbolisiert die Bedeutung des Enzyms dadurch, dass man dessen Namen auf den Reaktionspfeil bzw. Doppelpfeil stellt. Noch einmal zeigt sich die Wichtigkeit der Beteiligung von Enzymen als Biokatalysatoren, die zwar an der Reaktion teilnehmen, am Schluss aber unverbraucht aus der Reaktion wieder hervorgehen.

Literatur und Kontaktadressen

Literatur

Bundesministerium für Umwelt, Naturschutz und Reaktorsicherheit in Zusammenarbeit mit dem Bundesamt für Gesundheit, Schweiz (Hg.). Merkblatt Radon. Bonn 2004. www.bmu.de

Goretzki, G., Maurer, A.: Physik, Chemie und Strahlenkunde für Pflegeberufe. Elsevier, München 2003

Kontaktadressen

Deutsches Bundesamt für Strahlenschutz, Willy-Brandt-Straße 5, 38226 Salzgitter, Tel. 01888/3330, www.bfs.de

ÖKO-TEST Verlag GmbH, Kasseler Strasse 1a, 60486 Frankfurt am Main, Tel. 069/977770, www.oekotest.de

2.10 Gesundheit & Lebensstil: Umwelt: Was macht uns krank?

Der Seufzer, die Umwelt mache uns krank, geht eigentlich an den falschen Adressaten. Denn der Mensch ist häufig selbst daran beteiligt, wenn umweltbedingte Erkrankungen zunehmen.

Gift gegen Schädlinge – und für Menschen

Zwischen den 50er- und 70er-Jahren des letzten Jahrhunderts wurden – auch von Hobby-Handwerkern – in großem Stil Holzschutzmittel verarbeitet, die *Pentachlorphenol* **(PCP)** gegen Pilzbefall und zum Teil auch das Insektizid *Lindan* enthielten. Bauern versprühten PCP zur Schädlingsbekämpfung. 1979 wurden in Deutschland 47 000 t Produkte verkauft, die fast 10 000 t PCP enthielten.

PCP ist ein starkes, schwer abbaubares Gift, das noch 30 Jahre später aus dem behandelten Holz ausdampft, sich z. B. auf Staub und Teppichen niederschlägt und dann vor allem eingeatmet wird. Die möglichen Folgen der daraus resultierenden chronischen PCP-Belastung reichen von allgemeiner Mattigkeit und Konzentrationsschwäche sowie Depression über Hautveränderungen, erhöhte Infektanfälligkeit und neurologische Störungen bis zu negativen Einflüssen auf die Fortpflanzungsfähigkeit. In Tierstudien ergaben sich außerdem Hinweise auf eine krebserregende Wirkung. Die Schweiz und Deutschland haben 1989 verboten, PCP gewerbsmäßig herzustellen, Österreich 1991.

Ebenfalls verboten und trotzdem noch wirksam sind **PCB** *(Polychlorierte Biphenyle)*. Diese rund 200 chlorierten Kohlenwasserstoffe kommen z. B. in Kondensatoren, Farben, Lacken, Harzen, Kunststoffen, Klebstoffen, aber auch in Dichtungsmassen vor. PCB schwächt z. B. das Immunsystem und steht unter Verdacht, krebserregend zu sein. Und obendrein kann aus ihnen im Rahmen der Müllverbrennung das Gift *Dioxin* entstehen. PCB reichern sich im Fettgewebe an, weshalb fetthaltige, tierische Lebensmittel nach wie vor belastet sein können.

Was wir mitessen

Wenn wir schon vom Essen sprechen: In Deutschland sind etwa 300 Lebensmittelzusätze zugelassen, die mit **E-Nummern** gekennzeichnet sind. Dahinter verbergen sich Farb- und Konservierungsstoffe, Geschmacksverstärker und Trennmittel. Viele davon werden als unschädlich eingestuft, viele andere hingegen sind umstritten. Aber: Auch „eigentlich" unschädliche Zusätze können Allergien auslösen. Und das nur, damit die Farbe stimmt? Wer wissen möchte, was er isst, sollte sich angewöhnen, Etiketten zu studieren. E 110 beispielsweise steht für den Farbstoff „Gelborange S".

Streitpunkt Elektrosmog

In der Öffentlichkeit unter Beschuss gekommen ist in den letzten Jahren der **Elektrosmog.** *Smog* setzt sich aus den englischen Wörtern „smoke" (Rauch) und „fog" (Nebel) zusammen und steht für „starke Luftbelastung" durch Schadstoffe. Beim Elektrosmog handelt es sich um technisch erzeugte *elektrische* und *magnetische Felder,* die im Haushalt durch elektrische und elektronische Geräte wie Staubsauger, Rasierapparat, Elektroheizung oder Fernsehgerät erzeugt werden, sowie um *elektromagnetische Felder,* die bei der Nutzung wellenabstrahlender Geräte wie Handys, schnurloser Telefone oder drahtloser Videoüberwachungssysteme entstehen. Nennenswerte Quellen außerhalb des Hauses sind zum einen Hochspannungsleitungen und elektrifizierte Bahnlinien und zum anderen Sendeantennen, Mobilfunk- und Radaranlagen.

Derartige Felder wirken auf den menschlichen Körper. Ob sie aber bei niedriger Intensität krank machen können, darüber wird auch unter Fachleuten zum Teil heftig gestritten. Es gibt zwar Hinweise auf Gesundheitsrisiken unterhalb der gesetzlichen Grenzwerte, die bisher vorliegenden Studien sprechen insgesamt aber gegen einen kausalen Zusammenhang zwischen Elektrosmog und den geklagten, oft unspezifischen Beschwerden. Auch ein kausaler Zusammenhang zu Krebserkrankungen konnte bislang nicht gefunden werden. So wurde etwa im Jahr 2000 von der WHO in 13 Ländern die *Interphone-Studie* gestartet mit der Frage, ob der Gebrauch von Mobil- und Schnurlostelefonen ein erhöhtes Risiko für Hirntumoren mit sich bringe. Erste Ergebnisse aus Deutschland (2006), Dänemark und Großbritannien (2005) verneinen das.

Der öffentlichen Meinung entspricht dies nicht unbedingt: So waren bei einer Telefonumfrage der Universität Bern (2005) 61 % von 342 praktizierenden Ärzten in der Schweiz überzeugt, „dass es Personen gibt, bei denen Gesundheitsbeschwerden durch elektromagnetische Felder ausgelöst werden".

Die Felder von nicht abstrahlenden Haushaltsgeräten sind in 30 cm Abstand in der Regel verschwindend klein und entsprechend harmlos. Nichts spricht aber dagegen, den Elektrosmog möglichst gering zu halten und elektrisch betriebene Geräte (z. B. Computer, Fernsehapparat, Stereoanlage) generell auszuschalten und nicht im Standby-Betrieb zu lassen, wenn sie nicht gebraucht werden oder Abstand von ihnen zu halten, wenn man sie benutzt (etwa den Radiowecker am Bett nicht in unmittelbarer Nähe des Kopfes aufstellen). Elektromagnetische Felder, z. B. von Handys, können erheblich stärker auf den Körper wirken, wahrscheinlich beschränken sich die Effekte aber auf eine lokale Erwärmung. Abschließend klären lässt sich die Frage nach der Schädlichkeit des Elektrosmogs derzeit nicht.

Empfehlenswert für Babys und Kinder:

- Babyphone-Modell wählen, das nur sendet, wenn das Baby schreit
- 1 m Abstand zwischen Kinderbett und Babyphone einhalten
- Kinder unter 10 Jahren Handys möglichst wenig benutzen lassen. Geräte nur einstecken und anschalten, wenn sie gebraucht werden.

Radon verursacht Lungenkrebs

Einigkeit herrscht unter den Wissenschaftlern hingegen über die Gefährlichkeit von **Radon.** Das natürliche Edelgas entsteht beim Zerfall von *Radium.* Das Radon steigt aus der Erde hoch, dringt durch undichte Fundamente von Gebäuden und breitet sich in den Räumen aus. Durch Einatmen gelangt Radon in die Lunge und „bestrahlt" diese. Radon kommt überall vor, besonders häufig aber in den Mittelgebirgen. Verantwortlich für schätzungsweise 7 % aller Lungenkrebserkrankungen, ist Radon nach dem Rauchen die zweithäufigste Ursache für Lungenkrebs (☞ 17.11.1 und 17.13)!

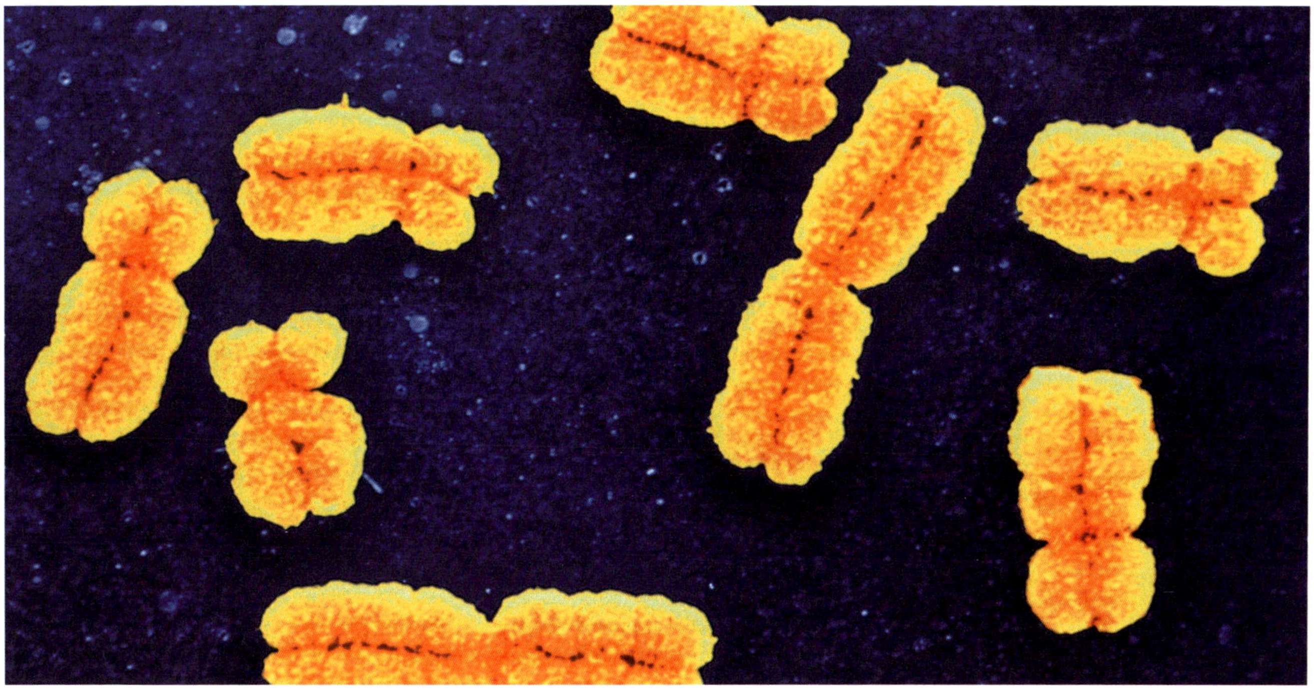

3 Von der Zelle zum Organismus, Genetik und Evolution

3.1 Die Zelle als elementare Funktionseinheit

3

Zellen sind die kleinsten Bau- und Funktionseinheiten des Organismus. Sie können Stoffe aufnehmen, umbauen und wieder freisetzen, also am Stoffwechsel teilnehmen. Außerdem können viele Zellen wachsen, sich teilen und auf Reize aus ihrer Umgebung reagieren.

Der Mensch als Vielzeller

Große Organismen, wie auch der Mensch, bestehen nicht etwa aus besonders großen, sondern aus ungeheuer vielen Zellen: Der Körper eines erwachsenen Menschen ist aus mehr als 10^{14} (100 000 Milliarden) Zellen zusammengesetzt. Pro Sekunde gehen mehrere Millionen Zellen zugrunde, und ebenso viele werden neu gebildet.

Unterschiedliche Funktion

Für die verschiedenartigen Aufgaben, die in einem großen Organismus zu erledigen sind, spezialisieren sich die Zellen im Laufe der Entwicklung im Dienste des Gesamtorganismus *(funktionelle Differenzierung)*. Zellen gleicher Differenzierung bilden üblicherweise Zellverbände, die **Gewebe** (Details ☞ Kapitel 4). So bestehen Drüsen aus einer Vielzahl von Zellen, die auf die Bildung von bestimmten Sekreten (z.B. Schleim oder Muttermilch) spezialisiert sind. Muskelzellen dagegen können sich verkürzen, wodurch sich der Gesamtorganismus fortbewegen kann.

Unterschiedliche Gestalt

Aus der funktionellen Differenzierung folgt die unterschiedliche Form, Gestalt und Größe der Körperzellen. Während eine Nervenzelle wie ein Baum vielfach verzweigt ist, sind andere Zellen ellipsen- oder kugelförmig. Die reife Eizelle, mit einem Durchmesser von etwa 0,15 mm (150 µm) die größte menschliche Zelle, sieht man sogar mit bloßem Auge. Zum Erkennen aller übrigen Zellen ist ein Mikroskop erforderlich; sie sind nur 7–30 µm groß.

Trotzdem sind alle Zellen eines Menschen aus einer *einzigen* befruchteten Eizelle hervorgegangen und besitzen alle den gleichen genetischen Bauplan aus der Erbsubstanz DNA.

Gemeinsamkeiten aller Zellen

Trotz aller Unterschiede gibt es grundlegende Gemeinsamkeiten bei allen Zellen.

Mit einfachen *Lichtmikroskopen* erkannte man schon sehr früh, dass die Zelle aus mindestens zwei Komponenten zusammengesetzt sein musste: der *Grundsubstanz* **(Zytoplasma)** und dem **Zellkern** *(Nukleus)*.

Mit verbesserter Mikroskopiertechnik kamen dann im Vergleich zum Zellkern noch wesentlich kleinere „Zellorgane" zum Vorschein, die **Zellorganellen.** Der Feinbau dieser Organellen konnte jedoch erst mit Hilfe des *Elektronenmikroskops* näher betrachtet werden.

Die meisten Lebensvorgänge innerhalb der Zelle, die in Form von chemischen Reaktionen ablaufen, können aber selbst mit dem Elektronenmikroskop *nicht* direkt sichtbar gemacht werden.

Das Zytosol

Die Zellorganellen (☞ Abb. 3.3) nehmen etwa 50% des gesamten Zellvolumens ein. Der verbleibende Rest des Zytoplasmas wird als **Zytosol** bezeichnet. Im Zytosol spielen sich die meisten Stoffwechselprozesse als komplexes Zusammenspiel chemischer Reaktionen ab.

Das Zytosol besteht zu 70–95% aus Wasser. Der Rest setzt sich zusammen aus Proteinen, Kohlenhydraten und Ionen, sowie, oft in Form größerer Vakuolen, den Fetten. Aufgrund des hohen Eiweißgehalts ist das Zytosol äußerst zähflüssig.

3.2 Die Zellmembran

Jede Zelle ist von einer hauchdünnen, etwa ein Hunderttausendstel Millimeter (10 nm = 0,01 µm) dicken Membran umschlossen, der

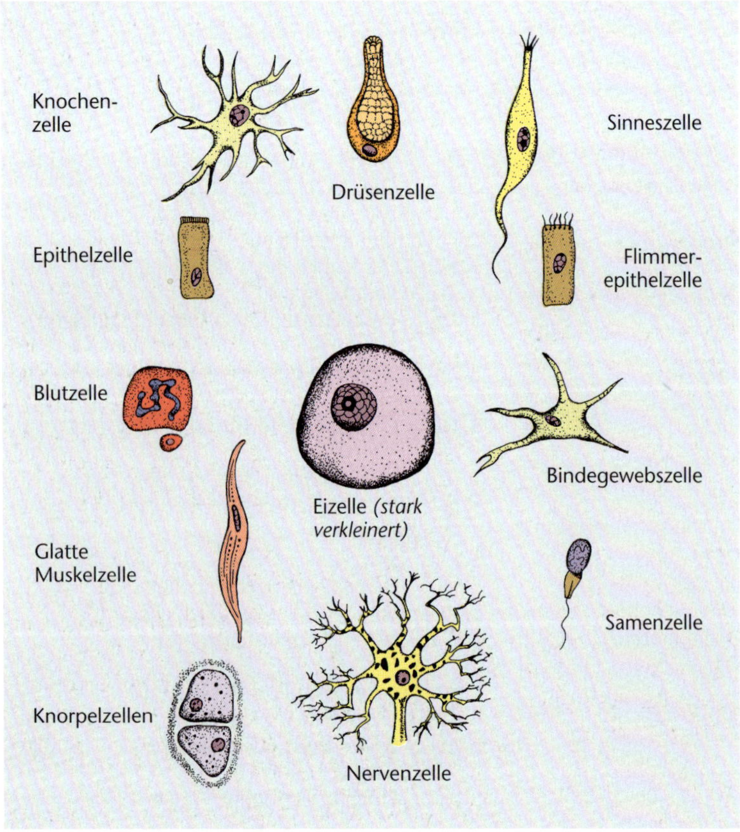

Abb. 3.1: Beispiele für die Differenzierung menschlicher Zellen. Wären die Größenrelationen zwischen den Zelltypen korrekt wiedergegeben, müsste die Eizelle im Vergleich zur Samenzelle etwa so groß sein wie die gesamte Abbildung. [A400]

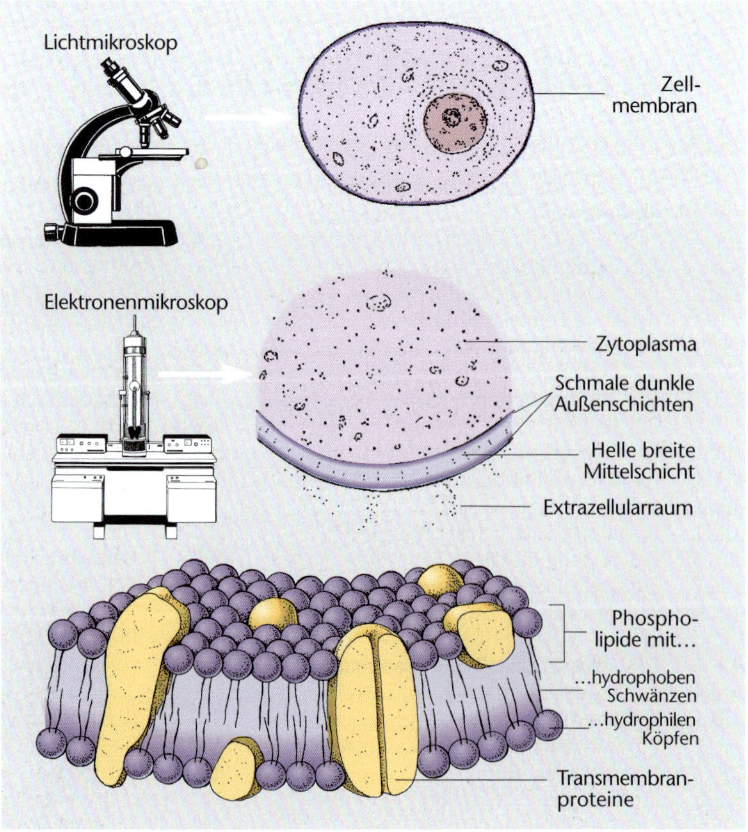

Abb. 3.2: Die Zellmembran. Die mit dem Lichtmikroskop (Auflösung 0,1 µm) nur als Linie zu sehende Zellmembran erscheint unter dem Elektronenmikroskop (Auflösung 0,1 nm) dreischichtig.

Zellmembran oder *Zytoplasmamembran.* Da auch in der Zelle zahlreiche Membranen vorkommen, die ganz ähnlich aufgebaut sind, heißt dieser Membrantyp auch **Einheitsmembran.**

Chemisch gesehen bestehen Membranen aus einem Doppelfilm fettähnlicher Substanzen. Hauptkomponenten sind die *Glykolipide* mit Zuckerseitenketten und – in den meisten Membranen mengenmäßig am häufigsten – die *Phospholipide* (☞ 2.8.2). Jedes einzelne Lipidmolekül besitzt einen langen, Wasser abstoßenden **(hydrophoben)** Schwanzteil sowie einen Wasser anziehenden **(hydrophilen)** Kopf. In den Membranen stehen sich jeweils zwei Lipidmoleküle gegenüber und bilden so die **Lipid-Doppelschicht.** Unter dem Elektronenmikroskop ergibt sich ein dreischichtiger Aufbau (☞ Abb. 3.2): Die Wasser anziehenden Köpfe sind als dunkle Schichten zu erkennen. Sie stehen mit der wässrigen Lösung innerhalb und außerhalb der Zelle in Kontakt. Die hydrophoben Schwänze zeigen zum Inneren der Membran hin, sie bilden die hellere Mittelschicht der Membran. Zusätzlich zu den Phospho- und Glykolipiden enthalten viele Membranen in unterschiedlichen Mengen Cholesterin, das die Beweglichkeit der Lipidmoleküle untereinander einschränkt.

Während die Lipid-Doppelschicht gewissermaßen das Gerüst der Membran darstellt, sind für die meisten Membranfunktionen *Proteine* verantwortlich: Membranproteine dienen als spezifische Rezeptoren, als Enzyme oder Transportproteine. Manche dieser Proteine sind nur an die Membran angelagert, andere sind teilweise eingelagert oder durchdringen sie vollständig; sie heißen **periphere, integrale** bzw. **Transmembran-Proteine.** Die einzelnen Lipidmoleküle und Proteine sind innerhalb der Membran beweglich, sie bilden ein „flüssiges Mosaik" (S. J. Singer und G. L. Nicolson, 1972).

3.2.1 Die Glykokalix der Zelloberfläche

Ebenso wie die Membranlipide sind auch die Membranproteine an der Zellmembran sehr häufig mit antennenförmigen Zuckerketten versehen. Die äußere Zelloberfläche besteht somit zu einem großen Teil aus Kohlenhydraten, die eine Hülle, die **Glykokalix,** um die Zelle bilden. Die Zuckerketten sind häufig verzweigt und können in der Anordnung ihrer Zucker außerordentlich vielfältig sein.

Die Glykokalix schützt die Zelle vor mechanischen und chemischen Schädigungen und hält Fremdkörper und andere Zellen auf ausreichende Distanz, um unerwünschte Protein-Protein-Kontakte zu verhindern. Andererseits spielt die Glykokalix aufgrund ihrer exponierten Lage an der Oberfläche eine Rolle bei vorübergehenden Kontakten zwischen einzelnen Zellen, so z.B. bei der Blutgerinnung oder bei Entzündungsreaktionen.

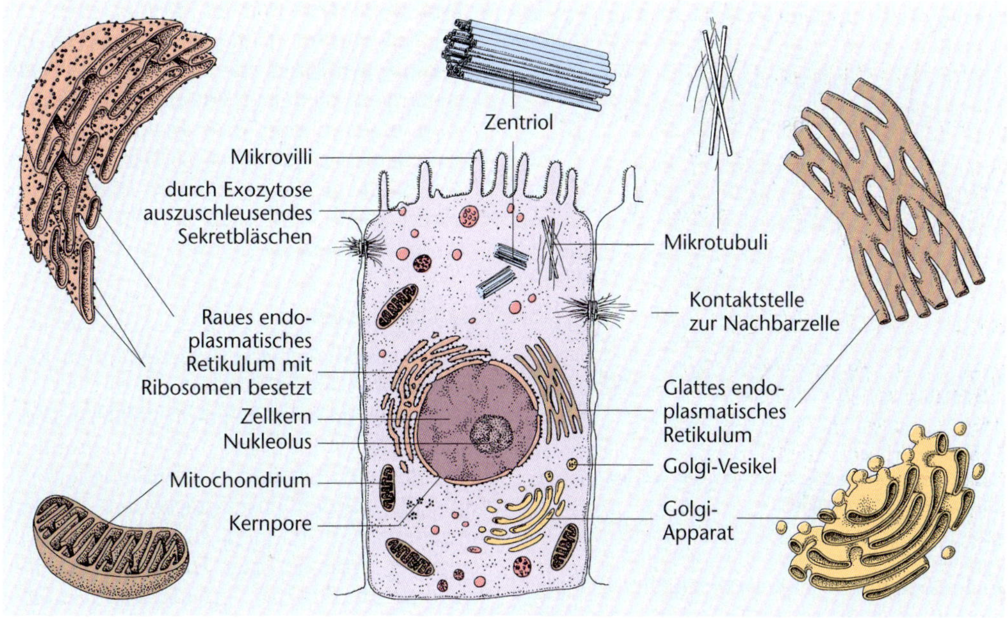

Abb. 3.3: Schnitt durch eine Zelle. Analog zum menschlichen Körper, der aus verschiedenen Organen aufgebaut ist, besteht jede einzelne Zelle aus kleinen Funktionseinheiten, den Organellen. [A400]

3.2.2 Selektive Permeabilität der Membranen

Membranen regulieren den Durchtritt von Stoffen und bestimmen damit, welche Stoffe in die Zelle oder in die membranbegrenzten Räume im Zellinneren eintreten bzw. sie verlassen können. Diese Eigenschaft heißt *selektive Permeabilität* oder **Semipermeabilität** der Membranen. Sie hängt von mehreren Faktoren ab:

- **Molekülgröße.** Einige sehr kleine Moleküle, z.B. Sauerstoff, können die Membranen ungehindert überwinden, für andere wie Wasser und Kohlendioxid ist sie eine Barriere. Für große Moleküle (etwa die meisten Proteine) stellt sie ein unüberwindbares Hindernis dar
- **Fettlöslichkeit.** Den weitaus größten Anteil zellulärer Membranen macht die fettlösliche **(lipophile)** mittlere Schicht aus. Je besser eine Substanz in Fett löslich ist, desto leichter kann sie Membranen passieren. Dies trifft z.B. auf die Steroidhormone zu, die als Abkömmlinge des Cholesterins stark in Fett löslich sind (☞ 12.1.3)
- **Elektrische Ladung** der Substanz. Elektrisch geladene Teilchen (Ionen) können die Phospholipid-Doppelschicht kaum überwinden.

Wasser, CO_2 sowie hydrophile und geladene Teilchen, etwa Ionen, Zucker, Aminosäuren und viele andere Stoffwechselprodukte, müssen dennoch durch Membranen transportiert werden. Für ihren Transport ist die Zelle auf die **Membrantransport-Proteine** angewiesen; diese sind ausschließlich Transmembranproteine.

Es gibt zwei Hauptklassen von Membrantransport-Proteinen: **Carrierproteine** binden die spezifische Substanz und transportieren sie durch die Membran, indem sie eine ganze Reihe von Konformationsänderungen (Gestaltsänderungen) durchlaufen. **Kanalproteine** bilden hydrophile Poren durch die Membran. Der Wassertransport erfolgt z.B. über Wasserkanäle *(Aquaporine).* Viele Kanäle sind auf den schnellen Transport von Ionen spezialisiert und heißen daher auch *Ionenkanäle.* Während der Transport über alle Kanalproteine und viele Carrierproteine passiv (☞ 3.5.4) verläuft, können die Zellen mit Hilfe von einigen Carrierproteinen Moleküle aktiv durch die Membranen pumpen (☞ 3.5.9).

Die selektive Permeabilität der Zellmembran ist die Voraussetzung, um die für viele Prozesse unbedingt notwendigen **Konzentrationsunterschiede** (Gradienten) zwischen dem Zellinneren und der äußeren Umgebung (Interstitium) aufrechtzuerhalten.

3.3 Die Zellorganellen

Da zahlreiche chemische Reaktionen in der Zelle zur gleichen Zeit ablaufen, muss sichergestellt sein, dass diese nicht miteinander in Konflikt geraten. Deshalb ist die Zelle in ein System von getrennten Räumen unterteilt, die von den **Zellorganellen** gebildet werden. Gesamtzahl wie Typen der Organellen unterscheiden sich von Zelle zu Zelle je nach ihrer Funktion.

3.3.1 Der Zellkern

Die meisten Körperzellen besitzen einen einzigen **Zellkern** *(Nukleus)*, in manchen Zellen, z.B. Skelettmuskelzellen, kommen aber auch mehrere Kerne vor. Eine Ausnahme sind die reifen roten Blut*körperchen* und Blutplättchen: sie haben keinen Zellkern.

Der Zellkern übt seine Hauptfunktionen zusammen mit dem Zytoplasma aus. Er ist das Steuerungszentrum des Zellstoffwechsels und beherbergt die genetische Information.

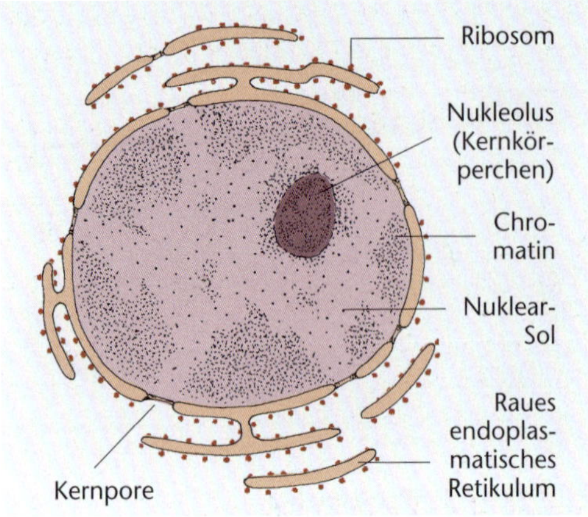

Abb. 3.4: Zellkern. Deutlich zu erkennen sind die drei Hauptbestandteile des Karyoplasmas: Nuklear-Sol, Chromatin und Nukleolus.

In der Zeit, in der der Kern sich nicht teilt, hat er ein typisches Aussehen: Er ist von zwei Membranen umgeben, die zusammen die **Kernhülle** bilden. **Kernporen** erlauben den Austausch von bestimmten Molekülen mit dem Zytoplasma. Die äußere der beiden Membranen geht kontinuierlich in die Membranen des *endoplasmatischen Retikulums* über.

Alle Bestandteile des Kerninnenraumes werden zusammen als **Karyoplasma** bezeichnet. Es besteht aus:

- Erbsubstanz in Form der **DNA** (☞ 2.8.4), die beim Menschen in 46 Untereinheiten, den **Chromosomen,** verpackt ist
- Einem oder mehreren **Nukleoli** oder *Kernkörperchen.* An den Nukleoli wird die ribosomale RNA gebildet und mit ribosomalen Proteinen zu Ribosomen-Untereinheiten verpackt. Die letzten Schritte der Ribosomenreifung finden dann im Zytoplasma statt

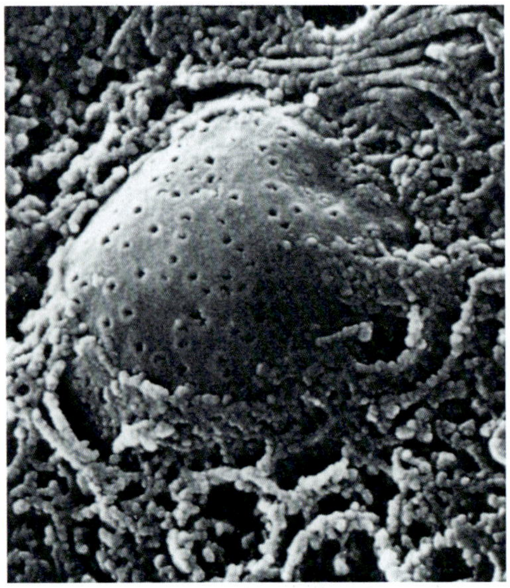

Abb. 3.5: Kernhülle mit Kernporen im Rasterelektronenmikroskop. Durch ein spezielles Ätzverfahren wurden die Kernporen in der Kernmembran hervorgehoben. [C160]

- Dem löslichen Anteil des Karyoplasmas, der als **Nuklear-Sol** (früher *Karyolymphe*) bezeichnet wird und aus einem Gemisch aus vielen verschiedenen Proteinen besteht. Es wird angenommen, dass analog zum Zytoskelett im Zytoplasma (☞ 3.3.7) auch im Kern ein inneres Netzwerk existiert. Dieses Kerngerüst spielt vermutlich bei der DNA-Verdopplung eine Rolle.

Die Chromosomen

Bei der ruhenden, sich nicht teilenden Zelle liegt die DNA assoziiert mit Proteinen wie lose, vielfach gewundene Fäden im Zellkern. Diese Fäden sind so dünn, dass sie im Lichtmikroskop nicht sichtbar sind. Die sehr langen DNA-Moleküle würden ausgestreckt den Zellkern tausendmal umspannen, sie liegen mit Hilfe spezieller Proteine, den **Histonen,** in einer kompakteren Struktur verpackt vor. Die DNA zusammen mit den Proteinen (dazu gehören neben den für die Verpackung zuständigen Histonen die **Nicht-Histon-Proteine**) bezeichnet man als **Chromatin** (☞ Abb. 3.7); es lässt sich durch Anfärben sichtbar machen. Nur während der *Kernteilung* (☞ 3.8), sind die Chromosomen im Mikroskop sichtbar, weil sich dann die 46 langen Fäden zu 46 noch kompakteren Strukturen aufwickeln (vergleichbar mit Wollfäden, die zu Wollknäueln aufgewickelt werden). Die jetzt sichtbaren *Chromosomen* sind häkchenförmige Gebilde mit einer Einschnürung, dem **Zentromer** (☞ Abb. 3.6). Das Zentromer gliedert das Chromosom in zwei meist unterschiedlich lange **Chromosomenschenkel.**

Verdoppelung der Chromosomen

Vor jeder Kernteilung werden die beiden Chromosomenschenkel verdoppelt, wodurch zwei identische Untereinheiten entstehen, die **Chromatiden.** Die beiden Chromatiden sind zunächst noch am Zentromer miteinander verbunden. Im Laufe der Kernteilung werden sie dann am Zentromer durch die Mitosespindel (☞ 3.3.7) auseinandergezogen.

3.3.2 Die Ribosomen

Ribosomen sind die Zellorganellen für die Proteinbiosynthese (☞ 3.7.3). Sie finden sich in großer Zahl in jeder Zelle und sind auch im Elektronenmikroskop wegen ihrer Winzigkeit nur als Körnchen sichtbar. Sie sind aus zwei verschieden großen Untereinheiten zusammengesetzt und bestehen hauptsächlich aus Proteinen und verschiedenen Arten **ribosomaler RNA** *(r-RNA).* Eine Art ribosomaler RNA ist z. B. für die Bildung der Peptidbindung (☞ 2.8.3) während der Proteinbiosynthese verantwortlich.

Häufig findet man zahlreiche Ribosomen kettenförmig zu *Polysomen* zusammengelagert.

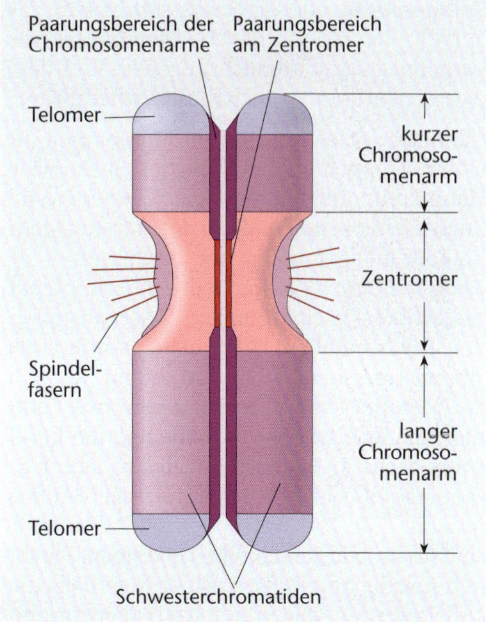

Abb. 3.6: Schema der wichtigsten strukturellen Komponenten eines Chromosoms. In dieser Abb. befindet sich die Zelle schon in der Kernteilung: die Chromosomenschenkel liegen doppelt in zwei identischen Untereinheiten vor, den Chromatiden. Im Bereich des Zentromers setzen an Proteinauflagerungen bei der Teilung die Spindelfasern an. Die Telemore an den Chromosmenenden spielen bei der Replikation der DNA eine Rolle, an ihnen wie auch an den Zentromeren wird keine genetische Information abgelesen.

3.3.3 Das endoplasmatische Retikulum

Das Zytoplasma fast aller Körperzellen enthält ein reich verzweigtes, membranumschlossenes, bläschen- oder schlauchförmiges Hohlraumsystem, das **endoplasmatische Retikulum** *(ER).* Sein Innenraum nimmt etwa 10 % des gesamten Zellvolumens in Anspruch und befindet sich in der Zelle in Kernnähe. Ist die Membran des endoplasmatischen Retikulums mit Ribosomen besetzt, spricht man von **rauem** endoplasmatischen Retikulum, ansonsten von **glattem** endoplasmatischen Retikulum.

Das glatte endoplasmatische Retikulum spielt eine wichtige Rolle bei der Synthese von fast allen in der Zelle gebrauchten Lipiden einschließlich der Membranlipide und sorgt für deren richtige Verteilung innerhalb der Zelle. Entsprechend dominiert es in Zellen, die auf den Lipidstoffwechsel spezialisiert sind, etwa den steroidhormonproduzierenden Zellen der Nebennierenrinde.

Im rauen endoplasmatischen Retikulum werden alle Proteine synthetisiert, die entweder aus der Zelle ausgeschleust werden sollen oder z. B. für das endoplasmatische Retikulum selbst, den Golgi-Apparat (☞ 3.3.4) oder die Zellmembran bestimmt sind. Es überwiegt in allen anderen Körperzellen.

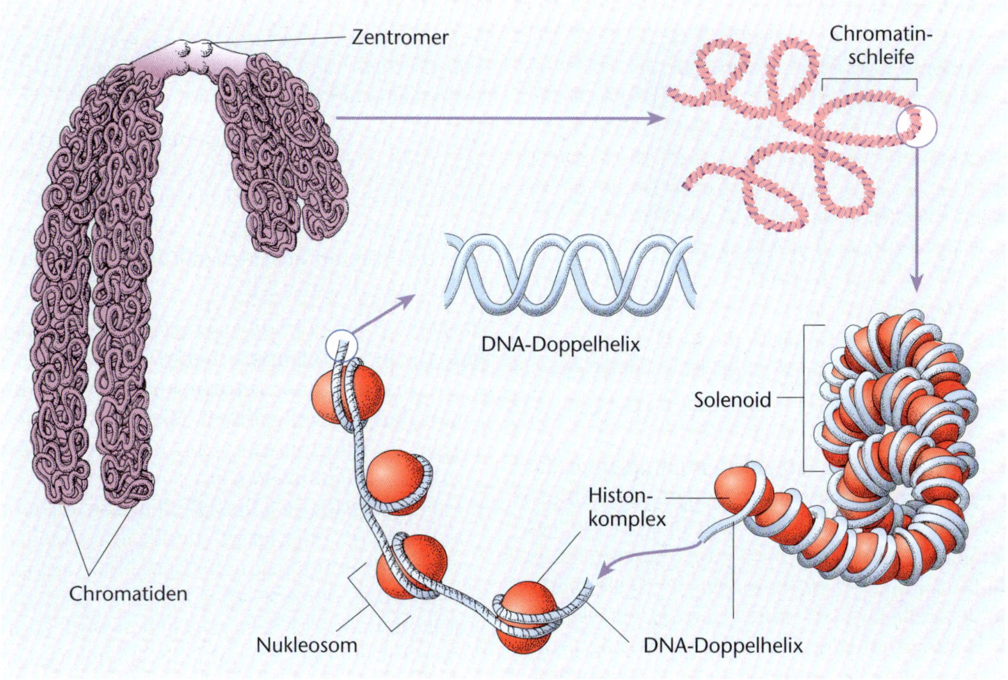

Abb. 3.7: Feinbau der Chromosomen. Die unterste Stufe der DNA-Verpackung im Zellkern ist die Aufwicklung eines DNA-Stücks in zwei vollständigen Windungen (☞ 2.8.4) um einen Histonkomplex. Histone und DNA bilden zusammen elektronenoptisch erkennbare Partikel, die Nukleosomen. Weitere Aufwindungen des DNA-Doppelstrangs führen zu Überstrukturen wie dem Solenoid oder den Chromosomenschleifen und schließlich während der Kernteilung zu den im Lichtmikroskop sichtbaren Chromosomen.

3.3.4 Der Golgi-Apparat

In Kernnähe findet man typischerweise ein System aus napfförmigen Membransäckchen, die in Stapeln von 5 – 10 dicht gepackt aufeinander liegen. Ein einzelner Stapel wird als **Diktyosom** bezeichnet, die Gesamtheit aller Diktyosomen einer Zelle bildet den **Golgi-Apparat.** Vom Rand und der Innenseite der Diktyosomen schnüren sich substanzgefüllte Bläschen ab, die **Golgi-Vesikel.**

Im Golgi-Apparat werden die im endoplasmatischen Retikulum hergestellten Proteine in ihrer Struktur weiter verändert und die reifen Proteine portionsweise abgeschnürt. Dies ist quasi eine Art „Schlussmontage". Dabei muss gewährleistet sein, dass die für den Golgi-Apparat selbst bestimmten Proteine verbleiben und die anderen an den richtigen Bestimmungsort (z. B. Plasmamembran, sekretorische Vesikel oder Lysosomen) „adressiert" werden. Der Golgi-Apparat ist besonders ausgeprägt in Zellen mit sekretorischer Funktion, z. B. hormonbildenden Zellen.

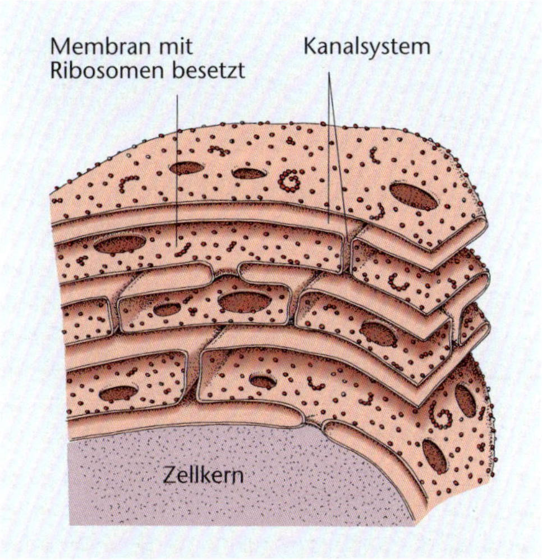

Abb. 3.8: Zellausschnitt mit rauem endoplasmatischem Retikulum. Deutlich sichtbar ist die Verbindung zwischen Kernhülle und endoplasmatischem Retikulum.

3.3.5 Lysosomen und Peroxysomen

Lysosomen sind winzige, von einer Membran umschlossene Bläschen, die vom Golgi-Apparat gebildet werden. Ihre Hauptaufgabe ist es, die durch Phagozytose (☞ 3.5.10) aufgenommenen Fremdstoffe mittels der in ihnen gespeicherten Enzyme zu verdauen. Dabei verschmelzen sie mit den Phagozytosevesikeln zu den so genannten **sekundären Lysosomen.** Auch nicht mehr funktionsfähige, *zelleigene* Organellen können mit Hilfe der lysosomalen Enzyme abgebaut und die Abbauprodukte dem Zytoplasma wieder zur Verfügung gestellt werden.

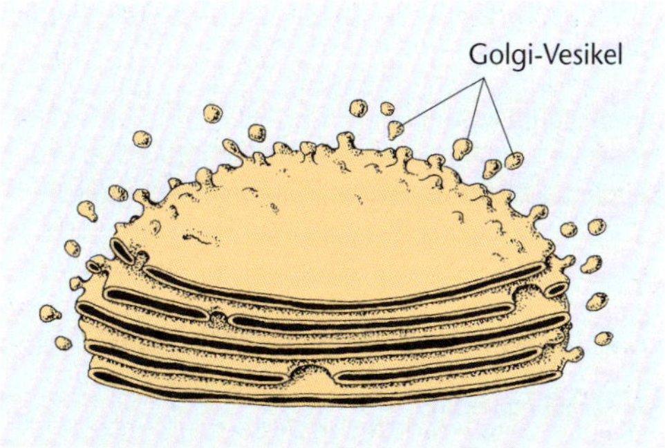

Abb. 3.9: Diktyosom des Golgi-Apparats. Die vom Rand des Diktyosoms abgeschnürten Bläschen heißen Golgi-Vesikel.

Äußerlich kaum von den Lysosomen zu unterscheiden sind die maximal 0,5 µm großen, ebenfalls membranumgebenen **Peroxysomen.** Sie besitzen andere Enzyme als die Lysosomen und entgiften im Zellstoffwechsel entstehende Metaboliten.

3.3.6 Die Mitochondrien

Mitochondrien sind in fast allen Zellen vorhanden. Sie sind verformbar, besitzen eigene DNA (**mitochondriale DNA,** kurz *mt-DNA*) und betreiben ihre eigene Proteinbiosynthese. Außerdem wird der größte Teil der Energie, die alle lebenden Organismen für Arbeitsleistungen wie Biosynthesen, Bewegung, Wahrnehmung oder *aktiven* Transport (☞ 3.5.9) benötigen, über die Atmungskette in den Mitochondrien erzeugt. Die Mitochondrien werden deshalb auch als *Kraftwerke der Zelle* bezeichnet.

Die Zahl der Mitochondrien spiegelt den Energiebedarf einer Zelle wider. Herzmuskelzellen etwa weisen eine hohe Mitochondriendichte auf, ebenso die durchtrainierten Skelettmuskeln eines Leichtathleten. Dagegen kommen wenig stoffwechselaktive Zellen, z. B. Knorpelzellen, mit nur wenigen Mitochondrien aus.

Mitochondrien sind von einer *inneren* und einer *äußeren Membran* umgeben (☞ Abb. 3.11). Die Komponenten der Atmungskette sind in der inneren Mitochondrienmembran lokalisiert, weshalb sie zur Oberflächenvergrößerung zahlreiche Auffaltungen bildet, die *Cristae.* Im inneren Reaktionsraum der Mitochondrien, dem *Matrixraum,* findet der im Zytosol begonnene weitere Abbau der Nährstoffe statt (☞ Abb. 3.10): Die Umwandlung von Pyruvat zu Acetyl-CoA, der Zitratzyklus und die β-Oxidation der Fettsäuren. Die Elektronen der dabei anfallenden reduzierten Co-Enzyme (NADH, $FADH_2$ ☞ 2.9.2) werden über die Atmungskette unter Bildung von Wasser auf Sauerstoff übertragen. Dieser Elektronentransport ist mit einem Protonentransport durch die innere Mitochondrienmembran gekoppelt, wodurch ein elektrochemischer Gradient (Konzentrationsgefälle ☞ 3.5.9) über der inneren Mitochondrienmembran aufgebaut wird, der für die Synthese des „Akkus" ATP verwendet (☞ 2.8.5) wird. Das ATP steht dann wieder für Energie verbrauchende Vorgänge zur Verfügung.

3.3.7 Zytoskelett und Zentriolen

Das Zytoplasma besitzt innere, stabilisierende Strukturen, die in ihrer Gesamtheit als **Zytoskelett** *(Zellskelett)* bezeichnet werden. Zu diesem Zytoskelett tragen insbesondere Mikrofilamente und Mikrotubuli bei.

Mikrofilamente sind lange, fadenförmige Gebilde, die aus dem Protein *Aktin* bestehen und sich meist zu Bündeln zusammenlagern. Sol-

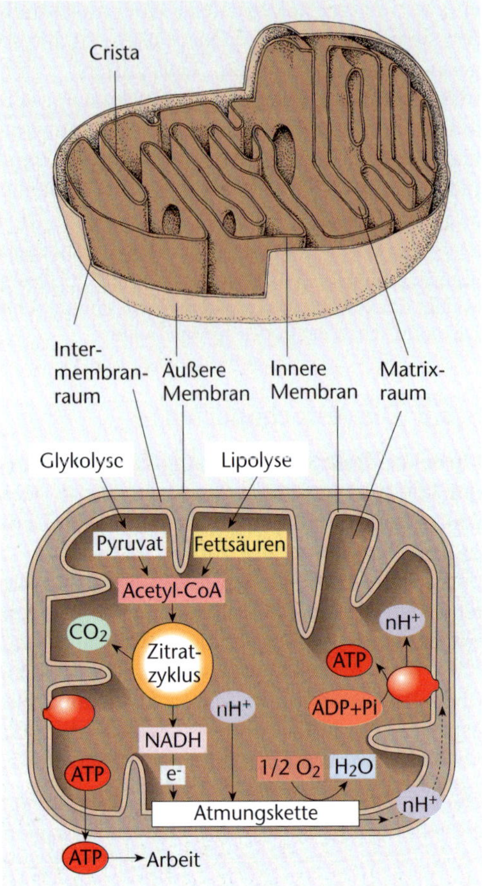

Abb. 3.10: Mitochondrium (aufgeschnitten). Durch die innere und äußere Membran wie auch durch die mehrfachen Auffaltungen im Inneren bilden sich separate „Reaktionsräume", die das Nebeneinander verschiedener Reaktionsschritte erlauben. In den rot eingefärbten Bläschen auf der zum Matrixraum gerichteten Seite der inneren Membran findet die eigentliche ATP-Synthese statt.

che Filamentbündel nennt man dann *Fibrillen.* Sie kommen in verschiedenen Zellarten in unterschiedlicher Ausprägung vor. Für die unterschiedlichen Bewegungsformen der Mikrofilamente ist das Motorprotein *Myosin* verantwortlich, das sich an das Aktin anlagert und es verschiebt. Bei den auf die Vernichtung von Bakterien spezialisierten Phagozyten beispielsweise ermöglichen sie die Beweglichkeit der Zelle. Bei Muskelzellen sind die *Myofibrillen* die Strukturen, die die Muskelzelle zur Kontraktion befähigen (☞ z. B. Abb. 6.20 und 6.21).

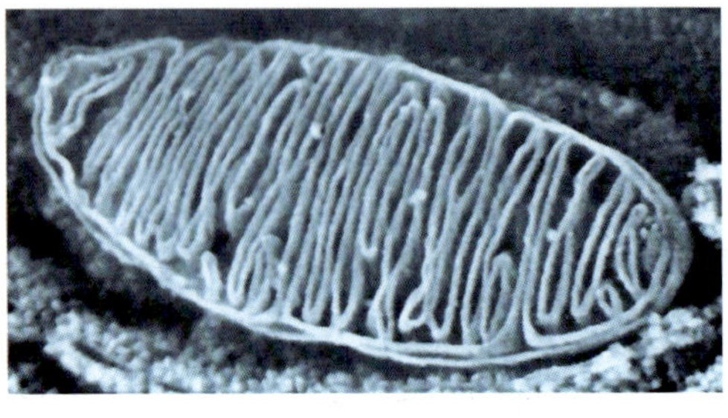

Abb. 3.11: Längsschnitt eines Mitochondrium im Rasterelektronenmikroskop. Gut zu erkennen sind die äußere und innere Membran sowie die durch Auffaltungen der inneren Membran gebildeten Cristae. [C160]

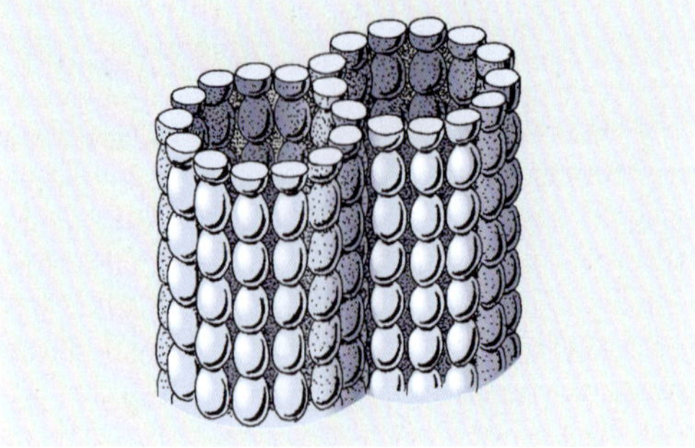

Abb. 3.12: Zwei Mikrotubuli. Die Wand eines einzigen Mikrotubulus ist aus 13 längsgerichteten Filamenten zusammengesetzt.

Mikrotubuli sind verschieden lange, über das ganze Zytoplasma verstreut liegende, röhrenförmige Gebilde, die aus dem Protein *Tubulin* aufgebaut sind (☞ Abb. 3.12). Manche dieser Mikrotubuli sind *stationär,* das heißt sie bilden in der Zelle ein dauerndes Gerüst, das wesentlich zur Erhaltung der Zellform beiträgt, und sind wichtige Bestandteile anderer Zellorganellen, wie beispielsweise der Zentriolen und Zilien. Andere Mikrotubuli werden nur während der Zellteilung aufgebaut. Diese heißen *Mitosespindeln.* Sie trennen im Teilungsprozess die beiden Chromatiden voneinander.

Einige Arzneimittel blockieren den Aufbau der Mikrotubuli und dadurch die Zellteilung. In der Tumortherapie versucht man, durch Einsatz solcher *Zytostatika* (z. B. Vincristin® ☞ 5.7.6) die Vermehrung der Tumorzellen zu stoppen.

Die **Zentriolen** *(Zentralkörperchen)* sind winzige L-förmige Gebilde, die als *Zentriolenpaar* typischerweise in Kernnähe gelegen sind. Jedes Zentriol ist aus neun parallel angeordneten Mikrotubuli aufgebaut. Zentriolen spielen eine wichtige Rolle während der Zellteilung (☞ Abb. 3.29), da sie die Mikrotubuli des Spindelapparates ausbilden.

3.3.8 Zelleinschlüsse

Zelleinschlüsse sind Ansammlungen von Substanzen, die in der Regel von der Zelle selbst produziert werden und teilweise an ihrer Form (meist Körnchenform) oder einer typischen Farbe als Einschlüsse im Karyo- oder Zytoplasma zu erkennen sind.

Zu den Zelleinschlüssen gehört z. B. das Hautpigment *Melanin* (☞ 8.2.1 und 8.2.3). *Glykogen-Tröpfchen,* die Speicherform der Glukose (☞ 2.8.1), finden sich hauptsächlich in Leber- und Skelettmuskelzellen. Auch Fetttröpfchen bilden Zelleinschlüsse, v. a. in den Zellen des Fettgewebes, aber auch in Leberzellen.

3.4 Die „Wasserbasis" des Organismus

Erstaunlicherweise besteht der Mensch überwiegend aus Wasser: Beim Neugeborenen entfallen etwa 75 % des Körpergewichts auf den Wasseranteil, bei Erwachsenen etwa 60 %. Bei Frauen ist der Wassergehalt im Vergleich zu Männern geringer, weil das relativ wasserarme Fettgewebe bei Frauen stärker ausgebildet ist.

Bezogen auf einen erwachsenen Menschen mit etwa 70 kg Körpergewicht befindet sich mit etwa 30 l der größte Teil dieses Körperwassers als Hauptbestandteil des Zytosols *in* den Zellen. Es wird deshalb als **intrazelluläre Flüssigkeit** bezeichnet (☞ Abb. 3.13).

Ihr gegenüber steht die **extrazelluläre Flüssigkeit,** die in drei Kompartimente unterteilt ist:
- Der **Plasma-** oder **Intravasalraum** wird von den Blutgefäßen gebildet. Hier befindet sich etwa 2,7 l Blutplasma. Den Rest (etwa 2,2 l) machen die Blutzellen aus
- Der **interstitielle Flüssigkeitsraum** besteht aus etwa 10 l Flüssigkeit, die alle Körperzellen wie ein dreidimensionales Kanalnetz umgibt. Jeder Stoff, der entweder zur Zelle gelangen soll oder von der Zelle abgegeben wird, kann dies nur über die interstitielle Flüssigkeit. Die interstitielle Flüssigkeit steht also einerseits eng mit den Zellen in Verbindung, andererseits besteht ein reger Austausch mit dem Blutplasma in den Blutgefäßen. Zur interstitiellen Flüssigkeit zählt auch die aus dem Interstitium in die Lymphkapillaren abgepresste **Lymphe** (☞ 13.6.1)
- Die **transzellulären Flüssigkeiten** befinden sich in eingeschlossenen Flüssigkeitsräumen. Dazu gehören der Magen-Darm-Trakt, die Harnblase, der Liquor cerebrospinalis, die Gelenkflüssigkeiten und andere. Ihr Anteil beträgt etwa 2 l.

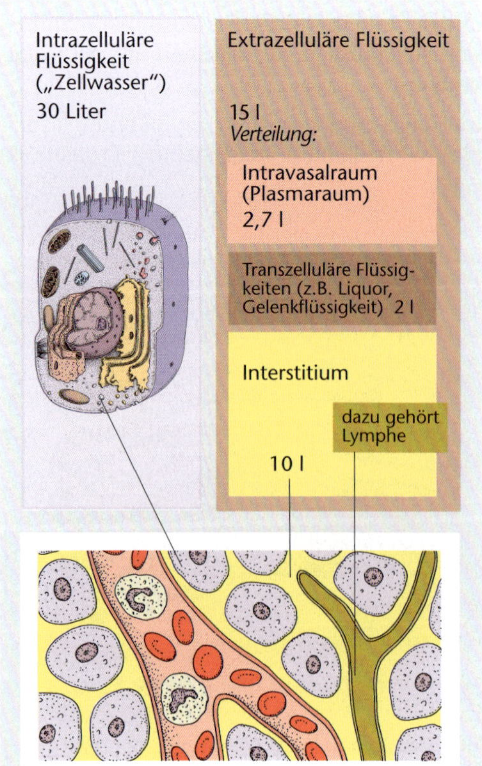

Abb. 3.13: Die Flüssigkeitsräume des Menschen.

2–3 l Wasser nimmt der Mensch täglich zu sich, in heißer Umgebung oder als Marathonläufer auch 10 l und mehr. Während der Mensch einige Monate ohne feste Nahrung überleben kann, stirbt er bei Wasserentzug bereits nach wenigen Tagen (☞ 20.7).

Säuglinge und Kleinkinder benötigen vergleichsweise mehr Wasser als Erwachsene, weil sie das Wasser durch das ungünstigere *Oberflächen-Volumen-Verhältnis* über Haut und Lungen schneller wieder abgeben.

3.5 Stofftransport

Jede Funktion der Zelle erfordert einen Transport bzw. Austausch von Stoffen innerhalb des Organismus: So müssen z. B. ständig Sauerstoff und Nährstoffe an jede einzelne Zelle herangeführt werden; andererseits müssen Stoffwechselprodukte der Zelle, etwa das stetig anfallende Kohlendioxid (CO_2), aus der Zelle abtransportiert werden.

3.5.1 Stoffaustausch zwischen Kapillaren und Interstitium

Die Grenze zwischen dem Blutplasma und dem interstitiellen Raum stellt die riesige Austauschfläche der kleinsten Blutgefäße, der *Kapillaren*, dar. Hier findet ein reger Flüssigkeitsaustausch statt: Durch die Kapillarwände werden Wasser und kleine Moleküle aus dem Blut ins Gewebe abgepresst. Zellen und größere Proteine bleiben in der Regel im Plasma zurück, weil sie die Wände der Kapillaren nicht durchdringen können (Details ☞ 16.1.6).

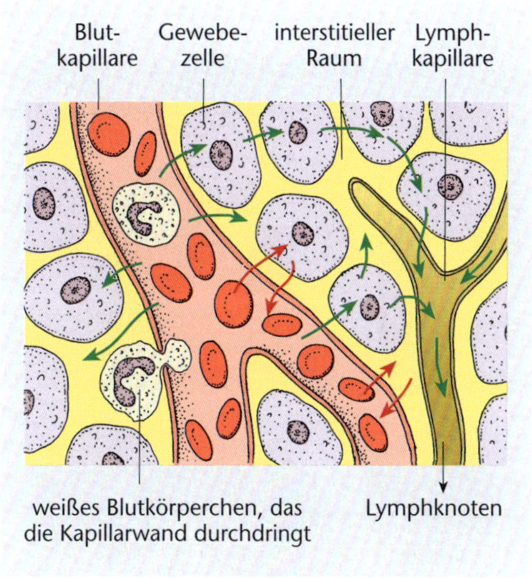

Abb. 3.14: Stoffaustausch im Kapillargebiet. Zwischen Kapillaren und interstitiellem Raum sowie zwischen Gewebszellen und interstitiellem Raum findet ein ständiger gegenseitiger Stoffaustausch statt. Die Flüssigkeitsbewegung im Bereich der Lymphgefäße ist dagegen nur einseitig: Es fließt nur Flüssigkeit vom interstitiellen Raum zur Lymphkapillare hin.

3.5.2 Stoffaustausch zwischen Interstitium und Lymphkapillaren

Die interstitielle Flüssigkeit steht nicht nur mit den Blutkapillaren, sondern auch mit *Lymphkapillaren* in Verbindung (☞ Abb. 3.14). Diese vereinigen sich zu größeren Lymphgefäßen und erreichen als erste Station kleine Lymphknoten, die fast überall im Körper zu finden sind. Stoffe, die aus dem Kapillargebiet in die Lymphe *abdrainiert* werden, kommen in den Lymphknoten mit dem körpereigenen Immunsystem (☞ 14.1) in Kontakt.

3.5.3 Stoffaustausch zwischen Interstitium und Zelle

Wie erwähnt stellen Zellmembranen Hindernisse für den Teilchentransport dar; sie sind für die meisten Stoffe nur begrenzt durchlässig (permeabel). Bei den durch diese semipermeablen Membranen stattfindenden Vorgängen unterscheidet man grundsätzlich:

- **Passive Transportprozesse,** bei denen der Transport durch die Membran *ohne Verbrauch von Energie* bewerkstelligt wird. Dazu gehören die **Diffusion,** die **erleichterte Diffusion,** die **Osmose** und die **Filtration**
- **Aktive Transportprozesse,** die nur unter *Zufuhr von Energie* stattfinden können.

3.5.4 Passive Transportprozesse – Diffusion

Alle Teilchen (Moleküle, Ionen) im Flüssigkeitsraum eines Organismus sind aufgrund der ihnen innewohnenden *kinetischen Energie* in ständiger Bewegung – diese bezeichnet man auch als **Brown-Molekularbewegung.** Die Zahl der zufälligen Zusammenstöße von Teilchen ist abhängig von der Konzentration: An einem Ort hoher Konzentration finden viele Teilchenzusammenstöße statt, an einem Ort niedriger Konzentration entsprechend weniger. Als Folge der ständigen Bewegung durchmischt sich ein Flüssigkeitsraum ständig: die gelösten Teilchen wandern immer in größerer Zahl vom Ort höherer Konzentration zum Ort niedriger Konzentration als umgekehrt. Als Effekt findet also ein gerichteter Teilchentransport entlang des *Konzentrationsgefälle*s statt. Diesen Transportvorgang bezeichnet man als **Diffusion** (☞ Abb. 3.16).

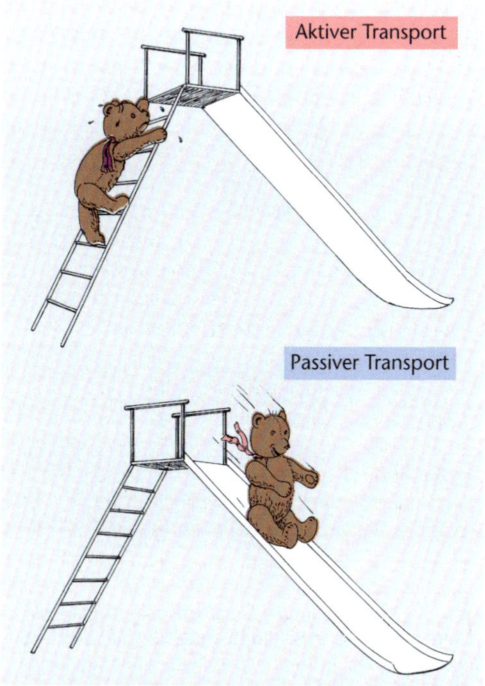

Abb. 3.15: Aktiver und passiver Transport im Vergleich. Analog zum aktiven Stofftransport verbraucht der Bär beim Besteigen der Leiter Energie – während das Herunterrutschen „passiv" erfolgt.

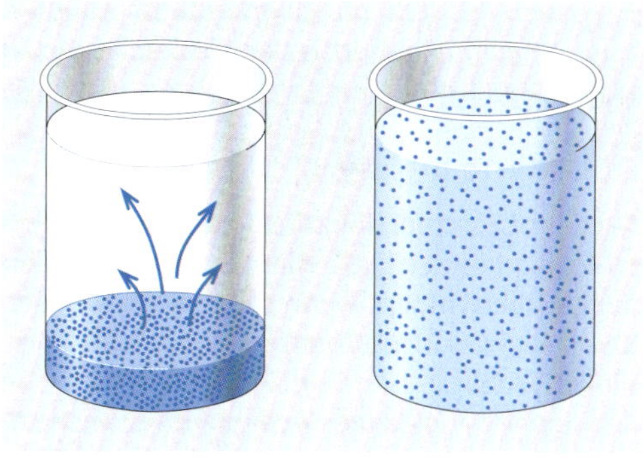

Abb. 3.16: Diffusion von Tintenteilchen in einem Wasserglas.

An einem einfachen Beispiel lässt sich der Diffusionsvorgang gut veranschaulichen: Gibt man einen Tropfen Tinte in ein wassergefülltes Glas, so verteilt sich die Tinte so lange, bis im ganzen Gefäß die Konzentration der Tinte gleich groß ist und damit die Flüssigkeit einheitlich blau ist.

Die Geschwindigkeit des Konzentrationsausgleichs (Diffusionsvorgang) hängt u. a. von der Art des Lösungsmittels, der Teilchenform und auch der Temperatur ab. Die *Diffusionsgeschwindigkeit* ist zwar, verglichen mit anderen Transportvorgängen, sehr niedrig, trotzdem spielt die an sich langsame Diffusion bei kürzesten Distanzen, wie zwischen Kapillarwand und Gewebe, eine entscheidende Rolle.

Diffusion von Sauerstoff und Kohlendioxid

So diffundiert z. B. der Sauerstoff aus den Kapillaren entlang seines Konzentrationsgefälles über das Interstitium in die Zellen, wo er verbraucht wird. Durch den ständigen Verbrauch des Sauerstoffs in der Zelle findet kein Konzentrationsausgleich statt, die treibende Kraft für die Diffusion, also das Konzentrationsgefälle, bleibt erhalten.

Das genau entgegengesetzte Konzentrationsgefälle besteht für das in der Zelle ständig anfallende Kohlendioxid (CO_2): Es diffundiert durch die Zellmembran ins Interstitium und von dort ins Blut, aus dem es durch Abatmung in der Lunge ständig entfernt wird.

Für Sauerstoff stellt die Zellmembran praktisch kein Diffusionshindernis dar, für Kohlendioxid gibt es Kanalproteine.

Erleichterte Diffusion

Auch große, schlecht fettlösliche oder geladene Moleküle können die Zellmembran durch Diffusion überwinden, wenn die entsprechenden Kanal- bzw. Carrierproteine (☞ 3.2.2) für diese Moleküle vorhanden sind. Die Diffusion, die an die Anwesenheit eines geeigneten Transportproteins gebunden ist, heißt **erleichterte Diffusion.** Auf diese Weise gelangen die meisten Zucker, z. B. *Glukose*, in die Zelle: Das Carrierprotein verbindet sich mit der Glukose und schleust diese, indem es seine Struktur verändert, entlang des Konzentrationsgradienten und ohne Energieverbrauch durch die Membran.

Beim Transport geladener Teilchen kommt noch ein Effekt dazu: Es kommt zu einer Ladungsverschiebung und damit zusätzlich zu einer elektrischen Potenzialdifferenz. Die Diffusion der geladenen Teilchen entlang des Konzentrationsgradienten erfolgt so lange, bis die entstehende elektrische Potenzialdifferenz die Konzentrationsdifferenz ausgleicht, über der Membran stellt sich ein Gleichgewicht ein. Die Potenzialdifferenz, die über einer Membran durch Konzentrations- und Ladungsunterschiede verursacht wird, lässt sich als elektrochemisches Potenzial zusammenfassen.

Unter erleichterter Diffusion versteht man auch den „Huckepack"-Transport von kleinen Molekülen, die an große Moleküle gebunden diffundieren, z. B. Sauerstoff gebunden an Myoglobin innerhalb von Muskelzellen. Sie findet zusätzlich zur Diffusion von freiem Sauerstoff statt.

3.5.5 Passive Transportprozesse – Osmose

Unter **Osmose** versteht man einen *Lösungsmitteltransport* (im menschlichen Organismus immer Wasser) durch eine semipermeable (halbdurchlässige) Membran, die zwei Lösungen unterschiedlicher Teilchenkonzentration voneinander trennt.

Osmose als Sonderform der Diffusion

Man kann den osmotisch bedingten Lösungsmitteltransport auch als Diffusionsvorgang auffassen, nur dass die Diffusionsbewegung nicht die gelösten Teilchen, sondern das Lösungsmittel betrifft. Dieser Lösungsmitteltransport erfolgt entlang des Konzentrationsgefälles vom Ort höherer Konzentration des Lösungsmittels zum Ort niedrigerer Konzentration des Lösungsmittels (☞ Abb. 3.17).

Osmotische Transportvorgänge finden statt, wenn eine selektiv permeable Membran zwar Lösungsmittelmoleküle ungehindert hindurchtreten lässt, nicht aber die größeren, gelösten Teilchen, die sich z. B. in Abb. 3.17 in höherer Konzentration in der linken Gefäßhälfte befinden. Entsprechend seinem Konzentrationsgefälle diffundiert das *Lösungsmittel* nun von der rechten in die linke Gefäßhälfte, und zwar so lange, bis die der Diffusion entgegenwirkende Kraft, der Druck der Wassersäule *(hydrostatischer Druck)*, den Vorgang zum Stehen bringt.

Der osmotische Druck

Schließlich ist ein Gleichgewichtszustand erreicht: Der Druck, mit dem das Lösungsmittel ins linke Becken einströmt, ist gleich groß wie der durch den Flüssigkeitseinstrom im linken Becken erzeugte hydrostatische Druck, der die Lösungsmittelmoleküle ins rechte Becken zurückdrängt. Es wandern *gleichviel* Lösungsmittelmoleküle von links nach rechts und von rechts nach links. Ein- und ausströmende Flüssigkeit halten sich die Waage – oder anders ausgedrückt – es ist ein Gleichgewicht *(steady state)* erreicht.

Der hydrostatische Druck der Flüssigkeitssäule, die im linken Gefäß bei Erreichen des Gleichgewichtszustands aufgrund des eingeströmten Lösungsmittels entstanden ist, entspricht dem **osmotischen Druck.** Seine Größe hängt ab von der Konzentration jener Teilchen, welche die semipermeable Membran nicht passieren können (☞ Abb. 3.17): Eine hohe Teilchenkonzentration bedeutet einen starken Lösungsmitteleinstrom und damit einen hohen osmotischen Druck (und umgekehrt).

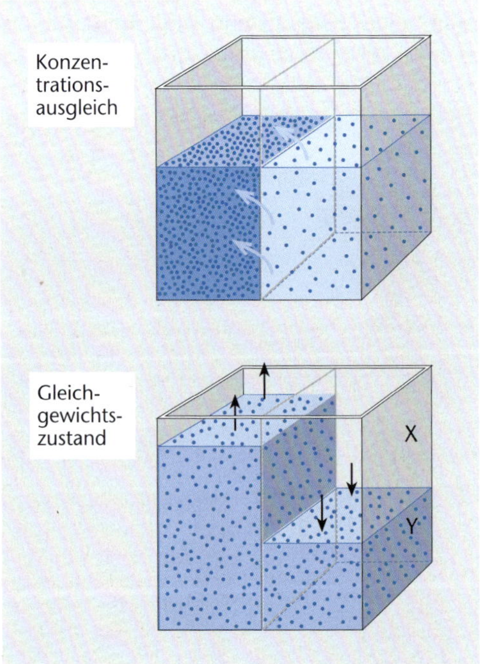

Abb. 3.17: Entstehung des osmotischen Drucks zwischen zwei durch eine semipermeable (halbdurchlässige) Membran getrennte Lösungen, wobei die linke Lösung mehr (größere) Partikel enthält, die die semipermeable Membran nicht durchdringen können (Details ☞ Text). Der im linken Gefäß entstandene hydrostatische Druck entspricht dem osmotischen Druck.

3.5.6 Die Osmolarität

Aufgrund der Abhängigkeit des osmotischen Druckes von der *Konzentration osmotisch wirksamer Teilchen* wurde ähnlich der Konzentrationsangabe in mol/l (*Molarität* ☞ Abb. 2.15) die **Osmolarität** eingeführt, wobei diese *osmotische* Wirkkonzentration entsprechend in osmol/l angegeben wird.

Bei Vielkomponentenlösungen wie dem Blutplasma ist die Osmolarität (bzw. der dadurch erzeugte osmotische Druck) von der *Gesamtkonzentration* aller osmotisch wirksamen Teilchen abhängig und beträgt beim Blutplasma etwa 0,3 osmol/l. Lösungen (z. B. Infusionen), die dieselbe Osmolarität wie das Blutplasma aufweisen, heißen **isotone Lösungen.**

Die physiologische Kochsalzlösung

Die wohl bekannteste isotone Lösung ist die sog. **physiologische Kochsalzlösung.** Ihre Konzentration von 9 g NaCl pro Liter Lösungsmittel entspricht einer osmotischen Wirkkonzentration (Na^+- und Cl^--Ionen) von etwa 0,3 osmol/l.

Störungen der Plasmaosmolarität

Die **Plasmaosmolarität** muss konstant gehalten werden, da es sonst zu gefährlichen Flüssigkeitsverschiebungen zwischen den Flüssigkeitsräumen kommen kann.

Beispielsweise befinden sich die roten Blutkörperchen normalerweise im normotonen Milieu des Blutplasmas und zeigen dann die typische, rundovale Scheibenform. Erhöht sich die Konzentration osmotisch wirksamer Teilchen im Plasma (hypertone Lösung), so strömt aus

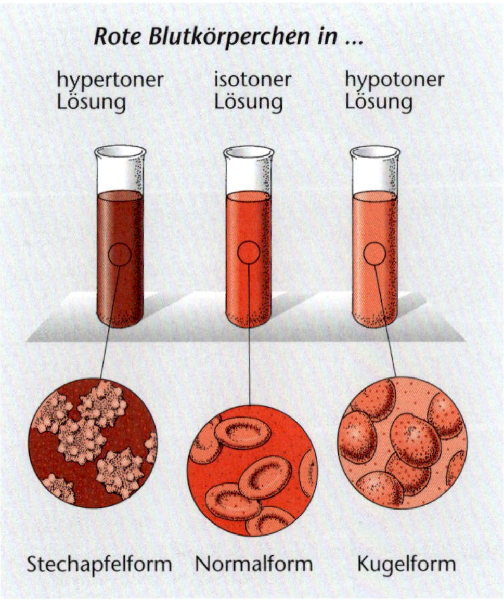

Abb. 3.18: Rote Blutkörperchen in Lösungen mit verschiedener Osmolarität. In hypertoner Lösung gehen die roten Blutkörperchen in die „Stechapfelform" über, in hypotonen Lösungen strömt dagegen Flüssigkeit in sie ein (Details ☞ Text).

osmotischen Gründen Wasser *aus* den roten Blutkörperchen und lässt diese schrumpfen. Solche „geschrumpften“ roten Blutkörperchen bezeichnet man als *Stechapfelform*, die seltsamen Ausbuchtungen entstehen durch das Zytoskelett.

Sinkt andererseits die Konzentration osmotisch wirksamer Teilchen im Plasma (hypotone Lösung), so strömt aus osmotischen Gründen Wasser *in* die roten Blutkörperchen und lässt diese anschwellen, wobei sie eine kugelige Gestalt annehmen. Bei starkem Konzentrationsunterschied von osmotisch wirksamen Teilchen kann der Flüssigkeitseinstrom so ausgeprägt sein, dass die Membranen der roten Blutkörperchen platzen und Hämoglobin in das Plasma übertritt. Dieser Prozess wird **osmotische Hämolyse** genannt.

Sowohl Stechapfel- als auch Kugelformen sind in ihrer Funktion beeinträchtigt und werden vom Organismus vorzeitig abgebaut.

3.5.7 Der kolloidosmotische Druck

Welcher osmotische Druck zwischen zwei Flüssigkeitsräumen *wirksam* wird, hängt entscheidend davon ab, welche Teilchen die dazwischenliegende, semipermeable Membran passieren können. Die Kapillarwände, die die Grenze zwischen dem Blutplasma und der interstitiellen Flüssigkeit darstellen, sind wegen der relativ großen Poren ihrer Basalmembran für kleinmolekulare Stoffe, z. B. Glukose oder gelöste Salze, durchlässig. Als Schranke wirken sie nur für die im Plasma gelösten, riesigen Proteine (Molekulargewicht über 60 000 Dalton; *1 Dalton* = Molekulargewicht von 1 Wasserstoffatom). Da solche Proteinmoleküle auch als Kolloide bezeichnet werden, nennt man den osmotischen Druck, den sie erzeugen, **kolloidosmotischen Druck** (☞ Abb. 3.19).

Klinisch ist der kolloidosmotische Druck z. B. bei der Ödementstehung von Bedeutung: Sinkt die Konzentration von Plasmaproteinen (insbesondere des Albumins ☞ 13.1.4) im Blutplasma ab, so ist die *Reabsorption* von Flüssigkeit, das heißt der Übertritt von Flüssigkeit aus dem Interstitium in die Kapillaren, vermindert – es bilden sich Ödeme (☞ Abb. 15.27).

3.5.8 Passive Transportprozesse – Filtration

Unter **Filtration** versteht man den Transport von Flüssigkeiten durch eine semipermeable Membran. Die Menge der abgefilterten Flüssigkeit (Filtrat) ist sowohl von der *Druckdifferenz* zwischen beiden Seiten der Membran als auch von der Membranfläche abhängig.

Im menschlichen Organismus erfolgt die Filtration vorwiegend im Bereich der Blutkapillaren, wobei der durch den Herzschlag erzeugte Druck in den Kapillaren, der *Blutdruck*, zum Abpressen von Blutplasma ins Interstitium führt.

Im venösen Schenkel der Kapillaren sind die Druckverhältnisse umgekehrt: die Flüssigkeit wird nun kolloidosmotisch ins Blutgefäß zurückgesaugt (Reabsorption ☞ 16.1.6 und Abb. 16.4).

3.5.9 Aktiver Transport

Die Zellen brauchen neben passiven Transportmechanismen auch Transportprozesse, die an eine Energiequelle gekoppelt sind und bestimmte Moleküle *aktiv* und *gegen* ein Konzentrationsgefälle bzw. Ladungsunterschiede durch die Membran pumpen können. Ansonsten würden sich z. B. lebenswichtige elektrochemische Gradienten (Konzentrationsgefälle) zwischen Zellinnerem und Interstitium mit der Zeit aufheben (Abb. 3.20). Diese Energie verbrauchenden Vorgänge werden immer von Carrier-Proteinen ausgeführt. Die dafür notwendige Energie wird aus dem Zellstoffwechsel zur Verfügung gestellt.

Die unterschiedlichen Ionenkonzentrationen z. B. für Na^+ und K^+ sind lebenswichtig (etwa für die Erregbarkeit von Nervenzellen ☞ Abb. 9.2 und Abb. 9.4). Aufrechterhalten wird das für die jeweiligen Zellen nötige Membranpotential z. B. durch die **Natrium-Kalium-Pumpe,** die Kaliumionen ins Zellinnere ein- bzw. Natriumionen gegen den bestehenden elektrochemischen Gradienten aus der Zelle ausschleust. Energiequelle der Na^+-K^+-Pumpe ist die Spaltung von ATP.

3.5.10 Der Bläschentransport

Die bisher beschriebenen Transportprozesse durch die Zellmembran beziehen sich auf kleinmolekulare Substanzen. Für *größere* Partikel ist die Membran an sich undurchlässig. Um trotzdem z. B. Reste abgestorbener Zellen oder synthetisierte Eiweiße durchzulassen, sind besondere Mechanismen nötig:

Ein *aufzunehmendes* Teilchen etwa wird von Ausläufern des Zytoplasmas, den *Pseudopodien* („Scheinfüßchen“), umflossen. Wenn das Teilchen vollständig umgeben ist, kommt es zum Verschmelzen der äußeren Zellmembran; das auf diese Weise eingeschlossene Teilchen befindet sich nun in einem von der Membran umgebenen *Bläschen*. Dieses Bläschen löst sich schließlich von der äußeren Zellmembran ab und schwimmt frei im Zytoplasma. Gewöhnlich verschmilzt das so gebildete Bläschen mit **Lysosomen** und der Inhalt wird abgebaut. Falls dies nicht gelingt, bleibt das Partikel (Teilchen) unter Umständen einfach unverdaut im Zytoplasma liegen (z. B. phagozytierte Teerpartikel in den Fresszellen der Lunge).

Man bezeichnet die Aufnahme von Makromolekülen und größeren Partikeln in die Zelle über diesen Bläschentransport allgemein als **Endozytose.** Eine Form der Endozytose ist die **Phagozytose** („Zellfressen“). Viele Abwehrzellen sind auf Phagozytose spezialisiert, das heißt, sie sind in der Lage, Fremdkörper oder Bakterien über den Endozytosemechanismus „aufzufressen“ (☞ 14.2.2).

Zellen können auch umgekehrt Makromoleküle nach außen abgeben, insbesondere diejenigen Zellen, die auf die Herstellung und Ausschüttung von Hormonen, Antikörpern und Drüsensekreten spezialisiert sind. Dann läuft der beschriebene Bläschentransport genau in umgekehrter Richtung ab **(Exozytose).**

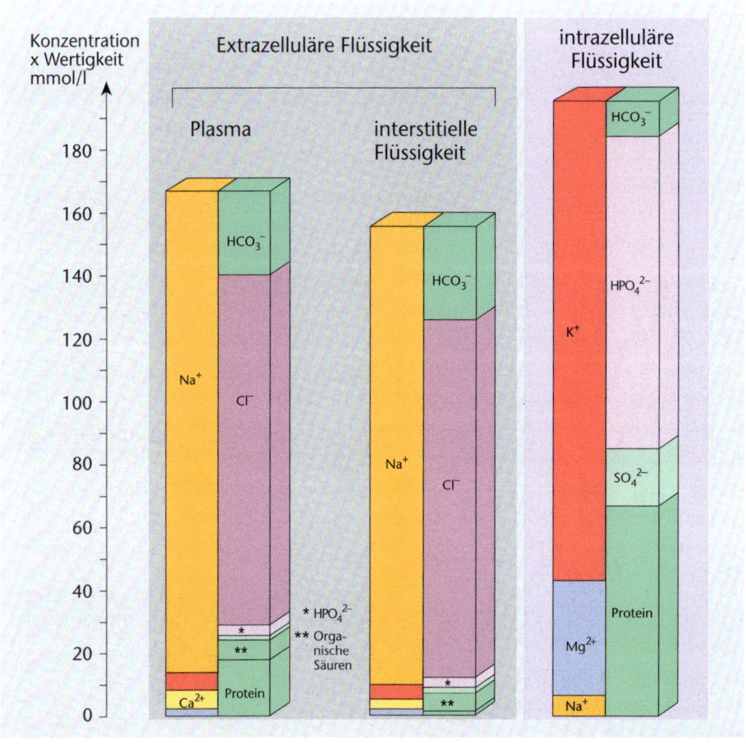

Abb. 3.19: Elektrolytkonzentrationen (unter Berücksichtigung der Ionenwertigkeiten) von Plasma, interstitieller Flüssigkeit und intrazellulärer Flüssigkeit im Vergleich. Die K^+-Konzentration in der Zelle ist am höchsten, die Na^+-Konzentration dagegen am niedrigsten. Interessant ist auch, dass der Proteingehalt der interstitiellen Flüssigkeit verschwindend gering im Vergleich zum Plasma ist; große Eiweißkörper können nämlich bei der Filtration in Kapillargebieten die kleinen Poren in den Blutgefäßen nicht durchdringen und erreichen somit nicht den interstitiellen Raum. Der hohe Proteingehalt in der Zelle erklärt sich aus der Tatsache, dass jede Zelle dauernd Proteine herstellt.

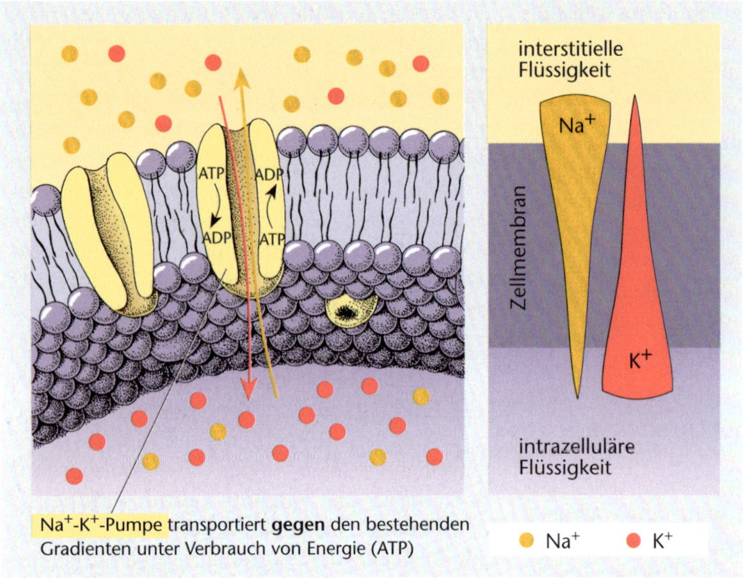

Abb. 3.20: Aufgrund der Konzentrations- und Ladungsunterschiede diffundieren dauernd Teilchen aus der bzw. in die Zelle. Das lebensnotwendige Ungleichgewicht der Ionen zwischen Zellinnerem und Interstitium wird in der lebenden Zelle durch die ständig aktive Natrium-Kalium-Pumpe aufrechterhalten. Sie transportiert unter großem Energieverbrauch Kalium gegen den elektrochemischen Gradienten (die der rechte Bildteil zeigt) in die Zelle hinein und Natrium wieder heraus.

3.6 Grundbegriffe der Genetik

Kinder gleichen im Erscheinungsbild oft ihren Eltern, Geschwister ähneln einander. Dem liegt zugrunde, dass das Erbgut über die Keimzellen an die nächste Generation weitergegeben wird und damit die Eigenschaften der Eltern an die Kinder vererbt werden. Die **Genetik,** die *Lehre der Vererbung,* beschäftigt sich mit den Gesetzmäßigkeiten der Vererbung und ihren molekularen Mechanismen.

Phänotyp und Genotyp

Das äußere Erscheinungsbild eines Organismus, sein **Phänotyp,** setzt sich aus zahllosen Merkmalen zusammen. Hierzu zählen z.B. Haarfarbe oder Geschlecht. Der Phänotyp wird ganz wesentlich durch die Erbanlagen bestimmt. Die Gesamtheit der genetischen Informationen, über die ein Organismus zur Ausprägung seines Phänotyps verfügt, wird als **Genotyp** bezeichnet.

Gene und Chromosomen

Die genetische Information ist in Form der DNA gespeichert, sie ist in Einheiten gegliedert: die **Gene.** Für die Ausbildung eines Merkmals können mehrere Gene nötig sein; andererseits kann ein einziges Gen auch mehrere Merkmale beeinflussen.

Mit Ausnahme der mitochondrialen DNA (☞ auch 3.3.6) ist die gesamte DNA – in **Chromosomen** verpackt (☞ 3.3.1) – im Zellkern lokalisiert. Beim Menschen enthält jede Zelle (mit Ausnahme der Geschlechtszellen) 46 Chromosomen. Die Gesamtheit der Chromosomen eines Organismus wird als **Karyotyp** bezeichnet. Sämtliche Chromosomen liegen paarweise vor, jeder Mensch hat 23 Chromosomen vom Vater und 23 Chromosomen von der Mutter, weshalb man auch von einem *doppelten Chromosomensatz* spricht. Mittels bestimmter Färbetechniken kann jedes einzelne Chromosom durch seine charakteristischen Bandenmuster genau gekennzeichnet werden. Solch eine Chromosomenkarte wird **Karyogramm** genannt (☞ Abb. 3.22).

Nur 22 der 23 Chromosomenpaare sind genau identisch. Diese 22 Paare bezeichnet man als **Autosomen.** Das verbleibende Chromosomenpaar sind die *Gonosomen* oder **Geschlechtschromosomen:** Männer haben ein **X-** und ein wesentlich kleineres **Y-Chromosom,** Frauen dagegen zwei X-Chromosomen.

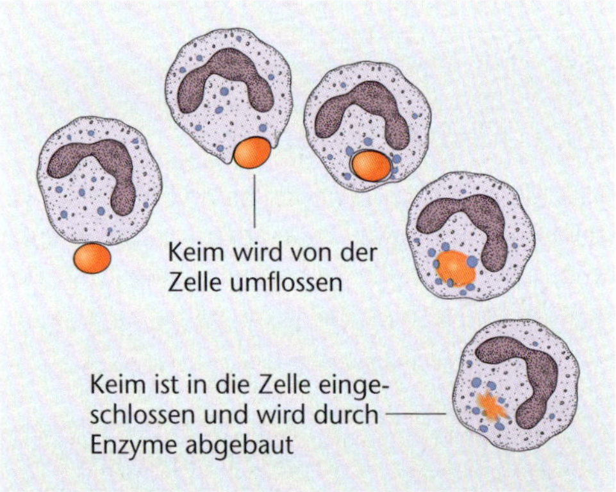

Abb. 3.21: Weiße Blutkörperchen sind in besonderem Maße zur Phagozytose befähigt – weshalb sie oft auch als „Phagozyten" bezeichnet werden.

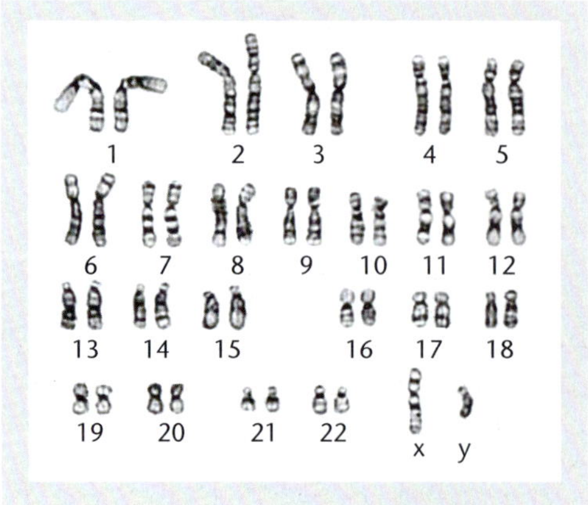

Abb. 3.22: Das menschliche Karyogramm: Chromosomensatz eines Mannes mit den 44 Autosomen und den zwei Geschlechtschromosomen.

Der Vaterschaftstest

Ein **Vaterschaftstest** *(Abstammungsgutachten)* soll eine biologische Vaterschaft zwischen einem Kind und einem möglichen Vater möglichst zweifelsfrei feststellen oder ausschließen. Die heutigen genetischen Verfahren liefern dabei wie ein Fingerabdruck für jeden Menschen einzigartige Daten, es wird deshalb auch vom **genetischen Fingerabdruck** gesprochen.

Auf den menschlichen Chromosomen gibt es Bereiche, die keinerlei Information enthalten. Ihre Länge unterscheidet sich bei jedem Menschen, weil in ihnen gleiche Nukleotidfolgen unterschiedlich oft tandemartig hintereinander aufgereiht sind. Diese Nukleotidfolgen werden nach ihrer Länge unterschieden: 10–20 Nukleotide lange Folgen heißen **Mini-Satelliten-DNA** oder *VNTRs (variable number of tandem repeats),* 2–7 Nukleotide lange **Mikro-Satelliten-DNA** oder *STRs (short tandem repeats).* Bis 1998 wurden VNTRs für Vaterschaftstests verwendet, heute in erster Linie STRs. Normalerweise wird für den Test ein Schleimhautabstrich des Vaters und des Kindes entnommen, wenn möglich, auch von der Mutter. Daraus wird die DNA isoliert, die sich wiederholenden Abschnitte mittels PCR (Polymerase-Kettenreaktion, ☞ 3.8.1) vervielfältigt, ihrer Länge nach aufgetrennt und die Bandenmuster verglichen. Kinder erben die jeweilige Wiederholungsanzahl ihrer Eltern, d.h. jeweils die Hälfte der Banden muss mit denen jedes Elternteils übereinstimmen. Falls eine kindliche Bande weder bei der Mutter noch beim möglichen Vater vorhanden ist, kann die Vaterschaft ausgeschlossen werden. Allerdings kann das Auftreten von Mutationen einen Vaterschaftstest verkomplizieren und zusätzliche Tests erfordern.

Auch wenn der Vaterschaftstest den sicheren Nachweis bringen mag: Es sollte nicht leichtfertig damit umgegangen werden. Insbesondere für die betroffenen Kinder schafft der Test oft mehr Probleme als Lösungen. Im Januar 2005 entschied der Bundesgerichtshof, dass heimliche DNA-Vaterschaftsanalysen das Persönlichkeitsrecht des Kindes verletzen, d.h. ohne richterlichen Beschluss darf ein Vaterschaftstest nur mit Zustimmung entweder des Kindes selbst oder bei Minderjährigkeit seines gesetzlichen Vertreters durchgeführt werden.

Damit zweifelnden Vätern nicht weiter nur der Ausweg zu illegalen Tests bleibt, soll allerdings bis Ende März 2008 der Gesetzgeber ein neues Gesetz zu Vaterschaftstests vorlegen.

3.7 Genexpression

Der Vorgang, bei der die in den Genen enthaltene Information der Zelle zugänglich gemacht wird, heißt **Genexpression.**

Der erste Schritt der Übertragung von genetischer Information besteht in der **Transkription** (☞ 3.7.2), bei der ein Spiegelbild der DNA hergestellt wird, die *Ribonukleinsäure.* Bei einigen Genen stellt das RNA-Transkript selbst das Endprodukt der Genexpression dar. Bei anderen Genen lenkt das RNA-Molekül, dann als *messenger RNA* oder **m-RNA** bezeichnet, an den Ribosomen die Synthese des Proteins, dessen Aminosäuresequenz durch die Nukleotidsequenz der DNA vorgegeben ist (**Translation** ☞ 3.7.3). Bei allen Genen ist die Genexpression mit der Synthese eines RNA-Moleküls oder eines Proteins beendet.

Beim Menschen findet die Protein(bio)synthese nicht im *Zellkern* statt, wo in Form der DNA die Erbinformation für alle Proteine lagert, sondern im *Zytoplasma* an den Ribosomen. Die m-RNA bringt als *Zwischenkopie* die in der DNA niedergelegte genetische Information vom Zellkern zu den Ribosomen. Hierbei werden noch andere Formen der RNA gebraucht: die *ribosomale RNA,* die zusammen mit Proteinen die Ribosomen bildet, sowie die *transfer-RNA,* welche der m-RNA genau die passenden Aminosäuren anliefert. Daneben existieren noch eine Reihe weiterer kurzer RNAs unterschiedlichster Funktion.

3.7.1 Der genetische Code

Die DNA (☞ 2.8.4) enthält in Form der Basensequenz die Baupläne für die Proteine. Jeweils drei aufeinander folgende Basen des DNA-Stranges bilden dabei eine Dreiergruppe, die man als **Basentriplett** *(DNA-Triplett, Codon)* bezeichnet. *Ein* solches Basentriplett der DNA kodiert jeweils *eine* Aminosäure.

Die vier DNA-Basen Adenin, Thymin, Guanin und Cytosin sind gewissermaßen die Buchstaben der Nukleinsäure-Schrift. Warum gerade *drei* Basen *eine* Aminosäure kodieren, wird durch eine einfache Rechnung deutlich: Die menschlichen Proteine enthalten 20 verschiedene Aminosäuren. Wäre nun *jede* Base gleichbedeutend mit *einer* Aminosäure, so könnten nur vier Aminosäuren gebildet werden. Würde die Kombination *zweier* Basen jeweils für *eine* Aminosäure stehen, so ergäben sich $4 \times 4 = 4^2 = 16$ Möglichkeiten. Erst die Kombination jeweils *dreier* Basen liefert mit $4^3 = 64$ verschiedenen Kombinationsmöglichkeiten eine ausreichende Zahl von Wörtern = Aminosäuren.

Genetischer Code

Ordnet man den verschiedenen Basentripletts die 20 verschiedenen Aminosäuren zu, so erhält man den **genetischen Code.** Er ist die Übersetzungsvorschrift für die Übersetzung der genetischen Information in Proteine. Der genetische Code ist bis auf ganz wenige Ausnahmen universal, d.h. er ist sowohl für ein Bakterium als auch für eine menschliche Zelle verständlich.

Von den 64 möglichen Basentripletts kodieren 61 die 20 benötigten Aminosäuren. Die meisten Aminosäuren werden also durch mehrere Basentripletts kodiert. Die übrigen drei Basentripletts sind *Steuercodons* für das Starten und Beenden einer Aminosäurekette.

Humangenomprojekt

Der Genbestand des Menschen, also seine komplette genetische Information, wird als **Humangenom** bezeichnet. Zu seiner Sequenzierung, von der man sich neue Erkenntnisse über Struktur, Funktion und Regulation menschlicher Gene erhofft, wurde das internationale **Humangenomprojekt** beschlossen. Im Februar 2001 wurde die gesamte Sequenz des menschlichen Genoms publiziert. Es hat eine unvorstellbare Länge von 3.069.431.456 Basenpaaren. Überraschenderweise besitzt der Mensch mit etwa 22 – 24 000 Genen, von denen etwa ²/₃ bekannt sind, deutlich weniger Gene als ursprünglich angenommen. Und: Zu etwa 99,99 Prozent ist die Erbinformationen aller Menschen identisch. Zwei nicht verwandte menschliche Genome variieren in einem Promille (0,1 Prozent), d.h. also an etwa drei Millionen Positionen. Diese Orte im Genom, in denen sich die DNA-Sequenz eines Individuums in einer einzigen Base unterscheidet, werden SNPs *(single nucleotide polymorphisms)* genannt. Zurzeit wird eine Karte erstellt, die zeigen soll, welche Variationen besonders oft in festen Kombinationen auftreten. Diese Karte könnte helfen, Krankheitsursachen zu entdecken und eine genetische Diagnostik ermöglichen.

In der medizinischen Diagnostik spielen **Biochips** eine immer größere Rolle: **DNA-Chips** weisen DNA-Fragmente nach, **Protein-Chips** bestimmte Proteine. Die Chips bestehen aus Glas- oder Silikonplatten, auf die in einem regelmäßigen Muster aus Tausenden winzigen Punkten DNA, RNA, Protein oder Antikörper als „Fänger" aufgebracht wird *(Micro-Array).* Ein Roboter bringt die Analysesubstanz dann auf den Chip. Bei einer Bindungsreaktion kommt es zu einer Fluoreszenz oder Verfärbung auf dem Chip. Das Punktemuster gibt somit Aufschluss über die in der Probe enthaltenen Moleküle.

3.7.2 Die Transkription

Bei der **Transkription** entspiralisiert sich die DNA-„Strickleiter", und der Doppelstrang zwischen den korrespondierenden Basen bricht auf (☞ Abb. 3.23). An den nun freiliegenden Basen können sich nach dem spezifischen Basenpaarungsprinzip (☞ 2.8.4) Ribonukleotide (Nukleotid mit Ribose als Zucker) anlagern, die sich verketten und die *einsträngige* RNA bilden. Die Basensequenz der gebildeten RNA ist gewissermaßen das „Spiegelbild" der Basensequenz des DNA-Strangs. Bei der RNA ist aber – im Unterschied zur DNA – die Base Thymin durch Uracil ersetzt, und anstatt des Zuckermoleküls Desoxyribose findet Ribose Verwendung.

Die neu gebildete RNA wird noch im Kern modifiziert, damit sie z.B. nicht durch Zellenzyme abgebaut wird und die nachfolgende Translation (☞ unten) an der richtigen Stelle beginnt.

Die DNA und damit auch die RNA-Kopie enthält nur zu einem kleinen Teil kodierende Sequenzen, **Exons** genannt. Der Rest, die **Introns,** wurde bislang als „Datenschrott" angesehen (☞ 3.7.3). Die Intron-Sequenzen werden aus den RNA-Molekülen durch eine komplizierte Reaktion entfernt, die als „Spleißen" bezeichnet wird. Dabei wird der größte Teil des primären RNA-Transkripts entfernt und im Kern abgebaut. Die übrig bleibende RNA verbleibt im Kern oder wandert z.B. als m-RNA ihrer Bestimmung entsprechend durch die Kernporen und dient im Zytoplasma an den Ribosomen als Matrize bei der Translation.

Der Vorgang des Spleißens ist wahrscheinlich komplexer und für den Menschen bedeutsamer als noch vor kurzem angenommen. Zum einen erklärt er, warum der Mensch mit relativ wenigen Genen auskommt, denn durch Spleißen können aus *einem* Gen

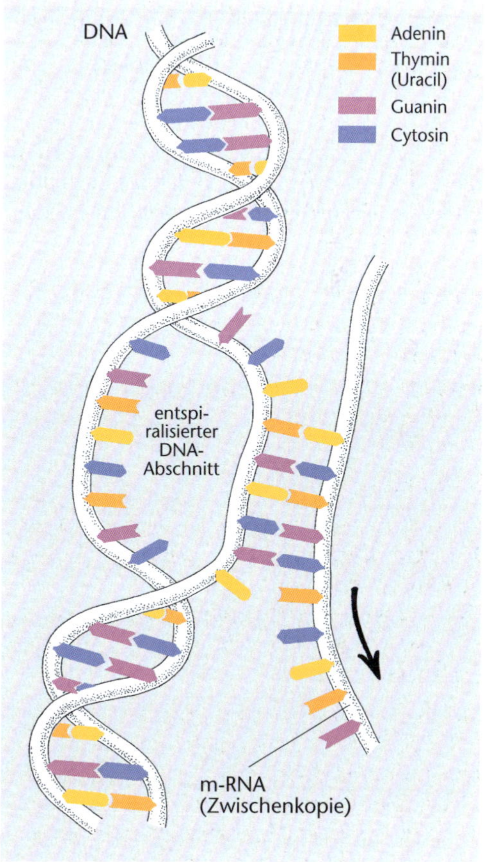

Abb. 3.23: Transkription. Am entspiralisierten DNA-Abschnitt wird eine einsträngige Zwischenkopie (m-RNA) des DNA-Strangs gebildet. An jede Base des abzulesenden DNA-Strangs wird die komplementäre Base am m-RNA-Strang angebaut. Die Basensequenz des m-RNA-Strangs ist damit komplementär der Basensequenz des DNA-Strangs.

mehrere Eiweiße entstehen. Durch **alternatives** (unterschiedliches) **Spleißen** können sogar trotz gleicher Genausstattung gewebespezifisch unterschiedliche Eiweiße entstehen. Zum anderen sind die Introns möglicherweise kein reiner Datenschrott, wie bislang angenommen. Es gibt Hinweise, dass Teile davon regulatorische Funktionen ausüben, die aber im Detail noch unklar sind.

3.7.3 Die Translation oder die Proteinbiosynthese

Proteine *(Eiweiße)* bestimmen maßgeblich *Aufbau und Struktur* der Zelle und sind auch für ihre *Funktion* unabdingbar (☞ 2.8.3). Entsprechend sind Proteine und die Fähigkeit, selbst Proteine herzustellen, für die Zelle lebenswichtig. Die „eigentliche" **Proteinbiosynthese,** d. h. die Übersetzung des m-RNA-Codes in die Aminosäuresequenz der Proteine an den Ribosomen (☞ 3.3.2), heißt **Translation.**

Die Translation Schritt für Schritt

Sobald die m-RNA ein Ribosom erreicht, verkoppeln sich dessen beide Untereinheiten, und die Proteinbiosynthese beginnt. Als Adaptermoleküle fungieren dabei die relativ kleinen, beweglichen *transfer-Ribonukleinsäuren* **(t-RNA):** Sie erkennen sowohl eine Aminosäure als auch ein Basentriplett (Codon) der m-RNA.

Die einzelsträngigen t-RNA-Moleküle sind durch interne Basenpaarungen zu einer dreidimensionalen Struktur gefaltet, die vereinfacht als Kleeblatt dargestellt wird (☞ Abb. 3.24). An diesem Kleeblatt sind an gegenüberliegenden Enden zwei Folgen von ungepaarten Nukleotiden für die Funktion der t-RNA besonders wichtig: Die eine Folge bildet das **Anticodon,** mit dem sich die t-RNA an ein komplementäres Basentriplett (Codon) der m-RNA binden kann; die zweite Folge ist die Bindungsstelle, an der jeweils die Aminosäure angehängt ist, die diesem Codon entspricht.

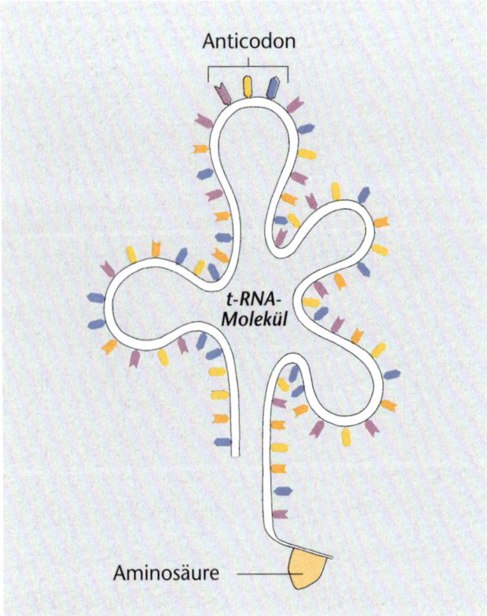

Abb. 3.24: Schematische Darstellung der t-RNA. Dieses kleeblattförmige Gebilde enthält am oberen „Blatt" ein bestimmtes Basentriplett (hier Anticodon genannt) und am unteren Ende die dazugehörige Aminosäure.

Im Verlauf der Proteinbiosynthese wandert das Ribosom entlang der m-RNA von Codon zu Codon, die passenden t-RNA Moleküle lagern sich mit ihrem Anticodon an. Ihre anhängenden Aminosäuren werden dabei an die wachsende Peptidkette angefügt. Auf diese Weise hat die t-RNA die Aminosäure genau an die von der m-RNA vordiktierten Stelle gebracht (☞ Abb. 3.25 – 3.27).

Das Ende des Zusammenbaus eines Proteins ist erreicht, wenn an der m-RNA statt des Codons für eine weitere Aminosäure ein Steuercodon für das Ende der Aminosäurekette *(Stop-Codon)* auftritt. An ein solches Stop-Codon binden sich sofort zytoplasmatische Proteine, die **Freisetzungs-Faktoren.** Diese bewirken, dass anstelle einer neuen Aminosäure Wasser angehängt und die vollendete Proteinkette ins Zytoplasma freigesetzt wird.

Die Proteine werden in der Regel noch *posttranslational* (nach der Translation) verändert und stehen dann als Enzyme, Strukturproteine, Hormone etc. zur Verfügung. Sie verbleiben in der Zelle oder werden durch Exozytose ausgeschleust.

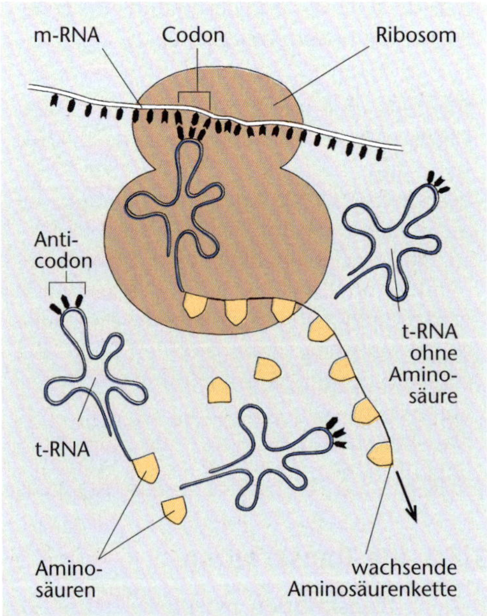

Abb. 3.25: Translation. Codon und Anticodon passen wie der Schlüssel zum Schloss zueinander. Demnach lagern sich entsprechende t-RNA-Moleküle an der m-RNA an. Ihre anhängenden Aminosäuren verbinden sich bei diesem Vorgang, und die Proteinkette wird dadurch jeweils um die „richtige" Aminosäure verlängert. Nach Knüpfung der Aminosäureverbindung verlässt die t-RNA ihre Aminosäure, um sich mit einer frei umherschwimmenden Aminosäure neu zu beladen.

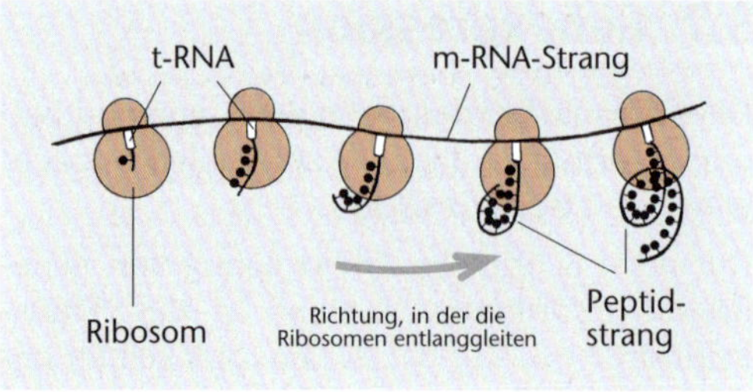

Abb. 3.26: Mehrere Ribosomen laufen in Pfeilrichtung gleichzeitig über einen m-RNA-Abschnitt hinweg. An jedem Ribosom entsteht die gleiche Proteinkette.

Der Genbegriff

Ein **Gen** ist also ein Abschnitt der DNA, der die Information für die geregelte Synthese eines RNA-Moleküls enthält. Das RNA-Molekül kann anschließend als Vorlage für die Synthese eines Proteins dienen oder selbst eine Funktion in der Zelle übernehmen.

3.8 Die Teilung von Zellen

Neue Körperzellen entstehen ausschließlich durch *Teilung* bereits vorhandener Zellen. Die Teilung von Zellen ist Voraussetzung für *Wachstumsvorgänge* und den ständig erforderlichen *Ersatz* zugrunde gegangener Zellen.

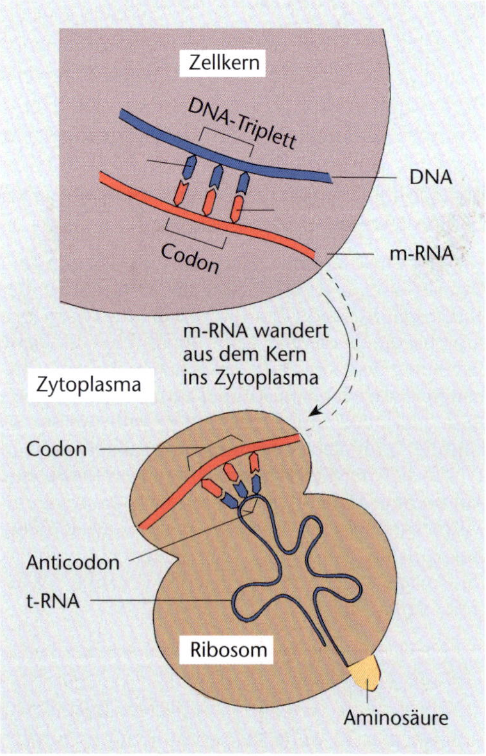

Abb. 3.27: Zusammenfassung der einzelnen Schritte der Transkription und der Translation. Die Transkription, bei der eine einsträngige RNA-Kopie der DNA erstellt wird, findet im Zellkern statt. Die gebildete m-RNA verlässt den Kern und wandert ins Zytoplasma, wo sie im Ribosom „übersetzt" wird (Translation). Beachte, dass das Basentriplett auf der DNA identisch ist mit dem Basentriplett auf der t-RNA (Anticodon).

3.8.1 Die Mitose

Die Zellteilung bei Wachstum und Zellersatz ist die **Mitose,** wobei das Kernmaterial *erbgleich* von der **Mutterzelle** an die zwei entstehenden **Tochterzellen** weitergegeben wird.

Die DNA-Replikation

Für die erbgleiche Weitergabe des Kernmaterials muss die Erbsubstanz der Mutterzelle, also die in den Chromosomen enthaltene DNA, zuvor verdoppelt werden. Dieser Vorgang heißt **DNA-Replikation.**

Die DNA-Replikation findet in der **Interphase** zwischen (= inter) zwei Zellteilungen statt. Hierzu wird die DNA wie ein Reißverschluss in der Mitte, also zwischen den korrespondierenden Basen, aufgetrennt (☞ Abb. 3.28). An die frei werdenden Basen beider Stränge lagern sich dann, der spezifischen Basenpaarung folgend (Adenin zu Thymin, Guanin zu Cytosin), neue Nukleotide an. Diese werden unter Mithilfe von Enzymen zu einem neuen Strang verknüpft. Damit sind zwei neue Doppelstränge entstanden, die mit dem ursprünglichen Doppelstrang *völlig identisch* sind. Diese neuen Doppelstränge bestehen jeweils aus einer „alten" und einer „neuen" Hälfte und nehmen wieder die Form der DNA-Doppelhelix an.

Auf diese Weise wird die DNA sämtlicher Chromosomen vor der eigentlichen Zellteilung in der Interphase verdoppelt, wobei aus einem Chromosom zwei Chromatiden entstehen (☞ Abb. 3.6). Schließlich verdoppelt sich in der Interphase auch das *Zentriolenpaar.*

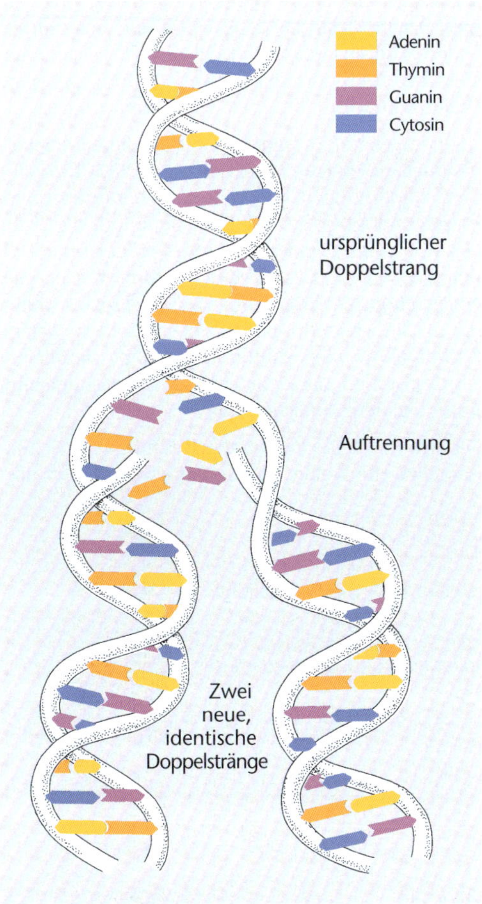

Abb. 3.28: Replikation der DNA. Wie ein Reißverschluss wird die DNA in der Mitte zwischen ihren korrespondierenden Basen aufgetrennt. Mit den offen liegenden Basen paaren sich die korrespondierenden Nukleotide, die dann zu einem neuen Strang verknüpft werden.

Polymerase-Kettenreaktion

Mit der **Polymerase-Kettenreaktion** *(Polymerase Chain Reaction, PCR)* können kleinste Mengen DNA vervielfältigt werden. Sie wurde Anfang der 1980er Jahre von *Kary Mullis* entwickelt und mit dem Nobelpreis für Chemie ausgezeichnet. Inzwischen wird die PCR sehr vielseitig angewendet, z. B. bei der Diagnostik bestimmter Erb- und Infektionskrankheiten, bei kriminalistischen Untersuchungen oder zur Genklonierung.

Mit der Kettenreaktion wird nur ein kleiner Teil des langen DNA-Ausgangstrangs vervielfältigt. Dieser Teil wird durch kurze, künstliche DNA-Stücke festgelegt, die **Primer** oder *Starter.* Sie bestehen aus 20 – 40 Nukleotiden und stimmen genau mit der Sequenz am Anfang bzw. Ende des zu kopierenden Strangstückes überein.

Der PCR-Prozess, das **Amplifizieren,** besteht aus meist 20 – 40 Wiederholungen der drei folgenden Schritte:
- Auftrennen der doppelsträngigen DNA in ihre beiden Einzelstränge
- Binden der spezifischen Primer an die DNA-Abschnitte, die vervielfältigt werden sollen, und Anlagern des „Kopierenzyms" **DNA-Polymerase**
- Elongation, d. h. Erzeugen des fehlenden zweiten Stranges durch die DNA-Polymerase, die hierzu an der einzelsträngigen DNA entlangläuft

Bei jedem Durchlauf der drei Schritte wird die DNA verdoppelt, die DNA-Menge steigt also exponentiell an. Nach 20 Schritten hat sich die DNA-Menge bereits vermillionenfacht!

Die Phasen der mitotischen Kernteilung

Die Mitose, bei der als wichtigster Vorgang die Chromatiden auf zwei neue Kerne verteilt werden, verläuft in vier **Kernteilungs-Phasen: Prophase, Metaphase, Anaphase** und **Telophase** (☞ Abb. 3.29 und 3.30).

Die **Prophase.** Die im Ruhekern unsichtbaren Chromosomen verkürzen sich durch zunehmende Spiralisierung. Im Mikroskop erkennt man, dass jedes Chromosom bereits in seiner verdoppelten Form – den am Zentromer zusammenhängenden Chromatiden (☞ Abb. 3.6) – vorliegt. Die *Nukleoli* (Kernkörperchen) lösen sich auf, und die beiden *Zentriolenpaare* rücken auseinander und wandern zu den gegenüberliegenden Enden der Zelle, den *Zellpolen.*

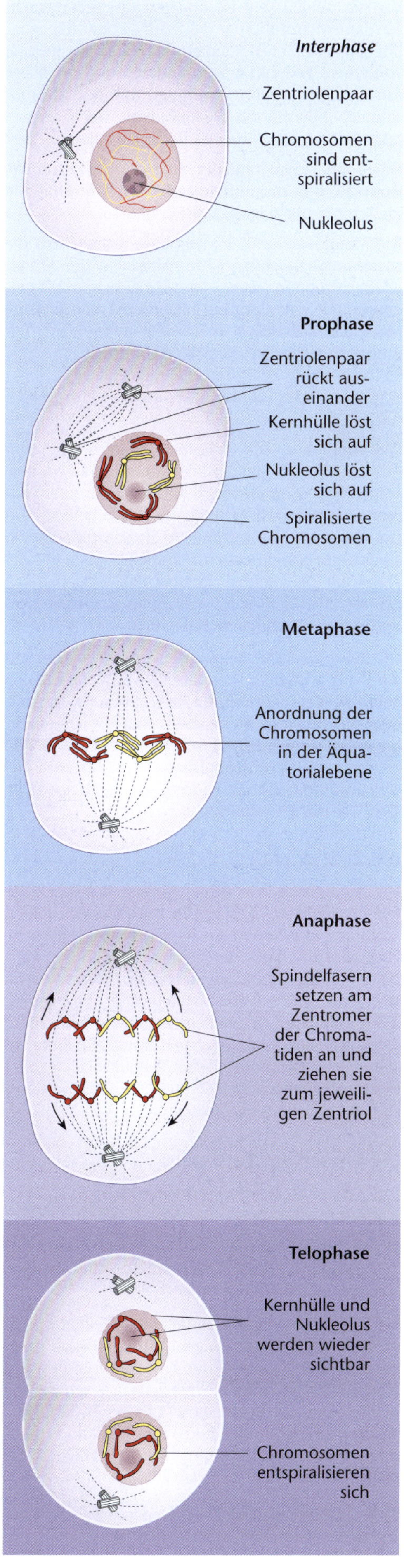

Abb. 3.29: Die verschiedenen Stadien der Mitose.

Von den beiden Zentriolenpaaren ausgehend wachsen dann Mikrotubuli (☞ 3.3.7) auf das jeweils gegenüberliegende Zentriolenpaar zu, bis sie schließlich von einem Zellpol bis zum anderen reichen. Diese *Mitosespindel* steuert zusammen mit den chromosomalen Mikrotubuli die Bewegung der Chromatiden während der weiteren Teilungsvorgänge.

Die Prophase endet mit der Auflösung der Kernhülle, wodurch die zusammenhängenden Chromatiden ins Zytoplasma freigesetzt werden.

Die **Metaphase.** In der Metaphase ordnen sich die zusammenhängenden Chromatiden in der Mittelebene *(Äquatorialebene)* der Zelle zwischen den beiden Spindelpolen an und bilden eine sternförmige Figur. Die inzwischen vollständig ausgebildete Teilungsspindel besteht aus Mikrotubuli, die:

- Einerseits von Zellpol zu Zellpol reichen
- Andererseits als *Spindelfasern* an den Zentromeren ansetzen.

Die **Anaphase.** Die Anaphase beginnt mit dem Auseinanderweichen der Zentromere aller Chromosomen. Die dadurch voneinander getrennten Chromatiden werden dann durch die an den beiden Zentromerenhälften ansetzenden Chromosomenfasern zu den entgegengesetzten Zellpolen bewegt. Mit der Trennung der beiden identischen („doppelten") Chromatiden wird jedes von ihnen nun wieder als (einfaches) Chromosom bezeichnet.

Die **Telophase.** Die Telophase ist in vieler Hinsicht die Umkehrung der Prophase. Die an beiden Polen befindlichen, identischen Chromosomensätze werden von Membranen umgeben, wodurch neue Kernhüllen entstehen. Die Chromosomen in den neuen Kernen werden entspiralisiert, die Mitosespindel verschwindet, und die Nukleoli erscheinen wieder. Damit ist der *Kern*teilungszyklus beendet.

Die Zellteilung

Die *Kern*teilung wird üblicherweise von der *Zell*teilung begleitet. Sie beginnt meist in der späten Anaphase und wird in der Telophase abgeschlossen. Hierbei schnürt sich die Zellmembran etwa in Zellmitte vom Rand her zunehmend ein, bis schließlich zwei etwa gleich große Tochterzellen mit eigenem Zytoplasma und Organellen entstanden sind. Nicht jede Kernteilung *muss* auch von einer Zellteilung begleitet sein. *Vielkernige* Zellen, z. B. die Skelett- oder Herzmuskelzellen, vermehren bei Bedarf die Kernzahl ohne gleichzeitige Zellteilung.

Die Phasen des Zellzyklus

Ein Zellzyklus besteht aus zwei Phasen:

- Der Mitosephase
- Der Interphase (die Zeit zwischen zwei Zellteilungen); sie setzt sich zusammen aus G_1-, S- und G_2-Phase (☞ Abb. 3.30).

Nach der Mitose tritt die neu gebildete Zelle zunächst in die *präsynthetische Wachstumsphase* **(G_1-Phase)** ein. In dieser Phase läuft die Proteinbiosynthese auf Hochtouren und trägt maßgeblich zur Vergrößerung der Zelle bei. Die Dauer dieser Phase schwankt zwischen wenigen Stunden und unter Umständen mehreren Jahren und bestimmt im Wesentlichen die Dauer des gesamten Zellzyklus.

Viele ausdifferenzierte Zellen verlassen diese Phase normalerweise nicht, man spricht dann auch von der G_0-Phase. Nur bei besonderen Ereignissen (Verletzung, Zellverlust) können sie wieder in den Zellzyklus eintreten. Eine Ausnahme bilden die Nervenzellen, sie können sich nicht mehr teilen (regenerieren ☞ 4.5.1) und verbleiben daher dauerhaft in der **G_0-Phase.**

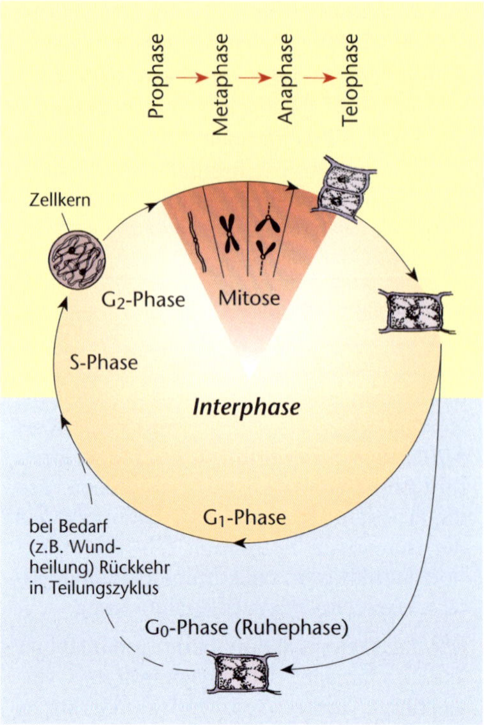

Abb. 3.30: Schematische Darstellung des Zellzyklus.

In der sich anschließenden, etwa 5 – 10 Stunden dauernden *Synthesephase* **(S-Phase)** erfolgt die Verdoppelung der DNA, also die Bildung der Chromatiden. Die dann folgende letzte, etwa vierstündige Phase vor der Mitose nennt man postsynthetische *Wachstumsphase* (G_2-Phase).

3.8.2 Die Meiose

Die Zellteilung bei der Weitergabe der Erbinformation von Generation zu Generation ist die **Meiose.** Damit sich bei der Vereinigung von Eizelle und Spermium das Erbgut nicht verdoppelt, wird der normale, **diploide** Chromosomensatz (2 × 23 Chromosomen) bei der Bildung der *Keimzellen* (*Gameten* ☞ 22.1) auf einen **haploiden** Satz (1 × 23 Chromosomen) reduziert. Deshalb heißt die Meiose auch *Reduktionsteilung.* Die aus der Meiose hervorgehenden (Keim-)Zellen sind also *erbungleich* (☞ Abb. 3.31 und Abb. 3.32).

Die Meiose umfasst zwei Teilungsschritte:

- Die *erste Reifeteilung,* bei der der diploide Chromosomensatz auf den haploiden reduziert wird (Reduktionsteilung)
- Die *zweite Reifeteilung,* die einer normalen mitotischen Teilung entspricht – allerdings mit haploiden Chromosomensätzen.

In der Prophase der ersten Reifeteilung verkürzen und verdichten sich die bereits verdoppelten Chromosomen. Danach lagern sich **homologe Chromosomen** (die sich entsprechenden Chromosomen väterlicher und mütterlicher Herkunft) parallel aneinander, so dass die entsprechenden Genabschnitte genau nebeneinander liegen. Da jedes Chromosom zu diesem Zeitpunkt schon aus zwei Chromatiden besteht, entsteht ein Gebilde aus vier Chromatiden (je zwei mütterlicher und väterlicher Herkunft), die **Tetrade.** Dieses Aneinanderlagern wird anschließend wieder gelöst, wobei sich aber Abschnitte, die intensiv aneinander haften, miteinander überkreuzen können. An solchen Überkreuzungsstellen, **Chiasmata** genannt, können die Chromatiden verschmelzen und derart wieder auseinander brechen, dass Bruchstücke des väterlichen und des mütterlichen Chromosoms vertauscht werden. Dieses **crossing over** führt zu einer Neuverknüpfung der Gene **(Rekombination)** innerhalb von Chromosomen.

In den weiteren Phasen der ersten Reifeteilung werden *nicht* wie bei der normalen Mitose die Chromatiden, sondern die beiden homologen Chromosomen (bestehend aus je zwei Chromatiden) auf die Tochterkerne verteilt, indem sie vom Spindelapparat zu den *Zellpolen* gezogen werden. Durch die parallel einsetzende *Zellteilung* entstehen zwei Tochterzellen mit je 23 noch verdoppelten Chromosomen. Welche Kombination von mütterlichen und väterlichen Chromosomen dabei in einer Keimzelle entsteht, unterliegt dem Zufallsprinzip.

Die sich nun ohne Replikation des Erbguts anschließende zweite Reifeteilung entspricht der einer nor-

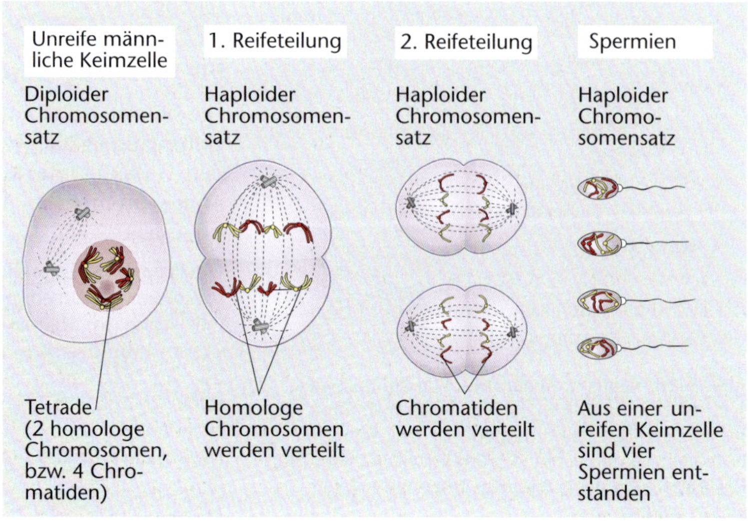

Abb. 3.31: Die Meiose am Beispiel der Spermienbildung im Hoden. Aus einer unreifen männlichen Keimzelle mit diploidem Chromosomensatz entstehen vier Spermien mit einem jeweils haploiden Chromosomensatz.

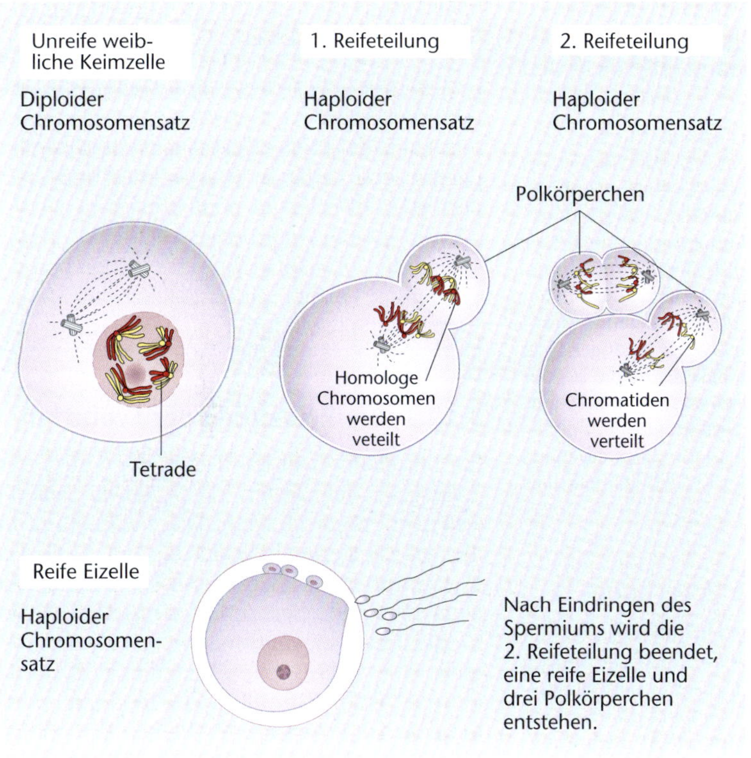

Abb. 3.32: Die Meiose am Beispiel der Eizellbildung. Im Gegensatz zur Spermienbildung entsteht aus einer unreifen weiblichen Keimzelle nur eine Eizelle. Sie hat im Laufe der beiden Reifeteilungen den größten Teil des Zytoplasmavolumens übernommen, während die drei Polkörperchen zugrunde gehen.

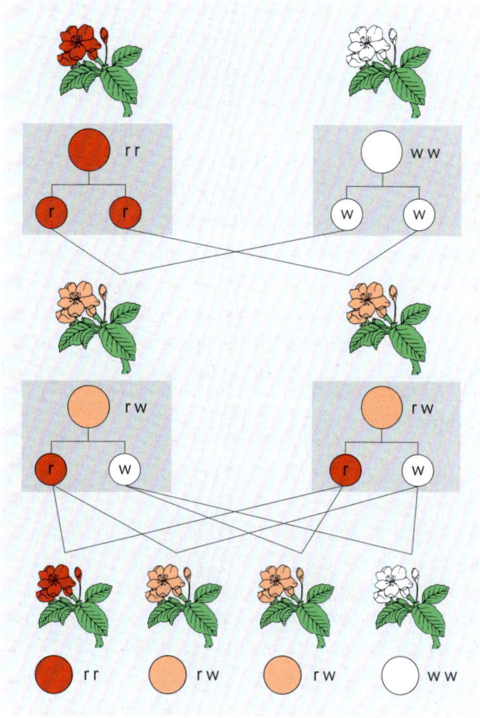

Abb. 3.33: Kreuzung einer reinerbig rotblühenden (rr) mit einer reinerbig weißblühenden (ww) Japanischen Wunderblume. Die Tochtergeneration ist einheitlich rosa und mischerbig für das Merkmal Blütenfarbe (rw). Die nun folgende Generation spaltet sich im Verhältnis 1:2:1 auf: dies bedeutet, dass jeweils eine Pflanze reinerbig rot (rr) bzw. weiß (ww) ist; zwei weitere Pflanzen sind rosa und mischerbig für das Merkmal Blütenfarbe (rw). [A400]

malen mitotischen Teilung, wobei jetzt die Chromatiden auf die Tochterzellen verteilt werden.

Die Meiose ist beim weiblichen und männlichen Geschlecht sehr verschieden lang (♀ bis zu 45–55 Jahre, ♂ ca. 80 Tage).

Weitere Details zur Spermien- und Eizellbildung ☞ 21.1.4 und 21.2.2.

3.9 Die verschiedenen Erbgänge

3.9.1 Wer setzt sich durch? Von Dominanz und Rezessivität

Jeweils auf *homologen* Chromosomen am *gleichen* Ort liegende Gene heißen **Allele.** Sind die beiden Allele völlig identisch, ist der Träger in diesem Merkmal *reinerbig* oder **homozygot** – unterscheiden sie sich, ist er *mischerbig* **(heterozygot).** Ist ein Mensch bezüglich eines Merkmals homozygot, so wird dieses Merkmal in aller Regel auch zur Ausprägung kommen.

Bei einem heterozygoten Allelpaar gibt es hingegen mehrere Möglichkeiten:

Sehr häufig ist die Genwirkung des einen Allels stärker als die des anderen. Man sagt, das eine Allel ist **dominant** und überdeckt die Wirkung des **rezessiven** Allels (☞ Abb. 3.34). Beim Menschen ist beispielsweise das Gen für die Blutgruppe A dominant über das (rezessive) Gen für die Blutgruppe 0. Besitzt ein Mensch also das heterozygote Allelpaar A und 0, dann hat er die Blutgruppe A, das Allel 0 bleibt phänotypisch verborgen.

Demgegenüber seltener ist, dass beide Allele gleichwertig sind und *beide Merkmale nebeneinander* in Erscheinung treten. In diesem Fall bezeichnet man die Gene als **kodominant.** Ein Beispiel hierfür sind die Blutgruppen A und B: Erbt ein Kind vom Vater das Allel für Blutgruppe A und von der Mutter das für Blutgruppe B, so hat es die Blutgruppe AB (☞ auch 13.4.1).

Beim **intermediären Erbgang** kommt das Merkmal dagegen nicht in gleichzeitiger Ausprägung, sondern als *Mischung* zur Ausprägung. Besitzt eine Pflanze z. B. je ein Allel für die Blütenfarbe rot und weiß, so sind ihre Blüten beim intermediären Erbgang rosa (☞ Abb. 3.33).

3.9.2 Die Regeln der klassischen Vererbung

Ohne etwas von Homo- und Heterozygotie, Dominanz und Rezessivität zu wissen, entwickelte *Gregor Mendel* im letzten Jahrhundert an Hand von Tausenden von Kreuzungsversuchen mit Erbsenpflanzen die Gesetzmäßigkeiten, mit denen die Allele auf die Nachkommen vererbt werden. Sie haben heute noch Gültigkeit.

Die 1. Mendel-Regel (Uniformitätsregel). Bei der Kreuzung von zwei homozygoten Pflanzen, die sich nur in *einem* Merkmal (z. B. der Blütenfarbe) unterscheiden, gleichen sich alle Nachkommen der ersten Tochtergeneration; sie sind *uniform.*

Ein klassisches Beispiel hierfür ist die Kreuzung einer reinerbig rotblühenden mit einer reinerbig weißblühenden Japanischen Wunderblume (☞ Abb. 3.33).

Die homozygoten Pflanzen bringen jeweils nur einen Geschlechtszelltyp (*Gameten* ☞ 22.1) hervor. Der einfache Chromosomensatz der Geschlechtszellen der einen Pflanze enthält das Allel **r** (mit der Anlage für rot), der der anderen das Allel **w** (mit der Anlage für weiß). Nach der Befruchtung kann nun im diploiden Chromosomensatz immer nur r mit w vereinigt sein. Alle Tochterorganismen sind daher in Bezug auf die Blütenfarbe heterozygot (mischerbig) oder *Hybride* und haben – da es sich um einen intermediären Erbgang handelt – rosafarbene Blüten.

Die 2. Mendel-Regel (Aufspaltungsregel). Kreuzt man die 1. Tochtergeneration untereinander, so *spalten* sich in der 2. Tochtergeneration die Allelkombinationen auf.

Bei der Kreuzung von Vertretern der 1. Tochtergeneration aus dem oben genannten Beispiel untereinander werden bei der Meiose (☞ 3.8.2) zwei Typen von Gameten gebildet: solche, die das Gen r besitzen, und gleich viele mit dem Gen w. Bei der Befruchtung entstehen in der „Enkelgeneration" jetzt Keime mit den Allelkombinationen rr, rw, ww im Zahlenverhältnis 1:2:1 (☞ Abb. 3.33). Entsprechend sind 25 % der Pflanzen rotblühend, 50 % rosablühend und 25 % weißblühend.

Angenommen, das Merkmal rotblühend **(R)** sei dominant über das Merkmal weißblühend **(W),** dann sind in der ersten Tochtergeneration alle Pflanzen einheitlich rotblühend. In der zweiten Tochtergeneration ist nach der 2. Mendel-Regel das Aufspaltungsverhältnis 3:1, wobei rotblühende Pflanzen zu ⅔ heterozygot und zu ⅓ homozygot sind (☞ Abb. 3.34).

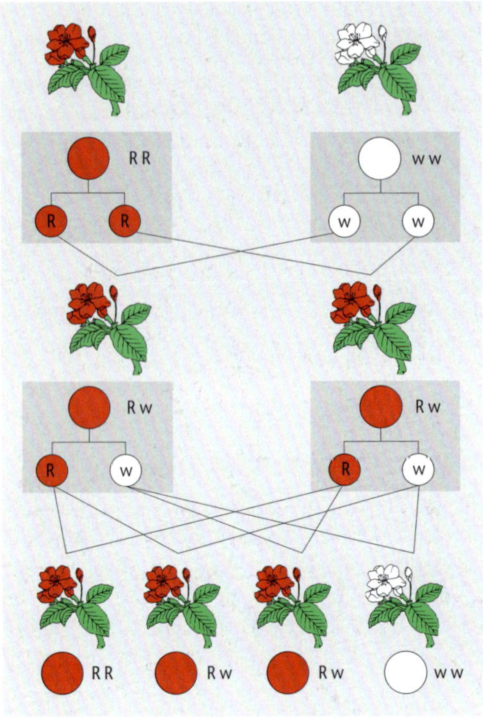

Abb. 3.34: Autosomal dominanter Erbgang. Kreuzung einer rotblühenden (RR) mit einer weißblühenden (ww) Pflanze, wobei die Blütenfarbe Rot über Weiß dominant ist. Beide Pflanzen sind reinerbig bezüglich des Merkmals Blütenfarbe. Die erste Tochtergeneration ist einheitlich rotblühend, jedoch mischerbig (Rw). Die folgende Tochtergeneration spaltet sich im Verhältnis 3:1 auf, d. h. drei Nachkommen sind rot (RR, Rw), ein Nachkomme ist weiß (ww). [A400]

3. Mendel-Regel (Unabhängigkeitsregel). Kreuzt man homozygote Eltern, die sich in *mehreren* Merkmalen unterscheiden, so vererben sich die einzelnen Merkmale *unabhängig* voneinander, wobei neue Merkmalskombinationen entstehen können.

Heute weiß man, dass diese Regel nur gilt, wenn die Gene, die für die Ausprägung der untersuchten Merkmale verantwortlich sind, auf *verschiedenen* Chromosomen liegen. Nur dann werden die Merkmale aufgrund der Neuzusammenstellung des Erbguts während der Meiose nach dem Zufallsprinzip neu verteilt. Liegen die entsprechenden Gene hingegen auf einem Chromosom, so werden sie gemeinsam vererbt. Diese Genkopplung ist allerdings nicht absolut. Sie kann durch das oben beschriebene crossing over durchbrochen werden.

Eine einfache Rechnung zeigt die Bedeutung der 3. Mendel-Regel für die genetische Vielfalt beim Menschen: Bei nur zwei unterschiedlichen Merkmalen der Elterngeneration sind in der zweiten Tochtergeneration immerhin schon neun verschiedene Genotypen möglich. Und bei zehn unterschiedlichen Merkmalen – nur sehr wenig im Vergleich zum Menschen mit seinen 23 Chromosomen – erhält man bereits knapp 60 000 Genotypen!

3.9.3 Geschlechtschromosomen-gebundene Erbgänge

Ein besonderes Bild ergibt sich bei der Vererbung von Merkmalen, deren Gene auf dem X-Chromosom, d. h. auf einem Geschlechtschromosom, lokalisiert sind. Die **geschlechtschromosomen-gebundene Vererbung** folgt nicht den normalen Mendel-Regeln.

Dominanz und Rezessivität spielen nur bei dem weiblichen Chromosomenpaar (XX) eine Rolle, während beim Mann, der ja nur ein X-Chromosom hat, ein solches Gen *in jedem Fall* zur Ausprägung kommt. Man spricht von X-chromosomal dominanten bzw. X-chromosomal rezessiven Erbgängen und unterscheidet sie von den Erbgängen, deren Gene auf den Autosomen lokalisiert sind, den autosomal dominanten bzw. autosomal rezessiven Erbgängen. Ein für diesen Erbgang typisches Beispiel ist die Hämophilie A *(klassische Bluterkrankheit)*, deren Vererbungsmuster in Abb. 5.5 dargestellt ist. Hier erkranken nur die männlichen Individuen; die weiblichen sind lediglich Trägerinnen des Krankheitsmerkmals *(Konduktorinnen)*.

3.9.4 Mitochondriale Vererbung

Die meisten Merkmale werden beim Menschen von Genen kontrolliert, die im Zellkern lokalisiert sind, in der Meiose verteilt werden und somit den Mendel-Regeln folgen. Neben dieser DNA gibt es aber auch DNA in den Mitochondrien (mt-DNA). Beim Menschen tragen die Eltern zu gleichen Teilen zum *Kern*genom bei, die mt-DNA aber stammt überwiegend von der Mutter, da die Zygote im Allgemeinen nur die mütterlichen Mitochondrien enthält. Wie Mutationen der DNA im Kern so können auch Mutationen der mt-DNA Krankheiten hervorrufen, die aufgrund des Erbgangs nur von der Mutter auf die nächste Generation vererbt werden.

3.10 Evolution und Herkunft des Menschen

Die Meiose (☞ 3.8.2) und die „Fehler" bei der Vererbung (Mutationen ☞ 5.2.2) sorgen (genetisch) für ständig neue Individuen einer Art. Sie sind damit Triebfeder für die Fortentwicklung neuer Arten im Rahmen der Entwicklungsgeschichte der Lebewesen.

Die Evolution

Im Laufe der Erdgeschichte entstehen durch genetische Variation (Variabilität) und anschließende Selektion neue Organismen und Arten. Diese stammesgeschichtliche Entwicklung vom Unbelebten bis zu den heute lebenden Formen einschließlich des Menschen heißt Evolution.

3.10.1 Die Prinzipien der Evolution

Im Mittelalter wurden Tiere „der Luft", des „Wassers", der „festen Erde", sowie „allerlei Gewürm" unterschieden. Diese Einteilung in die vier Kategorien hielt sich bis zum Ende des 17. Jahrhunderts, als anatomische Studien zu einer hierarchischen, feiner verästelten Struktur des Tierreichs führten. *Carl von Linnés* erstmals 1735 erschienene Abhandlung „Systema naturae" ist die Grundlage der modernen Systematik. Auf ihr basiert die heute noch gültige Einteilung der Lebewesen in *Klassen* (z. B. Pisces, Fische), *Ordnungen* (z. B. Selachii, Haie), *Familien* (z. B. Scyliorhinidae, Katzenhaie) und *Arten* (z. B. *Scyliorhinus canicula*, Katzenhai). Linné stellte auch den Mensch unter der Bezeichnung **Homo sapiens** neben den Schimpansen in die Ordnung *„Herrentiere"*. Durch Carl von Linné wurde der Mensch erstmals als *Teil* der Natur (Schöpfung) begriffen und ihr nicht mehr „überstellt".

Die ersten Ansätze einer Evolutionstheorie

Nach der christlich-antiken Auffassung entwickelte sich die Welt, nachdem der Schöpfungsakt einmal abgeschlossen war, nicht mehr weiter. Die *Konstanz der Arten* galt als unumstößlich. Die Entdeckung von Fossilien aus ver-

„Diese Gesetze im weitesten Sinne heißen: Wachstum mit Fortpflanzung; Vererbung; Veränderlichkeit infolge von Einflüssen der Lebensbedingungen und des Gebrauchs oder Nichtgebrauchs; so rasche Vermehrung, dass sie zum Kampf ums Dasein führt und infolgedessen auch zur natürlichen Zuchtwahl, die ihrerseits wieder die Divergenz der Charaktere und das Aussterben der minder verbesserten Formen veranlasst. Aus dem Kampf der Natur, aus Hunger und Tod geht also unmittelbar das Höchste hervor, das wir uns vorstellen können: die Erzeugung immer vollkommenerer Wesen."

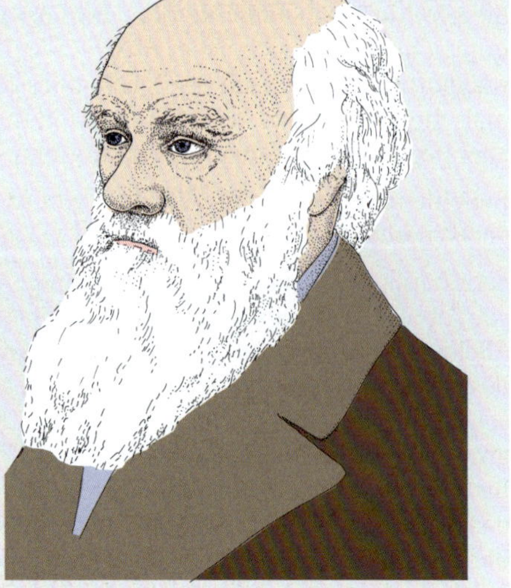

Abb. 3.35: Charles Darwin (1809 – 1882) und einige der Ausführungen aus seinem Werk „Die Entstehung der Arten". Darwin teilte die damals gültige und auch von Lamarck vertretene Lehrmeinung von der „Vererbung erworbener Eigenschaften". Dieser Irrtum beruhte teilweise darauf, dass Darwin nicht wusste, worauf die Variabilität beruhte (von den 1865 von *Gregor Mendel* entdeckten Gesetzen der Vererbung erfuhr Darwin nichts).

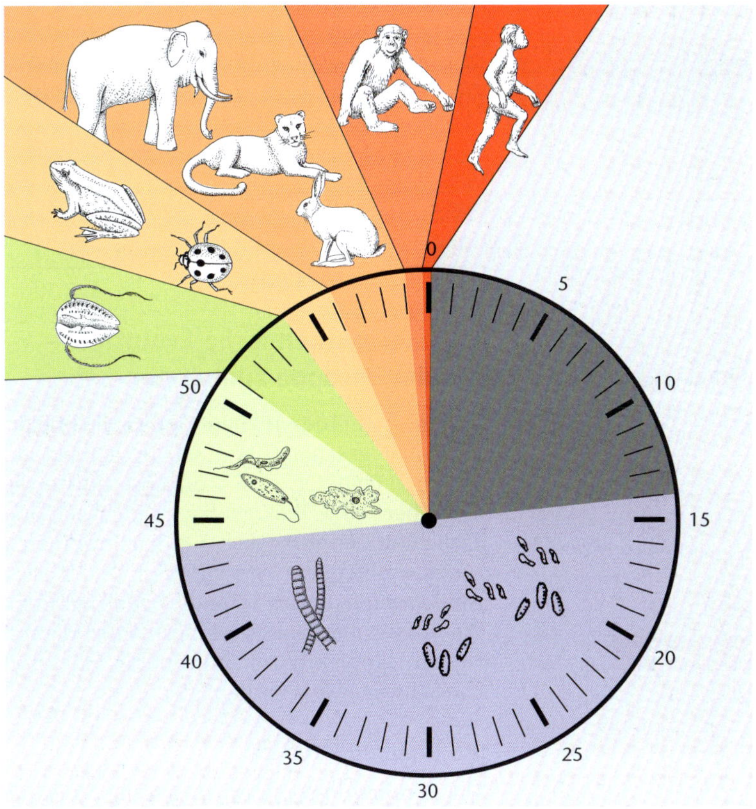

Abb. 3.36: Zeitlicher Verlauf der Evolution. Die Erdgeschichte – von der Entstehung der Erde vor etwa 4,6 Milliarden Jahren bis heute – lässt sich in 60 Minuten zusammenfassen: 14 Minuten dieser 60 Minuten waren vergangen, als vor 3,5 Milliarden Jahren erste Lebensspuren in den Ozeanen erschienen. Die ersten vielzelligen Lebewesen erschienen vor umgerechnet 9 Minuten. Das Alter der ersten tierischen Fossilien schätzt man auf eine halbe Milliarde Jahre, entsprechend etwa 6 Minuten. Erst vor 4 Minuten etwa entwickelten sich die ersten Säugetiere. Primaten haben wohl vor 54 Sekunden begonnen, die Erde zu bevölkern. Unsere ersten Ahnen traten erstmalig vor etwa 8 Millionen Jahren auf, die gesamte Entwicklungszeit des Menschen dauerte also bisher nicht einmal 6 Sekunden.

schieden alten Gesteinsschichten, die ein eindeutiges Zeugnis einer Höherentwicklung im Laufe der Erdgeschichte ablegten, brachte diesen Glauben aber zunehmend ins Wanken.

Die erste schlüssige Evolutionstheorie geht auf den Naturforscher und Philosoph *Jean Baptiste Lamarck* (1744–1829) zurück. Lamarck nahm für jede Organismengruppe eine eigene Entwicklungslinie an. *Charles Darwin* (1809–1882) hielt es bereits für möglich, dass sich alles Lebendige auf *einen gemeinsamen Ursprung* zurückführen lässt. Auch der Mensch wurde mit in diese Theorie eingeschlossen und eine gemeinsame Abstammung der Menschen mit den Säugetieren angenommen (☞ Abb. 3.37 und 3.38).

Darwins Evolutionstheorie

Der Kern seiner Evolutionstheorie lässt sich heute so formulieren: Bei den meisten Pflanzen und Tieren produziert ein Elternpaar Tausende bis Millionen von Nachkommen. Die Zahl der Individuen einer solchen **Population** (Gesamtheit der Individuen einer Art) würde exponentiell ansteigen. Die Populationsgröße bleibt bei gleich bleibenden Umweltbedingungen aber recht konstant, da die meisten Nachkommen sterben, bevor sie sich selbst fortpflanzen können; nur wenige überleben.

Jedes Elternpaar erzeugt bei seinen Nachkommen Variationen in großen Mengen. Innerhalb einer Art kommt es so zu einem unerschöpflichen Reservoir an kleinen und großen Unterschieden zwischen den einzelnen Individuen.

In einer Generation überleben nur die Organismen, denen die besseren Fähigkeiten zugefallen sind, und sie gelangen bevorzugt zur Fortpflanzung. Diese Auslese beim Ringen um die Existenz *(struggle for life)* nannte Darwin **Selektion.** Die positiven Eigenschaften werden auf die Nachkommen übertragen und verhelfen wiederum den Individuen in der Folgegeneration zur Vermehrung *(survival of the fittest).*

3.10.2 Die synthetische Theorie der Evolution

Darwins Evolutionstheorie wurde durch neue Erkenntnisse aus der **Paläontologie** (Wissenschaft der Lebewesen vergangener Erdperioden), der Embryologie und der Genetik weiterentwickelt. Diese erweiterte Abstammungslehre mit *Ernst Mayr* (1904–2005) als wichtigstem Vertreter heißt **synthetische** *(neo-darwinistische)* **Theorie der Evolution:**

Die Ursachen der Variabilität

Heute wissen wir, dass Unterschiede im genetischen Material, der DNA, für die verschiedenen Merkmale der Individuen verantwortlich sind. Die Unterschiede entstehen in erster Linie durch *Rekombinationen* (☞ 3.8.2) und *Mutationen.* Die Häufigkeit von **Mutationen** (Erbgutveränderungen ☞ 5.2.2) liegt im Durchschnitt bei etwa 1:1 Million, d.h. beim Menschen mit etwa 22 000–24 000 Genen trägt etwa jede dreißigste Keimzelle eine Mutation.

Die Bedeutung der *sexuellen Fortpflanzung* für die Evolution ist enorm. Mit dem Auftreten der meiotischen Rekombinationen vor etwa einer Milliarde Jahren entstand innerhalb relativ kurzer Zeit eine unglaubliche Artenvielfalt, und die entstehenden Arten fanden eine schnelle Verbreitung.

Auswirkung der Selektion auf die Population

Die Evolution durch natürliche **Selektion** ist ein zweistufiger Prozess. In einem ersten Schritt entstehen durch *zufällige* Vorgänge, Mutationen und Rekombinationen, genetische Varianten. Erst in einem zweiten Schritt bekommt die Evolution eine Richtung. Individuen mit Genkombinationen, die eine bessere Anpassung oder „Fitness" an bestimmte Umweltbedingungen ermöglichen, haben anderen Individuen gegenüber Vorteile und werden wahrscheinlich mehr Nachkommen hinterlassen als andere Mitglieder der gleichen Population. Es wird die Häufigkeit der Gene zunehmen, die an einem gegebenen Ort anpassungsfähig sind, für eine große Ausbreitung sorgen und den evolutionären Prozess vorantreiben.

Mit anderen Worten: Das Individuum gehört zu einer Population, sein Genotyp ist ein Teil des gesamten Genmaterials der Population, dem *Genpool.* Konkurrieren die einzelnen Individuen einer Population, so zeigen sich die Auswirkungen der natürlichen Auslese schließlich auf der Ebene der Population.

Die Entstehung neuer Arten durch Isolation

Populationen entwickeln sich unterschiedlich weiter, wenn sie voneinander isoliert (getrennt) werden. Durch die Anhäufung der verschiedenen Merkmale bilden sich zunächst **Rassen.** Eine Kreuzung zwischen Individuen verschiedener Rassen bringt aber immer noch zeugungsfähige Nachkommen hervor (z.B. verschiedene Katzenrassen). Entfernen sich schließlich die isolierten Populationen genetisch so weit voneinander, dass eine Kreuzung keine zeugungsfähigen Nachkommen mehr hervorbringt (z.B. Esel und Pferd – ihre Kreuzung ergibt die zeugungsunfähigen Maultiere), so sind aus einer ursprünglichen Art zwei **Arten** hervorgegangen.

Eine solche Isolation kann verschiedene Ursachen haben:

- Durch *geographische Isolation* wird ein Teil der Population durch Veränderung des Lebensraumes (z.B. während der Eiszeit) oder Nahrungsmangel gezwungen, sich in anderen Gebieten anzusiedeln
- *Verhaltensunterschiede* in den Balz- oder Paarungsgewohnheiten, z.B. bei Vögeln oder Säugern, isolieren Individuen innerhalb einer Population
- Zu einer *biologischen Isolation* kommt es, wenn auf Grund von Mutationen z.B. Unterschiede im Bau der Begattungsorgane auftreten oder sich die Blütezeiten ändern.

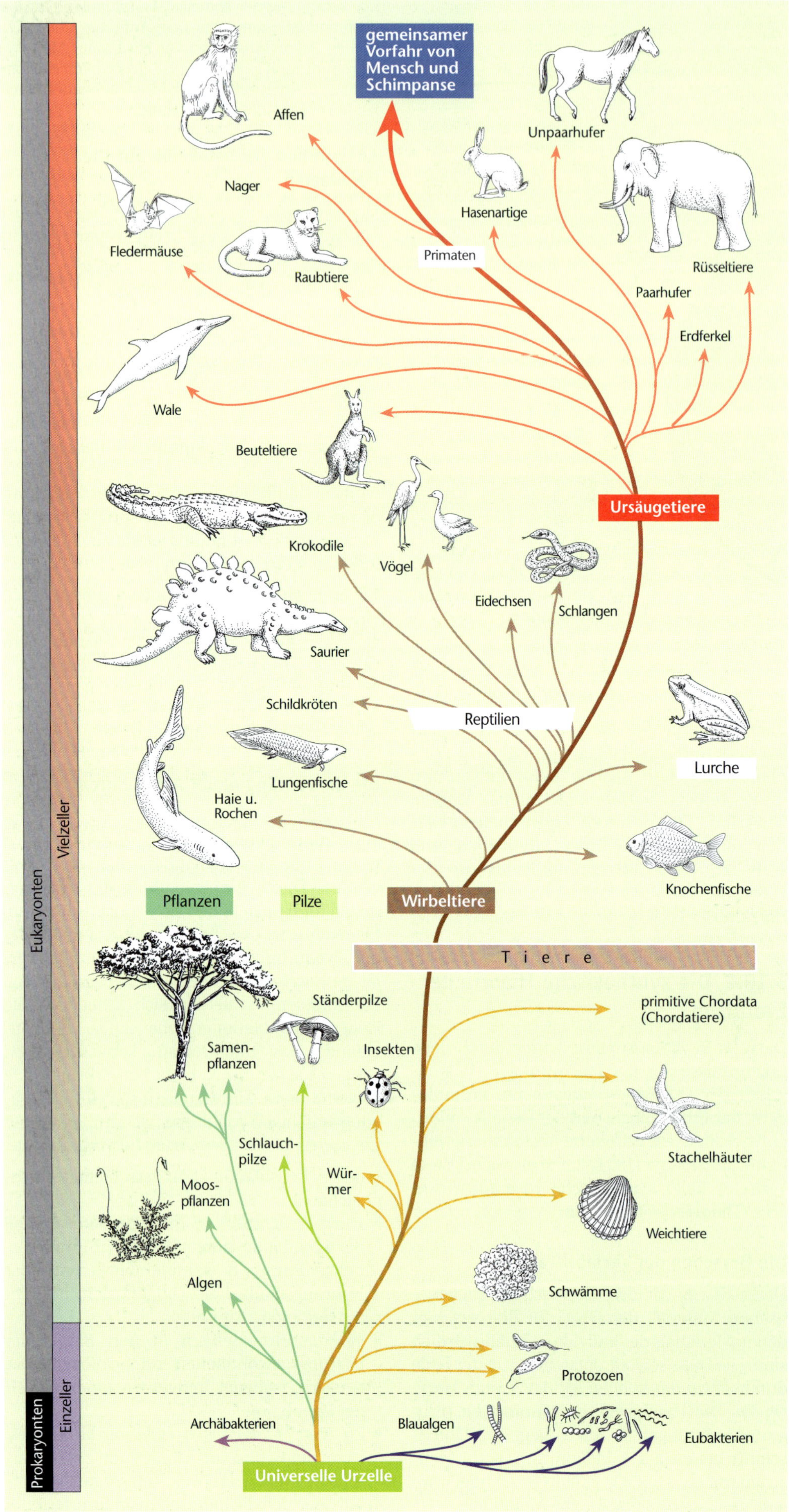

Abb. 3.37: Überblick über die Evolution (vereinfacht). Die im Laufe der Evolution entstandenen Arten haben alle einen gemeinsamen Ursprung. Vor etwa 1500 Millionen Jahren entwickelten sich aus den Prokaryonten die ersten Eukaryonten (☞ Tab. 14.16). Sie bildeten die Ausgangsbasis für Pilze, Pflanzen (ca. 400 000 Arten) und Tiere (ca. 1,5 Millionen Arten). Die 47 000 Wirbeltierarten waren der Ursprung der Säugetiere, der höchstentwickelten Klasse der Wirbeltiere. Sie umfasst mehr als 4000 Arten.

Mutation, Selektion und Isolation

Die drei Grundphänomene Mutation, Selektion und Isolation bilden die Eckpfeiler der Evolutionsbiologie, der zufolge letztlich auch der Mensch das Resultat einer evolutionären Fortentwicklung vom primitiven Wirbeltier über das Säugetier und den Primaten darstellt.

3.10.3 Die chemische Evolution – von der Ursuppe zum ersten Leben

Das Alter der Erde wird heute auf ca. 4,6 Milliarden Jahre geschätzt. Wie sah es damals auf unserem Planeten aus? Zunächst dürfte die Erde über 100 °C heiß gewesen sein. Nach und nach kühlte sie ab, so dass aus dem Erdinneren herausströmender Wasserdampf zu Wasser kondensieren und sich Ozeane bilden konnten. Die Atmosphäre bestand aus Wasserdampf, Methan, Kohlendioxid, Ammoniak, Stickstoff und Schwefelwasserstoff.

Die Ursuppe entsteht

Wie konnten in so einer Umgebung Moleküle wie Aminosäuren oder Nukleinsäuren entstehen? *Stanley Miller* und *Harold Urey* (1953) simulierten die damaligen Verhältnisse im Labor: Unter den experimentellen Bedingungen bildeten sich zahlreiche organische Verbindungen, darunter auch die Bausteine der Eiweiße, die *Aminosäuren* (☞ 2.8.3) – sozusagen die „Ursuppe". Viele der bei den Simulationsexperimenten nachgewiesenen Substanzen lassen sich auch im Weltraum finden; in Meteoriten wurden Aminosäuren, Fettsäuren, Pyrimidine, Purine, Aromate und Porphyrine (Grundkörper z. B. von Hämoglobin und einiger Coenzyme) nachgewiesen. Ihre Bildung, auch wenn sie sich sicher unter den extremen Temperatur- und Druckbedingungen drastisch von der irdischen unterscheidet, wird überall in kosmischen Gaswolken ablaufen. Und so werden auch aus dem Kosmos organische Verbindungen in die irdische „Ursuppe" gelangt sein.

Die Bildung von Makromolekülen

In der „Ursuppe" waren die Bausteine des Lebens vorhanden. Lokal konnten dann in kleinen Reaktionsgefäßen wie Gesteinsspalten an Tonoberflächen die Bausteine zu längeren Molekülen verknüpft werden, daran werden katalytisch aktive Metallionen – primitive *Enzymvorstufen* (☞ 2.9) sozusagen – und Polyphosphate als Energielieferanten mitgewirkt haben. Zu den ersten Makromolekülen gehörten Proteine, aber auch Polysaccharide und Nukleinsäuren. Lagerten sie sich spontan in Tröpfchenform zusammen und umschlossen diese Tröpfchen zufällig noch enzymartige Strukturen zur Bildung von weiteren Makromolekülen, dann war eine solche „Zelle" zu ersten *Stoffwechselleistungen* in der Lage. Die Entwicklung des genetischen Apparates aus *Nukleinsäuren* (☞ 2.8.4) ermöglichte diesen ersten „Lebewesen" dann die selbständige Vermehrung. Die mühsame Akkumulation wertvoller Information über Mutation und Selektion setzt nahezu geschlossene Reaktionsräume voraus, in einem freien Gewässer würden die Reaktionspartner durch Diffusion verloren gehen. Wie die ersten Membranen entstanden sind, ist unklar. Möglicherweise haben sich Phospholipide oder diesen ähnliche Moleküle von selbst zusammengelagert. Als effizient könnte sich außerdem der Zusammenschluss von solchen geschlossenen Reaktionsräumen mit unterschiedlichen Leistungen erwiesen haben.

Die Bedeutung der Nukleinsäuren

Den Nukleinsäuren kommt bei der Aufgabe, Informationen zu speichern und weiterzugeben, eine Schlüsselrolle zu: aufgrund der Basenpaarungsregeln (☞ 2.8.4) sind sie die einzigen Moleküle, die sich **duplizieren** können, sich also nach ihrem eigenen Bauplan kopieren.

Bereits auf der Ebene dieser Moleküle spielten Darwins Evolutionsmechanismen eine Rolle. Unter den Nukleinsäuren blieben nur ausreichend stabile Moleküle erhalten, und nur die Nukleinsäure setzte sich durch, deren Bauvorschrift exakt genug war, die eigene Herstellung zu gewährleisten. Vielleicht haben hier erste Proteine mitgeholfen und für eine schnellere und effizientere Abschrift gesorgt. Diese Proteine selbst hatten wiederum im Laufe der Zeit einen Vorteil, wenn sie die Herstellung von Nukleinsäuren förderten, die die Information für die eigene Aminosäuresequenz trugen und so für eine effizientere Herstellung des Proteins selbst sorgten. So könnte eine erste Proteinsynthesemaschine entstanden sein und damit auch eine erste sich selbst vermehrende Zelle.

Neue Stoffwechselwege

Solche Zellen haben sich sehr erfolgreich den verschiedensten Umweltbedingungen anpassen können. Erste Stoffwechselwege entstanden. Brauchte eine Zelle ein bestimmtes Molekül, brachte es ihr einen Selektionsvorteil, wenn sie nicht auf das Molekül aus der Umgebung angewiesen war, sondern es sich aus einem Vorläufermolekül selber herstellen konnte. Die heutigen komplexen Biosynthesewege, in denen aus einfachen Vorstufen die kompliziertesten Moleküle entstehen, haben sich also von hinten nach vorne, von den Endprodukten zu den Ausgangsstoffen hin entwickelt. Dafür sind mehrere Tausend verschiedene Enzymaktivitäten nötig. Es ist sehr unwahrscheinlich, dass sie alle unabhängig voneinander entstanden sind. Viel wahrscheinlicher ist, dass neue Enzyme aus bereits vorhandenen hervorgegangen sind. Ähnlich wie der Verwandtschaftsgrad zwischen Organismen lässt sich auch der Verwandtschaftsgrad zwischen Proteinen in einem Stammbaum darstellen. Proteinchemische Daten zeigen, dass Enzyme (und andere Proteine) mit ganz unterschiedlichen Aufgaben zu Familien zusammengefasst werden können, deren Mitglieder sich in vielen Bereichen und Einzelheiten so weit gleichen, dass sie einst aus einem gemeinsamen Ur-Gen entstanden sein müssen.

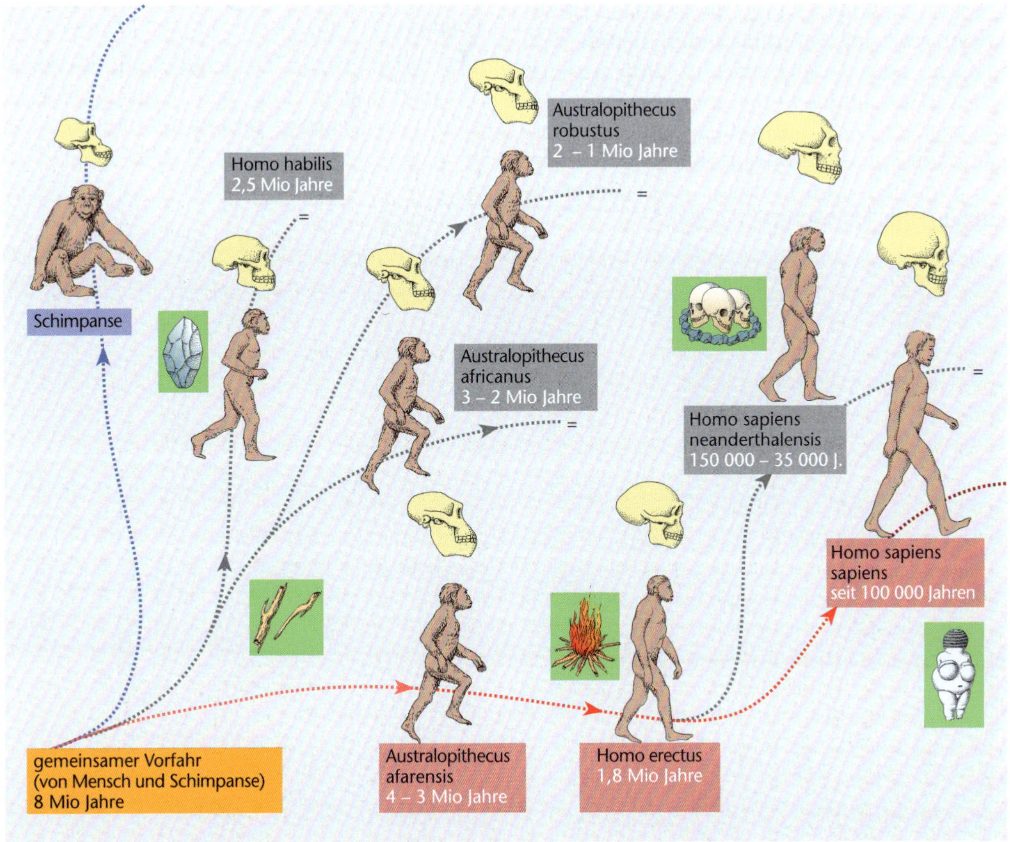

Abb. 3.38: Die Entwicklung vom gemeinsamen Vorfahren von Schimpanse und Mensch bis zum heutigen Mensch *(Homo sapiens sapiens)*. Dargestellt sind jeweils Schädelform, Körpergestalt und Kultgegenstände, bzw. Werkzeuge, welche – wie man aufgrund von Funden annimmt – typischerweise in Gebrauch waren.

3.10.4 Vom Einzeller zum Vielzeller

Die einzelnen Zellen waren zwar sehr erfolgreich: Bakterien und einzellige Eukaryonten machen heute mehr als die Hälfte der gesamten Biomasse aus. Dennoch birgt der Aufbau eines Organismus aus vielen Zellen offensichtlich so große Vorteile, dass sich mehrfach unabhängig voneinander vielzellige Organismen aus Einzellern entwickelt haben. Ein vielzelliger Organismus ist länger überlebensfähig, einzelne Zellen können ersetzt werden, und er hat durch die Differenzierung und die Ausbildung von Geweben und Organen, z. B. Wurzel und Blatt, ganz andere Möglichkeiten, Nahrungsquellen auszunutzen. Bestanden die ersten Mehrzeller noch aus einigen tausend Zellen (mit geringer Differenzierung in z. B. Verdauungszellen, Stützzellen und Fortbewegungszellen) sind die komplexen Organismen wie Pflanzen und Tiere aus Millionen oder Milliarden einzelner Zellen aufgebaut mit teilweise über 200 unterschiedlichen Zellarten.

3.10.5 Die ersten Menschen

Der älteste Vertreter der **Primaten** (zur Ordnung der Primaten zählen heute die Halbaffen, Affen und Menschen) vor ca. 70 Millionen Jahren war wahrscheinlich ein spitzhörnchenähnlicher, baumbewohnender Insektenfresser, kaum größer als eine Ratte. Von diesen Insektenfressern über die Neuweltaffen und Altweltaffen und später dann den Menschenaffen sollten 60 Millionen Jahre vergehen, bis sich innerhalb der Ordnung der Primaten die Familie der **Hominiden,** die *Menschenartigen,* von den Ahnen der Schimpansen getrennt haben.

Aufgrund zahlreicher Fossilfunde gilt es als gesichert, dass die frühe Hominidenentwicklung in Afrika stattgefunden hat. Erste, heute noch unbekannte Urahnen bewegten sich wie Schimpansen und Gorillas auf allen Vieren im Knöchelgang. Die Hände waren bei dieser Art der Fortbewegung bereits in der Lage, Gegenstände beim Laufen zu tragen. Erst der aufrechte Gang aber „machte die Hände vollständig frei“, so dass sie sich zu speziellen Greifhänden mit *opponierbarem* (den Fingern gegenübergestelltem) Daumen umwandeln konnten.

3

Die ersten unanfechtbar zumindest teilweise schon aufrechtgehenden menschlichen Vorfahren, auch als **Prähominiden** bezeichnet, sind die **Australopithecinen.** Ihnen wird ein Hirnvolumen von rund 500 ml zugeordnet (zum Vergleich: Bei Schimpansen beträgt das durchschnittliche Hirnvolumen 400 ml). Die Größenzunahme des Gehirnvolumens ist für die Paläontologen ein wichtiges Merkmal bei der Zuordnung der menschlichen Fossilien. Das Gehirn des werkzeuggebrauchenden **Homo habilis** *(Australopithecus habilis)* umfasste schon bis zu 650 ml. Der steile Anstieg der kulturellen Fähigkeiten vor etwa 2 bis 1,5 Millionen Jahren findet seine Entsprechung in der Gehirnentwicklung bei **Homo erectus,** bei dem das Gehirnvolumen von 780 ml auf 1300 ml zunimmt und damit annähernd heutige Werte erreicht (1200–1700 ml). Alte Fundstellen weisen daraufhin, dass *Homo-erectus*-Populationen nicht nur Hütten, Mauern, Zelte bauten, sondern auch erstmalig das Feuer beherrschten. Ocker etwa wurde zu kultischen Zwecken benutzt. Bis zum Homo habilis gibt es keinen einzigen Hominiden, der außerhalb von Afrika gefunden wurde, erst Homo erectus begann die Welt zu erobern.

Zur frühen Hominiden-Evolution bestehen zwei Hypothesen. Die **Out of Africa-Hypothese** geht von einer linearen Entwicklung aus: Danach begann die Menschwerdung vor etwa sechs Millionen Jahren in Äthiopien und führte in direkter Linie über *Australipithecus afarensis* (Lucy) und *Homo erectus* zum *Homo sapiens.* Der **multiregionalen Hypothese** zufolge – sie stützt sich auf neuere Funde im Tschad (*Sahelanthropus tchadensis,* 2001) – ist die Hominiden-Evolution eher als eine Reihe paralleler und über den ganzen afrikanischen Kontinent verstreuter Ereignisse anzusehen, wonach sich in Anpassung an wechselnde Umweltbedingungen mehrfach unabhängig voneinander Merkmale wie z. B. der aufrechte Gang ausgebildet haben.

Der Übergang zum modernen Menschen

Die klassischen **Neandertaler** *(Homo sapiens neanderthalensis)* entstanden vor rund 150 000 Jahren während der letzten Eiszeit in Europa als direkte Homo-erectus-Nachfolger. Sie starben vor 35 000 Jahren aus. Charakteristisch für den Neandertaler sind der äußerst massive Knochenbau und das fliehende Kinn.

Der Übergang zur heute einzigen Menschen-Art, dem **Homo sapiens,** ist unscharf. Vor etwa 700 000 bis 400 000 Jahren tauchten in Afrika erstmals Hominiden auf, die aufgrund der größeren Schädelkapazität nicht mehr zu Homo erectus gerechnet werden. Die geistigen Leistungen, das Geschick und die Mobilität des archaischen *Homo sapiens* lassen ihn in einem zweiten Exodus sämtliche Kontinente besiedeln. Für mehrere 10 000 Jahre entwickelt sich und lebte Homo sapiens parallel zum Neandertaler. Mit Erscheinen des modernen Menschen, **Homo sapiens sapiens,** setzt explosionsartig eine epochemachende Kreativität ein, die kulturellen Fähigkeiten nehmen exponentiell zu: Eine verbesserte Werkzeugtechnik, das Entstehen der ersten Siedlungen, der Sprache, der Kunst führte zu der heutigen Zivilisation.

Der Zeitpunkt der Entstehung der menschlichen Sprache lässt sich zwar nicht nachweisen. Man geht aber davon aus, dass die Menschen vor zwei Millionen Jahren die geistigen Fähigkeiten zu einer Kommunikation hatten, z. B. in Zwei- oder Dreiwortsätzen, und zugleich eine Verständigung unter anderem bei einer organisierten Jagd notwendig wurde. Die Verwendung von modernen, in Sätzen strukturierten Sprachen kann hingegen nicht länger als 40 000–70 000 Jahre zurückliegen.

Literatur und Kontaktadressen

Literatur

Schmidtke, J: Vererbung und Ererbtes. Ein humangenetischer Ratgeber, Rowohlt Taschenbuchverlag, Hamburg 2002

Das neue Genom. Spektrum der Wissenschaft Dossier 1/2006. Spektrum der Wissenschaft Verlagsgesellschaft, Heidelberg 2006

Die Evolution des Menschen. Geo kompakt 4. Gruner und Jahr, Hamburg 2005

Grolle, J: Evolution. Wege des Lebens. DVA, München 2005

Passarge, E.: Taschenatlas der Genetik. Thieme, Stuttgart 2003

Ringo, J.: Genetik kompakt. Elsevier, München 2005

Süßbier, D., Renneberg, R.: Biotechnologie für Einsteiger. Elsevier, München 2005

Kontaktadressen

http://www.bats.ch: Zentrum für Biosicherheit und Nachhaltigkeit: Bringt sehr verständlich Themen aus den Bereichen Genforschung und Gentechnik, auch ethische Aspekte.

http://www.wissenschaft.de: Bringt aktuelle Übersichtsartikel zu allen Wissenschaftsbereichen, bietet auch gute Suchfunktion, wenn man mal etwas Spezielleres sucht.

http://www.biologie.uni-hamburg.de/b-online. Sehr schöne Seite zu vielen biologischen Themen.

http://www.dso.de: Deutsche Stiftung Organtransplantation, Emil von Behring-Passage, 63263 Neu-Isenburg, Tel. 06102/30080

3.11 Gesundheit & Lebensstil: Gentechnik & Co. – Fluch oder Segen?

Es gibt wohl kaum ein Wissenschaftsgebiet, das ähnlich kontrovers diskutiert wird wie die Gentechnologie. Gleichzeitig fühlen sich nach einer Forsa-Umfrage von 2001 58% der Deutschen unzureichend informiert – eine schlechte Basis für fundierte Entscheidungen. Was ist das überhaupt, Gentechnik?

Die Grundlagen

Da der genetische Code universal ist, können DNA-Bruchstücke von einem Organismus in einen anderen (auch den einer anderen Art!) verpflanzt und dort biologisch aktiv werden. Alle Manipulationen am Erbgut werden unter dem Begriff **Gentechnik** oder *Gentechnologie* zusammengefasst, die solcherart genetisch veränderten Organismen nennt man **transgene Organismen** oder *gentechnisch veränderte Organismen (GVO)*.

Anwendungsbereiche

In der Gentechnik werden drei große Anwendungsbereiche unterteilt:

- Die **grüne Gentechnik** umfasst gentechnische Verfahren in der Pflanzenzüchtung sowie die Nutzung solcher veränderter Pflanzen in der Landwirtschaft und als Lebensmittel
- Die **weiße Gentechnik** bringt Mikroorganismen zur Herstellung von Enzymen z.B. für industrielle Zwecke oder Umweltschutzanwendungen
- Die **rote Gentechnik** nutzt gentechnische Verfahren in der Medizin, sei es in Diagnose oder Therapie.

Während die grüne Gentechnik derzeit von weiten Teilen der Bevölkerung abgelehnt wird (man denke etwa an die *Anti-Matsch-Tomate* oder den sog. *Gen-Mais*), ergibt sich bei den medizinischen Verfahren ein zwiespältiges Bild: In einer Umfrage des Verbands forschender Arzneimittelhersteller gaben 2002 fast zwei Drittel der Befragten an, sie würden gentechnisch hergestellte Arzneimittel ohne Bedenken einnehmen. Nur 7% lehnten solche Arzneimittel völlig ab. Gentechnisch hergestelltes Insulin, Wachstumshormon, Interferone oder monoklonale Antikörper sind nicht nur weithin akzeptiert, sondern nicht mehr aus der modernen Medizin wegzudenken. Die Akzeptanz bei den Diagnoseverfahren dürfte noch höher liegen – wer möchte im Falle einer lebensbedrohlichen Infektion auf die Polymerasekettenreaktion verzichten (☞ 3.8.1)? Soll hingegen nicht in Bakterienzellen oder Viren, sondern in menschliche Zellen eingegriffen werden, haben die meisten von uns ambivalente Gefühle.

Gentherapie

Einige Krankheiten gehen auf einen Defekt in einem einzelnen Gen zurück. Eine Heilung ist mit konventionellen Therapien nicht möglich, viele Patienten müssen ein Leben lang Medikamente nehmen, manchen kann gar nicht geholfen werden. Mittels Gentherapie soll das defekte Gen durch ein gesundes ersetzt und dadurch eine „echte" Heilung erzielt werden. Dabei lassen sich grundsätzlich die **somatische** und die **Keimbahn-Gentherapie** unterscheiden. Bei der Keimbahntherapie wird das künstlich veränderte Gen direkt in eine Eizelle oder in Spermien eingebracht, die genetische Veränderung wird damit auf die Nachkommen übertragen. Die Keimbahntherapie beim Menschen ist nach dem Embryonenschutzgesetz in Deutschland verboten. Bei der (erlaubten) somatischen Gentherapie wird das künstlich veränderte oder ausgetauschte Erbmaterial nur in betroffene Organe oder Körperzellen des Erkrankten eingeschleust. Trotz großer Fortschritte ist die somatische Gentherapie noch als experimentell anzusehen. Das Einschleusen des Erbmaterials klappt bei weitem nicht immer und ein Restrisiko bleibt: So starb der 18-jährige Jesse Gelsinger 1999 kurz nach einer Infusion gentechnisch veränderter Adenoviren (als „Genfähren" werden oft veränderte Viren verwendet). 2002 erkrankte ein wenige Jahre zuvor wegen Immunschwäche gentherapeutisch behandeltes Kind an Leukämie. Wahrscheinlich war hier die Kontrolle über körpereigene Wachstumsprozesse aus den Fugen geraten – die Wirkungen der eingeschleusten Gene sind noch nicht vollständig kontrollierbar.

Konsequenz: Embryonenschutzgesetz

Die Möglichkeiten von Gentechnologie und Fortpflanzungsmedizin haben den deutschen Gesetzgeber bereits 1990 bewogen, den Embryo durch ein **Embryonenschutzgesetz** vor missbräuchlicher Anwendung dieser Technologien zu schützen. Dieses Gesetz verbietet die *Präimplantationsdiagnostik* (d.h. die genetische Untersuchung eines im Reagenzglas befruchteten Embryos vor seiner Einpflanzung in die Gebärmutter) ebenso wie die Gentherapie von Keimzellen und die Gewinnung embryonaler Stammzellen. Im April 2002 hat der Bundestag das Gesetz „zur Sicherstellung des Embryonenschutzes im Zusammenhang mit Einfuhr und Verwendung menschlicher Stammzellen" verabschiedet. Die Erzeugung embryonaler Stammzellen ist nach dem Embryonenschutzgesetz in Deutschland weiterhin verboten. Nur die Erzeugung embryonaler Stammzellen aus abgetriebenen Feten ist unter bestimmten Voraussetzungen erlaubt. Für hochrangige Forschungsziele wird in Ausnahmefällen der Import von vorhandenen, in Laboratorien verschiedener Länder gezüchteten embryonalen Stammzelllinien möglich, aber nur solcher, die vor dem 1. Januar 2002 erzeugt wurden. Nicht alle bisherigen Stammzelllinien gelten jedoch als ausreichend stabil. Mit Altern der Zelllinien durch Verkürzung der Telomere (☞ Abb. 3.6) ist zu rechnen, ebenso sind zahlreiche Zelllinien inzwischen durch Keime verunreinigt.

Stammzelltherapie

Auch Stammzelltherapien sorgen immer wieder für Schlagzeilen. Nicht alle Stammzelltherapien gehören zu den gentechnologischen Verfahren. Gentechnik, Stammzelltherapie und auch die moderne Fortpflanzungsmedizin sind aber in ihren ethischen Problemen eng miteinander verknüpft.

Stammzellen sind unbegrenzt teilungsfähige, undifferenzierte *Ur-* oder *Vorläuferzellen*. Ihre Entwicklung ist noch nicht festgelegt, sie können unter dem Einfluss verschiedener Umgebungsfaktoren alle Zelltypen des Körpers bilden. Je nach ihren Differenzierungsmöglichkeiten werden **totipotente** und **pluripotente Stammzellen** unterschieden. *Totipotente* („alleskönnende", von totus = ganz, potentia = Vermögen, Kraft) Stammzellen können zu einem vollständigen Lebewesen heranreifen. Im Falle des Menschen kann sich aus den totipotenten Embryonalzellen, die aus einer befruchteten Eizelle entstehen, bis zum 8-Zell-Stadium ein ganzer Mensch entwickeln. *Pluripotente* (plures = mehrere) Stammzellen können sich zu allen Zelltypen eines Organismus entwickeln, aus ihnen kann aber kein eigenständiger Organismus mehr entstehen.

Von medizinischem Interesse ist der Einsatz von pluripotenten Stammzellen. Zu ihnen gehören die embryonalen Stammzellen, um die derzeit heftig debattiert wird, und als nicht-embryonale Stammzellen die adulten Stammzellen.

Embryonale Stammzellen können derzeit auf drei Arten gewonnen werden:

- Aus der inneren Zellmasse von Blastozysten von sog. **„überflüssigen Embryonen"**, die aus Reagenzglasbefruchtungen (In-vitro-Fertilisationen) stammen
- Aus abgegangenen oder abgetriebenen **Feten.** Isoliert werden ganz frühe *(primordiale)* Keimzellen, Vorläuferzellen der späteren Ei- und Samenzellen. Sie unterscheiden sich nicht von den embryonalen Stammzellen, die aus Blastozysten entnommen werden. Ebenfalls aus Feten gewonnen werden können auch schon weiter differenzierte Stammzellen z.B. neuronale Vorläuferzellen aus der Neuralleiste
- Durch **therapeutisches Klonen,** d.h. Übertragung von Zellkernen aus bereits differenzierten adulten Körperzellen in „entkernte" Eizellen. Aus ihnen entstehen unter be-

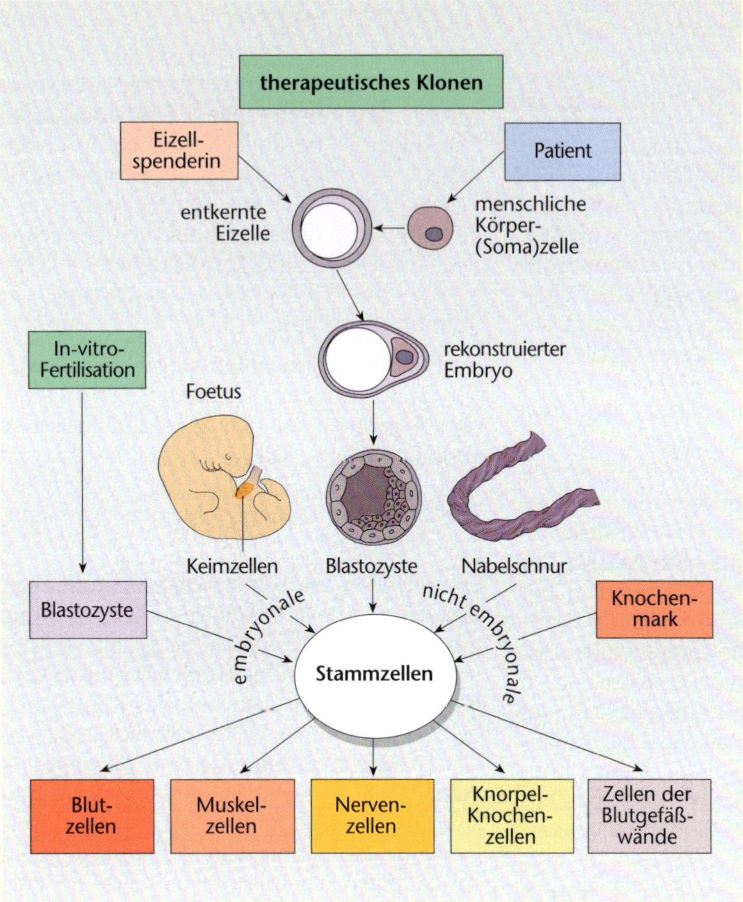

Abb. 3.39: Mögliche Wege embryonale und nicht-embryonale Stammzellen zu gewinnen.

stimmten Bedingungen totipotente Zellen, die sich analog einer befruchteten Eizelle zu Blastozysten entwickeln können, aus deren innerer Zellmasse dann pluripotente Stammzellen entnommen werden. Ein auf diese Weise erzeugter vollständiger Organismus ist das Schaf Dolly. Durch therapeutisches Klonen gewonnene Stammzellen haben die genetischen und damit auch die antigenen Eigenschaften des Zellkernspenders.

Ethisch weit weniger problematisch ist die Arbeit mit **adulten Stammzellen:** Nach Abnabeln des Neugeborenen kann die Nabelschnur ohne jegliche Beeinträchtigung von Mutter oder Kind unter sterilen Bedingungen punktiert und das in der Nabelschnur und Plazenta enthaltene Blut gesammelt und konserviert werden. Während der Embryonalentwicklung befinden sich die Stammzellen vor allem in Leber und Milz. Im letzten Schwangerschaftsdrittel wandern sie über den Blutkreislauf ins Knochenmark. Auf ihrer Wanderung gelangen sie auch in die Nabelschnurgefäße, wo sie zum Zeitpunkt der Geburt im Überfluss vorhanden sind. Inzwischen kommerziell angeboten wird die lebenslange Konservierung von Nabelschnurblut sozusagen als biologische Lebensversicherung. Bei Bedarf kann dann der Spender jederzeit auf körpereigene Stammzellen zur eigenen Verfügung zurückgreifen.

Auch nach der Geburt verfügt der menschliche Organismus noch immer über eine kleine Anzahl teilungsfähiger Stammzellen. Sie lassen sich aus dem Knochenmark, bzw. durch einen Kunstgriff aus dem Blut gewinnen, wurden aber auch in über 20 anderen Organen gefunden. Diese eigenen adulten Stammzellen sind lebenslänglich vorhanden und haben die Aufgabe fehlerhafte, kranke oder abgestorbene Zellen zu ersetzen.

Zurzeit von großem medizinischen Interesse ist der Einsatz von Stammzellen für die Herstellung von Geweben **(Tissue-engineering)** bzw. ganzen Organen. Intensiv beforscht wird die Züchtung von Hautzellen außerhalb des Körpers zur Therapie nach Verbrennungen, der Ersatz von zerstörtem Knorpelgewebe bei Arthrose oder zerstörtem Knochengewebe bei Osteoporose. Die Behandlung von Parkinson oder Alzheimer durch Transplantation der Neurotransmitter produzierenden Neurone rückt in greifbare Nähe, ebenso wie der Ersatz geschädigter Inselzellen in der Bauchspeicheldrüse von Diabetikern.

Nach dem momentanen Forschungsstand ist nicht klar, ob langfristig bei der Stammzelltherapie der Einsatz von embryonalen oder der von nichtembryonalen Stammzellen mehr Erfolg haben wird. Im Gegensatz zu embryonalen Stammzellen wurden nichtembryonalen adulten Stammzellen z. B. aus Knochenmark oder Nabelschnurblut bislang nur ein beschränktes Differenzierungspotenzial und eine begrenzte Lebensfähigkeit bescheinigt. Inzwischen konnten aber zahlreiche adulte Stammzelllinien über längere Zeit kultiviert werden und zahlreiche erfolgreiche Experimente weisen darauf hin, dass grundsätzlich adulte Stammzellen den Zellersatz aller ausfallenden Organe gewährleisten könnten. Damit würde die Arbeit mit embryonalen Stammzellen, welche ethisch bedenklich und in Deutschland weitestgehend verboten ist, in vielen experimentellen und therapeutischen Anwendungsmöglichkeiten ersetzt werden.

Chancen wie Risiken dieser **Gentechnologie** sind enorm: Der segensreichen Möglichkeit, etwa menschliches Wachstumshormon ohne Infektionsrisiko für den Patienten zu produzieren, stehen z. B. Allergiegefahren durch gentechnisch veränderte Nahrungsmittel, mögliche Antibiotikaresistenzen gefährlicher Bakterien durch nicht vorhergesehene Ausbreitung der verpflanzten Gene und die Horrorvision von Eingriffen ins Erbgut von Ei- oder Samenzellen zwecks „Verbesserung“ des Menschen gegenüber. Eine kritische Diskussion innerhalb der Gesellschaft und über nationale Grenzen hinweg ist erforderlich, damit sich diese neue Technologie zum Segen und nicht zum Fluch für den Menschen entwickelt.

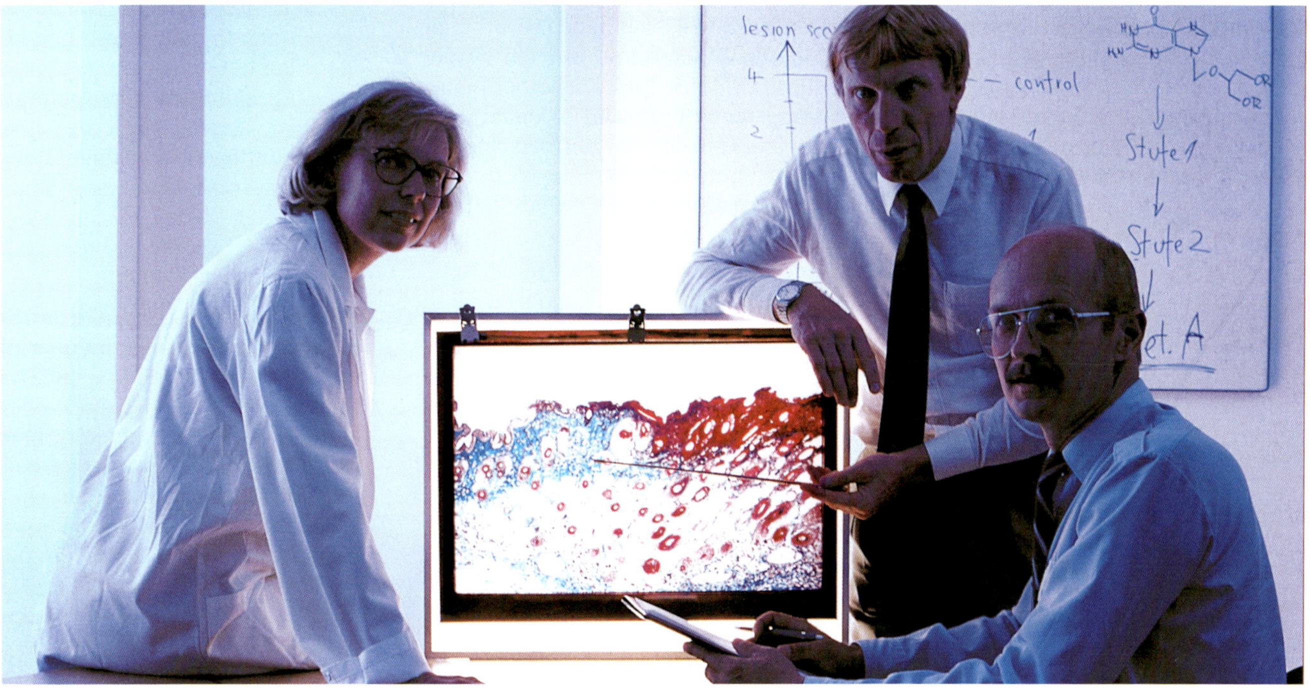

4 Die Gewebe des Körpers

4.1 Übersicht

Der Körper besteht aus einer Vielzahl verschiedener Zellen – dennoch finden sich stets Gruppen von Zellen, die eine gleichartige Funktion und Bauart haben. Diese Zellverbände sind die **Gewebe,** deren Zellen gemeinsam eine Aufgabe für den Gesamtorganismus erfüllen.

Vier Grundgewebe

Nach ihrer Entwicklungsgeschichte, ihrer Struktur und ihrer Funktion unterscheidet man vier Grundgewebe (Abb. 4.1):

- Epithelgewebe
- Binde- und Stützgewebe
- Muskelgewebe
- Nervengewebe.

Parenchym, Stroma und Interzellularsubstanz

Verschiedene Gewebe zusammen bilden ein **Organ.** Die Zellen, die für die eigentliche Funktion des Organs zuständig sind, bilden das **Parenchym.** Bindegewebe (das **Stroma**) baut das Gerüst des Organs und enthält die Gefäße und Nerven, die das Organ versorgen.

Der Raum zwischen den Zellen, also das Interstitium (☞ 3.4), ist in vielen Geweben ausgefüllt mit *Zwischenzell-* oder **Interzellularsubstanz** (☞ 4.3). Diese Substanz ist von großer Bedeutung sowohl für den Stoffaustausch zwischen Blut und Zellen als auch für die mechanische Funktion der Gewebe, beispielsweise des Knochens.

4.2 Epithelgewebe

Epithelgewebe sind flächenhafte Zellverbände, die sowohl die äußeren und inneren Körperoberflächen als auch die Körperhohlräume und Gangsysteme bedecken – daher auch der Name *Deckgewebe.* Es gibt verschiedene Formen von Epithelgeweben, die sich unterschiedlich spezialisiert haben (☞ Tab. 4.3).

In der embryonalen Entwicklung sind alle drei Keimblätter an der Entstehung der Epithelien beteiligt.

Epithelien sind zellreiche Gewebe. Sie besitzen meist keine eigene Blutversorgung, sondern werden durch Diffusion vom darunter gelegenen Bindegewebe versorgt. Zwischen den Epithelzellen findet sich ein mikroskopisch feiner Zwischenraum, der **Interzellularspalt.**

Die Basalmembran

Vom darunter liegenden Bindegewebe ist das Epithel durch die ca. 1 µm dicke **Basalmembran** abgegrenzt. Diese für Epithelgewebe typische Struktur besteht aus Proteinen und kohlenhydratreichen Makromolekülen, die von den Epithelien gebildet werden. Durch die Basalmembran ist das Epithelgewebe fest mit dem Bindegewebe verbunden. Bei der Ausbreitung von bösartigen Tumoren kommt ihr eine entscheidende Bedeutung zu: Hat der Tumor die Membran noch nicht durchbrochen, so besteht noch kein Anschluss an Blut- und Lymphgefäße, die Tumorzellen an andere Orte transportieren können, und die Heilungschance liegt meist bei 100 %.

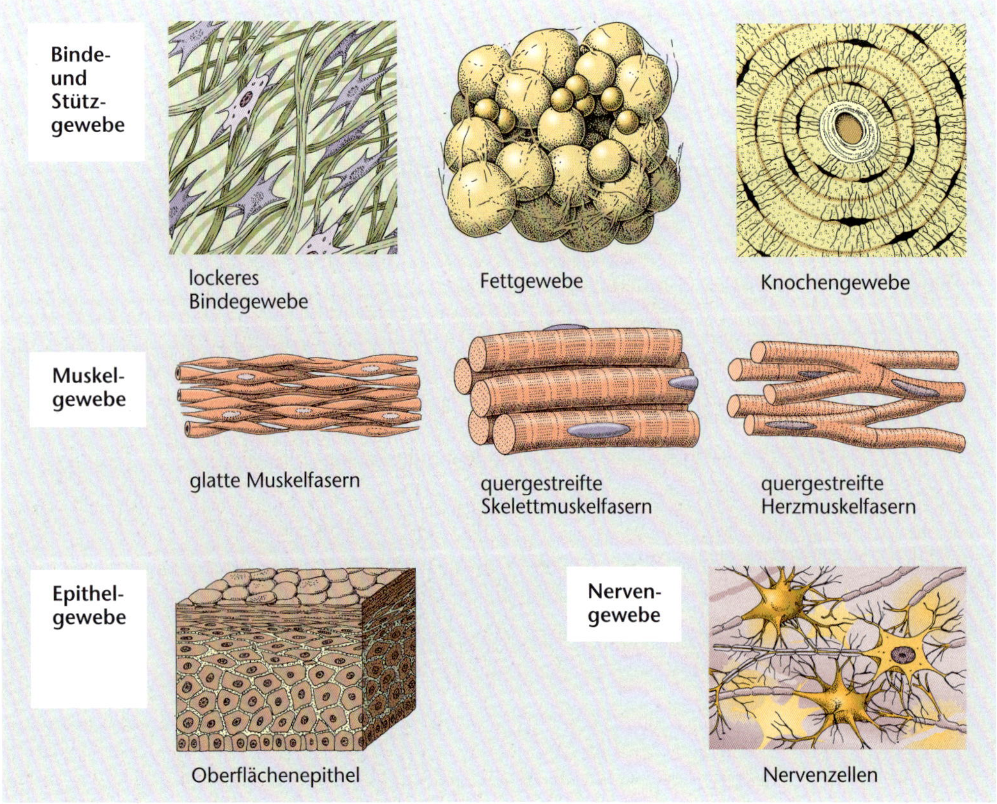

Abb. 4.1: Übersicht über die vier Grundgewebe des menschlichen Körpers.

Transplantation – (k)ein Problem?

Bei einer Transplantation werden Zellen, Gewebe oder Organe eines Spenders in aller Regel auf ein anderes Individuum der gleichen Art **(allogene Transplantation)** oder auf eine andere Stelle desselben Individuums **(autogene Transplantation)** übertragen. Viele Transplantationen sind fester Bestandteil der therapeutischen Möglichkeiten (☞ Abb. 4.2), andere befinden sich noch im experimentellen Stadium.

Da die Gewebe von Spender und Empfänger bei allogenen Transplantationen nicht völlig identisch sind (Ausnahme sind Transplantationen zwischen eineiigen Zwillingen), bekämpft das Immunsystem des Empfängers in aller Regel das Spendergewebe. Um solche **Abstoßungsreaktionen** zu unterdrücken und damit einen Funktionsverlust des transplantierten Organs zu verhindern, muss der Transplantierte in aller Regel lebenslang *Immunsuppressiva* (☞ 14.7.3) einnehmen. Je weniger Blut- und Lymphgefäße ein Transplantat enthält, desto weniger Abstoßungsreaktionen treten auf (am unkompliziertesten verlaufen Hornhauttransplantationen, nach denen als Ausnahme meist keine Immunsuppressiva erforderlich sind).

Nach wie vor werden überwiegend Organe Verstorbener transplantiert. Für die Organentnahme existieren dabei strikte Richtlinien: Voraussetzungen sind v. a. die Einwilligung des Spenders selbst durch einen Organspendeausweis oder die Einwilligung naher Angehöriger sowie die eindeutige Feststellung des Hirntodes.

Aufgrund des Mangels an Spenderorganen haben aber in den letzten Jahren die *Lebendspenden* erheblich zugenommen auf rund 20 % aller Nieren- und etwa 10 % aller Lebertransplantationen in Deutschland. In den USA und in Skandinavien liegt der Anteil der Lebendnierenspenden bei über 50 %! Die Erfolgschancen für den Empfänger sind sogar besser als die nach Transplantation von Organen Verstorbener. Dem steht jedoch das geringe, aber unbestreitbare Risiko für den Spender gegenüber. Um Missbrauch zu verhindern, sind Lebendspenden nur zwischen sich nahe stehenden Personen (Eltern, Ehepartner) und unentgeltlich erlaubt.

Nicht wenige Transplantierte beschäftigt der Gedanke, dass sie mit dem Organ eines fremden Menschen weiterleben. Einige haben Schuldgefühle, dass für ihr Überleben ein anderer Mensch sterben musste, andere fragen sich, ob das Fremdorgan sie psychisch verändern wird. Soweit bekannt, gibt es jedoch kein „Organbewusstsein“, das heißt mit den verpflanzten Organen werden keine sonstigen Eigenschaften des Spenders übertragen.

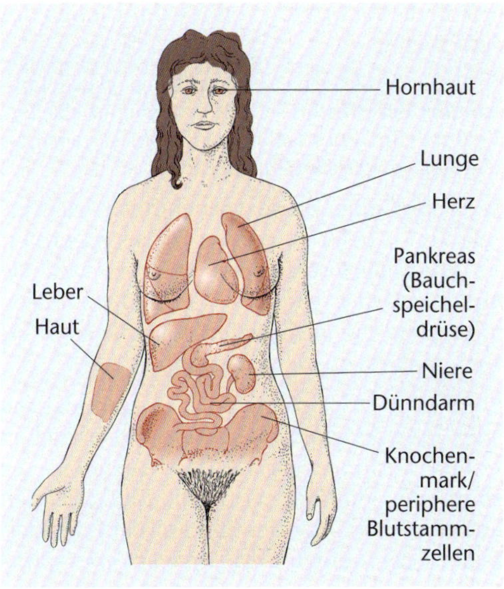

Abb. 4.2: Organtransplantationen, die zurzeit medizinisch möglich sind. Derzeit werden in Deutschland jährlich ca. 2000 Nieren-, 800 Leber-, 400 Herz-, 200 Lungen- und 200 Pankreastransplantationen vorgenommen; darunter finden sich auch Mehrfachtransplantationen, z. B. von Herz und Lunge oder Pankreas und Niere. Die Zahl der verfügbaren Spenderorgane ist nach wie vor viel niedriger als der Bedarf und hat sogar leicht abgenommen. [A400-190]

Die Zellkontakte

Epithelien haben oft Schutz- und Barrierefunktion. Deshalb bilden Epithelzellen so genannte **Zellkontakte** aus: Für die mechanische Festigkeit sind vor allem die **Desmosomen** wichtig, die aus beidseits verdichteten Membranabschnitten und dazwischen liegender Kittsubstanz bestehen. Nahe bei freien Oberflächen sind die Zellmembranen weitgehend miteinander verschmolzen **(Tight-Junctions),** wodurch eine unkontrollierte Passage von Substanzen durch das Epithel nahezu unmöglich wird. Ein (kontrollierter) Stoffaustausch erfolgt durch **Gap-Junctions** *(Nexus)*, die einen „Verbindungstunnel" zwischen den Zellen bilden.

Beim *Pemphigus vulgaris* bildet das Immunsystem Abwehrstoffe gegen Desmosomen, es bilden sich Blasen an Haut und Schleimhäuten.

Polare Differenzierung

Weiteres Kennzeichen von Epithelien ist die **polare Differenzierung** der Zellen: Epithelzellen sehen an ihrer „oberen" *(apikalen, oberflächennahen)* Seite vielfach anders aus als an ihrer „unteren" *(basalen, basalmembrannahen)* Seite. Dies erklärt sich durch die unterschiedliche Funktion der beiden Seiten: Zahlreiche **Mikrovilli** bilden z. B. einen **Bürstensaum** für Resorptionsaufgaben, hochbewegliche **Flimmerhaare** *(Kinozilien)* bilden ein **Flimmerepithel** zur Selbstreinigung der Atemwege.

Das Flimmerepithel fängt Staubpartikel der Einatemluft ab, transportiert sie in Richtung Mund und verhindert damit eine Verschmutzung der Lungenbläschen. Um sich selbst vor aggressiven Stäuben zu schützen und um die Partikel besser abtransportieren zu können, besitzen viele Flimmerepithelien zusätzlich *schleimbildende Becherzellen.*

4.2.1 Oberflächenepithelien

Oberflächenepithelien bedecken die innere und äußere Oberfläche des Körpers. Das Hautepithel schützt den Körper vor Umwelteinflüssen und Wasserverlust. Die Oberflächenepithelien des Körperinneren kleiden Körperhöhlen aus, so den Darm, die Gallen- oder Harnblase oder die Ausführungsgänge von Drüsen. Sie schirmen tiefer gelegene Gewebe vor aggressiven Körperflüssigkeiten ab.

Die Epithelformen

Sowohl im Aussehen der Zellen als auch im Aufbau der Zellschichten unterscheiden sich

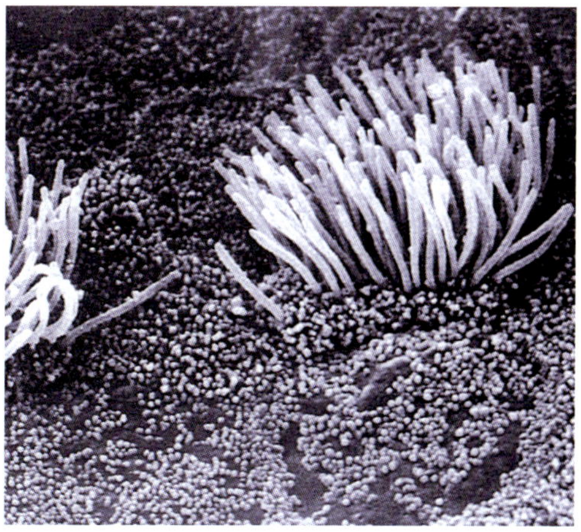

Abb. 4.5: Bürstensaum und Flimmerhaare an der Schleimhautoberfläche der Ohrtrompete, rasterelektronenmikroskopische Aufnahme. In Büscheln stehendes Flimmerepithel ist umgeben von Deckzellen mit niedrigem Bürstensaum. [E179-165]

Oberflächenepithelien voneinander. Es gibt **platte, kubische** *(isoprismatische)* und **zylindrische** *(hochprismatische)* Epithelien. Kubische Zellen finden sich z. B. in den Ausführungsgängen kleiner Drüsen, zylindrische Gewebsverbände in der Gallenblase oder im Darmkanal. Die verschiedenen Zellformen entsprechen unterschiedlichen funktionellen Erfordernissen: Bei den kubischen und zylindrischen Epithelformen steht die Stoffaufnahme (Resorption) oder -abgabe (Sekretion) im Vordergrund, bei den platten Epithelien die Schutz- und Abgrenzungsfunktion.

Die Anordnung der Zellen in den Zellverbänden ist unterschiedlich: Beim **einschichtigen Epithel** haben alle Zellen Kontakt mit der Basalmembran. Gleiches gilt für die Zellen des **mehrreihigen Epithels,** bei dem jedoch nicht alle Zellen die Epitheloberfläche erreichen. Beim **mehrschichtigen Epithel** hat dagegen nur die unterste Zellschicht Kontakt zur Basalmembran.

	Form	Lokalisation	Funktion
Schutzepithelien	Mehrschichtiges verhorntes Plattenepithel	Äußere Haut	Äußere Abdeckung und Schutz des Körpers
	Mehrschichtiges unverhorntes Plattenepithel	Schleimhaut (z. B. Mundhöhle)	Innere Abdeckung und Schutz der Körperhöhlen
	Übergangsepithel	Harnwege (z. B. Harnblase)	Schutz gegen Harn
Resorptionsepithelien	Einschichtiges zylindrisches Epithel	Schleimhaut (z. B. Darm)	Stoffaufnahme (Resorption)
Drüsenepithelien	Mehrschichtiges zylindrisches Epithel	In Haut- und Schleimhäuten (z. B. Darm)	Stoffabsonderung (Sekretion)
Transportierende Epithelien	Einschichtiges Epithel (mit Flimmerhärchen)	Schleimhaut (z. B. Atemwege; Eileiter)	Sekretstrombewegung (Reinigung; Transport Eizelle)

Tab. 4.3: Lokalisation und Funktionen einiger wichtiger Epithelien (verändert nach Speckmann). Zu den Sinnesepithelien ☞ Kapitel 10.

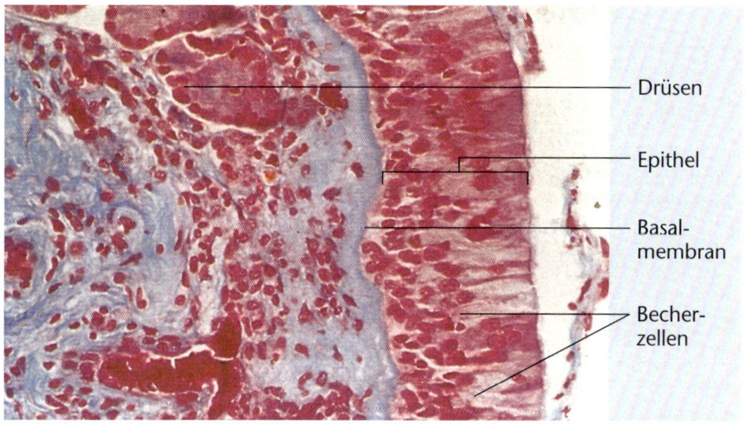

Abb. 4.4: Mehrreihiges zylindrisches Epithel der Nasenschleimhaut. Zwischen den Epithelzellen sind schleimproduzierende Becherzellen eingebaut. Ihren Schleim geben sie an die Oberfläche ab, wo er zusammen mit darin gebundenen Schmutzpartikeln vom Flimmerepithel (hier nicht zu erkennen) abtransportiert wird. In der Bindewebeschicht unter dem Epithel findet man Drüsen, die durch ihr Sekret der Anfeuchtung der Atemluft dienen. [X141]

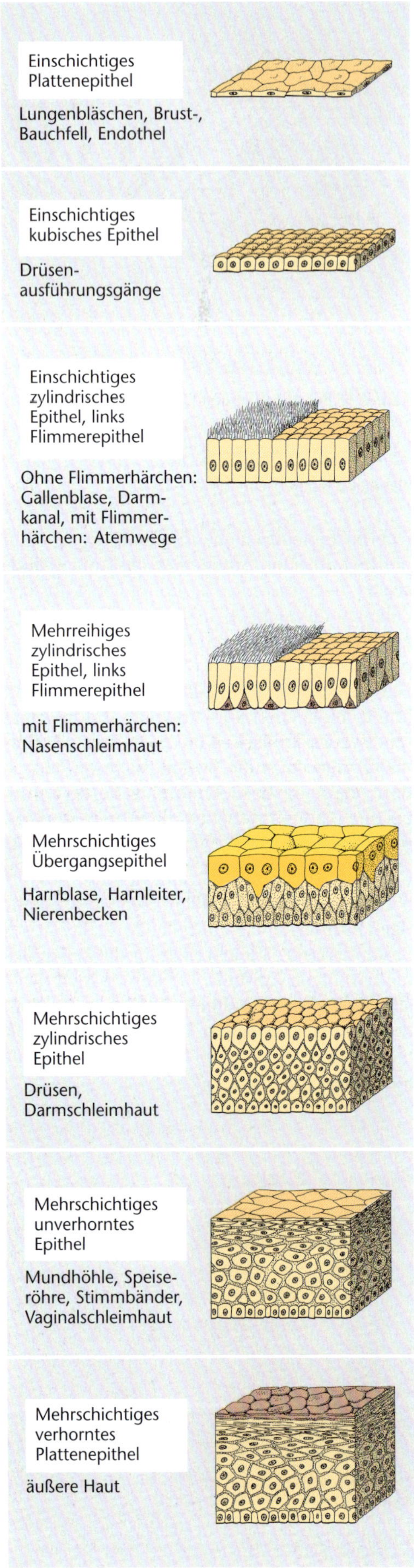

Abb. 4.6: Verschiedene Epithelarten. Die schwarze Linie an der Basis einer jeden Zeichnung entspricht jeweils der Basalmembran.

Die Funktion der Epithelien

Einschichtiges Plattenepithel dient dem Glätten von Oberflächen und findet sich z. B. in den Lungenbläschen sowie an den inneren Oberflächen von Brustfell, Bauchfell und Herzbeutel. Kleidet das einschichtige Plattenepithel das Innere von Blutgefäßen oder die Herzhöhle aus, so heißt es **Endothel** bzw. **Endokard** (☞ Abb. 15.8).

Mehrreihiges zylindrisches Epithel kleidet die Atemwege aus und besitzt auf seiner Oberfläche meist Flimmerhärchen.

Mehrschichtiges Plattenepithel schützt vor allem gegen mechanische, chemische oder thermische Einflüsse. An der Haut bildet es die **Oberhaut** (Epidermis). Die oberste Schicht der Epidermis **verhornt** (☞ 8.2.2), wodurch insbesondere an Händen und Füßen dicke Schutzpolster gegen mechanische Belastung entstehen. **Unverhornte** mehrschichtige Epithelien kleiden die Mundhöhle und die Speiseröhre aus. Sie finden sich auch an den Stimmbändern, der Bindehaut des Auges sowie den Schleimhäuten der Geschlechtsorgane (☞ Abb. 4.4).

Eine Sonderform des mehrschichtigen Epithels ist das **Übergangsepithel** oder *Urothel*, das in Nierenbecken, Harnleiter, Harnblase und Teilen der Harnröhre vorkommt. Die Bezeichnung Übergangsepithel rührt daher, dass bei zunehmender Blasenfüllung (Dehnung) das hohe in ein eher flaches Epithel übergeht. Die oberflächlichste Zellschicht ist hierzu besonders differenziert: die Zellen sind sehr groß, enthalten häufig zwei Zellkerne und besitzen an ihrer Oberfläche eine Verdichtung, die **Crusta,** die gleichzeitig Schutz gegen den Urin bietet.

Einschichtiges zylindrisches Epithel kleidet den Verdauungskanal vom Magen bis zum Rektum und die Gallenblase aus. Außerdem findet man es als Flimmerepithel in den kleinen Bronchien sowie (streckenweise mit Flimmerhärchen) an den Schleimhautoberflächen von Gebärmutter und Eileitern.

4.2.2 Drüsenepithelien

Drüsen *(Glandulae),* etwa die Tränen- oder Speicheldrüsen, sind Ansammlungen spezialisierter Epithelzellen, die **Sekrete** (überwiegend flüssige Stoffgemische) produzieren.

Exokrine Drüsen sondern ihr Sekret an die Oberfläche von Haut und Schleimhäuten ab. Die einfachste Form eine solchen Drüse sind die Becherzellen des Darms, die nur aus einer einzigen Zelle bestehen. Die Regel sind aber komplexe Gebilde aus den sekretproduzierenden **Drüsenendstücken** und einem **Ausführungsgangsystem,** das mit Deckzellen ausgekleidet ist. Die Deckzellen nehmen an der Sekretproduktion (☞ Abb. 4.7) nicht teil, können jedoch spezifische Aufgaben übernehmen, so z. B. die Resorption von Natrium-Ionen aus dem Sekret.

An einigen exokrinen Drüsen, z. B. den Speicheldrüsen oder der Brustdrüse, gibt es **Myoepithelzellen,** die durch ihre Kontraktion die Endstücke „auspressen" und so den Sekretfluss fördern.

Sezerniert eine Drüse vornehmlich wässrige Sekrete, so heißt sie **seröse Drüse,** sezerniert sie vor allem schleimige Sekrete, wird sie **muköse Drüse** genannt. Gemischte Drüsen produzieren je nach Bedarf sowohl seröse als auch muköse Ausscheidungen.

Endokrine Drüsen sind auch **Hormondrüsen** oder *innersekretorische Drüsen.* Sie brauchen keinen Ausführungsgang, ihre Sekrete – die *Hormone* – diffundieren in die Blutkapillaren und erreichen über den Blutkreislauf die Zielzellen oder werden lokal wirksam *(parakrine Sekretion* ☞ Abb. 4.8, Details ☞ 12.1). Die parakrine Sekretion hat nur eine geringe Reichweite.

4.3 Binde- und Stützgewebe

Binde- und Stützgewebe sind entscheidend an der Formgebung und -erhaltung des Körpers beteiligt. Sie entwickeln sich fast ausschließlich aus dem mittleren Keimblatt, dem *Mesoderm* (☞ 22.2.1). Zu den Bindegeweben gehören das lockere, das straffe und das retikuläre Bindegewebe (☞ 4.3.3) sowie das Fettgewebe (☞ 4.3.4). Die Stützgewebe unterteilt man in Knorpel und Knochen.

Die Zellen des Bindegewebes

Der Anteil der Zellen ist im Bindegewebe vergleichsweise gering. Die Zellen liegen, eingebettet in die Interzellularsubstanz, weit voneinander entfernt (Ausnahme: Fettgewebe).

Die **ortsständigen Zellen** des Bindegewebes, z. B. die Fibroblasten, bilden die Interzellularsubstanz. Außerdem kommen **freie,** bewegliche **Zellen** vor, die überwiegend dem *Monozyten-Makrophagen-System* angehören und Abwehraufgaben wahrnehmen (☞ 14.2.2).

Reichlich Interzellularsubstanz

Zwischen den Zellen liegt reichlich Interzellularsubstanz. Sie verleiht den verschiedenen Binde- und Stützgeweben ihre mechanischen Eigenschaften, ihre Stärke, Form und Festigkeit. In der Interzellularsubstanz läuft auch der Stoffaustausch zur Versorgung der Zellen ab.

Die Interzellularsubstanzen kann man in **Grundsubstanz** (Kittsubstanz vor allem aus Wasser, Proteinen und Kohlenhydratverbindungen ☞ 4.3.1) und **Fasern** (☞ 4.3.2) einteilen. Für jedes Bindegewebe ist die Mischung aus einem oder mehreren Fasertypen, verbunden mit einer Grundsubstanz, charakteristisch.

4.3.1 Die Grundsubstanz

Die von den Bindegewebszellen gebildete **Grundsubstanz** ist eine homogene, kittartige Masse und besteht hauptsächlich aus Interzellularflüssigkeit, *Glykoproteinen* und *Proteoglykanen* (Riesenmoleküle mit hohem Polysaccharid- und geringerem Proteinanteil). Die Proteoglykane können Gewebswasser und andere Substanzen binden und der Grundsubstanz dadurch zähflüssige bis feste Eigenschaften verleihen. Bei den Stützgeweben wie dem Knorpel und dem Knochen hat die Grundsubstanz vor allem mechanische Funktion. Im Übrigen ist sie Reservoir der extrazellulären Flüssigkeit und von großer Bedeutung für den Stoffaustausch zwischen Zellen und Blut.

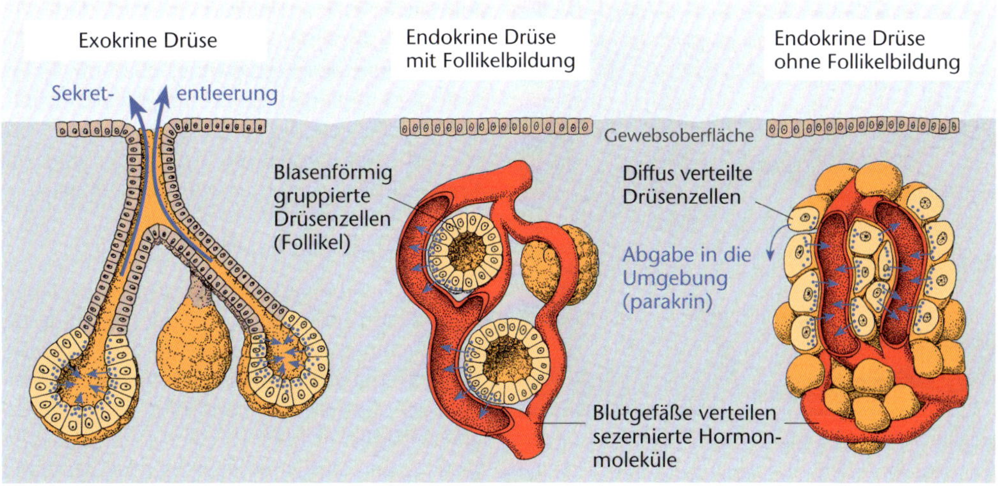

Abb. 4.8: Verschiedene Drüsen.
Links: Exokrine Drüse mit Ausführungsgang, über den das Sekret auf die Gewebsoberfläche gelangt.
Mitte: Endokrine Drüse mit Follikelbildung. Das Drüsensekret sammelt sich in den von den Drüsenzellen ausgebildeten Hohlräumen. Bei Bedarf wird es ins Blut abgegeben (typisches Beispiel: Schilddrüse).
Rechts: Endokrine Drüse ohne Follikelbildung. Das Drüsengewebe ist stark mit Kapillaren durchsetzt. Das Drüsensekret wird ohne Speichermöglichkeit gleich ins Blut abgegeben (Beispiele: Nebennierenrinde, Hypophysenvorderlappen). Diese Drüsen können ihr Sekret auch direkt in den Intrazellularspalt abgeben (parakrine Sekretion).

4.3.2 Die Fasern

Bei den **Fasern** unterscheidet man drei verschiedene Fasertypen mit unterschiedlichen Aufgaben:

- Kollagene Fasern
- Elastische Fasern
- Retikuläre Fasern.

Kollagenfasern

Kollagenfasern finden sich im ganzen Körper, vor allem aber in Sehnen und Gelenkbändern. Ihre sehr große Zugfestigkeit macht sie besonders geeignet für Haltefunktionen. Die Dehnbarkeit von Kollagenfasern ist gering. Ihr Name rührt daher, dass sie beim Kochen zu Leim *(Kolla)* verarbeitet werden können (Abb. 4.10).

Elastische Fasern

Elastische Fasern sind sehr dehnbar. Sie geben z.B. den Arterien (☞ 16.1.2) ihre hohe Elastizität. Bestünden die Blutgefäße nur aus dem einschichtigen Endothel, würden sie sofort platzen, wenn das Blut mit hohem Druck hineingepresst wird. Die elastischen Fasern der Gefäßwand fangen jedoch wie ein Gummiband die Belastung auf. Auch die Elastizität der Lunge und der Haut beruht auf ihrem Gehalt an elastischen Fasern (☞ Abb. 4.11).

Retikuläre Fasern

Retikuläre Fasern *(Gitterfasern)* bestehen chemisch aus einem Kollagenuntertyp. Sie sind nicht so zugfest wie kollagene Fasern, aber dafür (begrenzt) dehnbar. Retikuläre Fasern bilden kleine verzweigte Netzwerke, die eine Anpassung an verschiedene Formen ermöglichen.

Retikuläre Fasern finden sich vor allem in Organen mit retikulärem Bindegewebe wie Knochenmark, Rachenmandeln, Lymphknoten, Milz u.v.m. Sie stützen diese Organe. Außerdem sind sie ein wichtiger Bestandteil der Basalmembranen.

4.3.3 Lockeres, straffes und retikuläres Bindegewebe

Lockeres Bindegewebe

Das **lockere Bindegewebe** ist faserarm. Es füllt überall im Körper als *Stroma* (bindegewebiges Stützgerüst ☞ 4.1) Hohlräume zwischen ganzen Organen und einzelnen Teilen eines Organs aus. Das lockere Bindegewebe erhält so die Form der Organe und des Körpers. Es begleitet Nerven und Gefäße und dient sowohl als Wasserspeicher als auch als Verschiebeschicht. Zudem erfüllt das lockere Bindegewebe Aufgaben bei Abwehr- und Regenerationsvorgängen, da es viele Entzündungs- und Abwehrzellen beherbergt.

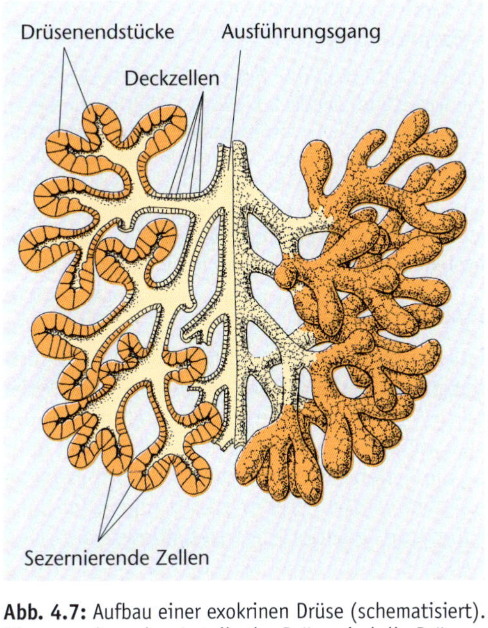

Abb. 4.7: Aufbau einer exokrinen Drüse (schematisiert). Die sezernierenden Anteile der Drüse sind die Drüsenendstücke; die übrigen Teile sind Ausführungsgänge.

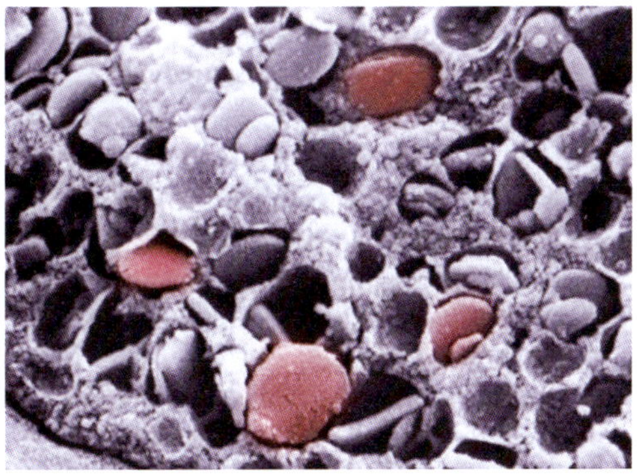

Abb. 4.9: Sekretproduktion in einer endokrinen Drüse aus der Bauchspeicheldrüse (rasterelektronenmikroskopisches Präparat). Aus den hormonproduzierenden Zellen werden Sekretgranula („Hormonkörnchen", im Bild farbig) ausgestoßen. [C160]

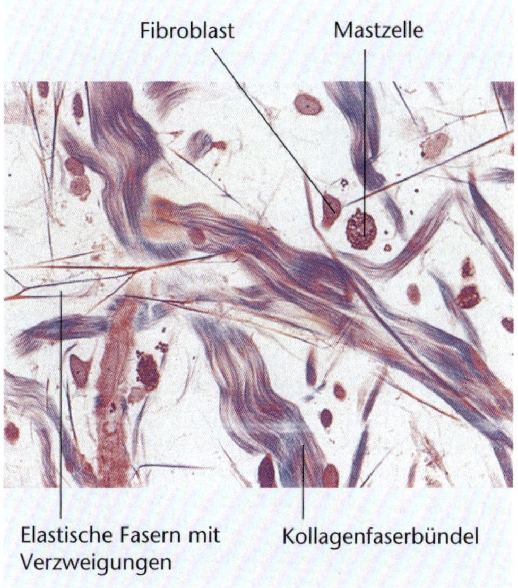

Abb. 4.10: Kollagenfasern in mittlerer rasterelektronenmikroskopischer Vergrößerung. [S010-1-16]

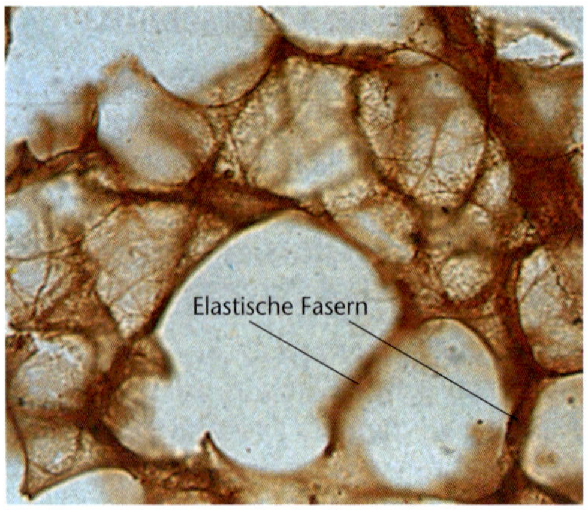

Abb. 4.11: Netz aus elastischen Fasern. Präparat aus der Lunge. Die elastischen Fasern umspannen die Lungenbläschen (☞ Abb. 17.15) und ermöglichen so das passive Zusammenziehen der Lunge bei der Ausatmung. [X141]

Straffes Bindegewebe

Das faserreiche **straffe Bindegewebe** wird unterteilt in geflechtartiges und parallelfaseriges Bindegewebe. Die Fasern des **geflechtartigen Bindegewebes** bilden einen filzartigen Verband. Es kommt vor allem in der Lederhaut des Auges (☞ 10.6.1), der Hirnhaut (☞ 9.11.1) und den Organkapseln vor. Das **parallelfaserige Bindegewebe** findet sich in den Sehnen.

Die ortsständigen Zellen des lockeren und straffen Bindegewebes sind die **Fibroblasten.** Sie sind oft spindelförmig mit Fortsätzen. Ruhende Fibroblasten werden **Fibrozyten** genannt.

Retikuläres Bindegewebe

Das **retikuläre Bindegewebe** schließlich steht dem undifferenzierten, *embryonalen Bindegewebe* noch nah. Die sternförmigen **Retikulumzellen** bilden ein dreidimensionales Netzwerk. Den Zellen liegen feine, zugfeste und verzweigte Fasern an, die **retikulären Fasern** (auch *Gitterfasern* genannt). Retikuläres Bindegewebe kommt hauptsächlich im Knochenmark und in den lymphatischen Organen vor.

4.3.4 Fettgewebe

Fettgewebe ist eine Sonderform des retikulären Bindegewebes. Seine ortsständigen Zellen sind die **Fettzellen.**

Fett ist der Energiespeicher des Körpers: In die Fettzellen sind kugelförmige Fetttröpfchen eingelagert (☞ Abb. 4.12), die aus Neutralfett (Triglyzeriden) und Wasser bestehen (Fett zu Wasser = 1 : 7). Wird dem Körper mehr Energie zugeführt als er verbraucht, schwellen die Fetttröpfchen prall an.

Fettgewebe ist aber auch stoffwechselaktiv: Neben Zytokinen, Enzymen und Angiotensinogen (☞ 16.3.4 und 20.3.1) produziert es z. B. das Hormon *Leptin* (☞ auch 12.6.3), das an der Appetitregulation beteiligt ist (☞ 19.3.1).

Bindegewebsfasern fassen Gruppen von Fettzellen zu Läppchen zusammen. Viele Fettläppchen bilden das Fettgewebe, das von einem Netz aus Kapillargefäßen versorgt wird. Je mehr Fettgewebe gebildet wird, desto größer wird die Zahl der Kapillaren – dadurch wird der Kreislauf Übergewichtiger zusätzlich belastet.

Speicherfett und Baufett

Im **Speicherfett** versteckt der Körper im Überschuss aufgenommene Energie, um sie bei Energiemangel wieder zu mobilisieren. Im Unterhautfettgewebe und im Gekröse des Darmes (v. a. bei Männern) ist der größte Teil des Speicherfetts gespeichert. Der Fettgehalt des Körpers variiert individuell und ist bei Männern und Frauen unterschiedlich. Als normal gelten bei jüngeren gesunden Männern um die 15 %, bei Frauen etwa 25 %. Der größere Fettanteil bei Frauen dient als Reserve in Schwangerschaft und Stillperiode und prägt die weibliche Körperform. Im Alter nimmt der durchschnittliche Fettanteil des Körpers zu.

Das **Baufett** dient zur Auspolsterung mechanisch beanspruchter Körperregionen und als Isolationsschicht zum Wärmeschutz. Viele Organe werden durch Baufett in ihrer Lage gehalten. Beispiele sind das Baufett der Nierenlager oder das Fettpolster in der Augenhöhle. An Gesäß und Fußsohlen schützt es vor mechanischer Belastung. Auch die Pausbacken von Säuglingen werden durch Baufettgewebe hervorgerufen. Es versteift die Wangen, damit diese beim Saugen nicht zusammenfallen.

Bei Rückbildung von Organen kann Baufett den entstehenden Hohlraum ausfüllen (z. B. Fettmarkersatz des Knochenmarks, das nicht mehr zur Blutbildung benötigt wird). Im Hungerzustand greift der Körper das Baufett erst an, wenn sämtliche Vorräte an Speicherfett aufgebraucht sind.

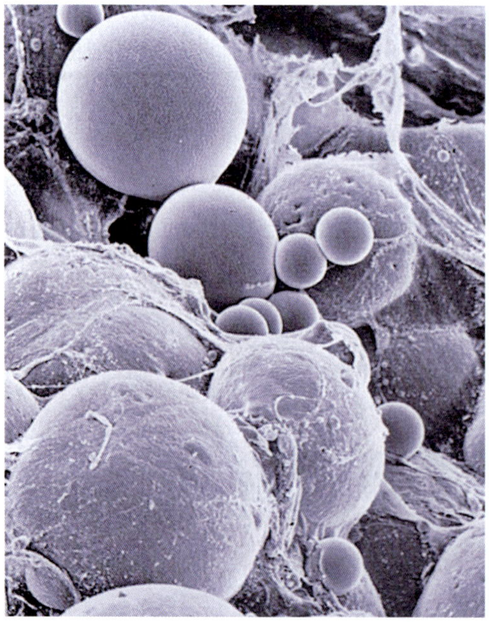

Abb. 4.12: Elektronenmikroskopisches Bild einer Gruppe von Fettzellen. Die kleinen Kugeln sind erst beim Anfertigen des Präparates durch das Platzen von großen Fettzellen entstanden. [E179-167]

Fett „wärmt"
Die Schutzfunktion des Fettgewebes vor Wärmeverlust wird z. B. in der unterschiedlichen Kältetoleranz der Menschen deutlich: Schlanke Menschen frieren leichter als mollige. Schlanke Patienten benötigen nach Operationen eher eine zweite Bettdecke oder gar eine Wärmedecke, um nicht zu frieren.

Weißes und braunes Fettgewebe

Während das Bau- und Speicherfett fast ausschließlich **weißes Fettgewebe** mit Zellen bis zu 0,1 mm Durchmesser ist, findet sich mengenmäßig bedeutsam beim Säugling auch **braunes Fettgewebe** mit kleineren Zellen. Dieses erhält seine Farbe durch eingelagerte Farbstoffe und enthält viele kleine Fetttröpfchen in jeder Zelle. Das braune Fettgewebe dient der zitterfreien Wärmebildung, da das abgebaute Fett vor allem in Wärme umgesetzt wird (☞ 1.6.2).

4.3.5 Knorpel

Der besonders druckfeste **Knorpel** gehört ebenfalls zu den Stützgeweben des Körpers. Er widersteht mechanischen Beanspruchungen, insbesondere Scherkräften. Die hohe Druckfestigkeit entsteht dadurch, dass eine große Menge fester Grundsubstanz die *Knorpelzellen* **(Chondrozyten)** und elastischen Fasern umlagert. Eine wichtige Rolle hierfür spielt auch die *äußere Knorpelhaut,* das **Perichondrium,** da es den Knorpel zusammenhält. Nach dem Verhältnis zwischen Fasern und Knorpelgrundsubstanz unterscheidet man drei Arten von Knorpel:
- Hyaliner Knorpel
- Elastischer Knorpel
- Faserknorpel.

Knorpel gehört zu den **bradytrophen Geweben** mit niedriger Stoffwechselaktivität. Er kann nur durch Diffusion (☞ 3.5.4) von Nährstoffen und Sauerstoff aus den umgebenden Geweben und dem Perichondrium versorgt werden. Seine Regenerationsfähigkeit ist gering, weshalb Verletzungen der Gelenkknorpel oder der ebenfalls aus Knorpelgewebe bestehenden *Menisken* schlecht heilen (☞ 7.8.2).

Hyaliner Knorpel

Durch **hyalinen Knorpel** scheint das Licht hindurch wie durch mattes, bläuliches Glas. Er ist sowohl druckfest als auch elastisch und findet sich an vielen Stellen des Körpers. So überzieht er die Gelenkflächen, bildet die Rippenknorpel, das Kehlkopfgerüst, die Spangen der Luftröhre und Teile der Nasenscheidewand.

Elastischer Knorpel

Ein hoher Anteil elastischer Fasernetze verleiht dem **elastischen Knorpel** große Elastizität und

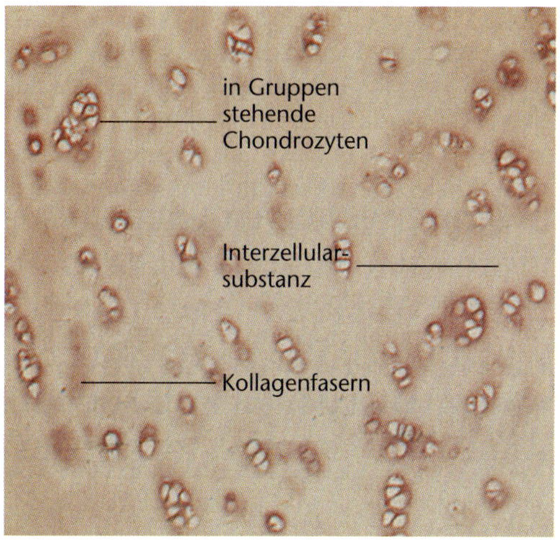

Abb. 4.13: Hyaliner Knorpel. Chondrozyten sind von einem dunkler angefärbten Bereich, dem Knorpelhof, umgeben. Zwischen den Zellen liegt die hellere Interzellularsubstanz. [X141]

die typische gelbe Farbe. Kehldeckel und Ohrmuscheln bestehen aus diesem sehr biegsamen Material.

Faserknorpel

Die Interzellularsubstanz des **Faserknorpels** wird von zahlreichen, dicht gepackten kollagenen Bindegewebsfasern durchzogen. Dadurch ist Faserknorpel sehr widerstandsfähig gegenüber mechanischen Einflüssen. Faserknorpel bildet die Bandscheiben der Wirbelsäule, die halbmondförmigen Knorpelscheiben des Kniegelenks (Menisken) und verbindet in der Schamfuge die beiden Schambeine.

Arthrose und Arthritis

Bei der **Arthrose** werden die Gelenkknorpeloberflächen mechanisch zerstört. Diese Oberflächen sind besonders gefährdet, da sie kein Perichondrium als Überzug enthalten und ihnen daher sowohl dieser Schutz als auch jegliche Regenerationsfähigkeit fehlt. Ursache der Arthrose ist meist ein Missverhältnis zwischen Beanspruchung und Widerstandsfähigkeit des Gelenks. Sport, Schwerarbeit, Übergewicht und unphysiologische Belastung infolge von Fehlstellungen (wie z. B. *X-* oder *O-Beine*) können die Gelenkflächen überstrapazieren. Die altersbedingte verminderte Leistungsfähigkeit des wenig stoffwechselaktiven Gewebes führt ebenfalls zur Arthrose, insbesondere beim Hüftgelenk *(Coxarthrose)* und Kniegelenk *(Gonarthrose)*. Schließlich kann eine Arthrose auch Folgezustand einer entzündlichen Gelenkerkrankung (wie z. B. Rheuma ☞ 4.6) sein.

Ein *Anlaufschmerz* („eingerostete Gelenke") oder ein leichter Schmerz, der sich unter Belastung verstärkt *(Belastungsschmerz)*, sind die ersten Symptome einer Arthrose. Später verstärkt sich das Steifigkeitsgefühl, und in den betroffenen Gelenken ist ein Knorpelreiben fühlbar und mit dem Stethoskop auch hörbar. Die Beweglichkeit des Gelenks wird immer weiter eingeengt. Die abgenutzte, aber weiter beanspruchte Gelenkfläche entzündet sich, was bei Druck auf das Gelenk starke Schmerzen hervorruft. Das Endstadium kann eine bleibende Gelenkdeformierung (☞ Abb. 4.23) sein, das Gelenk verliert seine Funktionsfähigkeit völlig.

Die Behandlung der Arthrose fußt derzeit vor allem auf Physiotherapie und antientzündlichen Medikamenten. Es gibt zwar „künstlichen Knorpel" aus Kunststoff, der anstelle des geschädigten Knorpels in das Gelenk eingepflanzt wird, dieses Verfahren ist aber ebenso wie Versuche, verschlissenen Knorpel durch körpereigene Knochenmarkstammzellen nachbilden zu lassen, noch als experimentell anzusehen. Bei einer schweren Hüft- oder Kniegelenkarthrose werden oft Gelenkprothesen implantiert, um Schmerzen und Gelenkbeweglichkeit zu bessern.

Von der Arthrose abzugrenzen ist die **Arthritis,** die *Gelenkentzündung*. Sie tritt am häufigsten bei Systemerkrankungen des rheumatischen Formenkreises (Näheres ☞ 4.6), aber auch bei Bakterienbesiedlung eines Gelenks auf. Jede Arthritis kann die Gelenkflächen zerstören oder durch vorzeitige Abnutzung zur Arthrose führen. Umgekehrt kann sich auch ein arthrotisches Gelenk entzünden *(degenerative Arthritis)*.

Meniskusschäden

Meniskusverletzungen am Knie treten vor allem bei sportlich aktiven Menschen auf. Ursache ist zumeist eine gewaltsame Drehung des belasteten Unterschenkels – ein Bewegungsablauf, wie er besonders beim Fußballspielen und Skifahren vorkommt. Dabei reißt meist der mediale Meniskus ein, der stärker fixiert ist als der laterale. Der aus Faserknorpel bestehende Meniskus heilt nur schlecht, da lediglich das äußere Fünftel durchblutet wird. Der Rest ist auf eine Ernährung durch Diffusion angewiesen (☞ 3.5.4).

Ein geschädigter Meniskus kann den ganzen Gelenkknorpel gefährden, indem er einen chronischen Reizzustand hervorruft, der zu Arthritis und zur Arthrose führen kann. Aus diesem Grund werden geschädigte Menisken oft operativ entfernt.

4.3.6 Knochen

Das **Knochengewebe** ist das am höchsten differenzierte Stützgewebe des Menschen. Seine Struktur macht den Knochen außerordentlich widerstandsfähig gegenüber Druck, Biegung und *Torsion* (Drehung um die Längsachse). Diese Festigkeit erlangt das Knochengewebe durch die Eigenschaften seiner Interzellularsubstanz, der **Knochenmatrix:** Zwischen kollagenem Bindegewebe sind reichlich Kalksalze eingelagert. Die ortsständigen Zellen des Knochengewebes sind die **Osteozyten** (im teilungsfähigen Zustand auch **Osteoblasten** genannt). Sie werden ringsum von dieser Knochengrundmasse eingemauert. Sie besitzen viele feine Fortsätze, mit deren Hilfe sie den Kontakt mit den sie ernährenden Blutgefäßen halten. Knochen hat darüber hinaus Stoffwechselfunktionen, vor allem als Kalzium- und Phosphatspeicher.

Rund die Hälfte der Knochenmatrix besteht aus den Kalksalzen, dem *anorganischen Anteil*. In den besonders harten Zähnen enthält die „Knochenmatrix" auch *Fluor-Salze* in Form von Kalziumfluorid. Knapp ein Drittel macht der *organische Anteil* aus, die Kollagenfasern. Der Rest ist eingelagertes Wasser. Bei hohem Kalzium- und Phosphatbedarf, z. B. in der Schwangerschaft, kann der Körper diese Substanzen durch Mobilisation aus dem Knochen bereitstellen. Aus der Kombination der zugfesten Fasern mit der kalkhaltigen Grundsubstanz ergibt sich die hohe mechanische Belastbarkeit unseres Skeletts.

Es gibt zwei Arten von Knochengewebe:
- Die feinfaserigen **Lamellenknochen**
- Die grobfaserigen **Geflechtknochen.**

Im Skelett des Erwachsenen kommen fast nur Lamellenknochen vor. Die komplizierte Struktur des Lamellenknochens entsteht erst durch langwierige Wachstumsprozesse: Beim Neugeborenen überwiegt der einfacher aufgebaute Geflechtknochen, der allmählich zu hochwertigerem Lamellenknochen umgebaut wird.

Lamellenknochen

Die kollagenen Fasern der Knochengrundmasse bilden im Lamellenknochen feine, dünne Plättchen, die **Lamellen** (☞ Abb. 4.14), die nur Bruchteile von Millimetern dick sind.

Eine Reihe von Lamellen ordnet sich jeweils röhrenförmig um einen Kanal, den **Havers-Kanal,** in dem das sie ernährende, kleine Gefäß liegt. So entsteht eine Vielzahl feiner Säulen, die *Havers-Säulen* oder **Osteone.** Sie sind jeweils wenige Millimeter lang und bilden die Baueinheit des Knochens. Osteone verlaufen vorwiegend in Längsrichtung und bestimmen so die Biegefestigkeit des Knochens.

Aus diesen Osteonen bilden sich die Knochen und nutzen dabei ein Prinzip aus der Bautechnik: Ein Rohr ist fast so stabil wie ein massiver Stab. Durch dieses *Leichtbauprinzip* spart der Körper Knochenmasse und -gewicht (das Skelett eines gesunden, erwachsenen Mannes wiegt nur etwa 10 % seines Körpergewichts): Die wie Rohre gebauten langen Knochen bestehen außen aus kompakten Knochenschichten oder **Kortikalis** *(Knochenrinde)*, im Schaftbereich Kompakta (☞ 6.1.3) genannt, und enthalten innen ein System von locker aufgebauter und mit Hohlräumen durchsetzter **Spongiosa** *(Schwammknochen)*. Die Hohlräume der Spongiosa beherbergen in Gelenknähe das blutbildende, rote Knochenmark (☞ Abb. 13.2).

Im Gegensatz zum Knorpel gehört der Knochen zu den gut durchbluteten Geweben: Blutgefäße treten über das **Periost** an den Knochen heran (in Abb. 4.14 links unten). Durch quer oder schräg verlaufende Hohlräume, die **Volkmann-Kanäle,** sind sie mit den Gefäßen in den Havers-Kanälen verbunden. Dadurch ist Knochen auch gut regenerationsfähig.

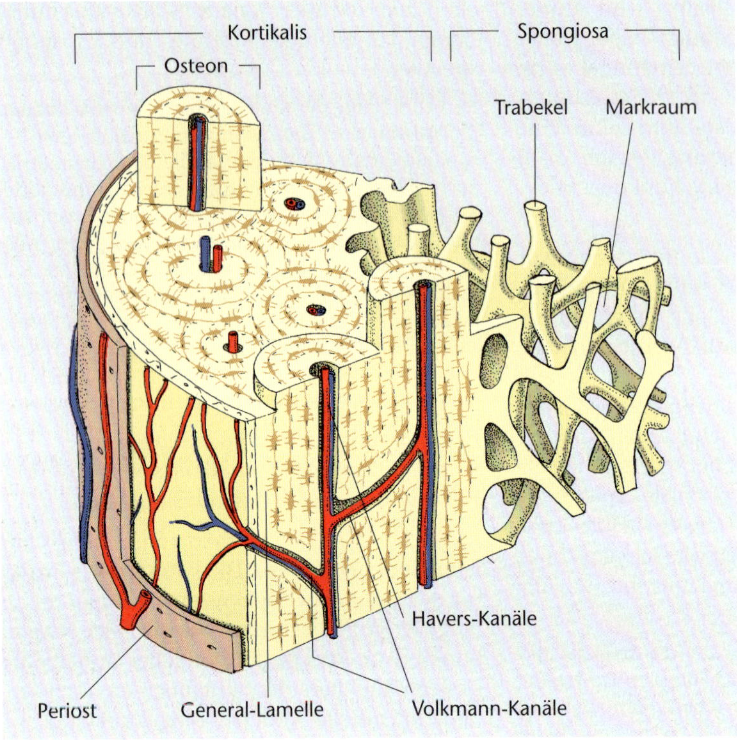

Abb. 4.14: Aufbau eines Lamellenknochens. Außen liegt die in zylinderförmigen Osteonen angeordnete Kortikalis, im Zentrum des Knochens die von großen Hohlräumen durchsetzte Spongiosa. Der Knochen ist aus vielen Lamellen aufgebaut, die untereinander durch eine Kittsubstanz verbunden sind. Große General-Lamellen umschließen den ganzen Röhrenknochen und begrenzen ihn zur Knochenhaut (Periost) hin. Blutgefäße durchstoßen in radiär verlaufenden Volkmann-Kanälen den Knochen und treffen auf die Havers-Kanäle, in denen sich die Blutgefäße weiter verzweigen, um das Gewebe zu versorgen.

Geflechtknochen

Die Grundstruktur des Geflechtknochens besteht aus locker miteinander verflochtenen Knochenbälkchen *(Trabekula)*. Dieser Knochenaufbau ist weniger stabil als der des Lamellenknochens. Man findet ihn vorwiegend bei Neugeborenen.

Aus Geflechtknochen bestehen beim Erwachsenen nur noch die Ansatzstellen von Sehnen und Bändern sowie die Umgebung der Schädelnähte. Außerdem entsteht er vorübergehend bei der Heilung von Knochenbrüchen.

4.4 Muskelgewebe

Ohne Muskeln wäre der Mensch völlig unbeweglich. Für die Fortbewegung, den Herzschlag und andere lebenswichtige Körperfunktionen sorgen die lang gestreckten, faserartigen **Muskelzellen.** Feine fadenförmige Strukturen im Inneren der Muskelzellen, die **Myofibrillen,** ermöglichen diesen Zellen ein Zusammenziehen. Da diese die Zellen in Längsrichtung durchziehen, bewirkt ihre Kontraktion eine Verkürzung der Zelle, ausgelöst durch Impulse des Nervensystems oder durch einen selbsttätigen Rhythmus der Muskelzelle (Näheres ☞ 6.3.5).

Der Körper besitzt drei verschiedene Typen von Muskulatur: glatte Muskulatur, quergestreifte Muskulatur und Herzmuskulatur.

4.4.1 Glatte Muskulatur

Die **glatte Muskulatur** findet sich in den Muskelwänden des Magen-Darm-Traktes (Ausnahme: obere Speiseröhre), in den Bronchien, im Urogenitaltrakt, den Blutgefäßen, den Haarbälgen und im Auge. Die glatte Muskulatur besteht aus länglichen, nur selten verzweigten Zellen, die in Strängen oder Schichten angeordnet sind. In der Mitte jeder Zelle liegt ein einzelner Zellkern.

Die Kontraktionen der glatten Muskulatur verlaufen langsam und unwillkürlich. Auch in Ruhe sind die glatten Muskelzellen immer etwas angespannt (*Ruhetonus* ☞ 6.3.7). Ihre Kontraktionen werden *autogen* (d.h. von selbst, durch einen Schrittmacher in der Muskulatur), durch lokale Faktoren (z.B. Darmdehnung), durch Hormone (Wehenauslösung) oder durch das vegetative Nervensystem ausgelöst (☞ 9.10).

Die Kolik

Koliken treten in Hohlorganen wie etwa Magen, Darm, Gallenwegen oder Harnleiter auf – in der Regel dann, wenn deren Wandmuskulatur den Inhalt gegen einen Widerstand zu befördern versucht. Bei der *Nierenkolik* z.B. die bei Nierensteinleiden auftritt, zieht sich die glatte Muskulatur des Harnleiters (☞ 20.5.2) rhythmisch zusammen, um einen losgelösten Nierenstein zur Blase zu transportieren. Diese Kontraktionen rufen starke Schmerzen hervor, die je nach Sitz des Steines erst im Rücken, im weiteren Verlauf mehr im Bereich der Harnblase mit Ausstrahlung in die Schamregion verspürt werden.

4.4.2 Quergestreifte Muskulatur

Die **quergestreifte Muskulatur** bildet das gesamte System der Skelettmuskeln (☞ Abb. 4.15, 7.2 und 7.3). Die Zunge, die Muskeln des Kehlkopfs und die Schlundmuskulatur bestehen ebenso aus quergestreifter Muskulatur wie das Zwerchfell und sämtliche Muskeln der Extremitäten. Die Kontraktionen quergestreifter Muskelzellen werden vom zentralen Nervensystem ausgelöst und sind größtenteils dem Willen unterworfen (☞ 9.3 und Abb. 9.13).

Die unter dem Mikroskop sichtbare Streifung der *quer*gestreiften Muskulatur entsteht dadurch, dass ihre Myofibrillen abwechselnd jeweils aus hellen und dunklen Elementen zusammengesetzt sind. Die typische rote Farbe des Muskelgewebes beruht zum einen auf dem sauerstoffbindenden Muskelfarbstoff *Myoglobin*, der mit dem Blutfarbstoff Hämoglobin (☞ 13.2.2) verwandt ist, zum anderen auf dem Blutreichtum des Gewebes, das für seine Leistungen viel sauerstoffreiches Blut benötigt.

Jede einzelne Muskelzelle dieses Muskeltyps ist im Vergleich zu anderen Zellen sehr groß und wird deshalb auch **Muskelfaser** genannt. Sie besitzt bis zu 40 randständig liegende Zellkerne. Quergestreifte Muskelfasern können eine Länge von bis zu 15 cm erreichen. Sie können sich auf die Hälfte ihrer Länge verkürzen.

Ein **Skelettmuskel** setzt sich aus vielen Muskelfasern zusammen (☞ Abb. 4.15). Von außen ist er mit straffem Bindegewebe umhüllt, der **Muskelfaszie.** Auch im Innern des Muskels findet sich (lockeres) Bindegewebe, das die einzelnen Muskelfasern sowie immer größer werdende Muskelfasergruppen umhüllt (Details ☞ 6.3.4). Das Bindegewebe erlaubt die Verschieblichkeit der Muskelfasergruppen gegeneinander und führt Nerven und Blutgefäße.

Skelettmuskelatrophie

Ein Muskel braucht ständiges Training: Wird er nicht benutzt, so schwindet seine Masse schnell dahin, und er atrophiert durch Inak-

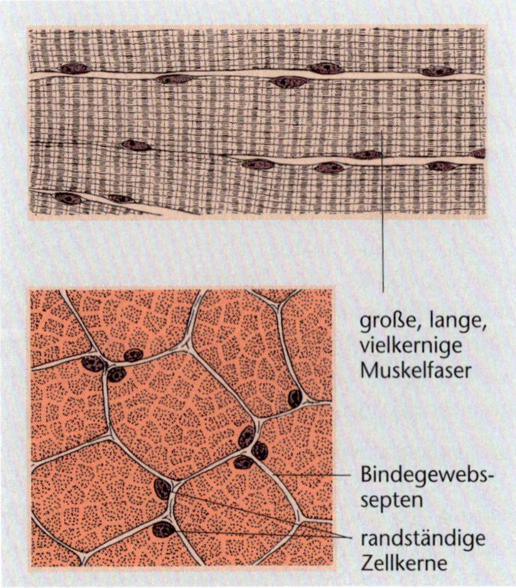

Abb. 4.15: Längs- und Querschnitt durch einen Skelettmuskel (Details ☞ Abb. 7.18–20).

tivität (☞ 6.3.8). Die einzelnen Muskelfasern verschmälern sich bei diesem Vorgang. Insgesamt weist die quergestreifte Muskulatur eine schlechte Regenerationsfähigkeit auf.

4.4.3 Herzmuskulatur

Die **Herzmuskulatur** ist eine Sonderform der quergestreiften Muskulatur: Zwar finden sich die für den Skelettmuskel typische Querstreifung, jedoch auch Kerne in der Zellmitte wie bei der glatten Muskulatur. Die Zellen sind durch die so genannten **Glanzstreifen** (eine Art Kittlinien) verbunden und bilden ein spitzwinkliges Flechtwerk. Auch Herzmuskelzellen sind kaum regenerationsfähig, so wird z.B. nach einem Herzinfarkt die Nekrose nur durch gering differenziertes Bindegewebe ersetzt. Die Herzmuskulatur ist wie die glatte Muskulatur nicht dem Willen unterworfen.

4.5 Nervengewebe

Das **Nervengewebe** ist das am kompliziertesten aufgebaute Gewebe des Menschen. Es befindet sich zum einen im **zentralen Nervensystem,** bestehend aus Gehirn und Rückenmark, und zum anderen im **peripheren Nervensystem,** das alle außerhalb des zentralen Nervensystems verlaufenden Nerven umfasst.

Alle Zellen des Nervengewebes werden zwei unterschiedlichen Zelltypen zugeordnet: Den **Neuronen** *(Nervenzellen)* einerseits oder den **Gliazellen** andererseits.

4.5.1 Das Neuron

Neurone – 100 Milliarden davon enthält allein das Gehirn – besitzen die gleichen Grundstrukturen wie alle anderen Körperzellen. Dennoch unterscheiden sie sich in drei grundlegenden Eigenschaften:

- Reife Neurone können sich nicht mehr teilen; jedoch können aus neuronalen Stammzellen reife Neurone entstehen (☞ unten)
- Neurone sind fähig zur Erregungsbildung und -leitung (Einzelheiten ☞ 9.1.6).
- Sie haben besondere Zellfortsätze, *Dendriten* und *Axone,* die mit anderen Nerven-, Muskel- oder Drüsenzellen Kontaktstrukturen bilden, die *Synapsen* (☞ unten und 9.2.1).

Die Neurone können nach der *Richtung der Signalleitung* unterschieden werden: Die *zuführenden* oder **afferenten Neurone** leiten Impulse von den Rezeptoren oder peripher liegenden Neuronen zum ZNS *hin. Herausleitende* oder **efferente Neurone** leiten sie von Gehirn und Rückenmark *weg* zu den **Zielzellen** – z.B. zu Muskel- oder Drüsenzellen oder Zellen, die diesen vorgeschaltet sind. Erstaunlicherweise verbindet aber der größte Teil der Neurone verschiedene Abschnitte *innerhalb* des ZNS miteinander oder bildet eng beieinander liegende Verflechtungen **(Interneurone).**

Ein „typisches" **Neuron** besteht aus einem **Zellkörper** und **Zellfortsätzen** (☞ Abb. 4.17, 4.18).

Zellkörper des Neurons

Zum **Zellkörper** gehören der Zellkern und das Zytoplasma mit den Zellorganellen. Hier finden die Eiweißsynthese und der gesamte Zellstoffwechsel statt; ohne Verbindung zum Zellkörper können die langen Fortsätze nicht überleben. Charakteristische Bestandteile im Zytoplasma sind **Nissl-Schollen** (Anhäufungen von freien Ribosomen und rauem endoplasmatischen Retikulum ☞ 3.3.2 und 3.3.3) und **Neurofibrillen** (feinste Fasern, die das Neuron stützen).

Dendriten und Axone

Die *Fortsätze* der Neurone heißen Dendriten und Axone (☞ auch Abb. 9.9):

Dendriten (dendron = Baum) sind kurze, verzweigte Ausstülpungen des Zellkörpers. Sie sind *zuführende (afferente)* Fortsätze, d.h. sie nehmen Impulse aus benachbarten Zellen auf und leiten sie weiter zum Zellkörper.

Axone (auch *Neuriten* oder *Achsenzylinder* genannt) sind längliche Ausstülpungen des Zytoplasmas. Sie entspringen am **Axonhügel,** der Verbindungsstelle zum Zellkörper, ziehen dann als dünne, kabelartige Fortsätze weiter und teilen sich in viele Endverzweigungen auf. Sie leiten beim Menschen mit einer Geschwindigkeit von bis zu 60 m/s elektrische Impulse zu anderen Neuronen oder Muskelzellen weiter, sind also *wegführende (efferente)* Fortsätze. Die Länge von Axonen variiert von wenigen Millimetern (z.B. im ZNS) bis zu über einem Meter (z.B. vom Rückenmark zum Fuß).

Neurone lassen sich auch nach Art und Zahl ihrer Fortsätze einteilen:

- Die meisten Nervenzellen sind **multipolar,** d.h. sie haben mehr als zwei Fortsätze, nämlich ein Axon und meist viele Dendriten
- **Bipolare** Nervenzellen besitzen je einen afferenten und einen efferenten Fortsatz. Sie kommen z.B. in der Netzhaut des Auges (☞ Abb. 10.15) vor. Bei **pseudounipolaren** Nervenzellen (z.B. in den Spinalganglien (☞ Abb. 9.16 und 9.17) sind die Anfangsteile beider Fortsätze verschmolzen, so dass ein Fortsatz vom Zellkörper abgeht, der sich dann T-förmig aufteilt
- Als **unipolare** Nervenzellen werden meist die *Sinneszellen,* wie z.B. die Photorezeptoren der Netzhaut (Abb. 10.16), bezeichnet.

Synapsen

Die Axone übertragen ihre Impulse meist auf die Dendriten des nächsten Neurons. Vor allem am Ende der Axone befinden sich bis zu 10 000 **Synapsen** (☞ 9.2.1), die Schaltstellen für die Kommunikation zwischen den Neuronen. Synapsen gibt es aber nicht nur zwischen Axon und Dendrit, sondern auch zwischen Axon und neuronalem Zellkörper, zwischen zwei sich vereinigenden Axonen oder zu Zielzellen anderer Gewebe (z.B. der Skelettmuskulatur).

Neuronale Stammzellen

Neuronale Stammzellen sind nicht nur im sich entwickelnden Gehirn des Embryos und Feten vorhanden, sondern auch in dem des Erwachsenen. Es ist somit prinzipiell in der Lage, neue Nervenzellen zu bilden. Bislang ist nicht bekannt, warum das Gehirn seine Regenerationsfähigkeit so wenig „nutzt" (etwa nach einem Schlaganfall) und wie man es dazu anregen könnte (z.B. bei neurodegenerativen Erkrankungen wie etwa dem Morbus Parkinson, ☞ 9.2.3).

4.5.2 Die Gliazellen des Nervengewebes

Die **Gliazellen** *(Neuroglia, Nervenhüllgewebe, Stützzellen)* machen 90 % des Nervengewebes aus! Gliazellen erfüllen Stütz-, Ernährungs-, elektrische Isolierungs- und immunologische Schutzfunktionen für die Neurone, welche diese Fähigkeiten bei ihrer Spezialisierung verloren haben. Außerdem bilden die Gliazellen zusammen mit den Blutgefäßwänden die *Blut-Hirn-Schranke* (☞ unten). Die Gliazellen behalten, im Gegensatz zu den reifen Neuronen, teilweise die Fähigkeit zur Zellteilung.

Man unterscheidet im *zentralen Nervensystem* vor allem vier Arten von Gliazellen:

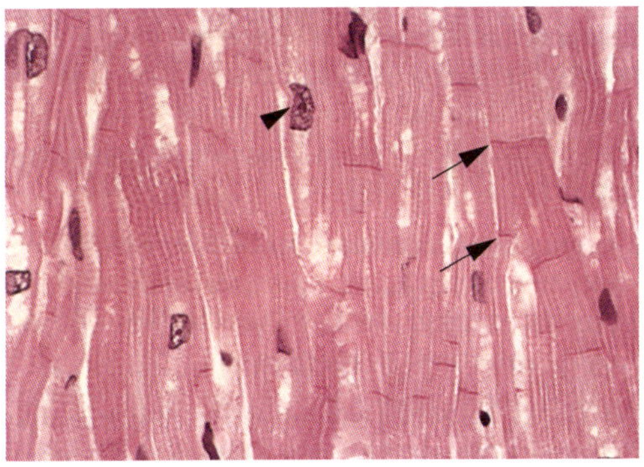

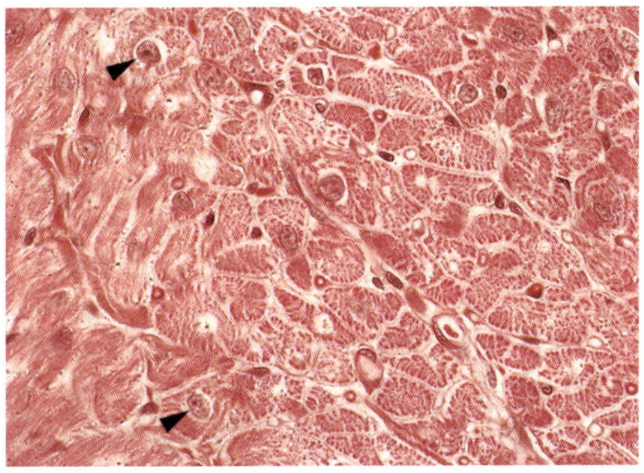

Abb. 4.16: Herzmuskulatur im Längsschnitt (linke Abbildung) und Querschnitt (rechte Abbildung), 300-fach vergrößert. Deutlich zu sehen sind Glanzstreifen (→) und Zellkern (▶). [R120]

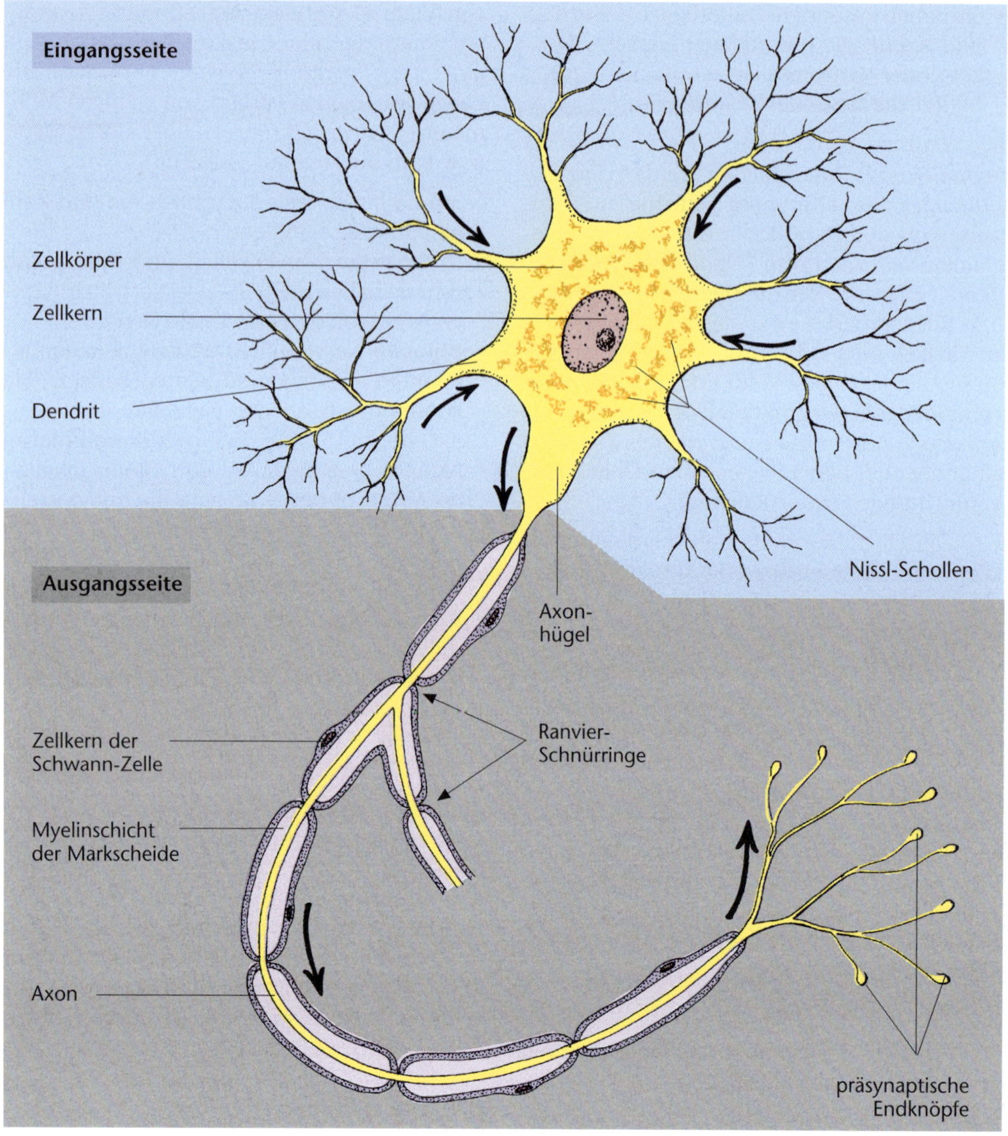

Abb. 4.17: Der Aufbau einer Nervenzelle. Die Pfeile geben die Richtung der Erregungsleitung an. Die obere, hellblau hinterlegte Bildhälfte stellt die „Eingangsseite" des Neurons dar, wo Informationen empfangen werden; die untere, dunkel hinterlegte Bildhälfte die „Ausgangsseite", die Informationen über das Axon fortleitet. Ein Spezialfall stellen die sensorischen Neurone dar. Sie werden ausführlich in 9.7 dargestellt.

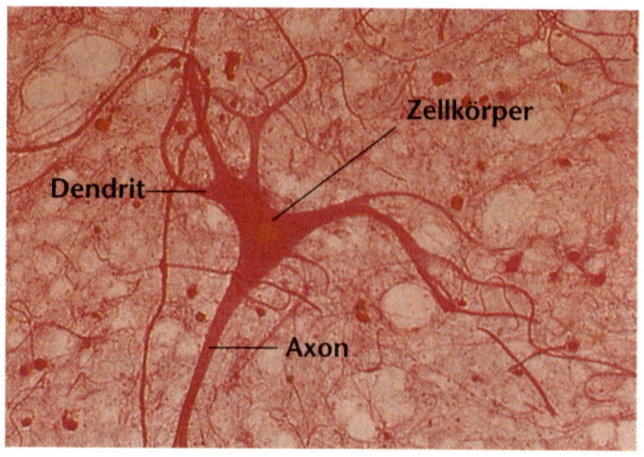

Abb. 4.18: Neuron mit Zellkörper, Dendriten und Axon (lichtmikroskopische Aufnahme). [X141]

Astrozyten (*astron* = Stern) sind sternförmige Zellen mit zahlreichen Fortsätzen. Sie bilden in Gehirn und Rückenmark ein stützendes Netzwerk für die Neuronen. Nach einer Verletzung bilden sie einen narbigen Ersatz *(Glianarbe).*

Astrozyten stehen sowohl mit den Nervenzellen als auch mit den Blutkapillaren des ZNS in enger Verbindung und beeinflussen den Übergang von Stoffen aus dem Blut zu den Nervenzellen. Damit die empfindlichen Nervenzellen vor schädlichen Stoffen geschützt werden, lässt diese als **Blut-Hirn-Schranke** bezeichnete Barriere viele Substanzen wie z. B. Giftstoffe, Stoffwechselprodukte oder bestimmte Medikamente nicht passieren.

Maßgeblich dafür, ob eine Substanz die Blut-Hirn-Schranke überwinden kann oder nicht, ist ihre *Lipophilie* (Fettlöslichkeit): Hydrophile (also wasserlösliche) Stoffe können die Blut-Hirn-Schranke beim Gesunden in aller Regel kaum oder gar nicht passieren. Dagegen stellt die Blut-Hirn-Schranke für die meisten lipophilen Substanzen wie z. B. Alkohol keine entscheidende Barriere dar. Doch keine Regel ohne Ausnahme: Vom Gehirn dringend benötigte hydrophile Substanzen wie etwa Glukose gelangen über spezifische Transportsysteme ins Gehirn.

Auch bei Arzneimitteln bedeutsam

Auch bei der Wahl eines Arzneimittels hat die Blut-Hirn-Schranke Bedeutung. Einige Medikamente, etwa Narkotika, müssen ins Gehirn gelangen, um ihre Wirkung zu entfalten. Bei anderen ist dies unerwünscht und erhöht nur das Risiko zentralnervöser Nebenwirkungen. So wählt der Arzt z. B. zur Linderung von Koliken des Magen-Darm-Traktes bewusst ein Medikament, das die Blut-Hirn-Schranke nicht passiert.

Bei Fieber, Gehirn- oder Hirnhautentzündungen ist die Blut-Hirn-Schranke durchlässiger als normal.

Oligodendrozyten (oligo = wenig) bilden im ZNS die Markscheiden (☞ 4.5.3). Astrozyten und Oligodendrozyten werden auch als **Makrogliazellen** bezeichnet. Mikrogliazellen sind kleine, bewegliche Zellen. Sie wehren im ZNS Krankheitserreger durch Phagozytose (☞ Abb. 3.21) ab und werden deshalb auch „Gehirn-Makrophagen" genannt (☞ auch 14.2.2). **Ependymzellen** (*ependym* = Oberkleid) kleiden in einer einlagigen Zellschicht die Hohlräume in Gehirn und Rückenmark aus (Liquorräume ☞ 9.11.2).

4.5.3 Die Markscheiden

Die Gliazellen des peripheren Nervensystems sind vor allem die **Schwann-Zellen.** In den peripheren Nerven umhüllen sie schlauchartig jedes Axon. Axon und umgebende Schwann-Zelle bezeichnet man als **Nervenfaser.**

Etwa bei einem Drittel aller Nervenfasern wickelt sich die Schwann-Zelle mehrfach um das Axon herum und bildet eine dickere Hülle aus einem Fett-Eiweiß-Gemisch, dem **Myelin.** Diese schützende Myelinummantelung wird **Markscheide** *(Myelinscheide)* genannt. Im Querschnitt ähnelt eine solche Nervenfaser einem Draht, der von einer Isolierung umgeben ist. Durch diese elektrische Isolierung erhöht sich die Übertragungsgeschwindigkeit für ausgehende Nervensignale (☞ 9.1). Axone, bei denen eine *hohe* Leitungsgeschwindigkeit erforderlich ist – weil sie z. B. schnelle Reaktionen in Gefahrenmomenten vermitteln – haben eine dicke Myelinschicht und werden als **markhaltige Nervenfasern** bezeichnet. Markhaltige Nervenfasern haben nur für jeweils sehr kurze Abschnitte ihren normalen, „dünnen" Durchmesser (☞ Abb. 4.17 und 4.19): Diese Bereiche werden **Ranvier-Schnürringe** genannt.

Die meisten Nervenfasern, bei denen die Leitungsgeschwindigkeit nicht so entscheidend ist besitzen eine weniger gute Isolierung und heißen **marklose Nervenfasern.**

Auch im ZNS wird Myelin von besonderen Gliazellen, in diesem Fall den **Oligodendrozyten,** gebildet. Dies ist vergleichbar mit den Verhältnissen im peripheren Nervensystem.

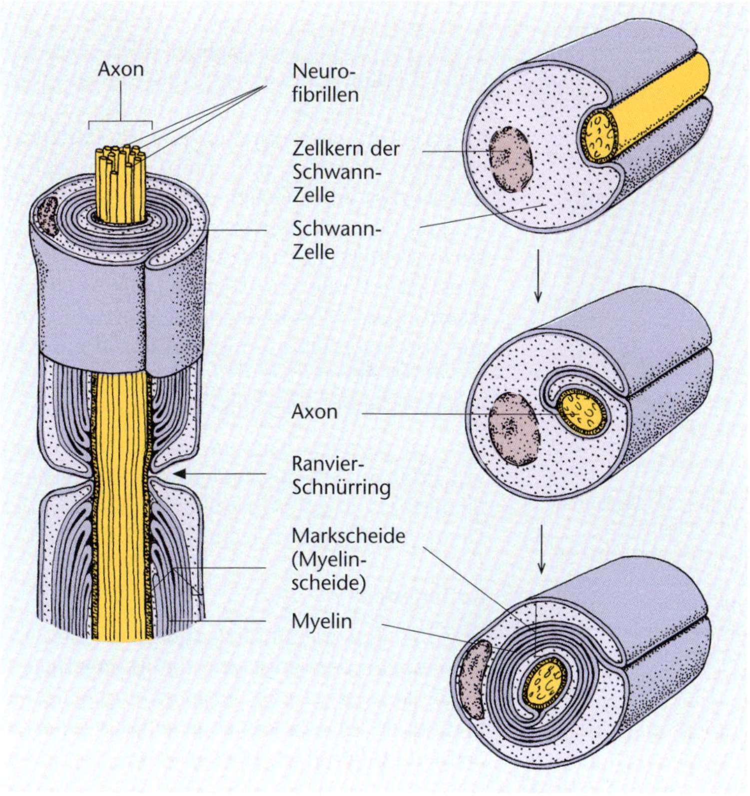

Abb. 4.19: Schnitt durch eine markhaltige Nervenfaser. Das Axon ist von einer dicken Isolierschicht umgeben, die von der Schwann-Zelle gebildet wird. Rechts ist dargestellt, wie sich die Schwann-Zelle im Laufe der Nervenreifung zunächst an das Axon anlegt, es dann umwickelt und letztlich durch mehrere Lagen ihrer Zellmembran die Myelinscheide bildet.

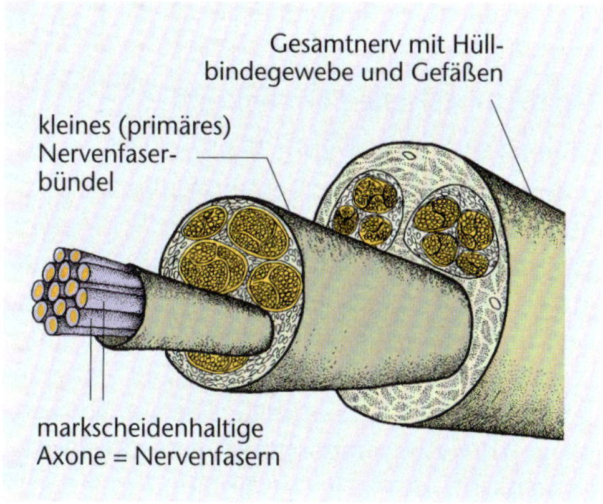

Abb. 4.21: Schalenweiser Aufbau eines größeren Nerven und seiner Hüllstrukturen. [A400-157]

Zum Zeitpunkt der Geburt sind beim Menschen nur wenige Bereiche im Nervensystem myelinisiert. Die Ausbildung der Markscheiden erstreckt sich über die gesamte Kindheit und äußert sich u. a. in der Reifung der motorischen Fertigkeiten.

Verletzungen

Wenn ein peripherer Nerv mit seinen Axonen und Markscheiden verletzt wird, die Zellkörper aber intakt bleiben, bilden die Schwann-Zellen unter günstigen Verhältnissen eine neue Markscheide. Diese ermöglicht als Leitschiene eine erneute Aussprossung des Axonstumpfes und damit eine Regeneration des Axons.

Im ZNS hingegen ist eine Durchtrennung von Axonen (etwa bei einer Rückenmarksverletzung) bisher irreparabel. Neuere Forschungen lassen hoffen, dass die Regeneration von Axonen in der Zukunft gefördert und in die „richtige Bahn" gelenkt werden kann. Diese Therapieansätze sind jedoch noch experimentell.

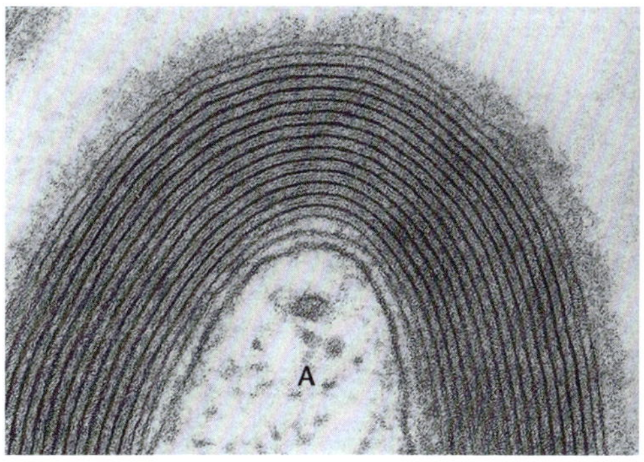

Abb. 4.20: Teil der Markscheide einer Nervenfaser (elektronenmikroskopische Aufnahme). Deutlich zu erkennen sind das Axon (A) und die konzentrisch angeordneten Schichten der Myelinscheide. [S010-2-15]

4.5.4 Nervenfasern und Nerven

Ein Axon und seine zugehörige Myelinscheide werden **Nervenfaser** genannt. Wie erwähnt, heißen Nervenfasern, die vom ZNS zur Peripherie ziehen, *efferente Nervenfasern.* Versorgen diese einen Skelettmuskel, heißen sie auch **motorische Nervenfasern.** Umgekehrt heißen zum ZNS ziehende Nervenfasern *afferente Fasern.* Leiten sie Informationen von Sinneszellen oder -organen, heißen sie auch **sensible** oder **sensorische** Nervenfasern, leiten sie Informationen von inneren Organen, heißen sie auch **viszerale** Nervenfasern.

Bündel von mehreren parallel verlaufenden Nervenfasern, die gemeinsam in einer Bindegewebshülle eingebettet sind, bilden im peripheren Nervensystem einen **Nerven** (☞ Abb. 4.17, 4.21 und 4.22). Während eine Nervenfaser im peripheren Nervensystem immer nur motorisch oder sensibel sein kann, enthalten Nerven häufig sowohl motorische als auch sensible Fasern (gemischte Nerven).

Weiße und graue Substanz

Myelin erscheint makroskopisch weiß. Die Bereiche im ZNS, in denen die markhaltigen Nervenfasern verlaufen – im Gehirn **Bahnen** genannt – werden deshalb als **weiße Substanz** bezeichnet. Eine größere Ansammlung von eng beieinander liegenden Nervenzellkörpern mit ihren Dendriten – im Gehirn **Kerne** oder **Rindenfelder** genannt – erscheint dagegen grau und wird entsprechend **graue Substanz** genannt (☞ auch 9.8.8 und Abb. 9.40).

Literatur und Kontaktadressen

🕮 Literatur

Hillebrand, G. F.: Nierentransplantation nachgefragt. 50 Fragen und 50 Antworten. Thieme, Stuttgart, 2005

Welsch, U. et al.: Sobotta Atlas Histologie. Zytologie, Histologie, Mikroskopische Anatomie. Elsevier, München 2005

✉ Kontaktadressen

Deutsche Rheuma-Liga Bundesverband e.V., Maximilianstraße 14, 53111 Bonn, Tel. 0228/766060, www.rheuma-liga.de

Deutsche Stiftung Organtransplantation, Emil von Behring-Passage, 63263 Neu-Isenburg, Tel. 06102/30080, www.dso.de (Schwerpunkt gesetzliche Regelungen zu Transplantationen)

www.rheumanet.org: „Sprungbrett" zu weiteren Rheuma-Websites

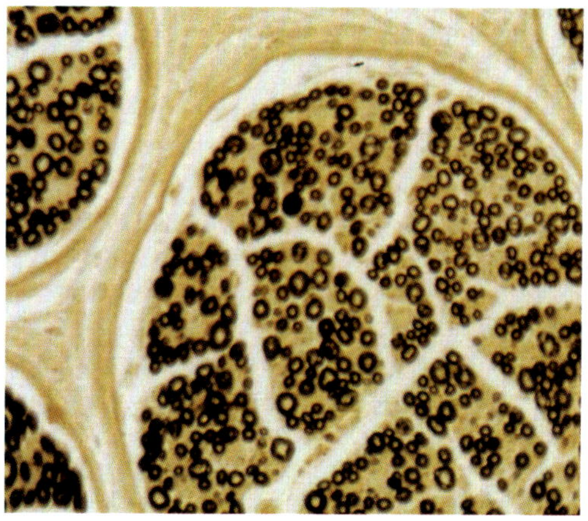

Abb. 4.22: Nervenfaserbündel im Querschnitt. Die schwarzbraunen Ringe sind die „Isolationsmäntel" der Nervenfasern, die Markscheiden. Viele Faserbündel zusammen bilden den eigentlichen Nerven, der dann auch äußerlich gut sichtbar ist. [X141]

4.6 Gesundheit und Lebensstil: Der fließende Schmerz

Der rheumatische Formenkreis

Rheumatismus oder kurz *Rheuma* kommt aus dem Griechischen und bedeutet „fließen": Alle fließenden, reißenden, ziehenden Schmerzen des Bewegungsapparates wurden Jahrhunderte lang mit diesem Begriff belegt. Heute weiß man, dass es sich bei „Rheuma" nicht um eine einzelne, sondern um über 100 verschiedene Krankheiten handelt. Diesen **Erkrankungen des rheumatischen Formenkreises** ist gemeinsam, dass sie zu Entzündungen der Binde- und Stützgewebe des Bewegungsapparates führen, oft unter Mitbeteiligung innerer Organe.

Entzündlich-rheumatische Erkrankungen

Eine Hauptgruppe rheumatischer Erkrankungen sind die **entzündlich-rheumatischen Erkrankungen.** Am häufigsten und bekanntesten ist die **chronische Polyarthritis** *(rheumatoide Arthritis).* Ungefähr 1% aller Menschen in den Industriestaaten erkranken, Frauen dreimal häufiger als Männer, überwiegend im mittleren Erwachsenenalter.

Unbekannte Auslöser setzen, wohl auf dem Boden einer genetischen Veranlagung, eine Abwehrreaktion v.a. gegen *Gelenkgewebe* in Gang (☞ 14.7.2), was zu einer Gelenkentzündung mit Ergussbildung führt und die Gelenke langfristig zerstören kann.

Charakteristisch sind eine ausgeprägte Morgensteifigkeit der Gelenke über mindestens eine Stunde sowie Gelenkschmerzen mit schmerzhaften Bewegungseinschränkungen. Anfangs sind vor allem die Hand- und Fingergelenke, später auch große Gelenke betroffen. Auffällig, aber harmlos sind *Rheumaknoten,* verschiebliche derbe Knoten unter der Haut. Manchmal befällt der rheumatische Prozess auch die inneren Organe, vor allem Herz, Lunge, Nieren, Augen und Nervensystem.

Die Diagnose wird durch das klinische Bild, Blutuntersuchungen (Entzündungszeichen, Rheumafaktor) und Röntgenaufnahmen gestellt.

Um Schmerzen und Entzündung zurückzudrängen, werden zunächst einmal *nichtsteroidale Antiphlogistka* (☞ 10.3.3) gegeben. Sie wirken schnell, aber nicht lang anhaltend und verhindern die weitere Gelenkzerstörung nicht. Deshalb wird gleichzeitig eine Behandlung mit *lang wirksamen Antirheumatika* (früher *Basistherapeutika*) begonnen, die den Krankheitsverlauf langfristig bessern sollen. Müssen mehrere Präparate ausprobiert werden, bis das individuell wirksamste gefunden

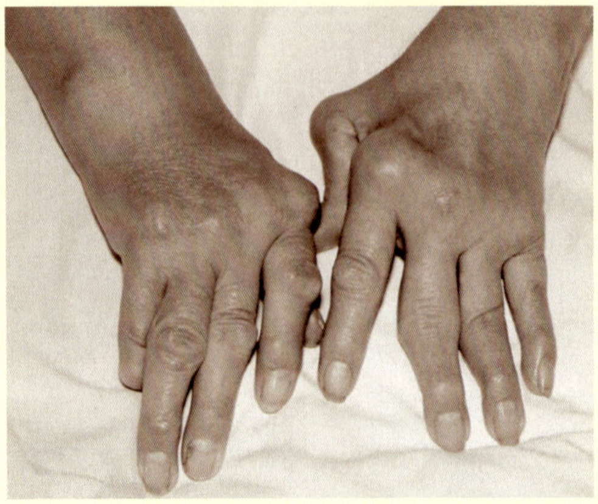

Abb. 4.23: Die „typischen" Hände eines Patienten mit fortgeschrittener chronischer Polyarthritis. Fingergrund- und -mittelgelenke sind aufgetrieben, die Finger Richtung Kleinfinger abgeknickt (Ulnardeviation) und der rechte Unterarm (im Bild links oben) durch einen akuten Entzündungsherd im Unterarm-Handwurzel-Bereich entzündlich geschwollen. [T127]

ist, stellt dies die Geduld des Patienten auf eine harte Probe, da die Effektivität erst nach ca. sechs Monaten beurteilt werden kann. *Glukokortikoide* werden wegen ihrer Nebenwirkungen nur möglichst kurzzeitig eingesetzt.

Möglicherweise können *vegetarische* Ernährung und bevorzugte Aufnahme *mehrfach ungesättigter Fettsäuren* unterstützend wirken: Fleisch enthält Arachidonsäure – eine mehrfach ungesättigte Fettsäure – die im Körper zu entzündungsvermittelnden Botenstoffen, den Prostaglandinen, umgebaut wird.

Die Prognose der chronischen Polyarthritis variiert von Spontanheilungen in ca. 15% der Fälle bis zur Invalidität. Die meisten Betroffenen erleben die chronische Polyarthritis als langsam, jedoch stetig fortschreitende Erkrankung, die ihre Beweglichkeit im Laufe der Zeit erheblich einschränkt.

Ebenfalls zu den entzündlich-rheumatischen Erkrankungen gehört der **M. Bechterew.** Er zeigt sich hauptsächlich an der Wirbelsäule, oft als Erstes mit einem tiefen Rückenschmerz in den frühen Morgenstunden. Die Krankheit verläuft sehr unterschiedlich: Sie kann in jedem Stadium zum Stillstand kommen, die Wirbelsäule kann aber auch völlig versteifen. Insgesamt ist die Prognose günstiger als bei der chronischen Polyarthritis.

Bewegung muss sein

Egal ob chronische Polyarthritis oder M. Bechterew – eine entscheidende Komponente in der Therapie ist die *aktive* und *passive Bewegungstherapie.* Obwohl sie ständig Überwindung kosten, sind aktive Übungen am wirkungsvollsten. Sie kräftigen die Muskulatur, fördern ihre gelenkstabilisierende Funktion, wirken (zusammen mit einer kalziumreichen Ernährung) einer Osteoporose entgegen und beugen beim M. Bechterew einer Wirbelsäulenversteifung mit ungünstiger Beugung der Brustwirbelsäule vor. Wärme- oder Kälteanwendungen, Moorbäder und Massagen sind zur Beschwerdelinderung und damit zur Vorbereitung der aktiven Übungen sinnvoll, können diese aber keinesfalls ersetzen.

Um der sozialen Isolation vorzubeugen und um Erfahrungen auszutauschen, ist die Kontaktaufnahme zu Selbsthilfegruppen wie der *Deutschen Rheumaliga* eine wichtige Stütze.

Kollagenosen

Eng mit den entzündlich-rheumatischen Erkrankungen verwandt sind die **Kollagenosen.** Auch sie sind durch Autoimmunreaktionen bedingt (☞ 14.7.2), jedoch gegen das *Bindegewebe* der inneren Organe gerichtet.

Der **systemische Lupus erythematodes** *(SLE)* kann praktisch alle Organe befallen, von der Haut über die Gelenke bis zu Nieren oder Gehirn. Entsprechend kann er unzählige Beschwerden hervorrufen, am häufigsten Fieber, Gelenkbeschwerden und Hautausschläge. Früher verlief der SLE bei Beteiligung innerer Organe oft tödlich. Auch heute noch ist er eine ernste Erkrankung, 90% aller Betroffenen überleben aber durch moderne *Immunsuppressiva* (☞ 14.7.3) zehn Jahre oder länger.

Die **progressive Sklerodermie** führt zu einer Verhärtung des Bindegewebes von Haut, inneren Organen und Gefäßen. Sie beginnt mit Hauterscheinungen, v.a. einer zunehmenden „Hautsteife und -schrumpfung", und greift oft auf die inneren Organe über, z.B. den Magen-Darm-Trakt und die Lunge.

Bei den **Vaskulitiden** ist das Bindegewebe der Gefäße entzündet. Sie werden manchmal zu den Kollagenosen gerechnet, manchmal als eigene Gruppe geführt.

Wegweisend für die **Arteriitis temporalis** mit Entzündung von Schläfen- und Augenarterien sind starke Kopfschmerzen der vornehmlich älteren Patienten. Bedrohlich ist die Erkrankung durch die Erblindungs- und Schlaganfallgefahr, sie spricht aber gut und schnell auf *Glukokortikoidgabe* an. Auch die **Polymyalgia rheumatica** betrifft fast ausschließlich Ältere. Sie zeigt sich durch starke Muskelschmerzen im Schulter- und Beckenbereich und wird ebenfalls mit Glukokortikoiden behandelt.

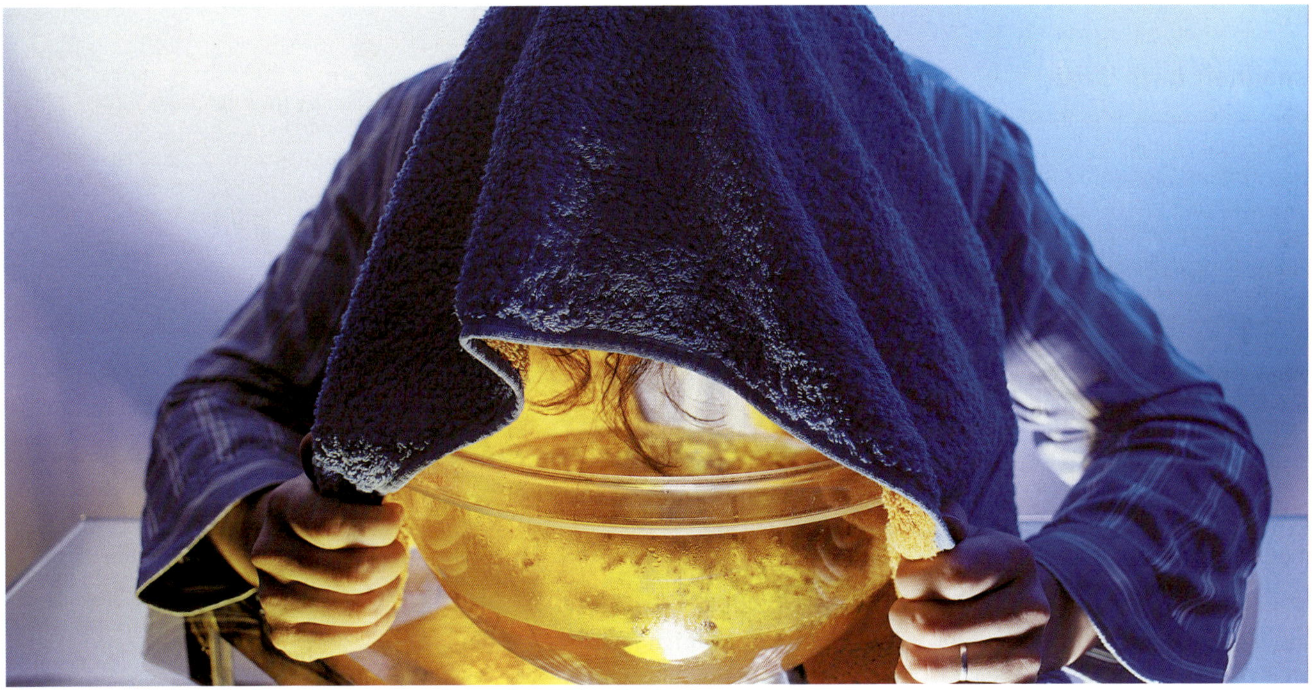

5 Gesundheit und Krankheit

5.1 Vom Gesundsein und Kranksein

5.1.1 Gesundheit nach WHO

WHO-Definition Gesundheit
Die *Weltgesundheitsorganisation* (*World Health Organization*, **WHO**) definiert Gesundheit als Zustand *völligen körperlichen, seelischen und sozialen Wohlbefindens* („well-being").

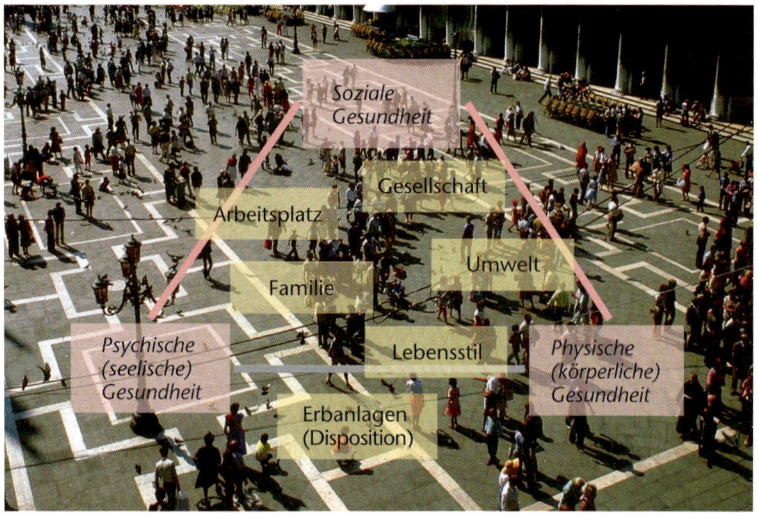

Abb. 5.1: Funktionen des Lebens im Spannungsfeld der drei Eckpfeiler der Gesundheit nach dem Verständnis der Weltgesundheitsorganisation. [Foto: V225]

Diese Definition ist jedoch für den medizinischen und sozialen Alltag nur wenig brauchbar, hat doch jeder Mensch Gründe, sich in der einen oder anderen Hinsicht nicht wohlzufühlen:

- Die meisten Menschen haben „Defekte" und Beschwerden wie kleine angeborene Mängel (und seien sie nur ästhetischer Natur), einen leichten Sehfehler oder gelegentliche Kopfschmerzen – dennoch leidet die Lebens- und Arbeitsfähigkeit darunter meist nur wenig
- Im seelischen und sozialen Bereich ist Wohlbefinden praktisch *nie ganz* erreichbar. Die kranke Schwiegermutter, der Bruder, mit dem man im Streit lebt oder die Arbeitskollegin, die unerträglich scheint – all dies wirkt sich unweigerlich auf das eigene Wohlbefinden aus, würde aber wohl von kaum jemandem als *Krankheit* aufgefasst werden.

Man hat die WHO-Definition deshalb auch als *konkrete Utopie* bezeichnet, die zwar einen wünschenswerten Idealzustand beschreibt, nicht aber praktikable Maßstäbe liefert – wer Beschwerden hat, ist noch nicht unbedingt krank, und umgekehrt ist Beschwerdefreiheit nicht gleichzusetzen mit Gesundheit (z.B. beim Tumorkranken im frühen Stadium). Andere Modelle erscheinen geeigneter, Gesundheit und Krankheit voneinander zu trennen, z.B. das der Homöostase (☞ 5.1.2). In vielen Fällen ist eine strikte Trennung nicht möglich, da Gesundheit und Krankheit fließend ineinander übergehen (☞ 5.1.6, Abb. 5.17).

5.1.2 Das Prinzip der Homöostase

Nach Auffassung des Internisten *Ferdinand Hoff* (1896–1988) ist Gesundheit das **harmonische Gleichgewicht** zwischen Bau und Funktionen des Organismus einerseits und dem seelischen Erleben andererseits. Dies sei die Voraussetzung für *volle Leistungsfähigkeit* und damit auch uneingeschränkten *Lebensgenuss*. Dieses Gleichgewicht (die **Homöostase**) des Organismus wird durch den ständigen Auf- und Abbau seiner Bestandteile garantiert. Überwiegt der Aufbau, so kommt es zur Strukturzunahme – zur *Hypertrophie* bzw. *Hyperplasie* (☞ 5.3), im Extremfall zum *Tumor* (☞ 5.7). Überwiegt dagegen der Abbau, so kommt es zur Strukturabnahme, das heißt zur *Atrophie* und Leistungsminderung (☞ 5.3).

Das Prinzip des Gleichgewichts auf der Ebene der Gewebe

In allen Geweben findet ein ständiger Stoffumsatz (**Stoffwechsel**) statt, bei dem sich aufbauende *(anabole)* und abbauende *(katabole)* Vorgänge in einem Gleichgewichtszustand befinden. Diese Stoffwechselaktivität lässt sich auch an der Häufigkeit von Zellteilungen erkennen. Hierin unterscheiden sich die verschiedenen Gewebe:

- In **Wechselgeweben** finden ständig Zellteilungen statt. Durch Teilung von Stammzellen (☞ 3.11) bilden sich neue Zellen, während alte absterben oder abgestoßen werden. Auf diese Weise kommt es zu einer raschen Gewebserneuerung. Zu den typischen Wechselgeweben gehören z.B. die Schleimhautepithelien und alle roten und weißen Blutzellen
- **Stabile Gewebe** erneuern sich nur wenig. Bei entsprechendem Anreiz (etwa nach einer Verletzung) sind die Zellen jedoch zur Vermehrung in der Lage. Hierzu rechnet man z.B. die Leberzellen, die endokrinen Drüsenzellen sowie die meisten Zellen des Bindegewebes
- **Ruhegewebe** *(permanente Gewebe)* bestehen aus Zellen, die ihre Teilungsfähigkeit im Verlauf der Gewebsentwicklung verloren haben. Hierzu zählen hoch spezialisierte Gewebe wie z.B. Sinnesgewebe und die Zähne.

Gleichgewicht des Inneren Milieus

Die Homöostase der Funktionen unseres Organismus lässt sich ganz wesentlich an der *Konstanz messbarer Größen*, etwa der Körpertemperatur, der Blutglukosekonzentration oder des Blut-pH-Werts ablesen. Diese und viele andere Parameter geben Auskunft über das *Innere Milieu* (☞ 1.5). Nur wenn sie sich in einem engen verträglichen Bereich befinden, ist der Gesamtorganismus lebens- und aktionsfähig.

Psychosoziales Gleichgewicht

Auch für die *psycho-physiologischen Grundbedürfnisse* gilt das Prinzip des Gleichgewichtes. Zum Beispiel ist Gesundheit nur in einem Rhythmus zwischen ausreichenden Schlaf- und Wachphasen möglich. Ebenso müssen die Bedürfnisse nach sozialer Gemeinschaft, partnerbezogener Zuwendung, aber auch Zurückgezogenheit in einem ausgewogenen Verhältnis zueinander befriedigt werden.

5.1.3 Gesundheit als Anpassungsfähigkeit

Das Gleichgewicht zwischen anabolen und katabolen Prozessen, die Konstanz des Inneren Milieus, wird durch Infektionserreger, das Klima und andere äußere Faktoren ständig bedroht. Die Homöostase muss deshalb durch **Anpassungsmechanismen** aufrechterhalten werden.

Hierzu gehören z.B. die Produktion von gezielten Abwehrstoffen (Antikörpern ☞ 14.4.3) gegen Infektionserreger, die Konstanthaltung der Körperkerntemperatur bei wechselnden Außentemperaturen durch physiologische und zivilisatorische Mittel (z.B. unterschiedliche Kleidung); die Anpassung der Herzleistung an erhöhte Anforderungen (z.B. beim Treppensteigen), aber auch die Bewältigung des Verlustes eines Lebenspartners oder der sozialen Bezugsgruppe, z.B. infolge eines Umzugs oder Verlust des Arbeitsplatzes.

Aufgrund dieser Überlegungen lässt sich *Krankheit* nunmehr als Störung der Homöostase beschreiben, die mit verminderter körperlicher und/oder geistiger Leistungsfähigkeit bzw. herabgesetzter seelischer Belastbarkeit einhergeht – in einem Wort mit verminderter *Anpassungsfähigkeit*. Das Ideal völliger Gesundheit wäre demnach der Zustand der völligen Anpassung.

Diese Behauptung mag zunächst Widerspruch hervorrufen, soll doch unser Leben eher mit

Selbstverwirklichung als mit Anpassung zu tun haben. Trotzdem: An Lebensentwürfen lässt sich nur (selbst-)verwirklichen, was der Körper mitzutragen bereit ist:

- Eine Frau wäre ohne die enorme Anpassungsleistung ihres Körpers während der Schwangerschaft nie in der Lage, ein gesundes Kind zu gebären oder auch nur die Schwangerschaft zu überleben (☞ 22.5)
- Nur durch Anpassung des Organismus sind außergewöhnliche Leistungen zu erbringen. Nur so ist auch das Überleben in Extremsituationen wie z.B. bei großer Hitze, unzureichender Nahrung, schwerer Verletzung oder beim Marathonlauf möglich.

5.1.4 Krankheitsdispositionen

Ist die Anpassungsfähigkeit des Körpers dauerhaft herabgesetzt, so spricht man von einer *Krankheitsbereitschaft* oder **Krankheitsdisposition** (Disposition = Veranlagung, Vorherbestimmung).

Manche Gruppen von Menschen sind „naturgemäß" besonders anfällig *(disponiert)* für bestimmte Erkrankungen:

- Männer erkranken z.B. neunmal häufiger an Gicht (☞ 19.6.2) als Frauen – man spricht von *Geschlechtsdisposition*
- Kinder erkranken zehnmal häufiger an Erkältungskrankheiten als Erwachsene – man spricht von *Altersdisposition*
- Manche Krankheiten kommen fast nur bei Schwarzen (z.B. die Sichelzellanämie), andere (z.B. bestimmte Hauterkrankungen) fast nur bei Weißen vor – man spricht von *Rassendisposition*.

Den *ererbten* Krankheitsdispositionen stehen die *erworbenen* Dispositionen gegenüber: Wer stark raucht, ist disponiert für die Entstehung eines Bronchialkarzinoms. Wer eine **Primärerkrankung** wie z.B. einen Tumor hat, entwickelt oft Funktionsstörungen des Organismus, die ihn für eine **Sekundärerkrankung** wie z.B. eine Infektion disponieren.

Das Konzept der Risikofaktoren

Als **Risikofaktoren** bezeichnet man ungünstige Einflussgrößen, welche die Auftretenswahrscheinlichkeit einer bestimmten Erkrankung deutlich erhöhen.

Um Risikofaktoren herausfinden zu können, werden meist Bevölkerungsgruppen miteinander verglichen, die sich bezüglich des fraglichen Merkmals (etwa Raucher und Nichtraucher oder Tankwart und Nicht-Tankwart) unterscheiden, ansonsten aber möglichst ähnlich sind. Die Bevölkerungsgruppe, die das zu untersuchende Merkmal nicht zeigt, also als Vergleichsgruppe dient, heißt dabei **Vergleichskollektiv.**

Durch mehrere solcher über viele Jahre durchgeführten Untersuchungen fand man z.B. heraus, dass das Zigarettenrauchen nicht nur einen Risikofaktor für das Bronchialkarzinom, sondern z.B. auch für chronisch-obstruktive Lungenerkrankungen und mehrere weitere Tumoren wie das Kehlkopfkarzinom darstellt, und dass selbst Passivrauchen (Mitrauchen) das Krankheitsrisiko deutlich erhöht.

5.1.5 Grundbegriffe der Krankheitslehre

Hinsichtlich der Entstehung von Krankheiten unterscheidet man zwischen der Ätiologie und der Pathogenese: Die **Ätiologie** ist die Lehre von den (äußeren und inneren) Krankheitsursachen (☞ 5.2); die **Pathogenese** beschreibt die Entwicklung von Krankheiten, d.h. die Abläufe im Organismus auf dem Weg von den Krankheitsursachen zur *manifesten* (in Erscheinung tretenden) Erkrankung.

Art und Ursachen einer Krankheit zu ergründen erfordert meist eine genaue Kenntnis der medizinischen Vorgeschichte, der **Anamnese.** Kann der Patient selbst die entsprechenden Angaben machen, spricht man von einer *Eigenanamnese;* ist er dazu nicht in der Lage, so dass Angehörige oder andere Begleitpersonen befragt werden müssen, handelt es sich um eine *Fremdanamnese.* Die Anamnese gibt zusammen mit den vorliegenden *Krankheitszeichen,* den **Symptomen,** Hinweise auf die in Frage kommenden Erkrankungen. Anhand dieser Hinweise entscheidet der behandelnde Arzt, welche speziellen Untersuchungen zur Diagnosestellung nötig sind: **Diagnose** bezeichnet die Erkennung und Benennung einer bestimmten Krankheit. Die Unterscheidung von Krankheiten mit ähnlichen Symptomen heißt *Differenzialdiagnose (DD).*

In der Regel soll eine möglichst genaue Diagnose gestellt werden, bevor mit der *Krankheitsbehandlung,* der **Therapie,** begonnen wird. Es gibt äußerst vielfältige therapeutische Maßnahmen; hierzu gehören vor allem die Gabe von Medikamenten, Operationen, Bestrahlungen, Diäten und die Verfahren der *Psychotherapie* (☞ 11.10.1) und *Physiotherapie.* Letztere umfasst die Bewegungstherapie und die *physikalische Therapie,* d.h. die Behandlung mit naturgegebenen physikalischen Mitteln, z.B. mit Wasser, Wärme, Kälte, Licht, Luft, Massagen oder Reizströmen.

Meist kann schon vor dem Wirksamwerden einer Therapie der wahrscheinliche Verlauf einer Erkrankung vorausgesagt werden. Eine solche Vorhersage heißt **Prognose.** Prognostische Angaben betreffen die Überlebenschancen eines Patienten oder seine Aussichten auf Heilung bzw. Wiederherstellung bestimmter Fähigkeiten. Die Gesamtprognose einer Gesundheitsstörung hängt oftmals nicht nur vom Grundleiden, sondern auch von der Wahrscheinlichkeit bestimmter Komplikationen ab; unter **Komplikationen** versteht man dabei Zweiterkrankungen, die in einem engen zeitlichen oder ursächlichen Zusammenhang mit der ersten Erkrankung stehen. So bergen beispielsweise alle Krankheitszustände, die zu längerer Bettlägerigkeit zwingen, insbesondere bei älteren Menschen eine Reihe von Gefahren: Es drohen Lungenentzündungen (sog. Bettpneumonien ☞ 17.11.2) und Thrombosen (☞ 13.5.7); außerdem liegen sich unbewegliche Patienten nicht selten „durch", d.h. sie entwickeln schlecht heilende Dekubitalgeschwüre (☞ 8.5.9).

5

Prophylaxen

Vorbeugende Maßnahmen zur Verhütung von (Zweit-)Erkrankungen heißen **Prophylaxen**. Die Einschätzung der jeweiligen Gefährdung und die Durchführung der Prophylaxen nehmen im Pflegealltag eine zentrale Stellung ein; wichtig sind dabei insbesondere:

- Die *Thromboseprophylaxe* (Verhütung von Blutpfropfbildungen), die indirekt auch eine Vorbeugung gegen lebensbedrohliche Lungenembolien darstellt (☞ 17.11.6)
- Die *Pneumonieprophylaxe* (Verhütung von Lungenentzündungen) und die Aspirationsprophylaxe (Vermeidung der „Einatmung" von Mageninhalt und anderen Fremdkörpern)
- Die *Dekubitusprophylaxe* und die Kontrakturenprophylaxe (Verhütung von Dekubitalgeschwüren ☞ 8.5.9 bzw. Gelenkversteifungen ☞ 6.2.2, Bedeutung der Lagerung)
- Die *Obstipationsprophylaxe* (Vorbeugung gegen Stuhlverstopfung).

Eine herausragende Rolle spielt die Mobilisation des Patienten: Sie dient gleichzeitig der Verhütung von Thrombosen, Pneumonien, Dekubitalgeschwüren, Kontrakturen und Obstipation.

5.1.6 Das Konzept der Salutogenese nach Antonovsky

Die Untersuchung der menschlichen Anpassungsfähigkeit im Rahmen von Stresssituationen bildete auch die Grundlage eines biopsychosozialen Gesundheitsmodells, das von dem Medizinsoziologen *Aaron Antonovsky* (1923–1994) entwickelt wurde und zunehmende Beachtung findet: In den Mittelpunkt seiner Überlegungen stellt er nicht die Frage nach der Pathogenese (Krankheitsentstehung), sondern umgekehrt die Erforschung der **Salutogenese,** d.h. derjenigen Bedingungen, die Menschen zur Erhaltung bzw. Wiederherstellung ihrer Gesundheit befähigen. Er vergleicht Gesundheit und Leben mit einem Fluss voller Strudel, Biegungen und anderen Gefahren, in dem die Menschen schwimmen. Warum nimmt der eine Mensch die Stromschnellen und der andere nicht? Pathogenetisch orientierte Ärzte versuchen, den Ertrinkenden aus dem Strom zu reißen, salutogenetisch orientierte, ihn zum guten Schwimmer zu machen.

Antonovsky geht dabei von der Vorstellung aus, dass der Einzelne nie völlig krank oder völlig gesund ist, sondern mal dem einem, mal dem anderen Pol näher kommt (☞ Abb. 5.2 und 5.17).

Kernelement von Antonovskys Modell ist das **Kohärenzgefühl** *(sense of coherence, SOC)*, das die geistig-seelische Grundeinstellung eines Menschen gegenüber der Welt und dem Leben beschreibt. Er gliedert diese Grundhaltung in drei Aspekte, die sich beschreiben lassen als:

- **Überzeugung von der Verstehbarkeit** *(sense of comprehensibility)* der Anforderungen, die im Laufe des Lebens von außen und innen auf das Individuum einwirken
- Vertrauen auf die Möglichkeit, mithilfe eigener (oder auch fremder) Ressourcen die sich ergebenden Anforderungen zu bewältigen (**Gefühl von Handhabbarkeit,** *sense of manageability*)
- **Gefühl der Sinnhaftigkeit** *(sense of meaningfulness)* des eigenen Lebens und Handelns, d.h. Einschätzung wesentlicher Lebensaufgaben als lohnenswerte Herausforderungen.

Das Kohärenzgefühl bildet sich vor allem in der Kindheit und Jugend aus, so dass seine Stärkung mit zunehmendem Alter schwieriger wird.

Gesunde Menschen sind nach Antonovsky in der Lage, auf verschiedenste Stressoren mit Hilfe sog. **generalisierter Widerstandsressourcen** angemessen zu reagieren. Stressor bezeichnet dabei zunächst einmal nur irgendeine Anforderung, einen Spannungszustand. Stress im Sinne von Belastung entsteht, wenn die Spannungsbewältigung nicht gelingt, wobei die Gesundheit auch hierdurch nicht zwangsläufig beeinträchtigt wird. Zu den generalisierten Widerstandsressourcen zählen die Immunabwehr, die Intelligenz und andere körpereigene Faktoren ebenso wie in der Kindheit erlernte Problemlösungsstrategien. Erfolgreiche Bewältigung von Spannungen und positive Lebenserfahrungen stärken das Kohärenzgefühl und die Widerstandsressourcen, negative Erfahrungen hingegen begünstigen die „kranken“ Anteile eines Menschen.

Antonovskys Modell der Salutogenese ist in einigen Punkten sehr theoretisch und auch umstritten. Zweifellos lohnt es aber, in der täglichen Arbeit mit Patienten nicht nur die Defizite (also die Beschwerden und Erkrankungen), sondern auch die Ressourcen und gesunden Anteile des Patienten zu sehen und diese zu stärken. Dies erfordert den Blick auf den ganzen Menschen und sein Lebensumfeld (nicht nur auf z.B. einzelne Organe).

5.2 Äußere und innere Krankheitsursachen

Gesundheit ist immer von zwei Seiten bedroht: Von *außen* durch physikalische (Hitze, Kälte), chemische (akute oder schleichende Vergiftung), mikrobiologische (Bakterien, Pilze, Viren) und soziale (Hungersnot, Kriege) Einwirkungen; von *innen* sowohl durch die erbliche Disposition zu Krankheiten bzw. durch Erbkrankheiten im engeren Sinne als auch durch das natürliche Altern mit Schwinden vor allem der körperlichen Leistungskraft (☞ Abb. 5.3).

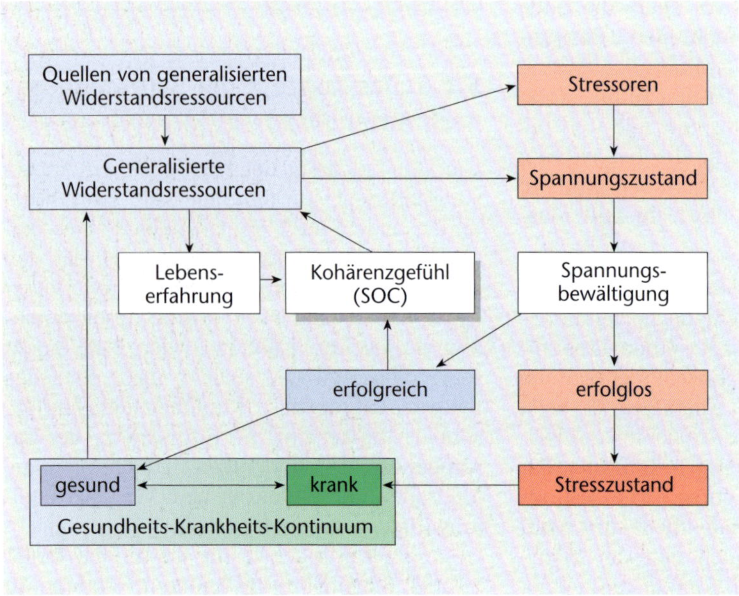

Abb. 5.2: Modell der Salutogenese nach Antonovsky (vereinfacht). Ein ausgeprägtes Kohärenzgefühl ermöglicht angemessene, zielgerichtete Reaktionen auf die unterschiedlichsten Belastungen und ist dadurch von zentraler gesundheitsfördernder Bedeutung. [E269]

Gesundheitsförderung in der Pflege

Das weite Feld der Gesundheitsförderung spielt in den Pflegeberufen eine wichtige Rolle und umfasst dabei vielfältigere Aspekte als in der ärztlichen Tätigkeit. In dem seit 1. Januar 2004 gültigen neuen *Krankenpflegegesetz* wird dieses Aufgabengebiet auch offiziell betont, was sich beispielsweise in den neuen Berufsbezeichnungen **Gesundheits- und (Kinder)-Krankenpfleger/-in** ausdrückt.

Hinsichtlich der *Zielsetzung* gesundheitsfördernder Maßnahmen lassen sich verschiedene Schwerpunkte unterscheiden:

- Die *klassische Prävention* zielt vor allem auf die Vermeidung von Risikoverhalten (z.B. übermäßigem Essen) und Risikokonstellationen (z.B. Sturzgefahr) ab
- Das aktuelle Konzept der *Salutogenese* beschäftigt sich mit den Ressourcen, die zur Bewältigung der im Leben auftretenden Belastungen befähigen.

Das Konzept der Salutogenese ist wesentlich umfassender als das der Prävention; oft aber lassen sich beide Ansätze miteinander kombinieren und ergänzen sich gegenseitig.

Ein einfaches Beispiel wäre ein rauchender Herzpatient, der sich nach entsprechender Beratung zur Aufnahme einer sportlichen Betätigung entschließt: Er wird womöglich selbst feststellen, dass sich durch Verzicht auf Tabak seine körperliche Leistungsfähigkeit erhöhen lässt; so wird er im Idealfall dazu motiviert, zum einen das Rauchen aufzugeben und zum anderen seine gesundheitliche Situation insgesamt als ein zu bewältigendes Problem aktiver anzugehen.

Gesundheitsförderung spielt sich dabei in verschiedenen *Tätigkeitsbereichen* der Pflege ab; hierzu gehören sowohl die Pflegemaßnahmen im engeren Sinne als auch die Anleitung von Patienten zur Selbstversorgung und die Gesundheitsberatung. In der Praxis sind diese Tätigkeitsfelder oft eng miteinander verzahnt.

Voraussetzungen einer erfolgreichen gesundheitsfördernden Tätigkeit sind neben fachlicher Kompetenz der Pflegenden die Fähigkeiten zur Informationsvermittlung und konstruktiven Gesprächsführung. Von großer Bedeutung ist in diesem Zusammenhang die Akzeptanz der Pflegeempfänger als gleichrangige Kommunikationspartner, die letztlich selbst über ihre Lebensführung zu entscheiden haben. Möglichkeiten und Grenzen der Gesundheitsförderung sind im Einzelfall in Zusammenarbeit mit Angehörigen und Vertretern anderer Berufsgruppen auszuloten. Hieraus erwachsen für die Pflegenden neue Herausforderungen mit der Chance auf die Entwicklung eigenverantwortlicher Tätigkeitsbereiche.

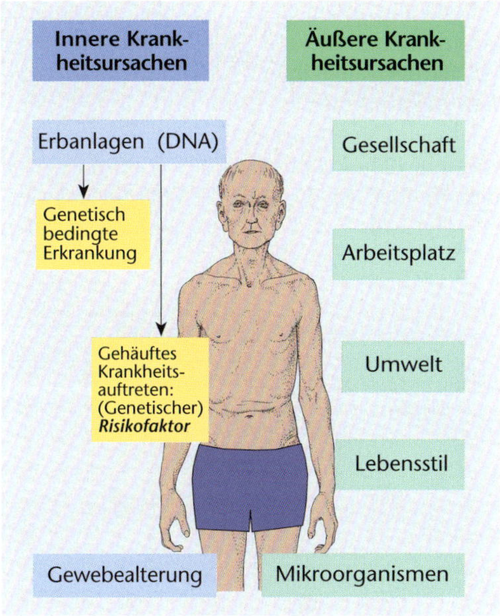

Abb. 5.3: Innere und äußere Krankheitsursachen.

5.2.1 Äußere Krankheitsursachen

Die **äußeren Krankheitsursachen** sind von den Lebensbedingungen der „Umwelt" abhängig. Deshalb kann man sie zumindest prinzipiell verringern.

Psychische Gesundheit und psychische Krankheitsursachen

Die **psychische Gesundheit** ist am ehesten zu beschreiben mit der *Anpassungsfähigkeit* gegenüber psychischen „Verletzungen" wie z. B. der Trennung von einem Angehörigen sowie der *Konfliktfähigkeit* bei einander widersprechenden Anforderungen, z. B. von Seiten der Familie und des Arbeitgebers . Andererseits gehört zur psychischen Gesundheit auch die Bereitschaft, unveränderbare Rahmenbedingungen (wie z. B. die eigenen Leistungsgrenzen) sowie Vorerkrankungen zu akzeptieren. Gelingt dies nicht und bleiben psychische Konflikte auf Dauer ungelöst, erkrankt das Individuum über kurz oder lang.

Der wichtigste Faktor, um solche Erkrankungen zu verhindern, scheint nach heutigem Wissen eine „glückliche" (nicht aber problemfreie) Kindheit zu sein – was die Bedeutung der *Erziehung* unterstreicht. Scheitert die *Eltern-Kind-Beziehung* als Folge vieler ungelöster Erziehungskonflikte oder muss das Kind einen Mangel an Geborgenheit oder gar Gewalt und Missbrauch erleiden, so sind seelische oder körperliche Erkrankungen im Erwachsenenleben fast zwangsläufig die Folge (mehr hierzu ☞ 23.5.5). Forschungsergebnisse zeigen aber, dass für viele psychische Erkrankungen auch eine innere Disposition besteht (☞ z. B. 11.7).

Psychosomatische Medizin ☞ 11.6.6

Soziale Krankheitsursachen

Das Problem sozialer Krankheitsursachen ist wahrscheinlich so alt wie die Menschheit selbst: In allen menschlichen Kulturen bestand und besteht z. B. ein Zusammenhang zwischen Armut und Krankheit. Dem Pathologen *Rudolf Virchow* (1821–1902) gebührt das Verdienst, eindringlich auf die häufigen sozialen Krankheitsursachen aufmerksam gemacht zu haben.

Auch heute noch ist das Problem weit von einer Lösung entfernt: In den Slums der Entwicklungsländer z. B. verelenden (und erkranken) Millionen von Menschen unter dem Druck rasch wachsender städtischer Ballungsräume; kriegerische Auseinandersetzungen fordern nach wie vor unzählige sinnlose Opfer.

In den sog. westlichen Industrienationen des 21. Jahrhunderts werden die körperlichen Grundbedürfnisse der meisten Menschen befriedigt, die *soziale Gesundheit* ist jedoch nicht in gleichem Maße gewährleistet. Zu den Ursachen hierfür gehören:

- Ungleiche Verteilung der Arbeit. Sowohl Arbeitslosigkeit als auch berufliche Überlastung fördern die Krankheitsentstehung
- Abnehmende Bedeutung der Familien mit einer Tendenz zur Vereinzelung des Individuums. Diese ermöglicht zwar eher, persönliche Neigungen „auszuleben", birgt jedoch auch die Gefahren der Vereinsamung und Überforderung. In diesem Zusammenhang ist z. B. die wachsende Zahl alleinerziehender Mütter und Väter zu sehen, die gesundheitlich durch ihre Mehrfachbelastung verstärkt gefährdet sind
- Zunehmende Migration mit mangelhafter Integration bestimmter Bevölkerungsgruppen an ihrem Wohnort.

Gesundheitliche Auswirkungen von Technisierung und Zivilisation

Die Technisierung hat verschiedene Bedrohungen für die menschliche Gesundheit mit sich gebracht: Der Straßenverkehr etwa forderte in Deutschland im Jahr 2004 knapp 6000 Tote und 440 000 Verletzte (wobei die Zahl der Opfer glücklicherweise seit einigen Jahren rückläufig ist). Viele Menschen werden durch Lärm (☞ unten) schwerhörig oder krank. Auch Strahlenbelastungen, z. B. durch Unfälle in Kernkraftwerken, gehören zu den Gefahren.

Andererseits sind durch die moderne Zivilisation viele äußere Bedrohungen der Gesundheit weitgehend beseitigt worden. So gelang es:

- Sich durch Heizung und isolierende Kleidung vor Kälteeinflüssen zu schützen
- Durch Hochertragslandwirtschaft und aufwändige Vorratshaltung ausreichend Nahrungsmittel ganzjährig verfügbar zu machen
- Durch ein aufwändiges System sozialer Sicherung diejenigen, die von Krankheiten oder anderen Schicksalsschlägen getroffen werden, vor dem Verhungern oder der Ausgrenzung aus der Gesellschaft zu bewahren.

Die Untersuchung der Auswirkungen der *Umweltbedingungen* auf die Gesundheit ist Gegenstand der **Umweltmedizin** *(Umwelthygiene).* Zu ihren Schwerpunkten zählen die Einflüsse von:

- **Außenluft:** Durch Umstellung auf umweltfreundlichere Heizungen und Abgaskatalysatoren hat sich zwar die Schadstoffbelastung der Atemluft im Vergleich zu den fünfziger und sechziger Jahren verringert. Problematisch bleiben allerdings z. B. die *Feinstäube* (vor allem in den Städten, ☞ auch 17.11.1) sowie das *Ozon,* das an Sonnentagen zu akuten Gesundheitsstörungen (z. B. Atembeschwerden) führen kann. In beiden Fällen ist der motorisierte Verkehr wichtiger Mitverursacher
- **Innenraumluft:** In geschlossenen Räumen hat die Belastung des Menschen durch Schadstoffe in der Atemluft zugenommen. Verantwortlich hierfür sind z. B. Baustoffe wie formaldehydhaltige Spanplatten oder Bodenbeläge, die Lösungsmittel abdampfen. Die größte einzelne Innenraum-Schadstoffquelle ist hierzulande jedoch mit ca. 140 000 Toten jährlich das Tabakrauchen; an den Folgen des Rauchens versterben somit täglich ca. 380 Menschen in Deutschland
- **Lärm:** Lärm ist für viele das Umweltproblem Nr. 1: Die Zahl von Lärmarbeitsplätzen ist trotz vieler Schutzvorkehrungen weiterhin sehr hoch; die Lärmbelästigungen auf der Straße haben durch die enorme Ausweitung des motorisierten Verkehrs (☞ 10.8) stark zugenommen.

Nahrungsmittel als Krankheitsursache

Viele Nahrungsmittel sind mit *Fremdstoffen* belastet, die der Gesundheit schaden können. Zu diesen Fremdstoffen zählen einerseits die

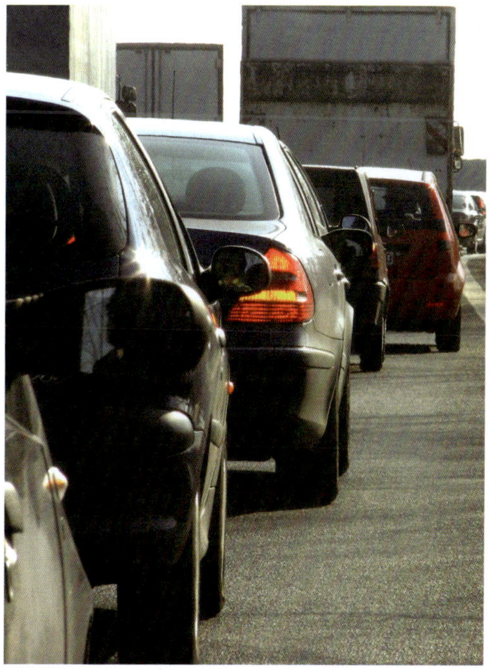

Abb. 5.4: Die Industrialisierung hat neben unbestreitbaren Vorteilen für Gesundheit und Hygiene auch neue Bedrohungen gebracht, denen sich niemand entziehen kann, etwa die Belastung mit Feinstäuben, die in Städten zu mehr als 50 % durch den Verkehr bedingt ist. [J745-001]

5

Schadstoffe, die aus Ackerböden oder Gewässern in unsere Nahrung gelangen (z.B. Pflanzenschutzmittel und Schwermetalle), andererseits *Lebensmittelzusatzstoffe*, die in Form von Geschmacksverstärkern, Farbstoffen und Konservierungsmitteln unserer Nahrung beigegeben werden. Auch *Krankheitserreger* in der Nahrung werden immer wieder zur Gefahr – in vielen Ländern gibt es z.B. nicht ausreichend sauberes Trinkwasser.

Auch *Nahrungsmangel* oder eine *unausgewogene Zusammensetzung* der Nahrung, d.h. ein nicht bedarfsgerechter Anteil an bestimmten Nährstoffen, Vitaminen oder Spurenelementen, können krank machen (☞ auch Kap. 19).

So kann Eiweißmangel während der Kindheit auch bei kalorisch ausreichender Ernährung zu schweren Entwicklungsstörungen führen (in den Tropen als **Kwashiorkor** bekannt). Umgekehrt begünstigt ein übermäßiger Konsum von Fleisch und tierischen Fetten bei ballaststoffarmer Ernährung z.B. die Entwicklung von Dickdarmtumoren.

Krank durch Medikamente

Auch Medikamente können unter Umständen zur Krankheitsursache werden, da die meisten wirksamen Arzneistoffe bei einem Teil der Behandelten neben den therapeutischen Effekten wesentliche unerwünschte Wirkungen haben: So treten etwa durch die Einnahme von Schmerzmitteln relativ häufig Magengeschwüre auf. Medikamente zur Senkung der Blutfettspiegel können Muskelschäden verursachen. Schätzungsweise 3 – 7 % aller Krankenhauseinweisungen haben ihren Grund in Medikamentennebenwirkungen. Dieses Problem ist nicht grundsätzlich vermeidbar – wohl aber in vielen Einzelfällen, indem beispielsweise streng darauf geachtet wird, dass die Dosierung von Arzneimitteln an Körpergewicht und Nierenfunktion der Patienten angepasst wird (☞ auch 24.5).

Mikroorganismen als Krankheitsursache

Die *Angst vor Infektionen* (☞ 14.8) hat die Menschheit seit Jahrtausenden geprägt. Nur für eine kurze Zeit nach Einführung des Penicillins glaubte man, mit Hilfe von Antibiotika Geißeln der Menschheit wie Tuberkulose, Cholera und Malaria endgültig besiegen zu können.

Dieses Ziel ist jedoch wieder in weite Ferne gerückt:
- Viele Erreger sind gegen herkömmliche Antibiotika *resistent* (widerstandsfähig, „immun") geworden; diese Entwicklung wird durch zu „großzügige" Verordnung von Antibiotika gefördert (☞ 14.9.7)
- In vielen Regionen der Erde sind wirksame Antiinfektiva nicht finanzierbar, so dass Menschen an eigentlich einfach zu behandelnden Krankheiten sterben müssen
- Das Beispiel der Ausbreitung der HIV-Infektionen (AIDS ☞ 14.10.5) zeigt, wie rasch und weltweit sich auch (oder gerade?) im 21. Jahrhundert neue Krankheitserreger verbreiten können. Die Gefahr neuartiger großer Epidemien geht dabei v.a. von Virusinfektionen (☞ 14.10) aus
- Noch fast am Anfang steht die Menschheit bei der Bekämpfung von Erkrankungen, die durch kleinste, extrem widerstandsfähige infektiöse Partikel (*Prionen*, Details ☞ 14.11) hervorgerufen werden, etwa dem so genannten *Rinderwahnsinn (BSE)*.

5.2.2 Innere und multifaktorielle Krankheitsursachen

Die **inneren Krankheitsursachen** gliedern sich in zwei große Kategorien:
- *Abweichungen des Erbmaterials*, die zu Entwicklungsstörungen bzw. Erbkrankheiten oder zu einer ererbten Anfälligkeit (Disposition ☞ 5.1.4) für bestimmte Erkrankungen führen
- *Altersveränderungen* des Organismus bzw. einzelner Organsysteme (☞ Kap. 24).

Beide Faktoren greifen nicht selten ineinander: Bestimmte Gewebe, z.B. die Gefäßwände, können eine genetisch bedingte Neigung zur frühzeitigen Alterung aufweisen; in den betroffenen Familien treten dann die entsprechenden Störungen, z.B. Herz-Kreislauf-Erkrankungen, gehäuft auf.

Genetisch bedingte Erkrankungen

Die genetisch bedingten Krankheiten lassen sich nach der Art ihrer Entstehung in mindestens fünf Gruppen einteilen:
- Erkrankungen durch Chromosomenaberrationen
- Monogen bedingte Erbkrankheiten
- Multifaktoriell bedingte Erkrankungen
- Mitochondrial erbliche Krankheiten, bedingt durch Mutationen der mitochondrialen DNA in den Eizellen und somit nur über die Mütter vererbbar (☞ 3.9.4). Hierzu zählt z.B. die *Leber-Optikusatrophie*, bei der es nach dem 20. Lebensjahr zu einer fortschreitenden Sehminderung bis zur Erblindung kommt
- Erkrankungen durch Mutationen der somatischen DNA in bestimmten Körperzellen (nicht erblich ☞ 5.7.3).

Erkrankungen durch Chromosomenaberrationen. Sie beruhen auf einer falschen Verteilung von Chromosomenabschnitten oder ganzen Chromosomen bei der Reifeteilung der Keimzellen (Meiose ☞ 3.8.2). Diese chromosomalen Störungen kommen mit einer Häufigkeit von etwa 0,6 % vor.

Die häufigste Chromosomenaberration ist die **Trisomie 21,** d.h. Verdreifachung des Chromosoms 21 *(Down-Syndrom):* Sie ist klinisch vor allem gekennzeichnet durch eine geistige Behinderung und typische Gesichtszüge mit schräger Augenstellung (daher die Bezeichnung „Mongolismus"). Zusätzliche Fehlbildungen, vor allem Herzfehler, sowie eine erhöhte Infektanfälligkeit können die Lebenserwartung der Betroffenen einschränken.

Monogen bedingte Erbkrankheiten. Diese sind auf **Einzelgenmutationen,** d.h. Veränderungen einzelner Gene, zurückzuführen und kommen bei gut 1 % aller Lebendgeborenen vor. Sie entstehen irgendwann durch *Neumutation* bei einem Individuum und können dann über viele Generationen hinweg weitergegeben werden; dabei vererben sie sich oftmals nach den *Mendel-Regeln* (☞ 3.9.2). Wichtige Erbgänge zeigt Abb. 5.5. Viele Einzelgen-Mutationen

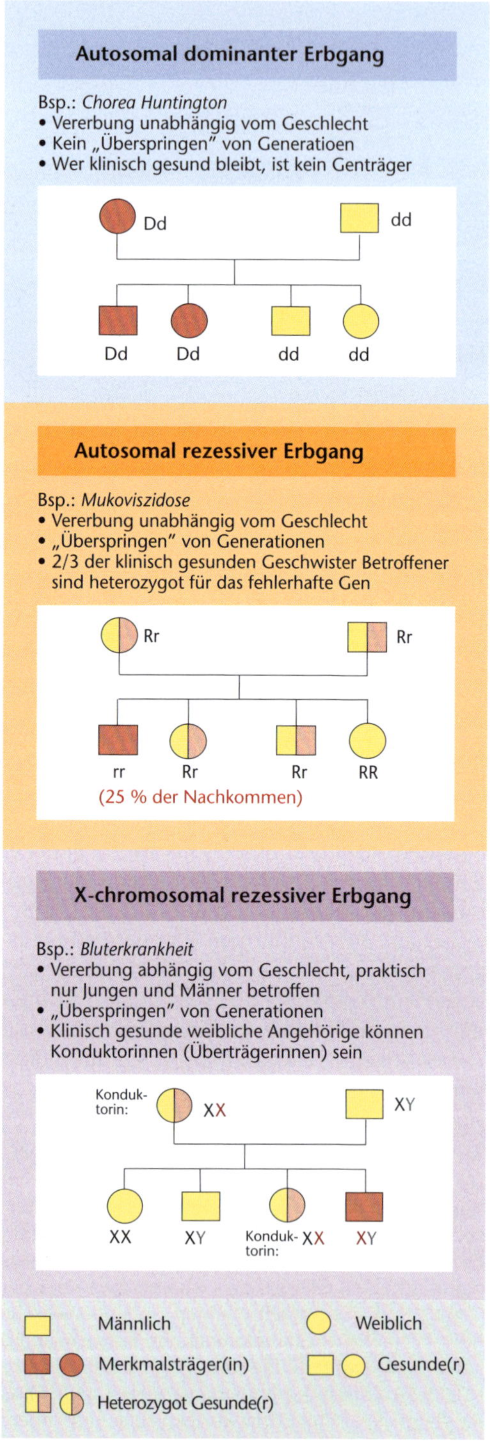

Abb. 5.5: Wichtige monogene Erbgänge nach den Mendel-Regeln: Bei dominantem Erbgang führt somit bereits *ein* „falsches" Gen zur klinischen Erkrankung; rezessiv vererbte Krankheiten treten nur in Erscheinung, wenn *beide* Allele die fehlerhafte Information tragen. Ein krankhaftes Gen auf dem X-Chromosom führt bei männlichen Genträgern (die ja nur ein X-Chromosom besitzen) immer zur Krankheitsausprägung. [A400]

haben Stoffwechselerkrankungen zur Folge. Neue Möglichkeiten für eine ursächliche Behandlung von (vor allem monogenen) Erbkrankheiten erhofft man sich von der **Gentherapie** (☞ 3.11).

Die häufigste derartige Krankheit ist in Deutschland die **Mukoviszidose** *(cystische Fibrose, CF)* mit Produktion abnorm zäher Drüsensekrete, der Mutationen eines Gens auf Chromosom 7 zugrunde liegen (☞ 17.11.7).

Multifaktorielle Erkrankungen. Multifaktorielle Erkrankungen entstehen durch das komplexe Zusammenwirken von mehreren genetischen und nicht-genetischen (exogenen) Faktoren. Sie vererben sich dementsprechend nicht nach den Mendel-Gesetzen, so dass das Risiko jeweils empirisch (d.h. nach Erfahrungswerten) bestimmt werden muss.

Erkrankungen dieser Gruppe haben große medizinische Bedeutung: Trifft beispielsweise eine ererbte Neigung zur Zuckerkrankheit (Diabetes mellitus ☞ 19.4.2) mit zuckerreicher Ernährung und Übergewicht zusammen, so erschöpfen sich im höheren Lebensalter die überbeanspruchten insulinbildenden Zellen in der Bauchspeicheldrüse, und ein Diabetes mellitus Typ 2 tritt klinisch zutage.

Angeborene Fehlbildungen

2–3% aller Lebendgeborenen kommen mit einer **angeborenen Fehlbildung** zur Welt. Hierunter versteht man eine funktionell und/oder sozial wirksame Anomalie infolge einer Störung der vorgeburtlichen Entwicklung. Am häufigsten sind *angeborene Herzfehler;* es folgen Fehlbildungen des Zentralnervensystems, Fußdeformitäten (☞ Abb. 7.89 und 7.90), Hüftgelenkdysplasien (☞ unten) und Spaltbildungen von Lippe, Kiefer und/oder Gaumen. Die Angaben zur Häufigkeitsverteilung schwanken dabei erheblich.

Fehlbildungen haben *endogene,* genetische Ursachen (z.B. beim *Down-Syndrom*) oder – wahrscheinlich seltener – *exogene* Ursachen wie z.B. Infektionen, Medikamente, Genussmittel (Alkohol! ☞ 22.4) und ionisierende Strahlung während der Schwangerschaft. Auch eine *multifaktorielle* Entstehung kommt vor. Bei der Mehrzahl aller Fehlbildungen ist die Ätiologie bisher unbekannt.

Sehr oft sind angeborene Fehlbildungen heutzutage bereits pränatal (vor der Geburt) oder beim Neugeborenen mit Hilfe von Ultraschalluntersuchungen oder anderen modernen diagnostischen Verfahren genau zu erkennen. In einem Teil der Fälle ergibt sich daraus die Möglichkeit einer rechtzeitigen Therapie; so führt beispielsweise die kongenitale Hüftgelenkdysplasie bei intensiver orthopädischer Behandlung nur noch selten zu einer bleibenden Behinderung (☞ 7.7.1).

Wichtig: Einfühlungsvermögen

Für Eltern ist es häufig schwierig, ein Kind mit einem angeborenen Defekt innerlich anzunehmen. In dieser Situation bedarf es großen Einfühlungsvermögens, um Eltern und Kind zu helfen. Ein Verharmlosen der Störung, um die Eltern „zu schonen", ist falsch.

Ein wichtiger Schritt zur systematischen Erforschung der inneren Krankheitsursachen bestand in der Entschlüsselung des menschlichen Erbguts durch das *Humangenomprojekt* (☞ 3.7.1). Dabei wurde eine im Verhältnis zur Vielfalt der menschlichen Körpereiweiße erstaunlich geringe Anzahl von Genen (ca. 25 000) gefunden. Diese Diskrepanz lässt sich dadurch erklären, dass bei höher entwickelten Organismen, insbesondere beim Menschen, nach der Vorlage eines Gens – entgegen früherer Vermutungen – nicht nur ein Eiweiß hergestellt werden kann: Vielmehr werden aus den Kopien eines Gens vor der Proteinsynthese unterschiedlich lange Nukleinsäuresequenzen „herausgeschnitten" (sog. alternatives *Spleißen*), wodurch als Genprodukte verschiedene Eiweiße entstehen. Variationen dieser Spleißvorgänge werden mit der Entstehung zahlreicher Krankheiten, z.B. maligner Tumoren, in Verbindung gebracht. Die genaue Erforschung solcher Abweichungen und ihrer Steuerung kann somit wichtige neue Ansatzpunkte für Prophylaxe und Therapie von Erkrankungen liefern.

5.3 Anpassungsreaktionen der Gewebe

Auf die Bedeutung der Anpassungsfähigkeit des Organismus wurde im Allgemeinen bereits hingewiesen (☞ 5.1.3). Dabei haben höher entwickelte Lebewesen die Fähigkeit, nicht nur zahllose Funktionen, sondern auch den Zell- und Gewebsbestand ihrer Körperteile veränderten Bedingungen anzupassen. Dies geschieht durch eine Zu- bzw. Abnahme der *Größe* und/oder der *Zahl* von Gewebsbausteinen (☞ Abb. 5.6).

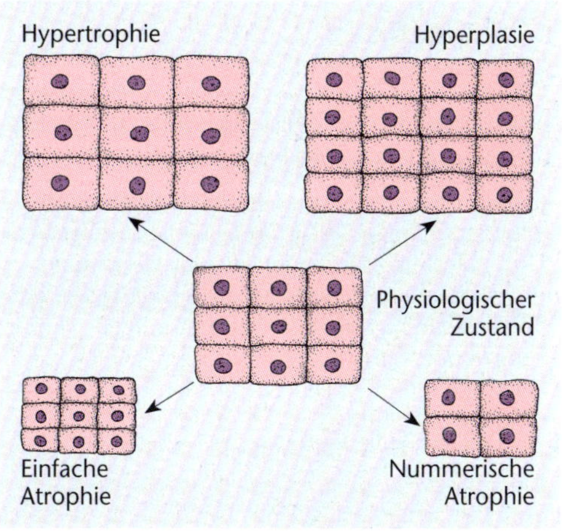

Abb. 5.6: Der Zell- und Gewebsbestand des Menschen passt sich an veränderte Bedingungen an. Die Abbildung zeigt vier mögliche Reaktionen. [C106]

Atrophie

Atrophie bezeichnet die Rückbildung eines vorher normal entwickelten Organs oder Gewebsverbandes. Sie geht mit Leistungsminderung einher und stellt dementsprechend meist eine *Adaptation* (Anpassungsreaktion) an einen „Mangelzustand" dar. So entwickelt sich beispielsweise eine Atrophie von Muskeln bei verminderter Beanspruchung durch Ruhigstellung in einem Gipsverband. Auch eine verringerte Nervenversorgung, Durchblutung und/oder Ernährung kann zur Gewebsatrophie führen; Beispiel hierfür ist die arteriosklerotische Schrumpfniere. Man unterscheidet die **einfache Atrophie,** die „nur" auf einer Verkleinerung von Zellen beruht, von der **nummerischen Atrophie** mit Verminderung der Zellzahl. In vielen Fällen, z.B. bei Hunger, kommt es zunächst zur einfachen, später zur nummerischen Atrophie.

Nicht jede Atrophie ist krankhaft: Eine physiologische (d.h. „normale") Atrophie ist z.B. die Schrumpfung vieler Organe und Gewebe im höheren Lebensalter, die *generalisierte Altersatrophie* (☞ 24.2).

Hypertrophie und Hyperplasie

Bei diesen Phänomenen, die gleichsam das Gegenstück zur Atrophie bilden, handelt es sich um echte Wachstumsvorgänge, d.h. um die Zunahme vollwertigen Gewebes mit Steigerung der Leistungsfähigkeit. Unter **Hypertrophie** versteht man die Massenzunahme eines Organs oder Gewebsverbands durch Zellvergrößerung, unter **Hyperplasie** die Massenzunahme durch Zellvermehrung. Die wichtigsten Ursachen sind vermehrte Arbeitsbelastung und gesteigerte hormonelle Stimulation.

Reine *Hypertrophien* entwickeln sich dabei in Geweben, deren Zellen nicht mehr oder nur noch eingeschränkt teilungsfähig sind. Dies ist vor allem die Muskulatur. Eindrucksvolles Beispiel hierfür ist die Zunahme der Muskelmasse durch Bodybuilding. Mehrbelastungen von teilungsfähigen Geweben hingegen rufen meist eine *Hyperplasie* hervor: So reagiert das Blut bildende Knochenmark auf stärkere oder wiederholte Blutverluste mit einer Hyperplasie, um den Nachschub an Blutzellen zu sichern.

Gefahr der Organinsuffizienz

Der begrenzende Faktor bei Hypertrophien und Hyperplasien ist meist die *Durchblutung* des vermehrten Gewebes: Kann die Neubildung von Kapillaren mit dem steigenden Bedarf nicht Schritt halten, kommt es zur Mangeldurchblutung *(Ischämie);* Wachstum und Leistungsfähigkeit des hypertrophierten Organs sind damit an ihre Grenzen gelangt. Am Herzen tritt dies z.B. bei chronischer Druckbelastung ein und führt dann zur Herzinsuffizienz (☞ 15.6.4).

5

5.4 Zell- und Gewebsschäden

Zur Anpassungsfähigkeit im weiteren Sinne gehören die verschiedensten Schutzmechanismen, die der Organismus den täglich auf ihn einwirkenden schädlichen Einflüssen **(Noxen)** entgegenzusetzen hat. Die Wirksamkeit des Schutzes hängt dabei naturgemäß ab vom jeweiligen Kräfteverhältnis zwischen Intensität und Dauer der Belastung einerseits und Effektivität der körpereigenen Gegenmaßnahmen andererseits.

So wirken zahlreiche chemische und physikalische Noxen auf den Organismus durch die Bildung *freier Radikale*, d. h. instabiler, hochreaktiver Moleküle, die im Körper vor allem in Form von Sauerstoffverbindungen auftreten (sog. *oxidativer Stress*). Diese Radikale neigen dazu, sich chemisch an körpereigene Strukturen zu binden, lösen dabei oft Kettenreaktionen aus und können auf diese Weise z. B. Zellmembranen, verschiedene Zellorganellen und die Erbsubstanz DNA schädigen. Der menschliche Körper hat im Laufe der Evolution komplexe Mechanismen zum Abfangen freier Radikale unter Beteiligung zahlreicher Enzyme und Vitamine (z. B. Vitamin C und E) entwickelt. Diese Abwehrsysteme stoßen jedoch in besonderen Belastungssituationen, z. B. bei Infektionen oder (Vitamin-)Mangelzuständen, an ihre Leistungsgrenzen.

Ist die Anpassungsfähigkeit der Zellen überfordert, so treten Schäden auf, die sich meist als **morphologische** (d. h. mit bloßem Auge oder mikroskopisch sichtbare) **Veränderungen** an Zellen und Geweben zeigen.

Es gibt dabei typische Schädigungsmuster, die in verschiedenen Organen prinzipiell gleichartig auftreten:

5.4.1 Zellhydrops

Zellhydrops bezeichnet eine Auftreibung von Zellen vornehmlich durch Wasseranreicherung. Ursache ist oft eine Störung der energieabhängigen Natriumpumpen in der Zellmembran, die normalerweise durch ständigen Natriumtransport aus der Zelle heraus für ein starkes Gefälle zwischen niedriger intrazellulärer und höherer extrazellulärer Natriumkonzentration sorgen (☞ 3.5.9). Dem Einstrom von Natrium in die Zelle folgt passiv (osmotisch) Wasser nach; diese Flüssigkeitsverschiebung ist mit dem Leben der Zelle noch vereinbar und prinzipiell reversibel (rückbildungsfähig).

Zu einem ausgeprägten Hydrops der Leberzellen kann es z. B. bei einer Vergiftung mit dem Lösungsmittel *Tetrachlorkohlenstoff* kommen, das zu einer direkten Membranschädigung durch freie Radikale führt.

5.4.2 Krankhafte Ablagerung verschiedener Substanzen

Intrazelluläre Ablagerungen

Ablagerungen innerhalb von Zellen kommen bei sehr unterschiedlichen Störungen des Zellstoffwechsels vor. Es können vielerlei Substanzen abgelagert werden, vor allem *Fette, Eiweiße, Glykogen* (Speicherform der Glukose), Metalle (z. B. *Eisen, Kupfer*) und der Gallenfarbstoff *Bilirubin* (Ikterus ☞ 18.10.4). Die intrazellulären Ablagerungen werden in unterschiedlichem Ausmaß von den Zellen toleriert; eine massive Zellüberladung mit angesammeltem Material kann zum Zelltod führen.

Eine wichtige Form ist die **Verfettung.** Sie betrifft oft die Leber und ist meist Folge von Sauerstoffmangel (mit gestörter „Fettverbrennung" in den Mitochondrien), übermäßigem Alkoholkonsum, übermäßigem Fettangebot in der Nahrung oder einer Fettstoffwechselstörung, z. B. bei Diabetes mellitus (☞ 19.4.2). Sie ist bei Ausschaltung der Ursache zunächst rückbildungsfähig, kann bei weiterem Fortschreiten jedoch in einen irreversiblen Organumbau münden (Fettzirrhose, ☞ 18.10.7 und 18.10.8).

Intra- und extrazelluläre Ablagerungen

Manche Substanzen, die normalerweise chemisch gelöst im Organismus vorkommen, fallen unter bestimmten Bedingungen als Salze im Gewebe (innerhalb und außerhalb von Zellen) aus. Wichtige Beispiele sind **Harnsäureablagerungen** (☞ 19.6.2) und **Kalkablagerungen:**

Normal ist die Einlagerung von Kalksalzen in die Knochen insbesondere während des Wachstums oder der Heilung von Brüchen. Außerhalb der Knochen fallen Kalksalze vornehmlich in Konkrementen (z. B. Gallen- und Nierensteinen) sowie in nekrotischen oder vermindert vitalen Bezirken aus (z. B. in tuberkulösen Nekrosen oder ernährungsgestörten Tumoranteilen). Hierher gehört auch die klassische Arterienverkalkung im Rahmen der Arteriosklerose (☞ 16.1.4).

Kalkablagerungen sind meist auf Röntgenaufnahmen erkennbar und können deshalb in der Krankheitsdiagnostik hilfreich sein: So können beispielsweise gruppierte kleine Kalkeinlagerungen *(Mikroverkalkungen)* des Brustdrüsengewebes auf das Vorliegen eines Mammakarzinoms (☞ 21.2.10) hindeuten.

5.4.3 Nekrose

Wenn ein schädigender Einfluss die Anpassungsfähigkeit der Zelle endgültig übersteigt, so entwickelt sich eine **Nekrose** *(Zelltod)*.

Wichtige Ursachen solcher Zelluntergänge sind:
- Sauerstoffmangel *(Hypoxie)*, meist infolge von Durchblutungsstörungen; Beispiel: Herzinfarkt
- Physikalische Schädigungen wie radioaktive oder UV-Strahleneinwirkung, Verbrennungen, Erfrierungen oder mechanische Verletzungen
- Giftstoffe; Beispiel: Lebernekrosen durch Knollenblätterpilzvergiftung
- Infektionen und Infektabwehr; Beispiel: Abszess (☞ 5.5.6)
- Sonstige immunologische Reaktionen; Beispiel: Abstoßung von Transplantaten (☞ 14.7.1).

Als **Gangrän** *(Brand)* bezeichnet man Nekrosen, die sich durch Einflüsse der Umwelt schwärzlich verfärben und dann „wie verbrannt" aussehen. Sie kommen an durchblutungsgestörten Extremitäten vor, am häufigsten an den Füßen (☞ 19.4.4), aber auch an inneren Organen mit Kontakt zur Außenwelt (Lungen-, Darmgangrän).

5.4.4 Ödem

Unter **Ödemen** im engeren Sinne werden Flüssigkeitsvermehrungen im interstitiellen (d. h. zwischen den Zellen gelegenen) Bindegewebe verstanden (☞ Abb. 5.7). Daneben bezeichnet man jedoch auch eine Flüssigkeitsansammlung in den Lungenalveolen als Ödem **(Lungenödem).** Alle Ödeme kommen durch gesteigerten Austritt von Blutflüssigkeit aus den Blutgefäßen bzw. verminderten Rückfluss in die Gefäße zustande (Näheres ☞ 16.1.6).

5.4.5 Erguss

Ergüsse sind Flüssigkeitsansammlungen in vorgebildeten Körperhöhlen, z. B. im Pleuraspalt oder in einem Gelenkspalt. Sie entstehen am häufigsten bei:
- *Blutstauungen*; so kommt es bei Herzinsuffizienz oft zu Pleuraergüssen (☞ 17.7), bei Pfortaderhochdruck zur Bildung von Aszites (☞ 18.10.8). Die Ergussflüssigkeit ist in diesen Fällen klar und eiweißarm; man nennt sie **Transsudat**
- *Entzündungen*; die Erhöhung der Gefäßdurchlässigkeit lässt dabei vermehrt Serumeiweiße austreten, und es wandern Entzündungszellen in die Ergussflüssigkeit, die man als **Exsudat** bezeichnet
- *Tumorwachstum* in der Wandung der Körperhöhle; man findet dann im Erguss mikroskopisch meist Tumorzellen, oft auch Erythrozyten *(hämorrhagischer Erguss)*.

5.4.6 Fibrose

Bei einer **Fibrose** enthält ein Gewebsverband zu viel kollagenes Bindegewebe.

Zu den wichtigsten Ursachen zählen:
- *Länger dauernde Entzündungen;* Beispiel: chronische Polyarthritis (☞ 4.6)
- *Nicht-entzündliche Ödeme;* Beispiel*: Induration* (Verhärtung) von stauungsbedingten Unterschenkelödemen
- *Nekrosen* von Funktionsgeweben (Parenchym) mit narbiger Bindegewebsvermehrung; Beispiel: Leberfibrose mit möglichem Übergang in eine Zirrhose (☞ 18.10.8). Die im Rahmen einer Arteriosklerose entstehende Intimafibrose (☞ 16.1.4) ist Folge von Ödemen und kleinen Nekrosen der Gefäßwand.

Fibrosen bewirken eine Verhärtung **(Sklerose)** und Elastizitätsabnahme des betroffenen Gewebes. Sie können zu schweren Funktionsstörungen führen, indem sie beispielsweise die Beweglichkeit eines Gelenks, die Dehnungsfähigkeit der Lungen oder die Durchgängigkeit eines Gefäßes beeinträchtigen.

5.5 Die Entzündung

Die **Entzündung** stellt eine universale Reaktion des Organismus auf Zell- und Gewebsschäden dar. Sie dient der Eingrenzung einer Gefahr, also dem Schutz des übrigen Körpers vor der Ausbreitung einer Noxe, und der Entfernung des schädigenden Stoffes aus dem Körper, d.h. dem Abbau der Schadstoffe oder der Vernichtung infektiöser Erreger.

Auslöser einer Entzündung können sein:

- Gewebszerstörung mit Entstehung von *Gewebstrümmern*
- Fremdkörper (z.B. Dorn), Chemikalien
- Infektiöse Erreger (Bakterien, Viren, Pilze) und ihre *Toxine* (Giftstoffe)
- In Ausnahmefällen körpereigenes Gewebe, das als „Autoaggressor" wirkt (☞ 14.7.2).

5.5.1 Die Kardinalsymptome

Die entzündliche Reaktion geht mit typischen Krankheitszeichen einher. Fast immer können – wenn auch unterschiedlich ausgeprägt – die fünf **Kardinalsymptome** der Entzündung beobachtet werden (☞ Abb. 5.8):

- Schmerz *(Dolor)*
- Rötung *(Rubor)*
- Schwellung *(Tumor)*
- Überwärmung *(Calor)*
- Gestörte Funktion *(Functio laesa).*

Als Merkhilfe kann man sich einen Wespenstich auf der Oberlippe vorstellen – die genannten fünf Symptome treten dann wohl ohne Schwierigkeiten plastisch vor Augen.

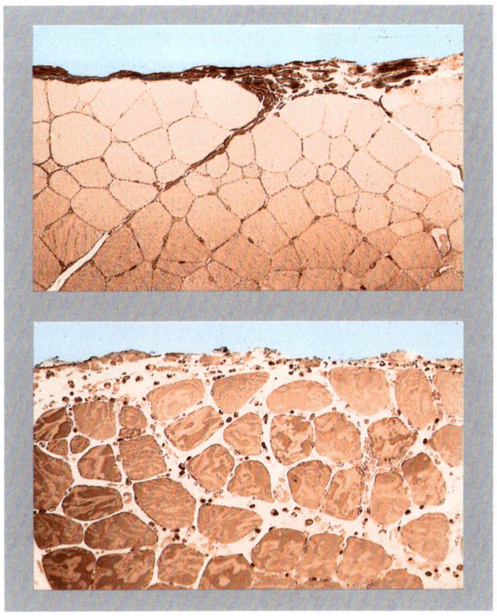

Abb. 5.7: Bei jeder lokalen Entzündung kommt es zur Gewebeschwellung durch den Austritt von Blutplasma ins Gewebe (Ödem). Die histologischen Bilder zeigen Schnitte durch einen Skelettmuskel.
Oben: Normalbefund. Unten: Nach Reizung der Muskeloberfläche hat sich ein entzündliches Ödem gebildet, das die quer angeschnittenen Muskelfasern auseinanderspreizt. [M136]

5.5.2 Lokale und systemische Entzündungen

Der Ort der Entzündung richtet sich nach dem Sitz der auslösenden Noxe. Manche Entzündungsformen sind *lokal* auf einen kleinen Körperteil begrenzt (z.B. nach Schnittverletzung am Finger), andere greifen rasch auf mehrere Gewebe über oder *generalisieren* sogar auf den gesamten Körper.

Die Ausbreitung der Entzündung hängt dabei von der „Aggressivität" der angreifenden Noxe einerseits und von der Abwehrbereitschaft des Organismus andererseits ab.

5.5.3 Reaktionen im Entzündungsgebiet

In dem geschädigten Gebiet werden **Mediatoren** *(Botenstoffe)* freigesetzt, die den Ablauf der Entzündungsreaktion steuern.

Zu diesen Mediatoren gehören beispielsweise das Histamin (☞ 14.7.1), die Prostaglandine, verschiedene Zytokine (☞ 14.3) und Kinine.

- **Prostaglandine** sind eine große Gruppe chemisch verwandter Gewebehormone, die zuerst in der Prostata, inzwischen aber in fast allen Organen nachgewiesen wurden (☞ auch Tab. 12.24). Sie führen zur Gefäßerweiterung mit lokaler Überwärmung, steigern die Gefäßdurchlässigkeit und sind an der Schmerzentstehung beteiligt. Verschiedene Schmerzmittel wie die Salizylate (z.B. Aspirin®) entfalten ihre Wirkung hauptsächlich durch eine Hemmung der körpereigenen Prostaglandinbildung
- **Kinine** (z.B. Bradykinin) werden in verschiedenen Körperregionen aus Plasmaproteinen freigesetzt; sie erweitern die Gefäße, erhöhen ihre Durchlässigkeit (Permeabilität) und aktivieren Schmerzrezeptoren. So tragen sie etwa zur Symptomatik der akuten und sehr schmerzhaften Bauchspeicheldrüsenentzündung (Pankreatitis ☞ 18.9) bei.

Am Ort der Entzündung treten aus den durch Mediatorstoffe geweiteten Poren der Kapillaren Blutplasma (☞ 3.4 und 13.1.4) und Leukozyten aus. Diese *Exsudation* (Ausschwitzung) führt zur *Gewebsschwellung* (**Ödem** ☞ Abb. 5.7).

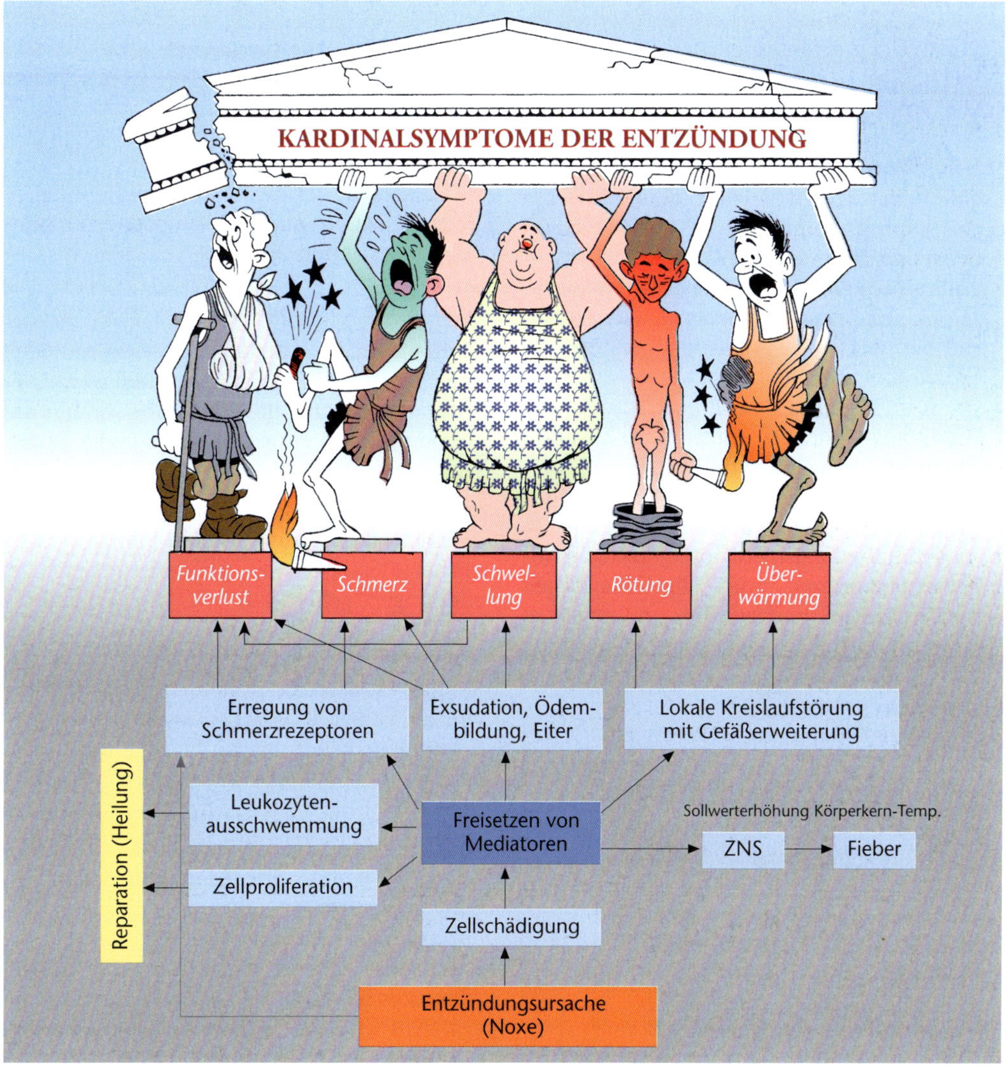

Abb. 5.8: Oben: Die Kardinalsymptome der Entzündung.
Unten: Ablauf der Entzündungsreaktion bis zur Entstehung der Kardinalsymptome. [0152]

Leukozyten und ortsständige *Phagozyten* (Fresszellen ☞ Abb. 3.21) versuchen nun, die Noxe, beispielsweise die Bakterien, zu vernichten. Sie bilden einen Saum um die Gefahrenquelle und zerstören infizierte oder anderweitig geschädigte Gewebsanteile, dabei nehmen sie die Fremdkörper oder zum Beispiel Bakterien in die eigene Zelle auf (Endozytose). Aus den Trümmern der Nekrosezone entsteht durch die Enzyme der Leukozyten flüssiger **Eiter.**

5

Durch die Gewebsverletzung wird auch das Gerinnungssystem (☞ 13.5) aktiviert, so dass sich kleine Blutgefäße in der Nachbarschaft des Defekts verschließen. Infolgedessen stirbt weiteres umliegendes Gewebe ab; dadurch werden aber gleichzeitig die Heilungsvorgänge in Gang gesetzt (☞ 5.5.5).

5.5.4 Mitreaktionen des Gesamtorganismus

Auch bei einer primär (zunächst) lokalen Entzündung bleibt die **Mitreaktion des Gesamtorganismus** häufig nicht aus:

- Durch Aktivierung des Immunsystems über Mediatoren kommt es zur Ausschwemmung von weißen Blutkörperchen (Leukozyten) ins Entzündungsgebiet, aber auch ins Blut (**Leukozytose** ☞ 13.3.5)
- Die Synthese bestimmter Bluteiweiße, sog. *Akute-Phase-Proteine,* wie z. B. des *C-reaktiven Proteins* **(CRP)** wird angekurbelt. Das CRP heftet sich an Schadstoffe und aktiviert das Komplementsystem (☞ 14.2.4), Leukozyten und Thrombozyten
- Zahlreiche Noxen rufen **Fieber** (Körperkerntemperatur über 38 °C) hervor. Dabei aktivieren die Noxen selbst oder die im Zuge der Entzündungsreaktion stimulierten Leukozyten und freigesetzten Prostaglandine das thermoregulatorische Zentrum im ZNS und führen so zur Sollwerterhöhung der Körperkerntemperatur (☞ 1.6.2). Solche Fieber erzeugenden Substanzen heißen **Pyrogene**
- Viele Entzündungsmediatoren erzeugen **Allgemeinsymptome** wie Abgeschlagenheit und erhöhtes Schlafbedürfnis und tragen so dazu bei, dass der Organismus seine Kräfte auf die Bekämpfung der Entzündungsursache konzentriert
- Gefäßweitstellung und Plasmaexsudation können bei starken bzw. ausgedehnten Entzündungen zum **allgemeinen Blutdruckabfall** führen, im Extremfall bis zum *Kreislaufschock* (septischer Schock ☞ 25.5.2).

5.5.5 Heilungsprozess und Entzündungsverlauf

Die Heilungsreaktion verläuft bei vielen Entzündungen wie folgt: Bereits nach 12 – 36 Stunden kommt es zu einer gesteigerten Vermehrung von **Fibroblasten** (*ortsständige, aktive Bindegewebszellen*). Sie bilden Kollagenfasern und Bindegewebsgrundsubstanz, in die neue Blutgefäße einsprossen. So entsteht nach etwa 3–4 Tagen ein vorläufiges, gefäßreiches, „schwammiges" Bindegewebe, das **Granulationsgewebe.** Dieses Gewebe wird von Zellen des üblicherweise an dieser Stelle lokalisierten Gewebes später wieder durchbaut. Wenn durch die Entzündung jedoch größere Gewebsareale zerstört worden sind, endet die Bindegewebsvermehrung mit der Bildung einer funktionell minderwertigen **Narbe.**

Neben den bisher genannten Entzündungen, die plötzlich eintreten und rasch wieder heilen (akute Entzündung), gibt es auch Entzündungen mit lang anhaltendem Verlauf. Solche chronischen Entzündungen können:

- Sich aus einer ursprünglich akuten Entzündung entwickeln. Eine Chronifizierung tritt meist dann ein, wenn der Organismus zwar nicht an der Entzündungsursache zugrunde geht, sie jedoch auch nicht beseitigen kann – dies ist z. B. häufig bei der Tuberkulose der Fall (☞ 17.11.3)
- Primär chronisch sein, wie z. B. die *chronische Polyarthritis* (☞ 4.6) oder die *chronisch-entzündlichen Dickdarmerkrankungen* (☞ 18.8.10), die meist schleichend beginnen, sich langsam verschlimmern und oft lebenslang andauern.

5.5.6 Die verschiedenen Entzündungsformen

Obwohl bei den meisten Entzündungen alle oben genannten Reaktionen auftreten, überwiegt oft eine der genannten Erscheinungen. Deshalb lassen sich verschiedene Entzündungstypen unterscheiden:

Exsudative Entzündungen

Hierbei steht der Austritt von Blutbestandteilen aus den Gefäßen im Vordergrund. Nach der Zusammensetzung des Exsudates werden dabei seröse und eitrige Entzündungen unterschieden.

Seröse Entzündungen zeichnen sich durch die Ansammlung einer großen Menge eiweißreicher Flüssigkeit aus. Zu den serösen Entzündungen gehört z. B. die Quaddelbildung der Haut (umschriebene Gewebsschwellung) nach einem Insektenstich. An den Schleimhäuten gibt es die **serös-schleimige Entzündung,** wie sie jeder z. B. von der Anfangsphase des Schnupfens kennt. Seröse Entzündungen finden sich auch in Körperhöhlen in Form *seröser Ergüsse* (☞ 5.4.5). Seröse Entzündungen heilen in der Regel folgenlos ab.

Eitrige (pyogene) Entzündungen gehen mit einer ausgedehnten Einwanderung von Leukozyten ins Entzündungsgebiet einher, die „nach getaner Arbeit" zusammen mit Gewebstrümmern häufig als Eiter aus dem Körper ausgestoßen werden**.** Solche Entzündungen werden vor allem durch *pyogene (Eiter erregende)* Bakterien wie Streptokokken oder Staphylokokken (☞ 14.9) hervorgerufen.

Ein **Abszess** ist eine Eiteransammlung in einem durch Gewebseinschmelzung entstandenen, abgekapselten Hohlraum (☞ Abb. 5.9). Am häufigsten sind hier Staphylokokken die Ursache. Eine Abszesshöhle muss meist chirurgisch eröffnet und entleert werden. Eine Sonderform des Abszesses ist der **Furunkel,** der durch Staphylokokkeninfektionen der Haar- und Talgdrüsenfollikel entsteht.

Als **Phlegmone** bezeichnet man die flächenhafte, diffus-eitrige Entzündung, die im Gegensatz zum Abszess ohne Abkapselung des Entzündungsherdes verläuft und deshalb meist bedrohlicher ist. Ausgelöst wird sie häufig durch Streptokokken.

Beim **Empyem** hat sich in einem *vorgebildeten* Hohlraum Eiter gebildet, z. B. im Herzbeutel, im Pleuraspalt, in der Gallenblase, einem Gelenkspalt oder in einer Nasennebenhöhle.

Nekrotisierende und ulzerierende Entzündungen

Sterben im Verlauf einer Entzündung größere Gewebsverbände ab, spricht man von einer **nekrotisierenden Entzündung.** Nekrosen von Haut, Schleimhaut oder Gefäßinnenwand werden oft abgestoßen; in einem solchen Fall entsteht ein von der Oberfläche in die Tiefe reichender Defekt, ein **Ulkus** (*Geschwür,* Mehrzahl *Ulzera*).

Ein Ulkus tritt z. B. als Magen- oder Zwölffingerdarmgeschwür bei Überwiegen der aggressiven gegenüber den die Schleimhaut schützenden Faktoren auf (☞ 18.4.7). Bei der Colitis ulcerosa (☞ 18.8.10) kommt es als Folge entzündlicher Herde an der Darmschleimhaut zu ausgedehnten Gewebsdefekten. Als Komplikation droht bei Magen-Darm-Ulzera ein

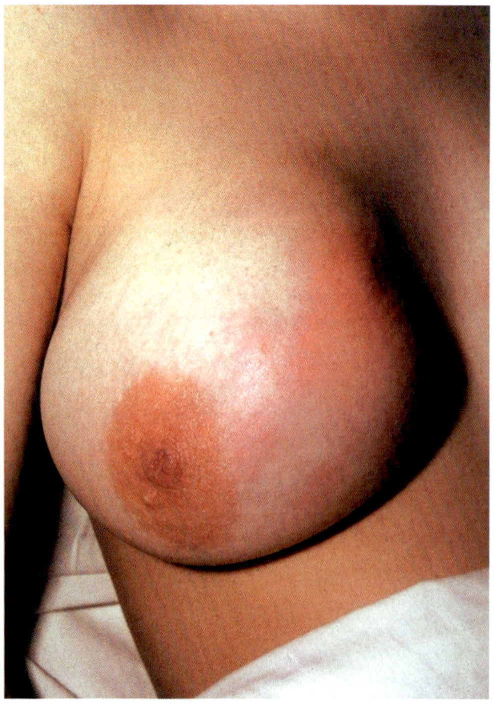

Abb. 5.9: Abszess am Beispiel einer Mastitis (Brustdrüsenentzündung ☞ auch 22.6.5). [E143]

Magen- oder Darmdurchbruch mit lebensgefährlicher Bauchfellentzündung (*Peritonitis* ☞ 18.1.5).

Proliferative Entzündungen

Bei **proliferativen** („produktiven") **Entzündungen** dominiert die Neubildung (Proliferation) von Granulationsgewebe mit Fibroblasten, die Bindegewebe produzieren. Es entsteht übermäßig viel faserreiches Bindegewebe (*Fibrose* ☞ 5.4.6), das oft zu Funktionseinschränkungen führt.

Granulomatöse Entzündungen

Bei der **granulomatösen Entzündung** kommt es zur knötchenförmigen Ansammlung von Entzündungszellen und Bindegewebe in Form von sog. **Granulomen.** Beispiele sind die Granulome bei der Tuberkulose (☞ 14.9.5 und 17.11.3) und bei der entzündlichen Darmerkrankung Morbus Crohn (☞ 18.8.10).

5.6 Zellersatz

Der **Zellersatz** in teilungsfähigen Geweben ist ein normaler Lebensvorgang, soweit er den Nachschub für solche Zellen liefert, die durch regulären Verschleiß zugrunde gegangen sind **(physiologische Regeneration).**

Davon abzugrenzen ist die **reparative Regeneration** als Reaktion auf krankhafte Zellverluste oder Gewebsschädigungen. Ein wichtiges Beispiel hierfür ist die *Wundheilung* nach Verletzungen oder entzündlicher Gewebszerstörung (☞ 5.5.5). Werden derartige Regenerationsvorgänge über längere Zeit durch einen abnormen Reizzustand, z. B. eine chronische Entzündung, in Gang gehalten, so kann es zu Regenerationsstörungen mit Gewebsveränderungen kommen.

Metaplasie

Metaplasie bezeichnet die Umwandlung eines differenzierten Gewebes in ein andersartig differenziertes Gewebe verwandter Bauart, das meist in der jeweiligen Lokalisation normalerweise nicht vorkommt. So treten beispielsweise nach jahrelangem Rauchen im Zuge einer chronischen Bronchitis oft *Plattenepithelmetaplasien* der (sonst Zylinderepithel tragenden) Bronchialschleimhäute auf. In traumatisch geschädigtem Muskelgewebe kann es zur *Myositis ossificans* mit Knochenbildung kommen. Die Umdifferenzierungen erfolgen nicht direkt, sondern über Reservezellen (z. B. Basalzellen der Epithelien, Fibroblasten). Metaplasien sind grundsätzlich reversibel, bergen jedoch das Risiko einer zunehmenden Fehldifferenzierung bis hin zur malignen (bösartigen) Entartung.

Dysplasie

Unter **Dysplasie** versteht man ganz allgemein eine Störung im Gewebeaufbau. In den Rahmen dieser weit gefassten Definition fällt zum einen die primäre gewebliche Fehlbildung eines Organs während der Embryonal- bzw. Fetalzeit (☞ 5.2.2), zum anderen die sekundäre Differenzierungsstörung eines vorher normalen Epithelverbandes. Letztere ist als Vorstadium eines Karzinoms aufzufassen und wird deshalb **präneoplastische Dysplasie** genannt (prä = vor; Neoplasie = Tumor).

Präneoplastische Dysplasien bilden sich meist infolge einer Dauerreizung und sind zunächst rückbildungsfähig. Unter dem Mikroskop zeigen sich in diesem Stadium ungleiche Formen von Zellen und Kernen *(Polymorphie)*, vermehrte Zellteilungen (Mitosen) und eine Tendenz zum Verlust der normalen Epithelschichtung. Oftmals nehmen die Veränderungen im Laufe der Zeit zu und münden schließlich in die Entwicklung eines Karzinoms. Ein wichtiges Beispiel hierfür ist die „stufenweise" Entartung des Plattenepithels von Gebärmutterhals und -mund: Der Weg von der leichten Dysplasie zum *Zervixkarzinom* (☞ 21.2.4) nimmt dabei in der Regel mehrere Jahre in Anspruch.

5.7 Entartete Gewebe (Tumoren)

Ca. 45 % der Menschen bekommen im Laufe ihres Lebens einen bösartigen Tumor, bei etwa einem Viertel der Deutschen ist eine Tumorerkrankung die Todesursache. Gutartige Tumoren führen dagegen nur selten zum Tode.

5.7.1 Die Schlüsselfrage: gutartig oder bösartig

Tumoren *(Geschwülste)* entstehen durch überschießendes, ungehemmtes Wachstum körpereigenen Gewebes. Treten *Symptome* (Krankheitszeichen) auf, z. B. lokale Beschwerden in der Ausbreitungsregion des Tumors, ein Leistungsknick, unbeabsichtigte Gewichtsabnahme oder Blutarmut (Anämie ☞ 13.2.6), so ist der Tumor meist schon viele Millionen Zellen groß.

Tumoren werden nach ihrem biologischen Verhalten eingeteilt. Man unterscheidet:

- **Gutartige** *(benigne)* Tumoren, die das Leben des Patienten nur in Fällen kritischer Lokalisation (z. B. im Gehirn) bedrohen
- **Bösartige** *(maligne)* Tumoren (im Volksmund *Krebs* genannt), die unbehandelt in der Regel zum Tode des Betroffenen führen
- **Präkanzerosen,** Krankheiten oder Gewebsveränderungen, die mit erhöhtem Risiko einer malignen Entartung einhergehen; hierzu zählen z. B. die meisten *Leukoplakien* (weiße, nicht abwischbare Schleimhautveränderungen) der Mund-, Kehlkopf- oder Harnblasenschleimhaut
- Das **Carcinoma in situ,** einen bösartigen Tumor im Frühstadium, der die Basalmembran (☞ 4.2) noch nicht durchbrochen hat
- **Semimaligne** *(halb bösartige)* **Tumoren,** die eine Zwischenstellung einnehmen: Sie wachsen am Ort ihrer Entstehung invasiv und destruierend (☞ unten), metastasieren aber in aller Regel nicht. Ein häufiger Vertreter dieser Gruppe ist das Basalzellkarzinom *(Basaliom)* der Haut.

Gutartige Tumoren wachsen langsam und verdrängen dabei das umliegende Gewebe. Die Zellteilungsrate ist eher niedrig, das Tumorgewebe unterscheidet sich vom Ursprungsgewebe oft nur wenig. Die Geschwulst schiebt das umgebende Gewebe zur Seite, wächst aber nicht in dieses hinein – es findet also kein *invasives*, sondern nur ein *expansives Wachstum* statt (☞ Abb. 5.12).

	Gutartige (benigne) Tumoren	Bösartige (maligne) Tumoren
Größenzunahme	Meist langsam	Meist rasch
Abgrenzung	Meist scharf abgrenzbar („abgekapselt")	Unscharf oder nicht abgrenzbar, keine „Rücksicht" auf Organgrenzen
Verschieblichkeit	Gegen Umgebung gut verschieblich	Oft unverschieblich, mit Nachbargewebe verbacken
Funktion	Oft noch erhalten (z. B. Sekretion)	Meist ausgefallen
Histologie	• Gewebe und einzelne Zellen reif und differenziert • Wenige und typische Mitosen (☞ Abb. 3.30) • Expansives Wachstum, Basalmembran bleibt intakt	• Gewebe und Zellen unreif und undifferenziert, Anaplasie („Entartung") • Zahlreiche und pathologische Mitosen • Infiltrierendes (= invasives Wachstum) mit Zerstörung der Nachbargewebe
Metastasierung	Keine Metastasierung, da kein invasives Wachstum	V. a. lymphogen und hämatogen (aufgrund invasiven Wachstums)
Auswirkungen auf den Organismus	Außer lokalen Wirkungen nur gering	Stark: Tumorkachexie, Anämie, eventuell paraneoplastische Syndrome (☞ 5.7.5)
Gefährlichkeit	Meist Heilung durch Behandlung	Ohne Behandlung fast immer tödlich, Heilungschancen durch Behandlung unterschiedlich je nach Tumorart und -größe

Tab. 5.10: Unterscheidungsmerkmale gutartiger und bösartiger Tumoren.

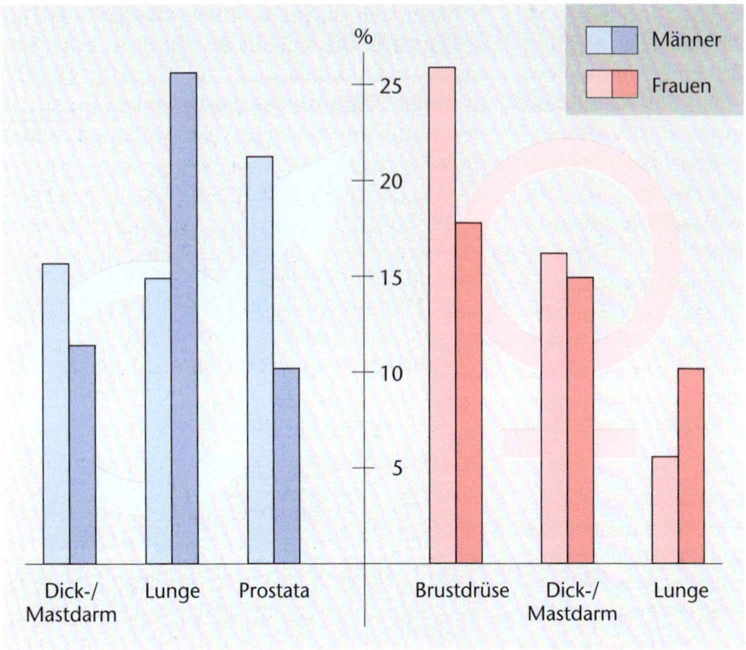

Abb. 5.11: Relative Häufigkeitsverteilung bösartiger Tumoren. Prozentuale Anteile der häufigsten Tumoren an den Neuerkrankungen (helle Töne) und Sterbefällen (dunkle Töne) bei Mann und Frau. Bei beiden Geschlechtern steht ein geschlechtsspezifischer Tumor an der Spitze der Neuerkrankungen. Ist der Höhenunterschied zwischen heller und dunkler Säule besonders groß, spiegelt dies eine verhältnismäßig günstige bzw. besonders schlechte Prognose des jeweiligen Tumors wider.

Im Gegensatz dazu zeichnen sich *bösartige Tumoren* durch meist schnelles Wachstum mit hoher Zellteilungsrate aus. Sie wachsen **invasiv** *(= infiltrierend)* und *destruierend,* das heißt der maligne Tumor hält sich nicht an Gewebsgrenzen, sondern bricht in Organe und Gefäße ein und zerstört dabei das ortsständige Gewebe. Außerdem bildet er häufig Tochtergeschwülste **(Metastasen)** an entfernten Stellen des Organismus: Er *metastasiert.*

Die Entscheidung, ob ein Tumor gut- oder bösartig ist, kann letztlich nur der Pathologe nach der *histologischen* (feingeweblichen) Untersuchung einer Gewebsprobe (Biopsat) treffen (obwohl z. B. bildgebende Diagnoseverfahren mittlerweile eine hohe „Treffsicherheit" der Vorhersage haben). Diese Beurteilung entscheidet oft zwischen einer radikal-verstümmelnden chirurgischen Therapie bei bösartigen Tumoren – sonst besteht keine Aussicht auf Heilung – und einer eher schonend-organerhaltenden Behandlung bei gutartigen Geschwülsten.

Ist es wichtig, noch im Verlauf einer Operation Informationen über die Art und/oder Ausdehnung eines Tumors zu gewinnen, um das weitere Vorgehen danach auszurichten, kann eine vorläufige histologische Beurteilung durch einen Pathologen während der OP erfolgen **(Schnellschnittuntersuchung)**.

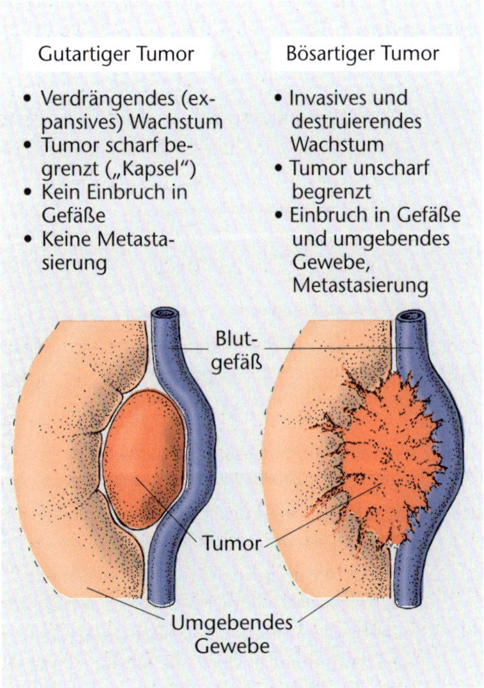

Abb. 5.12: Expansives und invasives Wachstum im Vergleich.

5.7.2 Einteilung der Tumoren

In der **Pathologie** – der Wissenschaft von den Krankheiten und den erkrankten Geweben – ist es üblich, die Geschwülste nach der embryologischen Abstammung der betroffenen Gewebe in epitheliale (aus Ekto- oder Entoderm hervorgehende) und mesenchymale (aus Mesoderm hervorgehende) Tumoren einzuteilen (☞ 22.2.1). Daneben gibt es Tumoren, die sich von undifferenziertem embryonalen Gewebe oder Geschlechtszellen (☞ 3.8.2) ableiten, die Keimzelltumoren.

Mesenchymale Tumoren

Zu den **mesenchymalen Tumoren** zählen Geschwülste des Binde-, Fett-, Knorpel- und Knochengewebes sowie der Muskulatur.

Zu den gutartigen mesenchymalen Tumoren gehören:

- *Fibrome:* gutartige Bindegewebstumoren
- *Lipome:* gutartige Fettgewebstumoren
- *Chondrome:* gutartige Knorpeltumoren
- *Myome:* gutartige Muskeltumoren (besonders häufig: Uterusmyome, ☞ 21.2.4).

Zu den bösartigen mesenchymalen Tumoren, den **Sarkomen,** zählen z. B. *Osteosarkome,* die vom Knochengewebe ausgehen, oder *Liposarkome,* die aus Fettgewebe entstehen. Sie sind – bis auf die *Leukämien* (☞ 13.3.6), die Tumoren der weißen Blutzellen – seltene, eher bei jüngeren Menschen auftretende Tumoren. Glücklicherweise selten, denn mesenchymale maligne Tumoren sind oft äußerst bösartig.

Epitheliale Tumoren

Die häufigsten gutartigen epithelialen Tumoren sind die vom Drüsenepithel ausgehenden **Adenome.** Sie sind oftmals von Bindegewebe umgeben, das den Tumor wie eine Kapsel umschließt. Besonders häufig finden sie sich im Eierstock, der weiblichen Brust oder der Prostata. Auch *Darmpolypen* sind oft gutartige Adenome der Darmschleimhaut. Nicht alle Adenome bleiben jedoch gutartig, manche von ihnen gelten als Präkanzerosen und entarten relativ häufig zu *Adenokarzinomen.* Gutartige Epitheltumoren, die von nichtdrüsigem Gewebe der Haut und der Schleimhäute ausgehen, heißen **Papillome** (z. B. Hautwarzen).

Bösartige epitheliale Tumore heißen **Karzinome.** Man unterscheidet:

- **Plattenepithelkarzinome,** die von Haut oder Schleimhaut ausgehen und zu den häufigsten bösartigen Tumoren des Menschen gehören: Das Plattenepithelkarzinom der Bronchien ist eines der häufigsten Malignome des Mannes. Auch das Zervixkarzinom der Gebärmutter hat eine hohe Erkrankungshäufigkeit und ist in über 90 % der Fälle ein Plattenepithelkarzinom. Bei Alkoholikern und Rauchern ist das Plattenepithelkarzinom der Speiseröhre recht häufig
- **Adenokarzinome,** die aus entarteten Drüsenzellen entstehen, oft über die Zwischenstufe eines Adenoms. Beispiele sind die meisten Krebsformen des Magen-Darm-Traktes (Magen- und Dickdarmkarzinom), das Endometriumkarzinom der Gebärmutter und das Karzinom der weiblichen Brust (☞ 21.2.10).

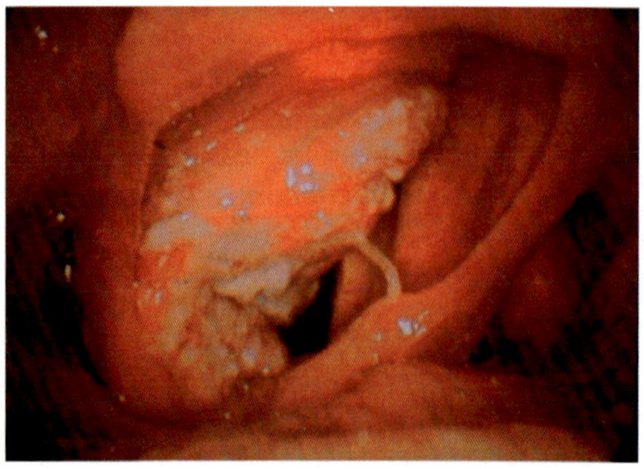

Abb. 5.13: Larynx-(Kehlkopf-)Karzinom. Vom kaum mehr erkennbaren linken Stimmband breitet sich ein invasiv wachsender Tumor zur Kehlkopflichtung hin aus. [M117]

Keimzelltumoren

Keimzelltumoren entstammen entweder unreifen Keimzellen (z. B. das *bösartige Dysgerminom* des Ovars), embryonalen Zellen (die *Teratome* des Ovars und Hodens) oder Zellen, die den Embryo umgeben – z. B. das *Chorionkarzinom*, das sich aus Resten einer unvollständig ausgestoßenen Plazenta (Mutterkuchen) entwickeln kann. Keimzelltumoren bilden sich bevorzugt, aber nicht ausschließlich, in den Geschlechtsorganen.

Häufigkeitsverteilung

Die **Häufigkeitsverteilung** der bösartigen Tumoren ist bei Männern und Frauen unterschiedlich, sowohl hinsichtlich der Neuerkrankungen als auch der Sterbefälle (☞ Abb. 5.11).

Stadieneinteilung

Eine gebräuchliche *Stadieneinteilung* bösartiger Tumoren ist die **TNM-Klassifikation.** Die drei Buchstaben beschreiben dabei durch hinzugesetzte Ziffern die Ausdehnung des Primärtumors *(**T**umor)*, den Befall regionaler Lymphknoten *(**N**odi lymphatici)* und das Fehlen bzw. Vorhandensein von Fernmetastasen *(**M**etastasen)*. Dabei unterscheidet man eine klinische Klassifikation von einer postoperativen Klassifikation durch den Pathologen (pTNM).

5.7.3 Ursachen und Entstehung von Tumoren

Man geht davon aus, dass die **Tumorentstehung** in zwei Stufen abläuft. In der ersten Stufe erfolgt die eigentliche Geschwulstanlage, das heißt die unumkehrbare Umwandlung einer Körperzelle in eine Krebszelle durch Änderung der genetischen Information im Zellkern. Dies ist die **Initiierungsphase.**

Erst nach längerer Zeit beginnt die Krebszelle dann in der **Promotionsphase** zu einem Tumor heranzuwachsen und bedrohlich zu werden. Viele so genannte **Kanzerogene** *(Krebsgifte)* wirken als *Promotoren*, das heißt sie beschleunigen wesentlich die Promotionsphase von Tumoren. Zu den Promotoren zählen auch starke und lang anhaltende Entzündungsreize, z. B. die chronische Bronchitis des Rauchers.

Die Genveränderungen im Verlauf der Tumorentstehung werden zurzeit intensiv erforscht. Sie betreffen vor allem zwei Gruppen von Genen mit prinzipiell gegensätzlichen Wirkungen: Zum normalen Erbmaterial gehören bestimmte wachstumsfördernde Gene, sog. *Proto-Onkogene*; sie können sich durch Mutationen in **Onkogene** umwandeln, die dann eine ungehemmte, bösartige Zellvermehrung in Gang setzen. Der Entwicklung von unkontrolliert wachsenden Tumorzellen wirken normalerweise **Tumorsuppressorgene** wie das p53-Gen entgegen. Ihre Genprodukte hemmen entweder den Zellzyklus, um Reparaturen zu ermöglichen, oder leiten bei schweren Schäden den programmierten Zelltod *(Apoptose)* ein. Der Funktionsausfall beider Allele (☞ 3.9.1) eines solchen Suppressorgens kann die

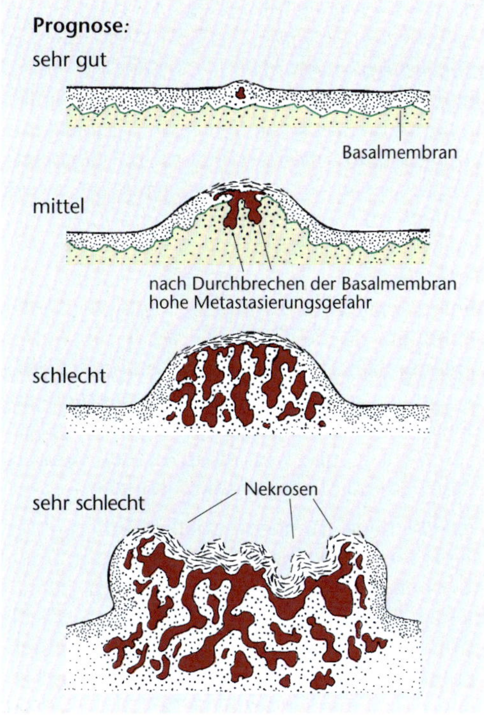

Abb. 5.14: Entstehung eines bösartigen Tumors: Bildung, Durchbrechen der Basalmembran, ausgedehntes invasives Wachstum, schließlich geschwüriger Zerfall.

Ausbildung eines Tumors zur Folge haben. Daneben spielen für die Entstehung von Tumorzellen auch Defekte derjenigen Gene eine Rolle, die im Regelfall die ständig erforderlichen *DNA-Reparaturen* steuern.

Am Beginn jedes tumorösen Wachstums stehen also DNA-Veränderungen in Körperzellen (☞ auch 5.2.2). Zur bösartigen Entartung einer Zelle kommt es dabei meist erst nach dem Zusammentreffen mehrerer funktionsverändernder Mutationen. Solche genetischen Veränderungen können auf zahlreiche Ursachen zurückzuführen sein:

- Einige wenige Tumorerkrankungen werden **vererbt,** so z. B. verschiedene Formen der *Polyposis intestinalis*, bei denen sich zahlreiche (oft über hundert) Darmpolypen entwickeln, die dann sehr häufig maligne entarten
- Bei vielen Tumoren gibt es eine **erbliche Krankheitsdisposition** (☞ 5.1.4) – so erkranken z. B. die Töchter von Frauen mit Brustkrebs (*Mammakarzinom* ☞ 21.2.10) doppelt so häufig an Brustkrebs wie Töchter von gesunden Müttern. Derartige Dispositionen können z. B. auf dem ererbten Defekt des einen Allels eines Tumorsuppressorgens beruhen; dadurch besteht ein erhöhtes Risiko des Funktionsverlustes dieses Gens durch zufällige Mutation des anderen Allels.
  Ein erblicher Gendefekt mit mangelhafter Reparatur der durch UV-Strahlung erzeugten DNA-Schäden ist die Ursache des *Xeroderma pigmentosum*, das durch extreme Lichtüberempfindlichkeit gekennzeichnet ist. Die betroffenen Kinder können nur durch ständigen aufwändigen Lichtschutz vor der Entwicklung bösartiger Hauttumoren bewahrt werden
- **Röntgenstrahlung** und **radioaktive Strahlung** erzeugen in der Zelle *Radikale* (☞ 5.4), die die DNA u. U. krebserzeugend verändern. Deshalb rufen diese Strahlungen in höheren Dosen sehr häufig bösartige Tumoren hervor. So hat beispielsweise als Folge des Reaktorunglücks in Tschernobyl nach Angaben mehrerer Umweltinstitute die Häufigkeit von Schilddrüsenkrebs bei Kindern in Weißrussland dramatisch zugenommen, in dem besonders betroffenen Verwaltungsbezirk Gomel von 1986–1998 um mehr als das 50-fache (!); auch andere Tumoren wurden gehäuft beobachtet
- **Chemische Kanzerogene** sind Chemikalien, aber auch Naturstoffe, die ebenfalls die zelluläre DNA verändern. Beispiele für chemische Kanzerogene sind die *polyzyklischen aromatischen Kohlenwasserstoffe*, z. B. das beim Grillen freiwerdende *Benzpyren*, toxische Eiweiß-Stickstoffverbindungen (*Nitrosamine*, entstehen durch Bindung von Nahrungsproteinen an das Stickstoffsalz Nitrit), verschiedene Metalle wie Cadmium, Chrom und Arsen oder *Asbestfasern* (☞ 17.11.1). Auch einige Pharmaka wirken *karzinogen*, das heißt, sie führen gehäuft zu Tumoren (z. B. viele Immunsuppressiva ☞ 14.7.3)
- Einige **Viren** können gutartige (z. B. Warzen), höchstwahrscheinlich aber auch bösartige Tumoren (z. B. das Zervixkarzinom ☞ 21.2.4 oder bestimmte maligne Lymphome) verursachen. Sie entfalten dabei ihre Wirkung oftmals über die Einschleusung *viraler Onkogene* in die Wirtszellen
- Auch **Hormone,** insbesondere die Geschlechtshormone, spielen für die Entwicklung von Tumoren eine Rolle: So können nach heutigem Kenntnisstand Hormone wie die Östrogene bestimmte gutartige Tumoren, z. B. in der Brustdrüse, *verursachen* und bösartige Geschwülste, z. B. einige Brustkrebsformen, im Wachstum *fördern*. Solche Abhängigkeiten kann man sich andererseits in der Behandlung durch Antihormone zunutze machen (☞ 5.7.6).

5.7.4 Die Metastasierung bösartiger Tumoren

Die meisten bösartigen Tumoren neigen zur Bildung von *Tochtergeschwülsten* **(Metastasen).**

Dies beruht u. a. auf einer im Vergleich zum gesunden Gewebe verringerten Bindung der Malignomzellen aneinander. So können sich Tumorzellen aus dem bösartigen Zellverband lösen, dringen in versorgende Gefäße ein und werden auf dem Lymph- oder Blutweg in andere Körperregionen transportiert, bis sie in Kapillargebieten hängen bleiben. Dort heften sie sich an die Endothelzellen der Kapillarwand und wandern in das umgebende Gewebe ein, um dort weiter zu wachsen. Die Fähigkeit von Malignomzellen zur Durchdringung von Geweben steht mit einer verstärkten Produktion verschiedener Prote(in)asen, d.h. eiweißspaltender Enzyme, in Zusammenhang.

Viele Tumorzellen haben zudem die Fähigkeit, die Bildung tumoreigener Blutgefäße in Gang zu setzen (Neoangiogenese), wodurch das Wachstum von Primärtumor und Metastasen gefördert wird.

5

Metastasierungswege

Je nach Tumorart und Lokalisation erfolgt die Metastasierung in unterschiedliche Körperregionen:

- Bei der **lymphogenen Metastasierung** gelangen Tumorzellen mit der Lymphe in die regionalen Lymphknoten (☞ 13.6.3) und werden darin festgehalten. Können sie sich dort vermehren, wird der Lymphknoten zerstört. In der Folge gelangen neu gebildete Tumorzellen in größere Lymphbahnen und schließlich über die obere Hohlvene (☞ Abb. 15.1) in das Blutsystem
- Bei der **hämatogenen Metastasierung** (☞ Abb. 5.15) dringen Tumorzellen in Blutgefäße ein, werden mit dem Blut wegtransportiert und bleiben meist im nächsten Kapillarnetz hängen. Tumorzellen aus Leber, Niere oder Schilddrüse etwa werden über die untere oder obere Hohlvene ins Herz gespült (deshalb *Hohlvenen-Metastasierungstyp*) und gelangen nach Passage des Herzens in kleine Lungengefäße. Gelingt den Tumorzellen dann ein Einwachsen in die Gefäßwand bzw. die nähere Umgebung, bildet sich eine Lungenmetastase. Tumorzellen aus Karzinomen des Magen-Darm-Trakts metastasieren über die Pfortader hämatogen vor allem in die Leber und von dort (seltener) in die Lunge *(Pfortader-Metastasierungstyp)*. Bei einem Bronchial- oder Lungentumor gelangen Tumorzellen über das linke Herz in den großen Kreislauf und siedeln sich am häufigsten in Leber oder Knochen an *(arterieller Metastasierungstyp)*
- Tumoren können sich außerdem innerhalb seröser Höhlen oder in Ausführungsgängen **(kanalikulär)** ausbreiten oder direkt in Nachbarorgane einwachsen **(Metastasierung per continuitatem).**

5.7.5 Tumormarker, paraneoplastische Syndrome

Tumormarker sind Substanzen in Gewebe, Blut oder Urin, die normalerweise nicht oder nur in geringen Mengen vorhanden sind und bei einer Reihe von Tumorerkrankungen entweder durch die Tumorzellen selbst oder andere, vom Tumor beeinflusste Körperzellen vermehrt gebildet werden. Im weiteren Sinne zählen hierzu auch die von Tumoren des endokrinen Systems überschießend produzierten Hormone.

Zu den wichtigen Tumormarkern gehören z.B. das *prostataspezifische Antigen (PSA)*, das *carcinoembryonale Antigen (CEA)* oder das *Alphafetoprotein (AFP)*. Der Nachweis von Tumormarkern im Blut spielt bei vielen Tumorerkrankungen eine Rolle, so etwa bei Prostata-, Hoden-, Leber-, Darm- und Pankreas- sowie Lungen- und Schilddrüsen-Tumoren. Die meisten Tumormarker sind dabei ungeeignet zum *Screening*, d.h. zur einmaligen Suche nach einem malignen Tumor bei symptomfreien Patienten, da sie Tumoren weder mit hinreichender Sicherheit nachzuweisen noch auszuschließen vermögen. Sie haben aber erhebliche Bedeutung in der Differenzialdiagnose unklarer Geschwülste und vor allem in der Verlaufskontrolle von Malignomerkrankungen.

Verschiedene Tumorprodukte können ihrerseits Krankheitsbilder hervorrufen; man spricht von **paraneoplastischen Syndromen** (*para* = neben; *Neoplasie* = Neubildung). Wenn z.B. ein Bronchialkarzinom das Nebennierenrinden-stimulierende ACTH freisetzt, kommt es zu einem Cushing-Syndrom (☞ 12.5.3).

5.7.6 Leitlinien der Behandlung bösartiger Tumoren

Malignome erfordern ein aggressives therapeutisches Vorgehen, um mit höchstmöglicher Wahrscheinlichkeit die Tumorausbreitung zu stoppen. Folgende Therapieansätze werden verfolgt:

Tumorentfernung. Ziel ist die möglichst vollständige Entfernung des Tumors unter größtmöglicher Schonung der Nachbargewebe.

Bestrahlung. Vor, nach oder anstelle der Tumorentfernung kann die Tumormasse durch energiereiche Strahlung verkleinert oder beseitigt werden. Die Strahlenempfindlichkeit verschiedener Tumoren ist allerdings sehr unterschiedlich; schnell wachsende, entdifferenzierte bösartige Tumoren sind oft gut strahlensensibel.

Chemotherapie. Mit bestimmten Medikamenten, **Zytostatika** genannt, lassen sich bösartige Tumoren zerstören oder zumindest am weiteren Wachstum hindern. Häufig verordnete Zytostatika sind beispielsweise Cyclophosphamid (z.B. Endoxan®), Platinverbindungen (z.B. Platinex®), 5-Fluorouracil (z.B. 5-FU Lederle®), Methotrexat (z.B. MTX HEXAL®), Vincristin (z.B. Vincristin Bristol®)und Vinblastin (z.B. Vinblastinsulfat-GRY®).

Vorsicht, Zytostatika sind giftig!
Schon das Einatmen von Dämpfen, z.B. beim Vorbereiten von Zytostatika-Infusionen, sowie Hautkontakt können schädigen! Personen, die mit Zytostatika umgehen, müssen vor Beginn der Tätigkeit besonders geschult werden. Zytostatika dürfen zudem nur an dafür speziell ausgewiesenen Arbeitsplätzen (mit Abzugshaube) zubereitet werden.

Zytostatika hemmen allerdings die Zellteilung nicht nur in Tumoren, sondern in allen Wechselgeweben (☞ 5.1.2), d.h. auch in Haarwurzeln, Magen-Darm-Schleimhäuten, Knochenmark und Keimdrüsen. Dies führt zu Haarausfall, Durchfällen, Übelkeit und Erbrechen, Störungen der Blutbildung, Immunschwäche und Störungen der Fruchtbarkeit. Aufgrund der

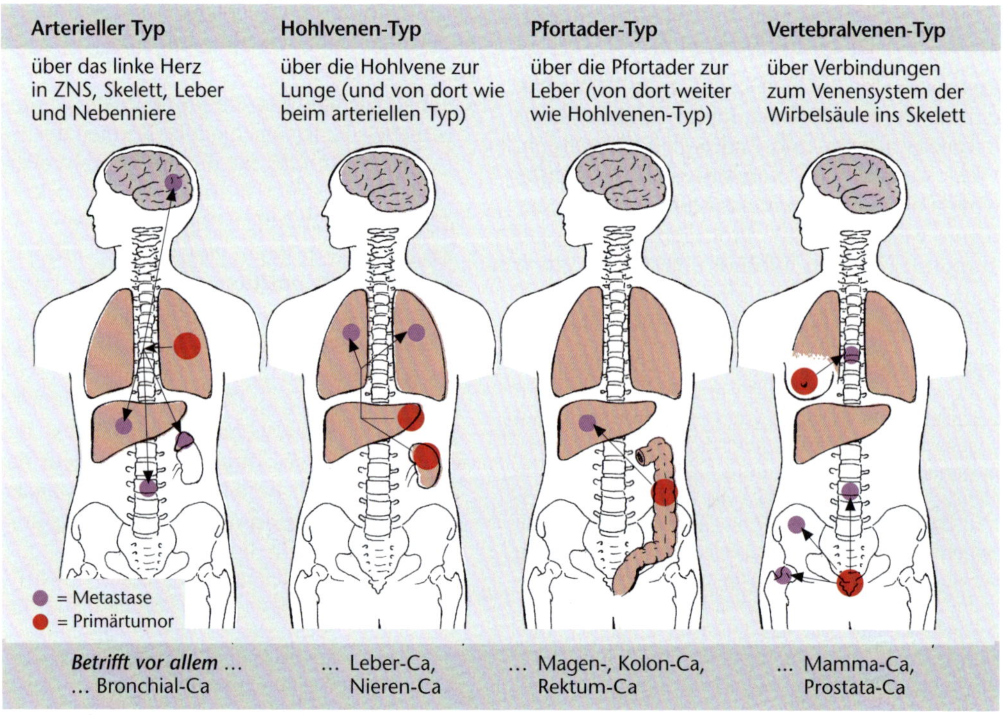

Abb. 5.15: Hämatogene Metastasierung, die vier häufigsten Metastasierungswege der Tumoren. Die lymphogenen Metastasierungswege sind hier nicht dargestellt.

massiven Nebenwirkungen können deshalb Zytostatika nur kurzfristig und mit Pausen verabreicht werden. Zytostatika werden meist intravenös gegeben.

Hormontherapie. Auf Gabe von Antihormonen sprechen vor allem Tumoren der Geschlechtsorgane und der weiblichen Brust an. Zur Brustkrebs-Behandlung macht man sich beispielsweise die antiöstrogene Wirkung von Tamoxifen zunutze.

Immuntherapie. Zunehmend erfolgreich verlaufen Versuche, das Immunsystem des Krebskranken zu stärken, damit dieses den Tumor intensiver bekämpft.

Außenseitermethoden. Immunstimulierende Mistelpräparate, Sauerstoffüberdruckbehandlungen, hoch dosierte Vitamingaben, bestimmte Diäten und viele weitere Methoden werden vor allem von naturheilkundlich orientierten Ärzten und Heilpraktikern angewendet, um die Tumorausbreitung zu stoppen. Diese Methoden können nicht unkritisch empfohlen werden: Für die meisten liegt kein Wirksamkeitsnachweis vor, einige Verfahren (z.B. Fastenkuren) sind sogar eher als schädlich einzustufen.

Die Therapieentscheidung

Die **Onkologie** ist die medizinische Spezialdisziplin, die sich die Erforschung neuer und die Verbesserung bestehender Tumorbehandlungsmethoden zum Ziel gesetzt hat. Onkologen arbeiten meist interdisziplinär, das heißt in enger Abstimmung mit Ärztinnen und Ärzten anderer medizinischer Fachdisziplinen.

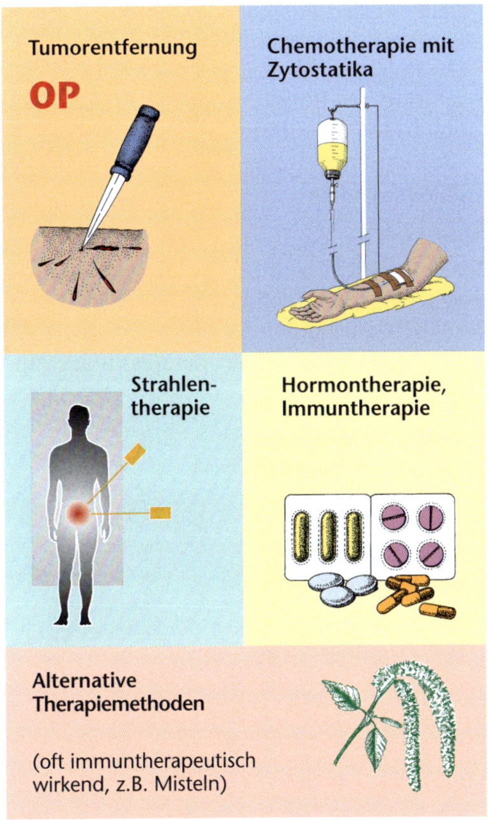

Abb. 5.16: Säulen der Tumortherapie. [A300]

Welche Therapiemethode im Einzelfall angewandt wird, hängt ab von:

- Der Ausbreitung des Tumors, dem Tumorstadium
- Seiner feingeweblichen Bös- oder Gutartigkeit sowie dem Vorhandensein oder Nicht-Vorhandensein von Hormonrezeptoren
- Lebensalter und sonstigen Erkrankungen des Patienten
- Dem aktuellen wissenschaftlichen Kenntnisstand darüber, welche Therapiemethoden bei welchen Tumorarten erfolgversprechend sind
- Den Therapiewünschen des Patienten.

5.8 Krankheitsverläufe

Unabhängig von einer bestimmten Krankheitsursache und der speziellen Erkrankungsart reagiert der Körper auf lange Sicht recht gleichförmig – entweder er überwindet die Erkrankung (Heilung), er geht an ihr zugrunde (Tod), oder die Krankheit besteht in begrenztem Umfang fort (☞ Abb. 5.18).

5.8.1 Heilung

Unter **Heilung** versteht man die Wiederherstellung des ursprünglichen Zustands der Gewebe bzw. des inneren Gleichgewichts und damit der *vollen Anpassungsfähigkeit* des Organismus (☞ 5.1.3). Der Mediziner spricht von *Restitutio ad integrum* (Wiederherstellung des unversehrten Zustandes). Dies bedeutet:

- Die Krankheitsursache (z.B. das Bakterium oder ein durch die Haut eingedrungener Fremdkörper) wurde vollständig entfernt

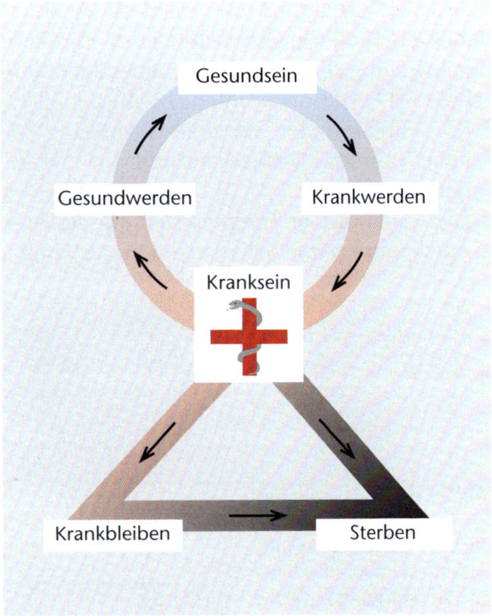

Abb. 5.17: Wechselbeziehung zwischen Gesundheit und Krankheit: Die Pfeile illustrieren, dass Gesundsein und Kranksein keine statischen Zustände, sondern Wendepunkte im Prozess des Krankwerdens oder Gesundwerdens darstellen.

- Die geschädigten Gewebe, etwa die verletzten Hautabschnitte, wurden gänzlich durch vollwertiges Gewebe ersetzt.

5.8.2 Defektheilung

Bleibt bei größeren Verletzungen oder schweren Erkrankungen ein Schaden zurück, spricht man von **Defektheilung.** Ein Beispiel hierfür ist die Narbenbildung.

Müssen nach einem Unfall Finger oder gar ganze Extremitäten amputiert werden, so können diese nicht mehr nachwachsen. Die Haut um die Amputationslinie, z.B. das Kniegelenk, heilt zwar wieder, die Leistungsfähigkeit der Extremität ist aber dauerhaft *(chronisch)* gemindert.

Ist das Herz beispielsweise nach einem Herzinfarkt nicht mehr ausreichend leistungsfähig, so kommt es zur *Herzinsuffizienz* (Herzschwäche) mit dauernder Beeinträchtigung der körperlichen Leistungsfähigkeit (☞ 15.6.4).

5.8.3 Krankheitsrezidiv

Tritt dieselbe Erkrankung nach einem beschwerdefreien Intervall erneut auf, spricht man von *Rückfall* oder **Rezidiv.** Dabei kann die Krankheit vor dem zweiten Auftreten völlig ausgeheilt gewesen sein oder ohne klinische Erscheinungen weiter bestanden haben.

Nach einer *Endokarditis* (Entzündung der Herzinnenhaut) beispielsweise bleiben oft symptomlose Defekte an einer Herzklappe zurück. Bei einer erneuten bakteriellen Infektion, z.B. an den Tonsillen, kommt es sehr leicht zu einem *Rezidiv der Endokarditis* mit zusätzlicher Klappenschädigung.

Häufig sind *Tumorrezidive* nach scheinbar vollkommener Beseitigung eines Primärtumors. Sie treten meist ein bis zehn Jahre nach der Erstbehandlung auf und gehen von wenigen verbliebenen Tumorzellen aus. Die Wahrscheinlichkeit eines Rezidivs nimmt aber mit zunehmender Dauer des beschwerdefreien Intervalls ab.

5.8.4 Chronifizierung

Heilt eine Krankheit nicht aus oder kann die Krankheitsursache nicht beseitigt werden, so kommt es zur **Chronifizierung** (wörtlich „schleichender Verlauf von langer Dauer").

Chronisch-kontinuierlicher Verlauf

Chronisch-kontinuierliche Erkrankungen sind solche, die auf einem gewissen Krankheitsniveau verharren.

Ein Beispiel hierfür ist die Nagelmykose (Pilzbefall des Nagels), die nicht wesentlich stört, aber auch kaum jemals spontan ausheilt. Auch manche angeborenen Erkrankungen, z.B. Störungen des Farbensehens (☞ 10.6.7), verlaufen *chronisch-stationär.*

Chronisch-rezidivierender Verlauf

Das chronische Asthma bronchiale (☞ 17.11.4) ist dagegen meist keine permanente Erkrankung. Vielmehr kommt es immer wieder – **chro-**

5

nisch-rezidivierend – zu Atemnotanfällen durch Engstellung der Bronchialwege, Sekretion eines zähen Bronchialsekrets und Schwellung der Bronchialschleimhaut.

Auch die meisten *Allergien* verlaufen chronisch-rezidivierend, ebenso bestimmte Darmentzündungen wie die *Colitis ulcerosa* und der *Morbus Crohn* (☞ 18.8.10), bei denen es über Jahre zu wiederholten Krankheitsschüben kommt.

5

5.8.5 Dekompensation und Progredienz

Chronische Defekte können funktionell ausgeglichen (*kompensiert*, z.B. *kompensierte Herzinsuffizienz* mit noch erhaltener Leistungsfähigkeit innerhalb des täglichen Lebens) oder *dekompensiert* sein (also bei der Herzinsuffizienz z.B. zur Bettlägerigkeit zwingen).

Viele chronische Erkrankungen entwickeln durch sich selbst verstärkende Mechanismen eine Eigendynamik und werden zunehmend schlimmer; man spricht von **chronischer Progredienz.** Dies gilt beispielsweise oftmals für die chronische Polyarthritis (☞ 4.6).

Ein langsames Voranschreiten ist die Regel bei den meisten degenerativen Erkrankungen des Zentralnervensystems, z.B. dem *Morbus Parkinson* (☞ 9.2.3) und dem *Morbus Alzheimer* (☞ 24.4.3); die Progredienz dieser neurologischen Krankheiten kann bisher durch Medikamente höchstens verlangsamt, nicht aber gestoppt werden.

5.9 Kranksein in der Gesellschaft

Der Mensch als Patient

Nimmt der Erkrankte die medizinischen Versorgungssysteme in Anspruch, wird er vom „Menschen“ zum „Patienten“. Dieser Rollenwechsel bringt nicht selten *angstauslösende* Momente mit sich:

- Die Angst vor Schmerzen
- Die Angst vor einer für den Laien meist undurchschaubaren Technik
- Die Angst vor falscher Behandlung
- Die Angst vor einer eingreifenden bzw. zeitraubenden Behandlung mit negativen Auswirkungen auf andere Lebensbereiche
- Die Angst vor der neuen, unpersönlichen Umgebung im Falle der Einweisung in ein Krankenhaus
- Die Angst vor Verlust oder dauerhafter Schädigung eines Organs
- Die Angst vor dem Tod.

Dadurch entstehen vor allem bei älteren und chronisch kranken Patienten rasch Gefühle von Hoffnungs- und Hilflosigkeit (☞ Abb. 5.19).

Andererseits können sich im Einzelfall aus der Übernahme der „Patientenrolle“ subjektive oder objektive Vorteile ergeben. Hierzu zählen:

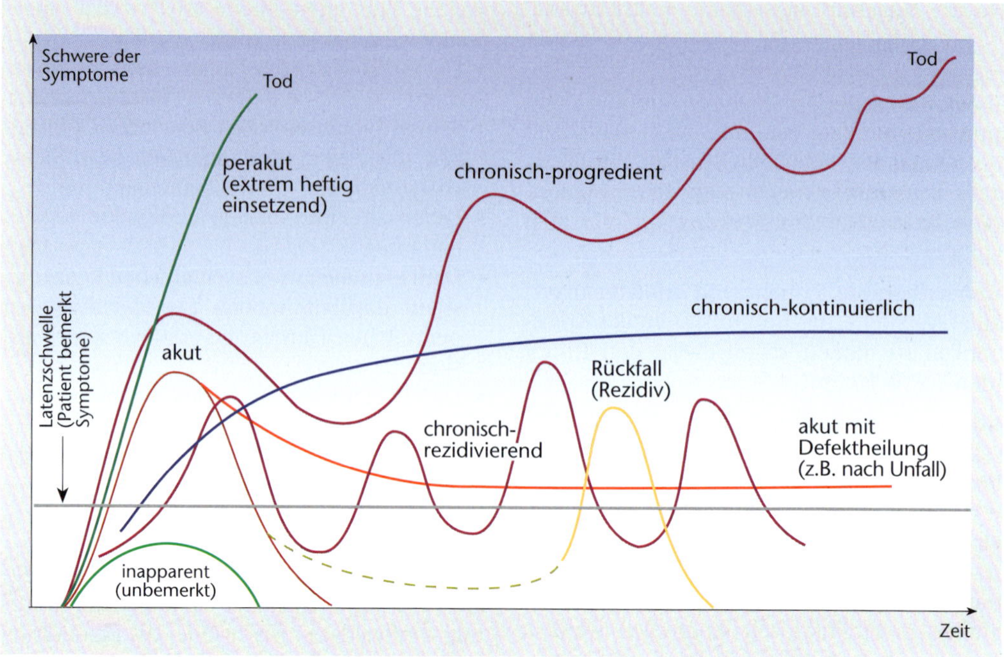

Abb. 5.18: Mögliche Krankheitsverläufe (Schema). Die horizontale Linie gibt die Schwelle an, bei der die Krankheit vom Patienten bemerkt wird. Inapparente Erkrankungen erreichen diese Schwelle nicht und werden deshalb nicht wahrgenommen. Ein Beispiel hierfür ist ein unbemerkt gebliebener Harnwegsinfekt.

- Entlastung von inneren oder äußeren Konflikten
- Krankheitsbedingte Zuwendung von Seiten der Mitmenschen
- Ein Zugewinn an Freizeit, z.B. durch längere Krankschreibung.

Man spricht in solchen Fällen von einem **Krankheitsgewinn.**

Die Funktionen der medizinischen Versorgungssysteme

Aufgabe der medizinischen Versorgungssysteme ist die Erhaltung bzw. Wiederherstellung der Gesundheit von Gefährdeten und Kranken. Zur Erfüllung dieser Aufgabe haben sich verschiedene **Funktionsbereiche** herausgebildet:

- Die Funktion der *Vorsorge:* Verhütung (☞ auch 5.11) bzw. Früherkennung von Erkrankungen
- Die Funktion der *Diagnosestellung:* Bestimmung von Art und Schwere der Erkrankung
- Die Funktion der *Isolierung:* Abschirmung etwa des psychisch Kranken vor krankmachender Umgebung (pathologisches Milieu); Isolierung des (infektiösen) Kranken von der Umwelt
- Die Funktion der *Pflege:* aktive Erfüllung der wichtigsten Bedürfnisse des Patienten (in Grundpflege und Funktionspflege)
- Die Funktion der *Therapie:* Heilung des Patienten oder jedenfalls Verbesserung seines krankheitsbedingten Zustandes
- Die Funktion der *Rehabilitation:* Wiederherstellung der früheren Fähigkeiten des Patienten mit dem Ziel einer Wiedereingliederung in sein vorheriges berufliches und/oder privates Umfeld.

Diese Funktionssysteme greifen meist ineinander. Beispielsweise sind viele Pflegehandlungen gleichzeitig therapeutisch. Andererseits behindern sich die Funktionssysteme in manchen Fällen gegenseitig: Viele therapeutische Ein-

Abb. 5.19: Belastung des Patienten im Krankenhaus. Die Situation eines Patienten im Krankenhaus ist schwierig: Er befindet sich unter ständiger Beobachtung und Kontrolle durch Mitpatienten, Pflegende und Ärzte. Der Patient fühlt sich oft hilflos und ausgeliefert.

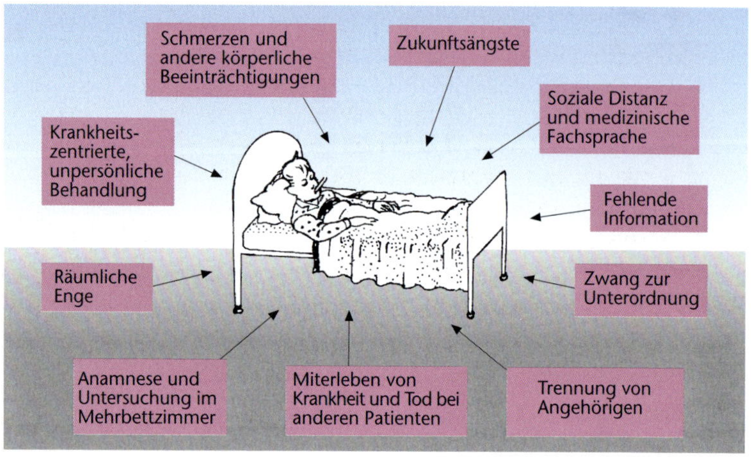

griffe beschneiden z. B. die Möglichkeiten der Pflege, was den Patienten zusätzlich belastet.

Schlechte Organisation

Insbesondere große Krankenhäuser leiden auch unter organisatorisch bedingten Schwierigkeiten in der Zusammenarbeit. Dies führt dazu, dass Mitarbeiter trotz optimaler Qualifikation nicht die für den Patienten bestmöglichen Maßnahmen ergreifen, weil sie durch *fehlerhafte Kommunikationsstrukturen* zwischen und innerhalb der verschiedenen Funktionsbereiche bzw. Berufsgruppen nicht angemessen informiert wurden. Auch die *Arbeitsteilung* kann zur Ursache von Problemen werden, wenn beispielsweise eine Berufsgruppe Personalengpässe in einer anderen kompensieren muss. Strenge Arbeitszeitvorschriften und oft Weigerung der Krankenhausträger, Überstunden angemessen zu vergüten, führen zu häufigem Personalwechsel, eine weitere Belastung für Patienten.

Nicht selten im Gesundheitswesen: Burnout-Syndrom

Folgen von schlechter Organisation und Arbeitsüberlastung sind Unzufriedenheit und psychische sowie körperliche Erschöpfung der Pflegenden und Ärzte, das **Burnout-Syndrom.** Hieraus erklärt sich ganz wesentlich die im Vergleich mit anderen Dienstleistungsberufen eher kurze Berufsverweildauer der Pflegenden und umgekehrt die Frustration vieler Patienten.

Widersprüchliche Anforderungen

Die Funktionstüchtigkeit der medizinischen Versorgungssysteme ist in der Zukunft noch stärker bedroht: Weiter fortschreitende Technisierung und Spezialisierung der Medizin einerseits und Kostendämpfungsmaßnahmen andererseits erzeugen ständig neue, sich oft widersprechende Anforderungen, denen die im Gesundheitswesen Beschäftigten gerecht werden sollen. Da können die Interessen des Patienten rasch aus dem Blickfeld geraten.

Gleichzeitig steigen die Ansprüche von Patienten: So erwartet mancher Erkrankte eine Behandlung nach einem bestimmten Konzept, von dem er z. B. im Internet erfahren hat, ohne vertieftes Wissen darüber, ob das betreffende Verfahren bereits ausgereift und im speziellen Fall ratsam ist. In einer Gesellschaft, in der fast alles machbar und im Streitfall auch einklagbar erscheint, sinkt gerade bei jüngeren Menschen die Bereitschaft, Einschränkungen – welcher Art auch immer – hinzunehmen. Ärzte und manchmal auch Pflegende reagieren mit einem gesteigerten Sicherheitsdenken, das zu ausufernder Diagnostik und Therapie führen kann. Manche kostenträchtige Maßnahme wird vor allem deshalb eingesetzt, damit niemand später wegen einer Unterlassung belangt werden kann.

Wie kann den Problemen begegnet werden?

Grundlage für den rechtmäßigen Umgang mit Patienten und gleichzeitig ein wichtiger Ansatz zum Abbau von Ängsten und Missverständnissen ist die sorgfältige Beachtung des als **informed consent** bezeichneten Prinzips*:* Hierunter versteht man die informierte, d. h. auf bestmöglicher Aufklärung beruhende Patienteneinwilligung als Voraussetzung für medizinische Behandlungen.

Der englische Begriff entstammt ursprünglich dem Nürnberger Ärzteprozess von 1947: Im Rahmen der Begründung des Urteils über nationalsozialistische Ärzte definierten die amerikanischen Richter im sog. „Nürnberger Kodex 1947" den „informed consent" als Bedingung für die Durchführung zulässiger medizinischer Versuche am Menschen.

Heute gilt der informed consent als Voraussetzung nicht nur für Studien, sondern grundsätzlich für alle medizinischen Behandlungsmaßnahmen am Menschen; die wenigen Ausnahmen betreffen im Wesentlichen Notfallmaßnahmen, bei denen die Einwilligung nachträglich eingeholt werden darf, und Heilbehandlungen bei nicht einwilligungsfähigen Menschen, die an die Einwilligung des gesetzlichen Patientenvertreters gebunden sind. Die „bestmögliche Aufklärung" kann dabei nicht nur in der Aushändigung von Informationsschriften bestehen, sondern muss das persönliche Gespräch umfassen, in dem ohne „Fachchinesisch" auf die spezielle Situation, den Wissensstand und die Bedürfnisse des jeweiligen Patienten eingegangen wird.

Auch im weiteren Verlauf einer vom Betroffenen akzeptierten Behandlung ist persönliche Zuwendung anzustreben, ohne die Patienten zu entmündigen: Ein wichtiger Pflegegrundsatz besteht darin, die *Aktivitäten des täglichen Lebens (ATLs)* der Behandelten soweit wie möglich aufrechtzuerhalten, um den Gefahren von Hilflosigkeit und Kontrollverlust entgegenzuwirken. Die Beachtung auch kleiner Fortschritte gehört dabei zu den vielen Möglichkeiten, Hoffnung und Durchhaltevermögen von Patienten zu stärken.

In anders gelagerten Fällen kann durch geeignete psycho- oder soziotherapeutische Maßnahmen eine „Flucht in die Krankheit" überflüssig werden. Zu den wichtigsten und anspruchsvollsten Aufgaben von Pflegekräften und Ärzten gehört es dabei, auch schwierigen Patienten mit Einfühlungsvermögen *(Empathie)* und Wärme zu begegnen.

Durch eine individuelle Betreuung von ambulanten wie stationären Patienten lässt sich mancher (für Patienten und Krankenkassen belastende) Arzneimittel- oder Apparateeinsatz vermeiden; sie ist allerdings nur bei hinreichender Personalausstattung zu verwirklichen. Dafür ist bei den zuständigen Kostenträgern im Gesundheitswesen eine Erkenntnis notwendig: das Begreifen qualifizierter und motivierter Mitarbeiter als wichtigstes Kapital der medizinischen Versorgungseinrichtungen, wobei der Begriff „Kapital" nicht im rein wirtschaftlichen Sinne zu verstehen ist. Nur auf dieser Basis lässt sich der Grundsatz verwirklichen, dass die Betreuung von Kranken und Behinderten in einer humanen Gesellschaft mehr sein muss als eine geschäftliche Angelegenheit.

Selbsthilfe unter Patienten

Ergänzend zur professionellen Behandlung bieten viele **Selbsthilfegruppen** Menschen mit chronischen Gesundheitsproblemen Unterstützung im Umgang mit ihrer Erkrankung oder Behinderung. Diese Zusammenschlüsse von Betroffenen leisten ihren Mitgliedern Hilfe z. B. durch Angebote zum Erfahrungsaustausch, seriöse Beratung und Öffentlichkeitsarbeit. Nach einer neueren Studie aus der Schweiz wirkt sich dies eindeutig positiv auf den Verlauf der entsprechenden Krankheiten aus. Selbsthilfegruppen sollten deshalb als Partner im Gesundheitswesen anerkannt und gefördert werden.

5.10 Sterben und Tod

Der Tod eines Patienten darf nicht mit ärztlichem oder pflegerischem Versagen gleichgesetzt werden. Alle vielzelligen Organismen, egal ob Pflanzen, Tiere oder Menschen, erlöschen einmal in ihren Funktionen, sie *sterben.* Dieses natürliche Erlöschen hat viele Ursachen, so die genetisch vorbestimmte *Alterung* von Geweben und *Krankheiten* lebenswichtiger Organe (z. B. der Gefäße oder des Gehirns), häufig verbunden mit einer Abnahme des individuellen *Lebenswillens.*

Auch aus entwicklungsgeschichtlicher Sicht ist der Tod jedes Individuums „notwendig", denn bei begrenztem Lebensraum könnte es sonst keine Überlebensmöglichkeit für nachfolgende Generationen geben – damit wäre aber jeder Fortschritt in der Entwicklung der Arten unmöglich.

5.10.1 Klinischer Tod und Hirntod

Der **klinische Tod,** das heißt das Erlöschen der Herz-Kreislauf-Funktion, ist gekennzeichnet durch fehlende Herzaktionen, fehlende Arterienpulse, fehlende Atemfunktion und Bewusstlosigkeit. Reanimationsmaßnahmen (☞ 26.4) können jedoch den klinisch toten Patienten grundsätzlich innerhalb einiger weniger Minuten wieder „ins Leben zurückrufen", bevor auch das Gehirn abzusterben beginnt. Letzteres kann man beispielsweise daran erkennen, dass die Pupillen auf Lichteinfall nicht mehr reagieren und der Hornhautreflex bei Berühren der Hornhaut nicht mehr auslösbar ist.

Unterbleibt die Reanimation oder aber führt sie zu spät zur Wiederdurchblutung des Gehirns, tritt nach wenigen Minuten der **Hirntod** ein, da das Gehirn das lebenswichtige Organ mit der geringsten Toleranz gegen Sauerstoffmangel *(Hypoxie-Toleranz)* ist. Im Rahmen der modernen Intensivmedizin gelingt heutzutage relativ häufig die Wiederherstellung der Herz-Kreislauf-Funktionen, ohne dass die Hirnfunktionen „zurückkommen". Da aber mit dem Tod des Gehirns die stoffliche Repräsentanz der persönlichen Existenz des Menschen endet, endet mit dem Hirntod auch unwiderruflich sein irdisches Leben.

Nicht mit dem (Hirn-)Tod zu verwechseln ist das sog. **Wachkoma,** das durch den Fall der US-Amerikanerin Terri Schiavo traurige Bekanntheit erlangte.

Hirntoddiagnostik und Organtransplantation

> **Hirntod**
> Der Tod als Lebensende des Gesamtorganismus wird praktisch weltweit definiert durch den unumkehrbaren Ausfall der gesamten Hirnfunktionen (Hirntod), wobei die Herz-Kreislauf-Aktivität durch kontrollierte Beatmung noch erhalten sein kann.

Manchen unheilbar Kranken kann durch Verpflanzung (*Transplantation* ☞ auch 4.2) eines gesunden Spenderorgans entscheidend geholfen werden. Für eine frühzeitige Entnahme von Organen Verstorbener zum Zweck der Organtransplantation ist es notwendig, den Hirntod festzustellen. Dies erfordert die Erfüllung verschiedener Voraussetzungen zum Ausschluss z. B. von Unterkühlungen oder Vergiftungen, die diesbezüglich zu schweren Fehleinschätzungen führen könnten. Zum Nachweis des Hirntodes müssen vorliegen:

- Klinisch-neurologische Zeichen der ausgefallenen Hirnfunktion wie Koma, Atemstillstand und Fehlen von Hirnstamm-Reflexen (z. B. Pupillenstarre)
- Nachweis der Irreversibilität (Unumkehrbarkeit) dieser Zeichen durch mehrfache klinische Prüfung bzw. technische Untersuchungen (z. B. Null-Linien-Elektroenzephalogramm ohne jegliche elektrische Aktivität des Gehirns über 30 Minuten ☞ Abb. 9.64).
- Unabhängige Untersuchungen durch zwei qualifizierte Ärzte, die nicht zum Transplantationsteam gehören.

Damit die Organentnahme stattfinden kann, muss ferner die vorausverfügte Einwilligung des Patienten oder die Einwilligung naher Angehöriger vorliegen.

Nach der Organentnahme droht dem *explantierten* Organ nach wenigen Stunden ebenso der Gewebetod wie dem Gehirn schon nach wenigen Minuten. Durch starke Kühlung und Lagerung in geeigneten Lösungen kann die maximale Zeit bis zur Reimplantation auf 24–48 Stunden ausgedehnt werden.

5.10.2 Sterbebeistand

Alle Aktivitäten der Pflegenden, Ärzte und Angehörigen, die dem sterbenden Patienten ein menschenwürdiges, „gutes" Sterben ermöglichen, fasst man als **Sterbebeistand** zusammen. Annähernd 60 % der deutschen Bevölkerung sterben im Krankenhaus, schon allein dadurch ergibt sich die große Bedeutung des klinischen Sterbebeistands.

Viele Angehörige erleben das Sterben des von ihnen betreuten und schließlich betrauerten Patienten als menschenunwürdig. Die Verletzung der Menschenwürde des sterbenden Patienten entsteht meist dadurch, dass seine Ängste und Bedürfnisse nicht beachtet werden, der erwähnte Sterbebeistand nicht geleistet wird oder aber nicht angemessen ist.

Recht des Todkranken auf Aufklärung

Laut Gesetz und Rechtsprechung besteht eine Aufklärungspflicht seitens des Arztes und ein Recht des Patienten auf **Aufklärung.** Nur wenn der Arzt gesundheitliche Verschlechterungen aufgrund der Mitteilung der Diagnose erwartet, kann auf die Aufklärung verzichtet werden. Untersuchungen haben gezeigt, dass die meisten Todkranken zwar zunächst mit einem Schock und starken Gefühlen der Angst, Depression oder Aggression auf die Diagnose reagieren, ihnen letztlich aber die seelische Verarbeitung möglich ist. Dies führt erfahrungsgemäß längerfristig zu einem ausgeglicheneren Zustand des Kranken. Die früher geäußerte These, dass aufgeklärte Patienten keinen Lebenswillen mehr zeigen, darf als widerlegt gelten – manche Untersuchungen berichten sogar eher von einer Lebensverlängerung, wenn sich der Kranke rechtzeitig und aktiv mit der Krankheit auseinander setzen kann.

Sterbephasen nach Kübler-Ross

Sterben ist ein Prozess mit wechselnden emotionalen Phasen: Obwohl er stark vom Alter des Patienten, der Art der Grunderkrankung, von Krankheitsdauer, Persönlichkeitsmerkmalen und vielen äußeren Umständen (z. B. Stationsklima, Verhalten von Angehörigen und Pflegepersonal) abhängt, durchleben viele Sterbende eine Abfolge sog. **Sterbephasen** (☞ Abb. 5.20). Diese Sterbephasen sind von der Wissenschaftlerin *Elisabeth Kübler-Ross* so beschrieben worden:

- Die Phase der *Abwehr* (den sich anbahnenden eigenen Tod nicht wahrhaben wollen)

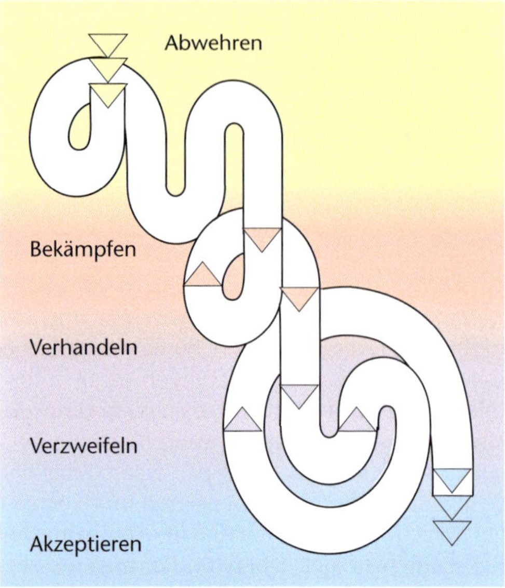

Abb. 5.20: Die fünf Sterbephasen nach E. Kübler-Ross. Der Bewusstseinsprozess verläuft nur selten linear; vielmehr ähnelt der Weg des Sterbenden eher einem kurvenreichen Pfad im Gebirge: Es geht mal aufwärts, dann wieder abwärts, und manchmal scheint sich der Wanderer im Kreis zu drehen. [E115]

- Die Phase des *Zornes* (sich aufbäumen)
- Die Phase des *Verhandelns* („Muss es wirklich schon in wenigen Wochen/Monaten sein?")
- Die Phase der *Depression und Verzweiflung* (Trauer)
- Die Phase der *Zustimmung und Hoffnung* (sich fügen).

Angst vor Abschiebung

> **Besondere Anforderungen der Sterbebegleitung**
> Der Umgang mit Sterbenden verlangt in besonderem Maße, den Patienten in seiner Befindlichkeit zu beobachten, seine Ängste und Signale wahrzunehmen und für (anstrengende) Gespräche offen zu sein. Vielfach verläuft der Sterbeprozess nicht starr in den oben beschriebenen Phasen, und auch die Akzeptanz des Todes darf nicht als Norm von allen Patienten erwartet werden. Sterbende zu begleiten ist eine höchst anspruchsvolle Aufgabe, die zu bewältigen eine professionelle Ausbildung sowie den Einsatz von Zeit und Kraft erfordert.
>
> Durch die ständige Konfrontation mit Schwerstkranken und Sterbenden werden Krankenhausmitarbeiter nicht selten überfordert. Abhilfe schaffen können hier z. B. **Teamsupervisionen** oder **Balint-Gruppen,** in denen Pflegende und Ärzte Konflikte mit „schwierigen Patienten" ansprechen und sich selbst auch mit dem Thema Sterben und Tod auseinander setzen können.

Die größte Angst sterbender Patienten ist oft nicht die Furcht vor dem Tod an sich, sondern die Angst vor Vereinsamung und Abschiebung. Sie entsteht durch die Hilflosigkeit aller Beteiligten und ihre Unfähigkeit, dem Patienten in seinen verschiedenen, scheinbar in Widerspruch zueinander stehenden Sterbephasen angemessen zu begegnen. Oft wird der Umgang mit dem Sterbenden durch eigene Ängste und Abwehrmechanismen gegenüber Sterben und Tod blockiert.

Manche Angehörige, aber auch Pflegende und Ärzte, denken, dass ein Gespräch über das Sterben den Patienten zusätzlich belasten würde. In der Regel aber ist der Patient dankbar für jede Kommunikation über die Dinge, die ihn am meisten beschäftigen.

Die Hospizbewegung

Der Begriff **Hospiz** (abgeleitet vom lateinischen „hospitium" = Gastfreundschaft, Herberge) bezeichnete in frühchristlicher Zeit und im Mittelalter kirchliche beziehungsweise klösterliche Herbergen, in denen Pilger und andere Reisende, auch erkrankte, Unterkunft und Pflege finden konnten. Hieraus entstand die Bezeichnung *Hospital.* Im Sinne der ursprünglichen Wortbedeutungen will die heutige **Hospizbewegung** Sterbenden gleichsam eine gastliche Herberge auf ihrer letzten irdischen Reise bieten. Dafür stehen stationäre, teilstationäre und ambulante Einrichtungen zur Verfügung, in denen interdisziplinäre Teams mit Pflegekräften, Ärzten, Seelsorgern und ehrenamtlichen Helfern tätig sind. Leitgedanke der Hospizbewegung ist die ganzheitliche individuelle Betreuung von Sterbenskranken unter Einbeziehung ihrer Angehörigen. Durch angemessene *palliative* (auf Beschwerdelinderung ausgerichtete) Maßnahmen wie beispielsweise eine ausreichende Schmerztherapie und Berücksichtigung der persönlichen Bedürfnisse soll dabei die Lebensqualität von Patienten und Angehörigen nach Möglichkeit bis zuletzt erhalten und würdevolles Abschiednehmen erleichtert werden.

Literatur und Kontaktadressen

Literatur

Bengel, J., Strittmacher, R., Wilmman, H.: Was erhält Menschen gesund? Antonovskys Modell der Salutogenese – Diskussionsstand und Stellenwert. Bundeszentrale für gesundheitliche Aufklärung, Köln 2001

Kontaktadressen

Bundesarbeitsgemeinschaft Hospiz, Am Weiherhof 23, 52382 Niederzier, Tel. 02428/802937, www.hospizbewegung.de oder hospiz.net

Deutsche Krebsgesellschaft e.V., Steinlestraße 6, 60596 Frankfurt am Main, Tel. 069/6300960, www.krebsgesellschaft.de

Deutsche Krebshilfe e.V., Buschstr. 32, 53113 Bonn, Tel.: 0228/729900, www.krebshilfe.de

Nationale Kontakt- und Informationsstelle zur Anregung und Unterstützung von Selbsthilfegruppen (NAKOS), Wilmersdorfer Str. 39, 10627 Berlin, Tel. 030/31018960, www.nakos.de

Nationales Genomforschungsnetz (NGFN), Heinrich-Konen-Str. 1, 53227 Bonn Tel. 0228/3821331, www.ngfn.de

Robert-Koch-Institut, Nordufer 20, 13353 Berlin, Tel. 01888/7540, www.rki.de

Trotz besserer Lebensverhältnisse und medizinischen Fortschritts in den westlichen Industriestaaten bleibt des Menschen Gesundheit anfällig. Manches legt ihm das Schicksal mit der genetischen Disposition in die Wiege. Auch Umwelt, Arbeitsplatz und sozialer Status können Krankheiten begünstigen. Doch häufig ist der Mensch selbst stark daran beteiligt, dass seine Gesundheit Schaden nimmt: Übergewicht, Diabetes mellitus Typ 2, Gefäßerkrankungen nehmen deutlich zu.

Erst einmal entstanden, sind diese Krankheiten nur schwer zu bessern. Deshalb wurden in den deutschsprachigen Ländern in den letzten Jahren von Krankenkassen und Staat unterstützte Programme zur Gesundheitsförderung gestartet. Damit soll die Bevölkerung motiviert werden, mehr für das eigene Wohlergehen zu tun, die Gesundheit zu pflegen, ja im eigentlichen Sinn des Wortes „Prävention" Krankheiten zuvorzukommen. Denn Prävention kann nicht wie ein Rezept über den Tresen gereicht werden. Prävention ist auch nicht allein Aufgabe der Gesundheitssysteme. Sie erfordert vom Einzelnen Eigenverantwortung und einen guten Kontakt zum eigenen Körper. Leider ist der hektische Alltag aber oft genug der größte Hemmschuh für einen präventiven Lebensstil.

Runter vom Gas

Jeden Morgen das gleiche Stressprogramm. Frühstück im Stehen – wenn überhaupt. Rund ein Viertel der 14- bis 24-Jährigen gehen in Deutschland morgens ohne einen Bissen aus dem Haus. Wie hoch der Anteil jener ist, bei denen Stress nicht nur Morgenprogramm, sondern Tageslosung ist, wissen wir nicht. Der Blick auf Straßen, in Bahnhöfe und Einkaufszentren spricht aber eine deutliche Sprache. Es wird gehetzt, gerannt, gepufft, stehend gefuttert.

Nun ist Stress nicht a priori negativ: Ohne ein gewisses Maß an Tempo, Belastung, Risiko fehlt der Pep im Leben, können sich Widerstandskraft und Leistungsfähigkeit nicht gut entwickeln. „Schonung pur" lautet die Devise also definitiv nicht. Das Zuviel auf Dauer heißt aber, Bedürfnisse des Körpers und der Seele auszublenden.

Muße statt Muss

Wer immer schon dort sein sollte, wenn er erst hier ist, nimmt sich zu wenig Zeit zum Entspannen. Da bleibt keine Zeit für dringend nötige tägliche Abschaltrituale: zum Beispiel die letzten beiden Busstationen zu Fuß zurückzulegen. Solche Ausklinker bieten nicht nur dem Körper eine willkommene Abwechslung. Die Augen gehen derweil auf Wanderschaft, die Nase betätigt sich als Schnüfflerin, die Ohren starten den großen Lauschangriff auf die Umgebung. Die Anspannung runterfahren, das Gehirn lüften, bevor man mit der Tür ins Zuhause fällt, bekommt auch dem Familienleben besser. Von der Signalwirkung auf die Kinder einmal ganz abgesehen.

Stress, gepaart mit ständigem Druck, kappt die Lebensfreude, lässt die Angst anwachsen. „Menschen mit häufigen Angstzuständen haben ein erhöhtes Risiko, eine Depression zu entwickeln", sagt Florian Holsboer, Direktor am Max-Planck-Institut für Psychiatrie in München. Der Arbeitsplatz zählt heute zu den größten Stressoren. Nach einem Bericht der EU-Kommission waren im Jahr 2000 28% der Arbeitnehmer in Europa von arbeitsbedingtem Stress betroffen. Vorsichtigen Schätzungen zufolge hat das die Mitgliedsländer 20 Milliarden Euro gekostet.

Stressabbauer

Wichtig ist, sich bestimmte Zeitabschnitte zu gönnen, auch wenn noch nicht alle Pflichten erfüllt sind.

- Entspannungsinseln
- Ein warmes Bad nehmen
- Gemütlich kochen, vielleicht mit Freunden
- Für einige Minuten die Augen schließen, dabei die Arme hängen lassen
- Öfter nein sagen, auch zum Fernseher
- Yoga, Atemübungen, autogenes Training
- Die Worte „noch schnell" beurlauben
- Dem Handy Pausen gönnen.

Viel Stress heißt hoher Stresshormonpegel und Bluthochdruck. Damit steigt das Risiko für Arteriosklerose, Schlaganfall und Herzinfarkt. Es muss aber nicht immer so dicke kommen: Schlafprobleme, saurer Magen, Nägelbeißen, Hörsturz, Aggressivität gegen alles, was einem in die Quere kommt, das sind Alarmzeichen. Umso dringender sollten Menschen, die über längere Zeit hochtourig arbeiten oder leben, das Heft für ihre Gesundheit, so oft es geht, selbst in die Hand nehmen. Dafür gibt es viele Möglichkeiten.

Mehr Lebensqualität – besser essen

Wer ständig am Limit läuft, ist zudem eher geneigt, fehlende Lebensqualität durch Essen oder Trinken ersetzen zu wollen. Auch das bleibt auf die Dauer nicht ohne Folgen. Bei einem Drittel aller jährlich weltweit registrierten Krebstodesfälle sind Faktoren beteiligt, die eigentlich vermeidbar wären: ungesunde Ernährung (wenig Obst und Gemüse, zu viel Fett und Salz), Alkohol und Rauchen.

Wer lange das Falsche isst, kann in eine Mangelernährung rutschen. Untersuchungen haben z. B. gezeigt, dass bei uns Folsäuremangel weit verbreitet ist. Folsäure hält unter anderem einen schwefelhaltigen Stoff namens Homocystein in Schach. Nimmt Homocystein überhand, steigt das Risiko für Gefäßerkrankungen.

Gesundheit schlucken?

Wären da nicht Vitaminpräparate die wirkungsvollste und einfachste Maßnahme? Das mag für bestimmte Personengruppen wie schwangere und stillende Frauen oder ältere Personen – unter ärztlicher Kontrolle – richtig sein. Über den generellen präventiven Nutzen von Vitaminsupplementen und eventuelle Schäden durch hohe Dosen wird unter Experten allerdings immer noch gestritten. Sicher ist, dass Vitamintabletten eine gesunde Ernährung nicht ersetzen können: Gerade in pflanzlicher Nahrung stecken viele gute Stoffe, deren Wirkungen und Wechselwirkungen bislang noch nicht bekannt sind und erst recht nicht nachgeahmt werden können (☞ auch 19.2).

Vorsorgeuntersuchungen nutzen

Es hat aber keinen Sinn zu leugnen, dass auch gesunder Lebensstil nicht vor allem schützt. Schutz vor etlichen Infektionskrankheiten etwa ist nur durch Impfungen möglich (☞ 14.6). Zudem sind viele Krankheiten im Frühstadium gut in den Griff zu kriegen, später hingegen kaum oder gar nicht mehr. Sich auch hier zu überwinden und Vorsorgeuntersuchungen in Anspruch zu nehmen, kann das Leben ebenfalls um Jahre verlängern und die Lebensqualität erhalten.

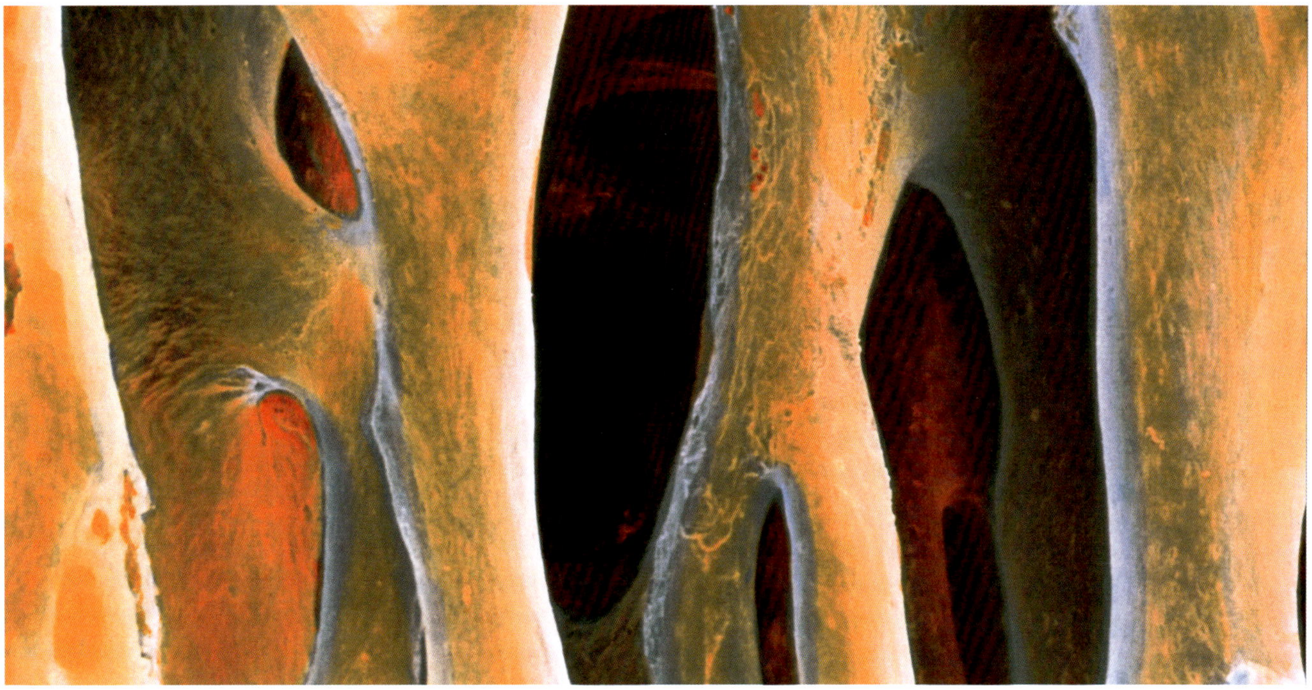

6 Knochen, Gelenke, Muskeln

6.1 Die Knochen und das Skelettsystem

Knochen- und Knorpelgewebe bilden ein stabiles Gerüst, das die äußere Gestalt beeinflusst und im Zusammenspiel mit den Muskeln die Bewegung einzelner Körperteile erlaubt. Dieses Gerüst ist das **Skelettsystem.** Skelettsystem und Muskulatur werden zusammenfassend als **Bewegungsapparat** bezeichnet.

Das medizinische Fachgebiet, das sich mit den Erkrankungen des Bewegungsapparates beschäftigt, ist die **Orthopädie.** Insbesondere akute Erkrankungen des Bewegungsapparates werden auch von **Chirurgen** behandelt, und im Bereich rheumatischer Erkrankungen bestehen Überschneidungen zur **Inneren Medizin.**

6.1.1 „Nebenfunktionen" des Skelettsystems

Das Skelett gewährt dem Körper nicht nur Stabilität. Es *schützt* auch *innere Organe* vor Verletzungen und *speichert Mineralien,* v.a. Kalzium und Phosphat. Viele Strukturen im Körper brauchen Kalzium, um ordnungsgemäß funktionieren zu können. So besteht ein ständiger Austausch von Kalzium zwischen Blut und Knochengewebe (☞ 12.4.3). Schließlich bietet das Skelettsystem im Inneren vieler Knochen auch die Produktionsstätte für die meisten Blutzellen (*Hämatopoese* ☞ 13.1.3).

6.1.2 Knochentypen und -formen

Da der Mensch über 200 Knochen besitzt, liegt es nahe, sie nach ihrer Form in **Knochentypen** einzuteilen:

Röhrenknochen, etwa der Oberarmknochen, bestehen aus einem langen röhrenförmigen Schaft mit zwei meist verdickten Enden. Während sie außen aus einer sehr dichten Knochenstruktur *(Kompakta)* bestehen, haben sie innen meist eine aufgelockerte Struktur *(Spongiosa)* und enthalten dort Knochenmark.

Kurze Knochen sind meist würfel- oder quaderförmig, z.B. die Handwurzelknochen. Ihre Außenschicht ist dünner als bei einem Röhrenknochen und geht ohne scharfe Grenze in die schwammartige (spongiöse) Innenschicht über.

Flache, kompakte Knochen heißen **platte Knochen.** Zwischen zwei festen Außenschichten befindet sich eine schmale spongiöse Innenschicht. Neben den Knochen des Hirnschädels gehören das Brustbein, die Rippen, die Schulterblätter und die Darmbeinschaufeln zu den platten Knochen.

Sesambeine sind kleine, in Muskelsehnen eingebettete Knochen. Sie finden sich bevorzugt dort, wo Sehnen besonderen Belastungen ausgesetzt sind, etwa im Handgelenk. Sie verändern den Sehnenfaserverlauf und erhöhen dadurch die Muskelwirkung. Die Anzahl der Sesambeine eines Menschen kann variieren, das größte Paar von ihnen ist jedoch immer vorhanden: die *Kniescheiben.*

Außerdem gibt es noch Knochen, die in kein Schema passen und meist als **irreguläre** (unregelmäßig geformte) **Knochen** bezeichnet werden. Hierzu zählen die Wirbel und viele Knochen des Gesichtsschädels.

Durchtrittsstellen von Leitungsbahnen

Viele Knochen haben spezielle Ausformungen, um Leitungsbahnen hindurchzulassen:

- Ein *Loch* oder **Foramen** ist eine Öffnung, durch die Blutgefäße, Nerven und Bänder oder, z.B. im Falle des großen Hinterhauptloches (☞ Abb. 7.7 und 7.8), das Rückenmark hindurchziehen können
- Andere Knochen besitzen eine *Grube* **(Fossa)** oder einen *Einschnitt* (**Incisura** ☞ Abb. 7.25), in der Muskeln oder andere Strukturen versenkt verlaufen
- Durch einen längeren *Gang* **(Meatus)** im Inneren eines Knochens verläuft beispielsweise der knöcherne Anteil der Ohrtrompete (☞ Abb. 10.27).

Pneumatisierte Hohlräume

Um Gewicht zu reduzieren, enthalten einige Schädelknochen luftgefüllte und mit Schleimhaut ausgekleidete Hohlräume, z.B. die Nasennebenhöhlen (☞ Abb. 7.11).

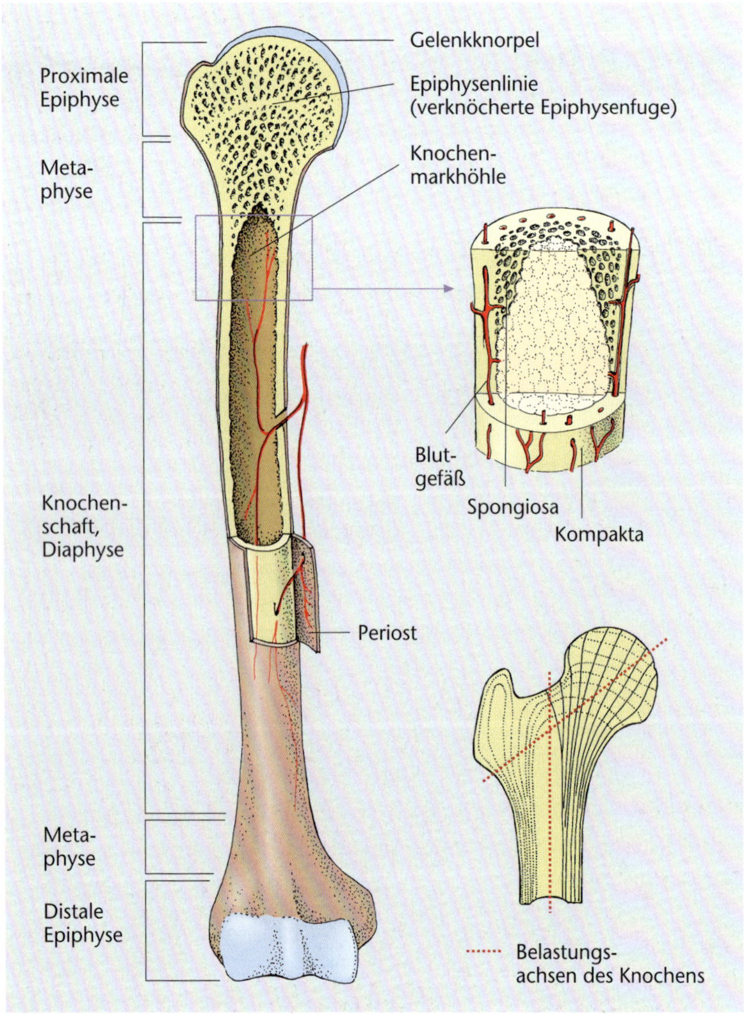

Abb. 6.1: Aufbau eines Röhrenknochens. Links: Teilweise längs eröffnet. Rechts oben: Vergrößerter Ausschnitt mit Knochenmarkhöhle. Rechts unten: Schnitt durch den Hüftkopf des Oberschenkelknochens. Die Knochenbälkchen sind in den Richtungen der Hauptbelastungsachsen (rot) angeordnet.

6.1.3 Der Aufbau eines Knochens

Die äußere Struktur eines „erwachsenen" Knochens

Den Schaftanteil eines Röhrenknochens nennt man **Diaphyse,** seine beiden Enden heißen **Epiphyse,** der Abschnitt zwischen Epi- und Diaphyse **Metaphyse.** Die Metaphyse ist im Kindes- und Jugendalter die Längenwachstumszone. Die beiden Epiphysen sind von einer dünnen Schicht aus hyalinem Knorpel bedeckt. Dieses Knorpelgewebe setzt die Reibung herab, wenn der Knochen mit einem anderen Knochen ein Gelenk bildet.

Außerhalb der Gelenkflächen ist der Knochen von *Knochenhaut* **(Periost)** umgeben. Das Periost liegt dem Knochen als dicke, gelbliche Faserschicht fest an. Es setzt sich aus zwei Schichten zusammen, die jedoch nur in der Wachstumsphase zu unterscheiden sind: Die äußere besteht aus Kollagen und elastischen Fasern, die innere enthält die Nerven und die Gefäße, die das Innere des Knochens mit Nährstoffen versorgen. Deswegen ist das Periost – im Gegensatz zum Knochen selbst – schmerzempfindlich. Neben der Schutz- und Ernährungsfunktion für den Knochen dient das Periost dem Ansatz von Sehnen und Bändern, mit denen es sich reißfest verbindet.

Kortikalis, Kompakta und Spongiosa

Bestünden unsere Knochen durch und durch aus dichtem Knochengewebe, so wäre unser Körper sehr viel schwerer. Tatsächlich ist aber bei den meisten größeren Knochen nur die Außenschicht, die **Kortikalis,** aus dichtem Knochengewebe aufgebaut. Ihre Dicke variiert je nach funktioneller Erfordernis. Bei den Röhrenknochen ist die Kortikalis im Bereich der Diaphyse relativ breit und wird dort **Kompakta** genannt.

Der wesentlich größere Anteil im Inneren des Knochens besteht dagegen aus zarten Knochenbälkchen, der **Spongiosa.** Auch die Anordnung der Knochenbälkchen in der Spongiosa folgt funktionellen Anforderungen: Durch die einwirkenden Kräfte werden sie so beeinflusst, dass für jede Belastungsart genau die nötige Anzahl und Stärke an verstrebenden Knochenbälkchen gebildet werden. Da die Innenräume der Knochen vergleichsweise wenig zu deren Biegesteifigkeit beitragen (ein Rohr ist fast genauso biegesteif wie ein gleich dicker Stab), wird hierdurch enorm Gewicht eingespart – durchschnittlich wiegt unser Skelett nur 7 kg! Andererseits wird so Platz gewonnen für ein lebenswichtiges Organ: das blutbildende Knochenmark, das die entstehenden Hohlräume zwischen den Knochenbälkchen (**Knochenmarkhöhle**) ausfüllt.

Knochenmarkhöhle

In den meisten kurzen, flachen oder irregulären Knochen ist **rotes blutbildendes Knochenmark** angesiedelt, außerdem in den Epiphysen der Röhrenknochen von Oberarm und Oberschenkel (☞ Abb. 6.3). Die Markhöhlen der übrigen Knochen enthalten nur im Kindesalter rotes Knochenmark, das dann nach und nach in *Fettmark* umgewandelt wird.

Ernährung des Knochens

Der Knochen wird auf zwei Wegen mit Blut und so mit Nährstoffen versorgt: Einerseits sprossen aus dem Periost winzige Blutgefäße in den Knochen ein und versorgen ihn von außen. Andererseits durchbohren größere Arterien die

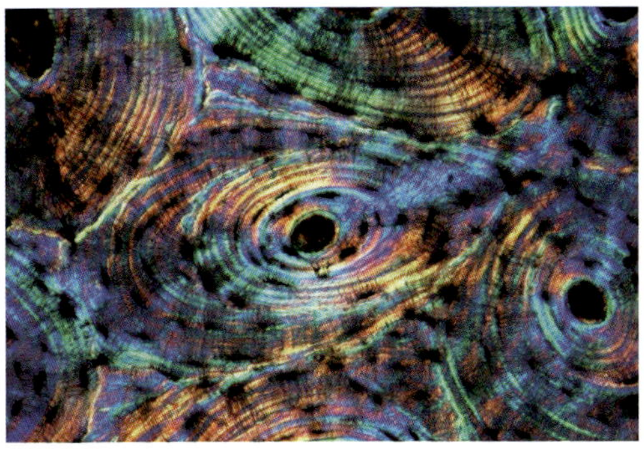

Abb. 6.2: Kortikalis eines Lamellenknochens. Deutlich zu erkennen sind mehrere quer geschnittene Osteone mit zentralem Havers-Kanal (Detail ☞ 4.3.6). [J600-111]

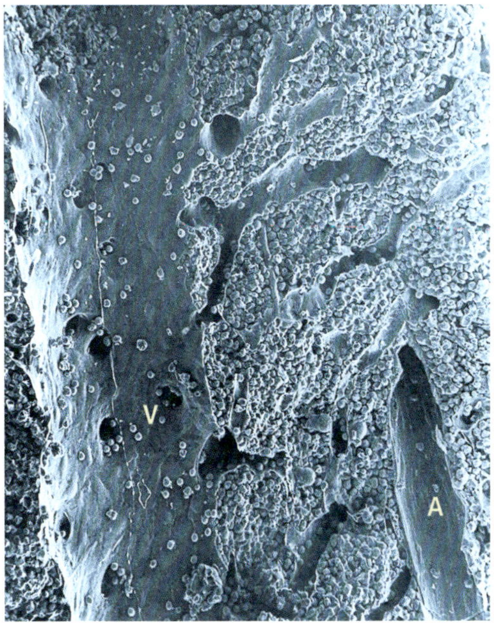

Abb. 6.3: Knochenmark im Rasterelektronenmikroskop. Die Hohlräume des Knochenmarks sind die Bildungsorte der Blutzellen. Die Hohlräume sind von porigen Wänden begrenzt. Das Knochenmark ist von Blutgefäßen (A, V) durchzogen. [C160]

Kortikalis, ziehen zum Markraum und verzweigen sich dort zu einem Gefäßnetz, das den Knochen von innen versorgt. Im Inneren der Kompakta verlaufen die kleinen Gefäße in den *Havers-Kanälen* (☞ 4.3.6, Abb. 6.2). Die Querverbindungen zwischen diesen in Längsrichtung verlaufenden Kanälchen werden *Volkmann-Kanäle* genannt (☞ Abb. 4.14). Sie verbinden auch die beiden Versorgungssysteme untereinander.

Osteomyelitis (Knochenmarkentzündung)

Entweder mit dem Blutstrom (im Rahmen einer Allgemeininfektion) oder von außen (z. B. bei einem Unfall) können Bakterien ins Knocheninnere gelangen und eine schwere Knochenmarkentzündung hervorrufen. Meist sind auch die umgebenden Knochenstrukturen beteiligt.

Grundpfeiler der meist monatelangen Therapie sind Bettruhe und Antibiotikagabe. Um abgestorbene Knochenteile zu entfernen, ist häufig eine Operation notwendig. Anschließend wird die Knochenhöhle mit einer Spül-Saug-Drainage gespült (☞ Abb. 6.4) oder es werden antibiotikahaltige Ketten oder Schwämme in die Knochenhöhle eingelegt.

Die Bildung von Knochengewebe

Drei verschiedene Arten von Knochenzellen sind am Auf-, Um- und Abbau des Knochens beteiligt.

Die **Osteoblasten** sind für den Auf- und Umbau der *Knochengrundsubstanz* (**Knochenmatrix**) zuständig: Sie scheiden vor allem Kalziumphosphate und Kalziumkarbonate in den interstitiellen Raum aus. Diese kristallisieren dann aufgrund ihrer schlechten Löslichkeit entlang den Kollagenfasern aus und mauern damit die Osteoblasten ein. Von der Umgebung weitgehend abgeschnitten, verlieren diese ihre Fähigkeit zur Zellteilung und heißen nun **Osteozyten.** Schließlich verhärtet sich das Gewebe und bildet so die „fertige", sehr belastbare Knochengrundsubstanz. Dieser Prozess der Verknöcherung dauert je nach Knochen mehrere Monate bis viele Jahre (☞ Abb. 6.5). Deswegen besitzen kleine Kinder ein weicheres, biegsameres Skelett als Erwachsene.

Gegenspieler der Osteoblasten bzw. Osteozyten sind die **Osteoklasten.** Sie lösen Knochen wieder auf, was in Umbauphasen des Skeletts, z. B. in Wachstumsphasen, aber auch in der Heilungsphase nach Knochenbrüchen notwendig ist.

Gleichgewicht zwischen Osteoblasten und Osteoklasten

Auch nach Abschluss des Wachstums (☞ 7.1.1 und 23.5) erfolgt die Neubildung von Knochengewebe durch Osteoblasten und die Auflösung von Knochenstrukturen durch Osteoklasten. Es besteht ein *dynamisches Gleichgewicht,* bei dem ständig Knochenminerale in die Blutbahn abgegeben und von dort wieder aufgenommen werden. Durch diese Dynamik ist der Knochen in der Lage, sich beispielsweise durch Neubildung von Knochenbälkchen erhöhten bzw. veränderten Anforderungen anzupassen oder während einer Schwangerschaft Knochenminerale zur Verfügung zu stellen.

6.1.4 Die Knochenentwicklung

Der Vorgang der Knochenbildung heißt **Ossifikation** oder *Verknöcherung.* Da sich der Prozess der Ossifikation bei der Heilung von Knochenbrüchen in wesentlichen Abschnitten wiederholt, lohnt es sich, die embryonale bzw. kindliche Knochenbildung genauer zu betrachten.

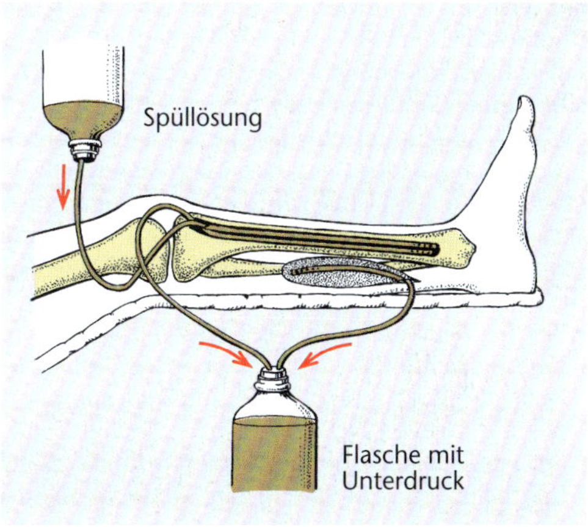

Abb. 6.4: Saug-Spül-Drainage, wie sie bei einer Osteomyelitis angewendet wird. [A300-190]

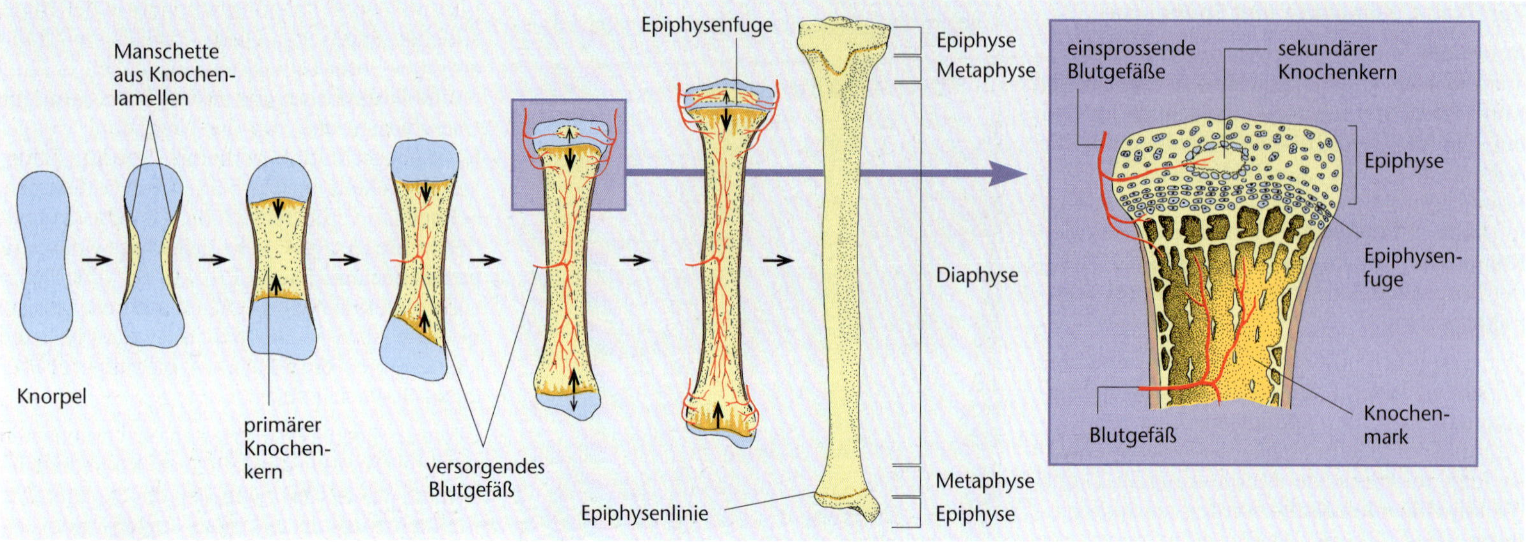

Abb. 6.5: Der Ablauf der chondralen Ossifikation.

In einem ersten, noch frühen Entwicklungsabschnitt, in dem aber schon Muskeln, Blutgefäße und Nerven ausgebildet sind, befinden sich an den Orten der späteren Knochen zusammenhängende Stränge aus *embryonalem Bindegewebe* (☞ 4.3). Von diesem Stadium aus gibt es zwei Möglichkeiten zur Knochenbildung:

Die direkte Verknöcherung (desmale Ossifikation)

Die Knochen des Schädeldaches, die Mehrzahl der Gesichtsknochen und das Schlüsselbein verknöchern auf direktem Wege **(desmale Ossifikation):** Die Osteoblasten häufen sich im embryonalen Bindegewebe an und beginnen, die Knochenmatrix zu bilden. Die Matrix verkalkt vor und teilweise nach der Geburt in Form der schon erwähnten **Knochenbälkchen** *(Trabekel).* Verschiedene Knochenbälkchen verschmelzen nun netzartig miteinander und bilden die typische Struktur der **Geflechtknochen,** die auch *Deckknochen* oder *Bindegewebsknochen* genannt werden.

Die Verknöcherung über knorpelige Zwischenstufen (chondrale Ossifikation)

Die meisten Knochen des Körpers werden über einen Umweg gebildet (☞ Abb. 6.5): Zunächst entstehen aus den embryonalen Bindegewebssträngen Stäbe aus glasartigem *hyalinen Knorpel* (☞ 4.3.5). Der Knorpel wird dann in einem zweiten Schritt Stück für Stück durch Knochengewebe ersetzt **(chondrale Ossifikation).** Bei dieser Ossifikation der knorpeligen Zwischenstufe unterscheidet man eine im Knorpelinneren ablaufende Verknöcherung **(enchondrale Ossifikation)** und eine von der *Knorpelhaut,* dem **Perichondrium,** ausgehende äußere Verknöcherung **(perichondrale Ossifikation),** die parallel zueinander stattfinden:

- Bei der enchondralen Ossifikation entsteht im Innern des Knorpelstabes ein **primärer Knochenkern,** der durch schichtweise Auflösung von Knorpel und Anlagerung von Knochen allmählich größer wird. Später dringen Blutgefäße auch in die Knorpelenden (Epiphysen) ein, wodurch **sekundäre Knochenkerne** entstehen, die (zum Teil) erst nach der Geburt die Räume der beiden Epiphysen ausfüllen
- Bei der perichondralen Ossifikation bildet sich an der Innenhaut des Perichondriums eine Hülle aus Osteoblasten, die eine dünne, strohhalmartige Knochenmanschette erzeugen.

Die perichondrale Knochenmanschette verschmilzt später mit den aus dem Knocheninneren herauswachsenden primären und sekundären Knochenkernen. Oberflächennah bildet sich durch weiteren Umbau die sehr dichte *Kortikalis.*

Im Zentrum größerer Knochen entstehen schon bald wieder neue Hohlräume, in denen die Knochensubstanz nur in Form von lockeren Bälkchen, der Spongiosa, erhalten bleibt.

Epiphysenfugen

Wenn sich die beiden sekundären Knochenkerne ausgebildet haben, ist das Knorpelgewebe des Epiphysenraumes mit zwei Ausnahmen vollständig durch Knochen ersetzt: Auf der Gelenkfläche der Epiphyse verbleibt der hyaline Knorpel als hochbelastbarer **Gelenkknorpel,** und in Richtung Diaphyse bleibt die knorpelige *Wachstums-* oder **Epiphysenfuge** übrig (☞ Abb. 6.5). Von dieser Fuge geht das weitere Längenwachstum des Röhrenknochens aus. Wenn auch dieser Bereich verknöchert ist, ist das Skelettwachstum abgeschlossen.

> **Nicht ohne Folgen: Schäden der Epiphysenfuge**
> (Nur) durch die Epiphysenfuge hat der Knochen die Möglichkeit, bis zum Erwachsenenalter zu wachsen. Wird die Epiphysenfuge bei einem Knochenbruch zerstört, so ist der Knochen am Weiterwachsen gehindert, und es entsteht z. B. eine deutlich sichtbare Beinlängendifferenz.

6.1.5 Knochenwachstum und Wachstumshormon

Die Wachstumsgeschwindigkeit des Knochens wird vor allem durch das *Wachstumshormon* bestimmt (☞ 12.2.3). Solange Wachstumshormon ausgeschüttet wird, also bis zum Ende der Pubertät, bilden sich auf der zur Epiphyse zeigenden Grenzfläche der Epiphysenfuge neue Knorpelzellen. Diese werden auf der zur Diaphyse zeigenden Grenzfläche der Fuge durch Knochenzellen ersetzt. So bleibt die Dicke der Wachstumsfuge ziemlich konstant, während der knöcherne Anteil auf der Diaphysenseite wächst. Zu Beginn der Pubertät kommt es dann durch das Zusammenwirken von Wachstumshormonen mit den Androgenen der Nebennierenrinde (☞ 12.5.1 – 12.5.4) und später den Sexualhormonen Östrogen und Testosteron aus Eierstock und Hoden zum pubertären Wachstumsschub. Am Ende der Pubertät werden durch die Sexualhormone und das Absinken des Wachstumshormonspiegels die epiphysären Knorpelzellen zunehmend inaktiv. Schließlich hören sie auf, sich zu teilen, und die knorpelige Wachstumsfuge wird knöchern durchbaut. Zurück bleibt die **Epiphysenlinie,** und das Längenwachstum des entsprechenden Knochens ist unwiderruflich beendet (☞ Abb. 6.1).

Röntgenologische Altersbestimmung

Bei Kindern, die im Vergleich zum Durchschnitt sehr groß oder sehr klein sind, besteht oft die Frage nach einer Behandlung des Hoch- oder Minderwuchses. Entscheidende diagnostische Hilfe ist die **röntgenologische Skelettalterbestimmung** (☞ Abb. 6.6).

Dabei wird an einem Röntgenbild der linken Hand festgestellt, wie weit die knöcherne Durchbauung schon vorangeschritten ist. Auftreten und Größe von Knochenkernen sowie Schluss der Epiphysenfugen folgen einem festen, genetisch vorbestimmten Muster, so dass durch Vergleich des Röntgenbildes mit Standardbildern das röntgenologische (Skelett-)Alter errechnet werden kann. Berücksichtigt man dazu die aktuelle Körpergröße, lässt sich die Endgröße recht genau vorherbestimmen und eine Therapieentscheidung leichter treffen.

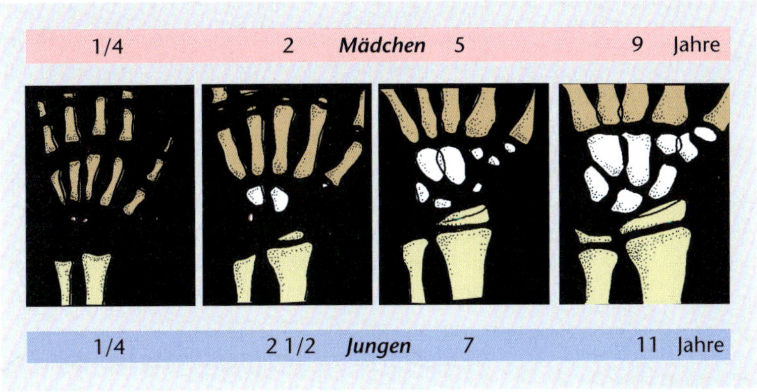

Abb. 6.6: Röntgenologische Skelettalterbestimmung mithilfe der Handwurzelknochen. Angegeben sind Durchschnittswerte für Jungen und Mädchen. Die Knochenentwicklung verläuft bei Mädchen schneller als bei Jungen. [B116]

6.1.6 Übersicht über den Mineralhaushalt des Knochens

Der ständige Auf- und Abbau von Knochengewebe muss auch nach dem Abschluss des Knochenwachstums fein reguliert werden, damit es nicht zu Funktionsstörungen kommt. Für ein gesundes Knochengewebe sind vor allem folgende Substanzen verantwortlich:

- Als Grundvoraussetzung muss die Nahrung ständig ausreichend **Kalzium** und **Phosphate** enthalten – diese Substanzen verleihen der Knochenmatrix Festigkeit. Ein Zuwenig an Kalzium in der Nahrung begünstigt die Osteoporose. Insbesondere Milch und Milchprodukte enthalten reichlich Kalzium. Vor allem in Schwangerschaft, Stillperiode und im Alter sollte auf eine ausreichende Kalzium-Zufuhr geachtet werden (☞ 19.8.1). Ein Mangel an Phosphat dagegen existiert fast nur bei Alkoholikern
- **Vitamin-D-Hormon** *(D- beziehungsweise D_3-Hormon, Kalzitriol)* entsteht aus Vitamin D, das unter UV-Bestrahlung in der Haut gebildet und mit der Nahrung zugeführt wird (☞ Abb. 12.18). Der Körper braucht das Vitamin-D-Hormon unter anderem für die Resorption von Kalzium aus dem Verdauungstrakt. Vitamin-D-Mangel kann beim Kind zu einem schweren Krankheitsbild, der *Rachitis* (☞ 12.4.3), führen
- Die Regulation des Kalziumhaushaltes übernehmen die Hormone **Parathormon** und **Kalzitonin** unter Mitwirkung des Vitamin-D-Hormons (genaue Wirkungsweisen ☞ 12.4.3)
- Auch die Sexualhormone Östrogen und Testosteron unterstützen beim Erwachsenen den Knochenerhalt (☞ 21.1.3 und 21.2.7)
- Schließlich sind auch die **Vitamine A, B_{12}** und **C** (☞ 19.7) für die Regulation der Osteoblasten- und Osteoklastentätigkeit und die Aufrechterhaltung der Knochenmatrix von Bedeutung.

Fällt eines der genannten Hormone aus oder wird es – z. B. von einem Tumor – im Übermaß produziert, so kommt es fast immer zu Störungen des Knochenstoffwechsels. Folge können z. B. *pathologische Frakturen* (☞ 6.1.8) sein.

6.1.7 Sehnen und Bänder

Die Knochen sind die passiven Elemente des Bewegungssystems, an denen die Muskeln als aktive Komponenten Arbeit verrichten. Hierzu sind die Muskeln über bindegewebige, derbe **Sehnen** (*Tendines*, Einzahl: *Tendo*) an die Knochen angeheftet. An vielen Körperstellen sind auch Knochen untereinander zum Zweck einer besseren Stabilität direkt durch sehnenähnliche derbe Bindegewebszüge verknüpft – diese Bindegewebszüge heißen **Bänder** (*Ligamenta*, Einzahl: *Ligamentum*).

Die Anhaftungsstellen von Sehnen und Bändern an der Knochenoberfläche müssen hohen mechanischen Belastungen standhalten. An solchen **Knochenanhaftungsstellen** bildet der Knochen speziell ausgeformte *Oberflächenstrukturen*. Beispiele sind:

- Knochenleisten (**Crista,** z. B. die Crista iliaca des Hüftknochens ☞ Abb. 7.60).
- Knochenvorsprünge (**Kondylus** bzw. **Epikondylus,** z. B. beim Oberarmknochen ☞ Abb. 7.49).
- Aufrauungen zum Ansatz von Bändern oder Sehnen (**Tuberositas** ☞ z. B. Abb. 7.84).
- Schmale spitze Ausläufer (Dornfortsätze der Wirbelkörper ☞ z. B. Abb. 7.25).

6.1.8 Frakturen

Als Fraktur bezeichnet man einen Bruch des Knochens *(Knochenbruch)*. Um sie richtig zu behandeln, müssen folgende Fragen geklärt werden:

- Ist der Bruch *komplett* oder *unvollständig?* Im letzteren Fall ist der Knochen nur angebrochen (☞ Abb. 6.7)
- Sind die Bruchstücke in der ursprünglichen Position oder verschoben *(disloziert)*?
- Ist die Fraktur *offen*, besteht also eine Hautverletzung im Frakturbereich, oder liegt ein Bruch bei unverletzter Haut vor (*geschlossene Fraktur*, ☞ Abb. 6.8)?
- Ist die Fraktur *traumatisch* oder *pathologisch* bedingt? Im ersten Fall sind starke äußere Kräfte wie z. B. ein Sport- oder Autounfall oder eine Schlägerei die Ursache, im letzteren ein durch Knochentumor, Osteoporose, Osteomyelitis oder eine hormonelle Störung brüchig gewordener Knochen. Pathologische Frakturen sind also Folge vorbestehender Erkrankungen.

Frakturzeichen

Nur wenige Symptome sind beweisend für eine Fraktur. Sie werden **sichere Frakturzeichen** genannt:

- Fehlstellung durch Frakturverschiebung
- Abnorme Beweglichkeit
- Fühl- oder hörbares Knochenreiben *(Krepitation)*
- Offene Fraktur.

Viel häufiger sind die **unsicheren Frakturzeichen** wie Schmerzen, Schwellungen, Hämatome oder Beweglichkeitsstörungen. Zum Ausschluss oder Beweis einer Fraktur sowie zur Therapieplanung wird daher stets eine Röntgenaufnahme angefertigt.

Therapieprinzipien bei Frakturen

Um eine rasche Remobilisation des Patienten bei bestmöglicher Funktion der betroffenen Körperteile zu erzielen, basiert die Frakturbehandlung auf den drei Säulen Reposition, Retention und Rehabilitation.

Bei der **Reposition** wird die Fraktur eingerichtet, d. h. die Knochenstücke werden wieder in die anatomisch korrekte Lage gebracht. Dies ist v. a. bei Gelenkbeteiligung wichtig, da sonst eine posttraumatische Arthrose droht.

Die **Retention** (hier *Ruhigstellung*) der Fraktur bis zur Verheilung wird je nach Lokalisation,

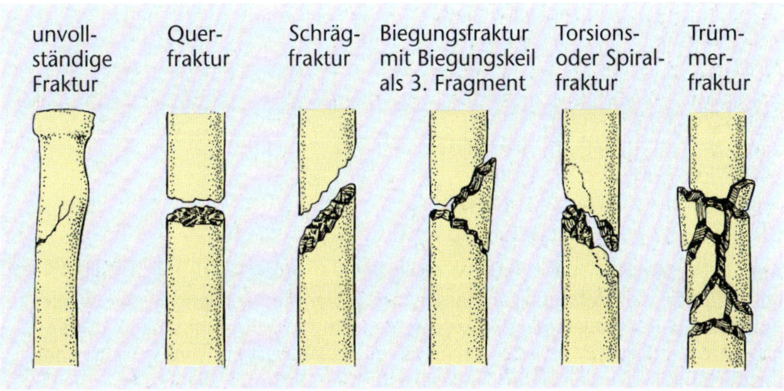

Abb. 6.7: Verschiedene Frakturformen. [A300-190]

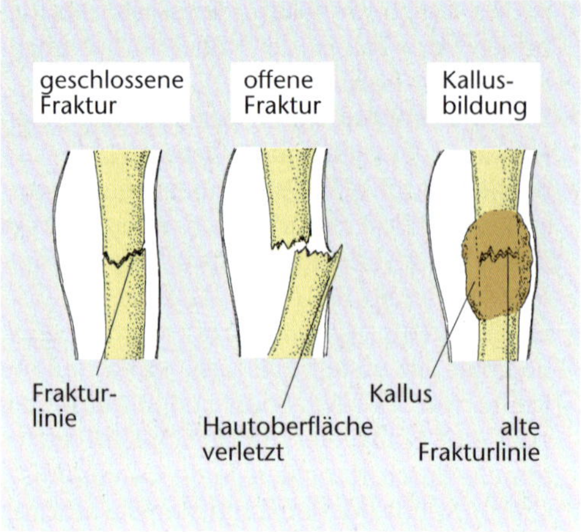

Abb. 6.8: Geschlossene und offene Fraktur; Kallusbildung bei sekundärer Frakturheilung.

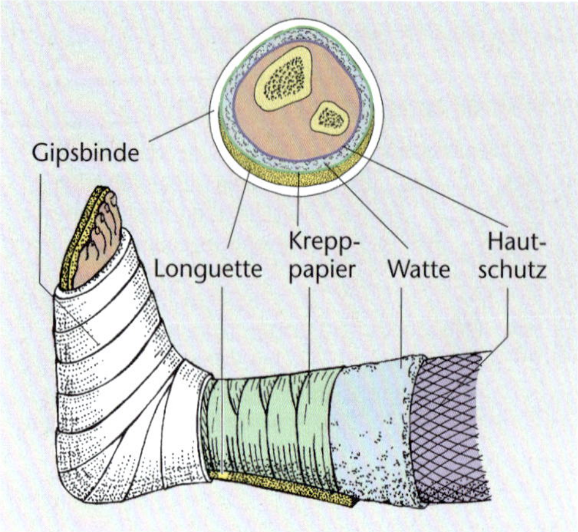

Abb. 6.9: Aufbau eines Gipsverbandes. [A300-190]

Schwere und Art der Fraktur konservativ oder operativ durchgeführt. Das bekannteste Verfahren der konservativen Retention ist die Ruhigstellung in **Gipsverband** oder **Gipsschale.** Zunächst wird kontrolliert, ob sich die Knochenteile in der richtigen Lage zueinander befinden, erst dann darf der Gipsverband angelegt werden (Aufbau ☞ Abb. 6.9). Danach wird mit einer Röntgenaufnahme sichergestellt, dass sich die Fraktur beim Anlegen des Gipsverbandes nicht verschoben hat. Die zweite Möglichkeit der konservativen Frakturretention ist die **Extension** *(Streckbehandlung).* Dabei wird ein spezieller Draht oder Nagel frakturfern durch einen Knochen gebohrt und ein Extensionsbügel angebracht. An diesem werden über einen Seilzug Gewichte angehängt, die Zug ausüben und so verhindern, dass sich Knochenteile eines gebrochenen Knochens ineinanderschieben (☞ Abb. 6.11). Bei der *operativen Retention* **(Osteosynthese,** ☞ Abb. 6.10) werden die Frakturteile mit Schrauben, Nägeln, Metallplatten oder Drähten zusammengefügt. Vorteile dieser Methode sind die hohe Stabilität und die schnellere Mobilisation. Ausgeprägte Frakturdefekte können auch eine **Knochentransplantation** erforderlich machen. Hierzu entnimmt man z.B. Knochenspäne aus dem Beckenkamm des Betroffenen und unterfüttert den Defekt.

Die **Rehabilitation** des Patienten beginnt bereits sehr früh, etwa wenn der Physiotherapeut mit dem Patienten die nicht fixierten Gelenke bewegt oder die Pflegenden den Patienten zu weitestmöglicher Selbständigkeit anleiten.

Wie lange es dauert, bis der verletzte Knochen wieder voll belastbar ist, hängt von vielen Faktoren ab: Knochenbrüche bei Kindern heilen z.B. doppelt so schnell wie diejenigen älterer Menschen, und Frakturen der unteren Extremität brauchen im Durchschnitt wesentlich länger als Frakturen der oberen Extremität, bis die Belastbarkeit wieder hergestellt ist.

Primäre und sekundäre Frakturheilung

Ziel jeder Frakturbehandlung ist es, dass der Knochen über den Frakturspalt hinweg wieder stabil durchbaut wird, das heißt, neue Knochenbälkchen bildet, die den Frakturspalt überbrücken und ggf. auffüllen. Werden die Knochenbruchstücke durch Osteosynthese unter Druck genau passend aufeinander gepresst, so erfolgt der Durchbau direkt **(primäre Frakturheilung).** Diese schnellste Form der Frakturheilung funktioniert jedoch nur, wenn die Fraktur absolut ruhiggestellt und gut durchblutet ist.

Oft jedoch sind diese Voraussetzungen nicht erfüllt. Dann entsteht zunächst über Entzündungsprozesse ein knorpelartiger *Reizkallus,* der die Bruchstelle nach und nach verlötet und sich sekundär über viele Monate wie bei der chondralen Ossifikation (☞ 6.1.4) in Knochen umwandelt **(sekundäre Frakturheilung).**

Aufgaben des Pflegepersonals bei der Frakturbehandlung

Bei der Frakturbehandlung im Krankenhaus fällt den Pflegenden eine wichtige Rolle zu. Unabhängig von der genauen Therapieform überwachen sie die Ruhigstellung des betroffenen Körperteils zur Erhaltung der anatomisch korrekten Stellung der Bruchenden. Gleichzeitig muss der übrige Bewegungsapparat des Patienten durch gezielte Krankengymnastik beweglich bleiben. Bewegung regt den Kreislauf an und verschafft dem Patienten das Gefühl, nicht ganz „gefesselt" zu sein. Wunden werden sorgfältig und *steril* gepflegt, da sie eine mögliche Eintrittspforte für Krankheitserreger darstellen. Jede Immobilisation des Patienten erfordert eine Thromboseprophylaxe mit Heparin (☞ 13.5.8).

Beschwerden unter Gipsverband

Besonderes Augenmerk gilt Beschwerden des Patienten wie beispielsweise neu auftretenden Schmerzen unter einem Gipsverband – oft sind sie Warnhinweise auf einen zu eng sitzenden Gipsverband, eine posttraumatische Osteomyelitis oder andere Wundheilungsstörungen. In solchen Fällen müssen der Gips entfernt und die Ursache geklärt werden. Die Pflegenden überprüfen daher regelmäßig Durchblutung (Hauttemperatur, Farbe, Pulse) und Empfindungsvermögen distal einer Fraktur, um eventuelle Risiken oder Folgeschäden rechtzeitig zu erkennen.

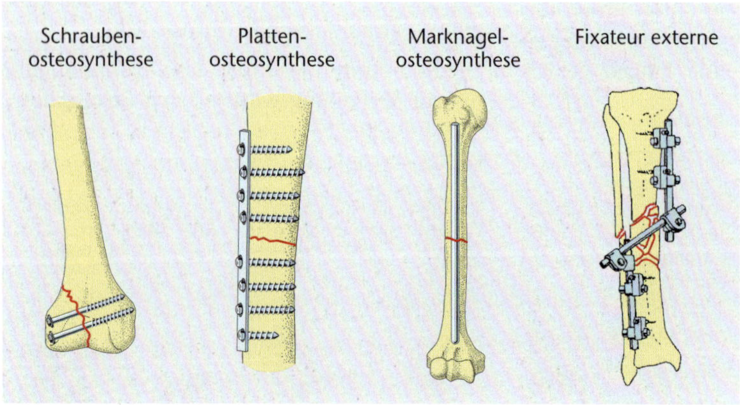

Abb. 6.10: Verschiedene Osteosyntheseverfahren. Durch Schrauben, eventuell unterstützt durch Metallplatten, lassen sich getrennte Knochenteile aneinander fixieren. Die Marknagelosteosynthese eignet sich für Brüche an langen Röhrenknochen. Der Fixateur externe, ein äußeres Festhaltesystem, wird vor allem bei infizierten Wundverhältnissen eingesetzt. [A400-190]

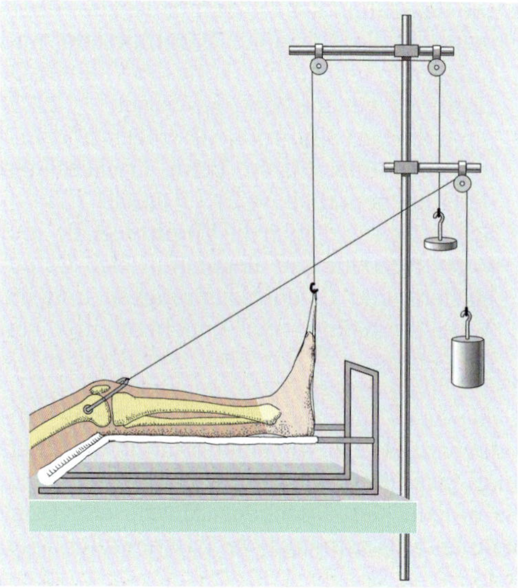

Abb. 6.11: Extensionsverbände in Längsrichtung des Oberschenkels sollen z. B. bei Knochenbrüchen des Oberschenkels ein Ineinanderschieben der Knochenfragmente verhindern.

6.2 Die Gelenke

6.2.1 Überblick

Körperbewegung ist nur an den bindegewebigen Verbindungsstellen zwischen den Knochen möglich – den **Gelenken.** In ihnen stehen sich zwei weißliche, spiegelglatte Gelenkflächen gegenüber. Diese Grenzfläche zwischen zwei Knochen wird durch den der Epiphyse aufgelagerten *Gelenkknorpel* gebildet.

Einteilung nach der Beweglichkeit

Nicht alle Gelenke sind gleich stark beweglich: Manche erlauben die Bewegung in mehreren Ebenen, andere nur in einer Ebene; einige Gelenke erlauben gar keine Bewegung.

Gelenke mit einer Gelenkhöhle nennt man **Diarthrosen** oder *freie Gelenke.* Die meisten Gelenke gehören zu dieser Gruppe. Sehr straffe Gelenke mit geringer Beweglichkeit heißen **Amphiarthrosen** *(straffe Gelenke).* Zu ihnen gehört das Iliosakralgelenk *(Sakroiliakalgelenk)* zwischen Darm- und Kreuzbein (☞ Abb. 7.61).

Synarthrosen *(Fuge, Haft)* sind unbewegliche Knochengelenke, die, ohne einen Gelenkspalt zu bilden, mit Knorpel- oder straffem Bindegewebe ausgefüllt sind. Sie sollen Knochen möglichst unverrückbar zusammenzuhalten.

Die Synarthrosen werden weiter unterteilt in:
- *Syndesmosen.* Als solche werden z. B. die Schädelknochenverbindungen bezeichnet (☞ Abb. 7.5), die aus festen, sich verzahnenden, bindegewebig überbrückten Nähten bestehen
- *Synchondrosen.* Es besteht hierbei eine knorpelige Verbindung, z. B. an der Symphyse (Schambeinfuge ☞ 7.7.1) oder zwischen Rippen und Sternum
- *Synostosen.* Sie entstehen, wenn das ursprünglich faserige Bindegewebe zwischen zwei Knochen im Laufe der Entwicklung durch Knochen ersetzt wird, etwa bei der Verknöcherung des Kreuzbeins aus fünf Wirbelsegmenten (☞ Abb. 7.26).

Der Preis der Mobilität

Ist die Gelenkverbindung nur lose, so ist die Beweglichkeit *(Mobilität)* größer, allerdings steigt damit auch die Gefahr von *Gelenkauskugelungen* (**Luxationen** oder *Dislokationen* ☞ 6.2.5). Sehr beweglich ist z. B. das Schultergelenk – die *Schultergelenksluxation* ist die häufigste Luxation überhaupt.

6.2.2 Gelenkkapseln und Bänder

Um Luxationen zu verhindern, sind die meisten Diarthrosen von einer straffen **Gelenkkapsel** umhüllt. Die Gelenkkapsel setzt sich aus zwei Schichten zusammen: Außen liegt die *Membrana fibrosa,* die aus kollagenem Fasermaterial besteht und durch ihren festen Halt vor Verrenkungen schützt. Innen liegt die *Membrana synovialis* **(Synovialmembran);** sie enthält elastische Fasern, Gefäße sowie Nerven und sondert die Synovialflüssigkeit ab („Gelenkschmiere").

In die Gelenkkapseln sind oft die bereits erwähnten Bänder eingeflochten, derbe Verstärkungsstränge, die die Epiphysen der beiden gegenüberstehenden Knochen direkt verbinden und dem Gelenk in ungünstigen Belastungssituationen Stabilität geben. Diese Verstärkungszüge schützen so z. B. als Innen- und Außenband des oberen Sprunggelenks vor dem „Umknicken" des Fußes.

Bei kleinen Gelenken ist die Gelenkkapsel oft gar nicht als solche erkennbar, weil sie mit den die beiden Knochen verbindenden Bandstrukturen zu einer Art Faserschlauch verflochten ist.

Kontrakturenprophylaxe
Werden Gelenke längere Zeit unzureichend oder gar nicht bewegt (etwa bei Ruhigstellung, schmerzbedingter Schonhaltung oder lähmungsbedingtem Muskelungleichgewicht), kann es zur dauerhaften Verkürzung von Muskeln, Sehnen und Bändern mit der Folge einer bleibenden Gelenkversteifung kommen **(Kontraktur).** Pflege hat bei gefährdeten Patienten also nicht nur das bequeme Liegen des Patienten zum Ziel, sondern auch die **Kontrakturenprophylaxe.** Diese fußt v. a. auf der korrekten Lagerung und Umlagerung des Patienten sowie regelmäßigen Bewegungsübungen oder passivem Durchbewegen gefährdeter Gelenke.

6.2.3 Aufbau der Diarthrosen

Die freie Beweglichkeit in den Diarthrosen wird durch drei Grundstrukturen ermöglicht:
- Die **Gelenkflächen,** die glatten, von hyalinem Knorpel überzogenen Epiphysenaußenflächen
- Die **Gelenkkapsel,** also die straffe Umhüllung des Gelenkraums
- Die **Gelenkhöhle** *(Cavitas articularis),* die von *Gelenkflüssigkeit* (**Synovia**, „Gelenkschmiere") ausgefüllt wird. Als **Gelenkspalt** wird der zwischen den gelenkbildenden Knochenflächen befindliche Teil der Gelenkhöhle bezeichnet.

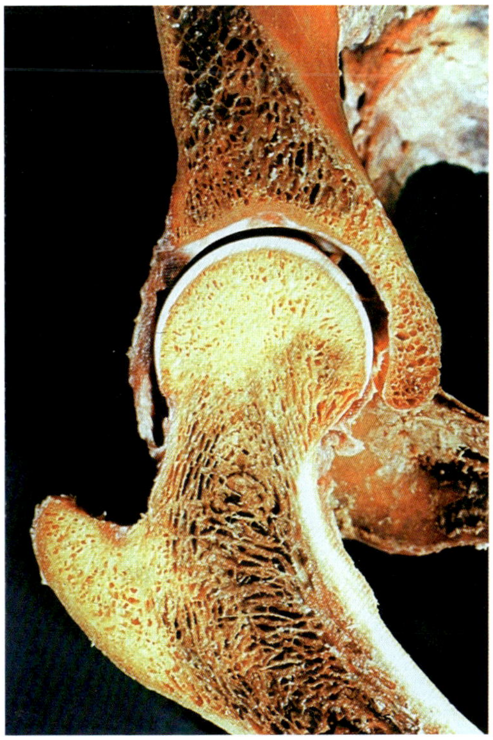

Abb. 6.12: Frontalschnitt durch das Hüftgelenk; anatomisches Präparat. [C156]

Die Nomenklatur ist hier aber nicht einheitlich. Manche Autoren benutzen „Gelenkhöhle" und „Gelenkspalt" auch synonym.

Die Synovia ist eine klare, fadenziehende, eiweiß- und muzinhaltige (muzin = Schleim) Flüssigkeit. Sie schmiert wie ein Getriebeöl die Gelenkflächen und ernährt zudem den gefäßlosen Knorpel.

Schleimbeutel

Um Gewebeschäden durch Reibungskräfte bei Körperbewegungen zu verhindern, sind an vielen Stellen in der Nähe oder am Rand der Gelenkhöhle dünnwandige, von Synovialmembran ausgekleidete Säcke ausgebildet, die **Bursae synoviales** (*Schleimbeutel* ☞ z. B. Abb. 7.74). Sie enthalten ebenfalls schleimiges Sekret, liegen an druckbelasteten Stellen, verteilen den Druck gleichmäßiger, erleichtern das Aufeinandergleiten der beteiligten Strukturen und dienen als Puffer bei Bewegungen.

Eine Entzündung dieser Schleimbeutel nennt man **Bursitis.**

Menisken

In manchen Gelenkhöhlen liegt ein scheiben- und ringförmiger Zwischenknorpel **(Diskus).** Klinisch bedeutsam sind vor allem diejenigen des Knies, die **Menisken** (☞ Abb. 7.79). Disken und Menisken schonen den Gelenkknorpel, indem sie den Druck gleichmäßiger verteilen und Krümmungsungleichheiten (Inkongruenzen) zwischen den Gelenkflächen ausgleichen.

6.2.4 Gelenkformen

Es leuchtet ein, dass ein Kugelgelenk wie z. B. das Hüftgelenk (☞ Abb. 6.12, 6.13) wesentlich mehr Bewegungsmöglichkeiten – man spricht von **Freiheitsgraden** – besitzt als ein Scharniergelenk etwa zwischen zwei Fingergliedern. Die Beweglichkeit des Gelenks wird dabei entscheidend von der Gestalt der gegenüberstehenden Gelenkflächen (mit-)bestimmt. Insgesamt gibt es sechs verschiedene Grundformen (☞ Abb 6.14):

Das Gleitgelenk

Die Gelenkflächen der Knochen, die ein **Gleitgelenk** bilden, sind im Allgemeinen flach. Diese Verbindungen erlauben in geringem Maße eine Gleitbewegung nach vorne und hinten oder von Seite zu Seite, ohne dass Beuge- oder Rotationsbewegungen möglich sind. Solche Gleitgelenke befinden sich z. B. in der Hand- und Fußwurzel, auch die Zwischenwirbelgelenke sind Gleitgelenke.

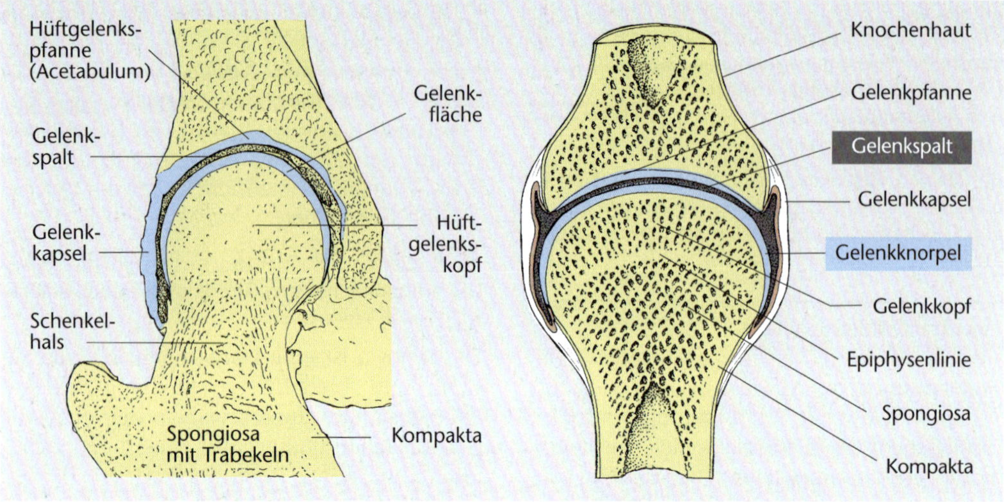

Abb. 6.13: Links: Frontalschnitt durch ein Hüftgelenk als Beispiel eines Kugelgelenks. Rechts: Aufbau einer Diarthrose am Beispiel eines Kugelgelenks.

Das Scharniergelenk

Wird eine nach außen gewölbte **(konvexe)** Gelenkfläche in Rollenform von einer nach innen gewölbten **(konkaven)** Gelenkfläche schalenförmig umgriffen, so sind Scharnierbewegungen möglich. Ähnlich wie das Öffnen oder Schließen einer Türe *eine* einzige Bewegung in zwei Richtungen ermöglicht, haben auch **Scharniergelenke** nur *einen* Freiheitsgrad:

- Bei der **Beugung** oder *Flexion* nimmt der Winkel zwischen den artikulierenden Knochen ab (wenn wir z. B. unseren Zeigefinger beugen)
- Bei der **Streckung** oder *Extension* vergrößert sich der Winkel (wenn wir z. B. den Finger wieder strecken).

Scharniergelenke finden sich zwischen allen Finger- und Zehengliedern.

Zapfen- und Radgelenke

Auch bei Zapfen- und Radgelenken steht eine *konvexe*, zylindrisch geformte Gelenkfläche einer *konkaven* gegenüber. Sie haben ebenfalls nur einen Freiheitsgrad:

- Beim **Zapfengelenk** dreht sich die konvexe Gelenkfläche innerhalb eines Bandes, das die konkave Gelenkfläche zum Ring ergänzt. Ein Beispiel hierfür ist das proximale Radioulnargelenk am Ellenbogen (☞ Abb. 7.49)
- Beim **Radgelenk** bewegt sich die konkave Gelenkfläche um die konvexe (z. B. das distale Radioulnargelenk ☞ Abb. 7.52).

Das Eigelenk

Beim **Eigelenk** (oder *Ellipsoidgelenk*) stehen *ellipsenförmige* konvexe und konkave Gelenkflächen einander gegenüber. Eigelenke erlauben sowohl die Beuge-Streck-Bewegung als auch die Seit-zu-Seit-Bewegung (Ab- bzw. Adduktion). Sie besitzen also *zwei* Freiheitsgrade. Das proximale Handgelenk zwischen Speiche und Elle (bzw. dem ihr vorgelagerten Diskus) einerseits und Handwurzelknochen andererseits ist ein solches Eigelenk. Das daumenseitige Abspreizen der Hand ist eine Radialabduktion, das kleinfingerseitige Abspreizen eine Ulnarabduktion.

Das Sattelgelenk

Beim **Sattelgelenk** hat eine Gelenkfläche die Form eines Sattels, während die andere der Form eines Reiters auf seinem Sattel ähnelt. Dieses Gelenk erlaubt die Seit-zu-Seit-Bewegung und die Vorwärts-Rückwärts-Bewegung, hat also *zwei* Freiheitsgrade. Beispiel ist das Daumenwurzelgelenk.

Das Kugelgelenk

Die meisten Bewegungsmöglichkeiten bietet ein **Kugelgelenk.** Hier sitzt eine kugelige Gelenkfläche, der **Gelenkkopf,** in einer kugelförmig ausgehöhlten **Gelenkpfanne.** Mit einem Kugelgelenk, z. B. dem Schulter- oder Hüftgelenk (☞ Abb. 6.13), sind Bewegungen in allen *drei* Freiheitsgraden möglich:

- Flexion und Extension
- Abduktion und Adduktion
- Innen- und Außenrotation.

6.2.5 Luxation und Distorsion

Als **Luxation** oder *Dislokation* bezeichnet man die vollständige *Auskugelung* eines Gelenks. Sie wird oft von einem Gelenkkapselriss begleitet. Eine unvollständige Luxation bezeichnet man als **Subluxation.**

Meist nehmen Patienten mit einer Luxation eine typische Schonhaltung ein und vermeiden wegen der Schmerzen jede Bewegung der betroffenen Extremität. Die Behandlung besteht in der schnellstmöglichen **Reposition** (hier: *Wiedereinrenkung*) des Gelenks durch Zug und Gegenzug. Gelingt dies nicht oder liegen Band- oder Knochenverletzungen vor, ist in der Regel eine Operation erforderlich.

Eine *Dehnung von Bändern*, auch *Bänderzerrung* genannt, heißt **Distorsion.** Eine häufige Distorsion ist beispielsweise die Zerrung der Außenbänder des Sprunggelenks durch Umknicken des Fußes nach innen (☞ Abb. 7.88).

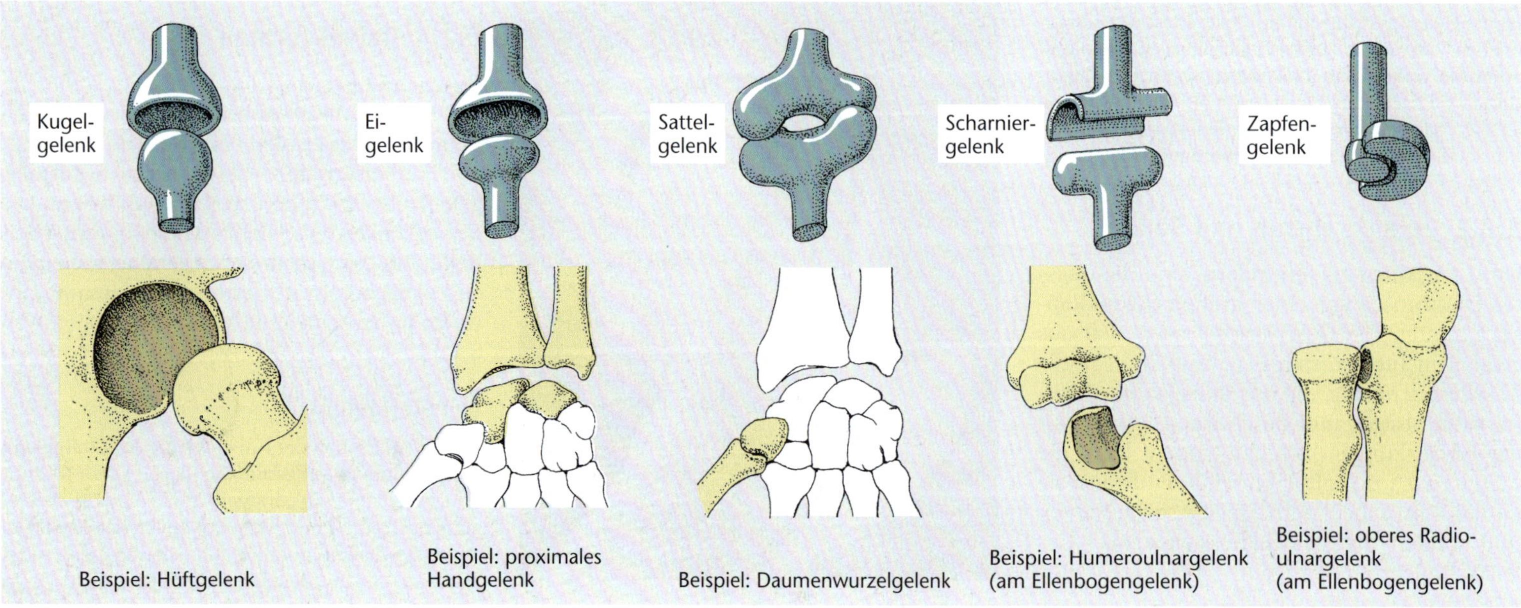

Abb. 6.14: Verschiedene Gelenkformen.

Der Übergang zwischen Dehnung und Zerreißen von Gelenkbandanteilen ist fließend, in der Praxis ist eine genaue Differenzierung kaum möglich. Für die Frage der Therapiebedürftigkeit ist jedoch das Kriterium einer übermäßigen *Aufklappbarkeit* des Gelenks sehr wichtig. Klassischerweise prüft man unter Zuhilfenahme eines Einstellungsgerätes durch eine „gehaltene" Röntgenaufnahme, ob die Gelenkkapsel noch ausreichend straff ist. Ist dies nicht der Fall und das Gelenk abnorm aufklappbar, so müssen das verletzte Gelenk und die geschädigten Bänder sorgfältig ruhiggestellt oder operativ behandelt werden.

6.3 Die Muskulatur

Es gibt drei Grundtypen von Muskelgewebe (☞ Abb. 6.15, 4.4):

- Die quergestreifte Muskulatur (☞ 6.3.1–6.3.8)
- Das Herzmuskelgewebe (☞ 6.3.9)
- Die glatte Muskulatur (☞ 6.3.10).

6.3.1 Einführung

Die aktive Bewegung des Körpers kommt durch den Wechsel zwischen Kontraktion und Erschlaffung der **quergestreiften Muskulatur (Skelettmuskulatur)** zustande (☞ 6.3.5). Die Skelettmuskulatur macht ca. 45 % der Körpermasse aus. Sie besteht aus hochspezialisierten Zellen (☞ 4.4.2), die vier Grundeigenschaften aufweisen:

- Sie sind *erregbar*, das heißt sie können auf Nervenreize reagieren
- Sie sind *kontraktil*, das heißt sie können sich verkürzen
- Sie sind *dehnbar*, das heißt sie lassen sich auseinander ziehen
- Sie sind *elastisch*, das heißt sie kehren nach Dehnung oder Kontraktion in ihre ursprüngliche Ruhelage zurück.

Durch seine Fähigkeit zur **Kontraktion** (zum Zusammenziehen) kann der Skelettmuskel gleich mehrere Aufgaben erfüllen:

- Die **aktive Bewegung des Körpers.** Sie ist sichtbar beim Laufen oder Rennen und bei lokalisierten Bewegungen wie z. B. dem Ergreifen eines Bleistifts
- Die **aufrechte Körperhaltung.** Die Skelettmuskulatur ermöglicht den aufrechten Gang. Infolge einer kontinuierlichen Stimulation von Muskelzellen durch das zentrale Nervensystem wird der Körper in sitzender oder stehender Position gehalten, ohne dass wir bewusst darauf achten
- **Wärmeproduktion.** Bereits in Ruhe entfallen ca. 20–25 % des Energieumsatzes auf die Skelettmuskulatur. Von der Energie, die zur Muskelarbeit eingesetzt wird, können nur 45 % für die Kontraktion selbst verwendet werden. Als „Abfallprodukt" entsteht Körperwärme. Bei Unterkühlung oder ansteigendem Fieber *(Schüttelfrost)* wird die Muskulatur jedoch *ausschließlich* zur Wärmeproduktion kontrahiert *(Kältezittern)* und so bis zu 85 % der Körperwärme erzeugt.

Muskulatur von Mann und Frau

Männer haben wesentlich mehr (Skelett-) Muskelgewebe als Frauen: durchschnittlich 30 kg gegenüber etwa 24 kg bei der Frau. Ursächlich hierfür ist vor allem das Sexualhormon *Testosteron* (☞ 21.1.3), das stark muskelaufbauend *(anabol)* wirkt. Noch stärker weicht die maximale muskuläre Kraftentwicklung voneinander ab – Frauen vermögen durchschnittlich nur 65 % der Kraft des „Durchschnittsmannes" zu entwickeln.

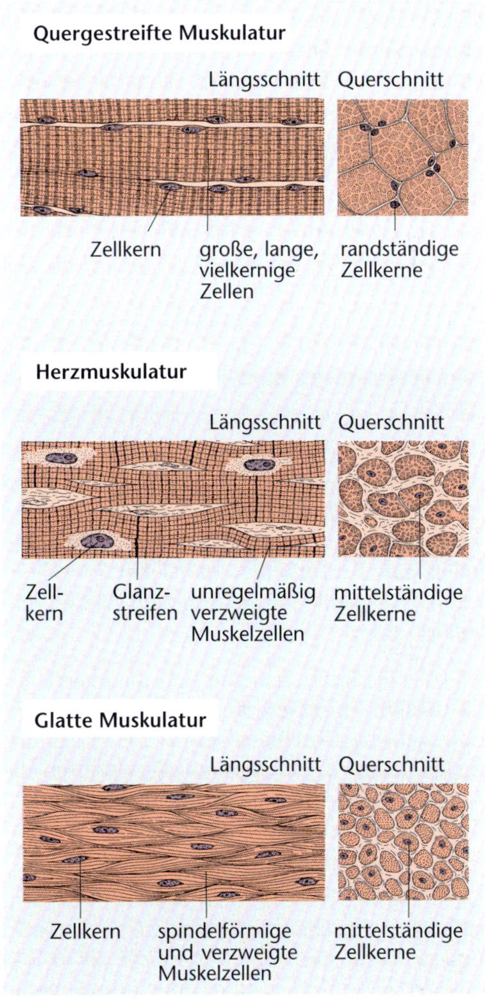

Abb. 6.15: Verschiedene Muskelgewebe im Längs- und Querschnitt.

6.3.2 Die Mechanik des Skelettmuskelgewebes

Ansatz und Ursprung eines Skelettmuskels

Muskelkontraktionen erzeugen Bewegung durch die Ausübung von Zug auf die Sehnen, die wiederum Zugkräfte auf die Knochen übertragen, an denen sie angeheftet sind.

Als **Ursprung** eines Muskels ist in der Regel der *kranial* (kopfwärts), bei Armen und Beinen der *proximal* (rumpfwärts) befestigte Teil definiert, als **Ansatz** die *kaudal* bzw. *distal* davon liegende Befestigung. Die zwischen den Sehnen bzw. zwischen Ansatz und Ursprung liegende fleischige Portion des Muskels wird **Muskelbauch** (lateinisch *Venter*) genannt.

Agonist und Antagonist

Zur flüssigen Ausführung der meisten Bewegungen ist das Zusammenspiel gegensätzlich wirkender Muskeln erforderlich. Ein **Agonist** *(Spieler)* führt eine bestimmte Bewegung aus, sein **Antagonist** *(Gegenspieler)* ist für die entgegengesetzte Bewegung verantwortlich. Je nach beabsichtigter Bewegungsrichtung wirkt ein und derselbe Muskel entweder als Agonist oder als Antagonist.

Dies soll am Beispiel des Ellenbogens erklärt werden (☞ Abb. 6.16):

Soll der Unterarm gebeugt werden, muss sich der M. biceps brachii *(Bizeps, zweiköpfiger Armmuskel)* zusammenziehen, er ist Agonist. Während er sich kontrahiert, muss sich sein Gegenspieler, der M. triceps brachii *(Trizeps, dreiköpfiger Armmuskel)*, entspannen. Er ist Antagonist.

Soll das Ellenbogengelenk nun gestreckt werden, ist der M. triceps brachii der Agonist, wäh-

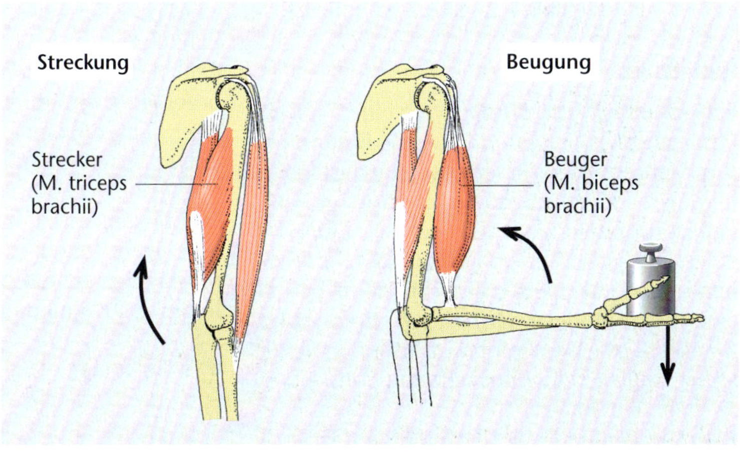

Abb. 6.16: Die Beziehung zwischen Agonist und Antagonist am Beispiel des Zusammenspiels von Beuger (M. biceps brachii) und Strecker (M. triceps brachii) am Ellenbogengelenk. Vergleiche hierzu auch Abb. 7.49.

rend der M. biceps brachii die Aufgabe des (sich entspannenden) Antagonisten übernimmt.

Kontrahieren sich Agonist und Antagonist gleichzeitig mit gleicher Kraft, so entsteht keine Bewegung, sondern eine *isometrische Kontraktion* (☞ 6.3.7).

Muskeln, die sich gegenseitig in ihrer Arbeit unterstützen, heißen **Synergisten.** So beugt der M. brachialis (*Armbeuger* ☞ Abb. 8.47) das Ellenbogengelenk ebenso wie der M. biceps brachii und der M. brachioradialis *(Oberarmspeichenmuskel).*

6.3.3 Die Namensgebung der Skelettmuskeln

Die meisten der über 400 Skelettmuskeln werden nach einem oder mehreren der folgenden Kriterien benannt:

- Dem **Faserverlauf.** Beispiele: Die Fasern des M. *transversus* abdominis verlaufen rechtwinklig (quer = transvers) zur Körpermittellinie. Die Fasern des M. *obliquus* externus abdominis liegen diagonal (schräg = obliquus) zur Mittellinie
- Der **Lage** des Muskels. Der M. temporalis liegt nahe dem Os temporale (Schläfenbein). Der M. tibialis anterior verläuft am vorderen Anteil der Tibia (Schienbein)
- Der **Größe** bzw. **Länge** des Muskels. *Maximus* bedeutet der größte, *minimus* der kleinste, *longus* der lange und *brevis* der kurze. Beispiele hierfür sind der M. gluteus *maximus*, M. gluteus *minimus*, M. peroneus (fibularis) *longus* und M. peroneus (fibularis) *brevis*
- Der **Zahl der Ursprünge.** Der M. *bi*ceps brachii besitzt *zwei*, der M. *tri*ceps brachii *drei* und der M. *quadri*ceps femoris *vier* Ursprünge
- Die **Muskelform,** z. B. beim M. *deltoideus* (bedeutet dreieckig), M. *trapezius* (bedeutet trapezförmig) oder M. *serratus* anterior (bedeutet sägezahnförmig)
- Der **Lokalisation von Ursprung** (bzw. Ursprüngen) **und Ansatz,** z. B. entspringen der M. obturatorius externus und internus an der Membrana obturatoria.

6.3.4 Der Aufbau des Skelettmuskelgewebes

Der elementare Baustein des Skelettmuskelgewebes ist die **quergestreifte Muskelfaser.** Sie ist eine riesige vielkernige Zelle, die bis zu 15 cm lang und ca. 0,1 mm dick werden kann und daher oft mit dem bloßen Auge zu erkennen ist.

Hüllstrukturen

Jede einzelne Muskelfaser ist von einem feinen Bindegewebsmantel umhüllt, dem **Endomysium.** Mehrere Muskelfasern sind durch stärkere Bindegewebssepten, das **Perimysium,** zu **Muskelfaserbündeln** zusammengefasst, und jeder einzelne anatomisch benannte Muskel (bestehend aus vielen Muskelfaserbündeln) besitzt eine äußere Bindegewebshülle, das **Epimysium** (☞ Abb. 6.18). Das Epimysium mit der weiter außen aufliegenden **Muskelfaszie** *(Muskelhülle)* hält den Muskel in seiner anatomischen Form; zusammen mit Ausläufern von Perimysien und Endomysien setzt sich die Muskelfaszie am Muskelende als *Sehne* (☞ 6.1.7) aus zugfestem kollagenem Bindegewebe fort, die dann in der Regel an einem Knochen ansetzt.

Nerven- und Blutversorgung

Der Skelettmuskel ist reich mit Nerven und Blutgefäßen versorgt. Im Allgemeinen begleiten eine Arterie und ein oder zwei Venen jeden Nerven, der durch das Bindegewebe in den Muskel eindringt; dort zweigen sich die zuführenden Gefäße in ein Kapillarnetz auf, das im Endomysium verlaufend jede einzelne Muskelfaser umspinnt. Die rote Farbe verdankt der Muskel seinem Blutreichtum, aber auch dem roten Farbstoff **Myoglobin,** der ähnlich dem *Hämoglobin* (☞ 13.2.2) als Sauerstoffträger fungiert und in Herz- und Skelettmuskel enthalten ist, vor allem in den unter Dauerbelastung stehenden Haltemuskeln. Die Nerven teilen sich wie die Gefäße auf, nähern sich der Muskelfaserwand und treten über eine weit verzweigte Synapse, die *motorische Endplatte,* in Kontakt mit der Zellmembran der Muskelfaser, dem **Sarkolemm** (☞ Abb. 6.18–6.20).

Histologischer Aufbau der Muskelfasern

Jede Muskelfaser enthält als Hauptbestandteil fadenförmige Strukturen, die **Myofibrillen,** die die Faser parallel in Längsrichtung durchziehen und zur Kontraktion befähigt sind. Wichtige Bestandteile der Myofibrillen wiederum sind lange Ketten von zwei sich zum Teil überlappenden Strukturen, den dünnen und den dicken **Myofilamenten.** Diese erscheinen im mikroskopischen Bild als helle und dunkle Streifen und geben der quergestreiften Muskulatur ihren Namen. Diese Streifen bilden, auf die Gesamtlänge der Muskelfaser bezogen, viele aneinander gereihte funktionelle Untereinheiten, die **Sarkomere** (☞ Abb. 6.21). Ihre Begrenzungen sind mikroskopisch als feine querverlaufende Linien – so genannte **Z-Streifen** – erkennbar. Jede Myofibrille ist von feinen Röhrchensystemen umschlossen. Die Röhrchen verlaufen überwiegend längs und stehen mit quer dazu angeordneten **Terminalzisternen** in Verbindung, so dass ein netzförmiges Bild entsteht (☞ Abb. 6.20). Es handelt sich um eine Spezialform des glatten endoplasmatischen Retikulums (☞ 3.3.3), das als Kalziumspeicher dient und als **sarkoplasmatisches Retikulum** bezeichnet wird. Im Zytoplasma jeder Muskelfaser, **Sarkoplasma** genannt, befinden sich neben den Myofibrillen und vielen Zellkernen auch zahlreiche *Mitochondrien.* Ihre Zahl steht in direktem Verhältnis zum Energiebedarf des jeweiligen Muskels. Das Sarkoplasma jeder Muskelfaser ist umschlossen von dem **Sarkolemm,** der Zellmembran der Muskelfaser.

Das Sarkomer

Definitionsgemäß ist das Sarkomer von den Z-Streifen begrenzt, an denen die Aktinfilamente mithilfe anderer Proteine verbunden und verankert sind (☞ Abb. 6.20 und 6.21). Jedes Sarkomer ist aus drei verschiedenen Myofilamenten aufgebaut:

- Das dicke **Myosinfilament** ist aus golfschlägerähnlichen Untereinheiten geformt. Die Kopfteile der „Golfschläger" ragen nach außen (☞ Abb. 6.21 und 6.22) und besitzen eine Bindungsstelle für den bei jeder Kontraktion benötigten „Energiespender" ATP
- Zwischen diese dicken Myosinfilamente ragen die dünnen **Aktinfilamente** hinein. Sie berühren sich in der Mitte jedoch nicht
- Durch das gesamte Sarkomer erstrecken sich die sehr langen **Titinfilamente.** Die Titin-Moleküle überspannen den Abstand zwischen Z-Streifen und Myosinfilamenten als *elastische* Federn und verlaufen dann gebunden an Myosin als *steife* Fäden bis zur Sarkomermitte. So stabilisieren sie einerseits das Sarkomer und sind andererseits mit verantwortlich für die elastische Rückstellkraft (und damit die reversible Dehnbarkeit) und Ruhespannung des Muskels.

6.3.5 Die Kontraktion des Skelettmuskels

Damit sich ein Skelettmuskel kontrahiert, muss er von einer **Nervenzelle** (*Neuron* ☞ 4.5.1) einen Reiz erhalten. Dieser besondere Typ von Nervenzelle heißt **Motoneuron** *(motorisches Neuron).* Das Motoneuron nähert sich – meist vom Rückenmark kommend – in Form seines Ausläufers *(Axon)* dem Sarkolemm, ohne dieses jedoch zu berühren. Die Erregungsübertragung vom Motoneuron zur Muskelfaser findet an einer speziellen Synapse (☞ 4.5.1) statt, der **motorischen Endplatte** (☞ Abb. 6.19 und 9.6). Dort befinden sich Sekretbläschen, *synaptische Vesikel* genannt, die einen Überträgerstoff, den **Neurotransmitter Azetylcholin** (☞ 9.2.3) enthalten.

Kommt eine Nervenerregung am Axonende an, dringen Kalziumionen aus der Umgebung der motorischen Endplatte in das Axon ein und verursachen die Ausschüttung von Azetylcholin in den *synaptischen Spalt,* den Zwischenraum zwischen Motoneuron und Sarkolemm (☞ Abb. 9.7).

Am Sarkolemm vereinigen sich die Azetylcholinmoleküle mit Rezeptoren. Dadurch verändert sich die Durchlässigkeit des Sarkolemms für Natrium- und Kaliumionen, wodurch die Erregung des Motoneurons auf die Myofibrillen der Skelettmuskelfaser weitergeleitet wird (Details zur Funktion von Synapsen ☞ 9.21).

Die Erregung bewirkt, dass Kalzium aus dem sarkoplasmatischen Retikulum freigesetzt wird und so dessen Konzentration im Zytosol (☞ 3.1) ansteigt. Dadurch gleiten die Aktinfilamente tiefer zwischen die Myosinfilamente (**elektromechanische Koppelung**) (☞ Abb. 6.21): Der

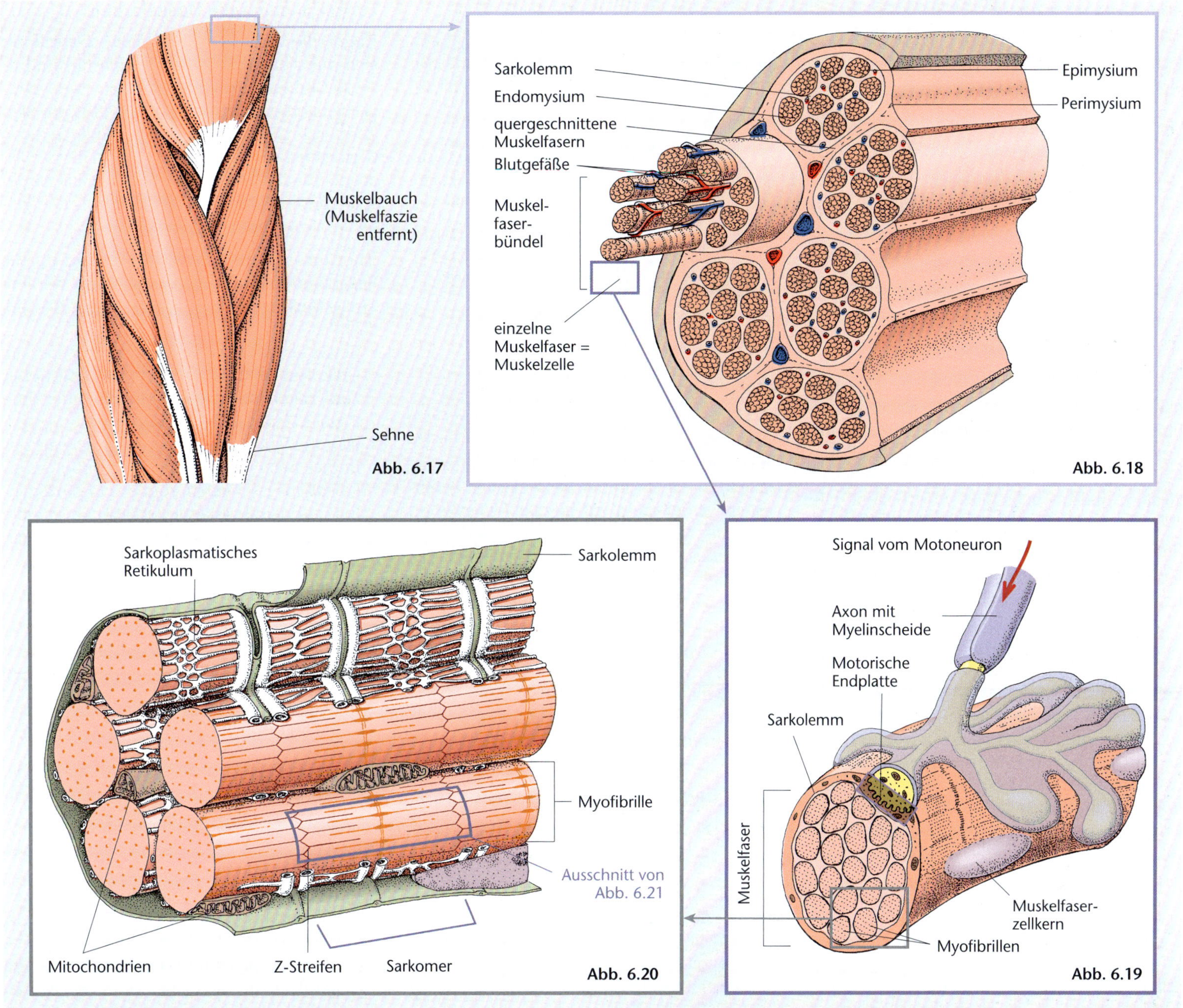

Abb. 6.17: Skelettmuskeln (am Beispiel des Unterarms).

Abb. 6.18: Ausschnitt aus einem Skelettmuskel.

Abb. 6.19: Innervation einer einzelnen Muskelfaser.

Abb. 6.20: Myofibrillen.

Kopfteil des Myosinfilaments verbindet sich unter Verbrauch von ATP mit dem Aktinfilament und bewegt sich dabei wie das Ruder eines Bootes auf der Oberfläche des Aktinfilaments (☞ Abb. 6.22). Weil die dünnen Aktinfilamente so stärker zwischen die Myosinfilamente gezogen werden, nähern sich die *Z-Streifen* (☞ Abb. 6.20 und 6.21) einander und das Sarkomer verkürzt sich. Kontrahieren sich viele Myofibrillen gleichzeitig, verkürzt sich dadurch der gesamte Skelettmuskel. Zwischen dem Moment der Azetylcholinausschüttung und dem Beginn der Muskelkontraktion vergeht nur etwa 1 ms (1/1 000 s). Diese Zeit heißt **Latenzzeit.**

Solange Azetylcholin im synaptischen Spalt vorhanden ist, wird die Muskelfaser erregt. Erst wenn das Azetylcholin durch das Enzym **Azetylcholinesterase** gespalten ist, erreicht der Muskel wieder seinen Ruhezustand. Das Spaltprodukt Cholin kann wieder ins Axonende aufgenommen und für die Neusynthese von Azetylcholin verwendet werden. Auch Kalzium wird aktiv in das sarkoplasmatische Retikulum zurückgepumpt, damit es bei der nächsten Nervenerregung wieder ausgeschüttet werden und eine weitere Muskelkontraktion einleiten kann.

Die motorische Einheit

Eine **motorische Einheit** besteht aus einem Motoneuron und der von ihm innervierten Gruppe von Muskelfasern. Ein einzelnes motorisches Neuron versorgt also viele Muskelfasern. Bei Muskeln, die einer äußerst präzisen Steuerung bedürfen, z.B. den Augenmuskeln, bilden weniger als zehn Muskelfasern eine motorische Einheit. In anderen Muskeln gehören bis zu 2000 Muskelfasern zu einer motorischen Einheit (☞ Abb. 6.23).

Alles-oder-Nichts-Regel

Nach der so genannten **Alles-oder-Nichts-Regel** kontrahiert sich jede *Muskelfaser* einer motorischen Einheit maximal, sobald ein ausreichend starker Reiz die motorische Endplatte erreicht. Es gibt also keine „halbe" Kontraktion einer motorischen Einheit.

Die Alles-oder-Nichts-Regel bedeutet aber nicht, dass sich *Muskeln* nicht in verschie-

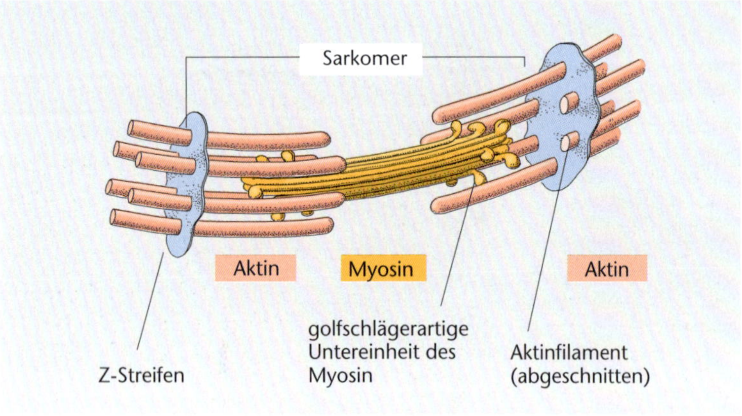

Abb. 6.21: Prinzip der Muskelkontraktion. Durch das Ineinandergleiten von Aktin- und Myosinfilamenten verkürzen sich die Sarkomere, und es entsteht eine Muskelkontraktion. Für die Kontraktion werden Nervenimpulse von Motoneuronen, ATP-Moleküle und auch Kalzium gebraucht, welches aus dem sarkoplasmatischen Retikulum freigesetzt wird.

denem Ausmaß kontrahieren können: Da sich der Muskel aus vielen hundert motorischen Einheiten zusammensetzt, wird eine abgestufte Zusammenziehung erreicht, indem sich einmal beispielsweise zehn, ein andermal vielleicht zwanzig und bei maximaler Anstrengung z.B. 100 motorische Einheiten gleichzeitig kontrahieren.

Es kommt jedoch in der Regel nicht zur Kontraktion *aller* motorischen Einheiten eines Muskels, da – von Krampfanfällen einmal abgesehen – das ZNS immer nur einen Teil der motorischen Einheiten eines Muskels zur selben Zeit reizt. In der nächsten Zehntelsekunde aktiviert das ZNS die nächste motorische Einheit, so dass die zuerst gereizte sich wieder erholen kann. Die abwechselnde Aktivierung von jeweils nur einem Teil der motorischen Einheiten eines Skelettmuskels verhindert, dass der Muskel frühzeitig ermüdet. Nur so sind ruckfreie Bewegungen und Dauerleistungen wie langes Stehen und Tragen von Lasten möglich.

Refraktärzeit

Wird eine motorische Einheit zweimal unmittelbar hintereinander gereizt, reagieren ihre Muskelfasern auf den ersten, jedoch nicht auf den zweiten Reiz. Nach dem ersten Reiz befindet sich die motorische Einheit in der *Refraktärperiode*, einer Art Schutzpause (☞ 9.1.5). Sie dauert ca. 1 ms, danach reagiert die motorische Einheit wieder auf einen neuen Reiz.

Totenstarre

½–4 Stunden nach Eintritt des Todes beginnen die Muskeln steif und fest zu werden – die **Totenstarre** *(Leichenstarre, Rigor mortis)* setzt ein. Da kein ATP mehr in den Muskelzellen bereitgestellt werden kann, bleiben die Myosinköpfchen mit dem Aktinfilament fest verknüpft, eine Muskelentspannung ist nicht möglich. Die Totenstarre beginnt an der Kopfmuskulatur, zumeist bei den Kaumuskeln, und schreitet abwärts fort. Nach spätestens ca. acht Stunden ist sie voll ausgeprägt. Nach etwa 2–4 Tagen (extrem abhängig von der Umgebungstemperatur) löst sich die Leichenstarre durch Autolyse (Gewebezersetzung) in der gleichen Reihenfolge, in der sie eingetreten ist.

6.3.6 Der Energiestoffwechsel des Muskels

Kurzzeitige Muskelarbeit

Obwohl ATP als unentbehrlicher Energielieferant für die Muskelkontraktion reichlich in jedem Skelettmuskel vorhanden ist, enthalten die meisten Muskelfasern nur für 5–6 Sekunden Daueraktivität genügend ATP. Sodann greift die Skelettmuskelfaser auf das energiereiche **Kreatinphosphat**-Molekül zurück. Mit Hilfe der Spaltung von Kreatinphosphat können die ATP-Speicher rasch wieder regeneriert werden. Damit hat der Muskel bei maximaler Arbeitsbelastung Energie für ca. 15 Sekunden.

Länger andauernde Muskelarbeit

Dauert die Muskelarbeit länger an, so erschöpft sich auch der Kreatinphosphatvorrat, und es muss **Glukose** *(Traubenzucker)* als Energieträger verstoffwechselt werden (☞ 2.8.1). Im Skelettmuskel wird Glukose in seiner Speicherform **Glykogen** gelagert. Bei Bedarf kann dieses Glykogen durch die **Glykogenolyse** zu Glukose gespalten werden (☞ 2.8.1), die dann als Energielieferant zur Verfügung steht.

Die Glukose kann jedoch nicht direkt für die Regeneration von ATP herangezogen werden. Zuvor muss sie weiter zerlegt werden (☞ Abb. 6.24):

- Bei Sauerstoffmangel geschieht dies über die **Glykolyse** (☞ 2.8.1) zum Pyruvat und weiter zum Laktat (Milchsäure), hierbei entstehen 2 mol ATP pro mol Glukose
- Ist genügend Sauerstoff verfügbar, wird das immer noch energiereiche Pyruvat nicht als Laktat ausgeschieden, sondern in **Zitratzyklus** und **Atmungskette** (☞ 2.8.1) vollständig zu Kohlendioxid (CO_2) und Wasser zerlegt. Hierbei wird ca. 20-mal mehr ATP erzeugt.

Die Glykolyse benötigt keinen Sauerstoff, sie ist ein anaerober Prozess. Daher wird die Glykolyse auch als **anaerober Energiestoffwechsel** bezeichnet. Der Zitratzyklus benötigt Sauerstoff und heißt deshalb **aerober Energiestoffwechsel.**

Voraussetzung für die Glukoseverwertung über die Glykolyse hinaus bis zum CO_2 ist also die *Verfügbarkeit von Sauerstoff* im Muskel. Der limitierende Faktor hierbei ist nicht die Lunge, sondern die Bereitstellung des Sauerstoffs in der Muskelfaser durch den Blutkreislauf.

Zu Beginn der Muskelarbeit dauert es 2–4 Minuten, bis sich Muskeldurchblutung und Sauerstofftransport dem gesteigerten Bedarf angepasst haben. Bis dahin wird der Energiebedarf durch Kreatinphosphat und anaerobe Glykolyse gedeckt und der an Myoglobin gebundene Sauerstoff für die Energiegewinnung genutzt. Durch die Glykolyse wird Laktat (Milchsäure) gebildet, das nach Beendigung der Muskelarbeit durch zusätzliche Sauerstoffzufuhr wieder abgebaut werden muss. Außerdem müssen die ATP-, Kreatinphosphat- und Glykogenspeicher aufgefüllt werden, was ebenfalls Sauerstoff er-

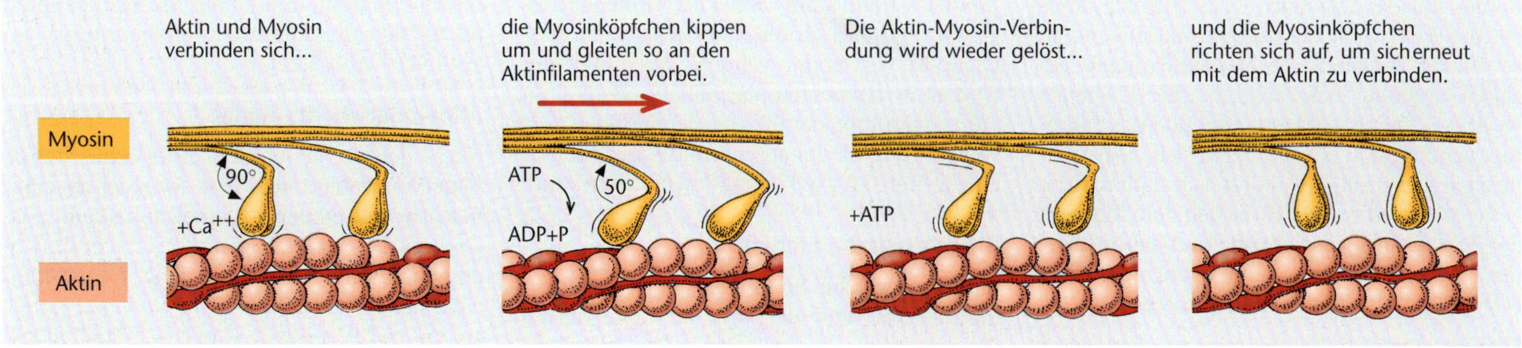

Abb. 6.22: Der Mechanismus der Muskelkontraktion nach dem traditionellen Modell des so genannten Querbrückenzyklus.

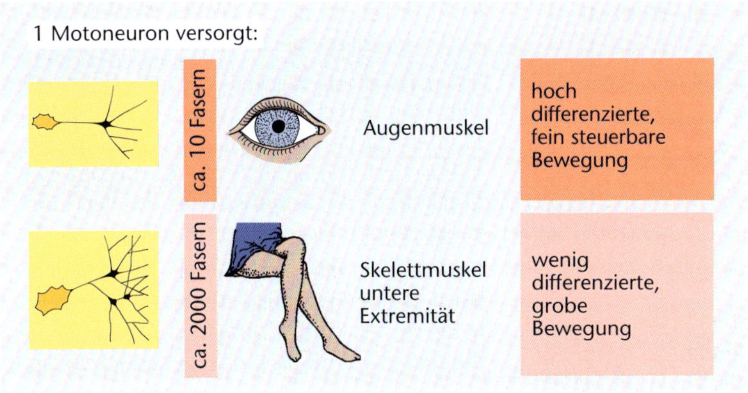

Abb. 6.23: Motorische Einheit beim Augen- und beim Skelettmuskel der unteren Extremitäten. Je nach funktioneller Erforderung innerviert ein Motoneuron über eine entsprechende Zahl von Verzweigungen seines Axons zwischen 10 und 2000 Muskelfasern.

Muskelkater

Ungefähr einen Tag nach ungewohnter Muskelarbeit treten nicht selten belastungsabhängige Muskelschmerzen auf. Ursache dieses **Muskelkaters** sind kleinste Verletzungen *(Mikroläsionen)* an überstrapazierten Muskelfasern. Dort ist das Sarkolemm undicht geworden, Kalzium dringt in die Muskelfasern ein, und Kalium fließt nach außen in den Extrazellulärraum. Dadurch wird eine lokale Entzündungsreaktion (☞ 5.5) ausgelöst, die für den Muskelkaterschmerz verantwortlich ist.

fordert. Der sich hieraus ergebende Sauerstoffbedarf heißt **Sauerstoffschuld** (☞ Abb. 6.25). Braucht ein Muskel während einer Dauerleistungsphase mehr Energie als er durch seine Sauerstoffzufuhr erzeugen kann, so muss er auch diese durch anaeroben Stoffwechsel herstellen, die Sauerstoffschuld vergrößert sich entsprechend. Die Schuld wird durch eine verstärkte Atmung nach Beendigung der Arbeit beglichen.

Durch Muskeltraining, insbesondere durch Ausdauertraining, erhöht sich u. a. die Zahl der Mitochondrien in den trainierten Muskelpartien, und kommt es zu einer Erweiterung des Kapillarbettes. Dadurch kann mehr Sauerstoff „vor Ort" gebracht werden, Glukose kann in

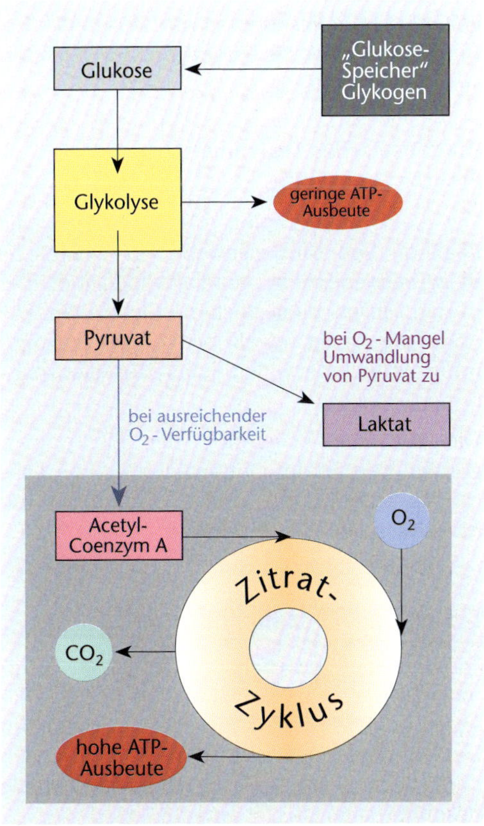

Abb. 6.24: Der Muskel benötigt Glukose und Sauerstoff, um Energie zu gewinnen. Wasser, Kohlendioxid und Laktat bleiben nach der Oxidation übrig.

größerem Umfang aerob verbrannt werden, und es kommt weniger zur Laktatbildung: Die Dauerleistungsfähigkeit („Kondition") steigt.

Erst bei Hochleistungssportlern steigen auch das Herzgewicht und Herzvolumen, beim Ausdauersportler bis auf das Doppelte. Auch die Lunge passt sich im Training an (ohne aber äußerlich zu wachsen). Das *Atemminutenvolumen* (☞ 17.8.5), also die während einer Minute eingeatmete Luftmenge, kann von 5–6 l/min in Ruhe auf Werte bis ca. 50 l/min bei Dauerleistung und bis über 100 l/min bei maximaler körperlicher Arbeit ansteigen.

Muskuläre Ermüdung

Wird ein Muskel für eine längere Periode gereizt, so werden die Kontraktionen nach und nach schwächer, bis der Muskel nicht mehr reagiert. Das Unvermögen, immer weiter zu kontrahieren, wird „muskuläre Ermüdung" genannt. Dies wird auf ungenügende Sauerstoffzufuhr, Erschöpfung der Glykogenreserven, Anstieg der intrazellulären Phosphatkonzentration (durch die ATP-Spaltung) und/oder Anstieg der Laktatkonzentration zurückgeführt. Ein unbegrenzter Laktat-Anstieg würde zu einem pH-Abfall (das heißt zu einer Übersäuerung) in der Zelle führen. Daher kann die muskuläre Ermüdung auch als ein Schutzmechanismus betrachtet werden, der verhindert, dass der pH-Wert auf einen für die Muskelfasern schädlichen Wert fällt.

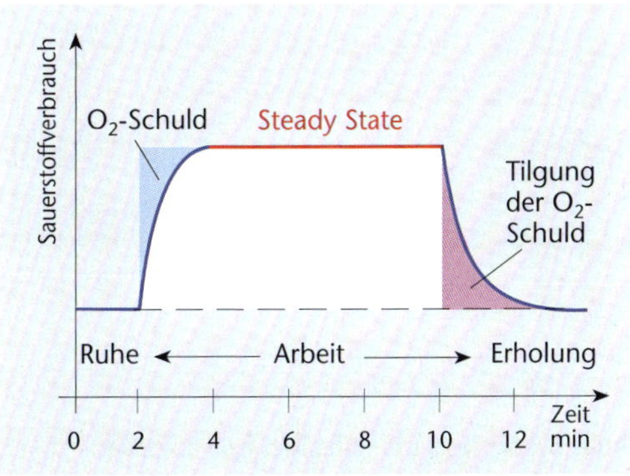

Abb. 6.25: Sauerstoffschuld und ihre Tilgung. Nach Arbeitsende liegt die Sauerstoffaufnahme vor allem in den ersten Minuten über dem Ruhewert.

6.3.7 Die verschiedenen Formen der Muskelkontraktion

Die Zuckung

Jede ausreichend starke elektrische Reizung einer motorischen Einheit eines Skelettmuskels bewirkt nach einer sehr kurzen Latenzperiode von 1 ms eine kurzzeitige Kontraktion **(Zuckung).**

Dauerkontraktion (Tetanus)

Wird ein Muskel zweimal nacheinander gereizt, wobei der zweite Reiz nach der Refraktärzeit des ersten (☞ 6.3.5) eintrifft, so wird der Muskel auf jeden Reiz mit einer Kontraktion reagieren. Wird der Muskel so rasch ein zweites Mal gereizt, dass zwar die Refraktärzeit, nicht aber die Muskelzuckung abgeschlossen ist, so überlagert die zweite Zuckung die erste und die erzielte Gesamtkontraktion ist dann stärker als bei der Einzelzuckung. Man spricht von **Superposition** der Einzelkontraktionen oder *zeitlicher Summation*, da sich erster und zweiter Reiz „aufsummieren".

Wird ein menschlicher Muskel mit mindestens zwanzig Reizen pro Sekunde erregt, verschmelzen die einzelnen Zuckungen zunehmend miteinander, und der Muskel kann sich zwischen den Reizen nur teilweise oder gar nicht mehr entspannen. Diese andauernde Kontraktion heißt **Tetanus.** Durch die jeweils nachfolgende Reizung werden erneut Kalzium-Ionen ausgeschüttet, während die Kalzium-Ionen der vorausgehenden Reizung noch nicht in die Speicher zurückgekehrt sind, so dass die einzelnen Zuckungen miteinander verschmelzen. Interessanterweise sind alle bewusst gesteuerten Bewegungen wie das Anspannen des Oberarmmuskels kurzzeitige *tetanische Kontraktionen.*

Muskeltonus

Unter normalen Bedingungen sind immer einige Muskelfasern eines Muskels kontrahiert, während andere entspannt sind. Durch diese Kontraktionen wird der Muskel zwar angespannt, jedoch nicht genügend, um eine Bewegung zu erzeugen. Diese Teilanspannung des

Muskels erzeugt den **Muskeltonus** *(Muskelgrundtonus)*, der unter anderem die aufrechte Haltung des Körpers ermöglicht. Zum Beispiel verhindert so die Nackenmuskulatur, dass der Kopf beim Sitzen vornüberkippt; sie zieht den Kopf aber nicht nach hinten.

Abnormer Muskeltonus
Abweichungen vom normalen Tonus sind die **Muskelhypotonie** (abnorme Schlaffheit der Muskeln) und die **Muskelhypertonie.** Bei der Muskelhypertonie unterscheidet man zwei Formen:

- Die **spastische Hypertonie,** bei der der Muskeltonus erhöht ist, im Verlauf einer passiven Bewegung aber plötzlich nachlassen kann *(Taschenmesserphänomen)*, und bei der häufig pathologische Reflexe (☞ 9.6.3) vorhanden sind (z. B. bei Patienten nach Schlaganfall ☞ 9.12)
- Der **Rigor,** bei dem die Tonuserhöhung bei passiver Bewegung während des gesamten Ablaufs erhalten bleibt oder ruckartig nachlässt *(Zahnradphänomen)*. Die Reflexe sind normal (etwa bei Parkinson-Patienten ☞ 9.2.3).

Muskelverspannungen und Psyche
Im Jahr 1956 brach unter Bergarbeitern in Belgien eine „Epidemie" aus. Viele Bergleute klagten über Muskelschmerzen, insbesondere in Rücken und Nacken. Das Leiden ließ sich mit einer zuvor stattgefundenen Katastrophe im Bergwerk Marcinelle in Verbindung bringen – den Bergleuten saß die „Angst im Nacken" und verursachte Muskelhartspann und Verkrampfungen.

Einen muskulären Hartspann findet man häufig bei Patienten, die aufgrund seelischer Anspannung „verspannt" sind. Oft sind die Muskeln im Schulter-Nacken-Bereich betroffen, was zu starken Schmerzen und Bewegungseinschränkungen führen kann. Durch physikalische Anwendungen wie Fango und Massagen in Kombination mit Körperschulung oder Physiotherapie können die Beschwerden gelindert werden. Auch eine Quaddelbehandlung (Injektion von örtlich betäubenden sog. Lokalanästhetika), Muskel entspannende Medikamente oder Entspannungsverfahren sind hilfreich. Eine weitere Möglichkeit ist die Reizung von Nerven und Muskeln durch elektrische Impulse, die über Hautelektroden zugeführt werden (*Transkutane elektrische Nervenstimulation*, kurz *TENS*). Die Muskelentspannung stellt sich nach mehrfacher Anwendung wahrscheinlich dadurch ein, dass durch die starke Reizung der Afferenzen im Gehirn durch entsprechende synaptische Vorgänge die efferenten Bahnen gehemmt werden (☞ 9.4).

Isotonische und isometrische Kontraktionen

Nach außen hin kann eine muskuläre Kontraktion zwei Effekte haben (☞ Abb. 6.26):

- Bei einer **isotonischen Kontraktion** verkürzt sich der Muskel und erzeugt somit eine Bewegung. Der Muskeltonus (die Muskelspannung) verändert sich dabei nur wenig. Beispiel: Kontraktionen der Beinmuskulatur beim Gehen
- Bei einer **isometrischen Kontraktion** wird der Muskel fixiert (z. B. durch Antagonisten) und kann sich nicht oder nur minimal verkürzen; die Muskelspannung steigt dabei erheblich an. Obwohl keine Bewegung erzeugt wird, wird trotzdem Energie verbraucht. Beispiel: Fingerhakeln am Stammtisch, Tragen einer Tasche am hängenden Arm.

Isometrische physiotherapeutische Übungen
Isometrische Übungen wirken bei längerer Bettlägerigkeit dem Muskelabbau entgegen und regen zusätzlich den Kreislauf an. Pflegende können den Patienten – in Absprache mit den zuständigen Physiotherapeuten – gezielt anleiten, selbstständig zu üben: Einzelne Muskelgruppen, z. B. Oberschenkel- oder Armmuskulatur, werden für 7–8 s angespannt und für max. 12 s entspannt. Geübt wird mindestens 3- bis 5-mal pro Tag mit jeweils mindestens zehn Wiederholungen.

Pathologische Kontraktionen

Zu den pathologischen Kontraktionen gehört der **Spasmus,** die plötzliche unwillkürliche Kontraktion einer großen Muskelgruppe. Er tritt beispielsweise während eines epileptischen Anfalls auf.

Als **Tremor** bezeichnet man rhythmische, ungewollte Kontraktionen antagonistisch wirkender Muskelgruppen. Charakteristisch ist der *Parkinsontremor* bei Parkinson-Patienten.

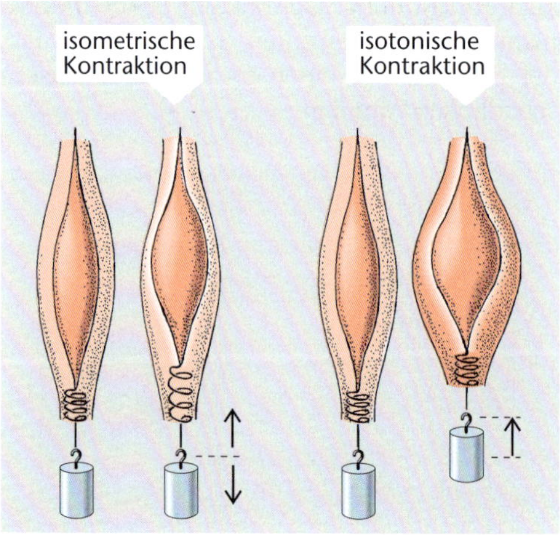

Abb. 6.26: Muskel in Ruhe, bei isometrischer Kontraktion (links) und bei isotonischer Kontraktion (rechts). Die Federn spiegeln den herrschenden Muskeltonus wider. Er ist bei einer rein isotonischen Kontraktion konstant.

Unter **Faszikulieren** versteht man ungewollte, sichtbare, kurze Zuckungen von Muskelfaserbündeln unter der Haut. Sie finden unregelmäßig statt, führen nicht zur Körperbewegung und können auf Erkrankungen des den Muskel versorgenden Motoneurons hindeuten.

Ein **Tick** ist eine stereotype, sich wiederholende, nicht-rhythmische Bewegung vor allem in der Augen- und Stirnregion (z. B. Blinzeltick), die meist automatisch erfolgt, jedoch in Grenzen beeinflussbar ist. Ticks treten häufig bei Kindern oder begleitend bei psychiatrischen Erkrankungen auf.

6.3.8 Muskelatrophie

Als **Muskelatrophie** bezeichnet man das Schwinden von Muskelmasse durch die Verschmälerung der Muskelfasern. Muskeln atrophieren beispielsweise, wenn sie nicht beansprucht werden; so bei bettlägerigen Patienten oder Personen mit Gipsverband. Es liegt dann eine **Inaktivitätsatrophie** vor (☞ 5.3). Sie ist *reversibel*, das heißt, durch gezieltes Training wieder rückgängig zu machen.

Ist der versorgende Nerv eines Muskels durchtrennt, atrophiert der Muskel vollständig. Diese **neurogene Muskelatrophie** führt innerhalb von sechs Monaten bis zwei Jahren zum Schrumpfen der betroffenen Muskeln auf etwa ein Viertel ihrer ursprünglichen Größe. Die abgebaute Muskelfasermasse wird zum Teil durch Bindegewebe ersetzt. Dieser Vorgang ist *irreversibel* (unumkehrbar).

Diagnostisches Instrument: Elektromyographie

Die **Elektromyographie** *(EMG)* registriert die Reaktion von Muskelgewebe auf elektrische Reize, entweder über Hautelektroden oder über in den Muskel eingestochene Elektroden. Die Ableitung erfolgt sowohl bei völliger Entspannung als auch bei willkürlicher Muskelanspannung.

Die klinische Bedeutung der Elektromyographie liegt in der Differenzierung von Lähmungserscheinungen und Erkrankungen mit Muskelschwund.

6.3.9 Das Herzmuskelgewebe

Die Herzwand besteht hauptsächlich aus Herzmuskelgewebe, dem **Myokard** (☞ 15.3.2). Dieses ist quergestreift wie die Skelettmuskulatur. Das Herzmuskelgewebe zeichnet sich jedoch durch einige anatomische und funktionelle Besonderheiten aus (☞ auch 15.5.4):

- Im Gegensatz zu den vielen peripher gelegenen Zellkernen der Skelettmuskelzellen besitzen die meisten Herzmuskelzellen nur einen einzigen, zentral liegenden Zellkern. Gelegentlich kommen 2–3 Zellkerne in einer Herzmuskelzelle vor

- Die Herzmuskelzellen sind im Gegensatz zu den Skelettmuskelfasern unregelmäßig verzweigt und haben untereinander End-zu-End-Verbindungen, wodurch sie ein Netzwerk bilden
- Während die Skelettmuskulatur sich normalerweise willkürlich, das heißt gewollt als Reaktion auf Nervenimpulse kontrahiert, kontrahiert sich der Herzmuskel unwillkürlich, kontinuierlich und rhythmisch, in Ruhe ungefähr 75-mal pro Minute ohne auszusetzen; dies ist die Folge innerer Impulsbildungszentren *(Schrittmacher)*, in der Regel des Sinusknotens (☞ 15.5.2)
- Das Herzmuskelgewebe besitzt eine mehr als hundertmal längere Refraktärzeit (ca. 300 ms) als die Skelettmuskulatur, wodurch dem Herzen eine Erholung zwischen den Herzschlägen garantiert wird. Diese lange Refraktärperiode beugt zudem einer tetanischen Dauererregung (☞ 6.3.7) der Herzmuskulatur vor, die nutzlos, ja tödlich wäre, da keinerlei Blut mehr aus dem Herzen gepresst würde, wie es beim Kammerflimmern (☞ 15.5.8) der Fall ist.

6.3.10 Glattes Muskelgewebe

Glatte Muskulatur findet sich in den Wänden der meisten Hohlorgane und der Gefäße des Menschen. Ihre Kontraktionen werden unwillkürlich ausgelöst (☞ einführender Text in Abschnitt 4.4.1). **Glattes Muskelgewebe** weist einige physiologisch wichtige Unterschiede zur Skelettmuskulatur auf (☞ Abb. 6.27):

- Die glatte Muskelfaser ist beträchtlich kleiner als die Skelettmuskelfaser. Sie hat eine Spindelform, das heißt, im mittleren Bereich ist sie breit, an ihren Enden läuft sie spitz zu
- In jeder Faser befindet sich nur ein einzelner ovaler, in der Mitte liegender Kern

	Glatter Muskel	Herzmuskel	Skelettmuskel
motorische Endplatte	keine	keine	ja
Fasern	kurz (max. 0,4 mm) verzweigt	spiralförmig verzweigt	lang (max. 15 cm) unverzweigt
Mitochondrien	wenige	viele	viele (abhängig vom Muskeltyp)
Zellkerne je Faser	1	1	viele
Schrittmacher	spontan aktiv	ja (schnell)	nein (benötigt Nervenreiz)

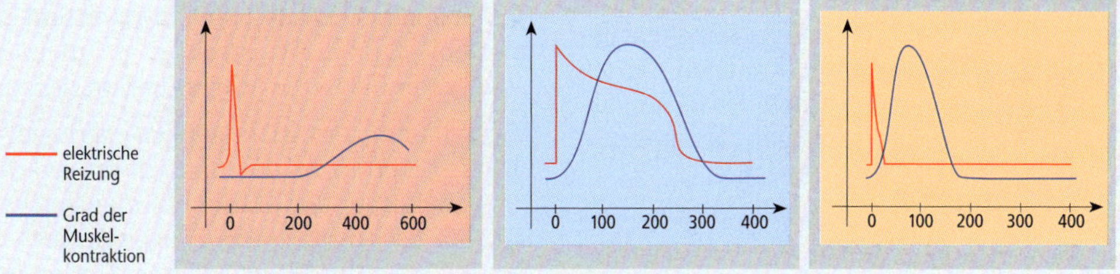

Abb. 6.27: Anatomische und funktionelle Unterschiede der drei Muskelfasertypen.

- Die Fasern der meisten glatten Muskeln sind eng vermascht, um so ein kontinuierliches Netzwerk zu bilden. Wenn ein Neuron eine Faser aktiviert, so wird diese Erregung zu *jeder* Faser des Netzwerks geleitet. Dadurch kommt es zur *wellenförmigen* (peristaltischen) Kontraktion über viele benachbarte Fasern
- Die Kontraktion der glatten Muskelfaser ist 5- bis 500-mal langsamer als die der Skelettmuskelfaser. Dieser Vorgang ist für viele Hohlorgane sehr wichtig, z. B. für die Arteriolen, den Magen-Darm-Trakt und die Harnblase.

Wie das Herzmuskelgewebe arbeitet auch die glatte Muskulatur weitgehend unwillkürlich.

Hierbei können zwei Muskeltypen unterschieden werden:

- Beim *neurogenen Typ* (**Multi-unit-Typ,** z. B. der M. sphincter pupillae und der Ziliarmuskel des Auges) erfolgt die Erregung über Transmitterausschüttung aus Synapsen
- Beim *myogenen Typ* (**Single-unit Typ,** z. B. die Darmmuskulatur) zeigen die Muskeln eine spontane rhythmische Aktivität.

In der Regel liegen Mischformen vor, das heißt die spontane rhythmische Aktivität wird durch Einflüsse des vegetativen Nervensystems verändert. Außerdem reagiert sie z. B. auf den pH-Wert und die Sauerstoff- oder Kohlendioxidkonzentration des Blutes. Diese selbsttätige Anpassung ist unentbehrlich, um die Durchblutung an die jeweilige Stoffwechsellage eines Organs anzupassen. Außerdem macht man sich diesen Mechanismus z. B. bei Medikamenten zur Blutdruckregulation (☞ 16.4.1) zunutze.

Literatur und Kontaktadressen ☞ Kap. 7

6.4 Gesundheit & Lebensstil: Osteoporose – Morsches Gerüst

Es ist ein leiser Zerfall, bei dem Substanz verloren geht. Ein filigranes Kunstwerk der menschlichen Natur zerbröselt. *Knochenschwund* heißt die Krankheit im Volksmund. Stille Epidemie wird sie auch genannt. Still, weil diese Erkrankung nicht direkt lebensbedrohlich ist? Weil viele Betroffene nicht wissen, weshalb sie – womöglich jahrelang – Schmerzen haben?

Männeranteil höher als vermutet

Bei der **Osteoporose** wird mehr Knochensubstanz ab- als aufgebaut. Die Knochen werden immer dünner, die tragenden Knochenbälkchen feiner und an Zahl geringer. Das Skelett ist weniger belastbar, Knochen brechen.

Als Osteoporosefolge bekannt und gefürchtet sind *Oberschenkelhalsbrüche* durch banale Stürze. Meist unauffälliger ereignen sich *Kompressionsfrakturen*, bei denen tragende Elemente, vor allem Lendenwirbel, dem Druck des Eigengewichts nicht mehr standhalten können und zusammenbrechen. Betroffene klagen häufig über lokal begrenzte Rückenschmerzen, die bei raschem Zusammensinken des Wirbels sehr stark sein können.

Dass an dieser typischen „Frauenkrankheit" mehr Männer leiden als gemeinhin angenommen, hat eine große europäische Verlaufsbeobachtung (EPOS-Studie 2002) gezeigt. So treten durch Osteoporose hervorgerufene Wirbelkörperbrüche bei Frauen zwar häufiger auf, aber immerhin ist ein Drittel der Patienten männlich.

Primäre und sekundäre Formen

Dass die Frauen in der Überzahl sind, hängt mit der hormonellen Umstellung nach der Menopause zusammen. Östrogenmangel ist das größte Risiko für die *primäre Osteoporose:* 25 Prozent aller Frauen nach den Wechseljahren sind davon betroffen. Begünstigt wird sie durch körperliche Inaktivität. Bei der *sekundären Osteoporose* zählen insbesondere Langzeitbehandlung mit Glukokortikoiden, Alkoholmissbrauch, Diabetes mellitus, Schilddrüsenüberfunktion und Tumoren zu den Verursachern. Nicht zu vergessen Mangelernährung, die Ergebnis einer Essstörung (☞ 19.3.4) sein kann.

Prävention fängt vor der Geburt an

Niemand muss untätig zusehen, wie seine Knochenarchitektur immer brüchiger wird. Gegen Osteoporose kann jede(r) aktiv werden. Die Prävention fängt am besten während der Schwangerschaft an. Dann werden die Grundsteine für den Knochenbau des Ungeborenen gelegt. Das wichtigste Baumaterial dafür ist Kalzium. Während Schwangerschaft und Stillzeit sollte die Mutter tägliche 1200–1500 mg zu sich nehmen; Kinder ab 1 Jahr 800 mg, Jugendliche und junge Erwachsene 1200–1500 mg. Ab 25 Jahren sind 1000 mg nötig. Frauen ab 50 ohne Östrogentherapie müssen auf 1500 mg erhöhen, Männer ab 65.

Leider hat Kalzium einige „Feinde": Bei einem hohen Anteil tierischen Eiweißes in der Nahrung (zu viel Fleisch!) oder allzu reichlichem Genuss von Kaffee oder Tee geht mehr Kalzium über die Nieren verloren. Oxalsäure (z. B. in Spinat, Rhabarber, Kakao), viel Phospor und Magnesium (z.B. in Wurstwaren, Schmelzkäse, Cola), vermindern die Aufnahme von Kalzium.

Auch Vitamin D ist wichtig: Bei zu geringen Vitamin-D-Werten in der Spätschwangerschaft kann im Körper der Mutter nicht ausreichend Kalzium resorbiert werden. Das wirkt sich auf den Knochenmineralgehalt der Kinder über viele Jahre negativ aus. Eine englische Longitudinalstudie hat bereits bei Neunjährigen signifikante Mängel festgestellt, wenn die Mutter während der Schwangerschaft eine niedrige Kalziumkonzentration hatte.

Sonnenlicht bildet Vitamin D in der Haut. Täglich zehn Minuten die Hände und das Gesicht der Sonne entgegenzustrecken reicht aus, um den Tagesbedarf von 10 µg Vitamin D zu decken. Im Winter können Schwangere und ältere Menschen auf Nahrungsergänzungsmittel zurückgreifen.

Da ist Kalzium drin

ca. 250 mg in	ca. 100 mg in
200 ml Milch	100 g Broccoli oder Fenchel
180 g Joghurt	100 g Hülsenfrüchte (Trockengewicht)
30 g Hartkäse	200 g Vollkornbrot
120 g Grünkohl	60 g Nüsse

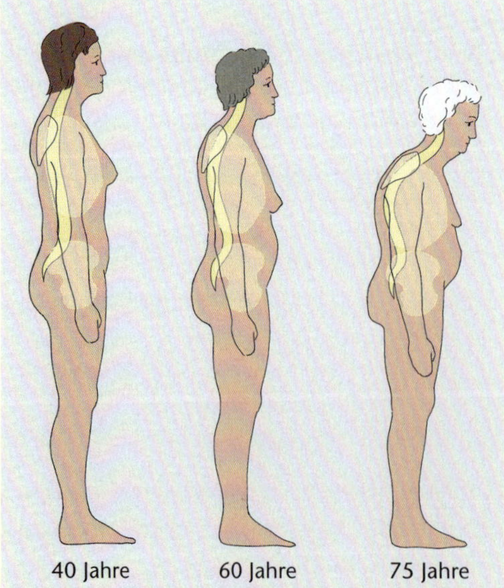

Abb. 6.28: Warnzeichen einer Osteoporose: das Immer-kleiner-Werden und eine zunehmende Rundrückenbildung („Witwenbuckel") mit Hervortreten des Abdomens und Hautfaltenbildung am Rumpf.

Bewegung – von Kindesbeinen an

Kinder, die auf Bäume klettern und herumtollen, tun genau das Richtige für ihre Knochen: Sie regen den Knochenstoffwechsel an. Je stärker ihr Skelett am Ende des Wachstums ist (auf neudeutsch: je höher ihre **peak bone mass** ist), desto länger dauert es, bis der Abbauprozess, der ab 35 Jahren langsam einsetzt, zu kritisch niedriger **Knochendichte** führt. Auch Erwachsene sollten keinesfalls zu Bewegungsmuffeln werden. Wer täglich mindestens vier Stunden auf den Beinen ist, reduziert sein Osteoporoserisiko. Das hat eine englische Studie gezeigt.

Aber Vorsicht: Viel hilft nicht viel. Extreme sportliche Aktivitäten können bei Frauen die Ausschüttung der Sexualhormone beeinträchtigen und so die Knochendichte mindern. Gefragt ist das „Mittelmaß", dieses aber täglich (☞ 7.9). Sogar Osteoporosepatienten sollten sich entsprechend ihren Möglichkeiten bewegen, um den Knochenaufbau anzuregen. Gerade im Alter ist gezieltes Training wichtig – es erhöht die Knochendichte, Muskeln und Koordination bleiben in Schuss. So lassen sich die gefürchteten Stürze am ehesten vermeiden.

Umstrittene Hormonbehandlung

Die anfängliche Hoffnung, man könne den Verlust an Östrogenen nach der Menopause problemlos durch eine **Hormonersatz-Therapie** (HRT, ☞ 12.1.7) wettmachen, hat sich nicht erfüllt. Die Ergebnisse einer großen amerikanischen Studie haben gezeigt: Die HRT kann zwar den Knochenschwund tatsächlich aufhalten, aber diese Therapie wird mit Nachteilen erkauft. Bestimmte Tumoren nehmen zu, der vermutete Schutz vor Herz-Kreislauf-Erkrankungen fehlt. Ob eine HRT angezeigt ist, muss individuell und unter Berücksichtigung aller damit verbundenen Risiken mit der Patientin besprochen werden.

Und wenn doch?

Wer seit seinem 25. Geburtstag um mehr als 4 cm kleiner geworden ist oder unerklärliche Rückenschmerzen hat, sollte zum Arzt gehen. Auf dem Röntgenbild sieht man eine Osteoporose (zu) spät. Viel früher ist sie durch eine radiologische **Knochendichtemessung** zu erkennen. Medikamentös lässt sich heute durch Kalzium, Vitamin D und Biphosponate (z.B. Fosamax®) einiges gegen die Osteoporose ausrichten – „wie neu" werden die Knochen dadurch aber nicht.

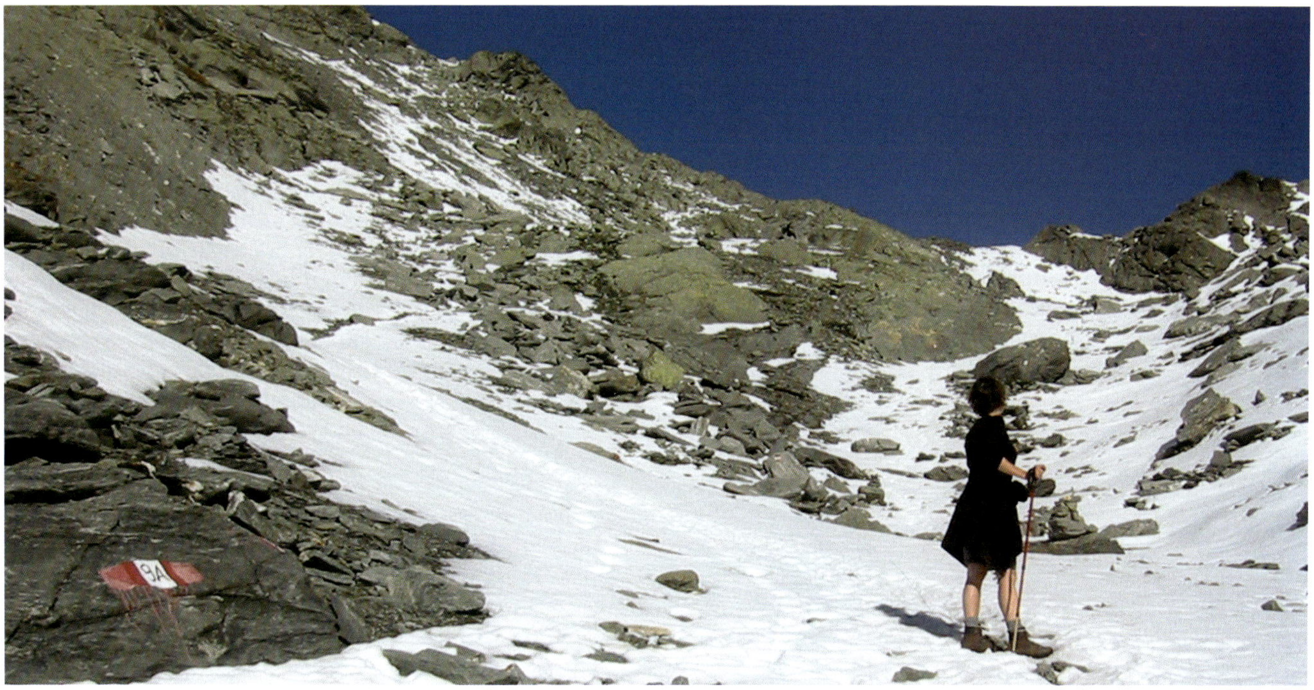

7

7 Der Bewegungsapparat

7.1 Die menschliche Gestalt

Schon auf den ersten Blick erkennen wir große Unterschiede in Körpergröße, -bau und -gestalt unserer Mitmenschen. Diese Merkmale bilden sich zwar erst im Laufe der über 20-jährigen Wachstumsperiode des Menschen aus, sind aber im Wesentlichen schon vor der Geburt genetisch festgelegt.

Damit dieses genetische Soll erfüllt wird, müssen bis zum Erreichen der vollen Körpergröße ständig Wachstumsprozesse über das Nerven- und Hormonsystem gesteuert und koordiniert werden (☞ 12.2.3); gleichzeitig müssen kontinuierlich Energie sowie essenzielle Aminosäuren, essenzielle Fettsäuren, Spurenelemente und Vitamine zugeführt werden.

7.1.1 Das Körperwachstum

Die Wachstumsphasen des Menschen zeigen einen charakteristischen Verlauf: Im ersten Lebenshalbjahr wächst der Mensch mit ca. 16 cm am schnellsten. Ab dem zweiten Lebenshalbjahr bis zum Beginn der Pubertät wächst er langsamer, ca. 6 – 7 cm pro Jahr (☞ 23.5).

Die endgültige Größe haben Mädchen etwa mit 16 Jahren, Jungen mit 19 Jahren erreicht. Vor allem diese verlängerte Wachstumsphase bei Jungen ist der Grund, weshalb Männer im Durchschnitt etwa 10 cm größer sind als Frauen.

Während des Wachstums verändern sich jedoch nicht nur die Körpergröße, sondern auch die *Körperproportionen.*

Details zur körperlichen Entwicklung ☞ 23.5.1

Die Haltung des Menschen – Spiegel seines Wesens?

Nicht selten wird von der Haltung eines Menschen auf seinen Charakter geschlossen. Ein krummer Rücken mit zusammengezogenen Schultern spricht demnach für fehlendes Selbstbewusstsein, Scheu und Zurückgezogenheit. Aufrechte Haltung versinnbildlicht Geradlinigkeit; wenn sie übertrieben ist, sogar Überheblichkeit. Manches daran mag stimmen. Der israelische Therapeut Moshé Feldenkrais hat jedoch darauf aufmerksam gemacht, dass unter „gerader Haltung" oftmals die Ideale körperlicher Züchtigung oder ein ästhetisches Wunschbild verstanden werden. Sein Ziel war es, den Menschen mit entsprechenden Übungen ein körperliches Bewusstsein für die eigenen Fähigkeiten zu vermitteln, auch bei Unzulänglichkeiten und Abweichungen von Idealproportionen. Insofern sollte vorschnellen Psychologisierungen in Bezug auf die Körperhaltung mit Skepsis begegnet werden – auch ein schiefer Rücken kann entzücken und eine zusammengefallene Statik sehr wohl eine aufrechte Gesinnung verbergen.

Orientierung am Körper ☞ 1.4

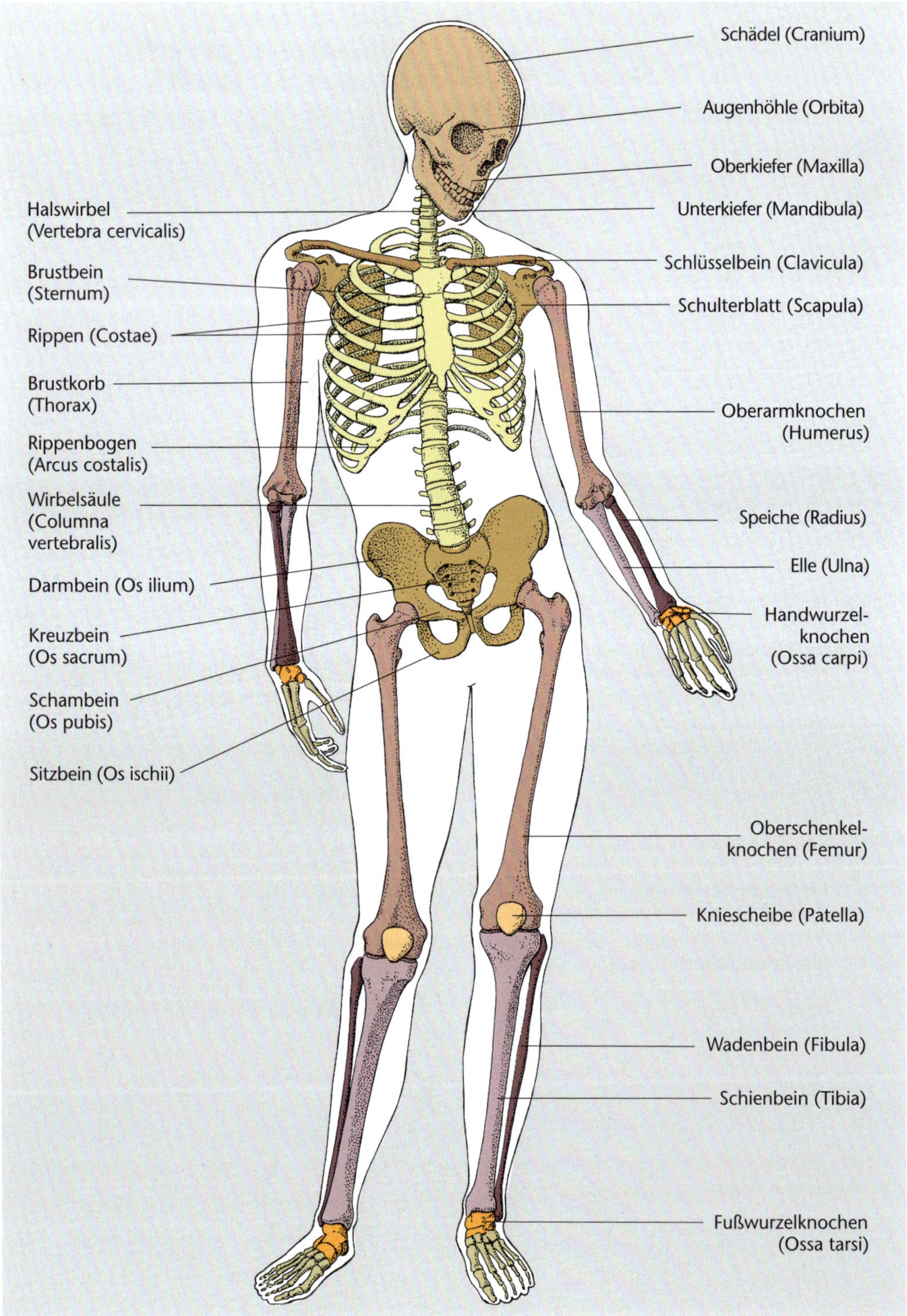

Abb. 7.1: Das menschliche Skelett (Ansicht von vorn).

7.1.2 Gerüst der menschlichen Gestalt: das Skelett

Das **Skelett** (☞ Abb. 7.1) des Erwachsenen besteht aus über 200 Knochen, von denen allerdings einige im Laufe des Wachstums miteinander verschmelzen, z. B. beim Hüftknochen. Zusammen mit den Muskeln und Bändern gibt das Skelett dem Körper seine Stabilität und ermöglicht zugleich seine Beweglichkeit.

Das Skelett wird in verschiedene Knochengruppen eingeteilt:

- Den **Schädel** *(Cranium)*
- Die **Wirbelsäule** *(Columna vertebralis),* einem Stützstab aus über 30 Einzelknochen, den *Wirbeln*
- Den **knöchernen Brustkorb** *(Thorax)*
- Den **Schultergürtel** und den **Beckengürtel**

- Die *oberen Extremitäten* **(Arme)**
- Die *unteren Extremitäten* **(Beine).**

Kopf, Hals und Rumpf werden zusammenfassend als *Körperstamm* bezeichnet. Dabei werden am Rumpf nochmals *Brust, Bauch* (Abdomen) und *Becken* (Pelvis) differenziert. Der Körperstamm ist über die *Gürtelknochen* von Schulter- und Beckengürtel mit den Extremitäten verbunden.

Weibliches und männliches Skelett

Im Vergleich zum weiblichen enthält das männliche Skelett längere und schwerere Knochen. Diese haben größere Rauigkeiten und Knochenvorsprünge, da dort auch größere Muskeln ansetzen. Als weiteres charakteristisches Merkmal besitzt die Frau ein anders geformtes Becken als der Mann (☞ Abb. 7.63).

7.1.3 Übersicht über die Skelettmuskulatur

Durch Kontraktionen der Skelettmuskeln werden sämtliche Bewegungen des Körpers ermöglicht, sei es das Händeschütteln, ein Lächeln oder das Atmen. Der Körper ist mit insgesamt über 400 Muskeln ausgestattet.

Die Abbildungen 7.2 und 7.3 zeigen die oberflächliche Skelettmuskulatur in der Vorder- und Rückenansicht.

7.2 Der Kopf

7.2.1 Der Schädel – Übersicht

Der Schädel sitzt auf der Wirbelsäule und besteht aus zwei Knochengruppen:

- Dem **Hirnschädel** *(Neurocranium)*
- Dem **Gesichtsschädel** *(Viscerocranium).*

Zum Hirnschädel zählen:

- Das **Stirnbein** *(Os frontale)*
- Das paarige **Scheitelbein** *(Os parietale)*
- Das paarige **Schläfenbein** *(Os temporale)*
- Das **Hinterhauptbein** *(Os occipitale)*
- Das **Keilbein** *(Os sphenoidale)*
- Das **Siebbein** *(Os ethmoidale).*

Zum Gesichtsschädel zählen:

- Das **Nasenbein** *(Os nasale)*
- Der **Oberkiefer** *(Maxilla)*
- Das paarige **Jochbein** *(Os zygomaticum)*
- Der **Unterkiefer** *(Mandibula)*
- Das paarige **Tränenbein** *(Os lacrimale)*
- Das **Gaumenbein** *(Os palatinum)*
- Die paarige **untere Nasenmuschel** *(Concha nasalis inferior)*
- Das **Pflugscharbein** *(Vomer)*
- Das **Zungenbein** *(Os hyoideum)*
- Die **Gehörknöchelchen** (*Ossicula auditiva,* ☞ 10.7.3).

Die acht Knochen des Hirnschädels umschließen die längsovale *Schädelhöhle,* die das Gehirn enthält. Dieses ruht auf der knöchernen **Schädelbasis** *(Schädelgrundplatte)* und wird von der **Schädelkalotte** *(Schädeldach)* kapselartig eingeschlossen.

Im Bereich der Schädelkalotte sind die Knochen platt, an der Schädelbasis zum Teil bizarr geformt und mit Hohlräumen ausgestattet.

7.2.2 Die Knochen des Hirnschädels

Stirn- und Scheitelbein

Das **Stirnbein** *(Os frontale)* bildet die Stirn, das Dach der Augenhöhle *(Orbita)* und den größten Teil der vorderen Schädelgrube. Im mittleren Stirnbereich sind meist asymmetrisch die **Stirnhöhlen** (*Sinus frontales* ☞ Abb. 7.6 und 7.11) angelegt. Diese mit Epithel ausgekleideten, luftgefüllten Kammern stehen mit der Nasenhöhle in Verbindung. Die beiden **Scheitelbeine** *(Ossa parietalia)* bilden den größten Teil der Schädelkalotte.

Das Schläfenbein

Die beiden **Schläfenbeine** *(Ossa temporalia)* bilden einen Teil der Schädelbasis und des Schädeldaches. Die **Fossa mandibularis** (*Kie-*

7

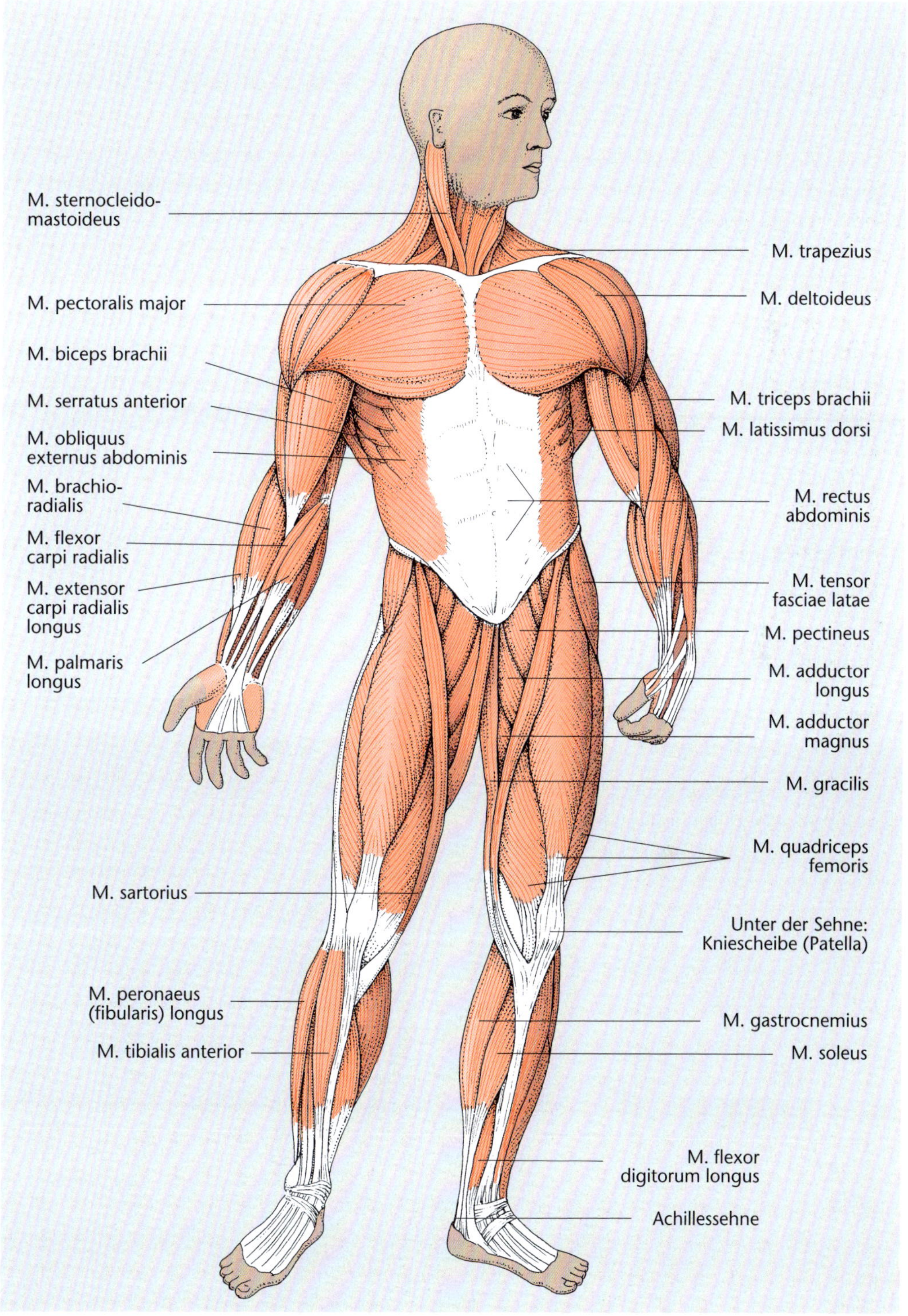

Abb. 7.2: Oberflächliche Skelettmuskulatur (von vorn).

fergelenkpfanne ☞ Abb. 7.5 und 7.8) umfasst den Gelenkfortsatz des Unterkiefers und bildet mit ihm das Kiefergelenk. Ein (vorspringender) Teil des Schläfenbeins, **Felsenbein** genannt, trennt an der Oberseite der Schädelbasis mittlere und hintere Schädelgrube (☞ Abb. 7.7). Im Felsenbein liegen das Hör- und Gleichgewichtsorgan sowie der **innere Gehörgang** *(Meatus acusticus internus)*. Durch den inneren Gehörgang zieht der Hör- und Gleichgewichtsnerv (N. vestibulocochlearis ☞ 10.7.4 und 9.7.1) und erreicht nach Durchtritt durch den *Porus acusticus internus* (☞ Abb. 7.7) die hintere Schädelgrube. Der **äußere Gehörgang** *(Meatus acusticus externus)* ist ein Kanal im Schläfenbein, der die Ohrmuschel mit dem Mittelohr verbindet. Der **Warzenfortsatz** *(Processus mastoideus)* ist ein abgerundeter, hinter der Ohrmuschel tastbarer Knochenvorsprung (☞ Abb. 7.5 und 7.6). Er enthält, wie das Stirnbein, luftgefüllte, mit Schleimhaut ausgekleidete Hohlräume **(Cellulae mastoideae),** die mit der Paukenhöhle des Mittelohres in Verbindung stehen. Am Warzenfortsatz setzen mehrere Halsmuskeln an. Ein zweiter Vorsprung, der **Griffelfortsatz** (*Processus styloideus* ☞ Abb. 7.5), liegt an der Unterfläche des Schläfenbeins und dient als Ansatzstelle für die Muskeln und Bänder von Zungenbein und Nacken.

Die Seitenansicht des Schädels in Abb. 7.5 zeigt, dass das Schläfenbein und das davor gelegene **Jochbein** *(Os zygomaticum)* Fortsätze besitzen, die zusammen den **Jochbogen** *(Arcus zygomaticus)* bilden.

7

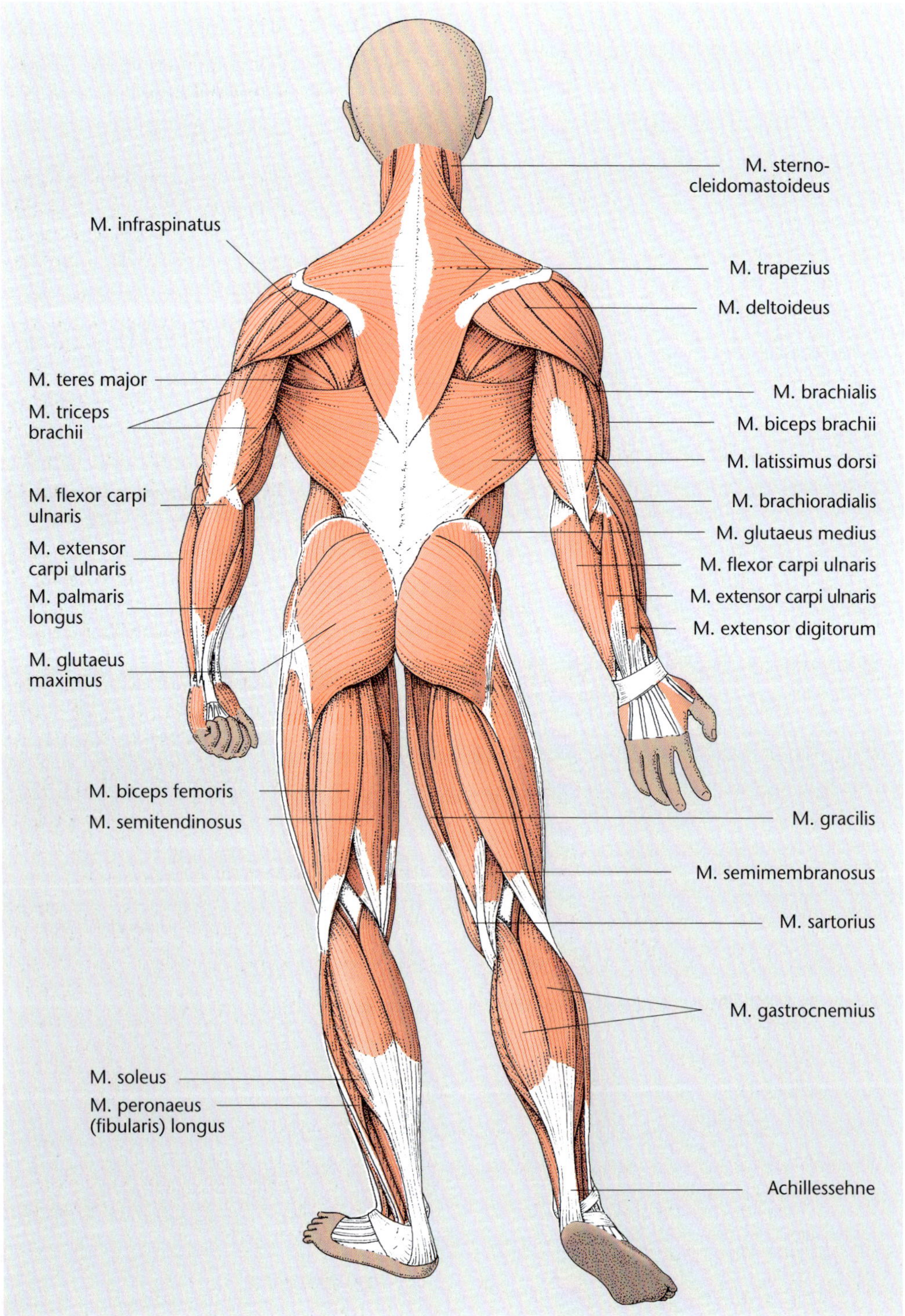

Abb. 7.3: Oberflächliche Skelettmuskulatur (von hinten).

Das Hinterhauptbein

Das **Hinterhauptbein** *(Os occipitale)* macht den hinteren Teil der Schädelhöhle aus. Durch das **große Hinterhauptloch** *(Foramen magnum)* ziehen das verlängerte Mark sowie die Vertebralarterien und -nerven hindurch (☞ Abb. 7.7). Beidseits neben dem großen Hinterhauptloch liegt je ein ovaler Vorsprung (**Condylus occipitalis** ☞ 7.2.3 und Abb. 7.8) mit der Gelenkfläche für den ersten Halswirbel (Atlas).

Am seitlichen Übergang des Hinterhauptbeins zum Schläfenbein klafft etwa in der Mitte eine Lücke (**Foramen jugulare** genannt), durch die die Vena jugularis und die Hirnnerven IX, X und XI (☞ Abb. 7.7 und 7.8, Funktion ☞ 9.7) durchtreten.

An der Außenfläche des Hinterhauptbeins setzen Teile der Nackenmuskulatur an. Der **äußere Hinterhaupthöcker** *(Protuberantia occipitalis externa)* ist vor allem bei Männern gut durch die Haut zu tasten.

Das Keilbein

Das **Keilbein** (*Os sphenoidale* ☞ Abb. 7.6 und 7.7) liegt in der Mitte der Schädelbasis und ist mit allen anderen Knochen des Hirnschädels verbunden. Seine Form ist der einer Fledermaus mit ausgestreckten Flügeln **(große Keilbeinflügel)** vergleichbar. Der innere würfelförmige Anteil des Keilbeins enthält die **Keilbeinhöhle** (*Sinus sphenoidalis* ☞ Abb. 7.6 und 7.11), die mit der Nasenhöhle verbunden ist. Im hinteren Bereich des Keilbeinkörpers befindet sich eine Vertiefung: der *Türkensattel* (☞ 7.2.3). Davor liegen die **kleinen Keilbeinflügel,** an deren Wurzel die **Sehnervenkanäle** (*Canales optici* ☞ Abb. 7.7) verlaufen: Diese verbinden die Augenhöhlen (Orbitae) mit der Schädelgrube und enthalten die Sehnerven und die Augenarterien *(Aa. ophthalmicae)*.

Siebbein und Nasenmuscheln

Das **Siebbein** *(Os ethmoidale)* liegt zwischen den beiden Augenhöhlen. Es enthält 3–18 **Siebbeinzellen** (*Cellulae ethmoidales* ☞ Abb. 7.11), die in ihrer Gesamtheit **Siebbeinhöhle** *(Sinus ethmoidalis)* genannt werden. Nach unten ist das Siebbein zur **Lamina perpendicularis** (*senkrechte Platte* ☞ Abb. 7.4 und 7.6) verlängert. Diese bildet den oberen Teil der Nasenscheidewand. Die obere Begrenzung des Siebbeins, die **Siebbeinplatte** *(Lamina cribrosa)*,

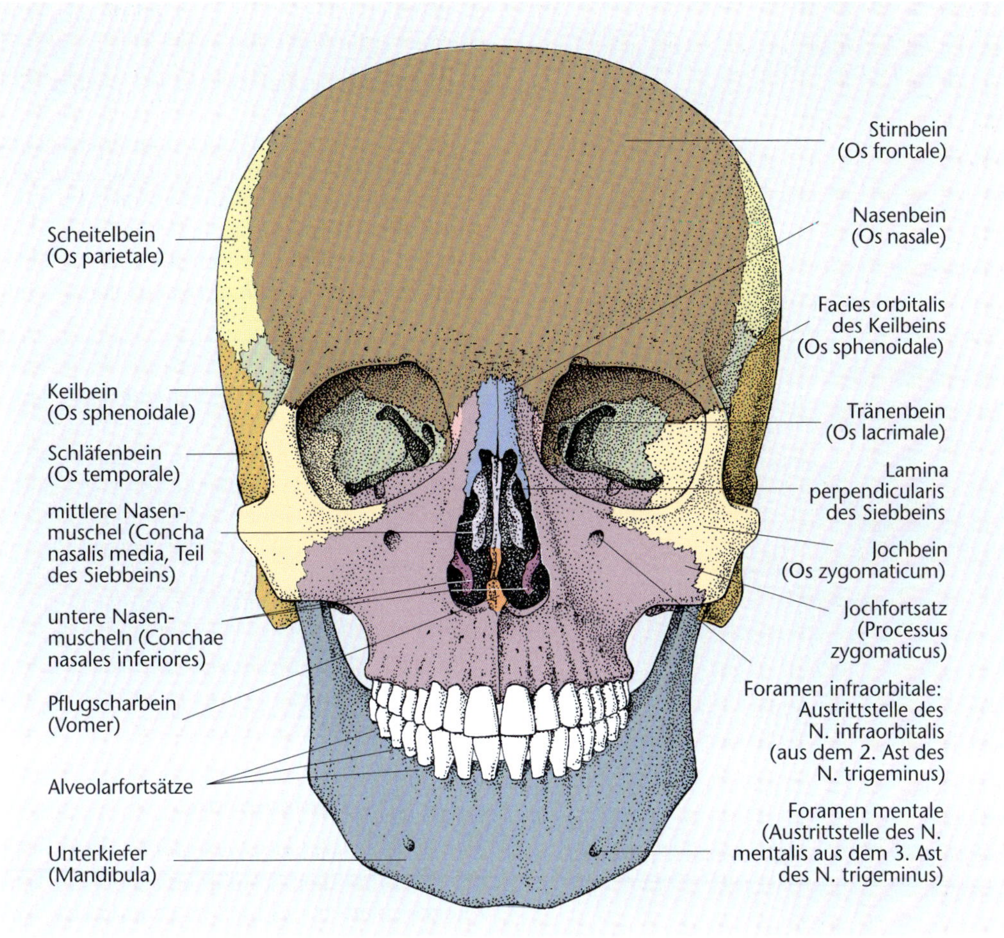

Abb. 7.4: Schädel in der Vorderansicht (frontal).

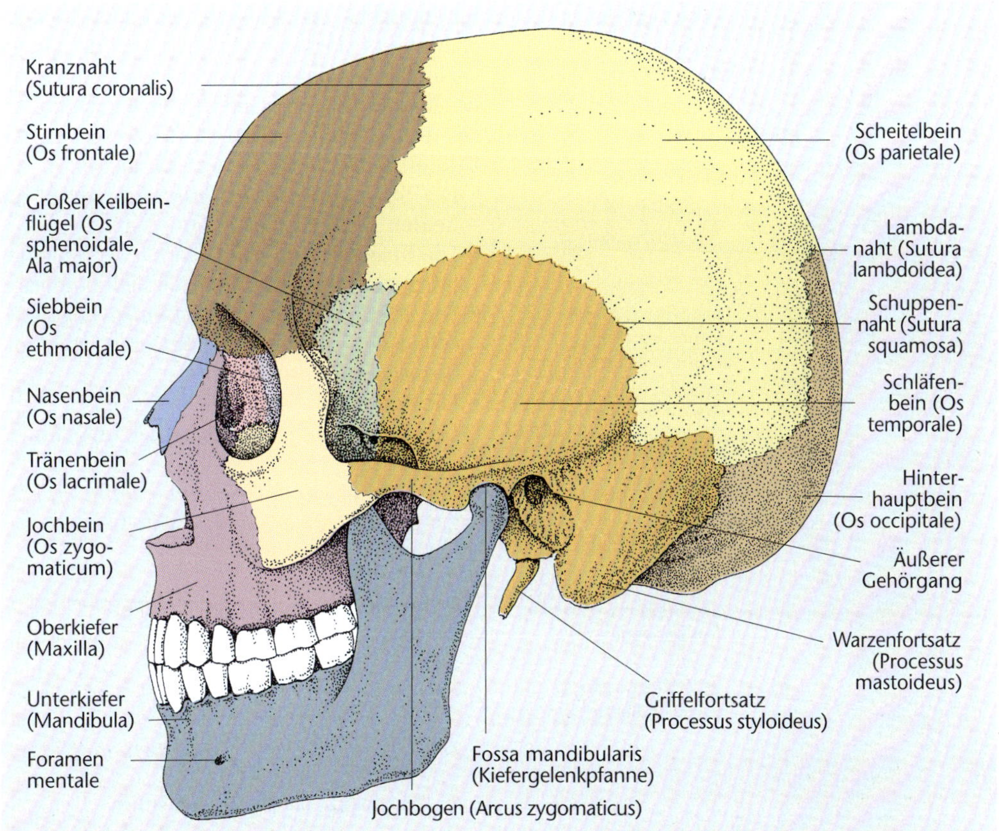

Abb. 7.5: Schädel in der Seitenansicht.

bildet das Dach der Nasenhöhle zur Schädelgrube hin. Durch kleine Löcher in dieser dünnen Platte ziehen die Axone des *Riechnervs (N. olfactorius)* von der Nase zum Riechhirn (☞ Abb. 10.9).

Am Siebbein hängen zwei dünne Knochen, die wie Papierrollen eingerollt sind. Sie ragen in die Nasenhöhle und heißen **obere** und **mittlere Nasenmuschel** (*Concha nasalis superior* und *media*). Sie vergrößern die Oberfläche der Nasenhöhlenwände, was für die Reinigung, Erwärmung und Anfeuchtung der Atemluft von Bedeutung ist (☞ 17.1.2 und Abb. 17.2).

7

7.2.3 Die Schädelbasis

Die **Schädelbasis** lässt sich von oben (innen) und von unten (außen) betrachten:

Die Schädelbasis von oben

Die Schädelbasis besitzt an ihrer oberen Fläche von vorn nach hinten treppenförmig angeordnet drei Einsenkungen, die **Schädelgruben,** die die verschiedenen Lappen des Gehirns aufnehmen.

Die **vordere Schädelgrube** *(Fossa cranii anterior)* liegt am höchsten und wird von Teilen des Stirnbeins, des Siebbeins und den kleinen Keilbeinflügeln gebildet. In der vorderen Schädelgrube liegen das Riechhirn und die Stirnlappen des Großhirns (☞ 9.8.8). Unter der vorderen Schädelgrube befinden sich die Augenhöhlen (Orbitae).

Die **mittlere Schädelgrube** *(Fossa cranii media)* trägt die Schläfenlappen des Gehirns. Sie wird in der Mitte vom Keilbeinkörper und an den Seiten von den großen Keilbeinflügeln sowie von den Felsenbeinen gebildet. Der Keilbeinkörper hat eine besondere Form: Zwischen Vorder- und Hinterrand senkt er sich so ab, dass dieser Bereich an einen türkischen Pferdesattel erinnert; er heißt deshalb **Türkensattel** *(Sella turcica)*. In einer Vertiefung *(Fovea hypophysalis)* liegt hier gut geschützt die **Hypophyse** *(Hirnanhangsdrüse)*, eine wichtige Hormondrüse (☞ Abb. 9.28, 9.29, 9.34 und 9.38).

Vorspringende Knochenkämme an den Oberrändern der Felsenbeine (**Felsenbeinpyramiden** genannt) trennen die mittlere von der **hinteren Schädelgrube** *(Fossa cranii posterior)*. Diese wird von den Rückseiten des Türkensattels *(Dorsum sellae)* und der Felsenbeinpyramiden sowie vom Hinterhauptbein gebildet. Der hinteren Schädelgrube liegt das Kleinhirn auf (☞ 9.8.5 und Abb. 9.28).

Wie Abb. 7.7 zeigt, weist die Schädelbasis noch viele andere Löcher und Furchen auf, die Gefäße und Nerven aus dem Schädelinneren zum Körper bzw. umgekehrt durchtreten lassen.

Die Schädelbasis von unten

Die Unterfläche der Schädelbasis setzt sich aus Knochen des Hirnschädels (☞ 7.2.2) und des

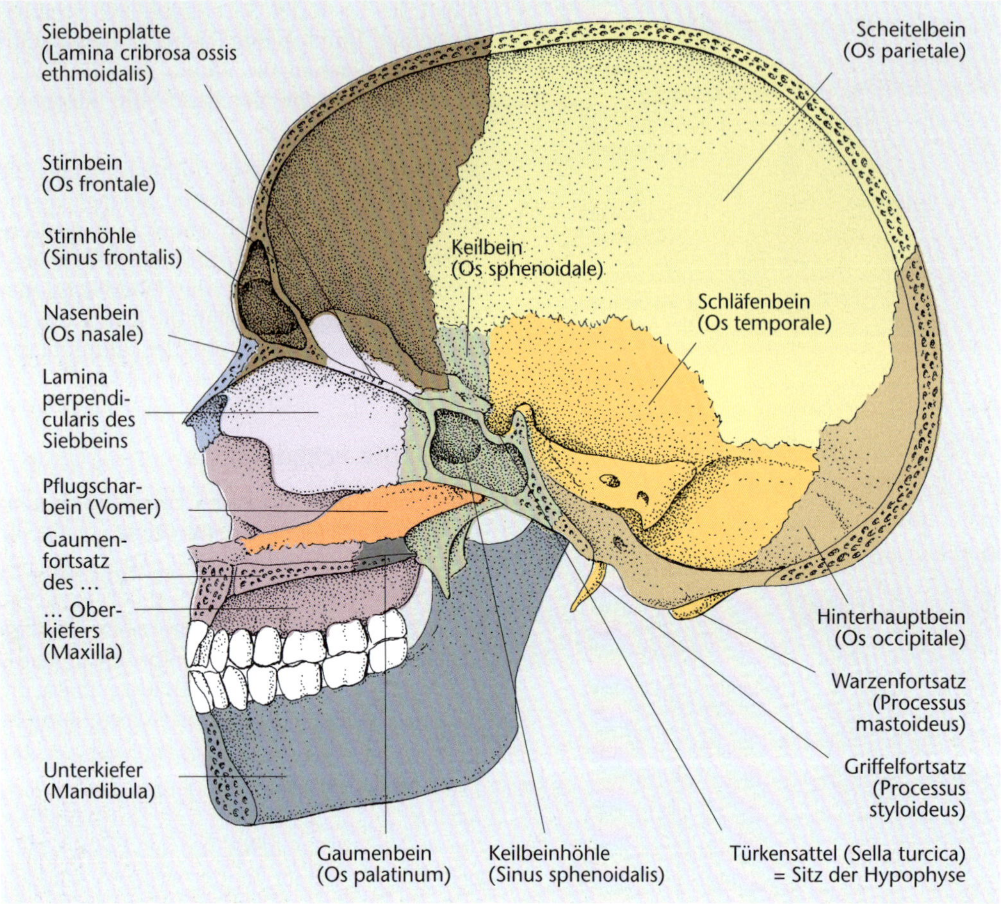

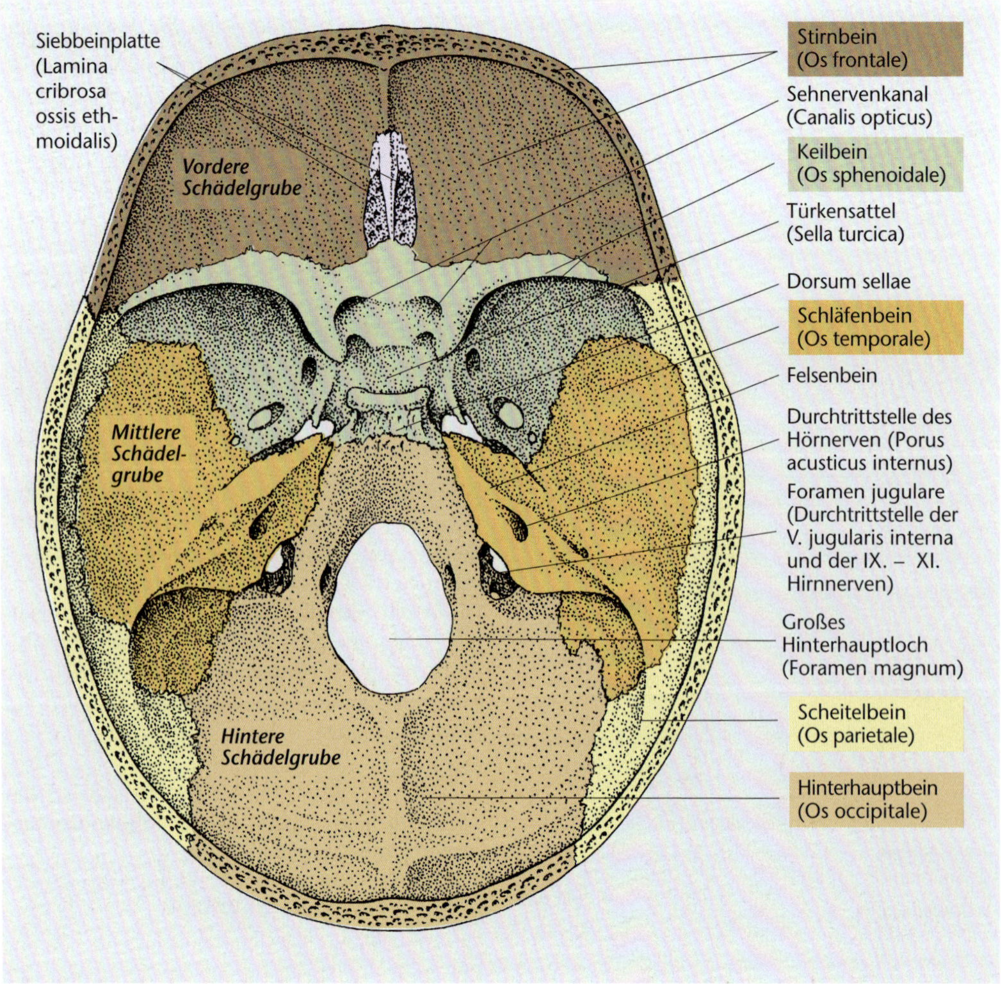

Gesichtsschädels (☞ 7.2.5) zusammen. Eine Übersicht gibt Abb. 7.8.

Die Schädelbasis hat zwei große paarige Gelenkflächen:

- Beidseits des großen Hinterhauptlochs bildet das Hinterhauptbein am *Condylus occipitalis* mit dem ersten Wirbelkörper (Atlas) der Halswirbelsäule ein Gelenk
- Weiter lateral finden sich die Kiefergelenke mit der *Fossa mandibularis* als Gelenkfläche.

Schädelbasisbruch

Bei stumpfer Gewalteinwirkung auf den Schädel, etwa beim Sturz auf den Motorradhelm, kommt es häufig zum **Schädelbasisbruch.** Werden dabei Gefäße zerrissen, sind Blutungen in das Innen- oder Mittelohr oder in die Nasenhöhlen mögliche Folgen. Liquor (die Flüssigkeit, die das Hirn umspült ☞ 9.11.2), kann beim Einriss der Hirnhäute nach außen fließen, beispielsweise durch die Nase. Schwere Schädelbasisbrüche führen oft zum Tode.

7.2.4 Die Schädelnähte

Der Schädel des heranwachsenden Feten und des Neugeborenen besteht aus schollenartigen Knochenplatten, die über die *desmale Ossifikation* aus Bindegewebe entstanden sind (☞ 6.1.4) und nicht aneinanderstoßen. Die Spalträume dazwischen, **Schädelnähte** *(Suturae)* genannt, sind zum Zeitpunkt der Geburt nur durch Bindegewebe verschlossen, das heißt, die Knochenplatten lassen sich noch gegeneinander verschieben. Dies ermöglicht das weitere Hirnwachstum nach der Geburt. Die Verschiebbarkeit der Schädelknochen erleichtert zudem den Durchtritt durch den Geburtskanal.

- Die **Stirnnaht** *(Sutura frontalis)* trennt die beiden Stirnbeinhälften voneinander
- Die **Kranznaht** *(Sutura coronalis)* grenzt das Stirnbein von den beiden Scheitelbeinen ab
- Die **Pfeilnaht** *(Sutura sagittalis)* liegt zwischen den beiden Scheitelbeinen, etwa unterhalb eines Mittelscheitels
- Die **Lambdanaht** *(Sutura lambdoidea)* ist die Grenze zwischen Scheitelbeinen und Hinterhauptbein
- Die **Schuppennaht** *(Sutura squamosa)* liegt zwischen Schläfen- und Scheitelbein.

Die Fontanellen

Bei der Geburt klaffen in den Bereichen, in denen drei oder mehr Knochenplatten aneinanderstoßen, relativ weite Lücken. Diese weichen,

Abb. 7.6 (oben): Schädelschnitt seitlich.

Abb. 7.7 (unten): Schädelbasis nach Entfernung der Kalotte und des Gehirns, Ansicht von oben.

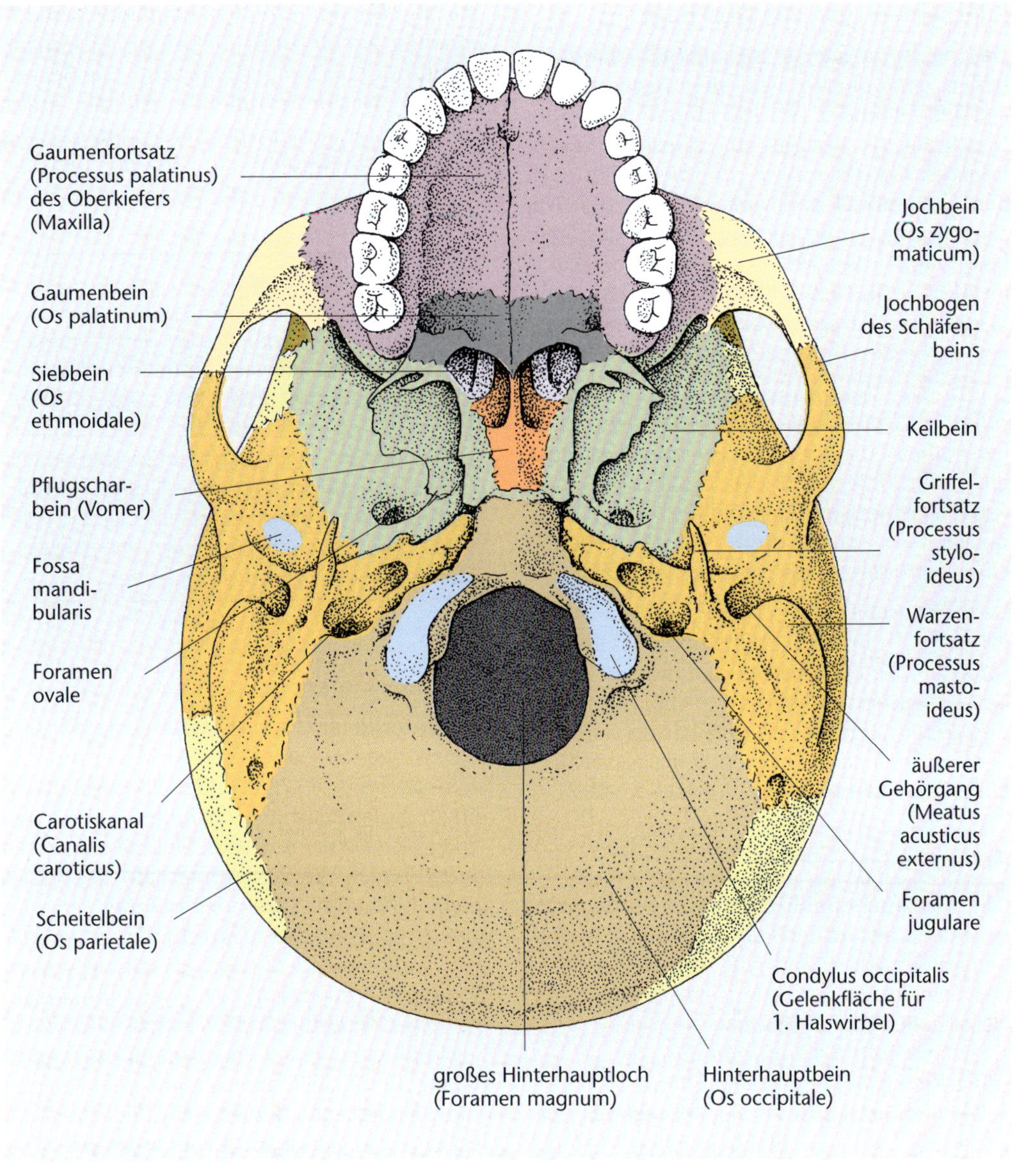

Abb. 7.8: Schädelbasis, Ansicht von unten.

bindegewebig überbrückten Stellen heißen **Fontanellen.** Sie haben eine charakteristische Form und ermöglichen dem Geburtshelfer unter der Geburt eine gute Orientierung über die Lage des kindlichen Kopfes im mütterlichen Becken (☞ Abb. 7.9).

- Die rautenförmige **Stirnfontanelle** *(große Fontanelle, Fonticulus anterior)* befindet sich zwischen den vorderen Winkeln der Scheitelbeine und den Stirnbeinen. Sie ist die größte Fontanelle
- Die **Hinterhauptfontanelle** *(kleine Fontanelle, hintere Fontanelle, Fonticulus posterior)* befindet sich am Hinterkopf zwischen der Hinterhauptschuppe und den hinteren Winkeln der Scheitelbeine. Sie ist dreieckig
- Zu den Seitenfontanellen zählen die **vordere Seitenfontanelle** *(Fonticulus sphenoidalis)* beidseits zwischen Stirn-, Scheitel- und Keilbein sowie die **hintere Seitenfontanelle** *(Fonticulus mastoideus)* zwischen Scheitel-, Schläfen- und Hinterhauptbein.

Während sich Hinterhaupt- und Seitenfontanellen in der Regel schon im zweiten Lebensmonat schließen, kann die Stirnfontanelle bis in das zweite Lebensjahr hinein offen bleiben.

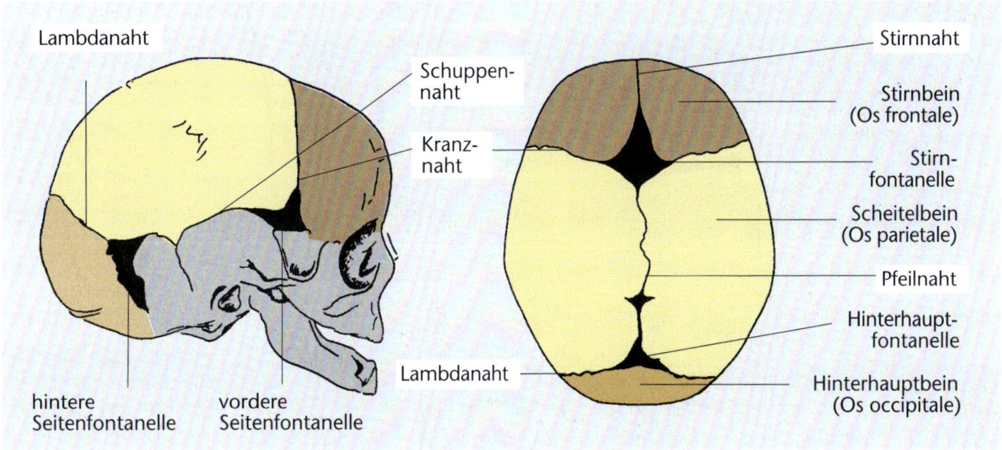

Abb. 7.9: Fontanellen und Schädelnähte. [A300]

Krankenbeobachtung bei Säuglingen

Bei der Beobachtung des Säuglings gibt die Stirnfontanelle (große Fontanelle) Hinweise auf den Zustand des Wasserhaushalts: Hat der kleine Organismus zu wenig Flüssigkeit, z. B. durch Wasserverlust bei Fieber, Erbrechen oder Durchfall, so ist die Fontanelle eingefallen. Bei ausgeglichenem Wasserhaushalt liegt sie im Hautniveau, und der Pulsschlag ist bei aufgelegtem Finger zu spüren. Eine vorgewölbte, gespannte Fontanelle kann auf einen erhöhten Hirndruck hinweisen, z. B. bei einer Meningitis.

7

7.2.5 Der Gesichtsschädel

Die paarigen **Tränenbeine** (*Ossa lacrimalia*, lacrima = Träne ☞ Abb. 7.4 und 7.5) sind fingernagelgroße, dünne Knochen an der Innenseite der Augenhöhle. Sie sind die kleinsten Knochen des Gesichts.

Gesichtsspalten

Die rechte und linke Seite des Oberkiefers und die sie umgebenden Weichteile wachsen vor der Geburt zusammen. Gelingt dies nur unvollständig, entsteht eine **Gesichtsspalte.** In leichten Fällen klaffen dabei nur die Oberlippe oder die knöchernen Gaumenanteile auseinander (☞ 5.2.2). Die schwerste Form ist die **Lippen-Kiefer-Gaumenspalte,** bei der sowohl das Schlucken und die Atmung als auch die Sprachentwicklung des Kindes beeinträchtigt sind. Durch chirurgische Eingriffe im Säuglings- und Kindesalter können die Folgen der Defekte funktionell und kosmetisch meist zufriedenstellend behoben werden.

Der **Oberkiefer** *(Maxilla)* bildet das Mittelstück des Gesichtsschädels und ist mit jedem der übrigen Knochen verbunden. Er umschließt beidseits die **Kieferhöhlen** *(Sinus maxillares),* die mit der jeweils gleichseitigen Nasenhöhle in

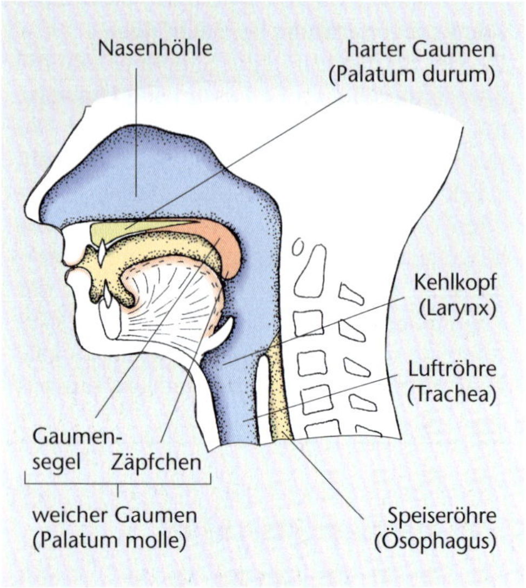

Abb. 7.10: Kopf im Sagittalschnitt. Oberkiefer und Gaumenbein bilden den harten Gaumen. Der weiche Gaumen ist das bewegliche Gaumensegel, dessen Hinterrand in das mittelständige Zäpfchen ausläuft.

Verbindung stehen (☞ Abb. 17.3). Der **Zahnfortsatz** *(Processus alveolaris)* verstärkt den Unterrand des Oberkieferkörpers und nimmt in zwei mal acht Fächern *(Alveoli dentales)* die obere Zahnreihe auf. Nach hinten oben ragt der **Jochfortsatz** (*Processus zygomaticus* ☞ Abb. 7.4) hervor. Er formt zusammen mit dem **Jochbein** *(Os zygomaticum)* das Wangenprofil. Im vorderen Anteil des Oberkiefers befindet sich der **Gaumenfortsatz** *(Processus palatinus)*. Er bildet zusammen mit dem **Gaumenbein** *(Os palatinum)* den **harten Gaumen** *(Palatum durum)*. Die beiden Gaumenbeine sind L-förmige Knochen, die den hinteren Anteil des harten Gaumens bilden (☞ Abb. 7.6 und 7.8).

Knöcherne Begrenzung der Nase

Das paarig angelegte **Nasenbein** *(Os nasale)* bildet den oberen Teil des Nasenrückens (☞ Abb. 7.4 und 7.11). Der untere Anteil des Nasenrückens besteht aus Knorpel (**Nasenknorpel,** *Cartilago nasi*). Knorpel bildet auch den Hauptanteil der *Nasenscheidewand* (**Nasenseptum),** an der sich außerdem das Siebbein und das Pflugscharbein beteiligen (☞ Abb. 7.6 und 7.8). Die knöcherne Nasenhöhle wird durch das Nasenseptum in eine rechte und eine linke Höhle geteilt.

Die **untere Nasenmuschel** *(Concha nasalis inferior)* ist ein rinnenförmiger Knochen und über einen Fortsatz *(Processus maxillaris)* mit der Kieferhöhle verbunden. Sie dient genauso wie die kleinere mittlere und die obere Nasenmuschel (☞ Abb. 7.4 und 17.2) der Oberflächenvergrößerung der Nasenschleimhaut.

Das **Pflugscharbein** *(Vomer)* ist ein rechteckiger, von vorne zur Keilbeinhöhle ziehender Knochen, der den unteren und hinteren Anteil des Nasenseptums bildet (☞ Abb. 7.6). Vorne und unten grenzt es an den harten Gaumen, oben an die Lamina perpendicularis (vertikale Platte) des Siebbeins, hinten an das Keilbein.

Die Nasennebenhöhlen

Die **Nasennebenhöhlen** *(Sinus paranasales)* befinden sich in den die Nasenhöhle umgebenden Knochen und sind von Schleimhaut ausgekleidet. Zu den jeweils paarig angelegten Nasennebenhöhlen gehören:

- Die **Stirnhöhle** *(Sinus frontalis)*
- Die **Kieferhöhle** *(Sinus maxillaris)*
- Die **Siebbeinhöhle** *(Sinus ethmoidalis)*, bestehend aus den **Siebbeinzellen** *(Cellulae ethmoidales)*
- Die **Keilbeinhöhle** *(Sinus sphenoidalis)*.

Die Nasennebenhöhlen machen die Schädelknochen leichter und dienen als Resonanzraum für den Klang der Sprache. Die Sekrete aus den Nasennebenhöhlen fließen, außer im Fall einer *Nasennebenhöhlenentzündung*, in die Nasenhöhle ab (mehr hierüber ☞ 17.1.3).

> **Nasenseptumdeviation**
> Häufig verläuft das Nasenseptum, entweder angeboren oder infolge von Verletzungen, nicht gerade in der Nasenmittellinie **(Nasenseptumdeviation).** Bei einer ausgeprägten Abweichung kann eine der Nasenhöhlen weitgehend verschlossen sein; aber auch eine nur mäßig ausgeprägte Nasenseptumdeviation kann eine Sekretstauung verursachen und zu Kopfschmerzen oder Nasennebenhöhlenentzündungen führen.

Der Unterkiefer

Der **Unterkiefer** *(Mandibula)* ist der größte und der einzige frei bewegliche Knochen des Gesichtsschädels (☞ Abb. 7.12). Er besteht aus einem hufeisenartig nach hinten gebogenen *Unterkieferkörper* und zwei Seitenästen *(Rami mandibulae)*, die vom (unterhalb des Ohres leicht fühlbaren) **Unterkieferwinkel** *(Angulus mandibulae)* aus fast senkrecht nach oben steigen. Jeder Seitenast besitzt an seinem oberen Ende zwei Fortsätze: Auf dem weiter hinten gelegenen **Gelenkfortsatz** *(Processus condylaris)* liegt die Gelenkfläche, die mit der Fossa mandibularis des Schläfenbeins und einer kleinen Knorpelscheibe das Kiefergelenk bildet. An dem weiter vorn gelegenen **Kronenfortsatz** *(Processus coronoideus)* setzt der Schläfenmuskel (M. temporalis ☞ Abb. 18.18*)* an.

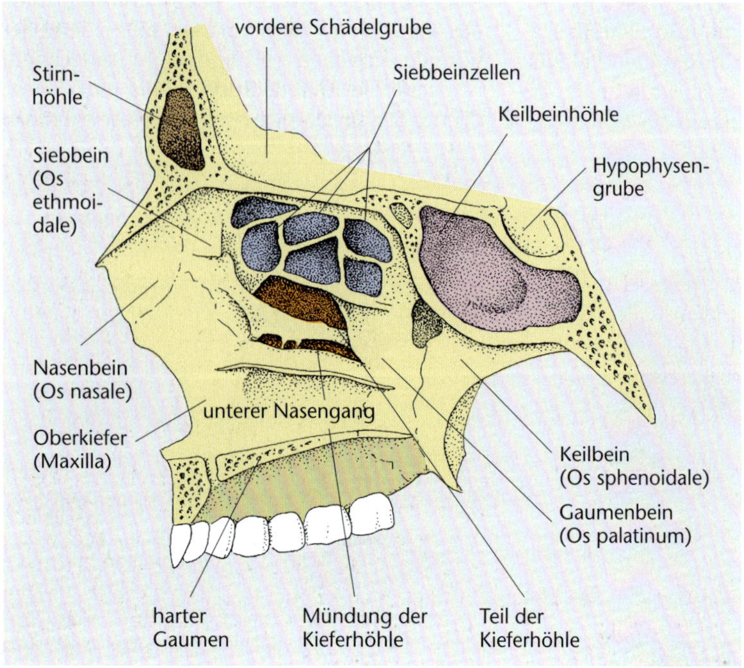

Abb. 7.11 (links): Nasennebenhöhlen. Sagittalschnitt mit entfernten Nasenmuscheln (Frontalansicht ☞ Abb. 17.3). Kaum zu sehen ist die Kieferhöhle.

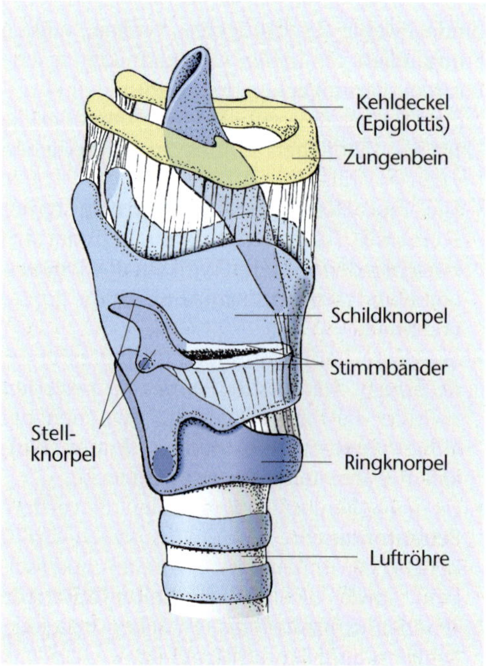

Abb. 7.13 (rechts): Zungenbein. Dargestellt sind auch der Kehldeckel in Mittelstellung sowie der knorpelige Aufbau des Kehlkopfes.

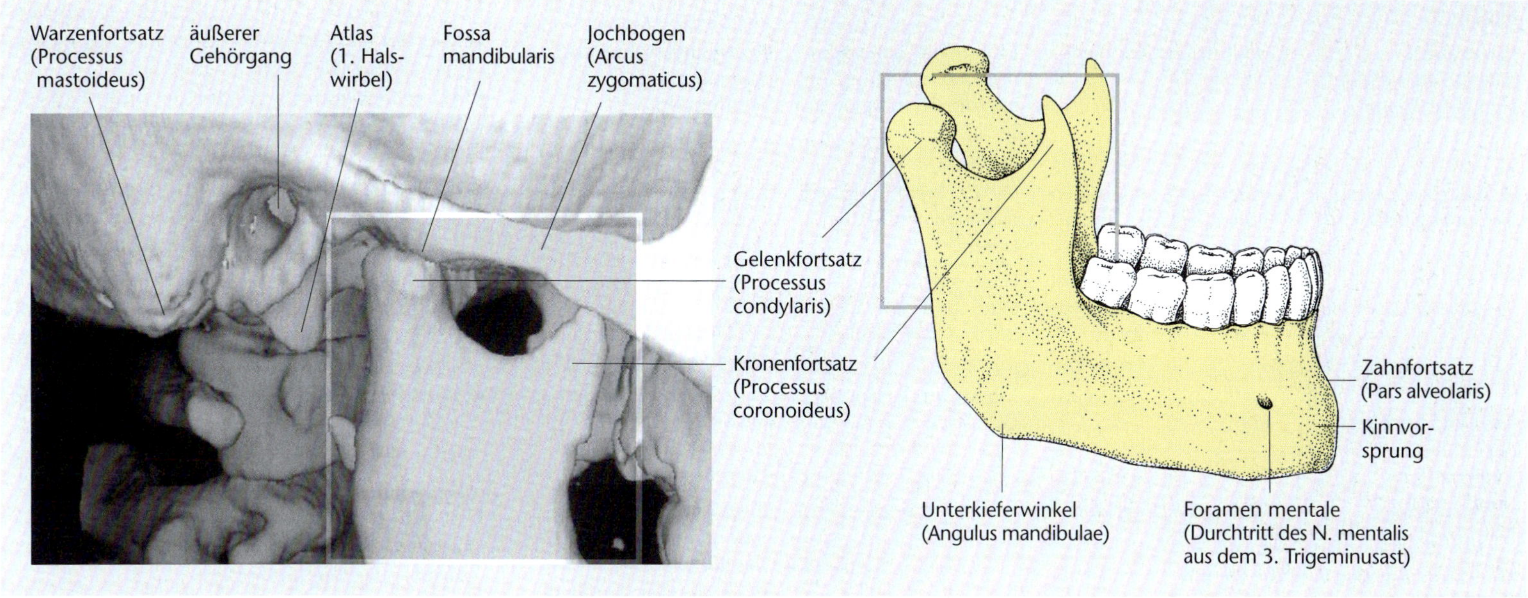

Abb. 7.12: Links computertomographische Rekonstruktion des Kiefergelenks. Rechts Unterkieferknochen seitlich mit Zahnreihe. [Foto: V137]

Der **Zahnfortsatz** *(Pars alveolaris)* am Oberrand des Unterkieferkörpers nimmt die Zahnwurzeln des Unterkiefergebisses auf. Der untere, kräftigere Teil des Unterkieferkörpers besitzt zwei Löcher an seiner Vorderseite *(Foramina mentalia)*, durch die der N. mentalis (*Unterkiefernerv*, aus dem 3. Ast des N. trigeminus ☞ 9.7.3) austritt.

7.2.6 Das Zungenbein

Das **Zungenbein** (*Os hyoideum*, hyoid = U-förmig) ist der einzige Knochen des Körperstamms, der nicht in direkter Nachbarschaft oder gelenkiger Verbindung mit einem anderen Knochen steht. Das Zungenbein befindet sich im Halsbereich zwischen dem Unterkiefer und dem Kehlkopf (*Larynx* ☞ Abb. 7.10 und Abb. 17.4). Über viele Muskeln ist es mit dem Mundboden und dem Griffelfortsatz des Schläfenbeins, dem Kehlkopf, dem Brustbein und sogar mit dem Schulterblatt verbunden. Deshalb ist das Zungenbein hochbeweglich und unterstützt so wirkungsvoll den Kauakt und die Bewegungen der Zunge beim Sprechen.

Bei der Zungenbeinmuskulatur unterscheidet man eine *obere* und eine *untere Zungenbeinmuskelgruppe* (☞ Abb. 7.18). Zu den **oberen Zungenbeinmuskeln** zählen:

- Der **M. digastricus** *(zweibäuchiger Muskel)*, der mit einem hinteren Bauch *(Venter posterior)* vom Warzenfortsatz zum Zungenbein zieht und mit seinem vorderen Bauch *(Venter anterior)* bis zur Innenseite der Unterkiefermitte läuft
- Der **M. stylohyoideus** *(Griffelfortsatz-Zungenbein-Muskel)*, vom Griffelfortsatz zum Zungenbein ziehend
- Der **M. mylohyoideus** *(Unterkiefer-Zungenbein-Muskel)*, vom Innenrand des Unterkiefers bis zum Zungenbein reichend
- Der **M. geniohyoideus** *(Kinn-Zungenbein-Muskel)*, der von der Zungenbeinmitte zur Unterkiefermitte zieht.

Die **unteren Zungenbeinmuskeln** (auch *Rectus-Gruppe* genannt) zählen zu den Halsmuskeln und werden dort erläutert (☞ 7.3.1).

Das Zungenbein bricht häufig während einer Strangulation. Deshalb wird es bei der Autopsie nach Tod durch Erwürgen besonders genau begutachtet.

7.2.7 Die mimische Muskulatur

Die **mimische Muskulatur** *(Gesichtsmuskeln)* ermöglicht uns, Gefühlsregungen wie Staunen und Entsetzen, Freude oder Trauer auszudrücken. Die meisten dieser Muskeln nehmen eine Sonderstellung unter den Körpermuskeln ein, da sie nicht über Gelenke hinwegziehen, sondern – oft ohne Zwischenschaltung einer Sehne – *direkt* an der Gesichtshaut ansetzen. Sie bewegen deshalb Gesichtshautpartien und lassen Falten, Runzeln und Grübchen entstehen, wodurch sie dem Gesicht seinen Reichtum an Ausdrucksmöglichkeiten verleihen (*Mimik* ☞ 11.1.4 und Abb. 7.15).

Mimik als Spiegel des Inneren
Die Beobachtung der Mimik gehört zur ganzheitlichen Krankenbeobachtung, da sie den Pflegenden wichtige Informationen über das Befinden und die Stimmungslage des Patienten gibt.

Tabelle 7.14 gibt einen ausführlichen Überblick über die wichtigsten mimischen Muskeln.

Fazialislähmung

Die mimische Muskulatur wird vom N. facialis (☞ 9.7.3) innerviert. Eine Schädigung dieses Nerven, die relativ häufig vorkommt, führt im typischen Fall zu Lähmungen der mimischen Muskulatur. Die Patienten können auf der betroffenen Seite weder das Auge (Gefahr der Austrocknung!) noch den Mund vollständig schließen (☞ Abb. 9.25).

7.2.8 Die Kaumuskulatur

Die **Kaumuskulatur** bewegt den Unterkiefer. Sie ermöglicht das Beißen und Kauen und beteiligt sich an der Lautbildung und am Sprechen. Beim Kauen spielen Bewegungen in drei verschiedene Richtungen eine Rolle:

- Öffnen und Schließen des Mundes
- Seitverschieben und Zurückziehen des Mundes
- Kreisförmige Mahlbewegungen.

Drei am Unterkiefer ansetzende Muskeln bzw. Muskelgruppen sind im Wesentlichen für diese Bewegungen im Kiefergelenk verantwortlich (☞ Abb. 18.18):

- Der **M. masseter** *(Kaumuskel)*
- Die **Mm. pterygoideus medialis** und **lateralis** (*mittlerer* und *seitlicher Flügelmuskel*, auch *innerer* und *äußerer Flügelmuskel* genannt)
- Der **M. temporalis** *(Schläfenmuskel)*.

Ferner beteiligen sich auch die Wangen-, Mundboden-, Lippen-, Zungenbein- und Zungenmuskeln als *akzessorische Kaumuskeln* am Kauvorgang.

7.2.9 Die tiefen Nackenmuskeln

Die **tiefen** (oder *kurzen*) **Nackenmuskeln** (☞ Abb. 7.16) verlaufen zwischen dem ersten oder zweiten Halswirbel und dem Hinterhauptbein. Sie zählen zur *autochthonen Rückenmuskulatur* (☞ 7.3.5) und wirken sowohl bei der Kopfhaltung als auch bei verschiedenen Kopfbewegungen mit.

Muskel	Ursprung	Ansatz	Funktion
Stirnmuskel (*= Venter frontalis des M. occipitofrontalis,* Teil des *M. epicranius)*	Haut der Augenbrauen	Läuft in der Galea aponeurotica (☞ Abb. 7.15) aus, die den oberen und seitlichen Teil des Schädels bedeckt	Kopfhautverschiebung, Augenbrauenhebung, Stirnrunzeln
M. orbicularis oculi *(Augenringmuskel)*	Medialer Teil der Augenhöhle (Orbita)	Verläuft kreisförmig um das Auge und in den Lidern	Augenschluss, Pars lacrimalis beeinflusst Tränenfluss
M. orbicularis oris *(Ringmuskel des Mundes)*	Lateral der Mundwinkel an Bindegewebsstreifen in der Schleimhaut	Haut in der Mitte von Ober- und Unterlippe; Muskelverflechtungen	Zusammenpressen, Schließen und Vorziehen der Lippen, Formen der Lippen beim Sprechen
M. zygomaticus *(Jochbeinmuskel)* mit zwei Anteilen *(major und minor)*	Jochbein (Os zygomaticum)	Mundwinkel, Haut der Oberlippe	Hebt den Mundwinkel nach oben lateral, so dass ein Lachen oder Lächeln entsteht
M. buccinator *(Wangenmuskel)*	Ober- und Unterkiefer	Mundwinkel	Zieht den Mundwinkel nach außen, Aufblasen der Backen, Ausbreitung der Wangenschleimhaut
M. risorius *(Lachmuskel)*	Wangenhaut, Faszie der Ohrspeicheldrüse	Oberlippenhaut, Muskelknoten des Mundwinkels	Zieht die Mundwinkel nach außen; verursacht „Lachgrübchen"
Platysma *(Halshautmuskel)*	Unterkieferrand, Gesichtshaut, Faszie der Ohrspeicheldrüse	Hals- und Brusthaut bis zur 2.–3. Rippe	Zieht den unteren Teilbereich der Unterlippe nach unten und hinten

Tab. 7.14: Die wichtigsten Muskeln der mimischen Muskulatur. Weitere Muskeln zeigt Abb. 7.15.

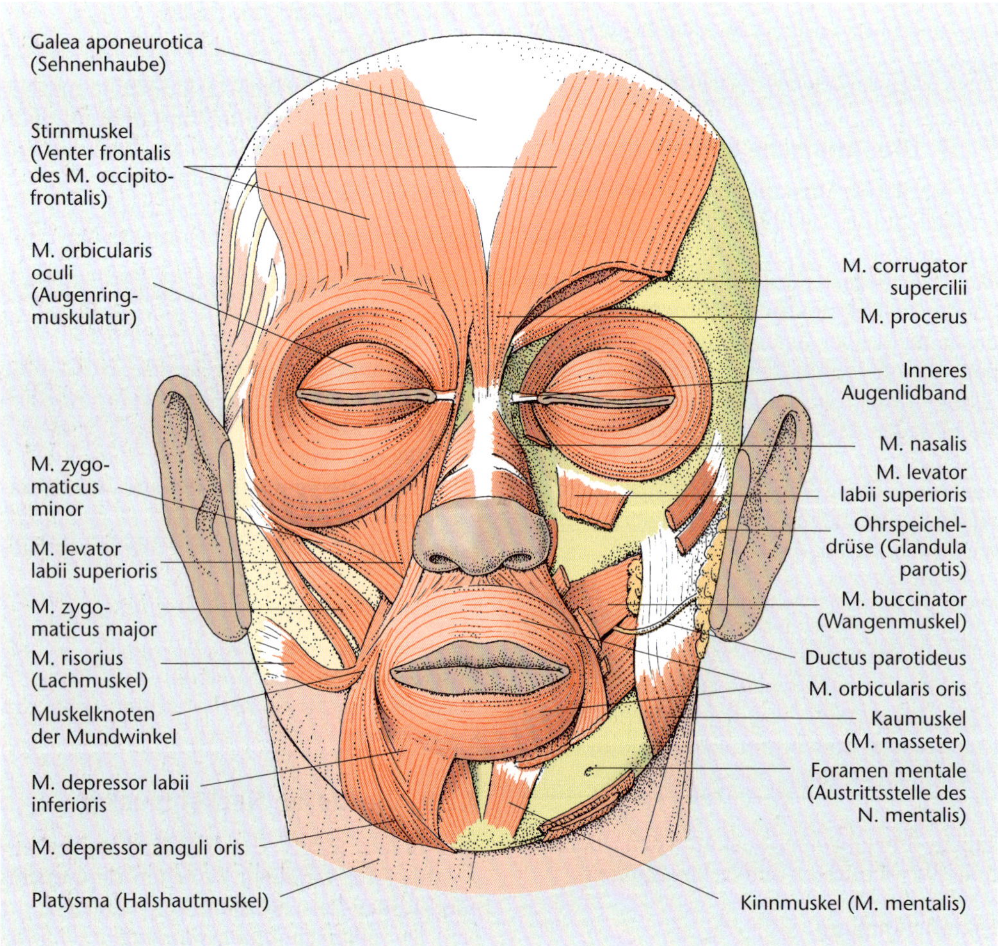

Abb. 7.15: Mimische Muskulatur. Die rechte Gesichtshälfte zeigt die oberflächliche Muskelschicht, während links die tiefere Schicht freigelegt wurde. Man erkennt in der linken Gesichtshälfte den M. masseter (Kaumuskel) und die Ohrspeicheldrüse mit ihrem Ausführungsgang (Ductus parotideus).

Im Einzelnen sind links und rechts je vier Muskeln unterscheidbar, die durch Faszien voneinander abgegrenzt sind:

- **M. rectus capitis posterior major** *(großer hinterer gerader Kopfmuskel):* dreht und neigt den Kopf zur gleichen Seite, beugt ihn bei beidseitiger Kontraktion dorsalwärts (Dorsalflexion)
- **M. rectus capitis posterior minor** *(kleiner hinterer gerader Kopfmuskel):* dreht und neigt den Kopf geringgradig zur gleichen Seite und hilft bei beidseitiger Kontraktion bei der Dorsalflexion des Kopfes
- **M. obliquus capitis superior** *(oberer schräger Kopfmuskel):* neigt den Kopf zur gleichen Seite, hilft bei beidseitiger Kontraktion bei der Dorsalflexion des Kopfes
- **M. obliquus capitis inferior** *(unterer schräger Kopfmuskel):* dreht den Atlas (und damit den Kopf) zur gleichen Seite.

7.3 Der Körperstamm

7.3.1 Der Hals

Der **Hals** als Verbindungsabschnitt zwischen Kopf und Schultergürtel enthält als knöcherne Strukturen die sieben Halswirbel und das Zungenbein; unter Letzterem befindet sich der aus mehreren gegeneinander beweglichen Knorpeln bestehende Kehlkopf. Im Gegensatz zum 3.–7. Halswirbel, die in der Form den übrigen Wirbeln entsprechen und deshalb in 7.3.2 näher beschrieben werden, weisen die ersten beiden Halswirbel besondere Formen auf.

Atlas und Axis

Der *erste Halswirbel* **(Atlas)** hat die Form eines knöchernen Ringes, auf dessen Oberfläche sich zwei Gelenkflächen befinden. Auf diesen liegt der knöcherne Schädel mit den entsprechenden Gelenkflächen des Hinterhauptbeins (☞ Abb. 7.8).

Der *zweite Halswirbel*, **Axis** genannt, hat als Besonderheit einen in den Ring des Atlas emporragenden Knochenzapfen. Um diesen **Dens axis** oder *Zahn* kann sich der Atlas drehen (Zapfengelenk ☞ Abb. 7.17), wodurch Drehbewegungen des Kopfes möglich werden. Der Dens füllt jedoch nur den vorderen Teil des Atlasringes aus. Getrennt durch eine Bindegewebsmembran verläuft im hinteren, größeren Teil des Atlasringes das Rückenmark.

Die Halsmuskulatur

Die feingliedrige Halsmuskulatur kann in zwei Gruppen eingeteilt werden, die durch die großen Halsleitungsbahnen (Speise- und Luftröhre) getrennt sind (Übersicht ☞ Abb. 7.19).

Vor den bzw. seitlich der Leitungsbahnen liegen die **vorderen Halsmuskeln** (☞ Abb. 7.18):

- Das **Platysma** *(Halshautmuskel)*, ein großer flächiger Muskel, der seiner Funktion nach

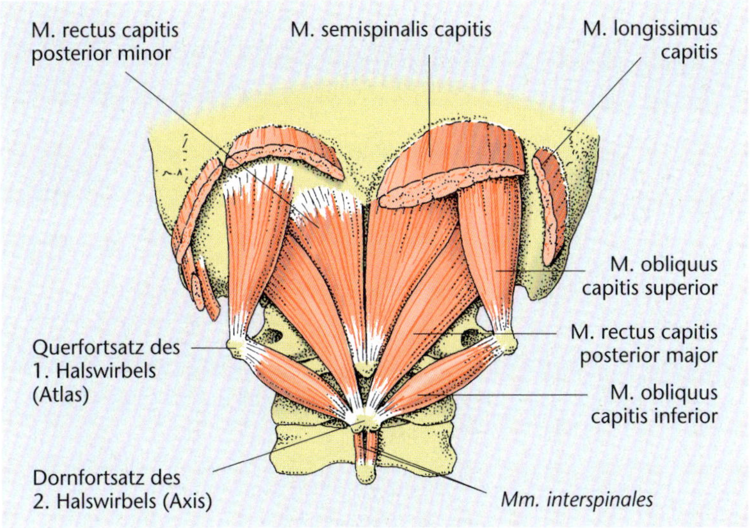

Abb. 7.16: Tiefe Nackenmuskulatur. Ansicht von hinten nach Entfernung des M. semispinalis capitis und des M. longissimus capitis. Neben den tiefen Nackenmuskeln sind Anteile der Mm. interspinales zu erkennen. Sie verlaufen zwischen den Dornfortsätzen der Wirbel und gehören zum medialen Trakt der autochthonen Rückenmuskulatur (☞ 7.3.5).

noch der mimischen Muskulatur zuzurechnen ist (☞ Tabelle 7.14)

- Der **M. sternocleidomastoideus** *(Kopfwender)*, der den Brustkorb mit dem Kopf verbindet und das Drehen und Vorbeugen des Kopfes ermöglicht
- Die Gruppe der **unteren Zungenbeinmuskeln** (Rectus-Gruppe), die ihre Bezeichnung ihrem überwiegend geraden Verlauf verdanken (rectus = gerade). Ihre Aufgabe ist es, die Bewegungen des Zungenbeins und des Kehlkopfes zu unterstützen.

Zur Rectusgruppe gehören der **M. sternohyoideus** *(Brustbein-Zungenbein-Muskel)*, der vom Brustbein (Sternum) zum Zungenbein zieht, der **M. sternothyroideus** *(Brustbein-Schildknorpel-Muskel)*, der vom Brustbein zum Schildknorpel zieht, der **M. thyrohyoideus** *(Schildknorpel-Zungenbein-Muskel)*, der den Schildknorpel mit dem Zungenbein verbindet, sowie der sehr lange **M. omohyoideus** *(Schulterblatt-Zungenbein-Muskel)*, der vom oberen Rand des Schulterblatts unter dem M. sternocleidomastoideus hindurch bis zum Zungenbein reicht.

Hinter den großen Halsleitungsbahnen liegen die **hinteren Halsmuskeln.**

Zu ihnen gehört die Gruppe der **Treppenmuskeln** *(Mm. scaleni)*, bestehend aus **M. scalenus anterior, medius** und **posterior** *(vorderer, mittlerer* und *hinterer Treppenmuskel)*. Alle drei Scalenus-Muskeln befinden sich im hinteren, seitlichen Bereich des Halses (☞ Abb. 7.19). Sie unterstützen die Einatmung, indem sie die ersten Rippen anheben. Außerdem wirken sie bei der Beugung und Seitwärtsdrehung der Halswirbelsäule mit. In ihrem gesamten Verlauf von den Querfortsätzen der sieben Halswirbel bis zur 1. und 2. Rippe überziehen sie zeltförmig einen Teil des oben offenen knöchernen Thorax und schützen so das darunter liegende Lungengewebe und die dort verlaufenden Gefäße.

Durch die so genannte **vordere Scalenuslücke,** die ventral vom Schlüsselbein und dorsal vom M. scalenus anterior begrenzt wird, zieht die V. subclavia zur oberen Thoraxöffnung. Durch die hintere Scalenuslücke zwischen den Mm. scaleni anterior und medius ziehen A. subclavia und Plexus brachialis zum Arm.

Eine weitere Gruppe der hinteren Halsmuskeln sind die *tiefen* oder **prävertebralen Halsmuskeln** (☞ Abb. 7.20), welche direkt vor der Wirbelsäule liegen. Sie unterstützen die Vorbeugung und Seitwärtsbewegung des Kopfes.

Zu ihnen zählen:

- Der kurze **M. rectus capitis anterior** *(vorderer gerader Kopfmuskel)* zwischen Querfortsatz des Atlas und Hinterhauptbein
- Der spindelförmige **M. longus capitis** *(langer Kopfmuskel)* zwischen den Querfortsätzen des 3.–6. Halswirbels und Hinterhauptbein
- Der schlanke **M. longus colli** *(langer Halsmuskel)*, dessen drei Anteile die Wirbelkörper und Querfortsätze sämtlicher Halswirbel sowie der oberen Brustwirbel miteinander verbinden.

Die dorsolateral der Wirbelsäule gelegene **autochthone Rückenmuskulatur** wird in Abschnitt 7.3.5 beschrieben.

7

7.3.2 Die Wirbelsäule – Übersicht

Die **Wirbelsäule** *(Columna vertebralis)* bildet die große Längsachse des Skeletts. Sie besteht aus 24 segmentförmigen Knochen, den **Wirbeln** *(Vertebrae)*, sowie dem **Kreuzbein** und dem **Steißbein.** Die Wirbel sind gegeneinander beweglich und erlauben dadurch Bewegungen nach vorn, hinten, links, rechts und um die Längsachse. Diese Beweglichkeit wird von den *Bandscheiben* unterstützt, die außerdem zusammen mit vielen Bändern die Wirbelsäule stabilisieren. Die Wirbelsäule umschließt und schützt das Rückenmark, welches durch die *Wirbellöcher* nach unten zieht. Sie trägt den Kopf und dient der Anheftung von Rippen und Rückenmuskulatur.

Zwischen den Wirbeln liegen Öffnungen, die man **Zwischenwirbellöcher** *(Foramina intervertebralia)* nennt. Durch sie verlaufen Nerven, die vom Rückenmark ausgehen oder zum Rückenmark führen, die *Spinalnerven* (☞ 9.5).

Die Wirbelsäule hat fünf Abschnitte:

- Die **Halswirbelsäule** *(HWS)* mit sieben **Halswirbeln** (kurz: C1–C7, Cervix = Hals)
- Die **Brustwirbelsäule** *(BWS)* mit zwölf **Brustwirbeln,** die mit den Rippen gelenkig verbunden sind (Th1–Th12, Th = Thorax)
- Die **Lendenwirbelsäule** *(LWS)* mit fünf **Lendenwirbeln** (L1–L5)
- Ihr schließt sich das **Kreuzbein** *(Os sacrum)* an – fünf **Sakralwirbel** sind hier zu einem kompakten Knochen verschmolzen
- Etwa vier verkümmerte Steiß-„Wirbel" bilden das **Steißbein** *(Os coccygis)*.

Die Krümmungen der Wirbelsäule

Von vorn gesehen ist die gesunde Wirbelsäule nahezu gerade. Betrachtet man die Wirbelsäule jedoch von der Seite, zeigt sie vier charakteristische Krümmungen (☞ Abb. 7.21). Zwei von ihnen sind nach hinten gewölbt; sie heißen **Brustkyphose** und **Sakralkyphose.** Bei den anderen beiden weist die Bogenkrümmung nach vorn. Sie werden als **Halslordose** und **Lendenlordose** bezeichnet.

Diese Krümmungen verleihen der Wirbelsäule eine hohe Stabilität, da durch sie die Belastun-

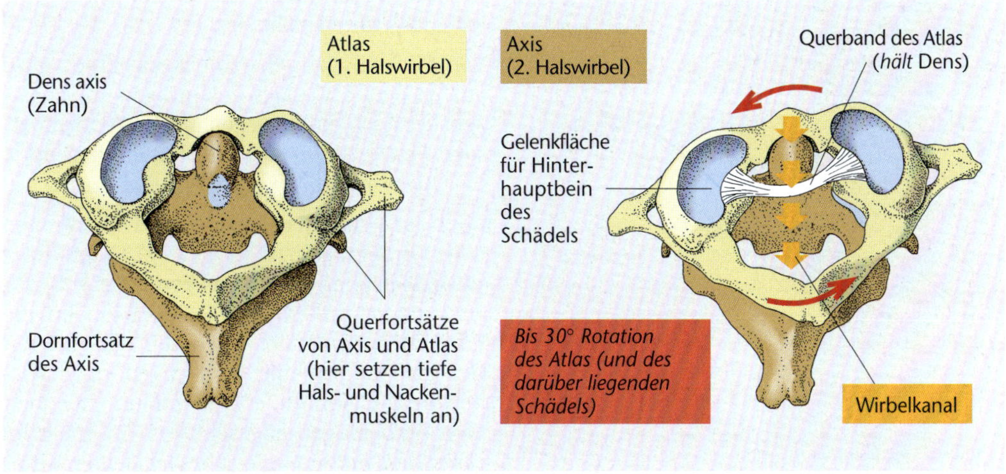

Abb. 7.17: Gelenk zwischen Atlas und Axis (Atlanto-Axial-Gelenk). Durch eine Drehung des Atlas um den Dens axis sind Drehbewegungen des Kopfes möglich. Das Querband verhindert dabei das Abgleiten des Atlas in Richtung Rückenmark.

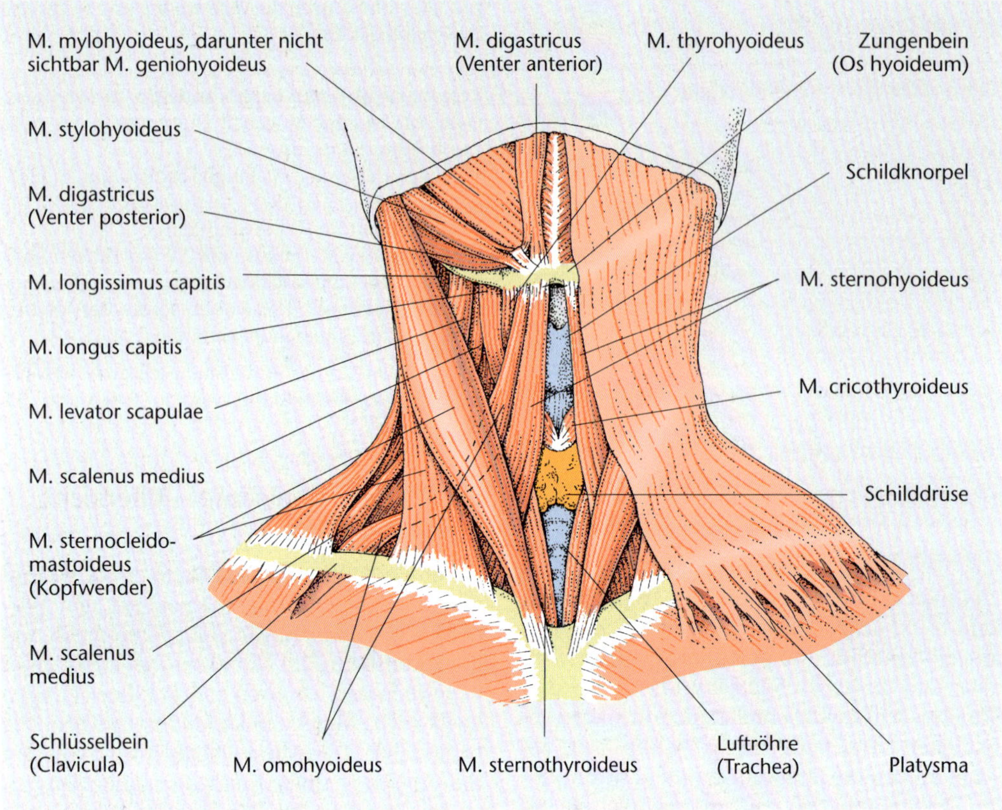

Abb. 7.18: Vordere Halsmuskulatur. Auf der rechten Halsseite ist das Platysma entfernt worden. Die obere und untere Zungenbeinmuskulatur verbindet das Zungenbein mit Kehlkopf, Mundboden, Schläfenbein, Schlüsselbein und Brustbein.

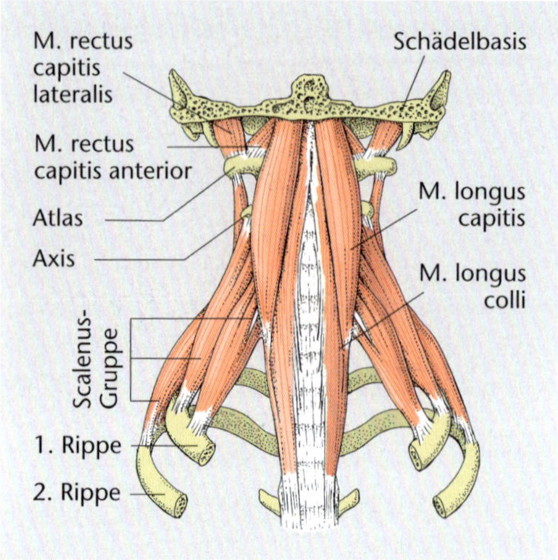

Abb. 7.20: Prävertebrale Halsmuskulatur. Ansicht von vorn nach Entfernung des Brustkorbes und der Halseingeweide. Abgesehen von der prävertebralen Halsmuskulatur ist die Scalenusgruppe mit ihren drei Anteilen dargestellt.

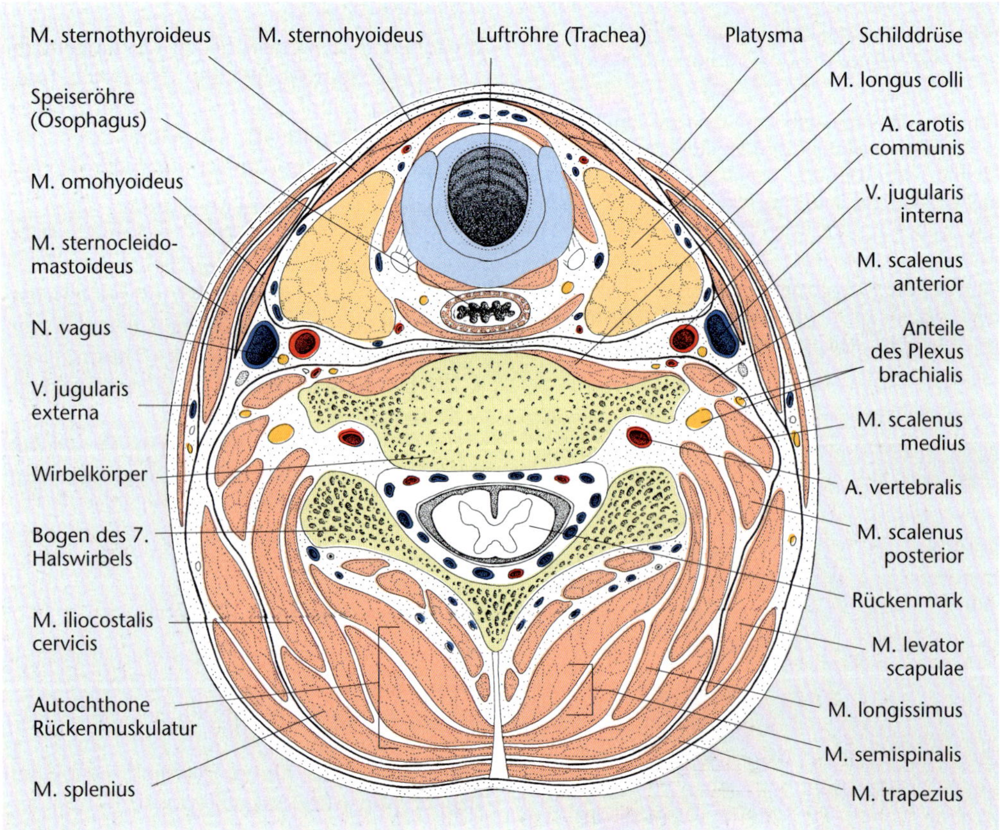

Abb. 7.19: Hals im Querschnitt („Guillotinenschnitt") unterhalb des Kehlkopfes.
Von vorn (hier oben) nach hinten erkennt man Luftröhre, Speiseröhre, die prävertebrale Halsmuskulatur (nur M. longus colli angeschnitten), den 7. Halswirbelkörper, den Wirbelkanal mit dem Rückenmark und Anteile der autochthonen Rückenmuskulatur. Seitlich liegen die Scalenusgruppe und Muskeln des Schultergürtels. Beidseits der Luftröhre ist die Schilddrüse angeschnitten.

gen, die bei den verschiedenen Bewegungen auftreten, auf alle Wirbel gleichmäßig verteilt werden.

Die Wirbel

Die Wirbel haben vom 3. Halswirbel bis zum 5. Lendenwirbel einen einheitlichen Aufbau, auch wenn sie sich, je nach den funktionellen Erfordernissen der einzelnen Wirbelsäulenabschnitte, in Größe und Form unterscheiden.

Der **Wirbelkörper** *(Corpus vertebrae)* ist eine dicke rundliche Knochenscheibe. Die Wirbelkörper bilden den Gewicht tragenden Teil der Wirbelsäule. Da alle Wirbelkörper übereinander liegen, sind sie für die charakteristische Säulenform verantwortlich.

An der Hinterfläche des Wirbelkörpers setzt eine Knochenspange an, der **Wirbelbogen** *(Arcus vertebrae)*. Er umgibt das **Wirbelloch** *(Foramen vertebrale)*. Alle Wirbellöcher zusammen bilden den **Wirbelkanal** *(Spinalkanal)*, durch den das Rückenmark vom großen Hinterhauptloch nach unten zieht.

Vom Wirbelbogen gehen drei Knochenfortsätze aus, an denen Muskeln entspringen und ansetzen: der nach hinten unten zeigende **Dornfortsatz** *(Processus spinosus)* und links und rechts je ein **Querfortsatz** *(Processus transversus)*.

Etwa auf Höhe der Querfortsätze entspringen dem Wirbelbogen ferner je zwei **Gelenkfortsätze** nach oben und unten *(Processus articularis superior* und *inferior)*. Sie verbinden die Wirbel untereinander. Zwischen den unteren Gelenkfortsätzen und dem zugehörigen Wirbelkörper bleibt immer ein Freiraum, der oben vom Wirbelbogen abgeschlossen ist *(Incisura vertebralis inferior)*. Ein sehr viel kleinerer Einschnitt befindet sich auch zwischen oberem Gelenkfortsatz und Wirbelkörper (*Incisura vertebralis superior* ☞ Abb. 7.25). Diese beiden

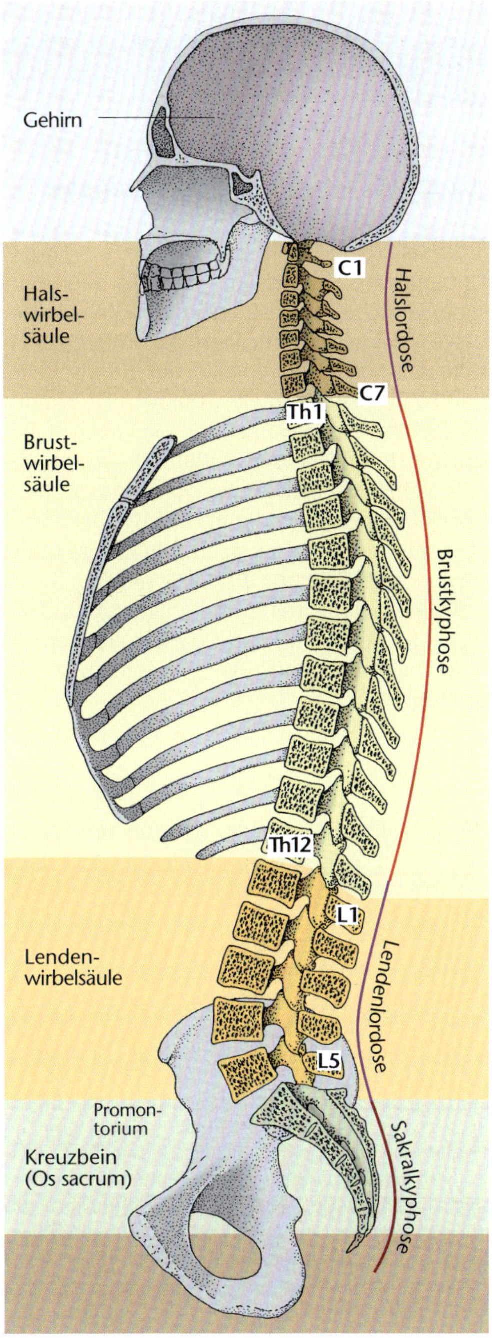

Abb. 7.21: Aufbau der Wirbelsäule. Man erkennt Halslordose, Brustkyphose, Lendenlordose und Sakralkyphose.

Einschnitte liegen bei benachbarten Wirbeln direkt übereinander und umschließen das jeweilige **Zwischenwirbelloch** (*Foramen intervertebrale* ☞ Abb. 7.27). Durch die Zwischenwirbellöcher verlassen die Spinalnerven den Wirbelkanal.

7.3.3 Die Wirbelsäulenabschnitte

Die Halswirbelsäule

Die Halswirbelsäule ist der beweglichste Teil der gesamten Wirbelsäule. Atlas und Axis, also 1. und 2. Halswirbel, haben eine besondere Form und Funktion (☞ 7.3.1). Die darunter liegenden Wirbelkörper der Wirbel C3 – C7 sind relativ klein im Vergleich zu ihrem Wirbelloch.

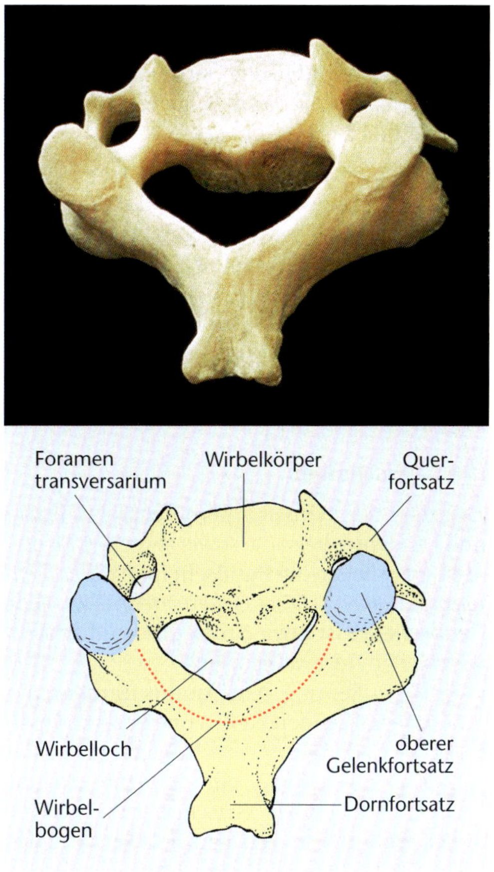

Abb. 7.22: Halswirbel, anatomisches Präparat und Zeichnung. Charakteristisch für die Halswirbel ist ein Loch im Querfortsatz (Foramen transversarium), durch das die A. und V. vertebralis laufen. [Foto: C156]

Die Querfortsätze sind platt und haben im Gegensatz zur restlichen Wirbelsäule je ein **Querfortsatzloch** *(Foramen transversarium)*, durch das hirn- und rückenmarksversorgende Gefäße (A. und V. vertebralis) ziehen (☞ Abb. 7.22 und 9.59 links).

Die Dornfortsätze von C2 – C6 sind meist an ihren Enden zweigeteilt. Der 7. Halswirbel (C7) wird auch *Vertebra prominens* genannt, da sein Dornfortsatz am weitesten nach dorsal vorspringt. Er bietet beim Tasten durch die Haut einen guten „geographischen" Anhaltspunkt für den Übergang zwischen HWS und BWS.

Die Brustwirbelsäule

Die Brustwirbelsäule ist wenig beweglich – die Haltefunktion für den Brustkorb steht im Vordergrund. Die Brustwirbel sind beträchtlich größer und stärker gebaut als die Halswirbel. Das Wirbelloch ist annähernd rund und etwa fingerdick. Außer Th11 und Th12 besitzen alle Brustwirbel an ihrem Körper und am Querfortsatz Gelenkflächen für die Verbindung mit den Rippen. Th11 und Th12 tragen nur Gelenkflächen am Wirbelkörper (☞ Abb. 7.23 und 7.24).

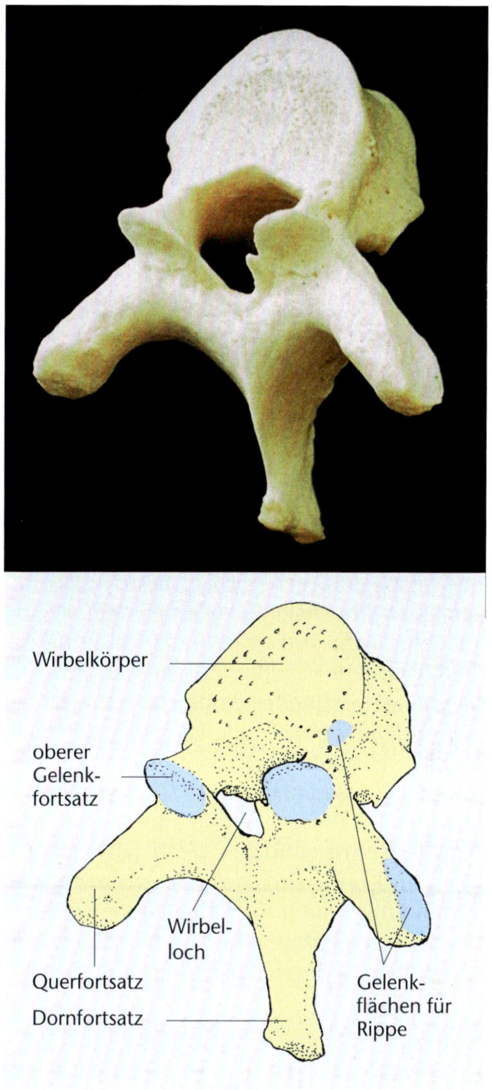

Abb. 7.23: Brustwirbel, anatomisches Präparat und Zeichnung. Typisch für die Brustwirbel sind die Gelenkflächen für die Rippen. [Foto: C156]

Die Lendenwirbelsäule

In der Lendenwirbelsäule sind die größten Wirbel des Menschen. Sie besitzen einen massigen Körper und ein vergleichsweise kleines, annähernd dreieckiges Wirbelloch. Sie sind nicht mehr mit Rippen verbunden, besitzen aber einen **Rippenfortsatz** *(Processus costarius)*, der entwicklungsgeschichtlich einer verkümmerten Rippe entspricht. Von den ursprünglichen Querfortsätzen sind nur die kleinen **Processus accessorii** übrig geblieben. Die Dornfortsätze der Lendenwirbel zeigen relativ gerade nach hinten. Beugt man den Rumpf weit nach vorn, wird der Abstand zwischen den Dornfortsätzen der Lendenwirbelsäule so groß, dass eine Punktion des Spinalkanals möglich ist (Lumbalpunktion ☞ Abb. 9.55). Der 5. Lendenwirbelkörper ist keilförmig, ebenso der darunter liegende 1. Kreuzbeinwirbel. Sie bilden den markanten Übergang von der Lendenlordose zur Sakralkyphose, das **Promontorium** (☞ Abb. 7.21 und 7.71).

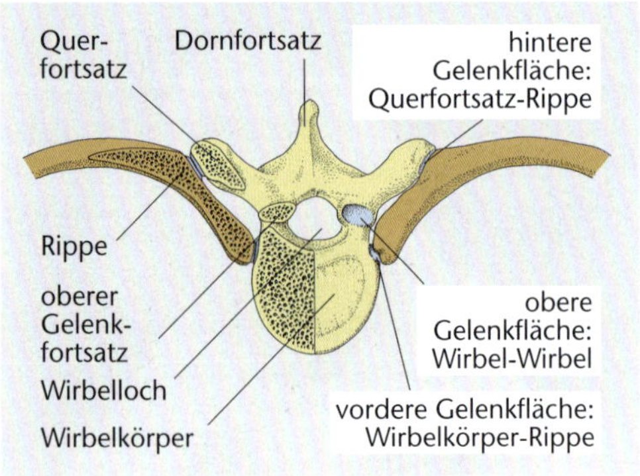

Abb. 7.24: Wirbelkörper-Rippen-Gelenk.

7

Kreuzbein und Steißbein

Das **Kreuzbein** *(Os sacrum)* ist ein dreieckiger abgeplatteter Knochen, der aus fünf miteinander verschmolzenen Wirbeln besteht. Die Fusion der Wirbel beginnt zwischen dem 16. und 18. Lebensjahr und ist normalerweise um das 25. Lebensjahr beendet. Das Kreuzbein bildet den hinteren Mittelteil des Beckens und ist mit beiden Hüftknochen über das nahezu unbewegliche **Iliosakralgelenk** (☞ Abb. 7.61) verbunden. Entsprechend den Zwischenwirbellöchern der übrigen Wirbelsäule stehen vier paarige **Kreuzbeinlöcher** *(Foramina sacralia)* mit dem **Kreuzbeinkanal** *(Canalis sacralis)* in Verbindung. Durch sie verlaufen die vorderen und hinteren *Sakralnerven,* wie die Spinalnerven in diesem Bereich heißen. Der Kreuzbeinkanal ist die Verlängerung des Wirbelkanals und nach unten offen. An der Hinterfläche des Kreuzbeins befinden sich ferner auch die verkümmerten Dorn- und Rippenfortsätze, die leistenähnlich angeordnet sind.

Nach oben ist das Kreuzbein über ein relativ großes Zwischenwirbelgelenk, das **Lumbosakralgelenk,** mit dem 5. Lendenwirbelkörper verbunden, nach unten über ein weitestgehend unbewegliches Gelenk mit dem **Steißbein** *(Os coccygis).*

Die typische Wirbelform der Steißbeinwirbel ist nicht mehr erkennbar. Die Wirbelrudimente können verschmolzen sein oder einzeln auftreten.

Die Bandscheiben

Zwischen den Wirbelkörpern der Hals-, Brust- und Lendenwirbelsäule sowie zwischen L5 und Kreuzbein liegen die **Bandscheiben** *(Zwischenwirbelscheiben, Disci intervertebrales).* Jede **Bandscheibe** ist etwa 5 mm dick und besteht aus zwei bindegewebigen Schichten:

- Einem Außenring, dem **Anulus fibrosus,** aus derben kollagenen Fasern und Faserknorpel
- Einem Gallertkern, dem **Nucleus pulposus.** Dieser gleicht wie ein Wasserkissen die Druckunterschiede zwischen zwei Wirbeln aus, wenn diese sich gegeneinander bewegen. Diesen Vorgang zeigt Abb. 7.27.

Die Bandscheiben bilden elastische Verbindungen der Wirbelkörper untereinander. Sie erhöhen die Beweglichkeit der Wirbelsäule, indem sie sich entsprechend mitverformen, und fangen wie ein Stoßdämpfer Stauchungen der Wirbelsäule ab, z. B. wenn man von einem Stuhl springt.

7.3.4 Wirbelsäulen-Erkrankungen

Bandscheibenvorfall

Unbegrenzte Fehlbelastungen hält die Bandscheibe nicht aus. Insbesondere schweres Heben in falscher Haltung kann dazu führen, dass sich der Nucleus pulposus der Bandscheibe durch eine Schwachstelle in seinem Fasermantel nach außen vorwölbt oder sogar austritt. Ein solcher **Bandscheibenvorfall** *(Discusprolaps)* geschieht meist in Richtung Dornfortsatz, wenn der Nucleus pulposus beim Heben in nach vorn gekrümmter Haltung nach hinten gedrückt wird (☞ Abb. 7.30 und 9.17). Die meisten Bandscheibenvorfälle treten zwischen L4 und L5 bzw. L5 und S1 auf, da in diesem Bereich die Druckbelastung auf die Bandscheiben am größten ist.

Wenn die vorgefallene Bandscheibe auf die dorsolateral von ihr austretenden Nervenwurzeln drückt, kommt es zur Druckschädigung der betroffenen Nervenabschnitte und damit zu starken Schmerzen, Sensibilitätsstörungen und Lähmungserscheinungen.

Lagerung bei Bandscheibenvorfall
Durch die sog. *Stufenbettlagerung* kann der Druck auf den Nucleus pulposus vorübergehend vermindert und damit der Schmerz reduziert werden.

Es gibt verschiedene Möglichkeiten, einen Bandscheibenvorfall zu behandeln: Hat der Patient Schmerzen und Missempfindungen, aber keine Lähmungen, besteht die Behandlung in kurzzeitiger Stufenbettlagerung und Schmerztherapie. Viel früher als noch vor wenigen Jahren beginnen Mobilisation und Physiotherapie. Langfristig steht die Stärkung der Rückenmuskulatur im Vordergrund, da diese die Bandscheiben stabilisiert. Oft kann dadurch eine Operation umgangen und Rückfälle vermieden werden. Hat der Patient Lähmungen, wird meist operiert, wobei falls möglich weniger belastende mikrochirurgische Operationsverfahren angewendet werden. Gelegentlich injiziert der Arzt über eine Sonde ein Mittel, welches den Gallertkern verflüssigt, um ihn danach abzusaugen. Die Bandscheibe sackt dadurch in sich zusammen, und die umgebenden Nerven werden nicht mehr komprimiert. Auch nach operativer Behandlung ist gezielte Physiotherapie ein „Muss".

Wirbelsäulenskoliose

Durch pathologische Wachstumsvorgänge kann die Wirbelsäule zur Seite hin verkrümmt wachsen. Diese Achsenabweichungen zur Seite werden **Skoliosen** genannt. Sie können in jedem Abschnitt der Wirbelsäule auftreten, meist ist jedoch die Brust- oder die Lendenwirbelsäule betroffen. Zu 90 % ist die Ursache unbekannt.

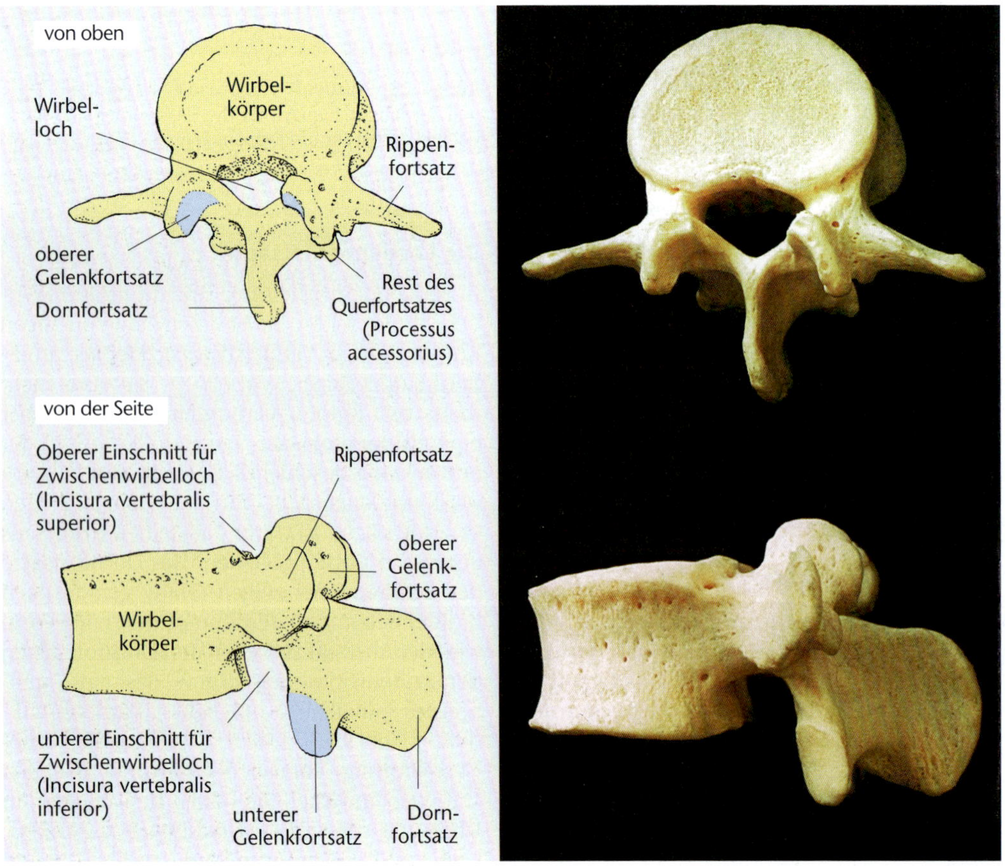

Abb. 7.25: Lendenwirbel von oben und von der Seite. [Foto: C156]

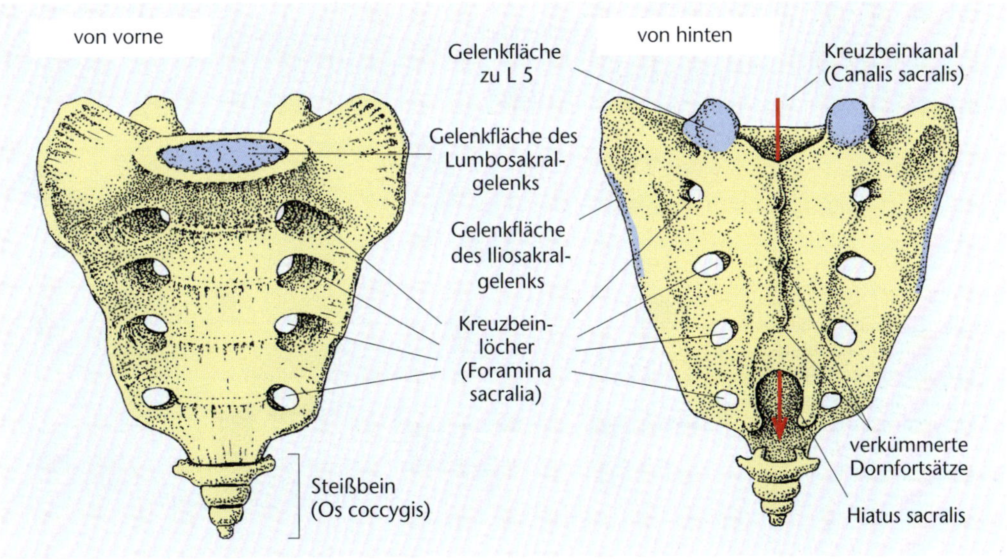

Abb. 7.26: Kreuzbein und Steißbein.

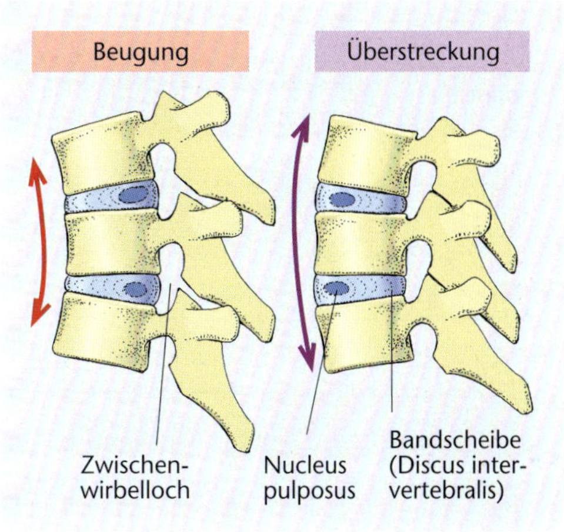

Abb. 7.27: Bandscheibenfunktion. Der Nucleus pulposus verschiebt sich geringgradig innerhalb der Bandscheibe je nach Beugung oder Streckung der Wirbelsäule (zum besseren Verständnis hier verstärkt dargestellt).

7

Eine hochgradige Skoliose der Brustwirbelsäule kann den Brustraum derartig einengen, dass für die Atembewegungen nicht mehr genügend Platz bleibt. Um gefährliche Spätfolgen zu verhindern, muss dann rechtzeitig operiert werden. Schwach oder mittelstark ausgeprägte Skoliosen werden mit Physiotherapie und eventuell einem Korsett behandelt.

Fehlhaltungen der Wirbelsäule

Die physiologischen Krümmungen der Wirbelsäule nach vorn bzw. hinten bilden sich in der Kindheit aus. Durch Fehlbelastungen während dieser Entwicklung und auch noch im Erwachsenenalter können sich diese Krümmungen (Halslordose, Brustkyphose und Lendenlordose) krankhaft verstärken: Es kann dann ein *Hohlkreuz* bei durch Fehlhaltung verstärkter Lendenlordose oder ein *Rundrücken* (Buckel) bei stärkerer Brustkyphose entstehen. Solche Fehlhaltungen begünstigen ferner das Auftreten von *chronischen Rückenschmerzen*, vor allem im LWS-Bereich, und sind weit verbreitet.

Vorbeugung: Rückenschule

Solche Wirbelsäulenbeschwerden und -schäden zu verhindern, hat jeder ein Stück weit selbst in der Hand: Um den Rücken nicht falsch zu belasten, muss dieser z. B. durch richtiges Hebeverhalten (etwa beim Umlagern von Patienten) geschont werden; durch Gymnastik können die Rücken- und Bauchmuskulatur trainiert und die Wirbelsäule beweglich gehalten werden. Eine solche *Rückenschule* sollte früh beginnen: So ist schon im Kindesalter auf möglichst viel Bewegung und das Vermeiden von Fehlbelastungen, z. B. durch einseitiges Tragen des Schulranzens, zu achten. Solche Vorsichtsmaßnahmen gelten auch für Ältere: Darf beispielsweise ein Patient wegen einer Fraktur im Beinbereich oder anderer Einschränkungen die Beine nicht voll belasten, so muss er mit einer Gehhilfe versorgt werden, die für den Rücken (und damit für den gesamten Körper) am günstigsten ist. Gezieltes Krafttraining der Rücken-, Bauch- und Halsmuskulatur (am besten an speziellen Trainingsmaschinen) kann die Stabilität der Wirbelsäule entscheidend verbessern und dem Verlust von Mobilität und Selbstständigkeit, besonders im Alter, vorbeugen.

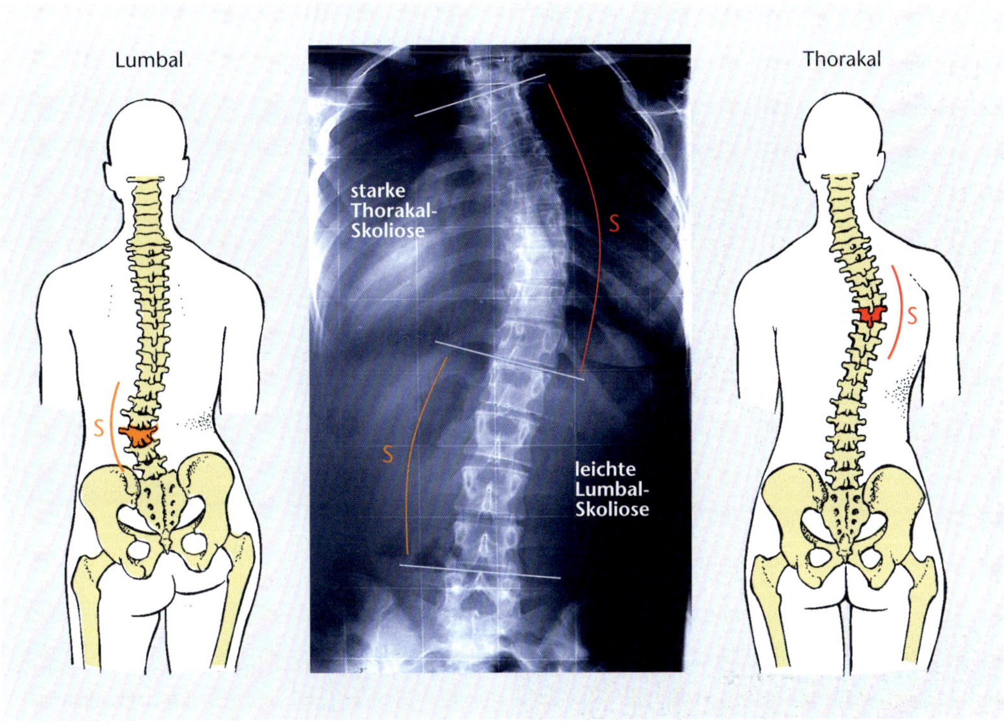

Abb. 7.28: Formen der Skoliose. Das „S" gibt jeweils den Scheitelpunkt der Wirbelsäulenkrümmung an. [A300-190, M158]

Wirbelsäulenschonendes Arbeiten

Pflegende sollten sich von Anfang an bewusst und richtig bewegen (Rückenschule ☞ oben), da die Wirbelsäule z. B. durch das Heben von Patienten stark beansprucht wird und durch andauernde Fehlbelastungen irreparable Schäden entstehen können, die oft von chronischen Schmerzen begleitet sind.

7.3.5 Die autochthone Rückenmuskulatur

Obwohl die Wirbel gegeneinander nur begrenzt beweglich sind, ist die Beweglichkeit der Wirbelsäule insgesamt doch erheblich. Diese Beweglichkeit wird vor allem durch ein komplexes System aus sich überlappenden Muskelfaserzügen entlang der Wirbelsäule ermöglicht, das in seiner Gesamtheit als **autochthone** *(von selbst entstandene)* **Rückenmuskulatur** *(Rumpfaufrichter, M. erector spinae)* bezeichnet wird. Die Muskeln dieses mächtigsten Muskelsystems des Menschen strecken die Wirbelsäule und drehen sie um die eigene Achse. Ferner stabilisiert die autochthone Rückenmuskulatur zusammen mit dem Bandapparat die Wirbelsäule und formt ihre physiologischen Krümmungen.

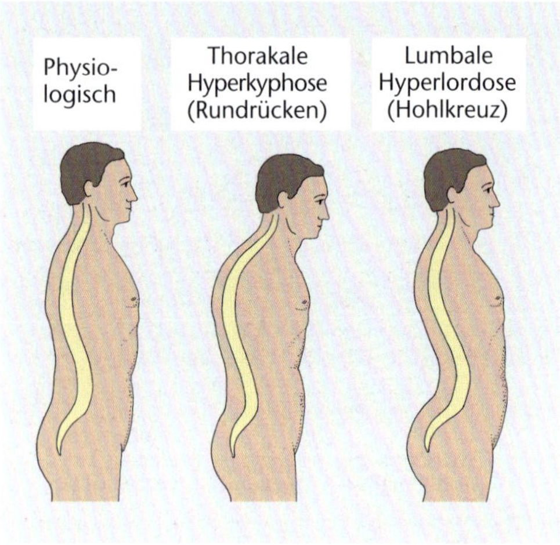

Abb. 7.29: Häufige Fehlhaltungen der Wirbelsäule.

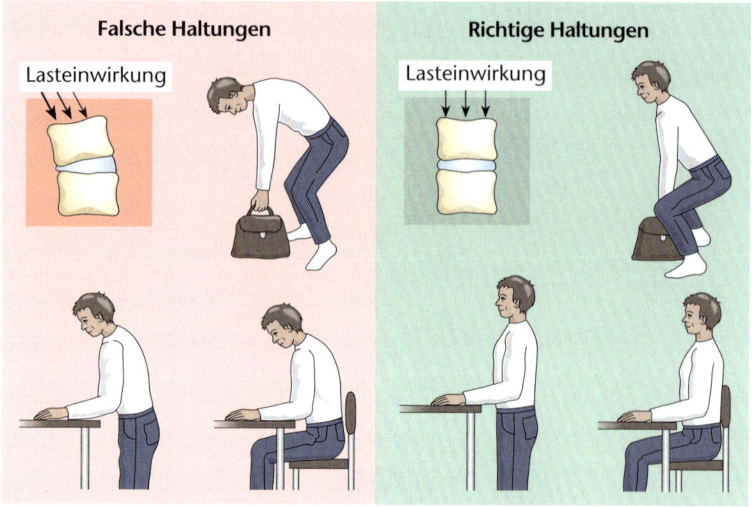

Abb. 7.30: Zur Vorbeugung von Wirbelsäulenschäden sollten falsche Bewegungsmuster vermieden werden. Heben und Bücken sollten z. B. nie in Rundrückenhaltung erfolgen. [A300-157]

Gebeugt wird die Wirbelsäule vor allem durch die vordere Bauchwandmuskulatur (☞ 7.3.8) und den M. psoas major (☞ 7.7.3).

Die Muskeln der autochthonen Rückenmuskulatur gliedern sich in zwei Gruppen (*Trakte* genannt):

Der **mediale Trakt** wird von fünf Einzelmuskeln bzw. Muskelgruppen gebildet. Die Muskelzüge verbinden sämtliche Wirbel an Dorn- und Querfortsätzen miteinander, auch über mehrere Wirbel hinweg. Sie ziehen auch zu Knochenleisten am Kreuzbein und am Hinterhaupt, so dass diese vielen Faserzüge über die gesamte Wirbelsäule verspannt sind. So unterstützen sie sämtliche Bewegungsmöglichkeiten mit Ausnahme der Beugung nach vorn.

Im Einzelnen sind beteiligt:
- Die **Mm. interspinales** *(Zwischendornmuskeln)* – sie helfen beim Strecken der Wirbelsäule (☞ Abb. 7.16)
- Die **Mm. spinales** *(Dornmuskeln)* – sie sichern die Krümmungen, strecken und neigen zur Seite (☞ Abb. 7.31)
- Die **Mm. rotatores** *(Drehmuskeln)* – sie drehen die Wirbelsäule zur Gegenseite
- Der **M. semispinalis** *(Halbdornmuskel)* – er dreht und streckt Kopf, Hals- und Brustwirbelsäule
- Der **M. multifidus** *(vielgefiederter Muskel)* – er dreht zur Gegenseite und streckt.

Der **laterale Trakt** besteht aus fünf Muskelgruppen. Diese verlaufen einerseits zwischen den Rippen bzw. den Rippenfortsätzen, andererseits verbinden sie in langen Muskelzügen die gesamte Wirbelsäule vom Hinterhauptbein bis hinunter zum Kreuz- und Darmbein. Auch sie wirken bei sämtlichen Bewegungen der Wirbelsäule mit, ausgenommen der Beugung nach vorn.

Zum lateralen Trakt zählen:
- Die **Mm. intertransversarii** – sie bewirken die Seitwärtsneigung
- Der **M. iliocostalis** *(Darmbein-Rippen-Muskel)* – er unterstützt u. a. Streckung und Seitwärtsneigung in HWS und BWS
- Der **M. longissimus** *(längster Muskel)* – er bewirkt Seitwärtsneigung, Drehung zur selben Seite, sowohl im Wirbelsäulen- als auch im Kopfbereich, außerdem Streckung von Wirbelsäule und Kopf
- Der **M. splenius** *(Riemenmuskel)* – er unterstützt Seitwärtsneigung, -drehung und Streckung von Kopf und HWS
- Die **Mm. levatores costarum** *(Rippenheber)* – sie beteiligen sich an der Streckung.

Zur autochthonen Rückenmuskulatur zählen auch die tiefen Nackenmuskeln (☞ 7.2.9).

7.3.6 Der knöcherne Thorax

Der knöcherne **Thorax** oder *Brustkorb* wird vom **Brustbein** *(Sternum)*, den **Rippen** *(Costae)*

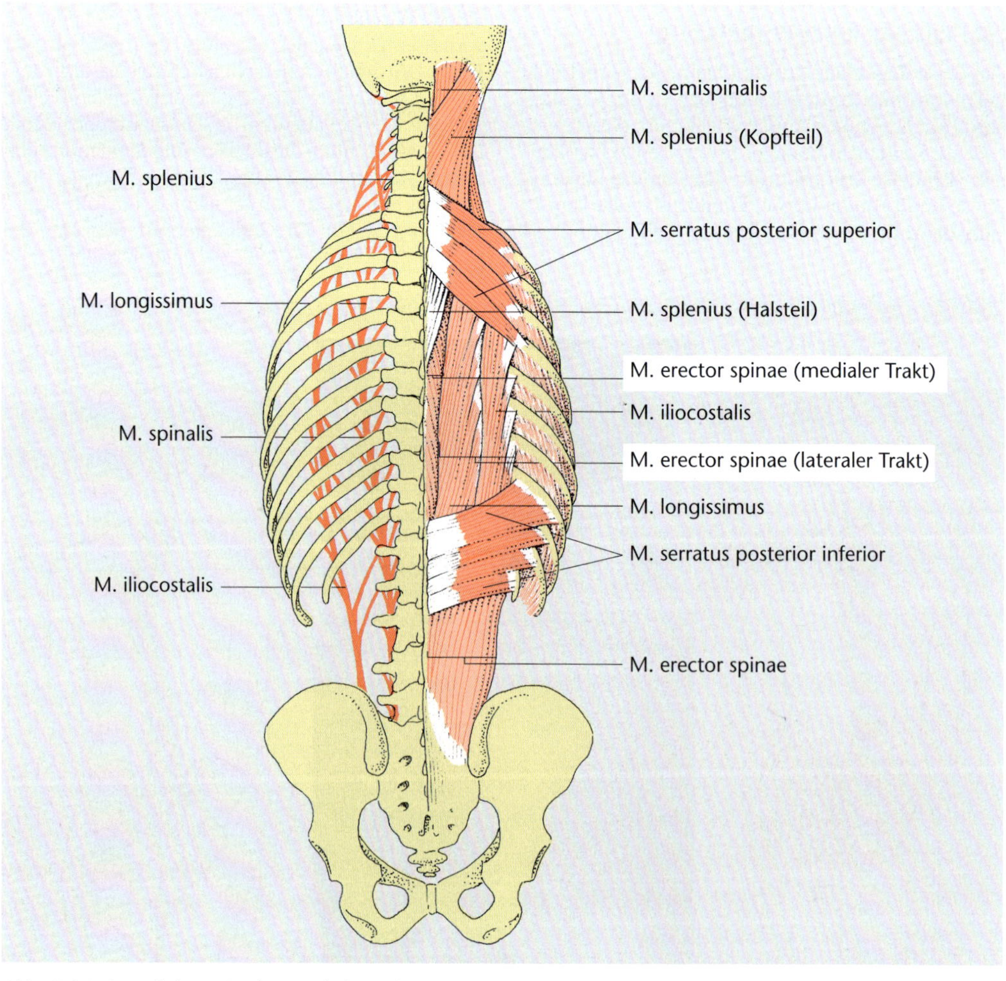

Abb. 7.31: Autochthone Rückenmuskulatur (M. erector spinae), medialer und lateraler Trakt. Zur Verdeutlichung sind links einzelne Muskelzüge schematisch dargestellt. Über die autochthone Rückenmuskulatur legen sich M. serratus posterior superior und M. serratus posterior inferior. Sie ziehen von der Wirbelsäule zu den Rippen; beide Muskeln heben die Rippen und fördern damit die Einatmung.

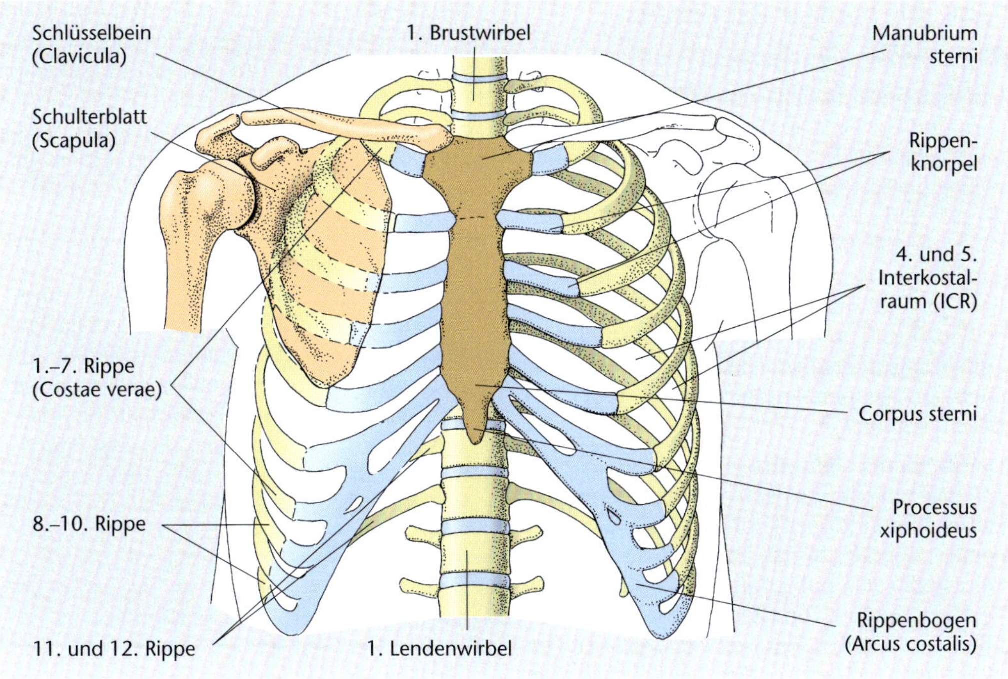

Abb. 7.32: Brustkorb in der Vorderansicht. [A400-190]

und der Brustwirbelsäule gebildet. Der Brustkorb umschließt die Brusthöhle mit Herz und Lunge und den oberen Anteil der Bauchhöhle. Er hat die Form eines nach oben und unten offenen ovalen Bienenkorbes, das heißt, sein Umfang vergrößert sich von oben nach unten. Dorsal in der Mitte liegt die Brustwirbelsäule, deren Wirbelkörper in den Thorakalraum hineinragen.

Die Rippen

Am Aufbau des Brustkorbes beteiligen sich zwölf Rippenpaare. Jede Rippe besteht aus einem dorsalen knöchernen und einem ventralen knorpeligen Anteil, die zusammen etwa die Form eines halben Herzens bilden. Ihre Länge nimmt bis zur 7. Rippe zu, danach wieder ab. Die ersten zehn Rippen sind über jeweils zwei Gelenke mit Wirbelkörper und Querfortsatz „ihres" Brustwirbels verbunden, die 11. – 12. Rippe nur mit den entsprechenden Wirbelkörpern.

Die Knorpel der 1. – 7. Rippe stehen in direkter gelenkiger Verbindung mit dem Brustbein. Diese Rippen nennt man **echte Rippen** *(Costae verae)*. Die restlichen fünf Rippen heißen **falsche Rippen** *(Costae spuriae)*, weil sie entweder nur indirekten Kontakt zum Brustbein haben (8. – 10. Rippe) oder frei enden (11. – 12. Rippe, auch als **freie Rippen** oder *Costae fluctuantes* bezeichnet).

Die Rippenknorpel acht, neun und zehn sind untereinander über Knorpelstege verbunden, die den **Rippenbogen** *(Arcus costalis)* bilden. Ein solcher Steg führt auch zur 7. Rippe und stellt so die Verbindung zum Brustbein her.

Die Gelenkverbindungen der Rippen gewährleisten die Beweglichkeit des knöchernen Brustkorbes, so dass er sich bei Rippenhebungen ausdehnen und umgekehrt auch wieder zusammenziehen kann. Das ist sehr wichtig für die Atemmechanik (☞ 17.8).

Der schmale Zwischenraum zwischen den einzelnen Rippen wird **Interkostalraum** *(ICR)* genannt. Er wird von den **Interkostalmuskeln** *(Zwischenrippenmuskeln)* überspannt. Am Oberrand jedes Interkostalraums verlaufen eine Arterie, eine Vene und ein Nerv. Um diese Leitungsbahnen nicht zu verletzen, wird daher bei Pleurapunktionen immer am Unterrand eines Interkostalraums, das heißt am Oberrand einer Rippe eingestochen (☞ Abb. 17.19).

Das Brustbein

Das **Brustbein** *(Sternum)* ist ein flacher, schmaler Knochen und bildet das ventrale Mittelstück des Brustkorbes. Es besteht von oben nach unten aus drei Teilen:

- Dem *Handgriff*, **Manubrium sterni,** einer kurzen breiten Knochenplatte zwischen Schlüsselbein und zweitem Rippenpaar, an dem viele der vorderen Hals- und Zungenbeinmuskeln entspringen.
- Dem *Brustbeinkörper* oder **Corpus sterni,** einer längs verlaufenden schmalen Knochenplatte mit Gelenkflächen für die 3.–7. Rippe (die zweite Rippe setzt direkt am Übergang zwischen Manubrium und Corpus an)

7

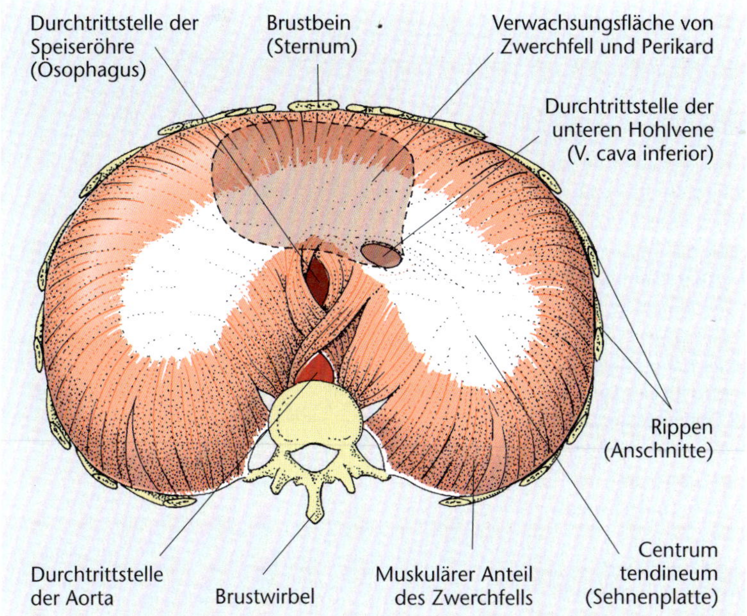

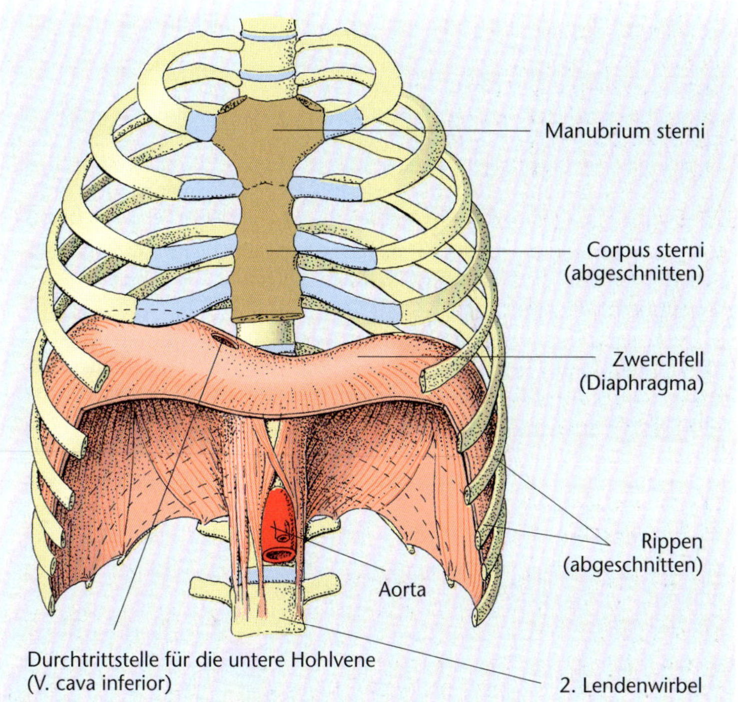

Abb. 7.33 (oben): Zwerchfelldurchtrittspforten, Ansicht von kranial.

Abb. 7.34 (rechts): Zwerchfell und knöcherner Thorax, Ansicht von ventral (vorne).

- Dem frei nach unten ragenden *Schwertfortsatz,* der auch als **Processus xiphoideus** bezeichnet wird und als Ansatzstelle für Bauchmuskeln dient.

7.3.7 Die Atemmuskulatur

Am wichtigsten für die Aus- und Einatmung ist das **Zwerchfell** *(Diaphragma),* das kuppelförmig zwischen Brustbein, den unteren sechs Rippen und der LWS verspannt ist und die Brust- von der Bauchhöhle trennt. Aorta, Speiseröhre und untere Hohlvene treten an verschiedenen Stellen durch das Zwerchfell (☞ Abb. 7.33). Unterstützend wirken die Interkostalmuskeln. Sie sind aktiv an der Atmung beteiligt, indem sie die Rippen heben und so den Brustraum erweitern bzw. die Rippen senken und ihn damit verkleinern (☞ Abb. 7.34 und 17.20).

7

Atemhilfsmuskulatur
Fällt einem Menschen, z. B. durch eine Lungenerkrankung, das Atmen sehr schwer, so können auch noch andere Muskelgruppen die Atmung unterstützen.Diese Atemhilfsmuskeln können bei vorgebeugtem Oberkörper mit aufgestützten Armen *(Kutschersitz)* den Brustkorb erweitern oder verengen, obwohl das nicht ihre Hauptaufgabe darstellt.

Zur Atemhilfsmuskulatur gehören:
- Die **Mm. pectorales major** und **minor** (*großer* und *kleiner Brustmuskel,* ☞ Abb. 7.39)
- Der **M. serratus posterior superior** und **M.serratus posterior inferior** *(hinterer oberer bzw. hinterer unterer Sägezahnmuskel,* ☞ Abb. 7.31)
- Die **Treppenmuskeln** (*Mm. scaleni* ☞ Abb. 7.20)
- Der **M. sternocleidomastoideus** (*Kopfwender,* ☞ Abb. 7.18)
- Der **M. serratus anterior** (*vorderer Säge[zahn]-muskel,* ☞ Abb. 7.39, Tab. 7.43)

7.3.8 Die vordere Bauchwandmuskulatur

Die **Bauchwand** schließt die Bauchhöhle nach vorn und zur Seite ab und besteht aus mehreren Muskelschichten. Diese verlaufen zwischen dem unteren Rippenbogen und dem Becken. Je nach Verlauf wirken sie bei der Rumpfbeugung und der Rumpfdrehung mit. Ziehen sich alle Muskelschichten zusammen, werden die Bauchorgane zusammengepresst (*Bauchpresse* ☞ 17.8.4) und so die Darm- und Harnblasenentleerung unterstützt. Die Bauchmuskeln sind auch am Auspressen des Kindes unter der Geburt beteiligt.

Der **M. rectus abdominis** *(gerader Bauchmuskel)* liegt am oberflächlichsten und spannt sich zwischen den Rippenknorpeln 5 – 7, dem Processus xiphoideus des Brustbeins und dem Schambein (Os pubis) aus. In diesem langen Verlauf ist er durch drei Zwischensehnen unterbrochen (☞ Abb. 7.39). Seitlich des M. rectus abdominis verlaufen die beiden *schrägen Bauchmuskeln* (**M. obliquus externus abdominis** und **internus abdominis**). Als Merkregel für den Verlauf des M. obliquus externus gilt, dass dieser der Armhaltung bei in den Hosentaschen steckenden Händen entspricht. Der M. obliquus internus verläuft fächerförmig vom Darmbein(stachel) zur Mitte und unterkreuzt dabei teilweise die Faserzüge des M. obliquus externus. Die sehnigen Ansätze beider Muskeln vereinigen sich vorn zu einem breiten Sehnenband *(Aponeurose).* Die tiefste Schicht der Bauchwandmuskeln wird vom *queren Bauchmuskel* (**M. transversus abdominis**) gebildet (☞ Abb. 7.38). Er verläuft gürtelförmig von der Seite zur vorderen Bauchwand und setzt dort, ähnlich wie die schrägen Bauchmuskeln, in einer breiten Sehnenplatte an. Der M. rectus abdominis wird von den Sehnenplatten der Obliquus- und des Transversus-Bauchmuskels umschlossen. Weil er so an ein Schwert in der Scheide erinnert, wird dieser Bereich auch *Rektusscheide* genannt. In der Mitte zwischen linkem und rechtem geraden Bauchmuskel vereinigen sich die drei Sehnenplatten. Dieser straffe Bindegewebsstreifen heißt **Linea alba** (*weiße Linie* ☞ Abb. 7.39).

Bauchdeckenentlastende Lagerung
Nach operativen Eingriffen im Bauchraum (Abdomen) wird die Bauchdecke bei flacher Rückenlagerung des Patienten unnötig angespannt, wodurch zusätzlicher Druck auf das Operationsgebiet ausgeübt und Schmerzen verstärkt werden. Hier hilft eine *bauchdeckenentlastende Lagerung:* die Pflegende legt dem liegenden Patienten ein Kissen oder eine zusammengerollte Decke unter die Knie. So werden die Bauchmuskulatur entlastet, der Druck auf die Bauchorgane verringert und Schmerzen gemildert.

7.3.9 Der Leistenkanal

Der **Leistenkanal** *(Canalis inguinalis)* ist eine 4 – 5 cm lange röhrenförmige Verbindung zwischen Bauchhöhle und äußerer Schamgegend.

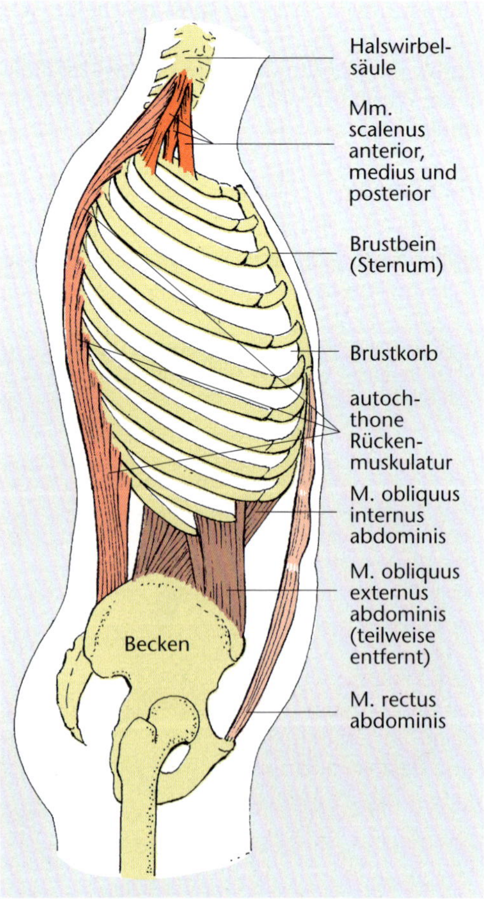

Abb. 7.36: Körperstamm von der Seite. Vordere Bauchwandmuskulatur und autochthone Rückenmuskulatur sind Gegenspieler. Ein Gleichgewicht der beiden ist Voraussetzung für eine richtige Körperhaltung.

Muskel	Ursprung	Ansatz	Funktion
Zwerchfell *(Diaphragma)*	Brustbein, Knorpel der unteren sechs Rippen, Lendenwirbel	Centrum tendineum (Sehnenplatte in der Mitte des Zwerchfells)	Wichtigster Atemmuskel: Kontraktion führt zur Einatmung
Mm. intercostales externi *(äußere Zwischenrippenmuskeln)*	Unterer hinterer Rand der 1.–11. Rippe (schräger Verlauf)	Oberer Rand der 2.–12. Rippe	Heben die Rippen beim Einatmen. Dadurch wird der Durchmesser des Thorax vergrößert
Mm. intercostales interni *(innere Zwischenrippenmuskeln)*	Oberer hinterer Rand der 2.–12. Rippe	Unterer Rand der 1.–11. Rippe	Ziehen bei schneller Ausatmung Rippen aneinander; Durchmesser des Thorax verkleinert sich
M. serratus posterior inferior *(hinterer unterer Säge[zahn]muskel)*	Dornfortsatz Th11–L2	Unterer Rand der 9.–12. Rippe	Brustkorbhebung (Einatmung, Hilfsatemmuskel)
M. serratus posterior superior *(hinterer oberer Säge[zahn]muskel)*	Dornfortsatz C7–Th2	2.–5. Rippe	Brustkorbhebung (Einatmung, Hilfsatemmuskel)

Tab. 7.35: Die Atemmuskulatur. Wichtigster Atemmuskel ist das Zwerchfell: Bei seiner Kontraktion wird die Lunge nach unten gezogen (Einatmung), bei der Erschlaffung steigt sie passiv nach oben (Ausatmung).

Muskel	Ursprung	Ansatz	Funktion
M. rectus abdominis *(gerader Bauchmuskel)*	Knorpel der 5.–7. Rippe, Processus xiphoideus	Oberer Rand des Schambeins zwischen Tuberculum pubicum und Symphyse	Bauchpresse, nähert Thorax und Becken einander an, beugt also den Rumpf oder hebt das Becken
M. obliquus externus abdominis *(äußerer schräger Bauchmuskel)*	Untere acht Rippen	Darmbeinkamm, Spina iliaca anterior superior, Leistenband, Tuberculum pubicum	Bauchpresse, Neigung des Rumpfes nach vorne, Hebung des Beckens; einseitig Drehung des Rumpfes zur entgegengesetzten Seite, seitliche Rumpfbeugung
M. obliquus internus abdominis *(innerer schräger Bauchmuskel)*	Fascia thoracolumbalis, Crista iliaca, Spina iliaca anterior superior (= vorderer oberer Darmbeinstachel), Leistenband	Knorpel der letzten drei bis vier Rippen, Linea alba	Bei doppelseitiger Anspannung gleich wie die des M. obliquus externus; einseitig Rumpfdrehung nach der gleichen Seite, seitliche Rumpfbeugung
M. transversus abdominis *(querer Bauchmuskel)*	Knorpel der sechs letzten Rippen, Processus costarii der LWS, Crista iliaca, Spina iliaca ant. sup., Leistenband	Linea alba	Einziehen und Spannen der Bauchwand, Bauchpresse

Tab. 7.37: Muskulatur der vorderen Bauchwand.

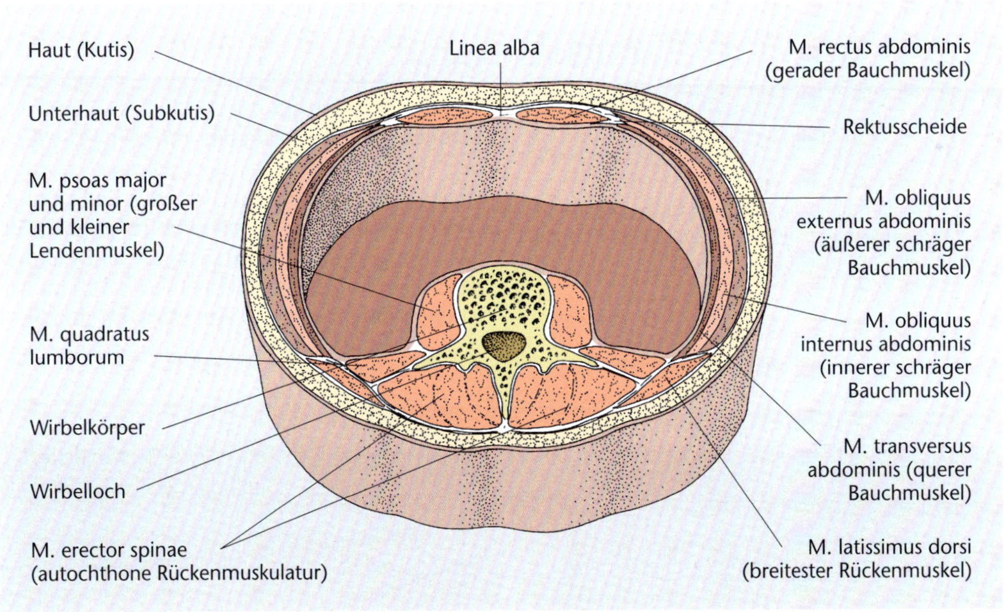

Abb. 7.38: Querschnitt durch den Rumpf im Lendenbereich mit Bauch- und Rückenmuskulatur.

Er durchstößt alle Muskelschichten der Bauchdecke, und zwar von lateral oben innen nach medial unten außen. Die Lücke im M. obliquus externus abdominis wird als **äußerer Leistenring**, der Durchtritt durch die Sehne des M. transversus abdominis als **innerer Leistenring** bezeichnet (☞ Abb. 7.40 und 7.41).

Beim Mann verläuft der *Samenstrang* auf seinem Weg vom Hoden zur Prostata durch den Leistenkanal. Vor der Geburt wandern durch den Leistenkanal die Hoden aus der Bauchhöhle in den Hodensack. Bei der Frau enthält der Leistenkanal nur ein bindegewebiges Band und Fettgewebe.

Hernien

An Schwachstellen der Bauchmuskulatur kann es zu abnormen Ausstülpungen des Bauchfells kommen, die man als *Brüche* oder **Hernien** bezeichnet. Als **Bruchinhalt** enthalten sie Bauchorgane oder Teile davon (z.B. Darmschlingen). Die Durchtrittstelle des **Bruchsacks** wird **Bruchpforte** genannt. Bei übergewichtigen Menschen oder schwangeren Frauen können auch die beiden Muskelbäuche des M. rectus abdominis auseinanderweichen. Es klafft dann eine Lücke, **Rektusdiastase** genannt, die leicht als Rinne zwischen den beiden Muskeln zu tasten ist.

Die häufigste Hernienform, vor allem bei Männern, ist aber die **Leistenhernie** (☞ Abb. 7.41). Der Bruchsack tritt dabei entweder durch den Leistenkanal *(indirekte Leistenhernie)* oder medial davon durch die Bauchdecke in Richtung des äußeren Leistenringes *(direkte Leistenhernie)*. Während Leistenhernien immer oberhalb des *Leistenbandes* – eines straffen Bandes zwischen Scham- und Darmbein – durchtreten, verlassen die **Schenkelhernien** den Intraperitonealraum darunter: Sie treten durch die *Lacuna vasorum*, eine bindegewebige Durchtrittstelle für Gefäße und Nerven.

Hernien führen oft zu Schmerzen. Außerdem besteht die Gefahr der Entzündung oder der Einklemmung des Bruchsackes. Die dadurch gedrosselte Blutversorgung kann zum Absterben des Bruchsackinhaltes und einer lebensgefährlichen *Peritonitis* (☞ 18.1.5) führen. Deshalb entschließt man sich meist zur frühzeitigen Operation *(Herniotomie)*.

7.4 Arme und Beine – Übersicht

In der Entwicklungsgeschichte der höheren Wirbeltiere haben sich Form und Funktion von Schultergürtel und Armskelett stark gewandelt: Mit der Einführung des aufrechten Gangs bei den Vorfahren des heutigen Menschen wurde die *obere Extremität* als Stütz- und Gehorgan überflüssig. Stattdessen hat sie sich zu einem komplexen Greif- und Tastorgan entwickelt, was die Entwicklung der Zivilisation beschleunigt haben dürfte (so sind z.B. die ältesten aller menschlichen Tätigkeiten, das Jagen und Sammeln, ohne die Hand als Greif- und Haltewerkzeug kaum vorstellbar).

Die *untere Extremität* wurde dadurch allein für das Gehen und Laufen verantwortlich und ihre Halte- und Stützfunktion noch wichtiger. Da die Beine nun das gesamte Körpergewicht tragen mussten, wurden die Knochen und Gelenke im Verlauf der Evolution kräftiger ausgebildet.

Der Preis des aufrechten Gangs
Die größeren Belastungen durch den aufrechten Gang kann die untere Extremität in vielen Fällen nicht ohne Schäden ein ganzes Leben lang tragen. Die Mehrzahl der älteren Menschen leidet an Verschleißerscheinungen vor allem des Hüftgelenks (Coxarthrose ☞ 4.3.5).

7.5 Der Schultergürtel

Der **Schultergürtel** verbindet die Knochen der oberen Extremitäten mit dem Körperstamm. Er besteht auf jeder Seite aus zwei Knochen, dem **Schlüsselbein** *(Clavicula)* und dem **Schulterblatt** *(Scapula)*. Das Schlüsselbein ist ein relativ dünner, annähernd S-förmiger Knochen, der an beiden Enden Gelenkflächen besitzt. Er liegt

7

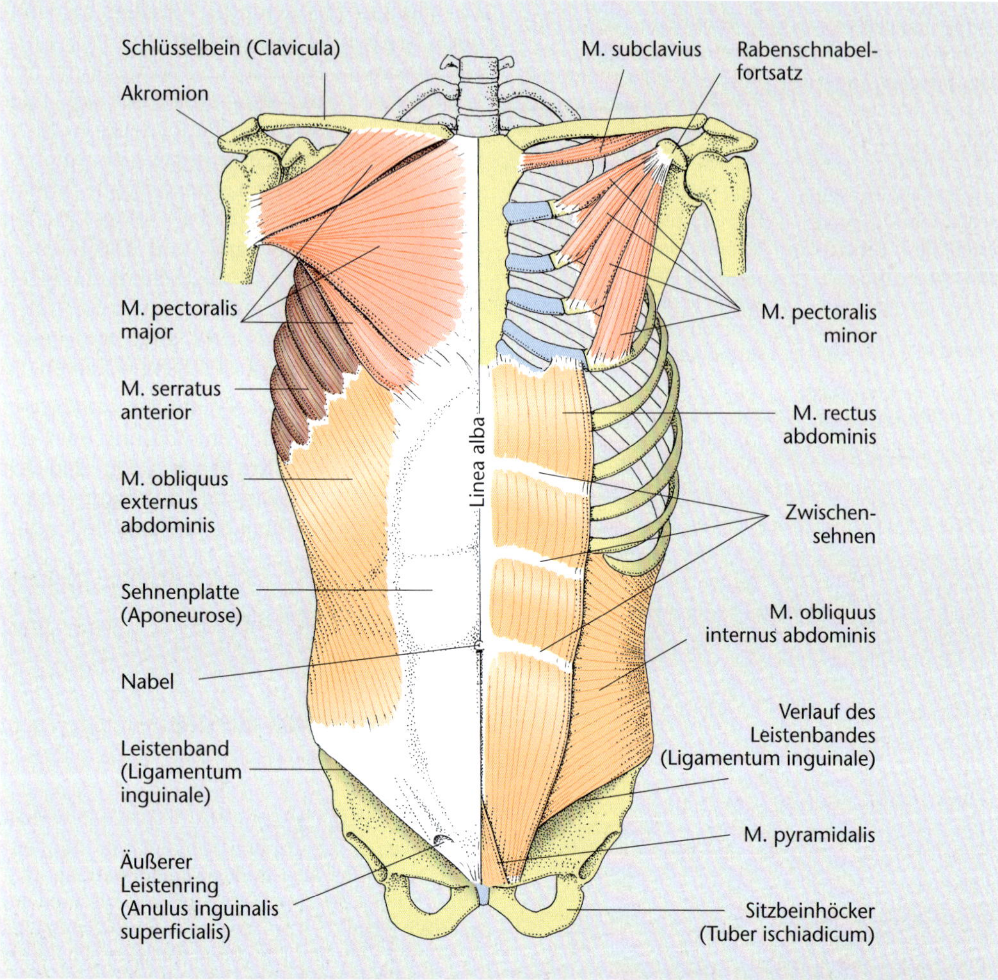

Abb. 7.39: Muskulatur der vorderen Rumpfwand. Durch Abtragen der oberflächlichen Sehnenplatte und des M. pectoralis major erkennt man auf der linken Körperseite den M. rectus abdominis, den M. obliquus internus abdominis und den M. pectoralis minor. Der unter dem M. obliquus internus abdominis liegende M. transversus abdominis ist nicht sichtbar.

dem Brustkorb vorn oben auf und ist medial über das **Sternoklavikulargelenk** mit dem Brustbein (Sternum) verbunden. Lateral bildet das Schlüsselbein ein Gelenk mit dem dorsal liegenden Schulterblatt, das **Akromioklavikulargelenk.**

Das Schulterblatt und Schultergelenk

Das **Schulterblatt** *(Scapula)* ist ein etwa dreieckiger, platter Knochen, an dessen Rückseite die **Spina scapulae** *(Schulterblattgräte)* hervorspringt. Deren freies Ende, das **Akromion** *(Schulterhöhe)*, steht mit dem Schlüsselbein in Verbindung. Eine muldenförmige Vertiefung in der oberen äußeren Schulterblattecke bildet die **Schultergelenkpfanne** *(Cavitas glenoidalis)*, die mit dem Kopf des Oberarmknochens ein Kugelgelenk bildet. Über die Schultergelenkpfanne besteht die einzige Verbindung des Arms zum Rumpfskelett. Da sie relativ klein und flach ist, kann sie nicht den ganzen Oberarmkopf aufnehmen. Damit das Gelenk stabil bleibt, ist es von stabilisierenden Muskeln umschlossen. Auch die Sehne des langen Bizepskopfes sichert das Gelenk mit (☞ Abb. 7.42), wohingegen die Bänder nur eine geringe Rolle spielen.

Schultergelenkluxation

Trotz der Sicherung durch Muskeln kann das Schultergelenk auskugeln *(luxieren)*, wobei der Gelenkkopf aus der Pfanne springt. Dieses kann z.B. traumatisch, das heißt durch Gewalteinwirkung, geschehen **(traumatische Schultergelenkluxation).** Da die Einrenkung des Gelenkkopfes in der Regel sehr schmerzhaft ist, wird sie oft in einer Kurznarkose durchge-

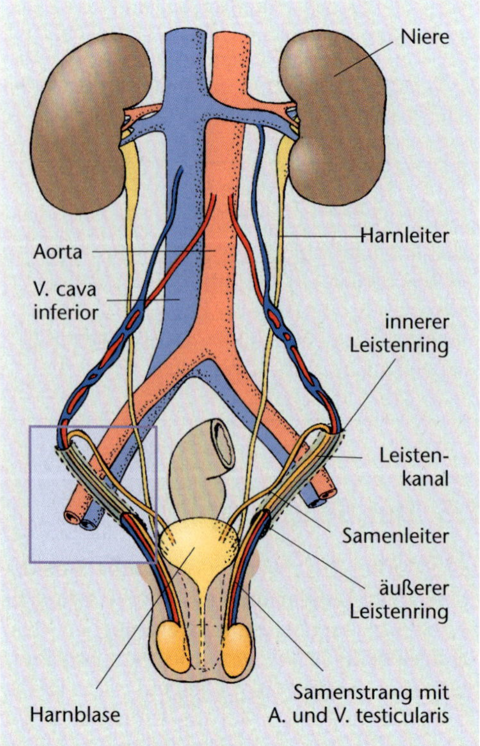

Abb. 7.40 (links) und 7.41 (rechts): Anatomie des Leistenkanals beim Mann. Links: Übersichtszeichnung ohne Muskulatur. Rechts: Detailzeichnung mit Bauchwandmuskulatur und Darstellung der Hernientypen. Während die Leistenhernien oberhalb des Leistenbandes die Bauchwand durchdringen, treten die Schenkelhernien unter dem Leistenband zusammen mit der A. und V. femoralis durch die *Lacuna vasorum*.

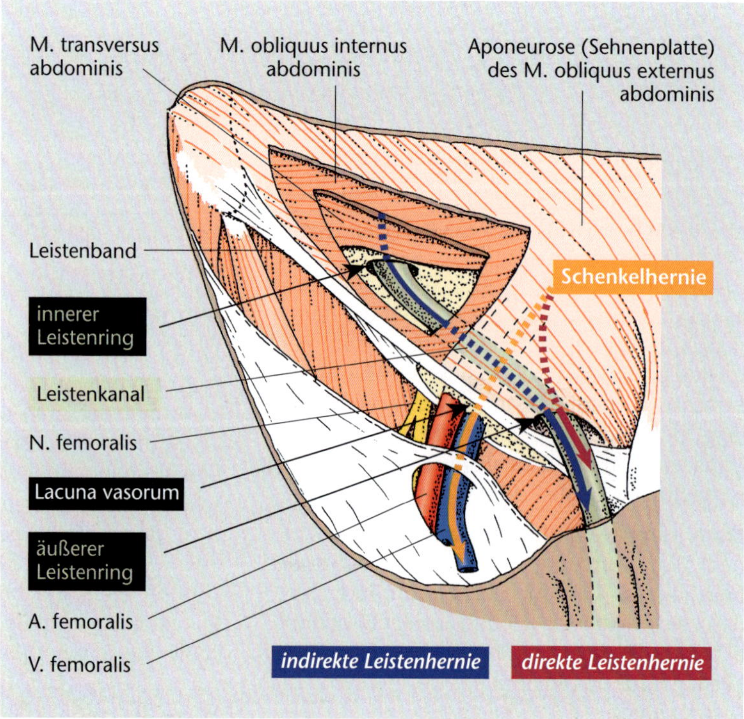

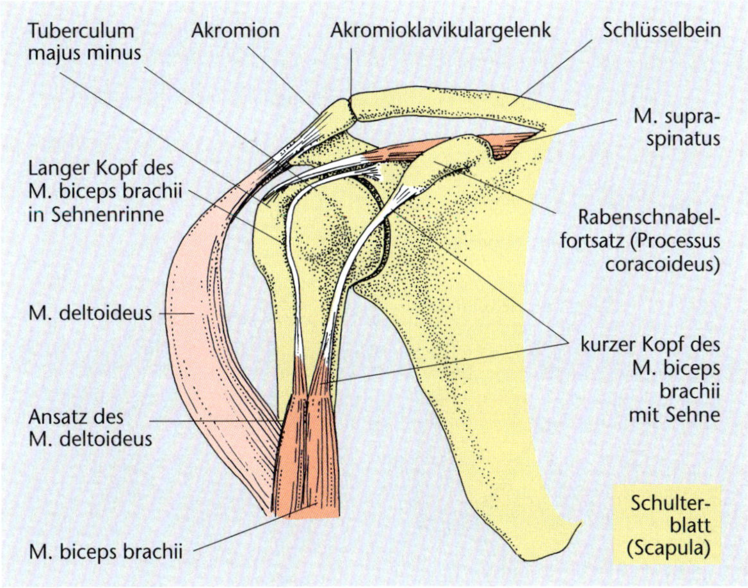

Abb. 7.42: Schultergelenk, Ansicht von vorn mit Verlauf der Sehnen des M. biceps brachii. Die Sehne des langen Muskelkopfes zieht durch eine Knochenrinne zwischen Tuberculum majus und minus. Die Sehne des kurzen Kopfes verläuft dagegen direkt vom Processus coracoideus (Rabenschnabelfortsatz), einem nach vorne herausragenden Knochenvorsprung des Schulterblatts, abwärts.

führt. Operiert wird nur bei zusätzlichen Band- oder Knochenverletzungen.

Bei manchen Menschen, deren Haltebänder für das Schultergelenk nicht so straff angelegt sind, springt der Gelenkkopf auch bei einfachen Bewegungen immer wieder aus der Pfanne. Diese **habituelle** („gewohnheitsmäßige“) **Schultergelenkluxation** kann je nach Schweregrad beziehungsweise Häufigkeit des Auftretens eine operative Straffung der beteiligten Bandstrukturen notwendig machen.

Die Schultergürtelmuskulatur

Die Muskulatur des Schultergürtels fixiert das Schulterblatt und ermöglicht Gleitbewegungen des Schulterblatts auf der hinteren Brustwand. Diese Fixierung ist die Voraussetzung für die Funktion der vom Schulterblatt entspringenden Armmuskeln: Um den Arm im Schultergelenk bewegen zu können, müssen sie einen „festsitzenden“ Ursprung als Widerlager haben, gegen das sie den Arm ziehen. Das Schlüsselbein wird dabei passiv mitbewegt.

Man unterscheidet eine **vordere** *(ventrale)* und eine **hintere** *(dorsale)* **Schultergürtelmuskulatur** (☞ Tab. 7.43):

Im Brustbereich, also vorn, sind der **M. pectoralis minor** *(kleiner Brustmuskel)* und der **M. serratus anterior** *(vorderer Säge[zahn]-muskel)* beteiligt (☞ Abb. 7.39). Sie entspringen an den Rippen und setzen am Schulterblatt an. Sie helfen dabei, dieses nach vorn und unten zu ziehen. Der M. serratus anterior dreht das Schulterblatt zusätzlich und hält es am Rumpf fest; bei einer schlaffen Lähmung des Muskels steht das Schulterblatt flügelartig ab *(Scapula alata)*. Der **M. subclavius** *(Unterschlüsselbeinmuskel)* entspringt am ersten Rippenknochen und setzt als einziger der Schultergürtelmuskeln am Schlüsselbein an. Er zieht dieses nach unten in Richtung Brustkorb.

Auf der hinteren Seite ziehen viele Muskeln zum Schulterblatt (☞ Abb. 7.45 und 7.47): Der **M. trapezius** *(Kapuzenmuskel)* zieht wie ein großer Fächer vom Hinterhauptbein und sämtlichen Dornfortsätzen der HWS und BWS zur Spina scapulae, zum Akromion und zum Schlüsselbein. Bei dieser großen Ursprungsfläche zeigen die Fasern unterschiedliche Verläufe und unterstützen somit auch unterschiedliche Bewegungen. So ziehen die quer verlaufenden Fasern das Schulterblatt nach medial, während der obere und untere Anteil des Muskels das Schulterblatt so drehen, dass die Gelenkpfanne höher bzw. tiefer tritt. Die Aufwärtsbewegung tritt beispielsweise dann in Kraft, wenn der seitlich abgewinkelte (abduzierte) Arm über die Horizontale (Schulterblattniveau) gehoben wird (= Elevation). In diesem Fall muss die Schultergelenkpfanne „mitwandern“.

Hierbei hilft auch der M. serratus anterior. Der **M. levator scapulae** *(Schulterblattheber)* hebt das Schulterblatt und dreht es etwas nach unten. Der **M. rhomboideus** *(Rautenmuskel)* hat einen größeren und einen kleineren Anteil. Er dreht und fixiert das Schulterblatt.

Weitere Muskeln, die das Schultergelenk bewegen, sind in den Tabellen 7.43 und 7.44 aufgelistet.

7.6 Obere Extremität

Der Arm hat mehr als 24 Knochen. Er wird in drei Abschnitte eingeteilt:
- Den **Oberarm** mit dem **Oberarmknochen** *(Humerus)*
- Den **Unterarm** mit **Elle** *(Ulna)* und **Speiche** *(Radius)*
- Die **Hand** mit den **Handwurzel-***(Carpus)*, **Mittelhand-***(Metacarpus)* und **Fingerknochen** *(Phalanx)*.

7.6.1 Der Oberarm

Der **Humerus** *(Oberarmknochen)* ist der längste und größte Knochen der oberen Extremität. Das obere Ende ist im Schultergelenk mit dem Schulterblatt, das untere über das Ellenbogengelenk mit Elle und Speiche verbunden.

Der **Humeruskopf** *(Caput humeri)* liegt etwas schräg medial am proximalen Ende des Oberarmknochens. Fast auf gleicher Höhe befinden sich lateral ein etwas *größerer* und ein *kleiner Knochenhöcker* (**Tuberculum majus** und **mi-**

Muskel	Muskel	Ansatz	Funktion
Wichtige Muskeln der vorderen (ventralen) Schultermuskulatur			
M. pectoralis minor *(kleiner Brustmuskel)*	3.–5. Rippe	Schulterblatt	Zieht das Schulterblatt nach vorne unten. Bei fixiertem Schulterblatt Anhebung 3. bis 5. Rippe (Atemhilfsmuskel)
M. serratus anterior *(vorderer Säge-[zahn]muskel)*	1.–9. Rippe	Schulterblatt	Rotiert das Schulterblatt aufwärts und nach lateral, hebt die Rippen bei fixiertem Schulterblatt (Atemhilfsmuskel)
Hintere (dorsale) Schultermuskulatur			
M. trapezius *(Kapuzenmuskel)*	Hinterhauptbein, an den Dornfortsätzen der Hals- und Brustwirbel	Schlüsselbein und Schulterblatt (Akromion)	Hebt Schlüsselbein und Schulterblatt (Koffertragen), adduziert und rotiert das Schulterblatt, dreht den Kopf, HWS und BWS; streckt den Kopf und HWS
M. levator scapulae *(Schulterblattheber)*	Obere 4.–5. Halswirbel	Schulterblatt	Hebt das Schulterblatt und rotiert es leicht abwärts
M. rhomboideus major und minor *(großer und kleiner Rautenmuskel)*	Dornfortsätze der unteren zwei Hals- und oberen vier Brustwirbel	Schulterblatt	Medial- und Aufwärtsbewegung des Schulterblatts

Tab. 7.43: Vordere und hintere Muskulatur des Schultergürtels.

7

Bewegung	Muskeln
Abduktion *(Armhebung)*	• M. deltoideus (Fasern vom Akromion kommend) • M. supraspinatus
Adduktion *(Anziehung = Arm senken)*	• M. pectoralis major • M. latissimus dorsi • M. teres major • M. deltoideus (Fasern von Spina scapulae und Clavicula kommend)
Anteversion *(Vorführung)*	• M. deltoideus (Fasern von Akromion und Clavicula kommend) • M. pectoralis major • M. coracobrachialis
Retroversion *(Rückführung)*	• M. deltoideus (Fasern von der Spina scapulae kommend) • M. latissimus dorsi • M. teres major • M. supraspinatus
Innenrotation *(Einwärtsdrehung)*	• M. subscapularis • M. pectoralis major • M. deltoideus (Fasern von der Clavicula kommend) • M. teres major • M. latissimus dorsi
Außenrotation *(Auswärtsdrehung)*	• M. infraspinatus • M. teres minor • M. deltoideus (Fasern von der Spina scapulae kommend)

Tab. 7.44: Die sechs Bewegungsrichtungen im Schultergelenk und die daran hauptsächlich beteiligten Muskeln.

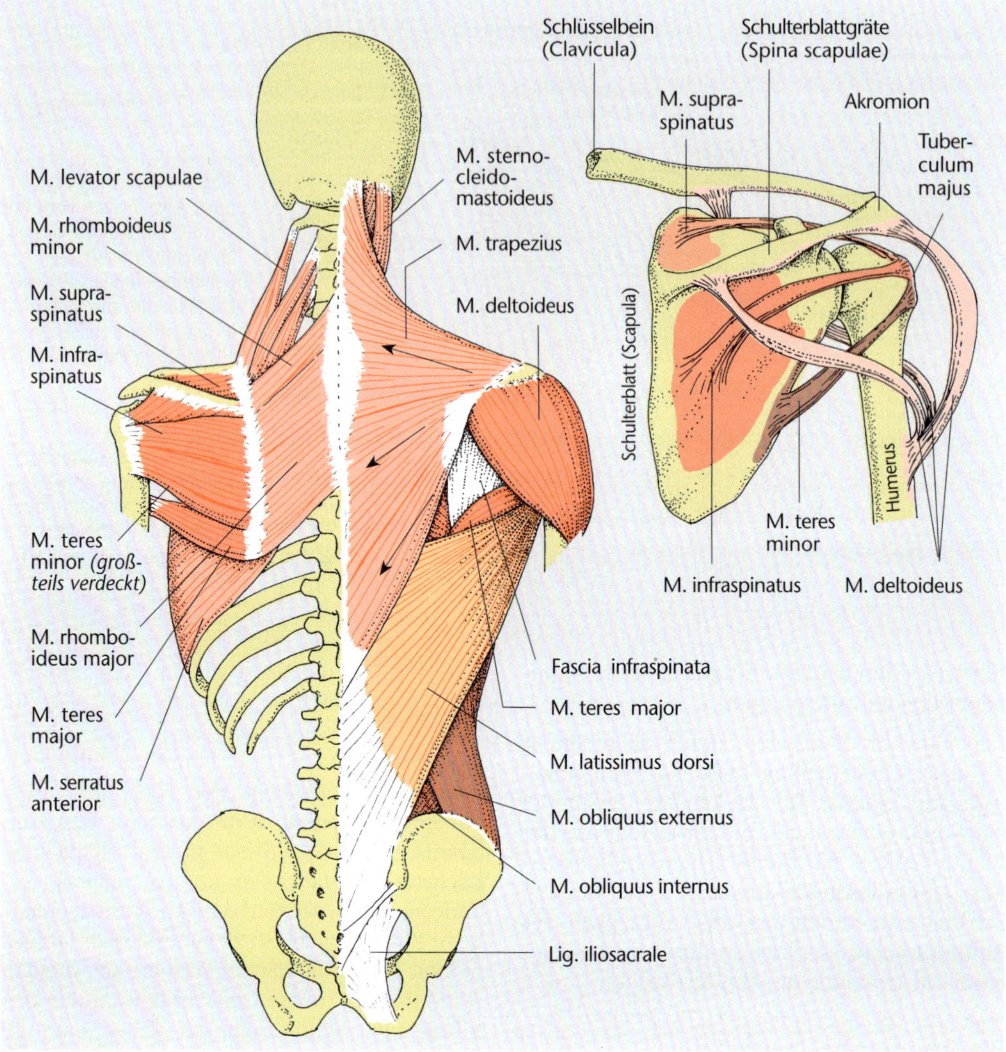

Abb. 7.45: Hintere Schultergürtelmuskulatur; rechts oberflächliche, links tiefe Schicht. Rechts oben in schematischer Darstellung mit „Muskelschläuchen", um die verschiedenen Schichten gleichzeitig sichtbar zu machen.

nus). Der kurze Steg zwischen Kopf und Höckern bzw. Humerusschaft wird *Collum anatomicum* genannt. Der sich anschließende **Humerusschaft** *(Corpus humeri)* ist röhrenförmig und der längste Teil des Oberarmknochens. Mehrere Knochenleisten und Aufrauungen sowie die beiden schon erwähnten Höcker dienen dem Ansatz von Oberarmmuskeln und -bändern.

Das Ellenbogengelenk

Distal verbreitert sich der Humerusschaft wieder und läuft innen und außen in die *Oberarmknorren* (**Epicondylus medialis** und **lateralis**) aus. Zwischen diesen Epicondylen liegt die Gelenkfläche für das *Ellenbogengelenk*. Die Gelenkfläche wird in die *Rolle* **(Trochlea humeri)** und das *Köpfchen* **(Capitulum humeri)** unterteilt.

Außer dem Humerus beteiligen sich Elle und Speiche am **Ellenbogengelenk** *(Articulatio cubiti)*, das dadurch zu einem aus drei Teilgelenken zusammengesetzten Gelenk wird, die aber eine gemeinsame Gelenkhöhle bilden und von einer gemeinsamen Gelenkkapsel umhüllt sind:

- Dem **Humeroulnargelenk** zwischen Humerus und Elle, ein *Scharniergelenk* (☞ Abb. 6.14)
- Dem **Humeroradialgelenk** zwischen Humerus und Speiche, das zwar anatomisch ein Kugelgelenk bildet, praktisch durch die Bänder zwischen Elle und Speiche jedoch nur Scharnier- und Drehbewegungen ausführen kann
- Dem **oberen Radioulnargelenk** zwischen Elle und Speiche, ein *Zapfengelenk* (☞ Abb. 6.14), in dem Drehbewegungen möglich sind.

Dadurch sind die Bewegungsmöglichkeiten des Ellenbogengelenks auf die beiden Hauptachsen Beugung und Streckung sowie Pronation und Supination festgelegt, weshalb das Gelenk auch als *Drehscharniergelenk* bezeichnet wird.

Der distale Humerusbereich

Die beiden Epicondylen des Humerus liegen außerhalb des Gelenks und dienen verschiedenen Muskeln als Ursprung. Oberhalb des Gelenks befindet sich dorsal eine Knochengrube **(Fossa olecrani),** die den *Hakenfortsatz* der Elle (*Ellenhaken*, **Olekranon**) aufnimmt. In gleicher Höhe befinden sich vorn zwei kleinere Gruben. Die *mediale Grube* **(Fossa coronoidea)** bietet Platz für den Kronenfortsatz der Elle bei Beugestellung des Gelenks. Die *laterale Grube* **(Fossa radialis)** nimmt während bestimmter Armbewegungen den *Speichenkopf* auf.

Die Oberarmmuskulatur

Nur zwei der Muskeln, die über das Schultergelenk zum Oberarmknochen ziehen (**M. pectoralis major** und **M. latissimus dorsi**), entspringen am Körperstamm. Die übrigen Muskeln entspringen am Schulterblatt (☞ Tabelle 7.50). Die Stabilität des Schultergelenks – des beweglichsten Gelenks unseres Körpers – wird hauptsächlich durch die Schultermuskeln und ihre Sehnen bewirkt, die es wie ein Mantel umhüllen. Man spricht daher von einem muskelgeführten Gelenk (☞ auch 7.5).

Der M. latissimus dorsi und seine Ursprungssehne bedecken eine große Fläche der unteren Rückengegend (☞ Abb. 7.45). Der M. latissimus dorsi zieht den Arm nach unten hinten und spannt sich z. B. beim Klimmzug. Aufgrund seiner Beteiligung an der Ausatmung hypertrophiert er (das heißt vergrößert er sich) bei chronischem Husten.

Der M. pectoralis major (☞ Abb. 7.39) bedeckt den gesamten oberen Thoraxbereich und ist bei Männern für die typische Brustkontur verantwortlich. Er führt den Oberarm nach vorn

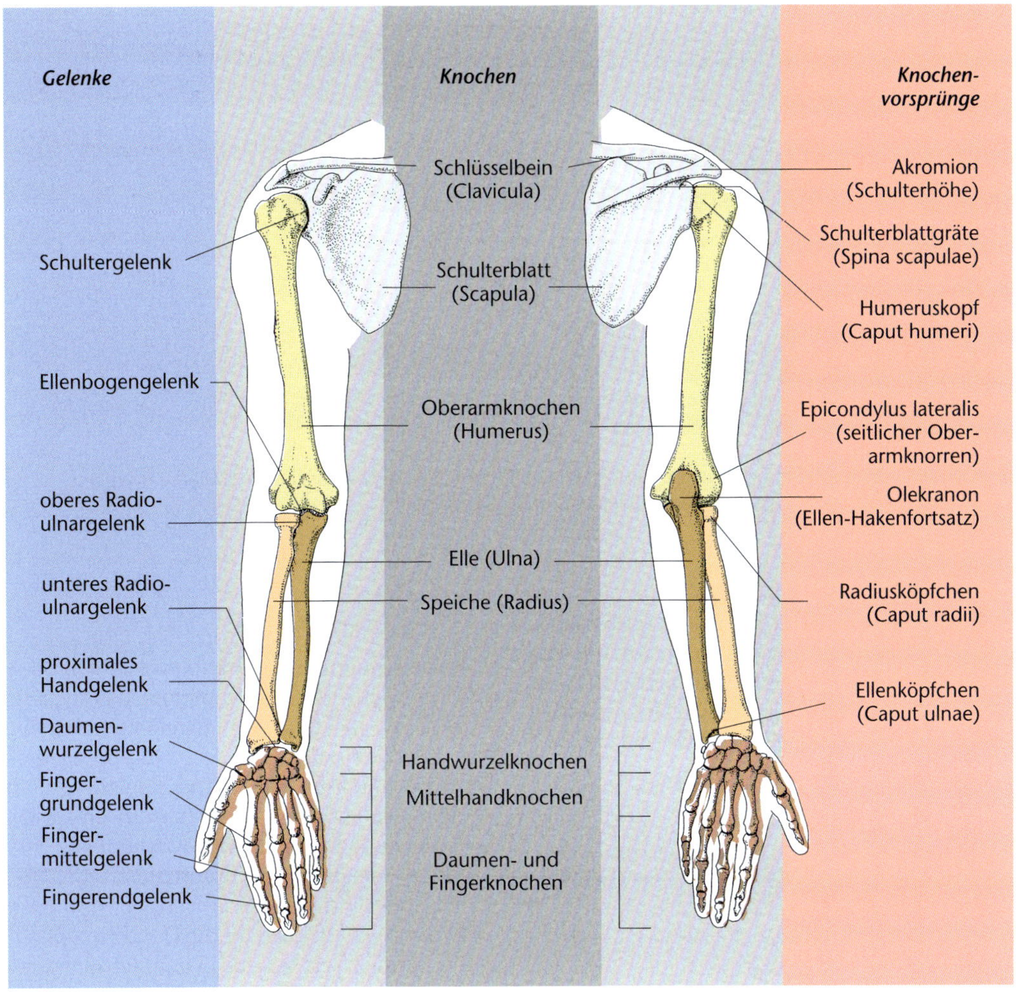

Abb. 7.46: Übersicht über die Knochen der oberen Extremität, links die Ansicht von vorne und rechts Ansicht von hinten. [A300-190]

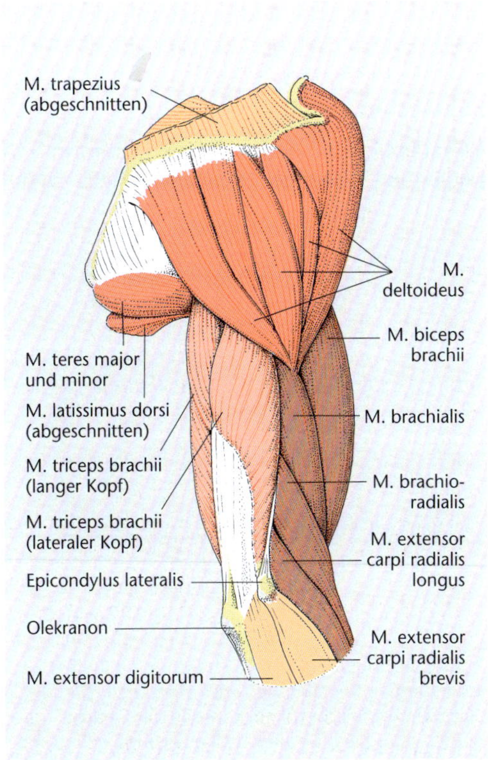

Abb. 7.47: Muskeln des rechten Oberarms von dorsolateral (seitlich/hinten).

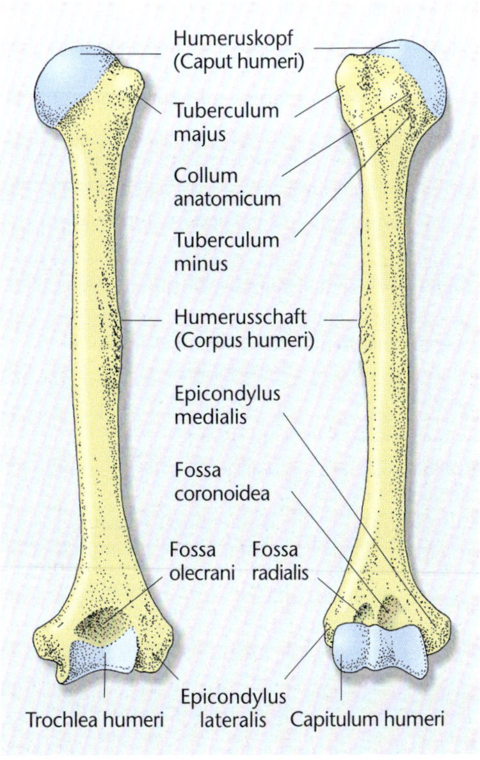

Abb. 7.48: Rechter Humerus (Oberarmknochen); links: Ansicht von hinten, rechts: Ansicht von vorn.

sowie an den Körper heran und rotiert ihn nach innen.

Der M. deltoideus

Der größte Oberarmmuskel ist der **M. deltoideus** (*Deltamuskel* ☞ Abbildung 7.2 und 7.47). Er verläuft dreiecksförmig von einer breiten Ursprungsfläche an Spina scapulae, Akromion und Außenrand des Schlüsselbeins zur Außenfläche des Oberarmknochens. Der Faserverlauf umfasst dementsprechend drei Richtungen, weshalb der M. deltoideus an allen sechs Bewegungen im Schultergelenk beteiligt ist (☞ Tab. 7.44). Seine wichtigste Funktion ist die Armhebung. Mit Unterstützung weiterer Schultermuskeln kann der M. deltoideus den Arm im Schultergelenk auch drehen, vor- und zurückführen sowie anwinkeln.

7

Beuger und Strecker im Ellenbogengelenk

Weitere Oberarmmuskeln entspringen am Oberarmknochen bzw. am Schultergürtel unter Umgehung des Schultergelenks und ziehen zu den Unterarmknochen. Sie sind für die Bewegungen im Ellenbogengelenk zuständig. Da dieses ein Drehscharniergelenk ist, handelt es sich hier um Streck- und Beugemuskeln sowie Muskeln, welche den Unterarm drehen.

Der wichtigste Unterarmbeuger ist der **M. biceps brachii** („Bizeps", *zweiköpfiger Armmuskel* ☞ Abb. 7.47). Wie der Name sagt, besitzt er zwei Muskelköpfe (☞ Abb. 7.42). Sie entspringen zwar getrennt oberhalb des Schultergelenks, setzen aber über eine gemeinsame Sehne am Speichenkopf an. Zuvor umschlingt diese Sehne die Speiche noch teilweise, so dass der Bizeps den Unterarm nicht nur beugt, sondern auch etwas nach außen drehen kann (Supination). Auch der **M. brachialis** *(Armbeuger)* und der **M. brachioradialis** *(Oberarmspeichenmuskel)* wirken als Beuger im Ellenbogengelenk.

Der **M. triceps brachii** („Trizeps", *dreiköpfiger Armmuskel*) läuft an der Hinterseite des Oberarms und setzt an der Ellenhinterseite an. Er streckt den Unterarm im Ellenbogengelenk, ist also Antagonist zum M. biceps brachii.

7.6.2 Der Unterarm

Der **Unterarm** erstreckt sich vom Ellenbogengelenk bis zur Handwurzel. Er besteht aus zwei Knochen: **Elle** *(Ulna)* und **Speiche** *(Radius)*.

Die Elle

An ihrem oberen Ende, also am Ellenbogengelenk, weist die Elle einen tiefen, halbrunden Ausschnitt auf, der vorn von einem kleinen hakenförmigen Fortsatz **(Processus coronoideus)** und hinten von einem großen hakenförmigen Fortsatz (dem erwähnten Olekranon) begrenzt bzw. überragt wird. Der Einschnitt dient als Gelenkpfanne für das Ellenbogengelenk und nimmt die Rolle (Trochlea) des Oberarmkno-

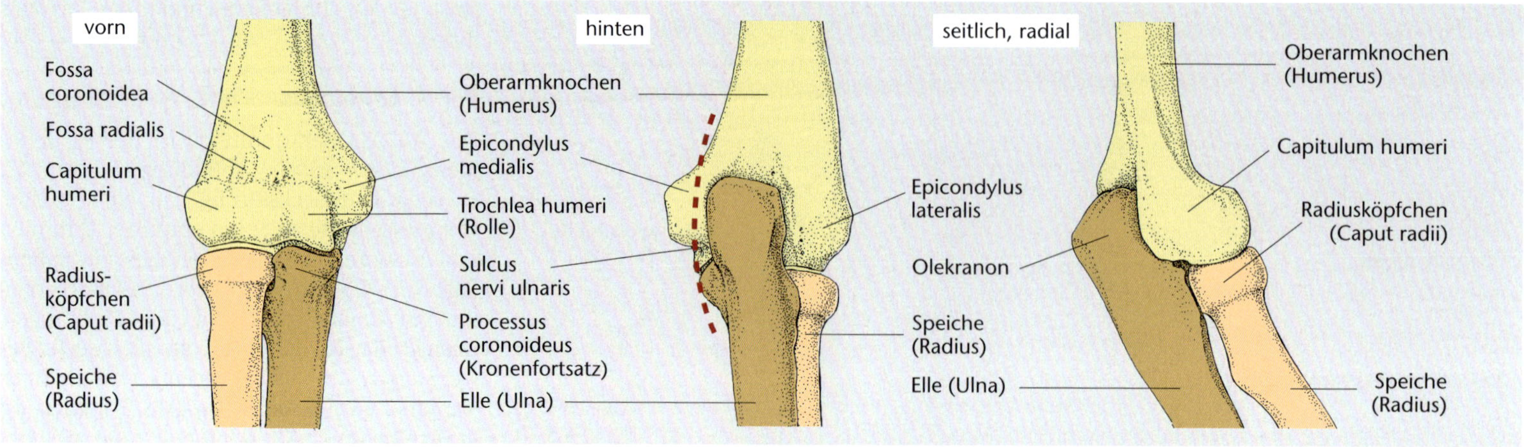

7

Abb. 7.49: Ellenbogengelenk von vorn, hinten und von der Seite. Die gestrichelte Linie skizziert den Verlauf des in diesem Abschnitt leicht verletzbaren N. ulnaris (Ellennerv). Der N. ulnaris lässt sich leicht als druckschmerzhafte Stelle zwischen Olekranon und Epicondylus medialis ertasten.

chens auf (☞ 7.6.1 und Abb. 7.49). Das Olekranon ist als „Ellenbogenspitze" von außen gut zu tasten.

Ein kleiner Einschnitt neben dem Processus coronoideus, die **Incisura radialis,** dient als Gelenkfläche für das **Radiusköpfchen** *(Caput radii)* und beteiligt sich am *oberen Radioulnargelenk* (☞ Abb. 7.52). An der Elle befinden sich verschiedene Knochenleisten und Aufrauungen für den Ansatz von Muskeln. Am unteren schmalen Ende sitzt das **Ellenköpfchen** *(Caput ulnae),* das an seiner Rückseite einen kleinen Knochenfortsatz **(Processus styloideus ulnae)** besitzt.

Muskel	Ursprung	Ansatz	Funktion
Vom Stamm zum Oberarm			
M. pectoralis major *(großer Brustmuskel)*	Schlüsselbein, Brustbein, Knorpelfläche der 2. – 6. Rippe	Oberarmknochen	Anteversion, Adduktion, Innenrotation
M. latissimus dorsi *(breitester Rückenmuskel)*	Dornfortsätze vom 7. Brust- bis 5. Lendenwirbel, Kreuzbein, Darmbein, untere vier Rippen	Oberarmknochen	Retroversion, Adduktion, Innenrotation; zieht den Arm nach hinten und unten
Vom Schulterblatt zum Oberarm			
M. deltoideus *(Deltamuskel)*	Schlüsselbein und Schulterblatt	Oberarmknochen	Abduktion, Adduktion, Anteversion, Retroversion, Innen- und Außenrotation
M. subscapularis *(Unterschulterblattmuskel)*	Schulterblatt (Innenfläche)	Oberarmknochen	Innenrotation
M. supraspinatus *(Obergrätenmuskel)*	Schulterblattaußenfläche (oberhalb der Spina scapulae)	Oberarmknochen	Abduktion, Außenrotation
M. infraspinatus *(Untergrätenmuskel)*	Schulterblatt (unterhalb der Spina scapulae)	Oberarmknochen	Außenrotation
M. teres major *(großer Rundmuskel)*	Schulterblatt	Oberarmknochen	Retroversion, Adduktion und Innenrotation
Vom Schulterblatt bzw. Oberarmknochen zum Unterarm			
M. biceps brachii *(zweiköpfiger Armmuskel)*	Schulterblatt	Speiche, Unterarmfaszie (über flächige Sehne = Aponeurose)	Funktion im Schultergelenk: • Langer Kopf: Abduktion, Anteversion • Kurzer Kopf: Adduktion, Anteversion, Innenrotation Funktion am Unterarm: Beugung, Supination
M. brachialis *(Armbeuger)*	Oberarmknochen	Elle	Unterarmbeugung
M. triceps brachii *(dreiköpfiger Armstrecker)*	Schulterblatt und Oberarmknochen	Elle	Unterarmstreckung, Adduktion im Schultergelenk

Tab. 7.50: Schulter- und Oberarmmuskulatur.

Die Speiche

Die Speiche liegt lateral der Elle, also auf der Seite des Daumens. An ihrem proximalen Ende befindet sich das Radiusköpfchen, das etwa die Form einer dicken, oben eingedellten Scheibe hat. Es bildet mit der Elle ein Zapfengelenk (☞ 6.2.4 und Abb. 6.14). Der Speichenschaft bietet Ansatz für mehrere Muskeln und weist entsprechende Leisten und Aufrauungen auf. Er ist etwas kantiger und schmaler als die Elle. Das untere Ende ist kolbig verdickt und trägt dort die Gelenkflächen für die Handwurzelknochen. Ähnlich wie bei der Elle findet sich auch an der Speiche ein **Processus styloideus (radii),** hier jedoch am lateralen Ende.

An ihren distalen Enden sind Speiche und Elle durch ein Radgelenk (☞ 6.2.4) miteinander verbunden (**unteres Radioulnargelenk** ☞ Abb. 7.52).

Supination und Pronation

Betrachtet man den eigenen Unterarm mit nach oben weisender Handinnenfläche, so lie-

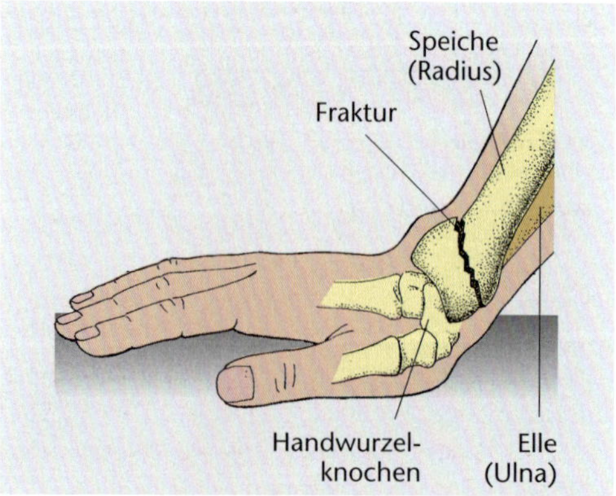

Abb. 7.51: Die distale Radiusfraktur (Typ Colles) ist der häufigste Knochenbruch des Menschen. Die ineinandergeschobenen Knochenteile der Speiche werden reponiert (in die richtige Stellung gebracht). Anschließend wird der Unterarm für 5 – 6 Wochen eingegipst – eine Operation ist meist nicht erforderlich. [A300-190]

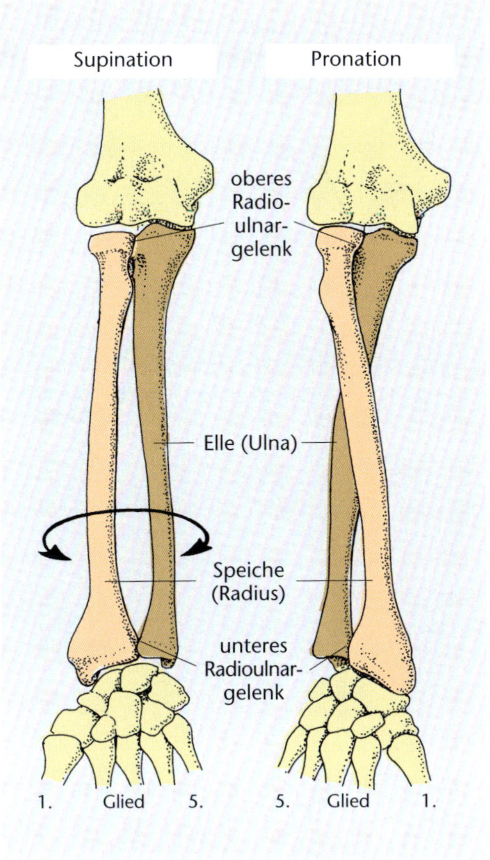

Abb. 7.52: Pronation und Supination. Im oberen und unteren Radioulnargelenk werden Unterarm und Hand um ihre Längsachse gedreht.

gen in diesem Moment Elle und Speiche parallel nebeneinander. Dreht man nun die Handfläche nach unten, überkreuzt die Speiche die Elle, die laterale Handkante (Daumenseite) zieht also die Speiche mit nach medial. Diese (Einwärts-)Bewegung heißt **Pronation**. Die umgekehrte (Auswärts-)Bewegung heißt **Supination** (☞ Abb. 7.52). Dabei fungiert das untere Radioulnargelenk als Radgelenk, das heißt der konkave Gelenkanteil der Speiche dreht sich um den konvexen Anteil der Elle. Das obere Radioulnargelenk wirkt als Zapfengelenk; das Speichenköpfchen dreht sich innerhalb eines Bandes *(Ligamentum anulare radii)* sowie auf der Gelenkfläche der Elle um seine eigene Längsachse.

Die Unterarmmuskulatur

Die **Unterarmmuskeln** können ihrer Funktion nach in vier Gruppen eingeteilt werden:

- **Pronatoren.** Sie ermöglichen eine Drehung von Elle und Speiche um ihre Längsachse nach innen (Pronation). Vom Epicondylus medialis des Oberarms zieht der **M. pronator teres** *(runder Einwärtsdreher)* über die Elle hinweg und um die Speiche herum zu deren Hinterfläche. Ein kurzer quer verlaufender Muskel verläuft im distalen Viertel der Knochen von der Vorderfläche der Elle zur Vorderfläche der Speiche (**M. pronator quadratus,** *viereckiger Einwärtsdreher*)
- **Supinatoren.** Der **M. supinator** *(Auswärtsdreher)* führt vom Epicondylus lateralis des Oberarms zur Vorderfläche der Speiche. Auch der **M. bizeps brachii** dreht den Unterarm nach außen (☞ 7.6.1)
- **Hand- und Fingerbeuger.** Sie haben im Wesentlichen ihren Ursprung am Epicondylus medialis des Oberarms (☞ 7.6.3 und Abb. 7.53)
- **Hand- und Fingerstrecker.** Sie entspringen am Epicondylus lateralis (☞ Abb. 7.54).

7.6.3 Die Hand

Die Handwurzelknochen

Die **Handwurzel** *(Carpus)* besteht aus acht **Handwurzelknochen** *(Ossa carpi)*. Die Handwurzelknochen sind untereinander durch Bänder verbunden und in zwei Reihen zu je vier Knochen angeordnet. Jeweils von radial (Daumenseite) nach ulnar (Kleinfingerseite) gezählt sind das:

- In der proximalen Reihe: **Kahnbein** *(Os scaphoideum)*, **Mondbein** *(Os lunatum)*, **Dreieckbein** *(Os triquetrum)*, **Erbsenbein** *(Os pisiforme)*
- In der distalen Reihe: **Großes Vieleckbein** *(Os trapezium, Trapezbein)*, **kleines Vieleckbein** *(Os trapezoideum, trapezähnliches Bein)*, **Kopfbein** *(Os capitatum)*, **Hakenbein** *(Os hamatum)*.

> **Merkspruch**
> Ein Kahn, der fuhr im Mondenschein im Dreieck um das Erbsenbein; Vieleck groß, Vieleck klein – am Kopf, da muss ein Haken sein.

Kahnbein, Mondbein und Dreieckbein weisen auf ihrer proximalen Seite jeweils eine Gelenkfläche auf; diese Flächen bilden zusammen mit der Gelenkfläche der Speiche das proximale Handgelenk. Dieses wirkt als Eigelenk (☞ Abb. 6.14), weil die drei Gelenkflächen der Handwurzelknochen zusammengenommen eine Eiform bilden. Das Ellenköpfchen ist am proximalen Handgelenk nicht beteiligt, sondern nur indirekt über eine Knorpelscheibe mit ihm verbunden.

Die Mittelhandknochen

An die vielkantigen Handwurzelknochen schließen sich die Röhrenknochen der Mittelhand an. Proximale (Basis) und distale Enden (Köpfchen) der **Mittelhandknochen** tragen Gelenkflächen zur Verbindung mit der Handwurzel bzw. mit den Fingerknochen. Der Mittelhandknochen des ersten Fingers (Daumen) ist über ein *Sattelgelenk* (☞ Abb. 6.14), das **Daumenwurzelgelenk,** mit der Handwurzel verbunden. Dabei stellt die Gelenkfläche des großen Vieleckbeins den Sattel dar, auf dem der Mittelhandknochen „reitet". In diesem Gelenk wird der Daumen den anderen Fingern gegenübergestellt. Nur so kann man mit der Hand etwas greifen und festhalten. Die anderen Gelenke zwischen Handwurzel und Mittelhand sind durch straffe Bänder fixiert und praktisch unbeweglich.

Die Fingerknochen

Auf die fünf Mittelhandknochen folgen die Finger, die beim Daumen aus zwei, sonst aus drei **Fingergliedern** oder *Phalangen* bestehen. Von der Mittelhand nach distal gesehen werden diese **Grund-, Mittel-** und **Endglied** *(Grund-, Mittel-* und *Endphalanx,* beim Daumen *Grund-* und *Endphalanx)* genannt. Sie sind über kleine Gelenke miteinander verbunden. Die einzelnen Verbindungen zwischen Mittelhandknochen und den Grundgliedern heißen **Fingergrundgelenke** *(Metacarpo-Phalangealgelenke)*, die zwei Gelenkreihen zwischen den Gliedern **Fingermittelgelenke** bzw. **Fingerendgelenke** (*proximale* bzw. *distale Interphalangealgelenke*, kurz *PIP* und *DIP*).

Die Fingergrundgelenke sind mit Ausnahme des Daumengrundgelenks nach der *Form* ihrer Gelenkflächen Kugelgelenke, d. h. sie sind von der Anlage her in alle drei Freiheitsgrade beweglich. Die Drehung um ihre Längsachse ist allerdings nur passiv möglich, weil für diese Bewegung keine Muskulatur existiert. Aktiv kann man die Finger zur Handinnenfläche hin beugen (Flexion) und wieder strecken (Extension) sowie seitlich spreizen (Abduktion) und wieder zusammenführen (Adduktion). Beim Daumengrundgelenk und allen Interphalangealgelenken handelt es sich dagegen um reine Scharniergelenke (☞ Abb. 6.14). Hier sind nur Beugung und Streckung möglich.

Die Handgelenks- und Fingermuskulatur

Die Muskeln, die die Hand und Finger bewegen, werden in Beuge- und Streckmuskeln eingeteilt.

Alle Beuge- und Streckmuskeln entspringen am distalen Ende des Oberarms bzw. am Unterarm. Sie verlaufen je in einer oberflächlichen und einer tiefen Muskelschicht an Beuge- (also Handflächen-) und Streckseite (also Handrückenseite) des Unterarms und setzen mit langen dünnen Sehnen an Hand und Fingern an (setzten sich die Muskelbäuche bis auf die Hand fort, wäre durch den vermehrten Umfang keine Bewegung mehr möglich). Sowohl Beuge- als auch Strecksehnen verlaufen zum großen Teil durch eine Art Führungsschienen, die durch Haltebänder zur Oberfläche hin begrenzt werden. So überdeckt das **Retinaculum extensorum** die Strecksehnen an der Dorsalseite der Handwurzel; das **Retinaculum flexorum** *(Ligamentum carpi transversum, queres Handwurzelband)* überspannt die Beugesehnen auf der Ventralseite der Handwurzel. Die Anordnung der Handwurzelknochen bildet in diesem Be-

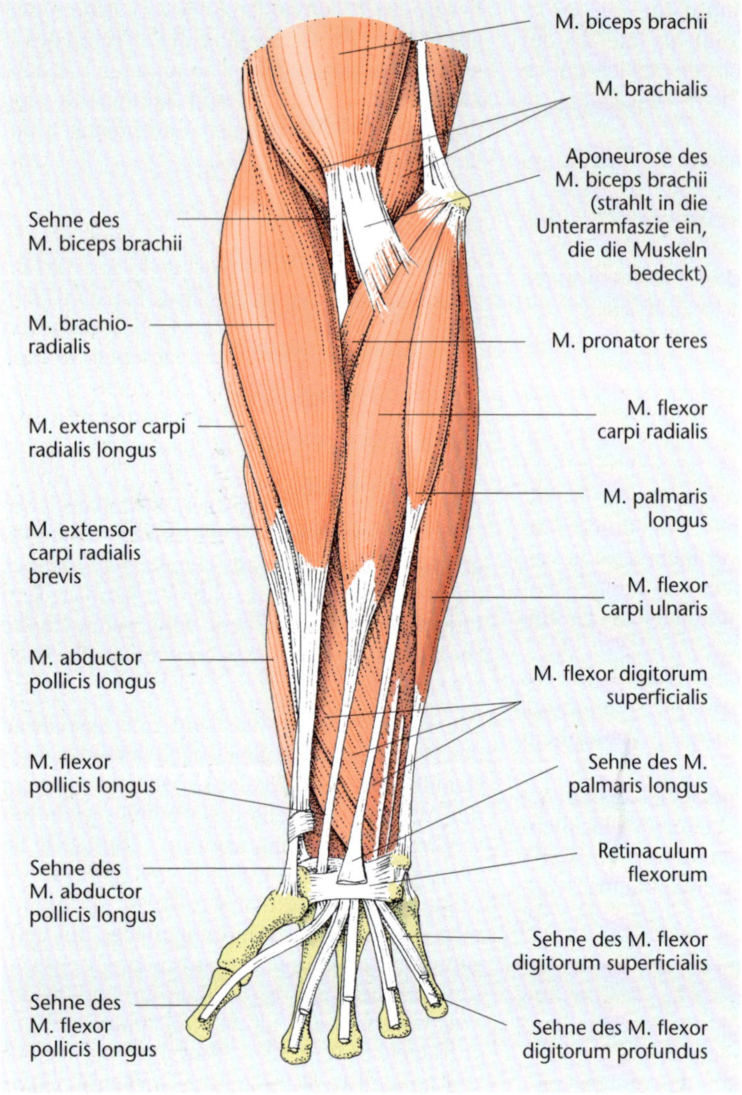

Abb. 7.53: Die Unterarmmuskeln von vorn (ventral) in Supinationsstellung.

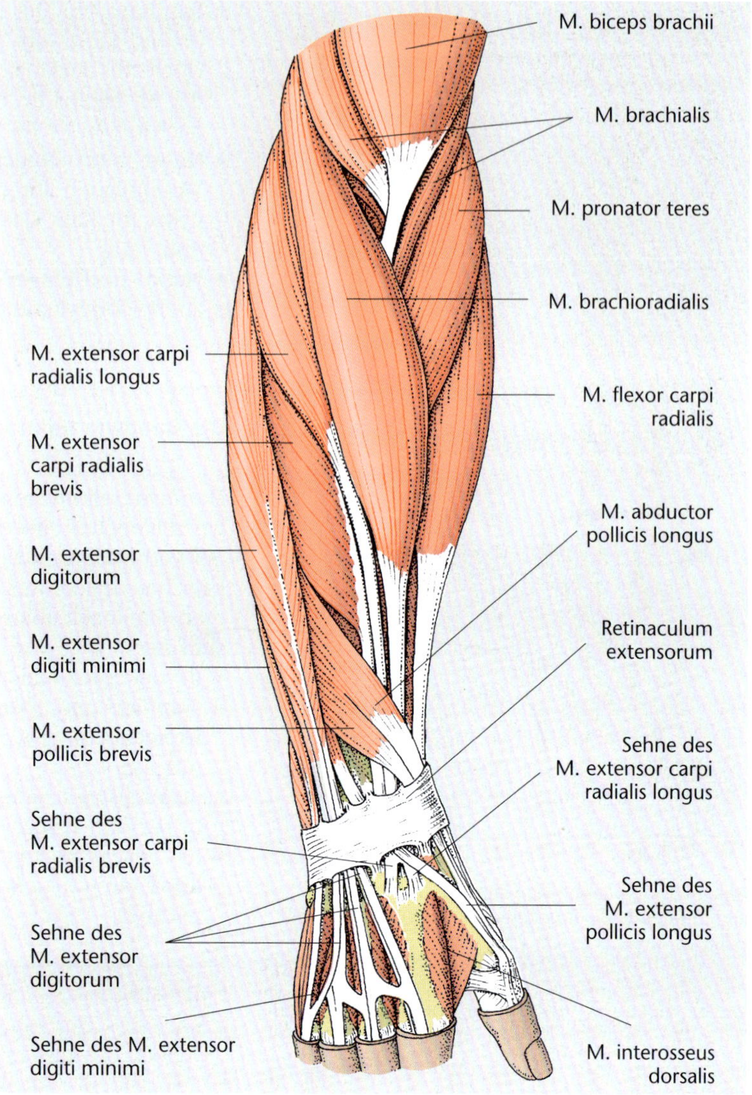

Abb. 7.54: Die Muskeln des Unterarms in Pronationsstellung.

reich eine Längsrinne *(Sulcus carpi)*, durch welche die Beugesehnen verlaufen. Dieser wie ein Tunnelgewölbe vom Retinaculum flexorum überdachte Raum wird auch **Karpaltunnel** genannt (☞ Abb. 7.57). Die Handfläche wird von einer festen Sehnenplatte, der **Palmaraponeurose,** überspannt.

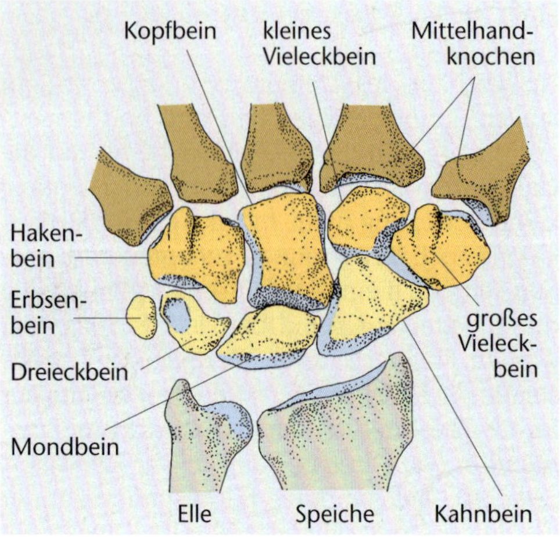

Abb. 7.55: Handwurzelskelett im Detail.

Damit trotz der ständigen Bewegung der Streck- und Beugesehnen in den Haltebändern keine Reizung der Umgebung auftreten kann, sind sie hier von bindegewebigen *Sehnenscheiden* umschlossen, die durch einen Flüssigkeitsfilm an der Innenseite das reibungslose Gleiten der Sehnen ermöglichen.

Medianusschädigung im Handbereich

Entzünden sich die Sehnenscheiden *(Tendovaginitis)* oder vermehrt sich der bindegewebige Inhalt des Karpaltunnels, so kann es zu Missempfindungen und Handlähmungen infolge Druckschädigung des Medianusnerven kommen. Bei einem solchen Karpaltunnel-Syndrom muss bei starken Beschwerden das Retinaculum flexorum chirurgisch durchtrennt werden, um den Nerv zu entlasten.

Im Karpaltunnel verläuft neben den Beugesehnen auch der wichtigste Nerv für die Hand, der *N. medianus* (☞ 9.5.2 und Abb. 9.19).

Sechs Muskeln bewegen die Hand ausschließlich im Handgelenk. Dabei entspringen drei Muskeln vom Epicondylus medialis des Oberarmknochens und beugen die Hand im Handgelenk. Vom Epicondylus lateralis entspringen drei Streckmuskeln.

Je nach ihrem Verlauf und Ansatz können fünf dieser Muskeln die Hand nicht nur beugen bzw. strecken, sondern auch nach ulnar oder radial ziehen, das heißt zur Kleinfingerseite bzw. zur Daumenseite hin beugen (*Ulnar-* bzw. *Radialabduktion*).

Muskeln, die auf die Fingergelenke wirken, entspringen entweder am Arm oder an der Hand selbst. Entsprechend werden sie auch *lange* und *kurze Fingermuskeln* genannt. Die Muskelbäuche der langen Fingermuskeln liegen am Unterarm und nur ihre Sehnen ziehen über das Handgelenk.

Die zwei **langen Fingerbeuger** unterscheiden sich durch ihren oberflächlichen (**M. flexor digitorum superficialis**) bzw. eher tiefen Verlauf (**M. flexor digitorum profundus**). Die vier Endsehnen des M. flexor digitorum superficialis verlaufen zu den Mittelgliedern der Finger zwei bis fünf.

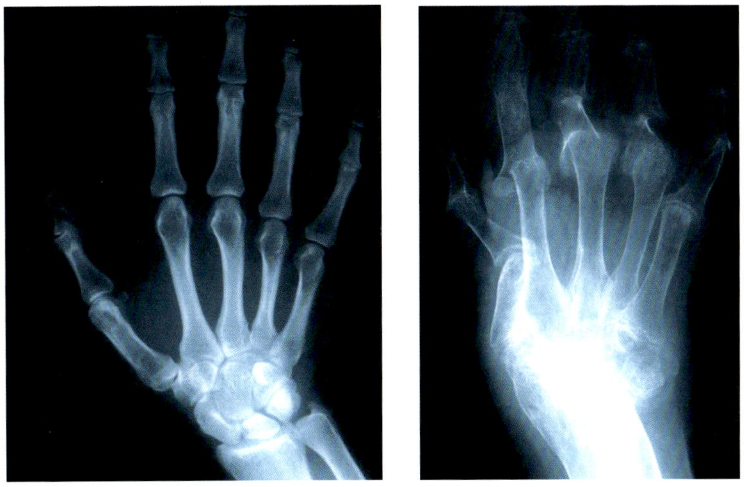

Abb. 7.56: Links: Handskelett eines Gesunden im Röntgenbild. Rechts: Handskelett eines an chronischer Polyarthritis erkrankten Patienten (☞ auch Abb. 4.23). Zu erkennen sind vielfältige, z.T. schwere Deformierungen: starke Abknickungen der Fingerknochen, quasi ausgekugelte Daumengliedknochen *(Subluxation)* sowie ein Knochenmineralschwund (Osteoporose). [T170]

Das Endstück der Sehne spaltet sich auf und setzt links und rechts am Mittelglied an. Durch dieses „Knopfloch" (☞ Abb. 7.57 und 7.58) zieht die Sehne des M. flexor digitorum profundus zum Fingerendglied und setzt dort an der Ventralseite ungeteilt an. So beugt der M. flexor digitorum superficialis den Finger im Grund- und Mittelgelenk, der M. flexor digitorum profundus zusätzlich im Endgelenk. Damit die Sehne sich auf dem Finger nicht verschieben kann, ist sie durch feste Bänder gesichert.

Der Daumen besitzt einen eigenen langen Beugemuskel **(M. flexor pollicis longus),** der mit seiner Sehne am Endglied des Daumens ansetzt.

Auf der Rückseite der Hand verläuft der *lange Fingerstrecker* (**M. extensor digitorum** ☞ Abb. 7.54 und 7.58). Auf der Dorsalseite jedes Fingers bildet er zusammen mit kleinen Fingermuskeln eine Sehnenplatte. So vermag er die Finger in Grund-, Mittel- und Endgelenk zu strecken. Zusätzlich zum langen Strecker besitzen der Zeigefinger und der kleine Finger jeweils einen eigenen Streckmuskel.

Zum Daumen verlaufen auf der Dorsalseite mehrere Muskelsehnen. Außer einem kurzen und einem langen Daumenstrecker verläuft dort der *lange Daumenabspreizer* **(M. abductor pollicis longus),** der den Daumen nach radial zieht und von den Fingern entfernt.

Die Muskulatur der Hand

An der Hand selbst verlaufen die so genannten **kurzen Handmuskeln** (☞ Abb. 7.57 und 7.59). Die **Mm. lumbricales** entspringen von den Sehnen des tiefen Fingerbeugers, die *Zwischenknochenmuskeln* (**Mm. interossei palmares** und **dorsales**) jeweils von den Mittelhandknochen. Sie setzen alle seitlich auf den Streckseiten der Finger zwei bis fünf an.

Die Mm. interossei dorsales und palmares verlaufen zwischen Mittelhandknochen und erstem Fingerglied. Die Mm. interossei dorsales spreizen die Finger in den Grundgelenken, die Mm. interossei palmares ziehen sie wieder aneinander. Außerdem beugen beide die Finger zusammen mit den Mm. lumbricales im Grundgelenk und strecken sie im Mittel- und Endgelenk.

Am Retinaculum flexorum entspringen mehrere Muskeln, die zu Daumen bzw. Kleinfinger ziehen. Dies sind der *kurze Daumen-* und *Kleinfingerbeuger* (**M. flexor pollicis brevis** bzw. **M. flexor digiti minimi brevis**) und der *kurze Daumen-* und *Kleinfingerabspreizer* (**M. abductor pollicis brevis** und **M. abductor digiti minimi**). Auf die Daumenrückseite zieht der Daumengegensteller **(M. opponens pollicis),** der den Daumen den anderen Fingern gegenüberstellt und Greifbewegungen möglich macht.

Der *Daumenanzieher* **(M. adductor pollicis)** führt den Daumen wieder an die anderen Finger heran. Er verläuft quer unterhalb der langen oberflächlichen Beugesehnen des Mittel- und Zeigefingers zum Daumen.

Auch der kleine Finger besitzt einen *Gegenstellmuskel* **(M. opponens digiti minimi).** Dieser wirkt mit, wenn Daumen und Kleinfinger zueinander geführt werden.

Die kurzen Eigenmuskeln von Daumen und kleinem Finger bilden den so genannten **Daumen-** bzw. **Kleinfingerballen** *(Thenar* bzw. *Hypothenar).*

7.7 Das Becken

7.7.1 Das knöcherne Becken

Über das **Becken** *(Pelvis)* stehen die unteren Extremitäten mit dem Rumpfskelett in Verbindung. Es wird auch *Beckenring* oder *Beckengür-*

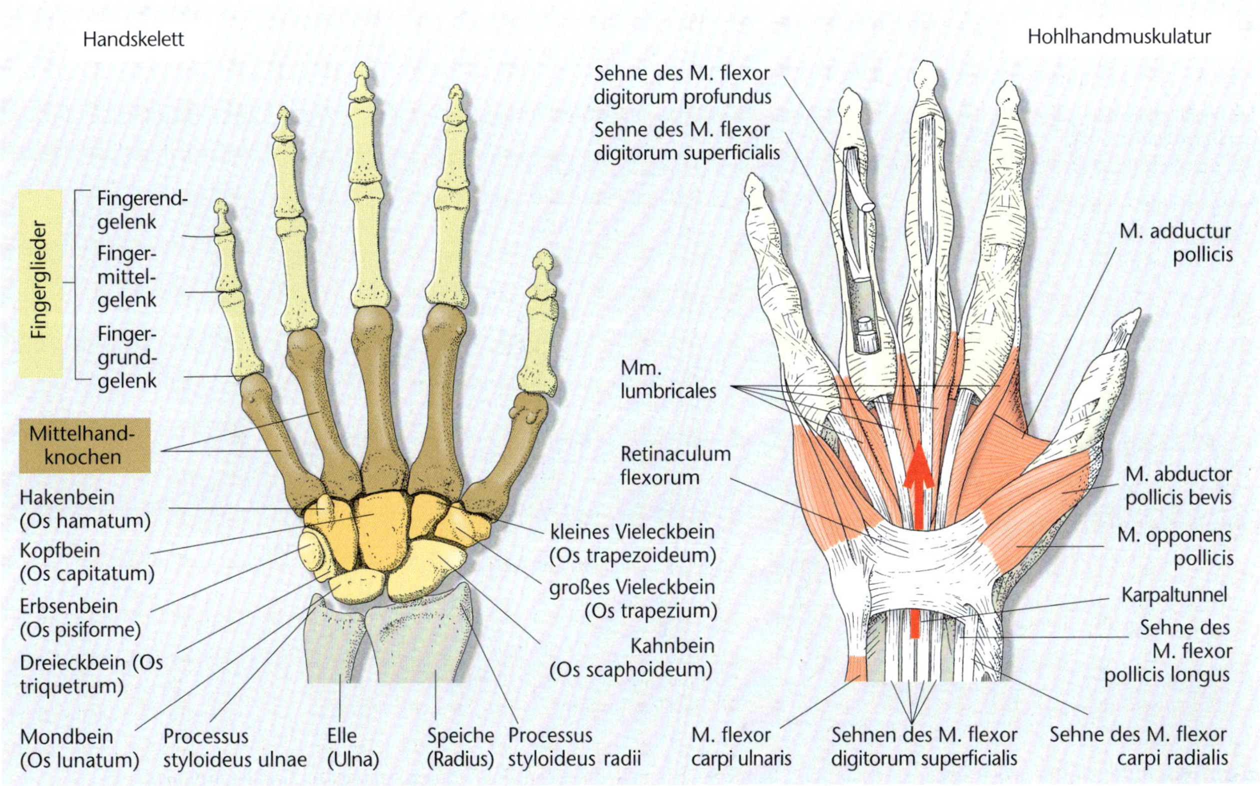

Abb. 7.57: Handskelett und Muskulatur der Hohlhand. Unter dem Ligamentum carpi transversum liegt der Karpaltunnel, durch den die Beugesehnen, aber auch der Nervus medianus verlaufen (roter Pfeil). [A300-190]

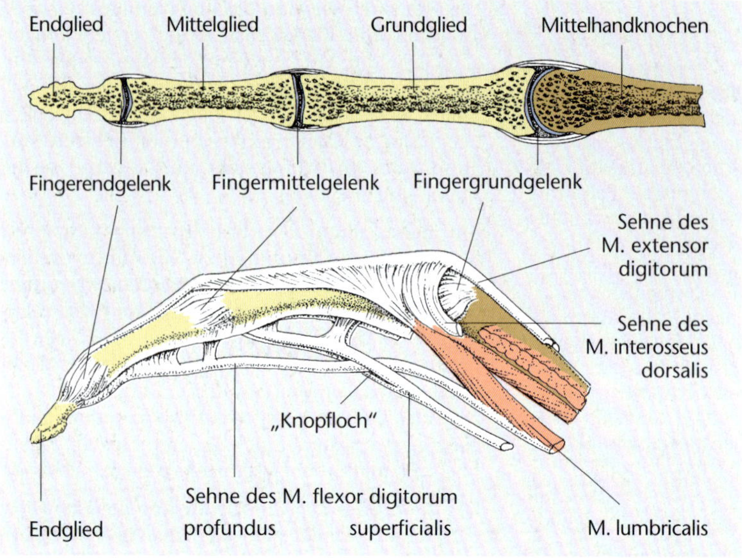

Abb. 7.58: Skelett sowie Beuge- und Strecksehnenapparat eines Fingers. Die Sehne des M. flexor digitorum profundus zieht durch die aufgespaltene Sehne des M. flexor digitorum superficialis („Knopfloch").

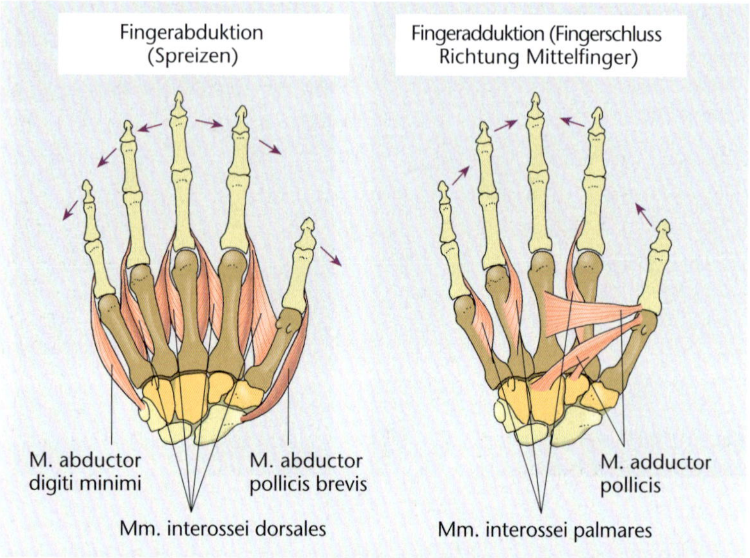

Abb. 7.59: Ab- und Adduktion der Finger. M. abductor digiti minimi, M. abductor pollicis brevis und die M. interossei dorsales spreizen die Finger (Fingerabduktion). Die Mm. interossei palmares und der M. adductor pollicis schließen die Hand (Fingeradduktion).

tel genannt, weil die drei beteiligten Knochen ringförmig zusammengeschlossen sind.

Das **Kreuzbein** (*Os sacrum* ☞ Abb. 7.26) bildet die Rückwand des knöchernen Beckens. Es liegt zwischen den beiden **Hüftbeinen** *(Ossa coxae)*, deren Ausläufer in einem Bogen nach vorne führen und dort über eine etwa 1 cm breite knorpelige Verbindung, die **Symphyse** *(Schambeinfuge)*, zusammengefügt sind. Die beiden **Iliosakralgelenke** (kurz *ISG*, auch *Sakroiliakralgelenke* oder *Kreuzbein-Darmbein-Gelenke* genannt) zwischen Kreuz- und Hüftbein sind durch einen festen Bandapparat gesichert und nahezu unbeweglich.

Die Hüftbeine bestehen aus jeweils drei miteinander verschmolzenen Knochen: dem **Darmbein** *(Os ilium)*, dem **Sitzbein** *(Os ischii)* und dem **Schambein** *(Os pubis)*. Im Laufe der Wachstumsperiode wachsen diese drei Knochen zusammen, so dass ihre Grenzen im Erwachsenenalter nicht mehr sichtbar sind.

Das Darmbein

Das **Darmbein** *(Os ilium)* als größter dieser drei Knochen bildet eine schaufelähnliche Platte, die **Darmbeinschaufel** *(Ala ossis ilii)*. Sie umgibt die Organe des Unterbauches. Ihre obere Begrenzung, der **Darmbeinkamm** *(Crista iliaca)*, ist bei den meisten Menschen gut im Lendenbereich zu tasten.

Da das Darmbein rotes, also blutbildendes Knochenmark enthält, ist der Darmbeinkamm – wie das Brustbein – eine gut zugängliche Stelle zur Knochenmarkpunktion.

Das Darmbein hat vier charakteristische Knochenvorsprünge: Die dorsalen Knochenvorsprünge heißen **hinterer unterer Darmbeinstachel** *(Spina iliaca posterior inferior)* und **hinterer oberer Darmbeinstachel** *(Spina iliaca posterior superior)*. Der am weitesten nach vorn vorspringende und als einziger leicht durch die Haut tastbare Vorsprung des Darmbeins wird

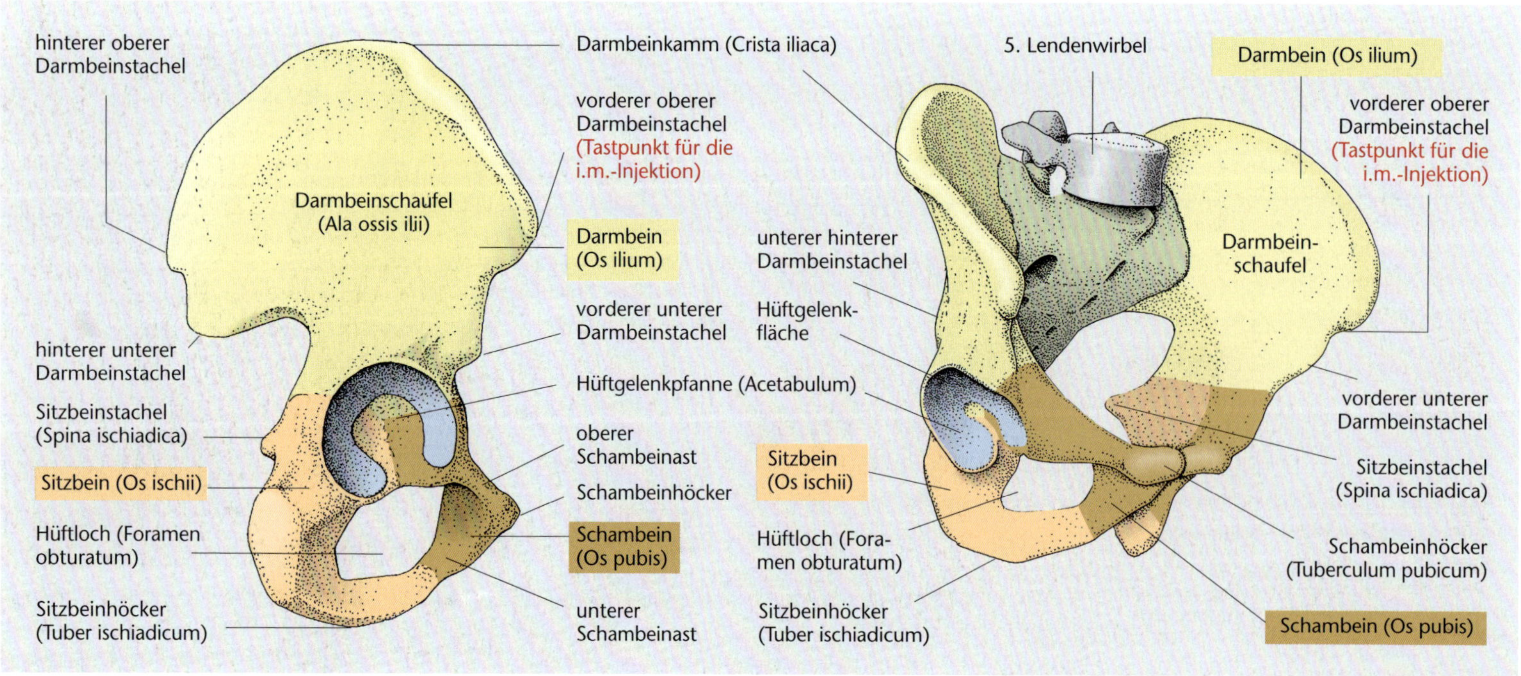

Abb. 7.60: Hüftbein (Os coxae) in der Seitenansicht. Darmbein, Sitzbein und Schambein bilden gemeinsam die Hüftgelenkpfanne.

vorderer oberer Darmbeinstachel *(Spina iliaca anterior superior)* genannt. Darunter liegt der **vordere untere Darmbeinstachel** *(Spina iliaca anterior inferior* ☞ Abb. 7.60 und 7.61).

Sitz- und Schambein

Unterhalb des Darmbeins schließt sich das **Sitzbein** *(Os ischii)* an. Es ist ein gedrungener, etwas bogenförmiger Knochen, der an seinem Dorsalrand den **Sitzbeinstachel** *(Spina ischiadica)* und unten eine Verdickung besitzt, den **Sitzbeinhöcker** *(Tuber ischiadicum).* Dieser Höcker bildet den tiefsten Knochenpunkt unseres Beckens und ist beim Sitzen auf einem harten Stuhl gut zu spüren (im Stehen bedecken ihn die Gesäßmuskeln).

Als ebenfalls gebogener Knochen schließt sich das **Schambein** *(Os pubis)* an. Zwischen einer nach vorn medial gerichteten Fläche und dem Schambein der Gegenseite bleibt ein mit Knorpel ausgefüllter Spalt, die **Symphyse** *(Schambeinfuge).* Ein kleiner Vorsprung oberhalb dieser Gelenkfläche wird **Schambeinhöcker** *(Tuberculum pubicum)* genannt. Er ist der Teil des Schambeins, den man durch die Haut tasten kann.

Hüftgelenk und umgebende Strukturen

Anteile aller drei Hüftknochen bilden gemeinsam die **Hüftgelenkpfanne** *(Acetabulum),* eine schüsselförmige Vertiefung, die den Kopf des Oberschenkelknochens aufnimmt und mit ihm das Hüftgelenk bildet. Da dieses Kugelgelenk nicht nur viele Bewegungen ermöglichen (☞ 7.7.3), sondern auch starke Gewichts- und Bewegungsbelastungen aushalten muss, ist es durch einen kräftigen Bandapparat gesichert.

Außer der Bewegungsführung hat dieser die Aufgabe, ein Abgleiten des Oberschenkelkopfes aus seiner Pfanne sowie eine Überstreckung des Gelenks zu verhindern. Dies wiederum führt dazu, dass das Becken nicht nach hinten abkippen kann, wenn man entspannt steht.

Die rahmenförmigen Bögen von Sitz- und Schambein sowie der Acetabulum-Rand umschließen das **Hüftloch** *(Foramen obturatum).* Es ist durch eine derbe Bindegewebsmembran **(Membrana obturatoria)** verschlossen, die Gefäße und Nerven durchtreten lässt und den Ursprung für mehrere Muskeln bietet.

Angeborene Hüftdysplasie

Die häufigste angeborene Skeletterkrankung ist die **angeborene Hüftdysplasie.** Aus ungeklärter Ursache ist die Hüftgelenkpfanne zu steil und nicht tief genug geformt. Durch die mangelnde Formgebung der Pfanne kommt es oft schon im Säuglingsalter zur Luxation (Auskugelung), in schweren Fällen besteht sie auch schon bei der Geburt *(angeborene Hüftluxation).*

Die Prognose hängt vor allem von einer frühzeitigen Diagnosestellung ab, weshalb die Ultraschalluntersuchung der Hüfte mittlerweile in das kinderärztliche Vorsorgeprogramm für Neugeborene aufgenommen wurde. Dadurch gelingt es heute meist, durch spreizende Verbände eine Reposition (Wiedereinrenkung) und damit eine günstige Stellung für das weitere Wachstum zu erreichen. Eingreifendere Behandlungen wie etwa Overhead-Extension oder Osteosyntheseoperationen (☞ 6.1.8) sind heute weit seltener als früher erforderlich. Insbesondere bei verspäteter oder inkonsequenter Behandlung drohen Spätschäden, vor allem eine frühzeitige *Hüftgelenkarthrose* (☞ 4.3.5).

Großes und kleines Becken

In seiner Gesamtheit gesehen, erinnert das knöcherne Becken an einen kurzen Trichter. Die obere Öffnung dieses „Beckentrichters" wird von den großen Darmbeinschaufeln gebildet. Unterhalb der Darmbeinschaufeln erfolgt schräg nach vorn unten der Beckenringschluss der beteiligten Knochen. Den hierdurch entstehenden nach innen vorspringenden Rand nennt man **Linea terminalis.** Der Bereich oberhalb dieser Linea terminalis wird als **großes Becken** bezeichnet. Unterhalb der Linie folgen ein Teil des Kreuzbeins mit Steißbein und die Bögen der Sitz- und Schambeine. Dieser engere Bereich des „Trichters" heißt **kleines Becken.** Es ist auch gemeint, wenn der Kliniker nur von „Becken" spricht.

7

Weibliches und männliches Becken

Das Becken der Frau unterscheidet sich erheblich von dem des Mannes:

- Das weibliche Becken ist flacher und leichter als das männliche
- Der weibliche **Beckeneingang,** die von der Linea terminalis und dem Promontorium (☞ 7.3.3 und Abb. 7.71) markierte Grenze zwischen großem und kleinem Becken, ist größer und rundlich-oval, der männliche dagegen herzförmig (☞ Abb. 7.63 rechte Bilder)
- Der weibliche **Beckenausgang** – von Unterrand der Symphyse, Sitzbeinhöckern und Steißbeinspitze markiert – ist wesentlich weiter
- Der **Schambeinwinkel** (der Winkel zwischen den beiden unteren Schambeinästen ☞ Abb. 7.61 und 7.63) ist bei der Frau stumpf (über 90°, deshalb als *Schambogen, Arcus pubis,*

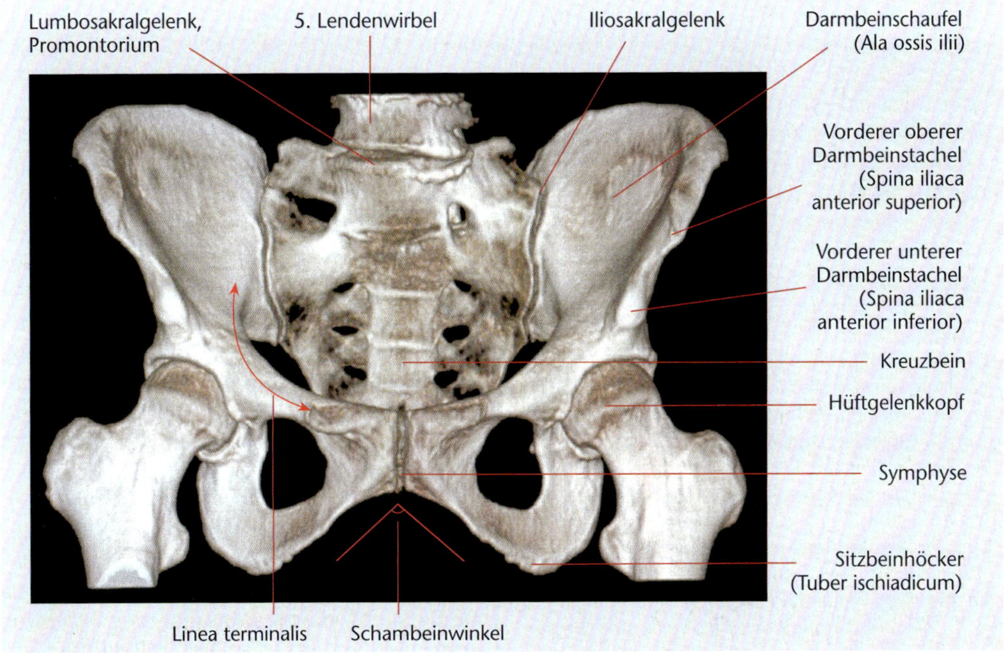

Abb. 7.61: Dreidimensionale Computerrekonstruktion eines weiblichen Beckens auf der Grundlage von Computertomographien.

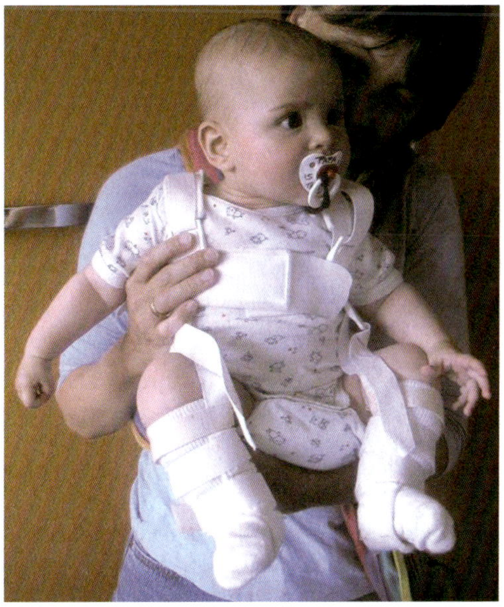

Abb. 7.62: Oft reicht zur Behandlung der Hüftdysplasie eine Spreizbandage oder -hose, die über der normalen Kleidung getragen und nur zur Körperpflege abgenommen wird. Das Kind ist hierdurch nur wenig beeinträchtigt. [T078]

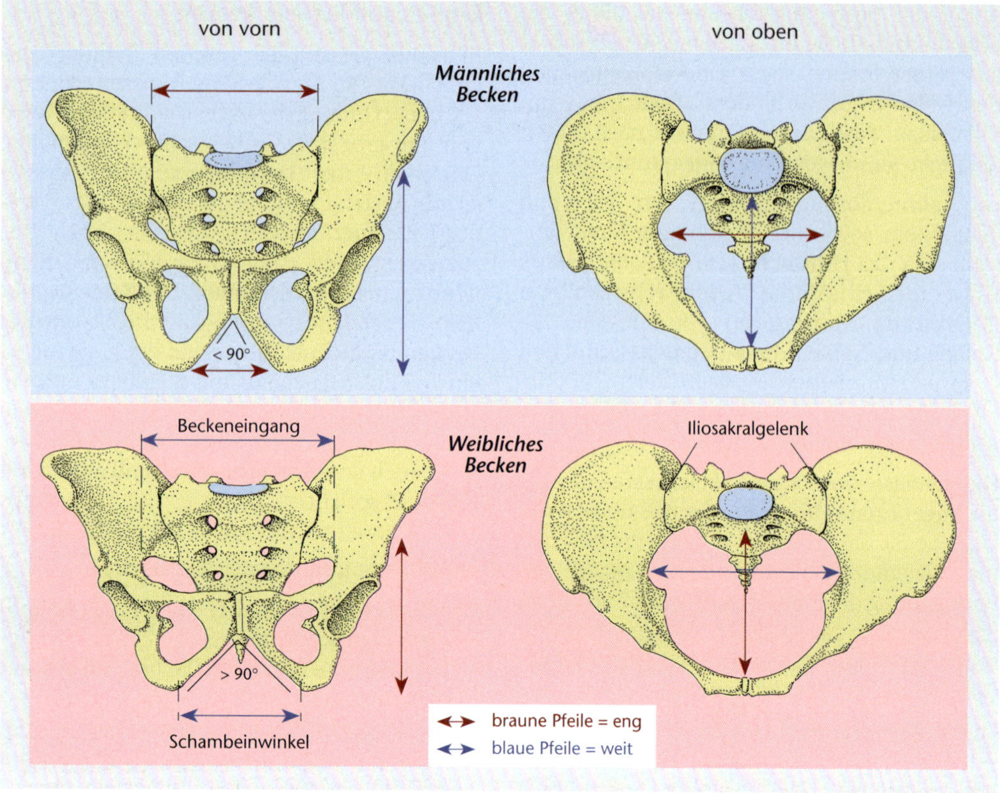

Abb. 7.63: Becken von Mann und Frau im Vergleich.

bezeichnet), beim Mann jedoch spitzwinklig (kleiner als 90°)
- Das weibliche Kreuzbein ist kürzer, breiter und im unteren Teil nach vorne gebogen.

Alle Merkmale des weiblichen Beckens lassen sich aus den Erfordernissen des Geburtsvorgangs verstehen. Der Beckeneingang im Bereich der Linea terminalis muss ausreichend weit sein, damit das Kind bei der Geburt ins kleine Becken (den Geburtskanal) eintreten kann. Sodann verläuft der Geburtskanal bogenförmig nach vorne zur Symphyse. Dort bildet der Beckenausgang die zweite Engstelle des Geburtskanals. Außerdem wird das Bindegewebe in der Schwangerschaft durch hormonelle Einflüsse (☞ 22.5) lockerer. Damit verlieren auch die sehr straffen Bänder und knorpeligen Verbindungen des Beckenrings ihre Starrheit und werden elastisch. Das Becken kann sich so während der Geburt etwas weiten und das Kind durch den engen Geburtskanal leichter durchtreten lassen.

Beckenbodenschwäche

Unter der Geburt wird die Beckenbodenmuskulatur der Frau stark gedehnt, oft sogar überdehnt. Kehren die Beckenbodenmuskeln nicht mehr zu ihrem straffen Grundtonus zurück, was vor allem nach mehreren Geburten vorkommt, so senken sich in den folgenden Jahrzehnten die Organe im kleinen Becken durch die Last der Eingeweide ab. Diese Senkung führt zu einer ungenügenden Funktion des Schließmuskelsystems. Folge können eine *Harninkontinenz* (unwillkürliches Wasserlassen ☞ 20.5.5) oder sogar ein Gebärmuttervorfall *(Uterusprolaps)* sein. Vorbeugend sollte jede Frau nach der Geburt deshalb *Beckenbodengymnastik* betreiben, das heißt, sie sollte ihre Beckenbodenmuskulatur durch regelmäßig wiederholtes Anspannen und Wiederlockerlassen trainieren.

7.7.2 Der Beckenboden

Da der knöcherne Beckenausgang offen ist, auf ihm aber das Gewicht sämtlicher innerer Organe lastet, muss er durch eine Platte aus Muskeln und Bändern abgeschlossen werden. Diese untere Begrenzung des kleinen Beckens heißt **Beckenboden.** Die Muskeln des Beckenbodens halten dabei durch einen relativ straffen Grundtonus das Gewicht der Eingeweide. Zu ihnen zählen (☞ auch Abb. 7.64):
- Der **M. levator ani** *(Afterhebermuskel)*, der bis auf einen vorderen symphysennahen Bereich, den *Levatorschlitz*, den gesamten Beckenausgang auskleidet. Zusammen mit seinen Faszien wird er auch **Diaphragma pelvis** genannt. Der Levatorschlitz wird von unten durch das **Diaphragma urogenitale,** eine muskulös-sehnige Platte, verschlossen
- Der **M. transversus perinei profundus** *(tiefer querer Damm-Muskel)*, der sich zwischen beiden unteren Schambeinästen erstreckt (Teil des Diaphragma urogenitale)
- Der **M. transversus perinei superficialis** *(oberflächlicher querer Damm-Muskel)*, der mit dem Diaphragma urogenitale verflochten ist
- Der **M. bulbospongiosus** *(Vorhofschwellkörpermuskel)*, der zusammen mit dem *äußeren Afterschließmuskel* **(M. sphincter ani externus)** das Schließmuskelsystem für die im Becken festgehaltenen Organe Blase, Darm sowie Gebärmutter und Scheide unterstützt
- Der **M. ischiocavernosus** *(Sitzbein-Schwellkörpermuskel)*, der zwischen seitlichem Sitzbeinast und Schwellkörper von Penis bzw. Klitoris verläuft.

7.7.3 Die Muskeln des Beckenbereiches

Die meisten Muskeln der Hüftregion ziehen zum Oberschenkel und bewirken Bewegungen des Beines im Hüftgelenk, dem größten Kugelgelenk des Menschen. Dieses ermöglicht Bewegungen um alle drei Achsen:
- Um die Horizontalachse: Beugung des Beines nach vorn gegen den Rumpf *(Anteversion)*, Streckung des Beines nach hinten vom Rumpf weg *(Retroversion)*
- Um die Sagittalachse: Abspreizen des Beines zur Seite *(Abduktion)*, Heranziehen des Beines *(Adduktion)*
- Um die Longitudinalachse: Drehung des Beines nach innen *(Innenrotation)* und nach außen *(Außenrotation)*.

An jeder dieser Bewegungen sind mehrere Muskeln beteiligt. Einige dieser Muskeln ziehen direkt über das Hüftgelenk; ein Teil davon setzt nicht am Oberschenkel an, sondern zieht weiter bis über das Kniegelenk zum Unterschenkel. Diese Muskeln können das Bein dadurch sowohl im Hüft- als auch im Kniegelenk bewegen.

Die Beuger des Hüftgelenks

Der wichtigste Beugemuskel des Hüftgelenks ist der **M. iliopsoas** *(Darmbeinlendenmuskel)*. Er hat zwei Anteile, den **M. iliacus** *(Darmbeinmuskel)* und den **M. psoas major** *(großer Lendenmuskel)*, die funktionell eine Einheit bilden. Der M. iliopsoas zieht von den Lendenwirbelkörpern (M. psoas major) bzw. von der Innenseite des Darmbeinkammes (M. iliacus) hinunter zum Oberschenkelknochen. Wie alle Beuger verläuft er *vor* dem Hüftgelenk. Er beugt die Beine gegen den Rumpf. Der M. iliopsoas und der kleine unbedeutende **M. psoas minor** werden zusammen als **innere Hüftmuskulatur** bezeichnet. Alle anderen Hüftmuskeln rechnet man zur **äußeren Hüftmuskulatur.**

Ein weiterer bedeutender Beugemuskel des Hüftgelenks ist der **M. rectus femoris** *(gerader Schenkelmuskel* ☞ Abb. 7.68). Er zieht von der Innenseite des Darmbeins hinunter über die Vorderseite des Oberschenkels und des Kniegelenks zur *Tuberositas tibiae* (☞ Abb. 7.69 und 7.79). Er kann dadurch sowohl im Hüftgelenk beugen als auch im Kniegelenk strecken. Der M. rectus femoris ist ein Teil des mächtigen **M. quadriceps femoris** *(vierköpfiger Oberschenkelmuskel)*. Seine Partner, die drei anderen Köpfe des M. quadriceps femoris (**M. vastus medialis, M. vastus lateralis** und **M. vastus intermedialis**) entspringen allerdings am Oberschenkelknochen und ziehen zum Unterschenkel, strecken also lediglich im Knie-

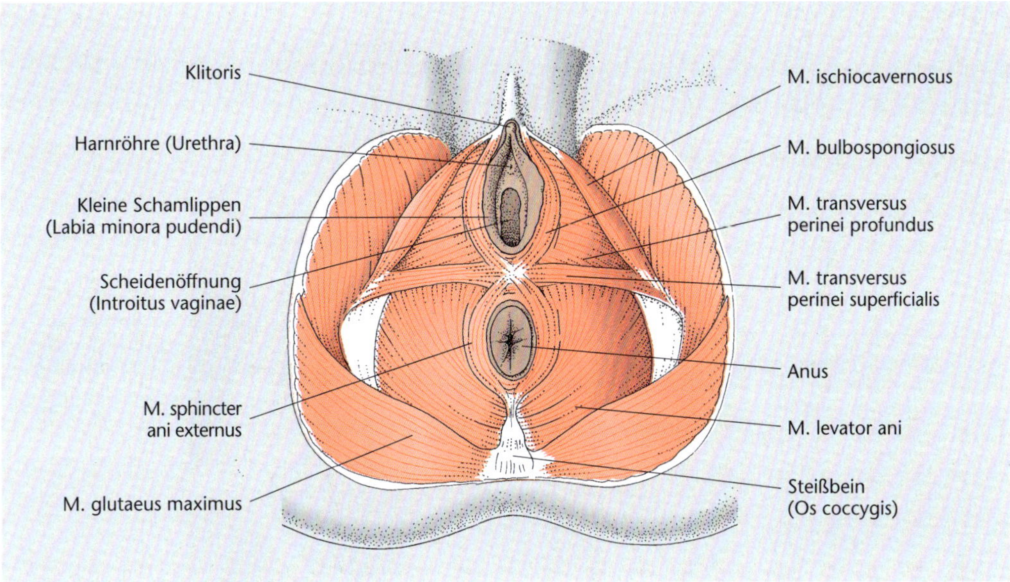

Abb. 7.64: Beckenboden der Frau.

gelenk. Alle vier Muskeln setzen mit einer gemeinsamen breiten Sehne an der Vorderseite des oberen Schienbeinendes an. Die Sehne enthält über dem Kniegelenk ein Sesambein (☞ 6.1.2), die **Kniescheibe** *(Patella)*, und wird deshalb auch **Patellarsehne** genannt (☞ Abb. 7.74).

Patellarsehnenreflex
Bei der neurologischen Untersuchung löst der Arzt den Patellarsehnenreflex (☞ 9.6.1) aus. Dazu wird z. B. mit einem Hämmerchen bei locker herabhängendem Unterschenkel etwas unterhalb der Kniescheibe auf die Quadrizepssehne geschlagen. Der M. quadriceps kontrahiert sich reflektorisch, der Unterschenkel bewegt sich nach oben.

Die Strecker des Hüftgelenks

Die Streckmuskeln ziehen *hinter* dem Hüftgelenk vom Becken zum Oberschenkelknochen. Der wichtigste Strecker ist der **M. glutaeus maximus** *(größter Gesäßmuskel* ☞ Abb. 7.3, 7.68 und 7.71), ein mächtiger Muskel, der zudem auch bei der Hebung des Oberkörpers mitwirkt und verhindert, dass der Rumpf beim Stehen nach vorn kippt. Er entspringt breitflächig an den Hinterseiten von Darm- und Kreuzbein und zieht an die Hinterseite des Oberschenkelknochens. Er ist maßgeblich für die typische Form der Gesäßbacken verantwortlich.

Drei weitere Muskeln unterstützen den M. glutaeus maximus in seiner Streckfunktion (☞ Tab. 7.65):
- Der **M. biceps femoris** *(zweiköpfiger Oberschenkelmuskel)*
- Der **M. semitendinosus** *(Halbsehnenmuskel)*
- Der **M. semimembranosus** *(Plattsehnenmuskel)*.

Alle drei Muskeln verlaufen hinter dem Hüft- und Kniegelenk zum Unterschenkel und fungieren deshalb nicht nur als Hüftstrecker, sondern auch als Kniebeuger. Da sich ihr Ansatz hinten seitlich unterhalb des Kniegelenks befindet, können sie im Kniegelenk auch nach innen bzw. außen rotieren.

Abduktoren und Adduktoren des Hüftgelenks

Als Abspreizer bzw. **Abduktoren** des Beines im Hüftgelenk verlaufen der *mittlere* und *kleinste Gesäßmuskel* (**M. glutaeus medius** und **minimus**) halb bedeckt vom großen Gesäßmuskel von der Außenfläche der Darmbeinschaufel hinab zum Trochanter major (☞ 7.8.1) des Oberschenkelknochens. Sie haben auch eine wichtige statische Aufgabe: Sie verhindern beim Laufen ein Abkippen des Beckens zu der Seite, auf der das Bein gehoben und der nächste Schritt eingeleitet wird. Durch Kontraktion auf der Seite des jeweiligen Standbeins ziehen sie das Becken dort etwas hinunter. Das gleichzeitige Anheben der Gegenseite ermöglicht den nächsten Schritt. Die Mm. glutaeus medius und minimus unterstützen auch die Innen- und Außenrotation des Beines im Hüftgelenk. Sind diese Muskeln beidseitig gelähmt oder insuffizient, so kommt es zum „Watschelgang", weil das Becken bei jedem Schritt zur Seite abkippt *(Trendelenburg-Zeichen)*.

Fünf Muskeln **(Adduktoren)** ziehen das Bein nach Spreizung wieder an den Körper heran. Vier ziehen von Sitz- und Schambein zur Innenseite des Oberschenkelknochens und setzen dort an einer rauen Knochenleiste an. Diese verläuft über den gesamten Oberschenkelschaft nach unten und wird **Linea aspera** genannt (☞ Abb. 7.73). Der M. adductor magnus zieht außerdem bis zum Epicondylus medialis, der M. gracilis setzt am Schienbein an (☞ Abb. 7.69). Zu den Adduktoren gehören:
- Der **M. adductor longus** *(langer Oberschenkelanzieher)*
- Der **M. adductor brevis** *(kurzer Oberschenkelanzieher)*
- Der **M. adductor magnus** *(großer Oberschenkelanzieher)*
- Der **M. gracilis** *(Schlankmuskel)*
- Der **M. pectineus** *(Kamm-Muskel)*.

Die Fascia lata

Alle Muskeln, die außen am Oberschenkel entlangziehen (äußere Hüftmuskulatur Abb. 7.70

Muskel	Ursprung (U)	Ansatz	Funktion
Beuger des Oberschenkels im Hüftgelenk			
M. iliacus *(Darmbeinmuskel)*	Os ilium	Trochanter minor des Oberschenkelknochens	Beugung und Rotation im Hüftgelenk
M. psoas major *(großer Lendenmuskel)*	Lendenwirbelkörper	Trochanter minor des Oberschenkelknochens	Beugung und Rotation im Hüftgelenk, Beugung der Wirbelsäule
M. quadriceps femoris *(vierköpfiger Oberschenkelmuskel)* mit **M. rectus femoris** (U: Os ilium oberhalb des Hüftgelenks), **M. vastus medialis, M. vastus intermedialis** und **M. vastus lateralis** (U: Femurschaft)		Patella, über das Ligamentum patellae an der Tuberositas tibiae	Streckung des Kniegelenks; M. rectus femoris beugt zudem im Hüftgelenk
M. sartorius *(Schneidermuskel)*	Spina iliaca anterior superior des Darmbeins	Medial der Tuberositas tibiae	Beugung, Abduktion und Außenrotation im Hüft-, Innenrotation im Kniegelenk
Strecker des Oberschenkels im Hüftgelenk			
M. glutaeus maximus ☞ Tabelle 7.72			
M. biceps femoris *(zweiköpfiger Oberschenkelmuskel)* mit zwei Köpfen: • Caput longum. U: Hinterfläche Sitzbein • Caput breve. U: Linea aspera		Wadenbeinköpfchen	Beugung und Außenrotation im Kniegelenk. Caput longum zusätzlich Strecker im Hüftgelenk
M. semitendinosus *(Halbsehnenmuskel)*	Hinterfläche Sitzbein	Medial der Tuberositas tibiae	Streckung im Hüftgelenk, Beugung im Kniegelenk
M. semimembranosus *(Plattsehnenmuskel)*	Hinterfläche Sitzbein	Medialer Kondylus des Schienbeins, hinterer Anteil der Gelenkkapsel	Streckung im Hüft-, Beugung und Innenrotation im Kniegelenk

Tab. 7.65: Beuger und Strecker im Hüftgelenk.

7

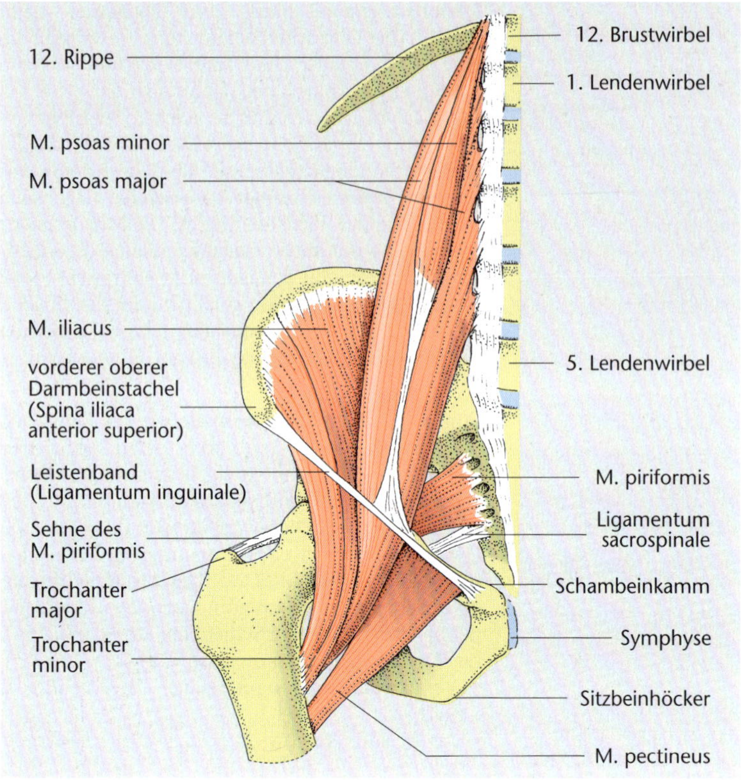

Abb. 7.66: Die innere Hüftmuskulatur, Beuger im Hüftgelenk. Der M. iliopsoas besteht aus zwei Anteilen: dem M. iliacus und dem M. psoas major. Sie vereinigen sich und ziehen unter dem Leistenband hindurch zum Femur. Der ebenfalls sichtbare schlanke M. psoas minor strahlt in die Faszie des M. iliopsoas ein – er hat beim Menschen nur eine untergeordnete Bedeutung (☞ auch Abb. 7.71). Der M. pectineus ist neben seiner Funktion als Hüftbeuger ein Adduktor und wird zu diesen gezählt.

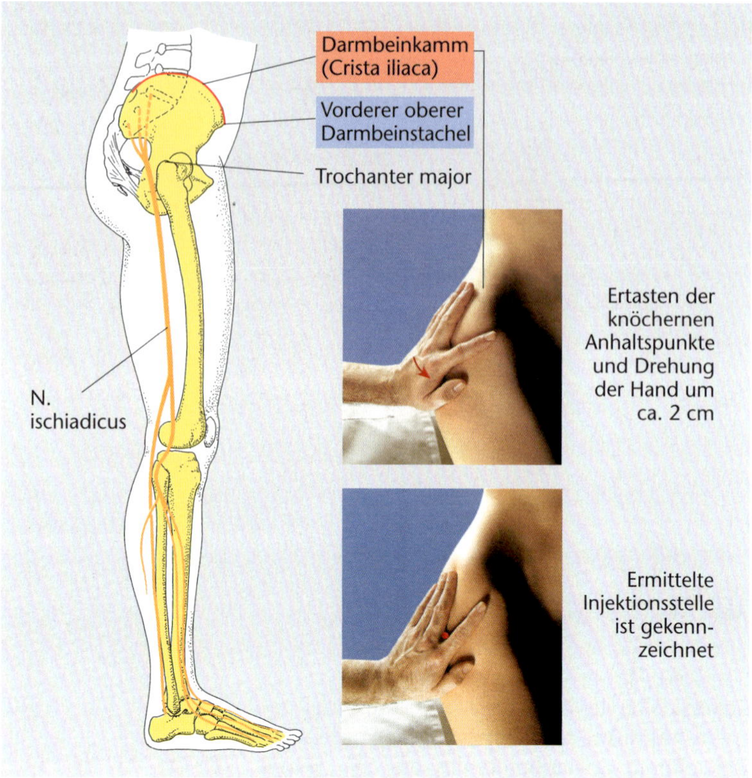

Abb. 7.67: Intramuskuläre Injektion in den M. glutaeus medius nach *von Hochstetter*, auch *ventroglutäale Injektion* genannt. Markante Orientierungspunkte, die durch die Haut getastet werden können, sind die Crista iliaca, die Spina iliaca anterior superior und der Trochanter major. [Fotos: U224]

und ☞ Tab. 7.72), werden durch eine derbe Bindegewebshülle, die **Fascia lata** *(Oberschenkelbinde)*, zusammengehalten. Diese ist an der Außenseite des Oberschenkels verstärkt (**Tractus iliotibialis**) und wird dort durch einen eigenen Muskel (**M. tensor fasciae latae** ☞ Abb. 7.68) gespannt. Von der Spina iliaca anterior superior kommend, strahlt der M. tensor fasciae latae sehnig in die seitliche Faszie ein und setzt über diese an der Außenseite des Unterschenkels an. So hat er zusätzlich im Hüftgelenk beugende und im Kniegelenk außenrotierende Funktion. Er führt beim Gehen das Bein nach vorn. Der M. tensor fasciae latae reduziert außerdem die Biegebelastung des Oberschenkelknochens.

Die intramuskuläre Injektion

Die meisten intramuskulären Injektionen werden in den gut durchbluteten mittleren Gesäßmuskel verabreicht *(ventroglutäale Injektion nach von Hochstetter)*. Um große Gefäße und Nerven sicher zu schonen, kommt aber nur ein kleiner Bezirk für die Spritze in Frage. Als knöcherne Tastpunkte dienen vorderer oberer Darmbeinstachel, Darmbeinkamm und Trochanter major (☞ Abb. 7.66). Der sichere Injektionspunkt nach Hochstetter liegt zwischen den Grundgliedern der beiden tastenden Finger (☞ Abb. 7.67).

7.8 Untere Extremität

Auch bei der unteren Extremität lassen sich drei Abschnitte unterscheiden: der über das Becken mit dem Rumpf verbundene Oberschenkel, der Unterschenkel und der Fuß.

7.8.1 Der Oberschenkel

Der **Oberschenkelknochen** *(Femur)* ist der längste und schwerste Knochen des Körpers. An seinem proximalen Ende befindet sich der **Oberschenkelkopf** *(Caput femoris)*, der mit dem Acetabulum des Beckens das Hüftgelenk bildet. Das distale Ende steht mit dem **Schienbein** *(Tibia)* in gelenkiger Verbindung.

Der Knochenschaft ist über den schräg abzweigenden **Schenkelhals** *(Collum femoris)* mit dem Oberschenkelkopf verbunden. Am Übergang vom Schenkelhals zum Schaft befinden sich zwei Knochenvorwölbungen: oben-seitlich der *große* und dorsomedial der *kleine Rollhügel* (**Trochanter major** und **minor**). Der Trochanter major ist gut durch die Haut tastbar. An beiden setzen Hüftmuskeln an.

Auf dem sich anschließenden **Oberschenkelschaft** *(Corpus femoris)* finden sich mehrere Rauigkeiten und Knochenleisten, an denen ebenfalls Hüftmuskeln ansetzen (Linea aspera ☞ Abb. 7.73). Der Oberschenkelschaft zieht schräg von lateral oben nach medial unten. An seinem distalen Ende verbreitert sich der Oberschenkelknochen kolbenförmig. Ähnlich wie der Oberarmknochen (☞ 7.6.1) besitzt der Oberschenkel medial und lateral je einen *Gelenkknorren* (**Epicondylus medialis** und **lateralis**). An seiner Unterfläche befinden sich die gekrümmten Gelenkflächen zum Schienbein, die noch ein kleines Stück bis auf die Hinterfläche des Knochens ziehen. Dieser Verlauf ermöglicht eine „Rollbewegung" auf den Gelenkflächen des Schienbeins beim Beugen und Strecken im Kniegelenk (☞ auch 7.8.2).

Dekubitusprophylaxe

Der Trochanter major gehört wie andere nicht mit Fettgewebe abgepolsterte Knochenvorsprünge (Kreuzbein, Wadenbeinköpfchen, Ferse, Ellenbogen und Hinterhaupt) zu den dekubitusgefährdeten Stellen (Dekubitus = wund liegen ☞ 8.5.9). Bei bettlägerigen Patienten unterpolstern die Pflegenden diese Stellen gut oder lagern sie frei und entlasten sie von Druck durch regelmäßiges Umlagern. Ergänzend beobachten die Pflegenden sorgfältig die gefährdeten Körperstellen beim Umlagern und bei der Körperpflege.

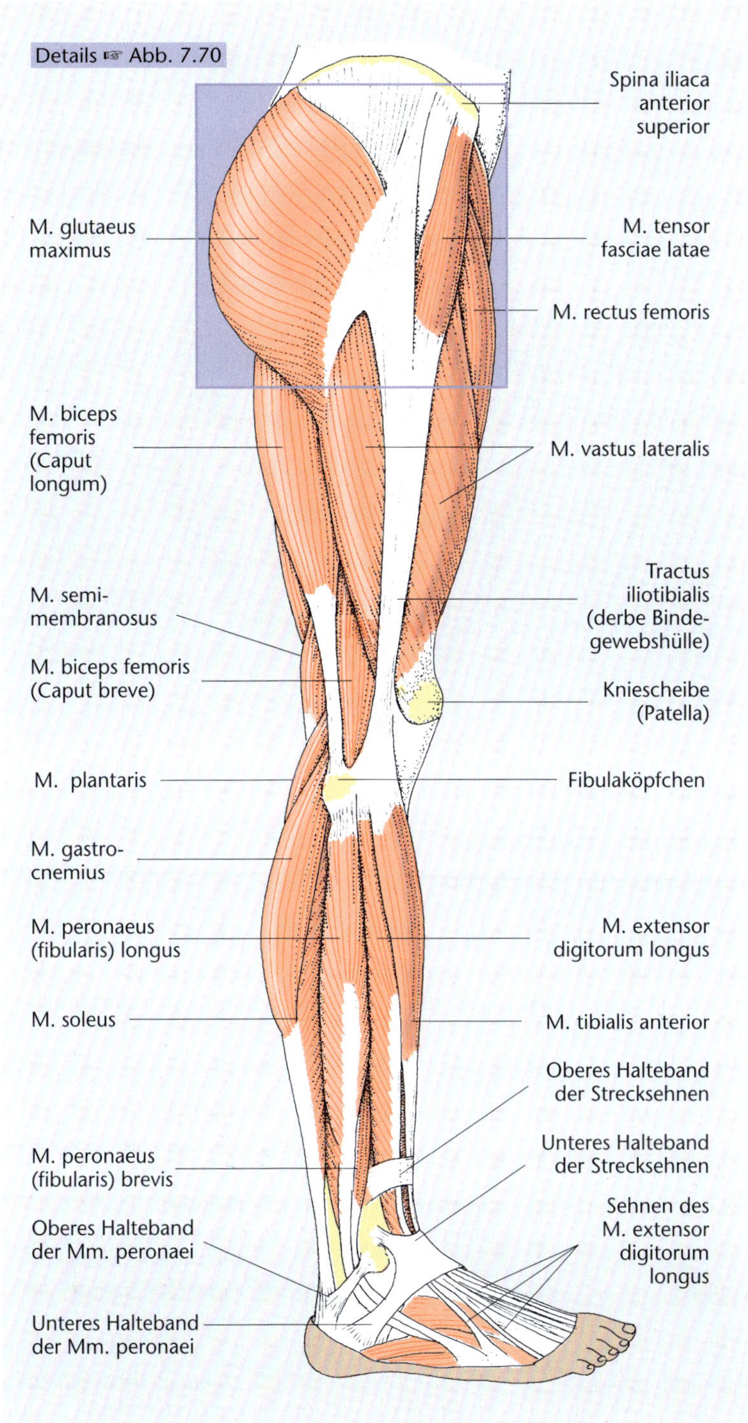

Abb. 7.68: Beinmuskulatur, Ansicht von lateral.

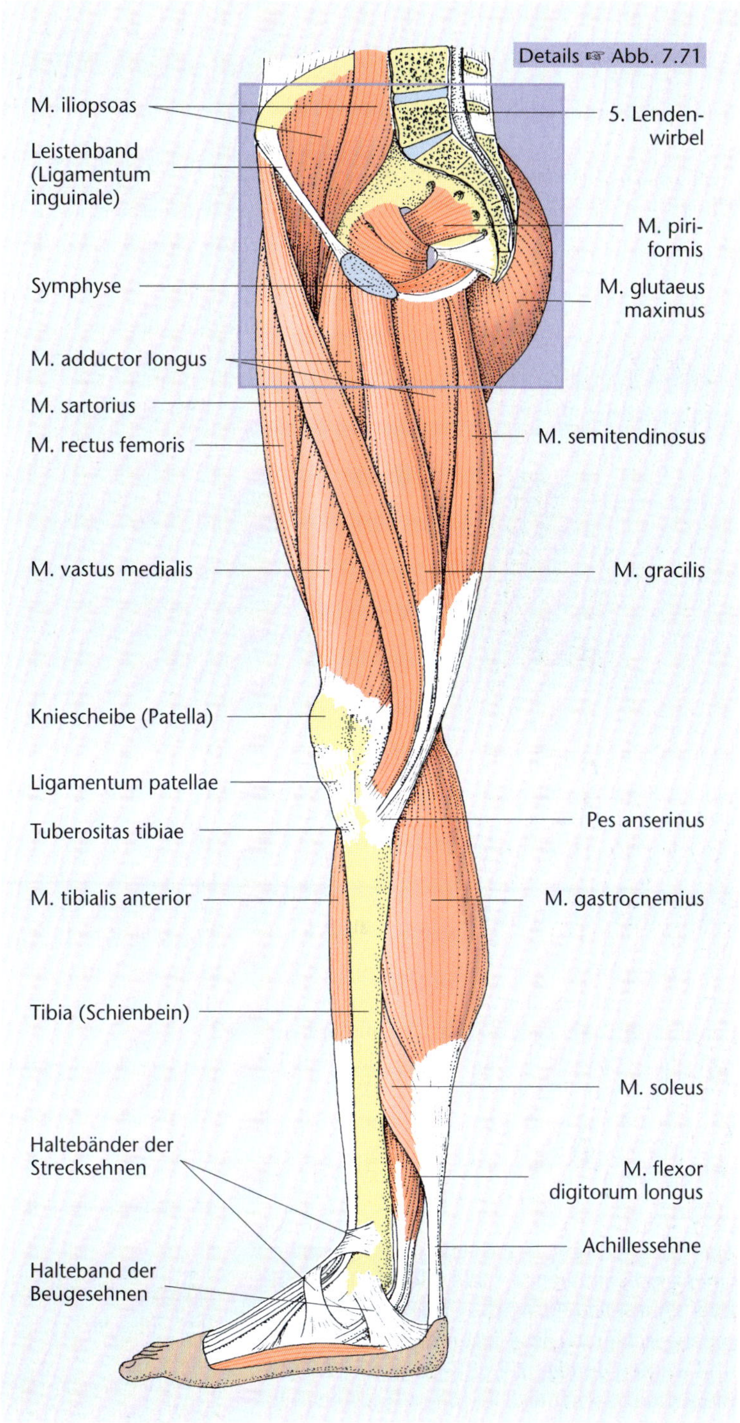

Abb. 7.69: Beinmuskulatur, Ansicht von medial.

7

Schenkelhalsfraktur

Eine der häufigsten Frakturen bei älteren Menschen ist die **Schenkelhalsfraktur** *(SHF)*. Der Schenkelhals ist durch Druck- und Scherkräfte sehr belastet. Wenn die Knochen im höheren Alter dünn und brüchig („osteoporotisch") werden, bricht der Schenkelhals schon bei geringfügigen Unfällen, z. B. beim Ausrutschen auf nassem Laub.

Früher wurden solche Frakturen meist konservativ durch viele Wochen Bettruhe und Ruhigstellung des betroffenen Beins behandelt. Folge der langen Immobilisierung waren jedoch oft Thrombosen und Pneumonien (☞ 17.11.2). Um dies zu verhindern und die Betroffenen schnell wieder „auf die Beine zu bringen", wird heute älteren Patienten mit Schenkelhalsfrakturen oft operativ eine *Endoprothese* (☞ Abb. 7.77), das heißt ein neuer Oberschenkelkopf, evtl. auch eine neue Hüftgelenkpfanne eingesetzt.

Bricht sich ein jüngerer Mensch den Schenkelhals, so muss in den meisten Fällen ebenfalls operiert werden. Hier werden die Knochenteile jedoch bevorzugt operativ zusammengeführt *(Osteosynthese)*, da Endoprothesen mit einer für jüngere Patienten erforderlichen Haltbarkeit von 30 – 50 Jahren noch nicht existieren.

Die Oberschenkelmuskulatur

Die Muskeln der unteren Extremität sind viel mächtiger als die der oberen, da jedes Bein große Gewichte stabilisieren, halten und bewegen muss. Deshalb entspringen die meisten Muskeln des Oberschenkels schon oberhalb des Hüftgelenks und verlaufen häufig über zwei Gelenke, also über das Knie hinaus. Sie ermöglichen so Bewegungen sowohl im Hüftgelenk als auch im Kniegelenk (Übersicht Tab. 7.78).

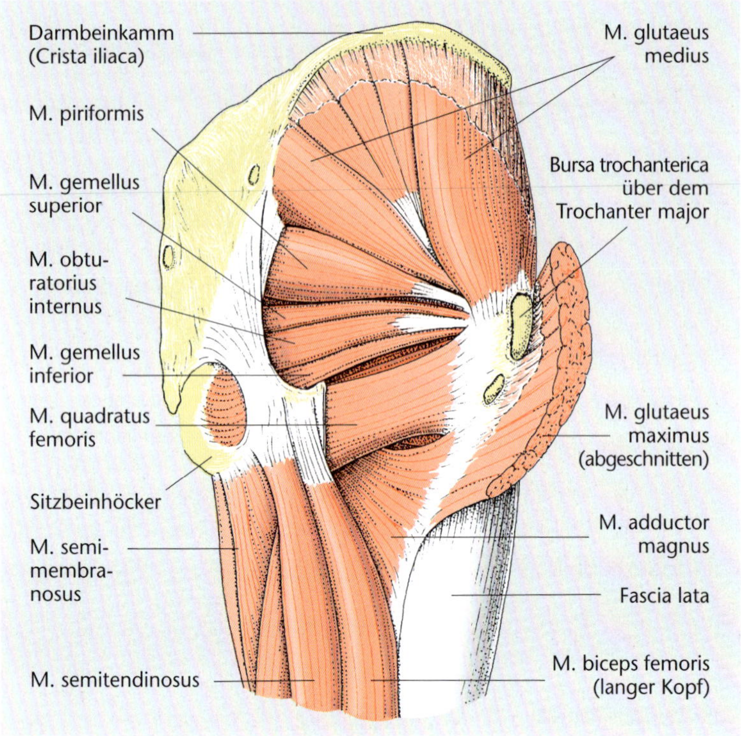

Abb. 7.70: Äußere Hüftmuskulatur. Blick von hinten auf die Hüfte. Der M. glutaeus maximus ist entfernt. Darunter wird der breit ansetzende M. glutaeus medius sichtbar. Die Fascia lata ist auf der Außenseite des Oberschenkels angedeutet.

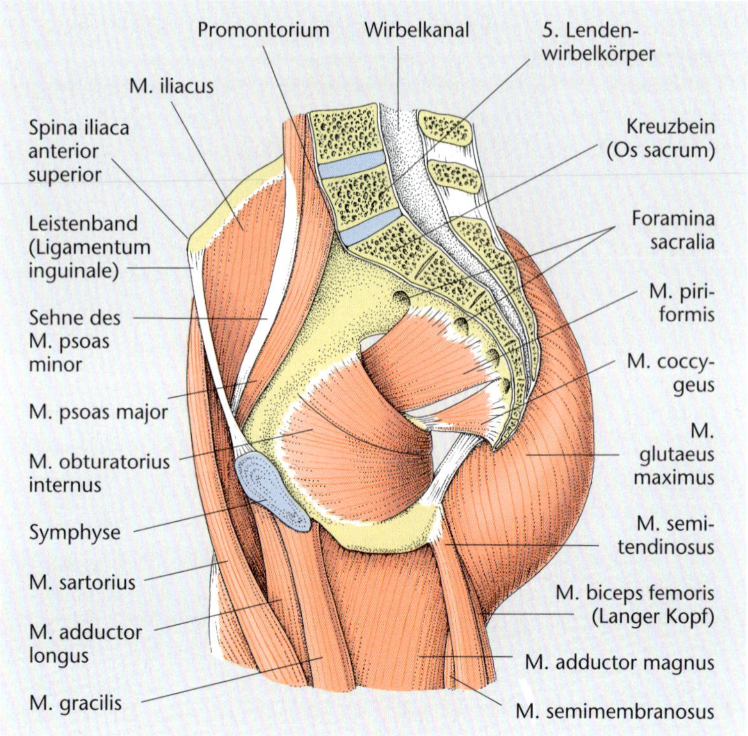

Abb. 7.71: Innere und äußere Hüftmuskulatur. Blick von innen auf die längs aufgeschnittene Hüfte. Der M. obturatorius internus und der M. piriformis werden sichtbar – sie sind beide Außenrotatoren. Der M. coccygeus ist bei vielen Menschen nur verkümmert angelegt.

7.8.2 Das Kniegelenk

Das **Kniegelenk** ist das größte Gelenk des Körpers und wird vor allem durch Bänder geführt. Beteiligt sind die Gelenkflächen der Kondylen von Oberschenkelknochen und Schienbein. Im Gegensatz zum Hüftgelenk sind im Kniegelenk fast nur Beuge- und Streckbewegungen möglich. Nur im gebeugten Zustand ist zusätzlich eine geringgradige Innen- und Außenrotation möglich.

Zur Vergrößerung der Gelenkfläche zwischen Oberschenkelknochen und Schienbein sind zwei knorpelige Strukturen, die *Menisken*, zwischengeschaltet. Diese liegen medial und lateral und werden demgemäß als **Innen-** und **Außenmeniskus** bezeichnet. Der innere hat eine Halbmond-, der äußere eine nahezu geschlossene Kreisform. Sie sind zwar an ihrem verdickten Außenrand mit der Gelenkkapsel verwachsen, aber doch so beweglich, dass sie noch auf den Gelenkflächen des Schienbeins verschieblich sind. So bieten sie dem Oberschenkelknochen eine der jeweiligen Gelenkstellung angepasste Pfanne. Weil die Menisken außerdem eine gewisse Elastizität besitzen, gleichen sie Belastungen aus, die auf das Knie einwirken und ermöglichen so eine bessere Verteilung der auf den Knorpel einwirkenden großen Druckkräfte.

Innerhalb des Gelenks befinden sich auch die **Kreuzbänder** (☞ Abb. 7.79), zwei starke, sich überkreuzende Bänder (*vorderes* und *hinteres Kreuzband*), die eine Verschiebung der beiden Gelenkanteile nach vorn oder hinten verhindern. Medial und lateral wird die Kniegelenkkapsel durch das **innere** und das **äußere Seitenband** (kurz *Innen-* bzw. *Außenband*) verstärkt, deren kräftige Faserzüge die vorn gelegene Patellarsehne ergänzen. Unter maximalen Belastungen, z.B. während des Sports, können sowohl Menisken als auch Kreuzbänder und Seitenbänder an- oder durchreißen.

Muskel	Ursprung	Ansatz	Funktion
M. glutaeus maximus *(größter Gesäßmuskel)*	Os ilium, Os sacrum, Os coccygys, Aponeurosis sacrospinalis	Tractus iliotibialis der Fascia lata, Oberschenkel	Streckung, Außenrotation und Abduktion des Oberschenkels
M. glutaeus medius *(mittlerer Gesäßmuskel)*	Os ilium	Oberschenkel (Trochanter major)	Abduktion des Oberschenkels, teils Innen-, teils Außenrotation
M. glutaeus minimus *(kleinster Gesäßmuskel)*	Os ilium	Oberschenkel (Trochanter major)	Abduktion des Oberschenkels, teils Innen-, teils Außenrotation
M. tensor fasciae latae *(Spanner der Oberschenkelbinde)*	Os ilium (Spina iliaca anterior superior)	Über den Tractus iliotibialis lateral von der Tuberositas tibiae	Beugung und Abduktion des Oberschenkels
M. piriformis *(birnenförmiger Muskel* ☞ Abb. 7.70 und 7.71)	Innenfläche des Kreuzbeines	Trochanter major	Außenrotation und Abduktion
M. obturatorius internus *(innerer Hüftlochmuskel* ☞ Abb. 7.70 und 7.71)	Verschlussmembran und Rahmen des Foramen obturatum (Innenfläche)	Zwischen den Trochanteren	Außenrotation
M. gemellus superior *(oberer Zwillingsmuskel)* **M. gemellus inferior** *(unterer Zwillingsmuskel,* ☞ Abb. 7.70)	Sitzbeinstachel bzw. Sitzbeinhöcker	Sehne des M. obturatorius internus	Außenrotation und Adduktion des Oberschenkels
M. quadratus femoris *(viereckiger Oberschenkelmuskel,* ☞ Abb. 7.70)	Sitzbeinhöcker	Zwischen den Trochanteren	Außenrotation und Adduktion des Oberschenkels

Tab. 7.72: Die äußeren Hüftmuskeln.

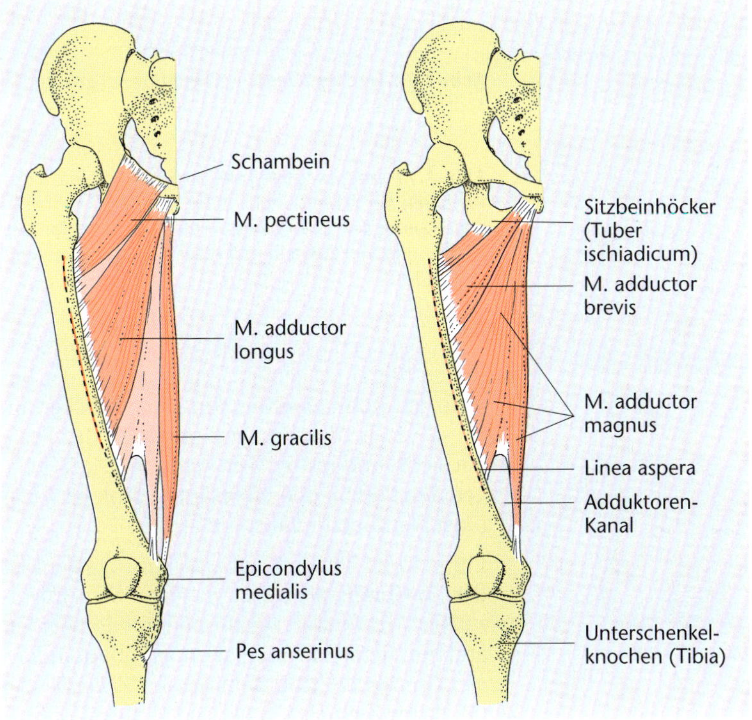

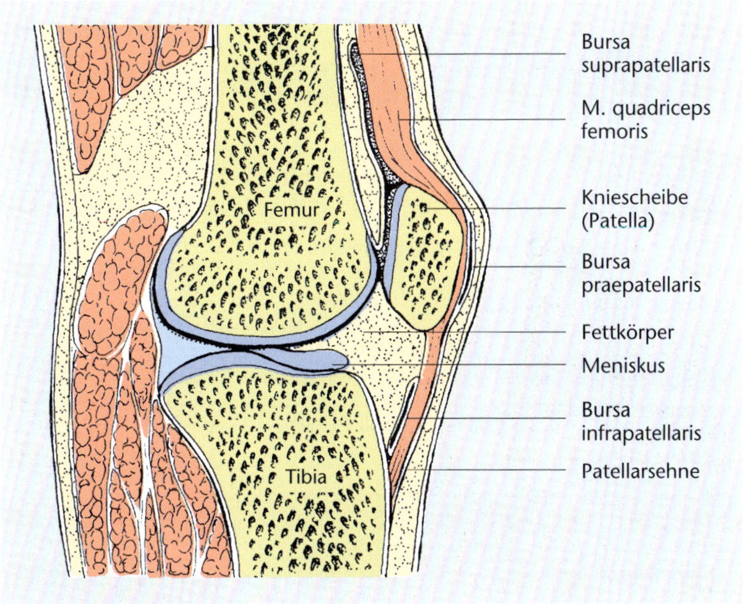

Abb. 7.73 (links): Adduktoren des Oberschenkels. Links die oberflächliche, rechts die tiefere Schicht.

Abb. 7.74 (oben): Längsschnitt durch das Kniegelenk. Bursa supra- und praepatellaris bezeichnen zwei das Kniegelenk zusätzlich schützende Schleimbeutel.

7

Am häufigsten ist davon der Innenmeniskus betroffen, da er über die Gelenkkapsel mit dem Innenband verwachsen und deshalb etwas weniger flexibel ist (☞ Abb. 7.80).

Am Kniegelenk ist außerdem die knorpelige Rückseite der **Kniescheibe** *(Patella)* beteiligt. Diese ist in die Sehne des M. quadriceps femoris (Patellarsehne) eingelagert, die das Kniegelenk ventral überzieht und an einer Rauigkeit des Schienbeins unterhalb des Kniegelenks ansetzt.

Unterhalb der Patella befindet sich ein verformbarer Fettkörper, dessen Gestalt sich der Stellung des Kniegelenks anpasst (☞ Abb. 7.74 und 7.79). Damit keine Schäden an den über das Gelenk ziehenden Sehnen entstehen, sind an besonderen Reibungspunkten oberhalb, vor und unterhalb des Knies Schleimbeutel eingelassen (*Bursa suprapatellaris, Bursa praepatellaris* und *Bursa infrapatellaris*).

Das Kniegelenk wird schließlich auch durch die darauf wirkende Muskulatur stabilisiert und in physiologischen Bewegungsmustern geführt. Diese Muskeln entspringen größtenteils im Beckenbereich und wurden dort schon erklärt. Ein einziger kleiner Muskel, der **M. popliteus** *(Kniekehlenmuskel)*, gehört ausschließlich zum Kniegelenk und unterstützt dort die Beugung und die Innenrotation des Unterschenkels. Außerdem zieht er den Außenmeniskus bei der Kniebeugung nach hinten und verhindert die Einklemmung der Gelenkkapsel. Eine Übersicht gibt Tabelle 7.78.

7.8.3 Der Unterschenkel

Der Unterschenkel enthält das Unterschenkelskelett mit zwei Röhrenknochen, dem **Schienbein** *(Tibia)* und dem **Wadenbein** *(Fibula)*, und eine um diese Knochen angeordnete Muskulatur, die größtenteils hinunter zum Fuß zieht (☞ Abb. 7.84).

Das Schienbein

Das **Schienbein** ist der kräftigere von beiden Knochen. Der **Schienbeinschaft** *(Corpus tibiae)* hat im Querschnitt die Form eines nach vorn spitz zulaufenden Dreiecks. Die Vorderkante *(Margo anterior)* ist durch die Haut gut tastbar und Zielort des schmerzhaften „Tritts vor das Schienbein".

Das proximale Schienbeinende, der **Schienbeinkopf** *(Caput tibiae)*, ist an zwei Seiten aufgetrieben (**Condylus medialis** und **lateralis**). Zwischen beiden Kondylen trägt der Schienbeinkopf eine abgeflachte Gelenkfläche. Diese bildet mit ihrem Gegenstück am distalen Femurende das *Kniegelenk*. In der Mitte des Tibiaplateaus befindet sich eine knöcherne Erhebung, an der die Kreuzbänder des Gelenks befestigt sind.

Am lateralen Kondylus befindet sich hinten seitlich eine weitere sehr kleine Gelenkfläche, die mit dem *Wadenbeinkopf* in Verbindung steht.

An der Vorderseite des Schienbeinkopfes befindet sich eine Rauigkeit *(Tuberositas tibiae)*, an der die Patellarsehne ansetzt.

Das untere Ende des Schienbeins ist ebenfalls etwas verbreitert und besitzt medial einen Knochenzapfen *(Malleolus medialis)*, der von außen als **Innenknöchel** zu tasten ist.

Seiner Dreiecksform entsprechend, besitzt der Schienbeinschaft neben der Vorderkante auch einen medialen und einen lateralen Rand (*Margo medialis* und *lateralis*). An letzterem setzt auf ganzer Länge ein straffes Band an **(Membrana interossea),** das den Spalt zwischen Schien- und Wadenbein vollständig überbrückt.

Das Wadenbein

Das **Wadenbein** ist ein sehr dünner Röhrenknochen lateral vom Schienbein. Sein etwas verbreitertes oberes Ende (*Caput fibulae,* **Wadenbeinkopf**) hat eine gelenkige Verbindung zum lateralen Kondylus des Schienbeins. Es ist als knöcherner Vorsprung seitlich unterhalb des Kniegelenks durch die Haut tastbar. Das deutlich verbreiterte untere Ende des Wadenbeins bildet den gut zu tastenden **Außenknöchel** am Fuß *(Malleolus lateralis)*. Am Wadenbeinschaft ist ebenfalls auf voller Länge die Membrana interossea befestigt.

Die Malleolengabel

Beide Knöchel sowie das zwischen ihnen liegende Schienbeinende sind an der Bildung des **oberen Sprunggelenks** (kurz *OSG*) beteiligt. Die besondere Form der Knochenvorsprünge, die hier die obere Gelenkfläche des Sprungbeins (Talus ☞ 7.8.4) umklammern, wird auch **Malleolengabel** genannt. Distal des oberen Sprunggelenks schließt sich das **untere Sprunggelenk** (☞ 7.8.4) an. Beide zusammen bilden eine funktionelle Einheit.

Unterschenkelmuskulatur – die langen Fußmuskeln

Die charakteristische Form des Unterschenkels wird von mehreren Muskelbäuchen gebildet,

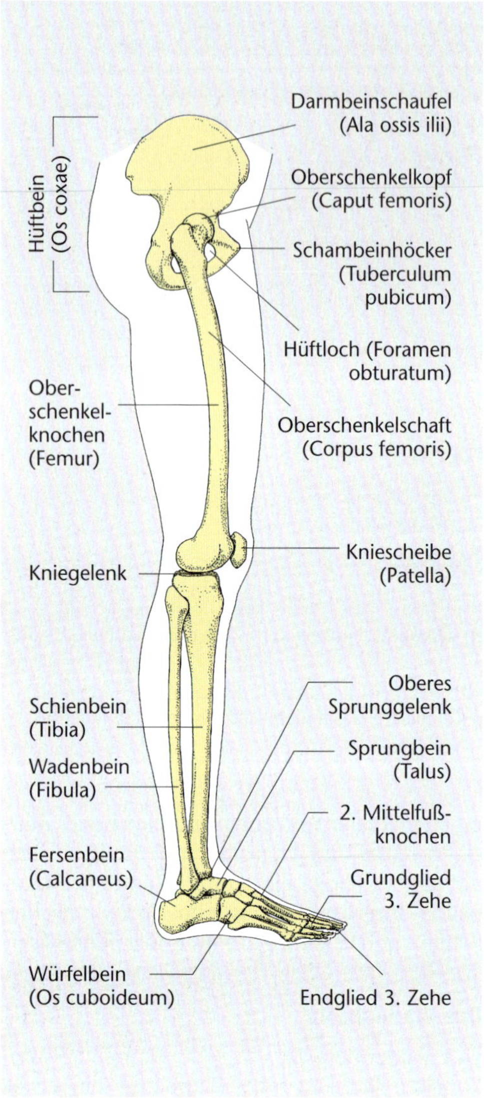

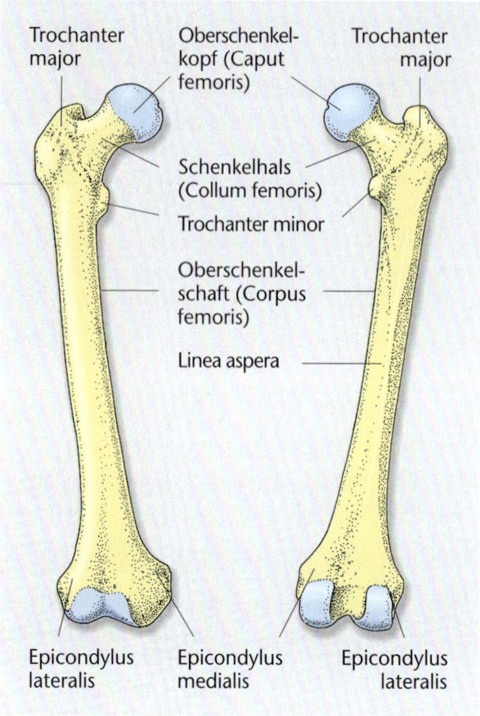

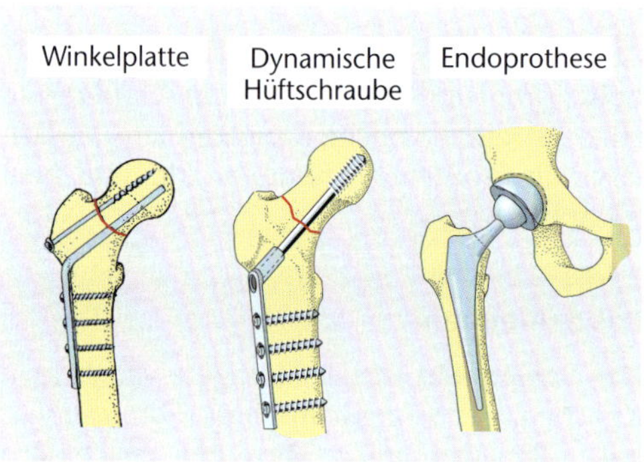

Abb. 7.75 (links): Knöcherner Aufbau der unteren Extremität von der Seite.

Abb. 7.76 (rechts oben): Rechter Oberschenkelknochen (Femur); links: Ansicht von vorn, rechts: Ansicht von hinten.

Abb. 7.77 (rechts unten): Verschiedene Operationsverfahren bei Schenkelhalsfraktur. Das im Einzelfall angewandte Verfahren hängt von der Lokalisation der Fraktur und von Zustand und Alter des Patienten ab. [A300-190]

von denen sich die meisten fußwärts verjüngen, woraus sich auch die äußere Form der Wade ergibt (☞ Abb. 7.68 und 7.69). Die Muskulatur ist durch *bindegewebige Trennwände* **(Septen)** abgeteilt. Dadurch entstehen vier kaum dehnbare **Muskellogen** (☞ Abb. 7.82).

Schwellen die Muskeln ödematös an oder blutet es in eine Loge ein (z.B. nach Knochenbruch), erhöht sich der Druck aufgrund der geringen Dehnbarkeit schnell und werden die Weichteile rasch massiv komprimiert. Dies kann zum gefürchteten Kompartment-Syndrom mit irreversiblen Muskelnekrosen und Nervenschäden führen.

Prophylaxe des Kompartment-Syndroms

Um ein Kompartment-Syndrom zu verhindern oder zumindest frühzeitig zu erkennen, werden nach Unterschenkelfrakturen und Neuanlage von Gipsverbänden stündlich Puls, Sensibilität, Beweglichkeit und Hautfarbe des Fußes (bzw. der Zehen) überprüft.

Alle Unterschenkelmuskeln setzen am Fuß an und bewegen ihn im oberen und unteren Sprunggelenk sowie in den Zehengelenken. Da sie alle am Unterschenkel entspringen und auf die Fußgelenke wirken, werden sie auch **lange Fußmuskeln** genannt, im Gegensatz zu den **kurzen Fußmuskeln,** die ausschließlich am Fuß entspringen und auch dort ansetzen.

Ihrer Funktion entsprechend, unterscheidet man bei der Unterschenkelmuskulatur Beuge- und Streckmuskeln. Die Strecker ziehen sowohl den Fuß als auch die Zehen nach oben **(Dorsalextension),** die Beuger nach unten **(Plantarflexion).** Sämtliche Beuger mit Ausnahme der Peronaeus-Gruppe (☞ Abb. 7.82) neigen auch die Fußunterfläche nach medial **(Supination);** an der **Pronation,** der Bewegung des Fußaußenrandes nach lateral oben, sind nahezu alle Strecker beteiligt.

Der größte Unterschenkelmuskel, **M. triceps surae** *(dreiköpfiger Wadenmuskel)* genannt, verläuft dorsal und besitzt seinem Namen gemäß drei Köpfe: Er setzt sich zusammen aus dem zweiköpfigen **M. gastrocnemius** *(Zwillingswadenmuskel)* und dem **M. soleus** *(Schollenmuskel).* Sie verlaufen als oberflächliche Flexoren in einer gemeinsamen Muskelloge und setzen mit einer gemeinsamen Sehne, der berühmten **Achillessehne,** am Fersenhöcker an. Diese ist als dicker Strang oberhalb der Ferse gut sicht- und tastbar. Die Wadenmuskeln beugen den Fuß im oberen Sprunggelenk (☞ 7.8.4) nach plantar (zur Fußsohle hin).

Ein weiterer Beuger im oberen Sprunggelenk ist der **M. tibialis posterior** *(hinterer Schienbeinmuskel).* Er verläuft zusammen mit den beiden anderen tiefen Flexoren, nämlich mit dem *langen Großzehen-* und dem *langen Zehenbeuger* (**M. flexor hallucis longus** und **M. flexor digitorum longus**), in der Muskelloge der tiefen Flexorengruppe. Innerhalb dieser Hülle verlaufen auch, etwa in der Mitte des Unterschenkels, große Unterschenkelgefäße und -nerven. Während der M. tibialis posterior an den Fußwurzel- und Mittelfußknochen ansetzt, ziehen die Sehnen des M. flexor digitorum longus bis zu den Endphalangen der Zehen (☞ Abb. 7.83).

Auch die Muskeln der lateralen Muskelloge, der **M. peronaeus** *(fibularis)* **longus** und **M. peronaeus** *(fibularis)* **brevis** (*langer bzw. kurzer Wadenbeinmuskel,* ☞ Abb. 7.84), haben eine Beugefunktion, heben jedoch im Wesentlichen die laterale Fußkante nach oben (Pronation). Sie ziehen beide um den Außenknöchel herum und setzen an den Mittelfußknochen an.

In der vorderen Muskelloge liegen die Fußstrecker (Extensoren). Der **M. tibialis anterior** *(vorderer Schienbeinmuskel)* zieht wie der lange Zehen- und Großzehenstrecker auf der Vorderseite des Unterschenkels zum Fußrücken. Dort setzt er an der Fußwurzel und an den Mittelfußknochen an. Der *lange Zehenstrecker* **(M. extensor digitorum longus)** zieht bis zur Dorsalfläche der 2.–5. Zehe, der *lange Großzehenstrecker* **(M. extensor hallucis longus)** bis zum Endglied der Großzehe.

Alle langen Fußmuskeln gehen noch oberhalb des Sprunggelenks in ihre Sehnen über. Diese ziehen dann zu ihren entsprechenden Ansatzorten. Einige unterstützen – zusammen mit kurzen Fußmuskeln und Fußbändern – auch die Verspannung der Fußgewölbe (☞ Abb. 7.86 und 7.89).

7.8.4 Der Fuß

Der Fuß ist der am meisten belastete Körperteil, da er unser gesamtes Gewicht tragen muss.

Muskel	Ursprung	Ansatz	Funktion
M. biceps femoris *(zweiköpfiger Oberschenkelmuskel)*	Zweiköpfig: • Caput longum: Hinterfläche Sitzbein • Caput breve: Linea aspera	Wadenbeinköpfchen	Beugung und Außenrotation im Kniegelenk, Caput longum zusätzlich Strecker im Hüftgelenk
M. sartorius *(Schneidermuskel)*	Spina iliaca anterior superior	Medial der Tuberositas tibiae	Beugung und Abduktion im Hüftgelenk, Innenrotation im Knie
M. gracilis *(Schlankmuskel)*	Unterer Schambeinast	Medial der Tuberositas tibiae	Adduktion im Hüftgelenk, Beugung und Innenrotation im Kniegelenk.
M. semitendinosus *(Halbsehnenmuskel)*	Hinterfläche Sitzbeinhöcker	Medial der Tuberositas tibiae	Streckung im Hüft-, Beugung und Innenrotation im Kniegelenk
M. semimembranosus *(Plattsehnenmuskel)*	Hinterfläche Sitzbeinhöcker	Medialer Kondylus des Schienbeins, hinterer Anteil der Gelenkkapsel	Streckung im Hüft-, Beugung und Innenrotation im Kniegelenk
M. quadriceps femoris *(vierköpfiger Oberschenkelmuskel).* **Vier Muskeln: M. rectus femoris** oberhalb des Hüftgel.; **M. vastus medialis, M. vastus lateralis** und **M. vastus intermedialis** am Femurschaft *(gerader, innerer, äußerer und mittlerer Oberschenkelmuskel)*		Tuberositas tibiae (mit Patella als in die Sehne eingelagertem Sesambein)	Streckung des Kniegelenks, M. rectus femoris beugt zudem im Hüftgelenk
M. popliteus *(Kniekehlenmuskel)*	Lateraler Kondylus des Femurs	Kniekehlenfläche des Schienbeins	Beugung und Innenrotation im Kniegelenk
M. gastrocnemius *(Zwillingswadenmuskel)*	Zwei Köpfe: vom lateralen und medialen Oberschenkelkondylus	Fersenhöcker (über Achillessehne)	Beugung im Knie- und Fußgelenk
M. glutaeus maximus und **M. tensor fasciae latae** ☞ Tabelle 7.72. Die Streckwirkung auf das Kniegelenk wird über eine bandförmige Verstärkung der Oberschenkelbinde, den Tractus iliotibialis, ausgeübt.			

Tab. 7.78: Muskeln, die auf das Kniegelenk wirken.

Der **Fuß** *(Pes)* hat deshalb besonders kompakte Knochen und eine Vielzahl stützender Bänder und haltgebender Muskeln.

Der Fuß besteht wie die Hand aus drei Abschnitten, die nachfolgend ausführlich erläutert werden:

- **Fußwurzel** *(Tarsus)* mit sieben **Fußwurzelknochen** *(Ossa tarsi)*
- **Mittelfuß** *(Metatarsus)* mit den fünf **Mittelfußknochen** *(Ossa metatarsalia)*
- Fünf **Zehen,** bei denen die Großzehe *(Hallux)* zwei, die übrigen Zehen *(Digiti pedis)* jeweils drei Knochen enthalten.

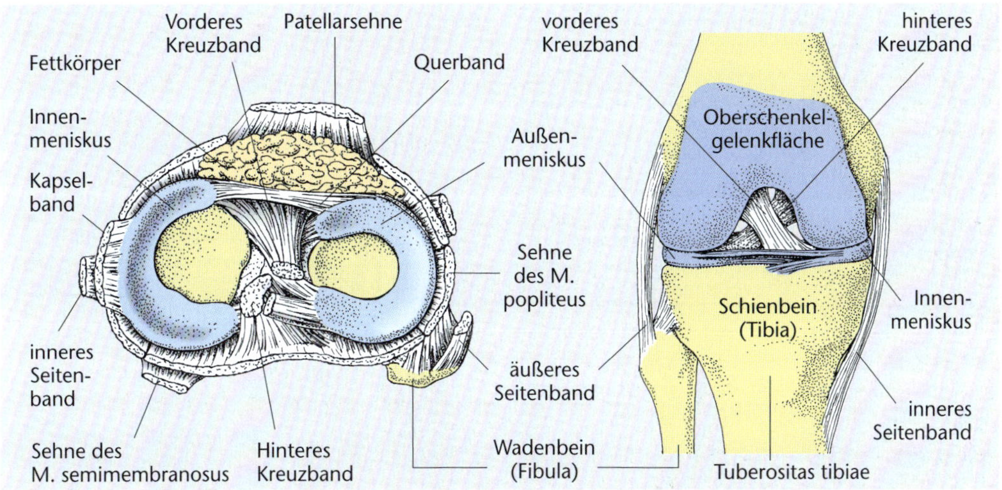

Abb. 7.79: Blick auf das eröffnete rechte Kniegelenk von oben und von vorne. Die beiden Kreuzbänder verlaufen zwar diagonal überbeugt *durch* das Kniegelenk, sind aber mit Synovialmembran überzogen (☞ 6.2.3): Sie liegen also *außerhalb* der eigentlichen Gelenkhöhle. [A300-190]

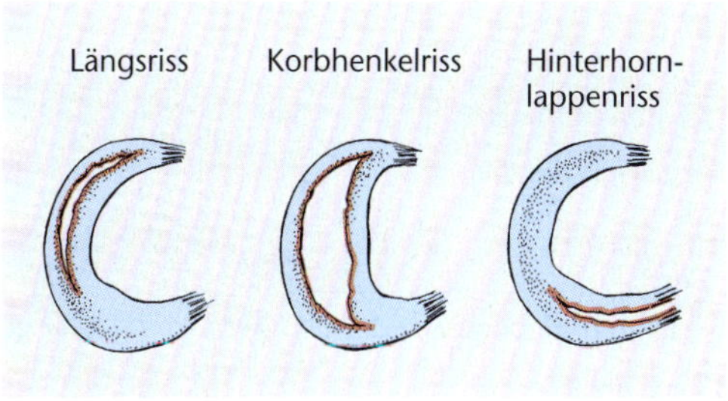

Abb. 7.80: Typische Rissformen des Innenmeniskus. [A300-190]

Der Fuß, das unbekannte Organ

Die meisten Menschen haben ein gestörtes Verhältnis zu ihren Füßen. Das Barfußlaufen, ehedem unsere natürliche Art der Fortbewegung, findet allenfalls noch im Urlaub am Strand statt. Durch Schuhe haben wir die Füße und ihre Fähigkeit als „Sinnesorgan" fast vergessen, wir leben ohne „Fußbewusstsein". Dabei sind die Füße entwicklungsgeschichtlich mit den Händen nahezu gleichberechtigt und erst durch den Zweifüßlergang wurden sie zu bloßen Gehhilfen degradiert, fast ohne jede Greif- und Tastfunktion.

In Asien werden die Füße weniger vernachlässigt, die *Fußmassage* hat dort eine jahrtausendealte Tradition. Eine neuere Erfindung (aus den USA) ist hingegen die *Fußreflexzonenmassage.* Sie geht davon aus, dass bestimmte Zonen der Fußsohle mit anderen Regionen des Körpers in Verbindung stehen. Gezielte Massagen der Fußsohle sollen Beschwerden lindern, z.B. bei Migräne, während der Menstruation und am Bewegungsapparat.

Die Fußwurzel

Das **Fersenbein** *(Calcaneus)* ist der größte Fußwurzelknochen und liegt am weitesten dorsal.

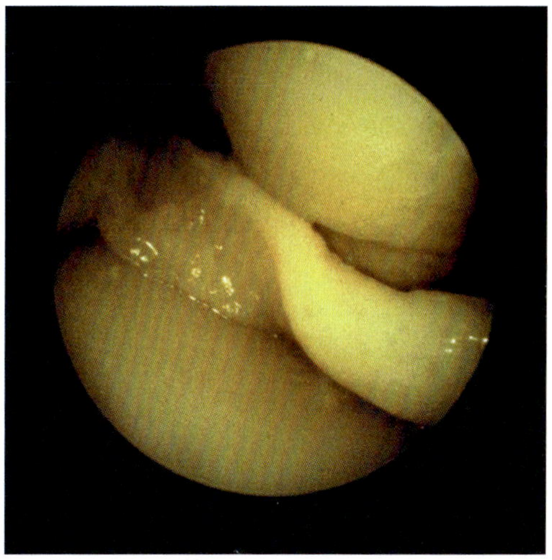

Abb. 7.81: Dieser Befund einer Gelenkspiegelung (Arthroskopie) zeigt eine ausgeprägte Meniskusschädigung. [M158]

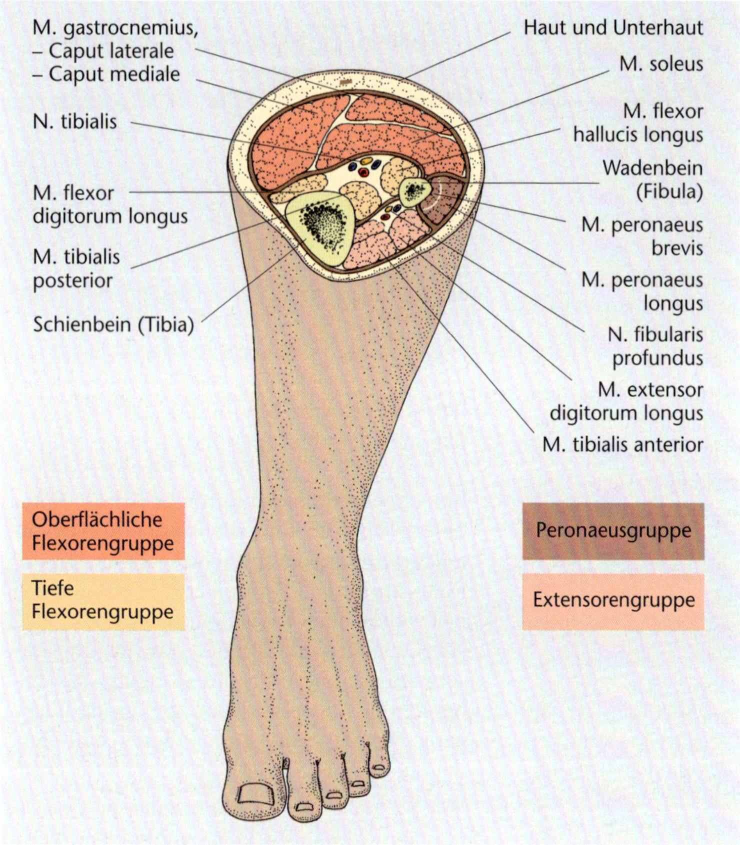

Abb. 7.82: Querschnitt durch den mittleren Teil des Unterschenkels. Durch Septen zwischen den einzelnen Muskelgruppen bilden sich vier Muskellogen.

Seine dorsale Begrenzung, der Fersenhöcker *(Tuber calcanei)*, dient der Achillessehne als Ansatz und bildet den hinteren Pfeiler des Fußlängsgewölbes. Dem Fersenbein liegt das **Sprungbein** *(Talus)* auf.

Zehenwärts vom Sprungbein bzw. medial vom Fersenbein liegt das **Kahnbein** *(Os naviculare)*. Ventral von Fersen- und Kahnbein schließen sich die drei **Keilbeine** *(Ossa cuneiformia)* und das **Würfelbein** *(Os cuboideum)* an, die kettenförmig nebeneinander liegen.

Die Sprunggelenke

Das Sprungbein bildet nach proximal mit den unteren Gelenkflächen von Schien- und Wadenbein das **obere Sprunggelenk.** Der Fuß wird im oberen Sprunggelenk gehoben *(Dorsalextension)* und gesenkt *(Plantarflexion)*.

Häufig: „Umknicken"
Das obere Sprunggelenk ist von einer dünnen Kapsel umgeben, die durch mehrere Bänder verstärkt wird. Trotzdem kommt es beim „Umknicken" des Gelenks häufig zu Bänderzerrungen oder Rupturen (Zerreißung) des Bandapparates im oberen Sprunggelenk (☞ Abb. 7.87).

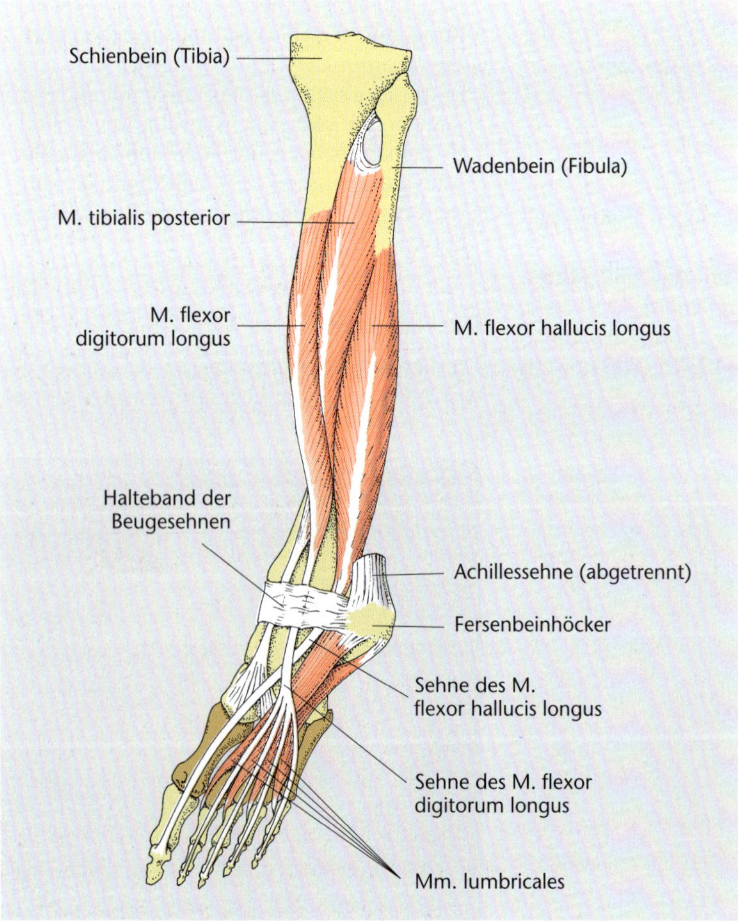

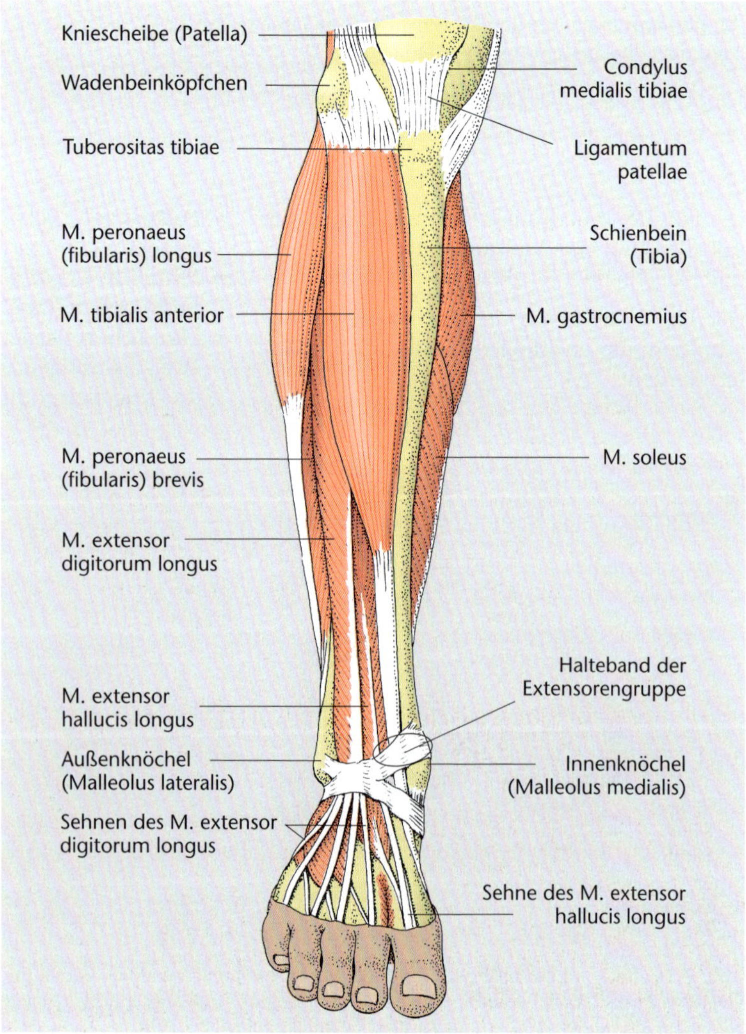

Abb. 7.83 (links): Tiefe Fußbeuger und ihr Sehnenverlauf an der Fußsohle. Ansicht von medial hinten nach Entfernung des M. gastrocnemius und des M. soleus.

Abb. 7.84 (rechts): Unterschenkelmuskulatur von vorn.

Muskel	Ursprung	Ansatz	Funktion
Extensorengruppe			
M. tibialis anterior *(vorderer Schienbeinmuskel)*	Seitl. Schienbein, Membrana interossea	1. Mittelfußknochen, 1. Keilbein	Dorsalextension, Supination und Pronation (je nach Ausgangsstellung)
M. extensor digitorum longus *(langer Zehenstrecker)*	Lateraler Schienbeinkondylus, Membrana interossea, Wadenbein-Vorderrand	Dorsalaponeurose 2.–5. Zehe	Dorsalextension, Pronation in den Sprunggelenken, Streckung der 2.–5. Zehe
M. extensor hallucis longus *(langer Großzehenstrecker)*	Wadenbein, Membrana interossea	Endphalanx der Großzehe	Streckung der Großzehe; Dorsalextension des Fußes
Peronaeusgruppe (Fibularisgruppe)			
M. peronaeus *(fibularis)* **longus** *(langer Wadenbeinmuskel)*	Wadenbeinköpfchen und seitlicher Rand des Wadenbeins	1. Mittelfußknochen, mittleres Keilbein	Pronation, Plantarflexion, Verspannung des Fußgewölbes
M. peronaeus *(fibularis)* **brevis** *(kurzer Wadenbeinmuskel)*	Seitenfläche des Wadenbeins	5. Mittelfußknochen	Pronation, Plantarflexion
Oberflächliche Flexorengruppe			
M. gastrocnemius *(Zwillingswadenmuskel)*	Zweiköpfig: vom lateralen und medialen Oberschenkelepikondylus	Fersenhöcker (über Achillessehne)	Plantarflexion und Supination in den Sprunggelenken, Beugung im Kniegelenk
M. soleus *(Schollenmuskel)*	Obere Wadenbein- und Schienbeinenden	Wie M. gastrocnemius über Achillessehne	Plantarflexion und Supination in den Sprunggelenken
Tiefe Flexorengruppe			
M. tibialis posterior *(hinterer Schienbeinmuskel)*	Membrana interossea, Tibia, Fibula	Kahnbein, 1. – 3. Keilbein, 2. – 4. Mittelfußknochen	Supination, Plantarflexion, verspannt Quergewölbe
M. flexor hallucis longus *(langer Großzehenbeuger)*	Wadenbeinrückfläche, Membrana interossea	Großzehenendglied	Plantarflexion und Supination in den Sprunggelenken, Beugung in den Zehengelenken, Längsgewölbe
M. flexor digitorum longus *(langer Zehenbeuger)*	Schienbeinrückfläche	Endglieder 2. – 5. Zehe	Plantarflexion und Supination in den Sprunggelenken, Zehenbeugung

Tab. 7.85: Unterschenkelmuskulatur.

Das Fersenbein bildet zusammen mit dem oben aufliegenden Sprungbein (Talus) sowie dem sich medial anschließenden Kahnbein das **untere Sprunggelenk.** Es besteht genau genommen aus einem vorderen und einem hinteren Gelenkanteil, die jeweils eine eigene Kapsel besitzen. Am hinteren Gelenkanteil sind Fersen- und Sprungbein, am vorderen Fersen-, Sprung- und Kahnbein beteiligt. Im unteren Sprunggelenk wird der Fuß supiniert und proniert.

Der Mittelfuß

An die Keilbeine und das Würfelbein der Fußwurzel schließen sich strahlenförmig nebeneinander liegend die fünf **Mittelfußknochen** *(Ossa metatarsalia)* an.

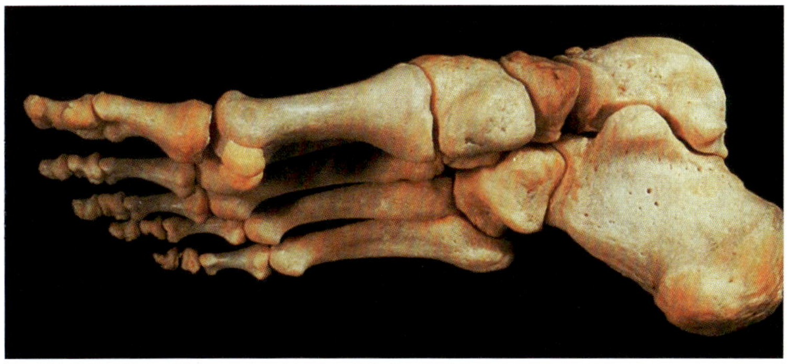

Abb. 7.86: Fußskelett von innen unten mit Blick auf das Fußgewölbe. [C156]

Die Mittelfußknochen sind kräftige, kurze Röhrenknochen, die an beiden Enden kolbenförmig verdickt sind. Das proximale Ende wird Basis, das distale Kopf genannt.

Beide Enden tragen Gelenkflächen, die proximal mit der Fußwurzel und distal mit den Grundphalangen der Zehen verbunden sind.

Die Zehen

Die **Zehenphalangen** sind wie die Fingerphalangen Röhrenknochen, jedoch weitaus kürzer und plumper. Die Zehengrundgelenke sind Kugel-, die distal davon gelegenen Interphalangealgelenke Scharniergelenke. Die Zehen sind nicht so beweglich wie die Finger.

7

Die Fußgewölbe

Das Fußskelett besitzt ein *Quer-* und ein *Längsgewölbe.* Obwohl sie durch straffe Bänder, Sehnen und Muskeln verspannt sind, besitzen sie eine gewisse Flexibilität, um auf den Fuß einwirkende Belastungen federnd abzupuffern.

Das **Längsgewölbe** ist an der Innenseite des Fußes stärker ausgeprägt als außen und wird an drei Hauptbelastungspunkten abgestützt: an den Köpfchen des 1. und 5. Mittelfußknochens und am Fersenbein. Ein typischer Fußabdruck, z. B. in feuchtem Sand, bildet nur einen bogenförmigen Verlauf dieser Belastungszonen ab (☞ Abb. 7.89 links). Das Längsgewölbe wird durch Bänder und besonders durch Muskelzüge gesichert.

Das **Quergewölbe** überspannt zwischen den lateralen und medialen Anteilen der Fußwurzel- und Mittelfußknochen quer das Längsgewölbe. Bänder und Sehnen, etwa die Sehne des *M. peronaeus longus*, spannen sich zwischen den Knochen des Quergewölbes aus. Sämtliche Fußwurzel- und Mittelfußknochen sind zusätzlich untereinander durch straffe Bänder verbunden, was die Stabilität des Gewölbes unterstützt und die nötige Elastizität gewährleistet.

Ferse und Vorfuß als hauptsächlich belastete Zonen sind durch eine Fettschicht gepolstert. Diese schützt die darunter liegenden Strukturen vor Druckschäden durch das auf ihnen lastende Körpergewicht.

Fehlfunktionen der Fußgewölbe

Der **Plattfuß** ist durch eine Abflachung beider Gewölbe gekennzeichnet, so dass beim Gehen nicht mehr nur ein kleiner Abschnitt, sondern fast die ganze Fußsohle dem Boden aufliegt (☞ Abb. 7.89 Mitte). Hohe Belastungen und ein zu schwach ausgeprägter Bandapparat begünstigen die Entstehung eines Plattfußes.

Oftmals tritt der Plattfuß zusammen mit anderen Fußfehlstellungen auf, z. B. mit einem **Knickfuß,** bei dem das Sprungbein über das Fersenbein nach medial unten abrutscht. Außer der vererbten Anlage begünstigt z. B. auch

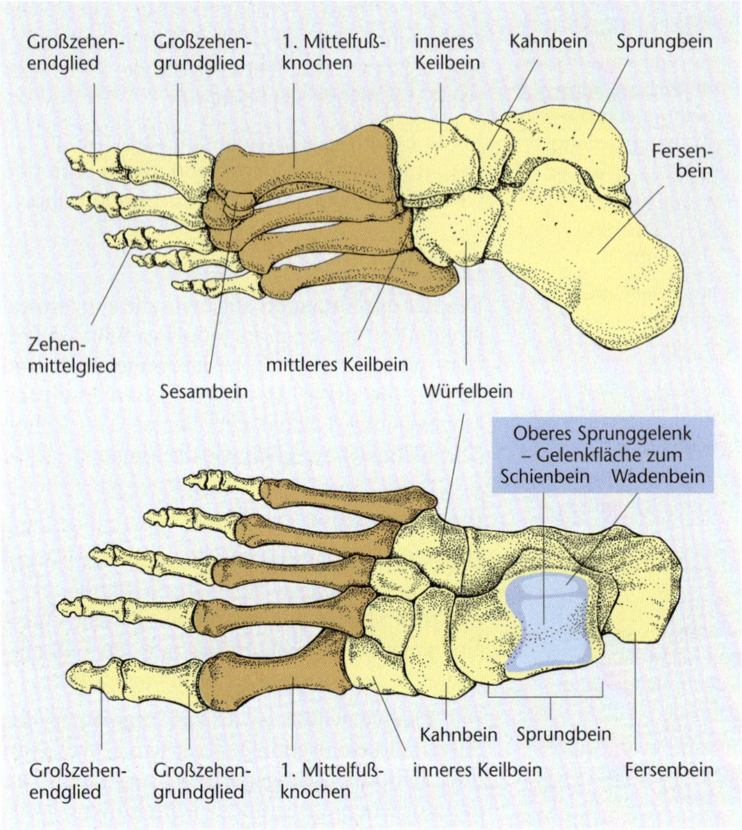

Abb. 7.87: Rechtes Fußskelett von innen unten mit Blick auf das Fußgewölbe und Fußskelett von oben.

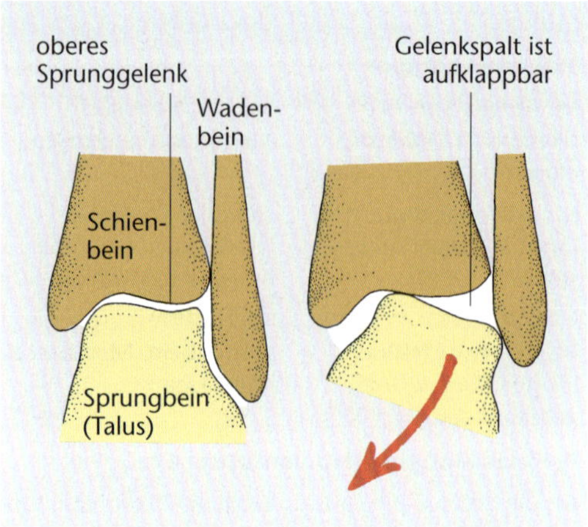

Abb. 7.88: Außenbandruptur des oberen Sprunggelenks. Beweisend für diese Verletzung ist die Aufklappbarkeit des Gelenkspaltes, die man auf einer „gehaltenen Röntgenaufnahme" erkennt. Dabei wird durch Krafteinwirkung in Pfeilrichtung (per Hand oder mit einem speziellen Gerät) versucht, das obere Sprunggelenk zu öffnen. [B159]

eine Berufstätigkeit, bei der viel getragen oder auf harten Böden gegangen werden muss, die Entstehung solch eines **Knickplattfußes.**

Beim **Hohlfuß** handelt es sich um das Gegenteil eines Plattfußes: Das Längsgewölbe ist überhöht (☞ Abb. 7.89 rechts). Dies kann auftreten, wenn die Mittelfußknochen oder das Fersenbein zu steil stehen. Eine andere Ursache kann in der Störung des Muskelgleichgewichts im Fußgewölbe oder aber im Ausfall bestimmter Beugemuskeln liegen, z.B. bei einer Lähmung. In diesem Fall ziehen die Streckmuskeln den Sattelfußbereich stärker nach oben als die Beugemuskeln ihn nach unten ziehen. Dieses Phänomen kann bei angeborenen Nervenerkrankungen, aber auch bei der Spina bifida (☞ Abb. 22.23) auftreten. Durch die Verkleinerung der Auflagefläche des Fußes beim Laufen sind der Fersen- und Vorfußbereich beim Hohlfuß stärker belastet. Dort können dann schmerzhafte Schwielen entstehen.

Wenn sich das Fußquergewölbe abflacht, entsteht ein **Spreizfuß.** Dabei vergrößert sich der Abstand zwischen den Mittelfußknochen und deren Köpfchen sind stärkeren Belastungen ausgesetzt.

Die Therapie der Fußdeformitäten reicht von der Verordnung einfacher Einlagen über orthopädische Schuhe bis zur Operation.

Angeborener Klumpfuß

Schätzungsweise jedes 1000. Neugeborene hat einen **angeborenen Klumpfuß,** wobei die Fehlbildung bei der Hälfte dieser Kinder doppelseitig auftritt.

Der angeborene Klumpfuß ist eine komplexe Fußdeformität – zusätzlich zu einer Kombination aus Sichel- und Hohlfuß besteht ein **Spitzfuß** (der Fuß ist gewissermaßen im Zehenstand fixiert) und ist das Fersenbein zu stark supiniert. Setzt die Behandlung unmittelbar nach der Geburt ein und wird sie konsequent durchgeführt, so sind in aller Regel gute Erfolge zu erzielen.

Die kurzen Fußmuskeln

Die **kurze Fußmuskulatur** wird in vier Gruppen eingeteilt:

- Die **Muskeln des Fußrückens**
- Die **Muskeln im Großzehenfach** (medialen Fußsohlenbereich)
- Die **Muskeln im Mittelfach** (mittleren Fußsohlenbereich)
- Die **Muskeln im Kleinzehenbereich** (lateralen Fußsohlenbereich).

Die Muskeln des Fußrückens. Am Fußrücken verlaufen die kurzen Strecker der Großzehe bzw. der Zehen 2 – 4 (**M. extensor hallucis brevis** und **M. extensor digitorum brevis**). Sie strecken die Zehen jeweils im Grundgelenk.

Die Muskeln des Großzehenfaches. Drei Muskeln ziehen hier zur Großzehe *(Hallux)* und beugen sie **(M. flexor hallucis brevis),** spreizen sie zur Seite ab **(M. abductor hallucis)** und zie-

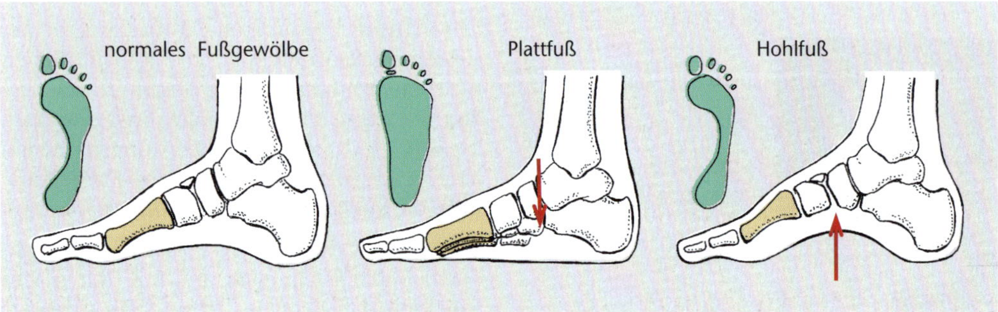

Abb. 7.89: Normales Fußgewölbe, Plattfuß und Hohlfuß in der Seitenansicht mit jeweils typischem Fußabdruck.

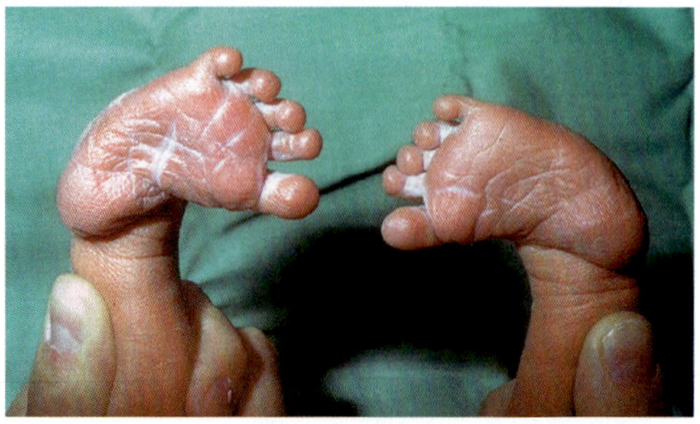

Abb. 7.90: Klumpfüße. Es besteht eine komplexe Fußdeformierung, die unbehandelt in der Fehlstellung verbleibt. [T135]

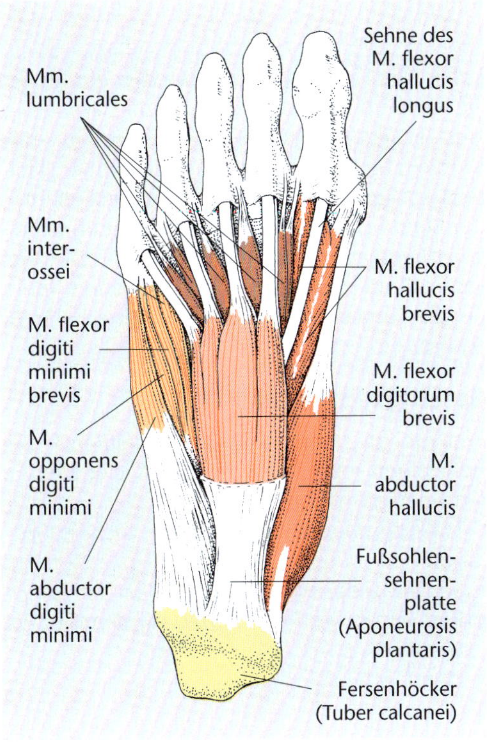

Abb. 7.91: Die drei Muskelgruppen der Fußsohle.

hen sie wieder an die anderen Zehen heran **(M. adductor hallucis).** Alle drei Muskeln sind an der Verspannung des Fußlängsgewölbes beteiligt, Letzterer auch an der Verspannung des Quergewölbes.

Die Muskeln des Mittelfaches. Im Mittelfach verläuft der *kurze Zehenbeuger* **(M. flexor digitorum brevis).** Er setzt an den Mittelgliedern der Zehen 2 – 5 an und beugt sie sowohl in den Grund- als auch in den Mittelgelenken. Er ist ebenfalls an der Verspannung des Fußlängsgewölbes beteiligt.

Ein nahezu viereckiger Muskel ist der **M. quadratus plantae** *(viereckiger Fußsohlenmuskel).* Er setzt nicht an den Knochen, sondern in den Sehnen des langen Zehenbeugers an und korrigiert so ihren Verlauf.

Wie an der Hand auch, verlaufen an der Fußsohle **Musculi lumbricales** und **Musculi interossei** *(Zwischenknochenmuskeln),* die an den Sehnen der tiefen Zehenbeuger bzw. den Mittelfußknochen entspringen. Sie ziehen jeweils zu den Grundgliedern der Zehen und unterstützen Beugung, Abduktion und Adduktion in den Zehengrundgelenken.

Die Muskeln des Kleinzehenfaches. In diesem lateralen Fußsohlenfach verlaufen drei Muskeln zur Kleinzehe, die die Kleinzehe abspreizen, beugen und ein kleines Stück den anderen Zehen entgegenstellen können:

- Der **M. abductor digiti minimi** *(Kleinzehenabspreizer)*
- Der **M. flexor digiti minimi brevis** *(kurzer Kleinzehenbeuger)*
- Der **M. opponens digiti minimi** *(Kleinzehengegensteller).*

Die drei Muskelgruppen der Fußsohle werden von einer derben Sehnenplatte, der **Aponeurosis plantaris,** bedeckt. Sie entspringt am Unterrand des Fersenbeins und strahlt breitflächig nach vorn aus. Zwei Zwischenwände (Septen) laufen zwischen den Fußsohlenmuskeln senkrecht in die Tiefe zu den Fußknochen. Sie unterteilen die drei Fußsohlenfächer. Zusammen mit einigen Bändern und Fußsohlenmuskeln verstärkt die Plantaraponeurose das Längsgewölbe des Fußes.

Literatur und Kontaktadressen

Literatur

Amann, A.: Rückengerechtes Arbeiten in der Pflege. Leitfaden für gesundheitsfördernde Transfertechniken. Schlütersche Verlagsbuchhandlung, 2002

Böning, D.: Muskelkater, in: Deutsches Ärzteblatt 99(6), A372-A375, 2002

Felsenberg, D.: Struktur und Funktion des Knochens. Pharmazie in unserer Zeit 30(6), S. 488–493, 2001

Hinkelmann, U.; Fleischhauer, M.: Die Endoprothese. Das künstliche Hüft- und Kniegelenk, Schritt für Schritt erklärt, Elsevier, 2003

Krause, D.; Freyer-Krause, H.: Was für den Rücken gut ist. Der Ratgeber für jeden Tag. VERLAG im KILIAN, 2006

Steinbrich, W; Regazzoni, P.: Frakturen und Luxationen, Thieme, 2003

Kontaktadressen

Bundesselbsthilfeverband für Osteoporose e.V., Kirchfeldstraße 149, 40215 Düsseldorf, Tel. 0211/3013140, www.bfo-aktuell.de

7

7.9 Gesundheit & Lebensstil: Bewegung – Wichtige Schritte nach vorn

An Informationen und Ermahnungen mangelt es nicht. Wer weiß nicht, dass Bewegungsarmut Übergewicht begünstigt? Dass Couch-Potatoes mehr unter Verdauungsproblemen, Nervosität und schlechtem Schlaf leiden? Dass Inaktivität Herzinfarkt, Bluthochdruck, Diabetes, ja sogar Depressionen begünstigt?

Bekannt ist auch, dass jene, die regelmäßig schwimmen, walken oder locker joggen, mit so wunderbaren Dingen wie Endorphinduschen belohnt werden. Außerdem zeigt sich die Lunge erkenntlich, indem sie mehr Sauerstoff aufnimmt, das Herz, indem es leistungsfähiger wird, und der Rücken fängt gar nicht erst zu meckern an. Als Zubrot melden sich neue Gedanken, lässt der Stress nach und wird gleichzeitig in die beste aller Altersvorsorgen investiert. Denn: Wer rastet, der rostet!

Inaktivität ist teuer

2001 wurde in einer Schweizer Untersuchung berechnet, was Bewegung dem Einzelnen und der Gesellschaft erspart bzw. Inaktivität kostet. Knapp zwei Drittel der Schweizer sind körperlich aktiv und verhindern dadurch 2,3 Millionen Erkrankungen und geschätzte 2,7 Milliarden Fr. direkte Behandlungskosten (umgerechnet 1,73 Milliarden Euro) sowie gut 3300 Todesfälle. Umgekehrt verursacht Inaktivität eines guten Drittels der Bevölkerung 1,43 Millionen Erkrankungen (= 1,6 Milliarden Fr. entsprechend 1 Milliarde Euro Behandlungskosten) und knapp 2000 Todesfälle. Selbst wenn die 300 000 Sportunfälle pro Jahr (rund 160 mit tödlichem Ausgang) und die 1,1 Milliarden Fr. (gut 700 Millionen Euro) Behandlungskosten dagegengehalten werden, spricht unterm Strich alles für mehr Bewegung. In Deutschland dürfte eine Berechnung ähnlich ausfallen, denn der Gesundheitssurvey 2003 des Robert-Koch-Instituts ergab, dass nur noch 30 – 40 % der Menschen über 40 Jahren wöchentlich mehr als zwei Stunden sportlich aktiv sind.

Aber diese nüchternen Zahlen sind ja letztlich nur ein kleiner Widerschein dessen, was Aktivität für Gesundheit und Lebensqualität des Einzelnen bedeutet: Wohl am wirksamsten beugt Bewegung Herz-Kreislauf-Erkrankungen vor: Herz-Kreislauf- und Lungenfunktion werden ebenso verbessert wie die des Gefäßendothels, Übergewicht wird abgebaut, auch Glukose- und Fettstoffwechsel regulieren sich.

Weniger bekannt ist die Bedeutung in der Krebsprophylaxe. In der Schweizer Untersuchung wird geschätzt, dass Bewegung die Todesrate bei Brustkrebs um 17 % senkt, Inaktivität sie um 12 % erhöht (Darmkrebs: 30 % zu 25 %). Mediziner erklären sich dies vor allem durch Veränderungen des Hormonhaushaltes und eine stärkere Immunabwehr.

Im Gegensatz zur landläufigen Meinung, dass man sich bei einer Krebserkrankung schonen müsse, wirkt sich Bewegung sogar bei bereits bestehender Krebserkrankung günstig aus: Die Brustkrebs-Chirurgin Carolyn Kaelin, Leiterin des Comprehensive Breast Health Center des Brigham and Women's Hospital in Bosten, verordnet Patientinnen begleitend zur medizinischen Behandlung täglich mindestens 30

Minuten Bewegung. Eine wachsende Zahl von Studien untermauert Kaelins Empfehlung. Sie ist übrigens selbst an Brustkrebs erkrankt und befolgt ihren Rat strikt.

Einmal täglich außer Atem

Fragt sich, was unter „Bewegung" oder „Aktivität" zu verstehen ist. Galten bis Mitte der 90er-Jahre nur Sport und Fitness als „gesundheitsfördernde körperliche Aktivitäten", zählen heute auch alltägliche Anstrengungen dazu. Allerdings muss sich der Mensch täglich mindestens eine halbe Stunde so ins Zeug legen, dass der Atem in Schwung kommt. Schwitzen ist erlaubt! Das kann bereits strammes Gehen oder Radfahren herbeiführen.

Keine Zeit? Bewegter Alltag

Alle Zahlen und Erkenntnisse nützen nichts, wenn die Tat die große Abwesende ist. An Ausreden fehlt es nicht. Die häufigste: „Keine Zeit!" In Wirklichkeit fehlt es aber an der Planung: morgens früher aus den Federn und ein Stretching-Programm absolvieren, abends statt mit der Zeitung aufs Sofa eine halbe Stunde aufs Fahrrad/den Hometrainer, walken oder schwimmen gehen.

Langschläfern sei das integrierte Programm empfohlen: mit dem Fahrrad statt mit dem Auto zur Arbeit fahren; die letzten Busstationen (stramm) zu Fuß gehen und zum Büro hoch Treppen steigen, statt Fahrstuhl und Rolltreppe fahren. Auf Erfolgskurs ist, wer statt große Pläne für Leistungssport zu entwerfen (der im Übrigen das Immunsystem eher schwächt), kleine, aber stetige Aktivitäten realisiert.

Lieb gewordene Gewohnheit

Wer sich solche regelmäßige Aktivitäten angewöhnt, dem werden sie fehlen, wenn sie einmal ausfallen müssen. Schwangerschaft ist übrigens kein Grund inaktiv zu werden. Viele Schwangerschaftsbeschwerden wie Verstopfung lassen sich durch regelmäßige Bewegung vermeiden oder mindern. Auch Alter ist keine Ausrede: Gerade in der letzten Lebensphase hilft angepasste Bewegung, gelenkig und geistig fit zu bleiben.

Leben die Eltern „bewegt", werden die Kinder sie nachahmen. Das positive Vorbild ist wichtig, weil Bewegungsmangel bei den Großen seine Wurzeln im Kindesalter hat: Herumtoben, klettern, springen, kicken ist für Kinder vor allem in der Stadt fast schon Luxus, was nicht ohne Folgen für ihre motorische Entwicklung bleibt. Wer seine Kinder mit dem Auto zur Schule fährt, erweist ihnen und sich selbst einen Bärendienst.

Geselligkeit erlaubt

Wer möchte, kann dem gesundheitlichen Benefiz einen sozialen hinzufügen: Vieles kann in Gruppen betrieben werden.

- Walking mit oder ohne Stöcke, lockeres Joggen
- Schwimmen, Aqua-fit
- Rad fahren im Freien oder auf dem Hometrainer
- Hand- oder Volleyball.

Auswirkungen von körperlicher Aktivität auf die Gesundheit	
Lebenserwartung	▲▲▲
Risiko von kardiovaskulären Erkrankungen	▼▼▼
Blutdruck	▼▼
Risiko an Darmkrebs zu erkranken	▼▼
Risiko an Diabetes mellitus Typ II zu erkranken	▼▼▼
Beschwerden durch Arthrose	▼▼
Knochendichte im Kindes- und Jugendalter	▲▲
Risiko altersbedingter Stürze	▼▼
Kompetenz zur Alltagsbewältigung im Alter	▲▲
Kontrolle des Körpergewichts	▲
Angst und Depression	▲
Allgemeines Wohlbefinden und Lebensqualität	▲▲

Erklärung:
▲ = einige Hinweise, dass körperliche Aktivität die Variable steigert
▲▲ = moderate Hinweise, dass körperliche Aktivität die Variable steigert
▲▲▲ = starke Hinweise, dass körperliche Aktivität die Variable steigert
▼ = einige Hinweise, dass körperliche Aktivität die Variable senkt
▼▼ = moderate Hinweise, dass körperliche Aktivität die Variable senkt
▼▼▼ = starke Hinweise, dass körperliche Aktivität die Variable senkt

Tab. 7.92: Auswirkungen von körperlicher Aktivität auf die Gesundheit. [X221-1]

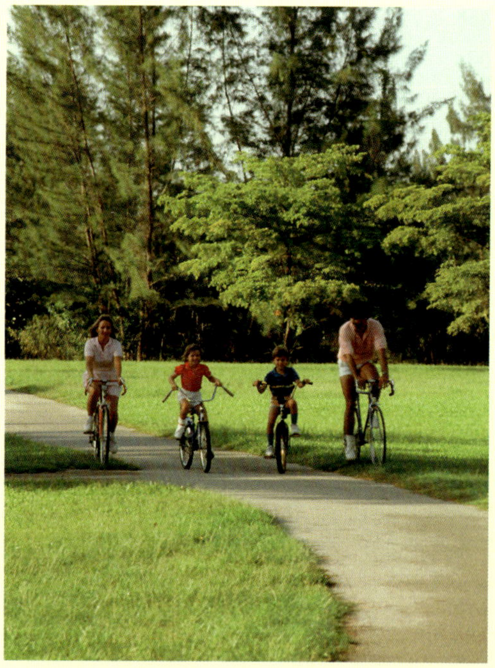

Abb. 7.93 (rechts): Gesunder Sport muss nicht langweilig sein – die regelmäßige Fahrradtour etwa macht Spaß und bringt gleichzeitig Herz und Kreislauf in Schwung. [V226]

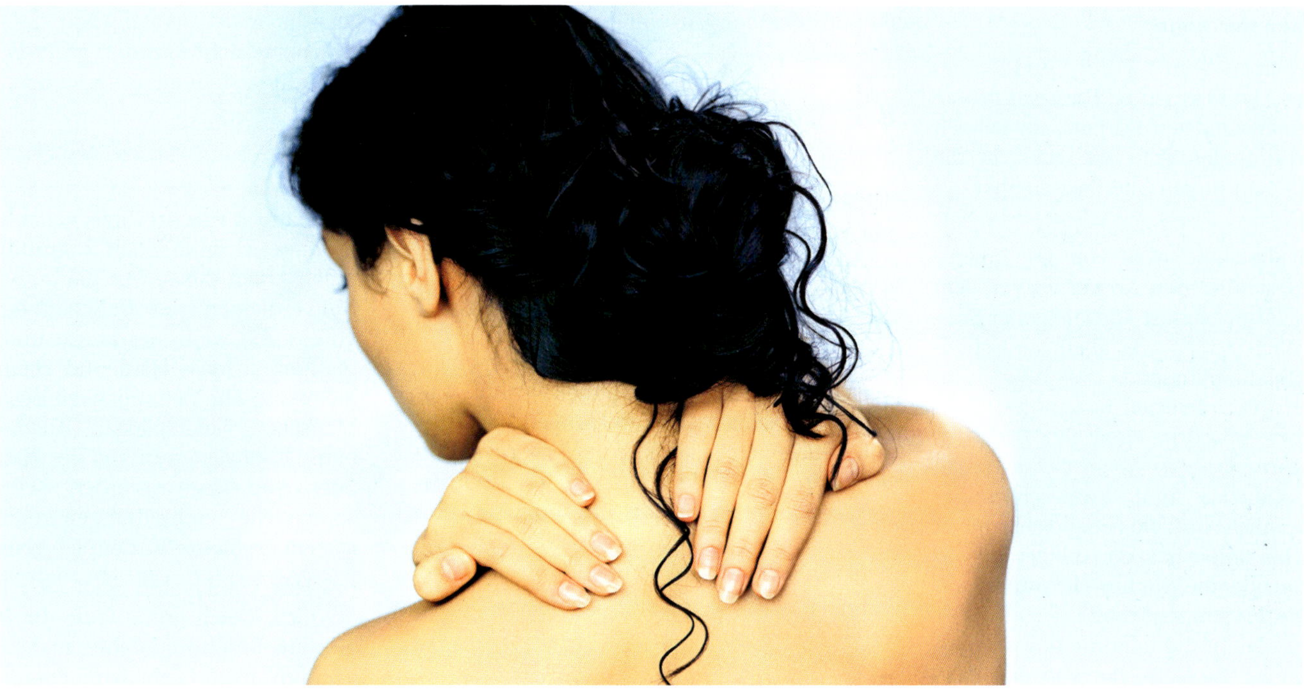

8

8 Die Haut

8

8.1 Einführung

Die Aufgaben der Haut

Mit einer Fläche von 1,5–2 m^2 und einem Gewicht von 3,5–10 kg ist die **Haut** das größte Organ des menschlichen Körpers. Im Bereich der Körperöffnungen geht die Haut in die Schleimhaut der inneren Oberflächen über.

Die Haut hat mehrere Funktionen:

- Sie trennt die „Innenwelt" von der „Außenwelt" und schützt den Körper so vor dem unkontrollierten Verlust körpereigener Substanzen nach außen wie auch vor schädlichen Umwelteinflüssen
- Sie ist mit ihren diversen Rezeptoren (Sensoren) und Tastkörperchen ein wichtiges Sinnesorgan
- Sie hat Speicher- und Stoffwechselfunktionen. Beispiele sind die Fettspeicherung in der Haut bei Adipositas, die Ablagerung von Farbstoffen oder die Vitamin-D-Synthese unter Mithilfe des Sonnenlichtes
- Sie ist Teil der Immunabwehr des Körpers, indem die Hornschicht, der von den Talg- und Schweißdrüsen gebildete Säureschutzmantel (pH 4,5–5,5) und Zellen des Immunsystems in der Haut eine gewisse Barriere gegen das Eindringen von Infektionserregern darstellen
- Sie hat eine wichtige Regulatorfunktion, indem sie über die Abgabe von Flüssigkeit (z. B. in Form von Schweiß) sowie durch Verengung und Erweiterung der Hautgefäße die Körpertemperatur konstant hält. Darüber hinaus greift die Haut ausgleichend in den Wasserhaushalt ein
- Gemeinsam mit dem endokrinen System, dem Nervensystem und dem Immunabwehrsystem ist sie an der Körperhomöostase (☞ 1.5) beteiligt
- Sie ist ein wichtiges Kommunikationsorgan.

Der Aufbau der Haut

Grob unterteilt besteht die Haut aus drei Schichten: der **Oberhaut** *(Epidermis)* als äußerster Schicht, der **Lederhaut** *(Dermis)* und der darunter liegenden **Unterhaut** *(Subkutis)*. Ober- und Lederhaut werden oft zur **Kutis** zusammengefasst.

Ferner unterscheidet man zwei Hauttypen: die **Leisten-** und die **Felderhaut.** Letztere hat ihren Namen durch gruppenförmig stehende Bindegewebspapillen der Lederhaut, welche die Hautoberfläche in Felder aufgeteilt erscheinen lassen. Die Felderhaut enthält Haare, Schweiß- und Talgdrüsen.

Die Leistenhaut wird dagegen durch kammartig stehende Bindegewebspapillen in Hautleisten aufgeteilt. Sie enthält Schweißdrüsen, aber keine Haare und Talgdrüsen. Man findet sie nur an den Handflächen und Fußsohlen.

Die Anordnung der Hautfelderungen oder Hautleistenmuster an einigen Körperstellen, z. B. an der Fingerbeere, ist individuell verschieden und z. B. die Basis für den den Menschen identifizierenden Fingerabdruck.

8.2 Die Oberhaut

Die **Oberhaut** *(Epidermis)* ist die äußerste Schicht der Haut. Sie ist gefäßlos und je nach Körperregion meist zwischen 30 µm (= 0,03 mm) und 0,4 mm dick. Bei Schwielen an mechanisch besonders beanspruchten Hautpartien kann sie sogar 2 mm dick sein!

Die Oberhaut besteht aus einem mehrschichtigen verhornten Plattenepithel (☞ Abb. 4.6), das hauptsächlich aus kernhaltigen **Keratinozyten** aufgebaut ist, die sich in *Hornzellen* **(Korneozyten)** umwandeln. Diese Zellen produzieren den Hornstoff **Keratin,** der zum einen eine Wasser abweisende und mechanisch schützende Schicht bildet und zum anderen der Haut Festigkeit verleiht.

8.2.1 Die Schichten der Oberhaut

Man unterscheidet vom Körperinneren zur Oberfläche hin folgende Schichten:

- **Basalzellschicht** *(Stratum basale):* So wird eine einfache Zellschicht aus sich ständig teilenden, länglichen Zellen genannt. Die durch fortlaufende Vermehrung neu gebildeten Zellen schieben sich Richtung Oberfläche und werden dabei allmählich zu Zellen der Stachelzellschicht. Sie verlieren zunächst ihren Kern und werden dann abgeschilfert und von den nachdrängenden jüngeren Zellen ersetzt – ein Kreislauf ohne Ende. Die Basalzellschicht der haarlosen Haut führt berührungsempfindliche Nervenendigungen, die *Merkel-Tastscheiben* (☞ Abb. 10.3)
- **Stachelzellschicht** *(Stratum spinosum):* Sie besteht aus 8–10 Reihen von zum Teil melaninhaltigen Zellen mit stacheligen Ausläufern („spinosus" = stachelig), über welche die Zellen miteinander verbunden sind. Die Zellen bilden über diese Brücken ein Gerüst, das die Epidermis stabil hält
- **Körnerschicht** *(Stratum granulosum):* Diese Schicht besteht aus 3–5 Reihen flacher Zel-

Die Haut als Spiegel der Seele oder innerer Erkrankungen

Die Haut ist eine Art „Spiegel der Seele" und in diesem Sinne auch Kommunikationsorgan – man denke nur daran, wie wir vor Neid erblassen oder vor Scham erröten! Der Volksmund weiß dies längst und hat dem Phänomen, dass Haut und Haare oftmals die psychische Befindlichkeit des gesamten Menschen widerspiegeln, Ausdruck gegeben: Ob etwas „zum aus der Haut fahren" oder „zum Haare ausreißen" ist – umgangssprachliche Beschreibungen treffen die seelischen Probleme oft ziemlich genau.

Bei Hautkrankheiten zeigt sich besonders deutlich, welch große Rolle die Psyche für einzelne Beschwerdebilder und Krankheitsverläufe spielt. Dementsprechend kann der Einsatz von Entspannungstechniken und psychotherapeutischen Verfahren die Beschwerden häufig lindern.

Für die Schuppenflechte *(Psoriasis)* etwa ist bekannt, dass ein Krankheitsschub oft in der Folge außergewöhnlicher Belastungen auftritt. Auch bei der *Neurodermitis* (atopisches Ekzem) geben die Patienten häufig sozialen Stress und psychische Belastungen als verschlimmernde Faktoren an. Der wiederkehrende Bläschenausschlag im Mund- oder Genitalbereich durch das *Herpes-simplex-Virus* kann z. B. durch Stress oder Ekelgefühle ausgelöst werden. Die Nesselsucht *(Urtikaria)* kann sogar ursächlich psychosomatisch bedingt sein. Die Haut ist unsere äußere Visitenkarte, sie prägt unser Aussehen und unser Selbstbild und kann sogar Hinweise auf innere Organerkrankungen geben.

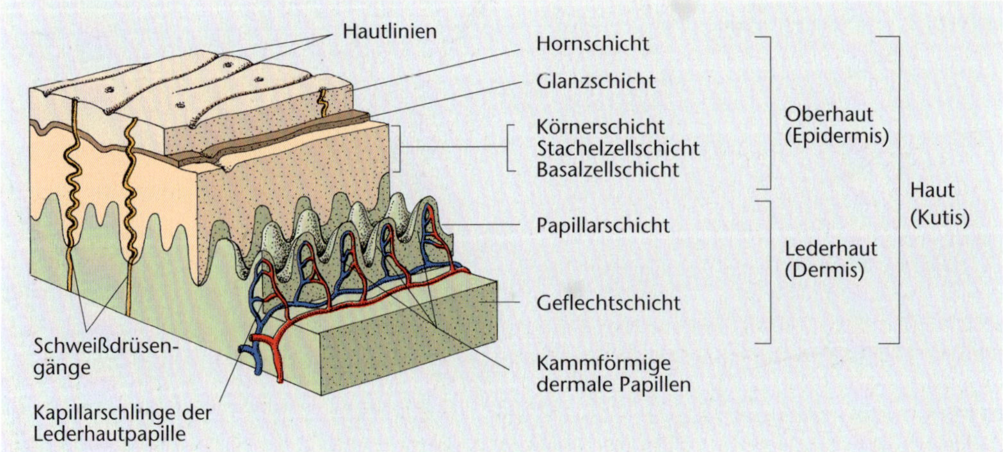

Abb. 8.1: Übersicht über den Aufbau der unbehaarten Haut (Leistenhaut). Man erkennt Epidermis und Dermis. Die Subkutis ist nicht abgebildet. Die Hautoberfläche ist durch feine Rillen (Hautlinien) in Hautleisten aufgeteilt, an deren Kämmen die Ausführungsgänge der Schweißdrüsen enden.

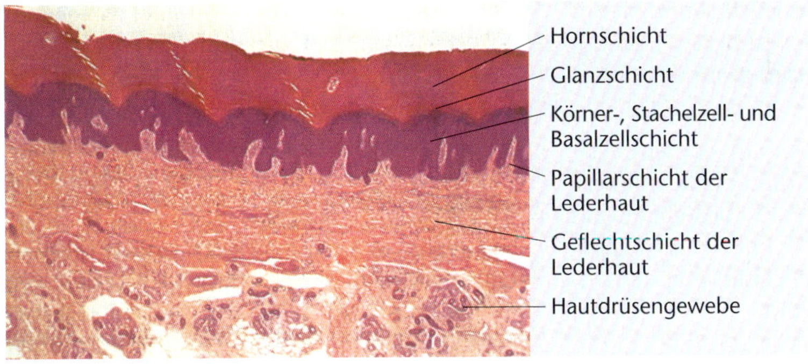

Abb. 8.2: Die Schichten der Haut im histologischen Schnitt. Die verhornten Anteile sind rot gefärbt, die restlichen Schichten der Epidermis violett. Darunter erkennt man rosa die Lederhaut mit Schweißdrüsenanschnitten. [X141]

len, die *Keratohyalin* enthalten, eine zur Hornbildung wichtige Substanz. Ferner scheidet die Körnerschicht ölähnliche Substanzen aus, die die Epidermis geschmeidig machen. In dieser Hautschicht verlieren die lebenden Keratinozyten ihren Kern
- **Glanzschicht** *(Stratum lucidum):* Diese Schicht findet sich nur an Handtellern und Fußsohlen. Sie besteht aus mehreren Reihen von durchsichtigen, flachen Zellen („lucidus" = leuchtend), die ebenfalls die Haut vor mechanischer Belastung schützen
- **Hornschicht** *(Stratum corneum):* Diese Schicht besteht aus 25 – 30 Reihen flacher und vollständig mit Keratin gefüllter, kernloser Zellen (Korneozyten). Zwischen den Korneozyten liegt ein Fettfilm, der ähnlich wie Mörtel zwischen Steinen für die Festigkeit dieser Hautschicht sorgt und außerdem vor Verdunstung schützt.

Melanozyten

In der Basal- und Stachelzellschicht findet man die **Melanozyten,** auch *Pigmentzellen* genannt. Sie produzieren **Melanin,** ein Pigment, das der Haut seine Farbe verleiht und die tieferen Hautschichten vor UV-Strahlen schützt.

Dendritische Zellen

Die Oberhaut und dabei insbesondere die Stachelzellschicht enthält außerdem **dendritische Zellen** (☞ 14.2.2), die hier auch als *Langerhans-Zellen* bezeichnet werden. Als antigenpräsentierende Zellen (☞ Tab. 14.2) sorgen sie dafür, dass bei Eindringen z. B. von Infektionserregern rasch eine Immunantwort eingeleitet wird.

8.2.2 Die Verhornung der Oberhaut

Das **Horn** gibt der Haut seine Wasser abweisende Eigenschaft. Die Verhornung erfolgt dadurch, dass die in der Basalschicht neu gebildeten Zellen in Richtung Hautoberfläche geschoben werden. Während dieser Wanderung verschwinden Zytoplasma, Zellkern und Zellorganellen und werden durch den Hornstoff **Keratin** ersetzt. Zuletzt werden die verhornten Zellen an der Oberfläche abgerieben. Dieser Prozess der Erneuerung mit seiner Wanderung der Zellen von innen nach außen dauert insgesamt ungefähr zwei Wochen.

8.2.3 Die Hautfarbe

Die Hautfarbe wird bestimmt durch:
- Das **Melanin,** das von den Melanozyten gebildete Pigment der Oberhaut
- Das **Karotin,** ein Pigment der Leder- und Unterhaut
- Die **Blutkapillaren** der Lederhaut – damit erlaubt die Hautfarbe Rückschlüsse auf Hautdurchblutung und Sauerstoffsättigung des Blutes. Beispiele sind die Blaufärbung der Lippen bei Sauerstoffmangel (*Zyanose* ☞ 15.6.4 und 17.9.4) oder die rosigen Wangen bei guter Sauerstoffsättigung und Durchblutung.
- **Ablagerungen** in der Haut, z. B. **Hämosiderin** (☞ 13.2.2) und andere körpereigene oder -fremde **Pigmente**.

Je nach Melaninanteil der Haut variiert die Hautfarbe zwischen weißlich, gelb und schwarz. Da die Melanozytenzahl bei allen menschlichen Rassen ungefähr gleich ist, ist die Hautfarbe auf die unterschiedliche Pigmentmenge, die diese Melanozyten produzieren, zurückzuführen.

8.3 Leder- und Unterhaut

8.3.1 Die Lederhaut

Die unter der Oberhaut liegende, bindegewebige **Lederhaut** *(Dermis,* früher *Korium)* ist im Bereich der Leistenhaut (Hand- und Fußsohlen) bis zu 2,4 mm dick, dagegen nur 0,3 mm dünn an den Augenlidern, am Penis und am Hodensack. Sie verleiht der Haut Reißfestigkeit und die Fähigkeit zur elastischen Dehnung. Der Ausdruck Lederhaut rührt daher, dass aus der Lederhaut tierischer Häute durch Gerben Leder gewonnen wird.

Der obere Abschnitt der Lederhaut, die **Papillarschicht** *(Stratum papillare),* besteht aus lockerem Bindegewebe. Die Grenze zur Oberhaut ist durch kleine, zapfenartige Ausziehungen vergrößert, die *dermale Papillen* genannt werden (☞ Abb. 8.1). In ihnen verlaufen Blutkapillaren, die die Oberhaut versorgen. Die dermalen Papillen dienen nicht nur einer festen Verzahnung mit der Oberhaut, sondern werfen die Oberhaut auch zu linienartigen Mustern auf, den **Hautlinien.** Einige dermale Papillen enthalten Berührungsrezeptoren, die *Meissner-Tastkörperchen* (☞ Abb. 10.3), die vor allem im Bereich der Fingerbeeren vorkommen.

Der untere Abschnitt der Lederhaut, die **Geflechtschicht** *(Stratum reticulare),* ist aus straffem Bindegewebe aufgebaut, das neben kollagenen und elastischen Fasern für die Stabilität und Elastizität der Haut auch Blutgefäße, Fettgewebe, Haarfollikel, Nerven, Talgdrüsen und Gänge von Schweißdrüsen enthält.

Schwangerschaftsstreifen

In der Schwangerschaft schafft es die Haut oft nicht ganz, mit dem Wachstum von Bauch und Brüsten Schritt zu halten. Es treten dann kleine Risse in der Haut auf, durch die die Gefäße bläulich-rot durchschimmern. Sie werden **Schwangerschaftsstreifen** oder *Striae* genannt. Auch hormonelle Einflüsse sind für das Entstehen verantwortlich. Vorbeugend wird empfohlen, die Haut sorgsam einzufetten, um ihre Elastizität zu verbessern.

8.3.2 Die Unterhaut

Die **Unterhaut** *(Subkutis)* besteht aus lockerem Bindegewebe. Sie ist die Verschiebeschicht der Haut zu den darunter liegenden Schichten wie *Muskelfaszien* (Muskelscheiden) oder *Periost* (Knochenhaut).

In der Unterhaut liegen die Schweißdrüsen, die unteren Abschnitte der Haarbälge sowie spezielle *Druck-* und *Vibrations-Tastkörperchen,* die nach ihren Entdeckern *Vater-Pacini-Lamellenkörperchen* genannt werden (☞ Abb. 10.3). In der Unterhaut verlaufen außerdem größere Blutgefäße und Nerven.

In die Unterhaut sind außerdem je nach Körperstelle, Geschlecht und Körperbau mehr oder weniger viele Fettzellhaufen eingelagert, zwischen denen straffe Bindegewebszüge verlaufen. Dieses **subkutane Fettgewebe** dient als Stoßpuffer, als Kälteschutz und als Energiespeicher.

Injektionen, die unter die Haut gehen

Die gering durchblutete Unterhaut (Subkutis) eignet sich als Injektionsort für Medikamente, die wegen einer gewünschten lang anhaltenden Wirkung langsam resorbiert werden sollen, z. B. den Blutzuckersenker Insulin (☞ 19.4.1) und den Gerinnungshemmer Heparin (☞ 13.5.8). Die bevorzugten Injektionsstellen für diese **subkutane Injektion** sind die Haut um den Nabel, der Oberschenkel sowie der Oberarme im dorsalen Bereich, da in diesen Bereichen die Subkutis besonders dick ist.

Die unterschiedliche Beschaffenheit der Unterhaut spielt z. B. bei der Ausprägung von Ödemen und *Hämatomen* (Blutergüssen) eine Rolle: Je lockerer und fettärmer die Unterhaut, desto leichter breitet sich die Flüssigkeit aus.

Die Haut wird zudem auch als Durchtrittspforte für Arzneimittelgaben in den Muskel und in die Venen und als Zielort für intradermale (intrakutane) Injektionen bei Allergietests gewählt. Man spricht entsprechend von **intramuskulären, intravenösen** und **intradermalen Injektionen** (☞ Abb. 8.3).

8.4 Die Hautanhangsgebilde

8

Unsere Haut ist nicht nackt: Sie besitzt **Hautanhangsgebilde,** nämlich Haare, Hautdrüsen und Nägel. Sie durchstoßen die Oberhaut und münden auf die Hautoberfläche.

8.4.1 Haare

Haare *(Pili, Crines)* finden sich an fast allen Körperstellen der Felderhaut. Ihre wichtigste Aufgabe ist der Schutz des Körpers. Die **Kopfhaare** schützen den Schädel vor zu starker Sonneneinstrahlung oder Kälte. Die **Augenbrauen** und **Augenwimpern** bewahren das Auge vor Fremdkörpern. Haare in den Nasenlöchern verhindern, dass Insekten oder Schmutzpartikel eingeatmet werden.

Man unterscheidet üblicherweise die **Terminalhaare** *(Langhaare)*, die auf dem Kopf, als Augenbrauen und Wimpern, im Bart-, Brust- und Schambereich, im äußeren Gehörgang und am Naseneingang wachsen, von den **Wollhaaren** *(Vellushaaren)*, die kaum sichtbar den größten Teil der Haut bedecken (bei Frauen und Kindern mehr als bei Männern). Die Haare des Feten heißen *Lanugo*- oder **Flaumhaare.**

Haare haben eine große ästhetische und identitätsstiftende Bedeutung (z. B. „Punker"). „Schöne" Haare zu haben bedeutet gesund, gepflegt und attraktiv zu sein.

Anatomisch gesehen muss man sich ein Haar als einen Faden von zusammengeflochtenen, verhornten Zellen vorstellen. Es besteht jeweils aus einem **Haarschaft** und einer **Haarwurzel.** Die Wurzel reicht bis in die Lederhaut, manchmal auch bis in die Unterhaut.

Jedes Haar ist mit einer **Talgdrüse** vergesellschaftet, deren Ausführungsgang am Haarschaft mündet. Die Haarwurzel wird durch den **Haarfollikel** umschlossen. Er besteht aus der **inneren** und **äußeren epithelialen Wurzelscheide.** Umgeben werden die beiden von der **bindegewebigen Wurzelscheide** *(Haarbalg)*. Um die Haarfollikel herum enden Nervenfasern (☞ Abb. 8.4). Sie sind sehr empfindlich und registrieren auch feinste Haarbewegungen wie z. B. durch einen leichten Luftzug.

Müde oder munter werden?
Die Haut hat als größtes Sinnesorgan wesentlichen Einfluss auf das Wohlgefühl des Menschen. Bei der Körperpflege kann diese Wirkung positiv genutzt werden, indem die Wuchsrichtung der Haare beachtet wird: Waschen und Eincremen *gegen* die Haarwuchsrichtung wirken belebend, Waschen *mit* der Wuchsrichtung beruhigend.

Das in der Haut gelegene Ende eines jeden Haares verbreitert sich in eine zwiebelförmige Struktur, die **Haarzwiebel** oder den *Bulbus*. In seinem Kern befindet sich die **Haarpapille,** die mit vielen Blutgefäßen das wachsende Haar mit Nahrung versorgt. Die Haarzwiebel enthält außerdem die Zellschicht, von der aus neue Haarzellen gebildet werden, die *Matrix*. Entlang des Haarfollikels verläuft ein Bündel von glatten Muskelzellen, der **M. arrector pili** (☞ Abb. 8.4). Bei Kälte und Stress kontrahieren sich die Muskelfasern und stellen so die Körperhaare senkrecht: Es bildet sich die *Gänsehaut*.

Normaler Haarausfall

Ein gesunder Erwachsener verliert durchschnittlich 70 – 100 Haare pro Tag. Die normale Wachstumsgeschwindigkeit von ca. 0,4 mm pro Tag und die natürliche Neubildung können diesen Verlust aber normalerweise kompensieren. Beim Kopfhaar z. B. dauert der natürliche Regenerationszyklus 3 – 5 Jahre, bei den Wimpern 3 – 5 Monate.

Die Haarfarbe

Die **Haarfarbe** wird vom Melaningehalt in den verhornten Zellen bestimmt. Eine verminderte Melaninproduktion und gleichzeitige Lufteinschlüsse im Haarschaft sind für den grauweißen Haarton des alten Menschen verantwortlich.

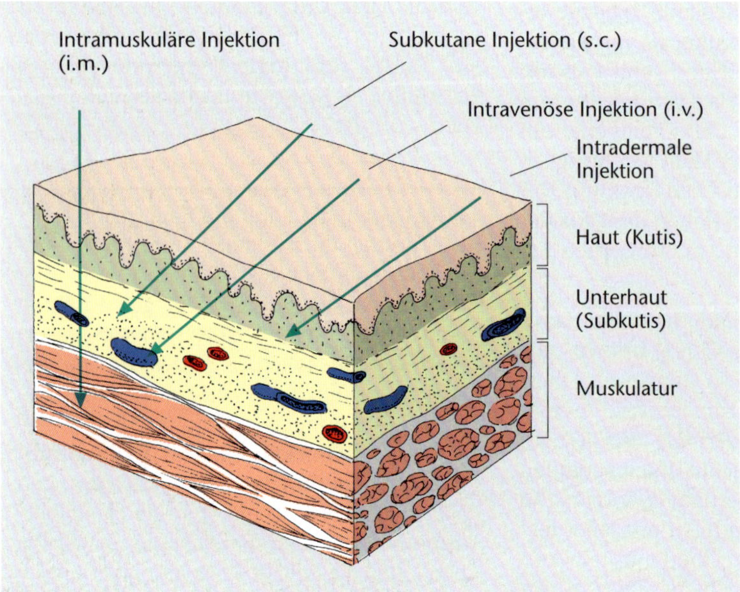

Abb. 8.3: Vier verschiedene Injektionsarten: subkutane Injektion (auch subcutan = s. c.), intradermale Injektion, intramuskuläre (i. m.) und intravenöse (i. v.) Injektion. Während sich bei der subkutanen Injektion das Medikament langsam im Körper verteilt, führt eine intravenöse Injektion sofort zu relativ hohen Wirkspiegeln im Blut, die aber auch rasch wieder abnehmen. Intramuskuläre Injektionen nehmen eine Mittelstellung ein. Intradermale Injektionen werden hauptsächlich bei Allergietests durchgeführt.

8.4.2 Die Hautdrüsen

Man unterscheidet *Talgdrüsen, Schweißdrüsen* und *Duftdrüsen* und im äußeren Gehörgang Drüsen, die *Ohrschmalz* produzieren.

Die größte Hautdrüse, die weibliche Brust, wird in Abschnitt 21.2.9 bei den Geschlechtsorganen behandelt.

Talgdrüsen

Talgdrüsen sind im Allgemeinen an Haarfollikel gebunden. Der sekretproduzierende Anteil der Drüsen liegt in der Dermis und öffnet sich in den Haarfollikel. Lippen, Penis, Eichel, kleine Schamlippen, Augen und Augenlider enthalten Talgdrüsen, die jeweils unabhängig von Haaren an der Oberfläche münden. Hand- und Fußsohlen besitzen keine Talgdrüsen. Das Sekret, **Talg** oder *Sebum* genannt, ist eine Mischung aus Fetten, Cholesterin, Protein und Elektrolyten und bewahrt Haar und Haut vor Austrocknung und erhält die Haut geschmeidig.

Das Ohrschmalz

Spezialisierte Talgdrüsen im Gehörgang produzieren ein gelblich-bräunliches Sekret, das so genannte **Ohrschmalz** *(Cerumen)*. Es transportiert Schmutzstoffe und kleine Fremdkörper in Richtung Ohrmuschel, kann aber als *Zeruminalpfropf* auch den Gehörgang verlegen und das Hören erschweren.

Die Schweißdrüsen

Schweißdrüsen verteilen sich über die ganze Körperoberfläche. Lediglich der Lippenrand, das Nagelbett, Eichel, Klitoris, kleine Schamlippen und Trommelfell sind ausgespart. Schweißdrüsen haben die größte Dichte im Bereich der

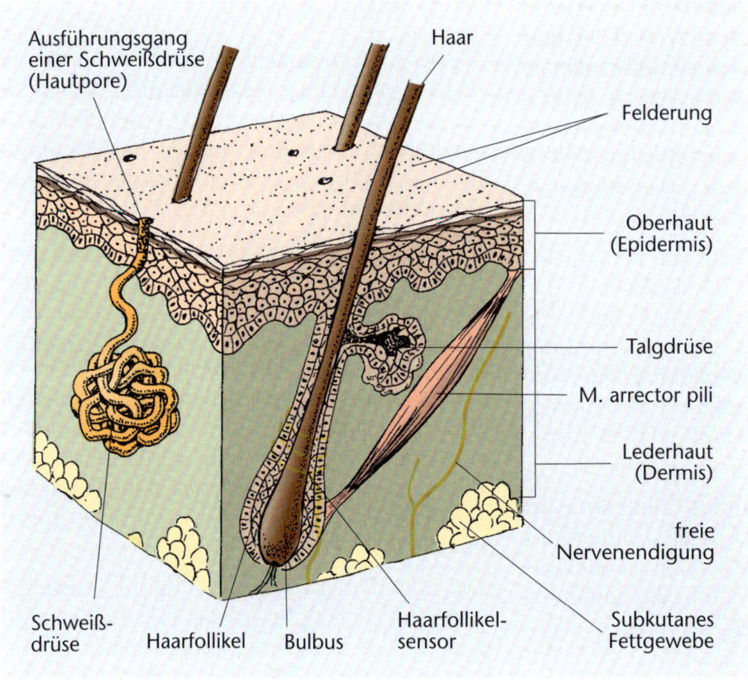

Abb. 8.4: Felderhaut mit Haaren, Talg- und Schweißdrüse. Die Haarwurzel entspringt einer bis in die Kutis-Subkutis-Grenze reichenden Ausstülpung der Epidermis. Jedes Haar besitzt eine Talgdrüse, die ihr Sekret entlang des Haares an die Hautoberfläche abgibt. Sensible Nervenfasern umspinnen die Haare und registrieren Haarbewegungen, etwa durch Berührung.

Hand- und Fußsohlen. Die Ausführungsgänge der Schweißdrüsen enden in einer **Hautpore.** Der **Schweiß** ist eine Mischung aus Wasser, Salz, Harnstoff, Harnsäure, Aminosäuren, Ammoniak, Zucker, Milchsäure und Ascorbinsäure (Vitamin C). Tritt er aus den Poren an die Hautoberfläche, verdunstet er, was den Körper abkühlt. Zusätzlich wird durch das saure Sekret der Schweißdrüsen (pH 4,5) der so genannte *Säureschutzmantel* der Haut hergestellt.

Hautpflege im Arbeitsalltag

Durch häufiges Waschen wird der Säureschutzmantel abgetragen, die Haut wird trocken, rissig und anfälliger für Entzündungen. Deshalb ist bei häufigem Waschen regelmäßiges Eincremen notwendig, um eine gewisse Rückfettung zu erreichen.

Die Duftdrüsen

Duftdrüsen befinden sich in den Achselhöhlen, der Schamregion und im Bereich der Brustwarzen. Sie produzieren ein duftendes Sekret. Die Sekretion ist durch psychische Faktoren beeinflussbar. Das Sekret der Duftdrüsen lässt zusammen mit dem typischen Schweißgeruch einen individuellen Körpergeruch entstehen.

8.4.3 Die Nägel

Nägel sind Platten von dicht gepackten, harten, verhornten Zellen der Oberhaut. Sie erleichtern das Greifen, den Umgang mit kleinen Gegenständen und verhindern außerdem Verletzungen an den Finger- und Zehenenden.

Der überwiegende Teil des sichtbaren Nagels, die **Nagelplatte,** erscheint wegen des darunter liegenden, gut durchbluteten Nagelbettes rosafarben. Auf diesem **Nagelbett** schiebt sich der Nagel nach vorne. Der weißliche, halbmondförmige Abschnitt am proximalen Nagelende heißt *Lunula.* Die Lunula erscheint weißlich, weil das darunter liegende Nagelbett wegen der dazwischen liegenden, dichten Basalzellschicht (auch **Nagelmatrix** genannt) nicht mehr durchscheinen kann. Das **Nagelhäutchen** *(Cuticula)* hat keine direkte Funktion, es entspricht dem Aufbau der Hornschicht der Epidermis.

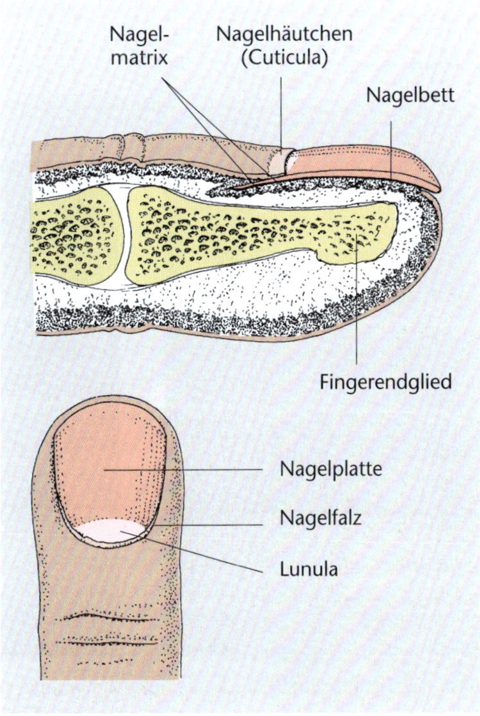

Abb. 8.5: Längsschnitt durch die Fingerspitze und den Nagel.

Der Nagel wächst, indem sich die Oberflächenzellen der Nagelmatrix in verhornte, tote Nagelzellen umwandeln. Durchschnittlich beträgt der Längenzuwachs eines Fingernagels 0,5 – 1 mm pro Woche.

Krankenbeobachtung

Da die Nägel transparent sind, ist die Farbe des durchscheinenden Nagelbetts ein guter Parameter für die Durchblutung der Hände und für die Sauerstoffversorgung des Organismus: rosige Fingernägel bestätigen eine genügende Sauerstoffsättigung des Blutes; sind sie blau oder blass, so deutet dies auf einen Sauerstoffmangel oder Durchblutungsstörungen hin, z. B. durch eine zu kalte Extremität.

8

8.5 Hauterkrankungen

Die **Dermatologie** („Haut-Heilkunde") beschäftigt sich mit den Hauterkrankungen *(Dermatosen).* Dermatosen können als eigenständige Krankheitsbilder oder als Begleitsymptome bei internistischen Systemerkrankungen sowie Infektionen auftreten. Als Beispiel seien die begleitenden Hautausschläge bei Kinderkrankheiten wie etwa Masern genannt. Auch viele Allergien (☞ 14.7.1) äußern sich durch Hautsymptome.

Hautkrankheiten

Man weiß heute, dass für Entstehen, Verlauf und Schweregrad von Hauterkrankungen im besonderen Maße die Kombination von Krankheitsdisposition (Veranlagung) und Fähigkeit der Haut, auf schädigende Einflüsse zu reagieren, verantwortlich ist. Es gibt viele Hautkrankheiten, die z. B. eine erbliche Veranlagung aufweisen oder überwiegend ein Geschlecht betreffen (Geschlechtsdisposition). Auch das Alter spielt eine entscheidende Rolle im Sinne einer erhöhten Anfälligkeit: Kinder bekommen oft Infektionskrankheiten, in der Pubertät ist die Akne besonders häufig, in der Schwangerschaft Striae und Pigmentflecken (Chloasmen), und im hohen Alter treten zunehmend Hauttumoren und Hautveränderungen durch eine zu lange Einwirkung von UV-Strahlen auf.

Systematik der Hauterkrankungen

Es gibt mehrere Möglichkeiten Hauterkrankungen einzuteilen, die zum Teil kombiniert werden:

Eine Möglichkeit ist eine rein beschreibende Einteilung aufgrund des Betrachtens (Inspektion) und Betastens (Palpation) der Veränderungen (z. B. „blasenbildende Hauterkrankungen"). Dazu haben die Hautärzte die **Effloreszenzenlehre** entwickelt: **Effloreszenzen**

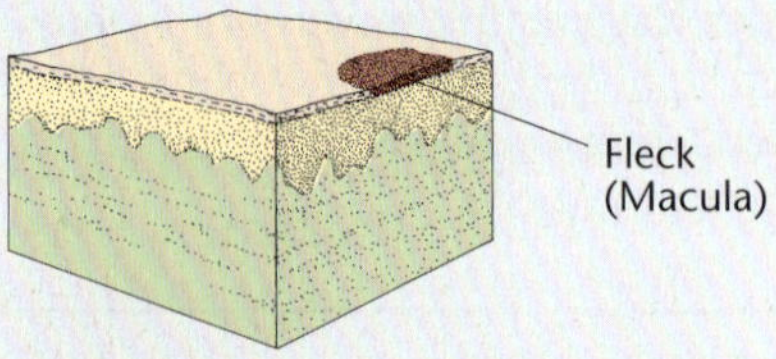

Der Fleck ist eine im Hautniveau liegende Farbänderung der Haut (z.B. Leberfleck).

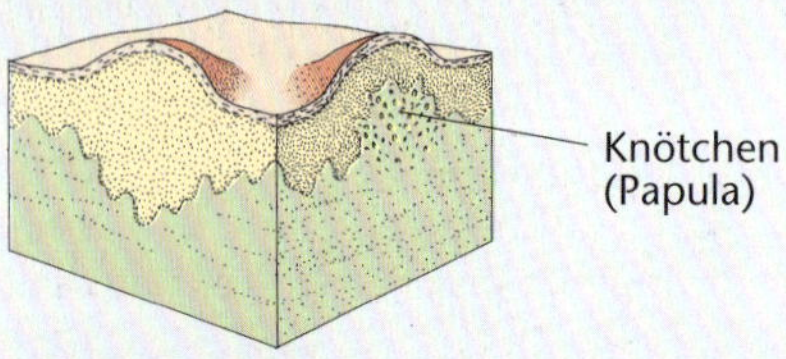

Beim Knötchen kommt es durch Verdickung der Ober- und/oder Lederhaut zu einer Vorwölbung der Haut

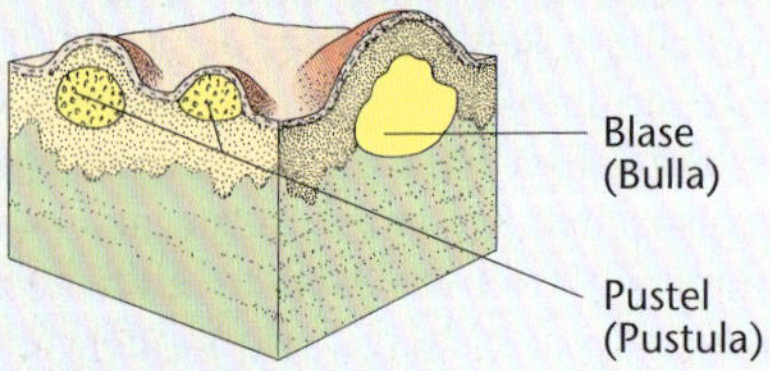

Die Blase ist ein mit Flüssigkeit gefüllter, erhabener Hohlraum.
Bei der *Pustel* handelt es sich um Eiterbläschen.

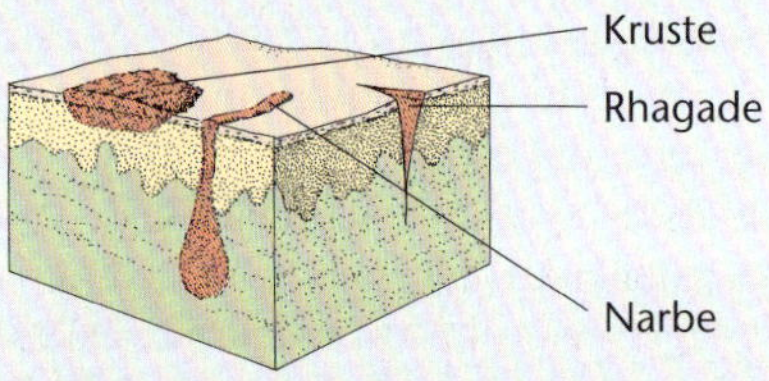

Kruste: auf der Hautoberfläche eingetrocknetes Sekret z.B. aus Wunde oder Pustel.

Eine *Narbe* ist eine bleibende Bindegewebsvermehrung nach einer Hautverletzung.

Als *Rhagade* bezeichnet man einen spaltförmigen Einriss der Haut infolge Überdehnung.

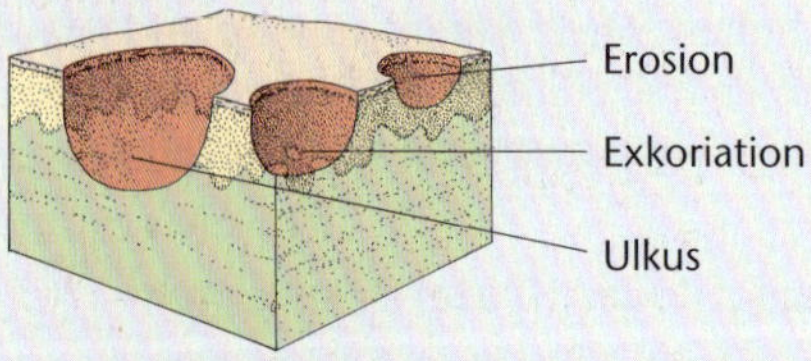

Erosionen sind oberflächliche Hautdefekte, die nur die Oberhaut betreffen.

Die *Exkoriation* geht bis in den oberen Anteil der Lederhaut.

Das *Ulkus* reicht noch tiefer in die Lederhaut (z.B. Dekubitus).

Abb. 8.6: Effloreszenzen.

(„Hautblüten") sind alle sicht- und tastbaren Hautveränderungen (☞ Abb. 8.6). Aussehen und Verteilung der Effloreszenzen sind für manche Hauterkrankungen so charakteristisch *(pathognomonisch)*, dass es ohne weitergehende Untersuchung möglich ist, eine Diagnose durch genaues Ansehen zu stellen („Blickdiagnose", z. B. bei Windpocken oder Gürtelrose).

Eine Systematik kann auch auf den anatomischen Strukturen der Haut basieren – Erkrankungen könnten von den verschiedenen Schichten der Kutis, vom Pigmentsystem der Haut, von den Anhangsgebilden Haare und Nägel, von den Talg- und Schweißdrüsen sowie den versorgenden Nerven und Gefäßen ausgehen.

Auch eine ursachenorientierte Einteilung ist möglich (z. B. „bakteriell bedingte Hauterkrankungen"). Und schließlich kann auch der Zeitverlauf (akut oder chronisch) in die Einteilung einfließen.

8.5.1 Dermatitis

Hautärzte verstehen unter einer **Dermatitis** eine akute, nicht-infektiöse, entzündliche Reaktion der Haut. Typische Befunde sind Rötung, Schwellung, Bläschenbildung, Nässen und Krustenbildung sowie starker Juckreiz.

Von der Ursache her unterscheidet man die **toxische Dermatitis** (☞ Abb. 8.7), die durch toxische (giftige, schädliche) Stoffe wie z. B. scharfe Putzmittel ausgelöst wird, und die **allergische Dermatitis** als Ausdruck einer allergischen Reaktion (☞ 14.7.1) auf Stoffe der Umwelt oder Nahrungsmittel. Sowohl die toxische als auch die allergische Dermatitis können in chronische Verlaufsformen übergehen. Hautärzte sprechen dann oft von **chronischen Ekzemen.**

8.5.2 Neurodermitis

5 % der Erwachsenen und 10 – 20 % der Kinder leiden unter einer **Neurodermitis** *(atopische Dermatitis, endogenes Ekzem)*, einer chronisch wiederkehrenden Entzündung der Haut mit Juckreiz, Rötung, Nässen, Schuppung und Krustenbildung (☞ Abb. 8.8).

Die Neurodermitis gehört zusammen mit dem Heuschnupfen und dem Asthma zum sog. **atopischen Formenkreis** (☞ 14.7.1), einem vielschichtigen Krankheitsbild, dessen Pathogenese noch immer nicht vollständig geklärt ist. Neben einer deutlichen genetisch bedingten Veranlagung für eine veränderte Immunantwort auf Allergene (erhöhte IgE-Antikörperbildung) spielen eine trockene Haut, vegetative Dysregulationen und psychische Belastungen eine Rolle.

Die Erkrankung beginnt häufig im Säuglingsalter mit Befall des Gesichtes, Kopfes und Streckseiten der Extremitäten. Später ist der symmetrische Befall der Gelenkbeugen, des Gesichts, des Halses, des Nackens und der Brust charakteristisch.

Lindernd wirken eine sorgfältige Hautpflege mit Basiscremes/-salben nach Verträglichkeit und Ölbädern, lokale Kortisonbehandlungen sowie Verzicht auf „juckreizverstärkende" Kleidung oder Lebensmittel (was jeder Betroffene selbst herausfinden muss; häufig sind es Kaffee, Tee, Schokolade, Nüsse und Tomaten). Auch eine Klimakur kann sinnvoll sein. Und rund zwei Drittel der betroffenen Kinder werden (ob mit oder ohne Therapie) bis zur Pubertät beschwerdearm oder -frei.

8.5.3 Psoriasis

Ca. 3 – 5 % der Bevölkerung leiden an einer Verhornungsstörung der Haut, der **Psoriasis** *(Schuppenflechte)*. Sie ist damit die häufigste

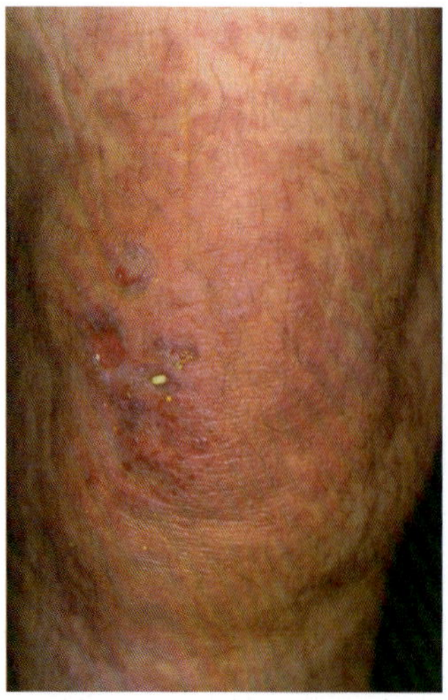

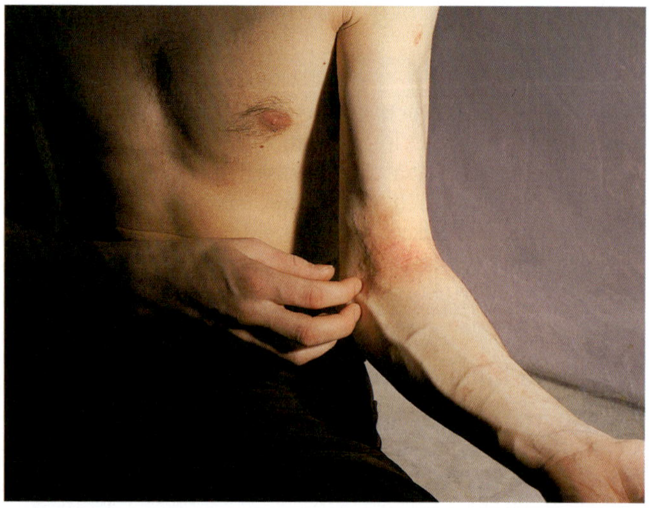

Abb. 8.7 (links): Toxisches Kontaktekzem am Knie. [M123]

Abb. 8.8 (rechts): Typischer Hautbefund bei mittelschwerer Neurodermitis. Bevorzugt in den Gelenkbeugen kommt es zu Rötungen und starkem Juckreiz mit nachfolgendem Kratzeffekt, Schuppung und Krustenbildung. Viele Neurodermitiker kratzen sich blutig auf. [K225]

Hauterkrankung. Die Psoriasis verläuft schubweise (chronisch-rezidivierend), wobei neue Schübe häufig durch Infektionen, Stress oder Medikamente ausgelöst werden.

Ursächlich zugrunde liegt eine „falsche" Überreaktion des Immunsystems (Autoimmunerkrankung ☞ 14.7.2). Durch die Verhornungsstörung kommt es vor allem an den Ellenbogen, den Knien und in der Kreuzbeinregion zu geröteter Haut mit silbrigen Schuppen (☞ Abb. 8.9), die zwar nicht schmerzen, aber oftmals jucken und entstellend wirken. Auch Nägel und Gelenke können mit erkranken.

Die Therapie ist langwierig und umfasst vor allem rückfettende Cremes und Bäder, hornauflösende Substanzen (z. B. Salizylsäure), Dithranol- und Kortisonsalbe, Teerpräparate sowie spezielle Kombinationen aus Cremes und UV-Bestrahlungen *(PUVA-Behandlung).*

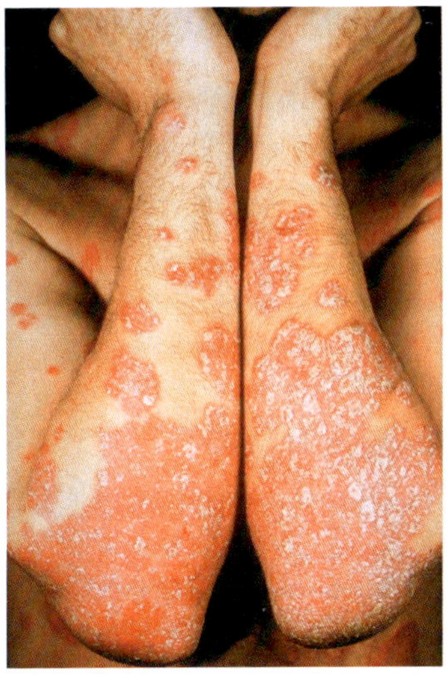

Abb. 8.9: Schwere Form der Schuppenflechte (Psoriasis) mit typischem Verteilungsmuster an den Streckseiten der Extremitäten. Die Schuppenflechte ist nicht ansteckend, kann aber bei starker Ausprägung trotzdem die zwischenmenschlichen Kontakte belasten. [U136]

8.5.4 Bakterielle Hautinfektionen

Auf jeder gesunden Haut leben unzählige Bakterien ohne Krankheitswert. Hautrisse und/oder Abwehrschwäche können aber dazu führen, dass sich eine bakterielle Hautinfektion **(Pyodermie)** entwickelt. Typische bakterielle Hautinfektionen sind:

- Das **Erysipel** *(Wundrose):* eine häufig von einem kleinen Hautriss (z. B. in den Zehenzwischenräumen oder im Gesicht) ausgehende, sich flächenhaft ausbreitende Hautinfektion durch Streptokokken (☞ 14.9.2). Sie lässt sich durch frühzeitige hochdosierte Antibiotikagabe gut behandeln
- Die **Phlegmone:** eine flächige, sich in Gewebsspalten ausbreitende Entzündung durch Staphylokokken oder Streptokokken. Ein Beispiel ist die gefährliche Fingerphlegmone, die sich nach Fingerverletzungen entlang einer Sehnenscheide ausbreitet
- **Impetigo** (*Eiter-, Pustelflechte* ☞ Abb. 8.10): Vor allem bei Kindern auftretende eitrige Hautinfektion, hervorgerufen durch Staphylo- und Streptokokken. Meist im Gesicht und am Kopf auf dem Boden einer vorbestehenden Hauterkrankung (Ekzem, Mundwinkelrisse). Durch Berühren (Kratzen) mit den Fingern kann die Infektion sowohl auf andere Körperteile als auch auf andere Personen übertragen werden.

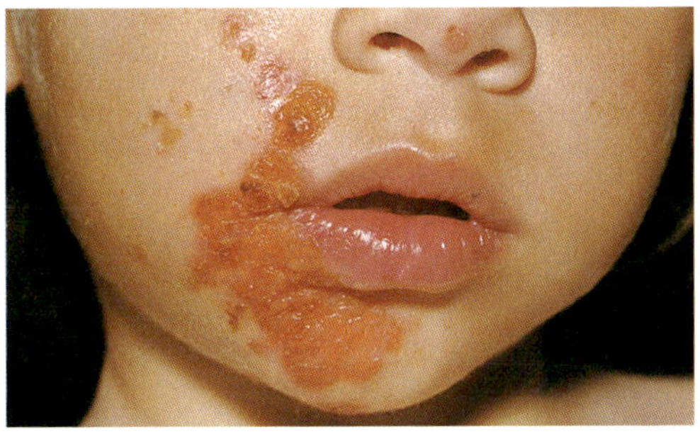

Abb. 8.10: Kind mit schwerer Impetigo im Gesicht. Diese bakterielle Infektion ist oft Folge ungenügender Hautpflege. Sie lässt sich durch Antibiotika-Salben meist rasch beseitigen. [E179-170]

- Die **Follikulitis:** eine meist durch Staphylokokken bedingte Entzündung der Haarfollikel. Breitet sich die Entzündung im Gewebe weiter aus, so kann sich daraus ein Furunkel oder ein Abszess (abgekapselte Eitereinschmelzung ☞ Abb. 8.11 und 5.5.6) entwickeln.

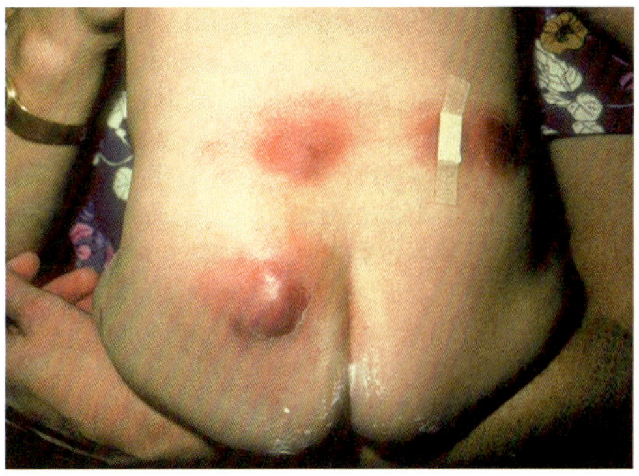

Abb. 8.11: Schwere Furunkulose bei einem Kind. Unten links hat sich eine abgekapselte Eitereinschmelzung (Abszess) gebildet, die chirurgisch geöffnet werden muss. Solch eine Eröffnung (Inzision) ist beim Abzess oben rechts (mit Pflaster) bereits geschehen. [M123]

Auch bei *Mitessern* und *Akne* spielen Bakterien eine Rolle, alleinige Ursache sind sie aber nicht: Wenn Talgdrüsenausgänge verstopfen und der Talg sich anstaut, entstehen **Mitesser** *(Komedonen).* Ihre schwarze Farbe entsteht durch den Farbstoff Melanin und oxidierte Fettanteile und hat nichts mit Schmutz zu tun. Da der Talg ein guter Nährboden für Bakterien ist, können sich die Mitesser entzünden und daraus Knötchen (Papeln ☞ Abb. 8.12) und Pusteln („Pickel") entstehen. Als Verursacher dafür werden unter anderem die Bakterien *Propionibacterium acnes* und *Staphylococcus epidermis* angesehen, die häufig in den Ausführungsgängen der Talgdrüsen gefunden werden.

Bei **Akne** liegen viele, zum Teil entzündete, Mitesser vor. Betroffen sind vor allem die talgdrüsenreichen Bezirke wie Gesicht, Nacken, Brust und Rücken. Ursache ist eine übermäßige Talgproduktion *(Seborrhoe),* verbunden mit einer verstärkten Verhornung der Epidermis und dadurch bedingten Abflussstörung des Talgs. In der Pubertät nimmt die Talgproduktion vorübergehend zu. Aus diesem Grunde neigen Jugendliche besonders zu Pickeln.

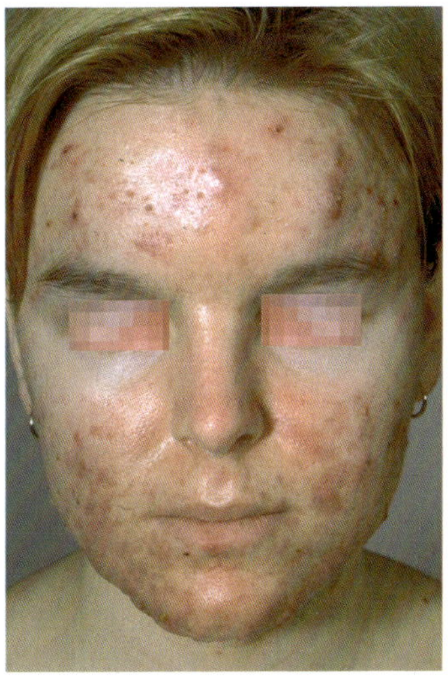

Abb. 8.12: Junge Frau mit Gesichtsakne. Hierbei handelt es sich um die schwerste Form, die *Acne conglobata,* mit großen entzündlichen Knoten und Abszessen, die oft tiefe Narben hinterlassen. [T096]

8.5.5 Pilzinfektionen der Haut (Dermatomykosen)

Pilze sind häufig „Gäste" auf unserer Haut und führen, wenn sie gute Wachstumsbedingungen finden, zu oberflächlichen Infektionen, den **Dermatomykosen.** Neben feuchter Wärme bevorzugen Pilze einen Ort oder Wirt mit herabgesetzter Resistenz, weshalb besonders abwehrgeschwächte Patienten, z. B. Diabetiker, und andere chronisch Kranke betroffen sind.

Typischerweise bemerkt der Patient einen zunehmenden Juckreiz; die betroffenen Hautabschnitte zeigen meist scharf begrenzte, rötliche, schuppende Herde mit betontem Randwall und zentraler Abblassung. Die Schuppen können zur Diagnose des Pilzbefalls verwendet werden. Dermatomykosen sind durch mehrwöchige äußerliche Therapie mit Antimykotika (z. B. *Clotrimazol,* etwa in Canesten®) gut behandelbar, neigen jedoch zum wiederholten Auftreten.

Grundsätzlich sind zwei Pilzarten die Hauptverantwortlichen für die meisten Dermatomykosen: die **Fadenpilze** und die **Sprosspilze,** auch *Hefen* genannt (Übersicht ☞ 14.12).

Die häufigste Infektion der Haut ist der Pilzbefall der Zehenzwischenräume mit *Fadenpilzen.* Etwa die Hälfte der Erwachsenenbevölkerung ist davon betroffen („Fußpilz").

Geschlossenes Schuhwerk und Schweißbildung (Turnschuhe) fördern das Wachstum der Pilze, die leicht beispielsweise über feuchte Roste in Schwimm- oder Sportanlagen „eingefangen" werden können. Aber auch alle anderen „feuchten Kammern" des Körpers werden leicht von Pilzen befallen, so z. B.:

- Die Leisten (Hodensack, weibliches äußeres Genitale und Innenseite der Oberschenkel)
- Die Hautfalten unter der weiblichen Brust
- Die Beugefalten.

Auch Finger- und Fußnägel können sich mit Pilzen infizieren (*Nagelmykose* ☞ Abb. 8.13).

Die *Sprosspilze* (Hefen) bilden die zweitwichtigste Erregergruppe von Dermatomykosen. Hefen wie Candida albicans sind häufige Verursacher der *Windeldermatitis;* der warme, feuchte, von einer Kunststoffwindel umschlossene Pobereich des Babys bildet eine ideale Brutstätte. Aber auch bei Erwachsenen gedeihen Sprosspilze, vor allem in Hautfalten wie Achselhöhlen, Analfalte und Leiste (*Intertrigo* lat. Wundreiben).

8

8.5.6 Virusinfektionen der Haut

Viren besetzen häufig Hautzellen als ihren Lebensraum und verursachen so je nach Virustyp unterschiedliche Krankheitsbilder: Herpesinfektionen (☞ 14.10.1), Gürtelrose (☞ 14.10.1) und viele Kinderkrankheiten wie z. B. Windpocken (☞ Abb. 14.27) sind viraler Genese.

Auch **Warzen** *(Verrucae)* werden durch ein Virus, das *Papilloma-Virus,* verursacht. Man unterscheidet je nach Lokalisation und Virustyp unterschiedliche Formen:

- **Flachwarzen** *(Verrucae planae juveniles)* treten häufig bei Kindern auf, sind leicht gerötet und von einer dünnen Hornschicht bedeckt. Sie treten fast immer in Gruppen auf, meist im Gesicht oder an den Händen
- **„Gemeine" Warzen** *(Verrucae vulgares)* sind harte Hautauswüchse mit zerklüfteter Oberfläche und befallen vor allem Hände und Füße
- **Feigwarzen** *(Condylomata acuminata)* treten in der After- bzw. Geschlechtsgegend auf, wo sie durch Feuchtigkeit und kleine Hautrisse ideale Wachstumsbedingungen finden. Sie werden durch Geschlechtsverkehr übertragen

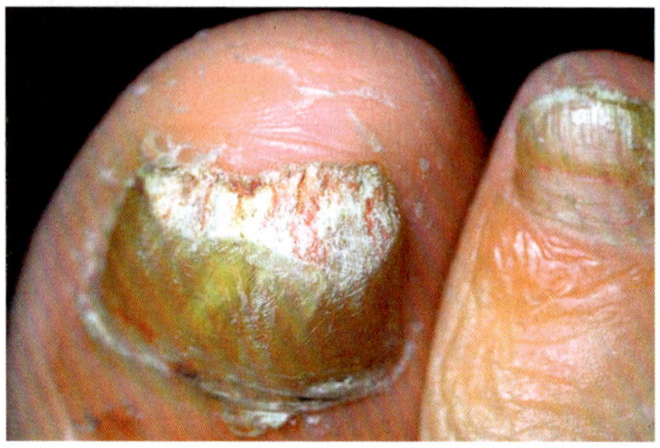

Abb. 8.13: Nagelmykose der Zehennägel. [T122]

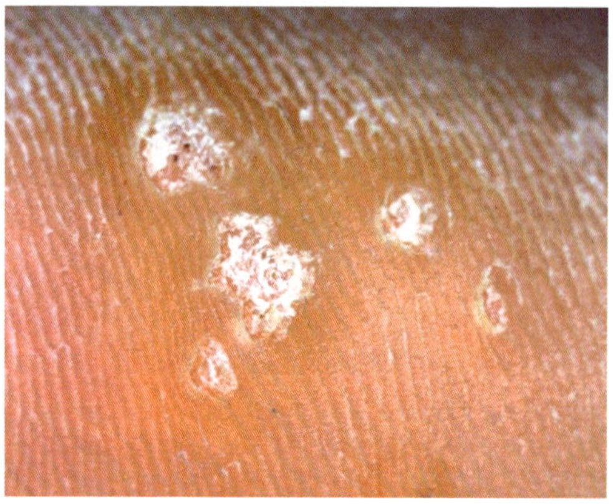

Abb. 8.14: Plantarwarzen der Fußsohle. Solche Warzen sind nach außen meist flach und unterbrechen optisch die Fußsohlenfurchung. [M123]

- **Plantarwarzen** *(Verrucae plantares)* finden sich auf der Fußsohle. Sie können wie ein Dorn in die Tiefe wachsen und erheblich schmerzen. Häufig treten sie bei Schulkindern auf, die sich z. B. im Schwimmbad angesteckt haben (☞ Abb. 8.14).

8.5.7 Krankhafter Haarausfall

Durch Erkrankungen, Medikamente, Bestrahlungen, psychischen Stress, höheres Lebensalter, hormonelle und genetische Einflüsse kann es zum *verstärkten Haarausfall* **(Effluvium)** und im Extremfall zur *Glatzenbildung* **(Alopezie)** kommen. Zugrunde liegen z. B. eine Zerstörung oder Degeneration des Haarschaftes oder Veränderungen im Haarzyklus (beispielsweise *in* der Schwangerschaft Verlängerung der Ruhephase mit scheinbar größerem Haarausfall *nach* der Schwangerschaft). Medikamente zur Tumorbekämpfung (*Zytostatika* ☞ 5.7.6.) führen sehr häufig zu einer vorübergehenden totalen Alopezie, was von den Betroffenen als sehr belastend erlebt wird.

Fast physiologisch ist die **chronische androgenetische Alopezie,** die bei ca. 45 % der Männer auftritt. Sie beginnt im Schläfenbereich mit sog. *Geheimratsecken* und kann bis zum völligen Haarverlust fortschreiten. Der Haarausfall wird durch das männliche Sexualhormon *Testosteron* (☞ 21.1.3) und eine genetisch bedingte Veranlagung beeinflusst. Bei der Frau kommt diese Form der Alopezie auch vor, wenn auch viel seltener. Man unterscheidet zwei Formen, den männlichen Typ mit Geheimratsecken und den weiblichen Typ mit diffusem Haarausfall im Scheitelbereich.

Die Therapiemöglichkeiten des Haarausfalls sind sehr begrenzt.

8.5.8 Bösartige Hauttumoren

Häufigster bösartiger Hauttumor ist das **Basaliom,** das von der Basalzellschicht (☞ 8.2.1) ausgeht. Es setzt zwar keine Metastasen und wird daher auch als **semimaligne** bezeichnet, kann aber unbehandelt zu erheblichen Gewebezerstörungen führen. Am zweithäufigsten ist das *Plattenepithel-* oder **spinozelluläre Karzinom,** das sich von Zellen der Stachelzellschicht ableitet und meist erst spät Metastasen bildet.

Der klinisch bösartigste Hauttumor ist das **maligne Melanom.** Er besteht aus entarteten Melanozyten, metastasiert verhältnismäßig rasch und ist dann oft nicht heilbar. Folgende vier Kriterien helfen, das Melanom vom harmlosen Leberfleck zu unterscheiden **(ABCD-Regel):**

- *Asymmetrie:* unregelmäßige, nicht runde Form
- *Begrenzung:* ausgefranste, unscharfe Ränder
- *Color (Farbe):* ungleichmäßig, verschiedenfarbig, fleckig
- *Durchmesser:* 5 mm oder mehr.

Für die Entstehung aller genannten bösartigen Hauttumoren ursächlich ganz wesentlich ist eine übermäßige Sonnenexposition.

8.5.9 Dekubitus

Durch länger dauernde Druckeinwirkung auf die Haut drohen über eine Kompression der hautversorgenden Gefäße Durchblutungsstörungen. Folge ist eine Mangelversorgung der Haut mit Sauerstoff, die zunächst zu einer Rötung führt. Später stirbt die Haut ab, und es bilden sich Hautdefekte, die bis auf Muskeln und Knochen hinunterreichen können **(Dekubitus).**

Dekubitusprophylaxe

Zur Vorbeugung eines Dekubitus lagern die Pflegenden jeden bettlägerigen Patienten regelmäßig um. Die Lagerungsintervalle sind für jeden Patienten individuell zu bestimmen. Wichtig sind außerdem gründliche Körperpflege, regelmäßige Begutachtung der Haut, druckreduzierende Lagerung, beispielsweise auf Spezialmatratzen, und durchblutungsfördernde Maßnahmen, vor allem Physiotherapie.

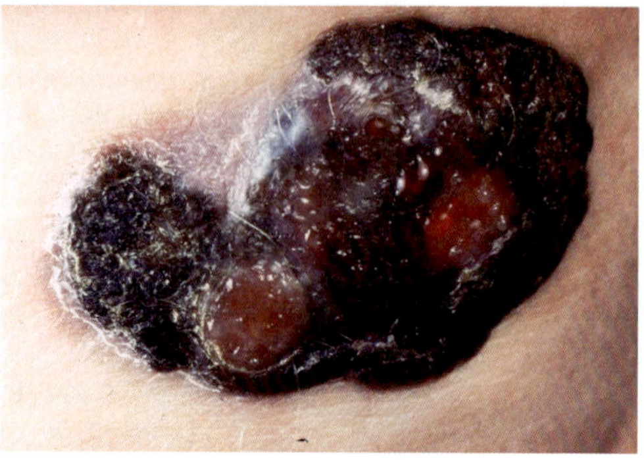

Abb. 8.15: Malignes Melanom. Typisch sind die unregelmäßigen Randkonturen und die ungleichen Pigmentverteilungen sowie die (mehrfachen) Blutungen. [M123]

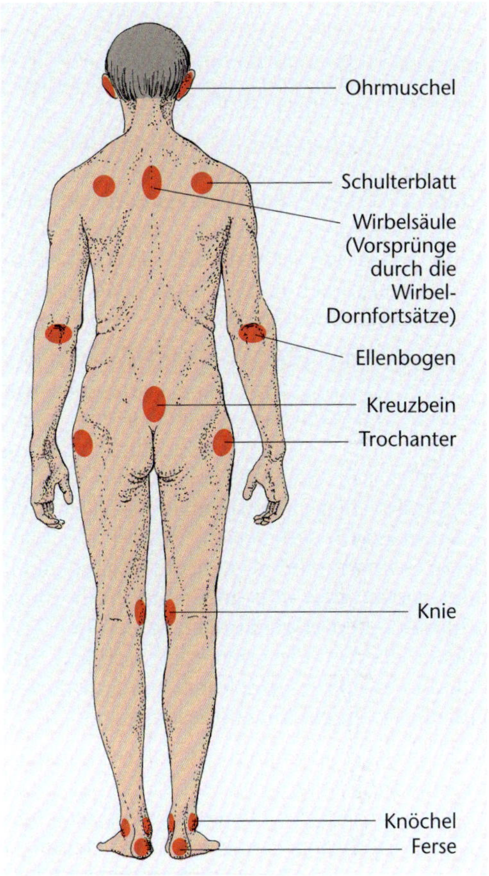

Abb. 8.16: Die eingefärbten Körperregionen sind besonders vom Dekubitus bedroht.

Dekubitusgefährdet sind vor allem bettlägerige Patienten. Besonders betroffen sind die Körperregionen, an denen die Haut dem Knochen beim Liegen direkt aufliegt, beispielsweise Kreuzbein, Ferse und Knöchel (Abb. 8.16).

8.6 Therapieprinzipien bei Hauterkrankungen

Hauterkrankungen werden durch zwei unterschiedliche Ansätze behandelt; durch systemische Therapie (von innen) oder Lokaltherapie (von außen).

Systemische Therapie. Medikamente werden dem Körper in Form von Tabletten oder Spritzen zugeführt, um so ausreichende Wirkspiegel im Blut zu erzielen. Über das Blut erreichen sie dann die erkrankte Haut, allerdings auch andere Organe, was zu erheblichen Nebenwirkungen führen kann.

Lokaltherapie. Durch äußere (externe) Anwendung von Medikamenten (**Lokaltherapeutika** oder *Externa* genannt) wird gegenüber der systemischen Gabe meist eine höhere Wirkstoffkonzentration am Erkrankungsherd bei gleichzeitig geringerer Nebenwirkungsrate am übrigen Körper erreicht. Voraussetzung ist allerdings, dass die Medikamente in die erkrankte Haut eindringen können.

Lokaltherapeutika bestehen meist aus drei Anteilen: dem *Grundstoff,* dem *Wirkstoff* (eigentliches Medikament) und *Zusatzstoffen* (z. B. Konservierungsmittel).

Grundstoffe

Der **Grundstoff** dient als Träger und Verdünnungssubstanz für das Medikament. Seine Zusammensetzung hat einen entscheidenden Einfluss auf die Eindringtiefe und damit die Wirksamkeit. Außerdem pflegt der Grundstoff die Haut und ist speziell auf die individuelle Hautbeschaffenheit abgestimmt:

- *Fettige Grundstoffe,* z. B. Vaseline, glätten in Form einer **Fettsalbe** raue, spröde Haut und sind zur Behandlung von schuppenden Hauterkrankungen und zum Einbringen von tiefenwirksamen Substanzen sinnvoll. Allerdings behindern sie die Verdunstung und Wärmeabgabe der Haut, ein Anstau von Schweiß und Sekreten ist möglich
- *Flüssige Grundstoffe,* z. B. Wasser oder Alkohol, haben eine kühlende, entzündungshemmende, juckreizmindernde Wirkung und ermöglichen eine gleichmäßige Verteilung der Wirkstoffe auf der Haut. Flüssige Grundstoffe trocknen aber bei häufigem Gebrauch die Haut stark aus. Bei wässrigem Grundstoff spricht man von einer **Lösung,** bei alkoholischem von einer **Tinktur**
- *Feste Grundstoffe,* z. B. Zinkoxid oder Talkum, saugen als **Puder** Sekrete von der Hautoberfläche auf und wirken dadurch austrocknend. Ungeeignet sind Puder bei sehr trockener Haut und bei stark nässenden Hauterkrankungen, weil die Puderteilchen mit Schweiß und Sekret Klumpen bilden, die dann die Haut zusätzlich reizen.

Um eine an den Hauttyp optimal angepasste Salbengrundlage zu erhalten, werden die Grundstoffe häufig kombiniert:

- Eine **Schüttelmixtur** *(Lotio)* ist eine Mischung aus Puder mit Flüssigkeit. Nach dem Auftragen verdunstet der flüssige Anteil, während der Puder auf der Haut haften bleibt. Die Wirkung der Schüttelmixtur entspricht also in etwa der des Puders, hat aber den Vorteil der gleichmäßigeren Verteilung
- Die **Paste** ist ein Gemisch aus Puder und fettigem Grundstoff. Je nach relativem Puderanteil gibt es harte Pasten, die stark austrocknend wirken, und weiche, mehr fettende Pasten (z. B. „weiche Zinkpaste"), die die Haut abdecken, schützen und pflegen
- **Lotion, Creme** und **Salbe** sind Mischungen aus festen und flüssigen Wirkstoffen, wobei die Lotion den höchsten Wasseranteil und die Salbe den höchsten Fettanteil besitzt. Die Creme nimmt eine Mittelstellung ein. Je höher der Flüssigkeitsanteil ist, desto stärker wirkt der Grundstoff austrocknend. So empfiehlt es sich, bei trockener Haut eher eine Creme oder Salbe, bei fettiger Haut dagegen eine Lotion einzusetzen.

Wirkstoffe

Wirkstoffe werden je nach Hauterkrankung den Grundstoffen zugesetzt. Die wichtigsten Wirkstoffe sind *Glukokortikoide* zur Unterdrückung unerwünschter Immunreaktionen (☞ 14.7.3), *Antibiotika* bei bakteriellen Infektionen, *Antimykotika* bei Pilzinfektionen, *Virostatika* bei viralen Infektionen, *Antipruriginosa* (juckreizstillende Medikamente) bei Juckreiz und *Keratolytika* (Hornhautlöser) gegen übermäßige Hornhautbildung.

Zusatzstoffe

Zusatzstoffe sind Hilfsstoffe, die als *Emulgatoren* die Vermischung (Emulgation) der fetten und flüssigen Grundstoffanteile verbessern oder als *Konservierungsstoffe* die Haltbarkeit insbesondere von fettigen Grundstoffen erhöhen. *Geruchsstoffe,* z. B. Parfüm, sorgen für einen angenehmen Geruch des Präparates. *Stabilisatoren* halten die Substanzen dauerhaft zusammen.

Viele Patienten reagieren allergisch auf Lokaltherapeutika, wobei sich dies sowohl gegen den Grundstoff als auch die Wirkstoffe oder Zusatzstoffe richten kann. Deswegen ist es in vielen Fällen sinnvoll, ein Lokaltherapeutikum durch den Apotheker nach individueller Rezeptur des Dermatologen anfertigen zu lassen. Diese Präparate enthalten normalerweise keine oder wenigstens genau bekannte Zusatzstoffe.

Literatur und Kontaktadressen

🕮 Literatur

Beckmann, I.-A.: Die blauen Ratgeber 5. Hautkrebs. Deutsche Krebshilfe, Bonn 2005

Frohn, B.: Wirksame Hilfe bei Hautinfektionen. Droemer/Knaur, München 2005.

Forschung gegen Falten, Jugend aus der Tube, Der Natur auf der Spur, Pflichtenheft für Haut und Haar. Alle in: Spektrum der Wissenschaft 02/2005. S. 82 – 91. Spektrum der Wissenschaft Verlagsgesellschaft, Heidelberg 2005

Rassner, G.: Dermatologie, Lehrbuch und Atlas. 7. Auflage, Urban & Fischer Verlag, München – Jena 2002

Tilgen, W.:, Dill-Müller, D., Koch, P.: Empfehlungen zur Patienteninformation Dermatologie. Steinkopff, Darmstadt 2005

✉ Kontaktadressen

Deutscher Psoriasis Bund e.V., Seewartenstr. 10, 20459 Hamburg, Tel.: 040/2233990, www.psoriasis-bund.de

Nävus-Netzwerk der deutschsprachigen Dermatologen, Hautklinik am UKSH Lübeck, Ratzeburger Allee 160, 23538 Lübeck, Tel.: 0451/5002513, www.naevus-netwerk.de

Verein zur Bekämpfung des Hautkrebses e.V., Universitätshautklinik Tübingen, Liebermeisterstr. 20, 72076 Tübingen, www.hautkrebs.de

8

8.7 Gesundheit und Lebensstil: Die Haut – Sonne: Erst rot, dann braun – dann krank

Ein deutsches Sprichwort sagt: „Wo die Sonne scheint, kommt der Arzt nicht hin." Das stimmt und stimmt nicht. Ohne Sonne kann das lebenswichtige Vitamin D im Körper nicht aufgebaut werden. Sonnenlicht steigert unser Wohlbefinden und hilft gegen Depressionen. Aber: Für die Vitamin-D-Synthese reichen bereits drei 15-minütige Spaziergänge pro Woche, und das nicht einmal bei Sonnenschein. Und was Sonnenlicht gegen Depressionen betrifft, so liegt die Betonung auf „Licht" und nicht auf „Sonne". Die Gesundheit hält sich auch ohne Sonnenbäder fit.

Gesunde Bräune?

Doch nicht aus gesundheitlichen Gründen rösten sich jedes Jahr Millionen Menschen in der Sonne bis zum Sonnenbrand. Braun zu sein ist ein Schönheitsideal. Eins, das immer mehr Menschen in unseren Breitengraden teuer bezahlen. Bei einem Sonnenbrand – einer Verbrennung ersten Grades – werden die oberen Hautschichten geschädigt.

Sonnenstrahlen enthalten neben 52 % sichtbarem Licht und ca. 44 % Infrarotstrahlen ca. 4 % ultraviolette Strahlen, die je nach Wellenlänge in UVA, UVB oder UVC unterteilt werden. Sie setzen der Haut arg zu. Wenn jemand in der Sonne brutzelt, verbrennt UVB die obersten Hautschichten, die kurz danach abgestoßen werden. Die Haut schält sich – alles Grillen war umsonst.

Selbst wer der Haut genügend Zeit gibt, damit sie sich an die UV-Strahlung anpassen kann, tut ihr nichts Gutes. Zwar können die Melanozyten (☞ 8.2.1) ausreichend Pigmente und die ersehnte braune Hautfarbe bilden. Eine „gesunde" Bräune ist das aber nicht, denn die Bräunung und eine gleichzeitige Verdickung der Hornhaut sind der Versuch der Haut, sich vor den UV-Strahlen zu schützen. Man kann also getrost sagen: Jede Bräunung ist ein Zeichen dafür, dass die Haut angegriffen ist.

Die Haut vergisst nicht

Ob sich das Sonnenbräunen aus kosmetischer Sicht lohnt, ist zweifelhaft: Insbesondere unter den UVA-Strahlen leidet das Kollagen (☞ 4.3.2), das für Straffheit und Jugendlichkeit sorgt. Die braune Schönheit altert vorzeitig und kriegt ein Knittergesicht.

Es kann aber noch schlimmer kommen: Die Erbsubstanz der Hautzellen kann durch die UV-Strahlung geschädigt werden. Geschädigte Zellen sterben im günstigeren Fall ab. Sie können sich jedoch auch weiter teilen und zu Hauttumoren führen. Kinder und Jugendliche sind besonders gefährdet: Zum einen ist ihre Haut bei Sport und Spielen im Freien besonders intensiv dem UV-Licht ausgesetzt. Zum anderen gehen Dermatologen davon aus, dass viele der später zu Hauttumoren führenden Erbgutschädigungen in Kindheit und Jugend erworben werden.

Der bösartigste Hauttumor ist das dunkle **maligne Melanom.** Nach heutigen Kenntnissen sind es die kurzzeitigen, exzessiven Sonneneinstrahlungen des Urlaubs im Süden, die das Risiko für diesen gefährlichen Hautkrebs erhöhen, während es bei dem **Basalzell-** und dem **spinozellulären Karzinom** wohl eher die UV-Lebenszeitdosis ist. Quintessenz: Die Haut „vergisst" nicht!

Raus aus der Sonne!

Zurzeit liegt die Hautkrebshäufigkeit in Mitteleuropa bei 1 % – Tendenz steigend: Mit einer jährlichen Zunahme von ca. 7 % ist er die Krebsform mit dem höchsten Anstieg überhaupt!

Schon jetzt heißt es deshalb für die meisten Menschen in unseren Breitengraden: Möglichst schnell raus aus der Sonne! Ungefähr 78 % von uns haben nämlich den so genannten Hauttyp III (Mischtyp). Die Stiftung Warentest hat ausgerechnet, dass ein Mensch mit diesem Hauttyp an einem sonnigen Junitag in Mitteleuropa ungeschützt nur 20 Minuten in der Sonne bleiben darf, ohne Schäden zu riskieren. Noch kürzere Zeiten gelten am Meer oder im Hochgebirge: Wasser, Sand und Schnee reflektieren die UV-Strahlen und vervielfachen damit ihre Intensität.

Hinzu kommt, dass durch das Ozonloch immer mehr ungefilterte Strahlen zur Erde gelangen. Man rechnet bei den UVB-Strahlen mit einer Zunahme von 5 % pro 10 Jahre. Die „erlaubten" Zeiten werden also in Zukunft (noch) kürzer werden!

Sonnentipps für Sommer und Winter

- Zwischen 11 und 15 Uhr Schatten suchen
- An die 3 „H", Hut, Hemd, Hosen (geeignete Bekleidung) und Sonnenbrille (im Gebirge mit Seitenschutz) denken
- Hauttyp berücksichtigen und immer Sonnenschutz mit hohem Lichtschutzfaktor (mind. 15) verwenden. In den Bergen auch bei Nebel und Wolken
- Im Schnee oder Gebirge für Lippen, Nase, Ohren oder empfindliche Haut Sunblocker verwenden

Solarium: keine gesunde Alternative

Die Deutschen liegen im künstlichen Sonnenbaden ganz vorne. Typischerweise sind es hellhäutige Personen (Hauttyp I und II), die sich dort bräunen lassen. Besonders beängstigend: Schätzungsweise 20 % der deutschen Teenager gehen regelmäßig ins Solarium! So wundert es nicht, dass die Hautkrebspatienten immer jünger werden. Zwar kommen vor allem UVA-Strahlen aus der Röhre, während UVB weit gehend herausgefiltert wird. Aber die UVA-Dosis ist auf der Sonnenbank bis zu 10-mal höher als im Freien und der geringere Anteil an UVB-Strahlen wird meistens durch eine viel zu hohe Bestrahlungsdosis zunichte gemacht. Und selbst, wenn dies nicht der Fall ist: Nach neueren Erkenntnissen fördern auch UVA-Strahlen die Hautkrebsentstehung!

Da es für Betreiber von Solarien wenig Vorschriften gibt, die Geräteparks kaum überprüft werden und sich das Personal selten durch Kompetenz hervortut, ist größte Zurückhaltung angezeigt. Gänzlich tabu sein sollten Solarien für Minderjährige, Menschen mit dem Hauttyp I, Sommersprossen, vielen Muttermale, häufigen Sonnenbränden in der Vergangenheit oder Verwandten mit einem Melanom. Menschen mit Hauterkrankungen sollten den Arzt fragen, ebenso Personen, die Medikamente einnehmen, da es sog. fotoaktive Substanzen gibt, die sich nicht mit Sonne „vertragen".

Und wenn's schon sein muss, sollte zur Risikominimierung gelten:

- Kein ganzjähriges Dauerbräunen, zwischen den Bestrahlungen eine Woche pausieren
- Am Tag des künstlichen Sonnenbadens keine Cremes, Sprays, Parfüms verwenden; sämtliche Kosmetika von der Haut entfernen
- Kein Sonnenschutzmittel verwenden, aber die UV-undurchlässige Schutzbrille aufsetzen
- Auf kompetentes Personal, geeignete Geräte und Strahlendosierung achten; individuelle Bestrahlungszeit korrekt einstellen.

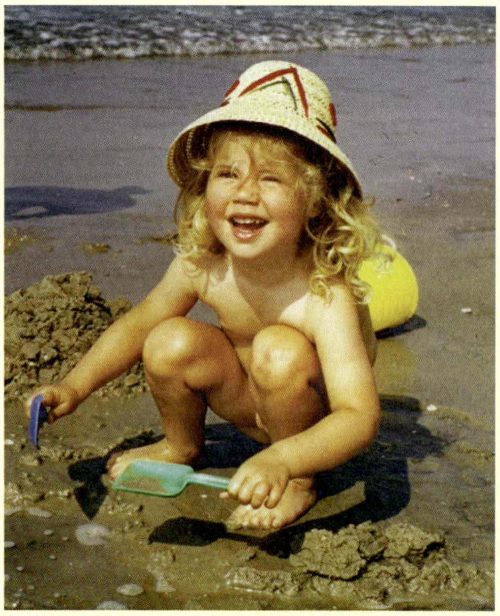

Abb. 8.17: Babys sollten nie und Kleinkinder nur für kurze Zeit an der Sonne sein. Hut und Sunblocker sind ein Muss. [O200]

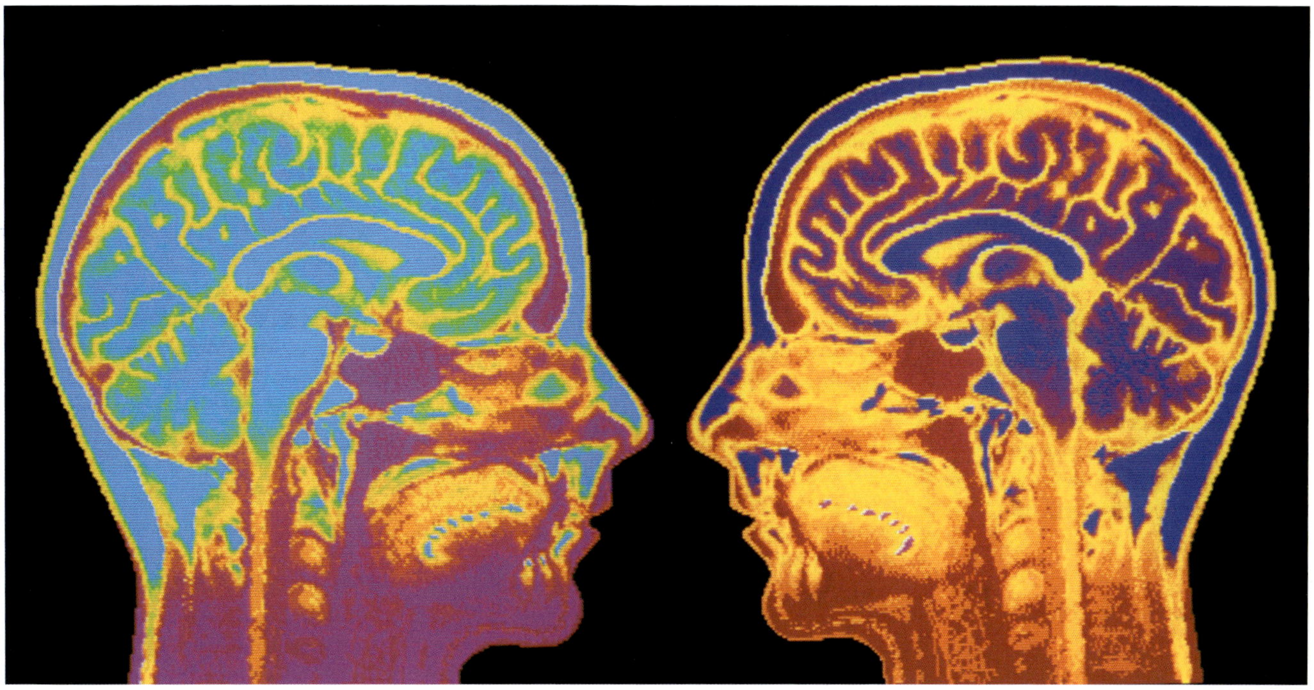

9

9 Das Nervensystem

Die Gesamtheit der Nervengewebe des Menschen wird als **Nervensystem** bezeichnet. Das Nervensystem dient der Erfassung, Verarbeitung, Speicherung und Aussendung von *Informationen.* In Zusammenarbeit mit dem Hormonsystem werden dadurch die Leistungen aller Organsysteme gesteuert und der Gesamtorganismus den sich ständig ändernden Anforderungen der Außenwelt angepasst.

Mit spezialisierten Messfühlern *(Rezeptoren, Sensoren)* nimmt das Nervensystem Veränderungen im Bereich des Körpers und in der Außenwelt auf; es übermittelt sie über **afferente** (hinführende) **Nervenfasern** an übergeordnete Zentren, verarbeitet sie dort und antwortet über **efferente** (wegführende) **Nervenfasern** mit entsprechenden Reaktionen. Grundelemente dieser Informationsübertragung und -verarbeitung sind die *Nervenzellen* oder **Neurone.**

Besonderheiten des menschlichen Nervensystems ☞ *9.8.1*
Details zu Nervenzellen und Nervengewebe ☞ *4.5*

9.1 Die Funktion des Neurons

9.1.1 Das Grundelement der Informationsverarbeitung

Die Fähigkeit von Neuronen, Informationen in Form von elektrischen Signalen aufzunehmen, zu verarbeiten und weiterzuleiten, beruht auf elektrischen und biochemischen Vorgängen. An jedem Neuron gibt es eine Empfangs- oder *Eingangsseite* und eine Sende- oder *Ausgangsseite.*

Die Eingangsseite wird entweder durch Dendriten repräsentiert oder durch afferente Nervenfasern, die z.B. von den peripheren Hautrezeptoren bzw. -sensoren kommen und über pseudounipolare Nervenzellen (☞ 4.5.1) mit Gehirn oder Rückenmark in Kontakt treten.

Die elektrischen Signale auf der Eingangsseite eines jeden Neurons ändern sich in Abhängigkeit davon, welchen Einfluss andere Nervenzellen über spezielle Kontaktstellen, die **Synapsen** (☞ 4.5.1 und 9.2.1) dort ausüben. Die Synapsen beeinflussen das **elektrische Potenzial** des Neurons, das ist die elektrische Spannung, die man zwischen dem Inneren der Nervenzelle und einem geerdeten Punkt außerhalb der Zelle messen kann; in der Neurophysiologie auch **Membranpotenzial** genannt. Das Membranpotenzial kann fein abgestuft verschiedene Werte annehmen, so wie der Wasserstand eines Sees. Die Höhe (Amplitude) dieses Potenzials verändert sich dabei entsprechend der Anzahl und Stärke der über die Synapsen einlaufenden Impulse, hängt also ab vom Informationszufluss durch andere Zellen. Diese „Übersetzung" einer Reizstärke in eine ganz bestimmte Potenzialhöhe wird **Amplitudenmodulation** genannt.

Wenn das Potenzial am Zellkörper eine bestimmte Schwelle überschreitet („das Wasser des Sees über die Ufer tritt"), dann wird am Axonhügel (also an der Ausgangsseite des Neurons) *schlagartig* ein **Aktionspotenzial** ausgelöst. Aktionspotenziale entstehen nach dem *Alles-oder-Nichts-Prinzip* und sind mit kurzen, elektrischen Impulsen vergleichbar. Die Information auf der Ausgangsseite des Neurons hat deswegen viele Ähnlichkeiten mit der digitalen Technik, wie sie in Computern Anwendung findet. Auch dort gibt es nur zwei Schaltzustände (ein oder aus = alles oder nichts). Entsprechend der Höhe der Reizstärke an der Eingangsseite entsteht an der Ausgangsseite des Neurons eine bestimmte Anzahl von Aktionspotenzialen, d.h. die Stärke des Reizes wird, sofern sie die Schwellenreizstärke übersteigt, durch die aufnehmende Nervenzelle in eine bestimmte Aktionspotenzialfrequenz übersetzt, man spricht von **Frequenzmodulation.** Aktionspotenziale breiten sich automatisch über das Axon eines Neurons aus („das Wasser fließt aus dem See ab"). Wenn das Aktionspotenzial an den Synapsen der axonalen Endknöpfe (☞ 9.2.1) angelangt ist, dann aktiviert die Synapse die Eingangsseite des nächsten Neurons.

Der Grund für diese umständliche Umformung von der fein abgestuften Signalform in die digitale Ein- oder Aus-Signalform in jedem Neuron liegt in den unterschiedlichen Aufgaben, die den beiden Zellabschnitten zukommen: Die Eingangsseite muss meist viele eingehende Signale zusammenführen (integrieren ☞ Abb. 9.1) und verarbeiten; dazu eignen sich fein abstufbare Signale am besten. Die Aufgabe der Ausgangsseite hingegen ist es, die Signale zum Teil über sehr weite Strecken zu übertragen. Dazu eignen sich „primitive" Ein- oder Aus-Signale, wie die Aktionspotenziale, sehr gut, weil diese Art der Information über weite Entfernung sicher übermittelt werden kann.

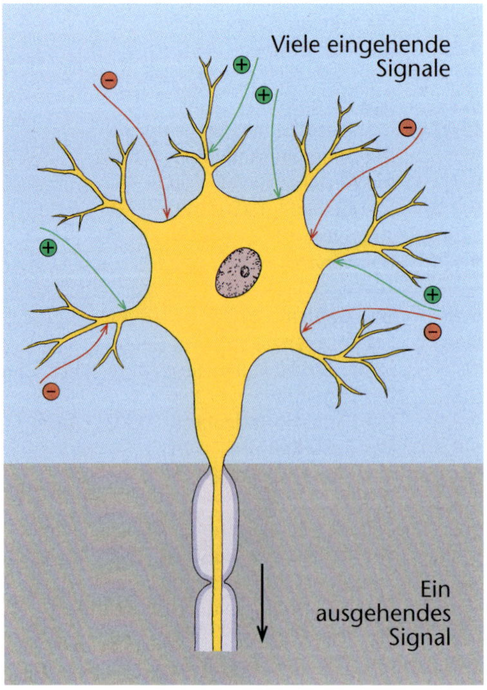

Abb. 9.1: Integrative Funktion eines Neurons in der Schemazeichnung. Ein Neuron erhält typischerweise viele Signale von anderen Neuronen und setzt diese in ein Ausgangssignal um (☞ auch Abb. 9.9).

9.1.2 Das Ruhepotenzial

Damit ein Neuron Informationen in elektrische Impulse übersetzen kann, braucht es mindestens zwei verschiedene Zustände: einen Ruhezustand („Aus") und einen Aktionszustand („Ein"). Dem Ruhezustand entspricht bei der Nervenzelle das **Ruhepotenzial.** Im Ruhezustand ist das Membranpotenzial also keineswegs aufgehoben (gleich Null), sondern es besteht an der Zellmembran des Neurons eine Spannung von etwa 70 mV (Millivolt; Volt = Einheit der Spannung; handelsübliche Batterie = 1,5 V = 1 500 mV), wobei das Zellinnere gegenüber dem Extrazellularraum negativ geladen ist (man schreibt deshalb –70 mV ☞ Abb. 9.2). Dieses Membranpotenzial wird durch unterschiedliche Ionenkonzentrationen innerhalb und außerhalb der Zelle, letztlich also durch die Natrium-Kalium-Pumpe, einem Carrier-Protein (☞ 3.5.9), aufrechterhalten.

Dieses membranäre Transportprotein schafft in einem Pumpzyklus drei Natriumionen aus der Zelle heraus und im Gegenzug zwei Kaliumionen in die Zelle hinein, so dass schließlich in der Zelle eine etwa 40fach höhere Kaliumkonzentration herrscht als außerhalb, wohingegen die Natriumkonzentration extrazellulär 12-mal höher ist als intrazellulär. Durch diese Konzentrationsunterschiede entstehen *Diffusionskräfte* (☞ 3.5.4), die z.B. Kaliumionen (K^+) durch die Zellmembran nach außen und Natriumionen (Na^+) ins Zellinnere hinein treiben, soweit die Zellmembran für die genannten Ionen durchlässig ist.

Neurone sind für Ionen viel durchlässiger als andere Zellarten. Dabei sind sie im Ruhezustand etwa 25-mal durchlässiger für Kaliumionen als für Natriumionen. Für negativ geladene Phosphationen und Eiweiße im Zellinneren ist die Neuronenmembran *nicht* durchlässig, allerdings besteht eine geringe Durchlässigkeit für die negativen Chloridionen.

Die vergleichsweise hohe Durchlässigkeit (der Physiologe sagt auch: **Leitfähigkeit**) für Kaliumionen lässt infolge der Diffusionskraft positiv geladene Kaliumionen durch die Zellmembran nach außen strömen, so dass sich dort positive Ladungen anhäufen. Im Zellinneren dagegen entsteht ein Mangel an positiven Teilchen, so dass dort die negative Ladung überwiegt. Negative Ladungen verlassen die Zelle nicht, da sie entweder nicht membrangängig sind oder, wie im Falle der Chlorid-Ionen, die Konzentration intrazellulär kleiner ist als extrazellulär.

Der Ausstrom von Kaliumionen im Ruhezustand begrenzt sich allerdings selbst: Der zunehmende negative Ladungsüberschuss an der Zellmembran-Innenseite wirkt schließlich einem weiteren Ausstrom von Kaliumionen

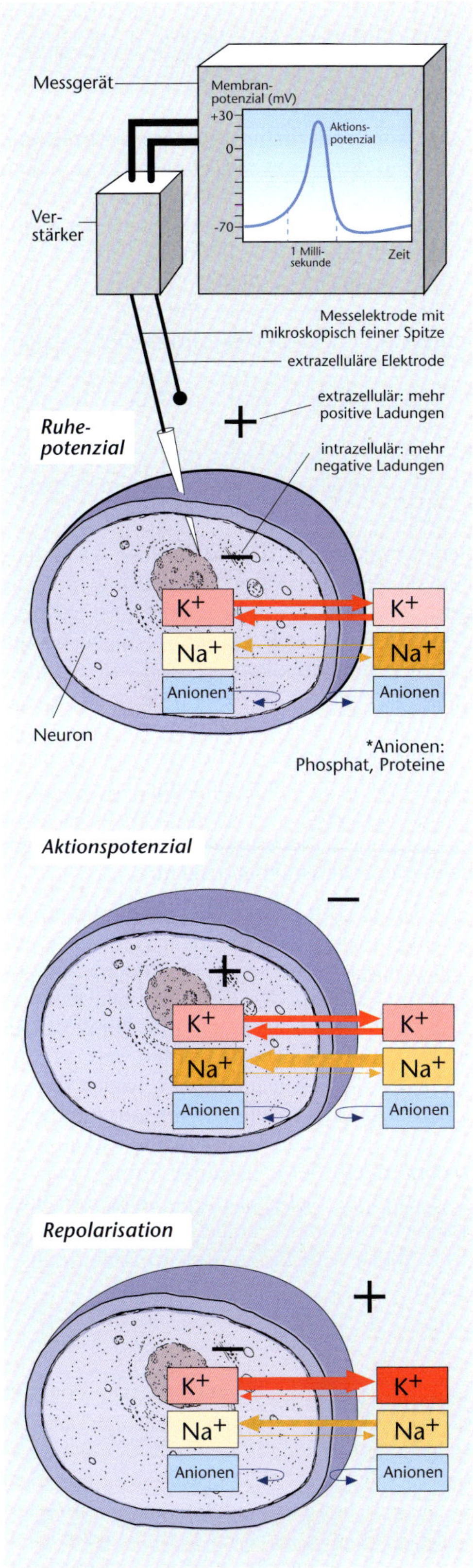

Abb. 9.2: Ladungsverschiebung im Verlauf eines Aktionspotenzials. Während des Ruhepotenzials ist das Zellinnere negativ gegenüber dem Außenraum geladen. Das Ruhepotenzial ist vorwiegend ein Kaliumdiffusionspotenzial. Durch Öffnung der Natriumkanäle strömt Na^+ in die Zelle hinein, führt zur Ladungsumkehr und Bildung eines Aktionspotenzials. Am Höhepunkt dieser Ladungsumkehr nimmt die Membranleitfähigkeit für Na^+ plötzlich wieder ab. Gleichzeitig kommt es zu einem verstärkten Kaliumausstrom: Die Ladungsverhältnisse kehren sich wieder um (Repolarisation).

(Kaliumdiffusion) entgegen, da die Anziehungskraft zwischen den extrazellulären positiven und den intrazellulären negativen Ladungen mit steigendem elektrischen Ungleichgewicht zunimmt und so der Kaliumausstrom immer stärker gehemmt wird. Schließlich stellt sich ein Gleichgewichtszustand zwischen Diffusionskraft und elektrischer Anziehungskraft ein, das sog. *Gleichgewichts-* oder *Ruhepotenzial.*

> Das Ruhepotenzial ist vor allem ein **Kaliumdiffusionspotenzial**. Es beträgt etwa –70 mV.

9.1.3 Das Generatorpotenzial

Im Abschnitt 9.1.1 wurde gesagt, dass immer dann ein Aktionspotenzial ausgelöst wird, wenn das Membranpotenzial einen bestimmten Wert, den Schwellenwert, erreicht. Wie kommt es dazu?

Wenn die Synapsen, die sich auf den Dendriten und dem Zellkörper befinden, aktiv werden, dann ändern sie das Membranpotenzial ihrer Empfängerzelle. Manche Synapsen lassen das Ruhepotenzial ansteigen (man spricht von **Depolarisation** ☞ Abb. 9.3), andere senken es weiter ab **(Hyperpolarisation).** Die meisten Nervenzellen haben beide Typen von Synapsen auf ihrem Dendritenbaum, und fast immer werden – wenn die Eingangssynapsen aktiv sind – beide Typen mehr oder weniger gleichzeitig aktiviert. Nur wenn der Effekt überwiegend in Richtung Depolarisation geht, kann es zur Auslösung eines Aktionspotenzials kommen. Solange das Nettomembranpotenzial noch nicht den Schwellenwert erreicht hat, spricht man vom **Generatorpotenzial.**

9.1.4 Das Aktionspotenzial

Neben dem Ruhemembranpotenzial als Ruhezustand („*Aus*") stellt das **Aktionspotenzial** den

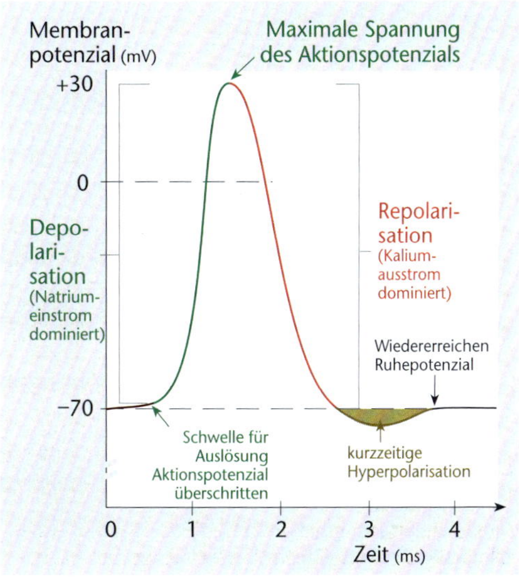

Abb. 9.3: Zeitlicher Ablauf des Aktionspotenzials.

zweiten Schaltzustand („*Ein*") der Nervenzelle dar. Es kommt folgendermaßen zustande:

In die Membran von Axonhügel und Axon sind spezielle **Natrium-Ionenkanäle** eingelagert, die bei einer bestimmten Spannung zwischen Zellinnerem und Extrazellulärraum für die Natrium-Ionen schlagartig durchlässig werden (☞ Abb. 9.4).

Die Depolarisation

Wenn der Axonhügel depolarisiert wird, öffnen sich die Natrium-Ionen-Kanäle ca. 1 ms lang, und die vorher nur sehr geringe Leitfähigkeit der Nervenzellmembran für Na^+-Ionen nimmt explosionsartig um mehr als das Hundertfache zu. Aufgrund des Konzentrationsgefälles (im Zellinneren ist die Natriumkonzentration kleiner als extrazellulär) und der negativen Ladung im Zellinneren setzt sofort ein starker **Na^+-Einstrom** in die Zelle ein (☞ Abb. 9.2). Die Ladungsverhältnisse kehren sich hierdurch in der Depolarisationsphase um: Jetzt überwiegt an der *Innenseite* der Membran für sehr kurze Zeit die *positive* Ladung, die Spannung beträgt +30 mV. Damit ist das Aktionspotenzial entstanden (☞ Abb. 9.3). Es kann über das Axon an andere Zellen weitergeleitet werden, jedoch nicht zurücklaufen, da Zellkörper und Dendriten kaum oder keine Na^+-Ionenkanäle enthalten. Diese *Ventilfunktion* ist sehr wichtig für die neuronale Informationsverarbeitung.

Die Repolarisation

Damit sich nach einer solchen Signalgebung der Ruhezustand rasch wieder einstellen kann, nimmt die Leitfähigkeit der Zellmembran für Na^+-Ionen am Höhepunkt einer Depolarisation rasch wieder ab, und die Leitfähigkeit für K^+-Ionen steigt für kurze Zeit sehr stark an. Der Na^+-Einstrom in die Zelle wird dadurch gestoppt, und K^+-Ionen strömen aus der Zelle (☞ Abb. 9.2). Durch diesen *verminderten Einstrom* von Natrium bei gleichzeitig *verstärktem Ausstrom* von Kalium überwiegt an der Innenseite der Membran bereits nach ca. 1 ms wieder die negative Ladung. Der ursprüngliche Zustand, das Ruhepotenzial, ist wieder hergestellt. Dieser Vorgang heißt **Repolarisation.**

> **Aktionspotenziale**
> Verantwortlich für die rasche Depolarisation beim Aktionspotenzial ist ein Anstieg der Na^+-Leitfähigkeit, während für die Repolarisation eine Erhöhung der K^+-Leitfähigkeit maßgeblich ist.

9.1.5 Die Refraktärperiode

Während und unmittelbar nach dem Ablauf eines Aktionspotenzials ist die Zellmembran und damit die Nervenzelle *nicht* erneut erregbar. In dieser 1–2 ms dauernden **Refraktärperiode** *(Refraktärzeit, Refraktärphase)* können

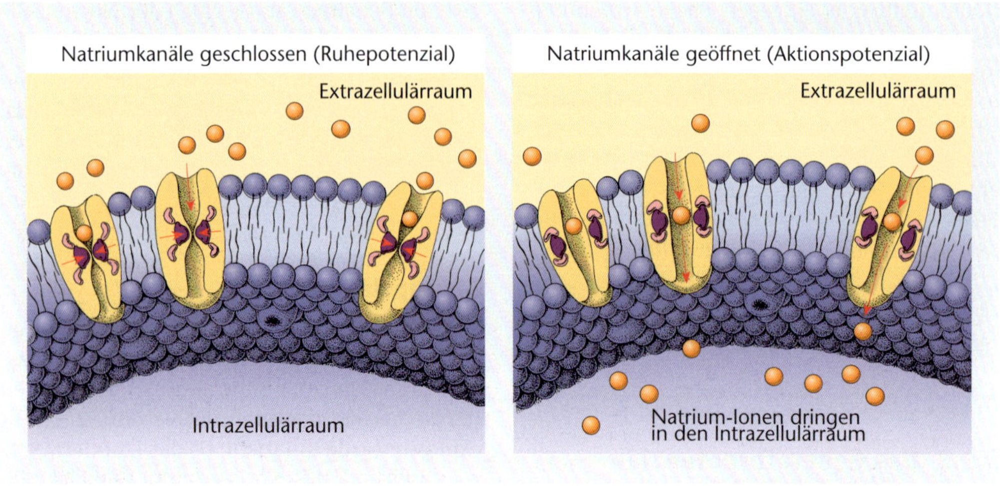

Abb. 9.4: Modellvorstellung der sich ändernden Leitfähigkeit von Nervenzellmembranen. Während des Ruhepotenzials sind die Natriumionenkanäle verschlossen; die Membranleitfähigkeit für Natrium ist gering. Weiten sich die Ionenkanäle, indem sich die dreidimensionale Struktur des den Ionenkanal begrenzenden Tunnelproteins (☞ 3.2.2) ändert, so vergrößert sich die Membranleitfähigkeit, etwa beim Aktionspotenzial.

9

einwirkende Reize oder eintreffende Erregungsimpulse aus vorgeschalteten Nervenzellen kein weiteres Aktionspotenzial auslösen.

Die biochemische Grundlage der Refraktärperiode sind die Natrium-Ionenkanäle: Sie schließen sich kurze Zeit nach Beginn des Aktionspotenzials selbsttätig und sind dann für eine gewisse Zeit nicht aktivierbar. Erst wenn während der Repolarisation das Membranpotenzial wieder auf Werte unter –50 mV abfällt, ist eine erneute Öffnung der Na^+-Kanäle möglich. Die Refraktärperiode stellt einen „Filter"-Mechanismus dar, der die Nervenzelle vor einer Dauererregung schützt und Erregungen nur in genau vorgegebenen Abständen zulässt: Von den auf eine Nervenzelle einströmenden Impulsen können nur diejenigen zu einer Erregung führen, die außerhalb der Refraktärperiode eintreffen. Außerdem bildet die Refraktärperiode einen weiteren Ventilmechanismus, indem sie das „Zurücklaufen" von Aktionspotenzialen auf den Axonen verhindert.

Ionenkanäle
Ionenkanäle spielen aber nicht nur beim Aktionspotenzial, sondern auch beim Speichern von Informationen (Gedächtnis) eine wichtige Rolle. Sie können sich nämlich nicht nur ganz kurz, sondern unter bestimmten Bedingungen auch über längere Zeit verändern und so Informationen festhalten (☞ 9.9).

9.1.6 Die Fortleitung von Nervensignalen

Damit Informationen in Form von Aktionspotenzialen übermittelt werden können, müssen sie vom Reizort an der Nervenzellmembran, wo sie entstehen, fortgeleitet werden.

Der Membranabschnitt, an dem ein Aktionspotenzial besteht, hat gegenüber dem noch nicht erregten benachbarten Membranbezirk eine entgegengesetzte elektrische Ladung (Aktionspotenzial = +30 mV, Ruhepotenzial = –70 mV, ☞ Abb. 9.3). Diese Spannungsdifferenz führt sowohl im Zellinneren wie auch im Extrazellularraum zu einem elektrischen Strom vom positiven in den negativen Bereich. Damit ein geschlossener Stromkreis entsteht, muss der Strom auch über die Zellmembran fließen. Dabei kommt es zu einer Umladung am nicht-erregten Membranabschnitt (ein Kondensator wird umgeladen). Durch diesen **elektrotonischen Stromfluss** (Stromfluss durch Ladungsausgleich) wird der (noch) nicht-erregte Membranabschnitt bis zum Schwellenwert depolarisiert und dadurch dort ein Aktionspotenzial ausgelöst: Der Vorgang beginnt dann am nächsten Membranabschnitt von neuem. So pflanzt sich die Erregung immer weiter fort – das Aktionspotenzial „wandert" über das Axon (zur Erinnerung: das Aktionspotenzial kann nur in eine Richtung wandern, da die gerade zuvor erregten Membranabschnitte noch nicht wieder erregbar sind).

Diese **kontinuierliche Erregungsausbreitung,** wie sie in *marklosen Nervenfasern* (☞ 4.5.3) zu beobachten ist, ist mit ca. 0,5–3 m/s verhältnismäßig langsam, da an jeder Stelle der Axonmembran ein Aktionspotenzial entsteht. Die immer wieder neue Auslösung eines Aktionspotenzials ist aber notwendig, weil der Umladungsstrom bei rein elektrotonischer (kabelartiger) Ausbreitung mit zunehmender Entfernung zwischen erregten und unerregten Bezirken wegen des zunehmenden elektrischen Widerstands immer kleiner wird und schließlich keine überschwellige Depolarisation mehr erzeugen kann.

Bei *markhaltigen Nervenfasern* (☞ 4.5.3) fließen die oben genannten Ionenströme mit sehr geringem Verlust von Schnürring zu Schnürring. Nur im Bereich der Schnürringe wird die Zellmembran depolarisiert und ein Aktionspotenzial ausgelöst. Das Aktionspotenzial „springt" also von Schnürring zu Schnürring, weshalb diese Form der Erregungsausbreitung **saltatorische Erregungsleitung** (lat. saltare = springen, ☞ auch 9.4) genannt wird. Sie läuft im peripheren Nervensystem sehr schnell ab, beim Menschen mit bis zu 80 m/s.

Der Grund für die höhere Übertragungsgeschwindigkeit markhaltiger Nervenfasern liegt in ihren verbesserten elektrischen Eigenschaften. Nur an den Schnürringen müssen Kondensatoren umgeladen und Ionenkanäle geöffnet und geschlossen werden, was verhältnismäßig viel Zeit beansprucht. In den dazwischen liegenden myelinisierten Abschnitten – die wie elektrische Isolierungen wirken und in denen kein nennenswerter Strom über die Zellmembran fließen kann – fließt der elektrische Strom ohne merkliche Verzögerung. Auf diese Weise wird Erregungsleitungszeit eingespart.

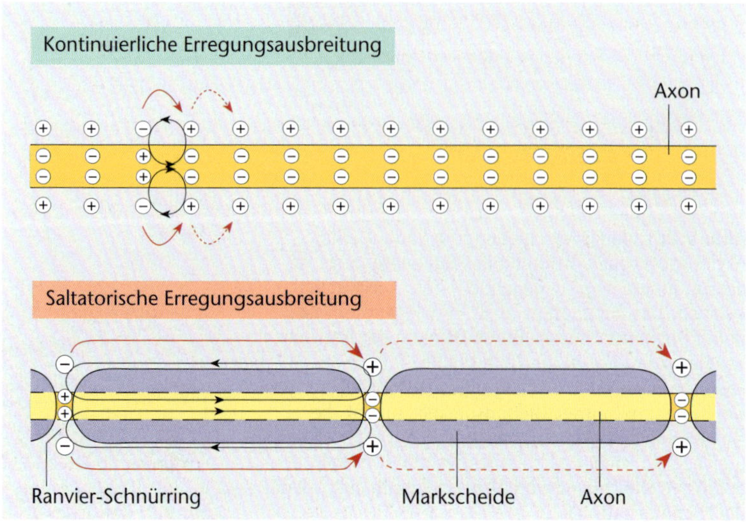

Abb. 9.5: Oben: kontinuierliche Erregungsausbreitung einer marklosen Nervenzelle. Unten: saltatorische Erregungsausbreitung einer markhaltigen Nervenzelle (Schema). Die grauen Pfeile bezeichnen den elektrotonischen Stromfluss, die roten die Fortbewegung des Aktionspotenzials.

Lokalanästhesie

Medikamente zur **Lokalanästhesie** (*örtlichen Betäubung*), z. B. Lidocain (Xylocain®), blockieren örtlich begrenzt die Na^+-Kanäle der Nervenzellmembran. Dadurch kann kein Na^+ mehr in die Zelle einströmen, so dass an der betroffenen Stelle keine Aktionspotenziale entstehen und somit auch nicht weitergeleitet werden können. Die Nervenleitung ist unterbrochen.

Erregungsleitungsstörungen des Nervengewebes

Axon und Markscheide sind also ganz wesentlich für die schnelle Ausbreitung von Aktionspotenzialen. Krankhafte Erregungsleitungsstörungen des Nervensystems können entsprechend durch Strukturveränderungen des Axons oder Schädigung der Myelinisierung (schlechtere elektrische Isolation, ☞ 4.5.3) bedingt sein.

Polyneuropathien

Nicht wenige Patienten im mittleren oder höheren Lebensalter leiden unter zunehmenden Missempfindungen an Armen und Beinen (Brennen und Kribbeln, vor allem nachts) sowie strumpf- und handschuhförmigen distalen Sensibilitätsstörungen. Einige zeigen auch eine Unsicherheit in der Beinmotorik mit zunehmenden schlaffen Lähmungserscheinungen, die zu Stürzen führen können. Muskelschmerzen und vegetative Störungen bis hin zu Blasen- und Mastdarmentleerungsstörungen (Inkontinenz) sind seltener.

Zugrunde liegt oft eine **Polyneuropathie** *(PNP)*, bei der ohne Verletzung an vielen verschiedenen Stellen des peripheren Nervensystems Axone degenerieren oder sich Markscheiden auflösen. Die häufigsten Ursachen sind Diabetes mellitus (☞ 19.4.2) und Alkoholmissbrauch (meist verbunden mit Vitaminmangel, vor allem B_{12}- und Folsäuremangel, ☞ 19.7). Andere Ursachen sind u. a. Niereninsuffizienz, Infektionen (z. B. Zecken-Borreliose), Tumoren (Schädigung der Nerven durch Stoffwechselprodukte der Tumorzellen), Arzneimittel (z. B. Medikamente gegen HIV-Infektion), Umweltgifte (z. B. Blei) sowie eine angeborene Anfälligkeit.

Der Ausprägungsgrad und das weitere Fortschreiten einer Polyneuropathie lassen sich nur durch Bekämpfung der zugrunde liegenden Ursache begrenzen – also z. B. durch strikten Alkoholverzicht, konsequente Blutzuckereinstellung oder hoch dosierte Vitamingabe.

Multiple Sklerose

Eine der häufigsten Erkrankungen des Zentralnervensystems ist die **Multiple Sklerose** (kurz *MS*, auch *Encephalomyelitis disseminata*). Diese Erkrankung führt zu einer herdförmigen Zerstörung von Markscheiden *(Entmarkung)*, aber auch zur Schädigung von Axonen in Gehirn und Rückenmark. Durch den Verlust der Markscheiden ist die Weiterleitung der Erregungsimpulse in den betroffenen Nervenfasern verlangsamt oder sogar vollständig unterbrochen. Die Entmarkungsherde können in *allen* Bereichen von Gehirn und Rückenmark auftreten und führen daher, je nach dem Ort ihres Vorkommens, zu ganz unterschiedlichen Symptomen.

Häufig beginnt die Erkrankung mit Sehstörungen und Sensibilitätsstörungen; später können dann Sprachschwierigkeiten, Lähmungen, Störungen des Gleichgewichts und des Bewegungsablaufs, Störungen der Blasen- und Darmfunktion und auch psychische Veränderungen (vor allem Müdigkeit, Antriebslosigeit und Depression) hinzukommen.

Leicht beobachten lässt sich die Gangstörung: Die spastische Lähmung (☞ 9.8.10) der Beine und die Koordinationsstörungen führen zu einem typischen unsicheren, steifen Gangbild mit breiter Beinstellung.

Die Krankheit verläuft meist schubweise, wobei sich zwischen einzelnen Krankheitsschüben in *Remissionsphasen* die Beschwerden wieder bessern oder ganz normalisieren können. Schübe dauern meist Wochen bis Monate, Remissionsphasen können mehrere Jahre andauern. Im Verlauf werden die Ausfallserscheinungen jedoch in vielen Fällen immer schwerer, so dass nach 5 Jahren 30 % der Patienten nicht mehr berufstätig sein können.

Die genaue *Ursache* der Erkrankung ist nicht bekannt, diskutiert werden insbesondere autoimmunologische Reaktionen (☞ 14.7.2) gegen das Myelin. Als mögliche Auslöser werden schon seit längerem verschiedene Viren, wie Herpes- oder Masernviren, diskutiert. Eine familiäre Häufung deutet auf eine erbliche Veranlagung hin.

Da es sich bei der Multiplen Sklerose höchstwahrscheinlich um einen autoimmunologischen Entzündungsprozess handelt, bei dem die dendritischen Zellen (☞ 14.2.2) eine wichtige Rolle spielen, werden in der akuten Krankheitsphase entzündungshemmende Glukokortikoide gegeben. Sie zeigen zwar keinen Einfluss auf den längeren Verlauf, bringen jedoch den aktuellen Schub schneller zum Abklingen. In der Langzeittherapie werden vor allem β-Interferone (z. B. Betaferon®, Avonex®) und Glatirameracetat (Copaxone®) zur Modulation (hier: Beeinflussung) des Immunsystems eingesetzt.

Regelmäßig üben

In der Pflege kommt regelmäßigen physiotherapeutischen Übungen eine große Bedeutung zu. Hierdurch können krankheitsbedingte Komplikationen oft vermieden, die Selbstständigkeit des Kranken erhalten und so die Prognose verbessert werden.

9.2 Die Zusammenarbeit von Neuronen

9.2.1 Die Erregungsüberleitung an den Synapsen

Damit Informationen ausgetauscht werden können, reicht es nicht aus, dass die Erregungsimpulse entlang den Fortsätzen einer *einzelnen* Nervenzelle fortgeleitet werden, sondern es muss auch eine Übermittlung an *andere Zellen* stattfinden. Dies geschieht an besonderen Verbindungsstellen zwischen benachbarten Zellen, den **Synapsen** (☞ 4.5.1). Synapsen verbinden *Nervenzellen* miteinander – z. B. das Axon einer Nervenzelle mit dem Dendriten einer anderen Nervenzelle. Synapsen können aber auch Nervenzellen mit quergestreiften Muskel- oder Drüsenzellen verbinden. Die synaptische Verbindung zwischen Axon und quergestreifter Muskelzelle wird *motorische Endplatte* genannt (☞ 6.3.5 und Abb. 9.6).

9

Eine Synapse besteht aus drei Anteilen:

- Dem **präsynaptischen Neuron** (prä = vor). An jeder Schaltstelle sind die zahlreichen Endverzweigungen der Axone knopfförmig zu **präsynaptischen Endknöpfen** aufgetrieben. Die Endknöpfe enthalten Bläschen (**synaptische Vesikel** genannt), in denen die Überträgerstoffe für die synaptische Übermittlung, die **Neurotransmitter** (☞ 9.2.3) gespeichert werden.
- Der nachgeschalteten **postsynaptischen Zelle** (post = nach) mit der **postsynaptischen Membran;** diese besitzt die Rezeptoren für die Transmitter
- Dem **synaptischen Spalt** zwischen der präsynaptischen und der postsynaptischen Zelle; dieser Spalt ist mit Extrazellulärflüssigkeit gefüllt und nur ca. 20 nm weit.

Was passiert im synaptischen Spalt?

Ein Erregungsimpuls, d. h. ein Aktionspotenzial, trifft an den Endaufzweigungen des präsynaptischen Axons ein und löst dort einen Einstrom von Kalziumionen in die Synapse aus. Daraufhin verschmelzen mit Transmittermolekülen gefüllte Bläschen *(Vesikel)* mit der präsynaptischen Membran, wobei sich der Inhalt – der **Neurotransmitter** – in den synaptischen Spalt ergießt. An dem Prozess der Transmitterausschüttung sind insgesamt ca. 20 verschiedene Proteine beteiligt. Die Neurotransmittermoleküle passieren innerhalb einer Tausendstelsekunde den synaptischen Spalt und binden sich an die **Rezeptoren** der postsynaptischen Membran. Diese Rezeptoren sind jeweils an Ionenkanäle gekoppelt, die durch die Bindung des Neurotransmitters verändert, d. h. für bestimmte Ionenarten durchlässig werden. Durch diese Veränderung der Durchlässigkeit, d. h. der Leitfähigkeit, der postsynaptischen Membran entsteht ein bestimmtes **postsynaptisches Potenzial.**

9

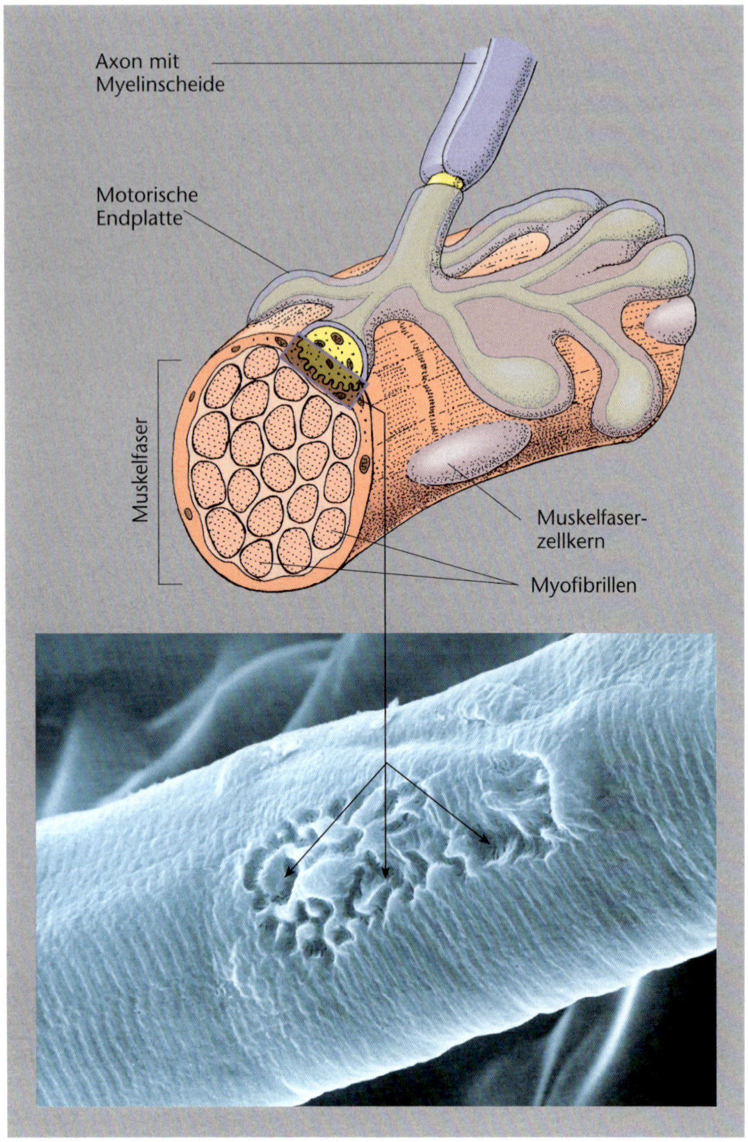

Abb. 9.6: Die motorische Endplatte.
Oben: Eine motorische Nervenfaser verzweigt sich in mehrere knopfförmige Axonendigungen (Boutons). Die Boutons werden von einer isolierenden Hülle (Schwann-Zellen) überzogen und bilden in ihrer Gesamtheit die motorische Endplatte.
Unten: Teil einer motorischen Endplatte im Rasterelektronenmikroskop. Durch Vorbehandlung des Präparates wurde die knopfförmige Axonendigung (Bouton) vom Muskel abgelöst. Zurück bleiben synaptische Vertiefungen, die sich über größere Flächen erstrecken. Man kann auch lamellenartig angeordnete Schlitze erkennen, die sich tief in die Muskelfasern ausbreiten und die synaptischen Kontaktflächen vergrößern. [Foto: C160]

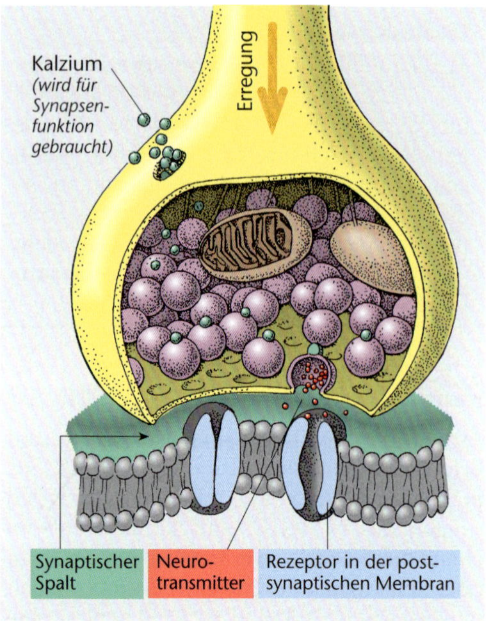

Abb. 9.7: Der Aufbau einer Synapse. Die Erregung bewirkt mit Hilfe von Kalzium die Ausschüttung des im Ruhezustand in den synaptischen Bläschen gespeicherten Neurotransmitters in den synaptischen Spalt. Auf der postsynaptischen Membran befinden sich Rezeptoren, an die sich der Transmitter anheftet.

Nach der Reaktion mit dem Rezeptor wird der Neurotransmitter rasch inaktiviert, entweder durch enzymatischen *Abbau* im synaptischen Spalt oder durch *Rücktransport* in den präsynaptischen Endknopf.

9.2.2 Postsynaptische Potenziale

Je nach Art des Neurotransmitters und des Rezeptortyps können unterschiedliche Effekte an der postsynaptischen Membran eintreten:

Erregende Synapsen

Der Neurotransmitter kann zum einen das postsynaptische Neuron *erregen* und dort durch Depolarisation ein Aktionspotenzial auslösen (*erregendes oder exzitatorisches postsynaptisches Potenzial,* kurz **EPSP**). Dazu reicht die Freisetzung durch ein einziges präsynaptisches Aktionspotenzial und aus einem einzelnen synaptischen Endknopf aber meist nicht aus (Ausnahme motorische Endplatte, ☞ 6.3.5). Es müssen *mehrere* Impulse aus einer Synapse in kurzer Folge *(zeitliche Summation)* oder aus mehreren Synapsen gleichzeitig *(räumliche Summation)* einlaufen. Erst dann werden die Generatorpotenziale in den postsynaptischen Membranbereichen groß genug, um am postsynaptischen Axonhügel ein Aktionspotenzial auszulösen.

Die Dauer der EPSP variiert je nach Ort ihrer Wirkung. Die EPSP der mit den motorischen Endplatten verknüpften Neurone sind z. B. sehr kurz, möglicherweise, weil die muskuläre Kontraktion ebenfalls kurz sein soll. An peripheren Neuronen des vegetativen Nervensystems beobachtet man bemerkenswert lang anhaltende EPSP (viele Sekunden bis Minuten), entsprechend der eher langsamen „Gangart“ bei der Regulation innerer Organe.

Hemmende Synapsen

Der Überträgerstoff kann die postsynaptische Membran aber auch *hyperpolarisieren,* d. h. ihr Ruhepotenzial weiter absenken (z. B. von –70 mV auf –100 mV); man spricht dann vom *inhibitorischen postsynaptischen Potenzial* **(IPSP).** Diese hemmenden postsynaptischen Potenziale kommen mindestens ebenso häufig vor und sind genauso wichtig wie die oben beschriebenen EPSPs. Die Auslösung eines Aktionspotenzials ist dadurch erschwert, die Erregbarkeit der postsynaptischen Zelle herabgesetzt. Konkret heißt dies, dass hier in der Folgezeit noch mehr erregende Potenziale eintreffen müssen, damit ein Aktionspotenzial entstehen kann.

Integration der erregenden und hemmenden Impulse
An der Membran des nachgeschalteten Neurons findet eine Verrechnung (Integration) aller eingehenden Impulse statt. Die Information wird zunächst als Generatorpotenzial und dann ggf. als Aktionspotenzial elektrisch weitergegeben (☞ auch Abb. 9.3).

Die Ventilfunktion des synaptischen Spalts

Da sich die synaptischen Bläschen mit dem Neurotransmitter ausschließlich in den Endverzweigungen der *präsynaptischen* Axone finden und nur die *postsynaptische* Membran entsprechende Rezeptoren besitzt, kann sich die Erregung über die Synapsen nur *in eine Richtung* ausbreiten. Die chemische Übertragung an der Synapse verhindert also eine rückläufige Ausbreitung des Erregungsimpulses, sie wirkt als ein weiteres *Ventil* (☞ 9.1.5).

9.2.3 Neurotransmitter

Neurotransmitter wirken entweder **erregend** *(exzitatorisch)* oder **hemmend** *(inhibitorisch)* auf die postsynaptische Membran. Es gibt zahl-

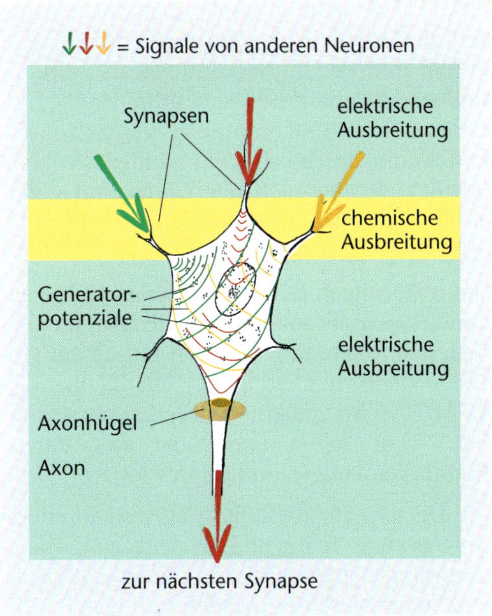

Abb. 9.8: Erregungsleitung durch Nerven. Die am Axon elektrisch fortgeleitete Erregung wird an der Synapse chemisch übertragen. An der Membran des nachgeschalteten Neurons werden die eingegangenen Informationen dann wieder elektrisch weitergeleitet (☞ auch Abb. 9.1).

reiche verschiedene Neurotransmitter. Zu den wichtigsten zählen:

- Azetylcholin
- Die *Katecholamine* Dopamin, Noradrenalin und Adrenalin
- Serotonin
- Gamma-Aminobuttersäure (GABA) und Glyzin
- Glutamat
- Verschiedene Neuropeptide.

Herkunft der Neurotransmitter

Die meisten Neurotransmitter sind entweder Aminosäuren (z. B. Glyzin, Glutamat) oder vom Körper modifizierte Aminosäuren (z. B. Serotonin aus Tryptophan, Noradrenalin und Dopamin aus Tyrosin). Viele Neurone haben neben diesem konventionellen Transmitter noch so genannte **Kotransmitter,** die immer Neuropeptide (☞ 9.2.4) sind. Die gemeinsame Freisetzung beider Substanzen heißt *Kotransmission.* Der Sinn der Kotransmission liegt wahrscheinlich in einer Art Arbeitsteilung, bei welcher der eine Transmitter die schnelle synaptische Übertragung übernimmt, während der andere für Langzeiteinstellungen der Erregbarkeit verantwortlich ist. Diese Funktion wird als *synaptische Modulation* **(Neuromodulation)** bezeichnet, sie spielt bei Lernvorgängen eine wesentliche Rolle (☞ 9.9).

Neurotransmitter – klinisch relevant!

Da die Neurotransmitter eine zentrale Rolle bei der Informationsübertragung und der Steuerung der verschiedensten Funktionen des Organismus spielen (z. B. Muskeltätigkeit, Antrieb, Aufmerksamkeit, Gedächtnis, Appetit, Durst, Sexualtrieb, Glücksgefühl und Schlaf-Wach-Rhythmus), hängt unser körperliches und seelisches Wohlbefinden von einem ausgewogenen Verhältnis der einzelnen Substanzen ab.

Oft folgenschwer: Ungleichgewicht

Viele neurologische und psychiatrische Krankheiten beruhen auf einem Ungleichgewicht oder dem absoluten Mangel eines oder mehrerer Neurotransmitter (z. B. M. Parkinson, Depression, Schizophrenie oder Angsterkrankungen). Für das Verständnis der Pathogenese sowie der pharmakologischen Therapie dieser Erkrankungen ist die Kenntnis der physiologischen Wirkung der einzelnen Transmitter deshalb sehr wichtig.

Auch durch den Konsum von zentralnervös wirksamen Substanzen, wie z. B. den meisten illegalen Drogen, aber auch durch gewöhnliche Genussmittel (Koffein, Nikotin) wird dieses Neurotransmittergleichgewicht beeinflusst.

Die einzelnen Neurotransmitter werden daher zusammen mit den entsprechenden Krankheitsbildern im Folgenden genauer dargestellt.

Azetylcholin

Azetylcholin ist der Neurotransmitter für die Übertragung des Nervensignals vom efferenten Neuron auf den Muskel. Es wirkt also klassischerweise an der motorischen Endplatte, wo ein einziges ankommendes Aktionspotenzial so viel Transmitter freisetzt, dass postsynaptisch auf dem Skelettmuskel auch wieder ein Aktionspotenzial entsteht. Darüber hinaus spielt Azetylcholin eine große Rolle im vegetativen Nervensystem (Details ☞ 9.10). Es wirkt grundsätzlich *erregend* auf die nachgeschalteten Strukturen. Azetylcholin wird durch das Enzym *Azetylcholinesterase* rasch wieder abgebaut.

Myasthenia gravis

Bei der **Myasthenia gravis**, einer Autoimmunerkrankung der motorischen Endplatte (☞ 14.7.2), besetzen und zerstören körpereigene Antikörper die postsynaptischen Azetylcholinrezeptoren, so dass es zu Lähmungserscheinungen der Muskulatur kommt. Klassischerweise beginnt die Erkrankung mit einem Befall der Augenmuskeln, was sich in Doppelbildern und einem „Schlafzimmerblick" äußert, da die Augenlider nicht mehr vollständig angehoben werden können. Gefürchtet ist ein Befall der Schluck- und der Atemmuskeln, der zum Ersticken des Patienten führen kann.

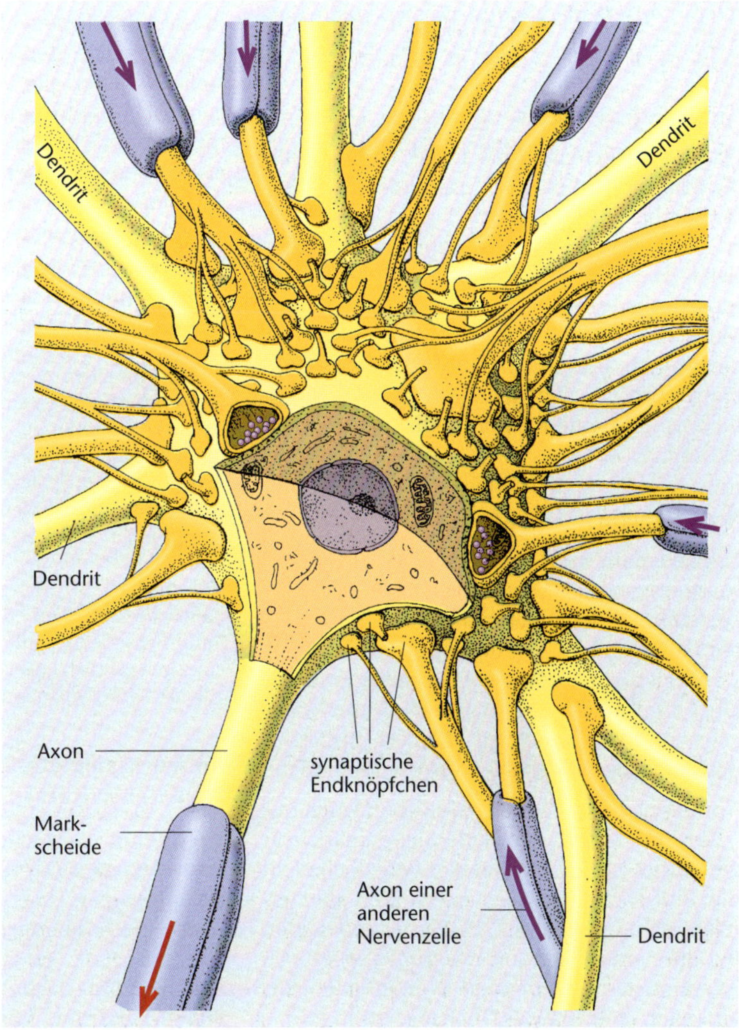

Abb. 9.9: Synapsen auf einem Neuron (vereinfachte, schematisierte Darstellung). Die Oberfläche des Nervenzellleibes ist fast vollständig mit synaptischen Endknöpfen bedeckt, wobei jeweils mehrere aus einem Axon entspringen. Viele erregende und hemmende Synapsen beeinflussen die Membranleitfähigkeit der postsynaptischen Membran. (Zuleitende Dendriten und ableitendes Axon sind abgeschnitten. Sie würden bei dieser Vergrößerung weit über den Rand des Buches hinausreichen).

Die Lähmungssymptome können mit reversiblen *Azetylcholinesterasehemmern* behandelt werden (z. B. mit Pyridostigmin = Mestinon®). Durch den verminderten Abbau des Azetylcholins erhöht sich die postsynaptische Azetylcholinkonzentration, und die Muskelleistung kann für eine gewisse Zeit verbessert werden. Allerdings ist die Wirkdauer auf wenige Stunden beschränkt. Zur Behandlung der zugrunde liegenden Autoimmunvorgänge werden Immunsuppressiva und Glukokortikoide eingesetzt.

(Pfeil-)Gift für die Synapsen

Klinisch werden Abkömmlinge des Pfeilgiftes der Indianer, des *Curare*, zur Muskelentspannung bei Narkosen eingesetzt. Sie blockieren an der motorischen Endplatte *kompetitiv* die Azetylcholinrezeptoren (d. h. sie konkurrieren mit Azetylcholin um den Bindungsplatz an den Rezeptoren) und verhindern so die Depolarisation der postsynaptischen Membran. Dadurch werden alle Muskeln entspannt (was der Operateur wünscht), allerdings auch die Spontanatmung unterdrückt (weshalb der Anästhesist den Patienten beatmen muss). Klingt am Ende der Narkose die Muskelentspannung nicht rechtzeitig ab, gibt der Arzt als „Gegenmittel" Azetylcholinesterasehemmer. Sie hemmen reversibel (umkehrbar) den Azetylcholinabbau, die Azetylcholinkonzentration an der postsynaptischen Membran steigt stark an und verdrängt das Muskelrelaxans von den Rezeptoren der motorischen Endplatte. Die muskuläre Entspannung wird dadurch aufgehoben.

9

Tödliche Insektizide

Das als Insektengift bekannte E 605® (Substanzname: Parathion) hemmt irreversibel (unumkehrbar) die Azetylcholinesterase. Das Azetylcholin kann dann nicht mehr abgebaut werden – die Azetylcholinkonzentration an den motorischen Endplatten erhöht sich. Wenn Menschen, meist in Suizidabsicht, Parathion einnehmen, bekommen sie infolge einer Dauererregung der Azetylcholinrezeptoren innerhalb von Minuten einen tödlichen Muskelkrampf.

Noradrenalin

Noradrenalin wirkt vorwiegend als erregender Neurotransmitter. Es wird vor allem im *Locus coeruleus*, einem Kerngebiet im Mittelhirn (☞ 9.8.2), gebildet. Von dort strahlen Nervenfasern weit bis in die gesamte Großhirnrinde aus. Über ihre Aktivität wird unser Aufmerksamkeits- und Wachheitsgrad reguliert, insbesondere auch die Anpassung an Stresssituationen.

Noradrenalin wird zudem zusammen mit Adrenalin als Hormon vom Nebennierenmark ausgeschüttet (☞ 12.5.5). Dieses kann jedoch nicht die Blut-Hirn-Schranke überwinden und erreicht daher nicht das ZNS. Ferner verwenden die efferenten Neurone des zum vegetativen Nervensystem gehörenden Sympathikus Noradrenalin (☞ 9.10.2) als Überträgerstoff.

Ein Ungleichgewicht zwischen Noradrenalin und anderen Neurotransmittern (v. a. Serotonin) an bestimmten zentralen Synapsen wird als eine Ursache von Depressionen angesehen (☞ unten).

Serotonin

Serotonin wird vor allem von den Zellen des Hirnstammes und des Hypothalamus gebildet und erreicht, ähnlich wie Noradrenalin, mehrere andere Hirngebiete. Serotonin hat zahlreiche zentrale und periphere Wirkungen. So ist es an der Regelung des Verdauungstrakts, der Körpertemperatur, des Schlafs, des Appetits und auch Aspekten unseres Gefühlslebens beteiligt.

Depression und Manie

Die *Depression* (☞ 11.6.5) wird nach heutigem Kenntnisstand durch ein Ungleichgewicht der Serotonin- und Noradrenalin-Konzentration im synaptischen Spalt bedingt. Hierbei spielt nicht die absolute Menge der einzelnen Transmitter eine Rolle, sondern ihre Verteilung.

Bei einem Teil der Patienten scheint auch die hormonelle „Stressachse" (Hypothalamus-Hypophysen-Nebennieren-Achse, ☞ 12.2) aus dem Gleichgewicht geraten zu sein. Es konnte gezeigt werden, dass traumatische Erlebnisse in der Kindheit zu einer hohen Empfindlichkeit dieser Achse führen können, was ein Risikofaktor für spätere depressive Erkrankungen darstellt. Daneben gibt es klare Hinweise für eine genetische Veranlagung. Diese ist bei Patienten mit manisch-depressiver Erkrankung größer als bei den „nur" depressiven Patienten. Über die biologischen Ursachen der Manie liegen bislang keine gesicherten Erkenntnisse vor.

Solche Kenntnisse können therapeutisch genutzt werden: **Antidepressiva** (☞ auch 11.10.2) hellen die Stimmung depressiver Patienten auf, indem sie über verschiedene Angriffspunkte das Transmittergleichgewicht vor allem zwischen Noradrenalin und Serotonin beeinflussen. Durch Hemmung der Noradrenalinwiederaufnahme, der Serotoninwiederaufnahme oder beides nimmt die Transmitterkonzentration im synaptischen Spalt zu. Der gleiche Effekt kann erzielt werden durch Hemmung des die Transmitter abbauenden Enzyms **Monoaminoxidase** *(MAO)*. Neuere Antidepressiva verstärken die Transmitterkonzentration im Spalt zusätzlich durch eine präsynaptische Aktivierung der Noradrenalin- und Serotonin-Freisetzung. Antidepressiva führen entgegen einer gelegentlich geäußerten Ansicht nicht zu einer Toleranz- oder Suchtentwicklung.

Aufmerksamkeits-Defizit-(Hyperaktivitäts)-Syndrom

Wer kennt es nicht – das Märchen vom Struwwelpeter? Der ruhelose Zappler galt einst als ungezogen. Aber damit haben ihm seine Eltern nach heutigem Kenntnisstand sicher Unrecht getan: Der Struwwelpeter litt wohl an einem **Aufmerksamkeits-Defizit-(Hyperaktivitäts)-Syndrom,** kurz *AD(H)S*. Die meisten Kinder fallen spätestens im frühen Grundschulalter durch erhebliche Störungen der Konzentration und der Impulskontrolle auf, d. h. sie sind ständig unaufmerksam, führen keine Aufgabe zu Ende, ihre Stimmung wechselt rasch, und Wutausbrüche sind ein häufiges Problem (ADS). Viele, aber nicht alle Kinder sind außerdem motorisch hyperaktiv und „zappeln ständig herum" (ADHS).

Diese Störungen führen zu Problemen bei der Entwicklung der sozialen, schulischen und beruflichen Anpassung und sind mit einem großen Leidensdruck verbunden. Ein unbehandeltes ADHS führt zu Lern- und Verhaltensstörungen, nicht selten entwickeln sich daraus Suchterkrankungen und Depressionen.

Die Ursache für diese Störung wird in einem zum größten Teil genetisch bedingten Transmitterungleichgewicht von Dopamin, Noradrenalin und Serotonin gesehen. Einigen Betroffenen kann durch Gabe von Methylphenidat (Ritalin®), das die Noradrenalin- und Dopaminwirkung beeinflusst, geholfen werden.

Migräne

Die Migräne ist gekennzeichnet durch wiederkehrende, überwiegend einseitige Kopfschmerzanfälle. Der Kopfschmerz ist pulsierend-pochend und wird oft von Übelkeit und Erbrechen sowie Licht- und Lärmempfindlichkeit begleitet. In unserer Bevölkerung ist ungefähr jeder zehnte davon betroffen, Frauen doppelt so oft wie Männer. Oft liegt eine genetische Veranlagung für die Krankheit vor. Verschiedenste Faktoren wie etwa Stress, Schlafmangel, Urlaub, Alkohol (Rotwein), Schokolade, bestimmte Käsearten, körperliche Belastung oder bei Frauen die Menstruation können die einzelnen Anfälle auslösen.

Die Migräne scheint mit einer Störung des Serotonin-Gleichgewichts einherzugehen, die zu einer Freisetzung von entzündungsvermittelnden Stoffen aus Nervenfasern des Trigeminusnerven (☞ 9.7.3) und einer Blutgefäßerweiterung im Gehirn führt. Eine lokale Entzündung und die Erregung von Schmerzrezeptoren der Gefäße lösen dann den Schmerz aus, der durch Erregung des Trigeminuskerns weiter aufrechterhalten wird.

Ruhe in einem abgedunkelten Raum und Schlaf reichen allein zwar nur bei wenigen Betroffenen, werden aber von fast allen Patienten begleitend als lindernd empfunden. Auch kalte Kompressen oder Pfefferminzöl können helfen. Bei einer leichten Migräneattacke empfiehlt sich ansonsten die Einnahme eines Mittels gegen Übelkeit *(Antiemetikum)* und eines „einfachen", ausreichend hoch dosierten Schmerzmittels (☞ 10.3.3). Bei einer schweren Migräneattacke werden Substanzen eingesetzt, die mit dem Botenstoff Serotonin verwandt sind *(Serotonin-Rezeptor-Agonisten,* **Triptane**, z. B. Imigran®).

Dopamin

Der *erregende* Transmitter **Dopamin** wird vor allem in Teilen des Mittelhirns, der Substantia nigra (☞ 9.8.2), gebildet. Dopamin ist für eine normale Bewegungssteuerung unabdingbar. Außerdem spielt es bei vielen emotionalen und analytischen Reaktionen eine Rolle und hat Bedeutung für das „Belohnungs- und Lustsystem" unseres Gehirns, das positive Gefühle auslösen kann.

Parkinson-Syndrom

Die häufigste neurologische Erkrankung des älteren Menschen überhaupt ist das **Parkinson-Syndrom,** an dem in Deutschland ca. 250 000 Menschen leiden. Die dabei auftretenden Störungen sind durch Untergang regulierender dopaminerger Neurone im Mittelhirn (☞ 9.82 und Abb. 9.27) bedingt, die normalerweise hemmend auf die Neurone im Streifenkörper (☞ 9.8.6) einwirken. Die „Balance" im *extrapyramidal-motorischen System,* das vor allem die *unwillkürlichen Muskelbewegungen* steuert (☞ 9.8.9), geht dadurch verloren. Meist bleibt die Ursache des Nervenzelluntergangs unklar. Bei diesem *idiopathischen (primären) Parkinson-Syndrom,* auch **Morbus Parkinson** genannt, spielen wahrscheinlich sowohl genetische als auch Umweltfaktoren eine Rolle. Das *symptomatische (sekundäre) Parkinson-Syndrom* ist z.B. Folge von Gehirnentzündungen oder Vergiftungen, kann aber auch Nebenwirkung bestimmter Medikamente sein.

Charakteristische Trias

Die Leitsymptome des Parkinson-Syndroms sind Akinese, Rigor und Tremor.

Unter **Akinese** versteht man eine allgemeine Bewegungsarmut mit starrem, maskenhaftem Gesicht sowie eine Störung der Bewegungsinitiierung (Bewegungsbeginn) mit Gangbehinderung (☞ Abb. 9.10). **Rigor** bezeichnet eine erhöhte Grundspannung der Muskulatur, welche die Bewegungen ruckartig macht und die Feinmotorik erschwert (☞ 6.3.7). Drittes Leitsymptom ist der **Tremor,** ein unwillkürliches, rhythmisches Zittern, das beim Parkinsonkranken vor allem die Hände betrifft und dessen Bewegungen an diejenigen des Geldzählens erinnern *(Münzenzählertremor).*

Problematisch: Anfang und Ende

Viele Parkinson-Patienten haben Schwierigkeiten, Bewegungen zu beginnen oder zu beenden. Dies führt zusammen mit der Beeinträchtigung der reflektorischen Ausgleichsbewegung zu einer erhöhten Sturzgefahr. Die Pflegenden achten daher auf größtmögliche Sicherheit der Umgebung. Bei sehr unbeweglichen Patienten ist eine korrekte Lagerung von großer Bedeutung.

Eine Heilung des Morbus Parkinson und der meisten symptomatischen Parkinson-Syndrome gibt es zurzeit nicht, die Erkrankung nimmt einen allmählich fortschreitenden Verlauf. Zur Behandlung der Symptome werden Dopamin-Abkömmlinge (z.B. L-Dopa, etwa Madopar®) oder synthetische Dopaminagonisten eingesetzt. Hinzu treten muss die Krankengymnastik, vor allem zur Behandlung der Gehstörungen. Bei sehr schweren und medikamentös schwierig zu behandelnden Fällen kann bei den Patienten eine *tiefe Hirnstimulation* durchgeführt werden. Man spricht auch von der Implantation eines *„Hirnschrittmachers"*. In einer langwierigen Operation schieben Neurologen eine Elektrode tief ins Gehirn vor. Durch ein elektrisches „Sperrfeuer" blockiert der Hirnschrittmacher dort die krankhaft aktiven Neurone. Die Symptome hören auf. Die seit längerem erprobte Transplantation von embryonalen dopaminhaltigen Zellen ins Mittelhirn hat bis jetzt kaum Erfolge erzielt.

Unerlässlich: Physiotherapie bei Parkinson-Patienten

Die Physiotherapie gehört mit zu den ersten Behandlungsmaßnahmen beim Morbus Parkinson. Ziel der Bewegungsübungen ist die gezielte Korrektur der Fehlhaltungen, eine Lockerung der motorischen Starre und die Überwindung der Bewegungsarmut. Ohne physiotherapeutische Unterstützung versucht der Parkinson-Patient die feinmotorische Störung häufig durch vermehrten muskulären Krafteinsatz zu kompensieren. Das kann fatale Folgen haben: Der dadurch erhöhte Dopaminverbrauch führt letztlich zu einer Verstärkung der Symptomatik. In der Physiotherapie der Parkinson-Kranken gilt es deshalb, Überanstrengung und Monotonie zu vermeiden. Dabei werden auch Elemente der Musiktherapie und Rhythmik eingesetzt. Bei Sprechstörungen kann eine logopädische Behandlung helfen.

Auch bei der **Schizophrenie** wird eine Dysfunktion des Dopaminsystems vermutet (☞ 11.7.1).

GABA

Zahlreiche Synapsen im Zentralnervensystem benutzen als Neurotransmitter *Gamma-Aminobuttersäure,* kurz **GABA.** Die postsynaptischen Zellen werden durch GABA *hyperpolarisiert,* d.h. ihre Erregung wird erschwert bzw. die Transmission wird gehemmt. GABA ist der wichtigste Gegenspieler von Glutamat im ZNS.

Auch in den GABA-Haushalt kann medikamentös eingegriffen werden. **Benzodiazepine** (z.B. Valium®) beispielsweise beeinflussen die GABA-Rezeptoren, so dass es zu einer verstärkten GABA-Wirkung kommt. Dadurch haben sie einen zentral beruhigenden und dämpfenden Effekt. Die Benzodiazepine finden breite Anwendung bei Angst, Schlaflosigkeit, Epilepsie (Anheben der Krampfschwelle) sowie zur Muskelentspannung und bei der Narkoseeinleitung (☞ auch 9.8.9).

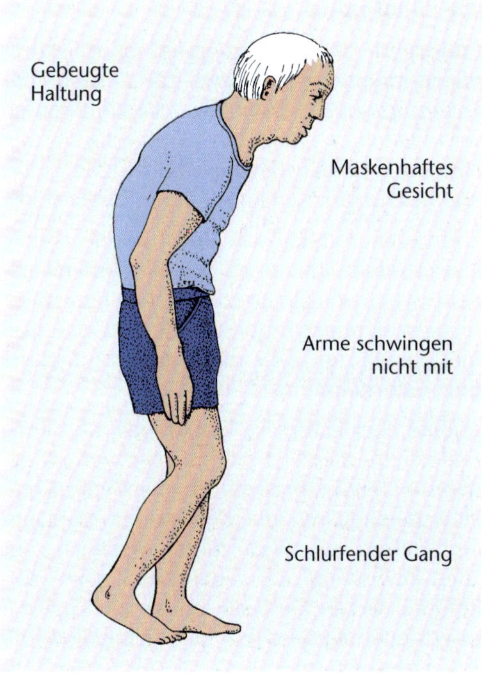

Abb. 9.10: Charakteristische Körperhaltung bei Morbus Parkinson.

Glutamat

Die Aminosäure **Glutamat** ist der häufigste erregende Transmitter im ZNS. Er ist u.a. an den Lern- und Gedächtnisfunktionen (☞ 9.9) beteiligt. Eine krankhafte Überproduktion wird mit der Entstehung von Krampfanfällen (☞ 9.8.9) in Verbindung gebracht.

9.2.4 Neuropeptide

Neben den Neurotransmittern gibt es noch eine weitere, erst in jüngerer Zeit entdeckte Gruppe von Botenstoffen im Gehirn: die **Neuropeptide.** Diese bestehen aus Aminosäureketten mit etwa 5 – 30 Aminosäureresten und sind damit um ein Vielfaches größer als die oben beschriebenen Neurotransmitter (☞ 9.2.3). Neuropeptide lassen sich als „Gehirnhormone" mit einer Art Lautstärkeregler vergleichen, welche die Klangfarben im Gehirn feinregulieren, während die Neurotransmitter die Instrumente darstellen, welche die Vielzahl der Erregungen im Nervensystem erzeugen. Neuropeptide sind in Zusammenarbeit mit den oben genannten Neurotransmittern ebenfalls an der Steuerung von Hunger, Schlaf, Sexualtrieb und Schmerzempfindung beteiligt.

Die bekanntesten der insgesamt 60 bisher entdeckten Neuropeptide sind die *körpereigenen Opioide* oder **Endorphine.** Endorphine scheinen nicht nur für den Gefühlshaushalt besonders wichtig zu sein, sondern sind auch wesentlich an der Schmerzregulation (☞ 10.3.3) beteiligt.

Die Endorphine

Endorphine (kurz für *endogene Morphine*) umfassen mehrere Substanzen: Die *Enkephaline, Dynorphin* und *β-Endorphin*. Sie kommen an verschiedenen Orten des Großhirns, in der Hirnanhangdrüse (Hypophyse ☞ 12.2) sowie im Rückenmark und im Verdauungstrakt vor.

Endorphine binden wie Morphin und andere körperfremde Opiate (z. B. Heroin) an verschiedene Typen von Opiatrezeptoren in den Membranen schmerzvermittelnder Neurone und modulieren im ZNS die Schmerzaufnahme und -wahrnehmung (☞ 10.3.1).

Andere eher komplexe Funktionen, an denen Endorphine beteiligt sind, gehen vom so genannten Belohnungszentrum des Gehirns aus. Dort beeinflussen die Endorphine die Dopaminfreisetzung und führen letztlich zur „Rauschwirkung" der genannten Drogen. Außerdem wirken die Endorphine auch bei der Atemsteuerung und bei der Regulation der Körpertemperatur mit.

9

Körpereigener Schutzmechanismus

Bei schweren Verletzungen oder körperlichen Stresssituationen (z. B. Geburt) werden Endorphine ausgeschüttet, so dass die Schmerzen gelindert oder, z. B. im ersten Moment einer Unfallsituation, gar nicht wahrgenommen werden. Der rasche Endorphin-Abfall nach der Geburt kann durch den Wegfall der euphorisierenden Wirkung zusammen mit den anderen hormonellen Veränderungen eine Mitursache der Wochenbettdepression sein.

Endorphine und Sport

Auch Sport regt die Endorphinproduktion an: Obwohl physisch anstrengend und manchmal bis zur Erschöpfung betrieben, erleben die meisten Sport Treibenden während und nach dem Sport ein rauschartiges Hochgefühl („Runner's High") – was auf einer vermehrten Endorphinausschüttung beruht.

Endorphine und Essen

Das Wohlgefühl beim Essen von leckeren Speisen wird durch die Endorphin- und Dopaminwirkung im Belohnungszentrum vermittelt. Dies macht es so schwierig, auf diese leicht herbeizuführende „Belohnung" zu verzichten, und es kann im Extremfall zu regelrechtem Suchtverhalten kommen („Fresssucht" ☞ 19.3).

Plazebos

Den **Plazeboeffekt** (den ein Scheinmedikament – *Plazebo* genannt – trotz fehlenden Wirkstoffes bei entsprechender Suggestion des Patienten bewirkt) führen Forscher auf eine vermehrte Endorphinproduktion zurück. Die Plazebowirkung lässt sich nämlich durch den Endorphin-Antagonisten Naloxon aufheben.

Glück, was ist das?

Dem Phänomen Glück kann man sich literarisch, philosophisch und auch naturwissenschaftlich nähern – vollständig ergründen wird man es nie. Hirnforscher sind den Molekülen der Gefühle seit Jahrzehnten auf der Spur. Bei der Suche nach den biochemischen oder elektrophysiologischen Substraten euphorischer Glückseligkeit und den Hirnwindungen, in denen die Liebe nistet, wurden Botenstoffe identifiziert, die Informationen zwischen den 100 Milliarden Nervenzellen des Gehirns vermitteln und das Empfinden modulieren. Biochemisch scheinen sich die Vorgänge während verschiedener Glücksmomente zu gleichen – so unterschiedlich die Ursachen auch sind: Wenn die grauen Zellen *high* sind, docken *Transmitter* an *Rezeptoren* an und erregen Hirnareale im limbischen System (☞ 9.8.7). An einer Untergruppe dieser Rezeptoren, den Opioid-Rezeptoren, greifen Rauschgifte in unser Nervensystem ein und rufen einen rauschartigen, mit Glücksgefühlen einhergehenden Zustand hervor.

Weitere Neuropeptide

Außer den Endorphinen sind viele weitere Neuropeptide entdeckt worden, so z. B. *Substanz P, Neuropeptid Y* und *Neurotensin*. Sie spielen wahrscheinlich bei der Schmerzwahrnehmung sowie bei Lernvorgängen eine Rolle.

Interessanterweise werden viele dieser Neuropeptide nicht nur von Nervenzellen hergestellt, sondern auch in Geweben des Magen-Darm-Traktes oder von Zellen des Immunsystems. Durch diese Entdeckung hat sich die funktionelle Grenze zwischen ZNS und den übrigen Organsystemen verwischt: Es erscheint dadurch noch mehr als früher plausibel, dass Störungen der Psyche auch Störungen des Körpers („Soma"), etwa des Magen-Darm-Traktes, nach sich ziehen (also *psycho-somatisch* werden, ☞ 11.6.6) und umgekehrt (dass also „somatische" Ereignisse die Psyche verändern), wenn beide Systeme die gleichen Botenstoffe benutzen – also im chemischen Sinn die gleiche Sprache sprechen.

Man hofft, durch zunehmendes Wissen über die Wirkungen der Peptidhormone im Gehirn nicht nur die Wechselwirkungen zwischen körperlichen und psychischen Vorgängen besser zu verstehen, sondern auch neue Erkenntnisse über die Wirkungen und Nebenwirkungen von Medikamenten zu gewinnen.

9.3 Die Organisation des Nervensystems

Zentrales und peripheres Nervensystem

Aufgrund seines Aufbaus wird das Nervensystem in ein zentrales und ein peripheres Nervensystem unterteilt. Zum *zentralen Nervensystem* **(ZNS)** gehören die übergeordneten Zentren Gehirn und Rückenmark, zum **peripheren Nervensystem** alle außerhalb dieser zwei Zentren liegenden Nervenzellen und Nervenbahnen (Hirnnerven, Spinalnerven und ihre Verzweigungen ☞ 9.7 und 9.5). Sie verbinden die Peripherie („außen") mit dem ZNS („innen") ☞ Abb. 9.11 und 9.12.

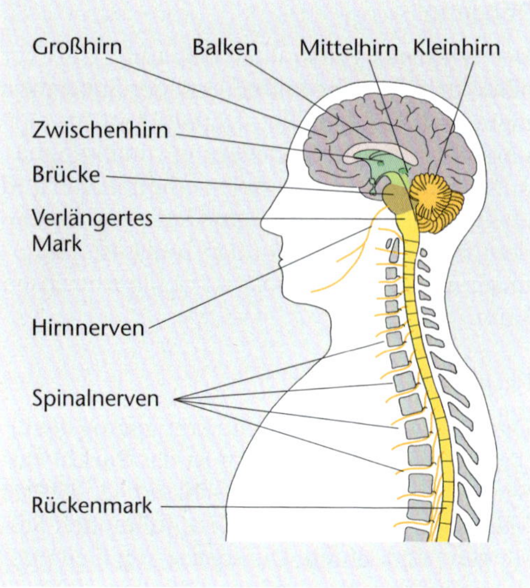

Abb. 9.11: Zentrales und peripheres Nervensystem. Gehirn und Rückenmark gehören zum zentralen Nervensystem (ZNS). Die Spinal- und die Hirnnerven und alle weiteren außerhalb davon liegenden Nervenzellen und -bahnen rechnet man zum peripheren Nervensystem.

Willkürliches und vegetatives Nervensystem

Nach der Funktion und der Art der Steuerung unterscheidet man das **willkürliche** oder *somatische* **Nervensystem,** das alle dem Bewusstsein und dem Willen unterworfenen Vorgänge (z. B. die Bewegung von Muskeln) steuert, und das **vegetative** oder *autonome* **Nervensystem.** Das vegetative Nervensystem wirkt vor allem auf die Arbeit der inneren Organe ein und reguliert wesentliche Teile des Inneren Milieus. Es ist durch den Willen nur sehr wenig beeinflussbar (autonom = unabhängig) ☞ Abb. 9.13.

Eine Sonderstellung nimmt das **Darmnervensystem** ein, das weitgehend autonom die Verdauungsvorgänge steuert und vom vegetativen Nervensystem in seiner Aktivität moduliert wird (☞ 9.10.4).

Willkürliches und vegetatives Nervensystem haben beide enge Beziehungen zum Hormon- und Immunsystem und sind weder von der Funktion noch vom Aufbau her vollständig trennbar. Sie gehen beispielsweise nur im peripheren Nervensystem überwiegend getrennte Wege, wohingegen im ZNS beide Systeme weitgehend miteinander verflochten sind.

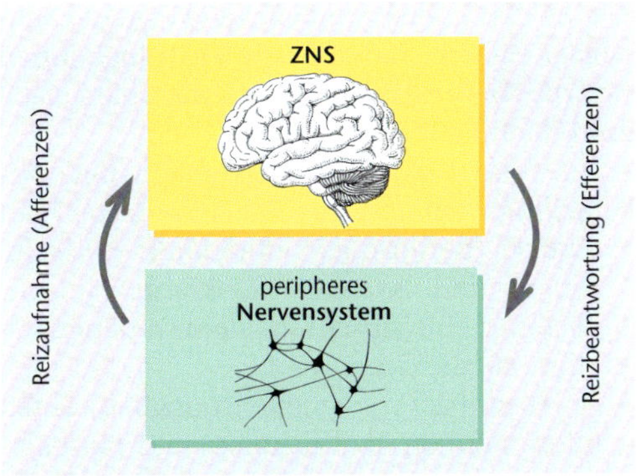

Abb. 9.12: Reize der Außenwelt erreichen über das periphere Nervensystem das ZNS. Nach der Verarbeitung und dem Entwurf einer sinnvollen Reaktion im ZNS werden die notwendigen Muskeln und/oder inneren Organe für die Reizbeantwortung mit Hilfe des peripheren Nervensystems erregt.

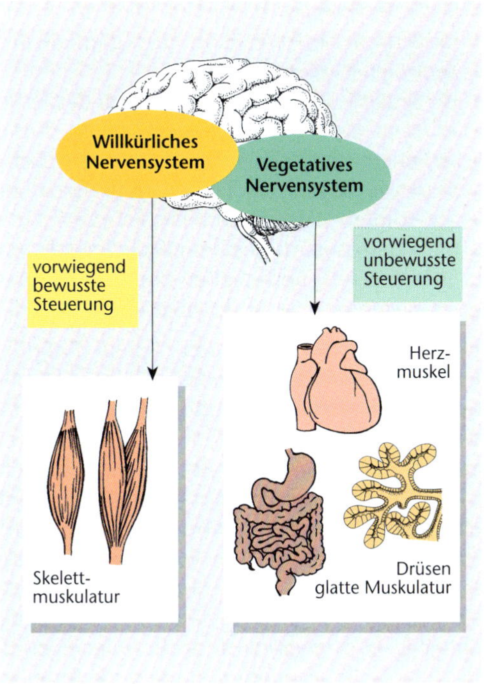

Abb. 9.13: Willkürliches und vegetatives Nervensystem im Vergleich. Während über das willkürliche Nervensystem die Skelettmuskulatur gesteuert wird, beeinflusst das vegetative Nervensystem die inneren Organe, die glatte Muskulatur und die Drüsen.

9.4 Das Rückenmark

Das **Rückenmark** *(Medulla spinalis)* bildet die große „Autobahn" zwischen dem Gehirn (☞ 9.8) und den Spinalnerven (*Rückenmarksnerven,* ☞ 9.5). Es leitet mit teils sehr hoher Geschwindigkeit Nervenimpulse vom Gehirn zur Peripherie und umgekehrt. Dies geschieht über große auf- und absteigende Leitungsbahnen, die die *weiße Substanz* des Rückenmarks ausmachen.

Das Rückenmark ist aber nicht nur der mächtigste *Nervenleitungsstrang*, sondern mit seiner *grauen Substanz* auch *Schaltzentrum.* Die Schaltstellen steigern die Effizienz der Rückenmarksfunktionen, indem z. B. besonders schnell erforderliche motorische Reaktionen sofort durch die **Rückenmarksreflexe** ausgelöst werden; das Rückenmark fungiert also auch als *Reflexzentrum.*

Aufbau des Rückenmarks

Das Nervengewebe des Rückenmarks hat beim Erwachsenen eine Länge von etwa 45 cm. Es geht in Höhe des großen Hinterhauptlochs (☞ Abb. 7.8) als zentimeterdicker Strang aus dem untersten Gehirnabschnitt, dem *verlängerten Mark* (☞ 9.8.2), hervor und zieht im Wirbelkanal bis zur Höhe des zweiten Lendenwirbelkörpers hinab.

Über die gesamte Rückenmarklänge entspringen beidseits in regelmäßigen Abständen insgesamt 31 Paare von Nervenfaserbündeln, die **Nervenwurzeln,** die sich dann jeweils zu den **Spinalnerven** (☞ 9.5) vereinigen. Durch die Nervenwurzelabgänge wird das Rückenmark in 31 **Rückenmarksegmente** unterteilt. Jedes Rückenmarksegment enthält dabei eigene Reflex- und Verschaltungszentren.

Man unterscheidet folgende Segmente (☞ Abb. 9.14):

- Acht **Halssegmente** C1 bis C8, die neben der Atemmuskulatur insbesondere die oberen Extremitäten versorgen
- Zwölf **Brustsegmente** Th1 bis Th12, deren Nervenwurzeln unter anderem den größten Teil der Rumpfwand innervieren
- Fünf **Lendensegmente** L1 bis L5, die zusammen mit den
- Fünf **Kreuzbeinsegmenten** S1 bis S5 die unteren Extremitäten, das äußere Genitale und den Anus versorgen
- Ein bis drei **Steißbeinsegmente**, die den Hautbereich über dem Steißbein versorgen.

Das Rückenmark ist nicht überall gleich dick. Im Hals- und im Lendenbereich ist es keulenförmig verdickt, da hier eine größere Masse von Neuronen und Nervenfasern zur Versorgung der oberen und unteren Extremitäten vorhanden ist.

Graue und weiße Substanz des Rückenmarks

Betrachtet man das Rückenmark im Querschnitt, so erkennt man im Zentrum die

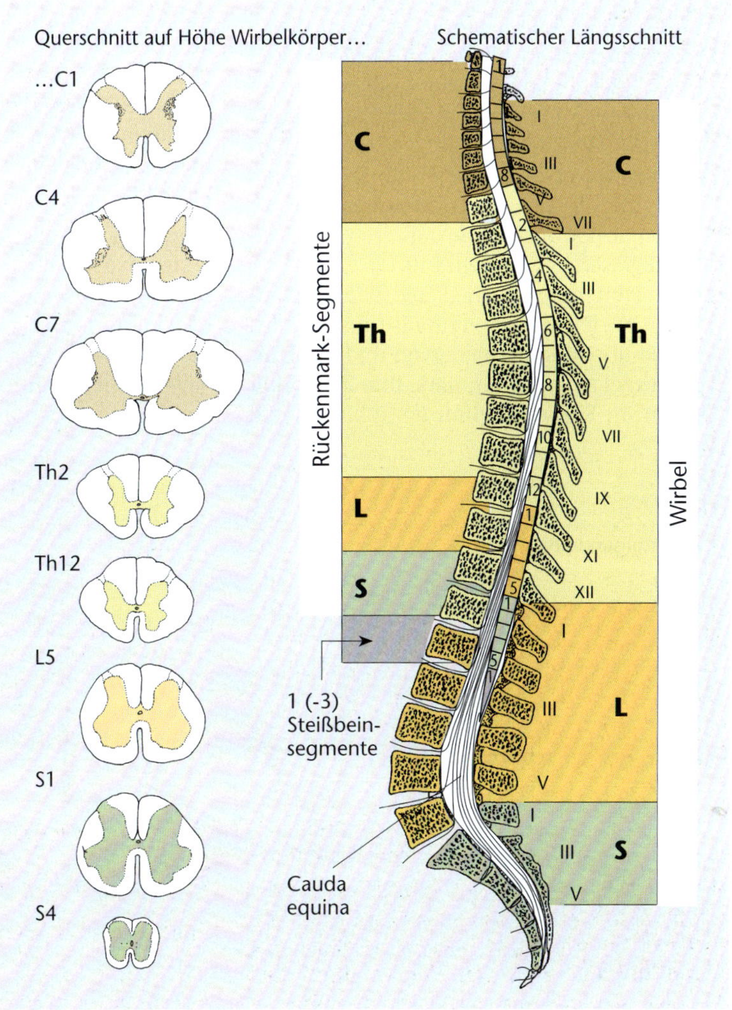

Abb. 9.14: Das Rückenmark und die Spinalnerven in der Seitenansicht. Das Rückenmark erstreckt sich im Wirbelkanal vom 1. Halswirbel bis zur Höhe des 2. Lendenwirbels. Darunter findet man die Cauda equina – ein Bündel von Spinalnerven, die zu ihrem jeweiligen Zwischenwirbelloch ziehen. Da das Rückenmark auf Höhe des 2. Lendenwirbels endet, sind somit alle Rückenmarksegmente gegenüber den zugehörigen Wirbelkörpern nach oben versetzt. Beispiel: Bei einer Wirbelsäulenverletzung des 9. Brustwirbels ist nicht das 9. Brustwirbelsegment, sondern das auf dieser Höhe liegende 1. Lendenwirbelsegment gefährdet. Links sind Querschnitte von einzelnen Rückenmarkabschnitten dargestellt. Im Hals- und Lendenbereich ist die graue Substanz stärker ausgeprägt, weil dort die Schaltstationen für die Arme und Beine liegen. [A300]

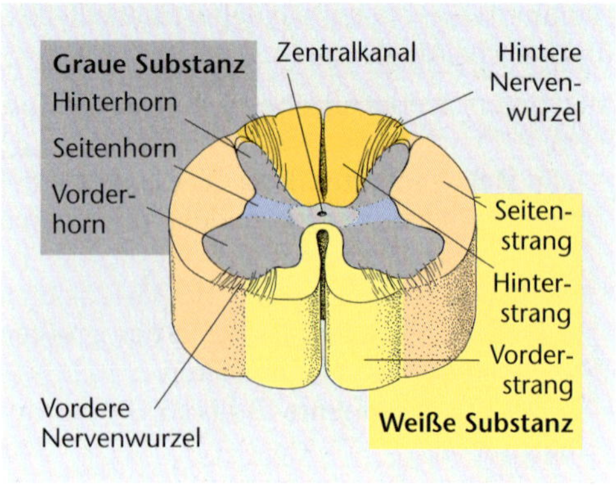

Abb. 9.15: Das Rückenmark im Querschnitt (Vorder- und Hinterwurzel abgetrennt). In der Mitte des Rückenmarksquerschnittes erkennt man ein kleines Loch, den Zentralkanal. Er durchzieht das gesamte Rückenmark und ist mit den Liquorräumen des Gehirns verbunden (☞ Abb. 9.57 und 9.58).

9

schmetterlingsförmige **graue Substanz.** Wie in allen anderen Abschnitten des ZNS befinden sich in der grauen Substanz die Nervenzellkörper, während um den „Schmetterling" herum auf- und absteigende Fasersysteme als **weiße Substanz** gruppiert sind (☞ Abb. 9.15).

Die äußeren Anteile der grauen Substanz werden „Hörner" genannt und nach ihrer Lage in ein **Vorderhorn,** ein **Seitenhorn** und ein **Hinterhorn** unterteilt:

- Im Vorderhorn liegen *motorische Nervenzellen,* **Motoneurone** genannt. Die Axone dieser **Vorderhornzellen** bilden die **Vorderwurzel** eines Rückenmarksnerven und ziehen im Spinalnerven bzw. seinen Ästen zur quergestreiften Muskulatur. Die größeren **α-Motoneurone** versorgen dabei die Skelettmuskelfasern, die kleineren **γ-Motoneurone** die in den Skelettmuskeln lokalisierten Muskelspindelfasern (☞ 9.6.1 und 10.4)
- Zum Hinterhorn ziehen *sensible* Nervenfasern. Sie leiten Nervenimpulse aus der Peripherie über den Spinalnerven und die **Hinterwurzel** zum Rückenmark. Ihre Zellkörper liegen im **Spinalganglion** (☞ Abb. 9.16 und 9.17). Als *Ganglion* bezeichnet man Ansammlungen von Nervenzellkörpern außerhalb des zentralen Nervensystems
- Im Seitenhorn liegen Nervenzellen des *vegetativen Nervensystems* (☞ 9.10). Die Axone der efferenten Zellen verlassen das Rückenmark wie die motorischen Nervenfasern über die vordere Wurzel, trennen sich aber kurz nach dem Austritt aus dem Wirbelkanal vom Spinalnerven und ziehen zu den Grenzstrangganglien (☞ Abb. 9.46 und 9.48).

Eine vordere und eine hintere Spalte unterteilen die **weiße Substanz** in zwei Hälften. Durch den Austritt der vorderen und hinteren Nervenwurzeln wird jede Hälfte wiederum in drei **Stränge** *(Funiculi)* unterteilt. Sie werden nach ihrer Lage **Vorderstrang, Seitenstrang** und **Hinterstrang** genannt. Vorder- und Seitenstrang werden meist zum **Vorderseitenstrang** zusammengefasst. Jeder Strang enthält entsprechend der Richtung der Signalleitung entweder aufsteigende und/oder absteigende Bahnen. Dabei verlaufen Bahnen, die Impulse zu den gleichen Orten leiten, in *Bündeln (Tractus)* zusammen.

Die aufsteigenden Bahnen des Rückenmarks

Die **aufsteigenden** *(afferenten)* **Rückenmarksbahnen** übermitteln ständig Informationen aus dem Körper und der Außenwelt an das Gehirn. Die Nervenimpulse gelangen dabei über die *hintere Wurzel* der Spinalnerven zum Rückenmark. Von dort aus gibt es im Rückenmark drei mögliche Leitungswege:

Der erste Weg mündet in den so genannten **Eigenapparat des Rückenmarks.** Die Fasern enden in demselben oder einem benachbarten Segment und werden direkt auf ein fortführendes, motorisches Neuron umgeschaltet. Auf diese Weise entstehen Reflexe (☞ 9.6), die der willkürlichen Kontrolle des Großhirns weitgehend entzogen sind.

Die beiden anderen möglichen Wege der sensiblen Fasern sind die **Hinterstrangbahnen** und die **Vorderseitenstrangbahnen.** Sie steigen zum Gehirn auf:

- Die Fasern der Hinterstrangbahn übermitteln Informationen aus Rezeptoren von Haut (Druck, Berührung, Vibration), Muskeln, Sehnen und Gelenken. Sie kreuzen im untersten Gehirnabschnitt, dem verlängerten Mark, auf die Gegenseite
- Die Fasern der Vorderseitenstrangbahn leiten Informationen über Schmerz und Temperatur. Sie kreuzen unmittelbar nach Eintritt ins Rückenmark noch auf derselben Höhe auf die Gegenseite.

Die absteigenden Rückenmarksbahnen

Die **absteigenden** *(efferenten)* **Rückenmarksbahnen** leiten Informationen über auszuführende Bewegungen von motorischen Zentren im Gehirn (☞ 9.8.2) zu den Vorderhörnern des Rückenmark *(1. motorisches Neuron).* Dort werden sie auf die motorischen Neurone der Vorderhörner *(2. motorisches Neuron)* übertragen, deren Axone mit den Spinalnerven und ihren Ästen zu den ausführenden Skelettmuskeln ziehen.

Dabei werden zwei große motorische Systeme unterschieden: die **Pyramidenbahn** für die Willkürbewegungen und die **extrapyramidalen Bahnen** für die unwillkürliche Bewegungssteuerung (☞ 9.8.9).

Diese Bahnen **(Tractus)** werden nach ihrem Ursprungsort und ihrem Zielpunkt benannt, zusätzlich geht ihre Lage innerhalb des Rückenmarks in den Namen ein. So wird die Pyramidenbahn in eine Pyramiden*seitenstrang*bahn – Tractus corticospinalis *lateralis* – und eine Pyramiden*vorderstrang*bahn – Tractus corticospinalis *anterior* – unterteilt. Ihre Lage im Rückenmarksquerschnitt zeigt die Abbildung 9.16. Zum extrapyramidalen System (☞ 9.8.9) gehören viele kleine Bahnen, die von den Basalganglien (☞ 9.8.6) zum Rückenmark ziehen. Zu ihnen kommen weitere Faserzüge hinzu, so z. B. vom Kleinhirn und *Gleichgewichtssinn,* z. B. Tractus *vestibulo*spinalis.

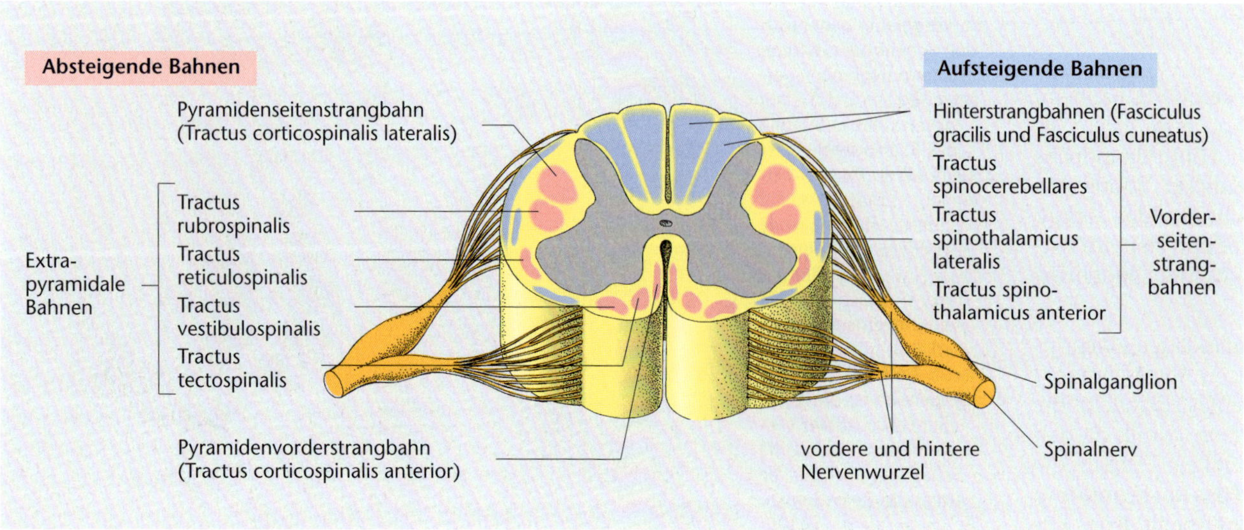

Abb. 9.16: Funktionsfelder des Rückenmarks (Querschnitt). In der weißen Substanz unterscheidet man aufsteigende (sensible) und absteigende (motorische) Bahnen. Zu den aufsteigenden Bahnen (blau) gehören die Hinterstrangbahnen und die Vorderseitenstrangbahnen. Die absteigenden Bahnen (rot) unterteilen sich in die Pyramidenbahnen (Pyramidenseitenstrang- und -vorderstrangbahn) und die extrapyramidalen Bahnen.

Die absteigenden Bahnen des vegetativen Nervensystems sind in ☞ 9.10.2 beschrieben.

9.5 Die Spinalnerven

9.5.1 Aufbau und Äste der Spinalnerven

Aus jedem Rückenmarksegment (☞ 9.4) gehen links und rechts je eine *vordere* und eine *hintere* Nervenwurzel hervor. Beide Wurzeln schließen sich nach wenigen Millimetern zu einem **Spinalnerven** zusammen.

Die Spinalnerven – als Teil des peripheren Nervensystems – verlassen den Wirbelkanal der Wirbelsäule seitlich durch die *Zwischenwirbellöcher* (☞ Abb. 7.25 und 7.27).

Da die Wirbelsäule vor der Geburt und in der Kindheit schneller wächst als das Rückenmark, endet das Rückenmark beim Erwachsenen schon auf der Höhe des zweiten Lendenwirbelkörpers. Die Nervenwurzeln aus den unteren Abschnitten des Rückenmarks müssen also, um zu ihren Zwischenwirbellöchern zu gelangen, im Wirbelkanal schräg nach unten ziehen. Auf diese Weise entsteht ein Nervenfaserbündel, das in seinem Aussehen an ein Haarbüschel erinnert. Dieses Nervenfaserbündel wird deshalb „Pferdeschweif" – **Cauda equina** – genannt (☞ Abb. 9.14).

Bandscheibenvorfall

Die Spinalnerven oder das Rückenmark können durch einen **Bandscheibenvorfall** im Hals- oder Lendenwirbelsäulenbereich komprimiert werden (☞ Abb. 9.17 und 7.3.4). Leitsymptome sind starke Rückenschmerzen mit Ausstrahlung in Arm bzw. Bein, Sensibilitätsstörungen (z. B. Taubheitsgefühl) im betroffenen Gebiet und Lähmungen der Arme bzw. Beine.

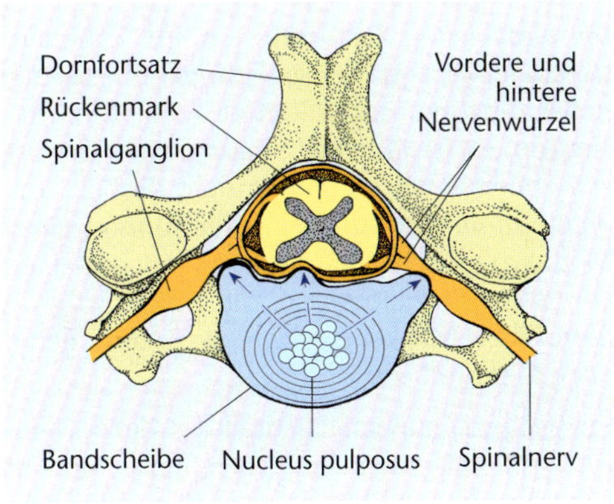

Abb. 9.17: Bandscheibenvorfall (☞ auch 7.3.4). Abhängig von der Richtung des Bandscheibenvorfalls (medio-lateral, medial, lateral) werden unterschiedliche Strukturen komprimiert und in ihrer Funktion beeinträchtigt. Dargestellt ist ein Bandscheibenvorfall im Halswirbelsäulenbereich. Die häufigeren Vorfälle im Lendenwirbelbereich gefährden meist nicht mehr das Rückenmark, sondern die Cauda equina.

Neurologischer Notfall

Alarmsymptome beim Bandscheibenvorfall sind vor allem rasch zunehmende Lähmungen, Blasen- und Mastdarmstörungen. Solche Patienten müssen unverzüglich in eine neurochirurgische Klinik transportiert werden.

Äste der Spinalnerven

Unmittelbar nach seinem Austritt aus dem Zwischenwirbelloch teilt sich jeder Spinalnerv in verschiedene Äste auf: Die **hinteren Äste** versorgen die Haut und die tiefen Rückenmuskeln vom Hals bis zur Kreuzbeinregion. Die **vorderen Äste** der Spinalnerven haben unterschiedliche Funktionen und Verläufe: Aus dem 2. – 11. Brustsegment (☞ 9.4) versorgen sie als **Zwischenrippennerven** *(Nn. intercostales)* die Haut und die Muskeln im Bereich des Brustkorbes und des Bauches. Die vorderen Äste der übrigen Spinalnerven bilden zunächst Nervengeflechte, **Spinalnervenplexus** genannt, bevor sie durch erneute Aufteilung einzelne **periphere Nerven** bilden, welche die Extremitäten (Arme und Beine) sowie die Genitalregion versorgen (☞ Abb. 9.18).

Abb. 9.18: Periphere Nerven. Zum peripheren Nervensystem zählen die 12 Hirnnerven und die Spinalnerven mit ihren vielen Verzweigungen. Während die Hirnnerven hauptsächlich die Kopfregion motorisch und sensibel versorgen, verteilen sich die anderen peripheren Nerven über den restlichen Körper. Im Brustmarkbereich bleiben die Spinalnerven streng segmental, das heißt sie verzweigen sich nicht nennenswert und versorgen motorisch und sensibel ihre jeweilige Segmenthöhe. Die Spinalnerven des Hals-, Lenden- und Kreuzbeinmarkes verzweigen sich dagegen zu komplexen Geflechten (Plexus). Die Abbildung zeigt den Plexus cervicalis, den Plexus brachialis, den Plexus lumbalis und den Plexus sacralis. Als dickster Nerv aus dem Plexus sacralis zieht der N. ischiadicus am Bein abwärts.

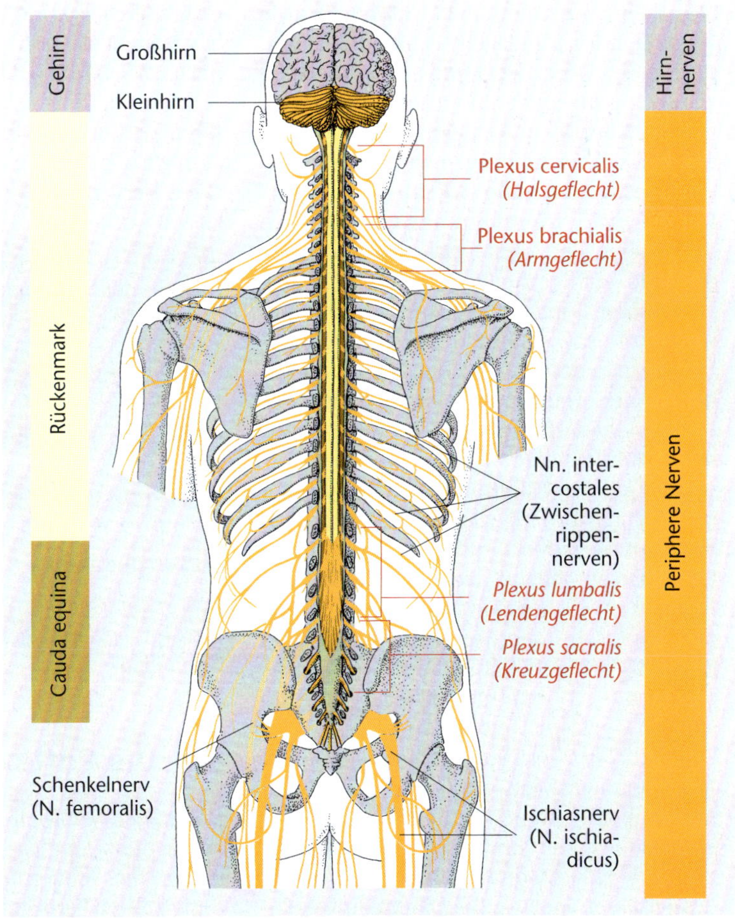

9.5.2 Spinalnervenplexus und wichtige periphere Nerven

Die Plexus der Spinalnerven werden nach dem Abschnitt des Rückenmarks (☞ 9.4) benannt, aus dem sie entspringen:

Plexus cervicalis

Das *Halsgeflecht* **(Plexus cervicalis)** aus den Halssegmenten C1 – C4 versorgt Haut und Muskeln in der Hals- und Schulterregion. Der wichtigste Nerv aus diesem Geflecht ist der *Nervus phrenicus* **(Zwerchfellnerv).** Er innerviert das Zwerchfell, spielt also eine wichtige Rolle für die Atmung (☞ 17.8.1).

Solange seine Funktion erhalten ist, kann ein Patient auch bei einer hohen Querschnittslähmung mit Ausfall der Zwischenrippenmuskeln noch spontan atmen. Erst bei einer Rückenmarksläsion oberhalb von C4, also oberhalb des Abgangs des Nervus phrenicus, tritt eine vollständige Atemlähmung ein, so dass der Patient künstlich beatmet werden muss.

9

Plexus brachialis

Aus dem *Armgeflecht* (**Plexus brachialis**, C5–Th1) entspringen neben kleineren Ästen zum Nacken und zur Schulter die drei großen Armnerven (☞ Abb. 9.19):

- Der *Speichennerv* **(Nervus radialis)** zieht an der Streckseite des Armes (d. h. an der Seite, auf der die Streckermuskeln liegen) zum

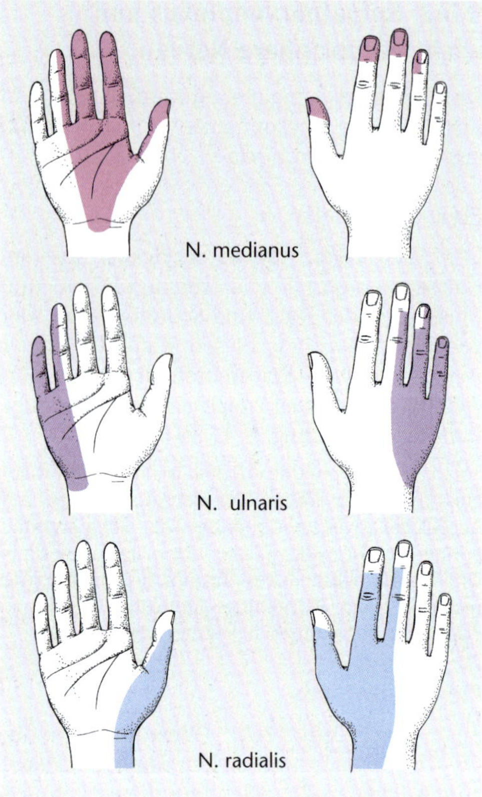

Abb. 9.19: Sensible Versorgungsgebiete der drei Handnerven N. radialis, N. ulnaris und N. medianus. [A300-190]

Unterarm; er versorgt motorisch die Strecker des Ober- und Unterarms, sensibel die Streckseite von Ober- und Unterarm sowie einen Teil des Handrückens. Ist er gelähmt, etwa durch Druckbelastung oder durch eine Verletzung im mittleren Oberarmdrittel, wo sich der Nerv um den Oberarmknochen windet, kann die Hand nicht mehr handrückenwärts gestreckt werden *(Fallhand)*

- Der *Ellennerv* **(Nervus ulnaris)** verläuft an der inneren Beugeseite des Armes (d.h. an der Seite, auf der die Beugemuskeln liegen); er versorgt motorisch Beugemuskeln am Unterarm sowie Handmuskeln, sensibel Hautbezirke der Finger 4 und 5 und des angrenzenden Handrückens. Ein Ausfall des Ulnarisnerven führt zu der charakteristischen *Krallenhand,* weil die von ihm versorgten kleinen Handmuskeln verkümmern und dadurch die Finger in ihren Fingergrundgelenken überstreckt und in den Mittel- und Endgelenken gebeugt werden. Die Ursache ist meist eine Schädigung im Ellenbogen, wo der Nerv sehr oberflächlich verläuft und leicht als schmerzhafter Punkt medial des Olecranons (☞ rote gestrichelte Linie in Abb. 7.49) getastet werden kann
- Der *Mittelnerv* **(Nervus medianus)** verläuft weiter daumenwärts an der Beugeseite des Armes und versorgt Beugemuskeln an Unterarm und Daumen und Hautbezirke der Finger 1–4. Eine Medianuslähmung führt zur *Schwurhand,* weil v.a. die Daumenmuskulatur atrophiert (verkümmert). Ursachen der recht häufigen Medianuslähmung können Schultergelenksluxationen, distale Radiusfrakturen (☞ Abb. 7.51) oder ein Karpaltunnelsyndrom (☞ 7.6.3) sein.

Merksatz

Ich schwöre beim Heiligen Medianus (Schwurhand – Medianus), dass ich mir die Augen mit der Ulna auskratze (Krallenhand – Ulnaris), wenn ich vom Rad falle (Fallhand – Radialis).

Plexus lumbalis

Die Nerven aus dem *Lendengeflecht* (**Plexus lumbalis,** L1–L4) versorgen die untere Bauchwand, die äußeren Geschlechtsorgane und Hautgebiete sowie Streckmuskeln an den Beinen. Der wichtigste Nerv aus diesem Geflecht ist der *Schenkelnerv* **(Nervus femoralis).** Er verläuft durch die Leistenbeuge zur Vorderseite des Oberschenkels und versorgt dort die Haut und die *Streckermuskeln,* darunter den M. quadriceps femoris.

Plexus sacralis

Das *Kreuzgeflecht* (**Plexus sacralis,** L4–S3) ist das größte Nervengeflecht des Menschen. Von ihm werden Gesäß, ein Teil des Damms und die unteren Gliedmaßen mit Nervenästen versorgt. Auch der längste und dickste Nerv des Menschen, der **Ischiasnerv** *(Nervus ischiadicus),* entspringt aus diesem Geflecht. Er verläuft im Gesäßbereich schräg abwärts zur Rückseite des Oberschenkels und versorgt dort die *Beugemuskeln.* Oberhalb der Kniekehle teilt er sich in zwei Äste auf: den *Schienbeinnerven* **(Nervus tibialis)** und den seitlich abzweigenden *Wadenbeinnerven* **(Nervus peroneus *fibularis*).** Diese Nerven versorgen Hautgebiete und Muskeln am Unterschenkel und Fuß.

Gefahr der Spritzenlähmung

Der N. ischiadicus war durch die früher übliche intramuskuläre Injektionsmethode in den M. gluteus maximus („klassische" Injektion in das Gesäß) gefährdet. Deshalb wird heute die risikoarme Methode der ventroglutealen Injektion nach v. Hochstetter empfohlen (☞ Abb. 7.67).

Plexus pudendus

Das *Schamgeflecht* (**Plexus pudendus**, S3–S5) versorgt Beckeneingeweide, Damm und äußere Genitalien.

9.6 Die Reflexe

Neben der Weiterleitung von Nervenzellaktivität ist die zweite Grundfunktion des Rückenmarks die Steuerung von Muskel-Kontraktionen durch Vermittlung von Reflexen:

Reflexe

Reflexe sind stereotyp (immer gleich) ablaufende Reaktionen auf spezifische Reize. Sie können nicht unterdrückt werden, unterstehen also nicht der Kontrolle unserer Willkür, können durch diese jedoch innerhalb gewisser Grenzen moduliert (beeinflusst) werden.

Viele Reflexe vermitteln schnelle Schutzreaktionen – wir stützen uns z.B. bei einem plötzlichen Fall „automatisch" ab. Reflexe laufen aber nicht nur in solchen besonderen Situationen ab, sondern regeln ständig Körperfunktionen (z.B. die Muskelspannung), so dass dafür keine bewusste Kontrolle erforderlich ist. Reflexabläufe werden auch vom Zentralnervensystem angesteuert und fördern so außer der *Sützmotorik* auch rhythmische Bewegungen der Extremitäten *(Gangmotorik)* sowie zielgerichtete Bewegungen *(Zielmotorik).* Unser Bewusstsein wird dadurch entlastet und ist frei für komplexere Aufgaben.

Der Reflexbogen

Die Vermittlung eines Reflexes funktioniert wie ein Regelkreis, der für das Konstanthalten einer Regelgröße (wie z.B. der Muskelspannung) benötigt wird (☞ 1.6.1):

- Ein *Rezeptor* oder *Sensor* nimmt einen Reiz auf und übersetzt ihn in neuronale Erregungen
- *Sensible Nervenfasern* leiten den Impuls vom Rezeptor zu einem
- *Reflexzentrum* im ZNS, z.B. dem Rückenmark, das die Reflexantwort bildet
- *Motorische Nervenfasern* übermitteln die Reflexantwort zum
- *Effektor* (ausführendem Organ), einem Muskel.

9.6.1 Die Eigenreflexe

Im einfachsten Fall trifft ein im ZNS eintreffender Erregungsimpuls *direkt* auf ein die Reflexantwort übermittelndes motorisches Neuron. Es ist also nur *eine zentrale* Synapse zwischengeschaltet, man spricht deshalb von einem *monosynaptischen Reflex* (mono = eins). Monosynaptische Reflexe kommen nur dann vor, wenn Reizaufnahme und Reizantwort an demselben Muskel erfolgen; sie heißen daher auch **Eigenreflexe.**

Ein Beispiel für einen Eigenreflex ist der bei neurologischen Untersuchungen geprüfte **Patellarsehnenreflex** *(PSR):* Ein kurzer Schlag mit einem Reflexhammer auf die Sehne des M. quadriceps femoris unterhalb der Kniescheibe bewirkt eine Verkürzung dieses Muskels *(deshalb auch Quadriceps-femoris-Reflex genannt).* Das vorher im Kniegelenk gebeugte Bein wird schlagartig gestreckt. Dieser Reflex regelt die Spannung des M. quadriceps femoris (☞ Abb. 9.20).

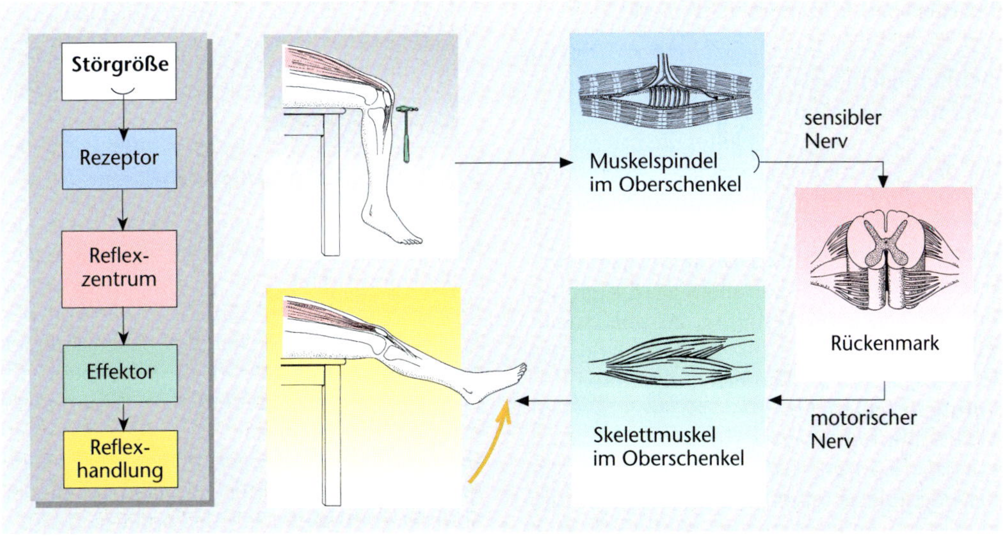

Abb. 9.20: Schema eines Reflexbogens: Eigenreflex am Beispiel des Patellarsehnenreflexes. Rezeptor und Effektor sind im M. quadriceps femoris lokalisiert.

Eigenreflexe gibt es in allen Muskeln, die **Muskelspindeln** haben (☞ Abb. 9.21). Muskelspindeln arbeiten als **Dehnungsrezeptoren** in den Muskeln, das heißt, sie werden durch Dehnung gereizt. Der Schlag auf die Sehne dehnt die Muskelspindel im dazugehörigen Muskel und aktiviert sie. Die Erregung wird über afferente Nervenfasern und die hintere Wurzel dem Rückenmark übermittelt und dort unmittelbar auf die Vorderhornzellen umgeschaltet, die denselben Muskel innervieren. Über deren efferente Nervenfasern kommt es als Folge zu einer Kontraktion des gedehnten Muskels (☞ Abb. 9.20).

Die Muskelspindeln werden nicht nur durch plötzliche Dehnungsreize aktiviert, sondern in geringerem Ausmaß ständig. Das ZNS wird zu jeder Zeit über den jeweiligen Spannungszustand aller Muskeln informiert. Erschlafft z. B. ein Streckmuskel, der uns gegen die Schwerkraft aufrecht hält, so werden dessen Muskelspindeln gedehnt, der Streckmuskel kontrahiert sich reflektorisch. So werden die Muskeln in einem bestimmten Spannungszustand (Tonus) gehalten und die Körperhaltung gesteuert. Damit keine überschießenden Reaktionen auftreten, wird das Ausmaß der Reflexe durch höhergelegene Hirnzentren begrenzt und beeinflusst.

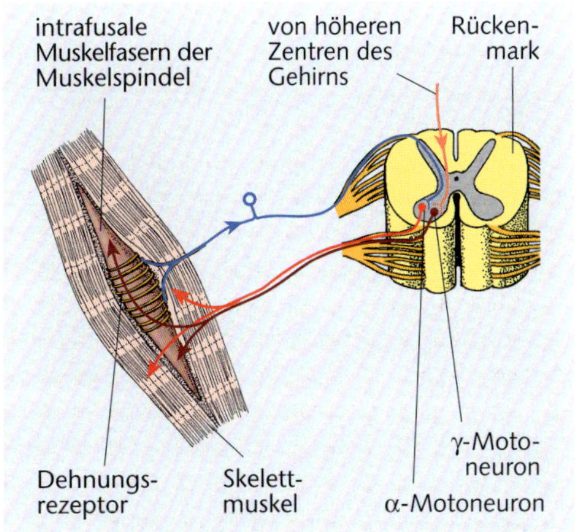

Abb. 9.21: Reflexbogen eines Eigenreflexes (monosynaptischer Reflex). Erregungsimpulse erreichen über die Hinterwurzel die graue Substanz. Im Vorderhorn findet die Umschaltung auf eine motorische Nervenzelle statt. Der Erregungsimpuls verlässt das Rückenmark über die Vorderwurzel, läuft wieder im Spinalnerven zum Muskel zurück und bewirkt dort die Reflexantwort (Kontraktion). Über die γ-Motoneurone wird die Empfindlichkeit der Muskelspindeln eingestellt.

Die Empfindlichkeit der Muskelspindeln wird durch die γ-Motoneurone reguliert: So werden z. B. bei einer willkürlichen Muskelkontraktion auch die Muskelspindeln in diesem Muskel kürzer. Ohne weitere Maßnahmen würden keine Meldungen von ihnen das ZNS mehr erreichen und die Längenregulation käme zunächst zum Erliegen. Die γ-Motoneurone des Rückenmarks innervieren nun gleichzeitig die muskuläreren Anteile **(intrafusale Muskelfasern)** der Muskelspindeln. Dadurch kontrahieren sich die peripheren Anteile der Muskelspindeln und dehnen den zentralen Teil, der den Dehnungssensor enthält – die Empfindlichkeit steigt. Wie stark die γ-Motoneurone die Muskelspindeln „vorspannen", bestimmt das ZNS. Bei vielen Bewegungsabläufen werden α- und γ-Motoneurone gleichzeitig aktiviert, man spricht von α-γ-**Koaktivierung**.

9.6.2 Die Fremdreflexe

Bei komplizierteren Reflexbögen liegen im ZNS mehrere Verbindungsneurone zwischen den sensiblen und den motorischen Neuronen. *Mehrere zentrale* Synapsen sind beteiligt, man spricht deshalb von *polysynaptischen Reflexen* (poly = viel). Der Rezeptor liegt an einem *anderen* Ort als der Effektor, weshalb diese Reflexe **Fremdreflexe** genannt werden. Das Zurückziehen des Armes bei schmerzhafter Berührung der Hand oder das Husten sind beispielsweise Fremdreflexe (☞ Abb. 9.22).

Auch im vegetativen Nervensystem laufen Reflexe ab. Sie sind an der Regelung der Funktion der inneren Organe beteiligt (☞ 9.10).

9.6.3 Reflexprüfungen

Muskeleigenreflexe, die bei der neurologischen Untersuchung geprüft werden, sind am Bein neben dem in Abb. 9.20 dargestellten Patellarsehnenreflex vor allem der **Achillessehnenreflex** *(ASR)* sowie am Arm der **Bizepssehnenreflex** (*BSR*) und der **Trizepssehnenreflex** *(TSR).* Ein häufig geprüfter *Fremdreflex* ist der **Bauchhautreflex:** Reizung der Bauchhaut durch leichtes Bestreichen löst eine Anspannung der Bauchmuskeln aus.

Krankhaft sind insbesondere ein völliges Fehlen physiologischer Reflexe, Seitenunterschiede in der Reflexantwort und – bei Muskeleigenreflexen – überschießende Reaktionen („Nicht-mehr-Aufhören des Reflexes").

Die Reflexe des Kopfbereiches, wie der Lidschlussreflex oder der Schluckreflex, laufen über die Hirnnerven (☞ 9.7) und ihre Umschaltstationen im Gehirn ab. Auch ihre Prüfung wird zur Diagnose von Störungen verwendet.

9

Außerdem prüft der Arzt, ob **pathologische Reflexe** vorhanden sind. Dies sind beim Gesunden nicht auslösbare Fremdreflexe, die in der Regel im Zusammenhang mit Schädigungen der bereits erwähnten Pyramidenbahn (☞ 9.8.9) auftreten und daher **Pyramidenbahnzeichen** heißen.

Babinski-Reflex

Klinisch bedeutsamstes Pyramidenbahnzeichen beim Erwachsenen ist der sog. *Babinski-Reflex:* Bestreichen des lateralen Fußrandes führt zur Überstreckung der Großzehe sowie häufig zur Beugung und Spreizung der übrigen Zehen.

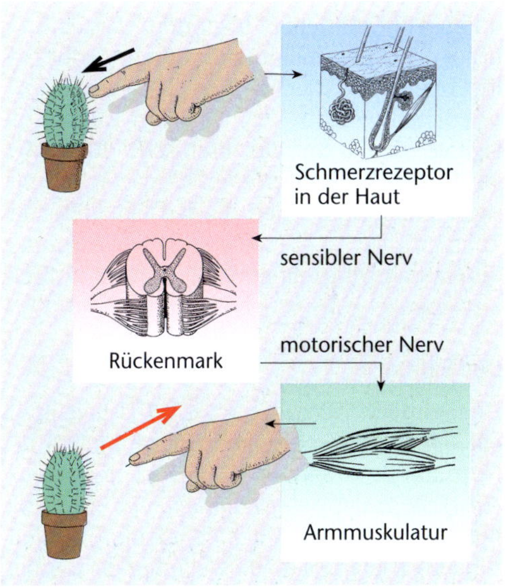

Abb. 9.22: Schema eines Fremdreflexes am Beispiel der Zurückziehreaktion – einer Art Fluchtreaktion – nach Schmerzreiz. Rezeptor und Effektor liegen an verschiedenen Orten.

9.7 Die Hirnnerven

Zusammen mit den Spinalnerven (☞ 9.5) und deren Verzweigungen gehören die Hirnnerven zum peripheren Nervensystem.

Die **Hirnnerven** umfassen alle Nervenfaserbündel, die oberhalb des Rückenmarks das ZNS verlassen. Sie versorgen den Kopf- und Halsbereich sowie einen Großteil der inneren Organe und verbinden die Sinnesorgane des Kopfes mit dem Gehirn (☞ Abb. 9.23 und 9.24).

Es gibt *zwölf Paare* von Hirnnerven. Da ihre vollen Namen recht lang und umständlich sind, werden sie meist nur nach der Reihenfolge ihres Austritts aus dem Schädelraum von oben nach unten mit römischen Ziffern von N. (= Nervus) I bis N. XII benannt.

Der erste Hirnnerv zieht ins Großhirn, der zweite ins Zwischenhirn; die übrigen zehn entspringen im bzw. ziehen in den Hirnstamm. Alle Hirnnerven verlassen das Gehirn durch kleine Öffnungen im knöchernen Schädelraum.

Funktionelle Einteilung der Hirnnerven

Nach ihrer Funktion unterscheidet man:

- *Sensorische* Hirnnerven (N. I, N. II, N. VIII), welche die Empfindungen von den Sinnesorganen zum Gehirn leiten
- Überwiegend *willkürmotorische* Hirnnerven (N. III, N. IV, N. VI, N. XI und N. XII)
- *Gemischte* Hirnnerven (N. V, N. VII, N. IX und N. X), die sich aus verschiedenen Fasern zusammensetzen (willkürmotorisch, sensorisch und parasympathisch).

9.7.1 Die sensorischen Nerven

Der Riechnerv

Der **Riechnerv** *(Nervus olfactorius, N. I)* ist ein rein sensorischer Nerv, der die Geruchsempfindungen übermittelt. Er beginnt mit Rezeptoren in der Nasenschleimhaut, deren Axone als Riechnerv zum **Riechkolben** *(Bulbus olfactorius)* ziehen (☞ Abb. 10.9). Von dort werden die Signale direkt an das limbische **Riechhirn** (☞ Abb. 9.34) weitergeleitet. Entgegen den übrigen Sinneseindrücken, die den Signalfilter des Thalamus (☞ 9.8.4) passieren müssen, können die Geruchsinformationen die Hirnrinde direkt erreichen.

Der Sehnerv

Der **Sehnerv** *(Nervus opticus, N. II)* ist ebenfalls ein rein sensorischer Nerv. Er beginnt in der Netzhaut des Auges (☞ Abb. 10.11) und kreuzt teilweise in der *Sehnervenkreuzung* (**Chiasma opticum,** ☞ 10.6.8). Nach der ersten Umschaltung im Thalamus (☞ 9.8.4) laufen die Bahnen als **primäre Sehstrahlung** zur *primären Sehrinde* im Hinterhauptlappen des Großhirns (☞ 9.8.8).

Der Hör- und Gleichgewichtsnerv

Der *Hör- und Gleichgewichtsnerv* (**Nervus vestibulocochlearis**, *N. VIII*) ist neben dem Riechnerv und dem Sehnerv der dritte rein sensorische Hirnnerv. Er leitet die Erregungen aus dem Gleichgewichtsorgan *(Vestibularorgan)* und dem Hörorgan im Innenohr (Schnecke, lateinisch: *cochlea*). Erstere gelangen über die vier Vestibulariskerne des verlängerten Marks (☞ 9.8.2) vor allem zum Kleinhirn (☞ 9.8.5), zum Rückenmark, zu den Augenmuskelkernen und zur hinteren Zentralwindung (☞ 9.8.9). Die Erregungen aus dem Hörorgan gelangen über zahlreiche Umschaltstationen zur Hirnrinde (Details ☞ 9.8.9, 10.5 und 10.7). Im Bereich des Nervus vestibularis (einem Teil des N. vestibulocochlearis) entsteht relativ häufig ein nicht metastasierender, aber wegen seines Wachstums gefährlicher Tumor, das *Akustikusneurinom.* Die Patienten leiden zunächst unter Hörstörungen, Ohrensausen *(Tinnitus)* und Schwindel. Ohne Behandlung kann es zum Anstieg des Hirndrucks (☞ 10.11.2) kommen.

9.7.2 Die Augenmuskelnerven

Als erster von drei *Augenmuskelnerven* ist der **Nervus oculomotorius** *(N. III)* ein vorwiegend willkürmotorischer Nerv mit parasympathischen Anteilen (☞ 9.10.2). Er versorgt den *Lidhebermuskel* und vier der sechs äußeren Augenmuskeln (☞ Tab. 10.24). Seine parasympathischen Fasern steuern den *Ziliarmuskel,* der die Anpassung der Augenlinse an unterschiedliche Entfernungen bewirkt (Nah-Fern-Akkommodation), und verengen über den *Sphinktermuskel* der Iris die Pupille (☞ 10.6).

Ebenfalls ein Augenmuskelnerv ist der **Nervus trochlearis** *(N. IV).* Er innerviert den über die

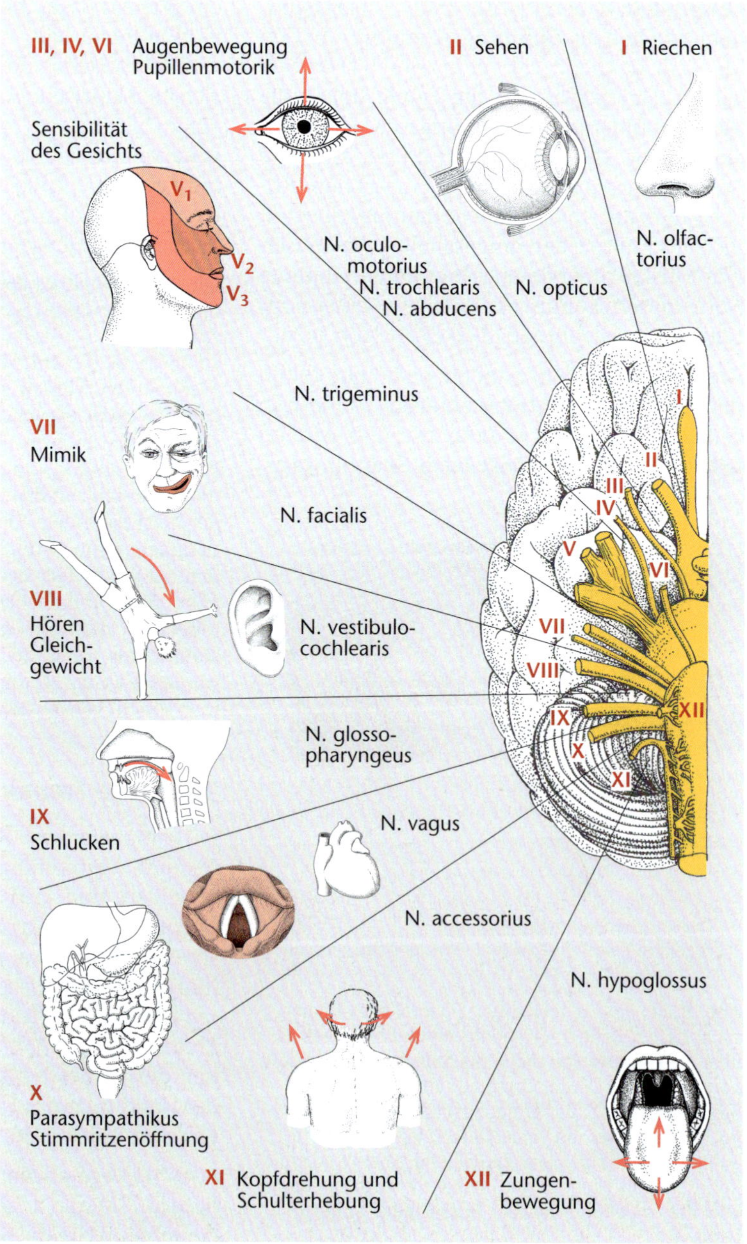

Abb. 9.23: Übersicht über die zwölf Hirnnerven und ihre Funktionen.

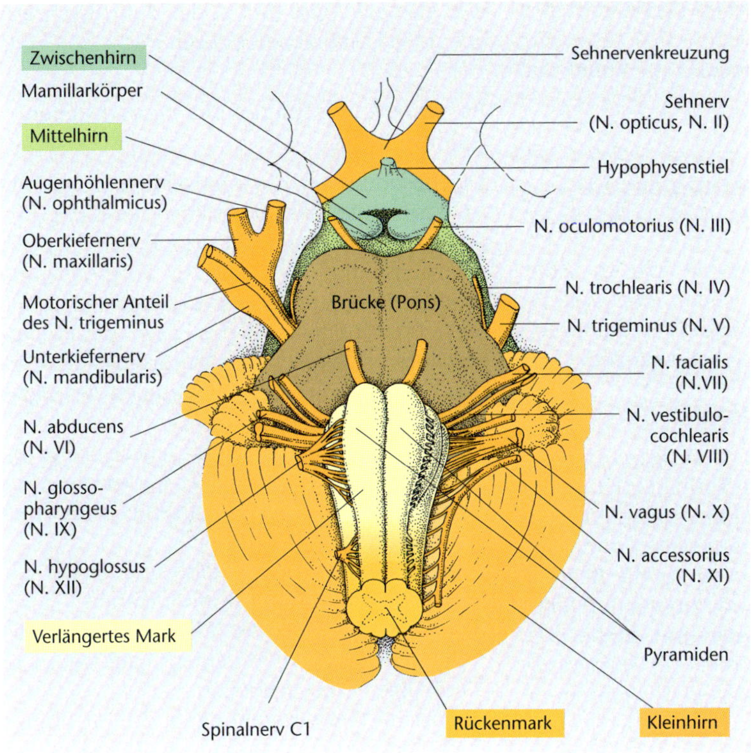

Abb. 9.24 (links): Hirnstamm und Hirnnerven. Der I. Hirnnerv ist auf der Abbildung nicht zu sehen (er verläuft vorn an der Unterseite des Gehirns ☞ Abb. 9.23).

Abb. 9.26 (rechts): Verlauf des N. vagus. Linker und rechter Vagus ziehen entlang der beiden Halsschlagadern kaudal in Richtung Herz. Beide Nerven geben einen N. (laryngeus) recurrens ab, wobei sich der linke um den Aortenbogen schlingt. Beide Recurrensäste ziehen zum Kehlkopf und innervieren dort die Stimmritzenöffner. Andere Äste ziehen weiter zu Lunge und Speiseröhre. Die Hauptäste des N. vagus ziehen weiter zum Herzen, wo sie u. a. den rechten Vorhof versorgen. Entlang der Aorta erreicht der N. vagus den Magen, die Darmschlingen und die Nieren.

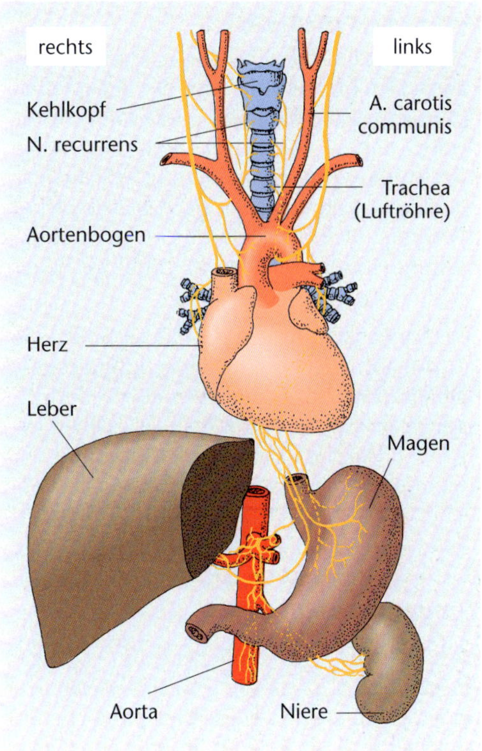

9

Trochlea der Augenhöhle (☞ Abb. 10.23) ziehenden Musculus obliquus superior.

Der **Nervus abducens,** *N. VI,* ist der dritte Augenmuskelnerv. Er versorgt den Musculus rectus lateralis. Durch ihn wird der Augapfel zur Seite bewegt (abducere = wegführen ☞ auch Abb. 10.23, Tab. 10.24).

9.7.3 Die Gesichtsnerven

N. trigeminus

Der *Drillingsnerv* (**Nervus trigeminus,** *N. V*) teilt sich nach dem Austritt aus der Schädelhöhle in drei große Äste:

- Der Ast V_1 ist der **Augenhöhlennerv** *(Nervus ophthalmicus).* Er versorgt sensibel die Augenhöhle und die Stirn
- Der Ast V_2 heißt **Oberkiefernerv** *(Nervus maxillaris).* Als ebenfalls sensibler Nerv versorgt er in dem unterhalb der Augenhöhle liegenden Bereich die Gesichtshaut, die Schleimhaut der Nase, die Oberlippe und die Zähne des Oberkiefers
- Der dritte Ast – V_3 – ist der **Unterkiefernerv** *(Nervus mandibularis).* Er ist ein gemischter Nerv, der sensibel den Unterkieferbereich (Unterlippe, Zahnfleisch und Zähne) und motorisch alle Kau- und Mundbodenmuskeln versorgt (Austrittspunkt ☞ Abb. 7.5).

Trigeminusneuralgie

Neuralgien sind Schmerzen, die auf das Ausbreitungsgebiet eines Nerven beschränkt sind. Die häufigste Neuralgie im Gesichtsbereich ist die **Trigeminusneuralgie:** Es kommt dabei zu plötzlich einschießenden, äußerst starken Schmerzen, meist im Innervationsbereich eines der beiden unteren Trigeminusäste. Diese Schmerzattacken dauern oft nur wenige Sekunden, können sich aber im Abstand von Minuten wiederholen und den Patienten zermürben. Faktoren wie Berührung, Kältereize, Sprechen, Kauen oder Zähneputzen können die Schmerzauslösung begünstigen *(triggern).* Die genaue Ursache der Erkrankung ist nicht bekannt. Ihre Behandlung ist schwierig, medikamentös werden vor allem Antiepileptika (☞ 9.8.9) eingesetzt.

N. facialis

Der *Gesichtsnerv* (**Nervus facialis**, *N. VII*) ist ein gemischter Nerv: Seine motorischen Anteile versorgen die mimische Muskulatur des Gesichts, parasympathische Fasern ziehen zur Tränendrüse (☞ 10.6.10) und zur Unterkiefer- und Unterzungendrüse (☞ 18.2.4). Sensorische Fasern leiten die Geschmacksempfindungen von den Rezeptoren in den vorderen zwei Dritteln der Zunge zum Hirnstamm, von wo aus sie an die Großhirnrinde übermittelt werden (☞ 9.8.9).

Fazialislähmung

Die **periphere Fazialislähmung** (☞ Abb. 9.25) ist die häufigste periphere Nervenlähmung. In ca. 80 % der Fälle liegt eine **idiopathische Fazialisparese** mit unbekannter Ursache vor, wobei Herpes-simplex-Viren ursächlich diskutiert werden. Bei der idiopathischen Fazialisparese bildet sich meist innerhalb weniger Stunden das typische Bild einer einseitigen Gesichtsnervenlähmung aus: Das Auge der betroffenen Seite kann nicht mehr geschlossen und die Stirn nicht mehr gerunzelt werden, der Mundwinkel hängt herab. Die Tränen- und Speichelsekretion sowie das Geschmacksempfinden können beeinträchtigt sein. In den meisten Fällen bilden sich die Erscheinungen langsam spontan zurück, Restsymptome sind aber möglich. Bei rechtzeitigem Therapiebeginn können antientzündliche Medikamente (z. B. Glukokortikoide) von Nutzen sein.

Im Unterschied zur peripheren Fazialislähmung, bei der die Störung im Verlauf des N. facialis selbst liegt, fallen bei der **zentralen Fazialislähmung** (etwa beim Schlaganfall) die stimulierenden Neurone des Gehirns auf einer Seite aus. Dabei findet sich eine Lähmung der mimischen Muskulatur der Gegenseite mit Ausnahme der Stirnmuskulatur, da diese von beiden Seiten innerviert wird.

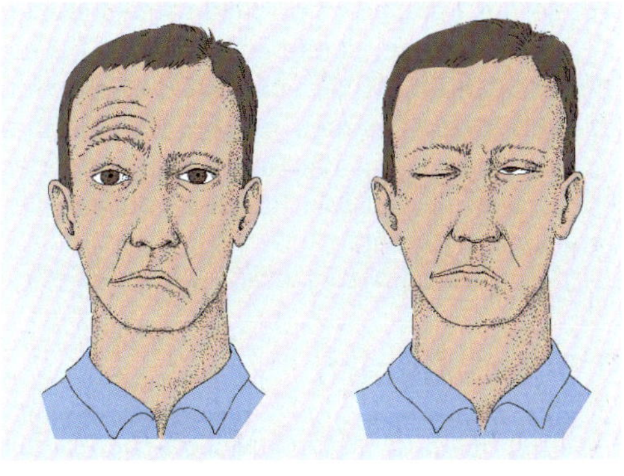

Abb. 9.25: Linksseitige periphere Fazialislähmung. Links wurde der Patient aufgefordert, die Stirn zu runzeln, rechts sollte er die Augen fest schließen. [A300-190]

Pflege bei Fazialisparese

Bei Patienten mit einer Fazialisparese sammeln sich oft Speisereste in der betroffenen Wangentasche, die dann in die Lunge aspiriert werden können. Zudem ist infolge der Funktionsbeeinträchtigung der Ohrspeicheldrüse (Glandula parotis) das Risiko einer Parotitis (Ohrspeicheldrüsenentzündung) erhöht. Eine sorgfältige Mundpflege beugt beiden Komplikationen vor.

Bei unvollständigem Lidschluss kann die Hornhaut leicht austrocknen (Erblindungsgefahr!). Hier helfen das regelmäßige Einbringen spezieller Augentropfen oder -salben sowie ein Uhrglasverband (Augenverband mit Sichtfenster aus Kunststoff) zur Nacht.

9

9.7.4 Die Rachen-, Hals- und Zungennerven

Der **Nervus glossopharyngeus** *(Zungen-Rachennerv, N. IX)* ist ein gemischter Nerv: Seine parasympathischen Fasern ziehen zur Ohrspeicheldrüse (☞ 18.2.4), motorische Fasern versorgen die Rachenmuskeln und sensible Fasern die Rachenschleimhaut und das Trommelfell. Über sensorische Fasern werden die Geschmacksempfindungen aus dem hinteren Zungendrittel übermittelt.

Der **Nervus accessorius** *(N. XI)* innerviert als rein motorischer Nerv zwei Muskeln des Halses, den Musculus sternocleidomastoideus (Kopfwendermuskel) und den Musculus trapezius (Kapuzenmuskel ☞ Abb. 7.18 und 7.45).

Der **Nervus hypoglossus** *(Zungennerv, N. XII)*, versorgt mit seinen motorischen Fasern vor allem die Muskulatur der Zunge.

9.7.5 Der Nervus vagus

Der **Nervus vagus** *(Eingeweidenerv, N. X)* innerviert als Hauptnerv des parasympathischen Systems (☞ 9.10.2) einen Teil der Halsorgane, die Brust- und einen großen Teil der Baucheingeweide. Nur wenige seiner Fasern versorgen motorisch und sensibel den Kehlkopfbereich, wo sie am Sprechen und Schlucken beteiligt sind. Der Vagus leitet efferente Impulse für die Motorik glatter Muskeln und für die Sekretion zu den inneren Organen (☞ Abb. 9.26). In ihm verlaufen auch sensible Fasern, die *viszeralen Afferenzen*, die sensible Impulse von den Organen zum ZNS leiten.

9.8 Das Gehirn

In dieser Sekunde laufen 1 Million chemischer Reaktionen ab. Wo? Auf Ihrer Netzhaut und in Ihrem Gehirn, wenn Sie diese Zeilen lesen. Das menschliche Gehirn ist die komplexeste Ansammlung von Materie auf unserem Planeten; und obwohl es nur 2% unseres Körpergewichts ausmacht, entfallen rund 20% des gesamten Sauerstoff- und Energiebedarfs (in Ruhe) auf das Gehirn.

9.8.1 Die Differenzierung des Gehirns in der Entwicklungsgeschichte

Das Gehirn der Säugetiere hat sich im Laufe von Jahrmillionen immer weiter entwickelt. Es ist dabei in der Entwicklung der Arten aus einfach gebauten Vorstufen hervorgegangen:

Das Gehirn „niederer" Tiere

„Niedere" (genauer: entwicklungsgeschichtlich ältere) Tiere sind in ihrem Verhalten ganz wesentlich von festen Handlungsabläufen, den *Instinkten*, gesteuert. Anatomische Grundlage für Instinkthandlungen sowie für die Regulation von Vitalfunktionen wie Atmung und Blutdruck ist vor allem der **Hirnstamm,** der bei diesen Tieren noch den Großteil der Hirnmasse ausmacht. Zu diesem ältesten Hirnabschnitt zählen:

- Das **verlängerte Mark** oder die *Medulla oblongata,* das Übergangsstück zwischen Rückenmark und Brücke
- Die **Brücke** *(Pons),* die vor allem den Hirnstamm mit dem Kleinhirn verknüpft
- Das **Mittelhirn** *(Mesencephalon).*

Mit fortschreitender *Evolution* (☞ 3.10) gewannen neuere Hirnstrukturen immer mehr an Bedeutung. Zu ihnen zählen das **Zwischenhirn** *(Diencephalon),* das **Kleinhirn** *(Cerebellum)* und vor allem das **Großhirn** *(Telencephalon):*

- Das *Kleinhirn* wurde besonders wichtig für die motorische Feinsteuerung des Körpers. Mit seiner Hilfe konnten Tiere komplexere Fortbewegungsarten entwickeln (Fliegen, Klettern, Zwei-Füßler-Gang)
- Das *Großhirn* wurde oberstes Hirnzentrum. Es besitzt neben vielen auf- und absteigenden Bahnen, die zu allen übrigen Hirnteilen ziehen, großflächige Kerngebiete und Rindenfelder (☞ 9.8.9), die auf bestimmte Aufgaben spezialisiert sind, und es ist Entstehungsort *bewusster Empfindungen, bewusster Bewegungen* und des *Gedächtnisses*
- Das *Zwischenhirn* gewann unter anderem als Schaltstelle zwischen Hirnstamm und Großhirn zunehmend an Bedeutung. Zusammen mit dem Hirnstamm erzeugt es unter anderem die **Rhythmen** für Leistungs- und Erholungsphasen (Schlaf-Wach-Rhythmus).

Diese neuen Hirnstrukturen ermöglichten flexiblere Antworten auf unterschiedliche Lebensbedingungen als die starren Instinkthandlungen und schufen damit Vorteile beim Überlebenskampf. Viele Instinkte hingegen sind im Rahmen der Evolution verloren gegangen.

Während bei „niederen" Tieren das *Riechhirn* stark ausgeprägt ist, setzte sich bei den „höheren" Tieren für die Orientierung in der Umwelt das *Sehorgan* durch, das dem Riechsinn auf große Distanzen überlegen war.

Besondere Leistungen des menschlichen Gehirns

Die Besonderheit des menschlichen Gehirns ist, dass es nicht nur instinktive Handlungsimpulse, die **Triebe**, erzeugt, wie z.B. den Trieb zur Nahrungsaufnahme oder zur Fortpflanzung, sondern dass durch **Denkvorgänge** sehr komplexe Handlungen, z.B. das Lösen von Problemen unterschiedlichster Art, ermöglicht werden. Andere höhere Hirnleistungen des Menschen sind unter anderem:

- Das **Bewusstsein**, d.h. der Mensch weiß z.B., dass er existiert und dass er sterben muss, er kann über sich selbst und seine Umgebung nachdenken
- Die Fähigkeit zur **Sprache** und damit zur hochdifferenzierten Kommunikation
- Ein weit entwickeltes **Abstraktionsvermögen,** d.h. er kann von einem konkreten Fall auf Allgemeines schließen
- Ethische **Wertvorstellungen**, d.h. er nimmt z.B. bei seinen Handlungen Rücksicht auf andere Menschen und die Umwelt
- **Seelisches Empfinden**, d.h. der Mensch nimmt Sinnesreize nicht nur wahr, sondern verknüpft sie auch mit Gefühlsqualitäten wie z.B. Freude, Angst oder Ekel
- **Motivation** und **Antrieb,** d.h. er entwickelt Handlungsimpulse ohne äußeren Reiz
- **Kreativität,** d.h. er kann schöpferisch aus Informationen neuartige Handlungsmuster entwerfen.

Diese Fähigkeiten sind beim Menschen im Gegensatz zu den Tieren in sehr hohem Maß entwickelt, wobei es allerdings schwierig ist, ihr Ausmaß bei Tieren abzuschätzen (auch viele Tiere können beispielsweise miteinander kommunizieren). Das menschliche Gehirn hat für seine zusätzlichen komplexen Fähigkeiten viele Instinkte verloren. Entsprechende Handlungsmuster (wie z.B. das Schwimmen) müssen erst mühsam erlernt werden.

Die „chemische Anatomie" des Gehirns

Die Einteilung des Gehirns in anatomisch abgrenzbare Einheiten wie Groß-, Mittel- oder Zwischenhirn ermöglicht relativ klare Abgrenzungen von Rinden- und Kerngebieten sowie Leitungsbahnen.

Strukturprinzipien des ZNS lassen sich auch aufzeigen, wenn man diese anatomische Einteilung verlässt und dafür eine *chemische* Abgrenzung einzelner Hirngebiete versucht. Sehr häufig ziehen diese „chemischen Systeme" von entwicklungsgeschichtlich älteren Anteilen in „höhere", jüngere Hirnabschnitte hinein und bilden weit verstreute, anatomisch schlecht abgrenzbare und damit nur schwer vorstellbare „Landkarten". Ein solches „chemisches System" zeichnet sich vor allem dadurch aus, dass es einen *bestimmten Neurotransmitter* (z.B. Serotonin, Dopamin, Noradrenalin ☞ 9.2.3) zur Kommunikation mit anderen Hirnstrukturen benutzt; entsprechend werden diese Systeme dann auch benannt (z.B. serotoninerges oder dopaminerges System). Die „chemische Anatomie" des Gehirns spiegelt also die funktionelle Gliederung des Gehirns wider und lässt Rückschlüsse auf die Kommunikation im Gehirn zu. Auch die Wirkungen von Psychopharmaka und bestimmte neurologische Erkrankungen lassen sich über die „chemischen Systeme" leichter verstehen (☞ 9.2.3 und 11.10.2).

9.8.2 Der Hirnstamm

Der **Hirnstamm** ist der unterste und älteste Gehirnabschnitt. Er wird, wie erwähnt, in drei Anteile gegliedert: Mittelhirn, Brücke und verlängertes Mark, das auf der Höhe des Hinterhauptlochs ohne scharfe Grenze in das Rückenmark übergeht (☞ Abb. 9.28). Der Hirnstamm besteht aus auf- und absteigenden Leitungsbahnen (weiße Substanz) und aus Ansammlungen von Nervenzellen (graue Substanz).

Das verlängerte Mark

Das **verlängerte Mark** *(Medulla oblongata)* bildet den unteren Anteil des Hirnstamms und damit den Übergang zum Rückenmark. Es enthält in seiner weißen Substanz auf- und absteigende Bahnen vom und zum Rückenmark. Ein großer Teil dieser Bahnen dient der Willkürmotorik. Diese bilden im Bereich des verlängerten Marks zwei Vorwölbungen, die **Pyramiden.** Sie geben den vom Großhirn kommenden willkürmotorischen Nervenbahnen den Namen *Pyramidenbahn* (☞ 9.8.9).

Die Pyramidenbahnfasern kreuzen in diesem Bereich zum größten Teil auf die Gegenseite, so dass die motorischen Nervenfasern aus der *linken* Großhirnhälfte die Muskeln der *rechten* Körperhälfte versorgen und umgekehrt. So wird verständlich, dass bei einem Schlaganfall (☞ 9.12) in der rechten Hirnhälfte die linke Körperseite betroffen ist. Auch ein großer Teil der sensiblen, aufsteigenden Bahnen kreuzt in der Medulla oblongata zur Gegenseite, so dass ca. 80 % der Empfindungen aus einer Körperhälfte in der *entgegengesetzten* Hirnhälfte aufgenommen werden.

Lebenswichtige Regelzentren

Neben diesen Bahnsystemen enthält das verlängerte Mark in seiner grauen Substanz Steuerungszentren für lebenswichtige Regelkreise (☞ 1.6): Das **Herz-Kreislauf-Zentrum** beeinflusst Herzschlag und Kontraktionskraft des Herzens und steuert die Weite der Blutgefäße und damit den Blutdruck. Das **Atemzentrum,** dessen neuronales Netzwerk sich bis in die Brücke erstreckt, reguliert den Grundrhythmus der Atmung. Weitere wichtige **Reflexzentren,** so z.B. **Schluck-, Husten-, Nies-** und **Brechzentren,** vermitteln lebenswichtige motorische Reflexhandlungen.

Diese Zentren erhalten die zu ihrer Aufgabenerfüllung erforderlichen Informationen (Blutdruck und Blutgase) über afferente Bahnen (z.B. von Presso- und Chemorezeptoren über IX. und X. Hirnnerven ☞ auch Abb. 16.14). Zum Teil befinden sich die Sensoren (z.B. für pH-Wert und Kohlendioxidpartialdruck) auch direkt im verlängerten Mark (☞ 17.10.2).

Durch die Konzentration lebenswichtiger Zentren im verlängerten Mark kann unter Umständen ein einzelner harter Schlag auf die umgebende Schädelbasis (etwa bei einem Boxkampf) tödlich sein. Auch die Einklemmung des verlängerten Marks im großen Hinterhauptloch bei einer Drucksteigerung im Schädelraum, z.B. infolge einer Blutung, kann rasch zum Tode führen.

Schließlich liegen im verlängerten Mark die Kerngebiete des VIII., IX., X., XI. und XII. Hirnnerven, über deren vegetative Anteile (☞ 9.10) ebenfalls Steuersignale der besprochenen Regelzentren zu den inneren Organen ziehen.

Die Brücke

In der **Brücke** *(Pons)* setzen sich die längs verlaufenden Bahnsysteme vom Großhirn zum Rückenmark (bzw. umgekehrt) fort. In quer verlaufenden Faserbündeln verbindet die Brücke außerdem das Großhirn mit dem Kleinhirn. In der Brücke liegen die Kerngebiete des V., VI., VII. und zum Teil diejenigen des VIII. Hirnnerven (☞ 9.7). Das Regulationszentrum für die Atmung erstreckt sich über verlängertes Mark und Brücke.

Das Mittelhirn

Als **Mittelhirn** *(Mesencephalon)* bezeichnet man das nur 1,5 cm lange „Mittelstück" zwischen dem Oberrand der Brücke und dem Zwischenhirn. Im Querschnitt durch das Mittelhirn lassen sich zwei Zonen abgrenzen:

- Das **Mittelhirndach** *(Tectum mesencephali)*, das vier Erhebungen enthält *(Vierhügelplatte)*, die als akustisches und optisches Reflexzentrum dienen
- Die **Hirnstiele** *(Pedunculi cerebri)*. Sie bestehen im vorderen Teil aus langen Leitungsbahnen, die in zwei Wülsten zur Großhirnbasis verlaufen und die Fasermassen der Groß- und Kleinhirnverbindungen sowie die Pyramidenbahn enthalten. Diese **Hirnschenkel** *(Crura cerebri)* dienen dem Austausch von motorischen und sensiblen Informationen zwischen Rückenmark, verlängertem Mark, Brücke, Kleinhirn, Zwischenhirn und Großhirn. Sie sind der Hauptverbindungsweg zwischen höheren und tiefer gelegenen Hirnteilen und dem Rückenmark. Im hinteren Anteil der Hirnstiele liegt die **Mittelhirnhaube** *(Tegmentum mesencephali)*, die Ursprungszellen des III. und IV. Hirnnerven enthält (☞ Abb. 9.27).

Das Mittelhirn enthält im Gebiet von Mittelhirnhaube und -dach auch Kerngebiete des extrapyramidalen motorischen Systems (☞ 9.8.9). Sie heißen wegen ihrer Färbung in mikroskopischen Hirnschnitten „Schwarze Substanz" (**Substantia nigra,** schwarz durch Melanin) und „Roter Kern" (**Nucleus ruber,** rot infolge des hohen Eisengehaltes). Beide sind Schaltzentren, die reflexartig – also ohne willentliche Beeinflussung – Bewegungen der Augen, des Kopfes und des Rumpfes auf die Gleichgewichtseindrücke von Augen und Innenohren abstimmen.

Zwischen Mittelhirndach und Mittelhirnhaube wird das Mittelhirn vom **Aquädukt** durchzogen, dem feinen, Liquor führenden Kanal zwischen dem 3. und dem 4. Ventrikel (☞ 9.11.2).

9.8.3 Die Formatio reticularis

Im gesamten Hirnstamm bis hin zum Thalamusbereich des Zwischenhirns (☞ 9.8.4) liegen

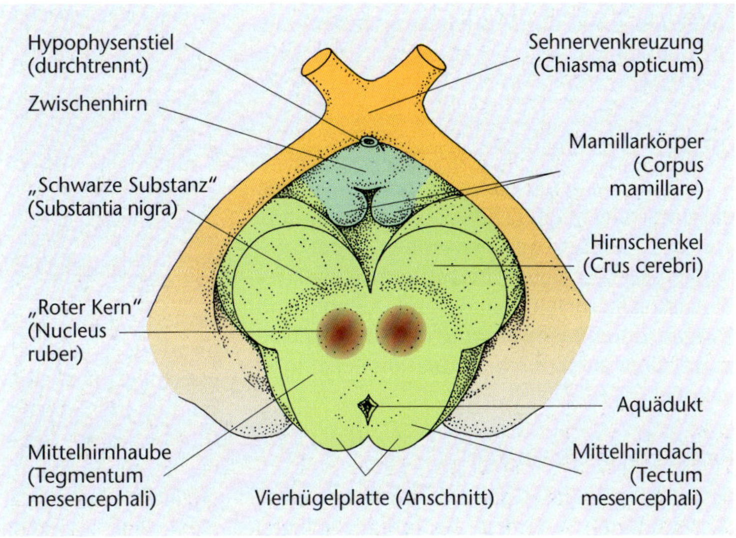

Abb. 9.27: Schnitt durch das Mittelhirn. Mit etwas Phantasie lassen sich die Strukturen als „Gesicht" deuten: Die Augen entsprechen dem Nucleus ruber, die Augenbrauen der Substantia nigra, der Mund dem Aquädukt und die (etwas zu großen) Ohren den Hirnschenkeln.

9

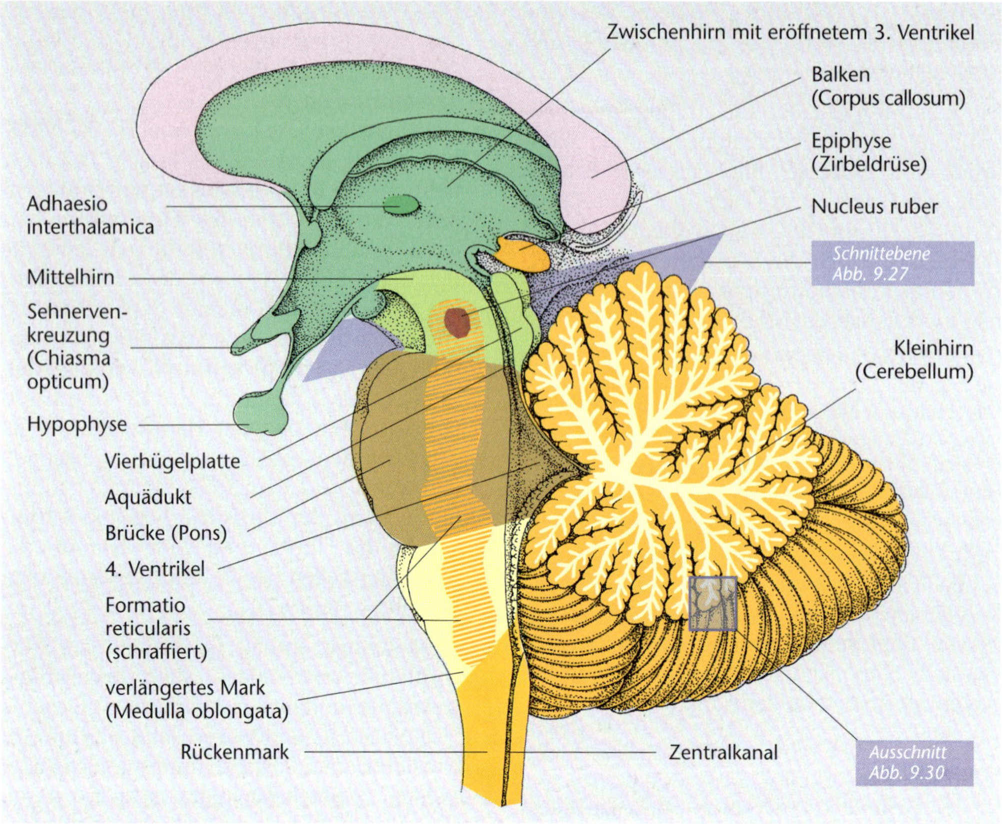

Abb. 9.28: Funktionszentren im Hirnstamm. Die Formatio reticularis erstreckt sich vom Mittelhirn über die Brücke bis in das verlängerte Mark. Der Nucleus ruber ist im Mittelhirn angedeutet. Außerdem erkennt man die Epiphyse, die Hypophyse und das Kleinhirn. Der 3. Ventrikel ist durch diese Schnittführung offengelegt.

Neuronenverbände, die nicht in scharf abgegrenzten Kerngebieten konzentriert sind. Mit ihren zugehörigen Nervenfasern haben sie ein netzartiges Aussehen und werden deshalb **Formatio reticularis** („netzartiges Gebilde") genannt. Die Nervenzellen der Formatio reticularis erhalten aus allen Hirngebieten Informationen, die sie verarbeiten und ihrerseits mit Erregungsimpulsen zu allen Hirngebieten beantworten.

Die Formatio reticularis ist von zentraler Bedeutung bei der Steuerung der Bewusstseinslage und des Wach-Schlaf-Rhythmus. Dabei wird die Großhirnrinde durch das so genannte **aufsteigende retikuläre Aktivierungssystem** der Formatio reticularis (abgekürzt *ARAS*, auch *unspezifisches sensibles System* genannt) aktiviert.

Die Bewusstseinslagen

Je nach der Aktivität dieses Systems entstehen die unterschiedlichen Bewusstseinslagen, z. B. von „gespannter Aufmerksamkeit" über „gedankliches Abschalten" bis hin zum Schlaf. Der Bewusstseinszustand kann durch Alkohol und Drogen, durch Medikamente wie z. B. Narkosemittel, aber auch durch Meditation beeinflusst werden.

Bewusstseinsstörungen

Schädigungen des Gehirns können zu einer „verminderten Wachheit" bis hin zur völligen Ausschaltung des Bewusstseins führen. Folgende Bezeichnungen sind zur Abstufung dieser **quantitativen Bewusstseinsstörungen** üblich (häufige Ursachen ☞ 11.3, 16.4.1):

- **Benommenheit** *(leichte Bewusstseinsstörung)* mit verlangsamtem Denken und Handeln und ungenauen Reaktionen
- **Somnolenz** *(krankhafte Schläfrigkeit).* Der Patient ist durch Reize leicht weckbar und vermag dann (einfache) Fragen zu beantworten
- **Sopor** *(stärkere Bewusstseinsstörung).* Der Patient ist nicht mehr durch Ansprache, sondern nur noch durch starke Reize (Schmerzreize) kurz weckbar und nicht mehr in der Lage, auch einfachste Fragen zu beantworten
- **Koma** *(Bewusstlosigkeit).* Der Patient ist nicht mehr weckbar und zeigt allenfalls noch ungezielte Abwehrreaktionen auf Schmerzreize.

Beim **Wachkoma** *(apallischen Syndrom)* liegen die Patienten scheinbar wach im Bett, sind aber meist durch äußere Reize nicht erreichbar. Ursache ist eine schwere Schädigung der Großhirnrinde, z. B. infolge Sauerstoffmangels. Zielgerichtete Muskelbewegungen und die Empfindung von Sinnesreizen sind ausgefallen oder schwer gestört. Die vom Hirnstamm gesteuerten Funktionen (Atmung, Herz-Kreislauf-Regulation und Schlaf-Wach-Rhythmus) sowie einige Reflexe sind dagegen ganz oder teilweise erhalten. Ein Wachkoma kann kurze Zeit, aber auch zeitlebens andauern. Die Betroffenen sind vollständig von der Pflege anderer abhängig.

Davon abgegrenzt werden die **qualitativen Bewusstseinsstörungen,** bei denen das Bewusstsein vom Inhalt her anders ist als normal. Bei der **Desorientiertheit** weiß der Patient z. B. nicht mehr das Datum, wo oder wer er ist. Desorientiertheit ist auch ein Leitsymptom des **Delirs,** einer akuten organischen Störung (☞ 11.5.1), die etwa bei Alkoholmissbrauch auftritt. Zusätzliche Symptome sind hier meist **Halluzinationen** (Trugbilder, z. B. die bekannten kleinen Tiere auf der Bettdecke), Gedächtnisstörungen, Unruhe und vegetative Störungen wie etwa Schwitzen.

Der Schlaf

Ein physiologischer Zustand zeitweiser „Unbewusstheit" ist der **Schlaf,** in dem wir ein Drittel unseres Lebens verbringen. Er ist unsere lebensnotwendige Aufbau- und Erholungsphase. Das Schlafbedürfnis nimmt mit zunehmendem Alter ab (☞ auch 24.3.4).

Man kann beim Schlaf verschiedene Phasen unterscheiden: Phasen, die durch typische schnelle Bewegungen der Augäpfel charakterisiert sind (*rapid eye movements,* abgekürzt **REM-Schlaf**) und ruhigere Schlafphasen ohne diese Augenbewegungen **(Non-REM-Schlaf).** Im *REM-Schlaf* werden Puls und Atmung schneller und unregelmäßig, der Blutdruck zeigt große Schwankungen, der Muskeltonus ist herabgesetzt, und der Betroffene *träumt* häufig. Die *Non-REM-Phasen* lassen sich weiter in vier **Schlafstadien** einteilen, die durch unterschiedliche Weckschwellen und unterschiedliche Wellen im Elektroenzephalogramm (EEG, ☞ 9.13) gekennzeichnet sind: *Einschlafen, leichter Schlaf, mitteltiefer Schlaf* und *Tiefschlaf.*

REM-Schlafphasen und Non-REM-Schlafphasen wechseln sich ab. Vier bis fünf solcher Zyklen werden während einer Nacht durchlaufen und zwar so, dass die REM-Phasen allmählich länger und die Non-REM-Phasen kürzer werden. Der Tiefschlaf ist nur bei Schlafbeginn ausgeprägt und verschwindet im Laufe der Nacht allmählich.

Schlaflosigkeit

Man unterscheidet **Einschlaf-** und **Durchschlafstörungen.** Beide können bei längerem Bestehen die Gesundheit ernsthaft gefährden. Neben körperlichen Ursachen – wie z. B. Schmerzen oder Fieber – sind Schlafstörungen auch sehr oft psychisch (Stress, Depression) oder durch Medikamente bedingt. Auch Koffein ist ein verbreiteter Schlafblockierer. Allerdings reagieren ältere Menschen häufig paradox auf Kaffee und können dadurch sogar leichter einschlafen.

Gutes Schlafen

Bereits einfache, nebenwirkungsfreie Maßnahmen verhelfen dem Patienten oft zu erholsamem Schlaf:

- Häusliche Einschlafrituale weitestmöglich erhalten
- Tagsüber für ausreichend Bewegung sorgen
- Langen Mittagsschlaf vermeiden (ungefähr 20 min)
- Immer zur gleichen Zeit ins Bett gehen und aufstehen lassen bzw. wecken (z. B. zum Waschen)
- Zimmer vor der Nachtruhe lüften, Heizungen ausschalten bzw. herunterdrehen
- Einschlaf-Tees, die u. a. Baldrian, Hopfen und Melisse enthalten, oder Baldriantropfen erleichtern das Einschlafen
- Bei kalten Füßen dem Patienten ein warmes Fußbad oder eine Wärmeflasche anbieten.

Schlafmittel *(Hypnotika)* sollten die Ausnahme sein: Sie „hängen" oft bis in den nächsten Tag nach, führen häufig zur Gewöhnung, und viele Patienten haben nach dem Absetzen sogar verstärkte Schlafstörungen und evtl. Alpträume.

Biorhythmen

Beim Gesunden folgt nicht nur der Wechsel von Schlafen und Wachen einem regelmäßigen, etwa 24-stündigen Rhythmus, dem **zirkadianen Rhythmus** (dies = Tag). Auch zahlreiche weitere körperliche und psychische Funktionen unterliegen dieser Rhythmik. So zeigen z. B. der Blutdruck und die Hormonproduktion typische tageszeitliche Schwankungen.

Der zirkadiane Rhythmus wird vom *suprachiasmatischen Nucleus* (SCN), einem Hirnareal oberhalb der Sehnervenkreuzung im Hypothalamus (☞ 9.8.4 und 12.2) gesteuert. Unterstützend wirkt dabei u. a. die Epiphyse (☞ 12.3) mit ihrem Hormon Melatonin. Der Rhythmus ist lichtabhängig, bleibt aber auch bei Abkopplung vom Tag-Nacht-Wechsel zunächst bestehen – eine Erklärung für die Anpassungsschwierigkeiten an Schicht- und insbesondere Nachtdienste.

Es gibt aber nicht nur zirkadiane Rhythmen. Biorhythmen können sehr unterschiedlich lang sein – als Beispiele genannt seien etwa die pulsatile Freisetzung einiger Hormone wie Cortisol oder LH (☞ 12.5.3 und 12.2.2), die einen Rhythmus von einigen Stunden aufweist, oder der Menstruationszyklus der Frau (☞ 21.2.8) mit einer Dauer von rund vier Wochen.

9.8.4 Das Zwischenhirn

Das **Zwischenhirn** *(Diencephalon)* ist die Schaltstelle zwischen Großhirn und Hirnstamm. Hauptbestandteile des Zwischenhirns sind der **Thalamus** und der **Hypothalamus,** an dem wie ein dicker Tropfen die **Hypophyse** *(Hirnanhangdrüse)* hängt.

Gegenüber dem Hypothalamus, in unmittelbarer Nachbarschaft zum Thalamus, liegen weitere Abschnitte des Zwischenhirns: der **Epithalamus,** der **Metathalamus** und der **Subthalamus.** Zum Epithalamus gehört als kleine Vorwölbung die *Zirbeldrüse* oder **Epiphyse** (Näheres ☞ 12.3). Weitere Kerngebiete des Zwischenhirns gehören zum extrapyramidalen motorischen System (☞ 9.8.9).

Der Thalamus

Der **Thalamus** besteht hauptsächlich aus grauer Substanz, also Neuronen, die in knapp 200 Kerngebiete *(Thalamuskerne)* gruppiert sind. Einer der größten Thalamuskerne ist der **vordere Thalamuskern** (☞ Abb. 9.34). Linker und rechter Thalamus umschließen den *3. Ventrikel* (☞ Abb. 9.33 und 9.40) und sind durch eine zentrale „Brücke", die *Adhaesio interthalamica* (☞ Abb. 9.38), miteinander verbunden.

Alle Informationen aus der Umwelt oder der Innenwelt des Körpers – vom Rückenmark, Hirnstamm und auch vom Kleinhirn – mit Ausnahme der Geruchseindrücke (☞ 9.7.1), gelangen über aufsteigende Bahnsysteme zu den Thalamuskernen. Dort werden sie gesammelt, miteinander verschaltet und verarbeitet, bevor sie über sensorische Bahnen (☞ Abb. 9.41) der Großhirnrinde zugeleitet und dort zu bewussten Empfindungen verarbeitet werden. Weitere Verbindungen bestehen zum limbischen System. Damit die Großhirnrinde und das Bewusstsein nicht von Signalen „überflutet" werden, wirkt der Thalamus wie ein **Filter,** den nur für den Gesamtorganismus bedeutsame Erregungen passieren können. Der Thalamus wird deshalb auch das *Tor zum Bewusstsein* genannt. Eine Störung dieser Filterfunktion wird für einen Teil der Symptome bei der Schizophrenie verantwortlich gemacht (☞ auch 11.7.1).

Hypothalamus und Hypophyse

Der **Hypothalamus** liegt als unterster Abschnitt des Zwischenhirns unterhalb des Thalamus.

Herausragende Bedeutung

Vom Hypothalamus werden viele Körperfunktionen kontrolliert (☞ Abb. 9.29):

- Thermorezeptoren messen die Körperkerntemperatur
- Osmorezeptoren kontrollieren den Wasser- und Salzhaushalt
- Hormon- und andere Rezeptoren überwachen die Kreislauffunktionen, den Gastrointestinaltrakt und die Blasenfunktion
- Über ein Durst-, Hunger- und Sättigungszentrum wird die Nahrungs- und Flüssigkeitsaufnahme gesteuert
- Auch an der Entstehung elementarer Gefühle und Triebe wie Wut, Aggression und Furcht ist der Hypothalamus als Teil des limbischen Systems (☞ 9.8.7) beteiligt.

Trotz seiner geringen Größe ist der Hypothalamus ein lebensnotwendiger Teil des Gehirns, der bei der Steuerung zahlreicher körperlicher und psychischer Lebensvorgänge überragende Bedeutung hat. Diese Steuerung geschieht zum Teil auf *nervalem* Wege über das vegetative Nervensystem (☞ auch 9.10), zum Teil *hormonell* über den Blutweg. Entsprechend schüttet der Hypothalamus sowohl Neurotransmitter als auch Neuropeptide und Hormone aus. Der Hypothalamus stellt dadurch das zentrale Bindeglied zwischen dem Nervensystem und dem Hormonsystem dar.

Über eine untere Ausstülpung, den **Hypophysenstiel** *(Infundibulum),* steht der Hypothalamus mit der **Hypophyse** *(Hirnanhangdrüse)* in Verbindung. In besonders gut durchbluteten Kerngebieten des Hypothalamus werden Hormone gebildet: Im paarigen *Nucleus supraopticus* hauptsächlich das Hormon **Adiuretin,** in den beiden *Nuclei paraventriculares* vor allem das Hormon **Oxytocin** (Näheres ☞ 12.2.1).

Beide Wirkstoffe gelangen auf *nervalem* Weg – transportiert durch zugehörige Axone – über den Hypophysenstiel zum *hinteren* Anteil der

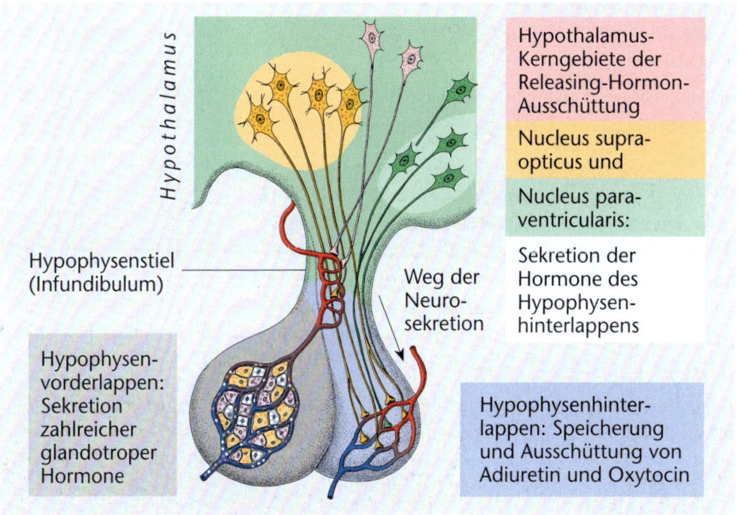

Abb. 9.29: Hypophyse und Hypothalamus. Im Hypothalamus werden verschiedene Hormone gebildet: mehrere Releasing-Hormone, die den Hypophysenvorderlappen beeinflussen; Adiuretin und Oxytocin, die zum Hypophysenhinterlappen gelangen und dort ins Blut abgegeben werden.

Hypophyse, dem **Hypophysenhinterlappen** *(Neurohypophyse)*. Dort werden sie gespeichert und bei Bedarf ins Blut abgegeben. Diese Art der Hormonabgabe von Nervenzellen über Nervenfasern nennt man **Neurosekretion.**

Hypophysenvorderlappen

In anderen Kerngebieten des Hypothalamus werden weitere Hormone gebildet, die jedoch nicht direkt wirken, sondern als **Releasing-Hormone** („freisetzende Hormone" ☞ 12.2.1) und als **Inhibiting-Hormone** (hemmende Hormone) die Ausschüttung von Hypophysenvorderlappenhormonen stimulieren bzw. hemmen. Sie erreichen über ein spezielles Blutgefäßsystem, den *hypophysären Portalkreislauf* (☞ 12.2.1), den *vorderen* Anteil der Hypophyse, den **Hypophysenvorderlappen.** Er gehört entwicklungsgeschichtlich nicht zum Nervengewebe. Der Hypophysenvorderlappen ist die wichtigste übergeordnete *Hormondrüse* des Körpers (☞ 12.2.2).

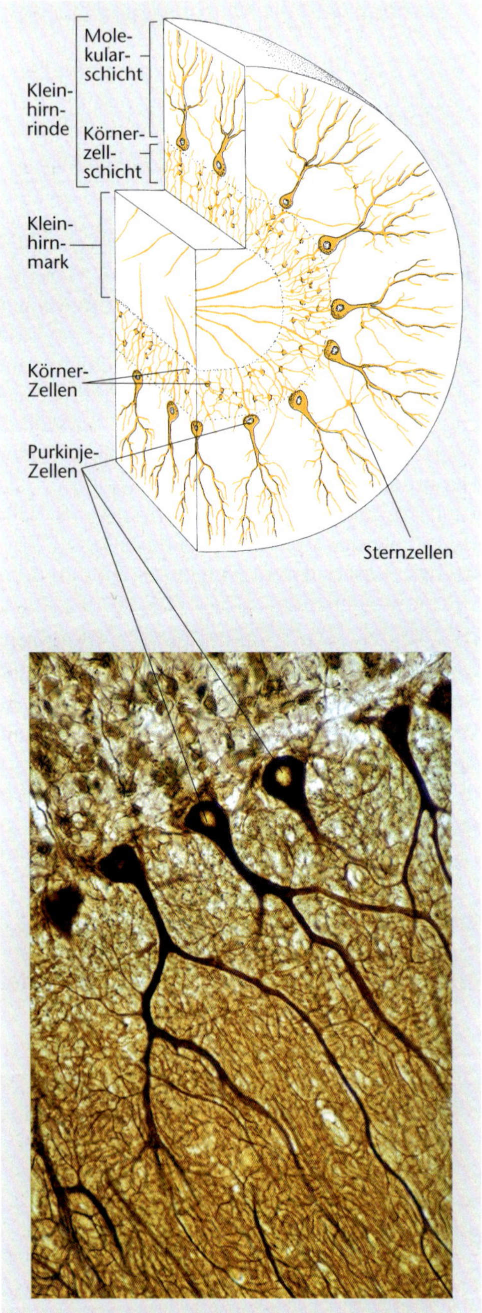

Abb. 9.30 und 9.31: Oben: Detailzeichnung von Kleinhirnrinde und -mark. Die Kleinhirnrinde teilt man in Molekular- und Körnerzellschicht ein. Im Grenzbereich stehen die Purkinje-Zellen wie Bäumchen mit stark verzweigtem Geäst, das in die Molekularschicht zieht. Ihre Axone ziehen zum größten Teil in die Kleinhirnkerne. Die Sternzellen verbinden die einzelnen Purkinje-Zellen miteinander. Unten: Mikroskopische Darstellung der Purkinje-Zellen. [Foto: J610-200]

9.8.5 Das Kleinhirn

Das **Kleinhirn** *(Cerebellum)* liegt in der *hinteren Schädelgrube* (☞ Abb. 7.7) unterhalb des Hinterhauptlappens des Großhirns und hinter der Brücke (☞ Abb. 9.38).

Es besteht aus einem wurmförmigen Mittelteil, dem **Kleinhirnwurm** *(Vermis cerebelli),* und zwei **Kleinhirnhemisphären.** Die Kleinhirnoberfläche ist von feinen Furchen und Windungen geprägt.

An der Oberfläche des Kleinhirns liegt eine nur 1 mm dicke **Kleinhirnrinde** aus grauer Substanz. Sie ist streng schichtweise angeordnet (Details ☞ Legende zu Abb. 9.30 und 9.31). Darunter liegen die Nervenfasern der weißen Substanz, in die beidseits vier **Kleinhirnkerne** eingelagert sind. Das Kleinhirn ist durch auf- und absteigende Bahnen, die über drei paarige **Kleinhirnstiele** verlaufen, mit dem verlängerten Mark (überwiegend afferente Fasern), dem Mittelhirn (überwiegend efferente Fasern), dem Gleichgewichtsorgan (afferente Fasern) und über die Brücke mit dem Großhirn verbunden. Diese Verbindungen ermöglichen die Arbeit des Kleinhirns als *koordinierendes motorisches Zentrum.*

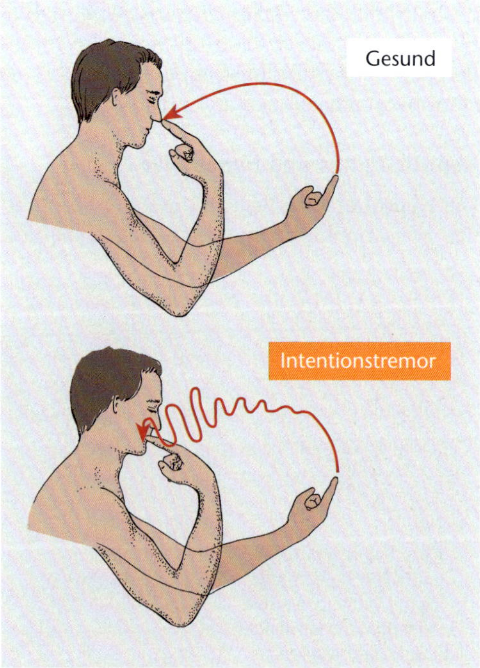

Abb. 9.32: Schädigungen des Kleinhirns lassen sich durch einfache Tests belegen: Zum Beispiel ist es dem Betroffenen nicht mehr möglich, bei geschlossenen Augen mit dem Zeigefinger in einer ausholenden Bewegung die eigene Nasenspitze zu treffen. Zusätzlich zeigt er häufig einen Intentionstremor.

Das Kleinhirn als Koordinationssystem

Das Kleinhirn reguliert gemeinsam mit dem Großhirn über Fasern des extrapyramidalen Systems die Grundspannung der Muskeln und stimmt Bewegungen aufeinander ab. Mit Hilfe der Informationen aus dem Gleichgewichtsorgan (☞ 9.7.1 und 10.7) ist es wesentlich an der Aufrechterhaltung des Gleichgewichts beteiligt.

Damit es diese Aufgaben erfüllen kann, wird das Kleinhirn ständig über aufsteigende Kleinhirnbahnen des Rückenmarks (☞ 9.4) aus peripheren Rezeptoren über die Muskel- und Gelenkstellungen informiert (*Tiefensensibilität* ☞ 10.4). Auch mit der absteigenden Pyramidenbahn ist es im Nebenschluss verbunden und kann so auf beabsichtigte Bewegungen regulierend Einfluss nehmen. Es koordiniert die Zielmotorik, ohne sie jedoch direkt auszulösen.

Kleinhirnschädigungen

Viele Erkrankungen und Vergiftungen, insbesondere auch Alkoholmissbrauch, führen zu **Kleinhirnschädigungen.** Folgen sind vor allem eine herabgesetzte Muskelspannung *(Hypotonie),* Muskelzittern bei zielgerichteten Bewegungen (*Intentionstremor,* ☞ Abb. 9.32) und eine gestörte Muskelkoordination *(Dyssynergie)* mit Gangunsicherheit *(Gangataxie)* sowie Bewegungen, die über das Ziel hinausschießen oder es umgekehrt nicht erreichen *(Dysmetrie).* Auch die Fähigkeit, bestimmte Bewegungsmuster schnell hintereinander zu wiederholen, etwa das Ein- und Auswärts-Drehen des Unterarms (Pro- und Supination, ☞ 7.52), ist eingeschränkt *(Dysdiadochokinese)* oder verloren *(Adiadochokinese).* Viele Patienten klagen auch über Schwindel.

9.8.6 Die Basalganglien

Die **Basalganglien** *(Stammganglien)* sind tief gelegene Kerngebiete des Großhirns und des Zwischenhirns. Sie bilden die obersten Befehlsstellen, gewissermaßen den „Kopfteil" des *extrapyramidalen Systems* (☞ 9.8.9), welches die unwillkürlichen Muskelbewegungen und den Muskeltonus steuert und die Willkürmotorik modifiziert. Als tiefer gelegene Anteile gehören auch Kerngebiete im Mittelhirn (☞ 9.8.2) zu den Basalganglien.

Die größte Kernanhäufung der Basalganglien ist der **Streifenkörper** *(Corpus striatum).* Der Streifenkörper wird durch die dicken Faserzüge der Pyramidenbahn, in der die Axone der Willkürmotorik verlaufen, in zwei Anteile aufgeteilt (☞ Abb. 9.40 und 9.33): den **Schweifkern** *(Nucleus caudatus)* und den **Schalen-**

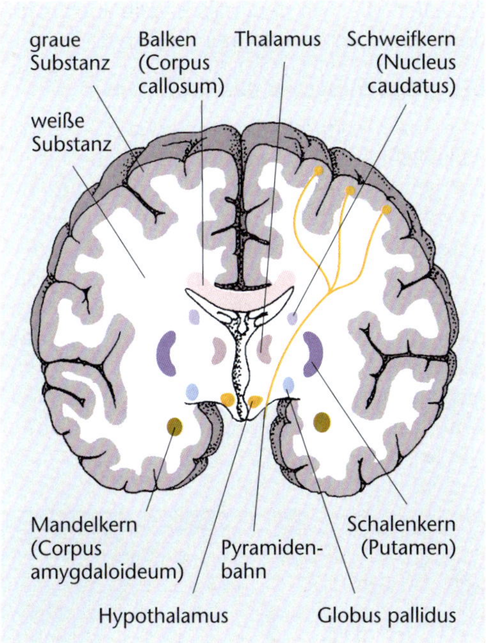

Abb. 9.33: Lage der Basalganglien im Hirnquerschnitt, stark schematisiert. Die Basalganglien Schweifkern und Schalenkern sind Kerngebiete des Großhirns. Schweifkern und Schalenkern werden zusammen als Streifenkörper bezeichnet, Schalenkern und Globus pallidus bilden zusammen den Linsenkern.

kern *(Putamen)*. Der Schalenkern bildet zusammen mit dem „blassen Kern" (**Globus pallidus,** *Pallidum*) den **Linsenkern** *(Nucleus lentiformis)*. Putamen und Globus pallidus gehören jedoch nur topographisch (= der Lage nach) zusammen: Entwicklungsgeschichtlich und funktionell unterscheiden sie sich stark voneinander; das Putamen wird zum Großhirn, der Globus pallidus zum Zwischenhirn gerechnet. Weitere Kernansammlungen, die dem Feinbau nach zu den Basalganglien gerechnet werden können, sind der *Nucleus subthalamicus*, der zum extrapyramidalen System gehört, und der **Mandelkern** *(Corpus amygdaloideum), der* Teil des limbischen Systems ist (☞ 9.8.7).

Entsprechend den genannten Aufgaben des extrapyramidalen Systems führen Störungen im Bereich der Basalganglien zu abnormen Bewegungsabläufen, etwa beim Parkinson-Syndrom (☞ 9.2.3).

9.8.7 Das limbische System

Das **limbische System** ist eine *funktionelle* Einheit, die aus Strukturen des Großhirns, des Zwischenhirns und des Mittelhirns gebildet wird. Es umgibt die Kerngebiete des Hirnstamms und den die beiden Großhirnhälften verbindenden Balken („Brücke" von Nervenfasern, ☞ 9.8.8) wie ein „Saum" (limbus) (☞ Abb. 9.34). Zum limbischen System gehören unter anderem:

- Der **Mandelkern** *(Corpus amygdaloideum)*
- Der **Hippocampus** *(Ammonshorn)*
- Teile des **Hypothalamus** (eines Zwischenhirnabschnitts), so die **Mamillarkörper** *(Corpus mamillare)*, die über eine Faserbahn, den **Fornix** *(Gewölbe)*, Signale vom Hippocampus erhalten.

Dieses entwicklungsgeschichtlich sehr alte System spielt eine führende Rolle bei der Entstehung von Gefühlen (etwa Furcht, Wut, sexuellen Wünschen) sowie den damit unter Umständen verbundenen vegetativen Reaktionen und Verhaltensweisen.

Entwicklungsgeschichtlich sind die Rindenanteile des limbischen Systems aus dem *Riechhirn* hervorgegangen, zu dem beim Menschen auch noch der Riechkolben und der Tractus olfactorius zählen (☞ 10.5.4). Die bei Tieren noch enge Beziehung von Gerüchen und Emotionen kommt auch beim Menschen noch in Redewendungen wie „jemanden nicht riechen können" (☞ 10.5.1) zum Ausdruck.

Über den Hypothalamus nimmt das limbische System auf zahlreiche Organfunktionen Einfluss. Beispiele hierfür sind der Durchfall, der Blutdruckanstieg und die erhöhte Herzfrequenz vor Prüfungen. Man sieht das limbische System deshalb auch als übergeordnete Zentrale der endokrinen, vegetativen und emotionalen Regulation an *(visceral brain)*. Gemeinsam mit anderen Großhirnstrukturen spielt das limbische System außerdem für das Gedächtnis eine zentrale Rolle (☞ 9.9 und 11.1).

9

9.8.8 Der Aufbau des Großhirns

Das **Großhirn** (oft auch als *Endhirn* oder *Telencephalon* bezeichnet) stülpt sich als größter Hirnabschnitt wie der Hut eines Pilzes über Mittelhirn und Zwischenhirn. Es bildet so die äußere Hirnoberfläche unter der knöchernen Schädelkapsel. Wie erwähnt, ist es als entwicklungsgeschichtlich jüngster Teil des Gehirns die Grundlage für die „höheren" Hirnfunktionen: Es ist der Sitz des *Bewusstseins*, das heißt aller bewussten Empfindungen, des (selbst-)bewussten Handelns, des Willens, der Kreativität und des Gedächtnisses.

Ein Schnitt durch das Großhirn zeigt drei unterschiedliche Strukturen:

- Die **Großhirnrinde** *(Cortex)*, eine dünne äußere Schicht aus *grauer Substanz*
- Die **Leitungsbahnen** *(weiße Substanz)* als Verbindungswege innerhalb des ZNS
- Die **Großhirnkerne** als Anhäufungen von *grauer Substanz* in der Tiefe des Gehirns.

Die Großhirnrinde an der äußeren Oberfläche des Großhirns zeigt Auffaltungen und Furchen, die Folge der entwicklungsgeschichtlichen Größenzunahme der Rinde, da bei begrenztem Schädelraum eine große Hirnoberfläche (ca. 2200 cm²) nur durch Auffaltungen erreicht werden kann. Die aufgefalteten, erhabenen Hirnabschnitte heißen **Hirnwindungen** (*Gyri*, Einzahl = *Gyrus*), die **Furchen** dazwischen heißen *Sulci* (Einzahl = *Sulcus*).

Die Furchen und Lappen

Besonders tiefe Furchen werden **Fissuren** genannt. Die augenfälligste, von vorne nach hinten verlaufende Fissur (*Fissura longitudinalis* oder **Längsfurche**) teilt das Großhirn in zwei Hälften, die rechte und die linke **Hemisphäre** (☞ Abb. 9.36). Die der Mittelebene zugewandte

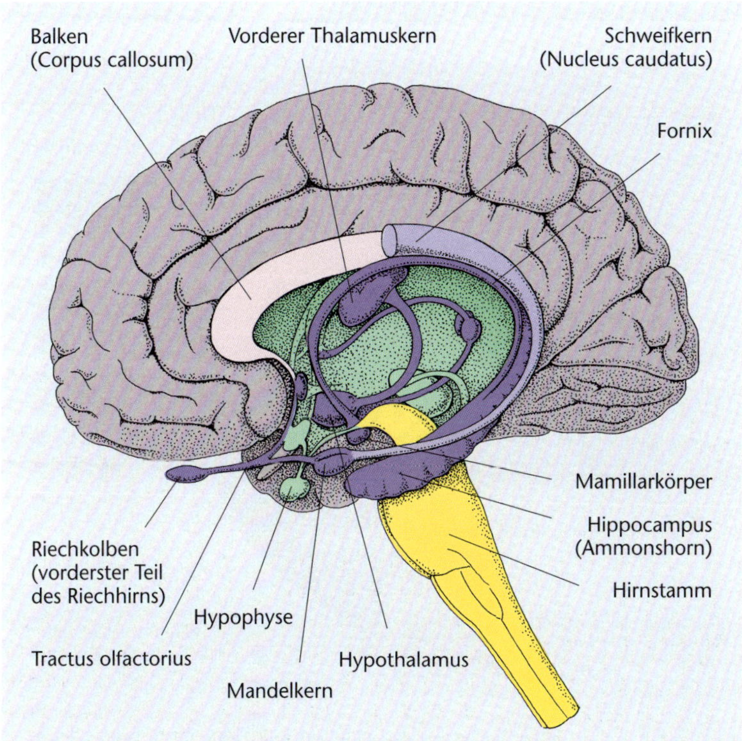

Abb. 9.34: Limbisches System (vereinfacht). Die zum limbischen System zählenden Strukturen formieren sich wie ein Saum um Balken und Hirnstamm.

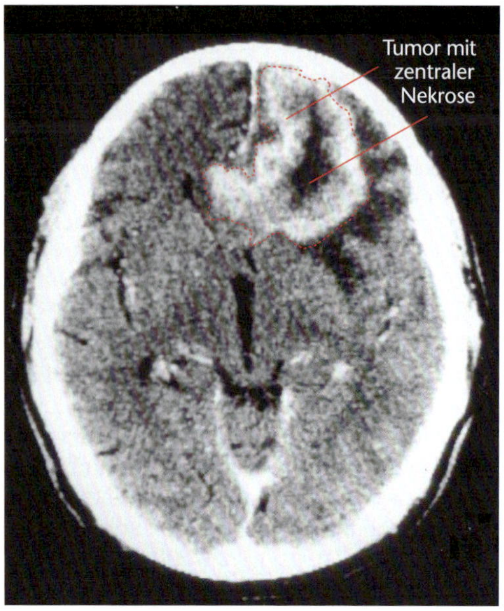

Abb. 9.35: Gliazelltumor im Gehirn. Dieser bösartige Tumor wächst verdrängend und infiltrierend: Er hat schon die Hirnmittellinie überschritten. Da der knöcherne Schädelraum keine Ausweichmöglichkeit bietet, bewirkt der Tumor einen Anstieg des intrakraniellen Drucks und die damit verbundenen Symptome wie starke Kopfschmerzen und Erbrechen. [X113]

Fläche der beiden Hemisphären *(Facies medialis)* geht an der **Mantelkante** (☞ Abb. 9.38) in die der Schädelkalotte zugewandte *Facies lateralis* über. Nur in der Tiefe sind die beiden Hemisphären durch ein breites, quer verlaufendes Fasersystem, den **Balken** (*Corpus callosum*, ☞ Abb. 9.34) miteinander verbunden.

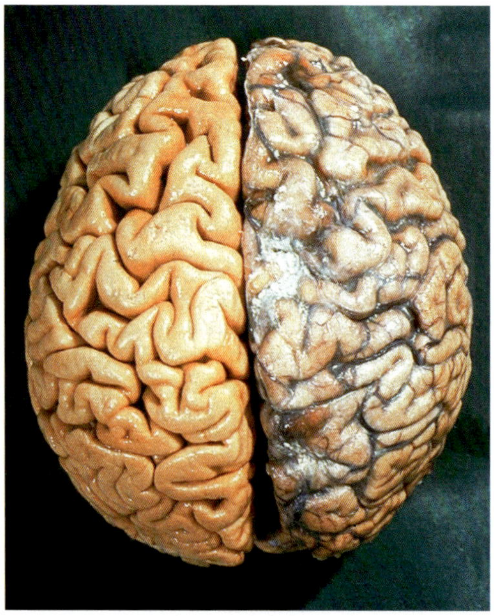

Abb. 9.36: Das menschliche Großhirn von oben betrachtet. Deutlich zu sehen ist die durch Hirnwindungen und Furchen aufgefaltete Großhirnrinde. Rechte und linke Hemisphäre sind durch eine tiefe Längsfurche getrennt. Die rechte Hemisphäre ist noch von den Hirnhäuten bedeckt, links wurden sie abpräpariert. [C156]

Neben der großen Längsfurche gibt es weitere Fissuren, welche die Großhirnhemisphären in jeweils vier **Großhirnlappen** (*Lobi*, Einzahl = *Lobus*) unterteilen (☞ Abb. 9.39):

- Die **Zentralfurche** *(Sulcus centralis)* bildet eine markante Trennungslinie zwischen **Stirnlappen** *(Lobus frontalis)* und **Scheitellappen** *(Lobus parietalis)*
- Die **seitliche Großhirnfurche** *(Sulcus lateralis)* trennt den **Schläfenlappen** *(Lobus temporalis)* vom Scheitellappen ab
- Die **Scheitel-Hinterhauptfurche** *(Sulcus parieto-occipitalis)* begrenzt den **Hinterhauptlappen** *(Lobus occipitalis)* nach vorn.

Der Cortex wird nach *Brodmann* entsprechend seiner strukturellen Untergliederung in 52 Areale aufgeteilt, von denen sich viele auch funktionell unterscheiden (Area 1 bis Area 52).

Die graue Substanz des Großhirns

Die *Großhirnrinde* bedeckt als etwa 1,5–4,5 mm dicke Schicht die gesamte Großhirnoberfläche, die gewölbte Fläche zur Schädelkalotte hin *(Hirnkonvexität)* genauso wie die flache Unterseite. Trotz ihrer geringen Dicke enthält sie 70 % aller Neurone des Gehirns. Durch die hohe Dichte an Neuronen erscheint die Großhirnrinde im Schnittpräparat grau und ist deshalb Teil der grauen Substanz des ZNS. Mikroskopisch besteht die Großhirnrinde typischerweise aus sechs übereinander liegenden Schichten von Nervenzellen.

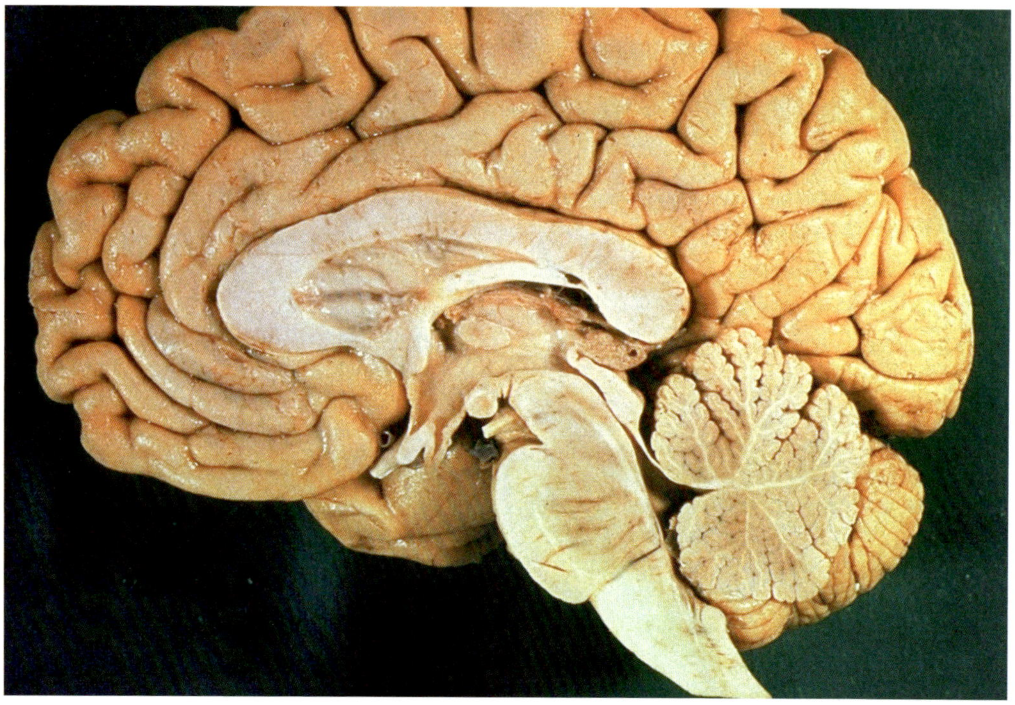

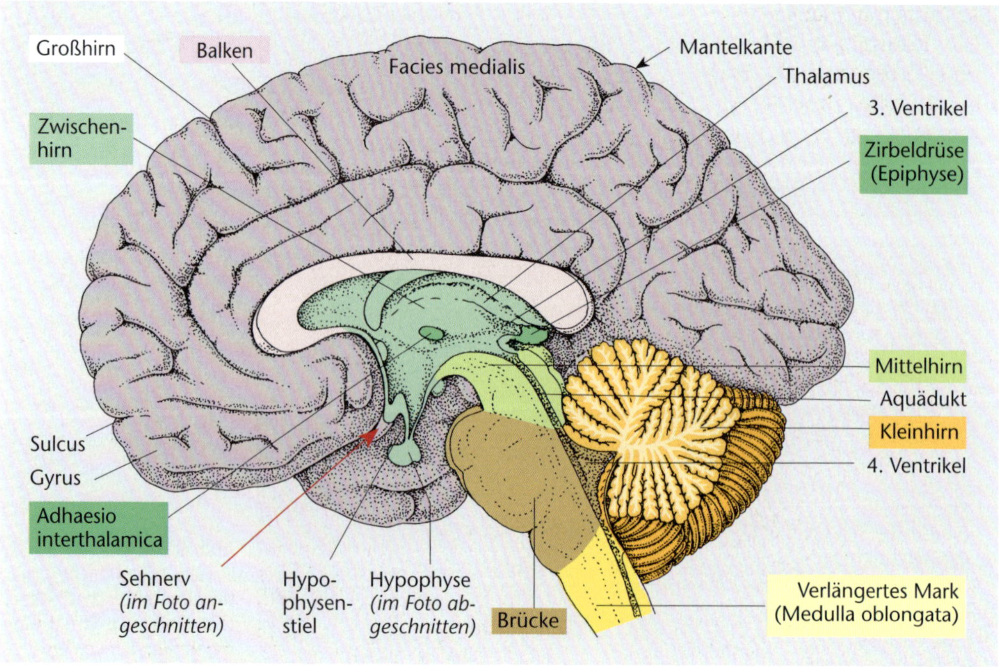

Abb. 9.37 und 9.38: Sagittalschnitt durch das Gehirn (anatomisches Präparat und Zeichnung). [Foto: C156]

Dabei liegen Verbände von Nervenzellen mit ähnlichen Funktionen in **Rindenfeldern** beieinander. Die Rindenfelder sind jedoch äußerlich nicht voneinander abgrenzbar – erst moderne Forschungsmethoden haben ein halbwegs präzises Bild von der Gliederung der Großhirnrinde geliefert. Nach der Funktion unterscheidet man **motorische** und **sensorische** Rindenfelder sowie **Assoziationsfelder:**

- In den *motorischen* Rindenfeldern liegen Neurone, die Verbindungen zu sämtlichen Skelettmuskeln des Körpers besitzen und deren Kontraktionen steuern
- Die in den *sensorischen* Rindenfeldern liegenden Neurone verarbeiten die Sinneseindrücke von allen Sinnesorganen (einschließlich Haut- und Gelenkrezeptoren), die zum Gehirn geleitet werden
- *Assoziationsfelder* führen die Erregungen der verschiedenen Rindenfelder zusammen und verarbeiten sie zu motorischen, emotionalen und intellektuellen Reaktionen.

Die graue Substanz des Großhirns ist nicht auf die dünne äußere Schicht der Großhirnrinde beschränkt. Weitere zum Teil mächtige „graue" Nervenzellanhäufungen liegen in der Tiefe des Großhirns, also in der Nähe zum Zwischenhirn, inmitten der weißen Substanz. Sie werden **Kerne** *(Nuclei)* genannt und sind paarig, also in jeder Hemisphäre, angeordnet. Dem Großhirn zugerechnete Kerne sind z. B.:

- Ein Teil der *Basalganglien,* Kerngebiete, die wie erwähnt die Motorik entscheidend mitsteuern
- Strukturen des *limbischen Systems* wie z. B. der *Mandelkern* (☞ 9.8.7).

Die weiße Substanz des Großhirns

Die weiße Substanz des Großhirns besteht aus Nervenfaserbündeln, die verschiedene Hirnabschnitte miteinander verbinden:

- Die **Kommissurenbahnen** verlaufen quer und verbinden linke und rechte Großhirnhemisphäre miteinander. Die mächtigste Kommissurenbahn ist der erwähnte *Balken* (☞ Abb. 9.33 und 9.34)
- Die **Assoziationsbahnen** (assoziieren = verbinden) leiten Impulse innerhalb einer Hemisphäre hin und her
- Die **Projektionsbahnen** verbinden das Großhirn mit tiefer gelegenen Gehirnabschnitten und dem Rückenmark.

Hirntumoren

Das Großhirn ist bei Erwachsenen die Hauptlokalisation von Hirntumoren. Am häufigsten sind die durch Entartung von Gliazellen entstehenden **Gliome,** die von den Hirnhäuten ausgehenden **Meningeome** und **Gehirnmetastasten** (Tochtergeschwülste von Primärtumoren außerhalb des ZNS). Während Meningeome meist gutartig sind, also ausschließlich verdrängendes Wachstum zeigen, zerstören Gliazelltumoren oft das gesunde Hirngewebe durch aggressives, lokal *invasives* Wachstum (☞ 5.7.1). Im Gegensatz zu anderen bösartigen Tumoren metastasieren sie aber nie in Gewebe außerhalb des ZNS. Andererseits können im Schädelinnern auch gutartige Tumoren aufgrund ihrer raumfordernden Wirkung zu einer lebensbedrohlichen Hirndrucksteigerung führen (☞ 9.11.2 und Abb. 9.35).

Warnzeichen

Leitsymptome von Hirntumoren sind zerebrale Krampfanfälle, (zunehmende) Kopfschmerzen und Persönlichkeitsveränderungen wie etwa Interesselosigkeit oder enthemmtes Verhalten. Einige Tumoren führen darüber hinaus zu lokalen Symptomen, die oft auf den Ort des Tumors hinweisen, z. B. zu Lähmungen. Hirndruckzeichen infolge des Druckanstiegs im Schädelinneren (☞ 9.11.2) treten oft erst spät auf.

9.8.9 Funktionsfelder des Großhirns, Pyramidenbahn und extrapyramidale Bahnen

Wie bereits erwähnt, unterteilt man die Rindenfelder im Großhirn entsprechend ihren unterschiedlichen Funktionen in motorische und sensorische Rindenfelder und Assoziationsgebiete. Bei den motorischen und sensorischen Feldern werden wiederum jeweils **primäre** und **sekundäre Rindenfelder** unterschieden: Die primären Rindenfelder haben eine Art Punkt-zu-Punkt-Verbindung mit der Körperperipherie, d. h. sie senden ihre Signale zu den einzelnen quergestreiften Muskeln bzw. empfangen Nervenimpulse von den verschiedenen Rezeptoren und Sensoren. In den sekundären Feldern sind Erfahrungen, Erinnerungen und Handlungsentwürfe gespeichert, wie sie zur Ausführung von komplexen Bewegungsabläufen – z. B. Schreiben – bzw. für die Interpretation eingehender Informationen – z. B. das Wiedererkennen von Buchstaben beim Lesen – erforderlich sind. Entsprechend sind sie den primären Rindenfeldern über Assoziationsfasern jeweils vor- bzw. nachgeschaltet.

Über große Projektionsbahn-Systeme sind die Rindenfelder mit der Körperperipherie und mit den tiefer liegenden Hirngebieten verbunden.

Primäres motorisches Rindenfeld

Der Großteil des **primären motorischen Rindenfeldes** liegt in der Hirnwindung vor der Zentralfurche. Sie wird **vordere Zentralwindung** *(Gyrus praecentralis)* genannt. Übertragen auf die Kopfoberfläche erstreckt sich dieses Gebiet von einem Ohr über den Scheitel bis zum anderen Ohr. Im primären motorischen Rindenfeld liegen die Neurone für die Steuerung willkürlicher Bewegungen auf engem Raum beieinander.

Jede Körperregion hat dort ihren eigenen Abschnitt, die für einzelne Bewegungen bestimmter Muskeln zuständigen Neurone liegen jeweils benachbart. Die einzelnen Muskelgruppen sind allerdings ganz unterschiedlich vertreten: Nicht ihre *Größe* ist für die Neuronenzahl im Gyrus praecentralis maßgebend, sondern die bei der Bewegung erforderliche *Präzision.* So werden z. B. die Muskeln für die Hand, die motorische Sprachbildung, die Mimik und die Augenmuskeln aus großen Rindengebieten versorgt, der Rumpf dagegen nur aus einem kleinen Gebiet. Die „Abbildung" des Körpers **(Homunkulus)** auf dem primären motorischen Rindenfeld ist also durch die unterschiedliche Gewichtung der einzelnen Körperregionen verzerrt (☞ Abb. 9.41).

Die Pyramidenbahn

Von den Neuronen im primären motorischen Rindenfeld ziehen die Nervenfasern über eine große Bahn, die **Pyramidenbahn,** zu den motorischen Kernen der Hirnnerven *(Fibrae corticonucleares)* und zum Rückenmark *(Fibrae corticospinales).* Die Pyramidenbahn übermittelt somit die Steuerung der bewussten Bewegungen. Die Pyramidenbahn durchläuft auf ihrem Weg die **innere Kapsel** *(Capsula interna)* im Bereich der Stammganglien und des Zwischenhirns und dann die verschiedenen Abschnitte des Hirnstamms. Im unteren Hirnstammbereich, dem verlängerten Mark, kreu-

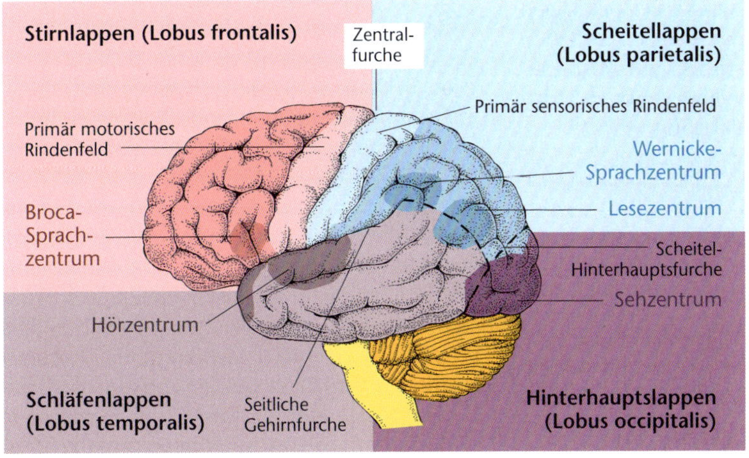

Abb. 9.39: Morphologische und funktionale Aufteilung der Hirnlappen des Großhirns. Seitenansicht.

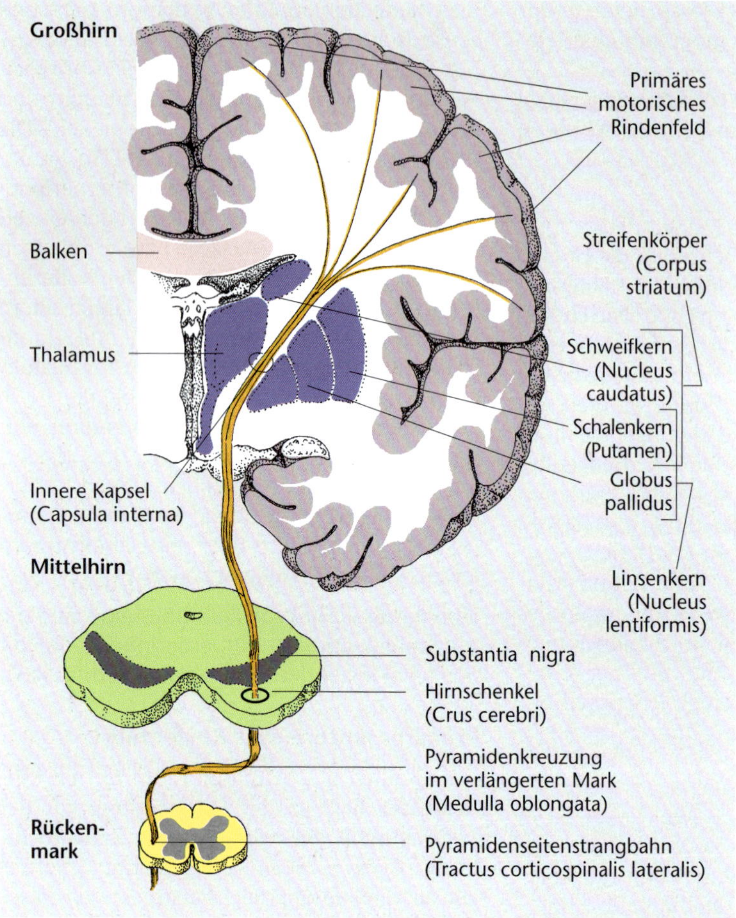

Abb. 9.40: Verlauf der Pyramidenbahn. Ausgehend vom primären motorischen Rindenfeld durchläuft die Pyramidenbahn die Capsula interna und zieht im Hirnschenkel weiter durch den Hirnstamm; 80 % der Fasern kreuzen in der Medulla oblongata zur Gegenseite. Die 20 % weiter unten kreuzenden Fasern sind hier nicht dargestellt.

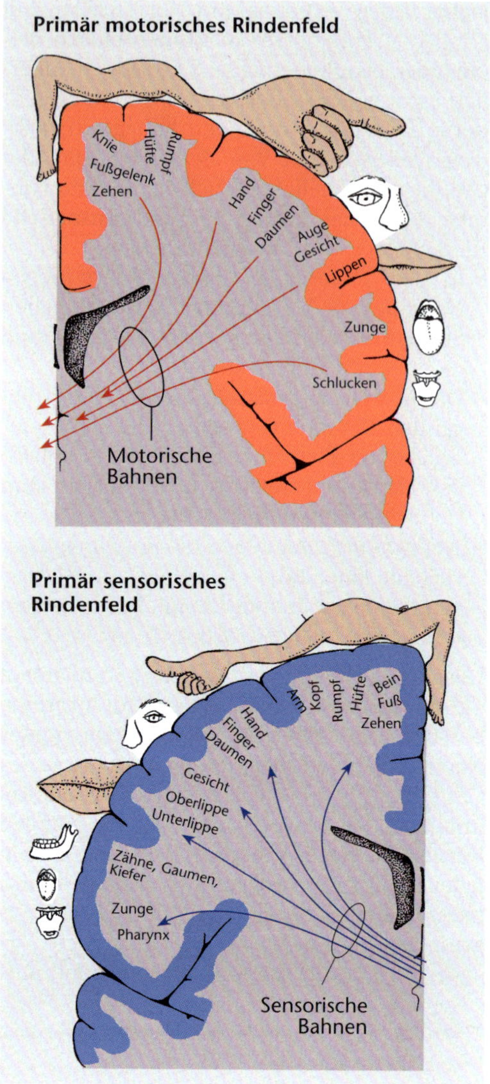

Abb. 9.41: Homunkulus im Bereich des primären motorischen und des primären sensorischen Rindenfeldes. In beiden Fällen steht das Körperschema „auf dem Kopf".

zen über 80 % der Pyramidenbahnfasern zur Gegenseite und ziehen dann als **Pyramidenseitenstrangbahn** (*Tractus corticospinalis lateralis* ☞ Abb. 11.6) im Rückenmark zu den Motoneuronen für die Körperperipherie. Die übrigen Fasern verlaufen ungekreuzt in der **Pyramidenvorderstrangbahn** (*Tractus corticospinalis anterior* ☞ Abb. 9.16) und kreuzen erst auf Rückenmarksebene zur Gegenseite.

Die extrapyramidalen Bahnen

Das pyramidale Leitungssystem, das die bewussten Bewegungen steuert, arbeitet eng mit dem mehrfach erwähnten **extrapyramidalen System** zusammen.

Die Neurone des extrapyramidalen Systems liegen in Kerngebieten unterhalb der Hirnrinde, unter anderem in den Basalganglien des Großhirns und im Hirnstammbereich. Seine Fasern ziehen ebenfall vom Großhirn zum Rückenmark, jedoch *außerhalb* der Pyramidenbahnen – daher *extra*pyramidales System.

Das extrapyramidale System ist, wie erwähnt, vor allem für die *unwillkürlichen* Muskelbewegungen zuständig und dem pyramidalen Bewegungssystem parallel geschaltet. Das extrapyramidale System greift aber auch in die *Willkürmotorik* ein: So modifiziert es die bewusste Motorik und steuert den Muskelgrundtonus. Da die extrapyramidalen Kerngebiete mit der Großhirnrinde, dem Kleinhirn (☞ 9.8.5), dem Sehsystem sowie dem Gleichgewichtssinn verschaltet sind, können auch komplexe Bewegungen gesteuert und z. B. das Gleichgewicht erhalten werden.

Epilepsie

Das Krankheitsbild der **Epilepsie** (*zerebrales Krampfleiden,* früher *Fallsucht*) ist gekennzeichnet durch plötzlich einsetzende, wiederkehrende Krampfanfälle. Sie werden ausgelöst durch schlagartige, unkontrollierte elektrische Entladungen von Millionen von Nervenzellen des Gehirns. Die bekannteste Anfallsform ist der **Grand-mal-Anfall** mit plötzlichem Bewusstseinsverlust und anfänglicher Streckung der Rücken- und Extremitätenmuskulatur *(tonische Phase),* die gefolgt wird von Zuckungen der Extremitäten *(klonische Phase).* Zusätzlich kommt es häufig zu Zungenbiss, zur Absonderung von schaumigem Speichel sowie zu Urin- und manchmal auch Stuhlabgang.

Erste-Hilfe-Maßnahmen ☞ *25.6.4*

Neben den Grand-mal-Anfällen gibt es zahlreiche weitere Anfallsformen, zum Teil auch ohne Bewusstseinsverlust und ohne Muskelzuckungen, mit ganz unterschiedlichen klinischen Erscheinungsbildern.

Ursache für die abnormen elektrischen Entladungen kann z. B. ein durch Verletzungen, Tumor, Sauerstoffmangel, entzündliche oder metabolische Prozesse geschädigter Neuronenverband sein. Man spricht in diesen Fällen von **symptomatischer** oder *sekundärer* **Epilepsie.** Oft bleibt aber – trotz ausgedehnter neurologischer Diagnostik mit EEG und bildgebenden Verfahren (☞ 9.13) – die Ursache unklar; man spricht von **genuiner** (genuin = echt) oder *primärer* **Epilepsie.**

> **Gelegenheitskrämpfe**
> Von den Epilepsien abzugrenzen sind die wesentlich häufigeren Gelegenheitskrämpfe, die *nur* bei besonders hohen Belastungen des Gehirns auftreten (z. B. bei einer Hirnhautentzündung, bei Kindern auch bei hohem Fieber).

Bei der Behandlung der sekundären Epilepsie wird versucht, die auslösende Ursache zu beseitigen. Bei der – vor allem bei Kindern wesentlich häufigeren – genuinen Epilepsie ist dies nicht möglich, so dass die epileptischen Anfälle *prophylaktisch* durch Medikamente **(Antiepileptika)** unterdrückt werden müssen. Antiepileptika verstärken entweder die hemmende Wirkung von GABA oder hemmen die erregende Wirkung von Glutamat auf die Nervenzellen (☞ 9.2.3). Auf diese Weise kann bei vielen Patienten Anfallsfreiheit erzielt werden.

Sekundäre motorische Rindenfelder

Das primäre motorische Rindenfeld steht mit **sekundären motorischen Rindenfeldern** in Verbindung, in denen die Muster für komplexe Bewegungsabläufe gespeichert sind: So kennt man ein *supplementärmotorisches Areal* nahe der Mantelkante, das bei Ausfall des primären motorischen Rindenfeldes dessen Funktionen teilweise übernehmen kann. Ferner weiß man von *prämotorischen Arealen* für die *Bewegungsplanung* und einem speziellen motorischen Rindenzentrum für die Sprache, das vom Feldarzt P. Broca beschriebene und nach ihm benannte **Broca-Sprachzentrum.**

Das Broca-Sprachzentrum liegt bei ca. 90 % der Rechtshänder und 60 % der Linkshänder in der linken Hemisphäre, bei einem Großteil der übrigen Linkshänder ist es bilateral (auf beiden Seiten) repräsentiert.

Motorische Aphasie

Fällt das motorische Sprachzentrum aus, etwa im Rahmen eines Schlaganfalles (☞ 9.12), so kann der Patient nicht mehr flüssig sprechen, auch wenn die Sprechmuskulatur vollständig intakt ist. Es besteht eine Störung der Sprach-Steuerung, eine **motorische Aphasie** (*Broca-Aphasie*, Aphasie = „ohne das Sprechen").

Primäres sensorisches Rindenfeld

Das **primäre sensorische Rindenfeld** für die **bewussten Empfindungen** liegt in der Hirnwindung hinter der Zentralfurche, der **hinteren Zentralwindung** *(Gyrus postcentralis)*. Es erhält seine Informationen von den peripheren Rezeptoren und Sensoren, z. B. in der Haut, den Muskeln und Gelenken oder auch den inneren Organen. Diese Informationen werden über aufsteigende Bahnen zunächst bis zum Thalamus im Zwischenhirn geleitet und dort auf weitere Neurone umgeschaltet, deren Axone durch die innere Kapsel zur hinteren Zentralwindung und ihren Nachbargebieten ziehen.

Dabei sind die einzelnen Körperregionen wiederum jeweils speziellen Abschnitten dieses Areals zugeordnet (☞ Abb. 9.41). Wie bei den motorischen Rindenfeldern korreliert auch hier die Größe der Rindenfelder nicht mit der Größe der repräsentierten Körperregionen, sondern sie hängt von der Dichte der Sensoren, das heißt von der *Empfindsamkeit* der betreffenden Region ab. So sind z. B. die Lippen und die Finger in großen Rindenbezirken, die Haut von Rücken und Rumpf hingegen nur in kleinen Rindenbezirken repräsentiert.

Sekundäre sensorische Rindenfelder

Die genannten primären sensorischen Rindenfelder stehen mit **sekundären sensorischen Rindenfeldern** in Verbindung. Hier sind Erfahrungen über frühere Empfindungen gespeichert, so dass neu eintreffende Informationen z. B. über Gelenkstellung, Muskellänge und Gleichgewicht damit verglichen, erkannt und gedeutet werden können.

Die Rindenfelder der Sinnesorgane

Das Sehzentrum

Das **Sehzentrum** liegt im Hinterhauptlappen des Großhirns (☞ Abb. 9.39). Man unterscheidet eine **primäre** und eine **sekundäre Sehrinde.** In der primären Sehrinde endet die Sehbahn, hier geht also das von der Netzhaut gelieferte „Bildmaterial" ein (☞ 10.6.8). Hier werden Farben, Formen und Bewegungen räumlich getrennt verarbeitet. In der sekundären Sehrinde *(visuelles Assoziationsgebiet)* werden die Bilder weiterverarbeitet, z. B. mit früheren optischen Eindrücken verglichen, so dass das Gesehene nicht nur wahrgenommen („großer Mann mit Schnurrbart und weißem Kittel"), sondern auch identifiziert („Chefarzt Dr. Klein") werden kann. Zu den sekundären Sehzentren gehört auch das **Lesezentrum** im hinteren Scheitellappen.

Fällt das primäre Sehzentrum beidseits aus, so ist man blind – auch wenn Augen und Sehbahnen intakt sind. Eine solche durch einen Rindenausfall bedingte Blindheit wird **Rindenblindheit** genannt. Fällt dagegen das sekundäre Sehzentrum aus, so kann man zwar sehen, das optische Erkennen ist jedoch gestört (der „Mann im weißen Kittel" kann also nicht als „Chefarzt Dr. Klein" erkannt werden). Diese Art der Blindheit wird **Seelenblindheit** *(visuelle Agnosie)* genannt.

Das Hörzentrum

Das **Hörzentrum** liegt im Schläfenlappen des Großhirns (☞ Abb. 9.39). Das **primäre Hörzentrum** liegt dabei direkt unterhalb der seitlichen Großhirnfurche (☞ 9.8.8) in der so genannten *Heschl-Querwindung.* Dort endet die Hörbahn, d. h. dort gehen die akustischen Informationen aus den Hörorganen ein. Das **sekundäre Hörzentrum** ermöglicht die Identifizierung der Höreindrücke. Dem sekundären Hörzentrum benachbart und funktionell eng mit diesem verbunden ist ein besonderes sensorisches Sprachzentrum, das **Wernicke-Zentrum** für das Sprachverständnis.

Sensorische Aphasie

Ein Ausfall des Wernicke-Zentrums führt klassischerweise zur **sensorischen Aphasie** *(Wernicke-Aphasie)*, bei der die Bedeutung gesprochener Wörter nicht verstanden wird, obwohl sie gehört werden können (wie eine fremde Sprache). Auch die sprachnahen Fähigkeiten des Lesens und Schreibens sind dabei oft beeinträchtigt. Das eigene Sprechen ist zwar flüssig, aber oft nicht sinnvoll, da viele Begriffe falsch gebraucht werden.

Unter physiologischen Bedingungen arbeiten Broca- (☞ 9.39) und Wernicke-Zentrum eng zusammen und helfen sich gegenseitig sowohl bei der Sprachproduktion als auch beim Sprachverständnis.

Ein Ausfall des primären Hörzentrums im Bereich der Heschl-Querwindung führt zur Taubheit bei intakten Hörorganen und Hörbahnen. Entsprechend dem für das Sehen Gesagten spricht man hier von **Rindentaubheit.**

Geruchssinn ☞ *10.5.1 – 10.5.4*
Geschmackssinn ☞ *10.5.5 – 10.5.8*

Die Assoziationsgebiete

Die **Assoziationsgebiete** des Großhirns dienen der *Integration* (das heißt der Zusammenführung und weiteren Verarbeitung) von Sinneseindrücken und motorischen Handlungsentwürfen. Durch die Verbindungen der verschiedenen sensorischen Rindenfelder aller Sinne untereinander sowie zu den motorischen Rindenfeldern bilden sie die Grundlage für viele Hirnleistungen wie beispielsweise logisches Denken und Kreativität. Die Assoziationsgebiete machen einen großen Anteil der Hirnrinde aus. So gehören zu ihnen zahlreiche Rindenfelder der vier Großhirnlappen einschließlich von Anteilen des limbischen Systems, das für unser Gefühlsleben und auch für das Gedächtnis große Bedeutung hat (☞ 9.8.7).

Narkose

Narkosemittel **(Narkotika)** lösen sich gut in den Nervenzellmembranen und beeinflussen dort wahrscheinlich die Funktion von Ionenkanälen. Dadurch wird die Erregbarkeit von Nervenzellen des zentralen Nervensystems unterbunden, was zu Bewusstlosigkeit, kompletter Schmerzunempfindlichkeit *(Analgesie)*, teilweiser Muskelentspannung *(Relaxation)* und Dämpfung der Reflexe führt. Operative Eingriffe sind so möglich, ohne dass der Patient das Geschehen miterlebt oder Abwehrreaktionen auftreten. Für die Zeit der Narkose besteht Erinnerungslosigkeit *(Amnesie)*. Heute wird meist eine Kombination verschiedener Narkotika eingesetzt, die eingeatmet (z. B. N_2O = Lachgas oder Isofluran, etwa Forene®) oder intravenös injiziert werden (z. B. Thiopental, etwa Trapanal®, oder Methohexital, etwa Brevimytal®).

Links und Rechts

Die beiden Großhirnhemisphären sind bezüglich ihrer spezifisch menschlichen Funktionen nicht identisch. Die linke Hemisphäre ist Sitz von symbolischen Kategorien wie Sprachverständnis, Sprechen, Schreiben, Lesen und Rechnen; auch die Gebärden„sprache" von Taubstummen ist links lokalisiert. In der rechten Hirnhälfte werden komplexe räumliche Muster (z. B. Gesichter), die Raumorientierung und musikalische Strukturen verarbeitet. Zur

Kommunikation zwischen den beiden funktionalen Kategorien dient der Balken (☞ 9.8.8 und Abb. 9.34) als Informationsleitung. Auch unser Gedächtnis kann in verbale (links) und nonverbale (rechts) Inhalte aufgeteilt werden.

9.8.10 Lähmungen

Die periphere Lähmung

Bei einer Schädigung des *2.* motorischen Neurons – der motorischen Vorderhornzelle im Rückenmark oder der zugehörigen motorischen Nervenfasern – können keinerlei Impulse mehr zu den Muskeln geleitet werden. Da dadurch auch die Reflexbögen unterbrochen sind, kann keine Muskelgrundspannung aufrechterhalten werden. Die gelähmten Muskeln sind schlaff und bilden sich zurück (atrophieren). Die rein **periphere Lähmung** ist immer eine **schlaffe Lähmung.**

9

Ein Beispiel für eine periphere Lähmung ist die **Poliomyelitis** *(Kinderlähmung).* Bei dieser Infektionskrankheit werden Vorderhornzellen des Rückenmarks durch Poliomyelitisviren zerstört.

Die zentrale Lähmung

Ein ganz anderes Bild tritt beim Ausfall des *1.* motorischen Neurons auf, das vom Gehirn zur *motorischen Vorderhornzelle* des Rückenmarks zieht. Hier sind die Muskelreflexe erhalten, die Muskelgrundspannung (Ruhetonus) ist aber wegen wegfallender hemmender Einflüsse des Zentralnervensystems gesteigert, es entsteht eine **Spastik** (spasmos = Krampf). Eine solche **zentrale Lähmung** ist eine **spastische Lähmung**. Die gelähmten Muskeln setzen passiven Bewegungen einen erhöhten Widerstand entgegen und atrophieren nicht. Häufige Ursachen sind ein Schlaganfall (☞ 9.12), eine Multiple Sklerose (☞ 9.1.6) sowie – beim Säugling – ein Sauerstoffmangel unter der Geburt (Zerebralparese ☞ 22.6.2).

Unabhängig von der Schädigungsursache bedeutet der Ausdruck **Plegie** oder *Paralyse,* dass die entsprechenden Muskeln vollkommen bewegungsunfähig sind. Bei einer **Parese** hingegen ist die Bewegungsfähigkeit vermindert, aber nicht völlig aufgehoben.

Die Querschnittslähmung

Die **Querschnittslähmung** ist ein Beispiel für eine überwiegend zentrale Lähmung mit peripherem Lähmungsanteil. Sie entsteht durch eine Unterbrechung des Rückenmarks, z. B. durch einen Unfall.

Entsprechend fallen alle sensiblen Empfindungen und alle willkürlichen Bewegungen unterhalb des Schädigungsortes aus. Die Lähmungen *unterhalb* der Schädigung sind zentrale, also *spastische Lähmungen,* bedingt durch die Schädigung der Pyramidenbahnen. Die Eigenreflexe sind gesteigert. Auf der Höhe der Schädigung kommt es durch die Zerstörung der motorischen Vorderhornzellen zu peripheren, also *schlaffen* Lähmungen und einem Ausfall der Reflexe.

Neben Sensibilität und Willkürmotorik sind bei der Querschnittslähmung auch vegetative Funktionen betroffen. So können Blasen- und Darmfunktion, Sexualfunktionen, Hautdurchblutung sowie Blutdruck- und Temperaturregulation gestört sein.

Das Ausmaß der Ausfälle wird von der Höhe der Rückenmarksschädigung bestimmt. Eine Rückenmarksunterbrechung oberhalb von C6 führt zur Lähmung beider Arme und beider Beine, zur **Tetraplegie** (tetra = vier). Bei Unterbrechung unterhalb von Th1 bleiben die Plexus brachiales (☞ 9.14 und 9.18) und damit die Arme verschont, es kommt „nur" zur Lähmung der Beine **(Paraplegie)**.

> **Komplexe Betreuung**
> Die Pflege und Rehabilitation Querschnittsgelähmter ist technisch wie personell sehr aufwändig. Deshalb werden Patienten mit einer Querschnittslähmung am besten in entsprechenden Querschnittszentren betreut.

Amyotrophe Lateralsklerose

Die ursächlich unklare **amyotrophe Lateralsklerose** *(ALS)* ist eine rasch voranschreitende, degenerative Erkrankung von motorischen Nervenzellen in Gehirn und Rückenmark, die zur Atrophie der Skelettmuskulatur führt.

Bereits frühzeitig fallen ein Schwund sowie eine Lähmung der kleinen Handmuskeln auf. Mit Voranschreiten der Erkrankung werden weitere Muskelgruppen einbezogen, vorwiegend an Armen und Beinen sowie am Schulter- und Beckengürtel. Die Patienten fühlen sich kraftlos und sind in vielen Bewegungen stark eingeschränkt. Erfassen die Lähmungen auch die Schluck- und Atemmuskulatur, häufen sich Komplikationen wie etwa Aspiration von Speisen in die Luftwege oder Lungenentzündungen. Die Wahrnehmung der Patienten, ihr Bewusstsein und ihre intellektuellen Fähigkeiten werden nicht beeinträchtigt.

Das Voranschreiten der Krankheit kann durch das nervenzellenschützende (neuroprotektive) Medikament Riluzol (Rilutek®) verzögert werden. Die ALS ist jedoch bislang unheilbar und endet nach mehrjährigem Verlauf tödlich.

9.9 Gedächtnis und Lernen

Eine wesentliche Leistung unseres Gehirns ist die *Fähigkeit,* neue Gedächtnisinhalte aufzunehmen *(Lernen)* und sie wieder abzurufen *(Erinnern).* Dazu gehört die Aufnahme von Informationen aus der Umwelt, deren Speicherung und Strukturierung (**Informationsaufnahme, Informationsspeicherung** und **Informationsverarbeitung**).

Bereits einfache Tiere sind fähig zu lernen. Ein beliebtes Forschungsobjekt ist die Meeresschnecke Aplysia, die in klassischen Konditionierungsexperimenten (☞ 11.1.1) Reizgewöhnungsverhalten erlernt: Zunächst wird der Kopf der Schnecke durch eine einfache Berührung gereizt, worauf die Kiemen zurückgezogen werden. Nach etwa zehn Reizdurchgängen antwortet die Schnecke für 1–2 Stunden nicht mehr mit dieser Reaktion. Sie hat gelernt, dass dieser Reiz für sie bedeutungslos geworden ist. Was geschieht? Bedingt durch den Reiz wird bei der Schnecke der Neurotransmitter Serotonin (☞ 9.2.3) ausgeschüttet, welcher Ionenkanäle aktiviert und dadurch die Muskelkontraktion auslöst. Durch die dauernde Einwirkung von Serotonin lässt die Aktivierbarkeit der Ionenkanäle langsam nach, und der Reizerfolg bleibt für 1–2 Stunden aus. Das Tier hat sich an den Reiz gewöhnt, so wie sich auch der Mensch an für ihn bedeutungslose Reize anpasst. Nach dieser Zeitspanne ist das System wieder voll aktivierbar, die gespeicherte Information ist gelöscht. Daraus folgt aber auch, dass dem Langzeitgedächtnis, das Inhalte im Extremfall ein Leben lang speichern kann, noch andere Mechanismen zugrunde liegen müssen.

Verschiedene psychologische Aspekte und Definitionen von Lernen und Gedächtnis sind in 11.1 dargestellt.

Deklaratives und nicht-deklaratives Gedächtnis

Beim Menschen unterscheidet man zwei qualitativ verschiedene Arten von Gedächtnis. Das **deklarative** oder *explizite* **Gedächtnis** beinhaltet das Faktenwissen, z. B. Namen, Zahlen, Ereignisse und deren Bedeutung. Diese Inhalte können in Sprachform, also deklarativ, wiedergegeben werden. Beteiligte Hirnstrukturen sind der Hippocampus, Teile des Thalamus und der Schläfenlappen des Großhirns. Das **nicht-deklarative** oder *implizite (prozedurale)* **Gedächtnis** speichert u. a. Informationen über die Fähigkeiten, bestimmte Dinge auszuführen, z. B. zu schreiben oder ein Instrument zu spielen. Je nach Lernaufgabe sind die Großhirnrinde, der Streifenkörper, der Mandelkern und das Kleinhirn beteiligt. Sich an den Namen einer Person zu erinnern, ist eine Leistung des deklarativen Gedächtnisses, ihn aufschreiben zu können eine des nicht-deklarativen.

Nun hat das Gedächtnis keine unbegrenzte Kapazität. Daher werden nur solche Inhalte gespeichert, bei denen die Umstände dies dem Gehirn nahe legen. So werden wir beim Radfahren einen Stein auf der Fahrbahn nur so lange im Gedächtnis behalten, bis wir ihn erfolgreich umfahren haben. Unser eigenes Geburtsdatum werden wir hingegen langfristig abspeichern.

Kurz- und Langzeitgedächtnis

Zusätzlich zu den qualitativen Kategorien teilt man daher das Gedächtnis in drei zeitliche Stadien ein. Man kann es sich als mehrere Speicher vorstellen, die sich in Speicherkapazität und Speicherzeit unterscheiden (☞ Abb. 9.42).

- Der **sensorische Informationsspeicher** *(Ultrakurzzeit-Gedächtnis)* speichert automatisch aktuelle Informationen, die für kurzfristige Reaktionen auf Umweltreize („Stein auf

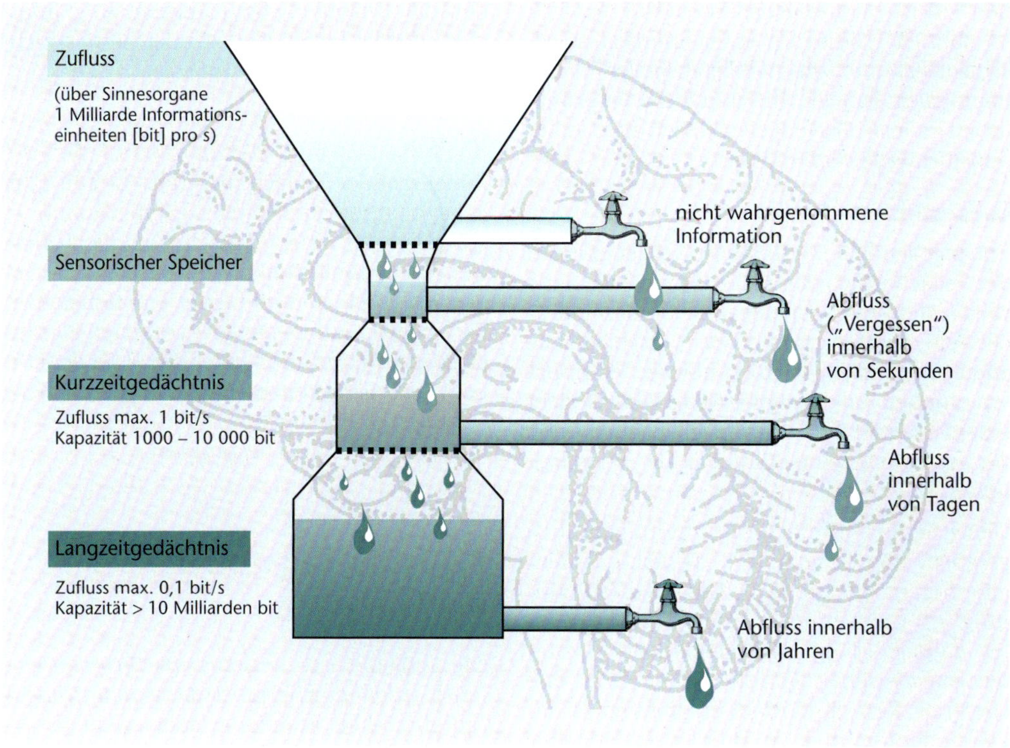

Abb. 9.42: Gedächtnismodell. Die zufließende Information muss mehrere „Filter" durchlaufen, um ins Langzeitgedächtnis zu gelangen. So sammelt sich dort nur eine kleine Auswahl der zugeflossenen Informationen.

der Fahrbahn") wichtig sind. Der Inhalt des sensorischen Speichers wird fortlaufend durch die ständig eingehenden sensorischen Signale aktualisiert. Nur ausgewählte Informationen werden innerhalb von Sekunden bis wenigen Minuten in das Kurzzeitgedächtnis überführt

- Das **Kurzzeitgedächtnis** („was gab es gestern Mittag zu essen?") hat nur eine begrenzte Kapazität. Es stellt die Verbindung zwischen Gegenwart und unmittelbarer Vergangenheit her. Seine Speicherinhalte überdauern Minuten bis wenige Tage und ändern sich wie die des sensorischen Speichers ständig. Neu aufgenommene Informationen verdrängen die schon vorhandenen
- Das **Langzeitgedächtnis** nimmt im Vergleich zu den anderen Speichern neue Informationen nur sehr langsam auf. Andererseits ist das, was im Langzeitgedächtnis angelangt ist, offenbar lebenslang fixiert – lediglich der *Zugriff* auf die Information kann vergessen werden (weswegen man von „verschütteten" Gedächtnisinhalten spricht). Die Langzeitspeicherung wird durch Wiederholung einer Information („üben") gefördert, besonders wenn sie mit bereits Gespeichertem verknüpft werden kann. Langfristig wichtige Informationen (z. B. das eigene Geburtsdatum) werden durch Aufbau chemischer Moleküle, die für die Bildung und Modifikation von Synapsen bzw. Rezeptoren und Transmittern erforderlich sind, im Gehirn abgespeichert. Auch das *Vergessen* wird auf molekularer Ebene mit gesteuert.

Neurobiologische Grundlagen

Die neurobiologische Grundlage sowohl des Kurzzeit- als auch des Langzeitgedächtnisses bilden „lernfähige", d. h. *plastische Synapsen (synaptische Plastizität)*, die sich im Gegensatz zu den „normalen" Synapsen unter bestimmten Bedingungen längerfristig verändern können und nach dem Neuropsychologen D. O. Hebb als **Hebb-Synapsen** bezeichnet werden. Hebbs Theorie des Kurz- und Langzeitgedächtnisses ist der Ausgangspunkt aller gegenwärtigen Untersuchungen der Neurobiologie des Gedächtnisses. Diese Synapsen und die dabei beteiligten Neurone bilden funktionelle Familien (Ensembles ☞ unten), in denen spezifische **Engramme** *(Gedächtnisinhalte)* abgelegt werden.

Dem Kurz- bzw. Langzeitgedächtnis liegen zwei unterschiedliche Mechanismen zugrunde.

Für das Kurzzeitgedächtnis ist die **frühe Langzeitpotenzierung** *(LTP, long term potentiation)* von Bedeutung. Bei niedriger Reizfrequenz erfolgt die Bildung erregender postsynaptischer Potenziale (EPSP) an den beteiligten Neuronen durch Ausschüttung des Transmitters Glutamat und Bindung an sog. **AMPA-Rezeptoren.** Wird der Eingang eines Neurons aber besonders stark oder hochfrequent gereizt, wird ein zweiter Typ von Glutamat-Rezeptoren aktiviert, die **NMDA-Rezeptoren,** die vorher blockiert waren. Dadurch können vermehrt Kalziumionen in die Zelle einströmen, wodurch es über eine intrazelluläre Signalkaskade zu einer Steigerung der Empfindlichkeit der AMPA-Rezeptoren für Glutamat kommt. Die Folge ist eine anhaltende Verstärkung des postsynaptischen Potenzials auch nach Einzelreizen (☞ 9.2.2). Durch wiederholte Aktivierung der entsprechenden Synapsen können also EPSPs *verstärkt* werden. Diese frühe LTP kann bei wiederholter Reizung Minuten bis etwa drei Stunden andauern und bildet die Grundlage des Kurzzeitgedächtnisses. Sie ist unabhängig von einer Proteinbiosynthese.

Informationen im Kurzzeitgedächtnis, z. B. eine nachgeschlagene Telefonnummer, werden schnell wieder vergessen, wenn man sie nicht durch Üben in das Langzeitgedächtnis überträgt. Durch das Üben entsteht eine Gedächtnisspur, das **Engramm,** das bei jeder Wiederholung verstärkt wird. Die Verfestigung des Engramms zu einem immer weniger störbaren Gedächtnisinhalt heißt **Konsolidierung.** Dazu gibt es die **späte Langzeitpotenzierung** und die Ausbildung von neuronalen Ensembles. Für die Archivierung von Engrammen im Langzeitgedächtnis müssen neue Proteine für neue Rezeptoren und neue Synapsen bereitgestellt werden (☞ Abb. 9.43). Dies kann man sich kurz umrissen so vorstellen: Wird ein postsynaptisches Neuron fortlaufend stark erregt, so kommt es anschließend an die frühe LTP zu einer Aktivierung des Enzyms Adenylatzyklase und damit zur Bildung des intrazellulären Botenstoffes cAMP (☞ 12.1.4). cAMP aktiviert über eine Reihe von Zwischenschritten bestimmte Zielgene und damit schließlich die Proteinsyn-

9

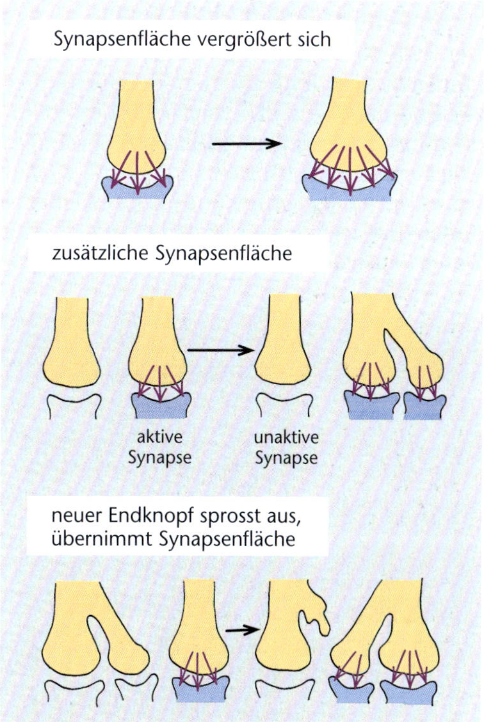

Abb. 9.43: Veränderungen an Synapsen, die die Grundlage für die Speicherung von Informationen bilden könnten.
Oben: Die Fläche des synaptischen Kontaktes erhöht sich durch Training.
Mitte: Eine Synapse, die sehr häufig benutzt wird, verdoppelt sich. Dadurch wird die Fläche des synaptischen Kontaktes erhöht.
Unten: Eine häufig gebrauchte neuronale Verbindung „übernimmt" vorher wenig benutzte Synapsen.

these (☞ 3.7), die mehrere Stunden nach einem kurzdauernden Stimulus erhöht bleibt. Umgekehrt vermindern Hemmer der Proteinsynthese die späte LTP, nicht hingegen die frühe LTP. Dies ist ein wichtiges Argument für die Vorstellung, dass dem Kurz- und Langzeitgedächtnis unterschiedliche Mechanismen zugrunde liegen.

Ein gegenläufiger Mechanismus, der zu einer Verminderung der Erregbarkeit von Neuronen führt, ist ebenfalls bekannt. Er wird **Langzeitdepression** *(LTD, long term depression)* genannt. Seine molekularen Ursachen werden bisher erst unzureichend verstanden.

Neuronale Ensembles

Eine genaue örtliche Zuweisung von Gedächtnisinhalten ist nicht möglich: Nach heutiger Erkenntnis sind z. B. Verhaltensmuster von der Funktionstüchtigkeit anatomisch oft weit auseinanderliegender Neuronennetze abhängig. Aber nicht nur das Gedächtnis, auch andere Hirnfunktionen wie unsere Gefühle oder Motivationen (☞ 11.1.3) spielen sich in ähnlich weitläufig verteilten Hirnstrukturen ab. Es wird deshalb vorgeschlagen, statt von „Hirnzentren" für bestimmte Leistungen von *dynamischen Knotenpunkten* oder **neuronalen Ensembles** zu sprechen. Unter einem neuronalen Ensemble versteht man eine Ansammlung von Neuronen, die miteinander verknüpft und für ein bestimmtes Verhalten oder einen bestimmten Gedächtnisinhalt verantwortlich sind.

Der Grad der Verknüpfung dieser elementaren Einheiten wird unter anderem durch Lernprozesse bestimmt – ist also von Individuum zu Individuum verschieden. Neuronale Ensembles sind zudem durch Umwelteinflüsse modifizierbar. Während der Hirnreifung im Kleinkindalter finden die wichtigsten Verknüpfungen statt: Durch unzählige Verflechtungen werden Millionen solcher neuronaler Ensembles gebildet (☞ Abb. 9.44). Wenn wir etwas erinnern, so geschieht dies durch das „Wiederabspielen" dieser neuronalen Bahnen, die durch die ursprünglichen intensiven Synapsenaktivierungen funktionstüchtig geworden sind.

Gedächtnis und Gefühl

Entsprechend den weitläufigen Verflechtungen der gedächtnisaktiven Neurone sind auch die verschiedensten gespeicherten Sinneseindrücke sehr weiträumig und über verschiedenste Sinnesmodalitäten (☞ 10.1) hinweg verknüpft. Wir können uns beispielsweise das Gesicht eines Patienten mühelos vorstellen, auch wenn wir gerade nur seine Stimme in der Rufanlage hören.

Gleichzeitig sind etliche Erinnerungen auch gefühlsmäßig besetzt: z. B. je nach Patient eher freudig oder genervt. Die enge Verknüpfung von Gedächtnis und Emotionen ist unter anderem Folge der vielfältigen Verbindungen zwischen Großhirnrinde und den „tieferen" Kern- und Rindenregionen z. B. des Zwischenhirns und des limbischen Systems. Lerninhalte, die mit einer positiven oder negativen affektiven Komponente verbunden sind, bleiben dadurch schneller und anhaltender in unserem Gedächtnis haften.

Amnesie

Verletzungen oder Erkrankungen des Gehirns wie z. B. Hirntumore, Schlaganfälle, mechanische Erschütterungen oder chronischer Alkoholmissbrauch *(Korsakow-Syndrom)* können schwerwiegende Störungen von Lernfähigkeit und Gedächtnis zur Folge haben **(Amnesie).** Betrifft der Erinnerungsverlust einen Zeitraum vor dem Eintritt des schädigenden Ereignisses, spricht man von **retrograder Amnesie.** Vermindert die Schädigung die Fähigkeit, neue Informationen zu lernen und zu speichern, spricht man von **anterograder Amnesie.**

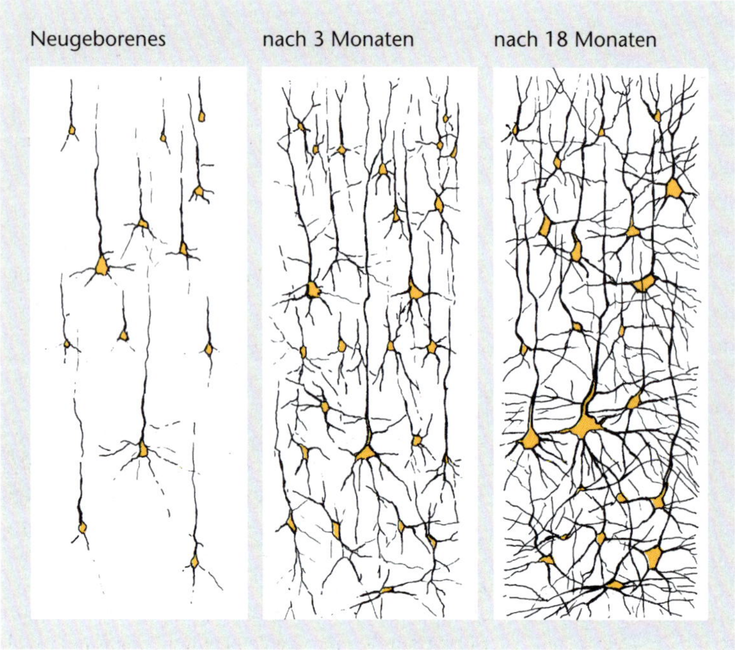

Abb. 9.44: Hirnreifung. Die Abbildung zeigt dasselbe Gebiet der menschlichen Hirnrinde in drei Entwicklungsstadien. Während beim Neugeborenen (links) die einzelnen Neurone weitgehend unverknüpft nebeneinander liegen, bilden sich mit zunehmendem Alter des Kindes (Mitte und rechts) unzählige Verbindungen zwischen den Nervenzellen aus.

Demenz

Zunehmender Gedächtnisverlust ist eines der Leitsymptome der **Demenz.** Hierbei kommt es zusätzlich zu einem fortschreitenden Verlust weiterer Großhirnfunktionen wie dem Schwinden der Interessen und einer emotionale Verflachung, die zum Zerfall der gesamten Persönlichkeitsstruktur und schließlich auch der körperlichen Fähigkeiten führt. Da die Demenz vor allem bei älteren Menschen auftritt, wird sie in 24.4.3 ausführlich besprochen.

9.10 Das vegetative Nervensystem

Die Aufgabe des *vegetativen Nervensystems* (auch *autonomes Nervensystem* genannt) ist die „automatische" Steuerung lebenswichtiger Organfunktionen. Im Gegensatz zum *willkürlichen Nervensystem* (☞ 9.3) arbeitet das vegetative Nervensystem dabei weitgehend ohne Beeinflussung durch den Willen und das Bewusstsein. Funktionen, die das vegetative Nervensystem in Form von Regelkreisen (☞ 1.6) steuert, sind der Kreislauf, die Atmung, der Stoffwechsel, die Verdauung, der Salz- und Wasserhaushalt sowie zu einem gewissen Grad auch die Sexualfunktionen.

Zwei Teilsysteme des vegetativen Nervensystems sind der **Sympathikus** und der **Parasympathikus.** Sie haben oft gegensinnige Wirkungen (☞ Abb. 9.45).

Der Sympathikus wird vor allem bei solchen Aktivitäten des Körpers erregt, die nach *außen* gerichtet sind, z. B. körperliche Arbeit oder Reaktion auf Stressreize. Der Parasympathikus dominiert dagegen bei nach *innen* gerichteten Körperfunktionen, etwa Essen, Verdauen und Ausscheiden. Durch das Zusammenspiel von Sympathikus und Parasympathikus erfolgt ständig eine optimale Anpassung an die jeweiligen Bedürfnisse des Körpers.

Ausgewogenes Verhältnis

Damit unsere Organfunktionen optimal ablaufen können, muss zwischen Sympathikus und Parasympathikus ein Gleichgewicht bestehen. Energie verbrauchende und Energie liefernde Prozesse, Anspannung und Entspannung müssen sich abwechseln und insgesamt gesehen die Waage halten.

Im peripheren Nervensystem benutzen vegetatives und willkürliches Nervensystem meist getrennte Leitungswege, im Hirnstamm und im Großhirn sind sie aber nicht nur funktionell,

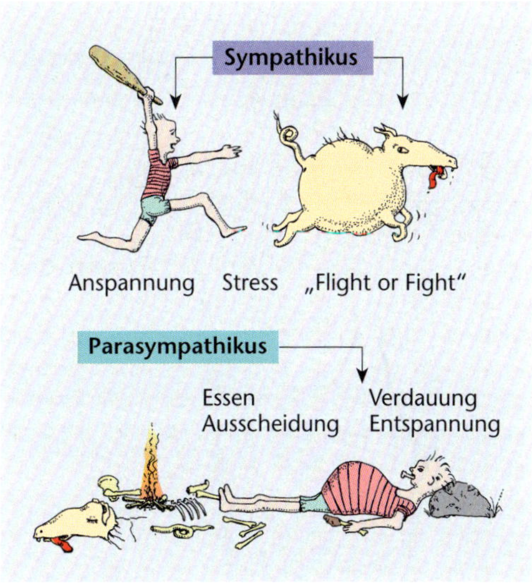

Abb. 9.45 (links): Die gegensätzlichen Funktionen von Sympathikus und Parasympathikus kann man sich gut am Beispiel dieser Bildergeschichte klarmachen. Ein Mensch jagt und erlegt ein Tier (Sympathikusphase), um es dann zu verzehren und zu verdauen (Parasympathikusphase).

Abb. 9.46 (rechts): Übersicht über das vegetative Nervensystem (Funktionsschema; anatomische Darstellung ☞ Tab. 9.47). Die Fasern des Parasympathikus ziehen über die Hirnnerven III, VII, IX und X sowie über Spinalnerven aus dem Sakralmark zu den Organen. Die Fasern des Sympathikus entstammen dagegen dem unteren Halsmark, dem Brust- und oberen Lendenmark und werden in den Grenzstrang- bzw. in den prävertebralen Ganglien umgeschaltet.

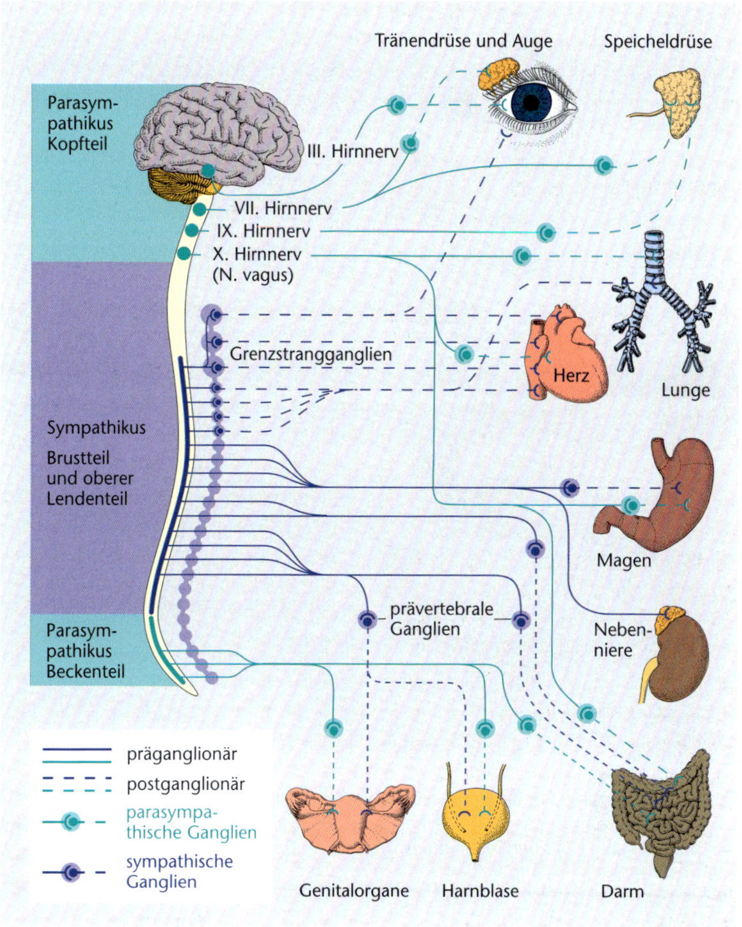

sondern auch anatomisch aufs Engste miteinander verzahnt (☞ Abb. 9.46).

9.10.1 Die zentralen Anteile des vegetativen Nervensystems

Die zentralen Anteile des vegetativen Nervensystems regeln die Aktivitäten der durch das periphere vegetative System innervierten Organe. Wie beim willkürlichen Nervensystem kann diese Regelung auf unterschiedlichen Ebenen erfolgen:

- Darm-, Harnblasen- und Sexualfunktionen werden teilweise schon auf Rückenmarks- oder Ganglienebene reflektorisch reguliert, stehen aber unter Kontrolle höherer Hirngebiete
- Die Regulationszentren für Atmung, Herz und Kreislauf liegen im Hirnstammbereich (☞ 9.8.2)
- Komplexere vegetative Funktionen, z. B. die Regelung der Körpertemperatur, werden vom Zwischenhirn (Hypothalamus) und zum Teil von der Großhirnrinde gesteuert.

9.10.2 Die peripheren Anteile des vegetativen Nervensystems

Afferenter und efferenter Leitungsweg

Informationen aus den inneren Organen – z. B. über den Spannungszustand der Nierenkapseln oder den Muskeltonus des Darmes – werden von Rezeptoren aufgenommen, welche Reize im Inneren des Körpers in Nervensignale umsetzen, die dann zum ZNS gelangen. Diese afferenten sensiblen Bahnen bezeichnet man nicht als vegetative Fasern, sondern nennt sie **viszerosensible Fasern.** Sie treten wie die sensiblen Bahnen des willkürlichen Nervensystems (z. B. von Tastrezeptoren der Hautoberfläche) durch die Hinterwurzeln in das Rückenmark ein. Im Kopfbereich schließen sich diese Fasern dem Verlauf des Nervus vagus an.

Beim vegetativen Nervensystem ist der efferente Leitungsweg im Gegensatz zum willkürlichen Nervensystem aus *zwei* Neuronen aufgebaut, die in einem Ganglion – also einer Ansammlung von Nervenzellen außerhalb des ZNS – über Synapsen miteinander verschaltet werden. Das erste **(präganglionäre) Neuron** zieht dabei vom Seitenhorn des Rückenmarks oder aus Hirnstammkernen zu einem vegetativen Ganglion. Dort ist es über Synapsen mit dem **postganglionären Neuron** verbunden, das über marklose Fasern zum jeweiligen Erfolgsorgan zieht (☞ Abb. 9.49).

Als Neurotransmitter wirkt in den ganglionären Synapsen immer *Azetylcholin.* In den postganglionären Synapsen werden zwei unterschiedliche Neurotransmitter freigesetzt: vom Parasympathikus *Azetylcholin* und vom Sympathikus in der Regel *Noradrenalin* (☞ 9.2.3).

Der periphere Sympathikus

Der **periphere Sympathikus** hat seinen Ursprung in den Seitenhörnern des unteren *Halsmarks* (ab C8), des gesamten *Brustmarks* und des oberen *Lendenmarks* (bis L2 ☞ Abb. 9.46).

Die markhaltigen Axone der präganglionären sympathischen Nervenzellen verlassen das Rückenmark über die *Vorderwurzel* (☞ Abb. 9.15) und verlaufen ein Stück zusammen mit dem jeweiligen Spinalnerven des willkürlichen Nervensystems. Sie verlassen dann den Spinalnerven über einen kleinen Verbindungsast, den sog. *weißen Verbindungsast* **(Ramus communicans albus),** um zu den nur wenige Zentimeter vom Wirbelkörper entfernten **Grenzstrangganglien** zu ziehen. Diese Ganglien sind, vergleichbar den Spinalnerven, segmentartig angeordnet.

Die Grenzstrangganglien des Sympathikus sind im Gegensatz zu den Spinalnerven perlschnurartig über Nervenfasern miteinander verknüpft. Die so beidseits *neben* der Wirbelsäule gebildeten Leitungsstränge nennt man linken und rechten **Grenzstrang** (☞ Abb. 9.48). In den Grenzstrangganglien werden die präganglionären Axone zur Versorgung der Kopf-, Hals- und Brustregion auf postganglionäre Neurone umgeschaltet. Die marklosen (grauen) Axone dieser postganglionären Nerven ziehen jeweils als *grauer Verbindungsast* **(Ramus communicans griseus)** wieder zum Spinalnerven zurück und mit diesem dann zu den einzelnen Wirkorten.

Die präganglionären Axone zur Versorgung des *Bauch-* und *Beckenbereichs* ziehen jedoch ohne Umschaltung durch die Grenzstrangganglien hindurch weiter zu Ganglien, die in enger Nachbarschaft zu den großen Arterien des Bauch- und Beckenbereiches liegen. Diese werden **prävertebrale Ganglien** genannt.

Die postganglionären Fasern, die aus diesen Ganglien hervorgehen, bilden miteinander **Nervengeflechte** *(Plexus)* und verlaufen mit den Blutgefäßen zusammen zu den Organen im Bauch- und Beckenbereich. In diesen vegetativen Nervengeflechten verbinden sich die sympathischen Nervenfasern auch mit Fasern und Ganglien des Parasympathikus. Beispiele sind

9

Organ	Sympathikus	Parasympathikus
Tränendrüse	keine bekannte Wirkung	Steigerung der Sekretion
Pupille	Erweiterung	Verengung
Herzmuskel	Zunahme von Frequenz und Kontraktionskraft	mäßige Abnahme von Frequenz und Kontraktionskraft
Hirngefäße	leichte Verengung	keine Wirkung bekannt
Muskelgefäße	Erweiterung (auch Verengung)	keine Wirkung bekannt
Haut-, Schleimhaut- und Eingeweidegefäße	Verengung	keine Wirkung bekannt
Bronchien	Erweiterung	Verengung
Speicheldrüsen	Verminderung der Sekretion	Steigerung der Sekretion
Magen-Darm-Trakt	Verminderung von Tonus und Bewegungen, Sphinkteren kontrahiert	Steigerung von Tonus und Bewegungen, Sphinkteren entspannt
Verdauungsdrüsen	Verminderung der Sekretion	Steigerung der Sekretion
Sexualorgane beim Mann	Auslösung der Ejakulation	Auslösung der Erektion

Tab. 9.47: Wichtige Funktionen von Sympathikus und Parasympathikus. Fast alle Organe werden von beiden Teilsystemen innerviert. Je nachdem, um welche Organleistung es sich handelt, kann dabei entweder der Sympathikus oder der Parasympathikus der aktivierende oder der bremsende Anteil sein.

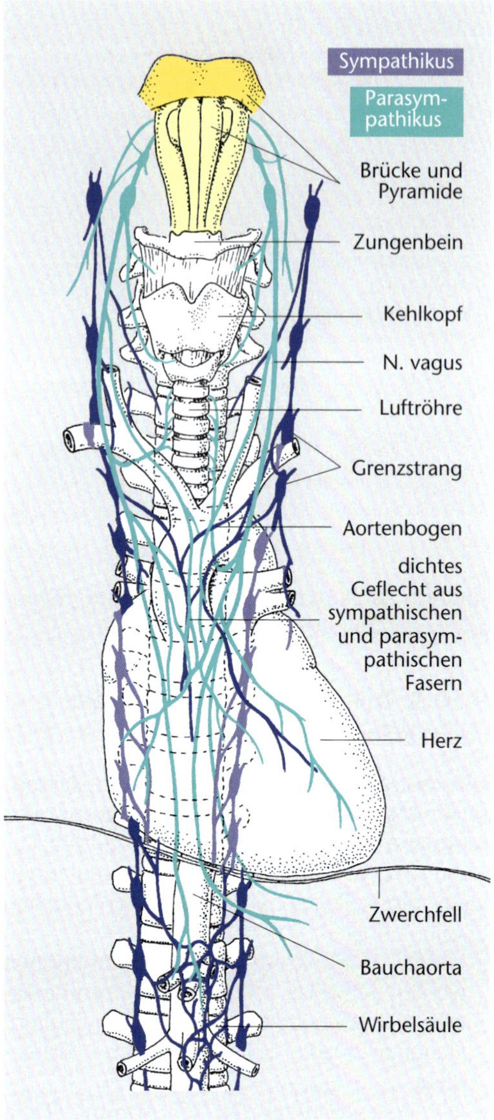

Abb. 9.48: Verlauf von Sympathikus (vor allem Grenzstrang) und Parasympathikus (N. vagus) im Bereich von Hals und Brust; Ansicht von vorne.

etwa der **Plexus coeliacus** und der **Plexus aorticus abdominalis** im Bauchraum.

Einen wichtigen Bestandteil und eine Besonderheit des peripheren Sympathikus stellt das **Nebennierenmark** *(NNM)* dar. Die postganglionären Neurone haben sich hier zu den so genannten **chromaffinen Zellen** des Nebennierenmarks umgewandelt und geben bei Reizung des Sympathikus – z. B. in Stresssituationen – Adrenalin und Noradrenalin in den Blutstrom ab. Diese Stoffe wirken dann also nicht mehr als Transmitter, sondern als Hormone (Näheres ☞ 12.5.5).

Der periphere Parasympathikus

Beim Parasympathikus liegen die Nervenzellen der präganglionären Neurone in Kerngebieten des **Hirnstamms** und in den Seitenhörnern des **Sakralmarks** (S2 – S4). Der Parasympathikus bildet also zwei weit voneinander entfernte Zentren, während der Sympathikus mit seinem Grenzstrang fast die ganze Strecke dazwischen ausfüllt.

Die Axone der präganglionären parasympathischen Nervenzellen erreichen ihre parasympathischen Ganglien zusammen mit Hirn- oder Spinalnerven aus dem Hirnstamm bzw. Sakralmark. Diese parasympathischen Ganglien liegen im Gegensatz zu den sympathischen paravertebralen Ganglien weit entfernt vom Rückenmark in unmittelbarer Nähe oder sogar innerhalb der Erfolgsorgane.

Sie können z. B. als *intramurale* Nervengeflechte an oder in der Wand von Hohlorganen liegen. Solche Nervengeflechte, an denen auch sympathische Fasern enden, liegen z. B. in der Wand von Magen, Darm, Blase und Gebärmutter.

> **Parasympathikus: Kopf- und Beckenteil**
> Die Hirnnerven III, VII und IX versorgen parasympathisch den Kopfbereich (III: Pupillenmotorik, Akkommodation; VII und IX: Tränen-, Nasenschleim- und Speichelsekretion), der X. Hirnnerv (Nervus vagus) versorgt den gesamten Brustraum und große Teile des Bauchraums. Der untere Bauchraum und der Beckenbereich werden durch die parasympathischen Fasern aus dem Sakralmark versorgt.

9.10.3 Vegetative Reflexe

Auch die inneren Organe werden über Reflexe mitgesteuert. Sie werden über viszerale Afferenzen und das vegetative Nervensystem vermittelt und daher **vegetative Reflexe** genannt. Ein vegetativer Reflex ist z. B. der **Speichelsekretionsreflex,** der beim Anblick oder Geruch von Speisen das Wasser im Munde zusammenlaufen lässt und der die Sekretion von Verdauungssäften in Magen und Bauchspeicheldrüse auslöst.

Betrachtet man die Reflexe im vegetativen Nervensystem näher, lassen sich sehr unterschiedliche Reflexabläufe nachweisen:

- Sind nur die viszeralen Afferenzen und das vegetative Nervensystem am Zustandekommen des Reflexes beteiligt, handelt es sich um einen **viszero-viszeralen Reflex.** Ein Beispiel hierfür ist der **Blasenreflex:** Bei zunehmender Harnblasenfüllung werden Dehnungsrezeptoren in der Blasenwand gereizt, die über einen Reflexbogen den Parasympathikus (☞ 9.46) aktivieren. Unter seinem Einfluss spannt sich die Blasenmuskulatur und die Harnröhre öffnet sich, so dass es zur reflektorischen Blasenentleerung kommt (☞ 20.5.4)
- Sensible afferente Erregungen eines inneren Organs können reflektorische Wirkungen auf Skelettmuskeln haben. So führt eine Appendizitis (Wurmfortsatzentzündung, im Volksmund „Blinddarmentzündung") oft zu einer reflektorischen Anspannung der Bauchmuskulatur, man spricht von **viszero-somatischem Muskelreflex**
- Auch Haut und innere Organe sind miteinander verknüpft:

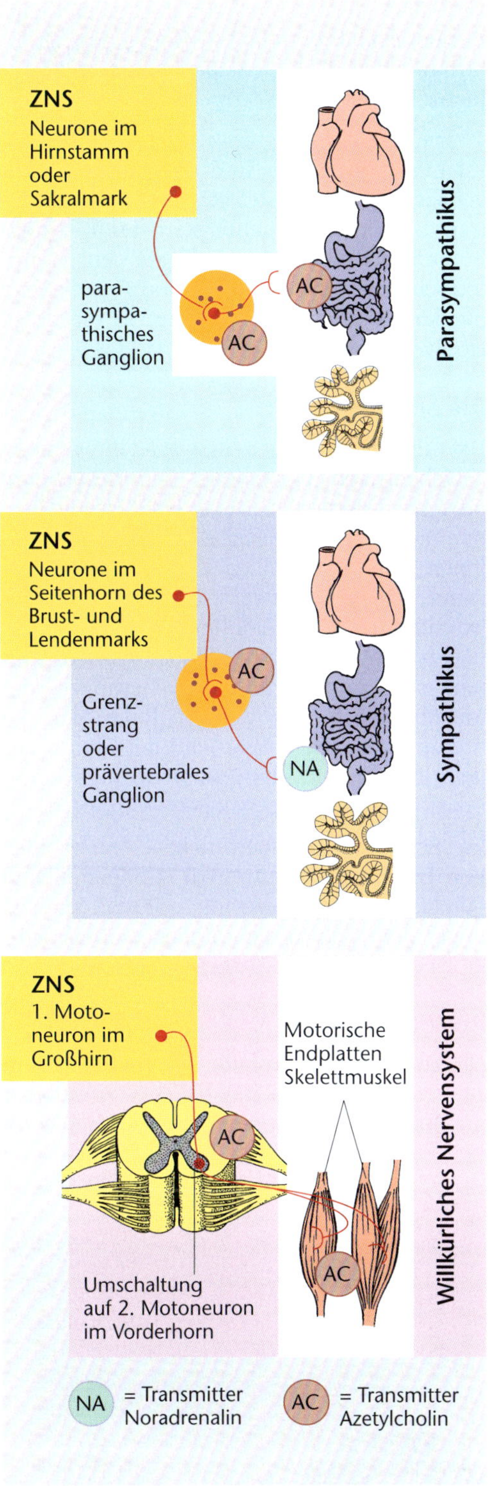

Abb. 9.49: Vergleich des efferenten Leitungsweges im vegetativen und willkürlichen Nervensystem. Während im willkürlichen Nervensystem (unteres Bild) die Axone ohne Umschaltung außerhalb des ZNS ihr Erfolgsorgan (Skelettmuskel) erreichen, werden die vegetativen Bahnen in Ganglien umgeschaltet. Die Ganglien des Sympathikus liegen nahe dem Rückenmark im Grenzstrang oder nahe der großen Bauch- und Beckenarterien (prävertebrale Ganglien). Die parasympathischen Ganglien befinden sich dagegen in der Nähe der vegetativen Erfolgsorgane (Herz, glatte Muskulatur, Drüsen).
Transmitter in den Ganglien ist immer Azetylcholin. An den Erfolgsorganen findet man an den parasympathischen Synapsen ebenfalls Azetylcholin, in den sympathischen Synapsen dagegen meist Noradrenalin.

Die Organlandkarte auf der Haut

Haut und innere Organe können sich gegenseitig beeinflussen. So führen beispielsweise Erkrankungen innerer Organe zu Schmerzen in bestimmten Hautgebieten. Typisch sind z. B. die Schmerzen des Herzinfarktpatienten im linken Oberarmbereich. Dies liegt darin begründet, dass die afferenten Nervenbahnen aus den Hautgebieten und den inneren Organen, die von dem gleichen Rückenmarkssegment versorgt werden, im Tractus spinothalamicus in denselben Neuronen „zusammenlaufen" und das Gehirn den Schmerz dann nicht mehr genau lokalisieren kann. Dieses Phänomen wird „übertragener Schmerz" genannt. Die den inneren Organen zugeordneten Hautgebiete heißen **Head-Zonen** (☞ Abb. 9.50). Über vegetative Reflexbögen kann es zudem bei Erkrankungen innerer Organe zu Hautrötungen kommen (**viszero-kutaner-Reflex,** *Eingeweide-Haut-Reflex*).

Die Verbindung zwischen inneren Organen und Haut kann nicht nur diagnostisch, sondern auch therapeutisch ausgenutzt werden: Ein altes Hausmittel bei Erkältungen sind z. B. warme Brustwickel. Sie wirken nicht nur durch die Inhalation dabei entstehender Dämpfe, sondern führen über vegetative Reflexbögen auch zu einer verbesserten Durchblutung der Bronchien (kuti-viszeraler Reflex, *Haut-Eingeweide-Reflex).*

9.10.4 Das Darmnervensystem

Das **Darmnervensystem** oder *enterische Nervensystem* (kurz *ENS*) gehört ebenfalls zum vegetativen Nervensystem. Es steuert die Bewegungen des Magen-Darm-Traktes, z. B. die

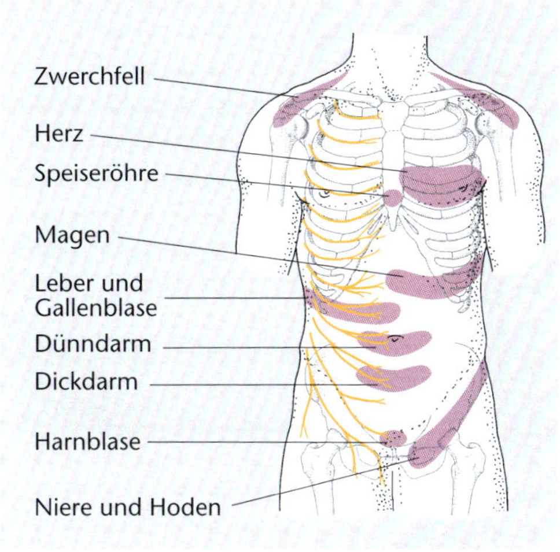

Abb. 9.50: Head-Zonen. Schmerzen in korrespondierenden Hautarealen können wichtige diagnostische Hinweise auf erkrankte innere Organe geben. So können z. B. Schmerzen in der linken Schulter und im linken Arm, möglicherweise mit Ausstrahlung in den Hals, auf Herzerkrankungen hindeuten.

peristaltische Darmbewegung und die Verschlusskraft der Sphinkteren (Schließmuskeln, ☞ 18.8.3), den gastrointestinalen Blutfluss, die Ausschüttung (Sekretion) von Verdauungssäften und die Absorption der aufzunehmenden Stoffe aus dem Darm.

Das Darmnervensystem nimmt insofern eine Sonderstellung ein, als dass es auch völlig ohne den Einfluss des zentralen Nervensystems funktioniert. Das ZNS kann aber verstärkend oder hemmend auf das Darmnervensystem einwirken und dadurch die Verdauungsfunktionen mit den übrigen Körperfunktionen koordinieren. Die Gesamtzahl der Neurone des Darmnervensystems ist mit etwa 100 Millionen riesig und entspricht ungefähr der des Rückenmarks. Wegen der Eigenständigkeit und der Größe des Darmnervensystems spricht man auch vom *Darmhirn* (engl. auch *second brain*).

Die Neurone des Darmnervensystems liegen hauptsächlich in zwei Geflechten innerhalb der Darmwand (☞ auch 18.8 und 18.1.4): dem schleimhautnahen **Plexus submucosus** *(Meissner-Plexus)*, der Motilität und Sekretion der Schleimhaut regelt, und dem tiefer gelegenen **Plexus myentericus** *(Auerbach-Plexus)*, der die Motorik des Darms steuert.

9

Reizdarmsyndrom

Eine der häufigsten Erkrankungen des Magen-Darm-Traktes, von der schätzungsweise mehr als 10 % der Bevölkerung betroffen ist, ist das **Reizdarmsyndrom.** Es zeichnet sich durch ständig wiederkehrende funktionelle Störungen in der Darmmotilität und -sekretion aus, die sich durch Völlegefühl, Blähungen, Darmkrämpfe, Verstopfung *(Obstipation)* oder Durchfall *(Diarrhoe)* bemerkbar machen. Eine Schlüsselrolle scheint hier der Transmitter Serotonin zu spielen, da die Symptome sich durch Substanzen beeinflussen lassen, die Serotoninrezeptoren des Darms hemmen *(Serotonin-Antagonisten)* oder stimulieren *(Serotonin-Agonisten)*. Reizdarm-Patienten sind zwar in ihrer Lebensqualität eingeschränkt, ihr Risiko, an einer chronisch-entzündlichen Darmerkrankung oder an Krebs zu erkranken ist jedoch nicht höher als dasjenige der Allgemeinbevölkerung. Sie haben eine normale Lebenserwartung.

Die Neurone des Darmnervensystems unterscheiden sich durch ihre Transmitter:

- *Adrenerge Neurone* haben Noradrenalin als Überträgerstoff. Sie hemmen die glatte Muskulatur und die Drüsen des Magen-Darm-Traktes und werden vom Sympathikus in ihrer Wirkung verstärkt. Ausnahme sind die Sphinkteren, wo sie den Muskeltonus erhöhen
- Die *cholinergen Neurone* haben Azetylcholin als Transmitter. Sie wirken erregend auf die

Muskel- und Drüsenzellen und werden von parasympathischen Nerven in ihrer Wirkung verstärkt
- Ein dritter Typ von Neuronen arbeitet weder mit Adrenalin noch Azetylcholin als Transmitter und heißt deshalb *NANC-Neuron* (non-adrenerg non-cholinerg). Ihre Überträgerstoffe sind vielmehr Neuropeptide (☞ 9.2.4). Diese Neurone hemmen die Verdauungsfunktionen und werden vom Parasympathikus über spezielle Bahnen aktiviert.

Darüber hinaus werden die gastrointestinalen Funktionen von einer Vielzahl anderer Substanzen beeinflusst, wie von zahlreichen Hormonen und von modulierend wirkenden Transmittern, die auch im zentralen Nervensystem bedeutsam sind.

9.11 Die Versorgungs- und Schutzeinrichtungen des zentralen Nervensystems

Das empfindliche Nervengewebe von Gehirn und Rückenmark liegt geschützt im knöchernen Schädelraum beziehungsweise in den knöchernen und bindegewebigen Strukturen des Wirbelkanals. Zusätzlichen Schutz gewähren drei bindegewebige Hirnhäute, die **Meningen,** die Rückenmark und Gehirn bedecken und damit schützen. Sie heißen **Dura mater, Arachnoidea** und **Pia mater,** wobei letztere dem Gehirn direkt aufliegt (☞ Abb. 9.51 und 9.52).

Zwischen Arachnoidea und Pia mater befindet sich ein mit *Gehirnflüssigkeit* **(Liquor)** gefüllter Raum, der **Subarachnoidalraum.** Feine Fasern der Arachnoidea spannen sich durch diesen Raum und bewirken zusammen mit der umgebenden Flüssigkeit eine stoßsichere Aufhängung des Gehirns in der Schädelhöhle.

9.11.1 Die Hirnhäute

Die Dura mater

Die aus straffem Bindegewebe (☞ 4.3.3) gebildete *harte Hirnhaut* oder **Dura mater** (kurz *Dura*) bildet die äußere Hülle des ZNS.

Beim Rückenmark besteht die Dura mater aus zwei Blättern. Ihr äußeres Blatt liegt dem Wirbelkanal innen an. Ihr inneres Blatt umgibt als derber bindegewebiger Schlauch das Rückenmark und die Wurzeln der Spinalnerven. Zwischen beiden Blättern liegt der **Epiduralraum,** der Fett und Bindegewebe enthält. Dieses Polster schützt das Rückenmark bei Bewegungen der Wirbelsäule. Die Dura mater reicht im Wirbelkanal tiefer hinab als das Rückenmark, nämlich bis zum zweiten Kreuzbeinwirbel, umgibt also wie ein Sack einen Teil der Cauda equina (☞ Abb. 9.14).

Im Schädelraum sind beide Durablätter größtenteils fest zu *einer Haut* verwachsen, einen Epiduralraum wie im Rückenmarksbereich gibt es also nicht. Außerdem bildet die Dura im Schädelraum feste, bindegewebige Trennwände **(Durasepten)** zwischen den großen Hirnabschnitten. Durch diese Verstrebungen werden die Hirnteile bei Kopfbewegungen in ihrer Position gehalten. Die **Großhirnsichel** *(Falx cerebri)* trennt dabei als senkrechte Wand beide Großhirnhemisphären. Sie geht in der hinteren Schädelgrube in die **Kleinhirnsichel** *(Falx cerebelli)* über, die entsprechend die beiden Kleinhirnhemisphären trennt. Zwischen dem Großhirn und dem Kleinhirn überspannt das **Kleinhirnzelt** *(Tentorium cerebelli)* horizontal das Kleinhirn.

An manchen Stellen sind die ansonsten fest verwachsenen Durablätter voneinander getrennt. Dadurch entstehen starrwandige Kanäle, die **Sinus,** die das Venenblut aus dem gesamten Schädelraum aufnehmen und über die Vena jugularis interna (☞ Abb. 16.10) in die obere Hohlvene ableiten.

Die Arachnoidea

Die mittlere Hirnhaut heißt wegen ihres spinngewebeartigen Aussehens *Spinnwebenhaut* oder **Arachnoidea.** Sie ist fast gefäßlos und liegt der harten Hirnhaut innen an. Zwischen Dura mater und Arachnoidea liegt der **Subduralraum,** der normalerweise ein kapillarer Spalt ist und nur z. B. bei Einblutungen deutlich zutage tritt. Im Bereich der Sinus (☞ oben) stülpen sich knopfförmige Wucherungen der Arachnoidea in den venösen Raum vor: die **Arachnoidalzotten.** Hier wird der Liquor aus den Hohlräumen von Rückenmark und Gehirn in das Venensystem abgeleitet (☞ Abb. 9.51).

Im Schädelraum überbrücken Arachnoidea und Dura mater zusammen die Spalten und Furchen des Hirngewebes, während die Pia mater dem Gehirn dicht anliegt, so dass größere Hohlräume, die **Zisternen,** entstehen.

Die Pia mater

Die zarte innere Hirnhaut, **Pia mater,** enthält zahlreiche Blutgefäße und bedeckt unmittelbar die Oberfläche des Nervengewebes. Sie folgt ihr

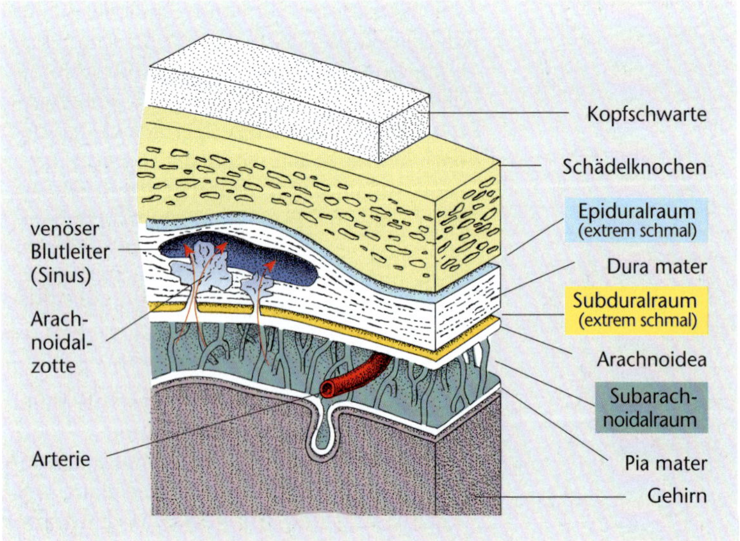

Abb. 9.51: Schnitt durch Schädelknochen und Hirnhautregion.
Die beiden Blätter der Dura mater sind im Hirnbereich verwachsen, ein Epiduralraum existiert praktisch nicht. Zwischen Dura mater und Arachnoidea liegt der Subduralraum, zwischen Arachnoidea und Pia mater der Subarachnoidalraum. Die roten Pfeile zeigen den Abfluss des Liquors aus dem Subarachnoidalraum über die Arachnoidalzotten in den venösen Blutleiter (Sinus). [A300-190]

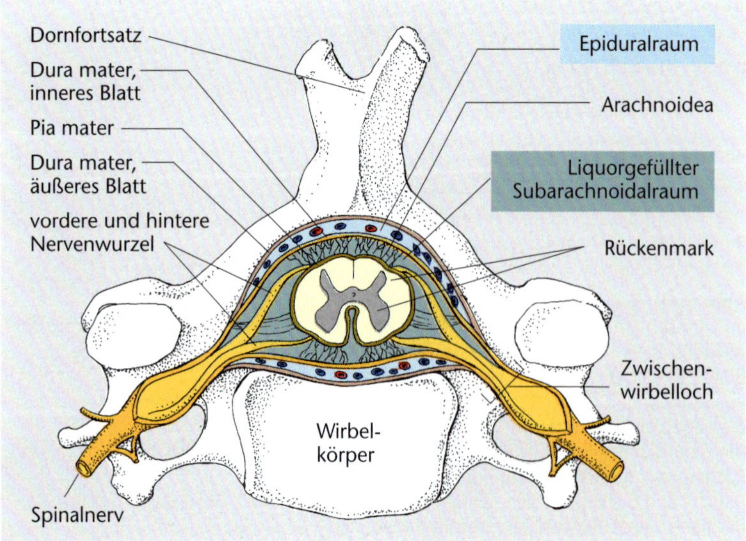

Abb. 9.52: Die Rückenmarkshäute. Durch Punktion des Epiduralraumes und Injektion eines Lokalanästhetikums lässt sich eine Nervenblockade bewirken. Diese Epiduralanästhesie (auch Periduralanästhesie, kurz PDA) wird bei operativen Eingriffen an unteren Extremitäten, aber auch in der Geburtshilfe (z. B. beim Kaiserschnitt) und bei gynäkologischen und urologischen Eingriffen zur Schmerzbefreiung mit großem Erfolg angewendet.

bis in alle Vertiefungen hinein. Im Wirbelkanal endet die Pia mater wie das Rückenmark auf der Höhe des zweiten Lendenwirbelkörpers.

Die beiden inneren Häute – Arachnoidea und Pia mater – werden auch **weiche Hirnhäute** genannt. Zwischen ihnen liegt der **Subarachnoidalraum.** Wie alle Hohlräume im ZNS (außer den Sinus) ist er mit Liquor gefüllt.

Meningitis und Enzephalitis

Bakterien oder Viren, selten auch Pilze oder Protozoen (☞ Tab. 14.16), können in das ZNS gelangen und dort eine **Meningitis** *(Hirnhautentzündung)* oder **Enzephalitis** *(Gehirnentzündung)* hervorrufen, die häufig auch kombiniert auftreten **(Meningoenzephalitis).**

Meningitiden zeigen sich durch Fieber, Kopfschmerzen, Nackensteife, Übelkeit und Lichtempfindlichkeit. Später treten eine Bewusstseinstrübung und die *Meningitiszeichen* (☞ Abb. 9.54) hinzu. Bakterielle Meningitiden verlaufen in der Regel schwerer als virale Meningitiden. Sie müssen möglichst rasch antibiotisch behandelt werden, da Tod oder bleibende geistige Schäden drohen.

Enzephalitiden sind häufig viral bedingt und nehmen dann oft einen gutartigen Verlauf. Schwerste Bilder treten aber bei der Herpes-simplex-Enzephalitis auf, weshalb hier bereits bei Verdacht ein Virostatikum (z. B. Zovirax®) gegeben werden muss. Trotzdem versterben ca. 25 % der Patienten.

Zur Diagnose dieser Erkrankungen wird Liquor mittels Lumbalpunktion (☞ 9.11.2) entnommen und untersucht.

Subarachnoidalblutung

Eine massive Einblutung in den Subarachnoidalraum ist häufig Folge eines geplatzten *Aneurysmas*, einer sackförmigen Ausbuchtung von Hirnarterien (Aneurysma ☞ 16.1.5) – meist im Bereich der Hirnbasis (☞ Abb. 9.59 links). Der Patient berichtet über einen plötzlich einsetzenden starken Kopfschmerz, muss erbrechen und wird auch ohnmächtig. Das Computertomogramm kann die Verdachtsdiagnose rasch bestätigen. Die beste Vorbeugung ist die frühzeitige Operation der Gefäßmissbildung; sie ist jedoch nicht bei allen Patienten möglich.

Subdurales und epidurales Hämatom

Blutungen in den Subduralraum **(subdurale Hämatome),** d. h. zwischen Dura mater und Arachnoidea, beginnen dagegen meist schleichend. Ursache sind häufig venöse Sickerblutungen, betroffen sind meist alte Menschen. Ausgelöst wird die Sickerblutung oft durch ein nur geringes Trauma (z. B. Anstoßen des Kopfes beim Aussteigen aus dem Auto). Diesem kann ein Wochen bis Monate dauerndes (!) symptomfreies Intervall folgen, bevor sich Persönlichkeitsveränderungen, Bewusstseinstrübungen oder eine Halbseitenlähmung bemerkbar machen. Die Therapie besteht in der neurochirurgischen Hämatomausräumung.

Epidurale Hämatome entstehen meist durch das Zerreißen einer Arterie (häufig die *A. meningea media)* zwischen Dura mater und Schädelkalotte bei Unfällen mit oder ohne Schädelfraktur. Nach mehreren Stunden trübt der Betroffene ein und entwickelt Lähmungserscheinungen. Entscheidend ist die frühzeitige operative Ausräumung des Hämatoms, da das Gehirn sonst schnell irreparabel geschädigt wird.

9.11.2 Liquor und Liquorräume

Der *Liquor cerebrospinalis* (kurz **Liquor**) ist eine klare, farblose Flüssigkeit, welche die Hohlräume im Gehirn sowie den Subarachnoidalraum ausfüllt. Die zirkulierende Liquormenge macht etwa 150 ml aus. Sie enthält außer Ionen nur geringe Mengen an Eiweiß (12–50 mg/dl), Glukose (40–80 mg/dl), Harnstoff und weiße Blutkörperchen (bis zu vier pro µl).

Der Liquor wird in zottenartigen Kapillargeflechten, den **Plexus choroidei,** im Bereich der **Ventrikel** (Ventrikel = Hohlraum des Gehirns) aus Blutplasma filtriert, pro Tag ca. 500 ml. Er durchströmt die Ventrikel und gelangt schließlich in den Subarachnoidalraum im Bereich der Hirnkonvexität (☞ Abb. 9.58). Wie erwähnt, wird er dort von den Arachnoidalzotten in das Venensystem abgeleitet. Ein Teil des Liquors gelangt auch über die Spinalnervenscheiden in das Blutsystem zurück.

Durch den Liquor wird das Nervengewebe gestützt und wie von einem Wasserkissen vor der Schwerkraft, vor schädigender Stoßeinwirkung, Reibung oder Druck geschützt. Daneben ist der Liquor im Sinne einer interstitiellen Flüssigkeit am Stoffaustausch zwischen Blut und Nervengewebe beteiligt: Er erhält Nährstoffe für das Hirn aus dem Blut und transportiert Stoffwechselprodukte aus dem Nervengewebe ab.

9

Die Liquorräume

Man unterscheidet anatomisch zwei Liquorräume im ZNS:

- Der *Subarachnoidalraum* (☞ 9.11.1) und die erwähnten **Zisternen** (Erweiterungen des Subarachnoidalraums, z. B. die Kleinhirnzisterne ☞ Abb. 9.58) umschließen als **äußere**

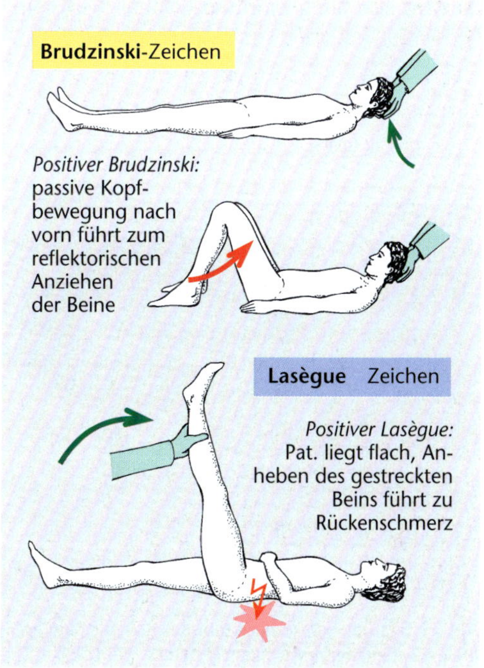

Abb. 9.54: Klinische Meningitiszeichen. Bei einer entzündlichen Reizung der Hirnhäute treten charakteristische Untersuchungsphänomene auf: Beim Beugen des Kopfes kommt es beim liegenden Patienten reflektorisch zum Anziehen der Beine (Brudzinski-Zeichen). Auch gibt der Patient Schmerzen an, wenn sein gestrecktes Bein im Hüftgelenk gebeugt wird. Dieses Lasègue-Zeichen tritt auch beim Bandscheibenvorfall auf. [A300-190]

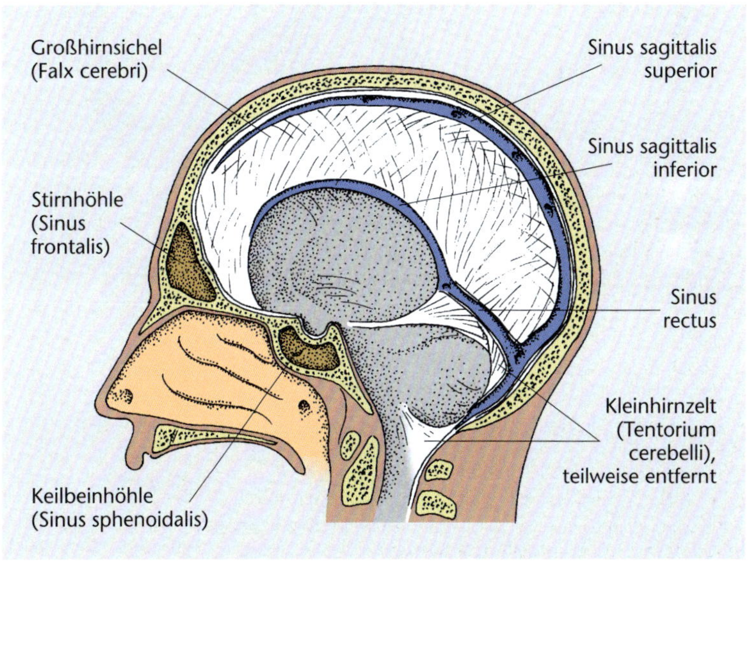

Abb. 9.53: Sagittalschnitt durch den Schädel (Gehirn entfernt). Man erkennt die Auskleidung der Schädelhöhle mit harter Hirnhaut (Dura mater) sowie den Verlauf einiger Sinus, der großen starrwandigen Venenkanäle also, die das Blut aus dem Gehirn sammeln und der V. jugularis interna zuführen (☞ Abb. 9.60). Gut sichtbar sind auch zwei der Nasennebenhöhlen, die ebenfalls Sinus genannt werden (☞ Abb. 7.11).

Liquorräume das Gehirn und das Rückenmark
- Zu den **inneren Liquorräumen** rechnet man das Ventrikelsystem des Gehirns und den Zentralkanal im Rückenmark (☞ Abb. 9.57).

Die inneren Liquorräume

Es gibt vier Ventrikel: Die beiden **Seitenventrikel** (auch als **1.** und **2. Ventrikel** bezeichnet) sind lang gestreckte, bogenförmige Hohlräume in den Großhirnhemisphären. Sie stehen über die beiden **Zwischenkammerlöcher** *(Foramina interventricularia)* mit dem **3. Ventrikel** in Verbindung. Dieser liegt spaltförmig im Zwischenhirn und geht über den **Aquädukt,** einen schmalen Verbindungskanal im Mittelhirn, in den **4. Ventrikel** über. Der 4. Ventrikel setzt sich in den (bei Erwachsenen stellenweise verschlossenen) **Zentralkanal** des Rückenmarks fort, hat aber noch zwei kleine seitliche Öffnungen *(Foramina Luschkae)* und eine mittlere Öffnung *(Foramen Magendii)* zum Subarachnoidalraum. Durch sie stehen die inneren Liquorräume mit den äußeren in Verbindung.

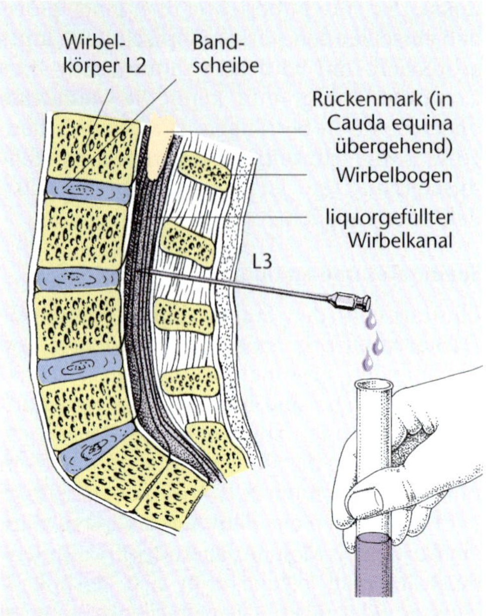

Abb. 9.55: Lumbalpunktion. Der Einstich auf Höhe L3/L4 ist ungefährlich, weil das Rückenmark bereits auf Höhe von L2 endet.

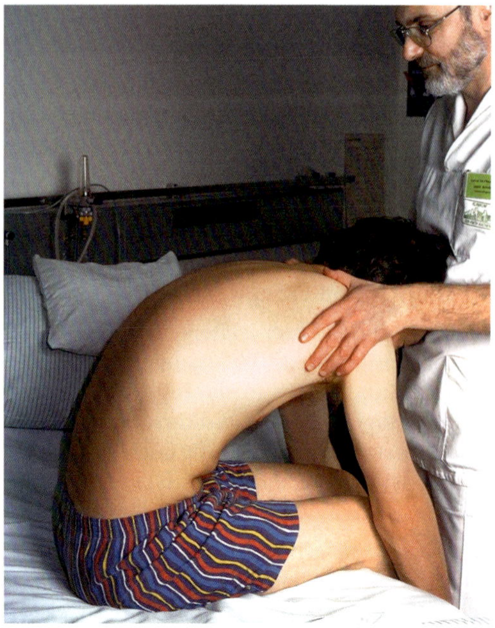

Abb. 9.56: Unterstützung eines Erwachsenen bei einer Lumbalpunktion im Sitzen. [K183]

Liquorentnahme mittels Lumbalpunktion

Viele Erkrankungen des ZNS und/oder seiner Hüllen führen zu Veränderungen der Liquorzusammensetzung, so dass die laborchemische und mikroskopische Untersuchung von Liquor wichtige diagnostische Hinweise geben kann.

Der Liquor wird zumeist durch die Punktion des Subarachnoidalraums im Bereich der Lendenwirbelsäule gewonnen. Dabei wird eine Nadel zwischen den Dornfortsätzen des dritten und vierten Lendenwirbels in Richtung Wirbelkanal vorgeschoben. Das Rückenmark selbst kann in diesem Bereich nicht mehr verletzt werden, da sich im Bereich von L3 – L4 nur noch die Cauda equina befindet, deren Faserstränge der Nadel leicht ausweichen (☞ Abb. 9.14 und 9.55).

Die Liquorpunktion wird bei Verdacht auf Infektionen des ZNS (Meningitis, Enzephalitis), autoimmun (mit-)bedingte Erkrankungen wie die Multiple Sklerose (☞ 9.1.6) oder bestimmte tumoröse Prozesse (z. B. Lymphom) durchgeführt.

Die Injektion eines Kontrastmittels in den Subarachnoidalraum über eine Lumbalpunktion wird zur röntgenologischen Untersuchung des Spinalkanals vorgenommen (Myelographie).

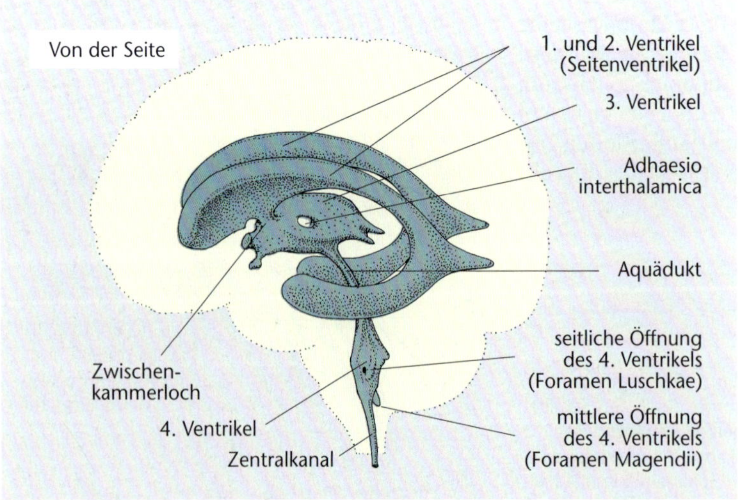

Abb. 9.57: Das Ventrikelsystem des Gehirns. Die beiden Seitenventrikel sind über die Zwischenkammerlöcher mit dem 3. Ventrikel verbunden. Der dünne Aquädukt verbindet den 3. mit dem 4. Ventrikel. Von dort aus bestehen zwei seitliche und eine mittlere Öffnung zum Subarachnoidalraum (Foramen Luschkae und Foramen Magendii).

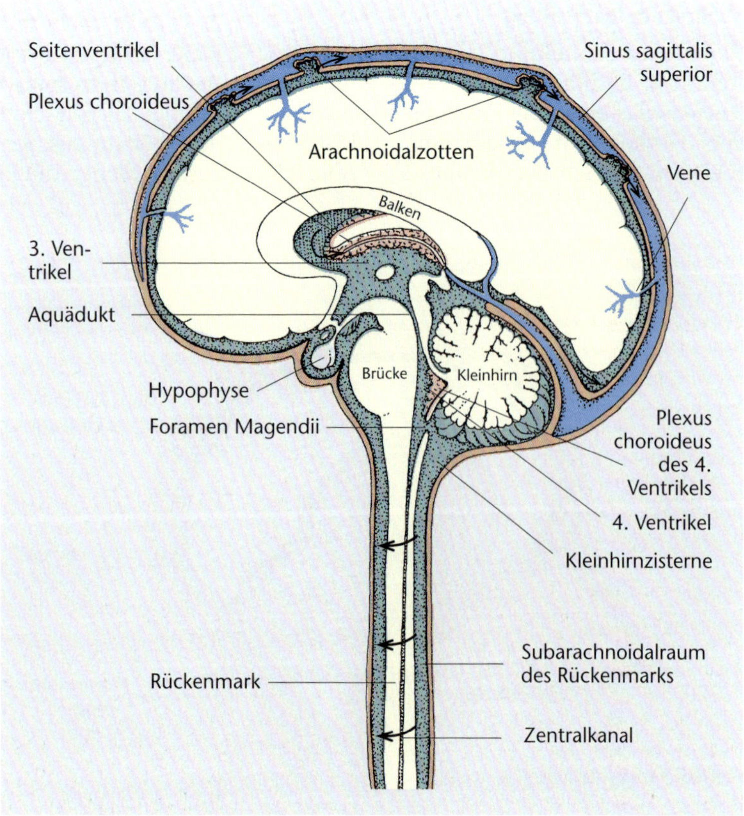

Abb. 9.58 (rechts): Sagittalschnitt durch das Gehirn und das Rückenmark mit Blick in die Liquorräume. Der Liquor wird in den Plexus choroidei der Ventrikel gebildet. Er umspült das gesamte Gehirn und das Rückenmark. Die Pfeile geben die Flussrichtung an. Über die Arachnoidalzotten (hier stark vergrößert) tritt der Liquor ins venöse System über.

Blut-Liquor-Schranke

Die Pia mater stülpt sich in zottenartigen Kapillargeflechten in die Ventrikel vor. Diese Kapillargeflechte heißen, wie erwähnt, **Plexus choroidei.** In ihnen wird durch Filtration aus Blutplasma der Liquor gebildet. Damit dabei keine schädlichen Stoffe aus dem Blut zum Nervengewebe gelangen, besteht dort eine der Blut-Hirn-Schranke (☞ 4.5.2) entsprechende Barriere, die **Blut-Liquor-Schranke.** Diese Grenzmembran im Bereich der Kapillaren wird von Gliazellen und Anteilen der Pia mater gebildet.

Hydrozephalus

Normalerweise besteht zwischen Liquorbildung und -resorption ein Gleichgewicht: Täglich werden etwa 500–700 ml sowohl produziert als auch absorbiert. Dieses Gleichgewicht ist gestört bei:

- Einem Liquor-Abflusshindernis. Dies ist der häufigste Fall, er entsteht z. B. durch Tumoren, entzündungsbedingte Verklebungen oder angeborene Verschlüsse
- Verminderter Resorption, z. B. nach einer Meningitis
- Erhöhter Liquorproduktion.

Es kommt zum **Hydrozephalus** mit erhöhter Liquormenge und Anstieg des Hirndruckes *(intrakranieller Druck)* in den Ventrikeln *(Hydrozephalus internus)* oder im Subarachnoidalraum *(Hydrozephalus externus).* Bei Kleinkindern mit noch offenen Schädelnähten und Fontanellen gibt der knöcherne Schädel dem erhöhten Druck nach, was zu einer Schädelvergrößerung (umgangssprachlich „Wasserkopf") führt. Dabei können sich die Ventrikelräume extrem erweitern und die Hirnrinde auf eine Dicke von wenigen Millimetern zusammengepresst werden, auch ohne dass es zu merklichen Funktionsstörungen kommt.

Erhöhter intrakranieller Druck

Der Schädelraum ist wegen seiner knöchernen Hülle nicht ausdehnbar. Jede Volumenzunahme, etwa durch Blutung, Hydrozephalus oder Tumor, führt daher zu einer Erhöhung des Drucks im Schädelraum, der normalerweise unter 15 mmHg liegt, und damit zu einer Kompression des empfindlichen Nervengewebes und zu Störungen der Durchblutung.

Entwickelt sich die Druckerhöhung langsam, z. B. bei vielen Hirntumoren, so leiden die Patienten zunächst an unspezifischen Störungen wie Kopfschmerzen, Sehstörungen (durch Druck auf den Sehnerven), Antriebslosigkeit und Gedächtnisstörungen, Übelkeit und schwallartiges Nüchternerbrechen am Morgen. Später kommt es zu Eintrübungen des Bewusstseins bis hin zum Koma. Bei der Untersuchung des Augenhintergrundes stellt der Untersucher eine *Stauungspapille* (typische Veränderung der Sehnervenpapille) fest. Da durch den erhöhten Druck das Hirngewebe in Richtung „Ausgang" – zum großen Hinterhauptloch – gedrängt wird, kann eine lebensgefährliche Situation entstehen: Die lebenswichtigen Zentren des Hirnstammes, z. B. für die Atmungs- und Kreislaufregulation, können eingeklemmt werden **(Hirnstammeinklemmung).** Da das Hirngewebe durch den erhöhten Druck geschädigt wird, entwickeln sich bei Erwachsenen oft eine *Demenz* (☞ 24.4.3) bzw. bei (unbehandelten) Kindern schwere Entwicklungsstörungen.

Oft führen Hirnblutungen zu einem **Hirnödem**, das den intrakraniellen Druck weiter erhöht. Die Druckerhöhung mit drohender Hirnstammeinklemmung kann sich u. U. sehr rasch entwickeln. Trotz maximaler Therapie versterben viele Patienten.

Intrazerebrale Blutung

Eine akute arterielle Blutung in den Schädelinnenraum bzw. das Hirngewebe hinein ist ein lebensbedrohliches Krankheitsbild, weil jede stärkere Blutung schnell einen starken Druck auf das empfindliche Gehirn ausübt. Einblutungen ins Gehirn *(Enzephalorrhagien)* sind Ursache für ca. 15% aller *Schlaganfälle (Apoplexie)* (☞ 9.12). Oft besteht bei den Betroffenen ein zu hoher Blutdruck und/oder eine Arteriosklerose.

9.12 Die Blutversorgung des zentralen Nervensystems

Aufgrund des hohen Sauerstoffbedarfs des zentralen Nervensystems verursachen schon Unterbrechungen der Sauerstoffzufuhr von wenigen Minuten irreparable Zellschäden, die zu neurologischen Ausfällen (Lähmungen, Sensibilitätsstörungen) bis hin zum Hirntod (☞ 5.10.1) führen können.

Die Arterien des Rückenmarks

Das Rückenmark wird über Arterien aus der Arteria vertebralis, den Zwischenrippenarterien und aus der Aorta versorgt. Sie gelangen durch die Zwischenwirbellöcher in den Wirbelkanal und bilden dort ein Arteriennetz.

Die Arterien des Gehirns

Die lebensnotwendige *kontinuierliche* Sauerstoff- und Nährstoffzufuhr des Gehirns wird über ein Arteriensystem an der **Hirnbasis** (Unterseite des Gehirns) gewährleistet (☞ Abb. 9.59). Es wird aus den paarigen *inneren Halsschlagadern* (**linke** und **rechte A. carotis interna**) und – in geringerem Umfang – aus den *Wirbelschlagadern* **(Arteriae vertebrales)** gespeist (☞ auch Abb. 16.9).

Die Arteria carotis interna gibt Äste zur Hirnanhangsdrüse und zu den Augen ab und teilt sich dann in ihre beiden Endäste auf, die *vordere* und die *mittlere Großhirnarterie* **(Arteria cerebri anterior** und **media),** welche die vorderen und mittleren Hirngebiete versorgen.

Die Arteriae vertebrales versorgen die hinteren Hirnareale und die Hirnbasis. Nach Abgabe von Ästen zum Rückenmark treten sie durch das große Hinterhauptloch in den Schädelraum ein und vereinigen sich an der Hirnbasis zur *Schädelbasisarterie* **(Arteria basilaris).** Diese gibt mehrere Äste zum Kleinhirn ab, bevor sie sich in die beiden *hinteren Großhirnschlagadern* **(Arteriae cerebri posteriores)** aufteilt.

Damit eine Unterbrechung der Blutzufuhr in einem dieser Gefäße nicht sogleich zum Untergang von Hirngewebe führt, sind diese paarigen Arterien über Verbindungsäste zu einem Gefäßring (**Circulus arteriosus Willisii** = *Circulus arteriosus cerebri*) verbunden: Die **A. communicans posterior** verbindet die A. cerebri media, den Hauptast der A. carotis, mit der A. cerebri posterior, dem stärksten Gefäß aus dem Vertebralisgebiet. Die beiden Aa. cerebri anteriores sind ebenfalls durch ein Gefäß, die **A. communicans anterior,** verbunden, womit der Ring geschlossen ist.

Bei vielen Menschen ist dieser Circulus arteriosus jedoch nicht vollständig ausgebildet oder nicht ausreichend leistungsfähig, so dass auch einseitige Gefäßverschlüsse nicht voll kompensiert werden können und somit zu Durchblutungsstörungen führen (☞ Abb. 9.59 oben und 9.61).

9

Die Venen des Gehirns

Der venöse Abfluss aus dem Schädelraum verläuft in erster Linie durch dünnwandige, klappenlose Venen, die meist unabhängig von den Arterien verlaufen. Dabei sammeln die **inneren Hirnvenen** das Blut aus den zentralen Teilen des Gehirns, während die **äußeren Hirnvenen** das Blut von der Oberfläche des Gehirns ableiten. Das Blut sammelt sich dann in muskelfreien, starrwandigen Venenkanälen, den **Sinus** (☞ 9.11.1 und Abb. 9.51). Durch das Foramen jugulare, eine Durchtrittsstelle seitlich des großen Hinterhauptlochs, gelangt das venöse Blut zur rechten und linken Vena jugularis interna (☞ 16.2.3).

Sinusthrombose

Die Sinus im Schädelraum sind z. T. nur durch dünne Knochenlamellen von den Hohlräumen des Schädelknochens (Warzenfortsatz, Keilbeinhöhle) getrennt. So können z. B. Infektionen von dort aus auf die Sinus übergreifen und zur oft tödlichen Sinusthrombose führen.

Der **Sinus sagittalis superior** *(oberer Längsleiter)* verläuft am oberen Ansatz der Hirnsichel (Falx cerebri ☞ 9.53) in Richtung Hinterkopf. Den unteren freien Rand der Hirnsichel bildet der **Sinus sagittalis inferior** *(unterer Längsleiter),* der in den **Sinus rectus** *(gerader Blutleiter)* übergeht. Von hier fließt das venöse Blut gemeinsam mit dem Blut aus dem Sinus sagittalis superior über die beiden **Sinus transversus** *(quere Blutleiter),* die quer über das Hinterhauptbein ziehen, in die S-förmig geschwungenen **Sinus sigmoidei** *(Sigma-Sinus).*

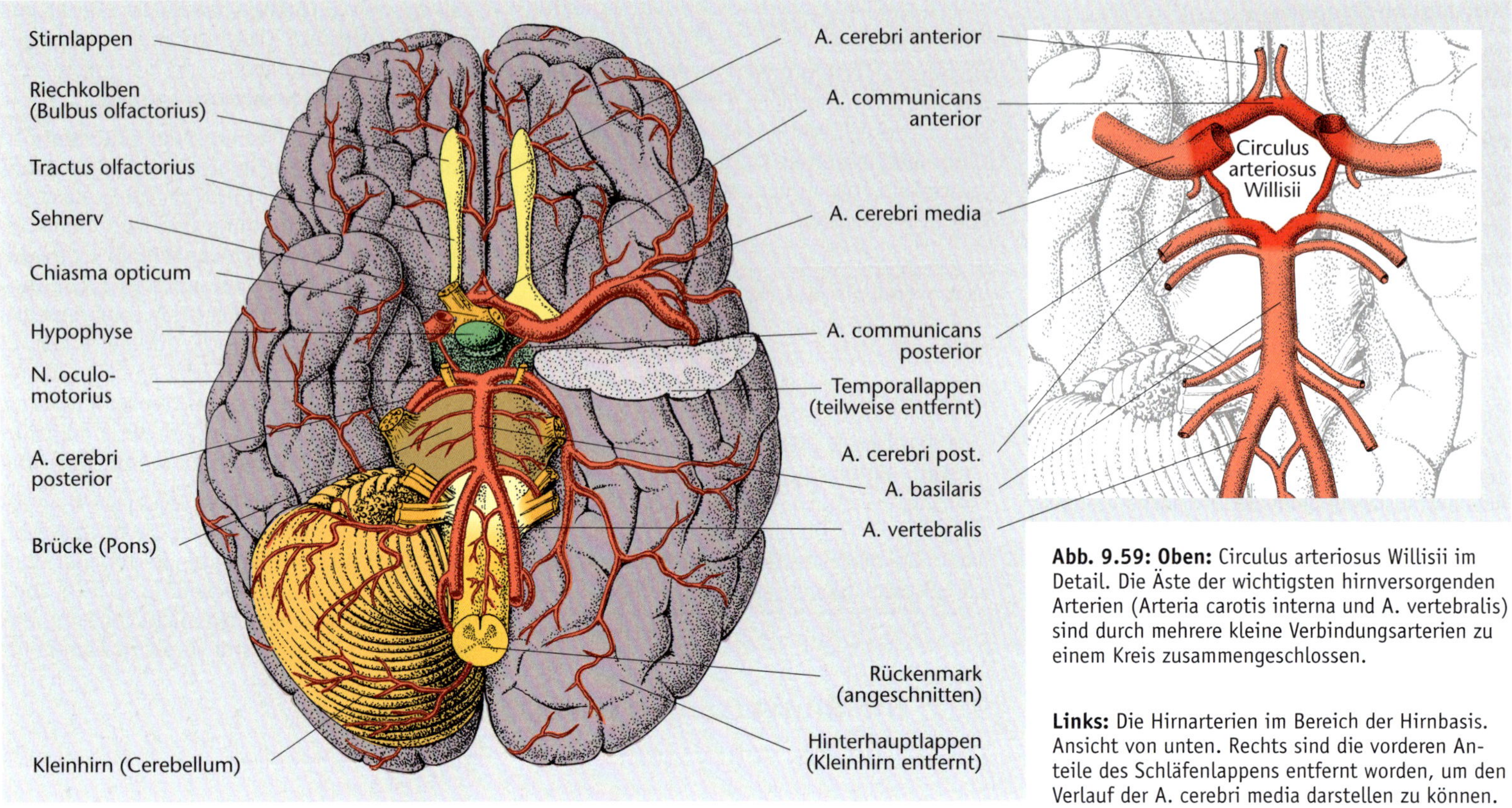

Abb. 9.59: Oben: Circulus arteriosus Willisii im Detail. Die Äste der wichtigsten hirnversorgenden Arterien (Arteria carotis interna und A. vertebralis) sind durch mehrere kleine Verbindungsarterien zu einem Kreis zusammengeschlossen.

Links: Die Hirnarterien im Bereich der Hirnbasis. Ansicht von unten. Rechts sind die vorderen Anteile des Schläfenlappens entfernt worden, um den Verlauf der A. cerebri media darstellen zu können.

Schlaganfall

Häufig und folgenschwer

Die häufigste Erkrankung des Gehirns überhaupt ist der Schlaganfall *(zerebrovaskulärer* oder *apoplektischer Insult, Hirninfarkt, complete stroke).* Fast jeder 3. Deutsche erleidet einen Schlaganfall. Es handelt sich dabei um eine Schädigung oder gar den völligen Untergang von Hirngewebe durch eine akute Störung der arteriellen Durchblutung, die oft zum Tode führt. Mit 85 % häufigste Ursache ist eine verminderte Blutversorgung des Gehirns durch Gefäßeinengung oder -verschluss bei Arteriosklerose (☞ 16.1.4). In ca. 15 % ist der Schlaganfall Folge einer (arteriellen) Blutung in das Gehirn (☞ 9.11).

Vor allem die *Arteria cerebri media* ist häufig von Durchblutungsstörungen betroffen. Gemäß ihrem Versorgungsgebiet (☞ Abb. 9.61) kommt es dann zum Ausfall der Willkürmotorik (**Hemiparese** = *Halbseitenlähmung*) und/oder der Sensibilität auf der gegenüberliegenden Körperseite. Je nach Lokalisation und Ausdehnung des Schlaganfalls können zusätzliche neurologische Ausfälle, z. B. Sprach- oder Sehstörungen bestehen. Die genannten Störungen treten in der Regel akut auf, können sich jedoch mit der Zeit zumindest zu einem Teil zurückbilden. Die Mediziner erklären sich dies durch eine Übernahme der gestörten Funktion durch unbeschädigte Hirnareale *(Plastizität des Gehirns).*

Warnsignal TIA

Alle genannten Störungen können nicht nur als akuter Schlaganfall, sondern auch nur kurzfristig auftreten und innerhalb von Minuten bis Stunden wieder verschwinden. Besonders häufig sind kurzzeitige Sehstörungen auf einem Auge **(Amaurosis fugax),** Sensibilitätsstörungen oder Lähmungen. Auch wenn eine solche **TIA** (*transitorische ischämische Attacke*) nur Minuten dauert, ist sie ein Alarmzeichen und muss diagnostisch abgeklärt werden, bevor es zum Schlaganfall kommt.

Prophylaxe und Therapie des Schlaganfalls

Da ein Schlaganfall für den Patienten oft folgenschwer ist, ist die Vorbeugung umso wichtiger: Wichtig ist vor allem eine Verminderung der Hauptrisikofaktoren Hypertonie, Hypercholesterinämie, Diabetes mellitus und Übergewicht. Medikamentös kommt die Einnahme z. B. von Acetylsalicylsäure (Aspirin®) in Betracht, um ein Zusammenballen der Blutplättchen zu verhindern (☞ 13.5.8).

Bei einem Schlaganfall muss der Betroffene schnellstmöglich ins Krankenhaus gebracht werden. Je nach Schweregrad des Schlaganfalls und weiteren Erkrankungen des Patienten kann eine Versorgung auf einer **Stroke-Unit** sinnvoll sein. Dies ist ein spezialisiertes Zentrum, in dem die Diagnose, Überwachung und Therapie von Schlaganfallpatienten nach einem zeitlich festgelegten Ablauf durch geschultes Personal erfolgt. Unter gewissen Umständen ist dort eine Auflösung (Lyse) des Blutgerinnsels durch intravenöse Infusion oder mittels eines in den arteriellen Gehirnkreislauf vorgeschobenen Katheters möglich. Allerdings ist dieser Eingriff mit einem erheblichen Blutungsrisiko behaftet und bringt nicht in allen Fällen eine Besserung.

Wo immer möglich, sollte sich nach dem Aufenthalt im Krankenhaus eine intensive (Früh-) Rehabilitation anschließen.

Die Pflege eines Patienten mit Schlaganfall

Der Schlaganfallpatient bedarf großen pflegerischen Engagements: Da er im Regelfall zunächst einmal motorisch weitgehend gelähmt ist (und zudem mit seiner Lähmung überhaupt nicht umgehen kann), muss er sorgfältig gelagert, ernährt (parenteral oder zunächst meist über Magensonde), abgesaugt und katheterisiert werden.

Am Anfang sind die **Dekubitus-Prophylaxe** (☞ 8.5.9) der oft übergewichtigen Patienten durch häufiges Umlagern sowie die Vermeidung von **Kontrakturen** entscheidend: Letztere entstehen, wenn die Muskulatur und die Gelenke eines Körperteils in einer ungünstigen Position einsteifen, was später oft nicht mehr rückgängig zu machen ist. Die beste Vorbeugung *(Prophylaxe)* gegen Kontrakturen ist regelmäßiges Durchbewegen aller Gelenke des gelähmten Körperabschnitts bzw. die Lagerung in physiologischer Stellung. Entsprechend ist die beste Prophylaxe gegen den **Spitzfuß** als häufigste Kontraktur das Sitzen im Stuhl.

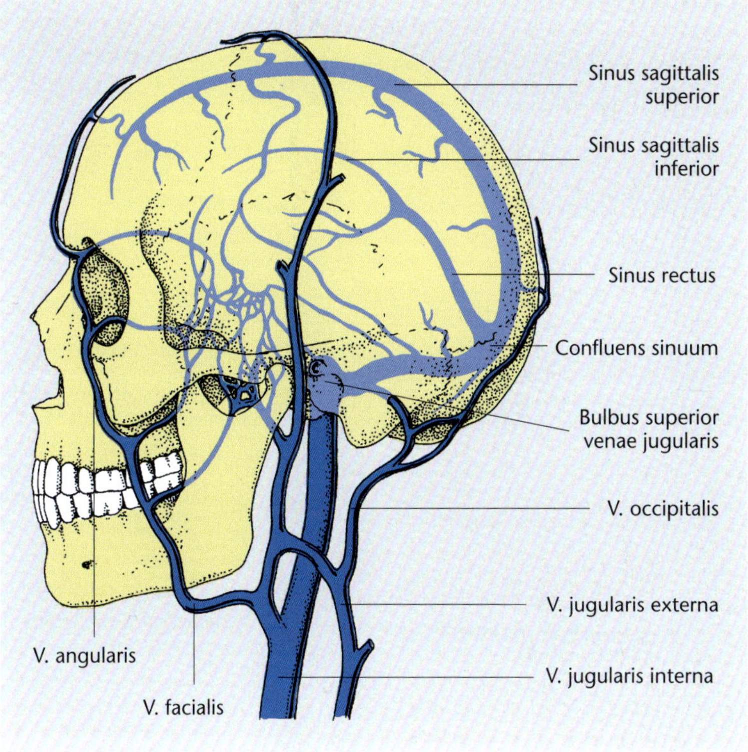

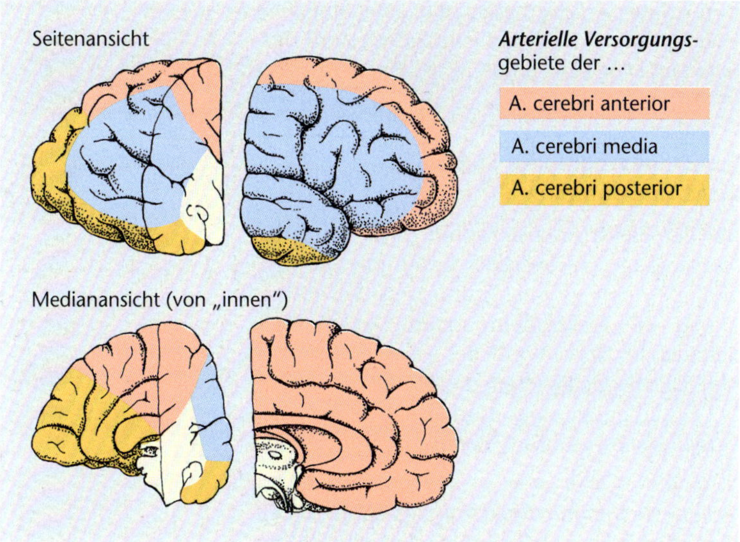

Abb. 9.61 (oben): Die arterielle Versorgung des Großhirns. Entsprechend der Funktion der einzelnen Hirnabschnitte bilden sich beim Verschluss der einzelnen Arterien ganz unterschiedliche neurologische Ausfallerscheinungen aus. [A300-190]

Abb. 9.60 (links): Anatomie der Venen des Gehirns und ihrer Sammelgefäße (Sinus). Abb. 9.51 zeigt die Einbettung der Sinus in die Dura (harte Hirnhaut).

Im weiteren Verlauf treten die Mobilisierung, das Wiedererlernen von Trinken, Essen, Aufsitzen und Gehen (evtl. mit Hilfen) sowie die psychische Betreuung des oft in seinem Lebenswillen zutiefst getroffenen Patienten in den Vordergrund.

Bobath-Konzept

Die Pflege des Schlaganfallpatienten orientiert sich am Bobath-Konzept. Eines der Hauptziele ist es hierbei, die gelähmte Seite den Betroffenen wieder bewusst zu machen, da viele Patienten insbesondere bei zusätzlichen Sensibilitätsstörungen ihre kranke Körperhälfte „vergessen" (Neglect-Phänomen). Deshalb also den Patienten:

- Immer von der gelähmten, stärker betroffenen Seite her ansprechen
- Das Bett so stellen, dass die gesunde Seite des Patienten zur Wand hin liegt
- Nachttisch, Blumensträuße und anderes neben die gelähmte Seite platzieren
- Pflegemaßnahmen von der gelähmten Seite her durchführen
- Zu diesem Behandlungskonzept gehört ebenso die Einbindung sämtlicher Bezugspersonen (Familienangehörige, Arzt, Seelsorger etc.), welche mit dem Patienten von der stärker betroffenen Seite her kommunizieren sollen.

Das physiotherapeutische Training von Bewegungsabläufen, aber auch die geistige Vorstellung solcher Abläufe (mentales Training) sowie das Sprechtraining sollten so früh wie möglich nach der Akutbehandlung begonnen werden.

9.13 Diagnostische Methoden

Elektroenzephalographie – das EEG

Die bei der Aktivität von Nervenzellen im Bereich der Hirnrinde auftretenden elektrischen Spannungen – im Wesentlichen die Summe der dort auftretenden postsynaptischen Potenziale – können über Elektroden an der Kopfhaut gemessen, verstärkt und aufgezeichnet werden. Dieses Verfahren heißt **Elektroenzephalographie** *(EEG);* es ist eine nebenwirkungsfreie Untersuchung (☞ Abb. 9.64).

Beim gesunden Erwachsenen ergibt sich als Normalbefund:

- Bei geöffneten Augen ein typisches regelmäßiges Wellenmuster mit rasch aufeinanderfolgenden sog. β-Wellen
- Im entspannten Zustand und bei geschlossenen Augen ein niederfrequenteres Wellenmuster (sog. α-Wellen)
- Noch langsamere sog. ϑ-Wellen und δ-Wellen lassen sich im Tiefschlaf aufzeichnen (☞ 9.8.3).

Die Aufzeichnung des EEG liefert bei vielen neurologischen Erkrankungen wichtige diagnostische Hinweise, z.B. bei der Epilepsie (☞ Abb. 9.64 und 9.8.9). Das EEG ist auch einer von mehreren Parametern bei der Feststellung des *Hirntodes* („Nulllinien-EEG" ☞ 5.10.1).

Evozierte Potenziale

Reizt man während der Ableitung eines EEGs ein Sinnesorgan, so lässt sich die aus diesem Reiz resultierende Aktivitätssteigerung (= *evoziertes Potenzial*) des Gehirns über das EEG registrieren und durch einen Computer auswerten. **Visuell evozierte Potenziale** *(VEP)* mit Lichtreizen können eine (abgelaufene) Sehnervenentzündung nachweisen, z.B. bei Multipler Sklerose (☞ 9.1.6). **Akustisch evozierte**

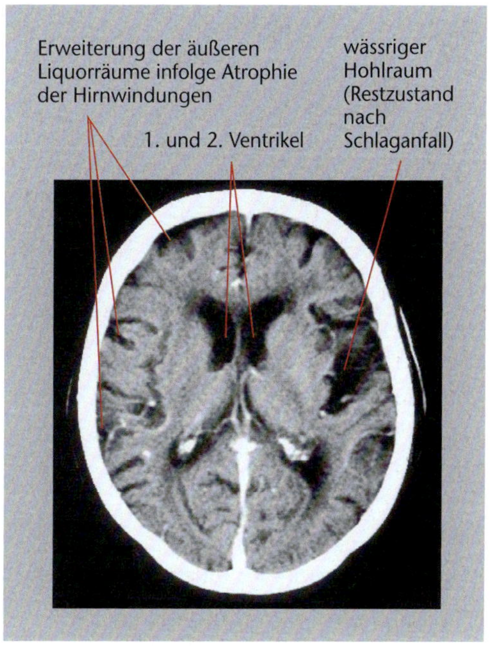

Abb. 9.62: Ausgedehnter Schlaganfall (craniales Computertomogramm = CCT). Die dunkle „Höhle" in der linken Hemisphäre (rechts im Bild) entspricht abgestorbenem Hirngewebe nach einem Schlaganfall. Der Defekt liegt im Versorgungsbereich der A. cerebri media. Als weiteren Befund erkennt man eine Erweiterung der äußeren Liquorräume infolge einer Atrophie der Großhirnrinde. [B117]

Potenziale *(AEP)* ermöglichen eine objektive Gehörprüfung, z. B. bei Kleinkindern, und dienen zur Diagnose eines Akustikusneurinoms (☞ 9.7.1).

Elektroneurographie und Elektromyographie

Bei der **Elektroneurographie** *(ENG)* wird die Nervenleitgeschwindigkeit in peripheren Nerven, z. B. den großen Armnerven, bestimmt. Durch die Elektroneurographie lassen sich Schäden an Nerven (z. B. des Nervus medianus ☞ 9.5.2) diagnostizieren, da sich insbesondere bei Schädigungen der Markscheiden die Nervenleitgeschwindigkeit bereits in frühen Stadien verlangsamt.

Bei der verwandten **Elektromyographie** *(EMG)* werden Summenaktionspotenziale eines Muskels registriert. Durch das EMG lassen sich insbesondere Lähmungen sicher diagnostizieren und deren Verlauf beobachten.

9

Bildgebende Verfahren

Überragende Bedeutung hat die Röntgen-Schichtbilduntersuchung des Kopfes (**craniale Computertomographie**, *CCT*) für die Neurologie gewonnen (☞ Abb. 9.62). Es handelt sich dabei um eine schnell, d. h. auch in Notfallsituationen, durchführbare Untersuchung, die vor allem eher grobe strukturelle Veränderungen erfasst, etwa Tumoren (☞ 5.7), Schädelfrakturen, Hirnblutungen (☞ 9.11.1) oder Schlaganfälle (☞ 9.12).

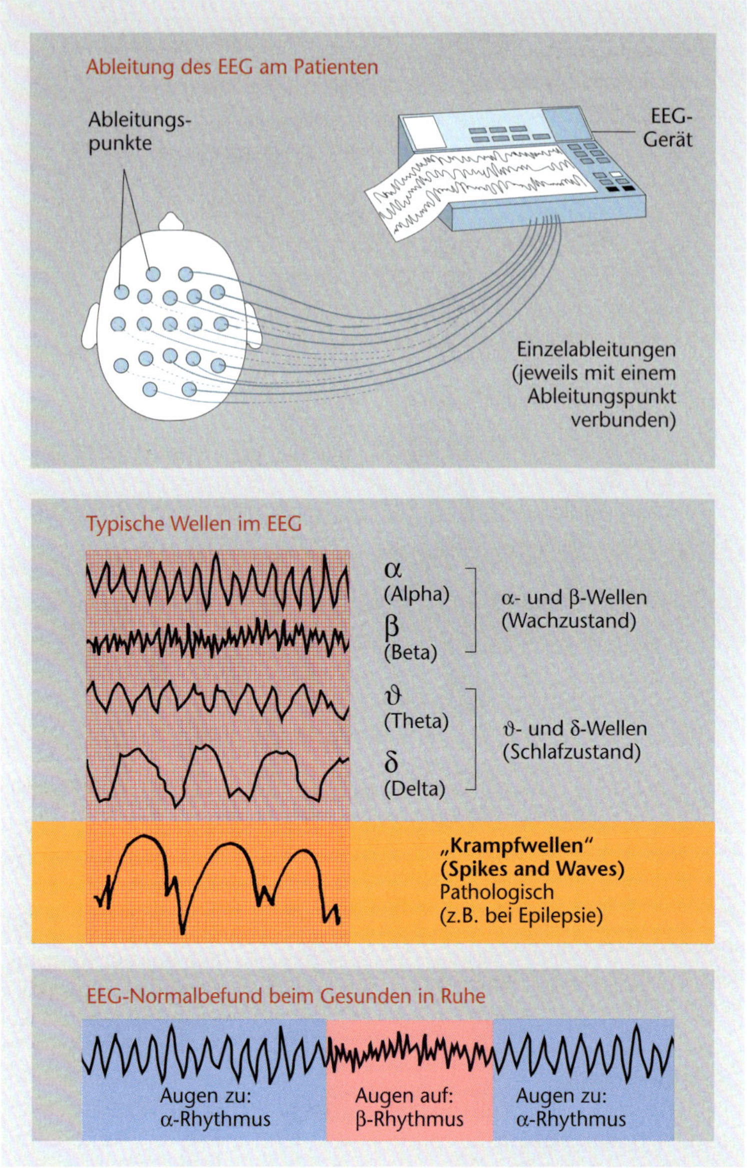

Abb. 9.64: EEG. Über Kopfhautelektroden, die an 19 definierten Positionen der Schädeldecke angebracht werden, lassen sich elektrische Spannungen der Hirnrinde aufzeichnen. Bei geöffneten Augen leitet man gewöhnlich einen hochfrequenten β-Rhythmus ab. Werden die Augen geschlossen und entspannt sich der Patient, so erhält man niederfrequentere α-Wellen. ϑ- und δ-Wellen kommen bei Erwachsenen nur im Tiefschlaf vor. Epileptiker zeigen während, aber auch manchmal zwischen den Anfällen „Krampfwellen", z. B. ein charakteristisches Muster aus Spikes und Waves („Zacken und Wellen").

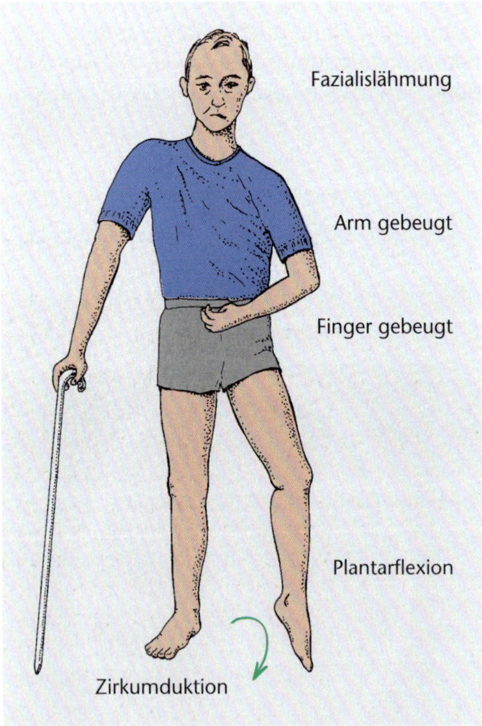

Abb. 9.63: Störungen eines Patienten bei linksseitiger Hemiparese, wie sie sich nach einem Schlaganfall entwickeln. Typischerweise liegt eine spastische Hemiparese vor, bei der der Arm mehr in Beugestellung und das Bein mehr in Streckstellung verharren. Durch die Beinstreckung und insbesondere die Spitzfußstellung würde das betroffene Bein beim Gehen ständig den Boden berühren. Um das zu verhindern, führen Schlaganfall-Patienten ihr behindertes Bein beim Gehen kreisförmig nach vorn. Auf der Abbildung ist außerdem eine linksseitige Fazialislähmung zu erkennen.

Für eine höher auflösende Darstellung eignet sich das Magnetresonanztomogramm *(MRT)* auch **Kernspintomogramm** (*KST*, auch *NMR = nuclear magnetic resonance* oder *MRI = magnetic resonance imaging*) genannt. Dabei handelt es sich um eine weit aufwändigere Untersuchung, die große Kooperation von Seiten des Patienten verlangt. Sie dauert 20 – 30 Minuten, manchmal auch länger, während der der Patient absolut ruhig liegen muss. Die Untersuchung dient meist der Darstellung kleiner Strukturveränderungen, z. B. bei Multipler Sklerose (☞ 9.16), kleinen Schlaganfällen (☞ 9.12), Rückenmarkserkrankungen oder Kompressionen des Rückenmarks bei Bandscheibenvorfällen.

Eine Weiterentwicklung ist die **funktionelle Magnetresonanztomographie** *(fMRT)*, bei der die Nervenzellaktivität bestimmter Hirnbereiche dargestellt wird. Man macht sich dabei die Tatsache zunutze, dass aktive Hirnbereiche mehr Sauerstoff benötigen als inaktive und sich somit auch die Sauerstoffbeladung des Blut-Hämoglobins (☞ 13.2.2) in den einzelnen Hirnregionen unterscheidet. Die beim fMRT aufgenommenen Messsignale sind abhängig von dieser Sauerstoffbeladung und ermöglichen dadurch die Registrierung der Hirnaktivität.

Single-Photon-Emissionscomputertomographie (kurz **SPECT**) und *Positronen-Emissions-Tomographie* (kurz **PET,** auch *Positronen-CT* genannt) können anschaulich als Kombination von Szintigraphie und Computertomographie oder als dreidimensionale Szintigraphie beschrieben werden. Verschiedene radioaktive Substanzen werden intravenös injiziert und verteilen sich im Hirngewebe. Eine Hauptindikation ist der Nachweis von Stoffwechselstörungen des Gehirns ohne strukturelle Ver-

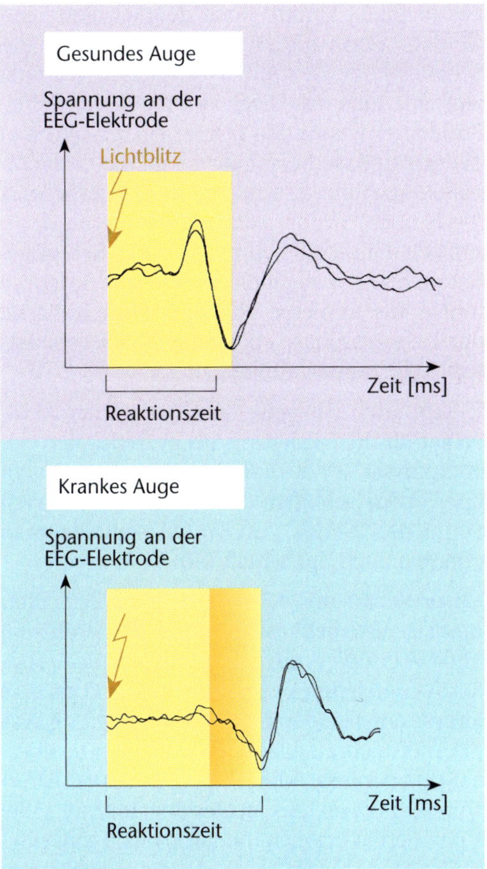

änderungen, z.B. bei M. Parkinson. In der neurophysiologischen Forschung werden diese Methoden auch angewendet, um spezifische Hirnfunktionen (z.B. Sprache, Emotionen) bestimmten Hirnarealen zuzuordnen **(brain mapping).**

Die **Magnetenzephalographie** *(MEG)* ist ein neues, zurzeit noch sehr aufwändiges Verfahren, das die Tatsache ausnutzt, dass elektrische Ströme, wie sie ja im Gehirn fließen, kleine magnetische Felder erzeugen. Diese können mit hochempfindlichen Detektoren dargestellt und diagnostisch genutzt werden.

Abb. 9.65: Oben normales, unten pathologisches visuell evoziertes Potenzial, z.B. im Rahmen einer Sehnervenentzündung. Die Form des Potenzials ist verändert, und das Potenzial tritt erheblich verzögert ein. [Nach Pschyrembel, Klinisches Wörterbuch, 260. Aufl., W. de Gruyter, 2004]

Literatur und Kontaktadressen

Literatur

Diener, H.C., Felzer, P.E.: Schlaganfall. So finden Sie wieder Mut. TRIAS Stuttgart 2004

Die Welt im Kopf. Spektrum der Wissenschaft Dossier 4/2005. Spektrum der Wissenschaft Verlagsgesellschaft, Heidelberg 2005

Gehirn und Geist Dossier 1/2006. Medizin für das Gehirn. Spektrum der Wissenschaft Verlagsgesellschaft, Heidelberg 2006

Greenfield, S.A.: Reiseführer Gehirn. Elsevier, München 2003

Kirchhefer, R.: Psychiatrie und Neurologie. Prüfungswissen für Pflegeberufe. Elsevier, München 2005

Sacks, O.: Der Mann, der seine Frau mit einem Hut verwechselte. Rowohlt, Reinbek 2005

Startschuss im Gehirn, Gehirnjogging im Mutterleib, Warum Teenager so hirnrissig sind. Alle in: Bild der Wissenschaft 2/2006

Weiner, J.: Seines Bruders Hüter. Eine Geschichte von den Grenzen der Medizin. Wissenschaftsreportage über ALS. Siedler, München 2005

Kontaktadressen

Bobath-Initiative für Kranken- und Altenpflege (BIKA), c/o Gabriele Jacobs, Wikingerstr. 28, 76307 Karlsbad-Langensteinbach, Tel.: 07272/1431, www. bika.de

Deutsche Parkinson Vereinigung e.V., Bundesverband, Moselstrasse 31, 41464 Neuss, Tel.: 02131/410167, www.parkinson-vereinigung.de

9.14 Gesundheit & Lebensstil – Schlaf: weit mehr als eine Ruhephase

LKW rast in Stauende – Fahrer fiel in Sekundenschlaf: Derartige Meldungen lesen wir leider allzu häufig in der Zeitung. Verkehrsexperten schätzen, dass 25% der Unfälle im Straßenverkehr durch extreme Müdigkeit und Einschlafen am Steuer verursacht werden. Was immer die Ursache für Müdigkeit ist: 24 Stunden ohne Schlaf oder eine Woche lang pro Nacht 3–4 Stunden Schlaf zu wenig reduziert bei den meisten Menschen das Leistungsvermögen etwa so wie 1 Promille Alkohol im Blut.

Jeder Mensch braucht pro Tag eine Mindestzeit an Schlaf, um optimal leistungsfähig zu sein. Die Dauer ist individuell unterschiedlich. Churchill und Napoleon kamen mit 4–6 Stunden aus, Einstein benötigte dagegen zehn. 80% der Erwachsenen brauchen 7–9 Stunden, am häufigsten 8–8,5. Diese Zeit nimmt ab ca. dem 20. Lebensjahr nicht mehr wesentlich ab, kürzerer Nachtschlaf wird bei Älteren häufig durch zusätzliche Nickerchen am Tage ergänzt. Schlafmangel reduziert aber nicht nur das Leistungsvermögen, er gefährdet vielfältig die Gesundheit und beeinträchtigt sogar die Lern- und Gedächtnisfunktion.

Wenn die Nächte nicht enden wollen

Nicht immer aber überkommt einen der Schlaf, wenn man sich müde zu Bett begibt. Zu den häufigsten **Schlafstörungen** gehören Schwierigkeiten beim Einschlafen, Störungen des Durchschlafens und vorzeitiges Erwachen, zusammenfassend als **Schlaflosigkeit** *(Insomnie)* bezeichnet. Bis zu 40% der Deutschen leiden unter leichten bis mittelschweren, schätzungsweise 5% unter schweren Schlafstörungen.

Die Ursachen sind außerordentlich mannigfaltig: z.B. ungewollt immer wiederkehrende Gedanken (etwa über Konflikte am Arbeitsplatz, die morgige Prüfung), körperliche Ursachen (Schmerzen, Husten), Umweltbedingungen (Verkehrslärm, Hitze, ein fremdes Bett), ungewöhnlich intensive körperliche oder geistige Tätigkeiten in den Abendstunden, eine späte schwere Mahlzeit, reichlicher Genuss von Alkohol, Kaffee und Nikotin. Bevor man jedoch zur Schlaftablette greift, sollten unbedingt folgende Ratschläge ausprobiert werden (☞ auch 24.3.4): ausreichend Bewegung am Tag, keine schweren Mahlzeiten am Abend, keine aufputschenden Getränke am Nachmittag und Abend, kühle, lärmfreie, angenehme Schlafzimmer, Zubettgeh-Rituale (immer etwa zur gleichen Zeit hinlegen, Lesen, Musikhören, Schlummertrunk ohne/mit wenig Alkohol).

„Durchsägte" Nächte

Die Situation kennen viele Paare: Der eine Partner schnarcht, der andere wälzt sich infolge der Lärmbelästigung (die durchaus 70–90 phon erreichen kann, ☞ 10.7.5) schlaflos im Bett. Doch nicht nur der Lärmgeplagte leidet an Schlafstörungen, der Schnarcher selbst ist oft noch schwerwiegender betroffen. Er fühlt sich morgens wie gerädert und tagsüber überkommen ihn regelmäßig Müdigkeitsattacken. Er leidet, oft ohne es zu wissen, an schlafbezogenen Atmungsstörungen, dem **Schlaf-Apnoe-Syndrom.** Die Zahl der Schnarcher nimmt mit dem Alter zu. Von den über 60-Jährigen schnarchen 60% der Männer und 40% der Frauen gelegentlich oder regelmäßig. Bei einem Teil von ihnen kommt es zeitweise, manchmal mehr als 100-mal pro Nacht, zu einem Verschluss der Atemwege und daher zu Atemaussetzern (☞ auch 17.11.8). Die Folgen sind ständige Weckreize durch CO_2-Anstieg und O_2-Abfall im Blut. Der Schläfer wacht meist nicht ganz auf, aber der dringend erforderliche Tiefschlaf wird nicht erreicht. Nicht nur Müdigkeit und Einschlafneigung am Tage, sondern langfristig Bluthochdruck mit Schädigungen des Herz-Kreislaufsystems und sogar eine verminderte Lebenserwartung sind die Folgen. Häufig ist eine Untersuchung im Schlaflabor für die Diagnose und eine geeignete Therapieempfehlung (☞ 17.11.8) erforderlich.

Frühe Lerchen und späte Eulen

Während der eine schon um sechs Uhr morgens ausgeschlafen den Tag begrüßt (und um zehn Uhr abends ins Bett sinkt), bekommt der andere auch um acht Uhr kaum die Augen auf, bleibt dafür abends aber lange fit. Ob jemand Frühaufsteher oder Langschläfer ist, oder in Analogie zum Tierreich Lerche oder Eule, ist nach heutigem Wissen weitgehend genetisch festgelegt und auch vom Alter abhängig: Kleinkinder und Ältere neigen eher zum Frühaufstehen, Jugendliche sind bekannt dafür, dass sie gern die „Nacht zum Tage machen". Künstliches Licht, Fernsehen und Verfügbarkeit z. B. von Kinos und Diskotheken ermöglichen es auch mehr als früher, das Zubettgehen weit in die Nacht zu verlagern. Arbeits- und Schulbeginn liegen aber in den frühen Morgenstunden – der morgendliche Kampf mit dem Wecker und der folgende „soziale Jetlag" sind damit programmiert. Das zeigt sich nicht nur im Straßenverkehr, sondern auch in der Schule und am Arbeitsplatz. Ca. 70% der Schüler schlafen pro Nacht etwa 1–2 Stunden weniger als ihrem Schlafbedürfnis entspricht. Konzentrationsschwierigkeiten bis hin zum Einnicken, mangelnde Motivation und schlechte Laune, vor allem in den ersten beiden Schulstunden, sind die Folge. Obwohl das Schlafdefizit an den Wochenenden oft ausgeglichen wird, sind die Schulnoten bei den Kurzschläfern im Mittel schlechter als bei den Normalschläfern – eine Tatsache, die im weiteren Leben entscheidende Nachteile mit sich bringen kann. Modellversuche in den USA haben gezeigt, dass sich durch den um eine Stunde späteren Unterrichtsbeginn (9 statt 8 Uhr) die Schlafdauer der Jugendlichen um ca. eine Stunde verlängern ließ, sie dann also keineswegs noch später schlafen gingen.

Eine Steigerung des Nachteils, sich nicht ausschlafen zu können, findet man beim Schichtdienst, wie er z. B. bei Ärzten und Pflegenden im Krankenhaus unumgänglich ist. Faktum ist, dass der Tagschlaf von Menschen, die in der Nacht arbeiten, um 2–3 Stunden kürzer ist als ihr Nachtschlaf in der Zeit der Tagesschicht. Häufiger Wechsel zwischen Tag- und Nachtschicht erfordert ein ständiges neues Anpassen an die innere Uhr. Aber die zirkadianen Rhythmen des Stoffwechsels und der Hormone (u. a. Körpertemperatur, Kortisol, Melatonin, ☞ auch 9.8.2) passen sich nur langsam an die neuen Gegebenheiten an. Der Schlaf ist daher in der ersten Phase der Rhythmusänderung häufig unterbrochen, kurz und wenig erholsam. Stattdessen ist während der Wachzeit der Rhythmus auf Ruhe programmiert, Müdigkeit, Konzentrationsschwäche und Leistungsverminderung sind die Folgen. Je größer die Abweichung vom persönlichen Biorhythmus, desto mehr Betroffene putschen sich auf: durch Kaffee, Tee und Cola, vor allem aber auch den Griff zur Zigarette.

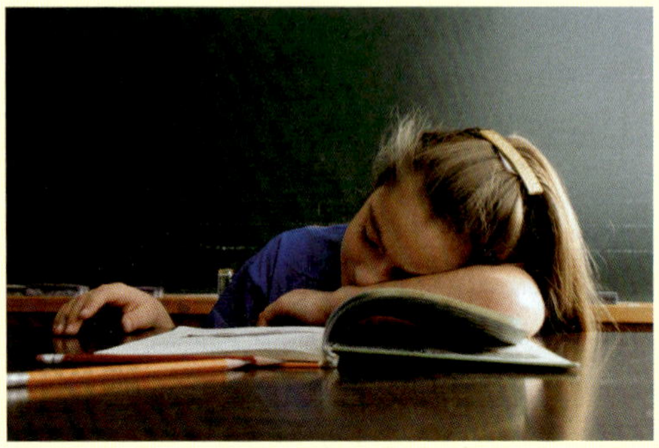

Abb. 9.66: Das Schlafdefizit einer „Eule" macht sich v. a. in den frühen Schulstunden bemerkbar. [Foto: J666]

Schlau im Schlaf

Schlaf ist ein dynamisches Geschehen. 4- bis 5-mal pro Nacht durchlaufen wir unterschiedliche Schlafstadien (☞ 9.8.3), die sich durch die Schlaftiefe unterscheiden. In der ersten Hälfte der Nacht werden mehrere Tiefschlafphasen erreicht, d.h. die Weckschwelle ist in diesen Stadien besonders hoch. In der zweiten Hälfte nimmt der Anteil des REM-Schlafes deutlich zu.

Nach einer Zeit des Schlafmangels wird vor allem der Tiefschlaf nachgeholt. Kürzlich wurde nachgewiesen, dass der durch die langsamen Deltawellen im EEG charakterisierte Tiefschlaf eine besondere Bedeutung für das deklarative Langzeitgedächtnis (☞ 9.9) hat. Studenten, die Wortpaare auswendig gelernt hatten, konnten sich nach dem Tiefschlaf an mehr Wortpaare erinnern als am Vortag direkt nach dem Lernen.

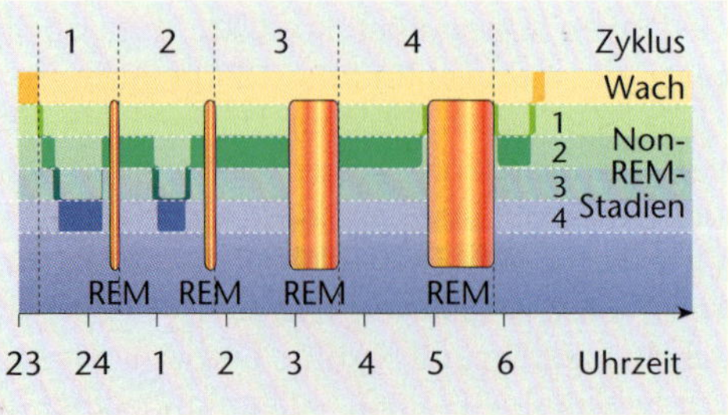

Abb. 9.67: Das Schlafprofil einer ganzen Nacht mit vier vollständigen Non-REM/REM-Schlafzyklen (durch senkrechte Striche abgegrenzt).

Dieser Effekt konnte noch deutlich gesteigert werden, wenn die Deltawellen während des Schlafes über Elektroden von außen verstärkt wurden. Auch das Lösen von mathematischen Problemen gelang den Testpersonen nach einer Tiefschlafphase besser als davor, die Gedächtnisbildung führt also auch zu neuen Einsichten. Mehr noch, wurde während des Lernens zusätzlich ein sensorisch-emotionaler Reiz angeboten, hier der angenehme Duft von Rosen, so führte das Anbieten von Rosenduft während der Tiefschlafphase ebenfall zu einer verstärkten Gedächtnisbildung.

Es gibt auch Hinweise darauf, dass der REM-Schlaf für die Förderung des prozeduralen Gedächtnisses (☞ 9.9) wichtig ist. „Eine Nacht über etwas schlafen" kann also im wahrsten Sinne des Wortes von Vorteil sein, da man offenbar auch „im Schlafe lernt".

Unser Schlaf mit seinem natürlichen Schlafprofil ist also nicht nur für unser Ausgeruhtsein und Wohlfühlen am Tag verantwortlich, sondern ist auch für unser Gedächtnis und geistige Fitness entscheidend. Da macht neugierig, was die meistgebrauchtesten Medikamente überhaupt, nämlich *Schlafmittel,* dieser Schlafarchitektur antun. Ein ideales Schlafmittel sollte einen Schlaf erzielen, der sich nicht vom physiologischen Schlaf unterscheidet. Noch ist das ein Wunschtraum! Barbiturate und die modernen Tranquilizer (☞ 11.10.2) reduzieren den Tiefschlaf- und die REM-Anteile deutlich. Chronischer Schlafmittelkonsum kann daher nicht nur zu Abhängigkeit und Hang-over am Tag führen, sondern auch unserem Gedächtnis zusetzen.

Träume sind nicht nur Schäume

Während des gesamten Schlafes kommt es zu Traumphasen. Die Frage nach dem Sinn und der Notwendigkeit der Träume ist noch nicht endgültig geklärt. Möglicherweise werden während der Träume neuronale Netzwerke aktiviert, in denen Inhalte gespeichert sind, die durch emotional bedeutungsvolle Lebenserfahrungen zustande gekommen sind. Unklar ist, wie diese Gedächtnisinhalte in die oft obskuren Traumbilder umgesetzt werden, an die wir uns nach dem Erwachen erinnern können. In der Psychoanalyse (☞ 11.2.3) werden Trauminhalte schon lange genutzt, um einen Zugang zum Unterbewussten zu bekommen. Dies ist, wenn auch meist nicht aus dem Inhalt direkt, so doch über die von Sigmund Freud eingeführten freien Assoziationen zu den Traumsymbolen (Frage: Was fällt Ihnen spontan dazu ein?), häufig möglich. Offenbar werden im Traum Verbindungen zwischen zum Teil weit zurück liegenden Lebenserfahrungen und der aktuellen Gefühls- und Erlebniswelt hergestellt.

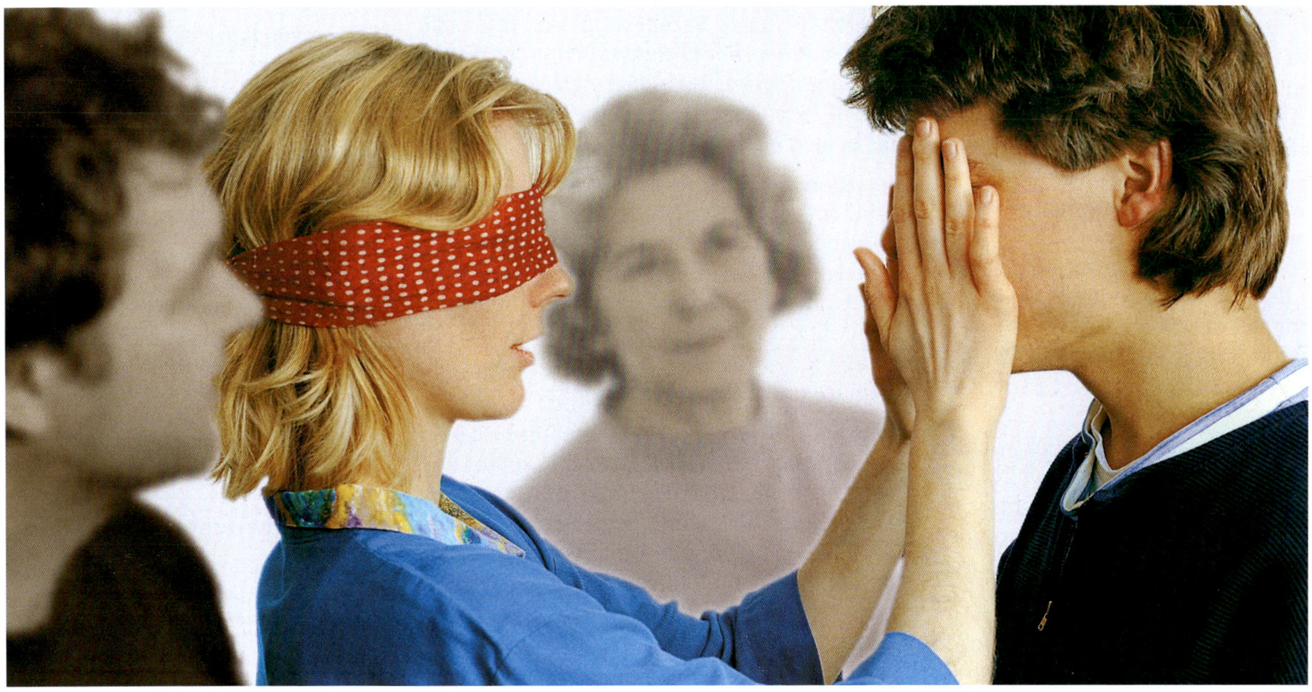

10

10 Sensibilität und Sinnesorgane

10

10.1 Einführung

Sensibilität ist die Fähigkeit, Reize aus der Umwelt oder des Körperinneren über einzelne **Sinneszellen** oder ganze **Sinnesorgane** wahrzunehmen. Das *Bewusstwerden* von Sinneseindrücken verläuft vereinfacht in folgenden Phasen:

- Ein Reiz wirkt auf einen Sinnesrezeptor und erregt diesen
- Hierdurch werden Nervenimpulse ausgelöst, die in der Regel zum Rückenmark und/oder Gehirn fortgeleitet werden
- Jede Sekunde treffen im ZNS ca. 1 Million Rezeptorsignale ein. Diese Fülle wird im Thalamus gefiltert
- Nur diejenigen Signale, die wirklich wichtig für das Individuum sind, werden schließlich in der Großhirnrinde *bewusst*. Nachts z. B. nehmen wir in der Regel Verkehrslärm oder Regengüsse nicht wahr, werden aber durch das Springen einer Fensterscheibe (Einbrecher?) sofort wach.

Rezeptortypen

(Sinnes-)Rezeptoren oder *Sensoren* sind spezialisierte Zellen (häufig Nervenzellen), die von bestimmten inneren oder äußeren Reizen angeregt werden und diese dann in Form von elektrischen Impulsen oder chemischen Reaktionen weiterleiten.

Ein Reiz von ausreichender Stärke an einem für diese Reizart empfänglichen Rezeptor führt zu einer Veränderung des Membranpotenzials (*Generatorpotenzial* ☞ 9.1.3). Ist das Generatorpotenzial ausreichend stark *(überschwellig)*, löst es an der mit dem Rezeptor verknüpften sensiblen Nervenzelle Aktionspotenziale aus, welche über deren Axon fortgeleitet werden.

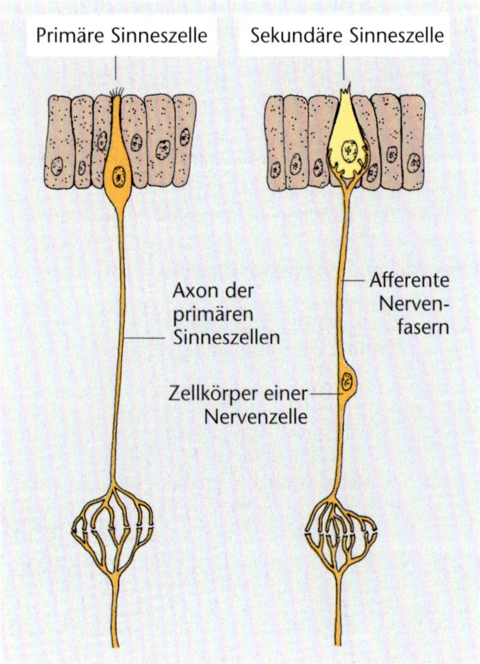

Abb. 10.1: Primäre und sekundäre Sinneszellen.

Die Schnelligkeit aufeinander folgender Aktionspotenziale *(Aktionspotenzialfrequenz)* spiegelt je nach Rezeptortyp die Intensität (*P*-oder ***Proportional**-Rezeptoren*) oder die *Intensitätsänderung* des Reizes (*D*- oder ***Differenzial**-Rezeptoren*) oder eine Kombination aus beiden *(PD-Rezeptoren)* wider.

Rezeptoren sind sehr unterschiedlich aufgebaut: Im einfachsten Fall liegen sie als freie Nervenendigungen im Gewebe, in anderen Fällen bilden sie zusammen mit spezialisierten Zellen anderer Gewebe komplexe Sinnesorgane wie z. B. die Augen.

Primäre und sekundäre Sinneszellen

Primäre Sinneszellen leiten ihre Impulse über eigene *Axone* selbst ab, sind also Rezeptor und Nervenzelle in einem. **Sekundäre Sinneszellen** sind dagegen über eine Synapse mit afferenten Nervenfasern einer oder mehrerer Nervenzellen verknüpft, die die Informationen weitertransportieren (☞ Abb. 10.1).

Die Bezeichnungen weichen hier etwas von der üblichen und in Kap. 9 dargestellten Nomenklatur ab: Normalerweise nehmen kurze Fortsätze eines Neurons, die Dendriten, die Erregungen auf („Eingangsseite") und leiten sie zum Zellkörper weiter, von wo aus sie zum Axon als „Ausgangsseite" gelangen. Bei den Sinnesorganen kann jedoch die Entfernung zum Zellkörper sehr lang sein, und oft ist die Nervenfaser der Eingangsseite (obschon funktionell ein „Dendrit") myelinisiert, ähnelt also vom Aufbau her einem Axon. Daher ist es am besten, nur von **afferenter Nervenfaser** zu sprechen.

Worauf Rezeptoren reagieren

Die Rezeptoren reagieren jeweils spezifisch auf bestimmte Reize: **Mechanorezeptoren** (z. B. *Berührungsrezeptoren*) registrieren mechanische Deformierungen (Druck- und Zugkräfte) der Rezeptorzellen selbst oder der sie umgebenden Zellen. Ein Sonderfall der Mechanorezeptoren sind die **Dehnungsrezeptoren** in den Muskelspindeln (☞ 9.6.1). **Thermorezeptoren** reagieren auf Temperaturveränderungen, **Photorezeptoren** auf Licht. Geschmacks- bzw. Geruchsstoffe in Mund und Nase reizen **Chemorezeptoren.** Andere Chemorezeptoren registrieren die Konzentrationen von Bestandteilen verschiedener Körperflüssigkeiten wie z. B. Sauerstoff, Kohlendioxid oder Glukose. **Nozizeptoren** reagieren auf Gewebsschädigungen in Form von Schmerzreizen (*nocere* = schaden).

Diejenigen Reize, auf die ein Rezeptor am besten reagiert (z. B. Lichtreize beim Sehsinn), werden **adäquate Reize** genannt. Jedoch können auch Reize, die für den Rezeptor untypisch sind, eine Antwort auslösen – so löst z. B. ein Schlag auf das Auge visuelle Empfindungen aus. Man spricht dann von einem **inadäquaten Reiz.**

Alle Sinneseindrücke, die durch ein bestimmtes Rezeptorsystem vermittelt werden, bezeichnet man als **Sinnesmodalität** (z. B. Sehen, Hören, Temperaturempfinden). Innerhalb jeder Modalität werden verschiedene **Sinnesqualitäten** differenziert, etwa die unterschiedlichen Farben beim Sehsinn. Außerdem gibt es den Begriff der *Quantität*, das ist die Stärke der Sinnesempfindung.

Reizverarbeitung

Die von den Rezeptoren aufgenommenen und in Nervenimpulse übersetzten Informationen bewirken auf den verschiedenen Ebenen des ZNS unterschiedliche Reaktionen:

- Auf Rückenmarksebene und im Hirnstammbereich erfolgen die Antworten *unbewusst* in Form von Reflexen (☞ 9.6)
- Impulse, die den Thalamus erreichen, werden nach ihrer Entstehungsart und ihrem Entstehungsort gefiltert, und nur diejenigen Impulse, die von dort aus an die Großhirnrinde übermittelt werden, bewirken eine *bewusste* Empfindung.

10.2 Die Hautsensibilität: Berührungs- und Temperaturempfinden

In der Haut – als Grenze zur Außenwelt – liegen zahlreiche Sinnesrezeptoren. Sie ermöglichen die Wahrnehmung *äußerer Gegenstände* und über die „Umweltkontakte" auch die Erfahrung der *eigenen Körperoberfläche.*

Hautrezeptoren sind die peripheren „Signalstationen" von sensiblen Neuronen, die in der Haut enden und dort in bindegewebige Strukturen eingebettet sind (☞ Abb. 10.2). Die Signale gelangen über afferente Nervenfasern zum Spinalganglion (☞ Abb. 9.16) und von dort über verschiedene Umschaltstationen in

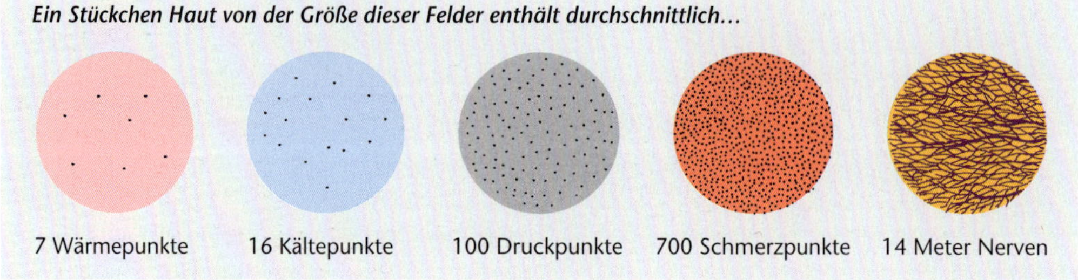

Abb. 10.2: Unterschiedliche Dichteverteilung der Hautrezeptoren.

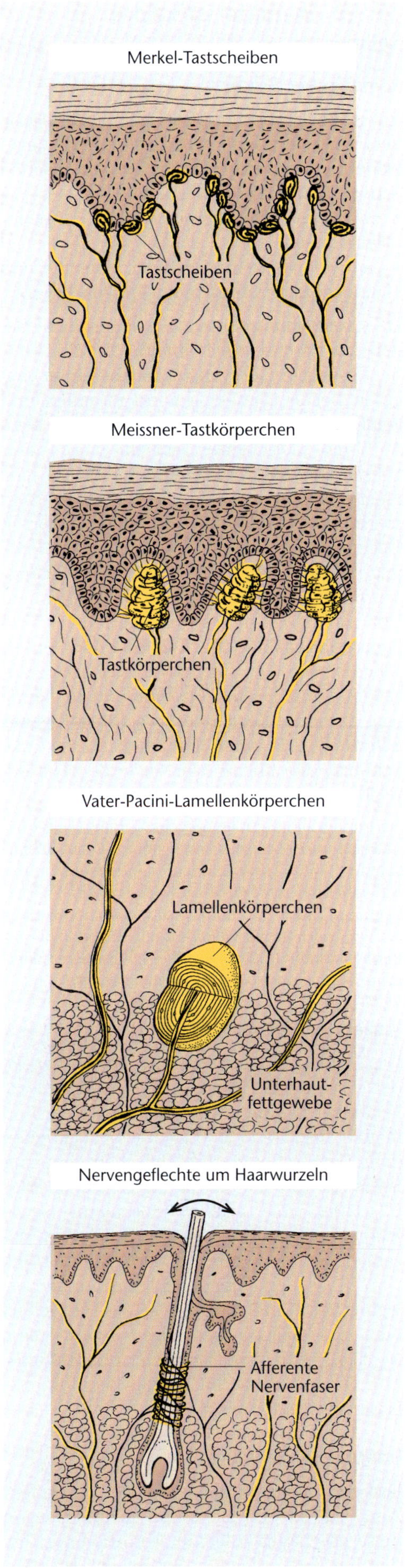

Abb. 10.3: Vier unterschiedliche Mechanorezeptoren.

die sensorischen Rindenfelder der Großhirnrinde (☞ Abb. 9.41).

Es gibt unterschiedliche Hautrezeptoren, die auf bestimmte Reizarten spezialisiert sind:

Mechanorezeptoren

Merkel-Tastscheiben *(Merkel-Zellen)* sind spezialisierte Hautzellen in haarlosen Gebieten (besonders reichlich an Handflächen und Fußsohlen). Sie stehen in Kontakt mit sensiblen Nervenzellen und werden durch mechanische Verformungen der Haut gereizt. Etwas tiefer in der behaarten wie der unbehaarten Haut liegen die **Ruffini-Körperchen.** Ebenso wie die Merkel-Tastscheiben reagieren sie vor allem auf Druck.

Meissner-Tastkörperchen kommen in der unbehaarten Haut vor, vor allem an Finger- und Zehenspitzen, Augenlidern und Lippen. Es sind eiförmige Strukturen mit vielen afferenten Nervenfasern. Sie eignen sich besonders zur Registrierung von Berührungsreizen. Als Berührungsrezeptoren der behaarten Haut dienen afferente Nervenfasern, welche die Haarwurzeln umgeben **(Haarfollikelsensoren).**

Vater-Pacini-Lamellenkörperchen bestehen aus zwiebelschalenartig angeordneten Bindegewebslamellen. Im Inneren der Zwiebel liegt der eigentliche Sensor, der das Ende einer afferenten Nervenfaser darstellt. Vater-Pacini-Lamellenkörperchen kommen nicht nur in der Unterhaut, sondern auch in inneren Organen, Muskeln und Gelenken vor. Sie reagieren besonders auf Vibrationsreize und *adaptieren* sehr schnell an den Reiz, d.h. sie werden bei fortgesetzter Reizung schnell unempfindlich.

Freie Nervenendigungen sind afferente Nervenfasern ohne bindegewebige Hülle. Im Gegensatz zu den drei vorgenannten Rezeptortypen sind die freien Nervenendigungen nicht nur Mechanorezeptoren, sondern auch für Temperatur- und Schmerzreize sowie für Juckreiz empfänglich.

> Bei der Untersuchung werden die drei mechanischen Sinnesqualitäten Druck (durch die Unterscheidung stumpf/spitz), Berührung (durch Bestreichen der Haut mit einem Wattetupfer) und Vibration (mit einer niederfrequenten Stimmgabel) getrennt voneinander getestet.

Thermorezeptoren

Das ZNS wird über die **Thermorezeptoren** ständig über die Temperaturverhältnisse an der Körperoberfläche und im Körperinneren informiert. Dies sind wahrscheinlich freie Nervenendigungen, die überall in der Haut, im Körperinneren und im ZNS selbst, z.B. im Hypothalamusbereich, vorkommen.

Die einzelnen Temperaturrezeptoren sind auf Kältereize oder auf Wärmereize spezialisiert. Durch das Zusammenspiel von **Warm-** und **Kaltrezeptoren** können Temperaturen von 10 – 45 °C registriert werden. Außerhalb dieses Bereiches werden vorwiegend die *Schmerzrezeptoren* stimuliert (☞ Abb. 10.4).

10.3 Schmerzempfindungen

Die Sinnesempfindung **Schmerz** unterscheidet sich grundlegend von allen anderen Sinnessystemen, da die Schmerzempfindung gekoppelt ist mit einem starken Antrieb zur Vermeidung. Weil Schmerzreize von schädigenden Ursachen ausgehen, sind sie ein lebenswichtiges Meldesystem, das aktiv wird, wenn unsere Körperintegrität bedroht ist. Entsprechend kommen **Schmerzrezeptoren** *(Nozizeptoren)* in den meisten Organen vor, Ausnahmen sind das Gehirn- und Lebergewebe.

Menschen, die an einer angeborenen Schmerzunempfindlichkeit leiden (selten), ziehen sich von Kindheit an viele Verletzungen zu. Auch Krankheiten werden (zu) spät erkannt, weil die Betroffenen die warnenden Schmerzen nicht spüren.

10

10.3.1 Wie der Schmerz entsteht

Schmerzempfindungen werden ähnlich den Temperaturreizen vorwiegend über freie Nervenendigungen vermittelt, wobei diese auch *Juckreize* (Histamin-vermittelt) wahrnehmen. Schmerzrezeptoren reagieren auf chemische Stoffe, die bei Gewebsschädigungen oder Entzündungen (☞ 5.5) freigesetzt werden, etwa Prostaglandine, Serotonin, Bradykinin und Histamin. Demnach können *alle* Einwirkungen, die zu einer Gewebsschädigung führen, Schmerzen auslösen. Die im geschädigten Ge-

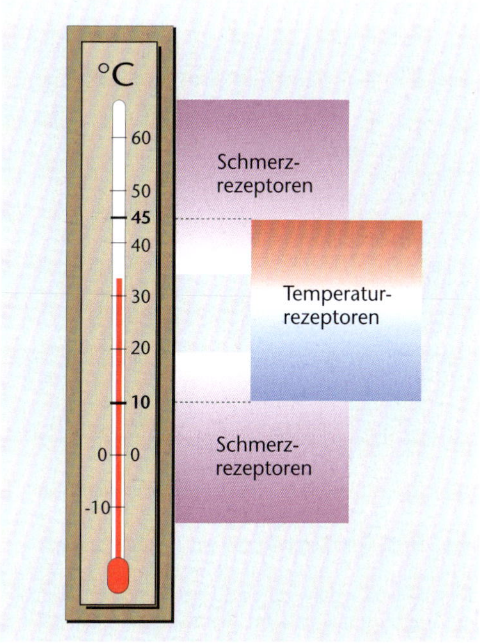

Abb. 10.4: Temperatur- und Schmerzrezeptoren reagieren bei unterschiedlichen Temperaturen.

webe vorkommende Mischung dieser Substanzen („Schmerzsuppe") ist erheblich wirksamer als jede einzelne Substanz.

Auf- und absteigende Schmerzsysteme

Die Zellkörper der Schmerzrezeptoren liegen in den Hinterwurzelganglien (☞ Abb. 9.22) und Trigeminuskernen (☞ 9.8.2). Werden Schmerzrezeptoren gereizt, gelangt das Schmerzsignal über gemischte periphere Nerven (bzw. aus den Organen über Fasern des vegetativen Nervensystems) zunächst zum Rückenmark, wo innerhalb von Sekunden die Aminosäure *Glutamat* und etwas verzögert das Neuropeptid *Substanz P* ausgeschüttet werden (☞ 9.2.3 und 9.2.4). Diese Substanzen fördern die Schmerzempfindung. Die Erregung wird dann über die Vorderseitenstrangbahn (☞ Abb. 9.16) des Rückenmarks zum Thalamus und weiter zu den sensorischen Rindenfeldern der Großhirnrinde geleitet **(aufsteigendes Aktivierungssystem).** Hier kann die Schmerzempfindung durch andere, zum Teil vom Gehirn ausgeschüttete Neuropeptide beeinflusst *(moduliert)* werden (☞ Abb. 10.5).

10

Außerdem gibt es ein absteigendes schmerzhemmendes System, das die Schmerzen auf Rückenmarksebene unterdrücken kann. Bei diesem sog. **absteigenden Hemmsystem** werden vom Gehirn aus über absteigende Bahnen, die *Serotonin* als Transmitter benutzen, bestimmte Neurone im Bereich des Rückenmarks aktiviert, welche daraufhin **Endorphine** und **Enkephaline** ausschütten (☞ 9.2.4). Diese Substanzen hemmen die schmerzleitenden Synapsen, indem sie die schmerzfördernde Wirkung von Substanz P und Glutamat unterdrücken.

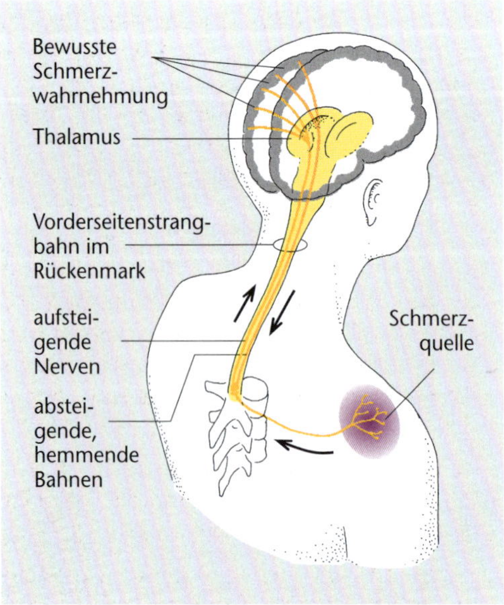

Abb. 10.5: Vom Schmerzreiz bis zur Schmerzwahrnehmung. Die Schmerzsignale werden über die Vorderseitenstrangbahn durch Rückenmark und Thalamus zur Großhirnrinde geleitet. Absteigende, hemmende Bahnen (Transmitter Serotonin) und endorphinproduzierende Zellen im Rückenmark modulieren die Weiterleitung der Schmerzimpulse.

Schmerzempfindung nicht immer gleich

Durch das absteigende Hemmsystem werden Schmerzreize bereits an der Eintrittspforte ins Rückenmark moduliert und damit die Schmerzempfindung „angepasst". Angst und Unsicherheit verstärken den Schmerz, Ablenkung hingegen vermindert ihn. In lebensbedrohlichen Situationen können Schmerzen selbst bei ausgedehnten Verletzungen völlig fehlen. Damit wird sichergestellt, dass die komplexen Orientierungs- und Handlungsabläufe, die z. B. für Fluchtreaktionen notwendig sind, nicht unterbrochen werden.

Im Großhirn wird der Schmerz wahrgenommen, wobei die begleitende Gefühlsqualität (Angst, Ekel, unter Umständen auch Freude) von anderen Kerngebieten (etwa aus dem limbischen System) beigesteuert wird.

Akupunktur

Das traditionelle chinesische Heilverfahren geht von einem Gleichgewicht zwischen gegensätzlichen Kräften (*Yin* und *Yang*) aus, aus deren Ganzheit die Lebensenergie *Qi* hervorgeht. Die Lebensenergie soll beim Gesunden über ein Netzwerk von Linien und Bahnen *(Meridiane)* durch den Körper und in die Organe fließen. Zwölf Hauptmeridiane werden angegeben. Krankheiten entstehen gemäß der chinesischen Medizin dann, wenn das Yin-Yang-Gleichgewicht und dadurch der Energiefluss gestört ist. Auf den Meridianen liegen mehrere hundert klassische Akupunkturpunkte, deren Beeinflussung das ungehinderte Fließen der Energie wieder ermöglichen soll.

Ein Hauptanwendungsgebiet der verschiedenen Akupunkturtechniken wie beispielsweise klassische Akupunktur, Elektroakupunktur oder Akupressur ist die Schmerztherapie.

Mit wissenschaftlichen Methoden sind weder Meridiane noch Energieflüsse nachweisbar, eine schmerzlindernde Wirkung der Akupunktur jedoch wohl. Eine große Studie hat gezeigt, dass die gleiche Wirkung auch eintritt, wenn die gereizten Hautpunkte nicht auf den klassischen Meridianen liegen oder die Nadeln mit einer anderen Technik als der traditionellen eingestochen werden. Der Wirkungsmechanismus ist nicht geklärt. Vermutet wird sowohl, dass ein unspezifischer neurophysiologischer Reizeffekt das Endorphinsystem stark aktiviert, als auch eine positive Erwartungshaltung der mit Akupunktur behandelten Patienten (Plazebo-Effekt).

10.3.2 Charakteristika des Schmerzes

Somatischer Schmerz

Rührt die Schmerzempfindung von der Haut, dem Bewegungsapparat oder dem Bindegewebe her, spricht man vom **somatischen Schmerz.** Er wird differenziert in:

- Den **Oberflächenschmerz** durch Schmerzreize in der Haut
- Den von Muskeln, Gelenken, Knochen und Bindegewebe kommenden **Tiefenschmerz.**

Der Oberflächenschmerz, z. B. nach einem Nadelstich, hat zwei nacheinander bewusst werdende Anteile. Der **1. Oberflächenschmerz** hat einen hellen Charakter, kann räumlich und zeitlich gut definiert werden und klingt nach Aufhören des Reizes schnell ab. Dieser Schmerzreiz soll vor allem rasch reflektorische Fluchtreaktionen einleiten, etwa das Wegziehen der Hand beim Berühren eines heißen Gegenstandes. Diesem 1. Oberflächenschmerz folgt nach kurzer Pause ein **2. Oberflächenschmerz** von eher dumpfem oder brennendem Charakter, der schwerer zu lokalisieren ist und langsamer abklingt. Der Tiefenschmerz unterscheidet sich vom 1. Oberflächenschmerz außerdem durch seine Ausstrahlung in häufig weit entfernte Körperregionen **(übertragener Schmerz),** z. B. beim Herzinfarkt in die linke Schulter, den linken Arm sowie den Halsbereich (☞ Abb. 9.50).

Neurophysiologisch entsprechen dem 1. Oberflächenschmerz einerseits sowie dem 2. Oberflächenschmerz und Tiefenschmerz andererseits unterschiedliche Arten der *Schmerzleitung:* der 1. Oberflächenschmerz „benutzt" schnelle markhaltige Nervenfasern für die Weiterleitung, während die anderen Schmerzqualitäten über langsamere markarme bis marklose Nervenfasern laufen (☞ 9.1.6).

Viszeraler Schmerz

Das Gegenstück zum somatischen Schmerz ist der **viszerale Schmerz** *(Eingeweideschmerz).* Er ähnelt in seinem dumpfen Charakter und in den begleitenden vegetativen Reaktionen dem Tiefenschmerz. Die Ursachen viszeraler Schmerzen sind Entzündungen, starke Kontraktionen der glatten Muskulatur sowie Durchblutungsstörungen (Ischämie). Zum viszeralen Schmerz gehören auch **Koliken,** die starken, wiederkehrenden Schmerzen bei Verlegung von Hohlorganen, etwa des Harnleiters oder des Gallenblasenganges durch Steine (☞ 20.4.2, 18.6.6) oder eines Darmabschnitts. Auch in der Wand von Blutgefäßen kommen Schmerzrezeptoren vor.

Neurogener Schmerz

Der **neurogene Schmerz** entsteht durch Reizung von Nervenfasern und -bahnen, wenn diese geschädigt oder unterbrochen werden, und hat einen „hellen", einschießenden Charakter. Beispiele sind die *Trigeminusneuralgie*

(☞ 9.7.3) und der *Phantomschmerz* nach Amputationen: Der Betroffene klagt etwa über Schmerzen im linken Fuß, obwohl das linke Bein auf Kniehöhe amputiert werden musste. Der Schmerzreiz wird hier über die bei der Amputation belassenen Nervenstümpfe erzeugt und von dort ins Zentralnervensystem weitergeleitet.

Psychogener Schmerz

Schmerzursache kann auch eine *psychische Störung* sein, bei der die Patienten ihre psychischen Konflikte nicht anders verarbeiten können, als immer wieder über Schmerzen zu klagen. Die psychische Störung findet also in einer somatischen Erscheinung, dem Schmerz, ihren Ausdruck.

Woher der Schmerz „wirklich kommt", ist oftmals sehr schwer herauszufinden. Beispielsweise kann es sein, dass der Patient durch klassische Konditionierung (☞ 11.1.1) in belastenden Situationen Schmerzen empfindet. Solche vielschichtigen Ursachen und Wechselwirkungen sind bei jedem Patienten zu berücksichtigen.

Akuter und Dauerschmerz

Neben dem Entstehungsort ist es auch sinnvoll, bezüglich der Dauer des Schmerzes zu unterscheiden:

- Der **akute Schmerz** hat eine begrenzte Dauer und klingt rasch ab. Dieser Schmerz kann selbst bei größerer Schmerzstärke ertragen werden (z. B. beim Zahnarzt oder während einer Geburt)
- Der **chronische Schmerz** tritt entweder als Dauerschmerz (z. B. Rückenschmerz oder Tumorschmerz) oder als häufig wiederkehrender Schmerz (z. B. Migränekopfschmerzen oder Angina-pectoris-Schmerzen) auf. Er ist nur schwer zu ertragen.

Die Einstellung zum Schmerz

Jede Schmerzempfindung wird stark von der *subjektiven Einstellung* beeinflusst. Angst etwa kann das Schmerzerlebnis wesentlich steigern, Ablenkung und vermehrte menschliche Zuwendung können es lindern.

Andererseits zeigen Schmerzrezeptoren in der Regel keine *Adaptation,* das heißt, ihre Empfindsamkeit für einwirkende Reize ist gleich bleibend stark. Dies ist für chronisch Kranke besonders quälend, da für sie die Funktion des Schmerzes als „Alarmgeber" keinen Sinn mehr hat. Die **Schmerztherapie,** eine junge medizinische Disziplin, versucht hier zu helfen.

10.3.3 „Geben Sie mir etwas gegen die Schmerzen!"

– so verlangen tagtäglich viele Patienten nach einem **Analgetikum,** einem schmerzdämpfenden Medikament. Obwohl Analgetika in Deutschland die am häufigsten verabreichten Medikamente sind und teils ohne Rezept gekauft werden können, ist die Einnahme keineswegs risikolos: Mögliche Nebenwirkungen wie z. B. Magenblutungen oder Nierenschäden (insbesondere bei Langzeiteinnahme) müssen ebenso bedacht werden wie eine etwaige Abhängigkeitsentwicklung, die durch Mischpräparate mit Koffein und/oder Beruhigungsmitteln noch verstärkt werden kann (☞ Abb. 10.6).

Analgetika werden häufig unterteilt in peripher wirkende Analgetika, die am Ort der Schmerzentstehung angreifen (z. B. Azetylsalizylsäure), und zentral wirkende Analgetika, die die Leitung und Verarbeitung von Schmerzsignalen im ZNS unterdrücken (z. B. Opioide).

Azetylsalizylsäure

Azetylsalizylsäure (z. B. Aspirin®) wirkt schmerzlindernd *(analgetisch),* fiebersenkend *(antipyretisch)* und entzündungshemmend *(antiphlogistisch),* indem sie durch Hemmung des Enzyms Cyclooxygenase die Produktion von Prostaglandinen (☞ 5.5.3) herabsetzt. ASS ist z. B. geeignet bei Kopf- und Zahnschmerzen und leichtem Fieber. Außerdem hemmt sie die für die Blutstillung wichtige Thrombozytenaggregation (☞ 13.5.8).

Da Azetylsalizylsäure (genauso wie die meisten im nächsten Abschnitt beschriebenen NSA) die Magenschleimhaut angreift, sind unerwünschte Wirkungen wie Blutungen in Magen und Darm vor allem bei magenempfindlichen Menschen oder längerer Anwendung häufig.

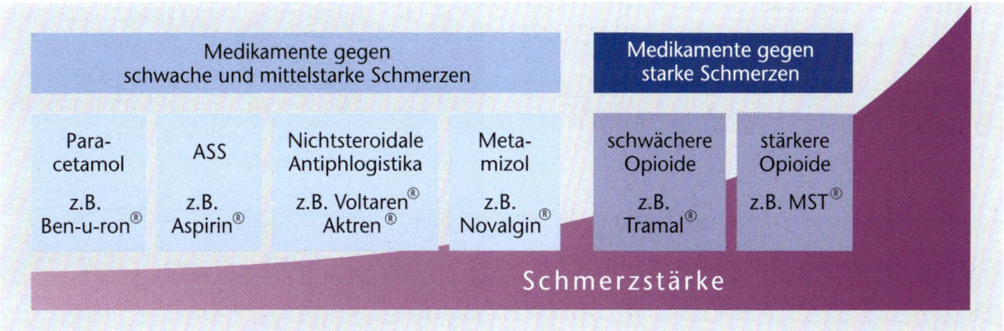

Abb. 10.6: Übersicht über die wichtigsten Analgetika. Unter den Medikamenten gegen mittelstarke Schmerzen nimmt das Metamizol eine Sonderstellung ein. Es wirkt sehr zuverlässig gegen viszerale Schmerzen.

Nichtsteroidale Antiphlogistika (NSA)

Die **nichtsteroidalen Antiphlogistika** *(nichtsteroidale Antirheumatika)* sind eine uneinheitliche Substanzgruppe, die alle analgetisch und entzündungshemmend sowie fiebersenkend wirken. „Nichtsteroidal" heißen sie, weil sie *kein* Kortison (= Steroid) enthalten, das ebenfalls entzündungshemmend wirkt, aber auf Dauer mit erheblichen Nebenwirkungen verbunden ist. Nichtsteroidale Antiphlogistika werden z. B. eingesetzt bei rheumatischen und degenerativ-entzündlichen Erkrankungen des Bewegungsapparates, Abszessen, Koliken oder beginnendem Tumorschmerz. Beispiele sind Ibuprofen (z. B. Imbun®, Anco®, Aktren®) und Diclofenac (z. B. Voltaren®).

Eine Untergruppe der NSA sind die sog. **Coxibe,** etwa Celecoxib (z. B. Celebrex®). Die erwähnte Cyclooxygenase gibt es nämlich in zwei Formen: Cyclooxygenase 1 und 2. Im Gegensatz zur Azetylsalizylsäure und den oben genannten NSA hemmen Coxibe nicht beide Formen, sondern nur die Cyclooxygenase 2 (COX-2). Sie greifen deshalb die Magenschleimhaut weniger an und haben auch keine Wirkung auf die Blutstillung, weshalb vor einigen Jahren große Hoffnungen in sie gesetzt wurden. Coxibe erhöhen aber das Herz-Kreislauf-Risiko, weshalb ihre Anwendbarkeit eingeschränkt ist.

Paracetamol

Paracetamol (z. B. ben-u-ron®) ist bei Zahn- und Kopfschmerzen gut wirksam. Es ist „magenfreundlich" und wird daher von vielen Erwachsenen bevorzugt. Bei Kindern ist es Mittel der *ersten Wahl* gegen Fieber und Schmerzen.

Opioide

Die vom klassischen Rauschgift *Opium* abgeleiteten Schmerzmittel heißen **Opioide.** Sie vermitteln ihre Wirkung nach heutigem Kenntnisstand über körpereigene Rezeptoren, die normalerweise von Endorphinen (☞ 9.2.4) besetzt werden und ahmen so deren Wirkung nach. Die Opioide mindern *zentral* die Schmerzempfindung, dämpfen die Aufmerksamkeit (Gefahr z. B. beim Autofahren) und können zu Euphorie führen. Aufgrund der Gefahr der Abhängigkeitsentwicklung (☞ 11.8) und ihrer zahlreichen Nebenwirkungen wie Dämpfung des Atemzentrums, Verstopfung und Harnverhalt ist eine Anwendung nur bei schweren und schwersten Schmerzzuständen indiziert (z. B. OP- und Tumorschmerzen).

Zu den **schwächeren Opioiden** zählt z. B. Tramadol (Tramal®), zu den **starken Opioiden** z. B. Morphin (MST Mundipharma®).

Um einem Missbrauch vorzubeugen, unterstehen fast alle Opioide der **Betäubungsmittel-Verschreibungsverordnung** *(BtMVV).* Diese Arzneimittel dürfen nur unter strenger Kontrolle – und einzeln dokumentiert – abgegeben werden.

Tumorschmerzen
Das Abhängigkeitspotenzial und die besondere Verschreibungsform der Opioid-Analgetika dürfen kein Grund sein, diese Medikamente Tumorkranken mit (chronischen) Schmerzen vorzuenthalten. Gerade diese Patienten können die ihnen verbleibende Lebenszeit oft nur unter angemessener Schmerztherapie sinnvoll und selbstbestimmt gestalten.

Psychopharmaka

Der analgetische Effekt der bisher genannten Substanzen lässt sich zum Teil erheblich durch Kombination mit Antidepressiva, Neuroleptika und/oder Tranquilizern steigern. Insbesondere Antidepressiva haben auch selbst eine analgetische Wirkkomponente (☞ 11.10.2).

10

10.4 Die Tiefensensibilität

Im Wachzustand sind wir ständig über unsere Körperhaltung informiert. Wir können passive Bewegungen unserer Gelenke wahrnehmen und haben ein Gefühl für den Widerstand, gegen den unsere Muskeln Bewegungen durchführen. Diese Fähigkeiten werden als **Tiefensensibilität** bezeichnet. Über Mechanorezeptoren in Muskeln, Sehnen und Gelenken erhält das ZNS Informationen über die Lage und Stellung des Körpers im Raum **(Stellungssinn),** über das Zusammenspiel der Muskeln bei allen Bewegungsabläufen **(Bewegungssinn)** und über die erforderliche Muskelarbeit zum Überwinden von Widerständen, z.B. beim Heben von Gewichten **(Kraftsinn).**

Man unterscheidet folgende Rezeptortypen:

- **Muskelspindeln** liegen zwischen den Muskelfasern der Skelettmuskulatur. Sie bestehen aus spezialisierten quergestreiften Muskelfasern **(intrafusalen Muskelfasern)** an den Enden und einem zentralen Dehnungssensor, die beide von einer flüssigkeitsgefüllten bindegewebigen Kapsel umgeben sind (☞ Abb. 9.20, 9.21). Die Spindeln werden durch *Dehnung* des betreffenden Muskels gereizt, die aus ihnen austretenden Nervenfasern informieren das ZNS somit über die jeweilige *Länge* des Muskels. Die intrafusalen Muskelfasern werden durch die γ-Motoneurone des Rückenmarks (☞ 9.6.1) zur Kontraktion gebracht, wodurch der zentrale Sensor unabhängig von der Skelettmuskellänge immer eine optimale Dehnungsempfindlichkeit hat
- **Golgi-Sehnenorgane** liegen im Übergangsbereich zwischen Muskeln und Sehnen. Im Gegensatz zu den Muskelspindeln messen sie die *Spannung* eines Muskels (ein Muskel kann seine Spannung ändern und die Länge beibehalten = isometrische Kontraktion). Die Golgi-Sehnenorgane ermöglichen durch die Regulation der Muskelspannung feine Bewegungen und verhindern eine zu starke Muskelspannung
- In **Gelenken** bzw. **Gelenkkapseln** liegen weitere unterschiedliche Rezeptorarten, darunter die *Vater-Pacini-Lamellenkörperchen* (☞ 10.2). Sie alle registrieren mechanische Verformungen, wie sie bei Bewegungen der Gelenke auftreten, und informieren dadurch über die jeweilige Gelenkstellung.

Die Erregungen aus diesen Rezeptoren bewirken teilweise *bewusste Empfindungen,* die gegebenenfalls mit *bewussten* Bewegungen beantwortet werden. Viele andere Erregungen, z.B. für die Erhaltung des Muskeltonus und die Koordination komplexer Bewegungsabläufe, bleiben unbewusst, und auch die Reizantworten erfolgen *unbewusst* – reflektorisch. Dafür werden die Informationen aus den Rezeptoren der Tiefensensibilität im Rückenmark verschaltet oder an das Kleinhirn sowie das extrapyramidal-motorische System (☞ 9.8.9) übermittelt.

10.5 Geruchs- und Geschmackssinn

10.5.1 Der Geruchssinn als Kontrollstation

Der **Geruchssinn** wirkt als „Kontrollstation" für die *Luft* am Anfang der Atemwege. Ein unangenehmer Geruch kann z.B. vor dem Verzehr eines verdorbenen Nahrungsmittels warnen. Umgekehrt können uns Blütendüfte heiter und zuversichtlich stimmen.

Olfaktorische Botschaften: Betörender Duft – jemanden nicht riechen können
Unser „emotionales Gehirn", das limbische System (☞ 9.8.7), ist besonders eng verknüpft mit dem Riechhirn und den Gehirngebieten, die für das Gedächtnis eine Rolle spielen. Deshalb können Begebenheiten viel leichter erinnert werden, wenn sie im Zusammenhang mit Gefühlen erfahren wurden und mit intensiven Geruchsempfindungen gekoppelt waren: Der Duft von Kerzen und Tannenzweigen kann immer wieder „Weihnachtsgefühle" hervorrufen.

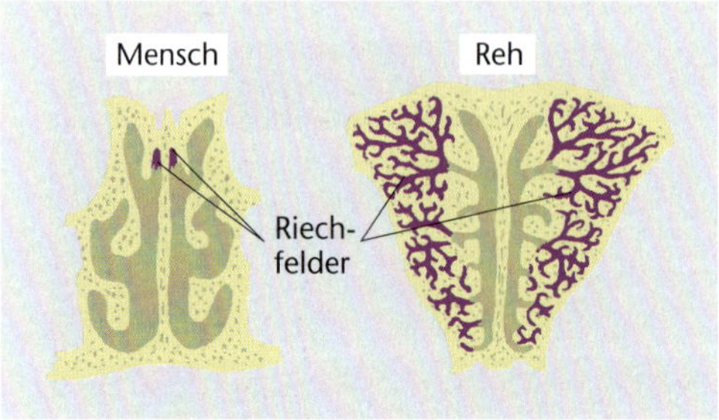

Abb. 10.7: Lage der Riechfelder (Schnitt durch die Nasengänge). Die Riechfelder nehmen beim Menschen im Vergleich zu vielen Säugetieren (z.B. dem Reh) nur einen Bruchteil der Nasenschleimhaut ein.

Die *Aromatherapie* setzt die Kraft der Düfte bewusst ein: Rosmarindüfte beispielsweise wirken belebend, Melissendüfte entspannend und beruhigend.

10.5.2 Aufbau der Riechfelder

Die Rezeptoren für den Geruchssinn sind *Chemorezeptoren.* Sie liegen in den **Riechfeldern** am Unterrand der Siebbeinplatte im oberen Bereich des Nasenseptums und an der oberen Nasenmuschel (☞ auch Abb. 17.2, 10.7 und 10.8).

Die Riechfelder bestehen mikroskopisch aus drei verschiedenen Zellarten:

- **Stützzellen,** säulenförmige Epithelzellen (☞ Abb. 10.9), machen den Hauptanteil aus
- **Basalzellen** erreichen nicht die Oberfläche, sie sind die Stammzellen für die nur 1–2 Monate lebenden Riechzellen
- **Riechzellen** sind längliche Nervenzellen. Sie sind *primäre Sinneszellen* und bilden das *erste Neuron* der Riechbahn. Sie sind polar aufgebaut: Zur Luftseite hin haben sie kolbenförmige Auftreibungen mit zahlreichen Zilien **(Riechhärchen),** die mit den Geruchsstoffen in der vorbeiströmenden Einatemluft reagieren. Am anderen Ende ziehen ihre Axone als erster Hirnnerv (**Nervus olfactorius** ☞ 9.7.1) durch die Siebbeinplatte (☞ Abb. 10.9) zum **Riechkolben** *(Bulbus olfactorius).* Die Riechschleimhaut ist von kleinen Drüsen durchsetzt, den *Bowman-Drüsen.* Sie sondern ein dünnflüssiges (seröses) Sekret ab, das wahrscheinlich als Lösungsmittel für die zu riechenden Stoffe dient.

10.5.3 Über die Theorie des Riechens

Trotz vieler Theorien ist weitgehend unklar, warum der Mensch so viele verschiedene Gerüche (bis zu 10000) unterscheiden kann. Eine Klassifikation in einzelne wenige Geruchsqualitäten – vergleichbar den Geschmacksqualitäten – ist deshalb nur schwer möglich.

Damit ein Stoff gerochen werden kann, muss er in gasförmigem Zustand mit der Einatemluft

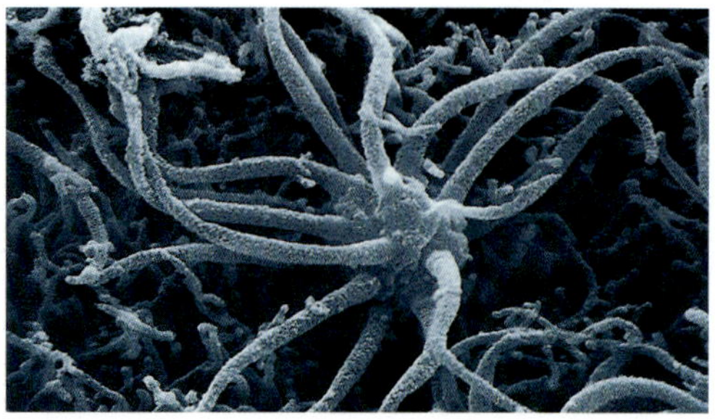

Abb. 10.8: Riechzelle mit Riechhärchen (rasterelektronenmikroskopisches Bild). Die Riechhärchen der Riechzelle liegen auf einem Teppich von Mikrovilli, der aus den Stützzellen entspringt. [C160]

zu den Riechfeldern gelangen und mit den Rezeptoren der Riechfelder reagieren, so dass dort ein Generatorpotenzial entstehen kann. Am besten werden solche Substanzen gerochen, die sowohl *wasserlösliche Anteile* enthalten und damit gut in dem Schleim gelöst werden, der das Riechfeld bedeckt, als auch *fettlösliche Anteile*, die auf der Oberfläche der Riechzellen leichter an „ihre" Rezeptorproteine binden.

Es gibt Hinweise darauf, dass es in der menschlichen Nase über die oben beschriebenen Geruchsrezeptoren hinaus auch Rezeptoren gibt, die bei anderen Säugetieren im **Vomeronasalorgan** liegen. Sie reagieren auf **Pheromone,** chemische Lockstoffe (gewissermaßen ein selbst gemachtes „erotisches Parfum"), die unbewusst unsere Gefühle und unser (Sexual-)Verhalten beeinflussen.

10.5.4 Die Riechbahn

Die Riechkolben liegen beiderseits in der vorderen Schädelgrube unter den Stirnlappen des Großhirns. Sie sind Schaltstationen, in denen die Nervensignale der Riechzellen auf die zweiten Neurone der **Riechbahn** umgeschaltet werden. Die Axone dieser zweiten Neurone ziehen über den **Tractus olfactorius** beidseits zu verschiedenen, entwicklungsgeschichtlich älteren Anteilen der Großhirnrinde. Diese Rindenanteile bilden zusammen mit Riechkolben und Tractus olfactorius das **Riechhirn,** das eng mit dem limbischen System verknüpft ist.

10.5.5 Der Geschmackssinn

Die *Chemorezeptoren* des **Geschmackssinns** werden durch *gelöste Substanzen* in der Mundhöhle erregt. Entsprechend dem Geruchssinn als Kontrollsystem für *eingeatmete* Substanzen ist der Geschmack eine Kontrolle für die Nahrungsbestandteile.

Wie der Geruchssinn vermittelt auch der Geschmackssinn verschiedene Reflexe. Wie angenehme Gerüche regen wohlschmeckende Speisen bekanntermaßen den Appetit und die Speichel- und Magensaftsekretion an, ekelhaft Riechendes und/oder Schmeckendes löst starke Abneigung und Brechreiz aus.

Allerdings ist der Geschmackssinn nur in der Theorie eine unabhängige Sinnesmodalität, denn tatsächlich ist an allen Geschmacksempfindungen der Geruchssinn stark beteiligt. Schaltet man den Geruchssinn etwa durch Zuklemmen der Nasenlöcher aus, „schmecken" Kartoffelbrei und Apfelmus gleich, das heißt fast nach gar nichts. Schließlich tragen auch der Tastsinn bzw. Druckrezeptoren im Mund dazu bei, dass Speisen „schmecken".

10.5.6 Die Geschmacksrezeptoren

Die Rezeptoren für den Geschmackssinn liegen in den **Geschmacksknospen** im Bereich der Zunge, der Mundschleimhaut, des Rachens und des Kehldeckels. Besonders konzentriert liegen sie in den verschiedenen **Zungenpapillen,** das sind kleine Schleimhauterhebungen, die dem Geschmacks- und Tastempfinden dienen. Ähnlich wie die Riechfelder sind auch die Geschmacksknospen aus **Stützzellen** und Sinneszellen – den **Geschmackszellen** – aufgebaut, wobei es sich hier allerdings um *sekundäre Sinneszellen* handelt (☞ Abb. 10.1). Die Stützzellen sind spezialisierte Epithelzellen der Mundschleimhaut, die ebenso wie die nur etwa 14 Tage lebenden Geschmackszellen von den **Basalzellen** gebildet werden. Sie formen um die Sinneszellen herum eine Kapsel. Jede der länglichen Sinneszellen hat an einem Ende einen kleinen Fortsatz, das **Geschmacksstiftchen.** Es ragt an einer Öffnung, dem **Geschmacksporus,** aus der Geschmacksknospe hervor in die Mundhöhle und ist der reizaufnehmende Teil der Sinneszelle (☞ Abb. 10.10).

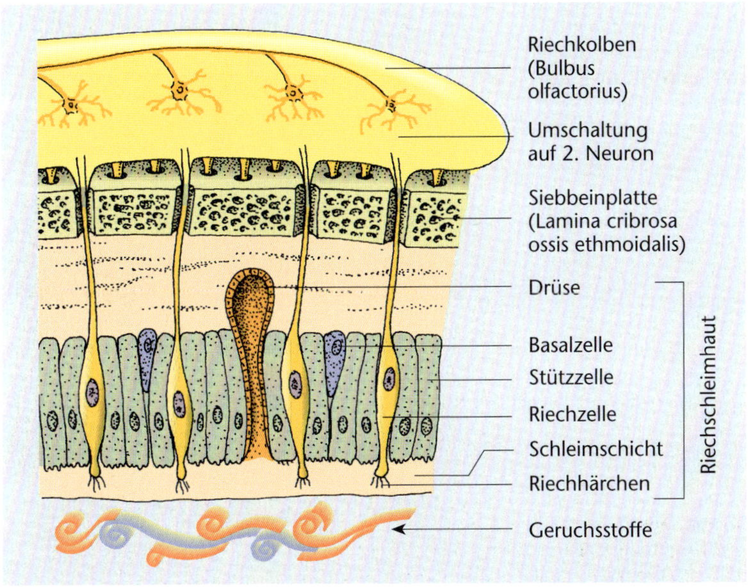

Abb. 10.9: Die Riechfelder der Riechschleimhaut liegen dem Unterrand der Siebbeinplatte an (anatomische Übersicht ☞ Abb. 7.6). Diese Abbildung zeigt den Feinbau der Riechfelder. Zwischen Stütz-, Basal- und Riechzellen liegen Drüsen. Sie bilden eine Schleimschicht, in die die Riechhärchen eingebettet sind. Die Geruchsstoffe lösen sich in dieser Schleimschicht und werden den Riechhärchen zugeführt.

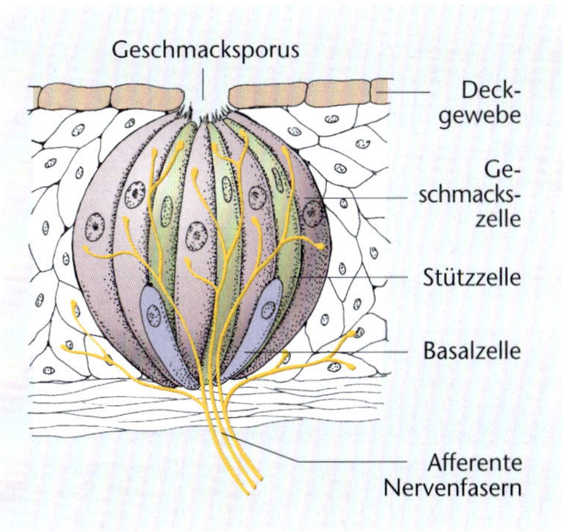

Abb. 10.10: Aufbau einer Geschmacksknospe.

10.5.7 Die Reizung der Geschmacksrezeptoren

Damit eine Geschmacksempfindung entstehen kann, müssen Substanzen im Speichel gelöst sein und so zu den Poren der Geschmacksknospen gelangen. Dort reagieren sie im Bereich der Geschmacksstiftchen mit den Sinneszellen: Die unterschiedlichen chemischen Eigenschaften der Geschmacksstoffe führen über die Beeinflussung von Ionenkanälen (bzw. bei salzigen Stoffen auch durch Diffusion) in den Sinneszellen zur Auslösung von Generatorpotenzialen.

Im Differenzierungsvermögen ist der Geschmackssinn dem Geruchssinn unterlegen. Alle Geschmacksempfindungen können auf wenige Grundqualitäten zurückgeführt werden, von denen **süß, salzig, sauer** und **bitter** am längsten bekannt sind. Vor einigen Jahren wurde als fünfte Geschmacksqualität **umami** (japanisch: lecker schmeckend) entdeckt. Die Umami-Rezeptoren werden z. B. durch die Aminosäure Glutamat erregt, die u. a. am typischen Geschmack von Soja-Sauce beteiligt ist. Neuerdings ist als sechste Geschmacksqualität die für Fett in der Diskussion. Für jede Geschmacksqualität ist wahrscheinlich ein bestimmter Rezeptortyp zuständig, der für die betreffende Qualität maximal empfindlich ist.

Bisher war man der Auffassung, dass die verschiedenen Rezeptortypen ganz unterschiedlich auf der Zunge verteilt sind (die für süß vornehmlich vorne an der Zungenspitze, für salzig vor allem vorne und vorne seitlich etc.) und zeichnete entsprechende Zungenkarten. Neueren Erkenntnissen zufolge sind die Unterschiede jedoch insgesamt gering. Ausnahme ist bitter, das vornehmlich am Zungengrund geschmeckt wird.

10.5.8 Der Leitungsweg des Geschmackssinnes

Von den (sekundären) Geschmacksrezeptoren der Zunge ziehen die Nervenfasern hauptsächlich mit dem VII. und IX. Hirnnerven zum verlängerten Mark, wo sie im **Geschmackskern** *(Nucleus tractus solitarii)* enden. Von dort werden die Geschmacksreize zum Thalamus und weiter zur hinteren Zentralwindung, dem primären sensorischen Rindenfeld im Großhirn (☞ 9.8.9), geleitet.

10.6 Auge und Sehsinn

Herausragende Bedeutung

Von allen Sinnesmodalitäten nimmt das Sehen für den Menschen eine Vorrangstellung ein. Ein Drittel der Großhirnrinde gehört zum visuellen System, und fast 40 % aller Leitungswege zum ZNS gehören zur Sehleitung.

Beim Sehen werden nicht nur *Helligkeitsunterschiede* und *Farben* erfasst, sondern es entsteht über die Wahrnehmung unterschiedlicher Entfernungen und die Lagebeziehungen von Objekten durch *beide* Augen auch ein *räumliches Bild* der Außenwelt. Gleichzeitig ist das Auge auch *zeitlich* hochauflösend: In heller Umgebung kann es bis zu 15, im Dunkeln jedoch nur bis zu 5 Bilder pro Sekunde unterscheiden.

10

10.6.1 Der Augapfel

Die **knöcherne Augenhöhle** enthält den **Augapfel** *(Bulbus oculi)* und ihn umgebendes Fettgewebe. Sechs äußere Augenmuskeln bewegen den Augapfel in der Augenhöhle (☞ Abb. 10.23).

Der Augapfel ist aus drei Schichten aufgebaut: der *äußeren, mittleren* und *inneren Augenhaut* (☞ Abb. 10.11 und 10.12).

Die äußere Augenhaut

Zur **äußeren Augenhaut** gehören die **Lederhaut** *(Sklera)* und die **Hornhaut** *(Kornea* ☞ Abb. 10.11).

Die Lederhaut umgibt den gesamten Augapfel bis auf den vorderen Bereich. Sie ist eine straffe Bindegewebshülle, die dem Augapfel Festigkeit und Form verleiht und ihn schützt. Im Bereich des Sehnerven geht sie in eine *Duraschicht* (harte Hirnhaut ☞ 9.11.1) über, die den Sehnerven umgibt. Im Bereich der *Iris* (Regenbogenhaut, ☞ unten) geht die Lederhaut in die gefäßlose, transparente Hornhaut über.

Der vordere, sichtbare Lederhautabschnitt wird bis etwas über den Hornhautrand von einer Epithelschicht bedeckt und geschützt, der **Bindehaut** *(Konjunktiva)*. Die Bindehaut bedeckt auch die Innenseiten der Augenlider und verbindet sie mit dem Augapfel. Sie ist reichlich mit freien Nervenendigungen ausgestattet und daher z. B. bei eindringenden Fremdkörpern besonders schmerzempfindlich.

Die mittlere Augenhaut

Die **mittlere Augenhaut** besteht aus **Aderhaut** *(Chorioidea)*, **Ziliarkörper** und **Iris** *(Regenbogenhaut* ☞ Abb. 10.12).

Die Aderhaut ist eine schwarzbraun pigmentierte Haut und liegt der Lederhaut innen an. Sie enthält zahlreiche Blutgefäße, die die Netzhaut versorgen. Durch die eingelagerten schwarzen Pigmente wirkt die Aderhaut wie die Wand einer Dunkelkammer und verhindert somit Lichtreflektionen innerhalb des Augapfels.

Im vorderen Augenbereich geht die Aderhaut in den Ziliarkörper über. Er besteht aus Bindegewebsfortsätzen, deren Fasern die Augenlinse im Zentrum des Strahlenganges aufhängen, und dem ringförmigen **Ziliarmuskel.** Durch dessen Anspannung werden die Aufhängefasern der Linse **(Zonulafasern)** entspannt. Die Linse kann dann ihrer eigenen Elastizität folgen und nimmt eine kugelähnliche, d. h. stärker gekrümmte Form an. Auf diese Weise stellt sich der optische Apparat des Auges vom Sehen in der Ferne auf die Nähe um (☞ 10.6.5).

Das Kammerwasser

Die Bindegewebsfortsätze des Ziliarkörpers sind sehr reich an Blutgefäßen. In ihnen wird das **Kammerwasser** gebildet. Diese klare Flüssigkeit entspricht in der Zusammensetzung weitgehend dem Liquor (☞ 9.11.2). Das Kammerwasser füllt den vor der Linse liegenden Teil des Augapfels, der durch die **Iris** *(Regenbogenhaut,* ☞ unten) in eine **vordere** und eine **hintere Augenkammer** (☞ Abb. 10.12) unterteilt wird. Das Kammerwasser ernährt Hornhaut und Linse, die selbst gefäßlos sind.

Der Winkel, den Iris und Hornhaut einschließen, heißt **Kammerwinkel.** In diesem Bereich zwischen Leder- und Hornhaut liegen kleine Spalträume, über die das Kammerwasser des Auges in einen ringförmigen Kanal, den **Schlemm-Kanal,** und dann in das venöse Blut abfließt. Normalerweise befinden sich Kammerwasserproduktion und -abfluss im Gleichgewicht, so dass der vom Kammerwasser gebildete **Augeninnendruck** stets gleich hoch ist.

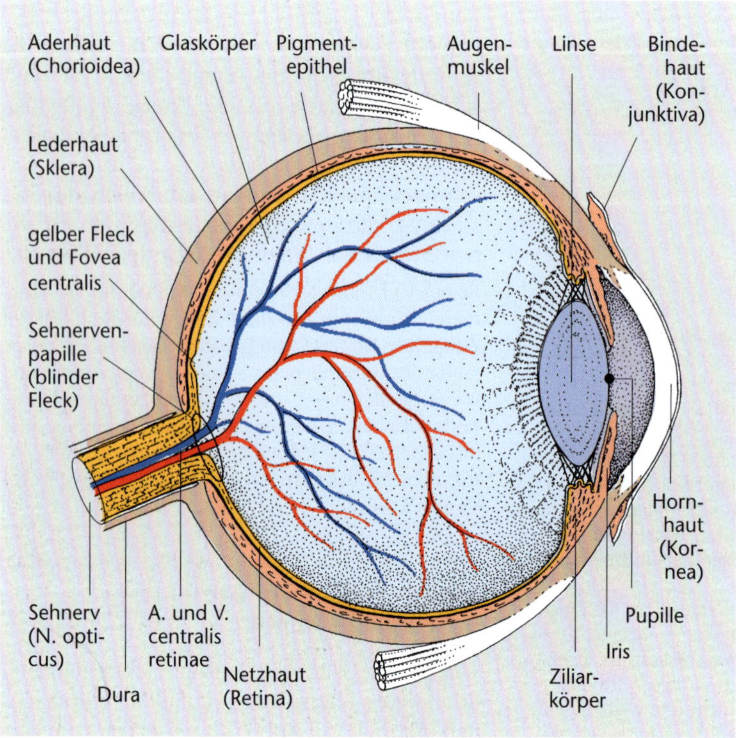

Abb. 10.11 (links): Struktur des Augapfels mit Hornhaut und Sehnerv. Das Licht gelangt durch die Hornhaut ins Innere des Auges. Es muss vordere Augenkammer, Linse und Glaskörper durchdringen, bevor es auf die Netzhaut trifft. Über den Sehnerven werden die Sinnesreize der Netzhaut dann zum Gehirn weitergeleitet.

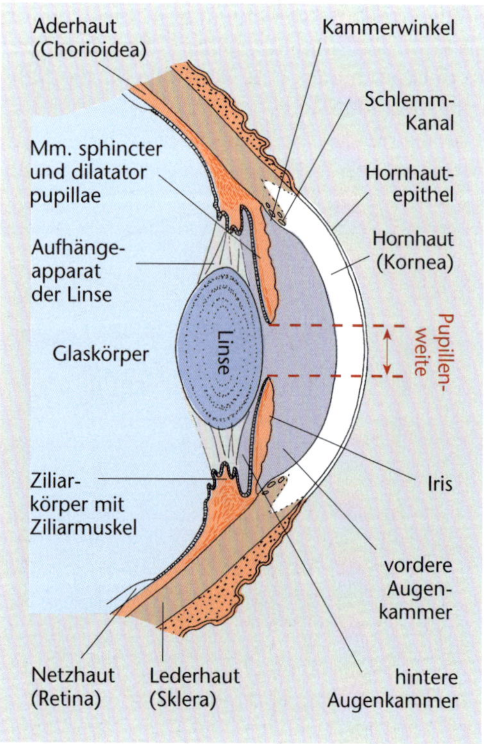

Abb. 10.12 (rechts): Ziliarkörper, Linse und Aufhängeapparat.

Messung des Augeninnendrucks

Der Augeninnendruck (normal 10 – 20 mmHg) kann mit Hilfe der *Tonometrie* bestimmt werden. Dazu wird die empfindliche Hornhaut durch Tropfanästhesie betäubt und das Messgerät dann direkt auf die Hornhaut aufgesetzt. Eine berührungsfreie, aber nicht ganz so genaue Druckmessung erfolgt mittels eines kurzen, standardisierten Luftstoßes, der eine geringe Eindellung der Hornhaut hervorruft. Aus dem sich dabei vor dem Auge aufbauenden Staudruck oder der zur Hornhautverformung nötigen Zeit wird der Augeninnendruck berechnet.

Wie der Blutdruck unterliegt auch der Augeninnendruck tageszeitlichen Schwankungen, so dass ein *Augendruck-Tagesprofil* oft aufschlussreicher ist als eine einmalige Messung.

Das Glaukom

Beim **Glaukom** *(Grüner Star)* ist der Augeninnendruck erhöht. Häufigste Ursache ist eine Abflussbehinderung des Kammerwassers im Bereich des Kammerwinkels, die oft im höheren Lebensalter auftritt. Der erhöhte Augeninnendruck schädigt Netzhaut und Sehnerv und führt unbehandelt zur Erblindung.

Wenig Warnzeichen
Das Glaukom gehört zu den häufigsten Erblindungsursachen. Da chronische Formen oft lange Zeit keine Beschwerden bereiten oder diese fehlgedeutet werden, sind regelmäßige Kontrollen des Augeninnendrucks durch den Augenarzt bei allen über 40-Jährigen dringend anzuraten.

Neben dem chronischen Glaukom gibt es den **akuten Glaukomanfall** mit heftigen Beschwerden: Herabsetzung des Sehvermögens mit Nebelsehen und Regenbogenfarbensehen sowie Allgemeinsymptome wie Kopfschmerzen, Übelkeit und Erbrechen.

Die Therapie des chronischen Glaukoms besteht z. B. in der Gabe von parasympathisch wirksamen Augentropfen, die durch Pupillenverengung den Kammerwinkel erweitern und damit den Kammerwasserabfluss verbessern. Andere Medikamente drosseln die Kammerwasserproduktion. Schließlich kann der Abfluss des Kammerwassers operativ verbessert oder seine Produktion reduziert werden.

Iris und Pupille

Die **Iris** *(Regenbogenhaut)* ist der sichtbare farbige Anteil des Augapfels. Die individuelle Augenfarbe entsteht durch Pigmenteinlagerungen: Blaue Augen sind wenig, braune stärker pigmentiert. Die Pigmentierung bildet sich erst im Verlauf des ersten Lebensjahres aus.

Die Iris enthält ringförmige und strahlenförmig angeordnete glatte Muskelfasern und hat in der Mitte ein Loch, die **Pupille.** Die Iris wirkt

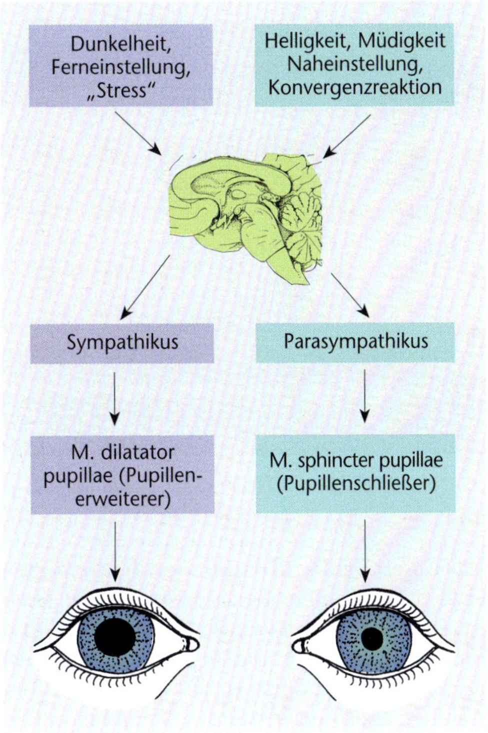

Abb. 10.13: Regulation der Pupillenweite durch Sympathikus und Parasympathikus.

wie die Blende eines Fotoapparates: Sie passt die Pupillenweite unterschiedlichen Lichtverhältnissen an. Bei zunehmender Helligkeit, der Naheinstellung (☞ 10.6.5) sowie starker Müdigkeit bewirkt der Parasympathikus reflektorisch eine Kontraktion der in die Iris eingebetteten Fasern des **M. sphincter pupillae.** Die Pupille wird dadurch enger, der Lichteinfall reduziert **(Miosis).** Bei umgekehrten Reizen (☞ Abb. 10.13) kontrahieren sich unter dem Einfluss des Sympathikus die radiären Muskelfasern der Iris **(M. dilatator pupillae),** und die Pupille erweitert sich **(Mydriasis).**

Auch viele Medikamente wirken auf die Pupille. Atropin beispielsweise erweitert die Pupillen, Opiate führen dagegen zu einer deutlichen Pupillenverengung.

Pupillenreflexprüfung
Der Pupillenreflex wird mit einer Stablampe geprüft, die nach vorgegebenem Schema vor dem Auge des Patienten an- und ausgeschaltet wird. Ein gestörter Pupillenreflex ist ein Zeichen für eine Sehstörung oder neurologische Erkrankung. Deshalb müssen z. B. nach Schädel-Hirn-Traumen Pupillenweite, -form und -reaktion regelmäßig geprüft und dokumentiert werden. Der fehlende Pupillenreflex gilt als *unsicheres* Todeszeichen.

Die innere Augenhaut

Zur **inneren Augenhaut** gehören die **Netzhaut** *(Retina)* mit den bildaufnehmenden Sinnesrezeptoren sowie das **Pigmentepithel,** das die Netzhaut umkleidet und störende Lichtstreuung aufhebt (☞ Abb. 10.15). Darüber hinaus bauen die Pigmentzellen die äußeren Abschnitte der Photorezeptoren ab, welche ständig nachgebildet werden. Beim Krankheitsbild der **Retinitis pigmentosa** ist diese Phagozytoseaktivität des Pigmentepithels gestört, was schließlich zur Zerstörung der Photorezeptoren führt.

Die Pigmentepithelschicht ist zwar mit der Aderhaut fest verwachsen, aber nur im Bereich des Sehnervenaustritts **(Papille)** und am Ziliarkörper auch mit der Netzhaut fest verbunden. An den übrigen Stellen wird der notwendige enge Kontakt zwischen diesen beiden Schichten durch den Augeninnendruck gewährleistet.

Netzhautablösung

Durch Verletzungen oder degenerative Prozesse kann sich die Netzhaut von der sie ernährenden Pigmentepithelschicht ablösen. Infolge einer solchen **Netzhautablösung** *(Ablatio retinae)* wird die Retina nicht mehr ernährt, Flüssigkeit dringt zwischen Netzhaut und Pigmentepithel ein (☞ Abb. 10.15). Der Patient bekommt schmerzlose Sehstörungen mit Lichtblitzen, verschleiertem Sehen und Gesichtsfeldausfällen. Therapeutisch müssen die beiden Schichten frühzeitig durch Laserstrahlen miteinander „verklebt" werden.

10

Netzhautgefäße

Die Netzhaut mit den Sinneszellen wird über die **zentrale Netzhautarterie** *(Arteria centralis retinae),* einen Ast der *Arteria carotis interna* (☞ Abb. 16.9), versorgt. Sie tritt zusammen mit dem Sehnerven in das Auge ein. Die venöse Ableitung erfolgt über die **zentrale Netzhautvene** *(Vena centralis retinae).* Arterien und Venen verlaufen in vier Hauptästen über die gesamte optische Schicht mit Ausnahme der Stelle des schärfsten Sehens, der *Fovea centralis* (☞ Abb. 10.11).

Ein **Zentralarterienverschluss,** z. B. durch die Einschwemmung eines Blutgerinnsels, führt schlagartig zur schmerzlosen Erblindung. Da die Überlebenszeit der Netzhaut nur kurz ist, erfordert dieser augenärztliche Notfall ein sofortiges therapeutisches Eingreifen.

Augenspiegelung

Im Bereich der Netzhaut können die Augengefäße bei der Augenhintergrunduntersuchung mit einem *Augenspiegel* **(Ophthalmoskop)** direkt eingesehen werden (**Augenspiegelung** ☞ Abb. 10.14). So sind Aussagen über Gefäßveränderungen möglich, wie sie z. B. bei Diabetes mellitus oder Bluthochdruck auftreten können. Außerdem können auch die Netzhaut selbst und die Austrittsstelle des Sehnerven, die Papille, beurteilt werden.

Der Beurteilung der Papille kommt dabei eine besondere Bedeutung zu: Sie kann sich in

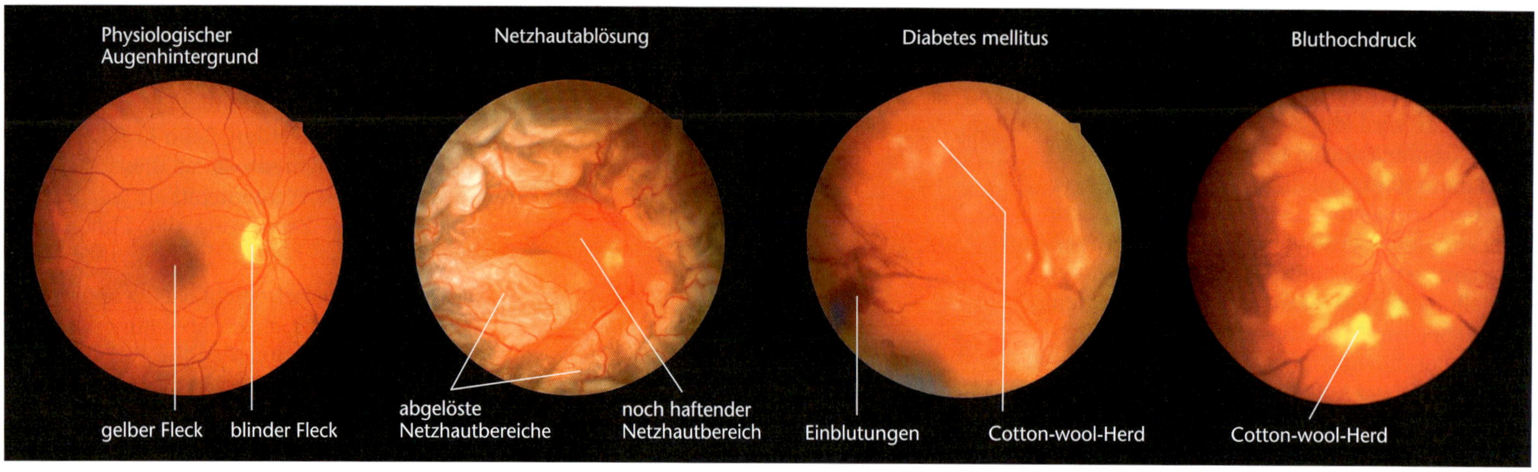

Abb. 10.14: Ganz links Augenhintergrund eines Gesunden. Rechts ist der „blinde Fleck", links davon der fast gefäßfreie „gelbe Fleck". Daneben verschiedene krankhafte Befunde. [T132, E143]

Richtung Glaskörper vorwölben **(Stauungspapille)** und so auf eine lebensbedrohliche Druckerhöhung im Schädelraum hinweisen (☞ 9.11.2). Eine Einsenkung der Papille *(Exkavation)* ist dagegen ein Zeichen für einen erhöhten Augeninnendruck (Glaukom).

10

10.6.2 Feingeweblicher Aufbau und Funktion der Netzhaut

Die Netzhaut ist eine komplex aufgebaute Einheit aus hintereinandergeschalteten Nervenzellschichten. Ganz außen liegen als erstes Neuron der Sehbahn die **Photorezeptorzellen,** die mit ihren Endgliedern in das Pigmentepithel eintauchen. Man unterteilt sie in **Zapfen** und **Stäbchen.** Die Zapfen sind, grob gesagt, für das farbige Sehen am Tage verantwortlich, die Stäbchen für das Dämmerungssehen (☞ Abb. 10.15 und 10.16).

Die meisten der 6 Millionen *Zapfen* liegen im Bereich der optischen Achse im Zentrum der Netzhaut. Dieses Areal heißt **gelber Fleck** *(Macula lutea).* Es enthält in einer Vertiefung, der **Fovea centralis,** den Ort des schärfsten Sehens. Hier werden einfallende Lichtstrahlen wegen der hohen Zapfendichte und der geringen Signalkonvergenz (☞ unten) am genauesten abgebildet. Wenn wir einen Gegenstand fixieren, stellt sich der optische Apparat der Augen jeweils so ein, dass die Lichtstrahlen genau in den Bereich der Fovea centralis gebündelt werden. Die Zapfen vermitteln also neben dem Farbensehen auch eine genaue Bildauflösung. Für ihre Aktivität ist allerdings eine ziemlich hohe Helligkeit erforderlich, so dass man in der Dämmerung keine Farben mehr wahrnehmen kann. Zusätzlich ist das Scharfsehen bei Dämmerung durch die geringere Bildauflösung eingeschränkt.

Bei den Stäbchen ist nicht jede Zelle mit einer nachfolgenden Nervenzelle verknüpft, wie es bei den Zapfen zum Teil der Fall ist, sondern es sind etwa 10 – 100 Stäbchen auf ein nachfolgendes Neuron verschaltet *(Signalkonvergenz).* Das Gesamtbild wird dadurch zwar unschärfer, aber dafür reagiert dieses System auch noch bei sehr geringen Leuchtdichten. Darum kann man bei Dunkelheit besser sehen, wenn man etwas nicht genau fixiert, da bei direktem Betrachten eines Gegenstandes die Lichtstrahlen vor allem in den lichtunempfindlichen Bereich der Fovea centralis gebündelt werden.

Den Photorezeptoren sind in der Netzhaut als zweites Neuron die **Bipolarzellen** nachgeschaltet. Weitere retinale Neurone sind die **amakrinen Zellen** und **Horizontalzellen.** Sie stellen „Querverbindungen" her (sind also Interneurone, ☞ 4.5.1) und führen erste Verrechnungen der visuellen Information durch, etwa Einstellung auf die Lichtintensität (☞ 10.6.7), Kontrastbildung oder Analyse von Bewegungen.

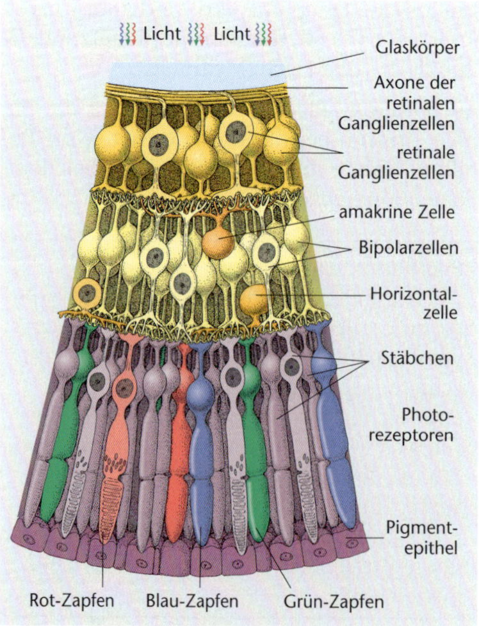

Abb. 10.15: Schichtaufbau der Retina im Detail. Das Licht muss die Axone der Ganglienzellen, die Ganglienzellen, die amakrinen Zellen, die Horizontalzellen und die Bipolarzellen der Retina durchdringen, bevor es auf die lichtempfindlichen Stäbchen und Zapfen trifft.

Die gesammelten Informationen konvergieren dann auf das dritte und letzte Neuron in der Netzhaut, die innen gelegenen **Ganglienzellen** (☞ Abb. 10.15). Die Axone der Ganglienzellen verlassen das Auge im Bereich der **Papille** und bilden den **Sehnerv** *(Nervus opticus).* An seiner Austrittsstelle gibt es keine lichtempfindlichen Zellen, man nennt sie daher den **blinden Fleck.** Diese Stelle wird normalerweise nicht bewusst wahrgenommen, da das Gehirn den Ausfall „ergänzt".

Makuladegeneration

Wenn die Netzhaut der Makularegion geschädigt wird, kommt es zum Verlust des zentralen Sehens und damit des Scharfsehens und des Lesevermögens. Am häufigsten ist die **altersbedingte Makuladegeneration** *(AMD),* die bis zu 5 % der über 60-Jährigen betrifft. Da die peripheren Netzhautabschnitte mit ihrer hohen Signalkonvergenz (☞ oben) erst später befallen werden, bleibt anfänglich noch ein gewisses Sehvermögen erhalten. Die Erkrankung kann im Endstadium zur Erblindung führen.

10.6.3 Die Linse

Die **Linse** trägt mit ihrer Brechkraft dazu bei, dass die einfallenden Lichtstrahlen auf der Netzhaut zu einem scharfen Bild vereinigt werden können. Sie ist ein gefäßloser, transparenter Körper aus sehr langen, dünnen *Linsenfasern,* der von einer Bindegewebskapsel umgeben ist. Die Linsenoberfläche ist beidseits konvex gewölbt. Der Aufhängeapparat des Ziliarkörpers hält die Linse in ihrer Position hinter der Pupille.

Katarakt

Eine Trübung der Linse bezeichnet man als *Grauen Star* oder **Katarakt.** Am häufigsten ist der „Altersstar", der sich meist um das 60. Lebensjahr bemerkbar macht. Die Linsentrübung beeinträchtigt zunehmend das Sehvermögen. Therapeutisch ersetzt der Augenarzt in

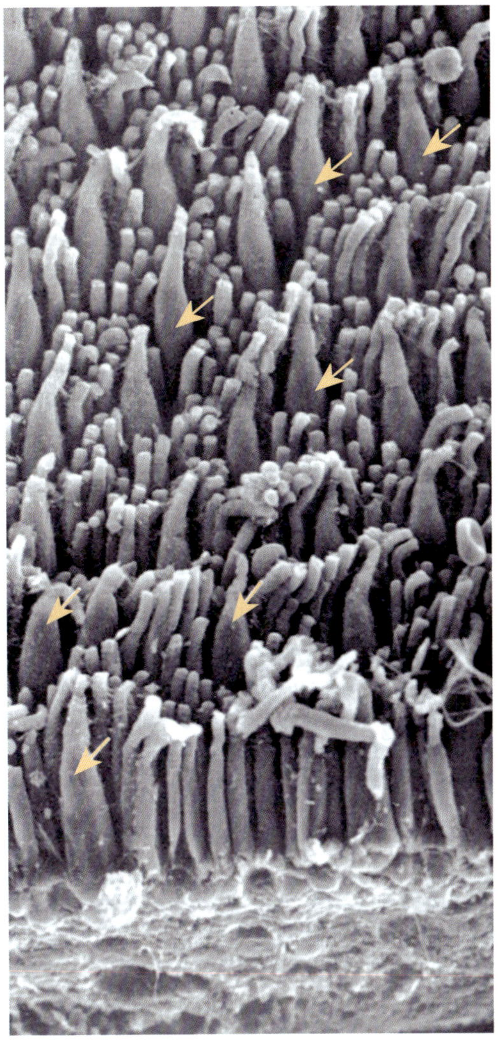

Abb. 10.16: Photorezeptoren der Netzhaut im Elektronenmikroskop (Pigmentepithel entfernt). Die mit Pfeilen markierten etwas breitbauchigeren Zellen sind die Zapfen. Die restlichen Zellen sind Stäbchen. [C160]

einer *Staroperation* die getrübte Linse durch eine implantierte Kunststofflinse. Da der Patient mit dieser nicht akkommodieren kann (☞ 10.6.5), braucht er eine Lesebrille.

10.6.4 Der Glaskörper

Der Innenraum des Augapfels hinter der Linse wird vom **Glaskörper** *(Corpus vitreum)* ausgefüllt. Er besteht aus einer durchsichtigen, gallertigen Masse, die die Form des Augapfels erhält und durch ihren Quellungsdruck zusammen mit dem Druck des Kammerwassers den notwendigen engen Kontakt zwischen Netzhaut und Pigmentepithel bewirkt.

10.6.5 Die Sehfunktion: Lichtbrechung und Akkommodation

Damit ein Gegenstand in unserer Umwelt scharf gesehen (abgebildet) werden kann, müssen die von einem bestimmten Punkt eines Gegenstandes ausgehenden Lichtstrahlen exakt auf die Netzhaut gebündelt werden. Diese Ablenkung der Lichtstrahlen heißt **Lichtbrechung.** Auf der Netzhaut entsteht dann ein *verkleinertes, spiegelbildliches* und *umgekehrt stehendes* Netzhautbild des betrachteten Gegenstandes (☞ Abb. 10.17). Dieses Netzhautbild wird durch das Gehirn wieder „richtig" nach oben gestellt.

Die Brechkraft des Auges

Die Brechkraft eines optischen Systems (z. B. einer optischen Linse) gibt an, wie stark das einfallende Licht abgelenkt wird. Maß für die Brechkraft ist die **Dioptrie** (kurz **dpt**). Sie ist definiert als der Kehrwert der Brennweite (in Metern) des optischen (brechenden) Systems. Eine Linse mit einer Brennweite von 10 cm (= 0,1 m) hat also eine Brechkraft von 10 Dioptrien. Sammellinsen haben positive, Zerstreuungslinsen negative Dioptriezahlen.

Die lichtbrechenden Medien des Auges sind Hornhaut, Kammerwasser, Linse und Glaskörper. Die Gesamtbrechkraft des Auges beträgt normalerweise 59 dpt, wobei die Hornhaut mit 43 dpt den Hauptteil ausmacht, gefolgt von der Linse, deren Brechkraft veränderlich ist (Akkommodation ☞ unten).

Visusprüfung

Die **Sehschärfe** *(Visus)* oder das Auflösungsvermögen des Auges beschreibt die Fähigkeit, zwei Punkte in einer bestimmten Entfernung noch getrennt wahrzunehmen. Sie wird im klinischen Alltag mit *Visustafeln* meist im Abstand von 5 m geprüft, auf denen Buchstaben in unterschiedlicher Größe erkannt werden sollen. Statt der Buchstaben werden oft auch Ringe mit einer kleinen Aussparung *(Landolt-Ringe)* verwendet, wobei der Patient angeben soll, wo die Öffnung des Ringes ist.

Nah- und Fernakkommodation

Wir können weit- wie nahliegende Gegenstände gut sehen, weit- wie nahliegende Gegenstände werden also stets scharf auf der Netzhaut abgebildet. Diese Anpassung an unterschiedliche Entfernungen geschieht durch eine Veränderung der Linsenkrümmung und damit der Linsenbrechkraft und heißt **Akkommodation.**

Bei der Nahakkommodation bewirkt der vom Parasympathikus innervierte Ziliarmuskel (☞ 10.6.1) durch seine Kontraktion eine Entspannung des Aufhängeapparates der Linse (☞ Abb. 10.12 und 10.17). Durch ihre *Eigenelastizität* nimmt die Linse einen stärkeren Krümmungsgrad an und ihre Brechkraft nimmt zu.

Bei der **Fernakkommodation** entspannt sich der Ziliarmuskel, wodurch sich die Aufhängefasern der Linse straffen und anspannen. Diese Spannung überträgt sich auf die Linse, wodurch sie flacher wird. Ihre Brechkraft nimmt ab, sie ist für Sicht in die Ferne eingestellt.

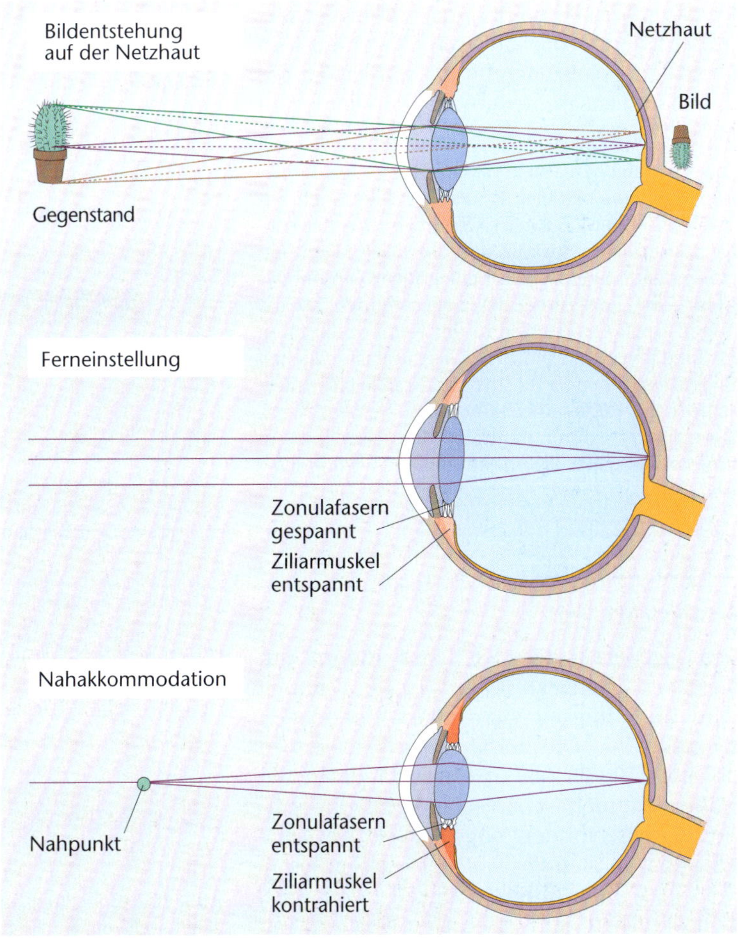

Abb. 10.17: Bildentstehung auf der Netzhaut, Ferneinstellung und Nahakkommodation. [L190, R124]

10

Die Akkommodationsfähigkeit ist altersabhängig: Ein 20-Jähriger kann seine Linsenbrechkraft bei der Nahakkommodation um ca. 10 dpt erhöhen *(Akkommodationsbreite)*. Wenn er normalsichtig ist, kann er von Unendlich (Fernpunkt) bis 10 cm vor dem Auge (Nahpunkt) alles scharf sehen. Im Alter ist die Akkommodationsfähigkeit weit geringer, der Nahpunkt rückt immer weiter weg (Alterssichtigkeit ☞ unten).

Der Pupillenreflex

Nicht nur bei vermehrtem Lichteinfall ins Auge, sondern auch bei jeder Nahakkommodation verengt sich die Pupille *(Miosis)*. Dadurch fällt nicht nur weniger Licht ins Auge, sondern es werden auch die am Rand der Linse einfallenden Lichtstrahlen abgeblendet. Damit wird bei Nahsicht die „Bildqualität" auf der Netzhaut verbessert, so wie beim Fotoapparat eine kleine Blendenöffnung zu schärferer Abbildung führt (☞ auch Abb. 10.15).

10

Die Konvergenzreaktion

Beim Blick in die Ferne verlaufen die Sehachsen beider Augen parallel zueinander. Entfernte Gegenstände werden daher auf einander entsprechenden (korrespondierenden) Netzhautorten abgebildet. Wenn näher liegende Objekte fixiert werden, müssen sich die Augäpfel in Richtung zur Nase hin bewegen, damit die Abbildung auf korrespondierenden Netzhautstellen erfolgen kann. Eine solche **Konvergenzreaktion** der Augen erfolgt reflektorisch durch die äußeren Augenmuskeln (☞ 10.6.9) gleichzeitig mit der Nahakkommodation und zusammen mit der Pupillenverengung (Miosis).

Die Konvergenzreaktion ist auch an der *Entfernungsmessung* beteiligt: Die Augen stellen sich immer auf das gerade fixierte Objekt ein. Aus dem dafür notwendigen Ausmaß der Konvergenz- und Akkommodationsreaktionen beider Augen erkennt das Gehirn die *Entfernung* des Gegenstandes. Da die Augen einen Gegenstand in der Nähe durch ihren Abstand von etwa 7 cm aus etwas unterschiedlichen Blickwinkeln sehen, liefern sie zwei leicht unterschiedliche Bilder an das zentrale Nervensystem. Dort entsteht durch zentrale Verarbeitung dieser unterschiedlichen Informationen ein *räumliches Bild*.

10.6.6 Sehfehler

Alterssichtigkeit

Die Eigenelastizität der Linse nimmt mit steigendem Alter ab (☞ Abb. 10.18). Dadurch wird die Fähigkeit zur Nahakkommodation eingeschränkt. Die meisten Menschen können ab etwa 50 – 55 Jahren Gegenstände in der Nähe nicht mehr scharf sehen. Wenn ihr Nahpunkt weiter vor dem Auge liegt als ihre Arme lang sind, können sie nicht mehr Zeitung lesen. Sie leiden unter **Alterssichtigkeit** *(Presbyopie)* und brauchen zum Lesen eine *Lesebrille* mit einer Sammellinse von einer Brechkraft zwischen 2 und ca. 5 dpt.

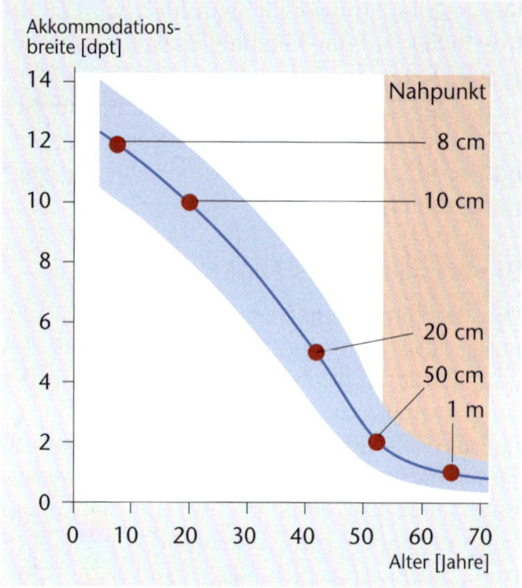

Abb. 10.18: Altersabhängigkeit von Akkommodationsbreite und Nahpunktentfernung. Die Angaben für den Nahpunkt gelten für Normalsichtige und vollständig korrigierte Fehlsichtige. [R124]

Kurz- und Weitsichtigkeit

Über die Hälfte der deutschen Erwachsenenbevölkerung ist nicht normalsichtig, das heißt ihre Augen schaffen es nicht, die einfallenden Lichtstrahlen aus der Ferne und/oder aus der Nähe scharf auf der Netzhaut abzubilden.

Bei der mit Abstand häufigsten **Fehlsichtigkeit** *(Refraktionsanomalie)*, der **Kurzsichtigkeit** *(Myopie)*, ist der Augapfel anlagebedingt zu lang (häufig) oder die Brechkraft der Linse zu stark (selten). Deshalb werden parallel einfallende Lichtstrahlen schon *vor* der Netzhaut vereinigt. Entfernte Gegenstände können nicht scharf gesehen werden. Diese Fehlsichtigkeit wird durch eine *Zerstreuungslinse* mit einer negativen Brechkraft ausgeglichen.

Bei einem zu kurzen Augapfel (häufig) oder einer Linse mit zu schwacher Brechkraft (selten) resultiert eine **Weitsichtigkeit** *(Hyperopie)*. Hier vereinigen sich die Lichtstrahlen erst *hinter* der Netzhaut. In diesem Fall muss durch eine *Sammellinse* mit einer positiven Brechkraft die Brechkraft des Auges erhöht werden, damit das Bild genau in der Netzhautebene entsteht (☞ Abb. 10.19).

Ein Kind mit einer angeborenen Weitsichtigkeit versucht, die zu schwache Brechkraft für das Sehen in der Ferne dadurch zu kompensieren, dass es akkommodiert. Mit der Akkommodation einher geht jedoch die Konvergenzreaktion, so dass die Sehachsen der beiden Augen nicht mehr parallel liegen, so wie es für das Sehen in die Ferne erforderlich ist. Als Folge entsteht im Gehirn ein Doppelbild. Auf dieses unscharfe Sehen reagiert das Gehirn mit der Unterdrückung eines der Bilder, woraus ein nur einäugiges Sehvermögen resultiert. Der dauerhafte Verlust des räumlichen Sehens kann nur durch die rechtzeitige Verordnung einer Brille verhindert werden.

Astigmatismus

Wenn die Hornhaut *nicht gleichmäßig* gewölbt ist, werden von einem Punkt ausgehende Lichtstrahlen auf der Netzhaut nicht als Punkt, sondern als Linie abgebildet. Diese meist angeborene Fehlbildung nennt man **Astigmatismus** *(Stabsichtigkeit)*. Therapeutisch wird der Fehler mit zylindrisch geschliffenen Gläsern oder Kontaktlinsen, in sehr ausgeprägten Fällen durch Transplantation einer intakten Hornhaut, korrigiert.

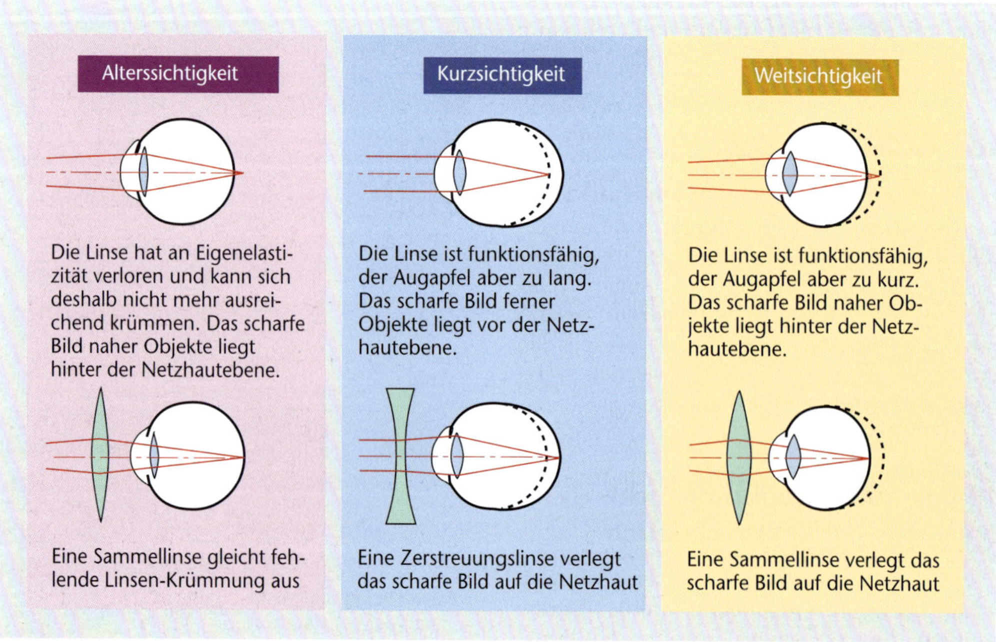

Abb. 10.19: Strahlengang beim alterssichtigen, beim kurzsichtigen und beim weitsichtigen Auge; im oberen Bild jeweils ohne, im unteren jeweils mit Korrektur.

Laser-Behandlung der Hornhaut

Kurz- und Weitsichtigkeit wie auch Astigmatismus kann man bis zu einigen Dioptrien durch Anwendung eines Lasers korrigieren. Dazu werden mittels ultravioletten Laserlichts (Excimer-Laser) Teile der ca. 0,5 mm dicken Hornhaut abgetragen und dadurch die Hornhautkrümmung so verändert, dass die Brechkraft der Augapfellänge angepasst bzw. der Astigmatismus beseitigt ist. Nicht immer klappt dies allerdings so genau, dass der Patient danach auf Brille oder Kontaktlinsen verzichten kann, zudem sind Komplikationen möglich. Und: Vor einer späteren Alterssichtigkeit ist man nicht gefeit, da diese eine andere Ursache hat.

Blindheit

Von einer völligen **Blindheit** *(Amaurose)* spricht man, wenn Patienten keinerlei Sehvermögen mehr haben. Ihnen gleich gestellt sind nach dem Bundessozialhilfegesetz Patienten mit hochgradiger Sehschwäche (weniger als $^1/_{50}$ der normalen Sehschärfe oder extreme Einschränkungen des Gesichtsfeldes), die sich in unvertrauter Umgebung nicht mehr zurechtfinden.

Ursache für eine Blindheit sind meist Störungen im Bereich der Augen oder der Sehnerven. Seltener sind Störungen im Bereich des zentralen Nervensystems, wo die Sinneseindrücke ausgewertet und bewusst werden (*Rindenblindheit, Seelenblindheit* ☞ 9.8.9). *Angeborene Blindheit* kann z. B. Folge einer Rötelnembryopathie (☞ 22.4) sein. Die häufigsten Ursachen für eine *erworbene Erblindung* im Erwachsenenalter sind Makuladegeneration (☞ 10.6.2), Glaukom (☞ 10.6.1), Diabetes mellitus (☞ 19.4.2), Gefäßerkrankungen der Netzhaut im Rahmen einer Hypertonie (☞ 16.4.1) und die Retinitis pigmentosa (☞ 10.6.1).

Da es bei eingetretener Blindheit auch mit den Hilfsmitteln moderner Medizin nur selten möglich ist, die Sehfähigkeit wiederherzustellen, kommt dem Schutz der Augen und der Früherkennung von Augen- und Allgemeinerkrankungen, die das Augenlicht gefährden, eine große Bedeutung zu. So sind regelmäßige augenärztliche Untersuchungen bei Allgemeinerkrankungen wie z. B. Diabetes mellitus oder Bluthochdruck (Hypertonie) neben der Behandlung der Grunderkrankung unbedingt erforderlich. Bei Gesunden sollten ab dem 40. Lebensjahr, bei stark Kurzsichtigen schon ab dem 20. Lebensjahr, regelmäßige augenärztliche Kontrollen erfolgen.

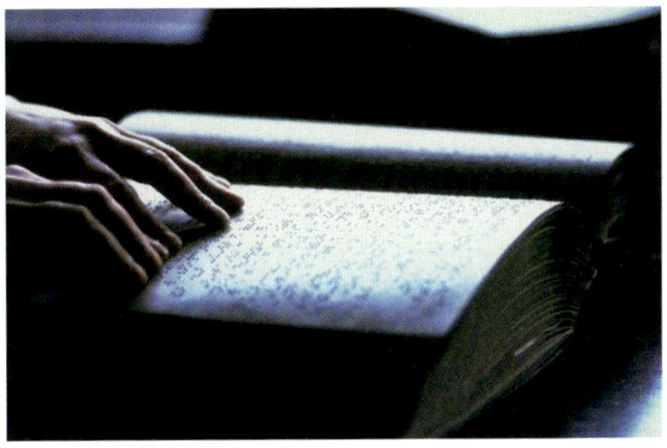

Abb. 10.20: Blinden stehen umfangreiche gesetzliche Rehabilitätsmaßnahmen zu, z. B. Erlernen der Braille-Blindenschrift (im Bild), Mobilitätstraining, bei Spätgeschädigten unter 40 Jahren auch Umschulungen in einen neuen Beruf. [J520-226]

Entsprechend der überragenden Bedeutung des Sehsinns für unsere Orientierung in der Umwelt und die Kommunikation mit anderen Menschen stellt Blindheit, gerade wenn sie erst im höheren Lebensalter entsteht, eine schwer wiegende Belastung für den Betroffenen dar. Alle Betreuenden sind gefordert, ihm wieder zu einer möglichst großen Selbstständigkeit im Alltagsleben zu verhelfen. Dazu können Hilfen wie z. B. das Erlernen der *Punkte-* oder **Braille-Schrift,** Zusatzgeräte für Schreibmaschinen oder Computer, Vorlesegeräte, Blindenstock oder Blindenhund wesentlich beitragen. Gerade ältere Patienten bleiben aber oft von der Unterstützung Dritter abhängig (☞ Abb. 10.20).

10.6.7 Die Stimulation der Photorezeptoren

Damit Sehempfindungen entstehen können, müssen Lichtstrahlen, die auf der Netzhaut eintreffen, in Nervenimpulse übersetzt werden. Ein erster Schritt ist die Absorption von Lichtquanten (Photonen) durch die **Photopigmente** der Stäbchen und Zapfen. Die Photonenaufnahme führt zu molekularen Strukturveränderungen der Photopigmente und über eine Reihe von Zwischenschritten zu einer Änderung des Membranpotenzials (☞ 9.1) zuerst der Photorezeptoren und dann der nachgeschalteten Bipolarzellen. An den Ganglienzellen entstehen daraufhin fortleitbare Aktionspotenziale. Damit ist die „Lichtenergie" in Aktionspotenziale übersetzt worden.

Die Erregung der Stäbchen

Die Stäbchen als Rezeptoren für das *Dämmerungssehen* enthalten als Photopigment **Rhodopsin** *(Sehpurpur).* Es setzt sich aus dem Eiweiß **Opsin** und dem Vitamin-A-Abkömmling **Retinal** zusammen. Rhodopsin ist eine instabile Verbindung, die schon bei geringsten Lichteinwirkungen durch eine Kette chemischer Reaktionen in ihre beiden Bestandteile zerfällt. Durch diese chemische Zerfallsreaktion werden die Ruhepotenziale der Stäbchen im Sinne einer *Hyperpolarisation* verändert. Diese Hyperpolarisation wird an die nachfolgenden Neurone weitergegeben und löst in den Ganglienzellen schließlich *Aktionspotenziale* aus. In der Dämmerung wird das Rhodopsin nach dem Zerfall rasch wieder aufgebaut, so dass die Stäbchen wieder empfangsbereit werden. Bei Helligkeit hält der Rhodopsinaufbau jedoch mit dem Zerfall nicht Schritt, dadurch sind die Stäbchen bei Tageslicht praktisch nicht erregbar.

Die Erregung der Zapfen

Die Zapfen als Rezeptoren für das *Farbensehen* enthalten in ihren Photopigmenten ebenfalls Retinal, aber statt des Opsins drei unterschiedliche Eiweißanteile, die jeweils für bestimmte Wellenlängenbereiche des Lichts besonders empfindlich sind. So gibt es Rezeptoren für den Gelbrot-, Grün- und Blauviolettbereich. Das breite Spektrum wahrnehmbarer Farben entsteht im Gehirn aus der Aufsummierung *(additiven Farbmischung)* der Erregungen dieser drei Rezeptortypen. Im Gegensatz zu den Stäbchen werden sie alle nur bei hellem Licht ausreichend gereizt (☞ Abb. 10.21).

Hell-Dunkel-Adaptation

Das Auge besitzt die Fähigkeit zur *Adaptation,* das heißt zur Anpassung an unterschiedliche Reizintensitäten. Dies ist sehr wichtig, da der Helligkeitsbereich, den das Auge wahrnehmen kann, außerordentlich breit ist (so ist ein Sonnentag etwa 2 Millionen mal heller als die Dämmerung). Dabei dauert die Anpassung an die Dunkelheit mit ca. 30 Minuten länger als die Anpassung an die Helligkeit, bei der nur ein Blendeffekt von einigen Sekunden auftritt.

Für die Adaptation sind drei Mechanismen von Bedeutung (☞ Abb. 10.22):

- Am effektivsten ist der **biochemische Prozess.** Bei Dunkelheit zerfällt nur wenig Rhodopsin, d. h. bei längerem Aufenthalt im Dunkeln reichert sich das Rhodopsin in den lichtempfindlichen Stäbchen an. Die Wahrscheinlichkeit, dass ein Rhodopsinteilchen vom Licht getroffen wird, nimmt damit zu (bei Helligkeit verläuft der Pro-

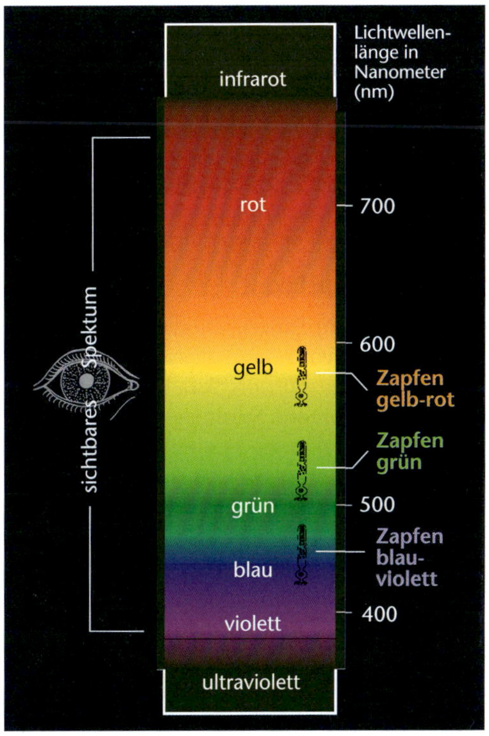

Abb. 10.21: Das sichtbare Licht liegt in einem Wellenlängenbereich zwischen 380 und 780 nm. Eingezeichnet sind die jeweiligen Empfindlichkeitsmaxima der Zapfen für gelbrot, grün und blauviolett.

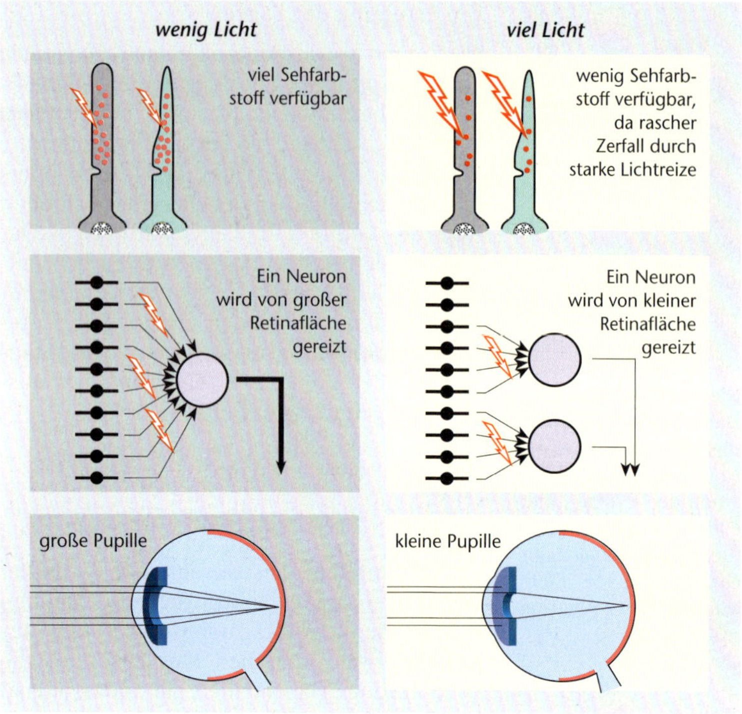

Abb. 10.22: Hell-Dunkel-Anpassungsreaktionen des Auges. Oben: Änderung der verfügbaren Sehfarbstoffmenge; Mitte: Bei „wenig Licht" wird ein Neuron von mehr Photorezeptoren gereizt als bei „viel Licht"; Unten: Pupillenreaktion.

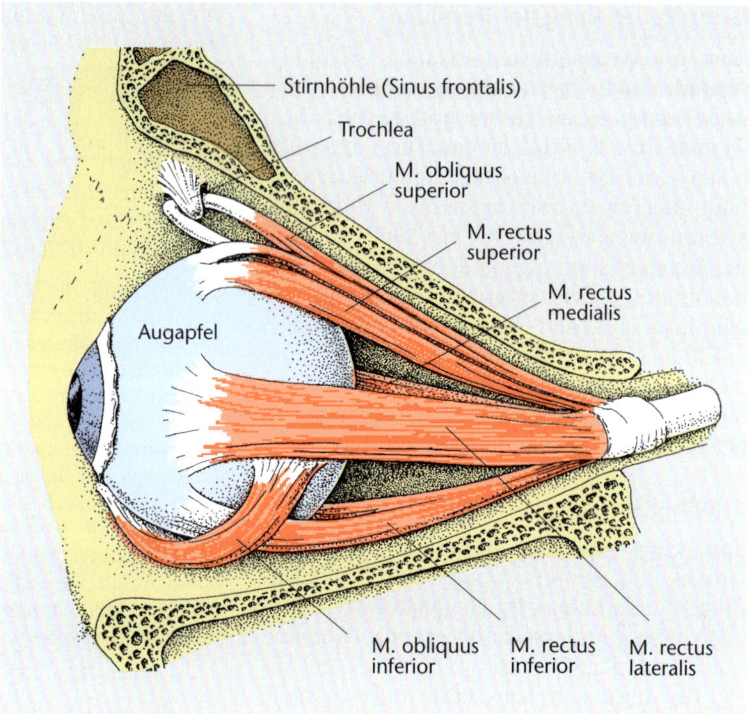

Abb. 10.23: Schnitt durch die Augenhöhle mit Blick von lateral auf die vier geraden und die zwei schrägen äußeren Augenmuskeln. Sie bewegen den Augapfel in der Augenhöhle.

zess entsprechend umgekehrt). Auf diese Weise kann die Lichtempfindlichkeit um ca. den Faktor 1000 gesteigert werden
- An zweiter Stelle folgt ein **neuronaler Mechanismus.** Die Stäbchen sind, wie erwähnt, immer zu mehreren (10 bis 100) mit einem nachfolgenden Neuron verknüpft. Bei der Dunkeladaptation vergrößert sich die Zahl der Rezeptoren, die auf ein nachgeschaltetes Neuron konvergieren (☞ 10.6.2). Das Dunkelsehen wird dadurch nochmals ca. um den Faktor 100 verbessert – allerdings auf Kosten der Sehschärfe
- Einen eher geringen Anteil leistet die **Pupille.** Sie kann durch ihre Verengung oder Erweiterung die einfallende Lichtmenge etwa 20fach verändern, reagiert aber bei plötzlichem Helligkeitswechsel reflexartig *schnell* (*Pupillenreflex* ☞ 10.6.5), wodurch die Gefahr der Blendung reduziert wird.

Farbenfehlsichtigkeit

Ist das normale Farbensehen gestört, spricht der Mediziner von einer **Farbenfehlsichtigkeit** oder *Farbsinnesstörung.* Am häufigsten sind dabei angeborene Störungen mit Mangel **(Farbschwäche)** oder Fehlen **(partielle Farbenblindheit)** eines der für das Farbensehen erforderlichen drei Photopigmente. Bei der Grünschwäche beispielsweise, der häufigsten Farbenfehlsichtigkeit überhaupt, ist die Grünempfindlichkeit herabgesetzt, d. h. der Betroffene mischt mehr Grün zu, um eine vorgegebene Farbmischung nachzuahmen, als der Gesunde. Da die meisten dieser Erkrankungsformen X-chromosomal (☞ 3.9.3) rezessiv vererbt werden, sind wesentlich mehr Männer (8 %) als Frauen (0,4 %) betroffen. Die **totale Farbenblindheit** *(Achromatopsie)* ist sehr viel seltener.

Nachtblindheit

Ein eingeschränktes Sehvermögen in der Dämmerung und im Dunkeln wird als **Nachtblindheit** bezeichnet. Häufige Ursache ist ein Vitamin-A-Mangel mit einer unzureichenden Bildung von Photopigment. Selten ist die Nachtblindheit genetisch bedingt: Hier sind Gene defekt, die für die Synthese von Rhodopsin zuständig sind.

10.6.8 Die Sehbahn

Die Aktionspotenziale aus den Ganglienzellen der Netzhaut gelangen mit dem **Sehnerven** *(N. opticus)* zur *Sehnervenkreuzung* **(Chiasma opticum)** unterhalb des Zwischenhirns (☞ 9.8.4). In diesem Bereich tauschen linker und rechter N. opticus je eine Hälfte ihrer Fasern aus, wobei die Fasern aus den beiden inneren (nasalen) Netzhauthälften jeweils zur Gegenseite kreuzen. Die gekreuzten Fasern bilden zusammen mit den jeweils ungekreuzten Fasern aus den äußeren (temporalen) Netzhauthälften die **linke** bzw. **rechte Sehbahn** *(Tractus opticus).* Durch die Kreuzung der Optikusfasern werden linke und rechte Gesichtsfeldhälften, die jeweils zunächst in *beiden* Netzhäuten repräsentiert waren, getrennt. Die Fasern aus der Fovea centralis verlaufen zum Teil gekreuzt, zum Teil ungekreuzt, d. h. sie erreichen beide Hirnhälften. Der größte Teil der Sehbahnfasern zieht zu einer Struktur des Thalamus, dem **seitlichen Kniehöcker** *(Corpus geniculatum laterale),* wo die Erregungen auf weitere Neurone umgeschaltet werden. Als **Sehstrahlung** erreichen die Axone dieser Nervenzellen dann die **primäre Sehrinde** im Hinterhauptlappen (☞ Abb. 9.39). Dort werden die Informationen aus beiden Augen zu einem einheitlichen Bild verschmolzen. Der übrige Teil der Sehbahnfasern wird im Mittelhirnbereich (☞ 9.8.2) umgeschaltet und vermittelt Reflexe wie z. B. die Pupillen- und die Akkommodationsreflexe.

Die primäre Sehrinde steht in enger Beziehung zur sekundären Sehrinde. Neue Wahrnehmungen werden dort mit früheren Erfahrungen verglichen; dadurch kann aus dem Sehen ein bewusstes Erkennen werden (Näheres ☞ 9.8.9 und 9.9).

Gesichtsfeld

Das **Gesichtsfeld** ist der Bereich, den man wahrnehmen kann, wenn die Augen einen ganz bestimmten Punkt fixieren, d. h. sich *nicht* bewegen. Es kann mit verschiedenen Geräten bestimmt werden **(Perimetrie).** Dabei muss der Patient einen bestimmten Punkt fixieren, während verschiedene Leuchtmarken von außen her in das Gesichtsfeld eingespielt werden. Der Patient gibt an, wann er diese sieht, ohne dabei den Blick vom fixierten Punkt im Zentrum zu wenden.

Gesichtsfeldausfälle

Viele Erkrankungen schränken das Gesichtsfeld ein: Schädigungen des Sehnerven (z. B. durch ein Glaukom ☞ 10.6.1), Netzhautablösungen (☞ 10.6.1) oder Hirntumoren.

Eine **bitemporale Hemianopsie** (**Hemianopsie** = halbseitiger Gesichtsfeldverlust) entsteht, wenn die mittleren Anteile der Sehnervenkreuzung geschädigt werden. Dies ist häufig durch Hypophysentumoren der Fall, da die Sehnervenkreuzung in unmittelbarer Nachbarschaft zur Hypophyse verläuft. Weil in den *mittleren* Anteilen der Sehnervenkreuzung die Axone der Ganglienzellen aus den beiden *nasalen* Netzhauthälften liegen, fehlen im Gesichtsfeld des Patienten die seitlichen *(temporalen)* Anteile, der Patient sieht „wie mit Scheuklappen".

10.6.9 Der Bewegungsapparat des Augapfels

Die Augäpfel werden in den Augenhöhlen durch je sechs quergestreifte Muskeln (☞ Abb. 10.23) bewegt, die durch drei verschiedene Hirnnerven innerviert werden (☞ Tab.10.24). Durch diesen Bewegungsapparat können die Augäpfel bewusst präzise in viele Richtungen gedreht werden. Unbewusst – reflektorisch – koordinieren die Augenmuskeln auch das Zusammenspiel beider Augäpfel bei der Ausrichtung für Nähe und Ferne (*Konvergenzreaktion* ☞ 10.6.5).

Schielen

Beim **Schielen** *(Strabismus)* ist die Koordination zwischen den äußeren Augenmuskeln gestört. Die beiden Sehachsen können dann nicht mehr so eingestellt werden, dass ein fixierter Gegenstand auf einander entsprechenden Netzhautpunkten abgebildet wird. Bei der häufigsten Form, dem *Strabismus convergens* oder **Einwärtsschielen,** überschneiden sich die Sehachsen vor den Augen, beim *Strabismus divergens* oder **Auswärtsschielen** weichen sie auseinander. Häufig übernimmt *ein* Auge die Führung, während das andere Auge in Schielstellung steht und seine Informationen zur Vermeidung von Doppelbildern zentral (also im Gehirn) unterdrückt werden. Die Behandlung ist ursachenabhängig.

10.6.10 Die Schutzeinrichtungen des Auges

Zu den Schutzeinrichtungen des Auges zählen Augenbrauen, Augenlider, Wimpern, Bindehaut (☞ 10.6.1) und Tränendrüsen (☞ Abb. 10.25).

Die **Augenbrauen** bilden oberhalb der Augen einen Schutzwall vor intensiver Sonnenstrahlung, Fremdkörpern und dem salzigen Stirnschweiß.

Schutzfunktionen erfüllen auch die **Augenlider** *(Palpebrae),* die als Ober- und Unterlid die Lidspalte begrenzen. Auf den Lidrändern sitzen die **Augenwimpern.** In die Haarbälge der Augenwimpern münden verschiedene Drüsen *(Meibom-, Moll-, Zeis-Drüsen),* deren Sekret einen dünnen Film über der Tränenflüssigkeit bildet, der vor Verdunstung schützt. Diese Drüsen können sich manchmal entzünden: es kann ein sehr schmerzhaftes **Gerstenkorn** *(Hordeolum)* oder, vor allem bei Sekretstau in den Meibom-Talgdrüsen, ein schmerzloses **Hagelkorn** *(Chalazion)* entstehen.

Die Augenlider enthalten den Ringmuskel des Auges (*M. orbicularis oculi* ☞ Abb. 7.15), durch den die Lidspalte geschlossen wird. Dadurch können die Lider die Augen im Schlaf bedecken. Seine Gegenspieler, also Lidöffner, sind der sympathisch innervierte **Tarsusmuskel** *(M. tarsalis, Müllerscher Lidheber)* und der **Oberlidheber** *(M. levator palpebrae),* der als quergestreifter Muskel willentlich gesteuert werden kann. Bei einer Lähmung dieser Muskeln hängt das Oberlid herab **(Ptose).** Durch den Lidschlag befeuchten die Lider gleichmäßig die der Luft ausgesetzten Augenabschnitte. Dies ist unbedingt erforderlich, da die Ernährung der Hornhaut nur bei einer ausreichenden Befeuchtung gewährleistet ist.

Der Tränenapparat

Die hierfür erforderliche Flüssigkeit wird von den **Tränendrüsen** *(Glandulae lacrimales)* gebildet. Diese *serösen Drüsen* (☞ 4.2.2) in Form und Größe einer Mandel liegen oberhalb der äußeren Augenwinkel in den Augenhöhlen. Sie sezernieren die **Tränenflüssigkeit** über mehrere Ausführungsgänge in die obere Umschlagfalte der Bindehaut. Die Tränenflüssigkeit ist eine wässrige Lösung und enthält Salze, Schleim und ein bakterizid (bakterienabtötend) wirkendes Enzym, das *Lysozym.* Die Tränenflüssigkeit gleicht Unebenheiten der Hornhaut aus und verbessert so deren optische Eigenschaften, sie schwemmt Fremdkörper wie z. B. Staubpartikel weg, schützt die Hornhaut vor Austrocknung (Trübungsgefahr!), dient der Abwehr von Krankheitserregern (Lysozym ☞ 14.2.1, Immunglobulin A ☞ 14.4.3) und wirkt auch als Schmierfilm für die Lider.

Durch den Lidschlag werden die Tränen über die gesamte vordere Augenfläche verteilt, sammeln sich dann im medialen Augenwinkel und fließen über die oberen und unteren Tränenpunkte in die **Tränenkanälchen** *(Canaliculi lacrimales),* die in den **Tränensack** *(Saccus lacrimalis)* münden. Von dort aus fließt das Tränensekret über den **Tränen-Nasen-Gang** *(Ductus nasolacrimalis)* im Bereich des unteren Nasengangs in die Nasenhöhle (☞ Abb. 17.2).

Augenpflege
Die Reinigung der Augen erfolgt stets in der physiologischen Tränenflussrichtung, also von außen nach innen.

10

Weinen

Bei Reizung der Hornhaut oder Bindehaut durch einen Fremdkörper sowie bei starker emotionaler Erregung werden unter Einwirkung des Parasympathikus die Tränendrüsen zu starker Sekretion stimuliert. Der normale Abflussweg reicht nicht mehr aus, die Tränen fließen über den Lidrand **(Weinen).**

Konjunktivitis

Die **Konjunktivitis** ist eine akute oder chronische Entzündung der Bindehaut. Ursächlich unterscheidet man *infektiös* bedingte Erkrankungen (Bakterien, Viren, Pilze) und *nichtinfektiöse* Formen, z. B. durch Fremdkörper (Kontaktlinsen), Tabakrauch, Staub oder Allergien. Die Bindehaut ist durch Gefäßerweiterung gerötet und evtl. geschwollen, der Patient spürt Jucken, Brennen, Schmerzen und Fremdkör-

Augenmuskel	Funktion	Innervation
M. rectus superior *(Oberer gerader Augenmuskel)*	Hebung und Innenrollung des Auges	N. oculomotorius (N. III) (Übersicht Hirnnerven ☞ 9.7)
M. rectus inferior *(Unterer gerader Augenmuskel)*	Blicksenkung und Außenrollung	N. oculomotorius (N. III)
M. rectus lateralis *(Äußerer gerader Augenmuskel)*	Abduktion des Auges (Auswärtsbewegung)	N. abducens (N. VI)
M. rectus medialis *(Innerer gerader Augenmuskel)*	Adduktion des Auges (Nasalbewegung)	N. oculomotorius (N. III)
M. obliquus superior *(Oberer schräger Augenmuskel)*	Abduktion, Einwärtsrollung, Blicksenkung, Sehne zieht durch die Trochlea (☞ Abb. 10.23)	N. trochlearis (N. IV)
M. obliquus inferior *(Unterer schräger Augenmuskel)*	Blickhebung, Abduktion und Außenrollung	N. oculomotorius (N. III)

Tab. 10.24: Funktion und Innervation (Nervenversorgung) der äußeren Augenmuskeln.

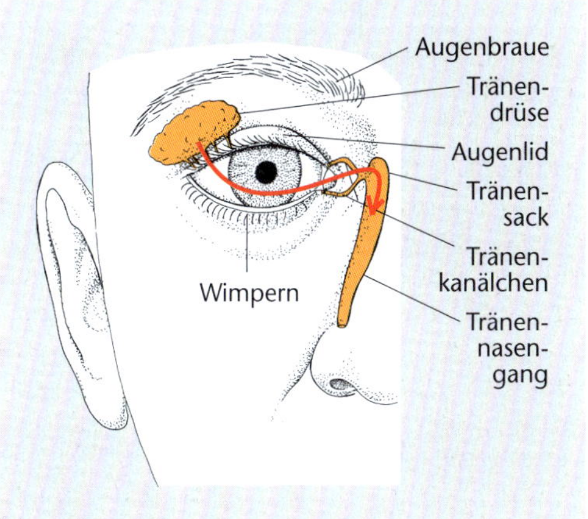

Abb. 10.25: Schutzeinrichtungen des Auges.

pergefühl („Sandkörner in den Augen"). Die Behandlung besteht je nach der Ursache z. B. in der Gabe antibiotikahaltiger Augentropfen oder -salben, gefäßverengender Augentropfen oder solcher mit antiallergischen Wirkstoffen (Antihistaminika, Glukokortikoide, Cromoglycinsäure).

Fremdkörper und Verätzungen ☞ 25.9.3 und 25.8.7

10

10.7 Das Hör- und Gleichgewichtsorgan

10.7.1 Einbettung in der Schädelbasis

Hör- und Gleichgewichtsorgan gehören zu den feinsten und verletzlichsten Strukturen im Körper des Menschen. Deshalb liegen sie gut geschützt in der Felsenbeinpyramide des Schläfenbeins, einem von der Schädelmitte nach außen ziehenden Knochen der Schädelbasis (☞ Abb. 7.7). Beide Organe haben unterschiedliche Funktionen:

- Das **Gehör** nimmt die Schallreize auf
- Das **Gleichgewichtsorgan** registriert Körperlage und -bewegung im Raum.

Die Informationen aus beiden Organen werden über einen gemeinsamen Leitungsstrang, den *VIII. Hirnnerven* oder **Nervus vestibulocochlearis,** an das ZNS übermittelt. Dieser Nerv verläuft zusammen mit den ohrversorgenden Blutgefäßen vom Innenohr durch den inneren Gehörgang in das Schädelinnere.

10.7.2 Das äußere Ohr

Zum äußeren Ohr gehören **Ohrmuschel** und **äußerer Gehörgang.** Die knorpelige Ohrmuschel (☞ Abb. 10.26) wirkt als schallaufnehmender Trichter und leitet die Schallwellen in den **äußeren Gehörgang,** der leicht abgewinkelt von der Ohrmuschel zum Trommelfell zieht. Er enthält Drüsen, die **Cerumen** *(Ohrenschmalz)* bilden, und einzelne Haare. Sie schützen vor eindringenden Fremdkörpern.

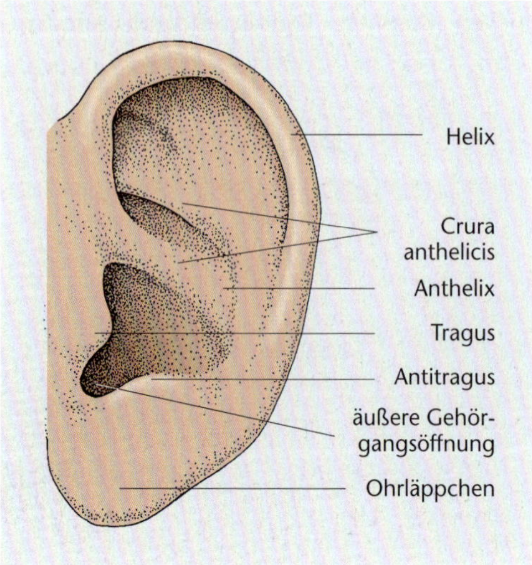

Abb. 10.26: Die Ohrmuschel.

Ohrreinigung

Die „Reinigung" des Ohres mit Wattestäbchen ist gefährlich: Bei zu starker Manipulation wird zum einen Ohrenschmalz weiter ins Ohr geschoben anstatt herausbefördert, zum andern kann das Trommelfell dabei durchstoßen werden. Es reicht völlig aus, den Eingang des äußeren Gehörganges zu reinigen.

Das **Trommelfell** *(Membrana tympani)* ist die Grenze zwischen äußerem Ohr und Mittelohr. Es ist eine dünne Membran aus fibrösem Bindegewebe. Bei der **Ohrenspiegelung** *(Otoskopie)* kann es direkt eingesehen werden.

10.7.3 Das Mittelohr

Das **Mittelohr** liegt in einer kleinen, luftgefüllten Knochenhöhle im Felsenbein, deren Hauptteil auch als **Paukenhöhle** *(Cavum tympani)* bezeichnet wird. Sie ist mit Epithel ausgekleidet und erstreckt sich vom Trommelfell bis zu einer knöchernen Wand des Innenohres. In dieser Wand befinden sich zwei membranverschlossene Knochenfenster: das **ovale** und das **runde Fenster.** Hinter diesen Fenstern schließt sich das Innenohr an. Nach hinten geht die Paukenhöhle in die Hohlräume des **Warzenfortsatzes** *(Mastoidzellen)* über.

Die Ohrtrompete

Über die **Ohrtrompete** (*Tuba auditiva eustachii* oder *Eustachische Röhre*) besteht eine Verbindung zwischen Mittelohr und oberem Rachenraum. Die Ohrtrompete bewirkt einen *Luftdruckausgleich* beidseits des Trommelfells. Dadurch wird eine normale Trommelfellbeweglichkeit für die Schallleitung gewährleistet und eine Verletzung des Trommelfells durch abrupte Druckschwankungen verhindert. Die Ohrtrompete öffnet sich beim Schlucken und Gähnen. Auf diese Weise kann bewusst ein Druckausgleich erzielt werden, wenn sich unterschiedliche Drücke beidseits des Trommelfells (z. B. im Flugzeug) durch Druckgefühl und Rauschen im Ohr unangenehm bemerkbar machen.

Drei winzige Knochen

Quer durch die Paukenhöhle verläuft die Kette der drei **Gehörknöchelchen Hammer** *(Malleus)*, **Amboss** *(Incus)* und **Steigbügel** *(Stapes)*. Der *Hammergriff* ist mit dem Trommelfell fest verbunden. Sein *Köpfchen* liegt der Mittelohrwand an. Sein kürzerer *Fortsatz* ist an einem Drehpunkt mit dem Amboss und dieser wiederum gelenkig mit dem Steigbügel verknüpft. Der Steigbügel fügt sich mit seiner „Fußplatte" genau in das ovale Fenster zum Innenohr ein. Die Gehörknöchelchen verstärken die auf das Trommelfell treffenden Schallwellen (☞ 10.7.5) und übertragen sie über das ovale Fenster zum Innenohr. Die beiden Mittelohrmuskeln *(M. tensor tympani* und *M. stapedius)* verbessern die Schallanalyse und schützen das Innenohr

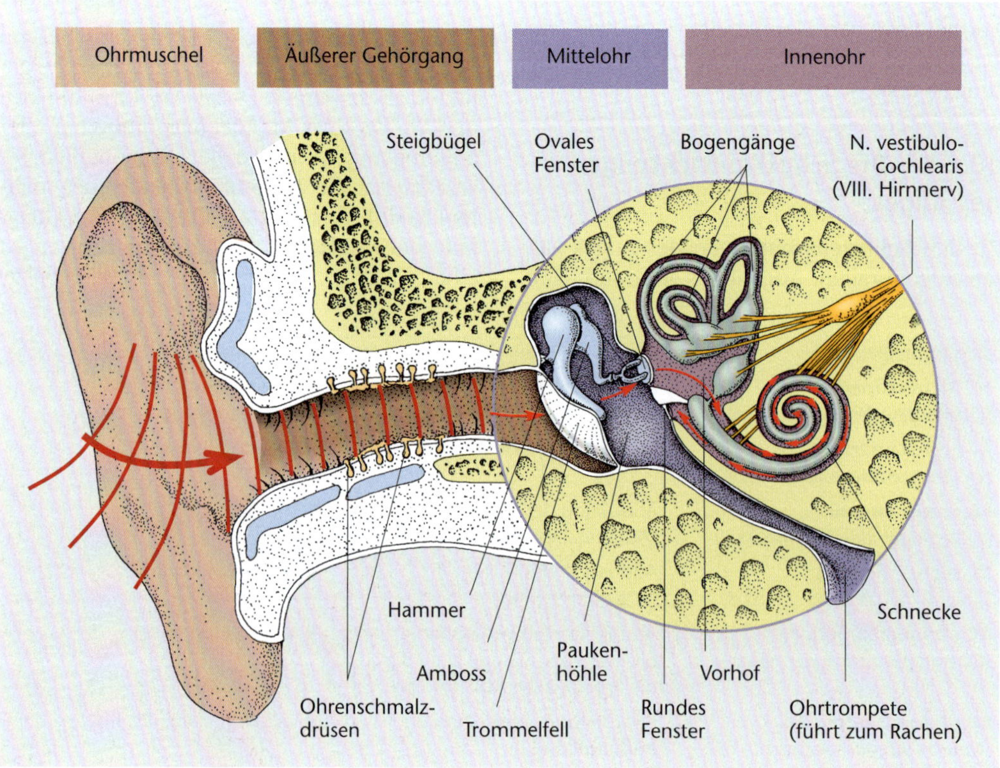

Abb. 10.27: Übersicht über das äußere Ohr, Mittelohr und Innenohr (vergrößert dargestellt).

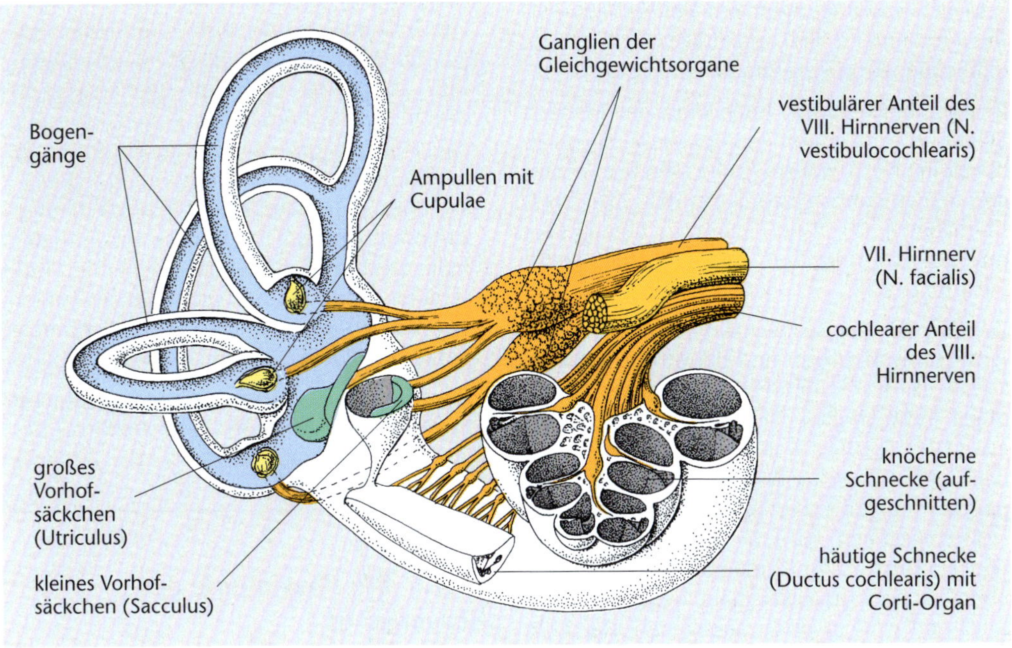

Abb. 10.28: Detailzeichnung von Bogengängen, Schnecke sowie VII. und VIII. Hirnnerven.

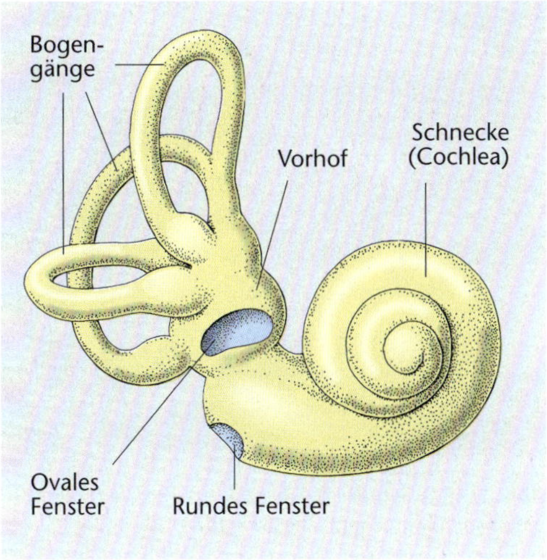

Abb. 10.29: Das knöcherne Labyrinth als Ausgussmodell.

durch reflektorische Kontraktion vor allzu starken Schallreizen.

Akute Mittelohrentzündung

Eine **akute Mittelohrentzündung** *(Otitis media acuta)* wird meist durch Infekte des Nasenrachenraums verursacht, die über die Ohrtrompete in die Paukenhöhle aufsteigen. Klinisch zeigen sich Fieber, Ohrenschmerzen und Schwerhörigkeit. Die entzündlichen Sekrete bewirken in diesem beengten Raum einen Druckanstieg, der zum Zerreißen des Trommelfells führen kann *(Trommelfellperforation)*. Die Behandlung erfolgt mit Antibiotika und schleimhautabschwellenden Nasentropfen zur Förderung der Tubenbelüftung. In schweren Fällen kann sich eine akute Mittelohrentzündung auf die Hohlräume des Warzenfortsatzes *(Mastoiditis)* oder die Hirnhäute (*Meningitis* ☞ 9.11.1) ausbreiten, oder sie kann zu einer *chronischen Otitis media* werden.

10.7.4 Das Innenohr

Das **Innenohr** mit den Sinnesrezeptoren für das Gehör und den Gleichgewichtssinn liegt in einem komplizierten Hohlraumsystem, dem **knöchernen Labyrinth** des Felsenbeins. Es besteht aus den drei Abschnitten Vorhof, Bogengänge und Schnecke. Im Vorhof und in den Bogengängen liegen die Sinnesrezeptoren des Gleichgewichtsorgans. Die Schnecke enthält im Corti-Organ die Sinnesrezeptoren für das Gehör (☞ Abb. 10.30 und 10.31).

Die **Schnecke** *(Cochlea)* ist ein spiralig gewundener Knochenraum (**knöcherne Schnecke**), der mit liquorähnlicher **Perilymphe** gefüllt ist. Der Knochenraum windet sich in 2 $^1/_2$ Windungen um eine Achse und bildet so den **Schneckengang.** Der „untere“ Teil der Schnecke, die *Schneckenbasis*, enthält das ovale und das runde Fenster (☞ Abb. 10.29). Der „obere“ Teil der Schnecke, die *Schneckenspitze*, wird **Helicotrema** genannt. Am ovalen Fenster gelangen die Schallwellen über den Steigbügel ins Innenohr und „verlassen“ es wieder über das runde Fenster (☞ auch Abb. 10.33).

Eine Zwischenwand teilt den Schneckengang in zwei Etagen: die obere **Scala vestibuli** *(Vorhoftreppe)* beginnt am ovalen Fenster und verläuft von außen nach innen bis zur Schneckenspitze, wo sie in die unten gelegene **Scala tympani** *(Paukentreppe)* übergeht. Diese verläuft an der Schneckenspirale abwärts bis zum runden Fenster (☞ Abb. 10.33).

Zwischen Scala vestibuli und Scala tympani verläuft ein schlauchförmiger Hohlraum, die **häutige Schnecke** *(Ductus cochlearis)*. Die häutige Schnecke ist ein membranöser Schlauch, im Querschnitt dreieckig und mit **Endolymphe** gefüllt. Die Endolymphe entspricht von der Zusammensetzung her etwa der Intrazellulärflüssigkeit. Die häutige Schnecke wird nach oben zur Scala vestibuli hin von der **Reissner-Membran** begrenzt, nach unten, zur Scala tympani, von der **Basilarmembran.** Die Basilarmembran verbreitert sich in ihrem Verlauf von der Schneckenbasis bis zur Schneckenspitze.

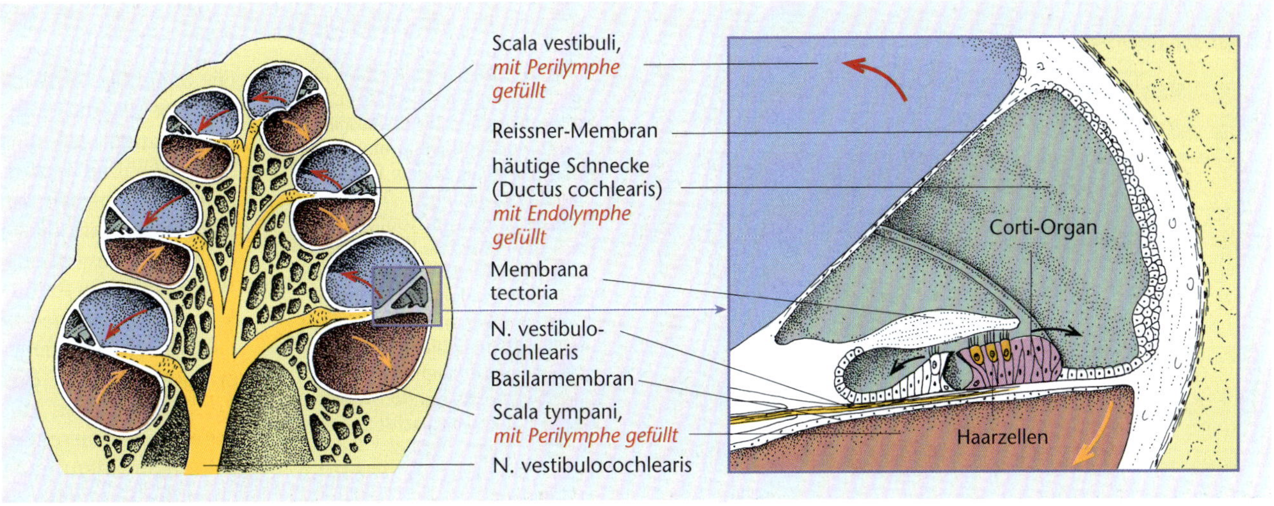

Abb. 10.30: Links: Schnitt durch die Schnecke. Man erkennt die Scala vestibuli, die häutige Schnecke und die Scala tympani. Rechts: Häutige Schnecke im Detail.

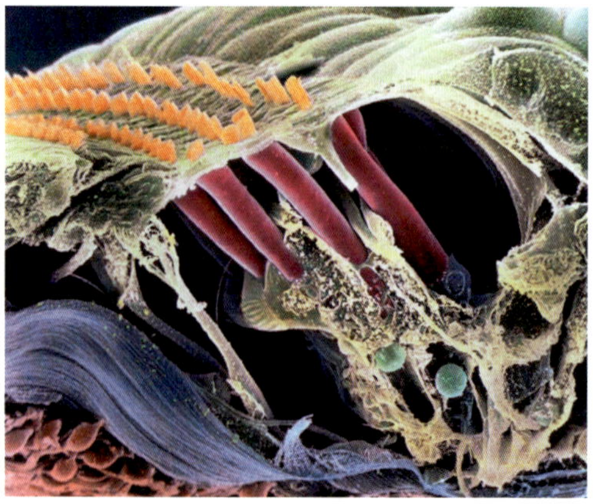

Abb. 10.31: Schnitt durch das Corti-Organ (rasterelektronenmikroskopische Aufnahme). [J600-118]

Auf der Basilarmembran im häutigen Schneckengang liegt das **Corti-Organ.** Es besteht aus **Stützzellen** und **Haarzellen,** die an ihrem freien Ende feine härchenartige Zilien tragen, welche in die Endolymphe des häutigen Schneckengangs ragen. Die Härchen stehen mit einer gallertigen Membran *(Membrana tectoria)* in Verbindung, die das Corti-Organ bedeckt. Unterschieden werden die zahlenmäßig häufigeren **äußeren Haarzellen** von den **inneren Haarzellen.** Die äußeren Haarzellen verstärken die ins Innenohr übertragenen Schwingungen. Die inneren Haarzellen sind sekundäre Sinneszellen: Sie setzen die mechanischen Schwingungen in Nervensignale um und werden an ihrer Basis von Fasern des VIII. Hirnnerven (N. vestibulocochlearis) umfasst.

10

10.7.5 Schallwellen

Schallwellen sind Druckschwankungen der Luft, die z. B. von Musikinstrumenten oder der menschlichen Stimme erzeugt werden. Die so entstehenden Luftschwingungen breiten sich ähnlich wie Wellen auf einer Wasseroberfläche aus. Die *Tonhöhe* wird bestimmt durch die Anzahl der Schwingungen pro Zeiteinheit *(Frequenz)*, während die Lautstärke von der Größe der Schwingung *(Amplitude)* abhängt.

In Abhängigkeit vom Alter kann der Mensch Schallwellen in einem Frequenzbereich von 20 bis 20 000 Hertz wahrnehmen (**Hertz** = Anzahl der Schwingungen pro Sekunde). Am empfindlichsten ist unser Gehör in einem Frequenzbereich zwischen 2000 und 5000 Hertz (☞ Abb. 10.32).

Das physikalische Maß für die Amplitude der Druckschwankungen und damit für die Lautstärke ist der **Schalldruck.** Da unser Gehör einen sehr großen Schalldruckbereich von etwa 10^{-5} bis 10^{2} Pa wahrnehmen kann, wurde das logarithmische Maß des **Schalldruckpegels** eingeführt, der in der Einheit **Dezibel** *(dB)* angegeben wird (☞ auch Abb. 10.32). Die subjektiv empfundene **Lautstärke** ist ebenfalls näherungsweise ein logarithmisches Maß und wird in **phon** angegeben. Bei 1000 Hertz entsprechen sich Dezibel- und Phonwerte. Wichtig zu wissen ist, dass sich aufgrund der logarithmischen Beziehung hinter ein paar Dezibel mehr eine viel höhere Schalldruckzunahme versteckt, als man aufgrund der niedrigen Dezibel-Zahlen zunächst denken mag: Ist der aktuelle Schalldruck gleich einem definierten Bezugsschalldruck, so haben wir 0 dB. Bei 20 dB ist der aktuelle Schalldruck bereits 10-mal, bei 40 dB 100-mal und bei 60 dB 1000-mal stärker als der Bezugsschalldruck.

Eine Zunahme der Lautstärke um 10 phon bedeutet für uns jeweils eine Verdoppelung der Lautstärkeempfindung. Um dem Rechnung zu tragen, wurde ein weiteres subjektives Maß für die Lautstärkeempfindung eingeführt, die *Lautheits-* oder **Sone-Skala.** Ein 1000 Hz-Ton von 40 phon Lautstärke entspricht 1 sone. Bei 50 phon empfinden wir diesen Ton doppelt so laut (2 sone), bei 60 phon vierfach so laut (4 sone) usw.

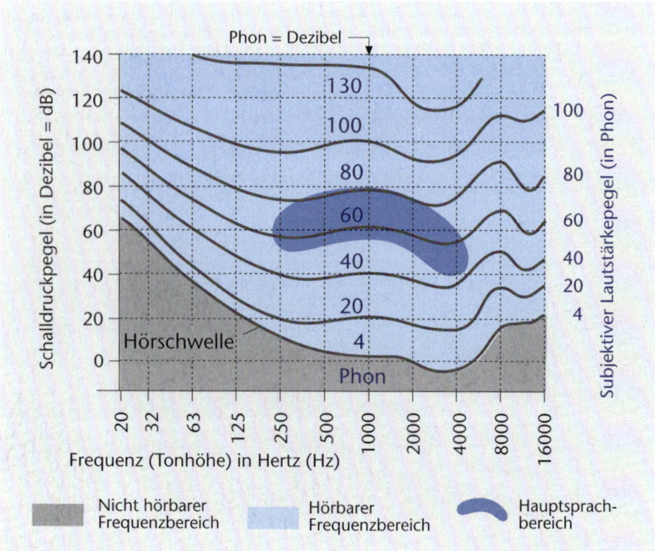

Abb. 10.32: Das Hörspektrum des Menschen. Das menschliche Ohr empfindet Lautstärken frequenzabhängig anders, als es ihrer physikalischen Lautstärke entspricht. Man hat deshalb für die subjektive Lautstärkeempfindung eine zweite Maßeinheit neben dem Dezibel eingeführt: das Phon. Dabei wurde festgelegt, dass im 1000-Hz-Bereich die Phonskala der Dezibelskala entspricht. Außerhalb dieses Bereiches ergeben physikalisch gleich starke Schallreize zum Teil viel geringere subjektive Lautstärkeempfindungen (ganz links und ganz rechts auf der Skala). Gehen die Kurven nach oben, sind sehr viel mehr „Dezibels" für eine bestimmte Lautstärke (Phonzahl) erforderlich.

Die Schwelle, bei der eine Dauerbelastung (40 Stunden pro Woche) zu Hörschäden führt, liegt bei 85 phon. Sie wird z. B. durch Pressluftbohrer und Kettensägen mit ca. 110 phon (jeweils in 1 m Entfernung) deutlich überschritten, aber auch bei Musik über Kopfhörer sind 100 phon häufig. 110 phon sind in Diskotheken in Nähe der Lautsprecher nicht selten, bleibende Hörschäden sind hierbei schon nach kurzer Wirkdauer möglich. Die akute Schmerzgrenze liegt bei 120 phon.

Zum Vergleich: normale Umgangssprache liegt bei 55 – 60 phon, Verkehrslärm bei 70 – 90 phon, Staubsauger bei ca. 70 phon (in 1 m Entfernung).

10.7.6 Die Physiologie des Hörvorgangs

Auf das Ohr eintreffende **Schallwellen** werden von der Ohrmuschel aufgenommen und durch den äußeren Gehörgang zum Trommelfell geleitet. Das Trommelfell wird durch die Schallwellen entsprechend ihrer Intensität und Frequenz in Schwingungen versetzt. Die Trommelfellschwingungen setzen sich über den festverwachsenen Hammergriff auf die Gehörknöchelchenkette fort. Über den Amboss und den Steigbügel erreichen sie das ovale Fenster. Dieser Weg des Schalls wird auch als *Luftleitung* bezeichnet.

Da der Hammergriff einen längeren Hebelarm hat als der Amboss und außerdem die Trommelfellfläche wesentlich größer ist als die des ovalen Fensters, wird der Schalldruck bei der Fortleitung der Schallwellen im Mittelohr etwa 20-fach verstärkt. Würde der Schall direkt auf das ovale Fenster mit der trägen Endolymphe dahinter treffen, so würden nur etwa 2 % der Schallenergie aufgenommen und der Rest reflektiert; der Mittelohrapparat erhöht diesen Wert auf über 60 %.

Die Schallwellen können aber auch, allerdings wesentlich schlechter, direkt über den Schädelknochen (z. B. von einer aufgesetzten Stimmgabel) unter Umgehung des Mittelohres auf das Innenohr übertragen werden (*Knochenleitung* des Schalls).

Die Steigbügelschwingungen am ovalen Fenster versetzen die Perilymphe der Scala vestibuli in Schwingungen, die wiederum den zwischen Scala vestibuli und Scala tympani liegenden Ductus cochlearis zum Schwingen anregen. Die dabei auf diesem Endolymphschlauch erzeugte Schwingung läuft als so genannte *Wanderwelle* in Richtung **Helicotrema,** wie die Spitze der Schneckenspirale heißt (☞ Abb. 10.33). Mit dem Ductus cochlearis schwingt zwangsläufig die Basilarmembran mit. Dadurch kommt es zu Scherbewegungen zwischen den Haarzellen im Corti-Organ und der gallertigen Membrana tectoria, und die Härchen der Haarzellen werden verbogen. Dieser *mechanische* Biegungsreiz erzeugt in den Haarzellen ein sich im Takt der Schwingung änderndes Generatorpotenzial. Die äußeren Haarzellen reagieren auf diese Potenzialänderungen mit aktiven Längenänderungen. Sie fangen unter Energieverbrauch zu schwingen an und verstärken so die Wanderwelle (vergleichbar einem Kind auf der Schaukel, das durch seine Beinbewegungen den Schwung durchs Anstoßen verstärkt). Die inneren Haarzellen setzen im Rhythmus der mechanischen Schwingungen Transmitter frei, welche dann an den angrenzenden afferenten Nervenfasern Aktionspotenziale hervorrufen.

Unterschiedliche Tonhöhen

Die Basilarmembran ist zu Beginn an der Schneckenbasis schmal und *verbreitert* sich (obwohl sich die Schneckenwindung insgesamt verjüngt ☞ Abb. 10.33) zunehmend zum Helicotrema hin, wobei sie laufend an Steifigkeit verliert, ihre Masse aber mit der Breite zunimmt. Dadurch geraten die breiteren Abschnitte zwar einerseits leichter in Schwingung als die schmalen, und die Bewegungen der Basilarmembran nehmen zur Schneckenspitze hin zu. Andererseits nimmt aber auch die Massenträgheit der Membran zum Helicotrema hin allmählich zu. Aufgrund der ortsabhängigen Kombination von Steifigkeit und Masse gibt es für jede Schwingungsfrequenz auf der Basilarmembran an einer bestimmten Stelle ein Auslenkungsmaximum (Resonanz), das heißt einen Ort, wo die äußeren Haarzellen am stärksten gereizt werden und somit am stärksten die Schwingung verstärken. An dieser Stelle antworten dann auch die inneren Haarzellen am stärksten. Schwingungen hoher Frequenz (= hohe Töne) haben ihre Resonanzfrequenz am Anfang der Basilarmembran nahe dem ovalen Fenster, während es sich bei niedrigeren Frequenzen (= tieferen Tönen) immer weiter zur Schneckenspitze hin verschiebt.

> **Erkennung von Frequenz und Lautstärke**
> Jeder Schwingungsfrequenz und damit jeder Tonhöhe entspricht ein ganz bestimmter Ort der maximalen Auslenkung der Basilarmembran, man spricht von Frequenzauflösung nach dem Ortsprinzip *(Tonotopie)*. Nimmt bei gegebener Frequenz die Lautstärke eines Tones und damit die Auslenkung der Basilarmembran zu, werden die Haarzellen stärker gereizt, es werden auf den zugehörigen Nervenfasern mehr Aktionspotenziale pro Zeit gebildet, und wir empfinden den Ton damit auch subjektiv als lauter.

Die Hörbahn

Die überschwelligen Generatorpotenziale (☞ 9.1.3) der Haarzellen lösen an den Nervenfasern, die die Haarzellen an der Basis umgreifen, Aktionspotenziale aus. Diese Nervenfasern bilden den *cochlearen* Anteil des Nervus vestibulo*cochlearis.* Sie verlaufen zu Kerngebieten im verlängerten Mark und kreuzen dort größtenteils zur Gegenseite. Die Fasern ziehen dann zum Teil zum Mittelhirn und Thalamus zur Vermittlung akustischer Reflexe, zum Teil zum Hörzentrum im Großhirnschläfenlappen (☞ 9.8.9).

Orientierung im Raum

Die gleichzeitige Verarbeitung der akustischen Informationen aus *beiden* Ohren ist entscheidend für das **Richtungshören** und die akustische Orientierung im Raum. Die Signale aus linkem und rechtem Ohr unterscheiden sich geringfügig, da die Ohren von einer Schallquelle meist etwas unterschiedliche Abstände haben. Das der Schallquelle abgewandte Ohr hört den Ton etwas später (Phasenverschiebung) und etwas leiser (Lautstärkenverschiebung). Durch die Aufarbeitung dieser Unterschiede kann das ZNS die Richtung einer Schallquelle erstaunlich gut orten.

Audiometrie

Ein Messverfahren für die Hörfunktion ist die **Audiometrie.** Sie wird mit einem Tongenerator *(Audiometer)* durchgeführt, der Töne bestimmter Frequenz und Intensität erzeugen kann. So können die individuellen **Hörschwellen** ermittelt werden, das heißt, die minimalen Schallintensitäten, mit denen Töne bestimmter Frequenz gerade wahrgenommen werden können. Bei einer Schwerhörigkeit sind die

10

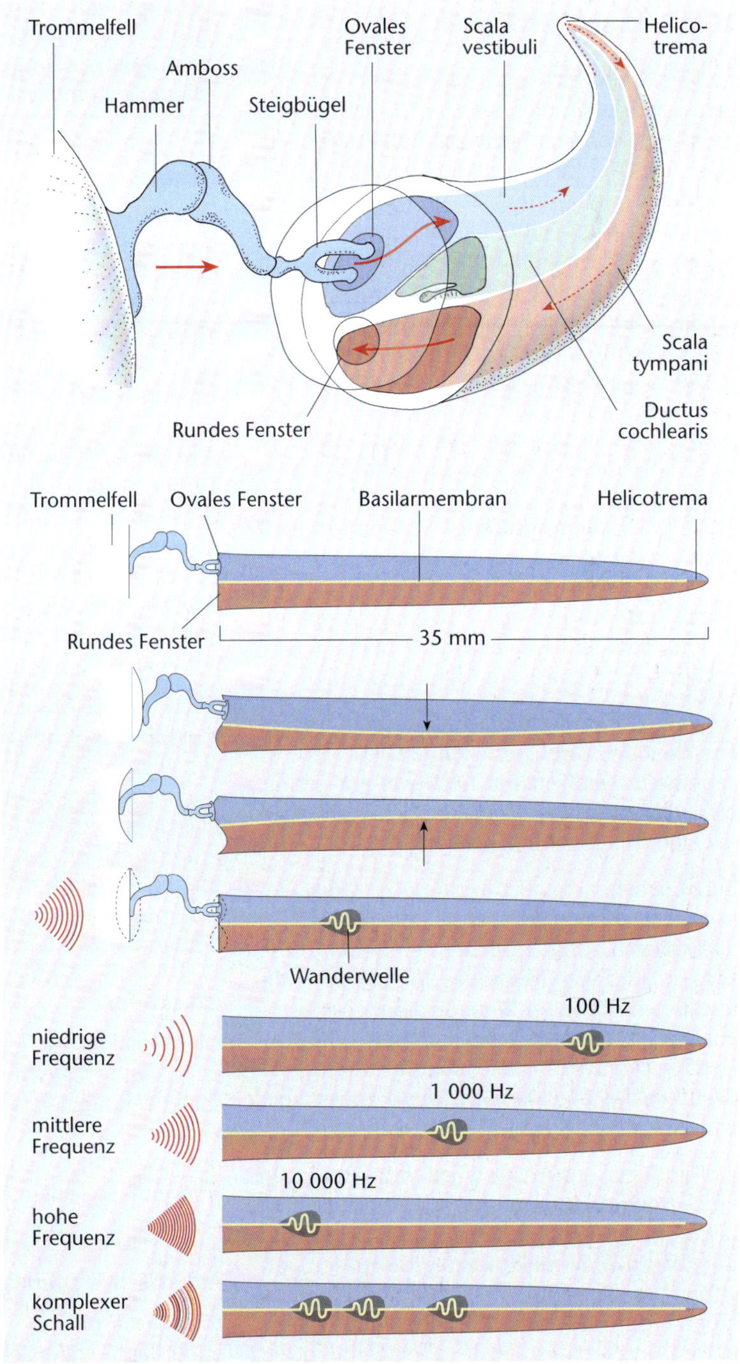

Abb. 10.33: Schema der Hörfunktion nach der Wanderwellentheorie. Die Schneckenspirale ist zur Verdeutlichung lang gestreckt dargestellt. [L190, S130-3]

Hörschwellen erhöht (z. B. um 30 dB im 1000-Hz-Bereich). Die Hörschwellen beim Gesunden zeigt Abbildung 10.32.

Otoakustische Emissionen

Eine sehr einfache Gehörprüfung von nur wenigen Minuten Dauer ist die Registrierung der mit bloßem Ohr nicht hörbaren Schwingungen, die im Innenohr nach einer kurzen Schallreizung durch die Eigenbewegungen der äußeren Haarzellen entstehen und aus dem Ohr abgestrahlt werden. Man bezeichnet diese Ereignisse als **otoakustische Emissionen (OAE).** Die Registrierung mittels eines sehr empfindlichen Mikrofons erfordert keinerlei Mitarbeit des Patienten und ist deshalb bereits für das *Neugeborenen-Hörscreening* einsetzbar.

10.7.7 Krankheitsbilder

Schwerhörigkeit

Schwerhörigkeit oder völliger Hörverlust sind für die Betroffenen schwere Behinderungen, da sie die Orientierung in der Umwelt und insbesondere die Kommunikation mit den Mitmenschen sehr beeinträchtigen.

- Bei der **Schalleitungs-Schwerhörigkeit** liegt die Störung im Bereich des äußeren Ohres oder des Mittelohres bis hin zum ovalen Fenster. Häufige Ursachen sind ein *Cerumenpfropf* (Schmalzpfropf) im äußeren Gehörgang, eine *Mittelohrentzündung* oder eine *Otosklerose* (☞ unten). Oft ist eine kausale Therapie möglich und erfolgversprechend
- Die **Schallempfindungs-Schwerhörigkeit** ist durch Störungen im Innenohr (z. B. Zerstörung der Haarzellen bei akustischem Trauma), am Hörnerven (z. B. Akustikusneurinom) oder im Bereich des ZNS bedingt. Eine kausale Therapie ist meist nicht möglich.

Obwohl **Hörgeräte** das Sprachverständnis oft entscheidend verbessern können, ist deren Akzeptanz in Deutschland nach wie vor gering: Nur schätzungsweise 25 % der Schwerhörigen in Deutschland benutzen ein Hörgerät.

Bei höchstgradig Schwerhörigen und Gehörlosen können Hörgeräte allerdings kein Sprachverständnis erreichen. Viele Gehörlose können aber vom Mund des Sprechenden ablesen, wenn langsam, klar und deutlich gesprochen wird. Untereinander können Gehörlose durch *Gebärdensprache* erstaunlich komplexe Sachverhalte austauschen, diese muss aber wie eine „neue" Sprache erlernt werden.

Bei Taubheit kann in vielen Fällen das Einsetzen eines **Cochlea-Implantats** *(CI)* Hören ermöglichen. Dazu wird ein flexibler Schlauch, auf dem bis zu 22 Kontaktpunkte (Elektroden) angebracht sind, in die Hörschnecke implantiert. Über diese Elektroden können unterschiedliche Hörnervenfasern, die entsprechend der Tonotopie für unterschiedliche Tonhöhen (Frequenzen) zuständig sind, gereizt werden. Zerlegt man nun den von außen kommenden Schall elektronisch in Frequenzbänder und steuert damit die Elektroden an, entsteht ein Höreindruck im Gehirn, der dem physiologischen ähnelt. Kinder mit angeborener Taubheit können so hören und sprechen lernen.

> **Schwerhörigkeit: Grund für Missverständnisse**
>
> Ist die Schwerhörigkeit eines Patienten nicht bekannt, können durch die Schwerhörigkeit bedingte Missverständnisse als Verwirrtheit des Patienten interpretiert werden, etwa weil er auf Fragen nicht sofort oder falsch antwortet oder in eine andere Richtung läuft, als ihm erklärt wurde. Eine gewissenhafte Pflegeanamnese, genaue Dokumentation und Übergabe an Kollegen verhindern, dass ein schwerhöriger Patient als verwirrt „abgestempelt" wird.

Tinnitus

Unter *Tinnitus aurium* oder kurz **Tinnitus** versteht man die immer wiederkehrende oder dauernde subjektive Wahrnehmung eines Tones oder Geräusches, das aber objektiv nicht existiert, d. h. es ist von anderen Personen nicht zu hören. Ursachen sind Lärm oder Erkrankungen des Mittel- oder Innenohres, wobei die genauen Mechanismen noch unklar sind. Etwa acht Prozent aller Erwachsenen leiden unter Tinnitus, durch die stetig ansteigende Lärmbelastung (z. B. in Diskotheken) sind aber zunehmend junge Leute betroffen. Stress erhöht das Erkrankungsrisiko. Zur Behandlung werden verschiedenste Therapien angewandt, deren Wirksamkeit allerdings nicht wesentlich höher als die Spontanheilungsrate ist.

Nach sechs Monaten Dauer spricht man von einem chronischen Tinnitus. Dann ist es vor allem wichtig, dass der Betroffene lernt, mit dem Ohrgeräusch umzugehen. Oft tritt nach längerer Zeit eine Gewöhnung an das Geräusch ein, und der Patient empfindet es nicht mehr als so stark störend wie zu Anfang. Hierbei können psychologische Hilfe und Selbsthilfegruppen unterstützen.

Otosklerose

Die **Otosklerose** ist eine Erkrankung des knöchernen Labyrinths. Aus ungeklärter Ursache verknöchern Bereiche des ovalen Fensters, so dass der Steigbügel dort fixiert wird und seine Beweglichkeit verliert. Es kommt zu schwerer Schallleitungs-Schwerhörigkeit und zu Tinnitus.

Akustisches Trauma

Ein akustisches Trauma kann *akut* durch plötzliche, laute Geräusche (z. B. Explosionsknall) oder *chronisch* bei längerer Belastung mit Geräuschen über 85 dB auftreten. Es kommt dabei über Stoffwechselstörungen der Haarzellen bzw. über direkte mechanische Schädigungen zur Degeneration dieser Sinneszellen. Klinisch führt dies zu einer Schallempfindungs-Schwerhörigkeit besonders bei den hohen Tonfrequenzen um 4000 Hertz, die oft von Tinnitus begleitet wird.

Altersschwerhörigkeit

Auch die **Altersschwerhörigkeit** *(Presbyakusis)* betrifft vorwiegend die hohen Töne, die im Frequenzbereich der Sprache und darüber liegen. Bislang wurde vermutet, dass ihr ein altersbedingter neuraler und zentraler Abbau zugrunde liegt; neuere Untersuchungen lassen aber vermuten, dass vor allem unsere tägliche akustische Lärmbelastung verantwortlich gemacht werden muss.

Hörsturz

Im Gegensatz zur allmählichen Entwicklung der Altersschwerhörigkeit ist der **Hörsturz** ein akutes Ereignis mit einer plötzlich auftretenden, meist einseitigen Schallempfindungsschwerhörigkeit bis Taubheit, oft verbunden mit Tinnitus. Zugrunde liegen Durchblutungsstörungen im Bereich des Innenohres, deren Ursache nicht genau bekannt ist. Ein Hörsturz ist ein HNO-ärztlicher Notfall, der sofortiger Behandlung bedarf. Therapeutisch versucht man, mit Infusionen von Substanzen, welche die Fließeigenschaften des Blutes verbessern, sowie von Glukokortikoiden das Hörvermögen wiederherzustellen.

10.7.8 Das Gleichgewichtsorgan

Der **Gleichgewichtssinn,** auch *Lage- und Drehsinn* genannt, dient zusammen mit anderen Sinnesorganen (Augen, Tiefensensibilität) der Orientierung im Raum und der Aufrechterhaltung von Kopf- und Körperhaltung in Ruhe und bei Bewegungen. Zum **Gleichgewichtsorgan** *(Vestibularapparat)* gehören der **Vorhof** *(Vestibulum)* und die drei **Bogengänge.** Sie liegen zusammen mit dem Hörorgan im knöchernen Labyrinth des Felsenbeins (☞ Abb. 10.27–10.29).

Der **Vorhof** *(Vestibulum)* ist der zentrale Teil des knöchernen Labyrinths. Er führt als Vorraum nach hinten zu den drei Bogengängen und nach vorn zur Schnecke des Hörorgans. Wie das gesamte knöcherne Labyrinth ist auch er mit Perilymphe gefüllt, in der mit Endolymphe gefüllte membranöse Strukturen liegen.

Utriculus und Sacculus

Die membranösen Strukturen im Vorhof sind zwei Bläschen, das *große Vorhofsäckchen* **(Utriculus)** und das *kleine Vorhofsäckchen*

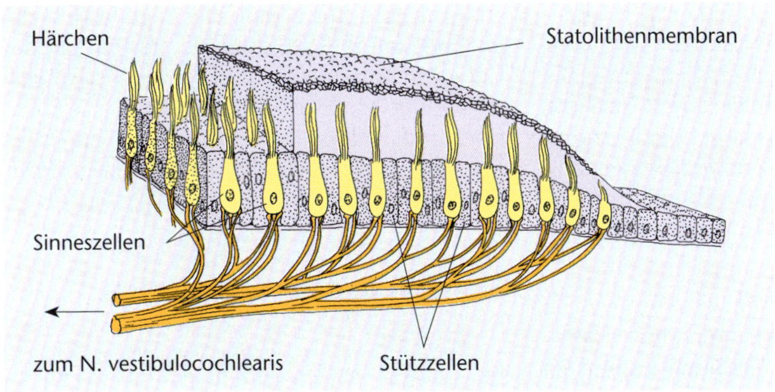

Abb. 10.34 (links): Aufbau der Makula.

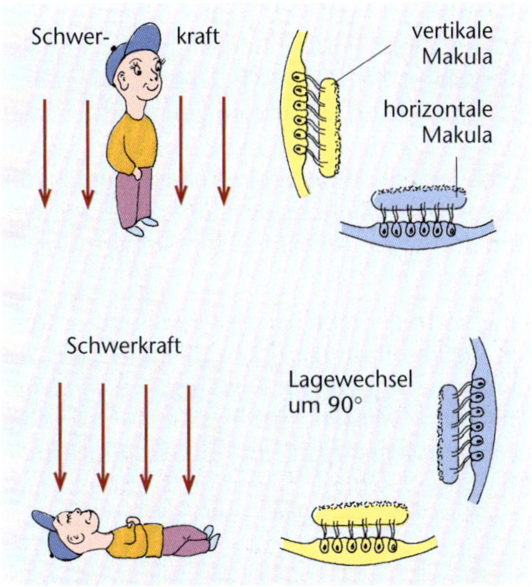

Abb. 10.35 (rechts): Ablenkung der Statolithenmembran beim Lagewechsel.

(**Sacculus,** ☞ Abb. 10.28). Sie sind durch zwei feine Gänge miteinander verbunden.

Der Utriculus und der Sacculus enthalten in ihrer Wand jeweils ein Sinnesfeld, die **Makula.** Sie liegt im Utriculus in *horizontaler* Ebene, im Sacculus *vertikal.* Diese Sinnesfelder sind ähnlich wie das Corti-Organ des Gehörs aus Sinneszellen und Stützzellen aufgebaut. Die Sinneszellen sind Haarzellen. Ihre Härchen ragen in eine gallertige Membran, die die gesamte Makula überdeckt. In die Oberfläche dieser Gallertschicht sind feine Kalziumkarbonatkristalle – **Statolithen** – eingelagert. Die Membran heißt deshalb **Statolithenmembran** (☞ Abb. 10.34).

Bei ruhiger, aufrechter Kopfhaltung zieht die Statolithenmembran in der *vertikalen* Makula des Sacculus nach unten, dadurch werden die Sinneshärchen nach unten abgeschert, was als Reiz dem ZNS übermittelt wird. Der Utriculus meldet in dieser Situation nichts: da seine Makula *horizontal* liegt, werden dort die Sinneshärchen nicht abgeschert. Beim Liegen beispielsweise verändern sich diese Verhältnisse: Jetzt steht die Utriculus-Makula senkrecht, ihre Sinneshärchen werden also abgeschert. Die Sacculus-Makula ist dagegen jetzt horizontal ausgerichtet und sendet keine Abscher-Impulse (☞ Abb. 12.41). **Schwerkraft** und andere **Linearbeschleunigungen** (Beschleunigung in gerader Richtung, wie im Auto oder im Fahrstuhl) sind die *adäquaten Reize* für die Sinneszellen der Makulaorgane. Die zentrale Verarbeitung ihrer Informationen vermittelt zum einen bewusste Empfindungen wie z. B. „Aufrechtstehen“ oder „Liegen“, zum anderen führt sie reflektorisch zur Anpassung von Tonus und Bewegung der Muskulatur, damit die Kopf- und Körperhaltung aufrechterhalten werden.

Die Bogengänge

Die drei *Bogengänge* stehen etwa im rechten Winkel zueinander in den drei Raumebenen. Es gibt einen vorderen und hinteren *vertikalen* und einen seitlichen *horizontalen* Bogengang. Sie beginnen und enden alle im Vorhofbereich, so dass sie zusammen mit diesem einen Ring bilden. In den *knöchernen Bogengängen* verlaufen die membranösen, mit Endolymphe gefüllten *häutigen Bogengänge.* Jeder Bogengang ist am Ende zur **Ampulle** erweitert. Dort befinden sich jeweils auf einer vorragenden Leiste **(Crista)** die Sinneszellen des Bogengangsystems. Es sind Haarzellen, die von Stützzellen umgeben sind. Ihre Härchen ragen in eine gallertartige, kuppelförmige Masse, die **Cupula.**

Jede drehende Kopfbewegung führt zu einer identischen Bewegung der Cupulae, die über den Bogengang fest mit dem Schädel verbunden sind. Die in den Bogengängen befindliche Endolymphe ist aber – wie jede Flüssigkeit – träge und folgt den Kopfbewegungen (präziser: Kopfbeschleunigungen) nur teilweise und mit zeitlicher Verzögerung. Die gallertige Cupula mit den eingebetteten Härchen wird dadurch abgebogen, und die Haarzellen werden gereizt.

Die Nervenimpulse aus den Haarzellen werden an das ZNS übermittelt. Sie führen zur bewussten Empfindung von *Drehbewegungen* und bewirken reflektorisch die Muskelsteuerung, die zur Anpassung an die Situation erforderlich ist.

Da sich Endolymphe und Cupula nach einiger Zeit aber der Bewegung der Sinnesleiste anpassen, d. h. sich selbst mitdrehen, führen nur *Änderungen* der Drehbewegungen zur Reizung des Bogengangsystems. Die **Drehbeschleunigung** (bzw. die Abbremsung einer Drehbewegung) ist also der adäquate Reiz für die Bogengangsorgane (☞ Abb. 10.36).

Leitungsbahnen des Gleichgewichtsorgans

Von den Haarzellen des Gleichgewichtsorgans werden die Erregungsimpulse an Nervenzellen übermittelt, deren Zellkörper in einem Ganglion im inneren Gehörgang liegen. Ihre Fasern bilden den *vestibulären* Anteil des Nervus *vestibulo*cochlearis. Sie ziehen zum größten Teil zu Kerngebieten in der Medulla oblongata, ein kleiner Teil direkt zu Kleinhirnkernen. In den Vestibulariskernen der Medulla werden die Erregungen umgeschaltet. Über die sekundären Vestibularisbahnen erfolgt dann die Übermittlung an zahlreiche Hirngebiete: Rückenmark,

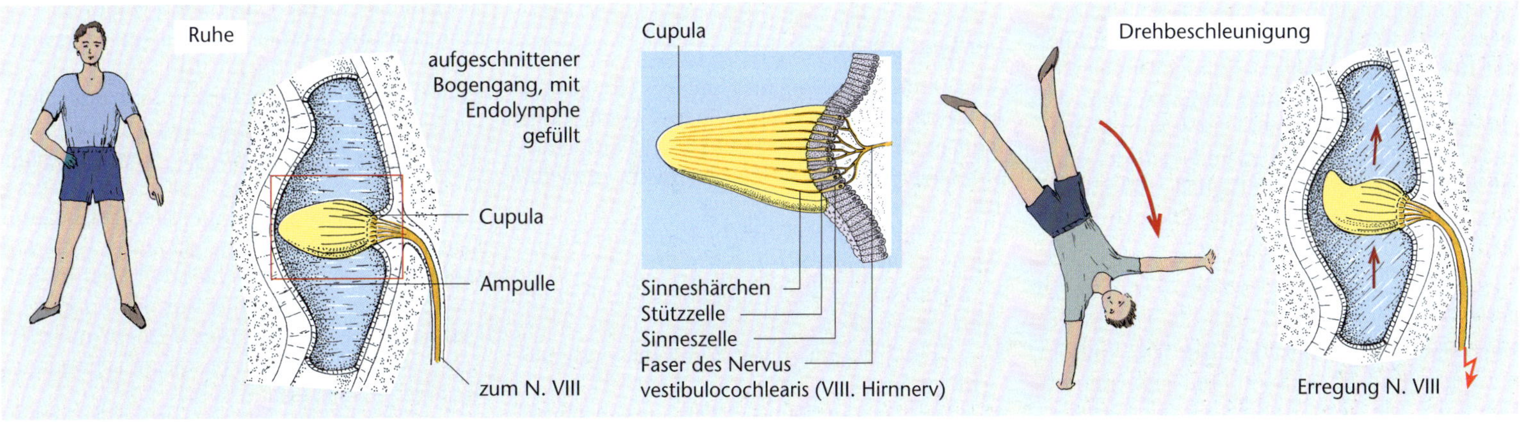

Abb. 10.36: Ablenkung der Cupula bei einer Drehbeschleunigung.

Kleinhirn, Formatio reticularis, Thalamus und Hirnnervenkerne, v. a. für die Augen- und Halsmuskulatur (III, IV, VI, XI). Über diese Verbindungen werden die Erregungen des Gleichgewichtsapparates mit dem motorischen System verknüpft, so dass die Muskelbewegungen für eine normale Stellung des Kopfes, des Körpers und der Augen reflektorisch gesteuert werden können.

Eine wichtige Rolle bei dieser Steuerung spielen die Verbindungen zum Kleinhirn, das auf den Bewegungsablauf einwirkt (☞ 9.8.5). Vom Thalamus werden Informationen aus dem Gleichgewichtsorgan an die Großhirnrinde übermittelt, wo die bewussten Wahrnehmungen der Körperstellungen entstehen.

Gleichgewichts- und Nystagmusprüfung

Zur Abklärung von Gleichgewichtsstörungen lässt man den Patienten mit geschlossenen Augen bestimmte Bewegungen ausführen, z. B. Geradeausgehen oder Auf-der-Stelle-Treten. Aus den dabei auftretenden Abweichungen kann man Rückschlüsse auf den Ursprung der Störung ziehen.

Durch die Verschaltung der Augenmuskelkerne mit dem Vestibularorgan können Störungen im Vestibularbereich unwillkürliche, rhythmische Augenbewegungen zur Folge haben, einen **Nystagmus** *(Augenzittern).* Er kann auch physiologischerweise auftreten, z. B. als Rückstellbewegung der Augen bei oder nach Drehbeschleunigungen. Ein spontaner, d. h. ohne äußere Reize auftretender Nystagmus ist in der Regel pathologisch. Die einseitige Prüfung des Gleichgewichtsorgans erfolgt durch Spülung des Gehörgangs z. B. mit kaltem oder warmem Wasser, wodurch im horizontalen Bogengang thermisch eine Endolymphströmung und damit ein Nystagmus ausgelöst wird.

Reisekrankheit (Kinetose)

Das Gleichgewichtsorgan ist auch mit vegetativen Zentren verknüpft. Dadurch kommt es bei wiederholten starken Bewegungen und damit der Reizung des Gleichgewichtsorgans zu vegetativen Reaktionen wie Übelkeit, Erbrechen und Schwindel. Dies tritt häufig auf bei Schiffs- oder Autoreisen, deshalb der Name **Reisekrankheit.**

Menière-Krankheit

Bei dieser Erkrankung stehen Symptome des Gleichgewichtsorgans im Vordergrund: plötzlich einsetzende *Drehschwindelattacken,* die Minuten bis Stunden anhalten und den Betroffenen z. B. durch schwere Stürze gefährden. Als weitere Symptome einer Innenohrerkrankung bestehen *Ohrgeräusche* und *Schallempfindungsschwerhörigkeit.* Als Ursache wird eine Schwellung des Endolymphschlauchs angesehen. Wegen der engen Verknüpfungen des Vestibularorgans mit vegetativen Zentren kommt es zu vegetativen Symptomen wie Übelkeit und Erbrechen. Die genaue Ursache ist unbekannt. Die Therapie besteht in der Gabe von Antiemetika (z. B. Vomex A®), wassertreibenden Medikamenten (Diuretika, z. B. Lasix®) und, wie beim Hörsturz, in einer Infusionsbehandlung mit durchblutungsfördernden Mitteln.

Literatur und Kontaktadressen

🕮 Literatur

Biesinger, E.: Tinnitus: Endlich Ruhe im Ohr. So nutzen Sie alle Chancen der modernen Tinnitus-Therapie. Trias, Stuttgart 2005

Robert-Koch-Institut (Hrsg.): Themenheft 29 „Hörstörungen und Tinnitus“ aus der Reihe „Gesundheitsberichterstattung des Bundes“. Berlin 2006. Download möglich unter www.rki.de

Wieden, T., Sittig, H.-B.: Leitfaden Schmerztherapie. Elsevier, München 2005

✉ Kontaktadressen

Deutscher Schwerhörigenbund e.V., Breite Straße 23, 13187 Berlin, Tel. 030/47541114, www.schwerhoerigkeit.de

Deutsche Tinnitus-Liga e.V., Am Lohsiepen 18, 42369 Wuppertal, Tel. 0202/246520, www.tinnitus-liga.de

www.gerac.de. Website über Akupunkturstudien

10.8 Gesundheit & Lebensstil – Gehör: Ohrenbetäubend!

Das Gras wachsen hören? Na, das war einmal! Jugendliche, die regelmäßig Hardrock-Konzerte und Discos besuchen, lassen jedes Mal einen Sturm durch ihre Gehörgänge toben und ruinieren ihr Hörvermögen mit der Zeit. Bereits bei einem Discobesuch pro Woche über fünf Jahre ist der Schaden bei 5 % aller Jugendlichen irreversibel. Doch auch Stereoanlagen, Autoradios und Discmen sollten nicht unterschätzt werden. Vor allem wer unterwegs Musik über Ohrstöpsel hört, läuft Gefahr, zu kräftig aufzudrehen, um Außengeräusche zu eliminieren. Da werden die Ohren schnell einmal mit 100 phon oder mehr gepeinigt. Das ist eindeutig zu viel, wenn man bedenkt, dass die Lärmattacke nicht nur eine Viertelstunde dauert (was das Ohr noch akzeptieren würde), sondern mehrere Stunden. Täglich. Akzeptabel wären sechs Stunden Kopfhörerkonsum mit 95 phon – auf eine Woche verteilt!

Pausenlos

Nach einem musikalischen Hurrikan müsste man den rund 2 Millionen Sinneshärchen im Innenohr, die vom Gebrause wie Getreidehalme umgeknickt sind, erst einmal Erholungsurlaub gönnen. Andernfalls sterben die Haarzellen mit der Zeit ab. Erste Anzeichen für eine Dauerbelastung sind Ohrgeräusche wie Rauschen, Pfeifen, Klingeln *(Tinnitus),* in einem späteren Stadium auch Ohrenschmerzen, meist Jahre später Schwerhörigkeit. Diese zeitverschobene Schädigung erschwert die Prophylaxe bei Jugendlichen. Möglicherweise sind *Trendy Plugs* eine Hilfe: schrill-bunte Ohrstöpsel, die seit einigen Jahren auf dem Markt sind und Schaden abwenden können.

Der Lautstärketest

Aber wann ist's genug und Zeit, die Ohrstöpsel in die Ohren zu stecken? Wie laut es ist, kann man auch ohne technisches Gerät schätzen. Sprecher und Hörer sitzen sich im Abstand von 1 m gegenüber:

- Unterhaltung in normaler Lautstärke möglich bis 70 phon
- Verständigung mit erhobener Stimme möglich bei 80 phon
- Verständigung auch mit Rufen schwierig bei 100 phon
- Keine Verständigung mehr möglich ab 105 phon

Passivhören

Straßenverkehr, Flugzeuge und Arbeitsplatz sind weitere Lärmquellen. Eine EU-Direktive, die seit 2006 in Kraft ist, schreibt für Arbeitsplätze einen täglichen Grenzwert von 87 phon vor. Das ist dringend nötig, denn bereits ab 85 phon wird Dauerbelastung fürs Gehör gefährlich. Lärmschwerhörigkeit steht somit bei den Berufskrankheiten in Deutschland ganz oben.

Aber nicht nur die Ohren sind gefährdet. Ein lärmgeplagter Körper schüttet die Stresshormone Adrenalin und Kortisol aus (☞ 12.5.3 und 12.5.5), was sich negativ auf den Stoffwechsel und die Blutfette auswirkt. Der Blutdruck steigt. Das Risiko für Herz-Kreislauf-Erkrankungen nimmt zu, laut dem deutschen Bundesgesundheitsamt bereits bei einem Dauerlärmpegel von rund 65 phon. Experten schätzen, dass in Deutschland 2 % der tödlich verlaufenden Herzinfarkte auf das Konto von Lärmstress gehen. Dass dieser einem auch den Schlaf rauben kann, hat bestimmt schon jeder am eigenen Leib erfahren.

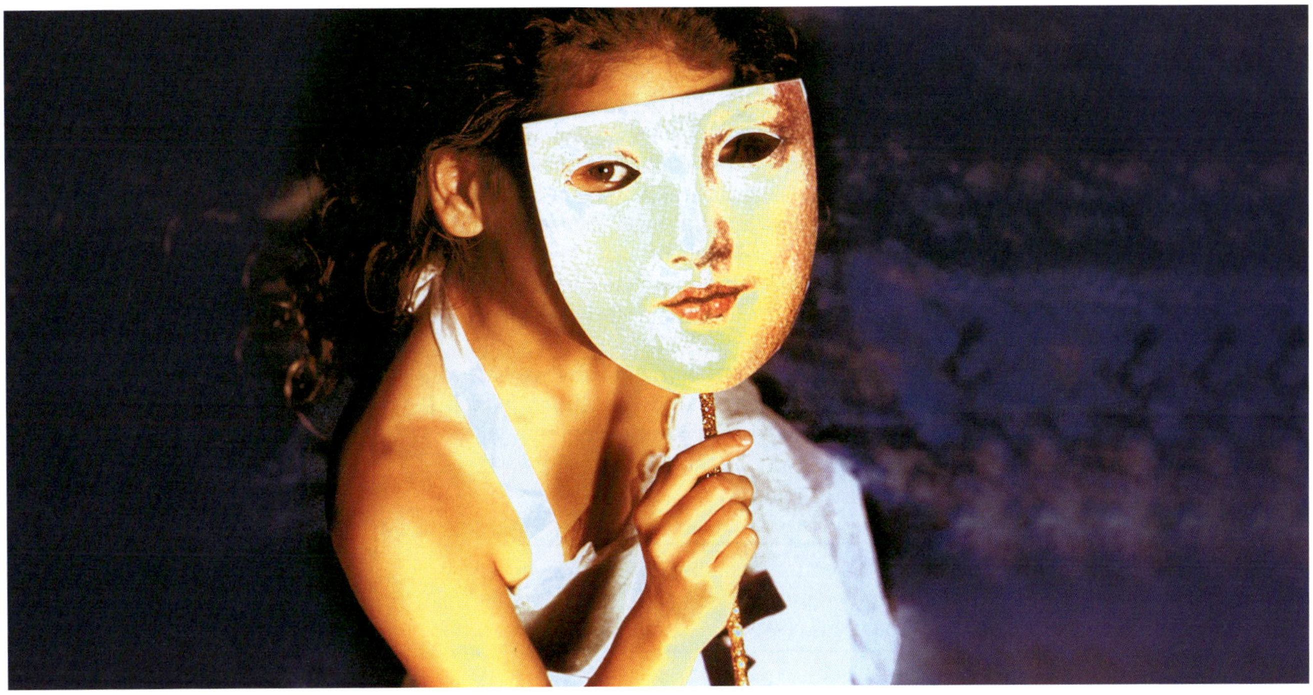

11 Psyche und psychische Erkrankungen

Wie funktioniert Lernen? Worum geht es in der Psychosomatik? Was ist Schizophrenie? Lassen sich Depressionen behandeln? Fragen nach dem Funktionieren der Seele sind so alt wie die Menschheit. Und das Interesse an psychologischen Fragestellungen ist auch außerhalb der Fachwelt groß: Fast jede Illustrierte hat eine Ratgeberrubrik, psychologische Kurse sind gut besucht, und bei Gericht treten immer öfter psychiatrische Sachverständige auf.

Tatsächlich ist es faszinierend, sich damit zu beschäftigen, wie seelische Vorgänge zu erklären, wie sie zu verstehen sind. Die Erfassung, Beschreibung und Erklärung seelischer Phänomene stößt allerdings regelmäßig auf Probleme: Psychische Erscheinungen sind oft wenig konkret, schwer fassbar und flüchtig. Sie sind in der Regel nicht durch Laborwerte oder Röntgenbilder abbildbar. Zudem sind die Vorstellungen, wie die Psyche funktioniert, immer auch kulturell und gesellschaftlich beeinflusst – und damit im Lauf der Zeit einem Wandel unterworfen. So wurden z. B. Epilepsie und Schizophrenie – heute als Krankheiten gewertet – früher oft als religiöse Phänomene, als besondere Nähe zu Gott eingeschätzt.

11

Bis heute gibt es keine allgemein gültige, umfassende psychologische Theorie. Manchmal sind verschiedene Modellvorstellungen zur Erklärung bestimmter seelischer Erscheinungen sogar gegensätzlich. Dennoch sind die Erklärungsansätze wertvoll: Sie können im Einzelfall ein Verstehen seelischer Zusammenhänge ermöglichen, und aus ihnen lassen sich Ansätze zur Behandlung und Symptomlinderung ableiten.

Wie in anderen Gebieten, so haben sich auch im „Psycho-Bereich“ verschiedene Untergebiete mit ähnlich klingenden Bezeichnungen gebildet. Tabelle 11.1 gibt einen Überblick über die Fachgebiete.

11.1 Grundbegriffe der Psychologie

Psyche ist das griechische Wort für **Seele,** und beide Begriffe werden deshalb meist gleichbedeutend benutzt. Was aber genau darunter zu verstehen ist, darüber gibt es immer noch keine Einigkeit. Ganz allgemein werden mit dem Begriff „Psyche“ Vorgänge des Denkens, Fühlens und Wollens, Fähigkeiten wie die Intelligenz, das Temperament, Interessen und Einstellungen sowie das Verhalten von Lebewesen bezeichnet. Diese verschiedenen „Bereiche“ des Seelenlebens werden in der Wissenschaft voneinander getrennt, sind tatsächlich jedoch in vielfältiger Weise ineinander verflochten.

11.1.1 Lernen

Lernen umfasst alle Prozesse, die bei einem Individuum zu einer Veränderung des Verhaltens oder zu Wissenszuwachs führen.

Der psychologische Lernbegriff ist also weiter gefasst als der übliche Begriff des Lernens in der Schule. Jeder Mensch lernt schrittweise, sich an die Anforderungen seiner Umgebung anzupassen. Dieser Anpassungsvorgang beruht auf neurobiologischen Veränderungen im Gehirn (☞ 9.9). Die **Lernpsychologie** hat Theorien erarbeitet, die die Vorgänge des Lernens verstehbar machen sollen.

Lernmodelle

Lernmodelle sollen Lernvorgänge, die im Allgemeinen nicht direkt beobachtbar sind, beschreiben und erklären, sollen darstellen, wie Lernen *wahrscheinlich* funktioniert.

Klassische Konditionierung. *Ivan P. Pawlow* (1878–1936), ein russischer Physiologe, machte Anfang des 20. Jahrhunderts eine wichtige Entdeckung. Hunde sondern beim Anblick von Fleisch vermehrt Speichel ab. Pawlow gab nun jedes Mal bei der Fütterung von Hunden ein bestimmtes Klingelzeichen. Nach häufiger Wiederholung dieser Koppelung von Klingelsignal und Futterdarbietung trat der Speichelfluss bei den Tieren auch dann ein, wenn das Glockenzeichen ohne Futter gegeben wurde. Der Hund hatte „gelernt“, dass er bei Ertönen des Klingelsignals Futter zu erwarten hatte. Diese Art Umlernprozess wird **klassische Konditionierung** genannt.

Behaviorismus. Unter dem Eindruck von Pawlows Experiment entwickelte sich in den USA die Schule des **Behaviorismus,** der allein vom *beobachtbaren* Verhalten (engl. *behavior*) und seiner Veränderung ausgeht. Verhalten wird dabei als Reaktion auf einen Reiz angesehen. Selbstbeobachtung, intuitives Erfassen und unmittelbares Verstehen fremden Seelenlebens werden als unwissenschaftlich abgelehnt.

Weitere Lernmodelle wurden dann vor allem auf der Basis von Tierversuchen entwickelt:

Lernen am Erfolg (operante Konditionierung). So mussten z. B. Versuchstiere in einem Käfig einen Mechanismus finden, dessen Betätigung ihnen entweder einen Weg aus dem Käfig freigibt oder eine Klappe öffnet, hinter der sich Futter befindet. Dabei hat sich gezeigt: Ein Verhalten, das zu einem zufrieden stellenden Ergebnis geführt hat, wird sich unter ähnlichen Umständen mit erhöhter Wahrscheinlichkeit wiederholen.

Lernen am Modell. Unter entwicklungspsychologischen Gesichtspunkten (☞ 23.5.4) spielt u. a. das Lernen durch **Nachahmung**

Was ist eigentlich …	
… Psychiatrie?	Fachgebiet der Medizin, das sich mit Vorbeugung, Erkennung und Behandlung psychischer Krankheiten einschließlich der Rehabilitation des psychisch Kranken befasst
… Psychologie?	Wissenschaft von den (normalen) seelischen Vorgängen im Menschen, seinem Erleben, Denken, Fühlen und Verhalten
… Psychotherapie?	Systematische Behandlung mit „seelischen Mitteln“, also aus der Psychologie entwickelten Verfahren, z. B. Gesprächsbehandlung, Entspannungstechniken (☞ 11.10.1)
… Psychosomatik?	Teilgebiet der Medizin, das sich mit denjenigen körperlichen Symptomen und Krankheiten befasst, die psychisch (mit-)bedingt sind (griech. soma = Körper)
… Neurologie?	Fachgebiet der Medizin, das sich mit Vorbeugung, Erkennung, Behandlung und Rehabilitation von Krankheiten des zentralen und peripheren Nervensystems (☞ Kap. 9) sowie von Muskelerkrankungen befasst
… Psychoanalyse?	Bezeichnung sowohl für die von Sigmund Freud begründete psychologische Theorie (☞ 11.2.1) als auch für eine bestimmte Form der Psychotherapie (☞ 11.2.3)

Tab. 11.1: Schnelle Übersicht über die wichtigsten „Psycho“-Gebiete.

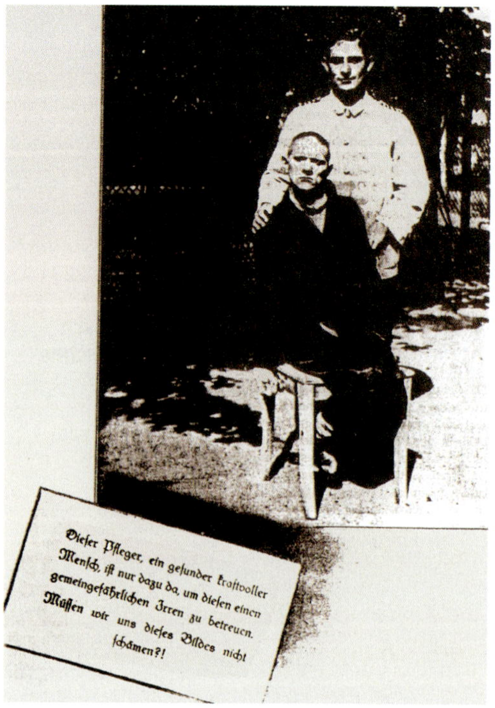

Abb. 11.2: Das Verständnis psychischer Krankheiten ist kulturell und gesellschaftlich beeinflusst. Im Nationalsozialismus mit katastrophalen Folgen: Psychisch Kranke wurden als lebensunwert betrachtet, verfolgt und grausam umgebracht. [E110]

(Imitation) eine wesentliche Rolle. Das Vorbild, dessen Verhalten nachgeahmt bzw. imitiert wird, bezeichnet man auch als **Modell.** Dieses **Lernen am Modell** *(Beobachtungslernen, Modelllernen)* ist jedem von uns geläufig, sei es aus Spielhandlungen von Kindern, sei es aus beruflichen Zusammenhängen, wenn wir Verhaltensweisen von überzeugenden Vorbildern übernehmen.

Lernen ist von einer ausreichenden Gedächtnisfunktion abhängig, von der Möglichkeit also, unsere Lernprozesse, Wahrnehmungen, Eindrücke und Erfahrungen zu speichern und bei Bedarf wieder abzurufen. Lernen macht nur dann einen „Sinn", wenn frühere Lernerfahrungen verfügbar bleiben. Dies geschieht in unserem **Gedächtnis** (☞ 9.9).

11.1.2 Gefühle/Emotionen

Emotionen *(Gemütsbewegungen, Gefühlszustände* und *-reaktionen)* sind ebenso wie ihre körperlichen Begleiterscheinungen jedem Menschen geläufig. Die Gefühle des Menschen sind so vielfältig, dass es schwer fällt, eine allgemein gültige Einteilung zu finden.

Obwohl unterschiedliche emotionale Zustände mit verschiedenen Begriffen belegt werden, finden sich häufig ähnliche *physiologische Veränderungen,* etwa Veränderungen des Pulsschlags, Erröten, Erweiterung/Verengung der Pupillen oder Muskelanspannung. Die Alltagssprache kennt diese Zusammenhänge: Vor Aufregung „bekommt man Herzklopfen", es treibt einem „die Schamesröte ins Gesicht", man „bebt" (zittert) vor Wut.

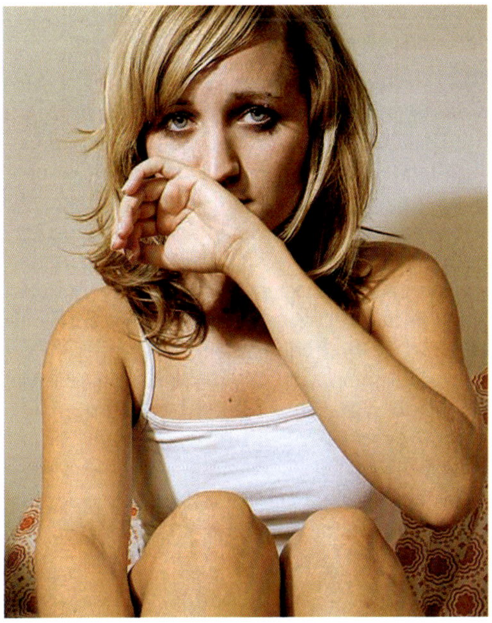

Abb. 11.3: In bestimmten Situationen Angst zu empfinden ist nicht nur normal, sondern manchmal lebensrettend. Angst in objektiv ungefährlichen Situationen hingegen kann, wenn sie ein gewisses Maß überschreitet, Krankheitscharakter haben. [J660]

Beim emotionalen Erleben kommt es einerseits zu physiologischen Veränderungen, ausgelöst durch das vegetative Nervensystem, andererseits zu einer persönlichen *kognitiven* („geistigen") Einschätzung der jeweiligen Situation. In der Regel steht für uns das persönliche Erleben des Gefühls im Vordergrund; die körperlichen Reaktionen nehmen wir eher als begleitend wahr.

Angst

Angst bezeichnet den emotionalen Erregungszustand, der eintritt, wenn eine Situation als physisch gefährlich oder psychisch bedrohlich erlebt wird. Dabei ist es nicht notwendig, dass eine solche Gefährdung oder Bedrohung *tatsächlich* gegeben ist; die *subjektive* Einordnung oder auch nur die Vorstellung einer entsprechenden Situation gibt den Ausschlag. Hier ist beispielsweise an die Angst vor Hunden zu denken, die aufgrund eines – möglicherweise lange zurückliegenden – negativen Erlebnisses auch in einer Situation erlebt wird, die objektiv keine Gefährdung darstellt.

Auf der *körperlichen Ebene* äußern sich Angstzustände u. a. in erhöhter Herzschlagfrequenz, Gefäßveränderungen, Kälte- und Hitzeempfindungen, Zittern, Übelkeit oder im Extremfall im Verlust der Schließmuskelkontrolle (☞ auch *Stressreaktion* in 12.5.6). Oft werden diese vegetativen Reaktionen von schnell und stereotyp ablaufenden motorischen Programmen (Abwehr- und Fluchtreaktionen) begleitet.

In Fällen extremer Angst spricht man von **Panik;** sie hat ausgeprägte Fluchttendenzen zur Folge. Gibt es keine Möglichkeiten des Entkommens, können massive physiologische Veränderungen bis hin zum Schock *(psychogener Schock)* beobachtet werden.

Obwohl es eine Vielzahl von psychologischen Theorien über die Angstentstehung gibt, besteht weitgehend Einigkeit, dass Angst entwicklungsgeschichtlich ihren Ursprung in der Zeit hat, als gespannte (ängstliche) Aufmerksamkeit notwendig zum Überleben war. Die physiologischen Veränderungen, die mit der Angst einhergehen, bereiten gleichzeitig den Organismus auf die Flucht aus einer objektiv gefährlichen Lage vor.

Allerdings ist es dem Menschen heute überwiegend nicht möglich, direkt mit Flucht zu reagieren, weshalb es bei der **Angstbewältigung** *(Angstreduzierung)* vielfach darum geht, die angstauslösende Situation zu erkennen und so zu verarbeiten, dass sie ihren bedrohlichen Charakter verliert. Die Angst eines Patienten vor einer ihm unbekannten Untersuchung etwa kann durch ausführliche Aufklärung oft reduziert werden. Auch die Minderung der allgemeinen Anspannung, mit der Angst stets gekoppelt ist, stellt eine Form der Angstbewältigung dar.

> **Angst ist normal**
> „Normale" Angst ist ein Phänomen, das natürlicherweise zum Menschen gehört und das man zulassen sollte. Sie hat eine wichtige Warnfunktion. Unterdrückte Angst schränkt die geistige und emotionale Beweglichkeit ein und lässt sich nicht mehr angemessen bearbeiten. Entscheidend ist nicht, *dass* man Angst hat, sondern *wie* man mit Angst umgeht.

Trauer

Trauer bezeichnet die emotionalen Reaktionen, die mit *Verlust-* oder *Trennungserlebnissen* einhergehen. Dies muss nicht der Tod eines Menschen sein; vielmehr kann es sich auch um Trennung oder Scheidung vom Partner, den Wegzug eines wichtigen Freundes oder den Verlust eines Organs handeln.

In allen diesen Fällen nehmen wir Abschied von Personen, Gegenständen oder Phasen unseres Lebens, die von Vertrautheit, Sicherheit und positiver Gewohnheit gekennzeichnet waren. Allmählich oder plötzlich geraten wir in eine Lage, die anders ist als vorher und die wir erst annehmen und bewältigen müssen, aus der wir im günstigen Fall aber auch bereichert und gestärkt hervorgehen können. Trauer bezeichnet also auch den **Prozess,** der dem Trauernden ermöglicht, sich in einer Welt neu zu orientieren, die nie mehr so sein wird, wie sie einmal war.

Die dafür notwendige psychische Leistung wird nach *S. Freud* als **Trauerarbeit** bezeichnet. Die Dauer der Trauerarbeit ist individuell sehr verschieden und kann wenige Monate, aber auch einige Jahre beanspruchen.

Es lassen sich dabei immer wiederkehrende Muster erkennen; man spricht von **Trauerreaktionen.** Unterschieden werden körperliche, emotionale und kulturelle Trauerreaktionen. Sie treten in unterschiedlich intensiver Ausprägung alleine oder gemeinsam auf.

Die Körperreaktionen umfassen:
- Erschöpfung und Müdigkeit
- Schlaf- und Appetitlosigkeit
- Atemlosigkeit und Brustbeklemmungen.

Auf der emotionalen Ebene findet man:
- Tiefe Traurigkeit, aber auch Zorn und Wut
- Schuldgefühle und Angst
- Gefühle der Verlassenheit und Hilflosigkeit
- Sehnsucht nach dem Vergangenen oder Verlorenen.

Kulturelle Trauerreaktionen sind:
- Totenfeiern und Totenlieder (z. B. Kirchenlieder)
- Trauergemeinschaften (z. B. bei Trauergottesdiensten)
- Tragen schwarzer Kleidung
- Selbst gewählter Ausschluss von gesellschaftlichen Ereignissen („Trauerjahr").

11

Trauermodelle. Wissenschaftler, z. B. *E. Kübler-Ross* oder *J. Bowlby*, haben versucht, den Verlauf der Trauer in Modellen zu beschreiben. Die meisten enthalten die Elemente **Schock, Trauerverhalten** (kulturell definiert, z. B. Versorgung der Toten, Gestaltung der Bestattung), **Trauerbewältigung** und **Trauerabschluss.** Allerdings hat jede Trauer ihren persönlichen Charakter und verläuft nicht linear: Die einzelnen Phasen können wiederholt abwechseln oder sich „durchmischen".

Folgende Traueraufgaben sind zu meistern, damit sich Trauernde nach einer gewissen Zeit wieder der Zukunft zuwenden können:
- **Akzeptieren des Verlustes als Realität.** Der Trauernde sollte z. B. aufhören, den Tisch für den Verstorbenen mit zu decken
- **Zulassen des Schmerzes.** Die Auseinandersetzung mit dem Verlust findet zuerst „im Kopf" statt. Emotionen werden zurückgedrängt oder geleugnet. Am Ende dieser Phase sollte der Betroffene in der Lage sein, seinen Gefühlen, auch den sehr schmerzvollen Empfindungen, Raum zu geben
- **Anpassung an die neue Realität.** Vielleicht muss der Hinterbliebene Aufgaben des Verstorbenen übernehmen, etwa das Versorgen der Kinder. Durch den Aufbau neuer Energien und neuer Beziehungen sollte eine neue Lebensphase beginnen.

11

Trauerarbeit unterstützen

Pflegende können Trauernden bei der Bewältigung der Traueraufgaben helfen:
- Sie ermutigen die Angehörigen, den Verstorbenen anzusehen und zu berühren, selbst wenn dieser nach einem Unfall stark entstellt ist. Das erleichtert, „das Unbegreifliche zu begreifen". Zeigt der Angehörige Ablehnung, so wird er aber nicht gezwungen
- Sie lassen die Trauernden spüren, dass sie ihre Gefühle ausdrücken dürfen, sei es durch Weinen, Wutausbrüche oder „jammerndes Klagen". So wird der Schmerz der Trauer erfahrbar
- Sie hören den Trauernden zu
- Pflegende sind sich bewusst, dass sie den zentralen Wunsch der Trauernden nach dem „Ungeschehen-machen-können" enttäuschen müssen. Sie halten diese Spannung aus und verzichten auf Ablenkung.

Pathologische Trauerreaktionen

- Manche Betroffene trauern über einen so langen Zeitraum hinweg, dass dieser nicht mehr im Verhältnis zu einer „gesunden" Verarbeitung des Verlusterlebnisses steht. Die Trauerreaktion wird *chronisch*
- Bei anderen Menschen tritt die Trauerreaktion erst mit *großer Verzögerung* ein. Sie wird dann oft durch Ereignisse ausgelöst, die in keinem direkten Zusammenhang mit dem Verlusterlebnis stehen
- Gelegentlich lassen sich *übertriebene Reaktionen* finden, die sich z. B. in massiven Verzweiflungsgefühlen äußern. Der Übergang von „normalen" zu „übertriebenen" Trauerreaktionen ist dabei fließend
- Bei der *larvierten* („maskierten") *Trauerreaktion* schließlich zeigt der Betroffene körperliche Beschwerden (psychosomatische Symptome, Schmerzzustände), ohne sie bewusst mit dem Verlusterlebnis in Zusammenhang bringen zu können.

Aggression

Auch für die **Aggression** gilt: Bis heute gibt es keine allgemein anerkannte Theorie zu ihrer Entstehung. Es ist sogar umstritten, was unter dem Begriff zu verstehen ist. Die ursprüngliche Bedeutung meint, „einen Angriff machen", aber auch „etwas in Angriff nehmen" – also durchaus etwas Positives. Daher sprechen manche Wissenschaftler von *Gewalt* (statt von Aggression), wenn durch aggressive Handlungen *Schäden* entstehen.

Wie entsteht nun Aggression? Hierzu wurden sehr unterschiedliche Erklärungsmodelle entworfen.

Aggression und Trieb. *Sigmund Freud* (1856–1939) ging in seiner *Trieblehre* ursprünglich davon aus, dass neben einem das Leben erhaltenden und weiterentwickelnden Trieb *(Erostrieb)* ein gegensätzlicher Trieb existiere, dessen Ziel die Auflösung der lebensstiftenden Einheiten sei *(Thanatos- oder Todestrieb)*. Diese beiden Triebe ständen in permanentem Widerstreit wie auch in ergänzender Funktion zueinander. Aggression wäre nach dieser Lehre als der nach außen gerichtete und abgelenkte Todestrieb zu verstehen, oder, wie es Freud umschrieb: „Das Lebewesen bewahrt sozusagen sein eigenes Leben dadurch, dass es Fremdes zerstört."

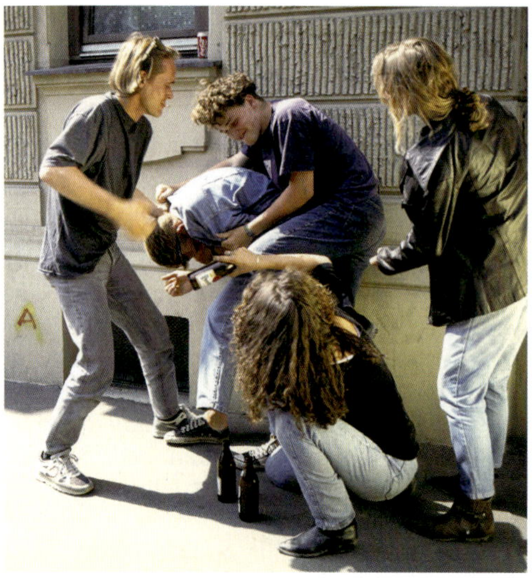

Abb. 11.4: Auch wenn die Ursachen nicht ganz klar sind, die Gewaltbereitschaft der Jugendlichen nimmt seit Jahren zu. Ist Alkohol im Spiel, sinkt die Hemmschwelle weiter. [J640]

Spätere Triebtheorien gehen davon aus, dass dieser Aggressions- oder Destruktionstrieb dem Menschen zwar angeboren sei, jedoch nicht in Zusammenhang mit einem Todestrieb stehe.

Aggression und Frustration. Eine weitere Theorie geht davon aus, dass aggressives Verhalten die Folge von Enttäuschungen ist. Solche „unangenehmen Erfahrungen" lassen sich auch als **Frustration** bezeichnen. Frustration kann auftreten, wenn:
- Ein Verhalten, das auf ein bestimmtes Ziel ausgerichtet ist, im Ablauf gestört wird *(Hindernisfrustration)*
- Ein Bedürfnis (in welchem Bereich auch immer) nicht befriedigt werden kann *(Entbehrung; Mangelzustand)*
- Der Mensch Angriffen und Provokationen, aber auch anderen negativen physischen Einwirkungen wie etwa Lärm ausgesetzt ist *(schädigende Reize)*. Die *subjektive* Beurteilung, z. B. des Lärms, ist dabei ebenfalls von Bedeutung.

Dabei bestimmt offenbar die Stärke des Frustrationserlebnisses, ob die Reaktion aggressive Züge trägt oder nicht. So kann mäßig erlebte Frustration dazu führen, dass zur Erreichung des angestrebten Ziels vermehrte persönliche Anstrengung eingesetzt wird, während eine subjektiv massiv empfundene Frustration aggressives – und dann zerstörerisches – Verhalten zur Folge haben kann.

Aggression und Lernen. Wir können allgemein davon ausgehen, dass Menschen, die in ihrem Leben viele aggressive Vorbilder hatten, selbst auch aggressiver sind als diejenigen, die in einer relativ gewaltlosen Umgebung aufgewachsen sind (*Modelllernen* ☞ 11.1.1).

Das Erlernen aggressiven Verhaltens durch Modelle ist in den letzten Jahren vor allem durch die Diskussion um die Auswirkungen von Gewaltdarstellungen in den Medien (z. B. Fernsehen) ins öffentliche Bewusstsein gerückt. Für das Verständnis von gelerntem aggressiven Verhalten ist es jedoch wichtig zu unterscheiden zwischen dem *Lernen* aggressiver Verhaltensweisen und der *Anwendung* des Gelernten. Es lässt sich festhalten, dass:
- Durch entsprechende Modelle aggressives Verhalten prinzipiell gelernt und somit nachgeahmt werden kann (Lernen *neuer Verhaltensweisen*)
- Durch das Beobachten *erfolgreichen* aggressiven Verhaltens dieses auch eingesetzt wird *(Lernen am Effekt)*.

Das bedeutet, dass aggressive Akte, die zum angestrebten Ziel geführt haben *(Erfolg)*, mit einer größeren Wahrscheinlichkeit nachgeahmt werden als solche, die ihr Ziel nicht erreicht haben oder mit negativen Sanktionen (Strafen) belegt wurden *(Misserfolg)*.

Auch *gesellschaftliche Bedingungen* können zur Zunahme von Aggression führen. So steigt z. B. in wirtschaftlich schwierigen Zeiten die Kriminalität.

Vom Umgang mit Aggressionen

Ein Patentrezept für den Umgang mit Aggressionen (den eigenen wie denen anderer) gibt es nicht. Wichtig ist zu versuchen, die jeweiligen *Ursachen zu erkennen.* Daraus ergeben sich manchmal schon Ansätze zur Bewältigung. Ist jemand z. B. aus gutem Grund aggressiv, so können eine Entschuldigung und die Beseitigung des Anlasses Abhilfe schaffen.

Menschen, die unter ständiger Anspannung stehen, reagieren ebenfalls leichter aggressiv; hier sind Maßnahmen zur Entlastung letztlich erfolgreich. Ist die Aggression durch eine psychische Krankheit mitbedingt, wird sie sich durch fachgerechte Behandlung bessern.

Im Klinikalltag können z. B. Gespräche in Supervisions- oder Balintgruppen den Mitarbeitern helfen, angestaute Aggressionen zu erkennen und mit ihnen umzugehen.

11.1.3 Motivation

Wie kommt es, dass ein alter, aber gesunder Mensch, der in ein Altersheim ziehen muss, nach kurzer Zeit ganz unerwartet stirbt? Wieso riskieren manche Menschen für Ideen und Ideologien ihr Leben? Warum ergreift man genau diesen und nicht einen anderen Beruf?

Für jeden Menschen gibt es treibende Kräfte, die sein Verhalten beeinflussen. Diese Kräfte nennt man **Motivation.** „Motiviert sein" beinhaltet so verschiedene Bedeutungen wie „ein Bedürfnis haben", „ein bestimmtes Ziel erreichen wollen" oder „auf der Grundlage einer Überzeugung handeln". Die Gründe, die Menschen haben, so und nicht anders zu handeln, werden als **Motive** bezeichnet.

Das Spektrum der **Motivationsmodelle** in der Psychologie ist breit. Es reicht von der einseitigen Hervorhebung angeborener Verhaltensweisen (z. B. bei dem Verhaltensforscher *Konrad Lorenz*) bis zu entgegengesetzten Vorstellungen von Wissenschaftlern, die praktisch alles Verhalten und Handeln allein psychologisch und sozial, also auf gemachte Erfahrungen und Umgebungseinflüsse, zurückführen. Einige Theorien seien kurz skizziert:

Biologisch verankerte Motivation

Diese Theorie bezieht sich auf **biologische Grundbedürfnisse,** wie sie nicht nur beim Menschen, sondern auch im Tierreich bestehen. Darunter fallen beispielsweise die *Hungermotivation* (Suche nach Nahrung bei Hungergefühl) oder die *Durstmotivation* (Suche nach Trinkbarem zur Regulierung des Flüssigkeitshaushaltes). Vertreter dieser Theorie gehen davon aus, dass der Organismus zum Handeln bewegt wird, wenn das physiologische Gleichgewicht durch eine Mangelsituation in Gefahr oder gestört ist, mit dem Ziel, dieses Gleichgewicht wiederherzustellen.

Es kann jedoch auf dieser Grundlage nicht einleuchtend erklärt werden, warum etwa Nahrungsreserven angelegt werden, obschon kein konkreter physiologischer Mangel vorliegt und Tieren schwerlich unterstellt werden kann, dass ihnen „bewusst" ist, dass im Winter wenig Nahrung zu finden sein wird. Noch schwieriger wird es, wenn eine Übertragung auf die komplexen psychischen und sozialen Gegebenheiten beim Menschen versucht werden soll. Wie etwa soll das Verlangen, Profifußballer zu werden, durch biologische Grundbedürfnisse erklärt werden?

Psychologische und soziale Motivation

Anders als bei biologischen Motiven, die als angeboren gelten können, bezieht sich der Begriff **psychologische Motivation** auf solche Motive, die erlernt, also erworben werden. Darunter fallen Motive wie das *Bedürfnis nach Sicherheit* oder die Entwicklung des *Selbstwerts.*

Die **soziale Motivation** ist eng verwandt mit der psychologischen Motivation. In der Praxis spricht man von sozialen Motiven dann, wenn sie hauptsächlich durch *soziale Interaktion* (zielgerichteter, wechselseitiger Austausch von Informationen zwischen Individuen) bedingt sind. Dazu zählen neben Motiven aus dem politischen und ideologischen Bereich Bedürfnisse nach äußerer Sicherheit oder gesellschaftlicher Anerkennung.

Verzahnung verschiedener Motivationen

Das Ausmaß der psychologischen und sozialen Motivation ist letztendlich abhängig von der jeweiligen Situation und der Lebensgeschichte des Einzelnen. So ist es nachvollziehbar, dass die Motive eines kleinen Kindes wesentlich elementarer (d. h. an den Grundbedürfnissen orientiert) sind als die eines Erwachsenen, der in vielfältiger Weise unterschiedlichen Rollenanforderungen im privaten, beruflichen und gesellschaftlichen Rahmen ausgesetzt ist.

Darüber hinaus kommt der emotionalen Entwicklung bei der Ausbildung von Motiven Bedeutung zu. Ein Mensch, der in einer lebendigen, liebevollen und anregenden Umgebung aufgewachsen ist, wird andere Motive als handlungsleitend erleben als jemand, der unter repressiven, krankmachenden Bedingungen zu leiden hatte.

Eine Aufteilung von Motiven, wie sie oben vorgenommen worden ist, ermöglicht der Psychologie überhaupt erst die Erforschung verschiedener Motivationen. Aber:

Kaum zu trennen

Tatsächlich bestimmen meist biologische, psychische und soziale Momente in unterschiedlich starker Ausprägung *gemeinsam* das menschliche Handeln. Noch komplexer wird es, wenn man berücksichtigen möchte, dass *unbewusste Motive* (☞ 11.2.1) einen Einfluss ausüben können.

11.1.4 Kommunikation

Miteinander in Verbindung zu treten, sich auszutauschen, sich gegenseitig zu verstehen ist ein menschliches Grundbedürfnis. Die Eigenschaften eines Einzelnen, seine Fähigkeiten und Potenziale gewinnen Kontur im Austausch mit anderen Menschen. Vereinsamung und Isolation können krank machen. Wie funktioniert nun Kommunikation? Und was geschieht, wenn das Wechselspiel gestört ist?

Kommunikation ist keine Einbahnstraße. Der Kreislauf beginnt bereits im frühesten Säuglingsalter, ja schon vor der Geburt, und zeigt sich am Anfang in der „Verständigung" mit der Mutter. Sie reagiert auf das Schreien des Kindes und nimmt es hoch: Das Schreien verstummt. Die Mutter singt dem Kind etwas vor: Das Kind lauscht mit weit offenen Augen. Abstrakter formuliert: Das Kind sendet ein Signal aus, das die Mutter zu einer Reaktion veranlasst. Diese Reaktion stellt selbst wieder ein Signal für das Kind dar, und so fort.

Kommunikation ist mehr

Kommunikation bezeichnet nicht nur einen Informationsaustausch, sondern vielmehr ein allgemeines Modell menschlicher Verständigung.

Menschliche Kommunikation, die *Verständigung zwischen Menschen,* setzt voraus, dass es einen **Sender** gibt (jemanden, der einem anderen etwas mitteilt und dies etwa in Worte fasst), eine **Botschaft,** *Nachricht* oder *Information* (das, was mitgeteilt wird) und einen **Empfänger** (derjenige, an den die Mitteilung gerichtet wird ☞ Abb. 11.5).

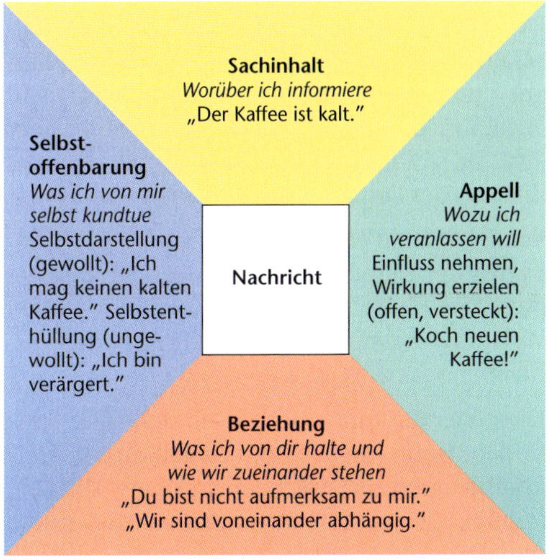

Abb. 11.5: Das Quadrat der Nachricht. [A400]

Dieses einfache Schema wird in der Realität durch diverse Störgrößen beeinflusst: So kann beispielsweise die Wahrnehmung der Mitteilung durch den Empfänger davon abhängen, in welcher emotionalen Verfassung er sich befindet, wie die Art der Beziehung zum Sender ist oder ob der Empfang einer Mitteilung gestört ist (physikalisch etwa durch Lärm). Dies alles hat einen Einfluss darauf, wie oder ob eine Mitteilung vom Empfänger richtig verstanden oder gedeutet wird.

Kommunikation findet auf mehreren Ebenen statt, von denen die **verbale** *(sprachliche)* und die **nonverbale** *(nicht sprachliche)* die beiden Pole darstellen.

Verbale Kommunikation

Das für den Menschen charakteristische Mittel *(Medium)* zur Übermittlung einer Botschaft ist die *Sprache.* Man findet sie in mannigfacher, wenngleich ähnlicher Form bei allen Menschengruppen auf der Erde wieder.

11

Die Verständigung durch Sprache ist daran gekoppelt, dass der Sender in der Lage ist zu sprechen, und der Empfänger, die gleiche Sprache zu verstehen. Selbst wenn diese Voraussetzungen vorliegen, kann die Kommunikation ganz unterschiedlich ausfallen, da jede gesprochene Mitteilung vier Komponenten enthält **(Quadrat der Nachricht):**

- Den Sachinhalt
- Die Selbstoffenbarung
- Die Beziehungsaspekte
- Den Appellcharakter.

In jeder Nachricht ist ein *Sachinhalt* enthalten, den man mitteilen möchte, etwas, über das der Gesprächspartner informiert werden soll.

Durch die Art und Weise, wie dem Empfänger diese Mitteilung gemacht wird, sagt der Sender jedoch gleichzeitig vieles über sich selbst und seine Befindlichkeit, Stimmung etc. aus *(Selbstoffenbarung).* Dies kann einerseits bewusst geschehen (jemand stellt sich „von seiner besten Seite" dar), andererseits enthält der Kommunikationsvorgang auch unbewusste Anteile.

Der *Beziehungsaspekt* zeigt das Verhältnis zwischen Sender und Empfänger auf. Der Empfänger kann der Übermittlung einer Nachricht entnehmen, wie der Sender zu ihm steht oder „was er von ihm hält" (z. B. siezt man sich als Zeichen der Distanz oder besonderer Achtung).

Schließlich hat eine Nachricht auch *Appellcharakter;* der Empfänger soll mehr oder weniger dazu veranlasst werden, in einer besonderen Weise zu reagieren, sei es mit Worten, einer Verhaltensweise oder einem Gefühl.

Diese vier Komponenten lassen sich auch dann finden, wenn in der Kommunikation mit Hörgeschädigten als Sprache nicht Worte, sondern definierte Gebärden verwendet werden, durch die Worte, aber auch Satzstrukturen optisch (statt akustisch) dargestellt werden.

Kommunikationsstörungen

Die vier Komponenten der verbalen Kommunikation gelten nicht nur für den Sender. Auch auf der Empfängerseite wird die Wahrnehmung in diese vier Aspekte aufgeschlüsselt, allerdings kann sich dabei die *Gewichtung* der einzelnen Punkte verschieben.

Dies birgt ein großes Potenzial von Missverständlichkeit. So kann es sein, dass der Sender den Sachinhalt seiner Mitteilung in den Vordergrund stellt, der Empfänger hingegen vor allem den Beziehungsaspekt wahrnimmt und aus der Nachricht und dem begleitenden Verhalten schließt, dass der Sender ihn nicht nur „informieren" will, sondern ihn als „unwissende" Person abwertet und ihn „belehrt". Seine Reaktion wird dementsprechend brüsk ausfallen, was wiederum der Sender nicht verstehen kann, hat er es doch nur „gut gemeint". Solche Missverständnisse werden umgangssprachlich dann als „aneinander vorbeireden" oder „nicht auf der gleichen Wellenlänge liegen" beschrieben.

Nonverbale Kommunikation

Verständigung kann auch „ohne Worte" erfolgen. Solche Signale werden als **Körpersprache** bezeichnet. Im Gegensatz zur gesprochenen Sprache unterliegen diese Signale nur begrenzt einer bewussten Kontrolle. Will man also Informationen über die „tatsächliche" Befindlichkeit oder die emotionale Verfassung seines Gegenübers erhalten, sollte man verstärkt auf die Körpersprache achten. Nicht selten werden einander widersprechende Botschaften ausgesandt: So kann jemand müde und abgespannt wirken, auf die Frage, wie es gehe, aber mit „Prima!" antworten.

> **Ohne Worte**
> **Nonverbale Kommunikation** kann auf verschiedene Weise erfolgen:
> - Sichtbar *(optisch)*
> - Hörbar *(akustisch)*
> - Riechbar *(olfaktorisch)*
> - Fühl- bzw. tastbar *(taktil).*

Optische Kommunikation. Sichtbare Signale sind die **Mimik** (Gesichtsausdruck), die **Gestik** (Körperbewegung), die **Körperhaltung** (Stellung der Körperteile zueinander) und die **Körperorientierung** (Stellung der Körperteile in Beziehung zum Kommunikationspartner).

Die Mimik vollzieht sich über die mimische Muskulatur (☞ 7.2.7) und ist weitestgehend unabhängig von bewusster Kontrolle. Sechs Grundemotionen werden in allen menschlichen Kulturen über die Mimik auf gleiche Art und Weise sichtbar (☞ Abb. 11.6):

- Freude/Glück
- Überraschung
- Furcht/Angst

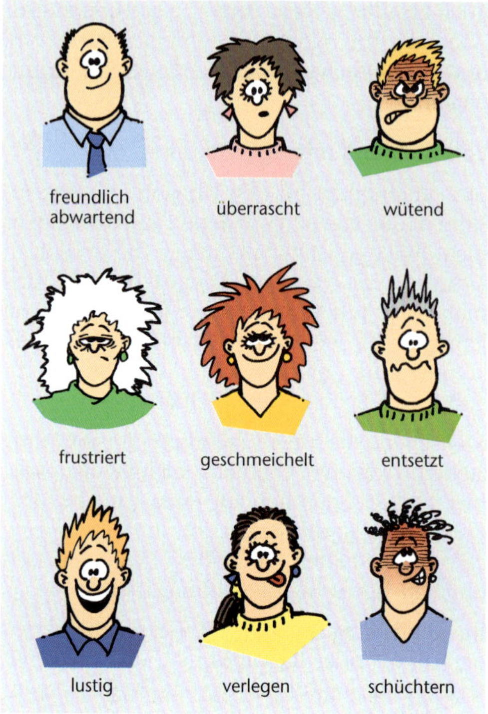

Abb. 11.6: Obwohl bei diesen Comicfiguren Augen, Nase und Mund teils nur angedeutet sind, ist klar zu erkennen, welche Stimmungen sie ausdrücken sollen. [L116]

- Wut/Ärger
- Trauer
- Ekel.

Die Bewegungen der Augenbrauen unterstützen die Mimik. *Skepsis* zeigt sich z. B. durch Heben der Augenbrauen ebenso wie *Neugier* oder *arrogantes „Herabschauen".*

Blickkontakt beeinflusst den mimischen Ausdruck entscheidend. Wir neigen dazu, dann Blickkontakt aufzunehmen, wenn ein Mensch unsere Aufmerksamkeit auf sich gelenkt hat. Andererseits reagieren wir auf anhaltenden Blickkontakt anderer, selbst wenn wir ihn zunächst nicht bewusst wahrgenommen haben, indem wir nach kürzerer oder längerer Zeit diesen Kontakt erwidern.

Durch *Gesten* lassen sich verbale Aussagen unterstreichen und illustrieren. Gesten können auch eigene Bedeutung erlangen und Worte ersetzen („Vogel zeigen"). Darüber hinaus gibt es unbewusste Gesten, die ebenfalls ohne Worte den Zustand des Betreffenden beschreiben (bei dem Schüler, der den Kopf auf die rechte Hand aufstützt und in der linken Hand mit einem Bleistift spielt, trifft „gelangweilt" wohl zu).

Die *Körperhaltung* der Kommunikationspartner sagt viel über den Kommunikationsvorgang aus. So kann jemand mit übereinander geschlagenen Beinen und verschränkten Armen Verschlossenheit signalisieren.

Die *Körperorientierung* sagt weiteres über die Beziehung der beiden Kommunikationspartner aus: Aufmerksamkeit und Einlassen auf den anderen wird hier durch eine zugewandte Haltung signalisiert, wohingegen die Abwendung (dem anderen die Seite zuwenden) Abgrenzung oder Abwehr bedeuten kann.

Akustische Kommunikation. Als *akustisches Signal* versteht man vor allem den **Tonfall** in verbalen Äußerungen, der uns Auskunft gibt über Erregung oder Anspannung (*gehobene* Stimme), Ärger oder Wut (*laute, feste* Stimme), Angst (*leise* und/oder *zitternde* Stimme) oder Ruhe und Gelassenheit (*gleichmäßige, voll klingende*, häufig *tiefe* Stimmlage).

Der Tonfall lässt sich wie andere nonverbale Ausdrucksformen oft nur schwer kontrollieren; in der Regel bekommt unser Gegenüber darüber mit, wie wir uns fühlen, auch wenn wir versuchen, dies zu überspielen oder ihn vom Gegenteil zu überzeugen.

Olfaktorische Kommunikation. Die meisten Menschen trauen ihrer Nase nicht viel zu. Darin täuschen sie sich (meistens) – Gerüche spielen für unser Verhalten eine bedeutende Rolle. *„Den kann ich nicht riechen"* ist ein feststehender Ausdruck. Tatsächlich besitzt jeder Mensch einen eigenen Geruch, der u. a. durch Duftdrüsen (☞ 8.4.2) produziert wird. Dieser Eigengeruch scheint besonders bei sexueller Erregung in hoher Konzentration erzeugt zu werden. Ihm kommt nicht nur bei Tieren (etwa der läufigen Hündin), sondern auch beim Menschen eine kommunikative Funktion zu. Verschiedene (Sexual-)Duftstoffe – sog. *Pheromone* – dienen dabei der unbewussten, biochemischen Verhaltensbeeinflussung. So das „Kuschelhormon" *Oxytocin*, welches die Paarbindung fördert (☞ 12.2.1), oder im Scheidensekret vorkommende *Kopuline*, die an empfängnisbereiten Tagen die verstärkte Bildung des männlichen Sexualhormons Testosteron anregen und Frauen für Männer attraktiver erscheinen lassen.

Hautkontakt bewusst einsetzen

Hautkontakt (z. B. Berühren, Streicheln) kann entspannen. Basierend auf vegetativen Reflexen spielen dabei die Endorphine (☞ 9.2.4) eine entscheidende Rolle. Durch die Haar- und Hautpflege etwa wird nicht nur die Hygiene des Patienten gebessert, sondern auch ein körperliches Wohlgefühl sowohl beim Gepflegten als auch beim Pflegenden erzeugt.

Sicher könnte zum Wohlgefühl der Patienten viel beigetragen werden, würde im Krankenhaus nicht nur „be*hand*elt", sondern mehr über Haut und Hände *kommuniziert.* Dabei sind aber die sehr unterschiedlichen Bedürfnisse der Patienten zu berücksichtigen.

Taktile Kommunikation. Die Haut ist das Organ für die *taktile Kommunikation* (Kommunikation durch Berührung). Das bekommen schon Neugeborene im wörtlichen Sinn zu *spüren* – die pflegenden Hände und die Wärme des mütterlichen Körpers geben dem Säugling Schutz und Geborgenheit. Angemessener Körperkontakt mit der Bezugsperson und das „Getragenwerden" gelten als wichtige Voraussetzungen für eine normale Entwicklung des Kindes, insbesondere auch für die Bildung von *Urvertrauen.*

11.1.5 Psychohygiene

Die Arbeit mit Kranken ist – trotz ihrer Erfolgserlebnisse – oft anstrengend. Professionelle Helfer sind täglich mit Schmerzen, Leiden und Ängsten konfrontiert. Hygieneregeln zu beachten und sich vor der Übertragung von Krankheitserregern zu schützen ist Alltag. Keinesfalls selbstverständlich ist es dagegen, sich ebenso bewusst vor den zahlreichen nachteiligen und möglicherweise krankmachenden Einflüssen zu schützen, die sich aus den seelischen Belastungen im Arbeitsalltag ergeben.

Unter **Psychohygiene** versteht man all diejenigen Maßnahmen, die dazu dienen, Begegnungen mit den oft schweren Schicksalen der Patienten, Hilflosigkeit, aufwühlende Erfahrungen und Gefühle, auch unbefriedigende Situationen bei der Arbeit zu ertragen und zu bewältigen – ohne sich davon „anstecken" zu lassen. Diese Maßnahmen schützen davor, durch ständige Überbeanspruchung im Lauf der Jahre selber „auszubrennen" (**Burnout-Syndrom** ☞ 5.9). An Arbeitsstellen mit besonderen psychischen Belastungen der Mitarbeiter (z. B. psychiatrischen oder Tumorstationen) werden daher zunehmend Supervisionsgruppen für das gesamte Team eingerichtet, die bei der Verarbeitung belastender Erfahrungen im Arbeitsalltag hilfreich sind. In diesen Gruppen werden unter Leitung eines erfahrenen – nicht zum Team gehörenden – Supervisors schwierige Situationen mit Patienten (oder im Team) besprochen. Ziel ist das bessere Verständnis der Hintergründe dieser Situationen und somit die Entlastung der Mitarbeiter.

Auch **Mobbing** – also systematische, regelmäßige und längerfristige Schikanen und Intrigen gegen eine Person am Arbeitsplatz – macht psychohygienische Maßnahmen und Beratung dringend erforderlich.

Stress

Besonders wichtig ist außerdem der Umgang mit **Stress** im Arbeitsalltag. Aber auch Patienten, die vor belastenden Eingriffen stehen oder schwere Krankheiten zu bewältigen haben, stehen unter Stress. Daher sollen die psychologischen Kenntnisse über Stress ausführlicher dargestellt werden (hormonelle Grundlagen der Stressreaktion ☞ 12.5.6).

Stress gilt einerseits als wesentlicher Auslöser negativer Emotionen und psychischer wie physischer Erkrankungen. Andererseits können „stressige" Situationen auch Herausforderungen darstellen. Und: Erfolgreich bewältigte Stresssituationen (etwa eine bestandene Prüfung) führen zu positiven Emotionen, zum Gefühl, das Leben bewältigen zu können, und stärken sogar das Immunsystem. „Positiver Stress" wird als *Eustress* (griech. *eu* = gut), schädigender Stress als *Dysstress* (griech. *dys* = ungünstig, störend) bezeichnet.

Es ist falsch zu glauben, dass nur solche Ereignisse Stress auslösen, die von uns als belastend und negativ empfunden werden. Als „kritisch" werden auch solche Begebenheiten und Veränderungen bezeichnet, die im allgemeinen Verständnis als schön oder positiv gelten. Auch sie führen zu psychischen wie physiologischen Stressreaktionen des Organismus und können, wenn sie sich häufen, den Ausbruch von Krankheiten begünstigen.

Die Psychiater *R. Rahe* und *T. Holmes* haben in den sechziger Jahren aufgrund von umfangreichen Studien eine Skala (Auszüge ☞ Tab. 11.7) entwickelt, die den Einfluss von Lebensereignissen in Form von *Belastungspunkten* darstellt. Sie sagen den Ausbruch einer ernsten Erkrankung (Herz-Kreislauf-Erkrankungen; Krebs) innerhalb der folgenden zwei Jahre voraus, wenn die Belastung zu einem gegebenen Zeitpunkt 300 Punkte und mehr beträgt.

Spätere Untersuchungen haben gezeigt, dass auch die Bewertung von „Stresspunkten" ihre Tücken hat; vielerlei Faktoren kommen hinzu, und nicht jeder Mensch, der eine hohe Zahl von Punkten aufweist, erkrankt notwendigerweise. Verantwortlich dafür ist die unterschiedliche Anpassungsfähigkeit, die eine mehr oder weniger gute Verarbeitung bzw. Bewältigung von Stress erlaubt. Hierbei spielen auch Alter und aktuelle Lebenssituation eine Rolle.

Als Anhaltspunkte für die Wirkung von Stressreizen können folgende Faktoren dienen:
- *Reizintensität:* Ein mäßig intensiver Reiz kann Stimulation bedeuten, er bewirkt Aufmerksamkeit und Interesse. Eine hohe Inten-

Ereignis	Belastungspunkte
Tod des Ehepartners	100
Scheidung	73
Tod eines nahe stehenden Familienmitgliedes	63
Verletzung oder Krankheit	53
Heirat	50
Schwangerschaft	40
Sexuelle Probleme	39
Außergewöhnlicher persönlicher Erfolg	28
Ärger mit Vorgesetzten	23
Wohnsitzwechsel	20
Urlaub	13
Weihnachten	12

Tab. 11.7: Belastungspunkte nach *R. Rahe* und *T. Holmes.*

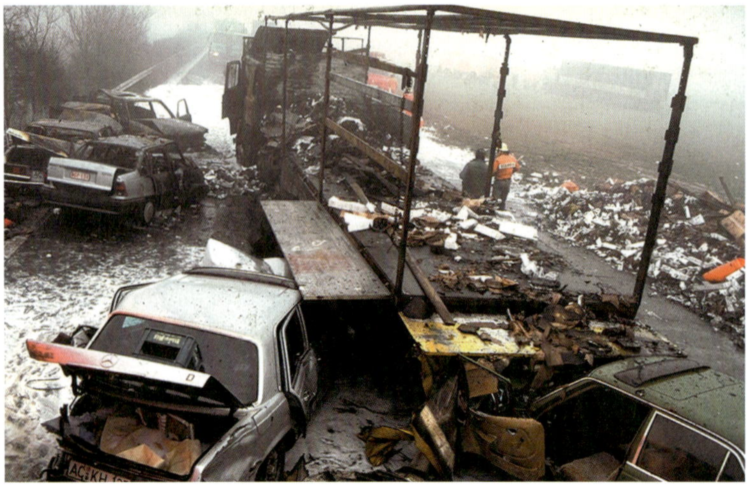

Abb. 11.8: Die individuellen Verarbeitungsmöglichkeiten und die persönliche Belastbarkeit sind von Mensch zu Mensch unterschiedlich: Die Verwicklung in einen dramatischen Unfall kann, muss aber nicht, zu einer psychischen Erkrankung führen. [J560-204]

sität (etwa dauernder Lärm) hat negative körperliche Veränderungen zur Folge

- *Dauer und Häufigkeit von Reizen:* Je öfter und/oder länger der Mensch einem Stressreiz ausgesetzt ist, desto höher ist die Wahrscheinlichkeit, dass Mechanismen zur Kompensation nicht mehr den gewünschten Erfolg haben
- *Möglichkeiten zur Vermeidung oder Bewältigung:* Wenn es gelingt, einem Stressor auszuweichen oder so zu reagieren, dass die Stresswirkung minimiert wird, muss nicht mit Folgeschäden gerechnet werden
- *Vorerfahrungen:* Positive Erfahrungen mit der gleichen oder einer ähnlichen Stresssituation mindern Stress. Wer jedoch weiß, dass in der Vergangenheit Bewältigungsversuche nicht den gewünschten Erfolg hatten (z.B. bei Prüfungen), wird sich in einer solchen Situation zunehmend stärker unter Stress gesetzt fühlen; möglicherweise wird er auch Hilflosigkeit empfinden und die Meinung vertreten, dass er „sowieso" nichts dagegen tun kann
- *Persönliche Grundanlage:* Manche Menschen haben in einer Stresssituation „die Ruhe weg" und lassen sich nicht beeindrucken, während andere die gleiche Situation als kaum erträglich empfinden. Dies hängt nicht nur von den Vorerfahrungen ab, sondern auch von der individuellen Grundstruktur, die sehr variabel ist
- *Aktivierungszustand:* Nicht zu jeder Tages- und Nachtzeit und nicht unter allen gegebenen Lebensbedingungen fühlt der Mensch sich gleichermaßen in der Lage, auf Stress angemessen zu reagieren. Wenn wir ausgeruht sind, ist unsere Reizschwelle sehr viel höher als nach einem anstrengenden Arbeitstag
- *Soziale Unterstützung:* Bei allen emotional belastenden Zuständen oder Prozessen ist es entlastend, wenn wir uns anderen Menschen mitteilen können, z.B. guten Freunden oder dem Partner. Das Gefühl, nicht allein dazustehen, gehört wohl zu den wichtigsten Voraussetzungen, um Stresssituationen erfolgreich zu begegnen.

11

11.2 Grundbegriffe der Psychoanalyse

Unter **Psychoanalyse** versteht man sowohl eine eigenständige psychologische Theorie als auch eine bestimmte Form der Psychotherapie. Begründer der Psychoanalyse ist *Sigmund Freud* (1856–1939). Von ihm stammt das *Drei-Instanzen-Modell* über die Struktur der Seele (☞ Abb. 11.9):

11.2.1 Es – Ich – Über-Ich

Nach *Freud* besteht der „psychische Apparat", also unsere Seele, aus drei Instanzen. Das **Es** ist die Instanz der Triebe und Wünsche. Den aus dem Es auftauchenden Impulsen steht das **Über-Ich** entgegen, die Instanz des Gewissens, d.h. der erworbenen Wertvorstellungen und gesellschaftlichen Forderungen. Dem **Ich** als dritte Instanz kommt die Aufgabe zu, zwischen Es, Über-Ich und Realität zu vermitteln.

Wichtige Grundannahme der Psychoanalyse ist die Existenz des **Unbewussten.** Unbewusste Vorgänge können nur gegen den inneren Widerstand der betroffenen Person bewusst gemacht werden. Sie können aber trotzdem Einfluss auf unser Tun und Denken haben.

Beispielsweise erfährt ein Vereinsvorsitzender kurz vor einer Sitzung, dass ein Vereinsmitglied beachtliche Geldbeträge veruntreut hat. Er eröffnet die Sitzung mit: „Meine sehr geehrten Damen und Herren, leider muss ich Ihnen heute mitteilen, dass schlimme Dinge zum Vorschwein gekommen sind." An den Versprecher konnte er sich nach der Sitzung nicht erinnern. Der Versprecher ist Ausdruck eines Konflikts: Einerseits möchte er seinem Ärger Ausdruck verleihen, dem steht aber die gesellschaftliche Forderung gegenüber, in der Öffentlichkeit keine Kraftausdrücke zu verwenden. Der aggressive Wunsch ist daher ins Unbewusste „verdrängt", also abgeschoben worden. Er wirkte aber weiter und taucht in einer verkleideten, kompromisshaften, dem Vorsitzenden nicht erinnerlichen Form wieder auf.

Als **vorbewusst** werden demgegenüber alle Gedanken, Gefühle und Konflikte bezeichnet, die zu einem bestimmten Zeitpunkt nicht bewusst, grundsätzlich aber *bewusstseinsfähig* sind. Abbildung 11.9 zeigt die drei Instanzen der Seele und ihre Beziehung zu Unbewusstem, Vorbewusstem und Bewusstem.

Kann ein Wunsch aus dem Es vom Über-Ich nicht akzeptiert werden, so entsteht ein **Konflikt.** Konflikte zwischen den verschiedenen Instanzen sind normal und können vom Ich auf verschiedene Weise gelöst werden.

Die Methoden, mit denen das Ich unlustvolle, ängstigende oder bedrohliche Impulse vom Bewusstsein fernhält, werden als *Abwehrmechanismen* bezeichnet.

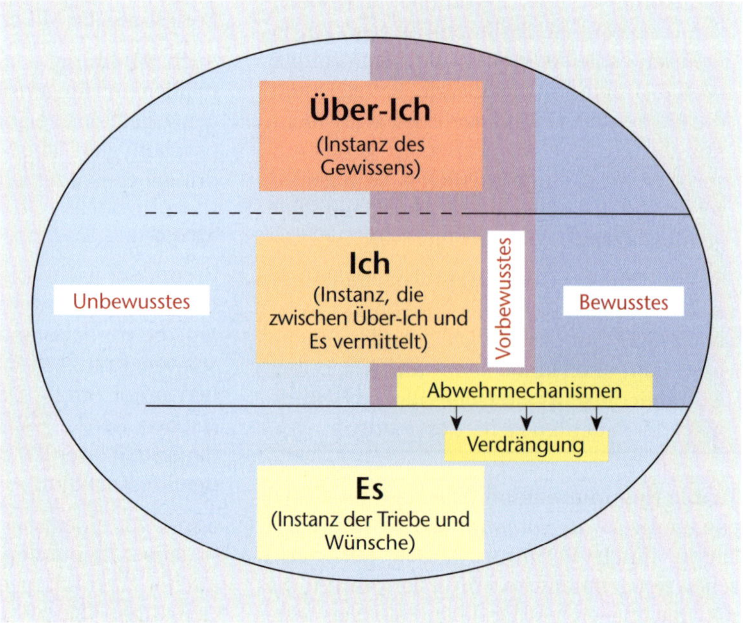

Abb. 11.9: Nach dem Psychoanalytiker Sigmund Freud besteht die menschliche Seele aus drei Instanzen: dem Es, dem Ich und dem Über-Ich. Das Ich hat in diesem Drei-Instanzen-Modell die Aufgabe, zwischen dem Es, dem Über-Ich und der Realität zu vermitteln (Näheres ☞ 11.2.1). [A400]

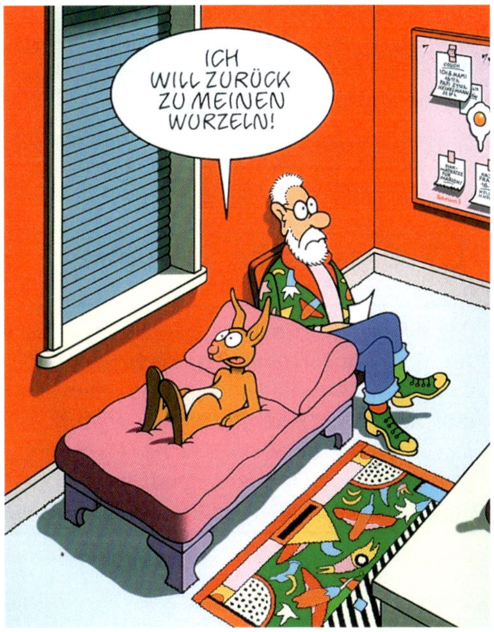

Abb. 11.10: Wohin möchte der Klient auf der Couch des Analytikers? Denn dem Wunsch, in der Psychoanalyse Unbewusstes – die „Wurzeln" – zu ergründen, stehen immer innere Widerstände entgegen – ob das Häschen etwa zu seinen Wurzeln auf dem Feld zurück möchte? [L101]

11.2.2 Abwehrmechanismen

Abwehrmechanismen sind alle Arten innerseelischer Vorgänge, die das Ziel haben, unangenehme Gefühle oder Wahrnehmungen nicht bewusst werden zu lassen. Diese Vorgänge haben Schutz- und Bewältigungsfunktionen und sind uns selbst nicht bewusst. Entstehen seelischer Schmerz, bestimmte Ängste oder Schuldgefühle aufgrund ungelöster Grundkonflikte immer wieder, können Abwehrmechanismen aber mit der Zeit nicht mehr schützen, sondern behindern evtl. sogar die Lösung des Grundkonflikts und tragen zur Bildung von Krankheitssymptomen bei.

Einige wichtige Abwehrmechanismen sind:

- *Verdrängung:* Verdrängung meint die Unbewusstmachung unerwünschter Impulse (z. B. „Vergessen" eines unangenehmen Zahnarzttermins)
- *Reaktionsbildung:* Ein unerwünschter oder unerlaubter Impuls wird in sein Gegenteil verwandelt, z. B. Ärger in Freundlichkeit (jemand ist „scheißfreundlich")
- *Projektion:* Eigene Gefühle oder Tendenzen werden anderen zugeschrieben *(Nicht ich, nicht wir, sondern die anderen, die Juden, die Kommunisten, die Kapitalisten, die Ausländer sind die Bösen und Schlechten)*
- *Rationalisierung.* Rationalisierung bezeichnet die Rechtfertigung von Erlebens- oder Verhaltensweisen durch Scheingründe *(Die zu hoch hängenden, lecker aussehenden Trauben sind sicher sauer, deshalb macht es mir gar nichts aus, dass ich nicht an sie drankomme)*
- *Sublimierung* meint die Umsetzung verdrängter Triebimpulse in sozial akzeptierte Ersatztätigkeiten (z. B. sexuelle Bedürfnisse in Holzhacken oder Geigespielen).

11.2.3 Psychoanalyse als Therapieform

Psychische Störungen entstehen nach *Freud* durch unzureichend verarbeitete *Konflikte* zwischen den verschiedenen psychischen Instanzen (☞ 11.2.1). Oft, aber nicht immer handelt es sich dabei um *frühkindliche Konflikte* während bestimmter Entwicklungsphasen (oral, anal, genital).

Ziel der **psychoanalytischen Therapie** ist es, unbewusste Krankheitseinflüsse bewusst zu machen, damit der Patient dann nach angemessenen Konfliktlösungen suchen kann. Alle Psychotherapie-Methoden, die sich diese Grundannahme zu Eigen gemacht haben, werden *als tiefenpsychologische Behandlungsverfahren* zusammengefasst.

Bei der **klassischen Psychoanalyse** mit mehreren Gesprächsterminen pro Woche über Jahre hinweg liegt der Patient auf einer Couch, an deren Kopfende der Therapeut sitzt. Der Patient teilt dem Therapeuten in freien Gedankensprüngen alle seine Gedanken und Empfindungen, auch Träume, mit, egal ob sie ihm wichtig oder unwichtig erscheinen. Durch *Deuten* des inneren Zusammenhangs der Äußerungen können unbewusste Konflikte aufgedeckt werden. Die Rolle des Therapeuten ist dabei neutral, man sagt „abstinent". Dadurch können früher gemachte Beziehungserfahrungen mit Schlüsselpersonen (z. B. den Eltern) sich in der therapeutischen Beziehung wieder einstellen – ein Phänomen, das als *Übertragung* bezeichnet wird. Dies ermöglicht, frühere Familiensituationen anzusehen, unerfüllte Sehnsüchte und Wünsche zu betrauern und in der hilfreichen Beziehung zum Therapeuten neue, korrigierende Erfahrungen zu sammeln. Wegen des hohen Aufwands ist diese Therapie heute in Kritik geraten, und es werden bei bestimmten Störungen – auch unter Kostengesichtspunkten – andere Behandlungsverfahren wie z. B. die Verhaltenstherapie (☞ 11.10.1) favorisiert.

11.3 Der Weg zur Diagnose beim seelisch Kranken: Erhebung des psychischen Befundes

Sucht jemand wegen seelischer Symptome professionelle Hilfe auf, ist der erste Schritt, zu identifizieren, um welche Art von Störung es sich überhaupt handelt. Hierzu liefert der **psychische Befund** wichtige Anhaltspunkte.

Die **psychischen Grundfunktionen** werden bei der Kontaktaufnahme, im Gespräch und durch die Verhaltensbeobachtung beurteilt:

Die **Bewusstseinslage** beschreibt den Wachheitsgrad eines Menschen, die Fähigkeit zur klaren Vergegenwärtigung von Sinnesreizen und Bewusstseinsinhalten. Die Formen der Bewusstseinsstörungen reichen von der leichten Benommenheit über die krankhafte Schläfrigkeit bis zum Koma (☞ 9.8.3)

Die **Orientiertheit** gibt an, ob jemand zu Zeit, Ort, Situation und zur Person korrekt informiert ist. Bei leichter Desorientiertheit wird das Datum oder die aktuelle Jahreszeit falsch benannt, mit zunehmender Schwere kann der Aufenthaltsort nicht mehr angegeben werden (örtliche Desorientiertheit, z. B. wird das Krankenhaus mit einem Hotel verwechselt), oder die aktuelle Situation oder Personen werden verkannt (z. B. wird die Krankenschwester als Verwandte angesehen). Desorientiertheit kommt z. B. regelmäßig bei der Alzheimer-Krankheit vor (☞ 24.4.3).

Die **Gedächtnisfunktionen** *(mnestische Funktionen)* sind Ausdruck der Fähigkeit zur Informationsaufnahme, -speicherung und -wiedergabe. Bei Störungen ist zunächst das Kurzzeit- und erst bei schweren Beeinträchtigungen auch das Langzeitgedächtnis betroffen (☞ 9.9).

> **Warnsignal**
> Plötzliche Bewusstseins-, Orientierungs- oder Gedächtnisstörungen sind Alarmzeichen. Sie können durch verschiedene körperliche Erkrankungen verursacht sein, innerhalb und außerhalb des Gehirns (z. B. Gehirnentzündung, Austrocknung). Daher muss umgehend ein Arzt informiert werden.

Das **Denken** verändert sich bei vielen psychischen Krankheiten.

Im **Denkablauf** (also der Art, *wie* jemand denkt) kann sich z. B. das *Denktempo* verlangsamen oder beschleunigen, im *Denkfluss* kann es zum Abriss oder zur Sperre kommen, was sich durch plötzliches, wiederholtes, unmotiviertes Stocken im Gespräch zeigt. *Zerfahrenes Denken,* teilweise mit unverständlichem Wortgemisch („Wortsalat") und Wortneubildungen, ist typisch bei Schizophrenien (☞ 11.7.1). Der Zusammenhang eines Gedankens mit dem vorhergehenden ist für den Untersucher nicht mehr nachvollziehbar.

Beim **Wahn** handelt es sich um eine „Privatrealität", es bestehen also *unkorrigierbare, objektiv falsche* Vorstellungen und Gedanken. Beispielsweise glaubt ein Patient, der Rolladen vom Haus gegenüber sei heruntergelassen worden, damit ihn der arabische Geheimdienst nun auch von dort beobachten könne (☞ auch Tabelle 11.11).

Die wichtigsten **Wahrnehmungsstörungen** bei psychiatrischen Erkrankungen sind **Halluzina-**

Halluzination: Wahrnehmung ohne Reiz, z. B.: • Visuelle Halluzination *(weiße Mäuse an der Decke)* • Olfaktorische Halluzination *(es riecht nach Gas)* • Taktile Halluzination *(Kribbeln auf der Haut)* • Akustische Halluzination *(Stimmen im Zimmer hören).*
Wahn: Irrglaube im Sinne eines eigenständigen (*„selbst erfundenen"*) abnormen Erlebens. Wahnvorstellungen sind in der Regel: • Objektiv falsch oder unmöglich *(ich bin Queen Elisabeth)* • Unkorrigierbar – der Wahn ist für den Patienten völlig gewiss und zweifelsfrei *(Beispiel: Der Wahn einer Metallsonde im Gehirn lässt sich auch durch ein unauffälliges Röntgenbild nicht zerstreuen).*

Tab. 11.11: Die Unterscheidung der „Schlüsselsymptome" Halluzination und Wahn.

tionen *(Trugwahrnehmungen)*. Hierbei entstehen Sinneseindrücke *ohne* entsprechenden Außenreiz. *Optische Halluzinationen* („kleine bewegte weiße Mäuse") sind im Alkoholentzug nicht selten, bei *akustischen Halluzinationen* kommt es z.B. zum Hören von Geräuschen oder Stimmen.

11

Die **Affektivität** beschreibt die Stimmungs- und Gefühlslage, also sowohl die längerfristige Grundstimmung (z.B. ausgeglichen, melancholisch, heiter) als auch aktuelle Emotionen (Ärger, Freude, Angst, Trauer). Eine Affektstörung ist z.B. die Depression mit einem Zustand der Freud- und Gefühllosigkeit und des (unangemessenen) Bedrückt- und Niedergeschlagenseins (☞ 11.6.5 und 11.7.2).

11.4 Einteilung der Störungen und Erkrankungen in der Psychiatrie

Wer ist psychisch krank?

Die Begriffe „abnorm" und „krank" setzen voraus, dass jemand eindeutig in der Lage ist zu beurteilen, was als „normal" und was als pathologisch anzusehen ist. Dies ist schon für körperliche Krankheiten nicht einfach (☞ 5.1.1). Doch gibt es hier eher messbare Symptome wie z.B. abnorme Blutzellen oder eine röntgenologisch nachweisbare Gelenkabnutzung. Beim menschlichen Erleben und Verhalten zu entscheiden, was normal und was krankhaft ist, hängt dagegen in hohem Maße vom Standpunkt des Betrachters, z.B. den Angehörigen, dem Psychiater und der Gesellschaft, ab.

Schätzungen zufolge sind etwa 15 % der deutschen Bevölkerung „psychisch krank" (im Sinne von behandlungsbedürftig, das heißt es bestehen Symptome, unter denen der Betreffende und/oder seine Umgebung leiden.

Einteilung psychischer Erkrankungen

Es ist schwierig, psychische Erkrankungen sinnvoll einzuteilen. Dies liegt u.a. daran, dass wir über die Ursachen und den Verlauf vieler Erkrankungen nur über begrenztes Wissen verfügen.

> **Nicht eine Ursache**
> Bei Verursachung, Auslösung und Verlauf psychischer Krankheiten spielen fast immer biologische, psychische und soziale Einflüsse eine Rolle, im Einzelfall in unterschiedlicher Gewichtung. Man spricht vom *bio-psycho-sozialen Krankheitsmodell.*

Verschiedene Schulen und Gebräuche führen dazu, dass unterschiedliche Dinge mit gleichem Namen und gleiche Dinge mit unterschiedlichem Namen benannt werden. Von den verschiedenen Einteilungssystemen sollen hier das *triadische System* sowie die *Einteilungen nach ICD 10* und *DSM IV* vorgestellt werden.

Das **triadische System** ordnet die Krankheiten nach den drei wichtigsten *Ursachenschwerpunkten.* Danach werden *organische, psychogene* und *endogene* psychiatrische Krankheiten unterschieden. Allerdings gibt es wohl nur sehr selten psychische Krankheiten, die lediglich auf einer einzigen Ursache beruhen (☞ Abb. 11.12).

In Deutschland stehen zurzeit die **Einteilung nach ICD 10** *(Internationale Klassifikation der Krankheiten, 10. Version)* und das **DSM IV** *(Diagnostisches und statistisches Manual für psychische Krankheiten)* nebeneinander. Beide orientieren sich nicht an den Ursachen, sondern den *Symptomen* psychischer Krankheiten und überschneiden sich in weiten Teilen. Festgelegte Diagnosekriterien sollen die Willkür psychiatrischer Diagnosen verringern.

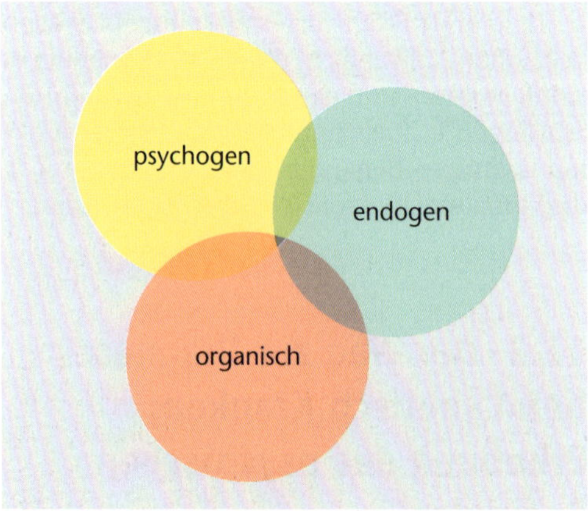

Abb. 11.12: Die Einteilung psychischer Krankheiten erfolgt im triadischen System nach dem vermuteten Ursachenschwerpunkt. Viele seelische Erkrankungen sind nicht nur durch eine Ursache allein zu erklären; meist kommen unterschiedliche Gründe (und auch soziale Faktoren) – in unterschiedlicher Gewichtung – zusammen.

Für das Verständnis von seelischem Leiden und die Planung der Therapie sind aber Überlegungen zu den Ursachenschwerpunkten psychischer Störungen weiter wichtig. Die Besprechung der psychischen Krankheiten gliedert sich daher nach dem *triadischen System.*

11.5 Organische Störungen

> **Organische Störungen** entstehen als Folge von Verletzungen oder körperlichen Erkrankungen (z.B. Schädelverletzung oder Tumor). Synonym sind die Begriffe *organische Psychosyndrome* oder *exogene Psychosen:* Exogen *(von außen kommend)* meint hier organisch verursacht.

Psychose (allgemeine Bedeutung: *schwere psychische Krankheit*) bezeichnet unabhängig von der Ursache meist solche psychischen Krankheiten, bei denen der Kranke in seinem Kontakt zur Realität erheblich gestört ist und in die sich ein Gesunder nur schwer einfühlen kann.

Psychische Veränderungen können durch eine Vielzahl *körperlicher* Erkrankungen entstehen. Das Gehirn kann *direkt* von einem Krankheitsprozess (z.B. Entzündung) betroffen oder *indirekt* an einer Erkrankung anderer Organe beteiligt sein (z.B. Gedächtnisstörungen und Verwirrtheit durch Stoffwechselprodukte bei Leber- oder Nierenversagen).

Die psychischen Veränderungen können gering oder schwer wiegend sein. Der Kombination psychischer Symptome (daher *Psychosyndrom*) kann man dabei nicht eindeutig ansehen, welche körperliche Krankheit zugrunde liegt – verschiedene Ursachen können zu ähnlichen psychischen Zustandsbildern führen. Umgekehrt sind hirnorganische Psychosyndrome sehr vielgestaltig, d.h. ein und dieselbe organische Ursache kann sich bei verschiedenen Patienten mit unterschiedlichen psychischen Symptomen darstellen.

Nach dem zeitlichen Verlauf werden die meist reversiblen (umkehrbaren) **akuten organischen Störungen** *(akuten exogenen Psychosen)* und die meist irreversiblen (unumkehrbaren) **chronischen organischen Störungen** *(chronisches organisches Psychosyndrom)* unterschieden:

11.5.1 Akute organische Störungen

Akute organische Psychosyndrome können in ganz unterschiedlichen Situationen auftreten, so z.B. bei Alkohol- und Medikamentenentzug, bei Vergiftungen, bei Fieber, nach Operationen oder Hirnblutungen. Die Leitsymptome sind Desorientiertheit, Bewusstseinstrübung und Gedächtnisstörungen, aber auch Unruhe und optische Halluzinationen.

Die Behandlung der Ursache führt meist zum Abklingen der psychischen Veränderungen.

Vorübergehend kann der Einsatz beruhigender Medikamente (*Neuroleptika* ☞ 11.10.2) notwendig werden.

Dringend!
Bei akut-organischen Psychosyndromen ist immer eine *eilige Abklärung der Ursache* angezeigt.

11.5.2 Chronische organische Störungen

Leitsymptome **chronischer organischer Psychosyndrome** sind Persönlichkeitswandel *(Wesensänderung)* und *Demenz* (organisch bedingter, fortschreitender Verlust geistiger Fähigkeiten ☞ 24.4.3). Beide Veränderungen können z. B. Folge eines Schädel-Hirn-Traumas oder schwerer Hirndurchblutungsstörungen sein. Demenz tritt typischerweise auch bei der *Alzheimer-Krankheit* auf (☞ 24.4.3).

Auch bei den chronischen hirnorganischen Störungen ist – so weit möglich – die Beseitigung der organischen Ursache die Therapie der Wahl. Sie wird ergänzt durch eine symptomorientierte Behandlung, z. B. mit beruhigenden oder aktivierenden Medikamenten, Tagesstrukturierung und Anregung zu sinnvoller Aktivität.

11.6 Psychogene Störungen

Psychogene Störungen haben ihren Ursachenschwerpunkt in früher gemachten Erfahrungen, ungelösten Konflikten oder im Erlernen von Fehlverhalten. Dies ist u. a. der Fall bei Störungen der Persönlichkeit, der Sexualität und des Verhaltens. Typisch ist die unscharfe Grenze zwischen psychogener Störung und „Gesundem". Im Gegensatz zu den Psychosen sind die psychogenen Störungen grundsätzlich einfühlbar. Die meisten psychogenen Störungen können auch als Neurosen bezeichnet werden.

Neurose ist ein schillernder, uneinheitlich benutzter Begriff und bezeichnet im weitesten Sinne die nicht gelungene Lösung eines seelischen Problems.

Nach zwei vergeblichen Therapieversuchen kommt Herr Mehldorf erneut in Behandlung. Seine Krankheit begann vor neun Jahren kurz nach dem Tod seiner Mutter, die an einer Lungenentzündung verstarb. Nach eigenen Angaben entwickelte er wohl auf Grund der Todesursache eine Angst vor Ansteckung. Diese Angst führte im Laufe der Zeit zu regelrechten Zwangsritualen, die seinen Bewegungsraum außerhalb des Hauses immer weiter einengten. Herr M. vermied größere Menschenansammlungen. Busfahren und Einkaufen wurden zu Problemen. Immer, wenn er einen Besucher mit Handschlag begrüßte, musste sich Herr M. die Hände desinfizieren. Er zwang seine Angehörigen dazu, nur noch gekochte Speisen zu essen. Seine Rituale und Forderungen wurden mit der Zeit so kompliziert, dass ein Zusammenleben in der Familie unmöglich wurde.

Mindestens 10 % der Bevölkerung westlicher Industrienationen leiden an psychogenen Erkrankungen, die jedoch selten so schwer sind, dass sie eine stationäre Behandlung erfordern.

Es gibt verschiedene Ansichten zur Entstehung psychogener Störungen. Allen gemeinsam ist, dass frühere Erfahrungen und Lernvorgänge für bedeutsam gehalten werden. Unzureichend gelöste Konflikte in der Kindheit, z. B. zwischen dem Wunsch nach Zärtlichkeit, Geborgenheit und Gemeinschaft einerseits und dem Bedürfnis nach individueller Entfaltung und Unabhängigkeit auf der anderen Seite können die Bereitschaft zur Entstehung späterer Neurosen begründen – auch wenn diese Konflikte in der Regel unbewusst bleiben.

Die ständige innere Abwehr dieser Wünsche führt bei Belastungssituationen nun zum Ausbruch der verschiedenartigsten Symptome, die missglückte Bewältigungsversuche darstellen. Nicht selten kommt es dadurch zu Beziehungs- und Arbeitsstörungen.

Den Neurotiker vom „normalen" Menschen abzugrenzen, ist in der Praxis nicht einfach. Der Übergang zwischen „gesund" und „krank" bzw. „behandlungsbedürftig" ist fließend. Die Behandlung erfolgt durch Psychotherapie, Medikamente wirken nur begrenzt.

Zu den neurotischen Störungen zählen insbesondere die folgenden Erkrankungen:

11.6.1 Phobische Störung

Unter **Phobie** versteht man die auf ein bestimmtes Objekt oder eine bestimmte Situation gerichtete Angst, die jedoch im Gegensatz zur physiologischen Angst nicht angemessen und weder durch Erklärungen noch durch Begründungen abbaubar ist. Sie ist nicht kontrollierbar und führt zu einer möglichst totalen *Vermeidung* der angstauslösenden Situation, selbst wenn der Betroffene dadurch schwere Nachteile erleidet.

Eine Phobie äußert sich in körperlichen Erscheinungen wie Herzklopfen, Schweißausbruch und Zittern im Sinne einer *Stressreaktion* (☞ 12.5.6), aber auch in Harndrang oder Durchfall. Typische Objekte einer Phobie sind z. B. Spinnen oder Mäuse, prinzipiell kommen aber unzählige Objekte oder Situationen in Frage (☞ Tab. 11.13). Solange diese (äußeren) Angstauslöser vermieden werden können, kann der Patient seinem inneren Konflikt ausweichen.

Acrophobie	Angst vor Höhen
Agoraphobie	... offenen Plätzen
Anthropophobie	... Menschen
Klaustrophobie	... (engen) Räumen
Zoophobie	... Tieren

Tab. 11.13: Einteilung von Phobien über ihren Inhalt (Beispiele).

Bei der Behandlung von Phobien hat sich eine bestimmte Form der Psychotherapie, die Verhaltenstherapie (☞ 11.10.1) bewährt.

11.6.2 Andere Angststörungen

Bei der **generalisierten Angststörung** ist Angst das dominierende Leitsymptom. Sie ist nicht auf ein bestimmtes Objekt bezogen, sondern eher unbestimmt und wird von vielerlei Sorgen und körperlichen Symptomen (Zittern, Schwitzen, Herzklopfen) begleitet.

Wiederkehrende Angstzustände „aus heiterem Himmel" werden *Panikattacken* genannt. Die Beschwerden ähneln denen der Phobie, wobei Herzsymptome recht häufig sind. Stehen diese im Vordergrund, spricht man von einer **Herzneurose.** Scheinbar ohne äußeren Anlass setzen schlagartig Todesängste ein, die beim Anblick des Arztes schon häufig verschwinden. So erscheinen dann diese Patienten immer wieder in der Krankenhausambulanz und klagen über furchtbare Herzschmerzen – aber bei der Untersuchung und im EKG kann der Arzt keine pathologischen Befunde entdecken.

Die Behandlung erfolgt durch Psychotherapie, manchmal bessert sich die Symptomatik auch gut durch Antidepressiva (☞ 9.2.3 und 11.10.2). Etwa jeder Zehnte ist von Angst, Panik oder Phobie betroffen.

11.6.3 Zwangsstörung

Leitsymptom der **Zwangsstörung** *(Zwangskrankheit, Zwangsneurose)* sind *Zwangsphänomene:* **Zwangsgedanken** sind Ideen, Vorstellungen oder Impulse, die sich gegen den eigenen Willen aufdrängen. Sie sind oft obszön oder gewalttätig und werden als quälend erlebt. Beispielsweise hat eine Mutter, immer wenn sie ein Messer sieht, den Impuls, damit ihr Kind zu erstechen. Dabei hat sie panische Angst, diesen Impuls eines Tages nicht mehr unterdrücken zu können. In der Regel führen Zwangsimpulse jedoch nicht zu Gewalttätigkeiten. Meist entwickeln sich **Zwangsrituale,** durch die der Impuls abreagiert wird. Die Patienten streichen z. B. mit der Fingerspitze dreimal über die Tapete. **Zwangshandlungen** sind Tätigkeiten, die ständig wiederholt werden müssen, obwohl sie weder Spaß bereiten noch eine sinnvolle Funktion haben. Beim Waschzwang kann es z. B. zu Hautschädigungen kommen, weil die Patienten sich zweihundertmal am Tag die Hände waschen müssen. Am häufigsten sind Wasch-, Ordnungs-, Zähl- oder Kontrollzwänge. Beim Versuch, die Zwangsphänomene zu unterbinden, bekommt der Betreffende große Angst.

11.6.4 Dissoziative Störungen

Bei **dissoziativen Störungen** *(Konversionsstörungen)* kommt es zu meist körperlichen Störungen ohne adäquate (angemessene) organische Ursache, etwa zu Geh- oder Sprechstörungen, Blind- und Taubheit, Ohnmachts- oder Krampfanfällen.

Eine Frau wurde von ihrem alkoholkranken Mann verprügelt. Nach einem Schlag auf den linken Hinterkopf trat plötzlich eine Lähmung der gesamten linken Körperhälfte auf. Eine körperliche Ursache konnte bei Untersuchungen ausgeschlossen werden. Nach Ansicht der Patientin gab es keine seelischen oder sozialen Probleme. Ihre einzige Sorge sei die Lähmung, wegen der sie nicht mehr nach Hause könne.

Diese Symptome sind nicht „simuliert“, sie müssen ernst genommen werden. Wird eine Psychotherapie erforderlich, kommt es idealerweise zu einem Lern- und Selbsterfahrungsprozess: Der Patient erlebt seine Symptome nicht mehr als Krankheit „aus heiterem Himmel“, sondern als Signal „aus meinem Innersten“, sucht nach umsetzbaren Lösungen, so dass das Symptom überflüssig wird.

11.6.5 Neurotische Depression

Depression bezeichnet einen Zustand niedergedrückter Stimmung, der mit einer Vielzahl psychischer, psychosozialer und körperlicher Symptome einhergehen kann. Schätzungsweise 15 % aller Menschen leiden (mindestens) einmal im Leben an einer behandlungsbedürftigen Depression.

Depressionen können unterschiedliche Ursachen haben. *Organische Depressionen* können im Rahmen organischer Störungen (☞ 11.5) auftreten. Die *endogene Depression* ist eine Manifestationsform der affektiven Psychose (☞ 11.7.2).

Bei den *psychogen bedingten Depressionsformen* lassen sich gleich mehrere Unterformen unterscheiden: die *reaktive Depression* als Reaktion auf ein schweres Außenereignis (z. B. Tod eines geliebten Menschen), die *Erschöpfungsdepression* als Antwort des Organismus auf Dauerbelastung, die *depressive Persönlichkeit* (☞ 11.6.7) und schließlich vor dem Hintergrund ungelöster (unbewusster, frühkindlicher) innerseelischer Konflikte die *neurotische Depression*, auch *Dysthymia* genannt.

Die heutigen Klassifikationssysteme psychischer Störungen, z. B. ICD10 (☞ 11.4), rücken bei der

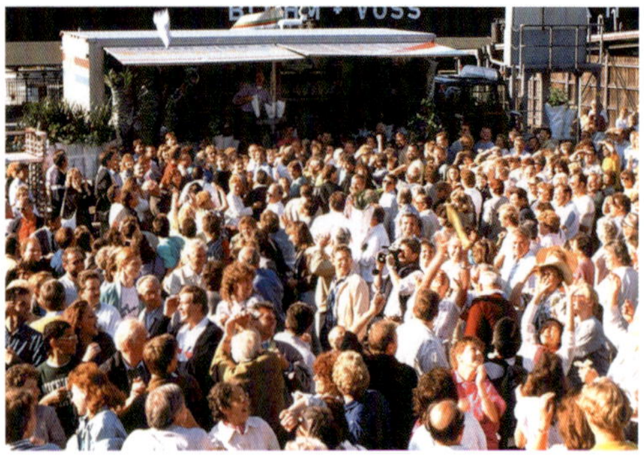

Abb. 11.14: Agoraphobie. Offene Plätze, aber auch Menschenmengen können für Patienten zum Angstauslöser werden. [V225]

Benennung von depressiven Störungen statt der Ursachen vielmehr die Dauer, den Schweregrad und eventuell vorhandene *körperliche* Symptome, z. B. Schlafstörungen, Kopfschmerzen oder Magen-Darm-Störungen, in den Vordergrund.

Die *psychischen* Symptome einer Dysthymia äußern sich z. B. in gedrückter Stimmung, Schuldgefühlen, Verlust von Interesse und Freude und erhöhter Ermüdbarkeit. Neurotisch depressiv Kranke werden oft erst sehr spät „auffällig“, da sie mit aller Kraft ihre soziale Umgebung aufrechterhalten möchten. Dennoch besteht, wie bei allen depressiv Kranken, eine erhöhte Selbsttötungsgefahr. Wichtigster Behandlungsansatz ist die Psychotherapie, vorübergehend kann die Gabe von Antidepressiva (☞ 11.10.2 und 9.2.3) erforderlich sein.

11.6.6 Psychosomatische Krankheiten

Wieso kann lang dauernder Stress zu einem Magengeschwür führen? Warum kann Psychotherapie bestimmte Hautausschläge (Neurodermitis) lindern? Mit diesen Fragen beschäftigt sich die **Psychosomatische Medizin,** auch kurz *Psychosomatik* genannt.

Der Begriff Psychosomatische Medizin umfasst:
- Eine **Grundeinstellung,** die bei Diagnostik und Therapie von körperlichen Krankheiten seelische Faktoren mit berücksichtigt
- Eine **Forschungsrichtung,** die mit Methoden aus Biologie, Medizin, Psychologie und Psychoanalyse die Bedeutung seelischer Vorgänge für die Entstehung und Fortdauer von körperlichen Krankheiten untersucht
- Ein **Teilgebiet der Medizin,** das sich mit Erkennung und Behandlung von psychosomatischen Krankheiten befasst, also solchen körperlichen Beschwerden und Erkrankungen, die durch seelische Faktoren verursacht oder maßgeblich beeinflusst sind.

Das zentrale Problem der Psychosomatischen Medizin ist das Leib-Seele-Problem, also die Frage, wie sich seelische und körperliche Vorgänge gegenseitig beeinflussen und verändern können, der „rätselhafte Sprung“ vom Psychischen ins Körperliche und umgekehrt.

In der westlichen Kultur gehen wir wie selbstverständlich davon aus, dass Seele (griech. *psyche*) und Leib (griech. *soma*) zweierlei sind *(Leib-Seele-Dualismus)* – eine Trennung, die immer wieder hinterfragt werden muss. Die verschiedenen Konzepte und Theorien der Psychosomatik sind als Versuche aufzufassen, die Wechselwirkungen zwischen Körper und Seele besser zu verstehen. Bis heute gibt es keine abschließenden Antworten.

Praktisch an jedem Organ des Körpers können Beschwerden entstehen, die im Wesentlichen psychisch bedingt sind. Man kann Krankheiten *mit* Organveränderungen (z. B. Asthma bronchiale, Colitis ulcerosa, Morbus Crohn, Neurodermitis) unterscheiden von sog. *funktionellen Syndromen,* bei denen auch nach jahrelangen Beschwerden *keine* krankhaften Organveränderungen feststellbar sind (z. B. Schluckstörungen und Darmbeschwerden ohne körperliche Ursache). Funktionelle Beschwerden bestehen tatsächlich, werden also nicht „vorgegeben“ oder „simuliert“; sie können für die Betroffenen sehr quälend sein.

Auch heute noch werden **psychosomatische Krankheiten** (heute auch *somatoforme Störungen* genannt) oft erst nach langjährigen erfolglosen Behandlungsverläufen als solche erkannt. Die Behandlung muss *körpermedizinische* und *psychotherapeutische* Therapieansätze verbinden. Viele Patienten verstehen nicht, weshalb sie wegen körperlicher Symptome eine Psychotherapie machen sollen („Meine Beschwerden sind doch im Bauch, nicht im Kopf!“). Sie können aber nach sachlicher Aufklärung und Ermutigung oft dazu motiviert werden.

Psychosomatik umfasst aber auch eine ganzheitliche Grundeinstellung, die stets auch bei rein körperlichen Krankheiten berücksichtigt, wie Patienten die Mitteilung der Diagnose verkraften, was für sie das Krankgewordensein bedeutet oder wie sie sich mit bleibenden Einschränkungen arrangieren können. Jeder Mensch verfügt hierfür über individuelle *Bewältigungsstrategien* **(Coping-Strategien).** Es kann aber im Einzelfall auch nützlich sein, ergänzende psychotherapeutische Unterstützung (z. B. zur Verarbeitung einer Tumordiagnose oder einer unfallbedingten Behinderung) anzubieten.

11.6.7 Persönlichkeitsstörungen

Manche Menschen fallen im Alltag durch die starke Ausprägung einzelner Charakterzüge auf: Sie sind ordentlicher, besorgter, fröhlicher als der „Durchschnittsmensch“. Führen solche dominierenden Persönlichkeitszüge zu Störungen im sozialen Bereich und/oder persönlichem Leid, stellen sie **Persönlichkeitsstörungen** (früher *Psychopathien*) dar. Persönlichkeitsstörungen sind also „Extremvarianten" des menschlichen Charakters, wobei die Übergänge zwischen „ausgeprägten Charakterzügen" und Persönlichkeitsstörungen fließend sind.

Grundsätzlich kann jeder Charakterzug im Sinne einer Persönlichkeitsstörung „entgleisen". Ein Mensch mit **querulatorischer** Persönlichkeit etwa zeichnet sich durch ständige Rechthaberei aus, **anankastische** *(zwanghafte)* Persönlichkeiten halten pedantische Ordnung, und bei **depressiven** Persönlichkeiten ist die Grundlebenseinstellung pessimistisch und negativ geprägt.

Die Behandlung erfolgt vor allem psychotherapeutisch, ist schwierig, meist langwierig und konzentriert sich auf die Bewältigung akuter Krisen.

11.7 Endogene Psychosen

Die Ursache *endogener Erkrankungen* oder **endogener Psychosen** ist letztlich nicht geklärt *(endogen = von innen kommend)*. Sicher sind diese Erkrankungen erblich mitbedingt, aber auch Schädigungen des Hirngewebes während Schwangerschaft und Geburt und psychosoziale Einflüsse in frühester Kindheit können bedeutsam sein. Der Verlauf unterliegt einer gewissen Eigengesetzlichkeit, wird aber von Umweltfaktoren beeinflusst. Zu den endogenen Erkrankungen zählen die *Schizophrenien* (☞ 11.7.1) und die *affektiven Psychosen* (☞ 11.7.2).

Bis zum Beginn der Krankheit waren die Betroffenen häufig psychisch unauffällig. Daher werden die oft schwer wiegenden Veränderungen als besonders erschütternd erlebt, von den Kranken wie von den Angehörigen. Der Realitätsbezug des Kranken ist meist schwer gestört: Im Gegensatz zum neurotischen Menschen sieht der Patient sich und sein Verhalten meist nicht als aus dem Rahmen fallend bzw. irrational an. Er glaubt tatsächlich, das zu sein oder zu sehen, was er vorgibt. Von dieser Überzeugung lässt er sich durch Zweifel Außenstehender nicht abbringen.

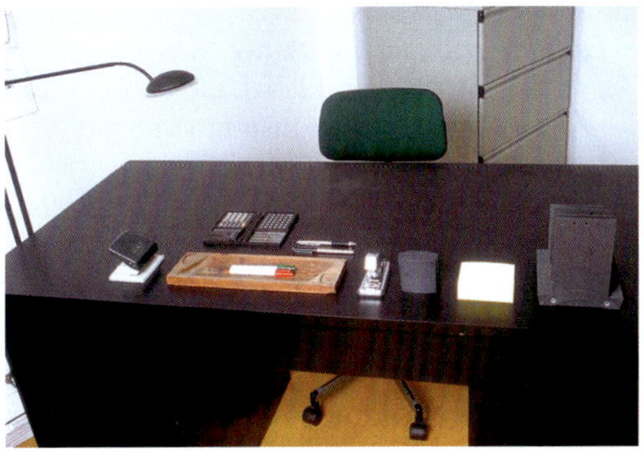

Abb. 11.15: Menschen mit einer zwanghaften Persönlichkeitsstörung sind überaus ordentlich. [K183]

11.7.1 Schizophrenien

Etwa 1 % der Bevölkerung erkrankt im Lauf des Lebens an einer **Schizophrenie** (früher: *Spaltungsirresein*). Die Ersterkrankung liegt meist zwischen dem 20. und 30. Lebensjahr. Schizophrenien sind weltweit zu beobachten, selbst bei Naturvölkern – sie sind *keine* zivilisationsbedingte Erkrankungen.

Schizophrene Erlebnisweisen sind so ungewöhnlich, dass man sie kaum mitteilen oder nachvollziehen kann. Die *Symptome* betreffen in der Akutphase das Denken, den Antrieb und die Affektivität.

- Zerfahrenes und unzusammenhängendes *Denken* kann manche Äußerungen schwer verständlich machen: *Der Nachbar saugt ferntelepathisch mit elektronischen Geräten meine Gedanken ab.* Die Welt ist in Gut und Böse aufgespalten, beeinflusst von Teufeln und Engeln. Begleitend und zusätzlich können Wahn *(„ich werde von der CIA beschattet")* und Halluzinationen auftreten. Besonders häufig werden flüsternde, kommentierende oder schimpfende Stimmen gehört. Oft wendet sich das halluzinierte Objekt gegen die eigene Person: *Alles was ich tue, wird von der Stimme kritisiert.* Solche Wahrnehmungen können sich bis zum *Verfolgungswahn* steigern
- Im Bereich des *Antriebs* können Störungen des motorischen Verhaltens von einer Starre *(katatoner Stupor)* bis zu extremer motorischer Unruhe *(Erregungszustand)* reichen. Auf eigenartige Weise sind die Betreffenden auf sich bezogen und gefühlsmäßig von der Umwelt abgekapselt *(Autismus)*
- Auch Störungen der *Affektivität* gehören zum Krankheitsbild (z. B. gleichzeitiges Lachen und Weinen). Typisch ist Misstrauen, aber auch *Ambivalenz,* d. h. das Nebeneinander zweier gegensätzlicher, unvereinbarer Gefühlregungen, Gefühle oder Bestrebungen. Als *Parathymie* oder *paradoxer Affekt* wird das „Nichtzueinanderpassen" von Erlebnis und dazugehörigem Gefühl bezeichnet. Der Patient berichtet z. B. lächelnd von grauenhaften Erfahrungen.

Akute Erkrankungsschübe dauern einige Wochen, manchmal auch Monate, sie können einmalig bleiben, treten aber in der Mehrzahl der Fälle wiederholt auf. Oft kommt es nach dem Verschwinden der Akutsymptomatik nicht mehr zur vollen psychischen Wiederherstellung, die Betreffenden bleiben weniger belastbar, haben Konzentrationsstörungen und sind schneller erschöpfbar *(Residualsyndrom).*

Es wird vermutet, dass die Schizophrenie mit einer Dysfunktion des Dopaminsystems (☞ 9.2.3) einhergeht, wobei eine *Überfunktion* in den einen (unter anderem Thalamus ☞ 9.8.4) und eine *Unterfunktion* in anderen dopaminergen Gehirngebieten (unter anderem frontale Großhirnrinde ☞ 9.8.9) besteht.

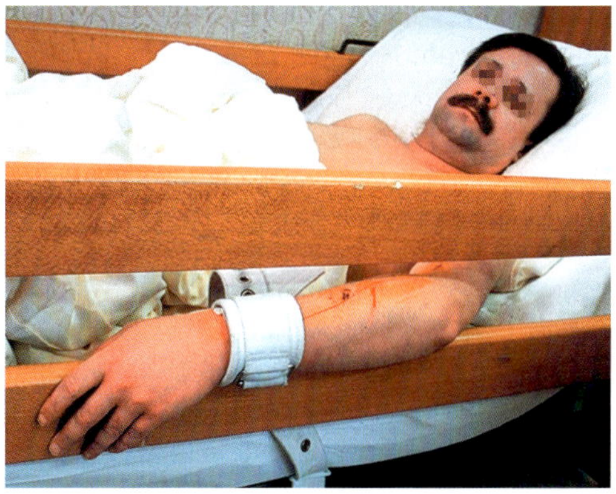

Abb. 11.16: Patient mit schizophrener Psychose, der im akuten Schub sein Umfeld bedroht und auch auf der psychiatrischen Krankenstation fremdaggressives Verhalten gezeigt hatte. Er wird deshalb fixiert und sorgfältig beobachtet. [K303]

Zur Behandlung werden Neuroleptika (☞ 11.10.2) wie Haloperidol (Haldol®) oder Clozapin (Leponex®) eingesetzt, welche die Dopaminrezeptoren blockieren, sowie Aripiprazol (Abilify®), das je nach Neurotransmitterkonzentration an unterschiedlichen Rezeptoren angreift und so den Dopaminhaushalt stabilisieren soll. Zusätzlich gibt es heute vielfältige begleitende Maßnahmen wie milieutherapeutische Tagesstrukturierung, Konzentrationsübungen, psychotherapeutische Stützung und Unterstützung bei der Wohn- und Arbeitssituation.

11.7.2 Affektive Psychosen

Affektive Psychosen *(Zyklothymien, manisch-depressive Erkrankungen, bipolare affektive Störungen)* sind durch unmotivierte, grundlose Stimmungsveränderungen gekennzeichnet, die sich entweder in manischer Getriebenheit oder in depressiver Störung äußern.

Affektive Psychosen verlaufen in Phasen, wobei die einzelnen Krankheitsepisoden nach einigen Wochen oder Monaten in der Regel vollständig abklingen. Die Phasen können einmal oder wiederholt im Laufe des Lebens auftreten und sind meist von symptomlosen Intervallen unterbrochen.

Depression

Leitsymptom der **endogenen Depression** ist weniger eine grundlose, in sich selbst gekehrte Traurigkeit als vielmehr eine unendliche *Leere,* ein Gefühl der *Gefühllosigkeit,* gemischt mit Ängsten, Schuld, Scham und schwerer Selbstentwertung: *Ich kann nichts, ich bin nichts, man mag mich nicht – und an allem bin ich selber* *schuld.* Diese Überzeugung ist unumstößlich und kann vom Kranken nicht relativiert werden.

Charakteristisches äußerliches Merkmal des depressiv Kranken ist seine *Antriebslosigkeit* – hinter einem starren Gesicht sind Traurigkeit und Verzweiflung oft gar nicht erkennbar. Lustlosigkeit und emotionale Versteinerung ergeben den Eindruck völliger *Passivität.* Das Interesse am Lebenspartner, an Freunden und selbst an den eigenen Kindern kann vollständig erlöschen. Im Tagesverlauf ist morgens die Symptomatik am schlimmsten *(Morgentief).* Schlafstörungen sind zudem die Regel.

Gleichzeitig können Patienten aber unter zum Teil erheblicher innerer Unruhe, Angst und Getriebenheit leiden. Dies führt zu unerwarteten Reaktionen bis hin zu Suizidversuchen.

Im *depressiven Wahn* herrscht – entgegen den Tatsachen – die unkorrigierbare Gewissheit zu verarmen, an einer unheilbaren körperlichen Krankheit zu leiden oder mit nicht wieder gut zu machender Schuld beladen zu sein.

11

Gefährlich

Die (endogene) Depression gehört zu den psychischen Krankheiten, die am häufigsten zur *Selbsttötung* (Suizid ☞ 11.9) führen; sie sollte daher zu einer Krankenhauseinweisung veranlassen.

Medikamentös können Depressiv-Kranke durch *Antidepressiva* behandelt werden. Zusätzlich sind stützende psychotherapeutische und/oder verhaltenstherapeutische Verfahren hilfreich. Auch Schlafentzugsbehandlung, Lichttherapie, körperliche Aktivierung und Tagesstrukturierung können sinnvoll sein.

Manie

Die Leitsymptome der **Manie** sind grundlose Heiterkeit oder Gereiztheit, eine kritiklos optimistische Sicht aller Dinge, das Fehlen von Lebensängsten und die unerschütterliche Überschätzung der eigenen Fähigkeiten bis hin zum Größenwahn: *Ich habe die Welterneuerungspartei gegründet, der schon bald alle beitreten werden.* Oder: *Der Bundeskanzler hat mich beauftragt, den Dritten Weltkrieg mit neuen Laserwaffen zu verhindern.*

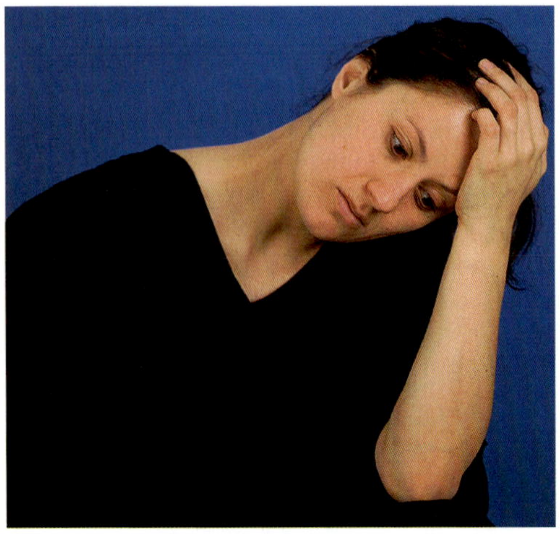

Abb. 11.17: Einige Depressive bezeichnen sich als traurig, andere empfinden noch mehr eine unendliche Leere, ein Gefühl der Gefühllosigkeit. [J660]

Zu Schwierigkeiten kommt es durch gesellschaftliche und geschäftliche Versprechungen, die die eigenen Möglichkeiten weit übersteigen. Nicht selten sind größere Einkäufe (viele Autos, Pelzmäntel usw.). Die ständige Unruhe und das geringe Schlafbedürfnis führen zu immer neuen Aktivitäten, ohne dass die vorherigen abgeschlossen wurden.

Manisch Kranke werden medikamentös v.a. mit Neuroleptika (☞ 11.10.2) und Lithium behandelt.

11.8 Abhängigkeit

Die WHO verwendet den Begriff **Sucht** wegen seines oft diskriminierenden Beigeschmacks nicht mehr. Sie bevorzugt die Bezeichnung **Abhängigkeit** für verschiedene Formen des Angewiesenseins auf bestimmte Substanzen. Umgangssprachlich ist die Bezeichnung Sucht nach wie vor geläufig und gleichbedeutend zu Abhängigkeit.

Neben den **stoffgebundenen Abhängigkeiten** (z. B. Alkohol, Nikotin, Medikamente oder Drogen) gibt es auch die **Stoff ungebundenen Abhängigkeiten** wie etwa Spielsucht, Kaufsucht, Arbeitssucht, Internetsucht und vieles mehr. Diese Süchte werden heute den *Impulskontrollstörungen* zugerechnet.

Die ICD 10 klassifiziert die Stoffsüchte als „psychische und Verhaltensstörungen durch psychotrope Substanzen" und unterteilt dann weiter nach Substanz und klinischem Erscheinungsbild (akute Intoxikation, schädlicher Gebrauch, Abhängigkeitssyndrom, Entzugssyndrom, psychotische Störung usw.).

Abhängigkeiten machen nicht nur psychisch krank, sondern ziehen oft schwere körperliche Krankheiten nach sich. Beispiele sind das Delir und Leberschäden bei Alkohol oder lokale Abszesse und AIDS bei i. v.-Drogenkonsum.

Psychische und körperliche Abhängigkeit

Unterschieden werden die psychische und die körperliche Abhängigkeit.

Die **psychische Abhängigkeit** zeichnet sich aus durch:

- Heftiges, unbezwingbares Verlangen, eine Substanz zu konsumieren oder eine Verhaltensweise auszuüben mit dem Ziel, positive Empfindungen herbeizuführen oder unangenehme Empfindungen zu vermeiden **(Craving)**
- Verminderte Kontrolle über den Beginn und das Ende sowie über die Menge des Konsums
- Ausrichtung der Alltagsaktivitäten auf Möglichkeiten zum Konsum
- Vernachlässigung sozialer, familiärer und beruflicher Interessen.

Zu den Kriterien der **körperlichen** *(physischen)* **Abhängigkeit** zählen:

- **Toleranzentwicklung.** Um die gleiche Wirkung zu erzielen, muss die Dosis immer mehr gesteigert werden
- **Entzugserscheinungen.** Wird das Suchtmittel abgesetzt, zeigen sich körperliche Entzugserscheinungen
- **Milderung der Entzugserscheinungen** durch Suchtmittel. Die Substanzen werden eingenommen, um die Entzugserscheinungen zu vermeiden oder zu lindern.

Abhängigkeitspotenzial haben vor allem Substanzen, die auf das Zentralnervensystem anregend, beruhigend oder bewusstseinsverändernd wirken.

Psychisch abhängig machen Substanzen vom:

- Amphetamintyp (z. B. Ecstasy)
- Cannabistyp (Haschisch, Marihuana)
- Halluzinogentyp (z. B. LSD)
- Kokaintyp.

Psychisch und körperlich abhängig machen Substanzen vom

- Alkohol- und Barbiturattyp (einschließlich Nikotin und Benzodiazepinen)
- Morphintyp (Opiate, wie z. B. Heroin).

Ursachen der Abhängigkeit

Warum wird der eine Mensch abhängig und der andere nicht, obwohl auch seine Lebenssituation nicht unproblematisch ist und auch er Zugang zu Alkohol oder Drogen hat? Abhängigkeiten sind vielfältig bedingt – eine alles erklärende Entstehungstheorie gibt es bis heute nicht. Es ist aber unbestritten, dass bei der Abhängigkeitsentstehung unterschiedliche Faktoren – teils als Ursache, teils als Auslöser – zusammenspielen:

- *Lernerfahrungen* (Wirkung der Droge als positiver Verstärker, Eltern, die Suchtmittelkonsum als Problemlösungsstrategie vorleben, ☞ auch 11.1.1)
- *Neurotransmitterhaushalt* des Gehirns (Beeinflussung des *dopaminergen Belohnungssystems*)
- *Genetische Veranlagung*
- *Psychische Faktoren* wie Persönlichkeitsentwicklung, geringe Frustrationstoleranz, Selbstwertprobleme, psychiatrische Erkrankungen
- *Gesellschaftliche Faktoren* (regionale „Trinksitten", Verfügbarkeit von suchtauslösenden

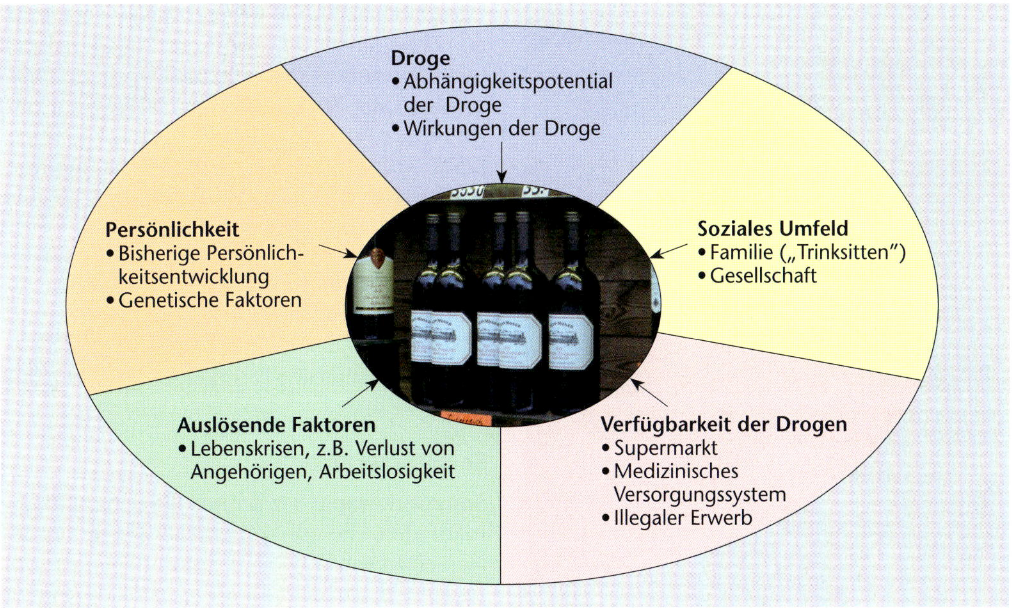

Abb. 11.18: Ob und welche Sucht sich entwickelt, hängt von vielen Faktoren ab. [Foto: K115]

Substanzen, Suchtmittelpolitik der Gesellschaft)
- Lebenskrisen und Belastungssituationen als *Auslöser.*

Entwicklung einer Abhängigkeit

Die **Entwicklung einer Abhängigkeit** verläuft nicht von heute auf morgen, sondern typischerweise über mehrere Stadien:

- **Missbrauch** (übermäßiger Konsum von Suchtmitteln)
- **Gewöhnung** (Toleranzentwicklung)
- **Abhängigkeit** (unbeherrschbares Verlangen = Craving, Entzugserscheinungen bei Wegfall des Suchtmittels)

Wie schnell diese Stadien „durchlaufen" werden, ist aber unterschiedlich und auch von der Substanz abhängig.

Wege hinaus

Der Weg aus der Sucht ist hart, aber möglich. Zu Beginn steht immer die Motivation des Betroffenen selbst, von der Sucht loszukommen **(Motivationsphase).** Diese Motivation kann z.B. durch Familie, Freunde, medizinisches Personal und Beratungsstellen unterstützt werden.

Nächster Schritt ist die *Entgiftungs-* oder **Entzugsphase.** Für die Tabakentwöhnung gibt es mittlerweile strukturierte Programme (z.B. bei Volkshochschulen), welche die Erfolgschancen deutlich erhöhen. Der Alkoholentzug kann je nach individueller Gesamtsituation ambulant oder stationär stattfinden, bei den übrigen stoffgebundenen Abhängigkeiten ist meist ein Krankenhausaufenthalt zum Suchtmittelentzug nötig.

An den Entzug schließt sich eine mehrmonatige **Entwöhnungsphase** an, in der der Patient auch psychisch von der Substanz bzw. Verhaltensweise loskommen soll. Sie kann je nach den Umständen des Einzelfalls ambulant oder stationär durchgeführt werden.

Während Entzug und Entwöhnungsphase ist der **Suchtdruck** des Patienten hoch. Das Rückfallrisiko sinkt messbar, wenn neben den psychosozialen Behandlungsansätzen der Suchtdruck medikamentös vermindert wird, entweder durch *Ersatzmittel* (**Substitution**, z.B. als Nikotin-Pflaster beim Tabakentzug oder Buprenorphin = Subutex® beim Opiat-Entzug) oder durch **Anti-Craving-Substanzen** wie etwa Bupropion (Zyban®) bei Nikotinentwöhnung oder Acamprosat (Campral®) bei Alkoholentwöhnung.

Oftmals dauert der Weg aus der Sucht viele Jahre oder ein Leben lang, denn ein kontrollierter Umgang mit dem Suchtmittel ist dem Betroffenen meist auch noch nach Jahren nicht möglich. In dieser **Nachsorgephase** für viele der regelmäßige Besuch einer Selbsthilfegruppe eine entscheidende Hilfe.

> Rückfälle gehören oftmals zur Suchtbiografie dazu – sie sind kein Grund, nicht dennoch auf ein suchtmittelfreies Leben zuzuarbeiten.

11.9 Suizid (Selbsttötung)

In Deutschland sterben jährlich etwa 11 000 Menschen durch **Suizid** (*Selbsttötung*, veraltet: *Selbstmord*), mehr als bei Verkehrsunfällen (gut 5000 pro Jahr)! Die (schwer schätzbare) Zahl der *Suizidversuche* liegt noch viel höher (um das 5- bis 100-fache). Auch im Krankenhaus kommen Selbsttötungen vor.

Suizidversuche und tatsächliche Suizide unterscheiden sich oftmals in ihren Hintergründen: *Suizidversuchen* gehen in vielen Fällen schwere Kränkungserlebnisse voraus; die Selbsttötungshandlung ist häufig eine Kurzschlusshandlung und kann dann wichtigen Signalcharakter („Hilfeschrei") haben. *Vollendete Suizide* werden zu 60 % von psychisch Kranken oder Alkohol- und Drogenabhängigen (☞ 11.5–11.8) begangen. Bei diesen Personengruppen ist daher besondere Aufmerksamkeit angezeigt. Allerdings lassen sich Suizide selbst dann nicht in jedem Fall verhindern: So kommt es immer wieder auch zu Selbsttötungen von Patienten, bei denen auch erfahrene Psychiater nicht mit solch einem Schritt gerechnet hätten. Nur wenige Suizide sind echte *Bilanzsuizide*, bei denen ein psychisch Gesunder nach langem Nachdenken seine „Rechnung" mit dem Leben macht (Bilanz zieht) und sich dann das Leben nimmt.

Suizidgefährdete Menschen durchlaufen häufig vor ihrem Suizid(-versuch) ein *präsuizidales Syndrom* (nach *E. Ringel*). Sie fühlen sich einsam, ziehen sich von ihrer Umwelt zurück und entwickeln Aggressionen gegen ihre Mitmenschen, denen sie aber keinen Ausdruck verleihen. Schließlich wenden sie ihre aggressiven Gefühle gegen sich selbst.

Suizidgefährdung stationärer Patienten

Ein erhöhtes Suizidrisiko haben:

- Psychisch Kranke
- Suchtkranke
- Sehr alte Menschen
- Jugendliche, besonders während der Ablösung vom Elternhaus
- Flüchtlinge und rassisch, religiös oder politisch Verfolgte
- Menschen, die bereits einen Suizidversuch in der Vorgeschichte haben oder einen Suizid ankündigen
- Menschen ohne enge Beziehungen, besonders ohne familiäre Bindungen
- Chronisch oder unheilbar Kranke.

Umgang mit Suizidalität

> **Nicht schweigen**
> Bei Hinweisen auf Suizidgedanken ist es wichtig, den Patienten auf seine Selbsttötungsgedanken *anzusprechen.*

Oft reagieren suizidale Patienten auf das Ansprechen ihrer Selbsttötungsgedanken mit Erleichterung. Bestätigt sich die Suizidabsicht, so sollte ein spezialisierter bzw. erfahrener Arzt, z.B. ein Psychiater, hinzugezogen werden. Eventuell erfolgt die Verlegung in die Psychiatrie.

Ist eine Verlegung in die Psychiatrie aus medizinischen Gründen nicht möglich, sollte das Pflegepersonal für den Patienten erreichbar und eine engmaschige Beaufsichtigung gewährleistet sein. „Horten" von Medikamenten kann durch Medikamenteneinnahme unter Aufsicht verhindert werden. Die Verordnung zentralnervös dämpfender Medikamente wie Neuroleptika oder Tranquilizer (☞ 11.10.2) mildert vorübergehend den Suizidimpuls ab.

Was tun nach einem Suizidversuch?

In der Klinik bekommt der Patient nach einem Suizidversuch zunächst die notwendige lebensrettende Behandlung, z. B. Magenspülung und Intensivüberwachung.

Entscheidend ist jedoch die *Verhütung weiterer Suizidversuche.* Hierzu bedarf es einer intensiven Nachbetreuung, sei es ambulant oder als stationäre Psychotherapie, sowie der psychosozialen Hilfe bei den fast immer notwendigen Veränderungen der Lebensbedingungen in der Familie und/oder am Arbeitsplatz. Der Zugang zu Kriseninterventionsstellen, z. B. Beratungsstellen oder Telefonseelsorge, sollte vermittelt werden. Für den Schritt weg vom Suizid ist es notwendig, dass der zum Tode entschlossene Mensch wieder in Beziehung zu anderen kommt. Daher sollten auch Angehörige in einem gemeinsamen Gespräch in die Behandlungsstrategie mit einbezogen werden.

11

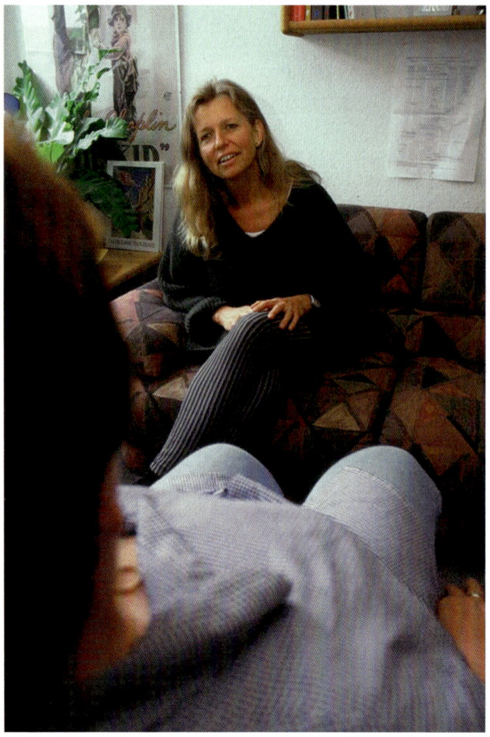

Abb. 11.20: Ein Grundpfeiler der Behandlung psychischer Störungen ist die Psychotherapie. Erfahrung und Persönlichkeit des Therapeuten sind mitentscheidend für den Therapieerfolg. [K157]

11.10 Therapie von psychiatrischen Erkrankungen

Heute stehen eine Vielzahl von Behandlungsmöglichkeiten bei psychischen Störungen zur Verfügung. Liegt der Symptomatik eine körperliche Ursache zugrunde, ist die *Therapie der organischen Grunderkrankung* wichtig.

11.10.1 Überblick über die Behandlungsmöglichkeiten

Psychotherapie

Die **Psychotherapie** ist Behandlung mit „seelischen Mitteln", mit aus der Psychologie entwickelten Verfahren. Die Verfahren lassen sich nach ihrem Ansatz in *zwei Gruppen* einteilen:

> **Nach wie vor Stigma**
> Psychisch Kranke haben immer noch mit einer Reihe von Vorurteilen zu kämpfen, die ihre Eingliederung in die Gesellschaft erheblich erschweren. Um das Ziel der „sozialen Heilung" zu erreichen, müssen fast immer verschiedene Behandlungsansätze kombiniert werden und die unterschiedlichen medizinischen und sozialenEinrichtungen eng zusammenarbeiten. Die Gestaltung der *sozialen Rahmenbedingungen* ist für die Prognose von großer Bedeutung.

Die eine Gruppe arbeitet konfrontierend und aufdeckend, versucht also auch auf unbewusste Seiten und Wünsche aufmerksam zu machen. Hierzu gehört z. B. die *klassische Psychoanalyse* (☞ 11.2). Auch Tagtraumtechniken und eine Vielzahl anderer Methoden werden zu den konfrontierenden und aufdeckenden Verfahren gerechnet.

Die andere Gruppe arbeitet stützend und „zudeckend", berücksichtigt also nicht unbewusste Konflikte und Phantasien. Hierzu gehören u. a. Entspannungstechniken (z. B. *Autogenes Training*) und die *Verhaltenstherapie,* durch die fehlangepasstes Verhalten „verlernt" und neues Verhalten gelernt werden kann. Die bekannteste verhaltenstherapeutische Technik ist die *systematische Desensibilisierung,* die z. B. erfolgreich bei Phobien (☞ 11.6.1) angewandt wird. Der Patient soll sich zunächst entspannen und wird dann im Entspannungszustand mit dem Angst auslösenden Objekt konfrontiert. Der Patient mit einer Spinnenphobie soll sich z. B. eine Spinne vorstellen. Die Angstreize werden immer mehr gesteigert, bis der Patient auch angesichts einer lebenden Spinne noch entspannt ist und keine Angst mehr zeigt. Eine andere verhaltenstherapeutische Technik ist die *operante Konditionierung,* bei der erwünschte Verhaltensweisen systematisch belohnt und damit bestärkt werden.

Soziotherapie

Die **Soziotherapie** zielt auf Verbesserungen der sozialen Umwelt des Patienten, um hierdurch krankheitsauslösende Belastungen zu verringern, aber auch um psychische Schäden durch lang dauernde Krankenhausaufenthalte (*Hospitalisierungserscheinungen:* Interesse- und Antriebsverarmung durch die reizarme Umgebung, Verlust von Selbständigkeit) zu minimieren. Die *Beschäftigungstherapie* fördert kreative Fähigkeiten, die *Arbeitstherapie* trainiert Konzentrationsfähigkeit und Durchhaltevermögen, *sozialpsychiatrische Dienste* bieten beschützte Wohnmöglichkeiten und Hilfen vor Ort (z. B. am Arbeitsplatz) an, *Partner- und Familienberatung* verbessern das Beziehungssystem des Patienten.

Somatotherapie

Somatotherapie bezeichnet alle Behandlungsmethoden, die auf körperlichem Weg auf das Nervensystem einwirken. So können *Massagen, Bäder* und *Wasseranwendungen* das vegetative Nervensystem (☞ 9.10) umstimmen, *Bewegungs-* und *Reittherapie* die Körperwahrnehmung verbessern, *Schlafentzug* (unter Aufsicht erzeugter Schlafmangel) depressive Symptome abmildern. Die *Elektrokrampftherapie (EKT)* ist wegen ihrer Nebenwirkungen (u. a. Gedächtnisstörungen) und ihres früheren teilweisen Missbrauchs zur „Disziplinierung" schwieriger Patienten in Verruf geraten. Heute unter Vollnarkose ausgeführt kann sie bei bestimmten Erkrankungen ein nützlicher Behandlungsbaustein sein. Sie ist die einzige wirksame Methode bei lebensgefährlichen Schizophrenien (☞ 11.7.1) und schwersten Depressionen. Auch die *Psychopharmaka* gehören zur Somatotherapie.

11.10.2 Psychopharmaka

Psychopharmaka wirken zentral im Gehirn und beeinflussen vor allem über Eingriffe in den Transmitterhaushalt den Aktivitätszustand des ZNS (☞ 9.2.3) und damit die Gefühle und das Denken eines Menschen.

Psychopharmaka bessern bei bestimmten Krankheiten die *Langzeitprognose* und stellen *kurzfristig* oft die einzige Möglichkeit dar, quälende oder gar selbstzerstörerische psychische Symptome zu lindern. Behandlungsziel ist weder die „Ruhigstellung" unbequemer Patienten noch der Ersatz „aufwändiger" Therapien durch eine „arbeitssparende" Pille. Im Gegenteil: Psychopharmaka ermöglichen dem Patienten durch die Symptomlinderung oft erst andere Therapien, z. B. eine Psychotherapie.

Tranquilizer

Tranquilizer *(Beruhigungsmittel)* wirken erregungsdämpfend, angst- und spannungslösend.

Sie werden bei allen Formen ausgeprägter, anders nicht beeinflussbarer Ängste (z. B. bei Angststörungen, „Herzneurose") sowie schweren depressiven Zuständen gegeben, außerdem

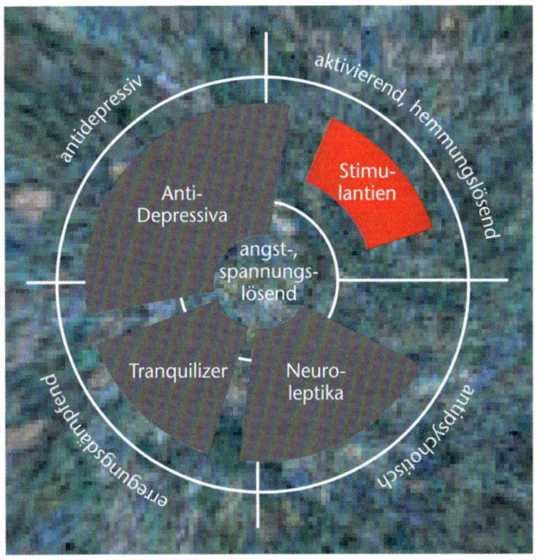

Abb. 11.21: Wirkstoffkreis der Psychopharmaka.

zur Operationsvorbereitung als Prämedikation oder zur Beruhigung des Herzinfarktpatienten.

Wichtigste Substanzklasse sind die **Benzodiazepine.** Wegen ihres Abhängigkeitspotentials (☞ 11.8) sind sie nur zur kurzzeitigen Behandlung geeignet (maximal 2 – 4 Wochen).

Häufig verordnete Substanzen sind z. B. Oxazepam (Adumbran®), Diazepam (Valium®) und Lorazepam (Tavor®).

Antidepressiva

Antidepressiva sollen die Stimmung aufhellen und die depressiven Symptome lindern. Je nach Typ wirken sie darüber hinaus entweder erregungsdämpfend oder aktivierend. Antidepressiva greifen insbesondere in den Noradrenalin- und Serotoninhaushalt ein (☞ 9.2.3).

Indikationen (Einsatzgebiete) der Antidepressiva sind Depressionen, Panikattacken, Angst- und Zwangsstörungen, Schlafstörungen (beim älteren Menschen) und chronische Schmerzsyndrome.

Als Nebenwirkungen v.a. der älteren *Antidepressiva,* wie Amitriptilin (Saroten®) oder Maprotilin (Ludiomil®), können Mundtrockenheit, Verstopfung, Schwitzen, Müdigkeit und Schwindel auftreten. Neuere Antidepressiva (z. B. *selektive Serotonin-Wiederaufnahme-Hemmer,* kurz SSRI, oder *selektive Serotonin-Noradrenalin-Wiederaufnahme-Hemmer,* kurz *SNRI*) sind nebenwirkungsärmer und können oft die bisherigen Antidepressiva ersetzen. Zu ihnen gehören z. B. Paroxetin (Seroxat®), Citalopram (Cipramil®) und Venlafaxin (Trevilor®).

Suizid „trotz" Antidepressiva
Die stimmungsaufhellende Wirkung der Antidepressiva setzt erst nach ca. zwei Wochen ein, Nebenwirkungen und Antriebssteigerung jedoch schon früher! Dadurch kann eine Phase hoher Suizidgefährdung entstehen, weshalb die Patienten genau auf entsprechende Signale hin beobachtet werden müssen.

Neuroleptika

Neuroleptika greifen vor allem in den Dopaminhaushalt des ZNS (☞ 9.2.3) ein. Sie wirken in jeweils einem bestimmten „Mischungsverhältnis" sowohl *antipsychotisch* als auch *erregungsdämpfend:*

- *Antipsychotisch* bedeutet dabei die Dämpfung von Halluzinationen und Wahnideen, die günstigenfalls ganz verschwinden. Typische Nebenwirkungen älterer stark antipsychotischer („hochpotenter") Neuroleptika wie z. B. Haloperidol (Haldol®) sind unwillkürliche Muskelverkrampfungen – sog. *Dyskinesien* – und ein der Parkinson-Krankheit (☞ 9.2.3) ähnliches Bild
- Erregungsdämpfend *und* antriebsmindernd wirken vor allem die schwach antipsychotisch wirkenden Neuroleptika wie etwa Promethazin (Atosil®) und Levomepromazin (Neurocil®). Diese „niederpotenten" Neuroleptika führen vorwiegend zu vegetativen Nebenwirkungen (Blutdrucksenkung, erhöhter Speichelfluss)
- Heute bevorzugt werden oft *atypische Neuroleptika,* die bei guter antipsychotischer Wirkung meist besser verträglich sind, z. B. Olanzapin (Zyprexa®) oder Risperidon (Risperdal®).

Zur Rückfallvorbeugung nach einer akuten schizophrenen Episode gibt es Neuroleptika in Depot-Form: Die Patienten lassen sich z. B. alle drei Wochen eine Spritze geben und brauchen dann oft keine weiteren Medikamente mehr einzunehmen.

Literatur und Kontaktadressen

🕮 Literatur

Bauer, R., Ahrens, R.: Psychotherapie und Psychosomatik in der Pflege. Urban & Fischer bei Elsevier, München 2002

Ekert, B., Ekert, C.: Psychologie für Pflegeberufe. Thieme, Stuttgart 2005

Frank, Udo G.: Neurologie und Psychiatrie. Elsevier, München 2004

Grunst, S., Sure, U.: Neurologie und Psychiatrie. Elsevier, München 2006

Schmidbauer, W.: Lebensgefühl Angst. Herder, Freiburg 2005

Schmitz., M., Schmitz, M.: Seelenfraß. Wie Sie den inneren Terror der Angst besiegen. Carl Ueberreuter, Wien 2005

✉ Kontaktadressen

Fachverband Sucht e.V., Walramstraße 3, 53175 Bonn, Tel. 0228/261555, www.sucht.de

www.links.parsimony.net/links8410/: Link-Sammlung zu Seiten rund ums Thema psychiatrische Pflege

Arbeitsgemeinschaft psychosoziale Gesundheit (Volker Faust):
www.psychosoziale-gesundheit.net: Allgemeinverständliche Infos zu Psyche, Psychologie und psychische Erkrankungen

Pille-Palle. Gemeinschaftseinrichtung der Anode e.V., der Psychosozialen Beratungsstelle der Diakonie Friedrichshafen und der Suchthilfe GmbH Ravensburg. c/o Diakonie Friedrichshafen, Katharinenstr. 16, 88045 Friedrichshafen, www.pille-palle.net: Infos zu Drogenkonsum

11.11 Gesundheit & Lebensstil – Drogen: Legal – illegal – nicht egal

Mit 10 Jahren im Vollrausch! Das waren ein Mädchen und ein Junge, die nach einer Alkoholorgie in der Klinik landeten. Sie waren die jüngsten von 1300 Personen zwischen 10 und 23 Jahren, die in einer Studie der Schweizerischen Fachstelle für Alkohol und andere Drogen erfasst wurden. Mit drei bis vier Jugendlichen und jungen Erwachsenen, die täglich wegen Rauschtrinkens ins Krankenhaus eingeliefert werden mussten, liegt die Schweiz vor Deutschland und Österreich.

Je früher, desto abhängiger

Wer bereits in der Pubertät exzessiv trinkt, leidet stärker unter den (Akut-)Auswirkungen, einerseits wegen des niedrigeren Körpergewichts, andererseits wegen der noch geringeren Fähigkeit der Leber Alkohol abzubauen. Im Rausch nehmen Koordinationsfähigkeit und Urteilskraft ab, entsprechend Unfälle und Verletzungen zu. Hinzu kommen Aggressivität und Gewalt. Typische Folgen am nächsten Tag sind Gedächtnislücken bis zum „Filmriss", Kopfschmerzen und Übelkeit. Probleme im sozialen Netz und in der Schule sind dann nicht mehr weit. Alkoholvergiftungen können tödlich enden, z. B. durch Atemstillstand.

Die größte Gefahr lauert aber in der Alkoholabhängigkeit (☞ 11.8). Gerade das noch nicht ausgereifte Gehirn Jugendlicher ist besonders gefährdet. In der erwähnten Studie mussten neben den 900 Fällen von Alkoholvergiftung 400 Jugendliche und junge Erwachsene wegen bereits bestehender Abhängigkeit behandelt werden. Tendenz steigend. Das ist besorgniserregend. Der Pro-Kopf-Verbrauch stagniert zwar in den deutschsprachigen Ländern seit ein paar Jahren, allerdings auf hohem Niveau. In Deutschland wurden 2004 pro Einwohner 145,5 Liter getrunken, was 10,1 Liter reinem Alkohol – in der Substanz ein Gift – entspricht! Die Kosten für die Behandlungen von Folgeerkrankungen belaufen sich jährlich auf rund 20 Milliarden Euro. Jährlich sterben etwa 42 000 Menschen an den Folgen von Alkoholmissbrauch oder an Unfällen, bei denen Alkohol im Spiel war.

Frauen holen auf

In der Schweizer Studie waren unter den 15- bis 19-Jährigen mit einer Alkoholvergiftung 175 männlich und 125 weiblich. Das ist doppelt problematisch. Zum einen wird Alkohol im weiblichen Körper langsamer abgebaut. Da Frauen meistens leichter sind und proportional mehr Fettgewebe, aber weniger Körperwasser haben als Männer, ist zudem bei gleicher Alkoholmenge die Konzentration des Blutalkohols höher. Wer in der Schwangerschaft nicht auf den Stoff verzichtet, zwingt das Ungeborene mitzutrinken. Alkohol verursacht nach Meinung von Experten mehr Fehlbildungen beim Baby als jedes andere Gift.

Trinken als Gruppenanlass

Jugendliche sind keine Solotrinker. In der Gruppe nein zu Alkohol zu sagen ist beileibe keine leichte Sache. Schließlich will man dazugehören. Und wer will schon mit 15 uncool sein? Der Wunsch nach Abgrenzung von den Eltern, nach kribbelnden Abenteuern und Grenzerfahrungen, die Sehnsucht, der Schwerkraft des Alltags zu entrinnen und sich leicht und glücklich zu fühlen, das sind bei Heranwachsenden weitere wichtige Triebfedern, „es mal" zu probieren. Ob es bei einigen beschwipsten Versuchen bleibt oder ob die Suche nach Freiheit und Glück letztlich zur Fessel wird, hängt unter anderem von der Persönlichkeit und der eigenen Lebenslage ab, ebenso von der familiären Situation, vom sozialen Umfeld – und nicht zuletzt vom Geld, das einem zur Verfügung steht. Für Erwachsene, insbesondere Eltern, ist es keine leichte Aufgabe, labile oder gefährdete Jugendliche zu begleiten.

Alkohol-Regeln

- Nicht gewohnheitsmäßig zu bestimmten Tageszeiten Alkohol trinken
- Kummer und Stress nicht mit Alkohol hinunterspülen
- Bei Einladungen auch alkoholfreie Getränke anbieten
- Mit Heranwachsenden über die Gefahr von Alkohol und anderen Drogen sprechen
- Kinder nie zum Alkoholtrinken auffordern
- Tolerierbare Tagesmenge nicht überschreiten: Männer 20–24 g, Frauen 10–12 g Alkohol; 0,33 l Bier enthält ca. 13 g; 0,125 l Wein ca. 11 g, 0,1 l Sekt ca. 9 g.

Türöffner für andere Drogen

Alkohol geht oft mit Nikotin (☞ 17.13) Hand in Hand. Rauchen wiederum ebnet häufig den Weg in die illegalen Drogen. Nummer 1 ist hier **Cannabis. Marihuana** und vor allem **Haschisch** gelten irrtümlicherweise immer noch als ungefährlich. Doch allein die Auswirkungen auf die Bronchien sind beim Rauchen von „Hasch" stärker als von Zigaretten, weil mehr krebserzeugende Stoffe mitgeraucht werden und heißer inhaliert wird. Beim Dauerkiffen führt *Tetrahydrocannabinol* (THC), das Hauptrauschmittel des Cannabis, zu vielfältigen körperlichen Beschwerden: zum Beispiel zu Hautveränderungen oder chronischem Husten. Schlimmer aber sind die Persönlichkeitsveränderungen mit Koordinationsstörungen, Antriebsschwäche und Teilnahmslosigkeit *(amotivationales Syndrom)*, Vergesslichkeit, Depressionen. Bei manchen Menschen kann sogar eine schizophrenieartige Psychose ausgelöst werden.

Laut einem Bericht der Drogenbeauftragten der deutschen Bundesregierung hat der Cannabiskonsum bei den 18- bis 29-Jährigen zwischen 1992 und 2002 um das 2,7fache zugenommen. Gleichzeitig stieg die Zahl der Cannabiskonsumenten, die bei ambulanten Beratungsstellen Hilfe suchten, bis 2001 um das 6fache auf 14 700 Personen.

Illegale harte Rauschmittel

LSD *(Lysergsäurediäthylamid)* führt zu Halluzinationen und gefährlicher Bewusstseinserweiterung. Es sind schon LSD-Konsumenten im Glauben, sie könnten fliegen, aus dem Fenster gesprungen. Schizophrenieähnliche Störungen sind möglich.

Heroin ist verwandt mit dem Schmerzmittel Morphin (☞ 10.3.3). Es macht rasch euphorisch und dieser „Kick" führt zum Wunsch nach Wiederholung. Die Menge muss ständig erhöht werden, um einen erträglichen seelischen und körperlichen Zustand zu erreichen. Hat die Sucht die Oberhand, sind die körperlichen, sozialen und persönlichen Konsequenzen oft katastrophal.

Kokain gelangt am schnellsten durch Schnupfen über die Nasenschleimhaut ins Blut. „Koks" putscht auf, steigert das Glücksgefühl, kann aber auch Halluzinationen hervorrufen, die in Verfolgungswahn ausarten können.

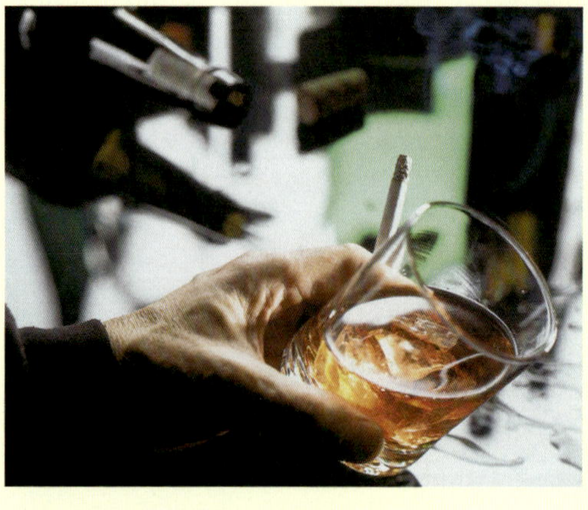

Abb. 11.19: Spätestens ab 18 frei käuflich: Alkohol – die Nummer 1 unter den Drogen in Deutschland. [J660]

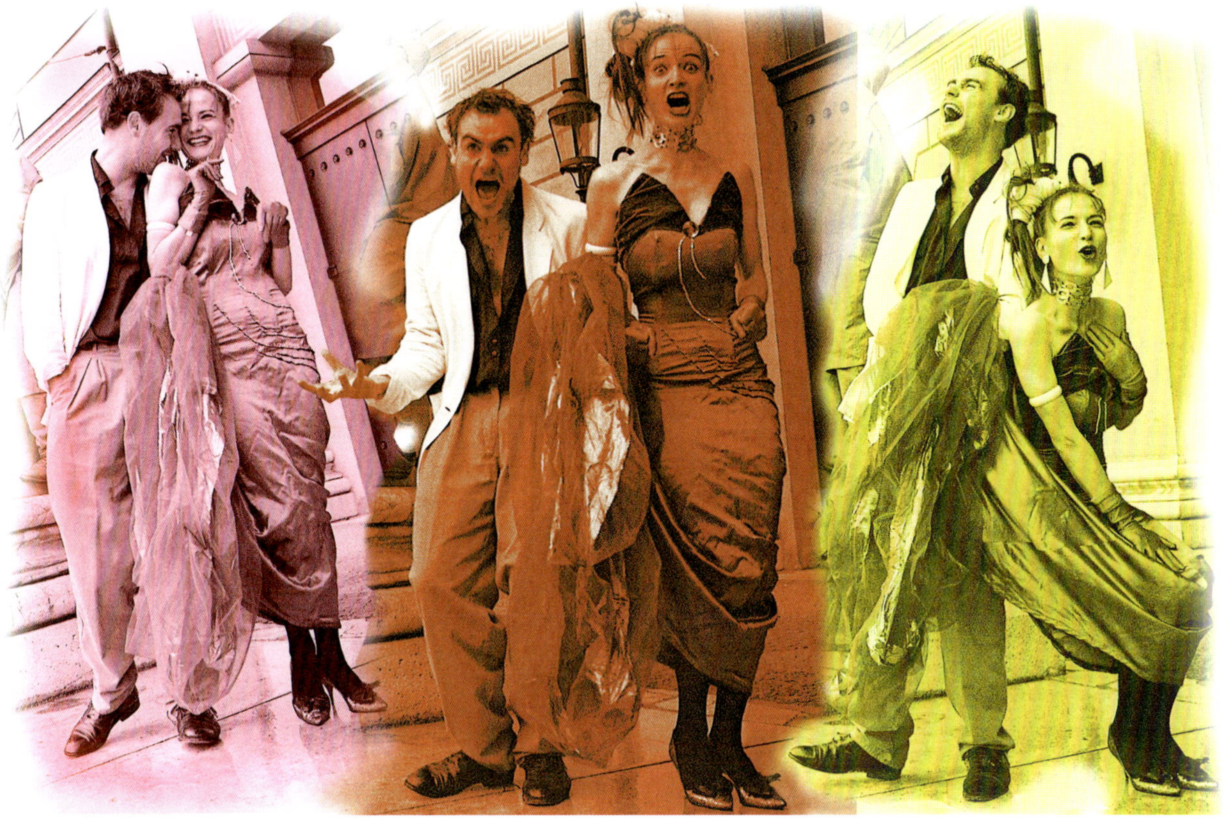

12

12 Das Hormonsystem

12.1 Funktion und Arbeitsweise der Hormone

Hormone sind Signal- und Botenstoffe („messenger"), welche wie das Nerven- und Immunsystem die Kommunikation zwischen Zellen und Organen ermöglichen und die biologischen Abläufe im Körper sowie das Verhalten und die Empfindungen eines Menschen entscheidend beeinflussen.

Störungen der Hormonproduktion, sei es Ausfall, Unter- oder Überproduktion, können zu schweren Erkrankungen führen.

Lebensnotwendig

Hormone erfüllen zahlreiche wichtige Aufgaben im Körper. Sie:
- Wirken auf die chemische Zusammensetzung des Inneren Milieus ein
- Regulieren den Organstoffwechsel und die Energiebalance
- Helfen dem Körper, mit Belastungssituationen wie z. B. Infektionen, Verletzungen, emotionalem Stress, Durst, Hunger, Blutungen und Temperaturextremen fertig zu werden
- Fördern Wachstum und Entwicklung
- Steuern die Reproduktionsvorgänge, etwa Eizell- und Spermienbildung, Befruchtung, Versorgung des Kindes im Mutterleib, Geburt sowie Ernährung des Neugeborenen
- Beeinflussen Temperament und Verhalten.

12

Hormone wirken auch ganz nah

Früher bestand die Lehrmeinung, dass Hormone grundsätzlich nur weit entfernt vom Ort ihrer Ausschüttung wirken. Dieser klassische Hormonbegriff, nach dem Hormone stets über die Blutbahn zu ihren Zielzellen gelangen, ist heute überholt: Zahlreiche Hormone erreichen Zielzellen in ihrer Nachbarschaft über Diffusion **(parakrine Wirkung)** oder wirken sogar auf die Hormon produzierende Zelle selbst **(autokrine Wirkung).**

Hormon- und Nervensignale im Vergleich

Während das Nervensystem seine Informationen in Sekundenschnelle nur zu ausgewählten Zellen, z. B. Muskel-, Drüsen- oder anderen Nervenzellen weiterleitet, werden die sog. klassischen Hormone über den Blutweg im Prinzip an *alle* Zellen verteilt. Im Gegensatz zum Nervensignal arbeiten Hormone dabei relativ langsam: Es kann Minuten, Stunden oder, wie es z. B. beim Wachstum der Fall ist, auch Monate dauern, bis die Körperantwort erkennbar wird.

Fließende Übergänge

Die Erweiterung des Hormonbegriffs führte zu fließenden Übergängen v. a. zu den Botenstoffen des Nervensystems. So klar wie im vorangegangenen Absatz dargestellt sind die Grenzen zwischen Hormon- und Nervensystem nicht (mehr):
- Nicht alle Hormone haben nur „endokrine" Wirkungen. Das Wehenhormon Oxytocin und das den Wasserhaushalt regulierende Hormon Adiuretin etwa haben außerdem im Zwischenhirn als *Neuropeptide* Einfluss z. B. auf Lernen, Gedächtnis und Verhalten. Auf die Doppelfunktion von Noradrenalin als Hormon und Neurotransmitter wurde bereits in Kapitel 9.2.3 eingegangen
- Andererseits können auch Nervenzellen Hormone produzieren (**Neurohormone,** z. B. Adiuretin).

Es gibt also fließende Übergänge zwischen Hormonen, Neurotransmittern und Neuropeptiden. Wahrscheinlich sollte man allgemein von *Botenstoffen* sprechen, die je nach dem Ort ihrer Bereitstellung und ihrer Funktion als (Gewebs-)Hormon, Neurotransmitter oder Neuropeptid wirken (☞ Tab. 12.1).

Auch zum Immunsystem bestehen komplexe Verbindungen, denn viele Abwehrzellen produzieren hormonartige Botenstoffe (☞ 14.3).

Endokrinologie

Das Teilgebiet der Inneren Medizin, das sich mit Strukturen und Funktionen der Hormone sowie Diagnose und Behandlung von Störungen des Hormonsystems beschäftigt, ist die **Endokrinologie.** Aber auch in anderen medizinischen Disziplinen gibt es Fachleute für hormonelle Störungen, z. B. in der *Gynäkologie* und *Andrologie*, wo sie auf weibliche bzw. männliche Sexualhormonstörungen und die Behandlung der dadurch oft verursachten Unfruchtbarkeit spezialisiert sind.

	Nervensystem	Hormonsystem
Signalübermittlung	Elektrisch (Neuron, Axon) und chemisch (Synapse)	Chemisch (Hormone)
Zielzellen	Muskelzellen, Drüsenzellen, andere Nervenzellen	Alle Körperzellen mit passendem (spezifischem) Hormonrezeptor (☞ 12.1.4)
Wirkungseintritt	Millisekunden bis Sekunden	Sekunden bis Monate
Folgereaktion	Muskelkontraktion, Drüsensekretion oder Aktivierung anderer Nervenzellen	Vor allem Änderung der Stoffwechselaktivität (z. B. Wachstum)

Tab. 12.1: Vergleich zwischen Nerven- und Hormonsignalen.

12.1.1 Einteilung der Hormone

Die Hormone können auf verschiedene Art und Weise eingeteilt werden. Am gebräuchlichsten sind:
- Die Einteilung nach dem Bildungsort
- Die Einteilung nach dem chemischen Aufbau (☞ Tab. 12.3)
- Die Einteilung nach dem Wirkprinzip.

12.1.2 Bildungsorte von Hormonen

Glanduläre Hormone

Zahlreiche Hormone werden von speziellen **endokrinen Drüsen** gebildet und dementsprechend als *Drüsenhormone* oder **glanduläre Hormone** bezeichnet. Im Gegensatz zu den exokrinen Drüsen (☞ 4.2.2), die ihre Sekrete (zum Teil über Ausführungsgänge) an die Oberfläche von Haut oder Schleimhäuten absondern, geben die sog. klassischen endokrinen Drüsen ihre Produkte (also die Hormone) in den sie umgebenden interstitiellen Raum ab. Dieser Raum ist meist von einem dichten Kapillargeflecht durchzogen. Die Hormone diffundieren rasch vom Interstitium in die Kapillaren und werden mit dem Blutstrom schnell über den gesamten Körper verteilt. So erreichen die Hormone ihre jeweiligen Zielzellen, die über geeignete Rezeptoren die „Botschaft des Hormons" verstehen können (☞ 12.1.4).

Gewebshormone

Hormone werden aber auch in einem früher nicht erahnten Ausmaß von spezialisierten

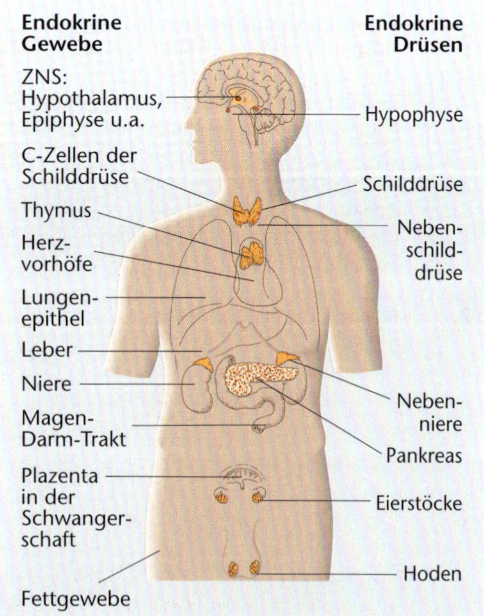

Abb. 12.2: Orte der Hormonproduktion im menschlichen Körper. Die Plazenta in der Schwangerschaft nimmt dabei eine Mittelstellung ein zwischen den sog. klassischen endokrinen Drüsen (linke Seite der Abb.) und den endokrinen Geweben (rechte Seite der Abb.). Sie kann fast alle Hormone des Körpers synthetisieren, außerdem noch einige Hormone, die nur während der Schwangerschaft gebildet werden (☞ 22.2.2).

Klasse	Hormon	Hauptbildungsort
Aminosäure-Abkömmlinge	• Thyroxin und Trijodthyronin	Schilddrüse
	• Adrenalin und Noradrenalin (auch als *Katecholamine* bezeichnet)	Nebennierenmark
Peptid- und Proteohormone	• Oxytocin, Adiuretin • Releasing-, Inhibiting-Hormone (RH bzw. IH)	Hypothalamus
	• Insulin	Bauchspeicheldrüse
	• Wachstumshormon, Prolaktin, TSH, ACTH, FSH, LH	Hypophysenvorderlappen
	• Kalzitonin	Schilddrüse
	• Parathormon (PTH)	Nebenschilddrüse
Steroidhormone	• Aldosteron, Kortisol	Nebennierenrinde
	• Testosteron	Hoden
	• Östrogene und Progesteron	Eierstöcke
Arachidonsäure-Abkömmlinge	• Prostaglandine, Thromboxan	Überall im Körper

Tab. 12.3: Einteilung der Hormone (nach ihrem chemischen Feinbau) in Hormonklassen.

Zellen anderer Körpergewebe gebildet. Deshalb spricht man zusammenfassend von **endokrinem Gewebe** (☞ auch 12.6). Zu diesen nicht von Hormondrüsen gebildeten **Gewebshormonen** gehören beispielsweise das Erythropoetin (☞ 20.3.2), die Prostaglandine (☞ 5.5.3) und die Zytokine (☞ 14.3).

Abb. 12.2 zeigt eine Übersicht, wo überall im Körper Hormone produziert werden können.

12.1.3 Chemischer Aufbau der Hormone

Chemisch kann man die Hormone wie folgt unterteilen:

- **Aminosäureabkömmlinge, Peptid- und Proteohormone:** Sie leiten sich von einer *Aminosäure* bzw. *Aminosäureketten* unterschiedlicher Länge (☞ Abb. 2.29 und 2.30) ab und sind daher überwiegend wasserlöslich (*hydrophil* ☞ 2.8.2). Die Schilddrüsenhormone sind als Ausnahme fettlöslich (*lipophil* ☞ 2.8.2)
- **Steroidhormone:** Als Abkömmlinge des Cholesterins sind sie fettlöslich *(lipophil)*
- **Arachidonsäureabkömmlinge:** Einige Gewebshormone (z. B. die Prostaglandine) leiten sich von dieser mehrfach ungesättigten Fettsäure ab (☞ 5.5.3). Sie sind ebenfalls fettlöslich.

Klinische Bedeutung der chemischen Hormonklassifizierung

Durch den unterschiedlichen chemischen Aufbau der Hormone wird die therapeutische Einnahmeform bestimmt. Peptid- und Proteohormone würden bei oraler Einnahme im Magen-Darm-Trakt zerlegt und damit wirkungslos. Sie müssen deshalb parenteral, das heißt unter Umgehung des Magen-Darm-Traktes, verabreicht werden, z. B. als Insulinspritze. Bei der Magen-Darm-Passage nicht abgebaut werden dagegen die Steroidhormone und die Aminosäureabkömmlinge. Sie können deshalb als Tabletten eingenommen werden (so etwa die „Pille", meist ein Gemisch aus den Steroidhormonen Östrogen und Progesteron ☞ 21.3.10).

12.1.4 Wirkprinzip und Hormonrezeptoren

Damit eine Zielzelle ein Hormonsignal empfangen kann, muss sie **spezifische Hormonrezeptoren** besitzen, an die sich das Hormon anlagern kann. Hormon und Hormonrezeptor müssen wie Schlüssel und Schloss zusammenpassen. Wenn das Hormon an oder in der Zelle gebunden worden ist, werden komplizierte Stoffwechselvorgänge ausgelöst, die zu der gewünschten Hormonwirkung führen.

Die Hormonrezeptoren sind also für die spezifische Hormonwirkung verantwortlich. Für ein bestimmtes Hormon existieren dabei an Zellen verschiedener Gewebe oder Organe oft *mehrere* Rezeptortypen, so dass ganz unterschiedliche Hormonwirkungen die Folge sind. Dies gilt in gleicher Weise für die im Nebennierenmark gebildeten Neurotransmitter, die als nervale Botenstoffe den Hormonen sehr nahe stehen (☞ 12.5.5). Adrenalin z. B. bewirkt an vielen Gefäßen über α-Rezeptoren eine Gefäßverengung und über β-Rezeptoren eine Gefäßerweiterung.

Andererseits ist jede Zelle Zielzelle für unterschiedliche Hormone und besitzt dementsprechend *verschiedene* Hormonrezeptoren. Jede einzelne Körperzelle kann so über unterschiedliche Hormone zu unterschiedlichen, sogar gegensätzlichen Reaktionen veranlasst werden.

Hormonrezeptoren in der Zellmembran

Die meisten Aminosäureabkömmlinge, Peptid- und Proteohormone können wegen ihrer guten Wasserlöslichkeit *(Hydrophilie)*, aber schlechten Fettlöslichkeit nicht durch die lipophile Zellmembran hindurchtreten (☞ 2.8.2). Diese Hormone binden von außen an einen in der Membran sitzenden **Zellmembranrezeptor.** Der Rezeptor ändert dadurch seine räumliche Struktur (er wird „aktiviert") und setzt eine Reaktionskette in Gang, an deren Ende die „gewünschte" Zellantwort steht.

Ein sehr häufiger Weg, die Botschaft weiterzuvermitteln, ist der über das **Adenylatzyklasesystem:** Der durch das Hormon aktivierte Rezeptor aktiviert seinerseits das Enzym **Adenylatzyklase,** welches sich an der Innenseite der Zellmembran befindet. Dieses Enzym fördert die Umwandlung von ATP in **cAMP** *(cyclo-AMP, zyklisches Adenosinmonophosphat)*, das wie ATP zu den Nukleotiden zählt (☞ 2.8.4). cAMP aktiviert daraufhin eine **Proteinkinase,** welche durch Phosphorylierung (☞ 2.8.1) andere Enzyme hemmt oder aktiviert und so die gewünschte Hormonantwort der Zielzelle bewirkt (☞ Abb. 12.4). Zur Beendigung der Reaktionskette wird das relativ stabile cAMP in der Regel schnell wieder von einem anderen Enzym abgebaut, der **Phosphodiesterase.**

Stoffe wie das cAMP, die als dem Hormon nachgeschalteter, zweiter Botenstoff innerhalb der Zelle fungieren, werden **second messenger** genannt. Dabei können in einer Zelle viele Hormone anfänglich den gleichen second messenger benutzen. Das an der Zellmembran von außen gebundene Hormon heißt entsprechend **first messenger.**

Intrazelluläre Hormonrezeptoren

Steroidhormone und Schilddrüsenhormone können die Zellmembran durchdringen und an **intrazelluläre Hormonrezeptoren** binden. Die Rezeptoren für Schilddrüsenhormone befinden sich z. B. im Zellkern, die Steroidhormonre-

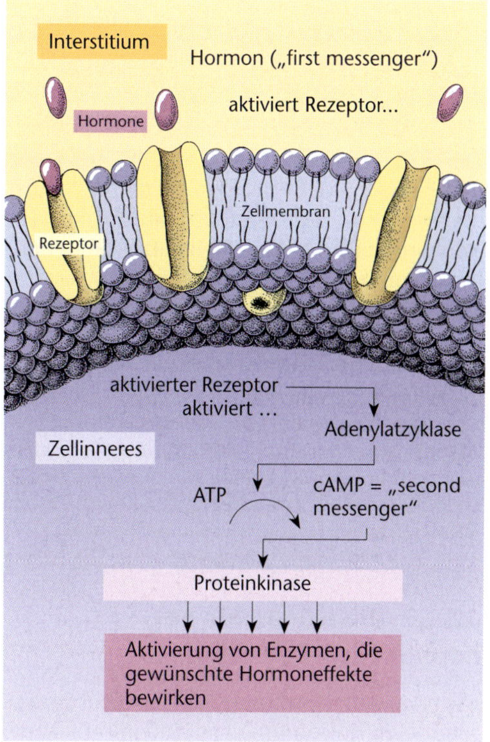

Abb. 12.4: Hormonwirkungsvermittlung über „first und second messenger" bei hydrophilen (= lipophoben) Hormonen.

zeptoren im Zytoplasma. Auch im Zytoplasma gebildete Hormon-Rezeptor-Komplexe gelangen jedoch letztlich in den Zellkern. Die Hormone wirken dort direkt auf die DNA ein und beeinflussen die Proteinbiosynthese und damit die Zellfunktion.

Antihormone

Bestimmte Medikamente blockieren Hormonrezeptoren, so dass das physiologische Hormon nicht mehr andocken kann und unwirksam wird. Das ist *einer* der Mechanismen der sog. **Antihormone,** die man bei der Behandlung von Tumoren, deren Wachstum durch Hormone stimuliert wird, mit Erfolg einsetzt.

Wachstum und Ausbreitung des Brustkrebses etwa werden sehr häufig durch die weiblichen Geschlechtshormone, die Östrogene, gefördert. *Antiöstrogene,* u.a. das *Tamoxifen,* das die Rezeptoren besetzt, haben hier große klinische Bedeutung erlangt. Analoges gilt für den Prostatakrebs beim Mann, der mit *Antiandrogenen* (z.B. Cyproteron) therapiert werden kann.

12.1.5 Transportproteine für Hormone

12

Alle fettlöslichen und viele wasserlösliche Hormone müssen im Blut an Albumin oder spezielle Transportproteine gebunden werden, damit sie im Blut zu den Zielzellen gelangen können. So binden z.B. die Schilddrüsenhormone an das **Thyroxinbindende Globulin** *(TBG).* Biologisch wirksam ist jedoch nur das freie, nicht das proteingebundene Hormon (☞ 12.4).

12.1.6 Abbau der Hormone

Zentrales Organ für den **Hormonabbau** ist die Leber. Der Großteil der Hormone wird dort durch verschiedene Reaktionen verändert (z.B. aufgespalten) und dadurch unwirksam. Die Abbauprodukte werden meist über Leber und/oder Nieren ausgeschieden.

Mit Hilfe der Konzentrationsbestimmung von Hormon-Abbauprodukten im Urin lassen sich indirekt die Hormonspiegel im Blut abschätzen. So bestimmt man z.B. die Konzentration der *Vanillin-Mandelsäure,* einem Abbauprodukt der Katecholamine Adrenalin und Noradrenalin (☞ 12.5.5), im 24-Stunden-Sammelurin, wenn der Verdacht auf eine Katecholaminüberproduktion im Nebennierenmark besteht (etwa bei der Abklärung eines Bluthochdrucks).

12.1.7 Die Hierarchie der hormonellen Sekretion

Die von den Hormondrüsen ins Blut ausgeschütteten Hormonmengen sind minimal, und schon geringfügige Konzentrationsänderungen können tief greifende Folgen haben. Die Hormonsekretion muss also exakt gesteuert werden. Dies geschieht durch Regelkreise, wobei meist *mehrere* Regelkreise *gleichzeitig* auf ein Hormon einwirken (☞ 1.6.1 und Abb. 12.5).

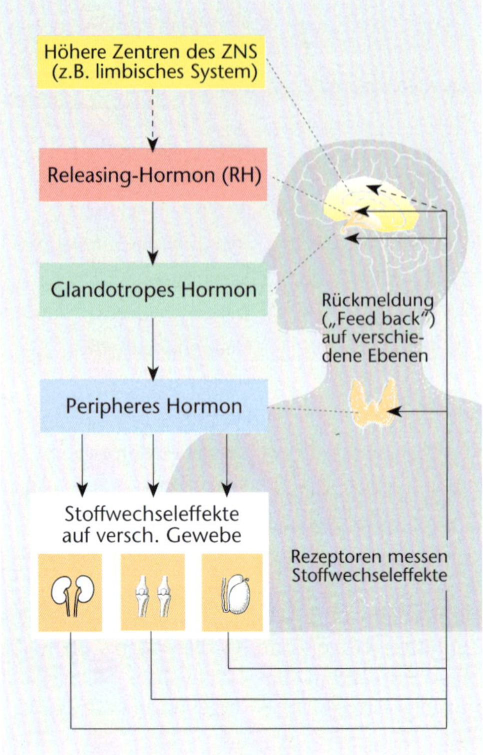

Abb. 12.5: Hierarchie der Hormonregulation.

Als oberster Regler fungiert häufig der **Hypothalamus.** Dort laufen viele Informationen über die Außenwelt und das Innere Milieu zusammen. Der Hypothalamus beeinflusst über *Releasing-Hormone* fördernd und über *Inhibiting-Hormone* hemmend einen zweiten Regler, den Hypophysenvorderlappen.

Der **Hypophysenvorderlappen** wiederum gibt *glandotrope Hormone* (glandotrop = auf Drüsen einwirkend) ab, die die „untergeordneten" Hormondrüsen beeinflussen.

Die „untergeordneten" **Hormondrüsen** (z.B. die Schilddrüse) stehen als letzte in dieser Hierarchie und beeinflussen über *periphere Hormone* direkt die ihnen zugeordneten **Zielzellen.**

Verkürzte Hierarchien

Nicht alle Hormondrüsen unterliegen dieser komplizierten hierarchischen Ordnung über drei Ebenen. So überspringen die Hormone des Hypophysenhinterlappens (Oxytocin und Adiuretin ☞ 12.2.1) ebenso wie einige Hormone des Hypophysenvorderlappens (Wachstumshormon, Prolaktin und das Melanozytenstimulierende Hormon ☞ 12.2.2 und 12.2.3) eine Ebene und wirken direkt auf die Zielzellen (☞ Abb. 12.7). Andere Hormondrüsen arbeiten weitgehend unabhängig von Hypothalamus und Hypophyse, z.B. die Bauchspeicheldrüse (Insulin und Glukagon ☞ 12.6.1).

Hormonsubstitution – Segen und Grenzen

Während Hormone früher aus den Körperflüssigkeiten von Tieren oder Menschen gewonnen wurden und ihre Gabe entsprechend mit Allergie- und Infektionsrisiken verbunden war, können die meisten Hormone heute synthetisch oder gentechnisch hergestellt werden. Für viele Menschen, etwa solche mit krankhaftem Kleinwuchs oder Typ-1-Diabetiker, ist die dadurch gegebene Möglichkeit der risikoarmen Hormonsubstitution ein Segen.

Stark unter Druck geraten ist hingegen die noch vor wenigen Jahren im großen Stil praktizierte **Hormonersatz-Therapie** *(HRT, hormone replacement therapy)* bei Frauen in und nach den Wechseljahren. Die Möglichkeit, typischen Wechseljahrsbeschwerden wie Hitzewallungen oder Lebensunlust und langfristig dem Abbau der Knochensubstanz (Osteoporose) mit Hormonen zu begegnen, hat zu großer Akzeptanz seitens der Frauen geführt. Die Hormone schienen eine Art Jungbrunnen ohne Nachteile zu sein, und es wurde sogar vermutet, dass sie einen Schutz vor Herz-Kreislauf-Krankheiten bieten könnten. Die Ergebnisse der großen amerikanischen WHI-Studie *(women's health initiative)* bei knapp 17000 Frauen haben zur Ernüchterung und Verunsicherung geführt. „Kein Nutzen, der den Schaden überwiegt", so das Urteil einiger Forscher. Wenngleich Hüftfrakturen und Darmkarzinome abnehmen, steigt das Risiko für Brustkrebs und Herz-Kreislauf-Krankheiten an. Es hat ein Umdenken stattgefunden, bei Langzeitbehandlungen und beim rein „vorbeugenden" Einsatz dieser Hormone zurückhaltender zu sein.

Wahrscheinlich gilt gleiches für den heutigen Trend der **Anti-Aging-Medizin:** Hormone und operative Korrekturen sollen bei Mann wie Frau das Altern hinauszögern und den Körper attraktiv halten. Falten, Fettpolster, Erektionsprobleme, schlechte Stimmung und Libidoverlust einfach mit Hormonen, ohne Nebenwirkungen und ohne mühsame Änderungen des Lebensstils beheben? Angesichts der komplexen Hormonwirkungen scheint dies doch eher wie ein modernes Märchen. Ein gesundes Maß an Skepsis ist auch hier angebracht.

12.2 Hypothalamus und Hypophyse

Hypothalamus und Hypophyse liegen in den unteren Abschnitten des Zwischenhirns (Anatomie ☞ 9.8.4, Abb. 12.6).

Der **Hypothalamus** ist das wichtigste Hirngebiet für die Regelung des Inneren Milieus

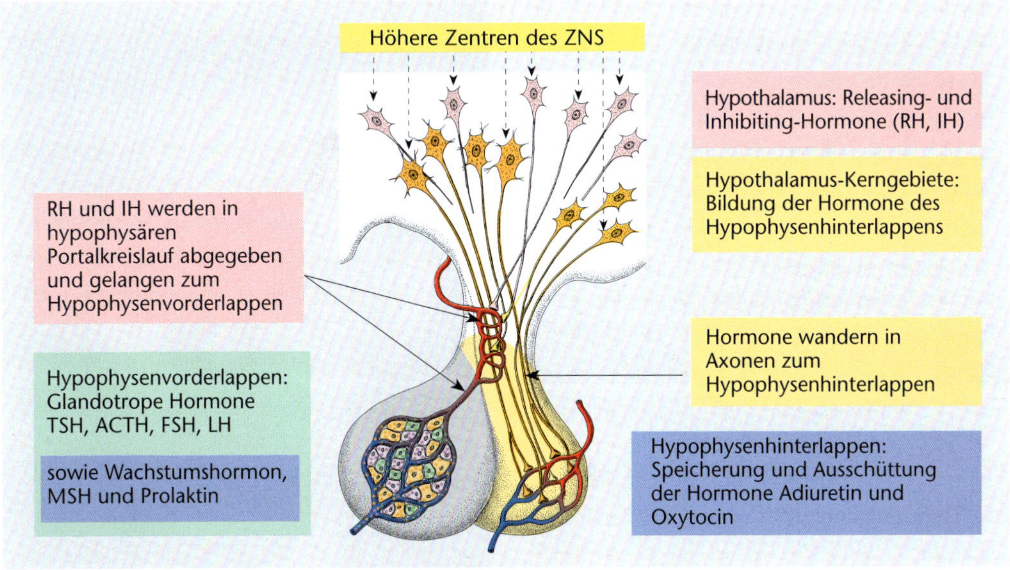

Abb. 12.6: Rolle der Hypophyse bei der hormonellen Sekretion und Regulation.

und höchste Schaltstelle des Hormonsystems: Hier erfolgt die unabdingbare Rückkoppelung (☞ 1.6.1) von tiefer gelegenen Strukturen und werden nervale Reize aus höher gelegenen ZNS-Strukturen in Hormonausschüttung „umgesetzt". Der Hypothalamus ist damit eine wichtige Verbindungsstelle zwischen Nerven- und Hormonsystem, über ihn beeinflusst z. B. Stress unseren Hormonhaushalt.

Die **Hypophyse** besteht aus dem **Hypophysenvorderlappen** *(HVL, Adenohypophyse)*, der 75 % des Gesamtgewichtes ausmacht und aus drüsigem Gewebe gebildet wird, und dem kleineren **Hypophysenhinterlappen** *(HHL, Neurohypophyse)*, der hauptsächlich aus einem Geflecht von Axonen aufgebaut ist. Die Zellkörper dieser Axone liegen im Hypothalamus, so dass der Hypophysenhinterlappen funktionell und anatomisch als Anhängsel des Hypothalamus zu sehen ist. Daher wird er zusammen mit diesem in 12.2.1 abgehandelt.

12.2.1 Die Hormone des Hypothalamus und des Hypophysenhinterlappens

Innerhalb des Hypothalamus gibt es verschiedene Kerngebiete (Ansammlungen von grauer Hirnsubstanz), die für den Hormonhaushalt von Bedeutung sind.

Hypophyseotrope Zone des Hypothalamus

An der Vorderseite liegt die **hypophyseotrope Zone.** Dort werden die erwähnten **Releasing-Hormone (RH,** *Releasing factors, Liberine*) und **Inhibiting-Hormone (IH,** *Statine*) gebildet, welche die Hypophyse beeinflussen. Diese Hormone werden in den *hypophysären Portalkreislauf* (ein dichtes Geflecht aus Kapillaren) abgegeben und über den *Hypophysenstiel* zur Hypophyse transportiert (☞ Abb. 12.6).

Releasing-Hormone stimulieren die Ausschüttung von Hypophysenvorderlappenhormonen, während Inhibiting-Hormone die Sekretion hemmen.

Die wichtigsten Releasing- und Inhibiting-Hormone sind:

- **TRH** *(Thyreotropin-Releasing-Hormon)*, stimuliert die Ausschüttung von TSH (thyreoideastimulierendes Hormon ☞ 12.4.1)
- **CRH** *(Corticotropin-Releasing-Hormon)*, stimuliert die Ausschüttung von ACTH (Adrenocorticotropes Hormon ☞ 12.5.3)
- **Gn-RH** *(Gonadotropin-Releasing-Hormon)*, stimuliert die Ausschüttung von FSH (follikelstimulierendes Hormon) und LH (Luteinisierendes Hormon, ☞ 21.2.7)
- **GH-RH** *(Growth-Hormone-Releasing-Hormon)*, stimuliert die Wachstumshormonausschüttung (☞ 12.2.3)
- **GH-IH** *(Growth-Hormone-Inhibiting-Hormon, Somatostatin)*, hemmt die Wachstumshormonausschüttung
- **PRL-RH** *(Prolaktin-Releasing-Hormone, eine Gruppe von Neuropeptiden, u. a. TRH)*, stimulieren die Prolaktinausschüttung
- **PRL-IH** *(Prolaktin-Inhibiting-Hormon)*, hemmt die Ausschüttung von Prolaktin (☞ 22.6.4). Es ist möglicherweise identisch mit Dopamin.

Rhythmik der Sekretion

Die Sekretion zahlreicher Hormone durch den Hypophysenvorderlappen erfolgt nicht kontinuierlich, sondern intermittierend, periodisch oder pulsatil mit einer endogenen Rhythmik („inneren Uhr"). Der Rhythmusgeber wird im Hypothalamus vermutet. Auch die Ausschüttungsdynamik der Hormondrüsen oder -gewebe spiegelt diese Rhythmiken wider, so dass eine einzelne Hormonblutanalyse oft wenig aussagekräftig ist.

Diese endogenen Rhythmen sind sehr unterschiedlich lang: Bekannt sind ultrakurze, pulsatile Rhythmen (z. B. 4 Pulse pro Minute) wie z. B. bei Gn-RH, zirkadiane Rhythmen (z. B. des Kortisol- oder Melatoninspiegels im Blut), Rhythmen über etwa 28 Tage während des Menstruationszyklus (Sexualhormone), monats- oder sogar lebenslange Rhythmen (Schwangerschaftshormone während der Schwangerschaft bzw. Sexualhormone z. B. bei Eintritt der Pubertät oder des Klimakteriums).

Bei notwendiger Substitution mancher Hormone (z. B. wegen Ausfalls der Hormonbildung durch einen Tumor) oder bei hormoneller Normalisierung des weiblichen Zyklus wegen Kinderlosigkeit muss diese Rhythmik (mit einer rhythmisch arbeitenden Injektionspumpe) nachgeahmt werden, damit die Behandlung wirksam ist.

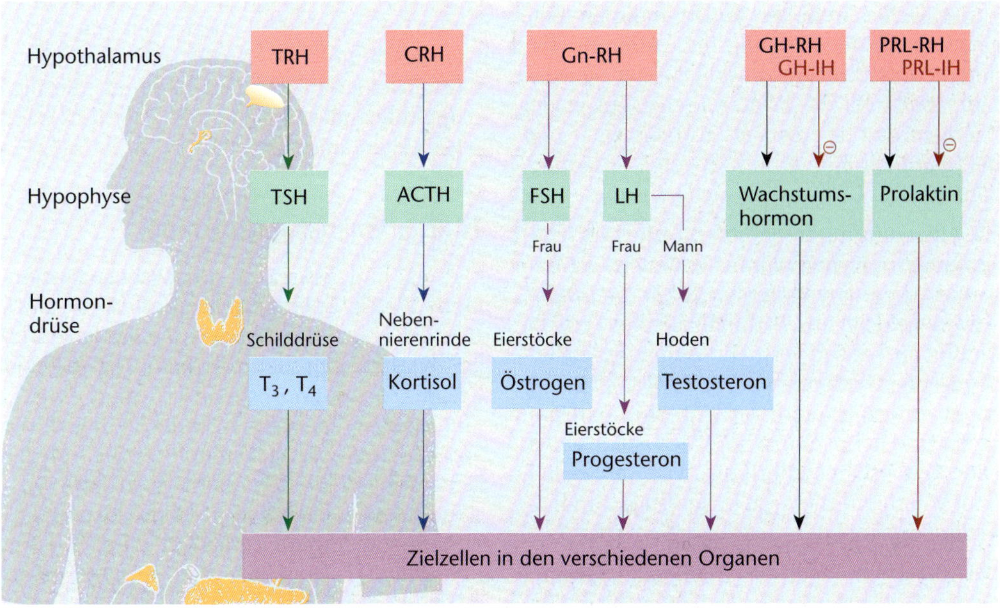

Abb. 12.7: Regulationsachsen der einzelnen Hormone, vereinfachte Darstellung.

Kerngebiete für den Hypophysenhinterlappen

Weitere wichtige Kerngebiete des Hypothalamus sind die *Nuclei supraoptici* und die *Nuclei paraventriculares.* Dort werden die Hypothalamushormone **Oxytocin** und **Adiuretin** gebildet, die in den Axonen der Nervenzellen zum Hypophysenhinterlappen transportiert werden, wo sie bei Bedarf ins Blut abgegeben werden. Aufgrund ihres Sekretionsortes werden die beiden Hormone auch als **Hypophysenhinterlappenhormone** bezeichnet.

Oxytocin

Oxytocin unterhält die regelmäßige Wehentätigkeit an der geburtsbereiten Gebärmutter und führt während der Stillperiode zur Entleerung der Milch aus den Milchgängen (☞ 22.6.4).

> **Oxytocin – ein Kuschel- oder Glückshormon?**
> Dass Hormone auch unser Verhalten prägen, ist zwar bei einigen Hormonen lange bekannt, andere hingegen sind für Überraschungen gut: Oxytocin etwa hat sich in den letzten Jahren als eine Art Glückshormon erwiesen. Berührungen, Streicheln und Massagen fördern seine Produktion. In großen Mengen wird Oxytocin beim Orgasmus ausgeschüttet. Oxytocin schafft Vertrauen zwischen Menschen, erhöht das Selbstvertrauen und reduziert Angstgefühle.

12

Adiuretin

Adiuretin, kurz **ADH** für *antidiuretisches* (gegen den Harndurchfluss gerichtetes) *Hormon,* ist entscheidend an der Regulierung des osmotischen Druckes (☞ 3.5.5) in der Extrazellulärflüssigkeit und des Flüssigkeitsvolumens im Körper beteiligt. Es wird auch *Vasopressin* genannt, weil es in hohen Konzentrationen eine gefäßverengende Wirkung hat. Adiuretin fördert die Wasserrückresorption aus der Niere ins Blut, indem es die Wasserdurchlässigkeit der Zellmembran der distalen Tubuluszellen und der Sammelrohre erhöht (☞ 20.7). Dadurch wird weniger Urin ausgeschieden.

Die Ausschüttung von Adiuretin wird durch Rezeptoren im Hypothalamus gesteuert, die den osmotischen Druck messen können *(Osmorezeptoren).* Steigt er z. B. durch längeres Dursten im Blut an, so wird vermehrt Adiuretin ins Blut abgegeben. Dadurch wird mehr Wasser in der Niere zurückgehalten, der Urin wird hyperosmolar und der osmotische Druck sinkt wieder. Die Adiuretinausschüttung wird außerdem über Volumenrezeptoren in den Herzvorhöfen, in der Aorta und der A. carotis beeinflusst.

Bei Adiuretinmangel im Hypothalamus kommt es zum *Diabetes insipidus* mit überschießender Urinproduktion (*Polyurie* = viel Urin) und als Folge des Flüssigkeitsverlustes zu starkem Durst (*Polydipsie* = viel trinken).

> **Trinken im Krankenhaus**
> Koffein und Alkohol führen zu vermehrter Harnausscheidung und gesteigertem Durstgefühl. Dies ist einer der Gründe, weshalb diese Getränke eher als Genussmittel denn als Durstlöscher zu betrachten sind. Für den Krankenhausalltag geeignete Getränke sind zahlreiche Kräuter- oder Früchtetees sowie verdünnte Säfte.

12.2.2 Der Hypophysenvorderlappen

Der **Hypophysenvorderlappen** *(HVL, Adenohypophyse)* bildet eine große Anzahl verschiedener Peptid- und Proteohormone. Zum einen sind dies *glandotrope Hormone,* die untergeordnete Hormondrüsen steuern, zum anderen solche, die *direkt* auf die Zielzellen wirken.

Zu den wichtigsten glandotropen Hormonen des Hypophysenvorderlappens gehören:

- **TSH** *(thyreoideastimulierendes Hormon),* fördert die Schilddrüsentätigkeit (☞ 12.4.1)
- **ACTH** *(Adrenokortikotropes Hormon),* stimuliert die Ausschüttung der Nebennierenrindenhormone, insbesondere der Glukokortikoide (☞ 12.5.3)
- **FSH** *(follikelstimulierendes Hormon)* und **LH** *(Luteinisierendes Hormon)* fördern die Keimdrüsentätigkeit und steuern die Geschlechtshormonproduktion bei Mann und Frau (☞ Kapitel 21 und 22).

Direkt auf Zielzellen wirken:

- Das **Wachstumshormon,** welches das Körperwachstum kontrolliert (☞ 12.2.3)
- Das **Prolaktin,** das unter anderem die Milchproduktion in der Brustdrüse in Gang setzt (☞ 22.6.4)
- Das **MSH** *(Melanozyten-stimulierendes Hormon).* Es wird stets zusammen mit ACTH ausgeschüttet (☞ 12.5.3) und beeinflusst unter anderem über Einflüsse auf die pigmentbildenden Melanozyten (☞ 8.2.1) die Hautpigmentierung.

12.2.3 Wachstumshormon

Bildung und Sekretion des **Wachstumshormons** (auch *Somatotropes Hormon = STH, Human Growth Hormone = HGH*) werden durch die hypothalamischen Hormone **GH-RH** und **GH-IH** *(Somatostatin)* reguliert. Es:

- Fördert Aufnahme von Aminosäuren in die Zellen, das Zellwachstum und die Zellvermehrung durch Stimulierung der DNA-Synthese und damit der Proteinbiosynthese
- Stimuliert den Fett- und Glykogenabbau
- Vermindert langfristig die Glukoseverwertung und erhöht somit den Blutzuckerspiegel.

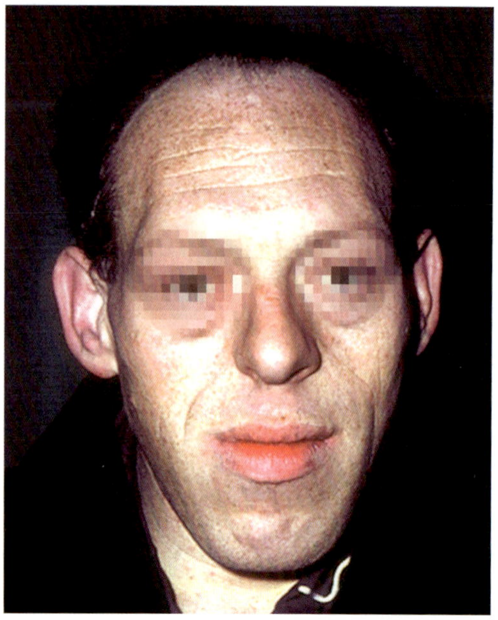

Abb. 12.8: 30-jähriger Patient mit Akromegalie. Stirnbein, knöcherne und knorpelige Nase sowie Kinn lassen eine deutliche Vergröberung erkennen. Die Füße und Hände sind ebenfalls vergrößert. [T127]

Das Wachstumshormon wirkt nur zum Teil direkt. Ein Teil der Wirkungen wird über *Somatomedine* vermittelt, die wegen ihrer Ähnlichkeit zum Insulin auch *Insulin-like-growth-factors* **(IGF)** genannt werden.

Hypophysärer Minder- und Hochwuchs

Wachstumshormon wird vor allem im Kindes- und Jugendalter vermehrt gebildet. Ein Mangel führt zum *Minderwuchs.* Die Körperproportionen bleiben dabei erhalten **(proportionierter Minderwuchs).** Eine Überproduktion von Wachstumshormon, meist durch einen gutartigen Hormon produzierenden Tumor der Hypophyse, führt:

- Bei noch offenen Wachstumsfugen zum **proportionierten Hochwuchs** *(Gigantismus)* mit Körpergrößen über zwei Meter
- Im Erwachsenenalter, wenn die Wachstumsfugen der langen Röhrenknochen verknöchert sind (☞ 6.1.5), zur **Akromegalie.** Das Wachstumshormon bewirkt dann ein verstärktes Wachstum der Gesichtsknochen (☞ Abb. 12.8), der Hände und Füße sowie eine Verdickung der Haut und eine Vergrößerung der inneren Organe. Typischerweise haben die Patienten vergröberte Gesichtszüge, „Pratzenhände" und eine tiefe, raue Stimme. Nicht wenige Patienten entwickeln wegen der Blutzucker erhöhenden Wirkung des Wachstumshormons einen Diabetes mellitus.

12.3 Die Epiphyse

Noch ein weiterer Teil des ZNS übernimmt Aufgaben für das Hormonsystem: die **Epiphyse** *(Zirbeldrüse, Corpus pineale),* eine ca. erbsengroße Drüse oberhalb des Mittelhirns, im Altertum als Sitz der Seele betrachtet.

Hauptprodukt der Epiphyse ist das Hormon **Melatonin,** das aus Serotonin synthetisiert und dessen Ausschüttung durch Dunkelheit gefördert und durch Licht gehemmt wird.

Die genauen Aufgaben der Epiphyse und des Melatonins sind noch unklar. Als sicher gilt, dass die Epiphyse Bestandteil des **photoneuroendokrinen Systems** ist, in dem durch Informationen über die Tageslänge durch das Licht zirkadiane und Jahreszeit-Rhythmen gesteuert werden. Vermutet werden auch Einflüsse auf die Reproduktion, insbesondere den Eintritt der Pubertät. In der Epiphyse sitzt also eine unserer inneren biologischen „Uhren".

Inwieweit Melatonin die erhofften Wirkungen als Antioxidans oder „Wunderdroge" des Immunsystems erfüllen und in Zukunft therapeutisch eingesetzt werden kann, ist noch offen. Nicht unrealistisch hingegen ist beispielsweise eine Verschiebung des Tag-Nacht-Rhythmus bei Interkontinentalflügen, nach denen vielen Menschen der sog. *Jet-Lag* mit Konzentrations- und Schlafstörungen mehrere Tage zu schaffen macht.

12.4 Die Schilddrüse und ihre Hormone

Die ca. 25 g schwere, hufeisenförmige **Schilddrüse** *(Glandula thyreoidea)* liegt im vorderen Halsbereich dicht unterhalb des Schildknorpels vor der Luftröhre (☞ Abb. 12.9). Sie wird durch Bindegewebsstraßen in einzelne Läppchen geteilt. Jedes Läppchen wiederum besteht aus vielen kleinen Bläschen, den **Follikeln.** Ihre Wand wird aus einem einschichtigen Follikelepithel gebildet (☞ Abb. 12.10).

Hormonbildung nicht ohne Jod

Die Follikelzellen produzieren zwei jodhaltige Schilddrüsenhormone: **Thyroxin** *(Tetrajodthyronin, T_4)* und **Trijodthyronin** *(T_3)*. Thyroxin ist biologisch kaum wirksam, das eigentlich wirksame Hormon ist das Trijodthyronin.

In den Follikelepithelzellen wird zunächst das *Prohormon* (Hormonvorstufe) **Thyreoglobulin** gebildet, das pro Molekül über 100 Tyrosinreste enthält (*Tyrosin* ist ein Aminosäureabkömmling). An der Außenseite der Zellmembran wird das Thyreoglobulin *jodiert,* d. h. in jeden Tyrosinrest werden ein oder zwei Jodatome eingebaut. Jeweils zwei dieser jodierten Tyrosinreste schließen sich zusammen, so dass innerhalb des Thyreoglobulins Thyroxin- (mit vier Jodatomen) und Trijodthyroninmoleküle (mit drei Jodatomen) entstehen. Danach wird das Thyreoglobulin ins Follikellumen abgegeben und dort gespeichert. Bei Bedarf nehmen die Follikelepithelzellen das Thyreoglobulin aus dem *Kolloid* (hier: Gesamtheit des Follikelinhalts) wieder auf. Thyroxin und Trijodthyronin werden enzymatisch vom Thyreoglobulin abgespalten und diffundieren ins Blut, wo sie in erster Linie an das **Thyroxin bindende Globulin** *(TBG)* gebunden transportiert werden.

Über 80% des Trijodthyronins entstehen erst in den Zielzellen durch Abspaltung von Jod aus Thyroxin. Bei geringem Bedarf, aber auch bei schweren Erkrankungen entsteht durch die Dejodierung von Thyroxin in anderer Position nicht Trijodthyronin, sondern das biologisch inaktive **reverse Trijodthyronin** *(rT_3)*.

12.4.1 Wirkungen und Regelkreis der Schilddrüsenhormone

Wirkungen der Schilddrüsenhormone

Schilddrüsenhormone stimulieren den gesamten Stoffwechsel und haben Wirkungen auf praktisch alle Organe (☞ Abb. 12.11):

- Schilddrüsenhormone steigern Energieumsatz und Wärmeproduktion des Körpers und erhöhen den Sauerstoffbedarf. Sie stimulieren den Abbau von Fetten und Glykogen. In physiologischen Konzentrationen wirken sie eiweißanabol (Eiweiß aufbauend) und fördern Wachstum und Reifung des ZNS
- Sie bewirken eine Aktivitätszunahme des Nervensystems: Hohe Schilddrüsenhormonspiegel führen beispielsweise zu überschießenden Muskeldehnungsreflexen
- Schilddrüsenhormone erhöhen die Kontraktilität des Herzens und steigern die Erregungsbildung sowie die Erregungsleitungsgeschwindigkeit des Herzens (☞ auch 15.5)
- Bei Kindern sind Schilddrüsenhormone unabdingbar für ein normales Körperwachstum und eine physiologische Gehirnentwicklung. Ein Synergismus *(Zusammenwirken)* mit dem Wachstumshormon ist gesichert.

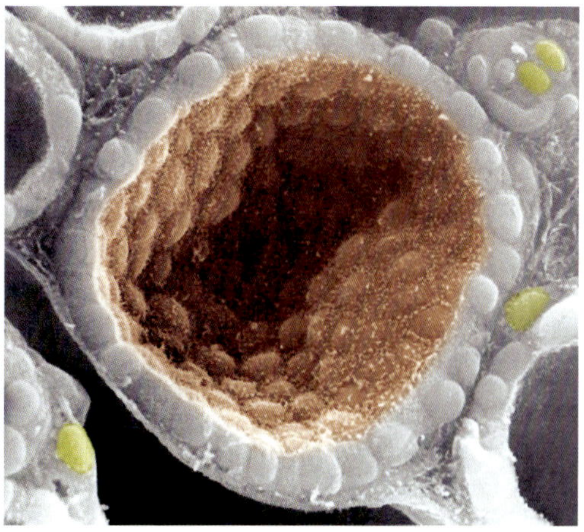

Abb. 12.10: Rasterelektronenmikroskopische Aufnahme eines großen Schilddrüsenfollikels. Die Follikelepithelzellen wölben sich kuppelartig ins Innere des Follikels (rotbraun) vor. Die gelb markierten Zellen sind die Kalzitonin produzierenden C-Zellen. [C160]

Regelkreis der Schilddrüsenhormone

Das Releasing-Hormon des Schilddrüsenhormon-Regelkreises heißt *Thyreotropin-Releasing-Hormon* **(TRH).** Dieses Hormon stimuliert im Hypophysenvorderlappen die Ausschüttung von **TSH** *(thyreoideastimulierendes Hormon).*

12

TSH führt in der Schilddrüse zur vermehrten Bildung von Schilddrüsenhormonen und zur Freisetzung der Schilddrüsenhormone aus ihrem Zwischenspeicher, dem Kolloid. Die Schilddrüsenhormone erreichen dann über den Blutweg alle Körperregionen, also auch die Hypophyse und den Hypothalamus, die mit Rezeptoren den erhöhten T_3- und T_4-Spiegel im

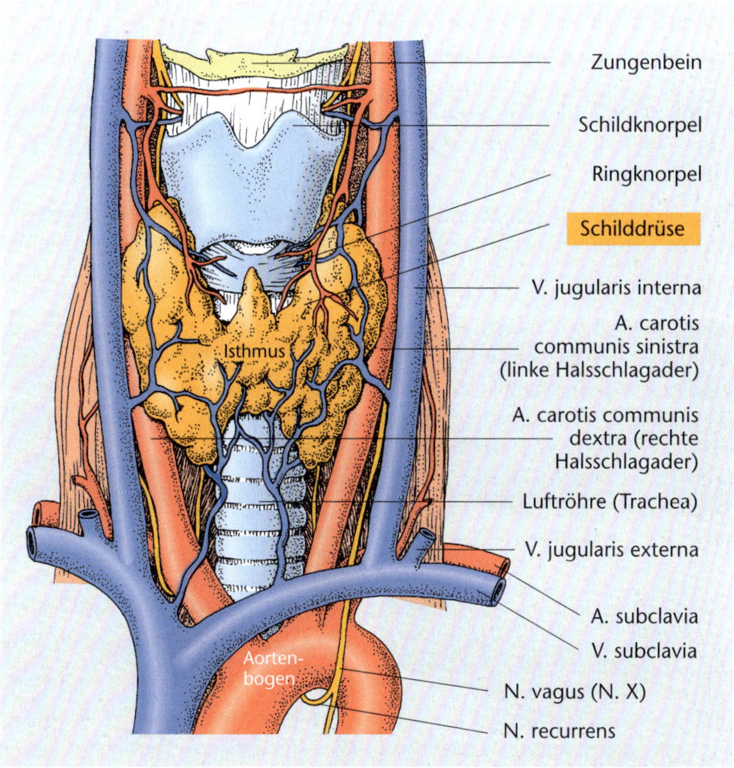

Abb. 12.9: Lage der Schilddrüse. Die Schilddrüse liegt in enger Nachbarschaft zu vielen lebenswichtigen Gefäßen und dem die Stimmbandmuskeln und die Verdauungsorgane versorgenden N. vagus. Die Schilddrüse besteht aus zwei Seitenlappen, die durch eine Gewebsbrücke, den *Isthmus,* verbunden sind.

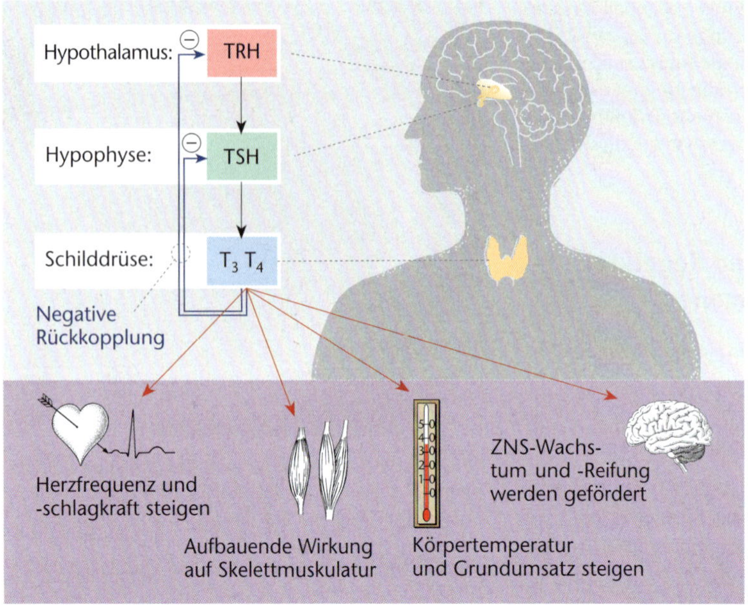

Abb. 12.11: Wirkungen und Regelkreis der Schilddrüsenhormone T_3 und T_4. [A400-190]

Blut wahrnehmen. Dadurch wird die TRH- und TSH-Bildung und somit auch die weitere T_3- und T_4-Sekretion gehemmt (*negative Rückkopplung* ☞ 1.6.1).

12.4.2 Schilddrüsenerkrankungen

Bei den sehr häufigen Schilddrüsenerkrankungen müssen differenziert werden (☞ Tab. 12.16):

- Die *gestörte* Schilddrüsen*funktion.* Man unterscheidet die Normalfunktion der Schilddrüse **(Euthyreose)** von der Überfunktion **(Hyperthyreose)** und der Unterfunktion **(Hypothyreose)**
- Die *pathologisch veränderte* Schilddrüsen*größe.* Man unterscheidet die normal große und die vergrößerte Schilddrüse **(Struma).**

Schilddrüsenfunktionsstörungen und -vergrößerungen können gemeinsam, aber auch getrennt voneinander auftreten.

Die Struma

Eine Vergrößerung der Schilddrüse nennt man Struma (Kropf); sie kann gleichmäßig (Struma diffusa) oder knotig (Struma nodosa) sein. Jeder sechste Erwachsene hat eine Struma, meist mit normaler Schilddrüsenfunktion (☞ Abb. 12.13). Durch die Verbesserung der Jodversorgung ist aber dieser Prozentsatz heute bei Jugendlichen bereits auf 5 % gefallen.

Häufigste Ursache einer Struma ist ein Jodmangel im Trinkwasser, wie er in vielen Gebieten Deutschlands immer noch vorkommt. Es kommt zum Mangel an T_3/T_4, dadurch zur Erhöhung der TSH-Ausschüttung und infolgedessen zur Follikelvermehrung. Um einer Strumaentwicklung vorzubeugen, ist es deshalb für Kinder und Erwachsene sinnvoll, Jodmangel zu vermeiden, z.B. durch Verwendung von *jodiertem Speisesalz.*

Oft kann eine Struma medikamentös behandelt werden. Führt die Struma jedoch durch Druck auf Luft- oder Speiseröhre zu erheblichen Beschwerden wie etwa Luftnot oder Schluckstörungen oder besteht der Verdacht auf eine maligne Entartung eines Schilddrüsenknotens *(Schilddrüsenkarzinom),* muss sie operativ entfernt werden.

Hyperthyreose

Bei einer **Hyperthyreose** liegt eine Überproduktion von Schilddrüsenhormonen vor. Sie äußert sich in Gewichtsabnahme durch krankhaft erhöhten Grundumsatz (☞ Tab. 12.16 und 19.1), Erhöhung der Körpertemperatur, Steigerung der Herzarbeit durch beschleunigte Herzfrequenz und erhöhte Schlagkraft, Schlaflosigkeit und innerer Unruhe, feinschlägigem Händezittern und gelegentlich auch Durchfall.

Zunächst wird durch *Thyreostatika* die Synthese der Schilddrüsenhormone gehemmt und so die Stoffwechsellage normalisiert. Die weitere Behandlung hängt von der Grunderkrankung ab.

Häufigste Ursachen der Überfunktion sind ein *autonomes* (= selbständiges) *Adenom* oder eine *Thyreoiditis* (Entzündung der Schilddrüse) des Schilddrüsengewebes. Beim Adenom handelt es sich um einen gutartigen Schilddrüsentumor, dessen Zellen nicht mehr unter der Kontrolle der Hypophyse arbeiten, sondern *ungehemmt* Thyroxin und Trijodthyronin produzieren. Bei der Thyreoiditis steht zunächst eine Hyperthyreose, später – nach Zelluntergang – eine Hypothyreose im Vordergrund.

Eine weitere Ursache für eine Überfunktion ist der *Morbus Basedow.* Es handelt sich um eine *Autoimmunerkrankung* (☞ 14.7.2), bei der Autoantikörper gegen die TSH-Rezeptoren des Schilddrüsengewebes eine Dauerstimulation der Hormonbildung und -ausschüttung bewirken (☞ Abb. 12.14).

Die Schilddrüse ist beim Morbus Basedow diffus vergrößert und produziert überschießend Hormone. Typischerweise haben Basedow-Patienten neben den oben beschriebenen Symptomen der Hyperthyreose ein- oder beidseitig hervortretende Augen *(Exophthalmus),* die durch vermehrte Fetteinlagerung hinter den Augäpfeln zustande kommen, sowie eine Tachykardie **(Merseburger Trias).**

Hypothyreose

Eine **Hypothyreose,** d.h. ein Zuwenig an Schilddrüsenhormonen, führt zu entgegengesetzten Krankheitssymptomen. Am auffälligsten sind dabei meist eine Gewichtszunahme, ein teigig-verschwollenes Äußeres durch Verdickung der Haut *(Myxödem),* Verstopfung, Kälteempfindlichkeit, ständige Müdigkeit und geistige Verlangsamung (☞ Abb. 12.15). Die Therapie erfolgt heute erfolgreich durch Gabe von Schilddrüsenhormonen (meist T_4).

Man unterscheidet angeborene und erworbene Hypothyreosen:

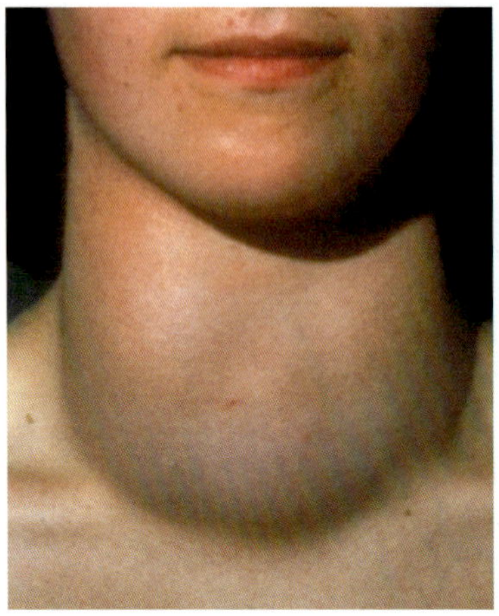

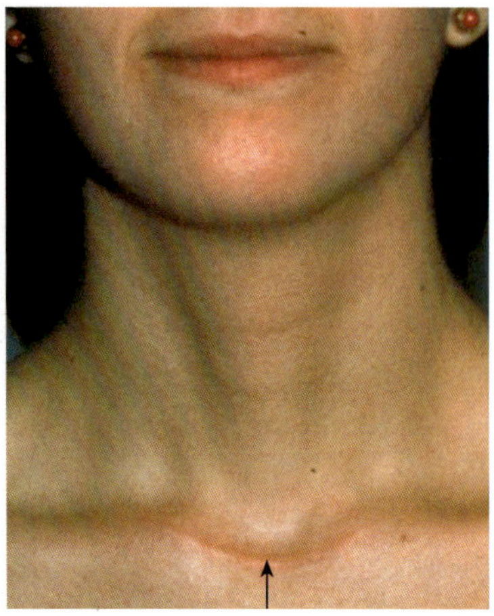

Abb. 12.12 und 12.13: 20-jährige Patientin mit Struma nodosa, vor und nach der Operation (der Pfeil in Abb. 12.13 zeigt auf die kaum sichtbare Operationsnarbe). Außer einer Verdickung des Halses war der Patientin nichts aufgefallen. Man tastete zwei hühnereigroße Seitenlappen und einen tischtennisballgroßen Knoten im Isthmus der Schilddrüse. Die Patientin war euthyreot. [T127]

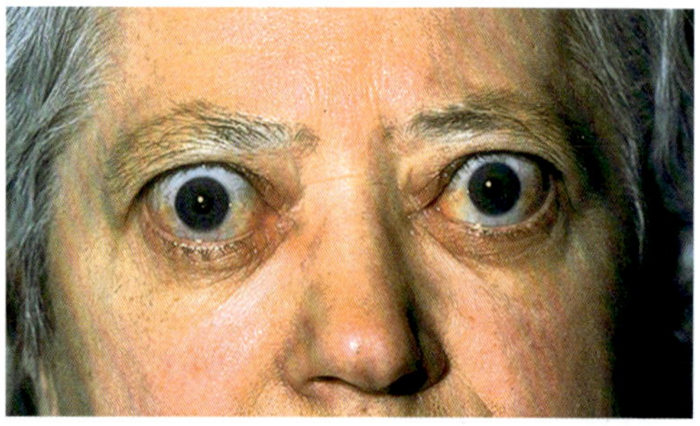

Abb. 12.14: 53-jährige Patientin mit Morbus Basedow. Auffallend sind die hervortretenden Augen mit zurückgezogenen Oberlidern und der starre Blick. [T127]

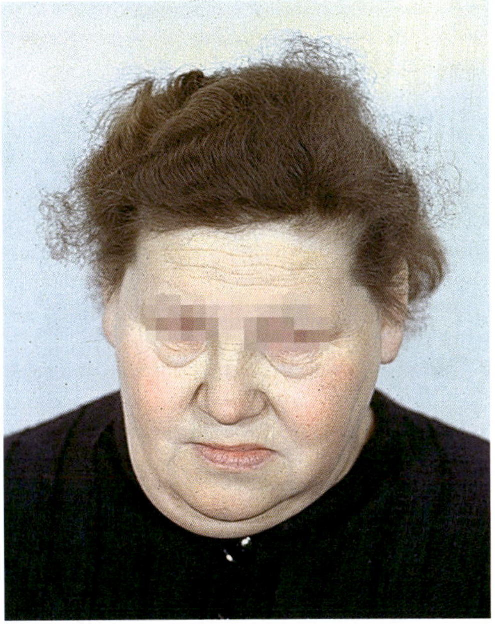

Abb. 12.15: Patientin mit Hypothyreose. Auffällig sind das teigig-verschwollene Gesicht (Myxödem genannt), die blasse, trockene Haut, das glanzlose, struppige Haar und der insgesamt müde Gesichtsausdruck. [R101]

- Die erworbenen Fälle werden in der Mehrzahl durch Entzündungen des Schilddrüsengewebes *(Thyreoiditis)* verursacht, die zum Untergang von funktionstüchtigem Drüsengewebe führen
- Besteht die Unterfunktion schon von Geburt an, tritt neben den oben beschriebenen Symptomen zusätzlich eine irreversible (unumkehrbare) Verzögerung der körperlichen und geistigen Entwicklung mit hochgradiger geistiger Behinderung auf *(Kretinismus).*

12.4.3 Nebenschilddrüsenhormon und Regulation des Kalzium- und Phosphathaushalts

Parathormon

Die **Nebenschilddrüsen** *(Epithelkörperchen)* sind vier ungefähr weizenkorngroße Knötchen an der Rückseite der Schilddrüse (☞ Abb. 12.17). Sie schütten das **Parathormon** *(PTH)* aus, das im Zusammenspiel mit Vitamin-D-Hormon und Kalzitonin den Kalzium- und Phosphatstoffwechsel im Körper reguliert.

Die Ausschüttung des Parathormons wird durch den Serumkalziumspiegel reguliert: Absinken des Serumkalziumspiegels unter die Norm führt zur Freisetzung des Parathormones, Ansteigen hemmt seine Ausschüttung.

Parathormon erhöht den Kalzium- und senkt den Phosphatspiegel im Blut, indem es:

- Durch Aktivierung der Osteoklasten den Knochenabbau und damit die Kalziumfreisetzung aus dem Knochen fördert
- Die Kalziumausscheidung über die Niere vermindert bei gleichzeitig erhöhter Phosphatausscheidung
- Die Kalziumresorption im Darm indirekt durch Förderung der Umwandlung einer Vitamin-D-Vorstufe zum wirksamen Vitamin-D-Hormon steigert.

Hyper- und Hypoparathyreoidismus

Eine Überfunktion der Nebenschilddrüsen wird **Hyperparathyreoidismus** genannt. Ursache ist meist ein gutartiger Tumor in den Epithelkörperchen. Aufgrund eines verstärkten Knochenumbaus kommt es zu Knochenschmerzen. Die erhöhten Serum-Kalziumspiegel führen zu Kalziumablagerungen in der Haut, der Hornhaut und in den Nieren. Folge ist oftmals die Bildung von Nierensteinen. Viele Patienten haben auch Magenbeschwerden, da der erhöhte Kalziumspiegel die Säurebildung im Magen steigert.

Eine Unterfunktion der Nebenschilddrüse (**Hypoparathyreoidismus**) ist am häufigsten Folge einer „zu gründlichen" Schilddrüsenoperation, bei der aus Versehen (früher aus Unkenntnis) die Epithelkörperchen mitentfernt wurden. Klinisch kommt es als Folge des niedrigen Serumkalziumspiegels unter anderem zu einer Übererregbarkeit der Nerven und der Muskulatur, die sich in anfallsartigen Muskelkrämpfen äußert (Tetanie ☞ 6.3.7).

Vitamin-D-Hormon

Vitamin-D-Hormon (oft kurz *Vitamin D; Cholekalziferol, Kalzitriol*) fördert die Kalziumaufnahme über den Darm, steigert die Kalziumrückresorption in der Niere und erhöht so, wie das Parathormon, den Blutkalziumspiegel (☞ Abb. 12.18).

Am Knochen stimuliert Vitamin-D-Hormon einerseits die Osteoblastentätigkeit (☞ 6.1.3), führt jedoch andererseits vor allem bei zu hohen Konzentrationen zu einem gesteigerten Knochenabbau durch Osteoklasten. An den Nebenschilddrüsen hemmt Vitamin-D-Hormon die Sekretion von Parathormon.

Hyperthyreose	Hypothyreose
Grundumsatz erhöht	Grundumsatz erniedrigt
Körperlich und geistig lebhaft	Körperlich und geistig träge (geistige Behinderung wenn ab Geburt)
Wärmeunverträglichkeit	Kälteempfindlichkeit
Hervortretende Augäpfel, starrer Blick	Teigige, verdickte Haut (Myxödem)
Gewichtsabnahme	Gewichtszunahme
Blutdruck erhöht	Blutdruck erniedrigt
Erhöhte Herzarbeit	Erniedrigte Herzfrequenz
Durchfall	Verstopfung
Schlaflosigkeit, innere Unruhe	Müdigkeit

Tab. 12.16: Die wichtigsten klinischen Symptome bei Hyper- und Hypothyreose.

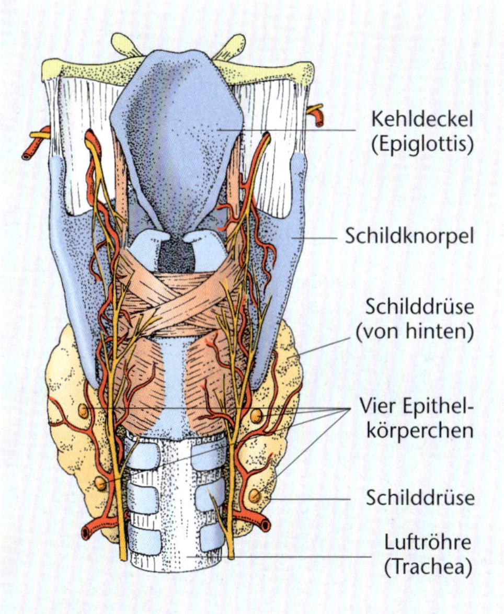

Abb. 12.17: Anatomie der Nebenschilddrüsen. Ansicht von dorsal auf Luftröhre und Speiseröhre.

Rachitis und Osteomalazie

Durch fehlende Sonnenbestrahlung der Haut oder Mangelernährung kann ein *Vitamin-D-Hormon-Mangel* auftreten. Es kommt zu einer mangelhaften Kalziumaufnahme aus dem Darm und damit zu einem Kalziumdefizit im Blut. Um den Serum-Kalziumspiegel trotzdem konstant zu halten, schöpft der Körper unter dem Einfluss erhöhter Parathormon-Spiegel vermehrt die Kalziumspeicher in den Knochen aus (☞ Abb. 12.19).

Bei Kindern resultiert eine allgemeine Erweichung und Verbiegung von Skelettteilen, die z.B. zu O-Beinen und glockenförmigem Brustkorb führen. Dieses heute seltene Krankheitsbild heißt **Rachitis.** Säuglingen wird heute zur Rachitisprophylaxe Vitamin D verabreicht.

Das entsprechende Krankheitsbild beim Erwachsenen ist die **Osteomalazie** mit krankhaften Knochenverkrümmungen vor allem der statisch belasteten Knochen, Gangstörungen und Knochenschmerzen. Als Therapie verabreicht man in beiden Fällen das aktive Vitamin-D-Hormon.

Kalzitonin

An der Regulation des Kalzium- und Phosphathaushaltes ist ferner **Kalzitonin** *(Thyreokalzitonin, Calcitonin)* beteiligt. Kalzitonin wird von den **C-Zellen** der Schilddrüse (☞ Abb. 12.2) gebildet. Diese liegen zwischen den Schilddrüsenfollikeln (☞ Abb. 12.10). C-Zellen kommen auch in den Nebenschilddrüsen und im Thymus vor.

Kalzitonin hemmt die Freisetzung von Kalzium und Phosphat aus dem Knochen und fördert gleichzeitig deren Einbau in die Knochenmatrix (☞ 4.3.6). Dadurch senkt es die Kalziumkonzentration im Blut. An der Niere steigert Kalzi-

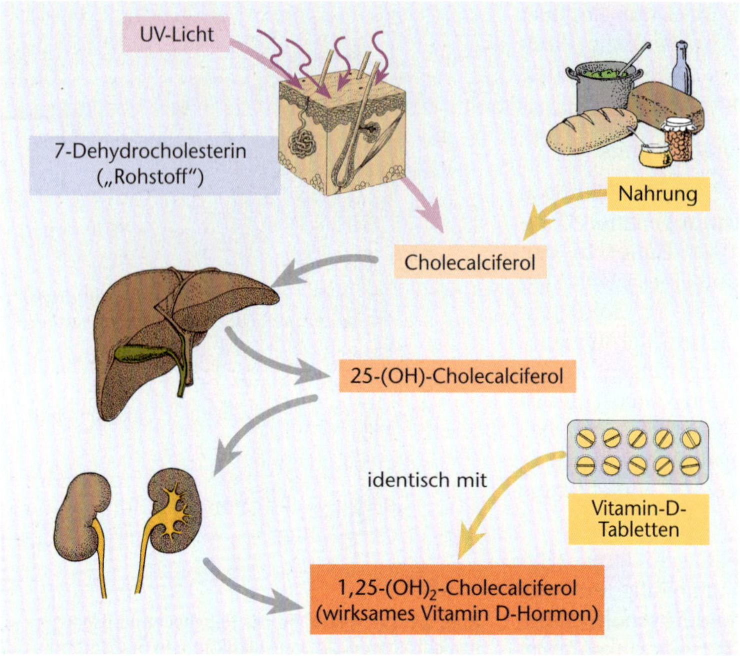

Abb. 12.18: Stoffwechsel des Vitamin-D-Hormons. Vitamin D, wie das Vitamin-D-Hormon oft kurz genannt wird, wird heute zu den Hormonen und nicht zu den Vitaminen gezählt, weil es der Körper unter dem Einfluss von UV-Licht in der Haut aus Vorstufen selbst bilden kann. Diese Vorstufen leiten sich vom Cholesterin ab. Durch chemische Umwandlung der Vitamin-D-Vorstufen in der Leber und in der Niere entsteht letztendlich die wirksame Form des Vitamin-D-Hormons, das 1,25-(OH)$_2$-Cholekalziferol. Dieses kann der Mensch auch über den Verdauungstrakt direkt aufnehmen.

12

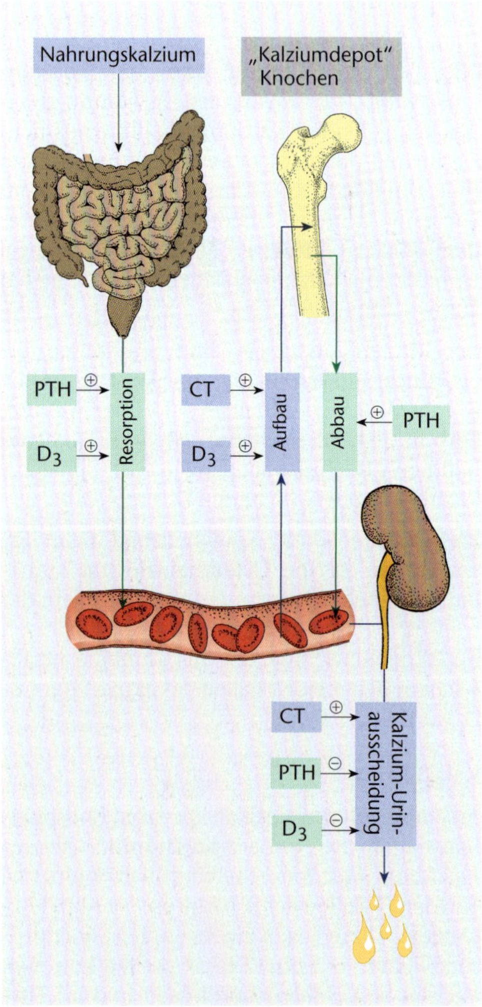

Abb. 12.19: Vereinfachtes Schema über die Regulation des Kalziumhaushalts. Grün sind diejenigen Hormonwirkungen und Stoffwechselvorgänge markiert, die den Blut-Kalzium-Spiegel erhöhen und blau diejenigen, die den Blut-Kalzium-Spiegel absenken. PTH = Parathormon, D_3 = Vitamin-D-Hormon, CT = Kalzitonin.

tonin die Ausscheidung von Phosphat-, Kalzium-, aber auch Natrium-, Kalium- und Magnesiumionen.

Die Kalzitoninausschüttung wird vor allem über die Blutkalziumkonzentration reguliert: Zunahme des Blutkalziumspiegels fördert, seine Abnahme hemmt die Hormonsekretion. Ferner wird die Kalzitoninsekretion durch gastrointestinale Hormone (z. B. Gastrin und Cholezystokinin ☞ Tab. 12.24) stimuliert. Auf diese Weise werden die mit der Nahrung aufgenommenen Kalziumionen rasch in die Knochendepots eingebaut, so dass es nicht zu einem Anstieg der Blutkalziumkonzentration kommt.

12.5 Die Hormone der Nebennieren

Die **Nebennieren** *(Glandulae suprarenales)* sind paarig angelegte, zwergenhutförmige, jeweils ungefähr 5 g schwere Organe. Sie sitzen beidseits den oberen Nierenpolen auf. Man unterscheidet Nebennierenrinde und Nebennierenmark (☞ Abb. 12.20).

12.5.1 Die Nebennierenrinde

Volumenmäßig macht die **Nebennierenrinde** mehr als $^3/_4$ der gesamten Nebenniere aus. Man kann histologisch drei Schichten unterscheiden, in denen jeweils verschiedene Hormone (hauptsächlich) produziert werden (☞ Abb. 12.20):

- **Mineralokortikoide** (z. B. Aldosteron) in der äußeren *Zona glomerulosa*
- **Glukokortikoide** (z. B. Kortisol) in der mittleren *Zona fasciculata*
- Eine geringe Menge **Sexualhormone,** vorwiegend Androgene (männliche Sexualhormone), in der inneren *Zona reticularis.*

Alle Nebennierenrindenhormone sind Steroidhormone (☞ 12.1.3). Sie werden aus der Grundsubstanz Cholesterin (☞ 2.8.2) synthetisiert.

Morbus Addison

Der **Morbus Addison** ist eine seltene Krankheit, die durch einen Mangel *aller* Nebennierenrindenhormone verursacht wird. Ursache ist meist ein Autoimmunprozess, der die Nebennierenrindenzellen zerstört.

Typische klinische Zeichen sind allgemeine Abgeschlagenheit, niedriger Blutdruck, Übelkeit, Erbrechen, Gewichtsverlust, charakteristische Braunpigmentierung von Haut und Schleimhäuten (daher auch *Bronzehautkrankheit* genannt), Muskelschwäche, Herzrhythmusstörungen und – im schwersten Fall – ein Kreislaufversagen. Wenn die Krankheit rechtzeitig erkannt wird, kann sie gut durch Hormonsubstitution behandelt werden.

12.5.2 Mineralokortikoide

Das wichtigste Mineralokortikoid ist das **Aldosteron.** Seine Ausschüttung wird überwie-

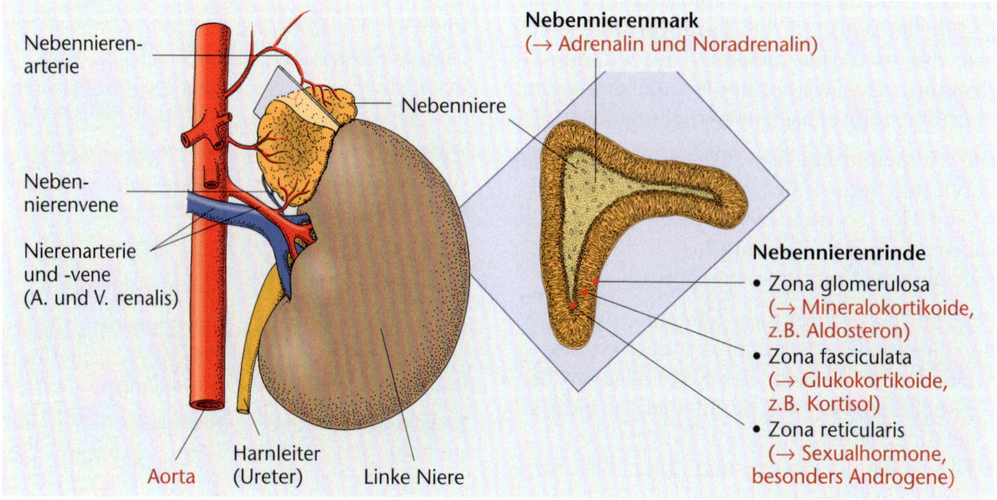

Abb. 12.20: Anatomie der Nebenniere. Die Schnittebene links oben ist rechts als „Glasscheibe" markiert.

gend über den Renin-Angiotensin-Aldosteron-Mechanismus (☞ Abb. 20.10), durch niedrigen Serumnatrium- oder hohen Serumkaliumspiegel, geringes Blutvolumen sowie niedrigen Blutdruck ausgelöst.

Aldosteron wirkt vor allem auf die Niere und nimmt so an der Regulation des Elektrolyt- und Wasserhaushaltes, des Blutvolumens und des Blutdrucks teil. Aldosteron fördert die Natrium- und damit die Wasserrückresorption in der Niere und steigert die Kaliumausscheidung über den Urin. Es erhöht so den *Serumnatriumspiegel* und senkt den *Serumkaliumspiegel.*

Morbus Conn

Die Auswirkungen eines Hyperaldosteronismus werden nach dem Endokrinologen *J.W. Conn* als **Morbus Conn** bezeichnet. Leitsymptome sind erhöhter Blutdruck, Muskelschwäche, Lähmungen, Kopfschmerzen und Sehstörungen. Außerdem sind EKG-Veränderungen sowie eine Natrium-Vermehrung und Kalium-Verminderung im Plasma nachweisbar.

Zugrunde liegen können z.B. ein Nebennierenrindenadenom oder eine *idiopathische Nebennierenrindenhyperplasie* (ursächlich unklare, beidseitige Vermehrung des Nebennierenrindengewebes).

12.5.3 ACTH und Glukokortikoide

Die Ausschüttung der **Glukokortikoide** wird durch das **CRH** *(Corticotropin-Releasing-Hormon)* aus dem Hypothalamus und das **ACTH** aus der Hypophyse gesteuert. Dabei fördert CRH die ACTH-Sekretion, und ACTH stimuliert wiederum die Ausschüttung der Nebennierenrindenhormone. Die Glukokortikoidausschüttung unterliegt einer ausgeprägten Tagesperiodik mit einem morgendlichen Maximum.

Der Regelkreis der Glukokortikoidsekretion wird durch negative Rückkopplung (mit-)gesteuert (☞ Abb. 12.21 und 1.6.1): Sowohl die CRH- als auch die ACTH-Freisetzung wird durch niedrige Glukokortikoidspiegel im Serum gefördert und durch hohe Glukokortikoidspiegel gehemmt. Auch höhere Zentren des ZNS beeinflussen die Glukokortikoidausschüttung, z.B. im Rahmen der Stressreaktion (☞ 12.5.6).

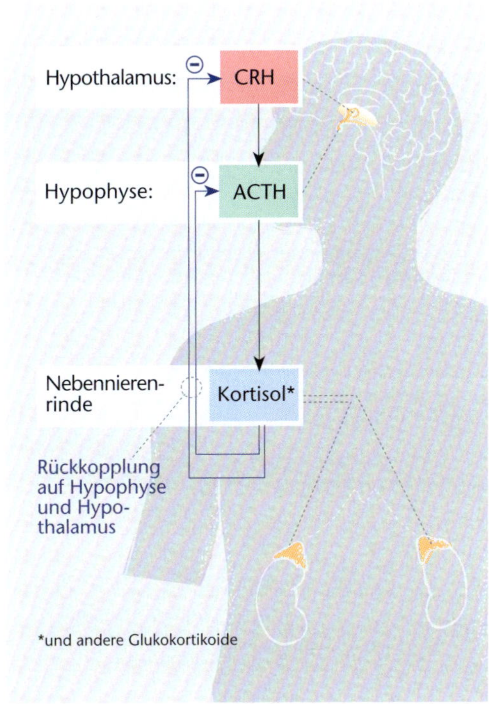

Abb. 12.21: Der Regelkreis der Glukokortikoidfreisetzung.

Glukokortikoide

Das wirksamste Glukokortikoid ist das **Kortisol.** Die Nebennierenrinde stellt aber auch noch andere Glukokortikoide wie das **Kortison** und das **Kortikosteron** her.

Gemeinsam mit anderen Hormonen steuern die Glukokortikoide viele Stoffwechselvorgänge im Sinne einer *Bereitstellung von Energieträgern* (Glukose und Fettsäuren). Sie helfen dadurch, Stresssituationen zu bewältigen (☞ 12.5.6, Abb. 12.23).

Glukokortikoide haben folgende Wirkungen:
- Steigerung der Glukoneogenese (☞ 2.8.1) und der Proteinsynthese aus Aminosäuren in der Leber und Verminderung der Glukoseverwertung in den Zellen, dadurch Erhöhung der Glukosekonzentration im Blut
- Fettabbau *(Lipolyse)* in der Peripherie und damit Freisetzung von Fettsäuren ins Blut
- Eiweißabbau in Muskulatur, Haut- und Fettgewebe *(kataboler Effekt)*
- Ausdünnung der Knochen *(osteoporotischer Effekt)*
- Nach Verletzungen Hemmung der Entzündung des Wundgebiets, der Wundheilung und der Narbenbildung *(antientzündlicher Effekt)*
- Hemmung der Abwehrzellen, insbesondere der Lymphozyten, und der Phagozytose *(immunsuppressiver Effekt)*
- Hemmung der Entzündungsreaktionen im Gefolge (überschießender) Antigen-Antikörper-Reaktionen *(antiallergischer Effekt).*

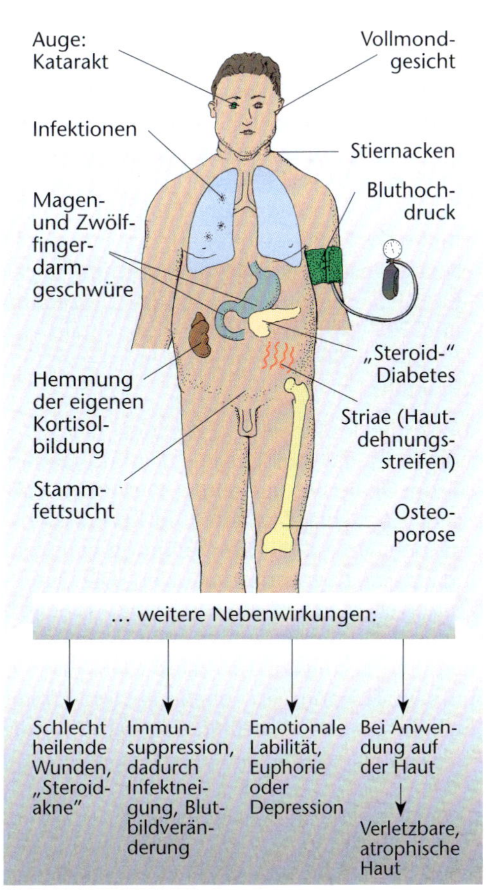

Abb. 12.22: Mögliche Nebenwirkungen einer länger dauernden Behandlung mit Glukokortikoiden.

Cushing-Syndrom

Bei länger dauernder Erhöhung des Glukokortikoidspiegel entwickelt sich ein **Cushing-Syndrom** mit Müdigkeit, Leistungsabfall, Vollmondgesicht, Stammfettsucht, Bluthochdruck, Kopfschmerzen, Ödemen, Osteoporose, Hautveränderungen, Regelblutungsstörungen bzw. Impotenz, psychischer Labilität und erhöhten Blutzuckerspiegeln *(Steroiddiabetes).*

Im Krankenhaus ist das Cushing-Syndrom am häufigsten als Nebenwirkung einer Glukokortikoidtherapie zu beobachten (☞ unten). Weitere Ursachen sind eine Überproduktion von CRH und/oder ACTH oder ein Glukokortikoid-produzierender Tumor in der Nebennierenrinde selbst.

Glukokortikoidtherapie

Aufgrund ihrer Wirkung auf das Immunsystem eignen sich Glukokortikoide zur Therapie von Allergien, chronischen Entzündungen (z.B. chronische Polyarthritis) und Autoimmunerkrankungen sowie zur Verhütung von Abstoßungsreaktionen nach Transplantationen – überall dort also, wo eine Entzündungshemmung und/oder Immunsuppression erwünscht ist.

Die Glukokortikoidtherapie hat allerdings ihren Preis: Hochdosiert und über Wochen eingenommen, führt die Therapie zu einem *iatrogenen* Cushing-Syndrom (iatrogen = durch den Arzt verursacht). Die kritische Dosierung heißt *Cushing-Schwelle.* Zusätzlich versiegt die körpereigene Glukokortikoidproduktion durch negative Rückkopplung der ACTH-Ausschüttung. Nach Absetzen der Kortisontherapie droht deshalb ein lebensgefährlicher Glukokortikoidmangel, die *akute Nebenniereninsuffizienz.* Deshalb muss man die Glukokortikoidtherapie langsam ausschleichen, das heißt schrittweise über Wochen bis Monate die Dosis reduzieren, damit die Nebennierenrinde die Eigenproduktion wieder aufbauen kann.

12.5.4 Sexualhormone

In der Nebennierenrinde werden außerdem bei der Frau wie beim Mann männliche Sexualhormone (**Androgene**) und in geringerem Ausmaß auch weibliche Sexualhormone **(Östrogene)**, insbesondere Östradiol, gebildet.

Das wichtigste Androgen der Nebennierenrinde ist das **Dehydroepiandrosteron** *(DHEA)*, das in den Zielzellen zu Testosteron und Östrogenen umgewandelt wird. Für die Frau ist die Nebennierenrinde der Hauptbildungsort der Androgene. In der Pubertät sind die Androgene der Nebennierenrinde für einen deutlichen Wachstumsspurt mit Eiweißaufbau verantwortlich, sie wirken also anabol.

Androgenüberproduktion

Eine krankhafte Androgenüberproduktion kann angeboren oder erworben sein. Bei der angeborenen Form, dem **adrenogenitalen Syndrom** (kurz *AGS*), ist die Nebennierenrinde durch einen Enzymdefekt nicht in der Lage, Kortisol und Aldosteron zu bilden. Durch das negative Feedback auf Hypothalamus und Hypophyse wird vermehrt ACTH gebildet, was zur Nebennierenrindenhyperplasie und Androgenüberproduktion führt. Die Kinder wachsen zunächst schnell, sind aber durch frühen Epiphysenschluss als Erwachsene zu klein. Bei Mädchen kommt es zur Vermännlichung (*Virilisierung* mit männlich aussehenden äußerem Genitale) bei ausbleibender Pubertät, bei Knaben zur vorzeitigen Ausbildung der sekundären Geschlechtsmerkmale ohne normale Entwicklung der Keimdrüsen. Die spätere Fruchtbarkeit ist beeinträchtigt.

Anabolika

Synthetisch hergestellte Abkömmlinge der Androgene, sog. **Anabolika,** können zur Steigerung der sportlichen Höchstleistung missbraucht werden **(Hormondoping).**

Der Muskelaufbau und die nicht selten erwünschte Steigerung der Aggressivität (des „Kampfgeistes") werden jedoch durch beträchtliche Risiken erkauft – neben Zusammenbrüchen durch Überschreitung der physiologischen Leistungsgrenzen drohen unter anderem Leberfunktionsstörungen und bei Männern wie Frauen eine Beeinträchtigung der Fruchtbarkeit. Bei Frauen ist außerdem auch nach außen hin die vermännlichende Wirkung nicht ganz zu unterdrücken.

Anabolika werden beim Internationalen Olympischen Komitee (IOC) deshalb als streng verbotene „Helfer" beim Hochleistungssport geführt.

Erworbene Androgenüberproduktion, etwa bei Tumoren, führt bei Frauen zu typisch männlicher Glatzenbildung mit Geheimratsecken sowie männlicher Scham- und Körperbehaarung.

Detailliert werden die männlichen und weiblichen Sexualhormone bei der Abhandlung der Geschlechtsdrüsen in Kapitel 21 besprochen.

12.5.5 Das Nebennierenmark

Das **Nebennierenmark** ist keine Hormondrüse im engeren Sinne. Vielmehr kann es als verlängerter Arm des vegetativen Nervensystems aufgefasst werden (☞ 9.10), da es entwicklungsgeschichtlich einem umgewandelten sympathischen Ganglion entspricht. Deshalb findet man dort hochspezialisierte Neurone des Sympathikus. Diese Zellen schütten – nach Stimulation durch vegetative Neurone des ZNS – **Adrenalin** und **Noradrenalin** ins Blut aus.

Adrenalin und Noradrenalin gehören (zusammen mit Dopamin und Serotonin) zu den **Katecholaminen** und sind Neurotransmitter des Nervensystems (☞ 9.2.3). Sie steigern als Hauptwirkung rasch die Energiebereitstellung. Vom Nebennierenmark werden sie zwar kontinuierlich in einer niedrigen Rate sezerniert, charakteristisch sind aber die hochkonzentrierten Ausschüttungen in Stresssituationen.

12.5.6 Die Stressreaktion

Stress auslösende Ereignisse – dabei kann es sich um physische Stresssituationen wie Infektionen, Operationen, körperliche Höchstleistungen, aber auch um psychische Belastungen wie Angst, Ärger, Leistungsdruck oder gar Freude handeln – setzen im ZNS zwei parallel verlaufende Reaktionsketten in Gang, die zusammen als **Stressreaktion** bezeichnet werden (☞ Abb. 12.23):

- In der ersten Phase wird der Hypothalamus aktiviert, der **CRH** auszuschütten beginnt. Dies führt in der Hypophyse zur Freisetzung von **ACTH,** welches in der Nebennierenrinde die Ausschüttung von Glukokortikoiden stimuliert
- In der zweiten Phase wird über den Sympathikus das Nebennierenmark aktiviert, was in Sekundenschnelle zur Ausschüttung eines Katecholamingemisches von 80 % **Adrenalin** und 20 % **Noradrenalin** und innerhalb von Minuten zum Anstieg dieser Substanzen im Blut führt.

Kurzfristig dominiert die Wirkung der Katecholamine, das heißt, alle Organfunktionen, die zum Überleben notwendig sind, werden aktiviert: Herzschlagfrequenz und Kontraktionskraft nehmen zu, die Durchblutung von Haut und inneren Organen ist reduziert. Die Durchblutung aller Organe, die kurzfristig zur Bewältigung der Stresssituation benötigt werden, ist hierdurch gesteigert. Dies sind ZNS, Skelettmuskeln, Herzmuskel, Nebenniere und Lunge. Auch die Bronchien weiten sich, damit für die Muskelarbeit mehr Sauerstoff bereitgestellt werden kann. Über die Leber wird vermehrt Glukose ins Blut freigesetzt. Denkvorgänge dagegen werden zugunsten vorprogrammierter Reflexhandlungen blockiert. Alle Körperfunktionen sind quasi in „Alarm- und Fluchtbereitschaft".

In unserer heutigen, „zivilisierten" Gesellschaft allerdings laufen die oben dargestellten Stressreaktionen oft „ins Leere": Wir müssen nur noch selten vor Feinden Reißaus nehmen oder gegen gefährliche Gegner kämpfen. Gelegentlich ist die Stressreaktion sogar ungünstig: Sie führt beispielsweise zum Phänomen des „Prüfungsblocks". Die Stressreaktion erscheint also wie ein Relikt aus vergangenen Zeiten, in denen kurzzeitige körperliche Höchstleistungen zum Überleben notwendig waren.

Langfristig dominieren (vor allem bei „Dauerstress") die Effekte der Glukokortikoide – weshalb sie auch als die eigentlichen **Stresshormone** gelten:

- Infektionen treten durch die Schwächung des Immunsystems häufiger auf und werden nur langsam überwunden
- Der Betroffene schläft schlecht

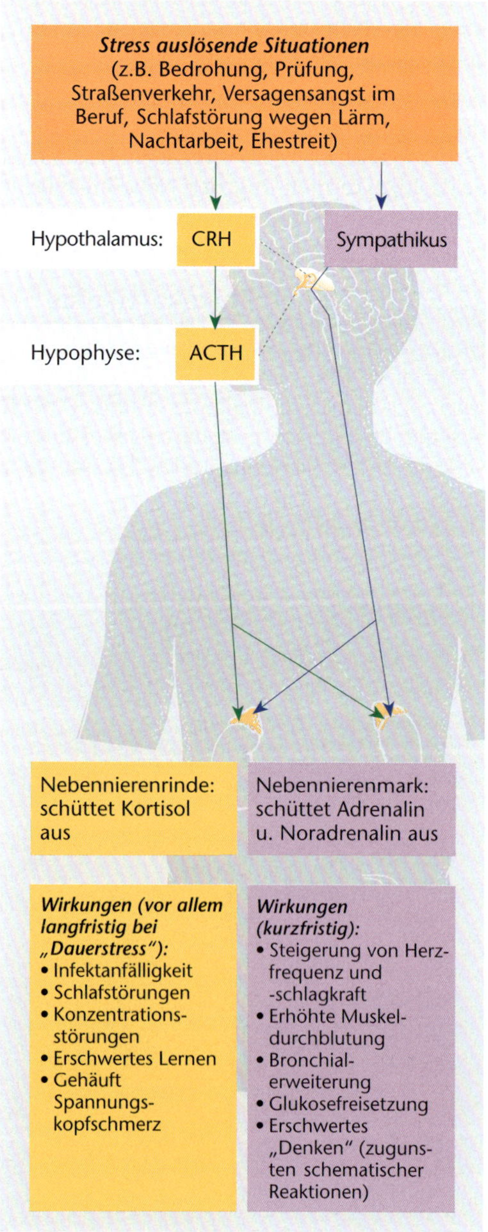

Abb. 12.23: Übersicht über die Reaktionsketten innerhalb der Stressreaktion.

- Die Lern- und Konzentrationsfähigkeit nimmt ab
- Spannungskopfschmerzen treten gehäuft auf.

Was löst die Stressreaktion aus?

Als wesentlicher Auslöser negativer Emotionen, von Angst und psychischen Erkrankungen gilt **unguter Stress,** auch *Dysstress* genannt. Andererseits führt erfolgreich bewältigter Stress *(Eustress)* zu positiven Emotionen, zum Gefühl, dem Leben gewachsen zu sein, und stärkt sogar das Immunsystem. Die Wirkung der Stressreize hängt also von der Art und Intensität der Reize ab, von ihrer Dauer und Häufigkeit und den Vermeidungs- und Bewältigungsmöglichkeiten gegenüber der Stressursache (mehr hierzu ☞ 11.1.5).

12.6 Weitere endokrin aktive Organe und Gewebe

Die „klassischen" Hormondrüsen Hypothalamus, Hypophyse, Epiphyse, Schilddrüse, Nebenschilddrüsen und Nebennieren sowie Eierstöcke und Hoden (☞ Kap. 21) sind zwar die bekanntesten, nicht aber die einzigen Hormonproduzenten im menschlichen Körper. Hormone werden vielmehr noch in einer Reihe anderer Zellen gebildet (☞ Tab. 12.24). Die genaue Funktion dieser Zellen und der von ihnen gebildeten (Gewebs-) Hormone ist nicht geklärt.

12.6.1 Die Bauchspeicheldrüse als endokrines Organ

In der Bauchspeicheldrüse (Pankreas) liegen verstreut kleine Inseln, **Langerhans-Inseln** oder in ihrer Gesamtheit **Inselapparat** genannt, die verschiedene Hormone bilden:
- Von den B-Zellen, die mit 60 – 80 % am häufigsten sind, wird **Insulin** gebildet

Hormon (Details)	Bildungsort	Wirkung
Insulin (☞ 19.4.1)	B-Zellen der Bauchspeicheldrüse	• Steigert die Glykogensynthese, hemmt die Glukoneogenese, fördert die Glukoseaufnahme in die Zellen; dadurch Blutzuckersenkung • Erhöht die Fettsynthese, vermindert den Fettabbau • Fördert die Aufnahme von Aminosäuren in die Zellen und den Proteinaufbau
Glukagon (☞ 18.9)	A-Zellen der Bauchspeicheldrüse	• Steigert den Glykogenabbau und die Glukoneogenese; dadurch Blutzuckererhöhung • Fördert den Fett- und Proteinabbau
Gastrin (☞ 18.4.3)	G-Zellen der Magenschleimhaut	• Steigert die Salzsäurebildung im Magen, fördert die Magenbeweglichkeit • Steigert die Gallen- und Bauchspeicheldrüsensekretion
Ghrelin (☞ 19.3.1)	Endokrine Zellen des Magenfundus	• Regelt Hunger- und Sättigungsgefühl
Cholezystokinin-Pankreozymin (CCK ☞ 18.6.4)	Dünndarmschleimhaut	• Steigert die Bauchspeicheldrüsensekretion • Bewirkt die Gallenblasenkontraktion • Fördert die Darm- und hemmt die Magenbeweglichkeit
Sekretin (☞ 18.6.4)	Dünndarmschleimhaut	• Fördert die Bikarbonatbildung in der Bauchspeicheldrüse (das Sekret wird alkalischer) • Steigert den Gallenfluss • Hemmt die Magenbeweglichkeit und -sekretion
Vasoaktives intestinales Peptid (VIP)	Neurone in der Darmwand	• Hemmt die Magensaftsekretion und die Magen-Darm-Beweglichkeit • Steigert die Gallen- und Bauchspeicheldrüsensekretion
Somatostatin	D-Zellen (gesamter Verdauungstrakt, Bauchspeicheldrüse); Inhibiting-Hormon des Hypothalamus	• Hemmt die Magensaftsekretion und die Magen-Darm-Beweglichkeit • Hemmt die Bauchspeicheldrüsensekretion
Angiotensin II	Nieren-Enzym Renin (☞ 20.3.1) spaltet Angiotensinogen zu Angiotensin I. Im Blut wird daraus durch Angiotensinconverting-Enzym (ACE) Angiotensin II	• Verengt die Blutgefäße, steigert den Blutdruck • Stimuliert die Aldosteron-Ausschüttung aus der Nebennierenrinde • Löst Durst und Salzhunger aus
Erythropoetin (EPO ☞ 20.3.2)	Vorwiegend Niere	• Steigert die Erythropoese (Neubildung von roten Blutkörperchen)
Atriales natriuretisches Peptid (ANP, Atriopeptin)	Myoendokrine Zellen v.a. der Herzvorhöfe	Bewirkt über mehrere Mechanismen eine Blutdrucksenkung: • Steigert die glomeruläre Filtrationsrate • Fördert die Natrium- und Wasserausscheidung durch die Niere • Hemmt die Freisetzung von Renin, Aldosteron und Adiuretin • Erweitert die Arteriolen (kleinere Arterien)
Histamin (auch ☞ 14.7.1)	Vor allem Mastzellen, ferner Neurotransmitter in Teilen des Hypothalamus, wirken über Histamin-1(H_1)- und Histamin-2(H_2)-Rezeptoren	• Bewirkt über H_1-Rezeptoren Kontraktion der glatten Muskulatur von größeren Blutgefäßen, Bronchien, Darm, Uterus; Erweiterung von kleineren Blutgefäßen (Haut!) und Herzkranzarterien; Steigerung der Kapillarpermeabilität, Stimulation der Adrenalinausschüttung, Schmerz und Juckreiz hervorrufend • Steigert über H_2-Rezeptoren vor allem Herzfrequenz und Schlagkraft des Herzens und stimuliert die Magensaftsekretion
Serotonin (☞ 9.2.3)	Darmschleimhaut, Thrombozyten, basophile Granulozyten, ferner Neurotransmitter des ZNS	• Verengt die Blutgefäße in Lunge und Niere, erweitert die Blutgefäße in der Skelettmuskulatur • Steigert Herzfrequenz und Schlagkraft des Herzens • Beeinflusst den Tonus der glatten Muskulatur in Magen-Darm-Trakt und Bronchien
Prostaglandine (☞ auch 5.5.3)	Praktisch im ganzen Körper, viele Subtypen (z. B. E_1, E_2, I_2)	• Spielen eine wichtige Rolle bei der Entstehung von Entzündungen, Schmerzen und Fieber • Entfalten vielfältige, teils gegensätzliche Wirkungen in praktisch allen Geweben und Organen
Leptin (☞ 19.3.1)	Fettgewebe	• Regelt Appetit und Energieumsatz

Tab. 12.24: Außer den in diesem Kapitel besprochenen Hormonen, den in Kapitel 21 besprochenen Sexualhormonen und den in Kapitel 22 besprochenen Plazentahormonen regeln viele weitere Hormone die Stoffwechselaktivitäten unseres Organismus. Die Tabelle nennt die wichtigsten davon.

- Von den A-Zellen wird (15 – 20 %) **Glukagon** produziert
- Von den D-Zellen wird (5 – 15 %) **Somatostatin** hergestellt.

Insulin und Glukagon sind wichtige Hormone für die Regelung des Blutzuckerspiegels, wobei ihre Sekretion in erster Linie durch den Blutzuckerspiegel gesteuert wird. Zusätzlich steht der Inselapparat unter der Kontrolle des ZNS über Sympathikus und Parasympathikus, moduliert durch das von den D-Zellen gebildete Somatostatin und andere gastrointestinale Hormone (☞ Abb. 12.25 und Tab. 12.24).

Insulin ist das *einzige* Hormon, das den Blutzuckerspiegel senken kann (Details ☞ 19.4). Glukagon ist ein Gegenspieler des Insulins, aber auch andere Hormone wie *Adrenalin, Wachstumshormon* und die *Glukokortikoide* erhöhen den Blutzuckerspiegel.

Folgenschwer: Ausfall des einzigen Blutzuckersenkers
Ist die Insulinbildung gestört, kommt es zu einem Anstieg des Blutzuckerspiegels und dem Krankheitsbild des *Diabetes mellitus* (☞ 19.4.2).

12

12.6.2 Hormone des Verdauungstrakts

Eine Vielzahl von Hormonen ist am Verdauungsprozess beteiligt. Sie stimmen die einzelnen Verdauungsschritte in Magen und Darm aufeinander ab. Die Details bezüglich dieser Hormone werden in Kapitel 18 besprochen.

12.6.3 Hormone des Fettgewebes

Wir wissen heute, dass Fettgewebe nicht nur ein Energiespeicher, sondern auch ein hormonell aktives Organ ist, das proportional zur Zahl

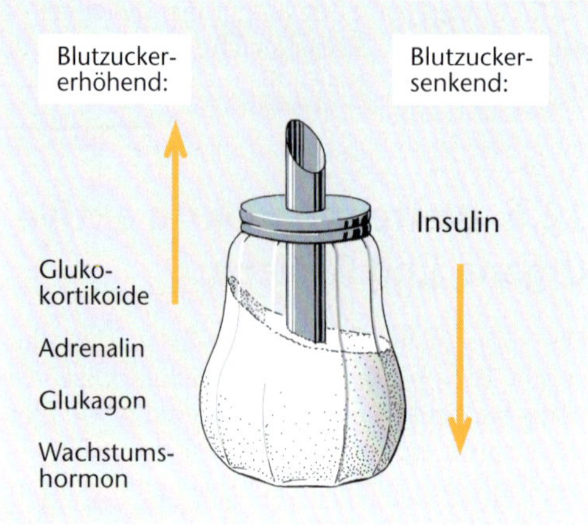

Abb. 12.25: Regulation des Blutzuckerspiegels durch verschiedene Hormone.

der Fettzellen endokrine Substanzen abgibt, die über Appetit und Energieumsatz das Körpergewicht und die Fettanlage steuern. Weiterhin werden die Blutgerinnung, der Tonus der Gefäße und die Insulinempfindlichkeit der Gewebe beeinflusst.

Bekanntestes Hormon des Fettgewebes ist das **Leptin** (☞ 19.3.1). Im ZNS hemmt Leptin beim Gesunden den Appetit. Beim Übergewichtigen scheinen die Leptinrezeptoren im ZNS defekt zu sein, so dass der Appetit trotz hoher Leptinkonzentrationen nicht gedämpft wird. In der Peripherie erhöht Leptin interessanterweise den Blutdruck. Enge Beziehungen bestehen außerdem zum Glukosehaushalt, denn Leptin ist auch an der Hemmung der Insulinsekretion im Pankreas beteiligt.

Nach heutigem Kenntnisstand bewirken oder verstärken die bei Adipositas (Fettleibigkeit) erhöhten Konzentrationen dieser Substanzen (☞ Tab. 12.24) den Teufelskreis Übergewicht → Hochdruck → Insulinresistenz, indem durch die Fetteinlagerung nicht nur in die normalen Fettdepots, sondern auch in die Muskulatur und Leber die Insulinwirkung auf diese Gewebe zerstört wird – der Blutzuckerspiegel steigt an.

Literatur und Kontaktadressen

Zum Diabetes mellitus ☞ Kapitel 19.4.2

Zu den Sexualhormonen ☞ Kapitel 21

Literatur

Nutzen und Risiken der Jodprophylaxe in Deutschland. Eine Stellungnahme des Bundesinstituts für Risikobewertung vom 01.06.2004. Nachzulesen unter www.bfr.bund.de/cm/208/nutzen_und_risiken_der_jodprophylaxe_in_deutschland.pdf

Pfannenstiel, P., Hotze, L.-A.: Wirksame Hilfe für die Schilddrüse. Kurz und bündig: Was sich hinter Ihren Beschwerden verbirgt. TRIAS, Stuttgart 2003

Rensing, L., et al.: Mensch im Stress. Psyche, Körper, Moleküle. Elsevier, München 2005

Servan-Schreiber, D.: Die Neue Medizin der Emotionen. Stress, Angst, Depression: Gesund werden ohne Medikamente. Goldmann, München 2006

Gärtner, R.: Schilddrüsenerkrankungen. Grundlagen, Diagnostik, Therapie. Wissenschaftliche Verlagsgesellschaft, Stuttgart 2004

Kontaktadressen

Deutsche Gesellschaft für Endokrinologie, c/o EndoScience Endokrinologie, Thalkirchner Straße 1, 80337 München, Tel. 089/ 23237571, www.endokrinologie.net

Netzwerk Hypophysen- und Nebennierenerkrankungen e.V. Waldstraße 34, 91054 Erlangen, Tel. 09131/815046 www.glandula-online.de

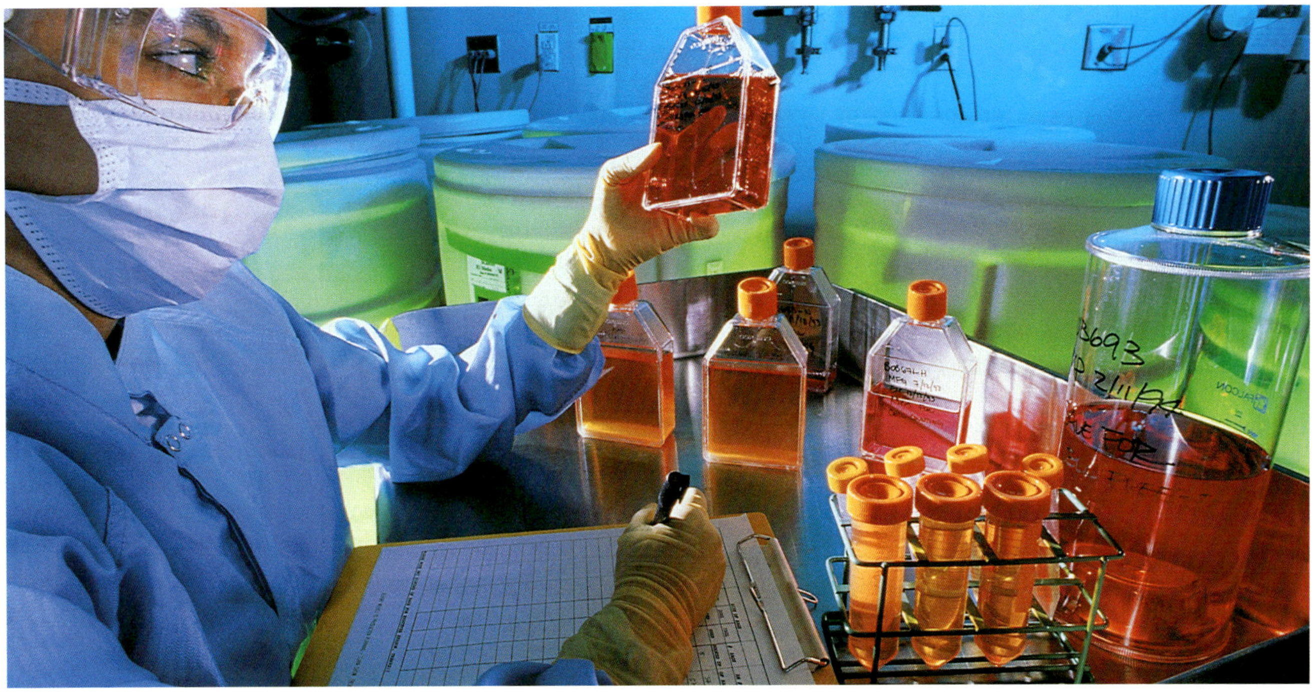

13 Blut und Lymphe

13.1 Das Blut: Zusammensetzung und Aufgaben

Dass Blut „ein besonderer Saft" sei, meinte schon Goethe, und obwohl es mit bloßem Auge betrachtet wie eine homogene Flüssigkeit aussieht, ist es in Wirklichkeit ein kompliziertes Gemisch verschiedener Bestandteile.

Bei vielen Krankheiten ändert sich die Zusammensetzung des Blutes, da Blut mit praktisch allen Organen in Berührung kommt und Blutbestandteile (z. B. die Abwehrzellen des Blutes) nicht selten an der Überwindung von Krankheiten mitbeteiligt sind. Deshalb spielen in der modernen Medizin Blutuntersuchungen eine entscheidende Rolle, sowohl bei der Diagnostik als auch zur Therapieüberwachung.

Zentrifugiert man Blut (schleudert es also mit hoher Geschwindigkeit), so trennt es sich in zwei Phasen auf:

- Die zellulären (festen) Bestandteile, auch **Blutkörperchen** genannt, die ungefähr 40–45% des Gesamtblutvolumens ausmachen
- Die flüssige Fraktion, das **Blutplasma** („Blutwasser" ☞ 3.4), mit ca. 55 – 60% des Blutvolumens. Entfernt man das Fibrinogen und andere Gerinnungsfaktoren (☞ 13.5.5) aus dem Blutplasma, erhält man das **(Blut-) Serum** (Merkhilfe: **Pl**asma = Serum **pl**us Gerinnungsfaktoren). Das Serum entsteht auch als flüssiger Überstand, wenn man Blut in einem Röhrchen gerinnen lässt.

13

Beim Menschen beträgt die in Herz und Gefäßen zirkulierende Blutmenge etwa 7% des Körpergewichtes. Das sind bei einem 70 kg schweren Erwachsenen also etwa 5 Liter.

Das Teilgebiet der Inneren Medizin, das sich mit der Diagnose und Behandlung von Bluterkrankungen befasst, wird **Hämatologie** genannt. Für die Versorgung der Patienten mit Blutprodukten sind **Transfusionsmediziner** zuständig.

Infektionsgefahr durch Blut
Blut kann Bakterien und Viren enthalten. Bei *jedem* Umgang mit Blut oder bluthaltigen Medien sollten daher flüssigkeits- und virendichte Handschuhe getragen werden, um eine Infektion zu vermeiden.

13.1.1 Aufgaben des Blutes

Durch das weit verzweigte Netz der Blutgefäße erreicht das Blut jeden Winkel des Körpers. Es hat folgende Aufgaben:

- **Transportfunktionen:** Das Blut befördert Sauerstoff und Nährstoffe, aber z. B. auch Hormone, zu den Zellen und führt gleichzeitig Kohlendioxid und Stoffwechselabfallprodukte wieder ab
- **Abwehrfunktionen:** Ein Teil der Blutkörperchen sind Abwehrzellen (☞ unten und 14.1.3)
- **Wärmeregulationsfunktion:** Durch die ständige Blutzirkulation erhält sich der Körper eine gleich bleibende Temperatur von etwa 37 °C
- **Abdichtung** von Gefäßwanddefekten durch die Fähigkeit der Gerinnung
- **Pufferfunktion:** Die im Blut enthaltenen Puffersysteme (☞ 2.7.4) gleichen Schwankungen des pH-Wertes aus.

13.1.2 Die zellulären Blutbestandteile

Die zellulären Bestandteile (**Blutkörperchen** oder *feste Bestandteile*) werden unterteilt in:

- **Erythrozyten** *(rote Blutkörperchen)*, die Sauerstoff und Kohlendioxid transportieren und mit 99% den größten Volumenanteil der Blutkörperchen stellen
- **Leukozyten** *(weiße Blutkörperchen)*, die der Abwehr von Krankheitserregern und sonstigen körperfremden Stoffen dienen und aus drei Zellarten bestehen: **Granulozyten, Lymphozyten** und **Monozyten**
- **Thrombozyten** *(Blutplättchen)*, die an der Blutstillung *(Hämostase)* beteiligt sind.

13.1.3 Überblick über die Hämatopoese

Jede Sekunde gehen über zwei Millionen Blutkörperchen zugrunde. Dieselbe Zahl muss gleichzeitig im roten Knochenmark (☞ 6.1.3) im Prozess der **Hämatopoese** (*Blutbildung* ☞ Abb. 13.3, 13.2.3, 13.3.4, 13.5.2) neu gebildet werden.

Alle Blutkörperchen lassen sich auf gemeinsame *pluripotente Stammzellen* (mit vielen Entwicklungsmöglichkeiten, ☞ 3.11) zurückführen. Diese bilden zum einen identische Tochterzellen, zum anderen spezialisierte *Vorläuferzellen* mit nur noch eingeschränkten Entwicklungsmöglichkeiten. Die Vorläuferzellen sind mikroskopisch nicht zu differenzieren, sie sind aber dadurch nachweisbar, dass aus ihnen unter Laborbedingungen Kolonien von beinahe reifen Blutzellen hervorgehen, weshalb sie auch *Colony Forming Units* **(CFUs)** heißen. Durch weitere Zellteilungen entstehen letztlich die „Endstufen" Erythrozyten, Granulozyten, Lymphozyten, Monozyten und Thrombozyten.

Gesteuert wird die Teilung und Differenzierung der Stamm- und Vorläuferzellen durch verschiedene (Peptid-)**Wachstumsfaktoren.** Zu ihnen zählen die *Interleukine* (☞ auch 14.3) und die verschiedenen **Hämopoetine,** z. B. **Erythropoetin, Thrombopoetin** oder die *koloniestimulierenden Faktoren,* kurz **CSF.** Ein Teil dieser Wachstumsfaktoren wird heute therapeutisch eingesetzt, etwa das Erythropoetin gegen Blutarmut bei Niereninsuffizienz oder der Granulozyten-CSF (G-CSF) gegen einen zytostatikabedingten, schweren Mangel an Granulozyten und zur Gewinnung von Blutstammzellen.

Blutstammzelltransplantation
Bei erkrankungs- oder therapiebedingter Schädigung von Blutzellen kann heute zumindest einem Teil der Patienten eine **Blutstammzelltransplantation** helfen. Am bekanntesten ist die Blutstammzelltransplantation bei Leukämien. Werden die Stammzellen aus dem Knochenmark gewonnen, spricht man auch von **Knochenmarktransplantation,** werden sie aus dem Blut isoliert, von **peripherer Blutstammzelltransplantation.** Ob eigene Blutstammzellen oder die eines verwandten oder fremden Spenders transplantiert werden, hängt von der Grunderkrankung und der Verfügbarkeit eines Spenders ab. Die (durchaus beträchtlichen) Risiken der Blutstammzelltransplantation sind vor allem durch die meist notwendige aggressive Vorbehandlung (z. B. zum weitestmöglichen Abtöten der Leukämiezellen) und durch Abwehrreaktionen der übertragenen Zellen gegen den Empfänger (!) bedingt. Deshalb muss die Abwehr im ersten halben Jahr nach der Transplantation durch Immunsuppressiva (☞ 14.7.3) unterdrückt werden.

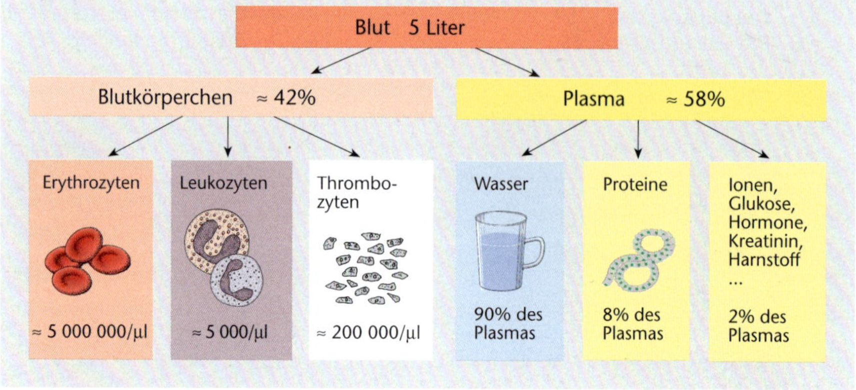

Abb. 13.1: Übersicht über die Bestandteile des Blutes.

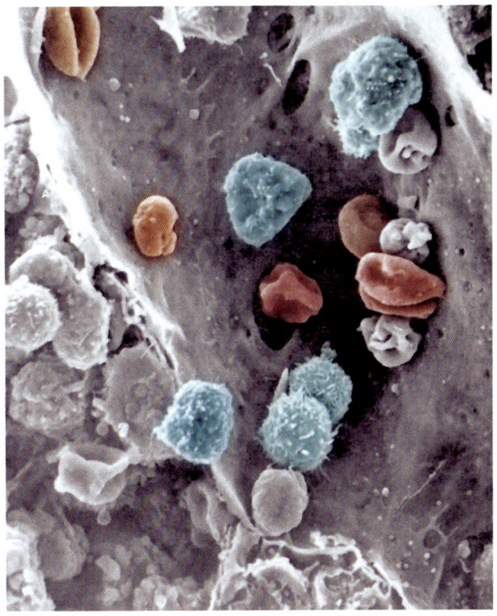

Abb. 13.2: Knochenmark im Rasterelektronenmikroskop. Die Hohlräume des Knochenmarks sind die Bildungsorte der Blutzellen. Die Hohlräume sind von porigen Wänden begrenzt. Fast alle Öffnungen sind von weißen (blau eingefärbt) oder roten (rot eingefärbt) Blutzellen ausgefüllt, die Richtung Blutgefäßsystem wandern. [C160]

Vor der Geburt werden die Stammzellen in Dottersack, Leber, Milz und in den Markhöhlen der Knochen gebildet (☞ Abb. 13.2) Nach der Geburt entwickeln sich die Blutzellen nur noch im roten Knochenmark der kurzen und platten Knochen des Schädels, der Rippen, des Brustbeines, der Wirbelkörper, des Beckens und in den proximalen Abschnitten der Oberarm- und Oberschenkelknochen (☞ 7.8.1 und 6.1). Lediglich die Lymphozyten, eine Teilgruppe der weißen Blutkörperchen, vermehren sich nicht nur im Knochenmark, sondern auch in den lymphatischen Organen wie Milz, Lymphknoten und Thymus.

Wenn bei bestimmten Erkrankungen Knochenmarkuntersuchungen nötig sind, gewinnt man dieses in aller Regel durch eine **Beckenkammpunktion,** seltener durch eine **Sternalpunktion.** Dabei durchbohrt man mit einer Spezialnadel die Kompakta des Knochens und aspiriert (saugt) dann mit einer Spritze rotes Knochenmark aus der Knochenmarkhöhle.

13.1.4 Das Plasma

Das Blutplasma ist eine klare, gelbliche Flüssigkeit. Es besteht aus ungefähr:
- 90 % Wasser
- 8 % Proteinen
- 2 % weiteren Substanzen, z. B. Ionen, Glukose, Vitaminen, Hormonen, Harnstoff, Harnsäure, Kreatinin und anderen Stoffwechselprodukten.

Die Plasmaproteine

Die **Plasmaproteine** sind ein Gemisch aus ungefähr 100 verschiedenen im Plasma gelösten Proteinen. Da sich die verschiedenen Eiweiße in Molekulargewicht und elektrischer Ladung unterscheiden, wandern sie in einem elektrischen Gleichstromfeld unterschiedlich schnell und können so aufgetrennt werden. Folgende fünf Eiweißfraktionen lassen sich durch eine solche Eiweißelektrophorese des **Serums** bestimmen (☞ Abb. 13.4): **Albumin** (mengenmäßig mit 40 g pro Liter am bedeutendsten), α_1**-Globulin,** α_2**-Globulin, β-Globulin** und **γ-Globulin.**

Die verschiedenen Plasmaproteine erfüllen folgende Funktionen:
- Aufrechterhaltung des *kolloidosmotischen Drucks* – hierfür ist vor allem das Albumin verantwortlich. Der kolloidosmotische Druck (☞ 3.5.7) hat großen Einfluss auf Stoffaustausch und Wasserverteilung zwischen Plasma und Interstitium (Details ☞ 16.1.6)

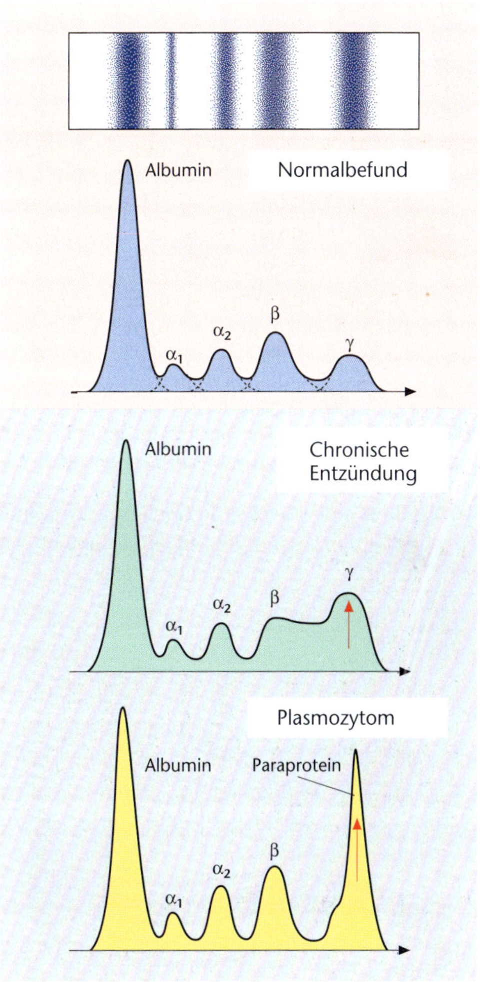

Abb. 13.4: Eiweißelektrophorese des Serums: Normalbefund und Befund bei verschiedenen Krankheitsbildern. Bei der chronischen Entzündung ist die γ-Globulinfraktion durch Vermehrung der Antikörper erhöht. Die hemmungslose Antikörperbildung des Plasmozytoms (☞ 13.6.6) zeigt sich durch eine Proteinzacke im Bereich der γ-Globuline. [A300]

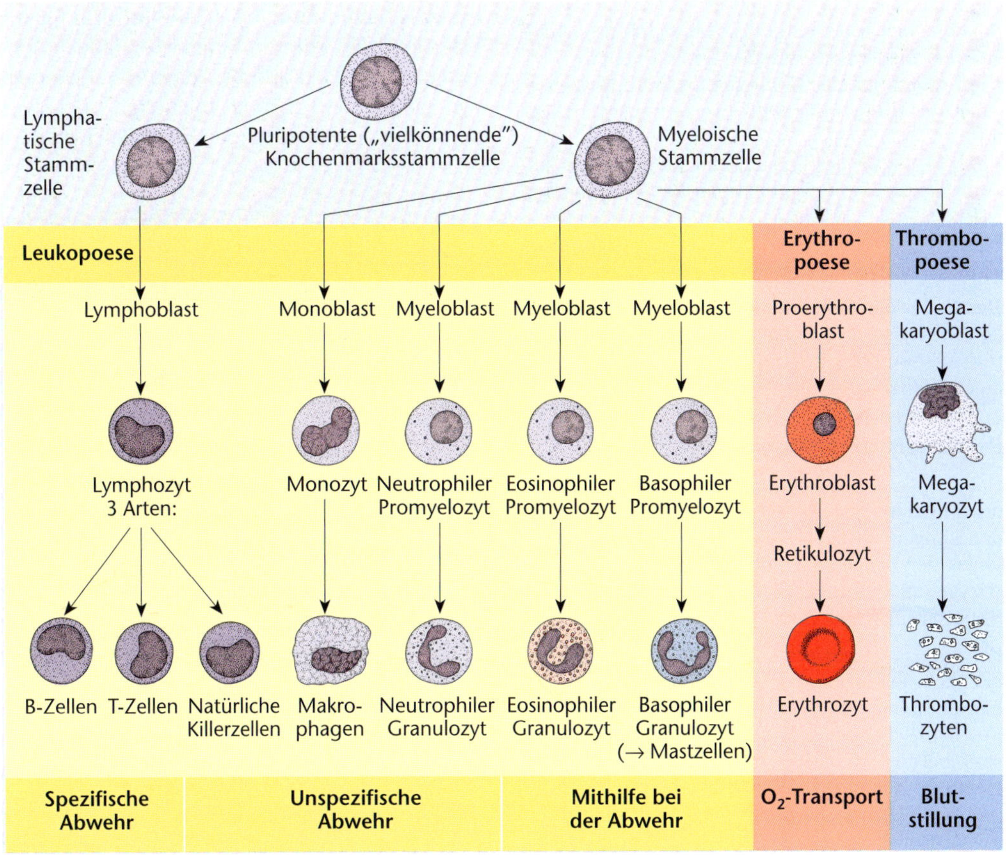

Abb. 13.3: Hämatopoese, vereinfachtes Schema. Von einer gemeinsamen Stammzelle ausgehend entwickeln sich die Blutkörperchen zu Monozyten, Granulozyten, Lymphozyten, Erythrozyten und Thrombozyten. Nicht dargestellt ist das Stadium der Vorläuferzellen.

13

- *Transportvehikel:* Viele kleinmolekulare Stoffe, z. B. Hormone und Bilirubin, aber auch zahlreiche Medikamente, werden im Blut an Transport- oder Plasmaproteine gebunden (☞ auch 12.1.5)
- *Pufferfunktion:* Eiweiße können H^+- und OH^--Ionen binden und damit zur Konstanthaltung des pH-Wertes beitragen (☞ 20.9.1)
- *Blutgerinnung:* Zu den Plasmaeiweißen gehören auch die Gerinnungsfaktoren (☞ 13.5.5)
- *Abwehrfunktion:* In der γ-Globulinfraktion finden sich die Antikörper (☞ 14.4.3)
- *Proteinreservoir:* Im Plasmaraum eines Erwachsenen sind ungefähr 200 g Eiweiße gelöst, die eine schnell verfügbare Reserve für den Aufbau vom Körper benötigter Eiweiße darstellen.

13.2 Die Erythrozyten

13.2.1 Die Form der Erythrozyten

Die **Erythrozyten** sind in der Mitte eingedellte Scheiben mit einem Durchmesser von ca. 7,5 µm, einer Randdicke von 2 µm und einer Zentraldicke von 1 µm (☞ Abb. 13.5). Die Zellmembran der Erythrozyten ist semipermeabel, das heißt, sie ist für einige Stoffe wie z. B. Wasser gut durchlässig, für andere, z. B. große Moleküle, schwer durchgängig (☞ 3.2). Bemerkenswert ist die starke Verformbarkeit der gesunden Erythrozyten: Sie können Kapillaren passieren, die mit einem Durchmesser von 3 – 5 µm nur halb so groß sind wie sie selbst.

Werden Erythrozyten in eine Kochsalzlösung gegeben, deren Konzentration an gelösten Teilchen größer ist als die des Plasmas *(hypertone Lösung)*, so strömt Wasser aus den Erythrozyten heraus: Der Erythrozyt schrumpft und nimmt eine so genannte *Stechapfelform* an. Ist die Kochsalzlösung hingegen hypoton – liegt ihre Konzentration an gelösten Teilchen also unter der des Plasmas – strömt Wasser in den Erythrozyten hinein, so dass er langsam zu einer *Kugel* anschwillt und sogar platzen kann. Man spricht von *Hämolyse* (☞ Abb. 3.18).

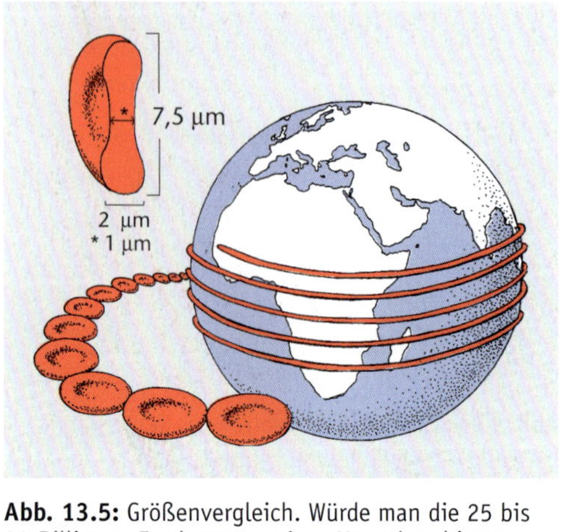

Abb. 13.5: Größenvergleich. Würde man die 25 bis 30 Billionen Erythrozyten eines Menschen hintereinander zu einem Band anordnen, würde dieses ca. fünfmal um den Äquator der Erde reichen.

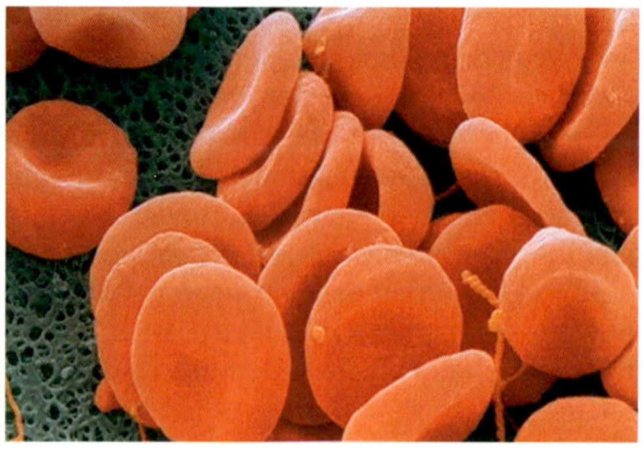

Abb. 13.6: Erythrozyten im Rasterelektronenmikroskop. [J600–106]

13.2.2 Das Hämoglobin

Bedeutsamster Funktionsbestandteil der Erythrozyten ist der *rote Blutfarbstoff,* das Eiweißmolekül **Hämoglobin** (kurz *Hb*). Hämoglobin macht ungefähr ein Drittel der Gesamtmasse der roten Blutkörperchen aus. Es ist sowohl am Sauerstoff- (Details ☞ 17.9.2) und Kohlendioxidtransport (☞ 17.9.3) als auch an der Pufferwirkung (☞ 20.9.1) des Blutes maßgeblich beteiligt und verleiht den Erythrozyten außerdem ihre typische rote Farbe.

Hämoglobin ist aus vier Polypeptidketten **(Globin)** zusammengesetzt, die jeweils eine eisenhaltige Farbstoffkomponente besitzen, das **Häm.** Es ist das *Eisen* dieser Hämgruppe, das in der Lunge den Sauerstoff locker anlagert und im Gewebe leicht wieder abgibt.

Bei den Polypeptidketten des Hämoglobins werden vier verschiedene Kettentypen unterschieden:
- Der größte Teil des Hämoglobins beim Erwachsenen, das **HbA_1**, besteht aus zwei α- und zwei β-*Ketten.*
- Nur ca. 1 – 3 % des Erwachsenenhämoglobins setzen sich aus zwei α- und zwei δ-*Ketten* zusammen **(HbA_2).**
- Beim Feten (Ungeborenen) überwiegt das **HbF** aus zwei α- und zwei γ-*Ketten.*

Die Gene, die die Hämoglobinsynthese kodieren, können wie andere Gene auch von Mutationen betroffen sein. Erbliche Anämien (= Blutarmut) sind eine mögliche Folge (☞ 13.2.6)

Die Sauerstoffbindungskurve

Hauptaufgabe des Hämoglobins ist der Transport des im Plasma nur schlecht löslichen Sauerstoffs von den Lungen zu den Organen. Sauerstoff muss sich also in den Lungen gut an das Hämoglobin anlagern **(Oxygenation)** und im Gewebe wieder lösen können (**Desoxygenation** ☞ Abb. 13.7).

Wie gut das Hämoglobin diese Aufgabe erfüllt, zeigt ein Blick auf die **Sauerstoffbindungskurve.** Man erhält sie, indem man die *Sauerstoffsättigung,* d. h. den prozentualen Anteil des *oxygenierten* (= mit Sauerstoff beladenen) Hämoglobins am Gesamthämoglobin, in Abhängigkeit vom Sauerstoffpartialdruck (pO_2) (☞ 17.9.1) aufträgt.

In der Lunge beträgt der pO_2 beim Gesunden ca. 13 kPa (95 mmHg), die Sauerstoffsättigung liegt bei über 95 %. Da die Kurve in diesem Bereich sehr flach verläuft, führt ein Abfall des pO_2 nur zu relativ geringen Änderungen der Sauerstoffsättigung – ein „Sicherheitszuschlag", der gewährleistet, dass das Blut auch unter weniger günstigen Bedingungen in der Lunge, z. B. bei einem Höhenaufenthalt, ausreichend mit Sauerstoff angereichert wird.

Im Gewebe hingegen bewegt sich der pO_2 zwischen 2,7 und 8,1 kPa (20 – 60 mmHg) und damit im steilen Teil der Kurve. Bereits ein geringer Abfall des pO_2 führt zu einer deutlichen Reduktion der Sauerstoffsättigung, also zu einer erheblichen (zusätzlichen) Sauerstoffabgabe an das Gewebe.

Notwendig: Eisen

Notwendiger Bestandteil des Hämoglobins und eines der klinisch bedeutsamsten Spurenelemente (☞ 19.8.2) ist das **Eisen** (☞ Abb. 13.8).

Das mit der Nahrung aufgenommene Eisen (täglich ca. 10 – 30 mg) wird im Duodenum je nach Bedarf zu 10 – 40 % resorbiert und im Plasma an das Eisentransportprotein **Transferrin** gebunden zu den Geweben transportiert. Der Großteil des an Transferrin gebundenen Eisens wird für die Hämoglobinsynthese verbraucht. Nicht benötigtes Eisen wird zunächst als **Ferritin,** dann – bei vollem Ferritinspeicher – als **Hämosiderin** gespeichert. Die Plasmaferritinspiegel stehen dabei in enger Beziehung zum Gesamtkörpereisen.

Die physiologischen Eisenverluste betragen beim Mann ca. 1 mg, bei der Frau 1,5 – 2 mg täglich. Sie stehen damit in etwa im Gleichgewicht mit der Eisenaufnahme. Dieses Gleichgewicht ist allerdings bei der Frau deutlich labiler als beim Mann: Da 1 ml Blut rund 0,5 mg Eisen enthält, können bereits verstärkte Menstruationen dazu führen, dass der Eisenverlust die Eisenaufnahme übersteigt. Auch eine Schwangerschaft kann das Eisengleichgewicht

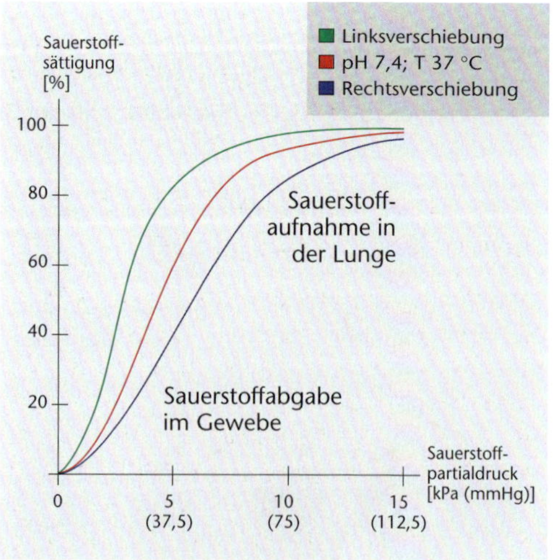

Abb. 13.7: Sauerstoffbindungskurve des Hämoglobins. Zu einer Rechtsverschiebung (blaue Kurve) kommt es z. B. bei pH-Abfall oder erhöhtem pCO_2. Dies begünstigt die Sauerstoffabgabe im Gewebe. Eine Linksverschiebung (grüne Kurve) unter entgegengesetzten Umständen fördert die Sauerstoffaufnahme (z. B. in der Lunge). Die Abhängigkeit der Lage der Bindungskurve vom pH-Wert wird auch als **Bohr-Effekt** bezeichnet.

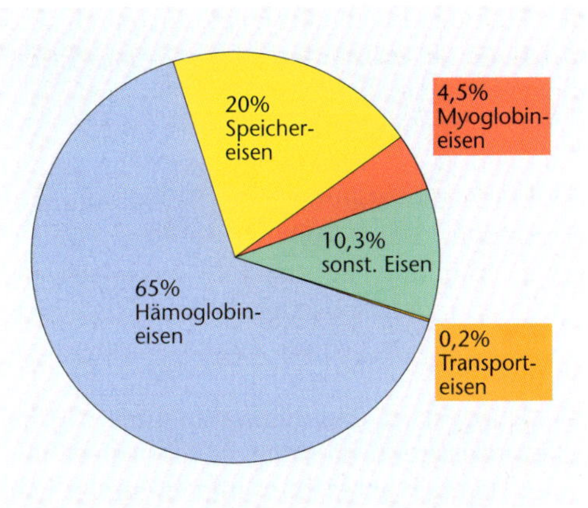

Abb. 13.8: Verteilung des Gesamtkörpereisens (ca. 4 g) auf Hämoglobineisen, Speichereisen (Ferritin und Hämosiderin), Myoglobineisen, Transporteisen (Transferrineisen) und sonstiges Eisen, z. B. in eisenhaltigen Enzymen.

aus dem Lot bringen, denn die Frau braucht während der Schwangerschaft insgesamt 0,8 – 1g Eisen zusätzlich. Gerade Frauen sollten daher reichlich eisenreiche Lebensmittel wie Hülsenfrüchte, grüne Gemüse oder auch rotes (mageres) Fleisch verzehren.

Hämochromatose

Mit 0,3 % eine der häufigsten genetisch bedingten Erkrankungen ist die **(primäre) Hämochromatose:** Die Eisenaufnahme aus dem Darm ist ständig erhöht, der Körper kann das überschüssige Eisen nicht ausscheiden und lagert es insbesondere in Leber und Bauchspeicheldrüse ab. Folge sind vor allem Leberschäden und Diabetes mellitus ab dem mittleren Erwachsenenalter. Die Diagnose wird durch Blutuntersuchungen gesichert. Therapeutisch entfernt man das Eisen aus dem Körper, indem man ihm Erythrozyten und damit Eisen entzieht, entweder durch regelmäßigen Aderlass oder selektiven Entzug von Erythrozyten mittels eines Zellseparators *(Erythrozytapherese).*

13.2.3 Die Bildung der roten Blutkörperchen (Erythropoese)

Spezialisiert sich eine Stammzelle in Richtung der roten Blutkörperchen, entwickelt sie sich zunächst zu einem **Proerythroblasten.** Die etwas reiferen **Erythroblasten** beginnen bereits mit der Hämoglobinsynthese. Während der Erythroblast noch einen normal geformten Zellkern besitzt, verdichtet sich dieser zunehmend und schrumpft bei der nächsten Entwicklungsstufe, dem **Normoblasten.**

Bevor das rote Blutkörperchen das Knochenmark verlässt und ins Gefäßsystem eintritt, verliert es seinen Kern völlig – damit erlischt seine Fähigkeit zur Zellteilung. Im jungen **Erythrozyten** erkennt man noch netzartige Strukturen, die Resten ribosomaler RNS (☞ 3.3.2) entsprechen. Wegen dieser netzartigen Struktur (Rete = Netz) werden die neu gebildeten Erythrozyten **Retikulozyten** genannt. Nach einigen Tagen verliert sich die Netzstruktur; damit liegt der etwa 7,5 µm große, *reife* Erythrozyt vor.

Die Regulation der Erythropoese

Damit ausreichend Erythrozyten im Blutkreislauf zirkulieren, muss die Erythropoese ständig angemessen stimuliert werden. Andernfalls kommt es zu einem Mangel an Hämoglobin – zur **Anämie** *(Blutarmut).* Sauerstoffmangel im Gewebe ist ein starker Reiz für die Erythropoese: Vor allem in den Nieren wird dann das Hormon **Erythropoetin** *(EPO)* ausgeschüttet, welches das Knochenmark stimuliert (☞ auch 20.3.2).

Neben Hämoglobinmangel beeinträchtigen auch Atemwegserkrankungen sowie Aufenthalt in großen Höhen (☞ 1.6.4) die Sauerstoffversorgung, was der Körper durch ein Mehr an Sauerstoffträgern zu kompensieren versucht.

Gentechnologisch hergestelltes EPO wird heute therapeutisch eingesetzt, wenn die endogene Produktion fehlt oder nicht ausreichend ist. EPO wird auch zum Doping eingesetzt, da es über eine Erhöhung der Erythrozytenzahl und damit der Sauerstofftransportfähigkeit des Blutes die Leistung von Ausdauersportlern steigern kann. Dies ist jedoch gefährlich, weil sich gleichzeitig die Fließeigenschaften des Blutes verschlechtern (☞ 13.2.7), so dass es zu Gefäßverschlüssen mit Herzinfarkt und Schlaganfall kommen kann.

13.2.4 Der Erythrozytenabbau

Die vom Knochenmark freigesetzten, ausgereiften Erythrozyten zirkulieren etwa 120 Tage im Blut. Dabei werden sie regelmäßig in der Milz einer reinigenden *Blutmauserung* unterzogen: Alte und funktionsuntüchtige Erythrozyten werden aus dem Blut entfernt. Die Erythrozyten verlassen in der Milz das Kapillarnetz und gelangen in das maschenartige Parenchym der roten Pulpa (☞ Abb. 13.9). Dort erkennen Makrophagen und Retikulumzellen überalterte Erythrozyten und bauen sie ab. Außerdem sind alte Erythrozyten starrer, so dass sie beim Wiedereintritt in das Gefäßsystem zerreißen und danach abgebaut werden. Intakte, gut verformbare Erythrozyten hingegen können sich durch kleine Poren der venösen Sinus zwängen (Sinus = besonders dünnwandige, weite Gefäße) und gelangen wieder in den Kreislauf zurück. Alte und defekte Erythrozyten werden aber nicht nur in der Milz, sondern auch in anderen Organen abgebaut. So verschwindet z. B. ein „blauer Fleck", also eine Einblutung in die Haut **(Hämatom),** nach einiger Zeit durch die Aktivität des Abwehrsystems (☞ 13.6.4).

Das beim Erythrozytenabbau freiwerdende *Hämoglobin* wird in *Häm* und *Globin* aufgespalten. Anschließend wird das Eisen aus dem Hämmolekül freigesetzt und sofort wieder von einem Transportprotein aufgenommen.

13

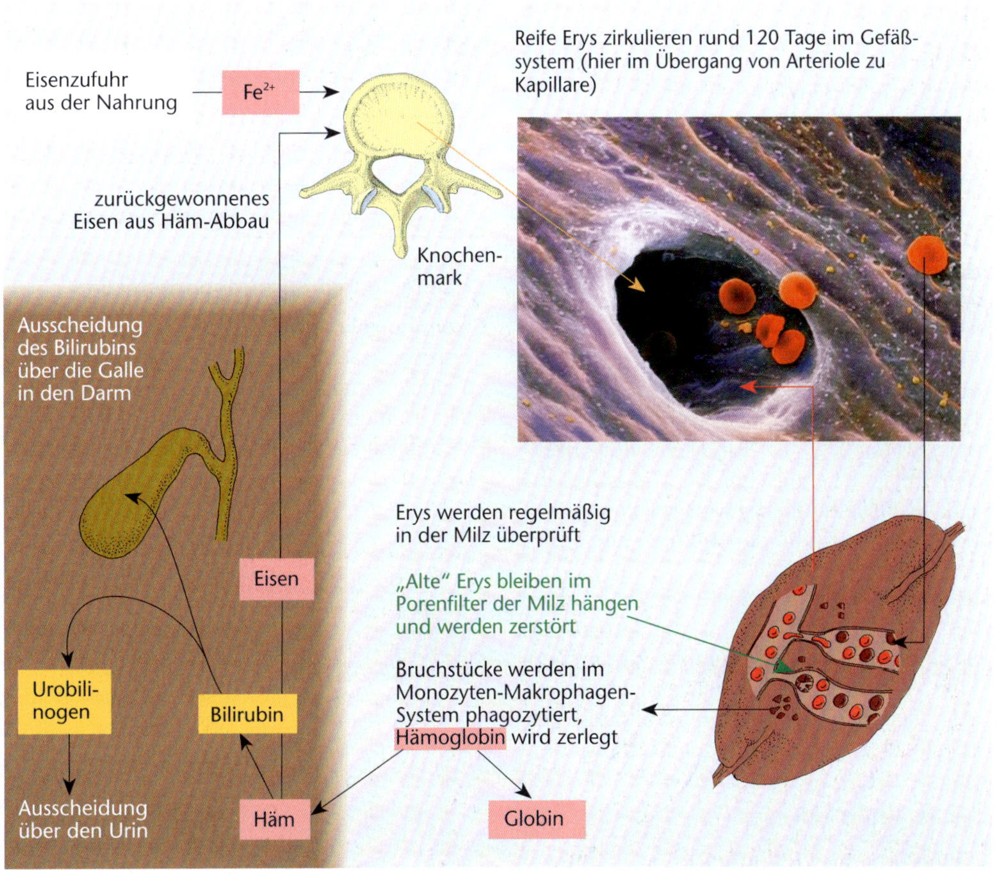

Abb. 13.9: Lebenszyklus der roten Blutkörperchen. Der Körper „recycelt" einen Großteil des Eisens aus den abgebauten Erythrozyten und nutzt es für die Erythrozytenneubildung. [Foto: J600–105]

Dies schützt das für den Körper wichtige kleine Eisenion vor der Ausscheidung durch die Nieren. 90 – 95 % der Eisenmenge, die für die Neubildung von Hämoglobin gebraucht wird, stammt aus abgebauten Erythrozyten *(Eisenkreislauf)*. Der eisenfreie Molekülrest des Häms wird über mehrere Zwischenschritte zu *Bilirubin* (☞ 18.10.4) abgebaut und über Leber und Gallenwege ausgeschieden. Zum anderen Teil erfolgt der Abbau weiter zum wasserlöslichen **Urobilinogen**, das mit dem Urin ausgeschieden wird. Ist die Bilirubinausscheidung gestört (etwa bei einer Leberfunktionsstörung) oder fällt zu viel Bilirubin an, kommt es zur *Gelbsucht* (**Ikterus** ☞ 18.10.4).

Anämie oder Polyglobulie

Jedes Missverhältnis zwischen Erythropoese und Erythrozytenabbau führt entweder zur **Anämie** (*Blutarmut* ☞ 13.2.6) oder zur **Polyglobulie** (*Vermehrung der Erythrozyten im Blut* ☞ 13.2.7).

13.2.5 Das rote Blutbild

Im Krankenhausalltag spielt die Blutbilduntersuchung eine wichtige Rolle. Hier eine Zusammenstellung wichtiger Laborgrößen:

- **Hämoglobinkonzentration im Blut** *(Hb)*: Menge des roten Blutfarbstoffs in g pro Liter Blut. Normalwert beim Mann 140 – 180 g/l (= 14 – 18 g/dl), bei der Frau 120 – 160 g/l (= 12 – 16 g/dl). Einen erniedrigten Hb-Wert findet man bei allen Anämieformen (☞ 13.2.6)
- **Erythrozytenzahl** *(Erys)*: Beim Mann findet man normalerweise 4,6 – 5,9 Millionen Erythrozyten in einem Mikroliter Blut, bei der Frau 4,2 – 5,4 Millionen. Veränderungen der Erythrozytenzahl entsprechen häufig denen des Hämoglobins
- **Hämatokrit** *(Hk, Hkt)*: Der Volumenanteil der Blutkörperchen am Gesamtblutvolumen wird als Hämatokrit bezeichnet und im Wesentlichen von den Erythrozyten bestimmt. Er wird in Prozent oder als Dezimalbruch angegeben, z. B. 42 % = 42/100 = 0,42. Der Hämatokrit beträgt beim Mann 0,40 – 0,54, bei der Frau 0,37 – 0,47 und schwankt außerdem mit dem Lebensalter. Der Hämatokrit ist z. B. bei Polyglobulien sowie Exsikkose („Austrocknung") erhöht, bei Anämien und Überwässerung erniedrigt (☞ Abb. 13.10).
- **Retikulozyten:** Normalerweise zeigen 0,5 – 2 % der Erythrozyten die netzartigen Strukturen der jungen roten Blutkörperchen. Eine erhöhte Retikulozytenzahl deutet auf eine massive Erythrozytenneubildung hin, etwa nach Blutverlust oder bei Hämolyse.

13.2.6 Anämien

Bei einer **Anämie** *(Blutarmut)* sind Erythrozytenzahl, Hämoglobin und/oder Hämatokrit bei normalem Blutvolumen vermindert (Hb bei

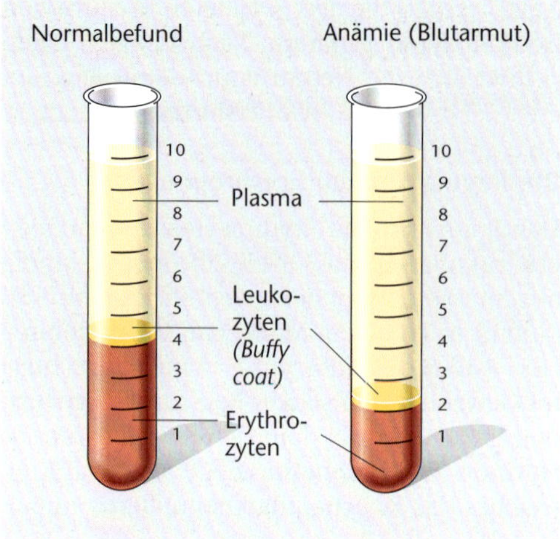

Abb. 13.10: Hämatokrit: Normalbefund und Befund bei Anämie. Durch Zentrifugieren haben sich die festen Bestandteile am Boden des Gläschens abgesetzt. Zwischen Plasma und Erythrozyten liegen in einer schmalen Schicht die Leukozyten *(Buffy coat)*.

Frauen unter 120 g/l = 12 g/dl, bei Männern unter 135 g/l = 13,5 g/dl). Die Betroffenen wirken blass und sind müde. Ist die Anämie stärker ausgeprägt, leiden sie schon bei geringer körperlicher Belastung unter Atemnot. Ihr Herz schlägt schneller, um den Mangel an Sauerstoffträgern durch häufigeren Transport der Erythrozyten pro Zeiteinheit durch den Kreislauf zumindest teilweise auszugleichen.

Anämien entstehen durch drei Gruppen von Grunderkrankungen:

- Durch **Erythropoesestörung** (unzureichende Erythrozytenbildung) – dies ist die häufigste Ursache
- Durch übermäßigen Erythrozytenabbau **(hämolytischen Anämien)**
- Durch Blutverluste **(Blutungsanämie).**

Anämien durch Erythropoesestörung

Eisenmangelanämien. Häufigste Ursache einer Erythropoesestörung ist ein *Eisenmangel*, der zu einer Hämoglobinbildungsstörung und damit zu einem Hämoglobinmangel führt. Die Erythrozyten sind verkleinert *(mikrozytär)*, und der Hämoglobingehalt jedes einzelnen Erythrozyten ist vermindert *(hypochrom)*. Eisenmangelanämien findet man:

- Bei vermehrtem Eisenverlust durch Blutungen (z. B. bei Frauen mit sehr starker Menstruationsblutung oder Sickerblutungen im Magen-Darm-Trakt)
- Bei erhöhtem Eisenbedarf (beispielsweise während der Schwangerschaft), der nicht durch entsprechende Zufuhr ausgeglichen wird
- Bei eingeschränkter Eisenaufnahme, z. B. bei vegetarischer Ernährung, da Eisen aus Pflanzen deutlich schlechter aufgenommen wird als Eisen aus tierischer Kost.

Vitamin B_{12}- und Folsäuremangelanämien. *Vitamin B_{12}* und *Folsäure* (☞ 19.7) spielen bei der DNS-Synthese und damit bei der Zellteilung eine wichtige Rolle. Ein Mangel an Vitamin B_{12} oder Folsäure führt typischerweise zu einer *makrozytären, hyperchromen Anämie*, d. h. die Zahl der Erythrozyten ist vermindert, aber die vorhandenen Erythrozyten sind zu groß und enthalten zu viel Hämoglobin. Im Knochenmark sind abnorme Vorstufen der Erythropoese nachweisbar, die **Megaloblasten.** Ein Vitamin-B_{12}-Mangel kann u. a. durch Fehlen des zur Resorption notwendigen *Intrinsic Factors* (☞ 18.4.4) oder durch Fehlernährung (erhöhtes Risiko z. B. bei veganer Ernährung ohne jegliche tierische Produkte, ☞ 19.2) bedingt sein. Die Vitamin-B_{12}-Mangel-Anämie geht oft mit neurologischen Störungen (Lähmungen, Gefühlsstörungen) einher und heißt wegen seiner unbehandelt schlechten Prognose auch **perniziöse** (lat. verderblich) **Anämie.**

Anämie durch Eisenverwertungsstörung. Bei chronischen Entzündungen oder Tumorleiden kann das beim Erythrozytenabbau freiwerdende Eisen vielfach nicht ausreichend wiederverwertet werden. Zusätzlich kann der Erythrozytenabbau gesteigert sein. Die hieraus resultierende Anämie heißt **Infekt-** bzw. **Tumoranämie.**

Anämie durch Niereninsuffizienz. Patienten mit chronischen Nierenerkrankungen (☞ 20.6.2) leiden fast immer an einer Anämie, weil ihre Nieren kaum noch Erythropoetin bilden.

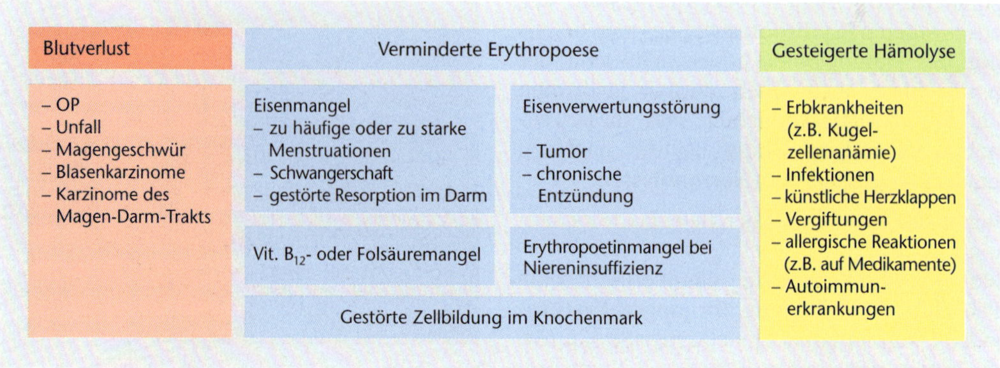

Abb. 13.11: Übersicht über die häufigsten Ursachen einer Anämie.

Ihr Hämoglobin beträgt oft nur noch 70 – 90 g/l. Diese *renalen Anämien* werden mit gentechnisch hergestelltem Erythropoetin behandelt.

Aplastische Anämie. Bei einer aplastischen Anämie ist die Teilung der Stammzellen im Knochenmark gestört. Mögliche Ursachen sind z. B. eine Autoimmunerkrankung (☞ 14.7.2), allergische Reaktionen auf Medikamente oder eine *direkte* Schädigung durch Toxine oder Medikamente.

Hämolytische Anämien

Eine Anämie kann auch entstehen, wenn Erythrozyten massenweise vorzeitig zugrunde gehen. Trotz gesteigerter Erythrozytenbildung im Knochenmark mangelt es immer mehr an funktionsfähigen Erythrozyten. Schwere hämolytische Anämien führen oft zur Gelbsucht (☞ 18.10.4), weil die Leber die vermehrt anfallenden Abbauprodukte des Hämoglobins nicht mehr ausscheiden kann. Mögliche Ursachen einer hämolytischen Anämie sind neben Erbkrankheiten (z. B. den Thalassämien, bei denen die Hämoglobinsynthese gestört ist), auch Infektionen (z. B. Malaria), Autoimmunerkrankungen und allergische Reaktionen auf Medikamente.

Blutungsanämien

Schließlich führt auch jeder 1 – 2 Liter übersteigende Blutverlust zu einer Anämie. Im Krankenhaus wird dies häufig *postoperativ* oder z. B. bei Patienten mit starken Blutungen im Verdauungskanal (Geschwüre, Tumoren, Divertikel, ☞ 18.8) beobachtet.

13.2.7 Polyglobulie

Der Anteil der Erythrozyten am Gesamtblutvolumen hat großen Einfluss auf die Zähigkeit (Viskosität) und damit auf die Fließeigenschaften des Blutes. Dickt das Blut durch ein „Zuviel" an Erythrozyten **(Polyglobulie)** ein, so werden Durchblutungsstörungen durch Verstopfungen der kleinsten Gefäße begünstigt. Durch solche *Mikrozirkulationsstörungen* kann z. B. ein Schlaganfall ausgelöst werden (☞ 9.12).

Häufige Ursache einer Erythrozytenvermehrung ist eine unzureichende Sauerstoffversorgung durch schlechte Lungenfunktion – der Mediziner spricht von einer **sekundären Polyglobulie.** Hingegen handelt es sich bei der **Polycythaemia vera** um eine **primäre Polyglobulie** ohne andere Grunderkrankung: Hier ist das blutbildende Knochenmark selbst bösartig verändert.

13.3 Die Leukozyten

Die *weißen Blutkörperchen* oder **Leukozyten** *(kurz: Leukos)* verdanken ihren Namen der weißlichen Farbe, die sie im ungefärbten Blutausstrich besitzen. Sie sind nach der Zentrifugation des Blutes als weißliche schmale Schicht **(buffy coat)** oberhalb der Erythrozyten zu sehen (☞ Abb. 13.10). Die Leukozyten stellen keine einheitliche Zellgruppe dar (☞ 13.1.2). Gemeinsam ist ihnen allerdings, dass sie *kernhaltig* und *beweglich* sowie an der Abwehr von Fremdstoffen und Krankheitserregern (☞ Tab. 14.2) und beim Entzündungsprozess (☞ 5.5) beteiligt sind.

Die Gesamt-Leukozytenzahl im Blut beträgt normalerweise 4 – 9 pro Nanoliter (nl) bzw. 4000 – 9000 pro Mikroliter (µl). Allerdings steckt noch die vielfache Menge außerhalb des Blutgefäßsystems im Knochenmark und in den Geweben: Nur knapp 10 % der im Körper vorhandenen Leukozyten zirkulieren im Blut. Das Blutgefäßsystem stellt für die Leukozyten nur einen Transportweg dar, um von den Bildungsstätten an ihren Einsatzort in den Geweben zu kommen, wo sie ihre Aufgaben im Rahmen der Immunabwehr erfüllen.

Von den drei Hauptgruppen der Leukozyten, den *Granulozyten,* den *Monozyten* und den *Lymphozyten,* sind die Granulozyten im Blut zahlenmäßig mit etwa 60 % am stärksten vertreten (☞ Abb. 13.12).

13.3.1 Die Granulozyten

Die **Granulozyten,** so genannt wegen der *Granula* (Körnchen), die sie im Mikroskop nach dem Anfärben in ihrem Zytoplasma zeigen, sind mit einem Zelldurchmesser von 10 – 17 µm deutlich größer als die Erythrozyten (☞ Abb. 13.14). Je nach Anfärbbarkeit der Granula werden folgende Untergruppen differenziert:

Neutrophile Granulozyten

Die **neutrophilen Granulozyten,** die mit ca. 95 % den überwiegenden Teil der Granulozyten ausmachen, haben ganz feine, nur schwach anfärbbare Granula. Sie halten sich nach ihrer Reifung im Knochenmark nur 6 – 8 Stunden im Blut auf, bevor sie zu ihren Einsatzorten, den Geweben und hier insbesondere den Schleimhäuten, auswandern. Dort können sie Bakterien, aber auch tote körpereigene Zellen, im Rahmen der unspezifischen Abwehr phagozytieren („auffressen", ☞ Abb. 3.21, 14.2.2). Danach sterben sie selbst ab, und es entsteht ein Gemisch aus Granulozytenresten und anderen Gewebstrümmern, der **Eiter** *(Pus).* Eiter findet sich gehäuft bei bakteriellen Entzündungen (☞ 5.5.6).

Eosinophile Granulozyten

Rund 3 % aller Granulozyten weisen *eosinophile* – d. h. durch den *roten* Farbstoff *Eosin* anfärbbare – Granula im Zytoplasma auf.

Eine Zunahme dieser **eosinophilen Granulozyten** findet man bei allergischen Reaktionen, bei Parasitenerkrankungen (zum Beispiel Echinokokkose ☞ Abb. 14.13) und Autoimmunerkrankungen (☞ 14.7.2). Man spricht dann von einer *Eosinophilie.*

Basophile Granulozyten

Nur maximal 2 % der Granulozyten zeigen im Zytoplasma **basophile,** d. h. blau anfärbbare Granula, die u. a. Heparin- (☞ 13.5.8) und Histaminverbindungen (☞ 14.7.1) enthalten. Sie vermitteln zusammen mit den eosinophilen Granulozyten Reaktionen vom Soforttyp, so auch Asthma und den lebensgefährlichen *anaphylaktischen Schock* (☞ 14.7.1), wobei die in den Granula enthaltenen Stoffe freigesetzt werden.

Die **Gewebs-Mastzellen** sind den basophilen Granulozyten sehr ähnlich und enthalten ebenfalls basophile Granula. Sie können wie die basophilen Granulozyten die Blutbahn verlassen und nehmen an lokalen allergischen Reaktionen teil.

13.3.2 Die Monozyten

Monozyten sind mit einem Durchmesser von 12 – 20 µm die größten Zellen im Blut. Sie besitzen einen großen, meist hufeisenförmig gebuchteten oder gelappten Kern, der sich in

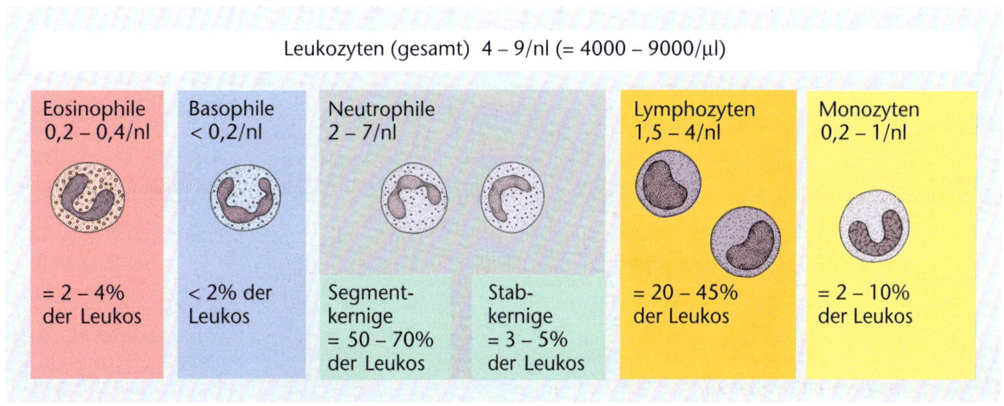

Abb. 13.12: Unterteilung (Differenzierung) der Leukozyten in die unterschiedlichen Zellarten mit Angaben der Werte beim Gesunden.

einem bläulichen Zytoplasma befindet. Monozyten verweilen nur 1 – 2 Tage im Blutgefäßsystem und wandern danach in verschiedene Organe, wo sie sich in ortsständige **Makrophagen** umwandeln. Die Aufgabe der Makrophagen besteht, wie der Name schon sagt, in der Phagozytose von Mikroorganismen; außerdem gehören sie zu den antigenpräsentierenden Zellen (☞ Tab. 14.2).

13.3.3 Die Lymphozyten

Die **Lymphozyten,** die rund ein Drittel der Blutleukozyten ausmachen, sind kleine Zellen mit einem Durchmesser von 7 – 12 µm. Sie besitzen einen bläulich anfärbbaren, runden Kern. Lymphozyten werden in Knochenmark, Lymphknoten, Thymus und Milz gebildet. Nur etwa 4 % der Lymphozyten befinden sich im Blut, 70 % in den Organen des lymphatischen Systems (☞ 13.6), 10 % im Knochenmark und der Rest in anderen Organen. Ihre Lebensdauer ist sehr unterschiedlich. Neben Formen, die nach ca. acht Tagen absterben, gibt es auch sehr langlebige Lymphozyten.

Entsprechend dem Ort ihrer Prägung (☞ 14.4) unterscheidet man **T-Lymphozyten** (Prägung im Thymus) und **B-Lymphozyten**, die bei Vögeln in der *Bursa Fabricii,* beim Menschen im Knochenmark (Merkhilfe: *bone marrow*) geprägt werden. B- und T-Lymphozyten haben Schlüsselfunktionen bei der spezifischen Abwehr (☞ 14.4). Die T-Lymphozyten werden dabei nochmals in drei Untergruppen aufgeteilt (**T-Helferzellen, zytotoxische T-Zellen** und **T-Zellgedächtnis).** Die B-Lymphozyten können sich zu **Plasmazellen** weiterentwickeln, welche **Antikörper** (genau passende Abwehrstoffe gegen Krankheitserreger) produzieren. Details diesbezüglich werden in ☞ 14.4 dargestellt. Zu den Lymphozyten gehören außerdem die **natürlichen Killerzellen** (☞ 14.2.3).

13.3.4 Die Bildung der weißen Blutkörperchen (Leukopoese)

Sollen aus einer Stammzelle Leukozyten entstehen, so differenziert sich diese zunächst zum *Monoblasten, Lymphoblasten* oder *Myeloblasten,* aus denen die Hauptzelllinien der weißen Blutkörperchen hervorgehen:

- Aus den **Monoblasten** entstehen über mehrere Zellteilungsschritte die **Promonozyten,** die sich dann zu den **Monozyten** entwickeln
- Die **Lymphoblasten** durchlaufen zunächst das **Prolymphozytenstadium,** bevor sie sich zu den verschiedenen **Lymphozyten** differenzieren. Dabei müssen sie noch ein Prägungsstadium im Knochenmark oder Thymus durchlaufen (☞ oben)
- Aus den **Myeloblasten** entstehen die **Granulozyten.** Die Myeloblasten besitzen einen großen, runden Zellkern, der mehrere Nukleoli enthält (☞ 3.3.1). Zunächst entstehen aus ihnen die **Promyelozyten** mit typischen eosinophilen Granula. Auf dieser Stufe hat sich der Stammbaum bereits in drei Linien aufgeteilt (eosinophile, basophile und neutrophile), die sich aber lichtmikroskopisch noch nicht voneinander unterscheiden. Erst bei der nächsten Entwicklungsstufe – den **Myelozyten** – treten die namengebenden eosinophilen, basophilen oder neutrophilen Granula auf. Im Laufe der Entwicklung vom Myelozyten zum **Metamyelozyten** werden Zellkern und Zellkörper kleiner und dichter. Die Metamyelozyten sind nicht mehr zur Zellteilung befähigt. Während sich die Granulozytenreihe bis dorthin durch *Zellteilung* weiterentwickelt hat, spricht man nun von der abschließenden *Zellreifung.* Aus den Metamyelozyten reifen die **stabkernigen Granulozyten,** die aktiv ins Blut einwandern. Als letzter Reifungsschritt schnürt sich der Zellkern an mehreren Stellen ein, wodurch die **segmentkernigen Granulozyten** entstehen.

Stabkernige, segmentkernige und übersegmentierte Granulozyten

Findet man im Blutausstrich vermehrt stabkernige, also „jugendliche" Granulozyten, so spricht der Kliniker von einer *Linksverschiebung,* weil sich das Mengenverhältnis der verschiedenen Entwicklungsstadien zu den unreiferen Formen hin verschiebt („Gipfelverschiebung" nach links: ☞ Abb. 13.13). Sie weist auf eine akute Infektion hin, in deren Verlauf das Knochenmark kurzfristig vermehrt Granulozyten ins Blut ausschüttet, um die körpereigene Abwehr zu verstärken. Findet man dagegen ausschließlich segmentierte oder gar *übersegmentierte* (= überalterte) Granulozyten (Rechtsverschiebung), deutet dies auf eine Störung der Leukopoese im Knochenmark hin, wie sie z. B. bei einer perniziösen Anämie auftritt.

13.3.5 Das weiße Blutbild

Die Konzentrationsbestimmung der einzelnen weißen Blutzellarten gibt oft entscheidende Hinweise auf Erkrankungen.

- **Leukozytenzahl (Leukos):** Gesamtzahl aller weißen Blutkörperchen. Normalwert 4 – 9 / nl = 4000 – 9000 / µl. Insbesondere bei zu niedriger **(Leukopenie)** oder zu hoher **(Leukozytose)** Gesamtleukozytenzahl liefert das **Differenzialblutbild** detaillierte Informationen über das zahlenmäßige Verhältnis der einzelnen weißen Blutzellarten:
- **Lymphozyten:** Normalwert 1,5 – 4 / nl = 20 – 45 % der Leukos; erhöhte Zahl *(Lymphozytose)* z. B. bei Keuchhusten, Tuberkulose, Röteln und vielen anderen Virusinfektionen sowie einigen Tumoren; erniedrigte Zahl *(Lymphopenie)* z. B. bei malignen Lymphomen (☞ 13.6.3), HIV-Infektion (☞ 14.10.5) und immunsuppressiver Therapie
- **Neutrophile Granulozyten:** Normalwert 2 – 7 / nl; erhöhte Zahl bei allen bakteriellen Infektionen sowie vielen nicht-infektiösen Entzündungen (z. B. rheumatoide Arthritis)
- **Eosinophile Granulozyten:** Normalwert 0,2 – 0,4 / nl = 2 – 4 % der Leukozyten; erhöhte Zahl *(Eosinophilie)* bei allergischen und parasitären Erkrankungen
- **Basophile Granulozyten:** Normalwert 0,2 / nl = 2 % der Leukos; erhöhte Zahl bei vielen chronischen Erkrankungen
- **Monozyten:** Normalwert 0,2 – 1 / nl = 2 – 10 % der Leukos; erhöhte Zahl unter anderem bei vielen chronischen Infektionen und Entzündungen sowie bei akuten Infektionen in der Heilungsphase und bei Tumoren.

Das Differenzialblutbild wird häufig durch weitere Bluttests ergänzt:

- Das in der Leber gebildete **CRP** *(C-reaktives Protein)* gehört zu den *Akute-Phase-Proteinen* (☞ 5.5.4) und ist heute der wichtigste Parameter in der Entzündungsdiagnostik. Es

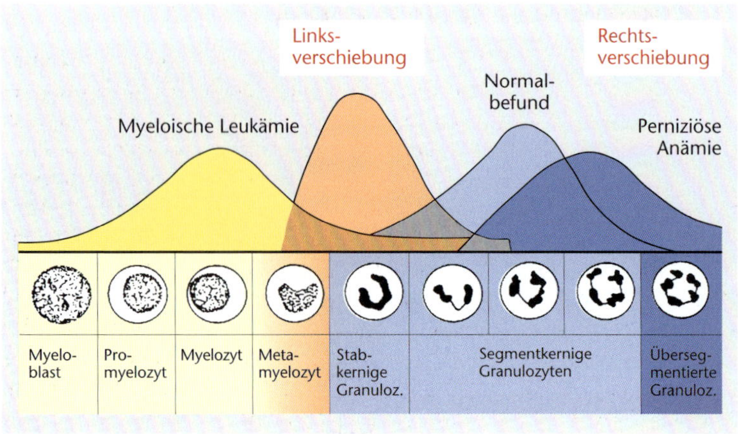

Abb. 13.13: Von links nach rechts sind die einzelnen Entwicklungsstufen der Granulozyten dargestellt. Das Granulozytenalter wird anhand der Kernform bestimmt. Bei einer myeloischen Leukämie findet man Vorstufen der Granulozyten im Blut. Links- und Rechtsverschiebung ☞ Text. [A300]

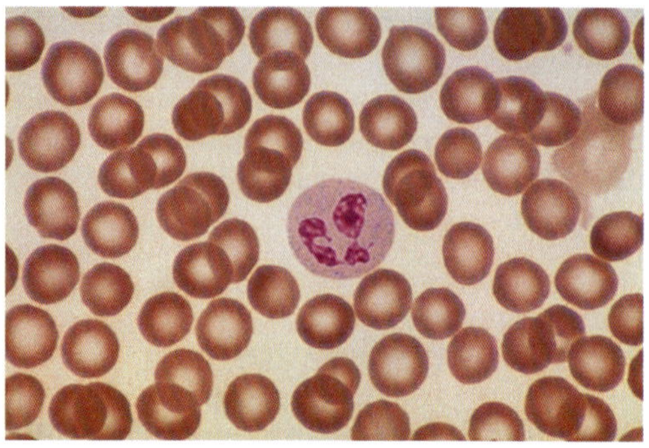

Abb. 13.14: Übersegmentierter Granulozyt im Blutbild, umgeben von Erythrozyten. [M172]

kann zwar nur im Labor bestimmt werden, ist aber wenig störanfällig und reagiert sehr schnell und empfindlich auf eine Entzündung im Körper. Normalwert 0,8 – 8 mg/l Serum
- Als unspezifischer Krankheitssuchtest geeignet ist die Bestimmung der *Blutkörperchensenkungsgeschwindigkeit* (**BSG,** *BKS*): Man befüllt eine Spezialpipette mit Blut und liest nach einer Stunde ab, um wie viele Millimeter sich die festen Blutbestandteile abgesenkt haben. Normalwert: 10 – 20 mm/Std. bei Frauen und 5 – 10 mm/Std. bei Männern. Hinter einer erhöhten BSG steckt zwar mit hoher Wahrscheinlichkeit eine Erkrankung, jedoch führen viele Erkrankungen nicht zu einer Erhöhung der BSG. Außerdem wird die BSG durch viele Faktoren (z. B. Hämatokrit) beeinflusst und reagiert bei Entzündungen viel langsamer als das CRP.

13.3.6 Leukämien

Leukämien
Leukämien entstehen durch unkontrollierte, krebsartige Vermehrung von unreifen Stammzellen der Leukopoese.

Je nachdem, ob es sich um eine Entartung der Granulozytenreihe oder der Lymphozytenreihe handelt, spricht man von einer *myeloischen* bzw. *lymphatischen* Leukämie. Von beiden Leukämien gibt es jeweils eine *akut* und eine *chronisch* auftretende Form. Man unterscheidet demnach die *akute myeloische Leukämie* **(AML),** die *akute lymphatische Leukämie* **(ALL),** die *chronische myeloische Leukämie* **(CML)** und die *chronische lymphatische Leukämie* **(CLL).**

Als Folge der ungehemmten Vermehrung bestimmter Reifungsstufen der Leukozyten im Knochenmark kommt es zur Verdrängung aller normalen Zellreifungsreihen. Die Patienten leiden deshalb zum einen oft unter einer *Anämie* oder unter *Blutungsneigung* aufgrund eines Thrombozytenmangels, zum anderen wegen der defekten weißen Blutkörperchen unter *Abwehrschwäche* und *Infektionsanfälligkeit.* Häufig beginnen die akuten Leukämien rasch, die chronischen Leukämien eher schleichend. Bei Patienten mit lymphatischen Leukämien sind meist (schmerzlose) Lymphknotenvergrößerungen feststellbar. Diagnostisch entscheidend sind Blutbild und Knochenmarkausstrich.

Unbehandelt führen akute Leukämien innerhalb von wenigen Wochen bis Monaten und chronische nach wenigen Jahren zum Tod.

Heute werden die akuten Leukämien mit *Zytostatika* (☞ 5.7.6) behandelt, anfänglich sehr intensiv, später schonender. Hierunter hat sich die Heilungschance bei der akuten lymphatischen Leukämie, die hauptsächlich bei Kindern auftritt, wesentlich verbessert (Heilungsrate um 80 %). Die akute myeloische Leukämie hingegen rezidiviert häufig, weshalb oftmals eine Blutstammzelltransplantation durchgeführt wird (☞ 13.1.3). Die Prognose der chronischen Leukämien ist weiterhin meist schlecht. Gerade die chronische lymphatische Leukämie verläuft jedoch so langsam, dass die Betroffenen lange beschwerdearm bleiben.

Pflege bei Abwehrschwäche
Die bei einer **Chemotherapie** verwendeten *Zytostatika* (☞ 5.7.6) schädigen nicht nur die entarteten weißen Blutzellen, sondern auch alle anderen sich häufig teilenden Körperzellen, z. B. Haarwurzel- und Schleimhautzellen. Zu diesen Zellen gehören auch die Vorläufer der Thrombozyten und Granulozyten, wodurch sich Thrombo- und Granulozytopenie entwickeln können. Folgen sind Blutungsneigung und Abwehrschwäche. Vor einer Infektion schützen dann:
- Unterbringung des Patienten in einem Einzelzimmer
- Vor Betreten des Zimmers Händedesinfektion, Anlegen von Mundschutz und Schutzkittel
- Tägliche Reinigung mit desinfizierenden Substanzen, täglicher kompletter Wäschewechsel, mehrfach täglich Mundspülungen mit gegen Pilze wirksamen Substanzen
- Tägliche Wischdesinfektion aller Kontaktflächen (Nachttisch, Boden usw.), Verbot von Blumen und Topfpflanzen
- Verwendung nur desinfizierter Untersuchungsgegenstände (z. B. Fieberthermometer)
- Keimarme Nahrung, also keine häufig bakteriell kontaminierten Lebensmittel wie z. B. Salate, Rohkost und Eierspeisen
- Beschränkung der Besucherzahl.

13.4 Die Blutgruppen

Mischt man Blut von verschiedenen Blutspendern, so kommt es oft zu einer **Agglutination** *(Verklumpung).* Offensichtlich gibt es verschiedene „Blutsorten", die sich teilweise nicht miteinander vertragen.

13.4.1 Die Blutgruppensysteme

Das AB0-System

Schon 1901 entdeckte Karl Landsteiner die Ursache für dieses Phänomen: Jeder Mensch besitzt eine der **vier Blutgruppen A, B, AB** und **0** (sprich: Null). Diese Blutgruppennamen bezeichnen bestimmte Strukturmerkmale auf der Oberfläche der Erythrozyten, die für das gesamte Leben bestehen bleiben und nach festen Regeln vererbt werden (☞ 3.9.2). Diese Strukturmerkmale können (bei anderen Individuen) Reaktionen des Abwehrsystems hervorrufen können, sind also **Antigene** (☞ auch 14.1.1).

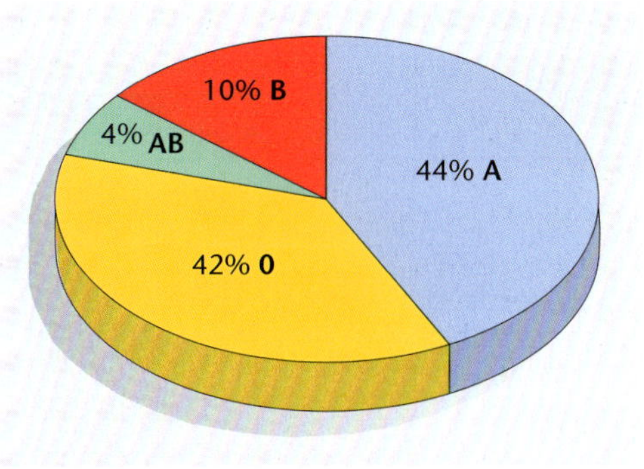

Abb. 13.15: Häufigkeitsverteilung der vier Blutgruppen in der deutschen Bevölkerung.

Wie kommt es zur Agglutination?

Im Blutplasma des Menschen mit den Blutgruppen A, B und 0 befinden sich Abwehrstoffe (*Antikörper,* ☞ 14.4.3) gegen die auf den Erythrozytenoberflächen der jeweils anderen Blutgruppen vorhandenen Antigene. So enthält Plasma der Blutgruppe A Antikörper gegen Erythrozyten der Blutgruppe B (kurz: **Anti-B**) und umgekehrt. Plasma der Blutgruppe 0 enthält Antikörper gegen die Blutgruppen A, B und AB (also **Anti-A** *und* **Anti-B**). Nur Plasma der Blutgruppe AB ist frei von solchen Antikörpern. Diese AB0-Antikörper werden in den ersten Lebensmonaten nach Kontakt mit bestimmten Darmbakterien gebildet, die zufällig die gleichen Antigene A und B tragen wie die Erythrozyten. Es werden jedoch immer nur Antikörper gegen diejenigen Antigene produziert, die nicht auf den eigenen Erythrozyten vorhanden sind.

Die Antikörper im AB0-System können aufgrund ihres Aufbaus (IgM-Antikörper, ☞ 14.4.3) die Erythrozyten miteinander vernetzen, so dass sich diese zusammenballen und das Blut verklumpt (☞ Abb. 14.10). Daher heißen die AB0-Antikörper auch **(Häm-)Agglutinine.**

Diese Agglutinationsreaktion macht man sich laborchemisch zunutze: Vermischt man Erythrozyten mit Anti-A- und Anti-B-Prüfserum, lässt sich so die AB0-Blutgruppe genau bestimmen (☞ Abb. 13.16).

Das Rhesussystem

Neben den AB0-Eigenschaften der Erythrozyten gibt es noch viele andere **Blutgruppensysteme,** also Antigenmuster auf Blutkörperchen. Klinisch am bedeutsamsten ist davon das **Rhesus-System.** Es umfasst mehrere Blutgruppenantigene (C, c, D, E, e), wobei das **Antigen D** das Wichtigste ist. 86 % der Bevölkerung haben das D-Antigen – sie sind *Rhesus-positiv (Rh+).* 14 % besitzen dagegen kein D-Antigen – sie sind *Rhesus-negativ (Rh–).* Gekennzeichnet wird Rh– auch durch den Buchstaben d, der nur das Fehlen von D anzeigen soll und nicht für ein eigenes Merkmal „d" steht.

13

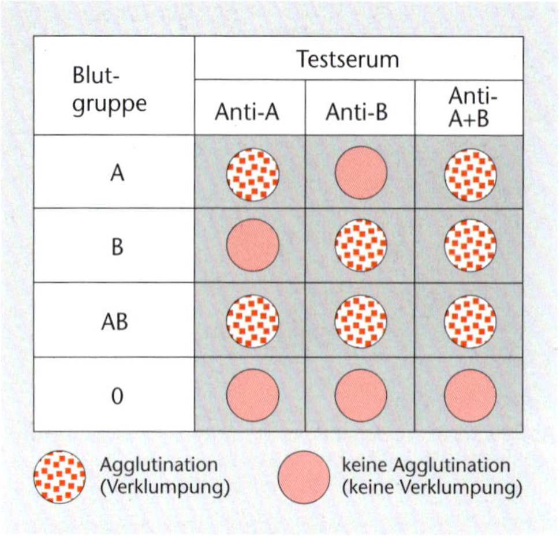

Abb. 13.16: Blutgruppenbestimmung mit Testserum – normales Reaktionsschema.

Insbesondere folgende drei Unterschiede zwischen AB0- und Rhesussystem sind von klinischer Bedeutung:

- Die Antikörper des Rhesussystems werden erst *nach* Kontakt mit „falschen" Erythrozyten gebildet (☞ unten)
- Die Antikörper des Rhesus-Systems können aufgrund ihrer anderen Struktur (sie gehören zu den IgG, ☞ 14.4.3 und 14.4.4) Zellen nicht direkt verklumpen, diese aber über die Aktivierung des *Komplementsystems* (☞ 14.2.4) auflösen *(lysieren)*
- Die Rhesus-Antikörper sind im Gegensatz zu denen des AB0-Systems plazentagängig (☞ 22.2.2).

Rhesusunverträglichkeit

Erhalten Rhesus-negative Patienten eine Bluttransfusion mit Rhesus-positivem Blut, so bilden sie *Anti-D-Antikörper.* Wird ihnen später im Leben erneut Rhesus-positives Blut transfundiert, kann es durch Antigen-Antikörper-Reaktionen zu Krankheitserscheinungen kommen, die denen bei AB0-Unverträglichkeit entsprechen können, meist aber nicht so stark ausgeprägt sind. Hingegen ist bei der Transfusion AB0-fremden Blutes bereits die Ersttransfusion gefährlich.

Morbus haemolyticus neonatorum

Bei jeder Geburt (aber auch oft bei Fehlgeburten oder Schwangerschaftsabbrüchen) gelangen kleine Mengen kindlichen Blutes in den mütterlichen Kreislauf. Ist die Mutter Rhesus-negativ, das Kind jedoch Rhesus-positiv, lösen die kindlichen Erythrozyten bei der Mutter eine Anti-D-Antikörperbildung aus. Wird die Mutter erneut mit einem Rhesus-positiven Kind schwanger, so greifen die plazentagängigen Rhesus-Antikörper der Mutter die kindlichen Erythrozyten im Mutterleib an. Zahlreiche Erythrozyten hämolysieren, es kommt beim Kind schon vor der Geburt zu Anämie, Gelbsucht (durch die Blutabbauprodukte ☞ 18.10.4) und schweren Ödemen (☞ 16.1.6). Dieser Symptomenkomplex wird als **Morbus haemolyticus neonatorum** bezeichnet und kann zum Tod des Kindes führen.

Die Bildung von Anti-D-Antikörpern bei der Mutter kann durch eine Injektion von Anti-D-Immunglobulin *(Anti-D-Prophylaxe)* etwa in der 28. Schwangerschaftswoche und sofort nach der Entbindung des ersten Rhesus-positiven Kindes verhindert werden. Die übergetretenen Antigene, die sich auf der Membranoberfläche der kindlichen Erythrozyten befinden, werden nun sofort durch die zugeführten Antikörper abgefangen. Dadurch kommt die mütterliche Antikörperbildung gar nicht erst in Gang.

13.4.2 Blutprodukte und Bluttransfusionen

Viele, gerade auch lebensbedrohliche Krankheitszustände gehen mit einem Mangel an Blutbestandteilen einher. Die *Substitution* (Ersatz) von **Blutprodukten** (labormedizinisch aufbereitete Blutbestandteile ☞ Kasten) ist deshalb häufig lebensrettend.

Übersicht: Die wichtigsten Blutprodukte

- **Erythrozytenkonzentrate** *(EKs):* Durch Blutspende gewonnenes Vollblut, das mittels spezieller Maschinen (Separatoren) in seine Einzelbestandteile aufgetrennt und weiterverarbeitet wird. EKs sind in 250-ml-Beuteln erhältlich und bei 4 °C 5–7 Wochen lagerungsfähig. Indikationen: Routinetransfusion bei akutem Blutverlust, z. B. während oder nach größeren Operationen. Die **Eigenbluttransfusion** ist bei planbaren operativen Eingriffen Alternative zur üblichen Bluttransfusion ohne Infektionsrisiko. Werden z. B. zwei Ery-Konzentrate benötigt, spendet der Patient etwa 1 und 2 Wochen vor der geplanten Operation je ca. 300 ml Blut, das dann während der OP zur Verfügung steht.
- **Thrombozytenkonzentrate** *(TKs):* Aus einer Vollblutspende isolierte Thrombozyten eines einzelnen oder mehrerer Spender. Indikation: schwerer Thrombozytenmangel
- **Fresh Frozen Plasma** *(FFP):* Schockgefrorenes, zellarmes Plasma, bei –30 °C ein Jahr haltbar. Indikationen: Bei Gerinnungsstörungen v. a. infolge eines komplexen Mangels an Gerinnungsfaktoren (z. B. bei Lebererkrankungen und Verbrauchskoagulopathie)
- **Humanalbumin:** Lösung aus menschlichem Albumin mit einem Eiweißanteil von 5–20 %. Indikation: Eiweißverluste z. B. nach Verbrennungen
- **Immunglobuline:** Antikörperpräparate, die vor allem zum Schutz vor Infektionskrankheiten bei hohem Ansteckungsrisiko oder nach möglichem Erregerkontakt, z. B. im Rahmen der Tetanusprophylaxe nach Verletzung (Tetagam®), gegeben werden

Jede Übertragung von Blutprodukten birgt vor allem zwei Risiken:

- Das Risiko der Unverträglichkeitsreaktion – jede Bluttransfusion entspricht immunologisch gesehen einer Transplantation
- Das Risiko der Übertragung von Krankheitserregern, insbesondere von Viren (z. B. HIV, Hepatitis B, C).

Unter der Voraussetzung einer sachgerechten Aufarbeitung, Austestung und Konservierung ist das Infektionsrisiko durch Blutkonserven in Deutschland heute fast vernachlässigbar.

Um Agglutinationsreaktionen und andere Unverträglichkeiten auszuschließen, sind neben anderen Tests **Kreuzproben** gesetzlich vorgeschrieben, die in der **Blutbank** – dem zentralen Krankenhausdepot für Blutprodukte – durchgeführt werden. Man unterscheidet den *Majortest,* bei dem die Verträglichkeit der Spendererythrozyten mit dem Empfängerserum überprüft wird, vom *Minortest,* der die Verträglichkeit der Empfängererythrozyten mit dem Spenderserum beurteilt (☞ Abb. 13.17).

Um Verwechslungen zu vermeiden, führt der Arzt noch unmittelbar vor der Transfusion am Krankenbett mit handlichen Prüfkärtchen einen *Bedside-Test* (bedside = engl. Bettrand) durch (☞ Abb. 13.18).

Leichte Transfusionsreaktionen zeigen sich durch Unruhe, Kopfschmerzen, Schwindel, Übelkeit, Erbrechen, Fieber, Schüttelfrost und Juckreiz. Schwere Unverträglichkeiten, meist aufgrund einer Verwechslung der AB0-Gruppe, äußern sich zunächst durch Kreuzschmerzen und Hitzewallungen, Fieber, Schüttelfrost, Schock und Zeichen einer akuten Hämolyse mit nachfolgenden Herzrhythmusstörungen und Nierenversagen.

Aufbewahrungspflicht

Nach einer Transfusion muss der leere Konservenbeutel samt Infusionsbesteck noch für mindestens 24 Stunden im Kühlschrank aufbewahrt werden, damit im Falle von Unverträglichkeitsreaktionen Nachuntersuchungen des transfundierten Blutes möglich sind.

13.5 Die Blutstillung (Hämostase)

Nicht nur bei äußerlich sichtbaren Verletzungen ist die Intaktheit des Gefäßsystems gefährdet – ständig werden im Körper kleinste Gefäße un-

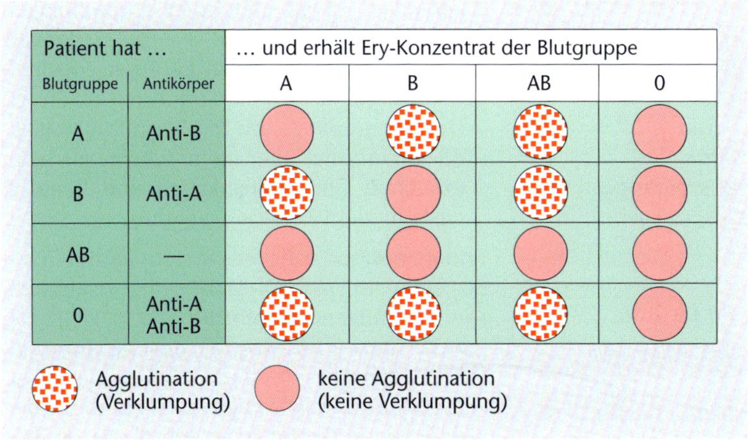

Abb. 13.17: Majortest. Empfängerserum wird mit Spendererythrozyten vermischt. Beispiel: Empfängerserum der Blutgruppe A zeigt keine Agglutination mit Erythrozyten der Blutgruppe A und der Gruppe 0. Erythrozyten der Blutgruppe 0 tragen auf ihrer Oberfläche keine Antigene des AB-Systems und vertragen sich deshalb mit den Seren aller anderen Blutgruppen.

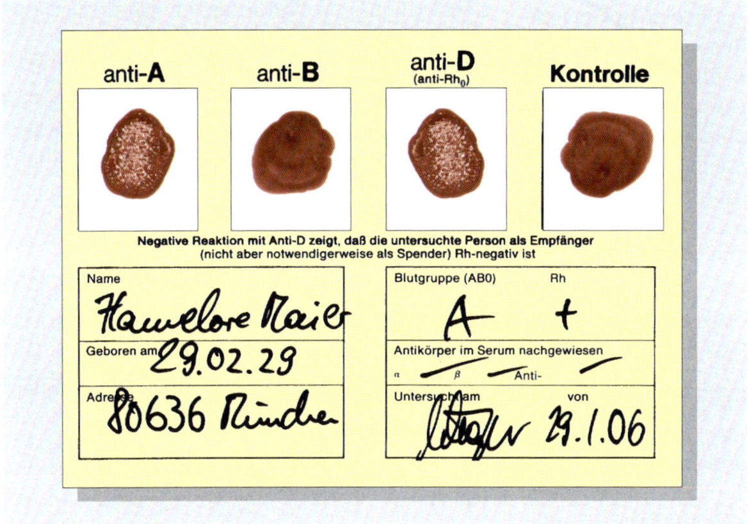

Abb. 13.18: Bedside-Test. Die vorbehandelten Prüfkärtchen enthalten in den einzelnen Feldern Anti-A, Anti-B und Anti-D. Nach dem Auftragen jeweils eines Tropfens Blut in die einzelnen Felder ist es in diesem Fall zu einer Agglutination bei Anti-A und Anti-D, nicht aber bei Anti-B gekommen; die Patientin hat also die Blutgruppe A und ist Rhesus-positiv.

dicht, so etwa bei Wachstumsprozessen, bei Entzündungen oder beim Stoß gegen einen harten Gegenstand. Da das arterielle Gefäßsystem unter Druck steht, könnte der Körper auch bei kleineren Gefäßverletzungen verbluten. Um dies zu verhindern, werden undichte Gefäße durch das **Blutstillungssystem** *von innen heraus* abgedichtet. Dabei greifen drei Reaktionsabläufe ineinander:

- Die Gefäßreaktion
- Die Thrombozytenadhäsion und -aggregation
- Die Blutgerinnung.

Gefäßreaktion und Thrombozytenadhäsion/-aggregation werden als **primäre Hämostase** bezeichnet, die Blutgerinnung als **sekundäre Hämostase.**

13.5.1 Die Thrombozyten

Eine entscheidende Rolle bei der primären Hämostase spielen die **Thrombozyten** *(Blutplättchen),* kernlose Scheibchen, die im Knochenmark gebildet und 1 – 2 Wochen später vor allem in Milz und Leber wieder abgebaut werden (☞ Abb. 13.19). Sie sind nur ca. 1 – 4 µm groß und 0,5 µm dick. Beim Gesunden findet man 150 – 400 Thrombozyten pro Nanoliter Blut.

Eine erhöhte Thrombozytenzahl **(Thrombozytose)** tritt beispielsweise bei Infektionskrankheiten und Tumoren auf. Es kommt dadurch gehäuft zur Thrombenbildung (☞ 13.5.7). Bei einem Mangel an Thrombozyten **(Thrombozytopenie)** hingegen versagt der Mechanismus der primären Hämostase (Details ☞ 13.5.4).

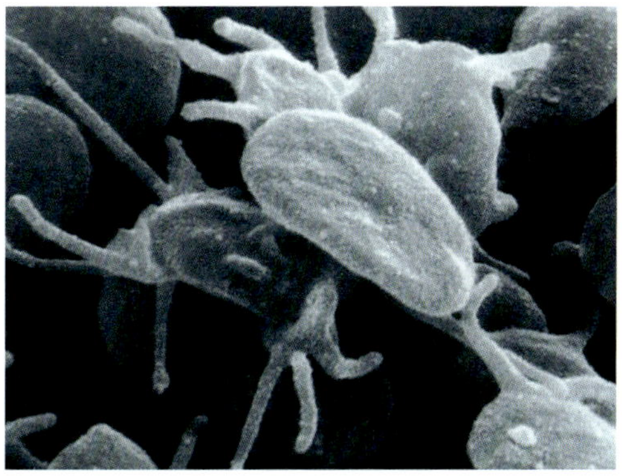

Abb. 13.19: Thrombozyten (Blutplättchen) während der Aggregation. Die Thrombozyten stülpen mikrovilliartige (fingerartige) Fortsätze aus, womit die Vernetzungsreaktion bis zur Bildung des Thrombus in Gang gesetzt wird. [C160]

13.5.2 Die Bildung der Thrombozyten (Thrombozytopoese)

Manche Stammzellen des Knochenmarks differenzieren sich zu **Megakaryoblasten.** Diese sind mit 25 µm Durchmesser sehr groß, besitzen einen runden Zellkern ohne Nukleoli und ein bläulich anfärbbares Zytoplasma. Hieraus entwickeln sich über den Zwischenschritt des **Promegakaryozyten** die **Megakaryozyten,** auch *Knochenmarksriesenzellen* genannt. Sie sind mit einem Durchmesser zwischen 30 und 100 µm die größten Knochenmarkszellen. Durch Abschnürungen vom Zytoplasma des Megakaryozyten entstehen etwa 4000 – 5000 **Thrombozyten.** Die Außenmembran der Thrombozyten leitet sich vom endoplasmatischen Retikulum der Megakaryozyten ab.

13.5.3 Die Gefäßreaktion

Unmittelbar nach einer Verletzung kommt es zur Verengung des verletzten Blutgefäßes *(Vasokonstriktion).* Dadurch fließt weniger Blut durch das betroffene Gebiet, und der Blutverlust wird eingeschränkt. Das verletzte Gefäßendothel rollt sich zusammen und verklebt.

13.5.4 Die Thrombozytenfunktionen

Wird ein Gefäß verletzt, lagern sich die Thrombozyten an die Bindegewebsfasern der Wundränder an **(Thrombozytenadhäsion).** Die Thrombozyten verformen sich und ballen sich zusammen **(Thrombozytenaggregation),** es entsteht ein **Thrombozytenpfropf** *(Thrombozytenthrombus),* der die Wunde – wenn sie nicht allzu groß ist – in 1 – 3 Minuten verschließt. Diese Zeit von der Verletzung bis zum Stillstand der Blutung heißt **Blutungszeit.**

Während der Aggregation setzen die Thrombozyten aus ihren Granula verschiedene Substanzen frei: **Thromboxan A_2** fördert die Vasokonstriktion des verletzten Gefäßes, der **Thrombozytenfaktor 3** (kurz *TF 3,* auch *Plättchenfaktor 3*), ein Phospholipid der Thrombozytenmembran, spielt eine wichtige Rolle bei der Blutgerinnung (☞ 13.5.5).

Der Thrombus, der sich in der oben beschriebenen Weise langsam an den Wundrändern abscheidet, wird wegen seiner Farbe **weißer Abscheidungsthrombus** genannt. Im Gegensatz dazu bezeichnet man einen Thrombus, in dem sich zusätzlich Erythrozyten einlagern, als **roten Thrombus.**

Letzterer entsteht:

- In Form eines *roten Abscheidungsthrombus* als Produkt der späteren sekundären Hämostase oder
- In Form eines *Gerinnungsthrombus,* wenn die Gerinnung z. B. durch zu langsam fließendes Blut *(Stase)* ausgelöst wird und die Blutsäule im gesamten Gefäßquerschnitt „erstarrt" (☞ 13.5.7).

13

13.5.5 Die Blutgerinnung

Gefäßreaktion und Thrombozytenaggregation stoppen kleinere Blutungen zwar innerhalb weniger Minuten *vorläufig*, doch reichen sie allein für einen *dauerhaften* Blutungsstillstand nicht aus: Bereits nach wenigen Minuten nämlich beginnen sich die verengten Gefäße wieder zu erweitern, und ohne weitere Mechanismen könnte der Thrombozytenpfropf aufgelöst oder fortgespült werden – die Blutung würde wieder einsetzen.

Praktisch gleichzeitig mit der Thrombozytenaggregation beginnt die **Blutgerinnung** *(plasmatische Gerinnung)* durch Bildung eines faserigen Netzes aus **Fibrin** um den Thrombozytenpfropf herum; der **endgültige Thrombus** entsteht (☞ Abb. 13.20). Damit es zur Fibrinbildung im Blut kommen kann, müssen sich zuvor viele *Gerinnungsfaktoren* einer nach dem anderen – im Sinne einer Kettenreaktion – aktivieren. Man bezeichnet diese Hintereinanderschaltung von Reaktionsschritten als **Gerinnungskaskade.**

Die Gerinnungsfaktoren

Die **Gerinnungsfaktoren** sind Eiweißkörper im Blut, die, wenn sie aktiviert sind, wie Enzyme wirken, also bestimmte chemische Reaktionen beschleunigen. Traditionell bezeichnet man sie mit römischen Ziffern von I – XIII:

- Faktor I = **Fibrinogen**
- Faktor II = **Prothrombin**
- Faktor III = **Gewebsthrombokinase** *(Gewebsfaktor)*, Startpunkt des exogenen Gerinnungssystems (☞ unten)
- Faktor IV = **Kalzium**
- **Faktor V** = *Proaccelerin*
- Faktor VI entspricht aktiviertem Faktor V
- **Faktor VII** = *Proconvertin*
- **Faktor VIII** = *Hämophilie-A-Faktor (antihämophiles Globulin A)*
- **Faktor IX** = *Hämophilie-B-Faktor (Christmas-Faktor)*
- **Faktor X** = *Stuart-Prower-Faktor*
- **Faktor XI** = *Rosenthal-Faktor*
- **Faktor XII** = *Hageman-Faktor*, Startpunkt des endogenen Gerinnungssystems (siehe unten)
- **Faktor XIII** = *fibrinstabilisierender Faktor.*

Die Gerinnungskaskade im Detail

Das Gerinnungssystem wird über zwei verschiedene Wege aktiviert:

- Das **exogene System** *(extrinsic system, extravaskulärer Weg)* wird bei größeren, äußeren Gewebsverletzungen aktiviert, bei denen es zur Einblutung in das umliegende Gewebe kommt. Sobald Blut infolge einer Gefäßzerreißung in das Gewebe übertritt, wird der Gerinnungsfaktor III (Gewebsthrombokinase) freigesetzt. Gewebsthrombokinase aktiviert Faktor VII und setzt damit die Gerinnungskaskade sekundenschnell in Gang. Der aktivierte Faktor VII wandelt mit Hilfe von Kalzium Faktor X in seine aktive Form um (☞ Abb. 13.21)
- Ist der Gefäßschaden auf die Gefäßinnenhaut (Endothel) beschränkt, wird das exogene System nicht aktiviert. Hier startet die Gerinnung über das **endogene System** *(intrinsic system, intravaskulärer Weg)*. Die Gerinnung beginnt damit, dass sich Faktor XII durch Kontakt mit dem verletzten Endothel in seine aktive Form umwandelt *(Kontaktaktivierung)*, die dann Faktor XI und dieser wiederum Faktor IX aktiviert. Der aktivierte Faktor IX wandelt zusammen mit Faktor VIII den Faktor X in seine aktive Form um, wozu zusätzlich Kalziumionen und der schon erwähnte Thrombozytenfaktor 3 (TF 3) aus den am verletzten Gefäß haftenden Thrombozyten gebraucht werden. Dass TF 3 nur an der verletzten Stelle vorhanden ist, trägt entscheidend dazu bei, dass die Gerinnung auf diesen Ort beschränkt bleibt. Die Gerinnungskaskade verläuft hier über mehr Schritte als beim exogenen Gerinnungssystem und benötigt deshalb mehr Zeit (ca. 1 – 6 min).

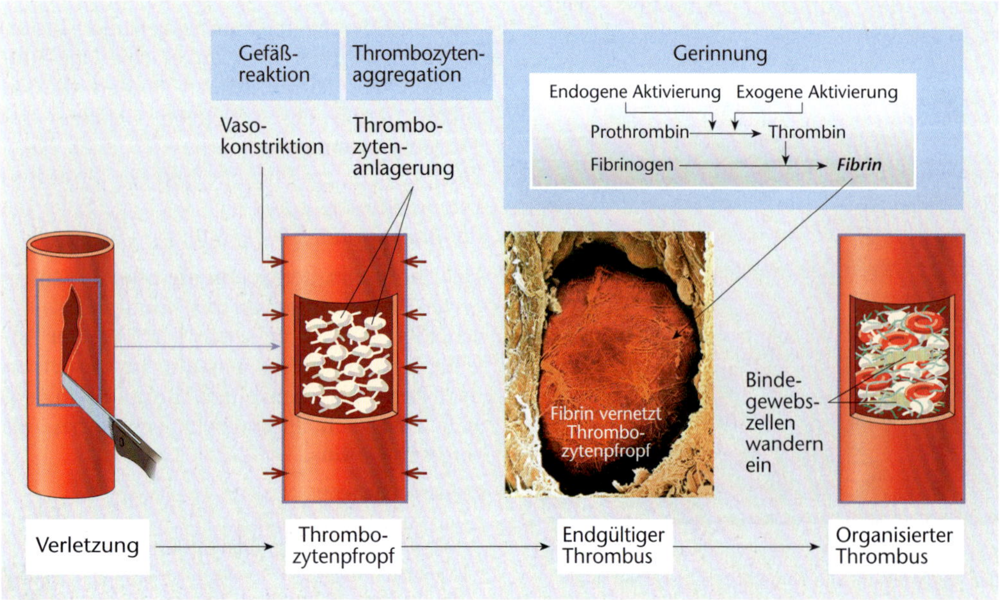

Abb. 13.20: Übersicht über die Blutstillung (Hämostase). Im Gegensatz zu dem zuerst entstehenden weißen Thrombozytenpfropf enthält der fibrinvernetzte rote Thrombus auch Erythrozyten. [Foto: J600-107]

Endogenes und exogenes System kommen auf der Stufe der Faktor-X-Aktivierung zusammen. Die nun folgenden Schritte laufen gleich ab **(gemeinsame Endstrecke der Gerinnung):** Faktor X führt zusammen mit Faktor V und Kalzium Prothrombin in aktives Thrombin über, welches dann Fibrinogen in Fibrin umwandelt. Der Fibrin stabilisierende **Faktor XIII** schützt den endgültigen Thrombozytenpfropf vor vorzeitiger Auflösung.

So vollständig getrennt wie oben der besseren Anschaulichkeit halber dargestellt, sind exogenes und endogenes System allerdings nicht. Beispielsweise kann Faktor IX des endogenen Systems auch durch das exogene System aktiviert werden.

Die Schlüsselrolle des Kalziums

Kalzium nimmt nicht nur für die Thrombinbildung, sondern auch für mehrere andere Reaktionsschritte eine Schlüsselstellung ein.

Man kann deshalb Blut ungerinnbar machen, indem man durch Zusatz von Natriumzitrat oder EDTA die Kalziumionen bindet. Dies ist wichtig für die Herstellung von Blutkonserven oder für die Konservierung von Proben vor Blutgerinnungstests.

Synthese der Gerinnungsfaktoren

Fibrinogen, Prothrombin und die übrigen Gerinnungsfaktoren werden in der Leber synthetisiert. Deshalb können Lebererkrankungen (insbesondere eine Leberzirrhose im fortgeschrittenen Stadium ☞ 18.10.8) zu einem Gerinnungsfaktormangel und folglich zu Gerinnungsstörungen führen. Für die Bildung von Prothrombin (Faktor II) und den Gerinnungsfaktoren VII, IX und X benötigt die Leber **Vitamin K** (☞ 19.7). Da Vitamin K zu den fettlöslichen Vitaminen zählt, kann es von der Darmwand nur in Gegenwart von Fetten und Gallenflüssigkeit resorbiert werden. Hauptursachen eines Vitamin-K-Mangels sind Störungen der Fettresorption sowie lang andauernde Antibiotikatherapien, da sie die normale Darmflora abtöten können, welche einen Großteil des Vitamin K beisteuert.

Gerinnselretraktion und -organisation

Das Fibrinnetz zieht sich in der Folge zusammen *(Retraktion)* und nähert dadurch die Wundränder einander an – die Wunde verkleinert sich. In das stabile, netzförmige Fibrin können nun Fibroblasten (Bindegewebszellen ☞ 5.5.5) einwachsen, den Thrombus bindegewebig umbauen (organisieren) und die Wunde endgültig verschließen. Eine **Narbe** entsteht.

13

Hemmstoffe der Gerinnungsfaktoren

So sinnvoll und notwendig die Gerinnung ist – überschießend oder am falschen Ort würde sie zu Gefäßverschlüssen mit unter Umständen lebensbedrohlichen Durchblutungsstörungen führen.

Im Blut zirkulieren deshalb auch ständig Hemmstoffe der Gerinnungsfaktoren. Diese **Inhibitoren** sorgen, neben TF 3 (☞ oben), u. a. auch dafür, dass die Blutgerinnung nur an der Verletzungsstelle erfolgt. Die wichtigsten Inhibitoren sind das *Antithrombin III* **(AT III)** sowie **Protein C** und **Protein S** (Details ☞ Abb. 13.21). Ein Mangel an Inhibitoren kann Thrombosen verursachen.

Abschluss der Wundheilung und Fibrinolyse

Es wäre nicht sinnvoll, wenn das verletzte Gefäß dauerhaft verschlossen bliebe. Tage bis Wochen nach erfolgter Wundheilung werden deshalb die Fibrinpfröpfe in mehreren Reaktionsschritten oftmals wieder abgebaut und damit die verschlossenen Blutgefäße wieder geöffnet *(rekanalisiert)*. Außerdem werden auch beim Gesunden geringe Mengen Fibrin gebildet, die wieder aufgelöst werden müssen. Diese Reaktionskette, die zur Auflösung von Fibrin und damit von Thromben führt, heißt **Fibrinolyse** (Lyse = Auflösung; ☞ Abb. 13.22).

Die Fibrinolyse wird durch das Enzym **Plasmin** in Gang gesetzt. Plasmin selbst kommt im Blut nur in einer inaktiven Vorstufe vor, dem **Plasminogen.** Bei Bedarf wird Plasminogen über Aktivatoren in das aktive Plasmin überführt. Zu den physiologischen Aktivatoren zählen z. B. die **Urokinase** *(uPA = urokinase plasminogen activator)* und der *Gewebsplasminogenaktivator* (**tPA** = *tissue plasminogen activator).*

Im Gegensatz zur Fibrinbildung verläuft die Fibrinolyse zunächst sehr langsam, da sich der Körper nach einer Verletzung vor einer vorzeitigen Gerinnselauflösung schützen muss und deshalb **Antiplasmine,** das heißt Hemmstoffe der Fibrinolyse, bildet.

13.5.6 Gerinnungsdiagnostik

Zur Überprüfung des Gerinnungs- beziehungsweise Blutstillungssystems gibt es eine Reihe von Tests. Man benötigt dazu meist *Zitratblut,* das ist durch Zusatz von Natriumzitrat ungerinnbar gemachtes Blut. Die wichtigsten Tests sind:

- **Quick** *(Thromboplastinzeit, Prothrombinzeit):* Zitratblut wird mit Gewebsthrombokinase und Kalzium vermischt, wodurch die Gerinnungskaskade in Gang gebracht wird. Die Dauer bis zum Einsetzen der Gerinnung ist vor allem abhängig von den Faktoren I, II, V, VII und X (☞ Abb. 13.21), d. h. der Quick-Test prüft in erster Linie das exogene System. Der Quick-Wert wird bezogen auf eine Standardzeit in Prozent angegeben; normal sind 70 – 120 %. Bei Gerinnungsstörungen oder bei der therapeutischen Antikoagulation kann er bis auf Werte von 15 % abfallen. Bei der Marcumar®-Therapie (☞ 13.5.8) überwacht man mit dem Quick-Wert die Medikamentenwirkung (angestrebt je nach Grunderkrankung 15 % – 25 %)
- **INR** *(International normalized ratio):* Nachteil des Quick-Wertes ist, dass er stark vom verwendeten Reagens abhängt und die Werte unterschiedlicher Labors nicht miteinander verglichen werden können. Daher wird bei der Therapiekontrolle zunehmend die INR bestimmt, bei der diese Unterschiede durch einen entsprechenden Korrekturfaktor ausgeglichen werden. Der Normalwert ist 1,0
- **PTT** *(partielle Thromboplastinzeit):* Zitratplasma wird mit Kalzium, einem gemahlenen Mineral (z. B. Kaolin oder Siliziumdioxid) zur Kontaktaktivierung und Thrombozytenfaktor 3 vermischt und dann die Zeitdauer bis zum Einsetzen der Gerinnung ermittelt. Die Dauer ist labor- bzw. methodenabhängig. Diese Methode erlaubt eine Kontrolle der im *endogenen System* wirksamen Faktoren. Eine verlängerte PTT deutet meist auf einen Mangel an Faktor VIII oder IX hin. Die PTT ist auch wichtig für die Überwachung einer Vollheparinisierung (☞ 13.5.8) und wird dabei etwa auf eine Verdopplung des Normalwertes eingestellt
- **TZ** *(Thrombinzeit,* auch *Plasmathrombinzeit,* kurz *PTZ):* Nach Zusatz von Thrombin zu Zitratplasma wird die Gerinnungszeit gemessen (normal 17 – 24 s). Die Messung der TZ ist eine Methode zur Überwachung einer Heparinisierung oder einer Lyse-Therapie. Die TZ soll dabei das 2- bis 3-fache des Normalwertes betragen
- **Blutungszeit:** Screeningtest für die Thrombozytenfunktion. Normalwert 1 – 3 min
- **Thrombozytenzahl:** Normalwert 150 – 400 nl = 150 000 – 400 000/µl
- **Aggregationsfähigkeit der Thrombozyten:** Nach Zugabe einer aggregationsfördernden Substanz, z. B. Kollagen, wird das gebildete Thrombozytenaggregat geprüft
- **Fibrinogenkonzentration:** Sie wird z. B. zur Diagnostik einer erhöhten Blutungsneigung bestimmt (☞ 13.5.9). Normalwert 4,4 – 10,3 µmol/l = 1,5 – 3,5 g/l
- **Fibrinmonomere:** Ein Konzentrationsanstieg spricht für eine erhöhte Thrombinaktivität und damit für eine Hyperkoagulabilität.

13.5.7 Thrombose und Embolie

Wenn sich innerhalb eines Gefäßes ein Blutgerinnsel bildet und das Gefäß verschließt, entsteht eine **Thrombose** *(Blutpfropfbildung).* Drei Faktoren begünstigen ihre Entstehung *(Virchow-Trias):*

- Eine *Blutströmungsverlangsamung* **(Stase),** wie sie z. B. bei Ruhigstellung (etwa durch Gips, OP oder Bettlägerigkeit) auftritt
- Eine *erhöhte Gerinnungsbereitschaft* **(Hyperkoagulabilität),** z. B. infolge eines Protein-S-, Protein-C- oder Antithrombin-III-Mangels. Mit ca. 5 % der Bevölkerung häufigste Ursache ist die **Faktor-V-Leiden-Mutation:** Durch einen genetischen Defekt ist Faktor V nicht mehr durch Protein C inaktivierbar *(APC-*

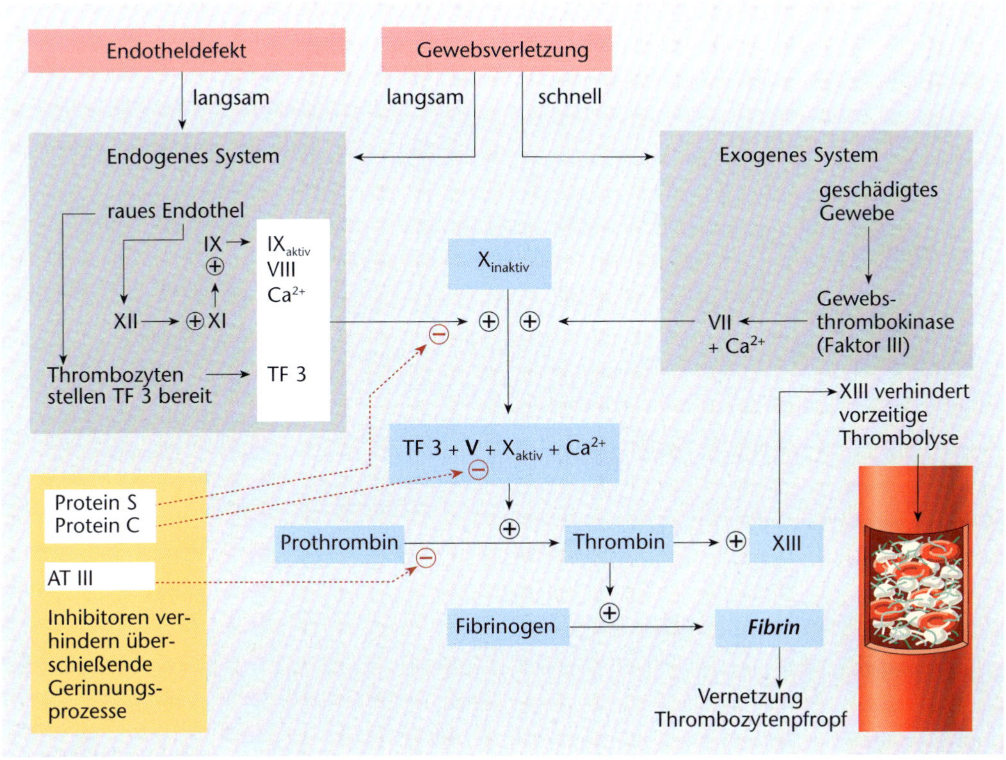

Abb. 13.21: Die Gerinnungskaskade.

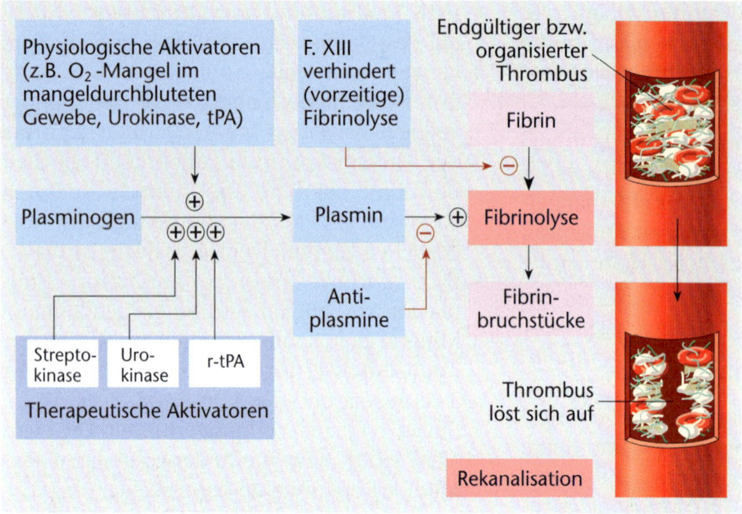

Abb. 13.22: Die Schritte der Fibrinolyse. Ins Blickfeld der modernen Medizin gerät immer mehr die therapeutische Aktivierung der Fibrinolyse, die die Chance zur Auflösung lebensbedrohlicher Gefäßverschlüsse eröffnet (z. B. beim Herzinfarkt).

Resistenz = Resistenz gegen aktiviertes Protein C), was eine überschießende Gerinnung zur Folge hat (☞ Abb.13.21)
- **Gefäßwandschäden** (z. B. arteriosklerotische Intimaschäden ☞ Abb. 16.3), welche die Thrombozytenaggregation begünstigen.

Eine Thrombose kann in Arterien auftreten, viel häufiger sind jedoch die Venen betroffen.

Venöse Thrombosen

Eine **tiefe (Bein-)Venenthrombose** *(Phlebothrombose)* trifft in 60 % der Fälle das linke Bein; seltener beide Beine oder die Beckenvenen. Der Patient bemerkt oft nur ein einseitiges Schwere- und Spannungsgefühl. Vielfach bestehen auch ein Unterschenkel- und/oder Oberschenkelödem und eine lokale Überwärmung.

Löst sich der Thrombus oder ein Teil davon ab, so wandert er mit dem Blutstrom; er wird dann als **Embolus** bezeichnet. Er verursacht eine **Embolie,** sobald er in einen engen Gefäßabschnitt gelangt, dort stecken bleibt und dieses Gefäß verstopft. Losgelöste Thromben aus den Becken- oder tiefen Beinvenen durchwandern häufig das rechte Herz und verlegen dann Abschnitte des Lungenkreislaufs. Sie sind die häufigste Ursache einer **Lungenembolie,** einer gefährlichen Komplikation nach Operationen und Entbindungen.

Wegen der Lungenemboliegefahr muss jede tiefe Beinvenenthrombose behandelt werden:
- Vollheparinisierung
- Straffer Kompressionsverband
- Evtl. Bettruhe; v. a. wenn ein bettlägeriger Patient eine frische Thrombose hat oder es sich um einen langstreckig nicht sehr fest haftenden Thrombus handelt („flottierender Thrombus“)
- Evtl. Versuch der therapeutischen Fibrinolyse (Thrombolyse, Lyse-Therapie), das heißt der gezielten Thrombusauflösung
- Langfristige Kompressionstherapie zur Entlastung des durch die Thrombose meist teilweise zerstörten Venensystems.

Arterielle Thrombosen und Embolien

Gelegentlich entwickeln sich im *arteriellen* Gefäßsystem Thromben, die sich von der Gefäßwand lösen und als Embolus engere Gefäßabschnitte verschließen können. So kann beispielsweise ein Thrombus aus dem linken Vorhof des Herzens zu einer akuten Durchblutungsstörung einer Beinarterie führen. Typische Krankheitssymptome sind eine weißliche Verfärbung der Haut des betroffenen Beines, starke Schmerzen und Bewegungsunfähigkeit. Im Fall der Beinarterie sind die Fußpulse nicht mehr zu tasten. Später kommt es zur bläulichen Verfärbung des absterbenden Gewebes distal des Verschlusses. Die Behandlung erfolgt durch Schmerzbekämpfung und – je nach Einzelfall – durch rasche chirurgische Entfernung des Embolus *(Embolektomie),* Fibrinolyse oder Heparinisierung.

13.5.8 Antikoagulation und Thrombolyse

Um die Gefahr einer Thrombose bzw. einer Embolie bei einem Risikopatienten zu vermindern, wird die Gerinnungsfähigkeit des Blutes medikamentös herabgesetzt. Man bezeichnet dies als **Antikoagulation.** Die beiden wichtigsten Medikamente zur Antikoagulation sind das **Heparin** und die **Cumarinderivate** (☞ Abb. 13.23). Hat sich bereits ein Thrombus gebildet, wird auch die Fibrinolyse aktiviert, spricht man von **Thrombolyse** (oder kurz *Lyse*).

Heparin

Heparin verhindert die Bildung von Fibrin, hauptsächlich indem es mit Antithrombin III einen Komplex bildet und dadurch die aktivierten Faktoren II und X hemmt.

Zur Verhütung von Thrombosen *(Thromboseprophylaxe)* dient die **Low-Dose-Heparinisierung,** heute meist mit der einmal täglichen subkutanen Injektion eines *niedermolekularen oder fraktionierten Heparins (NMH,* Clexane® oder Fragmin®*).* Die *Vollheparinisierung* (**High-dose-** oder *therapeutische* **Heparinisierung**) dient der Verhinderung weiterer Thrombusbildung nach bereits entstandenen Venenthrombosen oder Lungenembolien. Ferner wird sie bei Herzinfarkt, bei künstlichen mechanischen Herzklappen in der Schwangerschaft sowie arteriellen Gefäßverschlüssen eingesetzt. Sie kann entweder intravenös über Infusionspumpen (Perfusor®) mit *unfraktioniertem Heparin* (z. B. Liquemin®) oder durch gewichtsangepasste subkutane Injektion niedermolekularer Heparine durchgeführt werden.

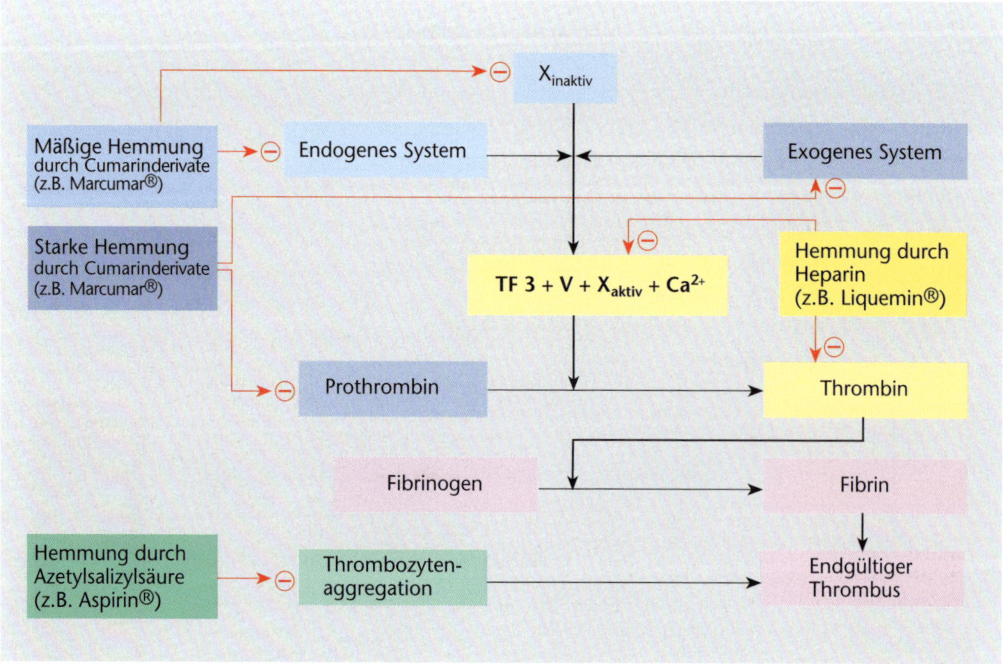

Abb. 13.23: Heparin, Cumarinderivate und Azetylsalizylsäure greifen an verschiedenen Stellen der Gerinnungskaskade hemmend ein (vereinfachtes Schema).

Thromboseprophylaxe

Da ohne (medikamentöse) Thromboseprophylaxe immer wieder Patienten an den Folgen einer Thrombose versterben, wird die wenig belastende Low-dose-Heparinisierung bei allen Patienten durchgeführt, die weniger als sechs Stunden am Tag das Bett verlassen. Sie kann durch aktive Bewegungsübungen und *medizinische Thromboseprophylaxestrümpfe* ergänzt werden, die die oberflächlichen Venen komprimieren und so den venösen Rückfluss im tiefen Venensystem verbessern. Der beste Schutz vor Thrombose ist allerdings die frühzeitige Mobilisation des Patienten.

Cumarinderivate

Zur Langzeitantikoagulation werden fast nur **Cumarinderivate** (z. B. Phenprocoumon = *Marcumar®*) eingesetzt, die im Gegensatz zu den Heparinen in Tablettenform gegeben werden können. Sie greifen in die Bildung der Gerinnungsfaktoren in der Leber ein. Cumarinderivate sind *Antagonisten* (Gegenspieler) des *Vitamin K* und hemmen somit die Bildung der Gerinnungsfaktoren II, VII, IX und X in der Leber. Marcumar® wirkt sehr lange und ist deshalb schlecht steuerbar. Um eine zu starke Gerinnungshemmung mit unvertretbar hoher Blutungsgefahr zu vermeiden, muss die Dosierung regelmäßig über den Quick- oder INR-Wert kontrolliert werden.

Bei Marcumar®-Einnahme beachten

Patienten, die Marcumar® einnehmen, müssen darauf achten, sich nicht zu verletzen und einen entsprechenden Marcumar®-Pass bei sich tragen. Ihnen dürfen (ebenso wie vollheparinisierten Patienten) keinesfalls intramuskuläre Injektionen verabreicht werden, da Einblutungen ins Gewebe drohen. Auch sollten die Patienten stark Vitamin-K-haltige Lebensmittel wie etwa grüne Gemüse und Salate nur in Maßen und immer etwa gleichen Portionen verzehren, da sie die Wirkung des Marcumar® herabsetzen.

Die Cumarintherapie wird z. B. zur Rückfallprophylaxe nach Bein- oder Beckenvenenthrombose, nach Lungenembolie sowie nach akutem Herzinfarkt bei zusätzlichen Risikofaktoren für etwa 3 – 12 Monate, eventuell auch länger, eingesetzt.

Azetylsalizylsäure

Die seit langem als Schmerzmittel eingesetzte **Azetylsalizylsäure** (kurz ASS, z. B. Aspirin®) ist kein Antikoagulans sondern hemmt die Thrombozytenaggregation und eignet sich so zur Vorbeugung einer Thrombenbildung in den Arterien. Sie wird daher zur Prophylaxe von Herzinfarkt (☞ 15.7.3) und Schlaganfall (☞ 9.12) eingesetzt.

Therapeutische Thrombolyse

Mit Hilfe von fibrinolytischen Substanzen kann versucht werden, thrombotische oder embolische Gefäßverschlüsse aufzulösen. Man verwendet als fibrinolytische Medikamente neben der aus Bakterien (Streptokokken ☞ 14.9.2) gewonnenen **Streptokinase** u. a. die aus menschlichem Urin gewonnene **Urokinase** und das gentechnisch hergestellte **r-tPA** (*rekombinanter tissue* [= Gewebs-] *Plasminogenaktivator*). Die Rekanalisation gelingt zwar oft, Spontanblutungen und erneute Verschlüsse *(Rethrombosen)* nach Beendigung der Therapie sind jedoch häufig.

13.5.9 Erhöhte Blutungsneigung (hämorrhagische Diathese)

Eine *erhöhte Blutungsneigung* wird als **hämorrhagische Diathese** bezeichnet. In leichten Fällen klagen die Patienten nur über vermehrtes Nasenbluten oder gehäufte blaue Flecke, in schwersten Fällen kann es ohne sichtbaren Auslöser zu tödlichen Blutungen kommen.

Entsprechend den Komponenten des Gerinnungssystems lassen sich unterscheiden:

Thrombozytenstörungen

Eine verminderte Thrombozytenzahl wird als **Thrombozytopenie** bezeichnet, eine Thrombozytenfunktionsstörung als **Thrombozytopathie.** Eine merklich erhöhte Blutungsneigung tritt meist erst bei Thrombozytenzahlen unter 30/nl (= 30 000/µl) auf. Typisch für thrombozytenbedingte Blutungen sind stecknadelkopfgroße Kapillarblutungen (*Petechien* ☞ Abb. 13.24) oder kleinflächige Blutungen *(Purpura).*

Koagulopathien

Koagulopathien sind durch Mangel oder Funktionsstörungen der Gerinnungsfaktoren bedingt. Relativ häufig ist die **Hämophilie A,** die so genannte *Bluterkrankheit.* Bei der Hämophilie A besteht ein Mangel an *Faktor VIII*, bei der viel selteneren **Hämophilie B** liegt ein *Faktor-IX-Mangel* vor. Beide werden X-chromosomal rezessiv (☞ 5.2.2 und 3.9.3) vererbt und treten deshalb fast ausschließlich bei Männern auf.

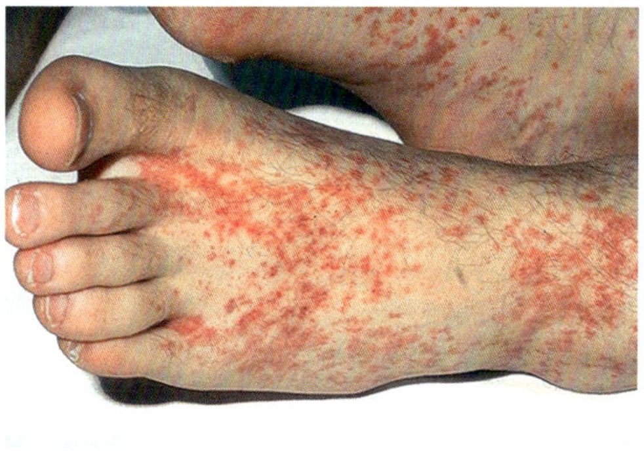

Abb. 13.24: Patient mit stecknadelkopfgroßen Blutungen (Petechien) infolge Thrombozytopenie. [T127]

Patienten mit einer Hämophilie leiden schon bei kleinsten Verletzungen nicht nur unter Hämatomen, sondern auch unter schweren, nicht zu stillenden Blutungen, die häufig in Gelenkhöhlen **(Hämarthros)** auftreten und dort längerfristig zu schweren arthrotischen Veränderungen bis zur völligen Gelenkzerstörung führen können. Deshalb muss nach Verletzungen der fehlende Gerinnungsfaktor rasch durch Gerinnungsfaktoreninjektion *substituiert* (ersetzt) werden.

Verbrauchskoagulopathie ☞ 14.8.1

Vasopathien

Auch **Vasopathien,** also Gefäßerkrankungen wie z. B. Gefäßentzündungen oder -fehlbildungen, können zu einer erhöhten Blutungsneigung führen. Das Beschwerdebild ist hier oft uncharakteristisch.

13.6 Das lymphatische System

Als **lymphatisches System** bezeichnet man die Gesamtheit aller Lymphbahnen sowie die **lymphatischen Organe** *Milz, Thymus,* den *lymphatischen Rachenring* mit Rachen-, Zungen- und Gaumenmandeln, *Lymphknoten* und das *lymphatische Gewebe* des Darms (z. B. die Peyer-Plaques des Dünndarms ☞ 18.5.4, Abb. 13.25). Alle lymphatischen Organe sind aus retikulärem Bindegewebe (☞ 4.3.3) aufgebaut, in das zahlreiche Lymphozyten (☞ 13.3.3) eingestreut sind.

13

Anatomisch gesehen ist das lymphatische System weitgehend identisch mit den Organen des Immunsystems (☞ 14.1.2); es erfüllt aber außer der Mitarbeit bei der *Immunabwehr* noch zwei weitere wichtige Aufgaben:

- Den *Transport* von Nahrungsfetten aus dem Darm (☞ 18.7.3)
- Die *Drainage* von interstitieller Flüssigkeit ins venöse System. Diese Flüssigkeit wird **Lymphe** genannt (☞ 13.6.1).

13.6.1 Lymphe und Lymphbahnen

Im arteriellen Schenkel der Kapillaren werden täglich etwa 20 l Flüssigkeit in das Interstitium filtriert, jedoch nur ca. 18 l davon im venösen Schenkel wieder reabsorbiert (Details ☞ Abb. 13.27 und Abb. 16.4). Die restlichen 2 l, also ca. 10 % der filtrierten Flüssigkeit, bilden die **Lymphe.** Ihre Zusammensetzung entspricht der des Blutplasmas mit dem Unterschied eines um zwei Drittel niedrigeren Eiweißgehaltes. Er beträgt durchschnittlich 20 g/l gegenüber 70 – 80 g/l im Blutplasma.

Die Lymphe wird von den **Lymphkapillaren** aufgenommen, die überall in den Geweben des Körpers blind beginnen (☞ Abb. 13.27). Sie verlaufen etwa parallel zu den venösen Gefäßen

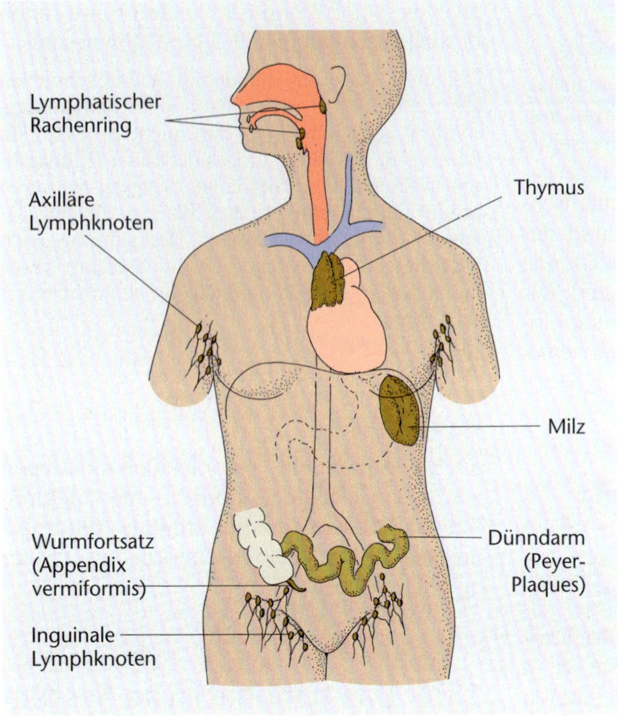

Abb. 13.25 (links): Die lymphatischen Organe. Nach ihrer Bildung und Prägung wandern die Lymphozyten in die lymphatischen Organe aus, die über den ganzen Körper verstreut sind.

Abb. 13.26 (rechts): Wichtige Lymphbahnen und Lymphknotenstationen. Der Ductus thoracicus übernimmt den größten Anteil des Lymphabflusses. Die Lymphe der rechten oberen Körperhälfte sammelt sich dagegen von der restlichen Lymphe getrennt im rechten Hauptlymphgang.

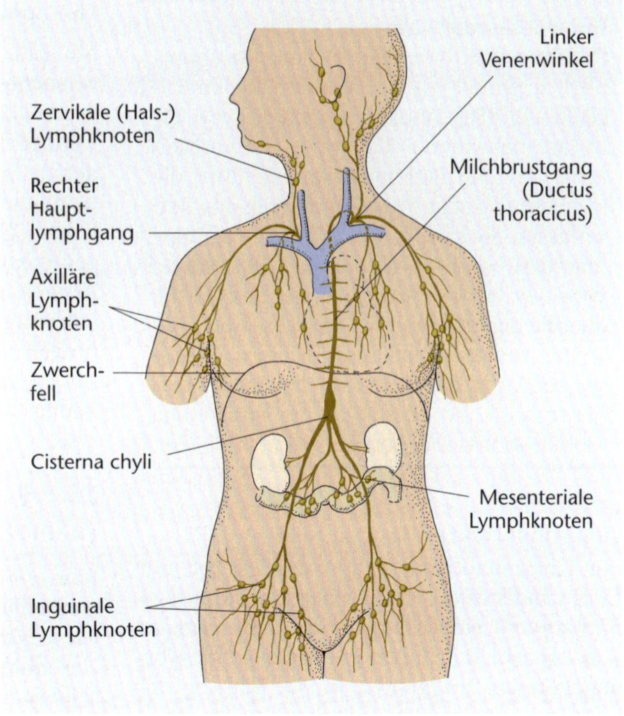

und vereinigen sich zu zunehmend größeren Lymphbahnen. Die Lymphbahnen stellen neben dem venösen System ein zweites Abflusssystem dar, durch das die interstitielle Flüssigkeit wieder in den Blutstrom zurückgeleitet wird. In die Lymphbahnen eingeschaltet sind **Lymphknoten** (☞ 13.6.3). Dort werden in der Lymphe enthaltene Stoffwechselprodukte, Zelltrümmer, Lymphozyten und Fremdkörper entfernt. Nachdem die Lymphe die Lymphknoten passiert hat, sammelt sie sich in den großen Lymphbahnen.

Dabei vereinigen sich die großen Lymphbahnen der unteren Körperabschnitte in der *Cisterna chyli* und laufen als **Ductus thoracicus** *(Milchbrustgang)* durch das Zwerchfell ins hintere Mediastinum. Nach dem Zufluss der Hauptlymphbahnen des linken Armes und der linken Kopfhälfte mündet der Ductus thoracicus am linken **Venenwinkel,** dem Zusammenfluss von linker Kopf- und Armvene, ins Blut. Die Lymphe der rechten oberen Körperseite mündet dagegen als rechter **Hauptlymphgang** *(Ductus lymphaticus dexter)* direkt in den rechten Venenwinkel (☞ Abb. 13.26).

Die Lymphkapillaren besitzen wie die Blutkapillaren eine mit Endothelzellen ausgekleidete Wand. Sie haben aber meist einen etwas größeren Durchmesser. Große Lymphgefäße besitzen eine Intima, eine Media mit glatter Muskulatur und eine bindegewebige Adventitia. Wie die Venen sind sie mit Klappen ausgestattet. Der Flüssigkeitstransport kann durch rhythmische Kontraktionen der Gefäßmuskulatur erfolgen, wobei die Lymphklappen einen Rückstrom verhindern. In den Lymphkapillaren und den Lymphbahnen der Skelettmuskulatur wird der Strom außerdem durch die sog. *Lymphpumpe* aufrechterhalten. Sie funktioniert vom Prinzip her wie die Muskelvenenpumpe (☞ Abb. 16.6). Der Flüssigkeitsstrom kann durch Muskelarbeit auf das 10- bis 15fache ansteigen.

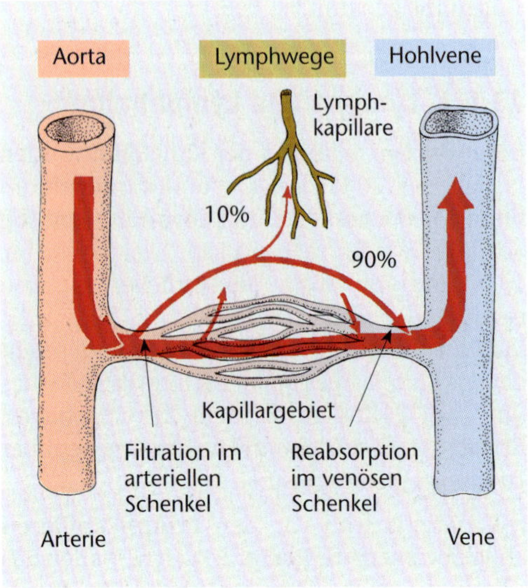

Abb. 13.27: Bildung der Lymphe im Kapillargebiet.

13.6.2 Das Lymphödem

Eine Unterbrechung des Lymphabflusses, z. B. durch Vernarbung nach einer Operation oder durch entzündliche oder tumoröse Veränderungen der Lymphknoten, führt zu einem Rückstau der Lymphe im Gewebe. Die dadurch auftretende teigige Schwellung wird als **Lymphödem** bezeichnet. Häufig entsteht ein Lymphödem im Schulter-Arm-Bereich nach Entnahme der axillären oder zervikalen Lymphknoten bei Entfernung eines Mammakarzinoms (☞ 21.2.10).

Entstauung beim Lymphödem

Die Behandlung eines Lymphödems besteht aus:
- *Lymphdrainage,* einer Massageform, bei der der Masseur die gestaute Lymphe durch sanfte, flächige Handbewegungen in Richtung des Lymphflusses ausstreicht
- Kompression der betroffenen Extremität, z. B. durch Kompressionsstrümpfe
- Hautpflege
- Häufigem Hochlagern
- Bewegungstherapie.

13.6.3 Die Lymphknoten

In die Lymphbahnen sind als biologische Filterstationen gruppenweise die Lymphknoten zwischengeschaltet. Jeder Körperregion ist dabei eine Gruppe **regionaler Lymphknoten** zugeordnet. In den Lymphknoten wird die Lymphe gereinigt, Lymphozyten vermehren sich, und ausgereifte Abwehrzellen treten in engen Kontakt mit in der Lymphe befindlichen Antigenen und setzen im Falle einer Infektion die spezifische Abwehr in Gang.

Ein **Lymphknoten** *(Nodus lymphaticus)* ist ein mehrere Millimeter langes, bohnenförmiges Körperchen, das von einer Bindegewebskapsel umschlossen ist (☞ Abb. 13.28). Aus der Kapsel ziehen mehrere kurze Bindegewebsbälkchen, die *Trabekel,* ins Innere. Dazwischen befindet sich ein Netz phagozytierender *Retikulumzellen.* Retikulumzellen findet man auch in anderen lymphatischen Organen wie z. B. der Milz, aber auch im Knochenmark als zelluläres Stützgerüst. In den Zwischenräumen liegt das lym-

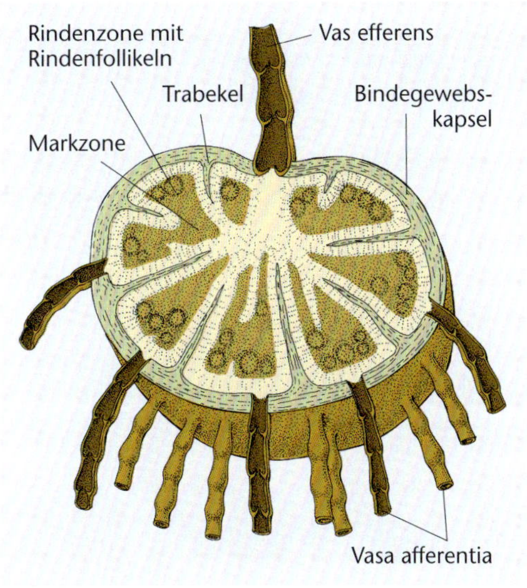

Abb. 13.28: Lymphknoten.

phatische Gewebe. Dort findet die Vermehrung der Lymphozyten statt.

Man unterscheidet eine äußere *Rindenzone* und eine innere *Markzone* des Lymphknotens. In der Rindenzone liegen die Lymphozyten in kugelförmigen Verdichtungszentren, den *Rindenfollikeln.* Dort finden sich vor allem B-Lymphozyten. Zwischen Rinden- und Markzone sind v. a. T-Lymphozyten zu finden, in der Markzone insbesondere strangförmig gruppierte B-Lymphozyten und Plasmazellen.

Die Lymphe erreicht den Lymphknoten über mehrere zuführende Lymphgefäße *(Vasa afferentia)* auf der konvexen Seite. Sie fließt dann langsam durch ein stark verzweigtes Hohlraumsystem *(Sinus)* in Richtung konkave Seite, wo sie den Lymphknoten über ein oder zwei ableitende Lymphgefäße *(Vasa efferentia)* wieder verlässt.

Lymphknotenschwellungen (Lymphome)

Bei krankhaften Veränderungen im Bereich ihrer Zuflussgebiete, z. B. bei einer Entzündung oder Krebserkrankung, reagieren die regionalen Lymphknoten mit Schwellung, Verhärtung und/oder Schmerzhaftigkeit. So schwellen z. B. bei einer eitrigen Mandelentzündung (Tonsillitis ☞ Abb. 14.20) die Halslymphknoten an. Sie sind druckschmerzhaft und gut verschieblich. Auch eine Krebserkrankung, etwa ein Mammakarzinom, kann sich durch Vergrößerung und Verhärtung der regionalen Lymphknoten äußern. Diese mit Tumorzellen infiltrierten Lymphknoten sind dabei typischerweise unverschieblich, mit dem umgebenden Gewebe verbacken und schmerzlos.

Als **Sentinel *(Wächter)***-Lymphknoten bezeichnet man den ersten im Lymphabflussweg eines Tumors gelegenen Knoten, den man heute bei Tumorerkrankungen oft allein anstelle der gesamten Lymphknotengruppe zur Diagnostik entfernt.

13.6.4 Die Milz

Die **Milz** *(Lien, Splen)* ist ein etwa 150 g schweres Organ im linken Oberbauch unter dem Zwerchfell (☞ Abb. 18.6).

Am *Milzhilus* tritt die *Milzarterie* **(A. lienalis)** in die Milz ein, während die *Milzvene* **(V. lienalis)** sie hier verlässt (☞ Abb. 13.29).

Die Milz ist von einer mäßig derben Bindegewebskapsel umgeben, von der zahlreiche Gewebsbalken, die *Trabekel,* in das Organinnere einstrahlen (☞ Abb. 13.30). Das so entstandene dreidimensionale Balkenwerk umschließt Bereiche, die das eigentliche Milzgewebe enthalten. Es wird **Pulpa** genannt. Die Schnittfläche einer frischen Milz zeigt bei genauer Betrachtung ein ausgedehntes, dunkelrotes Gewebe, die **rote Pulpa,** in das viele stecknadelkopfgroße weiße Stippchen eingestreut sind, die **weiße Pulpa.** Rote und weiße Pulpa stehen in einem Volumenverhältnis von ungefähr 3 : 1.

Die weiße Pulpa setzt sich aus lymphatischem Gewebe zusammen, das sich entlang der arteriellen Gefäße ausbreitet. Zusätzlich findet man kugelförmige Lymphfollikel. Die rote Pulpa besteht dagegen aus großen Bluträumen, den **Sinus,** und einem feinen bindegewebigen Maschenwerk, in das viele rote und weiße Blutkörperchen eingelagert sind (☞ Abb. 13.31).

Was leistet die Milz?

Gesicherte Funktionen der Milz sind:

- Identifizierung und Abbau von überalterten Blutzellen, zusammen mit den anderen Zellen des Monozyten-Makrophagen-Systems (☞ 4.3), das z. B. auch in der Leber (Kupffer-Sternzellen) und im Knochenmark vorkommt („Blutmauserung" ☞ 13.2.4)
- Abfangen und Abbau von Gerinnungsprodukten (kleinen Thromben)
- Vorgeburtliche Hämatopoese (Blutbildung).

Für den Erwachsenen gehört die Milz nicht zu den lebenswichtigen Organen. Ihre Funktionen

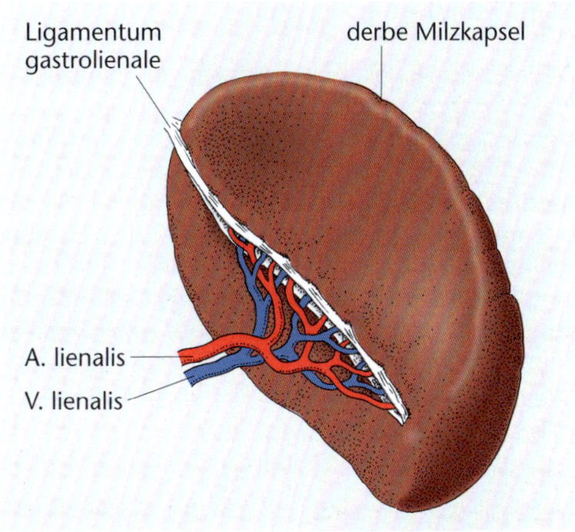

Abb. 13.29: Anatomie der Milz. Das Organ ist ca. 7 cm breit und ca. 12 cm lang. Von der Milzkapsel geht ein Halteband (Ligamentum gastrolienale) aus, das zum Magen zieht.

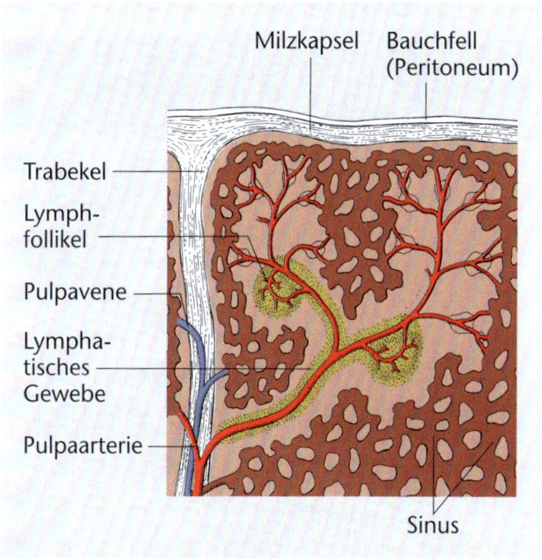

Abb. 13.30: Histologischer Feinbau der Milz (schematisiert).

können offenbar von der Leber, vom Knochenmark und von anderen lymphatischen Organen übernommen werden. Dennoch werden vor allem in der ersten Zeit nach einer operativen Entfernung der Milz *(Splenektomie),* die z. B. bei einem Milzriss *(Milzruptur)* infolge einer Bauchverletzung nötig werden kann, häufig Komplikationen wie erhöhte Gerinnungsneigung, allgemeine Abgeschlagenheit und Neigung zu bakteriellen Infektionen (☞ 14.9) mit erhöhter Sepsisgefahr beobachtet.

13.6.5 Der Thymus

Der **Thymus** *(Bries)* liegt im vorderen Mediastinum über dem Herzbeutel. Bei Kindern und Jugendlichen ist das Organ voll ausgebildet und erreicht ein Gewicht von maximal 40 g (☞ Abb. 13.32).

Umhüllt von einer zarten Bindegewebskapsel, besteht der Thymus aus zwei Lappen, die wiederum in glatte Läppchen mit einem Durchmesser bis ca. 2 mm aufgegliedert sind.

Das Gewebsgerüst des Thymus besteht aus einem Netz von verzweigten, epithelialen Retikulumzellen. Man unterscheidet:

- Die peripher gelegene **Thymusrinde.** Sie enthält zahlreiche T-Lymphozyten und deren Vorläufer und sieht deshalb dunkel aus
- Das zentrale, lymphozytenarme **Thymusmark.**

Die Vorläufer der T-Lymphozyten wandern in die Thymusrinde ein und vermehren sich dort. Die meisten der neu gebildeten Zellen gehen aber im Rahmen komplizierter Selektionsprozesse wieder zugrunde, so dass nur solche T-Lymphozyten den Thymus verlassen, die sich gegen körperfremde und *nicht* gegen körpereigene Substanzen richten. Hierfür ist der Kontakt zwischen den reifenden Lymphozyten und den Retikulumzellen von entscheidender Bedeutung.

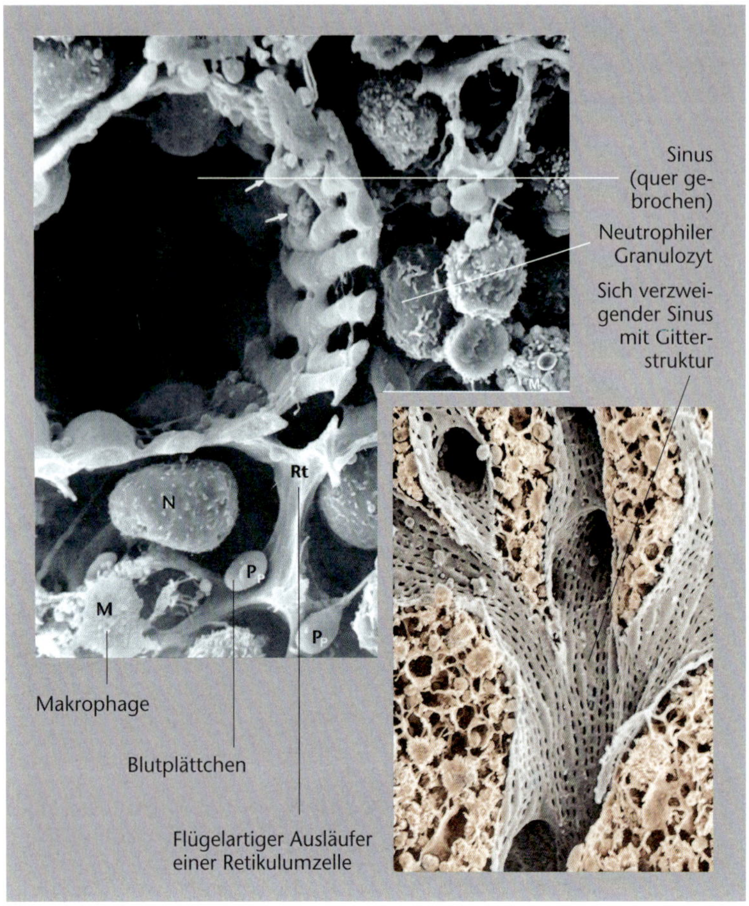

Abb. 13.31: Rote Pulpa der Milz im Elektronenmikroskop. Der quergebrochene Sinus zeigt im Übersichtsbild (rechts unten) seine gitterartige Struktur. Bei stärkerer Vergrößerung (links oben) erkennt man neutrophile Granulozyten (N), Blutplättchen (P) und Makrophagen (M), die sich alle in dem von den Retikulumzellen (Rt) gebildeten Netz aufhalten. Rote Blutkörperchen und viele andere freie Zellen, die sich ebenfalls in den Sinusräumen befinden, sind bei der Präparation weggespült worden. [C160]

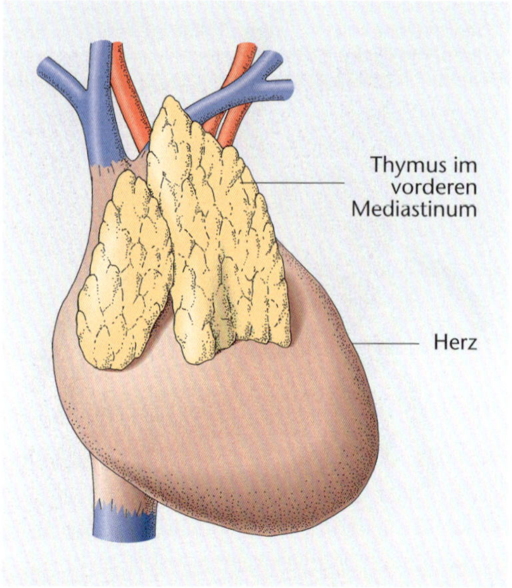

Abb. 13.32: Thymus eines Jugendlichen. Beim Kind ist der Thymus im Verhältnis zum Herz noch größer, beim Erwachsenen wird er zunehmend durch Fettgewebe ersetzt.

13

Bedeutung des Thymus

Im Thymus findet im Kindesalter die Prägung der T-Lymphozyten statt (☞ 14.4.1): Die T-Zellen lernen dort also, „selbst" von „fremd" zu unterscheiden und nur die Fremdstoffe im Rahmen einer Immunantwort anzugreifen.

Daneben sezerniert der Thymus verschiedene Hormone, die wahrscheinlich als Wachstumsfaktoren des Immunsystems wirken (☞ auch Tab. 12.24).

13.6.6 Erkrankungen des lymphatischen Systems

Einer neueren Klassifikation zufolge werden alle bösartigen Erkrankungen der Lymphozyten als **maligne Lymphome** bezeichnet. Sie werden unterteilt in den **Morbus Hodgkin** *(Lymphogranulomatose)* und die **Non-Hodgkin-Lymphome.**

Typischerweise kommen die Patienten wegen *schmerzloser* Lymphknotenvergrößerungen, Leistungsknick, Müdigkeit, Gewichtsverlust, Nachtschweiß oder unklarem Fieber zum Arzt. Die genaue Diagnosestellung erfordert oft die Entfernung und feingewebliche Untersuchung verdächtiger Lymphknoten.

Unter optimaler Behandlung (Bestrahlung und/oder Chemotherapie) hat das Hodgkin-Lymphom eine gute Prognose. Die Behandlung der Non-Hodgkin-Lymphome hängt von der genauen Form der Erkrankung ab. Insgesamt ist die Prognose schlechter.

Zu den Non-Hodgkin-Lymphomen gehört auch das **Plasmozytom,** bei dem eine Plasmazelle (☞ 14.4.2) entartet und Unmengen eines einzigen (aber funktionsuntüchtigen) Antikörpers produziert. Nach unspezifischen Beschwerden wie etwa Abgeschlagenheit und Gewichtsverlust entwickeln sich oft eine Niereninsuffizienz und pathologische Frakturen (☞ 6.1.8), weil sich die tumorösen Plasmazellen in gesundes Knochengewebe fressen. Die massenhaften Antikörper lassen sich im Urin als sog. *Bence-Jones-Proteine* (Paraproteine; ☞ Abb. 13.4) nachweisen.

Literatur und Kontaktadressen

Literatur

Delbrück, H.: Knochenmark- und Stammzelltransplantation nach Krebs. Kohlhammer, 2004

Begemann, M.: Praktische Hämatologie, Georg Thieme Verlag, Stuttgart 1998

Michl, M.: BASICS Hämatologie. Elsevier, München 2005.

Kontaktadressen

Deutsche Gesellschaft für Hämatologie und Onkologie, Klinik und Poliklinik für Innere Medizin, Universität Rostock, Ernst-Heydemann-Str. 6, 18055 Rostock, Tel. 0381/ 4947420, www.dgho.de

Deutsche Leukämie- und Lymphom-Hilfe e.V. (DLH), Thomas-Mann-Straße 40, 53111 Bonn, Tel. 0228/390440, www.leukaemie-hilfe.de

Kompetenznetz Maligne Lymphome, Klinikum der Universität zu Köln, Joseph-Stelzmann-Str. 9, 50924 Köln, Tel. 0221/ 478740050924, www.lymphome.de

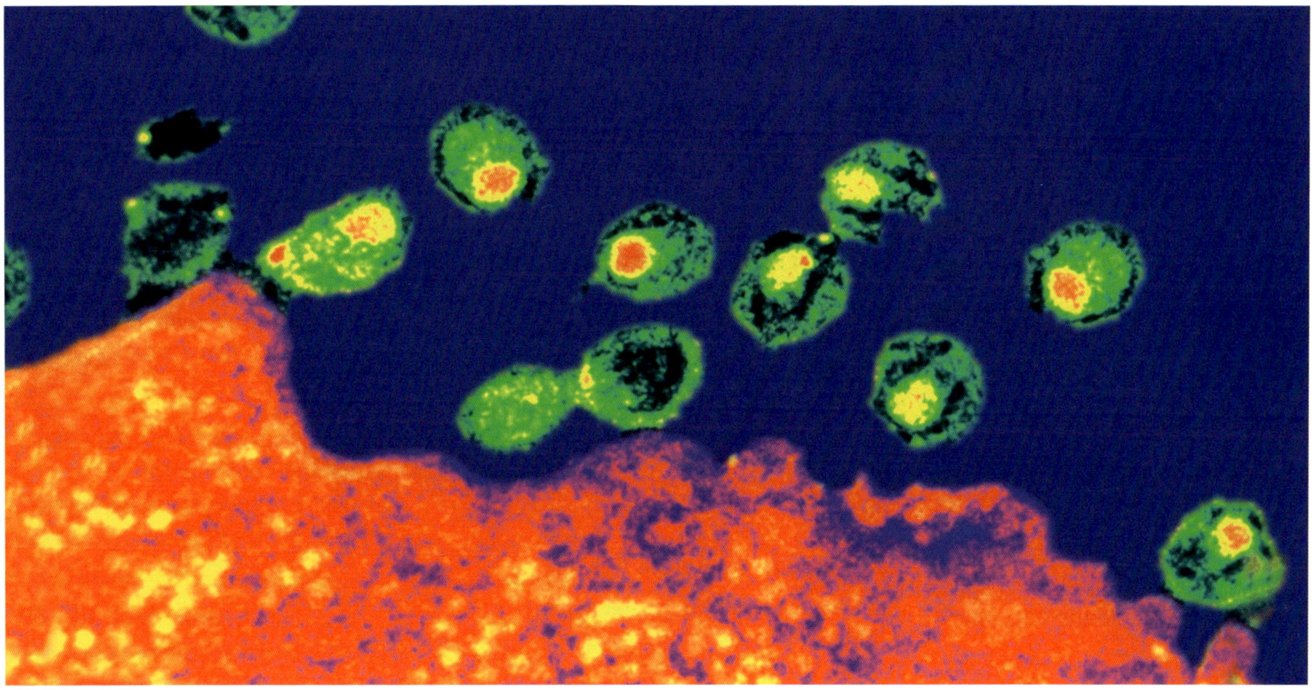

14 Infektion und Abwehr

Täglich versuchen Millionen Bakterien, Viren, Parasiten und Pilze in unseren Körper einzudringen. Sie leben in der Luft, in Nahrungsmitteln, auf der Haut und in den menschlichen Körperhöhlen selbst. Viele der Mikroorganismen schaden uns nicht, ja wir brauchen sie sogar, z.B. bei der Verdauung. Die meisten Mikroorganismen, die uns schaden können, vernichtet unser **Immunsystem** *(Abwehrsystem)*, und nur selten versagt diese Abwehrkraft, so dass es zum Ausbruch einer *Infektionskrankheit* kommt (☞ 14.8).

Auch abnorme Körperzellen, insbesondere Tumorzellen (wie sie nach heutigem Kenntnisstand laufend in unserem Körper entstehen), werden in aller Regel von unserem Immunsystem erkannt und vernichtet.

> **Selbst oder fremd?**
> Das Immunsystem schützt unseren Organismus, unser „Selbst", indem es als fremd erkannte Strukturen abwehrt und in aller Regel vernichtet.

14.1 Die Bestandteile des Abwehrsystems

14.1.1 Vier Teilsysteme der Abwehr

14

Unser Immunsystem ist hochkomplex, bestehend aus einer Vielzahl von Eiweißen, Zellen und Organen. Prinzipiell werden *vier Teilsysteme* der Abwehr unterschieden (☞ Tab. 14.1), die jedoch eng zusammenarbeiten.

Unspezifische und spezifische Abwehr

- Die **unspezifische Abwehr** steht *antigenunabhängig* (☞ unten) von Geburt an zur Verfügung. Sie ist sehr schnell und sorgt dafür, dass z.B. Bakterien, die durch eine kleine Wunde in die Haut eingedrungen sind, rasch und noch am Ort ihres Eindringens unschädlich gemacht werden. Manchmal allerdings reicht die unspezifische Abwehr alleine nicht aus, um den Erreger vollständig zu vernichten. Dann kann sie ihn in der Regel aber so lange „in Schach halten", bis ein zweites Abwehrsystem einsatzbereit ist
- Die **spezifische Abwehr,** die gegen ein *spezielles Antigen* (☞ unten) gerichtet ist. Sie braucht länger (Tage bis Wochen), um einen effektiven Gegenschlag vorzubereiten, dafür besitzt sie eine große *Selektivität* (Treffsicherheit). Außerdem hat das spezifische Abwehrsystem die Fähigkeit, sich die Erreger „zu merken" (= **Antigengedächtnis**), so dass diese bei einem erneuten Angriff auf den Körper sozusagen schon erwartet werden und entsprechend schnell und effektiv unschädlich gemacht werden können.

Als **Antigene** werden all diejenigen körperfremden oder veränderten körpereigenen Strukturen bezeichnet, die beim Immunsystem einen Gegenangriff, die **Immunabwehr,** auslösen. Chemisch handelt es sich bei den Antigenen oft um große Proteine (Eiweiße ☞ 2.8.3) oder an Eiweiße gekoppelte Kohlenhydrate (Glykoproteine). Sie sitzen außen auf der Zellmembran und versehen die Zelle so mit „Etiketten" für „körpereigen" oder „körperfremd".

Zelluläre und humorale Abwehr

Eine weitere Einteilung unterscheidet:
- **Zelluläre Abwehrmechanismen** (zellulär bezieht sich auf die zahlreichen Abwehrzellen, die *direkt* an der Beseitigung von Fremdstoffen beteiligt sind)
- **Humorale Abwehrmechanismen** (humoral = Körperflüssigkeiten betreffend), d.h. nichtzelluläre, im Plasma oder in den verschiedenen Körperflüssigkeiten gelöste Substanzen wie die *Antikörper* (☞ 14.4.3) und Enzymsysteme (z.B. die Komplementkaskade ☞ 14.2.4).

> **Schichtdienst und Immunabwehr**
> Untersuchungen bestätigen, dass die Immunabwehr auch von psychischen Faktoren wie Stress und von einem regelmäßigen Lebensrhythmus abhängig ist (☞ 14.5.3). So sind Menschen, die im Schichtdienst arbeiten, oft anfälliger für Infektionskrankheiten.
>
> Um den unumgänglichen Schichtdienst in der Pflege für den eigenen Körper möglichst schonend zu gestalten, sollte deshalb ein täglicher Wechsel zwischen Spät- und Frühdienst vermieden werden. Günstig ist, mit einer eine Woche umfassenden Frühdienstphase zu beginnen, der eine Spätdienstphase folgt, an die sich dann die Nachtdienstphase anschließt. Selbstverständlich sollten dazwischen freie Tage zur Erholung eingeplant werden.

Abwehrsystem	Zellulär	Humoral
Unspezifisches	• Makrophagen (☞ 14.2.2) • Neutrophile Granulozyten (☞ 13.3.1 und 14.2.2) • Natürliche Killerzellen	• Komplement (☞ 14.2.4) • Zytokine (☞ 14.3) • Lysozym (☞ 14.2.1)
Spezifisches	**T-Zellen:** • T-Helferzellen (☞ 14.4.1) • Zytotoxische T-Zellen (☞ 14.4.1) • T-Zellgedächtnis (☞ 14.4.1)	• Antikörper (produziert von stimulierten B-Zellen = Plasmazellen ☞ 14.4.2 und 14.4.3)

Tab. 14.1: Die vier Teilsysteme der Abwehr im Überblick. So getrennt wie in dieser Tabelle sind die Teilsysteme der Abwehr in Wirklichkeit allerdings nicht. Vielmehr sind die verschiedenen Abwehrmechanismen auf vielfältige Weise miteinander vernetzt und arbeiten eng zusammen.

14.1.2 Organe des Abwehrsystems

Grundsätzlich werden alle Abwehrzellen im Knochenmark gebildet und vermehren sich dort. Danach wandern sie aus und besiedeln die lymphatischen Organe, wo sie sich noch weiterentwickeln können.

Die lymphatischen Organe und Gewebe lassen sich unterteilen in:
- Die **primären lymphatischen Organe,** in denen die unreifen Immunzellen (Lymphoblasten ☞ Abb. 13.3) zu *immunreaktiven (immunkompetenten) Zellen* heranreifen, das heißt zu Zellen, die in der Lage sind, fremde Antigene zu erkennen. Hierzu gehören der Thymus und das Knochenmark. Die Immunzellen gelangen dann über Blut- und Lymphbahnen schließlich in
- Die **sekundären lymphatischen Organe**, sozusagen ihre „Arbeitsplätze", nämlich Lymphknoten, Milz, Mandeln (Tonsillen) und andere lymphatische Gewebe des Rachenringes, Peyer-Plaques des Dünndarms (☞ 18.5.4) und viele weitere auf Schleimhäuten angesiedelte lymphatische Gewebe. Hier findet neben der Antigenerkennung auch die weitere Vermehrung der Abwehrzellen statt.

14.1.3 Zellen des Abwehrsystems

Wie bereits in 13.1.3 erwähnt, leiten sich die zahlreichen verschiedenen Abwehrzellen, die an der Immunantwort beteiligt sind, alle von *pluripotenten* („vielkönnenden", mit mehreren Entwicklungsmöglichkeiten) Stammzellen aus dem Knochenmark ab (☞ Abb. 13.3). Bei der Differenzierung („Spezialisierung") der Stammzellen zu Abwehrzellen können dann zwei Wege eingeschlagen werden:
- Sie können zu **myeloischen** (myelos = Mark, für Knochenmark) Stammzellen (Myeloblasten ☞ Abb. 13.3) werden, die schließlich zu den drei Arten von *Granulozyten* (☞ 13.3.1) sowie zu den *Monozyten* und *Makrophagen* ausdifferenzieren. Diese Zellen bilden einen Teil des unspezifischen Abwehrsystems (☞ 14.2)
- Oder sie werden zu **lymphatischen** Vorläuferzellen (Lymphoblasten ☞ Abb. 13.3) und bilden in der weiteren Entwicklung die *Lymphozyten* mit den Untergruppen der *T-* und der *B-Zellen* als Teil des spezifischen Abwehrsystems (☞ 14.4) sowie den *natürlichen Killerzellen* (☞ 14.2.3 und Tab. 14.2).

Alle genannten Abwehrzellen gehören zu den *Leukozyten* (weiße Blutzellen ☞ 13.3 und Abb. 13.12). Viele von ihnen patrouillieren ständig im gesamten Körper auf der Suche nach Eindringlingen (also fremden Antigenen) oder nach fremd gewordenen Körperzellen. Nur ca. 10% halten sich dabei im Blut auf, 90% befinden sich in den lymphatischen Organen, den Lymphgefäßen und in der *Interzellularsubstanz* (Zwischenzellsubstanz ☞ 4.3) nahezu aller Organe und Gewebe. Bei Abwehrvorgängen wandern sie verstärkt zum Ort des Geschehens. Durch die Freisetzung von sog. **Entzündungsvermittlern** (z. B. *Histamin, Bradykinin, Prostaglandinen*) kommt es zu typischen *Entzündungszeichen* wie Rötung, Schwellung und Schmerzen (☞ 5.5). Außerdem vergrößern sich die für das betreffende Gebiet zuständigen Lymphknoten (☞ 13.6.3) durch Vermehrung von Abwehrzellen.

14.1.4 Botenstoffe des Abwehrsystems

Unser Körper verfügt nicht nur über zelluläre Abwehrmechanismen. Im Abwehrsystem gibt es eine große Zahl von Molekülen (Enzymkaskaden wie das *Komplementsystem* ☞ 14.2.4, und hormonartige Botenstoffe, **Zytokine** ☞ 14.3), die der Kommunikation der verschiedenen Abwehrzellen untereinander dienen und Mikroorganismen zerstören können. Diese **Botenstoffe** können Abwehrzellen zur Vermehrung anregen und eine Art Spur bilden, vergleichbar einem Duft, dem man sich nähert. Diese Spur lockt weitere Abwehrzellen an den Infektionsort – ein Phänomen, das man als **Chemotaxis** bezeichnet.

Name	Funktion
Monozyten	Vorläufer der Makrophagen im Blut
Makrophagen *(große Fresszellen)*	Phagozytieren in allen Geweben und in der Lymphflüssigkeit
Antigenpräsentierende Zellen *(APZ)**	Z. B. Makrophagen, B-Zellen und dendritische Zellen der Lymphknoten und des Knochenmarks; sie präsentieren den T-Zellen Antigene und starten damit eine Reaktionskette der Immunantwort
Granulozyten:	
Neutrophile Granulozyten *(kleine Fresszellen)*	Phagozytieren Bakterien, Viren und Pilze im Blut; häufigste Abwehrzellen im Blut
Eosinophile Granulozyten	Abwehr von Parasiten, Beteiligung an allergischen Reaktionen
Basophile Granulozyten und Mastzellen	Abwehr von Parasiten, Beteiligung an allergischen Reaktionen, Histaminausschüttung mit der Folge u.a. von Juckreiz und Ödemen
B-Zellen:	
B-Lymphozyten	Vorläufer der Plasmazellen
Plasmazellen	Antikörper produzierende Zellen
B-Zellgedächtnis	Ständige „Erinnerung" von B-Zellen an Antigene
T-Zellen:	
T-Helferzellen	Aktivieren B-Lymphozyten zur Differenzierung zu Plasmazellen, erkennen Antigene auf antigenpräsentierenden Zellen
Zytotoxische T-Zellen	Erkennen und zerstören von Viren befallene Körperzellen und Tumorzellen; reagieren auf bestimmte Antigene der Zielzellen
T-Zellgedächtnis	Ständige „Erinnerung" von T-Zellen an Antigene (T-Helferzellen, zytotoxische T-Zellen)
Natürliche Killerzellen *(NK)*	Greifen unspezifisch virusinfizierte Zellen und antikörperbestückte Tumorzellen an

* Die Gruppe der antigenpräsentierenden Zellen gehört **funktionell** zu einer Zellgruppe: sie alle präsentieren Antigene!

Tab. 14.2: Die Funktionen der wichtigsten Abwehrzellen.

14

14.2 Das unspezifische Abwehrsystem

Die **unspezifische Abwehr** besteht aus:
- Den äußeren Barrieren
- Mehreren Gruppen der weißen Blutzellen (*Leukozyten* ☞ 13.3)
- Mehreren Abwehrfaktoren wie dem Komplementsystem, Zytokinen und Lysozym.

14.2.1 Äußere Schutzbarrieren

Zur Abwehr gehören die **äußeren Schutzbarrieren** unseres Körpers, die ein Eindringen krankmachender Mikroorganismen meistens verhindern können, beispielsweise die Haut (☞ Kap. 8) und die Schleimhäute. Sie wirken in erster Linie als mechanischer Schutzwall, vergleichbar einer Mauer.

Durch die Produktion von *antimikrobiellen Stoffen* (bakterienhemmenden Substanzen) wird die äußere Barriere noch sehr viel effektiver. Mundspeichel, Bronchialschleim und Tränenflüssigkeit enthalten das Enzym (☞ 2.9.1) **Lysozym,** eine antimikrobielle Substanz, die Zellwandstrukturen von grampositiven Bakterien (☞ 14.9) zerstören kann. Im Magen wird eine Vielzahl von Erregern durch den hohen Säuregehalt des Magensaftes (☞ 18.4.4) abgetötet.

Auch die **Normalflora** oder *physiologische Flora* (die Mikroorganismen, die physiologischerweise bestimmte Körperregionen des Men-

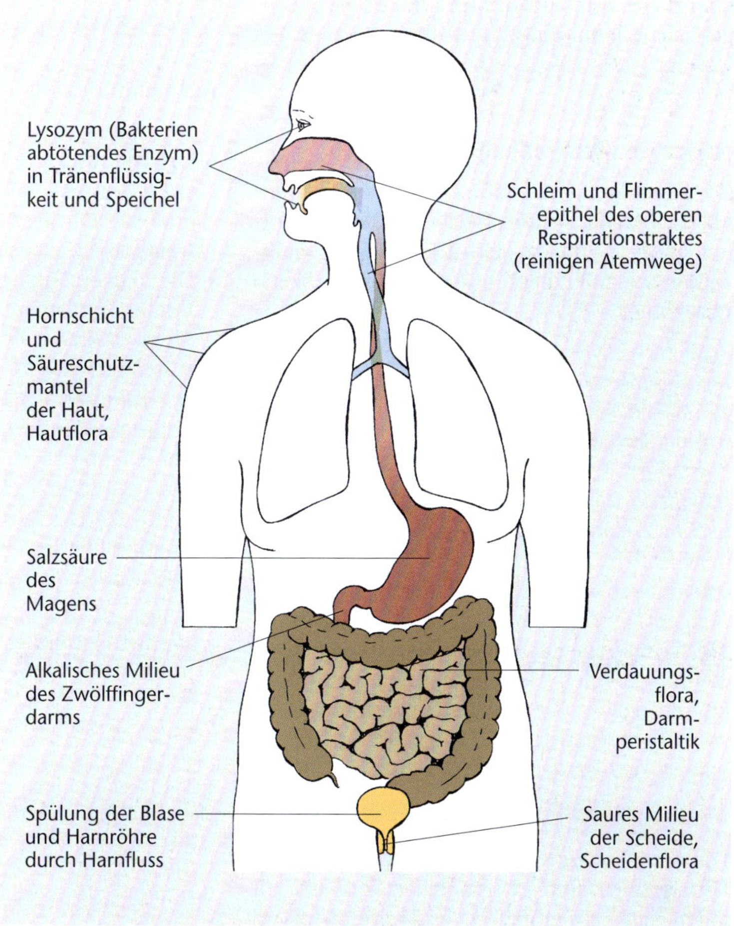

Abb. 14.3: Äußere Schutzbarrieren des menschlichen Organismus (Auswahl). Die meisten Infektionserreger können die Körperoberfläche nicht durchdringen, weil sie von verschiedenen physikalischen und biochemischen Schutzbarrieren zurückgehalten werden. Auch die Normalflora verhindert die Ansiedelung von gefährlichen Mikroorganismen. Diese physiologische Flora besteht aus Mikroorganismen, die physiologischerweise bestimmte Körperregionen des Menschen besiedeln; durch die Stoffwechselaktivität der Normalflora wird unser Immunsystem unterstützt (Näheres ☞ 14.2.1)

schen besiedeln) unterstützt durch ihre Stoffwechselaktivität oftmals unser Immunsystem. So leben beispielsweise in der Scheide der Frau *Milchsäurebakterien.* Die von diesen gebildete Milchsäure (Laktat) sorgt für den sauren pH-Wert der Scheide, der die Besiedlung mit *pathogenen* Bakterien in aller Regel verhindert.

14.2.2 Phagozyten

Wenn es Mikroorganismen gelingt, in den Körper einzudringen (z.B. durch eine Verletzung der äußeren Barrieren), so werden sie in der Regel durch **Phagozyten** (*Fresszellen;* phagos = fressen) unschädlich gemacht. Die größte phagozytotische Aktivität haben die **Monozyten,** die **Makrophagen** und die **neutrophilen Granulozyten** (☞ Tab. 14.2 und 13.3.1). Fremdpartikel (z.B. Bakterien) werden von ihnen umflossen, eingeschlossen und im Inneren der Zelle verdaut (☞ Abb. 3.21). Besonders „scharf" sind die Phagozyten, wenn die Fremdpartikel noch besonders markiert worden sind. Die Markierung kann durch Antikörper (☞ 14.4.3) oder Komplementfaktoren (☞ 14.2.4) stattfinden. Dieses Phänomen wird als **Opsonierung** (= „schmackhaft machen") bezeichnet. Durch das schnelle Aufnehmen von antikörperbeladenen Erregern unterstützen Phagozyten somit das spezifische Abwehrsystem.

Makrophagen (☞ auch 13.3.2) entwickeln sich aus undifferenzierten Monozyten des Blutes. Diese halten sich nach dem Verlassen des Knochenmarks nur wenige Tage im Blut auf, zwängen sich dann durch die Kapillarwände ins Gewebe und werden dort zu langlebenden Makrophagen.

Monozyten-Makrophagen-System

Die Makrophagen gehören zum **Monozyten-Makrophagen-System** *(MMS),* das die Gesamtheit aller zur Phagozytose fähigen, aus gemeinsamen Vorläuferzellen hervorgehenden Zellen bezeichnet.

Zum Monozyten-Makrophagen-System gehören außerdem die *Mikroglia-Zellen* des ZNS (☞ 4.5.2), die *Alveolarmakrophagen* (☞ 17.6) die *Kupffer-Zellen* der Leber (☞ 18.10.2), die *Osteoklasten* (☞ 6.1.3) sowie die **dendritischen Zellen** *(dendritic cells, DC).* Die unreifen dendritischen Zellen des Knochenmarks gelangen mit dem Blut in nicht-lymphatische Organe (darunter auch die Haut, wo diese Zellen dann *Langerhans-Zellen* heißen). Dort phagozytieren sie antigene Strukturen. Die reifenden dendritischen Zellen wandern dann in die Lymphknoten, wo sie eine spezifische Immunantwort (☞ 14.4) hervorrufen.

14.2.3 Natürliche Killerzellen

Die **natürlichen Killerzellen** *(NK-Zellen),* eine Untergruppe der Lymphozyten, wirken vor allem gegen virusinfizierte und tumorartig veränderte Zellen (wie auch die zytotoxischen T-Zellen ☞ 14.4.1). Solche „entarteten" Zellen fallen den NK-Zellen dadurch auf, dass auf ihrer Membranoberfläche die MHC-I-Moleküle (☞ 14.4.5) defekt sind oder sogar ganz fehlen. Die *Abwesenheit* dieses Signals für die Information „körpereigen" macht die NK-Zellen angriffslustig: Sie zerstören die veränderten Körperzellen durch Freisetzung von zytotoxischen (zellschädigenden) Substanzen, sog. **Zytotoxinen.** Ähnliche Abwehrstrategien werden auch von zytotoxischen T-Zellen (☞ 14.4.1) verwendet.

14.2.4 Komplementsystem

Das **Komplementsystem** ist das Hauptsystem der humoralen unspezifischen Abwehr und *komplementiert* (d.h. ergänzt) das Antikörpersystem (☞ 14.4.3). Es dient vor allem der Vernichtung von Bakterien und anderen körperfremden Zellen und fördert Entzündungsreaktionen.

Das Komplementsystem besteht aus neun **Komplementfaktoren** (Plasmaproteinen ☞ 13.1.4), die mit C1 bis C9 abgekürzt werden. Wie bei den Gerinnungsfaktoren (☞ 13.5.5) handelt es sich auch bei den Komplementfaktoren um inaktive Enzyme, die kaskadenförmig aktiviert werden. Wenn *ein* Enzym einer niedrigeren Stufe aktiviert wurde, aktiviert es *mehrere* Enzyme der nächsten Stufe. Auf diese Weise kommt es zu einer Kettenreaktion und massiven Ausbreitung der Komplementreaktion.

Aufgaben des Komplementsystems

- Der Faktor C3 führt zur schon erwähnten Opsonierung von Bakterien: Durch Bindung von C3-Molekülen an die Fremdzelloberfläche werden diese für Phagozyten noch „attraktiver"
- Die aktiven Faktoren C3 und C5 sind starke Entzündungsmediatoren – sie locken andere Abwehrzellen wie etwa Granulozyten an (Chemotaxis ☞ 14.1.4)
- Die Faktoren C5 bis C9 können den so genannten **Membranangriffskomplex** bilden, der eine Art Loch in der Fremdzellmembran erzeugt – durch dieses kommt es zum unkontrollierten Einstrom von Kalzium, Natrium und Flüssigkeit, bis die Fremdzelle platzt und abstirbt (Zytolyse ☞ Abb. 14.4).

Die Ingangsetzung dieser Kettenreaktion kann auf zwei unterschiedlichen Wegen geschehen:

- Im sog. **klassischen Weg** durch *Antigen-Antikörper-Komplexe* (☞ 14.4.4)
- Im sog. **alternativen Weg** durch bakterielle Antigene.

Beide Wege münden in eine gemeinsame Endstrecke: der Bildung des oben genannten Membranangriffkomplexes. Obwohl das Komplementsystem zur unspezifischen Abwehr gerechnet wird, ist seine Bedeutung bei der spezifischen Abwehr nicht zu unterschätzen.

14.3 Zytokine – Botenstoffe im Abwehrsystem

Viele Zellen des Abwehrsystems geben hormonartige Botenstoffe ab, die insbesondere reife T- und B-Zellen zur Vermehrung und Differenzierung anregen und als Wachstumsfaktoren der Hämatopoese (☞ 13.1.3) wirken. Diese Botenstoffe heißen **Zytokine** bzw. **Lymphokine,** wenn sie von Lymphozyten produziert werden.

Interleukine

Die bekanntesten Zytokine sind die **Interleukine**, von denen zahlreiche verschiedene bekannt sind. Für die Immunreaktion besonders wichtig ist **Interleukin-2,** welches vor allem von T-Helferzellen gebildet wird (☞ Abb. 14.8). Interleukin-2 wirkt zurück auf die T-Helferzellen und stimuliert so ihre eigene Vermehrung. Zusammen mit **Interleukin-4** unterstützt es die Differenzierung von B-Zellen zu antikörperbildenden Plasmazellen (☞ Abb. 14.8). Dem gegenüber hat **Interleukin-1** weniger spezi-

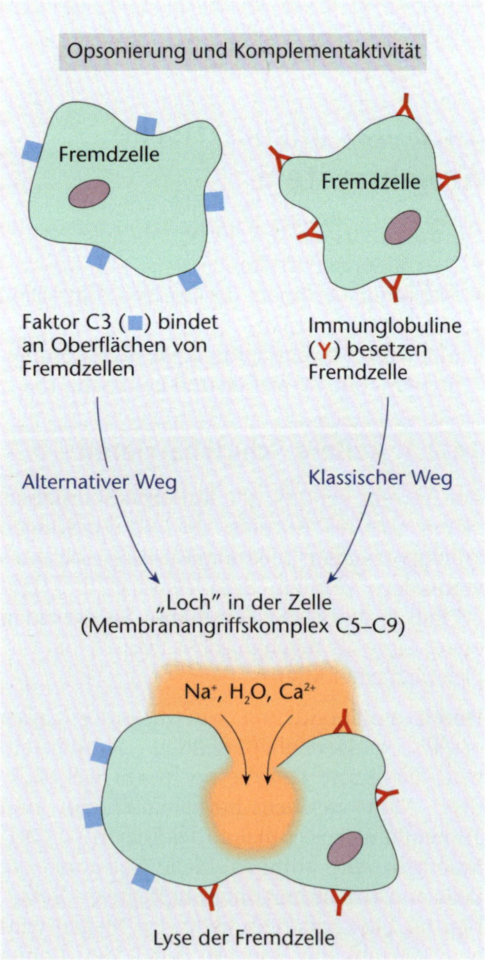

Abb. 14.4: Eine fremde Zelle wird entweder durch den Faktor 3 des Komplementsystems oder durch Antikörper (Immunglobuline) kenntlich gemacht (opsoniert). Das Komplementsystem bildet den Membranangriffskomplex (C5 – C9), der zu einer Lyse der Zelle führt.

fische Wirkungen: Es lockt z. B. Granulozyten und Fibroblasten (Bindegewebszellen) an den Ort der Entzündung und löst Fieber aus.

Interferone

Interferone *(IFN)* sind Proteine, die u. a. von virusinfizierten Zellen freigesetzt werden und mit der Virusvermehrung *interferieren*, also „dazwischenfunken". Interferone lösen die Produktion von „antiviralen" Proteinen aus und schützen so die noch gesunden Zellen vor einer Virusvermehrung. Neben dieser antiviralen Wirkung sind Interferone auch am „Wechselgespräch" zwischen Entzündungszellen beteiligt.

Tumor-Nekrose-Faktor

Der Name **Tumor-Nekrose-Faktor** *(TNF)* stammt von der ursprünglichen Beobachtung, dass Tumoren bei Patienten mit schweren bakteriellen Infektionen nekrotisch werden können. TNF hat eine direkte zytotoxische Wirkung, aber stimuliert auch zytotoxische T-Zellen (☞ 14.4.1) und neutrophile Granulozyten (☞ 14.2.2).

Zytokine in der Therapie
Anfänglich setzte man große Hoffnungen auf einen möglichen therapeutischen Einsatz der Zytokine. Ihr Einsatz ist aber bislang sehr begrenzt. So werden die Interferone zurzeit gegen einige seltenere Formen der Leukämie (Blutkrebs), verschiedene Formen der Virus-Hepatitis und Multiple Sklerose gegeben. Leider haben die Interferone erhebliche Nebenwirkungen. Die Interleukine befinden sich nach wie vor noch weitgehend im Versuchsstadium. Auch *Zytokin-Hemmstoffe* werden eingesetzt, so z. B. *TNF-Blocker* bei bestimmten Autoimmunkrankheiten (☞ 14.7.2).

14.4 Das spezifische Abwehrsystem

Das **spezifische Abwehrsystem** ist entwicklungsgeschichtlich jünger als das unspezifische. Die hierzu gehörenden Zellen sind die **Lymphozyten.** Man unterscheidet dabei T- und B-Lymphozyten (T- und B-Zellen). Zwei Besonderheiten zeichnen dieses Abwehrsystem aus:

Spezifität

Das spezifische Abwehrsystem ist in der Lage, bestimmte molekulare Merkmale der Erreger zu erkennen und nur bei Vorhandensein dieser Merkmale zu reagieren. Grundlage dieser **Spezifität** sind **Antigen-Erkennungsmoleküle,** die zum einen als **T-Zell-Antigenrezeptoren** membrangebunden auf den T-Zellen vorkommen und zum anderen als **Antikörper** frei in den Körperflüssigkeiten und membrangebunden auf den B-Zellen zu finden sind. T-Zell-Antigenrezeptoren und Antikörper sind strukturell unterschiedlich, gehören aber zu einer „großen Familie".

Unser Immunsystem vermag eine unvorstellbare Vielfalt von Antigenen zu erkennen. Aber wie schafft es das Immunsystem, für jedes auch nur mögliche Antigen vom Masern-Virus bis zur Industriechemikalie die „passenden" Rezeptoren bzw. Antikörper herzustellen? Und wie wird diese Vielfalt genetisch kodiert? Wäre jeweils ein Gen für einen Rezeptor „zuständig", bräuchte man hierfür Abermillionen von Genen, jedoch haben wir nur ca. 24 000 davon! Heute weiß man, dass auf der DNA der Lymphozyten viele verschiedene Abschnitte liegen, die für den Zusammenbau der Antigen-Erkennungsmoleküle verantwortlich sind. Bei der Differenzierung von Lymphoblasten zu Lymphozyten werden jeweils verschiedene dieser Genabschnitte nach dem *Zufallsprinzip* miteinander kombiniert. So entsteht ein „Grundrepertoire" von „ungefähr passenden" Antikörpern mit noch geringer Spezifität. Nach der Reaktion mit einem Antigen werden die Lymphozyten aktiviert. Danach treten gehäuft Genmutationen und dadurch leicht veränderte Antikörper auf, die etwas besser oder schlechter „passen" als die vorherigen. Diese Differenzierung der Antikörper erfolgt so lange, bis sich ein Klon von reifen Lymphozyten bzw. Plasmazellen „durchgesetzt" hat, der das größte „Erkennungsvermögen" für das betreffende Antigen aufweist. Wenn man sich die Antigen-Erkennungsmoleküle als Schlösser vorstellt, dann sind die Antigene die Schlüssel, die genau zu ihnen passen und mit ihnen eine Verbindung eingehen können. Damit ist das Antigen erkannt, die Immunreaktion wird eingeleitet (☞ 14.4.4).

Gedächtnisfunktion des Immunsystems

Eine der bemerkenswertesten Eigenschaften des Immunsystems ist sein „Erinnerungsvermögen" an eine erste Begegnung mit einem Fremdantigen (*Primärreaktion* oder *„erstes" Erkennen*). Jede nachfolgende Begegnung mit demselben oder einem sehr ähnlichen Antigen (*Sekundärreaktion* oder *„zweites" Erkennen*) äußert sich in einer veränderten Immunantwort, die einen lebenslangen Schutz hinterlässt, z. B. gegen das Masern-Virus.

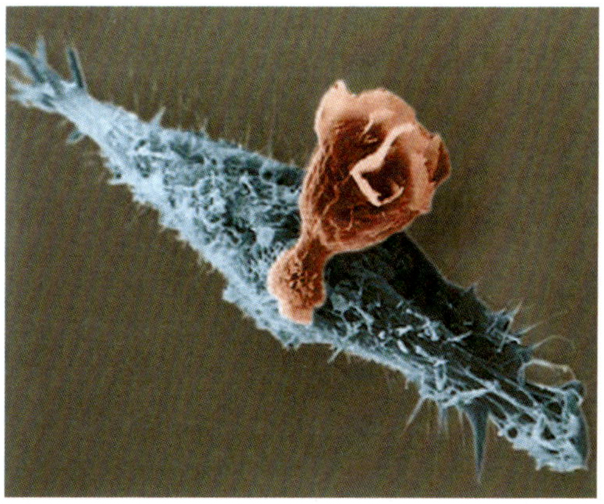

Abb. 14.5: Die rasterelektronenmikroskopische Aufnahme zeigt, wie eine T-Zelle (rot gefärbt) eine entartete Tumorzelle (blau gefärbt) angreift und zu zerstören beginnt. [T111]

Bisher vermutete man hinter dieser immunologischen „Gedächtnisfunktion" spezielle „Gedächtniszellen", die lebenslang im Körper zirkulieren. Zwischenzeitlich hat sich jedoch gezeigt, dass die *ständige Anwesenheit* von geringsten Antigenmengen (z. B. in den Lymphknoten) notwendig ist, um das immunologische Zellgedächtnis „wach" zu halten. Gedächtniszellen sind also keine eigene Zellgruppe, die sich lebenslang an einen antigenen Erstkontakt erinnern kann. Aus diesem Grund sollte man statt von der „Gedächtniszelle" eher von **B-Zellgedächtnis** bzw. **T-Zellgedächtnis** sprechen. Diese Bezeichnung repräsentiert demnach eine *Funktion* (Gedächtnis) und schließt die Wechselwirkungen mit antigenpräsentierenden Zellen (☞ Tab. 14.2 und Abb. 14.7) ein.

14.4.1 T-Zellen

Eine Gruppe von Lymphozyten sind die **T-Zellen,** benannt nach dem **T**hymus. Im Thymus werden die *unreifen* T-Zellen zu *immunkompetenten* T-Zellen. Sie „lernen" hier, Selbst und Fremd zu unterscheiden. Nur gegen Fremd-Antigene gerichtete T-Zellen verlassen den Thymus. T-Zellen, die körpereigene Strukturen erkennen und bekämpfen würden, werden ausgesondert und von Phagozyten vernichtet (☞ auch 14.7.2).

T-Zellen besitzen auf ihrer Oberfläche Antigen-Erkennungsmoleküle, mit denen fremdartige Antigene identifiziert werden können, die **T-Zell-Antigenrezeptoren.** Passt nun dieser T-Zell-Antigenrezeptor auf das dargebotene Antigen (☞ 14.4.5), so ist dies ein Reiz für die entsprechende T-Zelle, sich rasch zu vermehren und zu den verschiedenen Untergruppen (☞ unten) auszudifferenzieren. Die zahlreichen neu entstandenen T-Zellen (alle mit dem gleichen Rezeptor wie die Ursprungszelle) leiten dann weitere Reaktionen ein, in deren Verlauf das Antigen beseitigt wird.

14

Untergruppen der T-Zellen

Die T-Zellen werden in drei Untergruppen mit verschiedenen Aufgaben eingeteilt:
- **T-Helferzellen** *(T_H-Zellen)*
- **Zytotoxische T-Zellen** *(T_c-Zellen)*
- **T-Zellgedächtnis.**

T-Helferzellen *(T_H-Zellen)* werden auch **T4-Zellen** genannt, da sie ein charakteristisches Oberflächenmolekül, das **CD4,** tragen. CD steht für „cluster of differentiation" und bezeichnet ein System von (durchnummerierten) Oberflächenmarkern auf weißen Blutkörperchen, insbesondere Lymphozyten. Außerdem ist ihre Membran durch einen T-Zell-Rezeptor für das MHC-II-Molekül (☞ 14.4.5) gekennzeichnet, welcher zusammen mit CD4 für die Erkennung von antigenpräsentierenden Makrophagen (☞ Tab. 14.2 und Abb. 14.7) und B-Zellen (☞ Abb. 14.8) von besonderer Bedeutung ist.

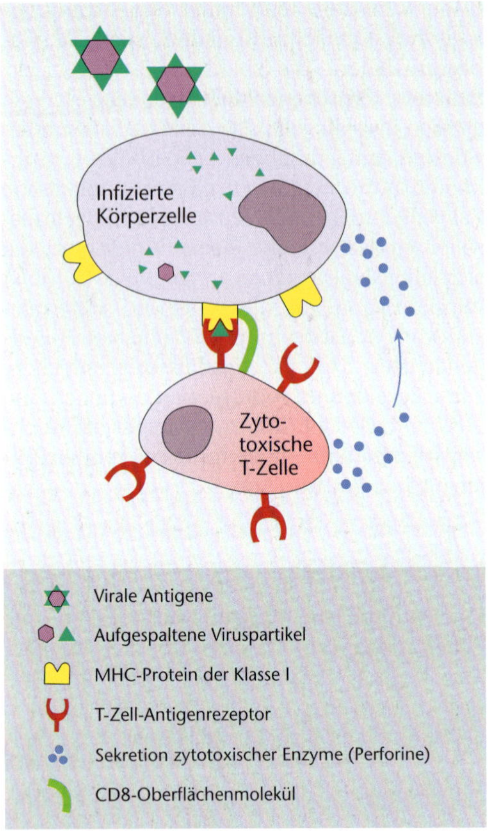

Abb. 14.6: Auf der virusinfizierten Zelle erscheinen neue Oberflächenantigene. Diese werden von den zytotoxischen T-Zellen erkannt, die daraufhin zytotoxische Enzyme freisetzen und die infizierte Zelle so abtöten.

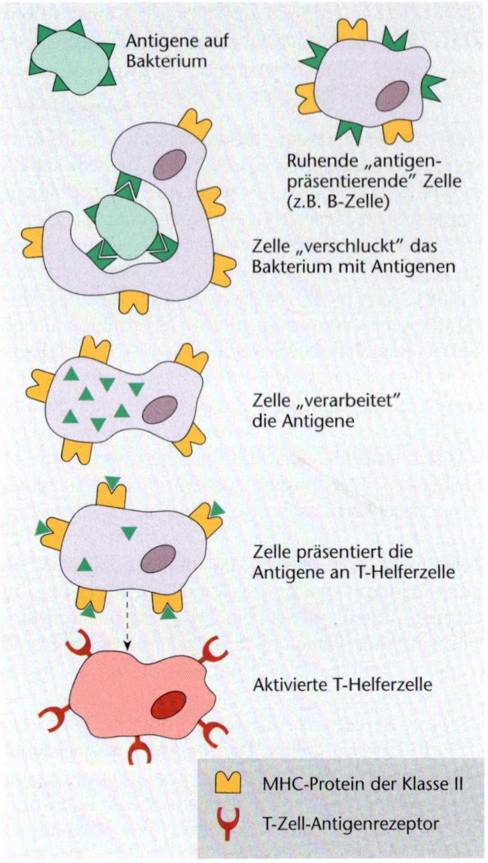

Abb. 14.7: Bakterielle Antigene werden durch antigenpräsentierende Zellen erkannt, verschluckt, verarbeitet und dann den T-Helferzellen dargereicht, die durch diese Wechselwirkung aktiviert werden.

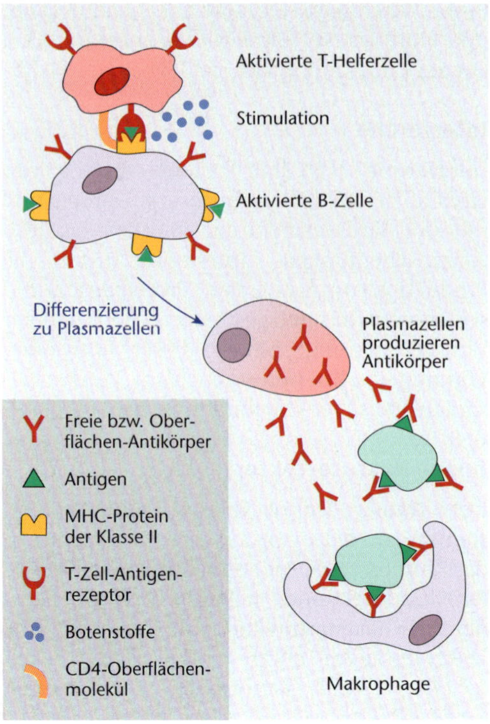

Abb. 14.8: Die aktivierte T-Helferzelle feuert B-Zellen an, die sich mit Hilfe von Botenstoffen (Interleukinen) zu Plasmazellen differenzieren. Diese produzieren Antikörper gegen die bakteriellen Antigene. Dadurch werden Makrophagen herbeigelockt, und die Schlacht ist gewonnen.

In neuerer Zeit wurden zwei Typen von T-Helferzellen identifiziert: die T_H1-Helferzellen, die Makrophagen aktivieren, und die T_H2-Helferzellen, welche B-Zellen aktivieren. Für diese Aufgaben müssen sie verschiedene Zytokine bilden und ausschütten (☞ 14.3).

T_H1- und T_H2-Zellen hemmen sich gegenseitig **(Suppression).** Diese und andere Hemmfunktionen wurden bisher einer eigenen Zellfamilie, den „T-Suppressorzellen" zugeschrieben. Neueste Untersuchungen haben jedoch gezeigt, dass es sich dabei lediglich um die „üblichen" CD4- und auch CD8-T-Zellen (☞ unten) handelt, die allerdings reichliche Mengen von hemmenden Zytokinen (z.B. Tumor-Nekrose-Faktor) ausschütten können.

Zytotoxische T-Zellen *(T_c-Zellen)* tragen ein charakteristisches Oberflächenmolekül, das **CD8,** weshalb sie auch **T8-Zellen** heißen. Für ihre „Zielerkennung" sind sie mit einem T-Zell-Rezeptor zur Erkennung von antigentragenden MHC-I-Molekülen ausgerüstet (☞ auch 14.4.5) und können z.B. virusinfizierte oder tumorartig veränderte Zellen direkt vernichten (☞ Abb. 14.6): Wenn sie derartige Zellen erkennen, geben sie sog. **Perforine** ab, kleine Eiweiße, welche die Membran der „Opferzelle" angreifen und durchlöchern. Durch diese Löcher strömen Salz und Wasser ins Zellinnere, zusammen mit einem eiweißspaltenden Enzym **(Granzym B).** Dadurch wird in der „Opferzelle" der programmierte Zelltod **(Apoptose)** ausgelöst (☞ 1.2).

T-Zellgedächtnis: Antigenspezifische T-Zellen werden nach einem Erstkontakt mit dem Fremdantigen von geringsten Antigenmengen dauernd „in Bereitschaft" gehalten, um beim nächsten „größeren Angriff" auf den Körper dieses Antigen sofort und zielgenau bekämpfen zu können (☞ 14.4.5 und Tab. 14.2).

14.4.2 B-Zellen

Die **B-Zellen** reifen im Knochenmark (engl. ***b**one marrow*) zu immunkompetenten Zellen heran. Hauptaufgabe der B-Zellen ist die Produktion von **Antikörpern** (☞ 14.4.3), die das humorale System der spezifischen Abwehr darstellen.

Antikörper sind große Moleküle, die zunächst als *Oberflächenantikörper* auf der Membranoberfläche der B-Zellen ruhen. Sie haben dieselbe Funktion wie die anders gebauten, *stets* membrangebundenen Erkennungsmoleküle auf der T-Zell-Oberfläche: Wenn eine B-Zelle „ihr" Antigen erkennt, ist dies ein Reiz zur Vermehrung und es entstehen aus ihr zahlreiche **Plasmazellen.** Dieser Vorgang erfordert die Mitwirkung von T-Helferzellen (T_H2-Zellen), welche den B-Zellen helfen, zu Plasmazellen heranzureifen (☞ Abb. 14.8).

Plasmazellen kann man geradezu als kleine Antikörperfabriken bezeichnen – sie setzen während ihrer Lebenszeit von nur wenigen Tagen riesige Mengen von *spezifischen* Antikörpern frei, die also genau zu dem Antigen passen, das den B-Lymphozyten stimuliert hat. Die überwiegende Anzahl der Plasmazellen ist gewebsständig – sie sitzen in den interstitiellen (Zwischenzell-)Räumen vieler Organe sowie in den sekundären lymphatischen Organen und zirkulieren mit der Lymphflüssigkeit, finden sich aber kaum im Blut. Vom Beginn einer Infektion bis zur Bereitstellung einer ausreichenden Zahl passender Antikörper vergeht durchschnittlich eine Woche.

Weitere Typen von B-Zellen gehören zum **B-Zellgedächtnis** und befinden sich vor allem in den Lymphknoten und im Knochenmark, wo sie immer wieder in Kontakt mit dem Antigen geraten (☞ 14.4, Abb. 14.8).

14.4.3 Antikörper

Antikörper *(Ak)*, auch **Immunglobuline** *(Ig)* genannt, sind hochselektiv auf bestimmte Antigene passende Proteine, die von den oben genannten Plasmazellen sezerniert werden. Sie stellen die humorale Abwehr des spezifischen Systems dar (☞ auch Tab. 14.1).

Aufbau und Funktion der Antikörper

Antikörper bestehen aus vier miteinander verknüpften Proteinketten, je zwei leichten und zwei schweren Ketten, die zusammen ein Y-förmiges Molekül ergeben (☞ Abb. 14.9). An den beiden Armen des Y liegen die zwei *Antigenbindungsstellen,* wodurch ein **bi**valentes (lat. bi = zwei) Molekül entsteht. Der Stamm des Y, der sog. F_c-Teil, dient als Erkennungsstruktur (Opsonierung ☞ 14.2.2) z. B. für unspezifische Abwehrzellen (Granulozyten, natürliche Killerzellen).

Innerhalb der Antikörperfamilie unterscheidet man fünf verschiedene **Antikörperklassen:**

Fünf Antikörperklassen

Immunglobulin G, kurz **IgG,** macht mit etwa 80 % den größten Anteil der Antikörper aus. Es wird v. a. in der *späten* Phase der Erstinfektion und bei einer erneuten Infektion mit demselben Erreger gebildet. IgG-Antikörper können das *Komplementsystem* aktivieren und durch *Opsonierung* die Phagozytose von Erregern erleichtern. In der zweiten Schwangerschaftshälfte sind sie *plazentagängig* und können somit vom mütterlichen in das fetale Blut übertreten. Damit bieten sie in der Zeit, wo das Abwehrsystem von Fetus und Neugeborenem noch unreif ist, einen guten Schutz vor Infektionen (☞ 22.2.2).

IgM *(Immunglobulin M)* ist ein sehr großes Molekül, da hier fünf Y-förmige Antikörpermoleküle miteinander verbunden sind *(Pentamer;* penta = fünf). Aufgrund der vielen Antigenbindungsstellen können diese Antikörper ganze Zellen miteinander verklumpen *(agglutinieren).* IgM ist im Gegensatz zu IgG nicht plazentagängig. IgM ist der erste Antikörper, der nach einer (Erst)-Infektion von der Plasmazelle sezerniert wird. Dadurch eignet er sich besonders zum laborchemischen Nachweis einer *Erstinfektion.*

Als Einzelmolekül *(Monomer)* kommt IgM außerdem als Antigenrezeptor auf der Oberfläche der B-Zellen vor, wo es als zellmembranständiges „Schloss" auf den „Antigen-Schlüssel" wartet, der zur Aktivierung der Zelle führt.

IgA *(Immunglobulin A)* ist als Einzelmolekül im Blut vorhanden, als Doppelmolekül *(Dimer,* griech. di = zwei) kommt es in diversen Körpersekreten wie Speichel, Darmsekreten und Bronchialschleim vor. Entsprechend seinem Aufenthaltsort unterstützt es die lokale Abwehr von Erregern, indem es ihre Anheftung an die Schleimhäute hemmt. IgA kommt auch in der Muttermilch vor, so dass das gestillte Neugeborene den „Antikörperschutzmantel" der Mutter teilt.

IgE *(Immunglobulin E)* spielt bei der Abwehr von Parasiten (z. B. Würmern) und Allergien (☞ 14.7.1) eine Rolle. Am Stamm seines Y-förmigen Moleküls besitzt es Strukturen, die an *Mastzellen* (☞ 14.7.1 und Abb. 14.13) binden können. Mastzellen bzw. von ihnen abgegebene Sekrete sind hauptverantwortlich für die Symptome von allergischen Reaktionen (☞ 14.7.1)

IgD *(Immunglobulin D)* kommt ebenso wie das monomere IgM auf der Oberfläche von B-Zellen vor und dient wie dieses als zellständiges Antigen-Erkennungsmolekül. Andere Funktionen von IgD sind bisher nicht bekannt.

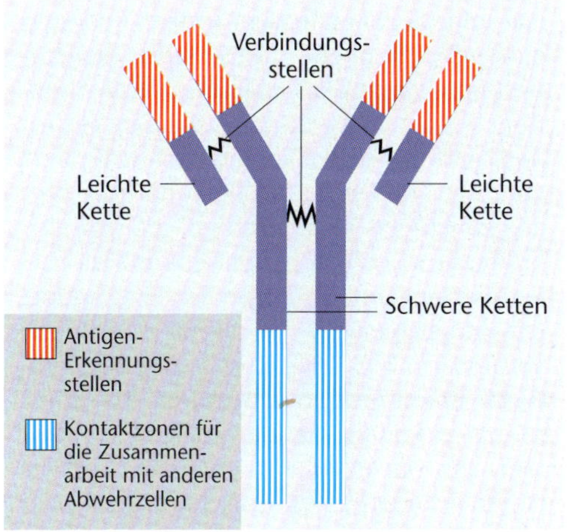

Abb. 14.9: Aufbau eines IgG-Antikörpers. Die charakteristische Y-Form des Antikörpers wird durch zwei schwere, miteinander verbundene Ketten gebildet, an deren kurzen Enden je eine leichte Kette angeknüpft ist. Die für die Abwehrfunktion relevanten Anteile des Moleküls sind entsprechend gekennzeichnet.

Monoklonale Antikörper

Bei einer normalen Abwehrreaktion werden immer *mehrere* B-Zellen aktiviert. Da sich diese B-Zellen genetisch leicht voneinander unterscheiden, sind auch die entstehenden Antikörper etwas verschieden. In diesem Fall spricht man von **polyklonalen Antikörpern** (ein Klon bezeichnet alle Nachkommen einer einzigen Zelle; poly = viel). In Forschung, Diagnostik und Therapie werden dagegen häufig sog. **monoklonale Antikörper** *(mAk)* verwendet. Dabei wird unter Laborbedingungen (künstlich; *in vitro* = im Glas) eine *einzige* Plasmazelle z. B. aus der Milz einer Maus isoliert und mit bestimmten Tricks zur Vermehrung gebracht. So erzeugen ihre Nachkommen *vollkommen gleiche* Antikörper in großer Menge.

In der *Diagnostik* werden monoklonale Antikörper beispielsweise für Tests auf AIDS, Leberentzündungen (Hepatitis) und auch zahlreiche klinische Laborwerte wie z. B. Hormonspiegel verwendet. *Therapeutisch* werden monoklonale Antikörper etwa gegen Brustkrebs, Leukämien und Autoimmunkrankheiten eingesetzt.

14.4.4 Antigen-Antikörper-Reaktionen

Schlüssel-Schloss-Prinzip

Ein Erreger kann nur dann durch einen Antikörper vernichtet werden, wenn der Antikörper genau zu einem Antigen des Erregers passt, ebenso wie sich eine Tür nur dann öffnet, wenn der Schlüssel exakt zum Schloss passt. Die Immunologen sprechen daher vom **Schlüssel-Schloss-Prinzip.**

Wie bereits erwähnt, besitzen die Antikörper Bindungsstellen für Fremdmoleküle (Antigene). Reagieren Antikörper nun mit „ihren" Antigenen, bilden sich **Antigen-Antikörper-Komplexe** (Schlösser mit eingestecktem Schlüssel).

Die Antikörper können auf unterschiedliche Weise gegen Erreger oder Toxine wirken:

- **Agglutination.** Das große IgM-Molekül ist z. B. in der Lage, ganze Zellen miteinander zu verklumpen – so gehören die *Blutgruppenantikörper* Anti-A und Anti-B (☞ 13.4.1) zur IgM-Klasse. Die Antigen-Antikörper-Komplexe werden dann phagozytiert
- **Komplementaktivierung.** Bei der Bindung von IgG oder IgM an ein membranständiges Antigen kann im weiteren Verlauf das Komplementsystem aktiviert werden (☞ 14.2.4). Dies führt zur Auflösung (Lyse) der Erregerzelle
- **Opsonierung.** Außerdem sind IgG-bedeckte, also opsonierte Zellen eine bevorzugte „Mahlzeit" von Fresszellen (☞ 14.2.2).

14.4.5 Selbsterkennungs-Moleküle

Es ist eine wesentliche Frage, wie der Körper es bewerkstelligt, fremde von eigenen Molekülstrukturen zu unterscheiden. Immerhin ist dies eine der unerlässlichen Leistungen des spezifischen Abwehrsystems, denn andernfalls würde es sich auch gegen die Antigene des eigenen Organismus richten und so nach wenigen Tagen zum Tode führen.

14

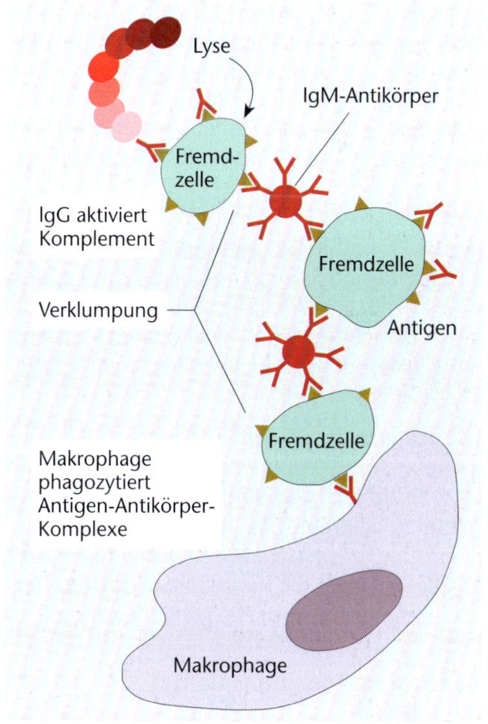

Abb. 14.10: Antigen-Antikörper-Reaktionen: Die großen IgM-Antikörper besitzen viele Bindungsstellen für Antigene. Sie sind in der Lage, Fremdzellen (z. B. blutgruppenfremde Erythrozyten) zu verklumpen. Die Komplexe werden von Phagozyten aufgenommen. Darüber hinaus können IgM und IgG das Komplementsystem aktivieren.

Die MHC-Moleküle

Dies zu vermeiden, ist Aufgabe der so genannten **MHC-Moleküle** (für *major histocompatibility complex = Haupt-Gewebeverträglichkeits-Komplex*). Diese Moleküle sind hochspezifisch, also bei jedem Menschen anders, aber bei allen (kernhaltigen) Zellen eines Menschen gleich. Nur bei eineiigen Zwillingen (☞ 22.1) sind sie immer identisch. Die Wahrscheinlichkeit einer Übereinstimmung bei Geschwistern liegt immerhin bei 25 %.

Kontrolle der Identität
Die MHC-Moleküle bilden zusammen mit einem Fremdantigen eine Art „Personalausweis", der vom Immunsystem („Personenkontrolle") benutzt wird, um fremde von eigenen „Staatsbürgern" zu unterscheiden.

Der MHC wird häufig auch als **HLA** bezeichnet (für *Human Leukocyte Antigen = menschliches Leukozyten-Antigen*), da er zuerst auf Leukozyten (weißen Blutzellen) entdeckt wurde.

Man unterscheidet zwei Klassen von MHC-Molekülen:

- **MHC-Klasse-I-Moleküle (MHC-I),** die auf allen kernhaltigen Zellen sowie den Thrombozyten vorkommen und die „klassischen" Transplantationsantigene sind
- **MHC-Klasse-II-Moleküle (MHC-II),** die auf Lymphozyten und *antigenpräsentierende Zellen* (z. B. Makrophagen) beschränkt sind.

14

T-Zellen können Antigene nicht *direkt* erkennen, sondern müssen sie von **antigenpräsentierenden Zellen** (*APZ* ☞ Tab. 14.2, Abb. 14.7) *angeboten* bekommen. Bei dieser **Antigenpräsentation** wird den T-Zellen neben dem Antigenfragment immer auch das entsprechende MHC-Klasse-Molekül „gezeigt". Nur in dieser Verbindung ist die T-Zelle in der Lage, das Antigen als fremden Körperbestandteil zu erkennen. In diesem Sinn identifizieren die *T-Helferzellen* (☞ 14.4.1) den Komplex aus *MHC-II* und dem dargebotenen Antigen und aktivieren dann Makrophagen (T_H1-Zellen) und B-Zellen (T_H2-Zellen).

Die *zytotoxischen T-Zellen* erkennen *MHC-I* zusammen mit dargebotenen Antigenen (☞ Abb. 14.6). Wird das angebotene Antigen als fremd erkannt, beginnen sie mit der Perforin-Ausschüttung (☞ 14.4.1) und zerstören die Zielzelle. Dies gilt auch für Tumorzellen, da hier ebenfalls fremdartige Antigene gebildet werden.

Das Problem der Transplantatabstoßung

Da sich die MHC-Moleküle von Mensch zu Mensch (und erst recht zwischen Mensch und Tier) unterscheiden, wird verständlich, warum fremde Organe fast immer abgestoßen werden oder nur unter starker **Immunsuppression** (medikamentöse Dämpfung des Immunsystems ☞ 14.7.3) toleriert werden. Vor allem die T-Zellen erkennen den vermeintlichen „Eindringling" und bekämpfen ihn. Man versucht daher heute im Falle von zur Verfügung stehenden Spenderorganen oder bei der Knochenmarktransplantation durch die sog. **HLA-Typisierung** einen Empfänger zu finden, dessen MHC-Muster dem des zu transplantierenden Organs bzw. Gewebe möglichst ähnlich ist. Dennoch ist auch in diesen Fällen fast immer eine lebenslange Gabe von Medikamenten nötig, die die Aktivität des Abwehrsystems hemmen.

14.5 Drei Kurzberichte von der Abwehrfront

14.5.1 Abwehr von Bakterien

Wenn eindringende **Bakterien** „Pech haben", werden sie schon an der Eintrittspforte (z. B. einer kleinen Verletzung der Haut) von den ständig lauernden Phagozyten entdeckt und phagozytiert. Jedoch muss die spezifische Abwehr gerade bei größeren Bakterienmengen oder besonders virulenten (gefährlichen) Erregern zur Hilfe kommen. Hier sind es vor allem die antigenpräsentierenden B-Zellen, die mit Hilfe von T_H2-Zellen zu antikörperbildenden Plasmazellen differenzieren (☞ Abb. 14.8). Wenn sich die Antikörper an die Erreger binden, können die Mikroorganismen durch nachfolgende Aktivierung des Komplementsystems vernichtet werden. Außerdem werden sie durch die anhaftenden Antikörper (Prinzip der Opsonierung) eine attraktive Mahlzeit für Phagozyten (Makrophagen und Granulozyten).

Nicht wenige Bakterien haben allerdings Mechanismen entwickelt, um dem Abwehrsystem die Arbeit zu erschweren oder ihm sogar ganz zu entgehen: Sie tragen beispielsweise bestimmte Moleküle auf ihrer Oberfläche, die vom Abwehrsystem schwer als „fremd" erkannt werden können, umhüllen sich mit einer phagozytosehemmenden Schleimkapsel oder vermögen sogar innerhalb von Körperzellen zu überleben.

14.5.2 Abwehr von Viren

Kennzeichnendes Merkmal von **Viren** ist, dass sie sich nur innerhalb einer Wirtszelle vermehren können (Details ☞ 14.10).

Weder Antikörper noch T-Zellen können nun bereits *in einer Wirtszelle* befindliche Viren erkennen und unschädlich machen. Allerdings können die befallenen Zellen eine Art „SOS-Flagge" hissen, indem sie Teile des Virus zusammen mit MHC-Klasse-I-Molekülen auf ihrer Zelloberfläche darbieten (Antigenpräsentation ☞ Abb. 14.6). Dies ist ein Alarmsignal für *T-Zellen*, die Zelle als infiziert zu erkennen und abzutöten. Zusätzlich beginnen aktivierte *B-Zellen*, sich in *Plasmazellen* umzuwandeln und Antikörper gegen die Viren zu produzieren. Wenn die Viren nach ihrer Vermehrung in der Wirtszelle freigesetzt werden, sind sie für die Antikörper zugänglich.

Daneben werden von virusbefallenen Zellen **Interferone** ausgeschüttet, die Nachbarzellen vor einer möglichen Virus-Invasion schützen (☞ 14.3).

Die Unbeherrschbarkeit des AIDS-Virus (☞ 14.10.5) beruht vor allem darauf, dass es T_4-Helferzellen (☞ 14.4.1) selbst angreift und zerstört.

14.5.3 Abwehr von Parasiten

Als Parasiten werden v. a. die verschiedenen, den Menschen befallenden Würmer und humanpathogenen Einzeller (Protozoen) zusammengefasst (☞ 14.13 und Tab. 14.16). Gegen Parasiten geht das Abwehrsystem in erster Linie mit den bekannten Abwehrzellen, also den Phagozyten, B- und T-Zellen vor. Daneben spielen noch die Mastzellen (☞ Abb. 14.12) und die eosinophilen Granulozyten (☞ Tab. 14.2) sowie Antikörper des Typs Immunglobulin E eine besondere Rolle.

Mastzellen und eosinophile Granulozyten können zell- und gewebeschädigende Substanzen ausschütten. Mit Immunglobulin E besetzte Parasiten werden von den Mastzellen leicht erkannt – sie heften sich an die IgE-Antikörper und können bei diesem engen Kontakt den Parasiten durch die Abgabe von Zytokinen schädigen.

Natürliche Immunstimulation
„Lachen hält gesund" – Hinter dieser Volksweisheit steckt die jahrhundertealte Erfahrung, dass lebensfrohe Menschen über bessere Abwehrkräfte verfügen als depressive Naturen. Selbstvertrauen, innere Ausgeglichenheit und offenes Interesse für die Umwelt bereichern das Leben und seine Funktionen. Ausreichend Schlaf und eine gesunde Ernährung sind ebenfalls wichtig für eine gute Abwehr. Die Natur bietet darüber hinaus zahlreiche Möglichkeiten, die Abwehrkräfte zu stärken. Ob Kneippkur, Massage, Sauna, Badekur oder körperliche Bewegung: Die Möglichkeiten, die eigene Abwehr zu verbessern, sind vielfältig. Auch regelmäßiges Sonnenbaden verbessert die Stimmung und damit die Immunlage. Nur auch hier gilt: Nichts übertreiben – zu viel des Guten schadet dem Körper und wirkt sogar immunschwächend.

14.6 Impfungen

14.6.1 Immunität

Nach bestimmten Infektionen, etwa nach einer Infektion mit dem Masernvirus, ist man nach der Ersterkrankung praktisch für immer vor weiteren Angriffen des Virus geschützt. Das Virus verändert sich nicht, aber es trifft im Körper auf ein immunologisches Gedächtnis (☞ 14.4), das den Erregern bei einem erneuten Kontakt meistens so schnell den Garaus macht, dass der Betreffende nichts bemerkt. Der Mediziner spricht hier von **erworbener Immunität** – also erworbener Unempfänglichkeit eines Organismus für eine Infektion mit pathogenen Mikroorganismen bzw. deren Toxinen.

Aus der erworbenen Immunität resultiert auch das Phänomen der sog. **Kinderkrankheiten:** Ist ein Erreger, der nach der Ersterkrankung eine lebenslange Immunität hinterlässt, in einer Bevölkerung sehr weit verbreitet, erkranken praktisch nur und praktisch alle Kinder, während die Erwachsenen in der Regel nach einem früheren Kontakt *immun* dagegen sind.

Eine *manifeste* (sichtbare) Erkrankung ist dabei nicht notwendige Voraussetzung für den Erwerb der Immunität. Auch *inapparente* (= nicht in Erscheinung tretende, ohne äußere Krankheitszeichen verlaufende) Infektionen können eine lang dauernde Immunität hinterlassen. Dies ist beispielsweise häufig beim Rötelnvirus zu beobachten.

14.6.2 Aktivimmunisierung

Eine *Schutzimpfung* **(Aktivimmunisierung)** bewirkt das gleiche wie die oben dargestellte Erstinfektion: Durch eine künstliche Infektion mit einer kleinen Menge abgetöteter Keime, speziell vorbehandelter, wenig gefährlicher lebender Erreger oder Toxinmoleküle wird künstlich ein „kontrollierter Übungskampf" erzeugt. Das Abwehrsystem nutzt die vermeintliche Infektion, aktiv passende Antikörper und ein immunologisches Gedächtnis (☞ 14.4) zu bilden, die dann im Ernstfall, wenn es zur tatsächlichen Infektion kommt, parat stehen. Die Krankheitserreger werden dann meist schnell und *inapparent* vernichtet.

14.6.3 Passivimmunisierung

Gefährlich kann es beispielsweise werden, wenn sich eine Schwangere ohne Röteln-Antikörperschutz während der ersten drei Schwangerschaftsmonate mit dem Rötelnvirus infiziert. Es drohen dann schwere Schäden des Embryos. Um diese gefürchtete **Röteln-Embryopathie** (☞ auch 22.4) zu verhindern, können der Schwangeren spezifische Röteln-Antikörper (*Röteln-Hyperimmunseren*, siehe unten) injiziert werden, die anstelle der nicht vorhandenen eigenen Antikörper die Rötelnviren unschädlich machen sollen, bevor sie auf das Kind übergreifen. Da das Abwehrsystem nicht selbst aktiv werden muss, spricht man von **Passivimmunisierung.**

Die Immunglobuline werden vom Blut anderer Kranker, die eine Rötelninfektion überstanden haben, gewonnen. Ihr Blut, das nun reichlich spezifische Antikörper enthält, wird gereinigt und im Antikörpergehalt zum sog. **Hyperimmunserum** konzentriert.

Auch bei Krankheiten, die weniger durch den Erreger selbst als durch von ihm produzierte Giftstoffe *(Toxine)* gefährlich werden, hat die passive Immunisierung große Bedeutung, weil durch das Hyperimmunserum die im Blut zirkulierenden Toxine unschädlich gemacht werden können. Dies kann bei Diphtherie, Tollwut oder, am bekanntesten, bei Tetanusinfektionen (z. B. Tetagam®) lebensrettend sein.

Nachteilig – von den hohen Kosten abgesehen – ist bei Passivimmunisierungen, dass die Schutzwirkung auf ein bis drei Monate beschränkt ist, da die zugeführten Antikörper vom Organismus allmählich abgebaut werden. Der Vorteil ist, dass kurzfristig Krankheiten verhindert oder zumindest gelindert werden können.

14.6.4 Gesundheit & Lebensstil – Der Streit ums Impfen

Kaum ist das Neugeborene acht Wochen alt, müssen die Eltern es impfen lassen. Müssen? Nein, eine Pflicht gibt es in den deutschsprachigen Ländern nicht. Aber das macht die Entscheidung nicht unbedingt einfacher. Denn um das Für und Wider beim Impfen wird seit Jahrzehnten zum Teil heftig gestritten.

Tetanus, Diphtherie, Kinderlähmung

Akzeptiert sind die Impfungen gegen *Wundstarrkrampf* **(Tetanus), Diphtherie** und *Kinderlähmung* (*Poliomyelitis*, kurz **Polio**): Rund 95 % aller Dreijährigen sind dagegen geimpft.

Der Wundstarrkrampf wird vom Gift des allgegenwärtigen Bakteriums *Clostridrium tetani* ausgelöst. Der Erreger dringt durch kleinste Hautverletzungen ein und führt zu schmerzhaften Muskelkrämpfen am ganzen Körper bis hin zum Tod. Auch die Diphtherie war noch im vergangenen Jahrhundert gefürchtet: Schwere Entzündungen der Atemwege können zum Ersticken führen. Auch das Herz kann angegriffen werden – möglicherweise mit tödlichen Folgen. Ähnliches gilt für die Kinderlähmung. Noch Mitte des letzten Jahrhunderts starben jährlich etwa 70 Kinder in der Schweiz daran – derzeit keines!

> Viele Erwachsene lassen zwar ihre Kinder impfen, vergessen aber die Auffrischimpfungen bei sich (die Impfungen im Kindesalter reichen nicht das ganze Leben!), selbst gegen die „Muss-Impfung" Tetanus.

Mumps, Masern, Röteln

Der Disput dreht sich vor allem um die Impfungen gegen Masern, Mumps und Röteln. Die Impfrate liegt in Deutschland mit etwa 70 % für eine Ausrottung dieser Erkrankungen zu tief, ob wegen Impfboykotts, Impfmüdigkeit oder schlichten Vergessens v. a. der zweiten Impfung, ist nicht ganz klar. Um die Keuchhusten-Impfung im Säuglingsalter ist die Diskussion abgeflaut, seit besser verträgliche Impfstoffe verfügbar sind. Impflücken tun sich aber bei Jugendlichen und jungen Erwachsenen (potenzielle Eltern!) auf.

Manche Eltern halten Masern, Mumps und Röteln für harmlos, weil sie selbst diese Krankheiten nicht mehr durchgemacht haben oder den Impfkritikern vertrauen. Andere bemängeln die Dreifachimpfung, wieder andere argumentieren, das Kind werde durch eine durchlebte Kinderkrankheit in seiner Entwicklung vorangebracht. Auch wenn Mediziner in allen Punkten „entgegenhalten" können – verunsichert werden Eltern trotzdem.

Mumps und Röteln verlaufen in der Tat meist glimpflich. Hauptkomplikation bei Mumps ist ab der Pubertät eine Hodenentzündung mit möglicher bleibender Zeugungsunfähigkeit. Röteln verlaufen für die Erkrankten selbst fast immer harmlos. Sie sind aber bei einer Erkrankung in der (Früh-)Schwangerschaft für den Embryo gefährlich: Die Schädigungen reichen von geistiger und körperlicher Behinderung über Blindheit bis zu Herzfehlern und Taubheit.

Am hitzigsten wird über Masern gestritten. Gefürchtet sind Lungen- und insbesondere Gehirnentzündungen durch Masern. Letztere sind mit einer Häufigkeit von bis zu 0,1 % der Erkrankten nicht selten und oft folgenschwer.

Schadet die Impfung?

Häufig werden gesundheitliche Probleme nach einer Impfung gegen sie ins Feld geführt, wobei Impfnebenwirkungen, Impfkomplikationen und schwere Impfschäden gern vermischt werden. Nebenwirkungen sind keinesfalls immer auch Impfkomplikationen oder gar Impfschäden. Zum Beispiel kann der Körper nach der Impfung mit leichtem Fieber auf den Impfstoff reagieren, gelegentlich sogar mit einer abgeschwächten Form der Krankheit („Impfmasern"). Das ist normal.

Gelegentlich berichten Eltern, ihr Baby sei am Tag nach der Impfung erkrankt, habe hohes Fieber oder eine Mittelohrentzündung bekommen. In diesem Fall sollte das Kind unbedingt vom Arzt untersucht und nicht vorschnell die Impfung angeschuldigt werden. Die ersten Impfungen fallen nämlich häufig mit dem Ende des „Nestschutzes" durch die Antikörper der Mutter zusammen, so dass Impfung und Infektion zufällig zeitlich dicht hintereinander eintreten.

Was Eltern überlegen sollten

Verunsicherte Eltern sollten sich zuerst von ihrem Kinderarzt beraten lassen, die Risiken einer Erkrankung ihres Kindes gründlich gegen die Risiken der Impfung abwägen, und sich zusätzlich mit einigen Aspekten auseinandersetzen.

- Hätten sie die Zeit und die Sicherheit, das kranke Kind zu pflegen? Kinder mit Windpocken dürfen gut eine Woche nicht in Kindergarten oder Schule, mit Keuchhusten leiden sie wochenlang, auch nachts!
- Besucht das Kind eine Krippe? Je mehr Kinder, desto größer das Ansteckungsrisiko.
- Infolge fehlender „Durchseuchung" im Kindesalter ist eine Verschiebung zu höheren Altersgruppen zu beobachten. So können Eltern heute nicht mehr davon ausgehen, dass ihr ungeimpfter Sohn Mumps vor der Pubertät bekommt.

Impfstoff/ Antigen-kombinationen	Alter in vollendeten Monaten						Alter in vollendeten Jahren			
	Geburt	2	3	4	11–14	15–23	5–6	9–17	ab 18	≥ 60
T		1.	2.	3.	4.		A	A	A	
D/d		1.	2.	3.	4.		A	A	A	
aP/ap		1.	2.	3.	4.		A	A		
Hib		1.	2	3.	4.					
IPV		1.	2	3.	4.			A		
HB		1.	2.	3.	4.			G		
Pneumokokken		1.	2.	3.	4.					S
Meningokokken					1.) ab vollendetem 12. Monat					
MMR					1.	2.				
Varizellen					1.	2.		S		
Influenza										S

A Auffrischimpfung: Diese sollte möglichst nicht früher als 5 Jahre nach der vorhergehenden letzten Dosis erfolgen.
G Grundimmunisierung aller noch nicht geimpften Jugendlichen bzw. Komplettierung eines unvollständigen Impfschutzes
S Standardimpfungen mit allgemeiner Anwendung = Regelimpfungen

D/d = Diphtherie, T = Tetanus, aP = Pertussis (Keuchhusten), Hib = Haemophilus influenza Typ b, IPV = Polio, HB = Hepatitis B, MMR = Masern Mumps Röteln, Varizellen = Windpocken

Tab. 14.11: Impfkalender für Deutschland (leicht verändert nach den Empfehlungen der STIKO, Stand Juli 2006). Bei Kombinationsimpfstoffen sind die Angaben des Herstellers zu den Impfabständen zu beachten. [X221]

Auch ein Blick über die Grenze kann sich lohnen: Während in Deutschland die Hepatitis-B-Impfung im Säuglingsalter empfohlen wird, wird sie in der Schweiz erst für Jugendliche angeraten (mit Aufnahme von Sexualkontakten steigt das Risiko). Ähnliches gilt für die Windpocken-Impfempfehlung. Möglichst vor der Aufnahme von Sexualkontakten, sollte man Mädchen mit der Möglichkeit zur Impfung gegen Papilloma-Viren, die Gebärmutterhalskrebs auslösen können, vertraut machen.

Impfpläne

In Deutschland werden von der *Ständigen Impfkommission am Robert-Koch-Institut* (STIKO, www.rki.de) regelmäßig aktualisierte Impfempfehlungen herausgegeben; in Österreich vom *Bundesministerium für Gesundheit und Frauen* (www.bmgf.gv.at), in der Schweiz von der *Schweizerischen Kommission für Impffragen* (SKIF) beim Bundesamt für Gesundheit (www.bag.admin.ch/infekt/index.htm).

14.7 Erkrankungen des Abwehrsystems

HIV-Infektion und AIDS ☞ *14.10.5*

14.7.1 Allergien (Überempfindlichkeitsreaktionen)

Allergie

Unter **Allergien** versteht man eine spezifische Überempfindlichkeit gegenüber bestimmten, an sich nicht schädlichen Antigenen. Das Abwehrsystem zeigt z. B. gegen Pollen eine so starke Reaktion, dass die Symptome dieser Über-Reaktion zur Qual und evtl. sogar lebensbedrohlich werden.

Die Allergie wird also, ebenso wie die Immunität, bei einem früheren Kontakt mit einem Antigen erworben; man spricht hier von **Sensibilisierung.** Das entsprechende Antigen wird als **Allergen** bezeichnet. Nach einer gewissen Ruhepause von Tagen bis Jahren, in der die Bildung der Antikörper und/oder aktivierten T-Zellen beginnt, kommt es zur Ausbildung der Überempfindlichkeit.

Man unterscheidet vier verschiedene Typen von allergischen Reaktionen, die sich unter anderem im Mechanismus der Immunantwort und der Zeitspanne zwischen (erneutem) Allergenkonkakt und Symptomausbildung unterscheiden (☞ Abb. 14.13):

Allergische Reaktion vom Typ I (Soforttyp)

Bei der **allergischen Reaktion vom Typ I** kommt dem IgE entscheidende Bedeutung zu.

Entsprechend disponierte Menschen (☞ unten) reagieren auf bestimmte Antigene (z. B. Pollen, Erdbeeren, Penicillin) mit besonders starker Bildung von IgE (☞ 14.4.3). Dieses heftet sich mit seinem Stammteil an die Oberfläche von Mastzellen und basophilen Granulozyten. Bei einem erneuten Antigenkontakt verknüpft nun das Antigen die zellgebundenen IgE-Antikörper miteinander, was eine massive Freisetzung von *Histamin* und anderen Stoffen aus der Mastzelle zur Folge hat. Diese Substanzen führen zu einer starken Gefäßerweiterung, Flüssigkeit tritt aus den Blutgefäßen aus und innerhalb von Sekunden bis Minuten bilden sich *Ödeme* (☞ 16.1.6) und Blasen, der Blutdruck fällt ab. Außerdem kann es zu starkem Juckreiz und Atemnot kommen.

In günstigen Fällen bleibt die Reaktion *lokal* (örtlich) begrenzt, so etwa beim *Heuschnupfen* oder bei der Nesselsucht *(Urtikaria).* Schwerstform der *generalisierten* allergischen Reaktion vom Typ I (generalisierte Sofortreaktion) ist der **anaphylaktische Schock** mit lebensbedrohlichem Blutdruckabfall, Bronchialverengung und Kehlkopfödem. Besonders häufig kommt es z. B. nach Injektion bestimmter Medikamente und Insektenstichen zu einem anaphylaktischen Schock. Bereits ein einziger Bienenstich kann innerhalb weniger Minuten tödlich sein!

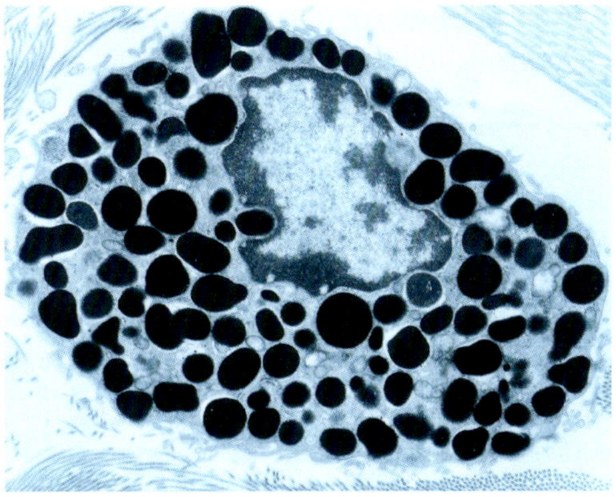

Abb. 14.12: Mastzelle. In den schwarzen Kammern befinden sich Histaminbläschen, die bei einer allergischen Reaktion schlagartig freigesetzt werden. [C154]

Erstmaßnahmen bei Anaphylaxie

Eine generalisierte allergische Reaktion vom Typ I darf nie unterschätzt werden. Innerhalb von Minuten kann sich nach scheinbar harmlosem Beginn ein anaphylaktischer Schock entwickeln. Daher:

- Allergenzufuhr sofort stoppen bzw. die Allergene verdünnen (z. B. Infusion)
- Patienten flach mit erhöhten Beinen lagern und beruhigen, Vitalzeichen kontrollieren
- Notarzt rufen
- Möglichst mehrere venöse Zugänge legen (lassen)
- Medikamente bereitstellen: Ringer-Lösung, Adrenalin (z. B. Suprarenin®), Glukokortikoide (z. B. Solu-Decortin®), Antihistaminika (z. B. Tavegil®), ggf. Theophyllin (z. B. Euphyllin®), Dopamin (z. B. Dopamin-ratiopharm®)
- Ggf. Intubationsbesteck richten.

Warum manche Menschen (Typ-I-)Allergien gegen Erdbeeren oder Gräserpollen, andere gegen Tierhaare, Schurwolle oder Bienengift entwickeln, ist unklar. Tatsache ist, dass die *Bereitschaft* zur Entwicklung einer Typ-I-Allergie vererbt wird – ca. 10 – 20 % der Bevölkerung gehören zur Gruppe der sog. **Atopiker.** Unter dem Begriff der Atopie fasst man die Bereitschaft zu Erkrankungen zusammen, die sich in ganz unterschiedlichen Körperregionen manifestieren (daher der Begriff Atopie, *griechisch: kein Ort*):

- Allergisches *Asthma bronchiale* (☞ 17.11.4)
- *Urtikaria* (Nesselsucht mit Quaddelbildung in der Haut)
- *Neurodermitis* (auch *Endogenes Ekzem* genannt ☞ 8.5.2)
- Allergische *Konjunktivitis* (Bindehautentzündung des Auges)
- Heuschnupfen (Rhinitis allergica (☞ Abb. 14.14).

Die Häufigkeit atopischer Krankheitsbilder in der Bevölkerung steigt an. Dabei scheint unser „hygienischer" Lebensstil mitverantwortlich zu sein – Näheres hierzu im Abschnitt 23.7.

Allergische Reaktion vom Typ II (zytotoxischer Typ)

Bei der antikörpervermittelten **allergischen Reaktion vom Typ II** spielen IgG und IgM im Zusammenwirken mit dem Komplementsystem die entscheidende Rolle.

Ein Beispiel für diese Reaktion ist die bereits beschriebene Unverträglichkeit verschiedener Blutgruppen: Die körpereigenen Antikörper binden sich dabei an fremde Spendererythrozyten und bewirken nach Komplementaktivierung deren Zerstörung – es kommt zur *Hämolyse* (Näheres ☞ 13.4).

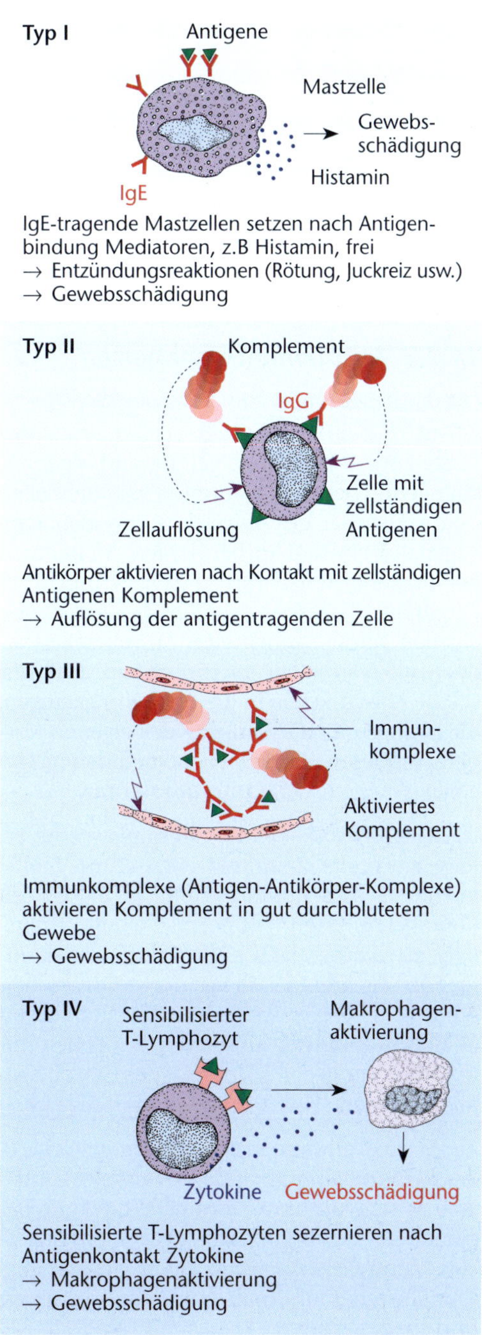

Abb. 14.13: Übersicht über die vier Typen allergischer Reaktionen.

Allergische Reaktion vom Typ III (Immunkomplex-Typ)

Die **allergische Reaktion vom Typ III** ist bedingt durch im Blut zirkulierende Antigen-Antikörper-Komplexe, die aus nicht genau bekannten Gründen nicht durch das Phagozyten-System aufgenommen und abgebaut werden. Diese Komplexe können an bestimmten Stellen des Körpers „hängen bleiben" (z. B. Basalmembranen ☞ 4.2) und durch Aktivierung von Komplementfaktoren Gewebeschäden auslösen (☞ Abb. 14.13). Besonders häufig tritt dies im Bereich der Nieren auf mit der Folge einer *Glomerulonephritis* (Entzündung der Nierenkörperchen ☞ 20.4.4). Andere „Ablagerungsstellen" für solche Immunkomplexe sind die Gelenke und die Haut, wo das „aufgeregte" Komplementsystem Gelenkschmerzen und Urtikaria verursacht.

Allergische Reaktion vom Typ IV (verzögerter Typ, T-Zell-vermittelte Reaktion)

Die **allergische Reaktion vom Typ IV** wird vor allem durch T_H1-Zellen (☞ 14.4.1), Makrophagen sowie durch zytotoxische T-Zellen getragen. Antikörper spielen dagegen keine Rolle. Da die Symptome ihr Maximum erst 2–4 Tage nach einem Allergenkontakt erreichen, spricht man von einer *allergischen Reaktion vom verzögerten Typ.*

Diese Allergieform finden wir z. B. als **Nickelallergie** und in Form der **Transplantatabstoßung.** Bei der Nickelallergie binden sich Nickelsalze an körpereigene Proteine, die daraufhin eine veränderte und fremde antigene Struktur darstellen und von T-Zellen attackiert werden. Auf der Oberfläche der Zellen des Transplantats befinden sich für den Empfängerorganismus fremde MHC-Moleküle (☞ 14.4.5). Diese Fremdheit wird von den T-Zellen erkannt, die daraufhin Zytokine ausschütten. Die Zytokine können sowohl direkte Schädigungen des Zielgewebes verursachen als auch Makrophagen aktivieren, die dann das Fremdgewebe attackieren und zerstören (Abb. 14.13). Diagnostisch wird die allergische Reaktion vom Typ IV bei der *Tuberkulinreaktion* (☞ 14.9.5) ausgenutzt.

Diagnostik und Therapie der Allergien

Im klinischen Alltag sind vor allem zwei Allergieformen häufig:

- Allergien der Haut (**Kontaktallergien,** z. B. gegen Nickel oder Gummihandschuhe)
- Allergien der Schleimhäute von Atem- und Speisewegen (**Inhalationsallergien** ☞ Abb. 14.13 z. B. gegen Pollen, bzw. **Nahrungsmittelallergien,** z. B. gegen Nüsse oder Kuhmilch).

14

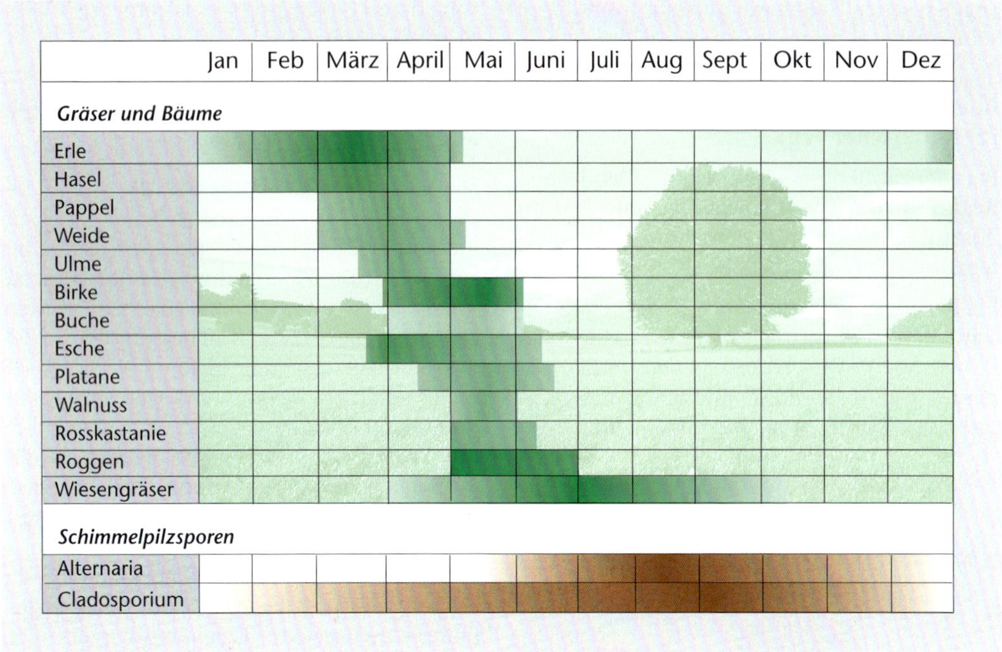

Abb. 14.14: Pollenallergien sind die häufigste Ursache für Reaktionen vom Soforttyp. Sie können zu Heuschnupfen oder allergischem Asthma führen. Wichtig zur Vorbeugung ist die Allergenkarenz, d.h. das Meiden der auslösenden Pollen. Hierzu sind Pollenflugkalender sehr hilfreich, in denen die Hauptflugzeit der verschiedenen Allergene vermerkt ist. Patienten müssen hauptsächlich in diesen Monaten mit Beschwerden rechnen und können dann vorbeugend mit Medikamenten behandelt werden.

Die Kontaktallergien gehören zu den *Allergien vom Spättyp* (Typ IV), werden also durch T-Zellen vermittelt. Zur Diagnose wird das Allergen mittels eines Pflasters *auf* die Haut aufgebracht (*Läppchenprobe* oder **Epikutantest**); die Reaktion, etwa eine Rötung, Schwellung oder Bläschenbildung, kann nach 2–3 Tagen abgelesen werden.

Allergien der Atemwege und des Verdauungstraktes sind meist IgE-vermittelte Reaktionen, gehören also zu den *Allergien vom Soforttyp* (Typ I). Man testet sie *in* der Haut (*Pricktest* oder **Intrakutantest**) oder im Blut (Nachweis spezifischer IgE-Antikörper). Die Reaktion auf den Hauttest, typischerweise eine starke histaminvermittelte Hautschwellung, ist oft schon nach etwa 15–30 Minuten sichtbar.

Der erste Schritt zur Bekämpfung einer allergischen Erkrankung besteht in der Identifikation der Allergene, um den Kontakt dann weitgehend vermeiden zu können. Medikamentös zur Beschwerdelinderung eingesetzt werden vor allem **Antihistaminika** (z.B. Zyrtec®), die die Histamin*wirkungen* reduzieren, **Mastzellstabilisatoren** (z.B. Chromoglycinsäure), die die Histamin*ausschüttung* vermindern, sowie in schweren Fällen die entzündungshemmenden **Glukokorticoide** (z.B. Decortin®, ☞ 12.5.3). Bei manchen Allergien kann eine **Hyposensibilisierung** durchgeführt werden: Durch Verabreichung steigender Dosen des Allergens soll sich der Körper allmählich an das Allergen „gewöhnen", so dass die Allergie-Symptome schwächer werden oder ganz zurückgehen.

14.7.2 Autoimmunkrankheiten

Die Antikörper und Antigenrezeptoren der T-Zellen sind aufgrund ihrer Vielfalt prinzipiell in der Lage, jeden beliebigen Eiweißkörper anzugreifen. Theoretisch könnten sich die Zellen und Antikörper des Abwehrsystems also auch gegen den eigenen Körper richten. Im Rahmen der Prägung in Thymus (T-Zellen) und Knochenmark (B-Zellen) werden die gegen den eigenen Körper gerichteten Abwehrzellen jedoch im Normalfall aussortiert, so dass nur solche Abwehrzellen in die Blutbahn gelangen, die nicht gegen die Antigene des eigenen Körpers reagieren. Dieses Nichtvorgehen gegen eigene Antigene heißt **Immuntoleranz.**

Dieser „Lernvorgang" des Immunsystems erfolgt etwa zum Zeitpunkt der Geburt. Stoffe, mit denen das Immunsystem zu dieser Zeit Kontakt hat, erkennt es normalerweise lebenslang als „körpereigen", alle später dazukommenden als „fremd". Versagt dieses Unterscheidungsvermögen im Laufe des Lebens, so kommt es zu **Autoimmunkrankheiten,** bei denen **Autoantikörper** gegen körpereigenes Gewebe gebildet werden.

Zu diesen Autoimmunkrankheiten gehört z.B. das *akute rheumatische Fieber:* Ausgelöst durch eine an sich harmlose bakterielle Infektion beginnt eine Antikörperbildung gegen das eigene Herz- und Gelenkgewebe. Auch viele weitere Krankheiten sind durch Autoimmunvorgänge (mit-)bedingt, etwa:

- Der Typ-I-Diabetes mellitus (☞ 19.4.2)
- Die chronische Polyarthritis (☞ 4.6)
- Die Colitis ulcerosa, eine chronische Dickdarmentzündung (☞ 18.8.10)
- Der Morbus Basedow, eine Schilddrüsenerkrankung (☞ 12.4.2)
- Die Myasthenia gravis, eine Muskelerkrankung (☞ 9.2.3)
- Die Schuppenflechte *(Psoriasis)* der Haut (☞ 8.5.3).

14.7.3 Immunsuppressive Therapie

Autoimmunkrankheiten zeigen oft einen schweren und manchmal sogar tödlichen Verlauf. Um dies zu verhindern, können sie mit **Immunsuppressiva** behandelt werden, die das Abwehrsystem unterdrücken. Diese Medikamente finden auch nach Transplantationen zur Unterdrückung von Abstoßungsreaktionen Einsatz.

Ein wichtiges Immunsuppressivum sind z.B. *Glukokortikoide* aus der Nebennierenrinde (Kortison ☞ 12.5.3), die meist rasch die Krankheitssymptome der Betroffenen lindern. Da die Glukokortikoide aber das gesamte (v.a. spezifische) Abwehrsystem schwächen und außerdem ihre „normale" Wirkung als Hormone entfalten, ziehen sie bei längerer Anwendung schwere Nebenwirkungen nach sich (☞ Abb. 12.22).

Zytostatika, z.B. Cyclophosphamid (etwa Endoxan®), schwächen ebenfalls *unspezifisch* das Immunsystem. Aufgrund ihrer zahlreichen Nebenwirkungen (☞ 5.7.6) werden sie nur bei sehr schweren Autoimmunkrankheiten gegeben.

Nach Transplantationen häufig eingesetzt wird *Ciclosporin A* (z.B. Sandimmun®), das über eine Hemmung der Bildung von Interleukin 2 die T-Zellvermehrung herabsetzt (☞ 14.3). Ebenfalls hemmend auf die Aktivierung von T-Lymphozyten wirkt *Tacrolimus* (Prograf®), das auch auf der Haut, z.B. bei Neurodermitis (etwa Protopic®), angewendet werden kann.

Entwickelt werden zurzeit *monoklonale Antikörper* (☞ 14.4.3), die spezifisch den Interleukin-2-Rezeptor von T-Lymphozyten blockieren

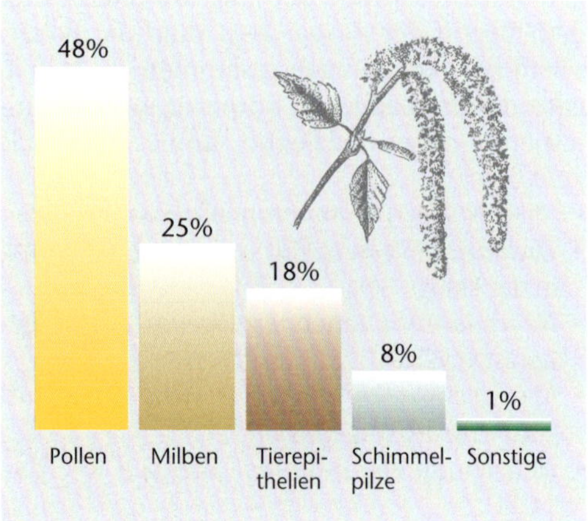

Abb. 14.15: Verteilung der wichtigsten Inhalationsallergene unter den Allergikern.

Organismus	Merkmal	Beispiele
Bakterien	**Prokaryonten***, d.h. einfache Organismen ohne Zellorganellen und ohne Zellkern, das Erbgut liegt lose (z.B. als langer DNA-Faden) im Zytoplasma. Dadurch schnellere Vermehrung. Meist mit Zellwand	Strepto-, Staphylokokken, Salmonellen, Escherichia coli, Proteus, Klebsiellen, Sonderformen: Rickettsien und Mykoplasmen (extrem klein, keine Zellwand)
Viren	Bestehen nur aus Erbinformation (DNA *oder* RNA), verpackt in einen Proteinmantel (*Core,* **Kapsid**) und evtl. eine lipidhaltige Außenhülle *(Envelope).* Können sich nur in höheren Zellen vermehren und heißen deshalb *Sonderform des Lebens*	Grippe-, Hepatitis-, AIDS (Hi)-, Herpes-, Pocken-, Masern-, Mumps-, Rötelnvirus
Prionen	„Infektiöse" Proteinpartikel, nach heutigem Kenntnisstand ohne Nukleinsäure, die ihnen ähnliche, körpereigene Proteine denaturieren können	Ein noch nicht näher definiertes Prion, welches die Creutzfeldt-Jakob-Krankheit, BSE und Kuru hervorruft
Pilze	Pflanzenähnliche Mikroorganismen, die jedoch keine Photosynthese (pflanzliche Energiegewinnung aus CO_2 und Sonnenlicht) durchführen können	Candida albicans (medizinisch wichtigster Hefepilz), Aspergillus fumigatus (Schimmelpilz)
Würmer, Insekten	*Parasitisch* lebende *Tiere* (Eukaryonten*)	Rinderbandwurm, Spulwurm, Kopflaus, Krätzmilbe
Protozoen („Urtierchen")	*Parasitisch* lebende *Einzeller* (Eukaryonten*)	Plasmodien (= Malariaerreger), Trypanosomen (= Erreger der Schlafkrankheit), Trichomonaden, Amöben

* Im Gegensatz zu den Prokaryonten (z.B. Bakterien) zählen Tiere, Pflanzen und Protozoen zu den Eukaryonten. Bei den Zellen der Eukaryonten ist das Erbmaterial, die Chromosomen also, in einem Kern zusammengefasst, der durch eine Kernmembran vom Zytoplasma getrennt wird (☞ Abb. 3.3 und 3.4).

Tab. 14.16: Übersicht über die Gruppen der menschenpathogenen Mikroorganismen. Nicht aufgeführt sind die Viroide (sozusagen nackte Mini-Viren), da sie bisher nur bei Pflanzen beobachtet wurden.

und damit die Immunantwort schwächen können (☞ 14.4.1).

Eingesetzt wird ferner die *Plasmapherese*, bei der mit Hilfe einer Zellseparationsmaschine Gammaglobuline aus dem Blut des Patienten entfernt werden, also die Fraktion der Plasmaproteine, in der die Antikörper enthalten sind (13.1.4).

14.8 Infektionen

Erkrankungen, die durch Eindringen und Vermehrung von Mikroorganismen im Menschen entstehen, heißen **Infektionskrankheiten.** In der Klinik spricht man auch kurz von *Infektionen*, obwohl dies nicht ganz korrekt ist, da **Infektion** eigentlich die Übertragung, das Anhaften, Eindringen und die Vermehrung von Mikroorganismen im menschlichen Körper bezeichnet.

Tabelle 14.16 gibt eine Übersicht über die heute bekannten Gruppen der für den Menschen bedeutenden Erreger.

Was bedeuten Infektionen für die Gesellschaft?

Infektionskrankheiten haben in der Vergangenheit großen Einfluss auf alle menschlichen Zivilisationen gehabt. Ihr seuchenhaftes Auftreten, z.B. die Pest im späten Mittelalter, hat Menschen immer wieder in ihrem Zusammenleben beeinflusst. Seuchen, also das vorübergehend gehäufte Auftreten einer Infektionskrankheit in einer Bevölkerung, heißen auch **Epidemien.** Zieht eine Epidemie über (fast) die ganze Welt, spricht man auch von **Pandemie.** Dagegen wird das „normale", ständige Auftreten eines Erregers in der Bevölkerung als **Endemie** bezeichnet.

Erst die wissenschaftliche Kenntnis der Erreger von Infektionskrankheiten und der Ausbau der **Hygiene** (Maßnahmen zur Infektionsverhütung) haben viele Infektionskrankheiten in den so genannten entwickelten Ländern weitgehend unter Kontrolle gebracht.

Vorsicht!
Entgegen früheren Hoffnungen sind die Infektionskrankheiten noch lange nicht besiegt. Im Gegenteil: Das Auftreten zum Beispiel antibiotikaresistenter Pneumokokken (☞ 14.9.2) sowie neue Infektionskrankheiten wie AIDS (☞ 14.10.5), BSE (☞ 14.11), SARS oder Vogelgrippe (☞ 14.10.3) stellen echte Bedrohungen dar.

Infolge der weltweiten, schnellen Reiseverbindungen können sich neue oder wiederauftretende Erreger sehr schnell ausbreiten, wie 2002 der Erreger des *schweren akuten Atemwegssyndroms* (*severe acute respiratory syndrome,* ***SARS***) zeigte, der eine oft tödliche verlaufende Lungenentzündung hervorruft. Er verbreitet sich hauptsächlich durch Tröpfcheninfektion. Wirksame Medikamente oder einen Impfstoff gibt es bis heute nicht.

14.8.1 Formen von Infektionskrankheiten

Inapparente und apparente Infektionen

Vielleicht erstaunt es zu erfahren, dass wohl die meisten Infektionen **inapparent** verlaufen, das heißt, ohne dem Betroffenen Beschwerden zu bereiten. Dabei wird der Erreger vom Immunsystem des Wirtes (des infizierten Menschen) nach der Infektion vollständig beseitigt. Schwerere Infektionen hingegen verlaufen **apparent,** also mit Fieber oder anderen Krankheitszeichen.

Lokale und generalisierte Infektionen

Die Infektion kann auf die Eintrittspforte beschränkt bleiben **(lokale Infektion)** oder über Lymphknoten und Lymphbahnen bis ins

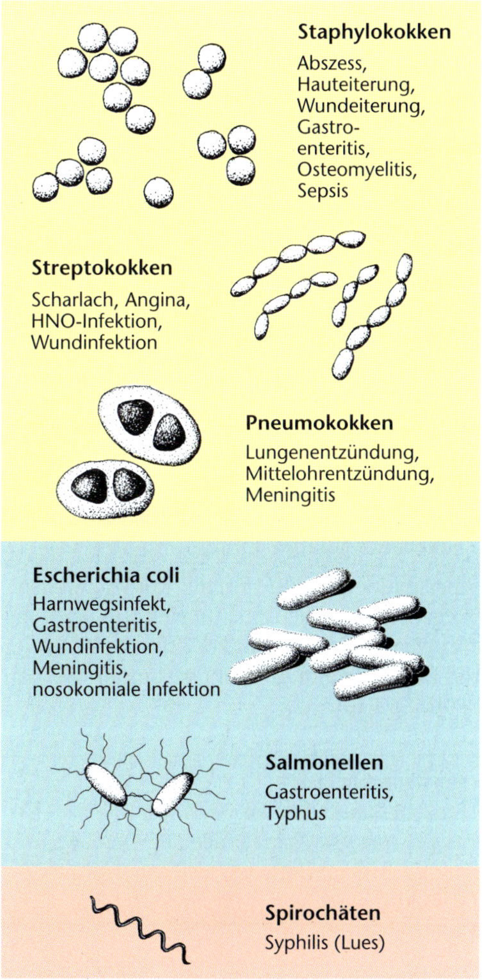

Abb. 14.17: Hunderte verschiedene Bakteriengruppen erzeugen beim Menschen z.T. harmlose, z.T. bedrohliche, selten sogar tödliche Erkrankungen. Im Mikroskop lassen sich die meisten menschenpathogenen Bakterien einer von drei Grundformen zuordnen: den kugelförmigen (gelb unterlegt), den stäbchenförmigen (blau unterlegt) und den spiralförmigen Bakterien (rot hinterlegt). [B116]

14

Blut vordringen (**generalisierte Infektion,** *Allgemeininfektion*). Beispiele:

- Typische *lokale Infektionen* sind Wundinfektionen oder eine Gastroenteritis mit Durchfall, jedoch ohne schwere Beeinträchtigung des Allgemeinbefindens
- Generalisierte Infektionen sind z. B. *Windpocken,* das *Pfeiffer-Drüsenfieber (= Mononucleosis infectiosa)* und die Virushepatitis. Fast alle schwereren Viruserkrankungen verlaufen generalisiert.

Bakteriämie und Sepsis

Dringen Bakterien nur kurzzeitig in die Blutbahn ein (etwa nach einer Zahnentfernung), so bezeichnet man das als **Bakteriämie.** Dabei kommt es weder zur Vermehrung der Erreger im Blut noch zur Absiedlung in Organen.

Bei einer **Sepsis** oder *Blutvergiftung* hingegen werden von einem Herd aus (beispielsweise eine Wunde oder ein infizierter Knochen) kontinuierlich oder periodisch Erreger in die Blutbahn gestreut. Die Erreger gelangen mit dem Blut in alle Organe des Körpers und vermehren sich oft auch in der Blutbahn. Die Gefahr tödlicher Komplikationen ist groß:

- Infektiöse Absiedlungen *(septische Metastasen)* können lebenswichtige Organe (zum Beispiel das Gehirn) angreifen.
- Oft entgleist das körpereigene Gerinnungssystem (**Verbrauchskoagulopathie,** *disseminierte intravasale Koagulopathie = DIC*). Lebensgefährliche innere Blutungen sind Folge einer Gerinnungsstörung durch die massive Freisetzung großer Mengen von Gewebsthrombokinase (☞ 13.5.5)
- Häufig sind schwere Kreislaufkomplikationen, die man als **septischen Schock** (☞ 25.5.2) bezeichnet: Ursächlich hierfür sind die an vielen Stellen des Körpers gleichzeitig ablaufenden starken Entzündungsreaktionen, die zum Zusammenbruch der Kreislaufregulation führen.

Sepsispatienten sind deshalb immer intensivpflegepflichtig. Auch bei intensiver Behandlung und wirksamer Antibiotika-Therapie kann der Tod des Patienten oft nicht verhindert werden (☞ Abb. 14.18).

Sepsisprophylaxe
Entscheidend für die Sepsisprophylaxe ist *aseptisches Vorgehen* bei allen Pflegemaßnahmen, z. B. beim Umgang mit Blasenkathetern, Infusionen und beim Verbandswechsel.

14.8.2 Der Ablauf einer Infektion

Jede Infektion verläuft in mehreren Stadien:

Invasionsphase *(Ansteckung).* In dieser ersten Phase dringt der Krankheitserreger in den Organismus ein, vermehrt sich jedoch zunächst nicht.

Inkubationsphase. Nach einer mehrstündigen bis mehrtägigen „Eingewöhnungsphase" beginnt sich der Erreger im Körper zu vermehren; der Infizierte hat jedoch noch keine Beschwerden. Kurz vor dem Auftreten von Fieber und anderen Symptomen findet meist eine Phase „explosionsartiger" Vermehrung statt.

Inkubationszeit
Als **Inkubationszeit** *(Ansteckungszeit)* bezeichnet man den zeitlichen Abstand zwischen Ansteckung und Krankheitsausbruch. Die Inkubationszeiten der verschiedenen Infektionskrankheiten sind sehr unterschiedlich: Die Virusgrippe etwa hat eine Inkubationszeit von nur 1 – 3 Tagen, Mumps eine von ca. 3 Wochen, und bei AIDS können mehr als 10 Jahre zwischen Ansteckung und Ausbruch der Erkrankung liegen.

Krankheitsphase. Je nach Schwere der Infektionskrankheit empfindet der Patient nur eine leichte Beeinträchtigung des Allgemeinbefindens (z. B. Heiserkeit oder leichten Kopfschmerz) oder aber schwerere Symptome (z. B. hohes Fieber bis hin zur Sepsis).

Überwindungsphase. Wird die Infektion überstanden, so wird in dieser letzten Phase der Erreger aus dem Körper entfernt.

Dauerausscheidung. Bei einigen Keimen wird die Krankheit zwar besiegt, die Erregerelimination gelingt jedoch nicht, und die Keime ziehen sich in eine „Körpernische" zurück. So können Salmonellen beispielsweise über viele Jahre in der Gallenblase verbleiben. Von dort aus gelangen sie über den Darm immer wieder nach außen und können neue Infektionen bei anderen hervorrufen.

14.8.3 Infektionsquellen

Infektionskrankheiten entstehen nicht aus dem „Nichts". Vielmehr sind Reservoire nötig, in denen sich die Erreger aufhalten und die als **Infektionsquellen** für die weitere Ausbreitung der Erreger dienen:

- Die wohl wichtigste Infektionsquelle ist der *Mensch* selbst. Die Keime können z. B. mit dem Sputum (Beispiel Tuberkulose) oder dem Stuhl (Beispiel Salmonellosen) ausgeschieden werden. Der Betroffene braucht dabei nicht (apparent) krank zu sein
- *Tierische Infektionsquellen* sind etwa Rinder und Schweine für die entsprechenden Bandwurmerkrankungen (☞ 14.13)
- Viele Mikroorganismen sind nicht auf Menschen oder Tiere angewiesen, sondern können auch in der *unbelebten Umwelt* überleben, so etwa die Tetanuserreger im Erdreich oder die Tuberkuloseerreger im Staub
- Bei allen bisher genannten Beispielen handelt es sich um **exogene Infektionen,** d. h. der Erreger dringt von *außen* in den Körper ein. Dagegen werden **endogene Infektionen** von

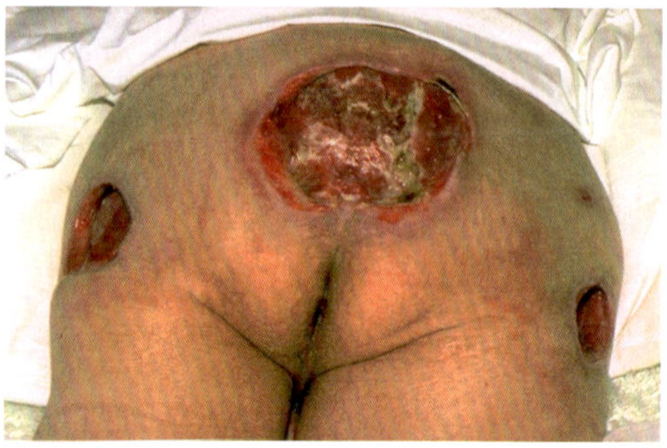

Abb. 14.18: Besonders bedrohlich sind Wundinfektionen von Dekubitus-Geschwüren, also von „durchgelegenen" Hautstellen (☞ 8.5.9). Die gelblich-schmierigen Eiterauflagerungen weisen auf Staphylokokken als Verursacher hin. [T195]

körpereigenen Keimen hervorgerufen, die bei lokaler oder systemischer Abwehrschwäche in für sie untypische Körperregionen gelangen (z. B. Darmkeime in die Harnblase).

Endogene Infektionen oft vermeidbar!
Kinder, aber auch verwirrte Menschen sollten deshalb überwacht werden, ob sie die Hygieneregeln wie etwa das Waschen der Hände nach dem Toilettenbesuch oder das Säubern des Genitalbereiches von vorne nach hinten einhalten.

14.8.4 Übertragungswege

Der wichtigste **Übertragungsweg** zum Menschen ist die **Schmierinfektion,** z. B. durch Händeschütteln, durch feuchte Handtücher oder auch – insbesondere bei Kindern – *fäkal-oral.* Andere Erreger werden *aerogen* durch **Tröpfchen-** (Niesen!) oder **Staubinfektion** übertragen. Weitere Übertragungswege sind:

- **Orale Infektion** über Nahrungsmittel (oder Instrumente)
- **Parenterale Übertragung** (z. B. über Stich mit verunreinigter Kanüle)
- **Sexuelle Übertragung** (☞ 21.3.8).

Desinfektion und Sterilisation

Um Infektionen zu verhüten, sind neben dem hygienegerechten Verhalten des Krankenhauspersonals Maßnahmen der Desinfektion und Sterilisation zur Keimvernichtung wichtig.

Als **Desinfektion** („Keimverminderung") bezeichnet man die *gezielte* (nicht vollständige) Keimvernichtung, z. B. auf Händen, Hautflächen oder Materialoberflächen wie Fußböden oder Medizingeräten.

Bei der **Sterilisation** („Entkeimung") dagegen werden grundsätzlich *alle* Mikroorganismen abgetötet und alle Viren vollständig inaktiviert (leider aber nicht Prionen, die Erreger von BSE ☞ 14.11). Dies erfordert entweder hohe Temperaturen (120 – 200 °C), meist in Kombination mit Druck, Feuchtigkeit oder radioak-

14

tiver Strahlung, oder aggressive Chemikalien – weshalb nur widerstandsfähige Materialien wie z. B. medizinische Instrumente, Injektionslösungen oder Leinenwäsche sterilisierbar sind.

Eintrittspforten

Der Erreger muss nicht nur zum Menschen kommen, sondern auch in ihn hinein. Die wichtigsten Eintrittspforten der Keime sind kleinste Wunden der Haut oder der Schleimhäute (z. B. bei Nagelfalzverletzungen), Insektenstiche (z. B. bei Malaria ☞ 14.13) oder intakte Schleimhäute (z. B. bei Salmonellen ☞ 14.9.3). Manche Erreger vermögen auch durch die intakte Haut einzudringen (z. B. die Pärchenegel, die die Bilharziose verursachen). Vor der Geburt kann das Ungeborene diaplazentar, d. h. mit dem Blut über die Plazenta, infiziert werden. Hierbei nehmen Viren und Protozoen (Toxoplasmen) eine Schlüsselstellung ein.

14.8.5 Nosokomiale Infektionen

Manche Erreger führen bei praktisch jedem Infizierten ohne ausreichenden Antikörperschutz zum Ausbruch der entsprechenden Krankheit. Solche Erreger bezeichnet man als **obligat pathogen.**

Im Krankenhaus sind aber vor allem bei älteren oder abwehrgeschwächten Patienten die **fakultativ pathogenen** Keime inzwischen von weit größerer Bedeutung – das sind solche, die nur bei allgemeiner oder lokal begrenzter Abwehrschwäche (z. B. Harnblase bei Dauerkatheterisierung ☞ 20.5.6, OP-Wundgebiet) zu so genannten **opportunistischen Infektionen** führen. Sind solche opportunistischen Infektionen im Krankenhaus erworben, spricht man von **Nosokomialinfektionen** (nosokomial: mit Bezug zum Krankenhaus). Beispiele sind:

- *Beatmungspneumonien*, die sehr leicht bei beatmeten Patienten durch die (normalerweise relativ harmlosen) Keime der Atemluft entstehen, die der Patient aber nicht abhusten kann. Manchmal entstehen Beatmungspneumonien durch verkeimte Beatmungssysteme infolge fehlerhafter Wartung
- *Wundinfektionen* im chirurgischen Operationsgebiet. Dort ist die lokale Abwehr vermindert, was bei Verschmutzung der Wunde durch Keime leicht zu Wundeiterungen führt. Die Keimverschleppung erfolgt häufig beim Verbandwechsel durch Ärzte oder Pflegende.

14.9 Bakterielle Infektionen

Sowohl leichte als auch schwere Infektionskrankheiten werden oft von **Bakterien** (☞ Tab. 14.17) ausgelöst, z. B. fast alle eitrigen Infektionen und einige „klassische" Kinderkrankheiten. Dabei können nicht nur die Bakterien selbst, sondern auch die von ihnen gebildeten **Toxine** *(Giftstoffe)* Krankheitserscheinungen verursachen. Im Folgenden sollen einige bakterielle Infektionen beispielhaft dargestellt werden.

14.9.1 Infektionen durch Staphylokokken

Staphylokokken sind traubenförmig angeordnete Kugelbakterien und weltweit verbreitet. Harmlose Staphylokokkenarten gehören zur normalen Keimflora des Menschen (z. B. *Staphylococcus epidermidis* auf der Haut).

Die gefährlichen Staphylokokkenarten, insbesondere *Staphylococcus aureus*, und unter bestimmten Umständen auch die ansonsten harmlosen Staphylokokkenarten rufen viele eitrige Entzündungen wie Abszesse, Furunkel (Haarbalgentzündungen), Mastitis (Brustentzündung ☞ Abb. 5.9), Wund-, Haut-, Atemwegs- und Katheterinfektionen bis hin zu Sepsis, Osteomyelitis (☞ 6.1.3) und Meningitis (Hirnhautentzündung ☞ 9.11.1) hervor.

Staphylokokken werden in der Regel durch Schmierinfektion (meist durch Händekontakt, auch durch Pflegende und Ärzte!) übertragen.

> **Achtung!**
> Staphylokokkeninfektionen können praktisch jedes Organ und jede Körperhöhle befallen. Sie gehören aufgrund ihrer Resistenzentwicklung gegen Antibiotika zu den Problemkeimen im Krankenhaus (☞ 14.9.7).

14.9.2 Infektionen durch Streptokokken

Streptokokken sind kettenförmig angeordnete Kugelbakterien, die in der Natur weit verbreitet sind. Viele Streptokokkenarten können Erythrozyten auflösen *(hämolysieren)*. Streptokokken verursachen z. B. Scharlach, Entzündungen im Hals-, Nasen- und Ohrenbereich, Wundinfektionen, Phlegmone (sich flächenhaft ausbreitende eitrige Gewebsentzündungen), fast die Hälfte aller Endokarditiden (☞ 15.3.1) und viele Sepsisfälle.

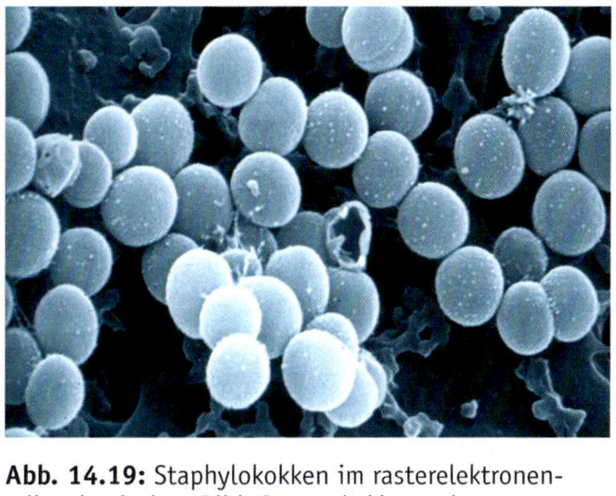

Abb. 14.19: Staphylokokken im rasterelektronenmikroskopischen Bild. Streptokokken sehen ganz ähnlich aus, sind aber nicht haufen-, sondern kettenförmig aneinandergelagert. [U136]

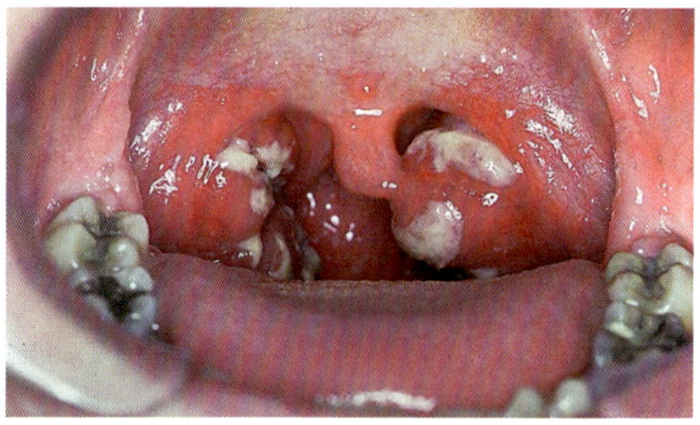

Abb. 14.20: Rachenbefund bei einer Mandelentzündung (Tonsillitis, Angina lacunaris), wie sie sehr häufig durch Streptokokken ausgelöst wird. [M117]

Pneumokokken *(Streptococcus pneumoniae)* sind zu zweit in einer Kapsel eingelagerte Kugelbakterien. Sie können Lungenentzündungen, Mittelohrentzündungen, Hirnhautentzündungen und andere Infektionen der Luftwege verursachen.

Staphylokokken, Streptokokken, Pneumokokken und einige verwandte Bakterien werden zu den **grampositiven Bakterien** zusammengefasst, da sie sich in der so genannten *Gramfärbung* im mikrobiologischen Labor violett anfärben lassen. Ihnen stehen die **gramnegativen Bakterien** gegenüber, bei denen sich im Gegensatz zu den grampositiven der violette Farbstoff leicht wieder herauslösen lässt und die dann mit einem roten Farbstoff gegengefärbt werden können. Zu den gramnegativen Bakterien gehören die meisten Stäbchenbakterien, die unter anderem Darm- und Harnwegsinfektionen auslösen (z. B. *Escherichia coli* und Salmonellen).

14.9.3 Infektiöse Darmerkrankungen

Obwohl die Magensalzsäure viele Mikroorganismen abtötet, sind durch Mikroorganismen verursachte Magen-Darm-Erkrankungen recht häufig. Spezialisiert auf das Leben im sauren Milieu des Magens ist das Bakterium *Helicobacter pylori (Details ☞ 18.4.7).*

(Bakterielle) Lebensmittelvergiftungen im engeren Sinne entstehen, wenn sich Bakterien in meist unsachgemäß gelagerten Lebensmitteln (z. B. Milch- und Eierspeisen) vermehren und Toxine produzieren. Beim Verzehr der verdorbenen Speisen gelangen die Toxine in den Verdauungstrakt und lösen dann die Krankheitserscheinungen aus. Am häufigsten verursachen *Staphylococcus aureus* und *Escherichia coli* (☞ Abb. 14.21) solche Lebensmittelvergiftungen, die sich überwiegend durch Brechdurchfälle bald nach dem Verzehr der verdorbenen Nahrung bemerkbar machen.

Abgegrenzt hiervon werden **Lebensmittelinfektionen** durch das Eindringen von Bakterien (seltener von Viren) in den Magen-Darm-Trakt. Ein Teil der Erreger vermag die Darm-

14

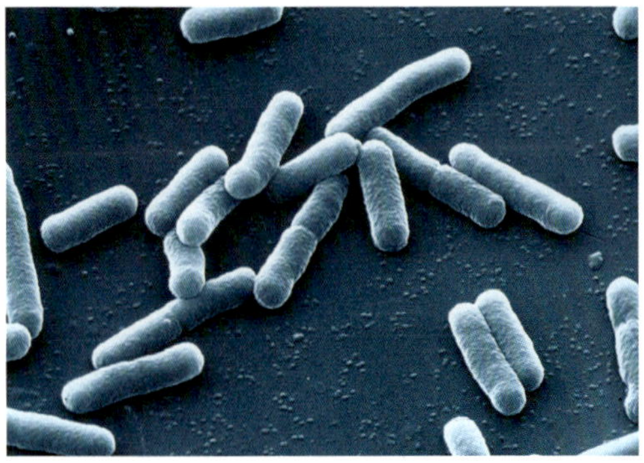

Abb. 14.21: Das Stäbchenbakterium Escherichia coli (E. coli). [U136]

schleimhaut zu durchdringen und evtl. ins Blut zu gelangen. Erwähnt seien hier *Salmonellen* (☞ unten) und *Shigellen* als Erreger der *Darmruhr.*

Vibrio cholerae hingegen, der Erreger der *Cholera,* bleibt auf das Darmlumen beschränkt, wo die Choleravibrionen ein Enterotoxin (Choleratoxin) freisetzen. Folge sind extreme Durchfälle von bis zu einem Liter pro Stunde, die wegen des Wasser-, Kalium- und Bikarbonatverlustes zu einem lebensbedrohlichen Kreislaufschock (☞ 25.5.2), verbunden mit Hypokaliämie (☞ 20.8.2) und metabolischer Azidose (☞ 20.9.2), führen.

Insbesondere bei Kleinkindern sind *Rota-Viren* eine häufige Durchfallursache.

Da bakterielle Lebensmittelvergiftungen und Infektionen oft nicht klar voneinander zu trennen sind, werden beide vielfach auch als *Lebensmittelvergiftungen* zusammengefasst.

Salmonellen

Immer wieder für Schlagzeilen sorgen infektiöse (Brech)-Durchfälle durch *Enteritis-Salmonellen,* oft kurz nur **Salmonellen** genannt, die in den letzten Jahren dramatisch zugenommen haben: Schätzungsweise 120 000 Menschen erkranken in Deutschland pro Jahr an einer *Salmonellose.*

Salmonellen sind in der Tierwelt weit verbreitet. Als Infektionsquelle für den Menschen bedeutsam ist vor allem Geflügel, da befallene Tiere am ganzen Körper kontaminiert sind, so dass z. B. auch Eier salmonellenhaltig sind. Werden solche mit Salmonellen kontaminierten Speisen nicht ausreichend erhitzt und/oder bei Zimmertemperatur stehen gelassen, können sich die Bakterien vermehren und zu Erkrankungen führen. Befallene Menschen scheiden die Salmonellen mit ihrem Stuhl aus und können sie bei Nichtbeachtung der einschlägigen Hygieneregeln auf Speisen verschleppen.

Zwar dauert die Erkrankung bei ansonsten Gesunden meist nur wenige Tage, doch kann eine Salmonellengastroenteritis bei Säuglingen, älteren Menschen oder Abwehrgeschwächten auch tödlich verlaufen.

Ausbreitung von Salmonellen
Besonders häufig sind Eier, Roheiprodukte und Geflügel, seltener Milchprodukte Quelle einer Salmonelleninfektion. Arbeitet ein Salmonellenausscheider in einem Lebensmittelbetrieb oder einer Großküche, können praktisch alle Speisen Ausgangspunkt einer Erkrankungswelle sein.

Wesentlich gefährlicher als Enteritis-Salmonellen sind ihre in Deutschland glücklicherweise seltenen Verwandten, die *Typhus-* und *Paratyphus-Salmonellen.* Sie rufen mit **Typhus** bzw. **Paratyphus** schwere Allgemeinerkrankungen hervor. Einziges Erregerreservoir ist hier der Mensch, und Dauerausscheider haben als Infektionsquelle wesentlich größere Bedeutung als bei den Enteritis-Salmonellen.

14.9.4 Harnwegsinfektionen

Die häufigsten im Krankenhaus entstehenden *(nosokomialen)* Infektionen sind **Harnwegsinfektionen,** wobei *Escherichia coli* **(E. coli)** mit ca. 60 % aller Fälle wichtigster Erreger ist. Neben E. coli sind die ebenfalls zu den *gramnegativen Stäbchen* zählenden Bakterien **Proteus** und **Klebsiella** sowie **Enterobacter** und die schon erwähnten Staphylokokken bedeutsame Erreger im Harntrakt. Begünstigende Faktoren für Harnwegsinfektionen im Krankenhaus sind neben Harnstauungen in Harnleitern oder Harnröhre vor allem Dauerkatheter (☞ Abb. 20.16), durch die Bakterien von der Hautoberfläche in den Harntrakt verschleppt werden.

Alle oben genannten Erreger gehören zu den **Enterobakterien.** Die meisten Enterobakterien sind *fakultativ pathogen* und können bei Abwehrgeschwächten die unterschiedlichsten Infektionen hervorrufen, am häufigsten Harn-, Gallenwegs- und Atemwegsinfekte, Wundinfektionen und Meningitis (Hirnhautentzündung ☞ 9.11.1).

14.9.5 Tuberkulose

Die Übertragung des Erregers der **Tuberkulose** (*Tbc, Tb,* ☞ 17.11.3), des *Mycobacterium tuberculosis,* erfolgt meist durch Tröpfcheninfektion, wobei die Erreger in sehr kleinen Tröpfchen bis in die Alveolen (Lungenbläschen) gelangen. Dort werden sie zwar von Makrophagen phagozytiert, können sich aber in diesen wie auch extrazellulär im Lungengewebe weitervermehren. Über die Lymphwege erreichen die Mykobakterien die Lymphknoten und streuen von dort evtl. ins Blut. Innerhalb von 3 – 4 Wochen haben T-Lymphozyten die Erreger erkannt und aktivieren Makrophagen, wodurch diese phagozytierte Mykobakterien besser abtöten können. Um die Tuberkelbakterien bildet sich ein *Granulom,* ein Wall von Makrophagen und Lymphozyten.

Die Kombination von Primärherd, zugehörigem Lymphknotenherd (befallenem Lymphknoten) und verbindendem Lymphgefäß wird *Primärkomplex* genannt. Der Primärherd kann narbig abheilen, verkalken oder sich verflüssigen *(Kavernenbildung, Verkäsung),* was die Vermehrung der Tuberkelbakterien begünstigt. Dadurch kann es zum Eindringen in weitere Lungenabschnitte oder ins Blut kommen. Brechen die Tuberkelbakterien aus einem Granulom heraus in die Blutbahn, was meist innerhalb einer Phase der Abwehrschwäche geschieht, so kann es zur tuberkulösen Absiedlung in alle inneren Organe und die Haut kommen. Gewinnen die Tuberkelbakterien Verbindung zu den Atemwegen, so werden sie ausgehustet. Der Patient ist hochgradig ansteckend *(offene Tuberkulose)* ☞ 17.11.3.

Tuberkulintest

Nach wie vor noch unverzichtbar in der Tuberkulosediagnostik ist der **Tuberkulintest,** wobei heute Intrakutantests Standard sind, bei dem ein Extrakt aus Tuberkelbakterien in die Haut gespritzt wird. Hat sich der Organismus schon mit Tuberkelbakterien auseinandergesetzt (durch Infektion oder Tbc-Impfung), so reagieren die T-Lymphozyten und bilden nach 2 – 3 Tagen ein rotes Knötchen an der Teststelle. Ist der Tuberkulintest negativ, also keine Hautreaktion erkennbar, so liegt in aller Regel keine Infektion mit Mykobakterien vor.

Zwei Ausnahmen von der Regel gibt es allerdings: Bei einer ganz frischen Infektion ist der Test negativ, weil der Organismus für die Ausbildung der zellulären Immunität ca. 4 – 6 Wochen benötigt. Falsch negative Testergebnisse treten auch bei einer erheblichen Schwäche der zellulären Abwehr auf, etwa kurz nach einer Masern-Infektion oder bei AIDS.

14.9.6 Borreliose

Schätzungsweise 60 000 Menschen erkranken pro Jahr in Deutschland an **Borreliose.** Die Krankheit wird durch das zu den Spirochäten gehörende Bakterium *Borrelia burgdorferi* hervorgerufen, das im Darm von Zecken lebt. Beim Zeckenbiss (richtiger: Zecken*stich*) gelangt es mit den Sekreten der Zecke in den Körper des Menschen. Infiziert ist derzeit etwa jede 5. Ze-

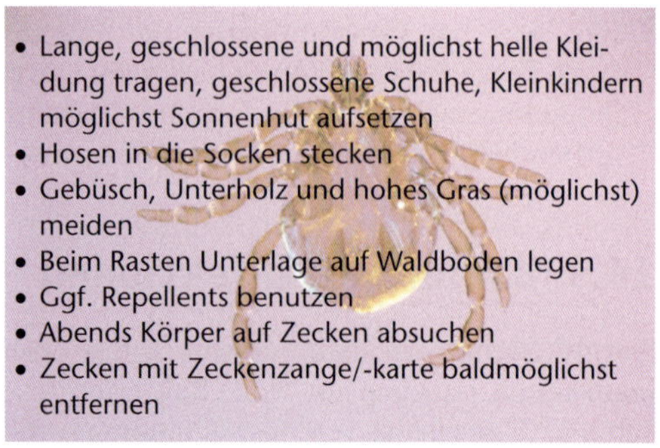

Abb. 14.22: Borreliose und FSME sind zwar die häufigsten, aber längst nicht alle Krankheiten, die von Zecken übertragen werden. Gegen die meisten kann man nicht impfen. [J666]

cke, wobei aber nicht jeder Biss zu einer Übertragung auf den Menschen führt.

Eine Infektion macht sich in ca. der Hälfte der Fälle durch eine **Wanderröte** *(Erythema migrans)* bemerkbar, einer kreisförmigen Hautrötung um die Einstichstelle, die sich allmählich vergrößert. Dieses Stadium I kann von Unwohlsein, Kopfschmerzen, Fieber und Lymphknotenschwellungen begleitet sein. Wochen bis Monate später können brennende Nervenschmerzen auftreten, die häufig in lokaler Beziehung zur Zeckenstichstelle stehen. Außerdem sind in diesem Stadium II Lähmungen und Gefühlsstörungen möglich. Monate bis Jahre nach der Infektion (Stadium III) kann sich eine Gelenkentzündung, häufig im Knie, entwickeln. Eine sehr seltene Spätmanifestation ist die Entzündung des Gehirns.

Die Borreliose kann in jedem Stadium von selbst ausheilen, und jedes Stadium kann auch übersprungen werden.

Der beste Schutz vor einer Borreliose ist, die Zecken gar nicht an sich heranzulassen und, falls es doch eine geschafft hat, sie so schnell wie möglich zu entfernen. Einen Impfstoff gegen die europäischen Arten der Borreliose gibt es zurzeit noch nicht. Die Borreliose ist aber, im Gegensatz zu der durch Viren hervorgerufenen Frühsommer-Meningoenzephalitis (FSME ☞ 14.10.4) (Enzephalitis ☞ 9.11.1), bei rechtzeitiger Gabe von Antibiotika gut behandelbar.

14.9.7 Antibiotika und Antibiotikaresistenz

Bakterien lassen sich oft durch Gabe entsprechender Antibiotika (gegen Bakterien wirksame Arzneimittel) wie z. B. Penicillin abtöten. Allerdings hilft nicht jedes Antibiotikum gegen jedes Bakterium. Vielmehr tötet jedes Antibiotikum nur ein bestimmtes Spektrum von Bakterien. Und auch wenn ein bestimmtes Antibiotikum von seinem Hersteller als wirksam, z. B. gegen Staphylokokken, vertrieben wird, können im Einzelfall Resistenzentwicklungen das Antibiotikum trotzdem nutzlos werden lassen:

Viele Bakterien entwickeln nämlich durch Erweiterung oder Änderung ihres Erbgutes Mechanismen, die das Antibiotikum unwirksam machen, etwa durch Änderung seiner Struktur inaktivieren. Bei jeder unklaren Infektion muss deshalb die entsprechende Urinprobe, Blutkultur oder der Wundabstrich bebrütet und die gewachsenen Bakterien systematisch auf ihre Empfindlichkeit gegenüber verschiedenen Antibiotika geprüft werden (*Resistenzprüfung*, **Antibiogramm**). Eine bereits begonnene Behandlung muss dann unter Umständen entsprechend dem Ergebnis der Resistenzbestimmung auf ein wirksames Antibiotikum umgestellt werden.

In Deutschland sind ca. 30 % aller Staphylokokkus-aureus-Stämme gegen viele Antibiotika resistent (**MRSA,** *Methicillin-* oder *multiresistenter Staphylokokkus aureus*). Auch bei den Tuberkuloseerregern und Salmonellen sind Resistenzen ein zunehmendes Problem.

Ein Grund dafür ist der zu sorglose Umgang mit Antibiotika (z. B. Einnahme bei Virusinfektionen, Unterdosierung oder zu kurze Behandlung, Antibiotika-Behandlung von Schlachttieren), der letztlich zur Selektion (☞ 3.10) und weiteren Vermehrung der gegen das Antibiotikum weniger empfindlichen Bakterien führt. Zum anderen sind mangelhafte Hygienemaßnahmen in Arztpraxen und Krankenhäusern, vor allem die unzureichende Desinfektion der Hände, für die Verbreitung dieser Erreger verantwortlich. Auch über die Nahrung, z. B. Produkte infizierter Tiere, können multiresistente Keime auf den Menschen übertragen werden.

Bei weiterer Resistenzentwicklung ist zu befürchten, dass es kein wirksames Antibiotikum mehr gegen den resistenten Keim gibt.

14.10 Virale Infektionen

Wahrscheinlich noch häufiger als von Bakterien werden wir Menschen jedoch von **viralen Infektionen** befallen. Die meisten „Erkältungskrankheiten" (Schnupfen, Grippe, Bronchitiden) gehören genauso hierzu wie die überwiegende Zahl von Leber- oder Hirnhautentzündungen. Große klinische Bedeutung haben u. a. die **Hepatitis**-Viren *(Details zur Hepatitis ☞ 18.10.6)*. Auch die Mehrzahl der *Kinderkrankheiten* (☞ 14.6.1) wird von Viren ausgelöst. Beispiele sind Masern (☞ Abb. 14.28) und Mumps (☞ 18.2.4).

Wie bereits erwähnt, bestehen **Viren** nur aus Erbgut (und zwar entweder DNA *oder* RNA, dementsprechend werden Viren auch als *DNA-* oder *RNA-Viren* klassifiziert) und einer meist geometrisch-regelmäßig geformten Virushülle. Sie haben keine Möglichkeit zur Energiegewinnung oder zur Proteinsynthese, können also nicht selbstständig leben. Um zur Vermehrung zu gelangen, infizieren sie deshalb eine menschliche, tierische oder pflanzliche *Wirtszelle*, in der sie ihr eigenes Erbgut freisetzen. Dieses Erbgut wird in das Erbgut der Wirtszelle eingebaut und veranlasst im typischen Falle deren Proteinsyntheseapparat, tausendfach Viruspartikel zu synthetisieren und zu neuen kompletten Viren zusammenzusetzen. Vor „Erschöpfung" stirbt die Wirtszelle ab, die neuen Viren werden freigesetzt und infizieren weitere Körperzellen.

Nicht immer zeigt sich aber die Viruswirkung so rasch: Einige Viren beispielsweise bauen ihr Erbgut in das der Wirtszelle ein, die jedoch überlebt und das Erbgut des Virus an ihre Tochterzellen weitergibt. So kann das Virus jahrelang schlummern, bis nach Jahren die Infektion ausbricht (sog. **slow-virus-Infektion**) oder sich die Wirtszelle in eine unkontrolliert wachsende Tumorzelle umwandelt (sog. **onkogene Viren**).

Da die Viren sich zu ihrer Vermehrung der Zellen ihres Wirts bedienen, sind sie medikamentös deutlich schwerer zu bekämpfen als Bakterien. Denn fast jedes Medikament, welches das Virus trifft, trifft auch den Wirt, also den Patienten. Bis heute stehen daher nur in relativ wenigen Fällen wirksame Medikamente gegen Viren (**Virostatika**) zur Verfügung.

14.10.1 Herpesvirus-Infektionen

Alle bedeutsamen Viren der Herpesgruppe haben eine gemeinsame Eigenschaft: Sie können

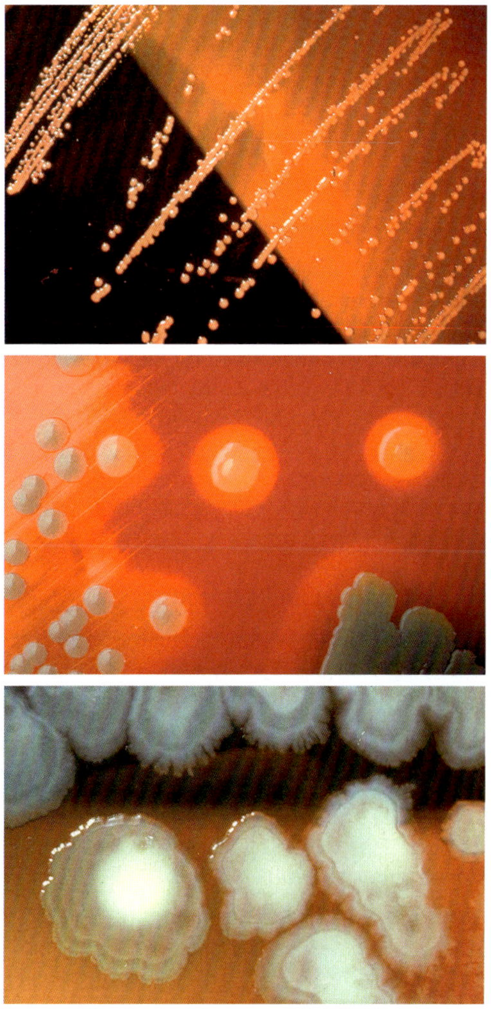

Abb. 14.23 – 25: Verschiedene Bakterienkulturen, auf Standardmedien bebrütet. Oben und Mitte: Staphylococcus aureus, oben in der Übersicht; unten Detailaufnahme, in der um die Bakterienkolonien große helle Hämolysehöfe zu sehen sind – hier haben die Bakterienenzyme den im Medium enthaltenen Blutfarbstoff Hämoglobin aufgelöst. Unten: Kolonie des Stäbchenbakteriums Proteus mirabilis. Typisch ist die fladenförmige wandernde Ausbreitung der Bakterien (Schwärmphänomen). [U136]

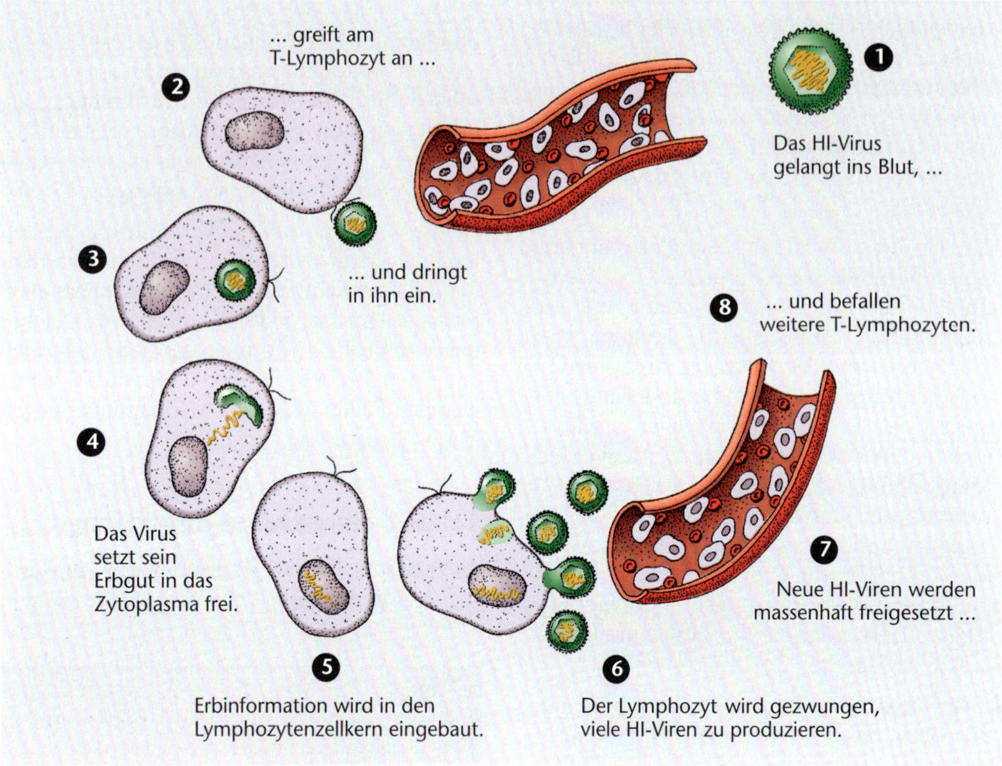

Abb. 14.26: Eindringen in die Wirtszelle, Vermehrung und Ausbreitung von Viren (am Beispiel des humanen Immundefizienz-Virus (HI-Virus).

nach der Erstinfektion lebenslang in Nervengewebe, in Schleimhäuten, in Speicheldrüsen oder Blutzellen persistieren („überwintern"). Dabei bleiben einige Arten im Allgemeinen **latent,** rufen also keine Krankheitszeichen hervor. Erst bei Abwehrschwäche oder anderen Störungen – ein Sonnenbrand kann schon ausreichen – brechen die Viren aus ihrer Latenz aus, vermehren sich schlagartig und führen zur sichtbaren Erkrankung:

Herpes labialis und genitalis

Eine solche *Reaktivierung* zeigt sich beim **Herpes-simplex-Virus Typ I** durch das gruppierte Auftreten kleiner, juckender Bläschen an der Lippen- oder Mundschleimhaut, die in 1–2 Wochen wieder abheilen. Selten kann es zum Befall des Gehirns in Form einer *Herpes-Enzephalitis* kommen, deren Prognose bei rechtzeitiger Gabe des Virostatikums Aciclovir (z. B. Zovirax®) heute deutlich besser ist als früher.

Das **Herpes-simplex-Virus Typ II** bevorzugt das Genitale, wo es sich entlang der Schamlippen oder des Penis ausbreitet und ebenfalls starken Juckreiz erzeugt.

Windpocken und Gürtelrose

Erreger der **Windpocken** ist das **Varizellen-Zoster-Virus** *(VZV),* ebenfalls ein Vertreter der Herpesfamilie. Dabei kommt es an Gesicht und Stamm, weniger an den Extremitäten, zu einem generalisierten knötchen- und bläschenförmigen Hautausschlag, der erst nach 1–2 Wochen wieder abklingt. Die Viren verbergen sich dann in Spinalganglien (☞ Abb. 9.16) entlang der Wirbelsäule.

Jahrzehnte später kann das Virus aus den Ganglienzellen auswandern und eine meist einseitige, sehr schmerzhafte Entzündung des vom betroffenen Ganglion versorgten Hautbereiches hervorrufen. Äußerlich kann man den entzündeten Hautbezirk an einem gürtelförmigen, von der Wirbelsäule bis zur Bauch- oder Brustmitte ziehenden, rötlichen Ausschlag mit Bläschenbildung erkennen – daher der Name **Gürtelrose** *(Herpes zoster).*

Ansteckungsgefahr
Der Bläscheninhalt ist bei allen genannten Erkrankungen infektiös!

14.10.2 Poliovirus-Infektionen

Das **Poliovirus** wird stets von Mensch zu Mensch, meist durch Schmierinfektionen, übertragen. Es führt in über 99 % der Fälle zu allenfalls leichten, grippeähnlichen Krankheitserscheinungen. Nur selten erreicht das Virus über Blut und Nerven das Rückenmark und das Großhirn und verursacht durch Zerstörung von Motoneuronen, die für die Skelettmuskulatur zuständig sind, bleibende Lähmungen an den Extremitäten, die der Krankheit ihren Schrecken und Namen gegeben haben. In Deutschland trat dank der Impfung die letzte Erkrankung 1992 auf, das Poliovirus kann aber aus nach wie vor betroffenen Ländern „importiert" werden.

14.10.3 Erkältungskrankheiten und „Grippe"

Vorzugsweise im Winterhalbjahr trifft es fast jeden von uns: Allgemeines Unwohlsein, Schnupfen, Husten und vielleicht auch Halsschmerzen und Heiserkeit lassen den (Arbeits-)Tag lang werden; die „Grippe" geht wieder um. Doch „Grippe" und „Grippe" sind zweierlei:

Spricht der Laie von der Grippe, so meint er meist die **banalen Erkältungskrankheiten** oder

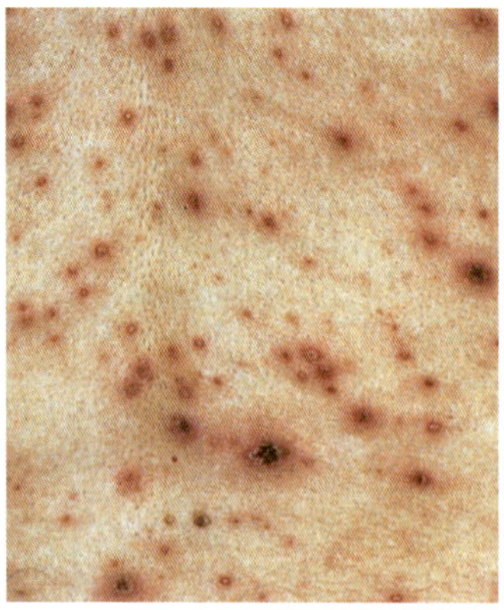
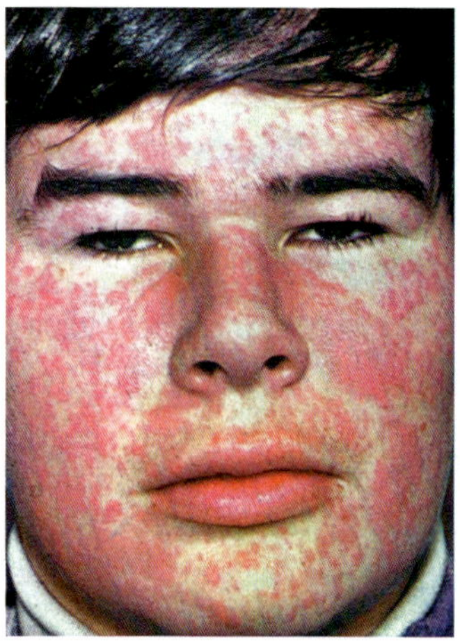
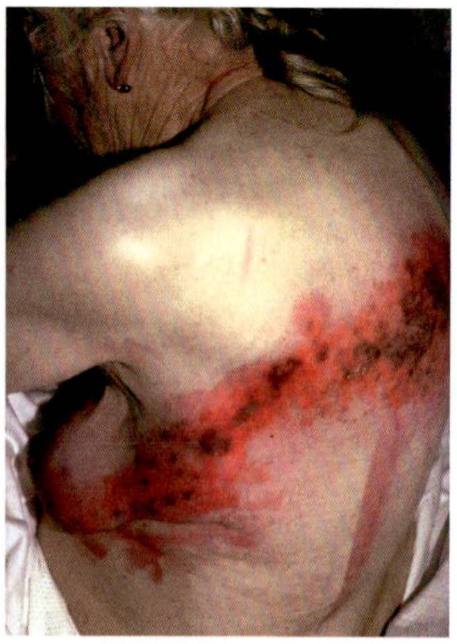

Abb. 14.27 (links): Hautbefund bei Windpocken. Charakteristisch ist das Nebeneinander von Bläschen und Krusten. [R132]

Abb. 14.28 (Mitte): Jugendlicher mit Masernausschlag. Typisch sind die zusammenfließenden roten Flecken. Die schmalen Lidspalten sind Ausdruck der bei Masern sehr häufigen Lichtempfindlichkeit. [M123]

Abb. 14.29 (rechts): 60-jährige Patientin mit ausgeprägter Gürtelrose am linken Brustkorb. Typisch ist die scharfe Abgrenzung des Entzündungsbereiches, der dem Innervationsgebiet eines oder mehrerer sensorischer Spinalganglien entspricht. [T195]

grippalen Infekte, hervorgerufen durch eine Vielzahl verschiedener Viren. Sie sind in aller Regel harmlos und nach einer Woche wieder vorbei.

Anders hingegen die *echte Grippe,* die auch als *Virusgrippe* oder **Influenza** bezeichnet wird. Sie wird durch *Influenzaviren der Typen A, B* oder *C* hervorgerufen und durch Tröpfcheninfektion übertragen. Die Beschwerden sind meist stärker als bei der banalen Erkältung, im Frühstadium oder bei leichtem Verlauf ist die klinische Abgrenzung aber kaum möglich. Für Ältere, Abwehrgeschwächte und Patienten mit Vorerkrankungen der Atemwege stellt die Influenza eine ernste Bedrohung dar: Als Komplikation gefürchtet ist insbesondere die *Grippepneumonie,* die für die Mehrzahl der grippebedingten Todesfälle verantwortlich ist.

Für die Pathogenität (krankmachende Wirkung) der Viren sind u. a. die Proteine *Hämagglutinin* (H) und *Neuraminidase* (N) an der Virusoberfläche bedeutend, von denen derzeit 16 bzw. 9 Untertypen bekannt sind. Entsprechend sind Neuraminidasehemmer (z. B. Tamiflu®, Relenza®) eine gewisse Hilfe bei der Behandlung der Virusgrippe: Sie behindern die Freisetzung von Viren aus infizierten Zellen und damit deren Verbreitung im Körper. Sie sind jedoch nur innerhalb 48 Stunden nach Auftreten der ersten Symptome und nur begrenzt wirksam.

Da sich die Influenzaviren (☞ Abb. 14.30) außerordentlich rasch verändern, kann man nach durchgemachter Erkrankung nicht mit länger dauerndem Schutz rechnen. Es haben sich zwar spezifische Antikörper gebildet, doch „greifen" diese gegen das veränderte Virus weniger oder gar nicht mehr, so dass alle paar Jahre mit größeren Erkrankungswellen zu rechnen ist. Daher wird für gefährdete Personen die aktive Schutzimpfung gegen die Influenza empfohlen, die allerdings jährlich mit einem Impfstoff gegen die „wahrscheinlich aktuellen" Typen durchgeführt werden muss.

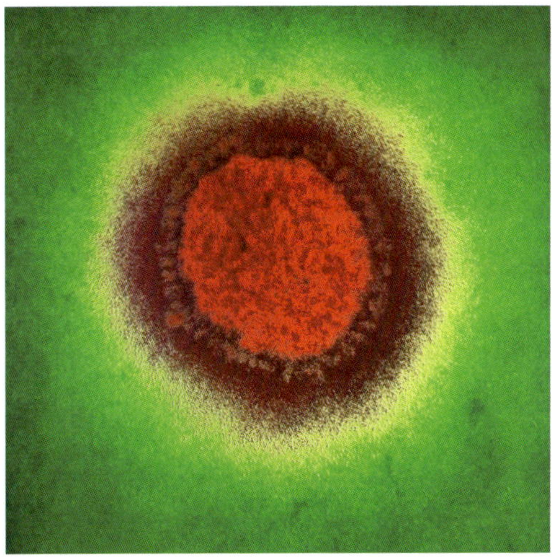

Abb. 14.30: Influenza-Virus. [J600-115]

Viele Erreger großer Grippepandemien haben wahrscheinlich ihren Ursprung im Tierreich, vor allem bei Geflügel. Seit 2003 breitet sich unter Vögeln zunehmend eine besonders aggressive Form der **Vogelgrippe** *(aviäre Influenza, Geflügelpest)* aus, die Virusvariante Influenza A H5N1. Das Virus kann auch beim Menschen ernste, teils tödliche Erkrankungen hervorrufen. Derzeit wird das Virus nur bei engem Kontakt mit infizierten Vögeln übertragen. Befürchtet wird aber, dass das Virus durch spontane Mutationen oder durch „Mischen" mit anderen Grippeviren bei gleichzeitiger Infektion auch von Mensch zu Mensch übertragen werden kann. Bleibt dabei die Pathogenität des Erregers hoch, könnten innerhalb kurzer Zeit viele Menschen daran sterben, falls nicht rechtzeitig ein Impfstoff entwickelt werden kann.

14.10.4 Frühsommer-Meningoenzephalitis (FSME)

Die **Frühsommer-Meningoenzephalitis** *(FSME)* wird durch das *FSME-Virus* hervorgerufen. Es wird hauptsächlich durch Zecken übertragen, die es von Wirtstieren aufnehmen und in ihren Speicheldrüsen beherbergen. Bei einem Biss der Zecke gelangen die Viren sehr schnell in den Menschen und rufen nach 1 – 2 Wochen zunächst grippeähnliche Symptome hervor. Bei einem Teil der Infizierten kommt es nach ungefähr einer weiteren Woche zu einer Entzündung der Hirnhäute (Meningitis) und des Gehirns (Enzephalitis), die vor allem bei Erwachsenen zu Dauerschäden führen können.

Im Gegensatz zur Borreliose ist die „Durchseuchung" der Zecken regional sehr unterschiedlich. In Süddeutschland, Österreich und Osteuropa sind besonders viele Zecken infiziert. In Deutschland sind 2005 ca. 400 Menschen an FSME erkrankt. Sicher schützen kann man sich durch eine (gut verträgliche) Impfung.

14.10.5 Erworbenes Immundefektsyndrom – AIDS

Das *erworbene Immundefektsyndrom* (*acquired immune deficiency syndrome,* **AIDS**) ist eine 1981 erstmals beschriebene Immunschwächekrankheit, die Folge einer Infektion mit dem *humanen Immundefizienz-Virus* (**HIV**) ist. Sie breitet sich als Pandemie rasch aus: Die Zahl der AIDS-Kranken beträgt weltweit ca. 40 Millionen. Allein 2005 haben sich fast 5 Millionen neu infiziert, über 3 Millionen sind daran gestorben. Laut Statistik des Robert-Koch-Instituts gibt es in Deutschland ungefähr 49 000 Infizierte, die Zahl der HIV-Neuinfektionen wird für 2005 auf 2600 geschätzt, an AIDS erkrankten in dem Jahr etwa 850 Personen.

Da das Virus nur in Flüssigkeiten überleben kann, wird die Krankheit ausschließlich durch den Kontakt mit infizierten Körpersekreten weitergegeben. Hohe Viruskonzentrationen findet man in Blut, Sperma und Vaginalsekreten, daher sind das „needle sharing" Heroinsüchtiger und der ungeschützte Geschlechtsverkehr die Hauptübertragungswege der Krankheit. Beängstigend: Durch eine Zunahme ungeschützter Sexualkontakte steigt die Zahl der Neuinfektionen in Deutschland derzeit wieder an.

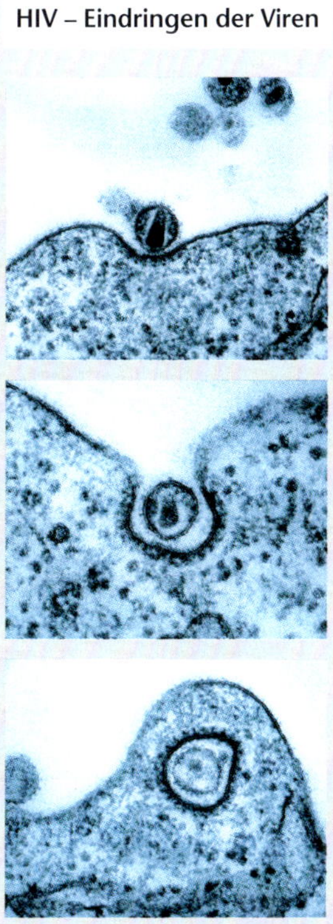

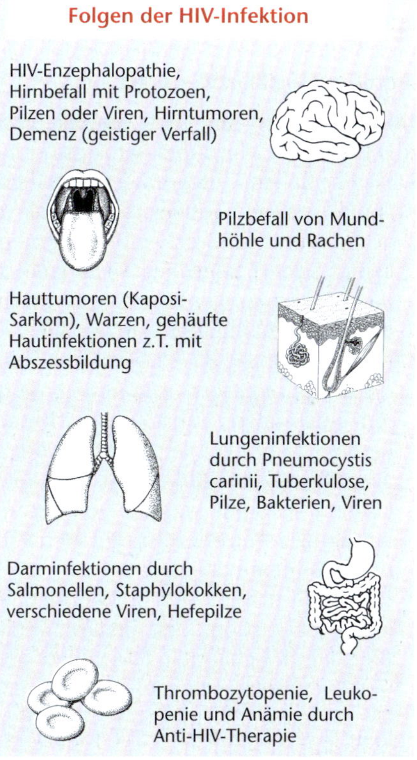

Abb. 14.31 – 33 (rechts): Elektronenmikroskopisches Bild von HI-Viren, die gerade in eine menschliche Zelle eindringen. [T178]

Abb. 14.34 (ganz rechts): Klinische Symptome von AIDS, einer Erkrankung, die durch das HI-Virus hervorgerufen wird und bislang immer tödlich endet.

Als Folge der Infektion werden die T-Helferzellen zerstört. Hierdurch entwickelt sich eine Abwehrschwäche, die nach Monaten bis Jahren zu einer starken Anfälligkeit gegenüber sonst ungefährlichen Krankheitserregern führt. In der Folge häufen sich opportunistische Infektionen (☞ 14.8.5). Die meisten Patienten sterben schließlich an solchen opportunistischen Infektionen, z. B. des Gehirns oder der Lunge.

Nach der **CDC-Klassifikation** (CDC = Centers for Disease Control, USA) werden vereinfacht drei *klinische* Kategorien unterschieden:

- **Kategorie A** = Ungefähr 1 – 3 Wochen nach der Infektion bekommt ein Teil der Infizierten eine grippeähnliche Erkrankung (**akute HIV-Infektion,** *mononucleosis-like-illness*). Danach ist der Infizierte völlig beschwerdefrei **(asymptomatische Infektion),** bis nach Monaten oder Jahren anhaltende Lymphknotenschwellungen an mehreren Körperstellen **(generalisierte Lymphadenopathie)** folgen
- **Kategorie B = HIV-assoziierte Erkrankungen.** Der Patient bekommt Beschwerden, in erster Linie Mundsoor (☞ auch 18.2.1), Fieberschübe oder längerdauernde Durchfälle. Dadurch wird er zunehmend schwächer
- **Kategorie C = AIDS-definierende Erkrankungen.** Hierzu zählen u. a. Pneumonien durch *Pneumocystis carinii* (einem sonst sehr seltenen Einzeller), Soor-Infektionen (☞ 14.12), bestimmte Tumoren (z. B. das **Kaposi-Sarkom**) und eine **HIV-Enzephalopathie,** d. h. eine Schädigung des ZNS durch das Virus mit psychischen Veränderungen und geistigem Abbau. Zusammen mit einem positiven HIV-Test rechtfertigen diese Erkrankungen die Diagnose **AIDS** (☞ Abb. 14.34).

14

In jeder der drei klinischen Kategorien werden in Abhängigkeit von der Zahl der T-Helferzellen im Blut noch einmal drei *Laborkategorien* unterschieden, so dass sich insgesamt *neun* Zuordnungsmöglichkeiten ergeben.

Obwohl die HIV-Infektion unumkehrbar und AIDS nach wie vor unheilbar ist, sind mehrere wirksame Behandlungsstrategien verfügbar:

- Durch gesunde Lebensweise unter Vermeidung immunschwächender Faktoren (UV-Licht, „Stress", konsequente Behandlung anderer Erkrankungen) kann das Fortschreiten der Krankheit hinausgezögert werden
- Die Vermehrung des Virus kann mittlerweile durch *Kombinationsbehandlung* mit mehreren antiviralen Substanzen wirksam gehemmt werden. Die Medikamente haben allerdings Nebenwirkungen, und die Viren können resistent werden, so dass die Behandlung kompliziert ist und vom Patienten hohe Kooperativität verlangt
- Die opportunistischen Infektionen werden konsequent und bei Bedarf auch prophylaktisch behandelt. Das gilt vor allem für die Pneumocystis-carinii-Pneumonien und die Mykosen (Pilzinfektionen), die beide gut behandelbar sind
- Angemessene psycho-soziale Unterstützung ist enorm wichtig, denn trotz deutlicher Prognoseverbesserung (zumindest in den Industriestaaten) wird der Betroffene mehr und mehr von der Unterstützung anderer abhängig. Angst vor Ansteckung und das nach wie vor vorhandene Stigma der Erkrankung lassen aber nicht selten stützende soziale Kontakte zerfallen, so dass Unterstützung durch Angehöriger medizinischer und sozialer Berufsgruppen im Krankheitsverlauf zunehmend wichtiger wird.

Schutz vor Ansteckung in der Betreuung von HIV-Infizierten und AIDS-Patienten

Angst vor Ansteckung ist auch heute noch ein wesentliches Hemmnis in der angemessenen Betreuung von HIV-Infizierten und AIDS-Patienten.

Das Risiko, sich durch die Pflege mit dem HI-Virus zu infizieren, ist niedrig: Bis Mitte 2001 wurden in Deutschland 41 HIV-Infektionen bei medizinischem Personal als berufsbedingt anerkannt (davon 22 Pflegende). Nur bei acht allerdings gilt als bewiesen, dass die Infektion berufsbedingt war.

Dennoch müssen sich Betreuer von HIV-Infizierten und AIDS-Patienten schützen, wobei generell die gleichen Vorsichtsmaßnahmen gelten wie bei Hepatitis B oder C:

- Bei jeder Blutabnahme Schutzhandschuhe tragen, ebenso bei allen Pflegemaßnahmen mit Kontakt mit infektiösem Material. Haut regelmäßig mit rückfetten Substanzen eincremen, damit Hautrisse durch trockene Haut, über die die Erreger eindringen könnten, vermieden werden
- Gebrauchte Kanülen immer gleich in einen Abfallbehälter werfen, ohne sie vorher in die Kappe zurückzustecken (kein Recapping). Einweginstrumente, die mit infizierten Körpersekreten in Kontakt gekommen sind, gehören in den Sondermüll – die häufigste Ursache beruflich bedingter HIV-Infektionen waren Schnitt- und Stichverletzungen
- Bei der Pflege von hustenden Patienten Mundschutz anlegen
- Bei endoskopischen Eingriffen oder Absaugen von intubierten Patienten Mundschutz und eventuell sogar Schutzbrille tragen
- Unterbringung in einem Einzelzimmer ist nicht generell erforderlich, sondern nur bei Begleiterkrankungen mit unkontrollierter Erregerausscheidung.

Ausgeschlossen ist eine Infektion durch alltägliche Sozialkontakte wie Händeschütteln oder Umarmung.

14.11 Prionenkrankheiten

Bis in die 80er Jahre war ein unerschütterliches Dogma der Mikrobiologie, dass Infektiosität an das Vorhandensein von Nukleinsäuren (und damit Erbinformation) gebunden ist, denn wie sollte sich der Erreger sonst vermehren? Heute ist weitgehend akzeptiert, dass dieses Dogma nicht mehr haltbar ist.

Bereits seit langem sind beim Menschen mehrere seltene ZNS-Erkrankungen bekannt, die unter dem Bild zunehmender Bewegungsstörungen und fortschreitenden geistigen Abbaus unaufhaltsam zum Tode führen.

Das Gehirn der Verstorbenen zeigt unter dem Mikroskop typische „Löcher", weshalb diese Erkrankungen als **spongiforme** *(schwammartige)* **Enzephalopathien** zusammengefasst wurden. Entzündungszeichen fehlen ebenso wie eine Immunantwort des Organismus.

Die häufigste spongiforme Enzephalopathie ist die **Creutzfeldt-Jakob-Krankheit** *(CJD),* die weltweit 0,5 – 1 von 1 Million Menschen befällt, vornehmlich Ältere. Hierbei handelt es sich überwiegend um sporadische Einzelfälle mit einer gewissen familiären Häufung in etwa 15 % der Fälle. Bei mehr als 100 Fällen weltweit konnte jedoch z. B. die Injektion von Wachstumshormon aus tierischen Quellen für das Auftreten der Krankheit verantwortlich gemacht werden.

Scrapie und BSE

Auch im Tierreich gibt es spongiforme Enzephalopathien. Am bekanntesten war lange Zeit die *Traberkrankheit* **(Scrapie)** der Schafe und Ziegen, bis ihr Ende der 80er Jahre von der *bovinen spongiformen Enzephalopathie* **(BSE)** der Rinder der Rang abgelaufen wurde. Innerhalb weniger Jahre kam es in Großbritannien zu mehr als 16 000 Erkrankungen in den Rinderherden, höchstwahrscheinlich durch ungenügend vorbehandeltes Tierkörpermehl als Rinderfutter. Auch andere Länder sind betroffen.

Gefährliches Rind?

BSE ist höchstwahrscheinlich durch Verzehr von verseuchten Rinderprodukten in einer Reihe von Fällen auf den Menschen übertragen worden und hat bei diesen Betroffenen (oder einem Bruchteil davon) die tödliche vCJD-Erkrankung verursacht. Übertragbar ist die Krankheit auch durch Bluttransfusionen.

Die besondere Brisanz von BSE besteht darin, dass davon ausgegangen werden muss, dass BSE die Artgrenze überspringen und beim Menschen eine neue Variante der Creutzfeldt-Jakob-Krankheit *(vCJD)* hervorrufen kann, möglicherweise auf dem Boden einer genetischen Prädisposition. Bis 2005 sind in Europa insgesamt ca. 180 Fälle von vCJD beschrieben, davon 90% in Großbritannien. Die Zahl der Neuerkrankungen ist rückläufig.

„Unter einen Hut zu bringen" sind all diese Beobachtungen durch eine „neue" Gruppe von Infektionserregern, die **Prionen** (Merkhilfe: *proteinartiges infektiöses Agens ohne Nukleinsäure*). Nach heutigem Kenntnisstand handelt es sich dabei um krankmachende, infektiöse Eiweiße, die sich von ihren „normalen" Verwandten im Körper nicht durch ihre *chemische*, sondern nur durch ihre *räumliche* Struktur unterscheiden. Die veränderten Prionproteine werden vom Organismus praktisch nicht abgebaut und wandeln ihre gesunden Nachbarn in einer noch nicht genau geklärten Kettenreaktion in die abnorme Form um. Prionen trotzen den üblicherweise gegenüber Bakterien und Viren wirksamen Sterilisationsverfahren und halten auch hohen Temperaturen hartnäckig stand, werden also durch Kochen oder Braten nicht zerstört.

Eine Therapie der spongiformen Enzephalopathien ist bisher nicht möglich.

14.12 Pilzinfektionen

Drei Gruppen von Krankheitsbildern

Die in Mitteleuropa verbreiteten Pilze vermögen beim Gesunden nur lokale Mykosen auf Haut oder Schleimhaut hervorzurufen. Diese Haut- und Schleimhautmykosen lassen sich in der Regel leicht durch lokale Antimykotika behandeln (z.B. Canesten® oder Nystatin®).

Bei ausgeprägter Abwehrschwäche können manche Pilzarten jedoch ins Blut vordringen und innere Organe wie Lunge, Herz oder Gehirn schädigen **(opportunistische Systemmykosen).**

In Europa ganz selten sind **primäre systemische Mykosen** durch *obligat pathogene* Pilze, die auch bei Nicht-Abwehrgeschwächten die inneren Organe befallen.

Sprosspilze

Am häufigsten sind die **Sprosspilze** oder *Hefen*. Diese eiförmigen Pilze sind etwas kleiner als rote Blutkörperchen und vermehren sich durch Aussprossung. Bedeutendster Vertreter unter den Hefen ist **Candida albicans.** Die sehr häufigen Candida-Infektionen heißen *Soor* **(Candidose).** Sie entstehen alle *endogen* (also von anderen Körperstellen des Patienten ausgehend) und treten stark gehäuft bei Diabetikern (☞ 19.4.2) auf. Beispiele sind:

- *Vaginalsoor* der Scheide, besonders häufig während der Schwangerschaft und bei Einnahme der „Pille" (Östrogene begünstigen Candida-Besiedlung) auftretend
- Soor im Windelbereich bei Säuglingen *(Windeldermatitis)*
- *Mundsoor* mit weißen Mundschleimhautbelägen (☞ Abb. 18.10)
- Speiseröhrensoor.

Durch die Behandlung mit Antibiotika kann eine Candida-Infektion begünstigt werden, da dadurch nicht nur die krankmachenden Keime beseitigt, sondern auch die natürliche Bakterienflora geschwächt wird, die mit den Pilzen konkurriert und diese „in Schach hält".

Fadenpilze

Neben Sprosspilzen verursachen auch **Fadenpilze** häufig Infektionen beim Menschen, z.B. Fußpilzerkrankungen oder Nagelmykosen (☞ Abb. 8.13), die z.B. in Schwimmbädern übertragen werden. Mehr als die Hälfte der erwachsenen Bevölkerung ist von *Hautmykosen* in den Zehenzwischenräumen betroffen. Zu ihrer Bekämpfung ist neben einer Antimykotika-Therapie das Trockenhalten der Füße wichtig.

Schimmelpilze

Schimmelpilze (wie z.B. der in Abb. 14.36 und 14.37 gezeigte *Aspergillus*), aus denen auch viele Antibiotika wie z.B. das Penicillin gewonnen werden, sind zwar in der Umwelt außerordentlich weit verbreitet, verursachen jedoch nur bei schwer immungeschwächten Patienten Lungen-, Ohr- oder, wenn der gesamte Organismus betroffen ist, *Systemmykosen*.

14.13 Protozoeninfektionen und andere Parasitosen

Protozoeninfektionen

Die weltweit häufigste **Protozoeninfektion** ist die **Malaria** (über 1 Million Todesfälle jährlich). Die Malariaerreger vermehren sich in den roten Blutkörperchen des Menschen, zerstören diese und führen durch Blutarmut, wiederkehrende Fieberanfälle und Schädigung v.a. der Nieren und des Gehirns zu einem häufig lebensbedrohlichen Krankheitsbild.

Am häufigsten wird *Plasmodium falciparum*, der gefährlichste Malariaerreger, durch Stiche der *Anophelesmücke* in den tropischen und subtropischen Regionen Asiens, Afrikas und Amerikas übertragen. Ferntouristen bringen die Infektion in zunehmender Zahl mit nach Europa (1000 Fälle in Deutschland jährlich); die Erkrankung kann auch noch bis zu zwölf Monaten nach dem Mückenstich ausbrechen. Der Lebenszyklus der Malariaerreger ist kompliziert; so werden Vermehrungsstufen des Erregers sowohl in der Anophelesmücke als auch in der Leber und erst zum Schluss im roten Blutkörperchen durchlaufen.

Klinisch äußert sich die Malaria in meist anfallsweise auftretendem hohen Fieber, Schüttelfrost sowie schweren Kopfschmerzen und ausgeprägtem Schwächegefühl. Bei nicht erfolgreicher Behandlung können die Malariaerreger sowohl akut z.B. durch Befall des Gehirns zum Tode führen *(zerebrale Malaria)*, als auch über Jahre in Leber oder roten Blutkörperchen überleben und zum erneuten Aufflackern der Krankheitssymptome führen.

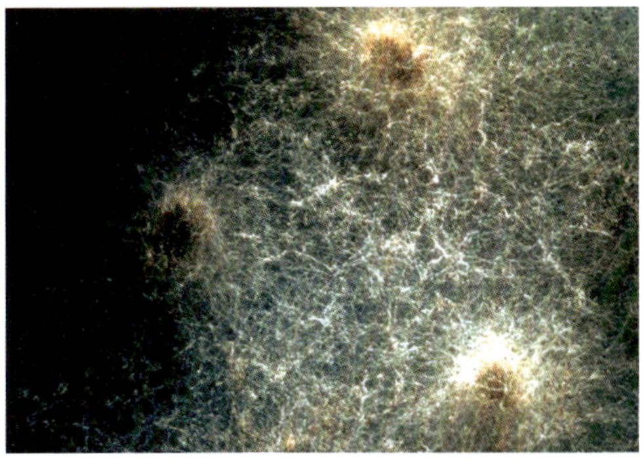
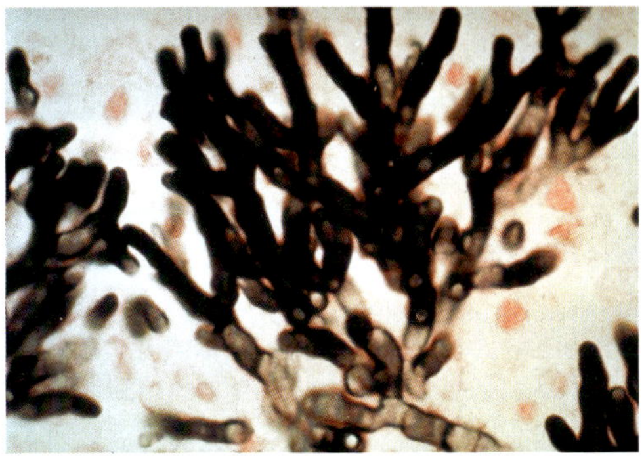

Abb. 14.36 (oben) und Abb. 14.37 (unten): Aspergillus: Kultur und mikroskopische Aufnahme. [U136]

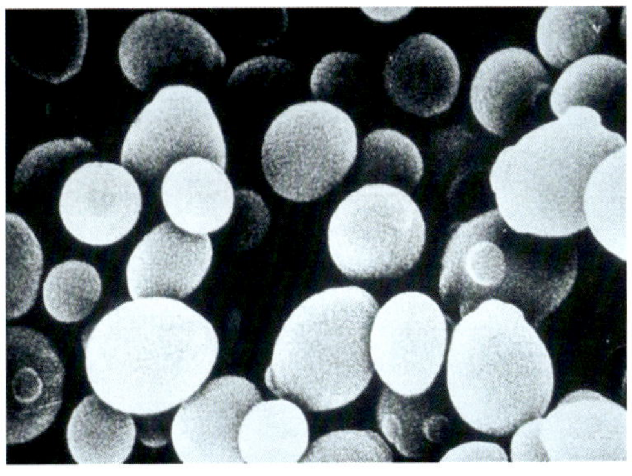

Abb. 14.35: Kugelige Zellen von Candida albicans im elektronenmikroskopischen Bild. [U149]

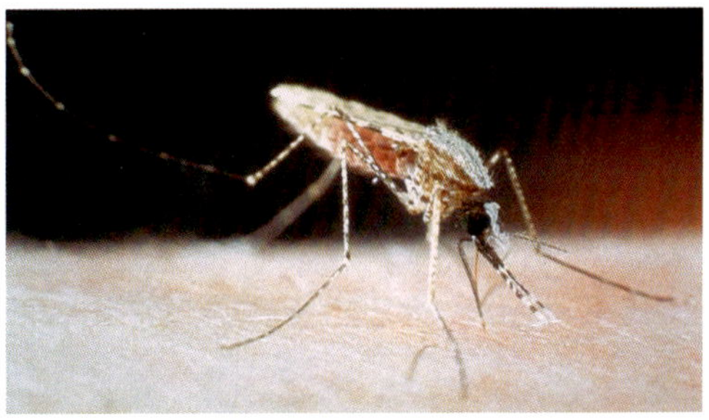

Abb. 14.38: Anophelesmücke. Sie gehört zur Familie der Stechmücken. Sticht eine Mücke einen Malariakranken, so kann sie Malariaerreger (Plasmodien) über das Blut aufnehmen und beim nächsten Stich auf einen anderen Menschen übertragen. [U136]

14

Unerlässlich: Malariaprophylaxe
Die Mücken stechen vor allem nachts. Daher sind das Schlafen unter einem Moskitonetz und das Tragen langer Kleidung bei abendlichen Aufenthalten im Freien einfache, aber wirksame Maßnahmen. Tropenreisende sollten sich zusätzlich vor Reiseantritt bei einem Tropeninstitut erkundigen, welche medikamentöse Malariaprophylaxe in Abhängigkeit von der geplanten Aufenthaltsdauer für ihr Zielgebiet sinnvoll ist. Diese Medikamentenprophylaxe bietet aber nur mäßigen Schutz und kann den Hautschutz nicht ersetzen. Eine Impfung gibt es noch nicht.

Wurmerkrankungen

Wurmerkrankungen *(Helminthosen)* sind in der Dritten Welt weit verbreitet und ein Zeichen von ungenügenden hygienischen Lebensbedingungen.

In den Industriestaaten kommen nur wenige Wurmarten gehäuft vor, so z. B. der **Rinderbandwurm** *(Taenia saginata)* wie auch der verwandte **Schweinebandwurm** *(Taenia solium)*. Die Larvenstadien befallen beim Rind oder Schwein, den *Zwischenwirten*, die Muskulatur und Organe und bilden dort so genannte *Finnen*. Beim Genuss von (halb)-rohem Fleisch befallener Tiere gelangen die Finnen in den Darm des Menschen *(Endwirt)*, wo sie zu Würmern von mehreren Metern Länge heranwachsen. Mit Eiern gefüllte Bandwurmglieder werden über den Kot ausgeschieden und vom Rind bzw. Schwein über verseuchtes Futter wieder aufgenommen. Im Darm des Rindes bzw. Schweines schlüpfen erneut die Larven.

Der Patient bemerkt vom Bandwurmbefall meist nur einen mäßigen Gewichtsverlust, gelegentliche unbestimmte Bauchschmerzen sowie unspezifische Verdauungsstörungen wie z. B. Blähungen.

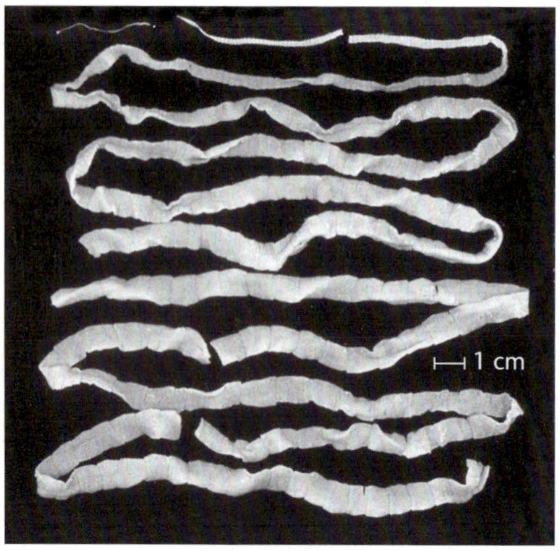

Abb. 14.39: Teile eines Rinder(finnen)bandwurms. Der ausgewachsene Rinderbandwurm kann bis zu 10 m lang werden, die einzelnen Glieder sind ungefähr 1 – 2 cm lang. Hier nicht dargestellt ist der Kopf des Bandwurms mit den Haftorganen. [E158]

Wesentlich ernster sind Infektionen mit dem **Fuchsbandwurm** *(Echinokokken)*.

Füchse, aber auch mäusefangende Haustiere wie Hunde oder Katzen, können vom Fuchsbandwurm befallen sein und scheiden die Wurmeier mit dem Kot aus. Eine Infektion des Menschen ist möglich, wenn er Wurmeier z. B. über bodennah wachsende Beeren und Pilze oder infolge mangelnder Hygienemaßnahmen im Umgang mit den Haustieren aufnimmt. Die sich entwickelnden Larven besiedeln vornehmlich Leber, Lunge und Gehirn. Dabei entsteht ein Netzwerk von „Schläuchen", das diese Organe weitgehend zerstört. Für den Zwischenwirt Mensch ist die Fuchsbandwurm-Infektion daher sehr gefährlich. Erste Symptome zeigen sich aber erst nach 10 – 15 Jahren. Eine Heilung ist kaum möglich. Vorzugsweise bei Kindern auftretend und in aller Regel harmlos ist die **Madenwurminfektion** *(Oxyuriasis)*. Typischerweise haben die betroffenen Kinder nachts, wenn die Weibchen ihre Eier ablegen, starken Juckreiz in der Analgegend. Sie kratzen sich ständig, wodurch Kratzeffekte und entzündliche Hautveränderungen entstehen.

Erkrankungen durch Milben

Die meisten der weltweit verbreiteten Milbenarten sind für den Menschen harmlos. Nur eine Milbenart, die **Krätzmilbe** *(Sarcoptes scabiei)* kann den Menschen befallen und Eier in Hautgänge ablegen; die resultierende Hauterkrankung wird wegen des starken Juckreizes im Volksmund als **Krätze** bezeichnet.

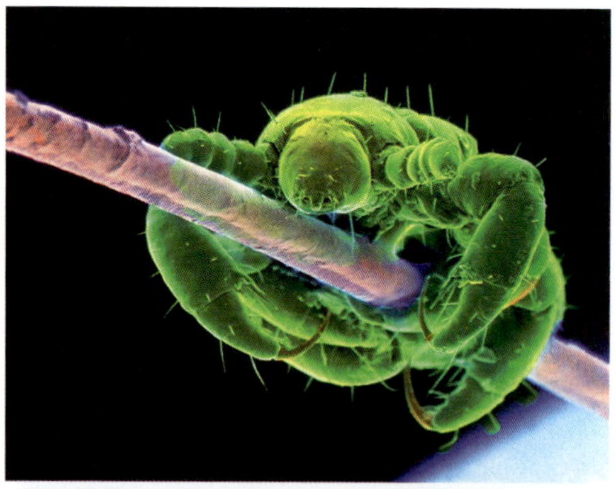

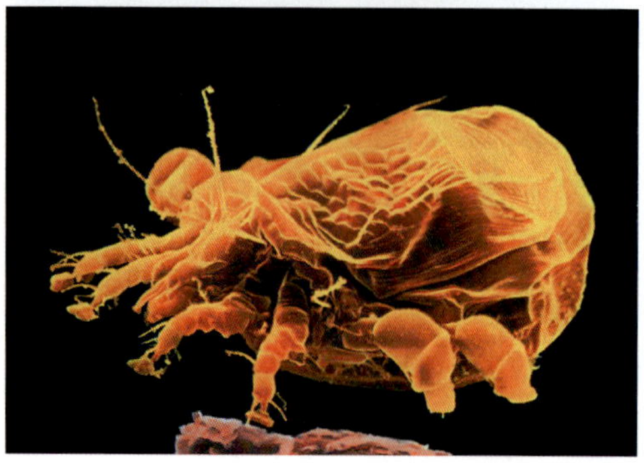

Abb. 14.40 (oben) und Abb. 14.41 (unten): Kopflaus und Krätzmilbe. [J600-117, J600-106]

Häufiger jedoch sind Milben auf anderem Wege Ursache von Gesundheitsstörungen: Der Kot der so genannten **Hausstaubmilbe** kann für allergische Erscheinungen wie z. B. Asthmaanfälle oder Hautrötungen verantwortlich sein.

Insektenbefall

Die einige Millimeter großen **Kopfläuse** *(Pediculus capitis)* sind nicht selten in Kindergärten oder Schulen zu finden. Sie werden z. B. durch Kämme oder Mützen übertragen. Das Hauptsymptom ist intensiver Juckreiz. Die Eier der Läuse kleben an den Haaren fest und lassen sich mit dem Auge oder einer Lupe leicht erkennen (☞ Abb. 14.40 und 14.41).

Filzläuse sind meist im behaarten äußeren Genitale zu finden. Sie werden beim Geschlechtsverkehr übertragen und verursachen ebenfalls Juckreiz sowie, durch das Kratzen bedingt, Hautentzündungen.

Kleiderläuse heften ihre Eier in Kleidersäume und rufen durch ihren Speichel Rötungen, Quaddeln und Knötchen mit starkem Juckreiz hervor.

Literatur und Kontaktadressen

Literatur

Jassoy, C., Schwarzkopf, A.: Hygiene, Mikrobiologie und Ernährungslehre für Pflegeberufe. Thieme, Stuttgart 2004

Kramer, A. et al.: Hygiene. Für Pflege- und Gesundheitsfachberufe. Elsevier, München 2005

Lepper, B.: Lernkarten Mikrobiologie. Elsevier, München 2006

Schütt, C., Bröcker, B.: Grundwissen Immunologie. Spektrum Akademischer Verlag, München 2006

Studt, H. H.: Allgemeine und spezielle Infektionslehre. Kohlhammer, Stuttgart 2003

Kontaktadressen

Deutsche AIDS-Hilfe e. V., Bundesgeschäftsstelle, Dieffenbachstraße 33, 10967, Berlin Tel. 030/6900870, www.aidshilfe.de

Deutsche Gesellschaft für Autoimmun-Erkrankungen e. V., Universitätshautklinik, Schittenhelmstraße 7, 24105 Kiel, Tel.: 0431/570 8125, www.autoimmun.org

Deutscher Allergie- und Asthmabund e. V. (DAAB), Fliethstraße 114, 41061 Mönchengladbach, Tel. 02161/814940, www.daab.de

Robert Koch-Institut, Nordufer 20, 13353 Berlin, Tel. 01888/7540, www.rki.de (sehr viele Infos nicht nur zu Infektionskrankheiten und Impfungen)

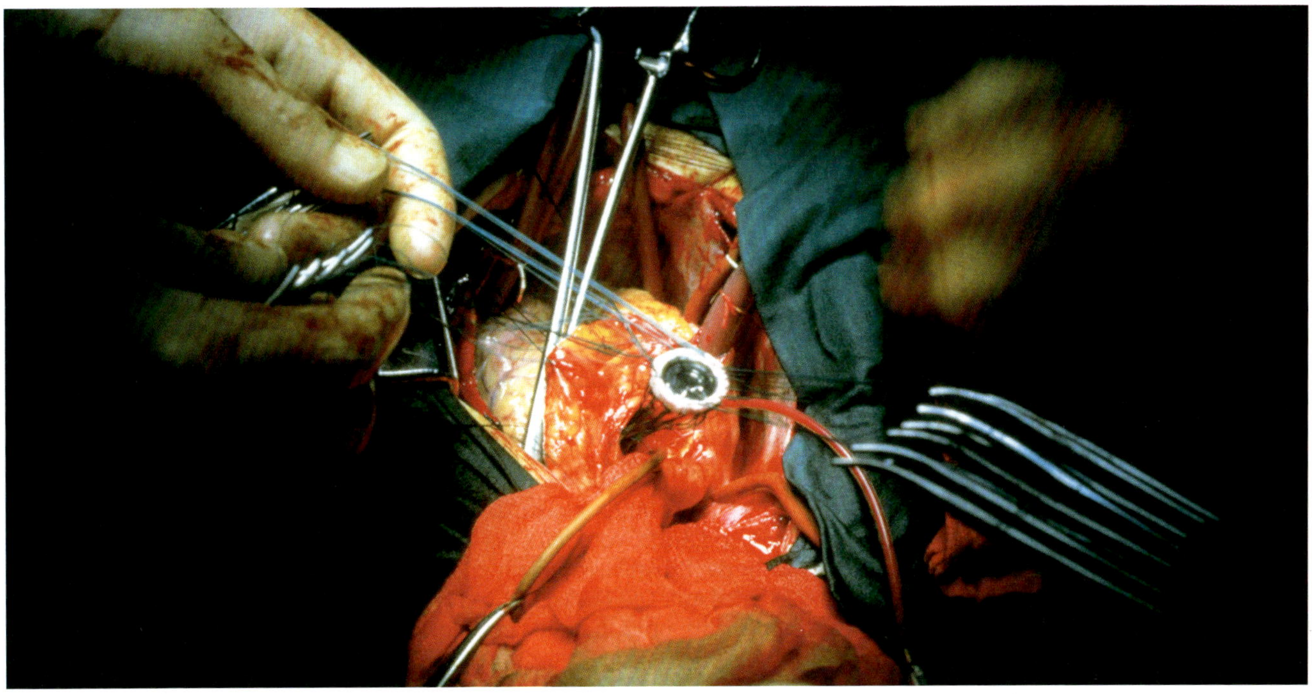

15 Das Herz

15.1 Einführung

Zentrum des kardiovaskulären Systems

Das **Herz** (*Cor,* früher *Cardia*) ist die zentrale Pumpe des Kreislaufs. Dieser Muskel besonderen Typs treibt die Transportvorgänge in allen Blutgefäßen an. Blutgefäße und Herz bilden zusammen das *Herz-Kreislauf-System* oder **kardiovaskuläre System,** das den ganzen Körper mit Sauerstoff und Nährstoffen versorgt und Stoffwechselendprodukte und Kohlendioxid wieder abtransportiert.

Daneben produziert das Herzgewebe Hormone, die an der Volumen- und Druckregulation des Kreislaufs beteiligt sind (☞ Tab. 12.24).

Zwei Herzhälften für zwei Kreisläufe

Die *Herzscheidewand* (☞ 15.2.1) teilt das Herz in zwei Teile – beide arbeiten im gleichen Takt. Die *rechte Herzhälfte* nimmt das sauerstoffarme Blut aus den Körpervenen auf und pumpt es in den **Lungenkreislauf** *(kleinen Kreislauf),* wo es mit Sauerstoff angereichert wird. Aus der Lunge gelangt das Blut in die *linke Herzhälfte,* die es in die Aorta und damit zurück in den **Körperkreislauf** *(großen Kreislauf)* presst. Die linke Herzhälfte ist deshalb muskelstärker (☞ Abb. 15.1 und 15.3).

Körper- und Lungenkreislauf
Die Abschnitte des Gefäßsystems, die von der rechten zur linken Herzhälfte ziehen, passieren die Lunge und gehören deshalb zum Lungenkreislauf. Die Gefäßabschnitte, die vom linken Herzen durch den gesamten Körper zum rechten Herzen ziehen, gehören zum Körperkreislauf.

Das Herz inmitten des Mediastinalraums

Das Herz sitzt zwischen den beiden Lungen im *Mediastinum* (☞ 1.3). Hinten grenzt das Herz an Speiseröhre und Aorta, vorn reicht es bis an die Hinterfläche des Brustbeins, und unten sitzt es dem Zwerchfell auf. Die Herzachse verläuft diagonal: von rechts oben hinten nach links unten vorne (☞ Abb. 15.2).

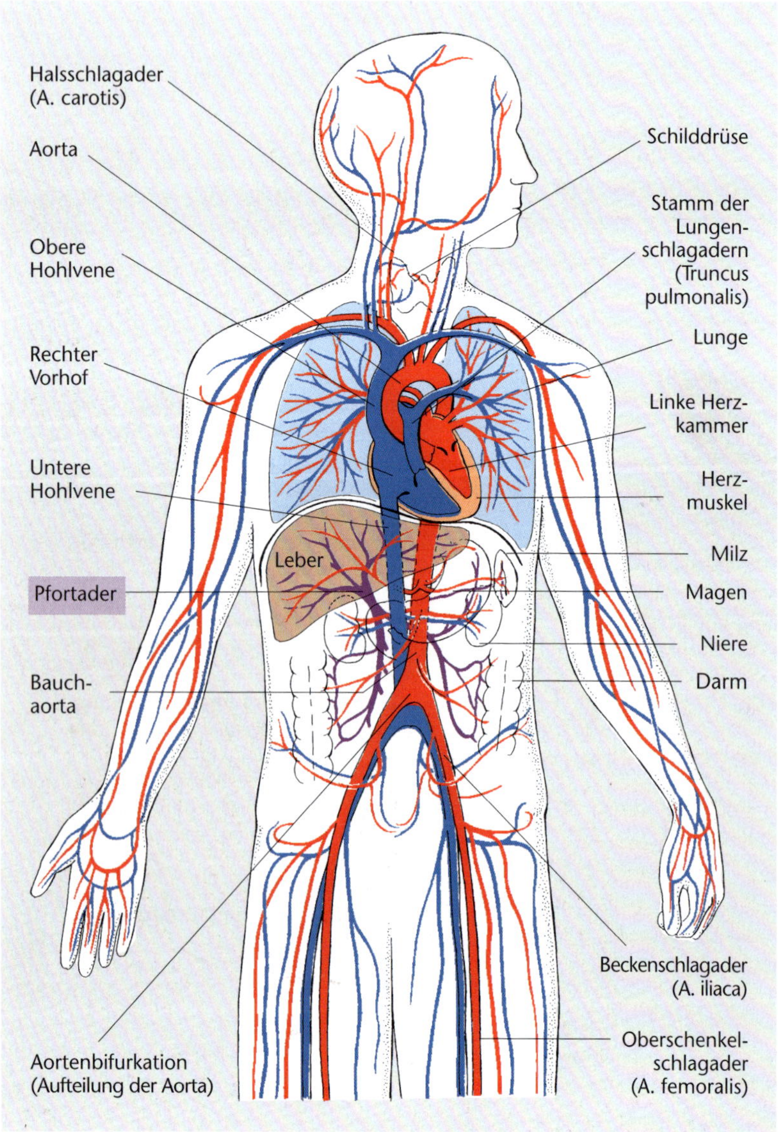

Abb. 15.1: Lungen- und Körperkreislauf (vereinfachte, nicht maßstabsgetreue Übersicht). Die rote Farbe symbolisiert das sauerstoffreiche Blut, das aus der Lunge zum linken Herzen und von dort weiter in den Körperkreislauf fließt. Blau dargestellt ist das sauerstoffarme Blut des Körperkreislaufs, das über das Venensystem und das rechte Herz wieder die Lunge erreicht. Violett gezeichnet ist das Pfortadersystem (Details ☞ 16.2.2).

Merke: Arterien sind vom Herzen wegführende Gefäße, Venen zum Herzen hinführende Gefäße

Größe und Gewicht

Das gesunde Herz ist etwa so groß wie eine geschlossene Faust und wiegt ca. 300 g. Seine Form ähnelt einem abgestumpften Kegel.

Herzspitze und Herzspitzenstoß

Die **Herzspitze** liegt sehr nahe an der linken Brustwand. Jeder Herzschlag überträgt sich als Stoß auf die Brustwand. Durch Betasten der Brustwand von außen lässt sich dieser **Herzspitzenstoß** im 5. Interkostalraum (ICR) ermitteln und damit ohne Apparate die ungefähre Lage und Größe des Herzens feststellen (☞ Abb. 15.2).

15.2 Vorhöfe, Kammern und Klappensystem

15.2.1 Die vier Innenräume

Das Herz ist ein Hohlmuskel mit vier verschiedenen Innenräumen. Beide Herzhälften haben jeweils (☞ Abb. 15.3):

- Einen kleinen, muskelschwachen **Vorhof** *(Atrium),* der das Blut aus Körper oder Lunge zunächst „einsammelt"
- Eine **Kammer** *(Ventrikel),* die das Blut aus dem Vorhof erhält und wieder in den Körper- bzw. Lungenkreislauf presst.

Auch die **Herzscheidewand** *(Septum cardiale)* hat zwei Abschnitte: Das **Vorhofseptum** *(Septum interatriale)* zwischen dem linken und rechten Vorhof und das **Kammerseptum** *(Septum interventriculare),* das die linke von der rechten Kammer trennt. Diese komplette Trennung der Herzhälften ist beim Fetus noch nicht vorhanden. Vor der Geburt besteht eine ovale Öffnung in der Vorhofscheidewand (Foramen ovale ☞ 22.3).

Vorhof- und Ventrikelseptumdefekt

Bleibt das Foramen ovale nach der Geburt offen oder besteht an anderer Stelle ein Loch im Vorhofseptum, lässt der nun höhere Druck im linken Vorhof einen Teil des Blutes durch diesen **Vorhofseptumdefekt** wieder zurück in den rechten Vorhof strömen. Der Kliniker nennt einen solchen Kurzschluss auch **Shunt,** in diesem Fall *Links-Rechts-Shunt.* Auch die Scheidewand zwischen den beiden Herzkammern kann defekt sein **(Ventrikelseptumdefekt).** Folge ist auch hier ein Links-Rechts-Shunt. Vorhof- und Ventrikelseptumdefekte sind häufige angeborene Herzfehler und durch eine Operation relativ einfach zu korrigieren (☞ Abb. 15.4).

Die Mehrarbeit, welche das Herz durch den Kurzschluss leisten muss, führt oft zur vorzeitigen Herzschwäche (*Herzinsuffizienz* ☞ 15.6.4). Die Sauerstoffversorgung des Körpers hingegen ist erst gefährdet, wenn es infolge von Veränderungen der Lungengefäße zu einer Druckerhöhung im rechten Herzen und damit zu einer Shuntumkehr (d. h. einem *Rechts-Links-Shunt*) kommt.

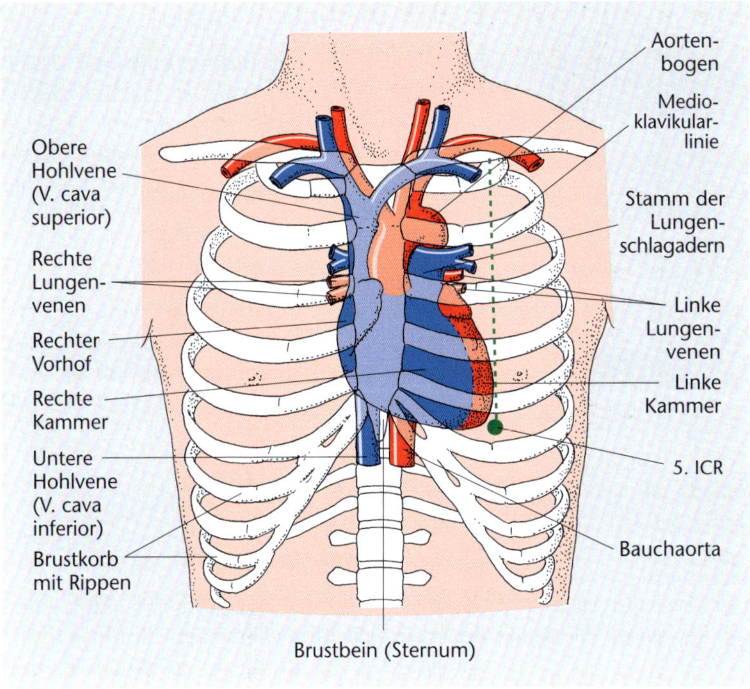

Abb. 15.2: Lage des Herzens im Mediastinum. Als Faustregel kann gelten, dass sich zwei Drittel des Herzens in der linken Brustkorbhälfte und ein Drittel in der rechten Brustkorbhälfte befindet. Dort, wo die von der linken Schlüsselbeinmitte gezogene Linie (Medioklavikularlinie) den 5. ICR kreuzt, spürt man beim Gesunden den Herzspitzenstoß. Liegt er weiter außen, ist das Herz möglicherweise krankhaft vergrößert. (ICR = Interkostalraum)

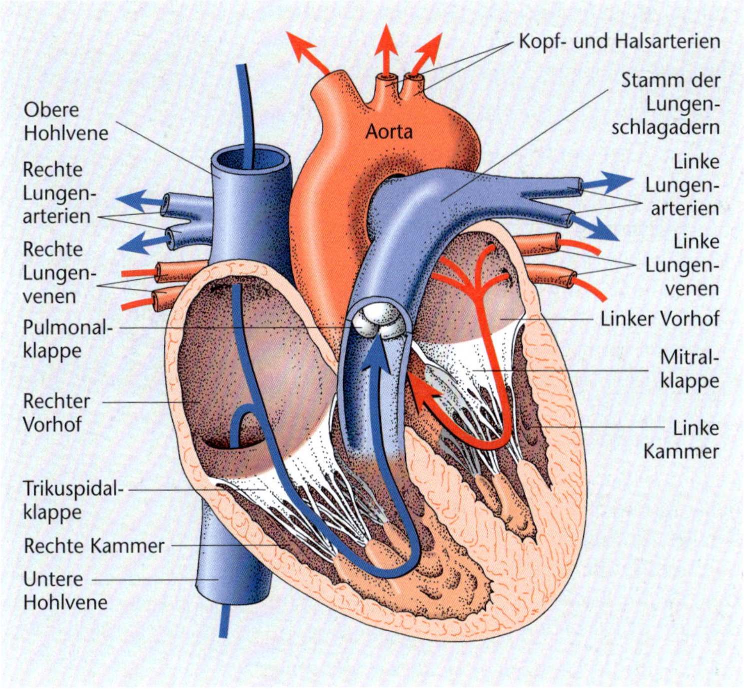

Abb. 15.3: Herz im Längsschnitt. Sauerstoffarmes Blut (blaue Pfeile) gelangt über die Hohlvenen in den rechten Vorhof und danach über die rechte Kammer in die Lunge. Das nach der Lungenpassage sauerstoffreiche Blut (rote Pfeile) strömt über die Lungenvenen in den linken Vorhof, von dort aus in die linke Kammer und dann über die Aorta in den Körperkreislauf.

15.2.2 Die Klappensysteme der Herzkammern

Die Herzkammern haben je einen Ein- und Ausgang. Die Eingänge führen von den Vorhöfen in die Kammern, die Ausgänge leiten das Blut in die größten Schlagadern des Körpers, die Aorta und den Stamm der Lungenschlagadern (Truncus pulmonalis). An diesen vier Stellen sitzen die **Herzklappen.** Jede Klappe lässt sich vom Blutstrom nur in eine Richtung aufdrücken. Kommt der Druck von der anderen Seite, schlägt sie zu und versperrt den Weg. Wie das simple Ventil eines Fahrradschlauchs die unter Druck hineingepresste Luft zurückhält, so sorgen die gesunden Herzklappen dafür, dass das Blut immer nur in Richtung des physiologisch vorgesehenen Blutflusses gepumpt wird.

Mitral- und Trikuspidalklappe

Die Klappen zwischen Vorhöfen und Kammern bestehen aus dünnem weißen Bindegewebe. Deshalb und aufgrund ihrer Form nennt man sie **Segelklappen.** Sie heißen auch *linke* und *rechte Atrio-Ventrikular-Klappe* (deutsch: Vorhof-Kammer-Klappe). In der Klinik ist die Abkürzung **AV-Klappe** geläufig.

- Die linke Segelklappe hat zwei Segel und wird als *Bikuspidalklappe* (lat. bicuspidalis = zweizackig oder -zipflig) bezeichnet. Mit etwas Phantasie sieht sie aus wie eine Bischofsmütze (Mitra) und heißt daher auch **Mitralklappe**
- Die rechte Segelklappe heißt **Trikuspidalklappe,** weil sie drei Segel (lat. tricuspidalis = dreizackig) besitzt.

Feine Sehnenfäden verbinden die Zipfel der Segel beider Klappen mit den **Papillarmuskeln,** dickeren Muskelzapfen in den Herzkammern. Durch die Verankerung der Segel an den Papillarmuskeln wird verhindert, dass die Segel bei der Kammerkontraktion (Systole ☞ 15.4) in die Vorhöfe zurückschlagen.

Aorten- und Pulmonalklappe

Die Klappen zwischen den Kammern und den großen Schlagadern, **Taschenklappen** genannt, bestehen aus je drei taschenartigen Mulden, die wie Schwalbennester an der Innenwand der Schlagadern liegen. Wird das Blut aus der Kammer ausgetrieben, so weichen die Taschen auseinander. Auf diese Weise wird die Klappe geöffnet. Nach beendeter Austreibung füllen sich die Taschen mit zurückströmendem Blut und schließen so dicht aneinanderliegend die Klappe (☞ Abb. 15.5). Es kann kein Blut in die Kammer zurückfließen.

Die Taschenklappe zwischen linker Kammer und Aorta heißt **Aortenklappe,** die zwischen rechter Kammer und Truncus pulmonalis **Pulmonalklappe.**

15.2.3 Die Klappenebene

Alle vier Klappen sind an einem Bindegewebsgerüst aufgehängt, dem **Herzskelett** *(Anulus fi-*

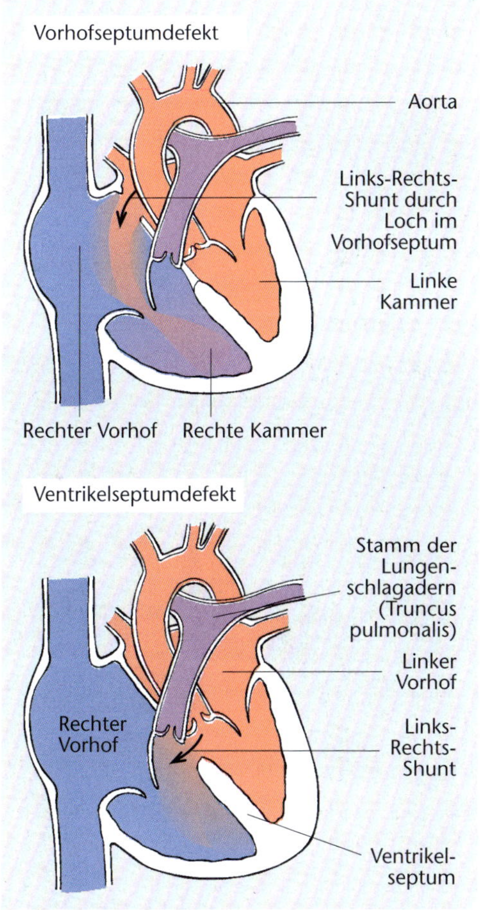

Abb. 15.4: Vorhof- und Ventrikelseptumdefekt. Bei beiden Herzfehlern fließt bereits sauerstoffangereichertes („rotes") Blut nochmals in die rechte Kammer. [A300-190]

brosus), das die Vorhöfe von den Kammern trennt. Die Klappen bilden dort eine Ebene, die **Klappenebene** oder *Ventilebene* (☞ Abb. 15.7).

15.2.4 Der rechte Vorhof

Zwei große Venen führen sauerstoffarmes Blut zum **rechten Vorhof** *(Atrium dextrum)*. Beide münden dort ohne Klappen.

- Die **obere Hohlvene** *(Vena cava superior)* sammelt Blut aus der oberen Körperhälfte, also von Kopf, Hals, Armen und Brustwand
- Die **untere Hohlvene** *(Vena cava inferior)* transportiert das aus Beinen, Rumpf und Bauchorganen kommende Blut.

Auch das Blut, das das Herz selbst verbraucht, fließt in den rechten Vorhof: Das venöse Blut der Herzkranzgefäße (☞ 15.7.1) sammelt sich in einem größeren Gefäß, dem **Sinus coronarius,** an der Rückseite des Herzens und strömt von dort direkt in den rechten Vorhof.

Beide Vorhöfe besitzen von außen sichtbare, zipfelförmige Ausbuchtungen, die **Herzohren.**

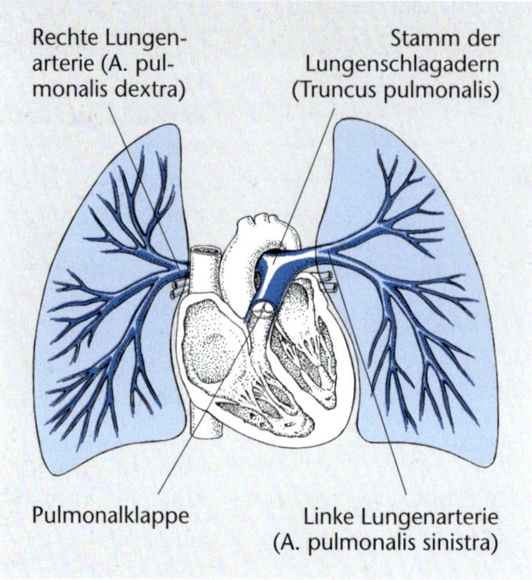

Abb. 15.6: Aufteilung des Truncus pulmonalis in linke und rechte Lungenarterie. Diese teilen sich wiederum in kleinere Lungenarterien auf. Sie folgen im Verlauf den Bronchien und verteilen das sauerstoffarme Blut in alle Winkel des Lungengewebes.

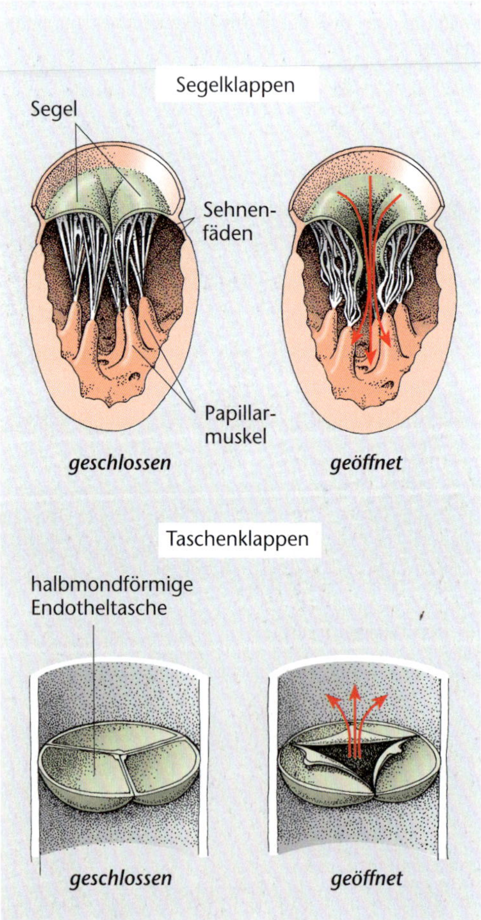

Abb. 15.5: Segel- und Taschenklappen im Vergleich. Die Segelklappen schließen sich passiv durch den Kammerdruck. Die Sehnenfäden, die an den Papillarmuskeln der Kammer ansetzen, verhindern ein Zurückschlagen der Segel in die Vorhöfe. Die Taschenklappen besitzen eine Napfform mit knopfförmigen Bindegewebsverdickungen in der Mitte. Sie schließen sich, wenn der Blutdruck in den Arterien den Kammerdruck übersteigt.

Sie füllen die Nischen zwischen dem Herzen und den großen Gefäßstämmen. Klinische Bedeutung haben die Herzohren dadurch, dass sich in diesen Aussackungen Blutgerinnsel (*Thromben* ☞ 13.5.7) bilden können, die nach Ausschleusung aus dem Herzen zu folgenschweren Gefäßverstopfungen *(Embolien)* führen können, etwa der Hirnarterien mit der Folge eines Schlaganfalls (☞ 9.12).

15.2.5 Die rechte Kammer

Die **rechte Kammer** *(rechter Ventrikel, Ventriculus dexter)* hat in etwa die Form eines Halbmondes. Betrachtet man den Innenraum der Kammer, so fallen viele vorspringende, dünne Muskelleisten **(Trabekel)** und drei dickere Muskelzapfen auf, die **Papillarmuskeln.** An diesen ist die schon erwähnte Trikuspidalklappe aufgehängt.

Der *Stamm der Lungenschlagadern* **(Truncus pulmonalis)** stellt den „Ausgang" der rechten Kammer dar. Das Blut fließt aus der Kammer über diesen Gefäßstamm in die *rechte* und *linke Lungenarterie* **(A. pulmonalis dextra, A. pulmonalis sinistra).** Von dort gelangt es in die beiden Lungen (☞ Abb. 15.3 und 15.6). Dort, wo sich die rechte Kammer in den Truncus pulmonalis öffnet, befindet sich die **Pulmonalklappe.**

15.2.6 Der linke Vorhof

Das sauerstoffreiche Blut aus der Lunge fließt über vier horizontal verlaufende Lungenvenen in den **linken Vorhof** *(Atrium sinistrum)*. Die „Tür" zur linken Kammer bildet die Mitralklappe (☞ 15.2.2).

15.2.7 Die linke Kammer

Die Muskulatur der **linken Kammer** *(linker Ventrikel, Ventriculus sinister)* ist die dickste und stärkste des gesamten Herzens – sie ist etwa dreimal so dick wie die der rechten Kammer. An der Innenfläche der linken Kammer sind wiederum Trabekel und (zwei) Papillarmuskeln zu erkennen.

Von der linken Kammer aus wird das Blut in die *große Körperschlagader* **(Aorta)** gepumpt. Die Aortenklappe trennt die linke Kammer von der Aorta. Sie ist ähnlich aufgebaut wie die Pulmonalklappe und wirkt ebenfalls als Ventil: Das Blut kann nur von der Kammer in die Aorta, nicht aber zurück fließen.

15.2.8 Defekte Klappen

Eine Herzklappe hat zwei Aufgaben: Zum einen muss sie sich öffnen, um den Blutfluss in die vorgegebene Richtung zu ermöglichen, und zum anderen muss sie sich rasch wieder schließen können, damit ein Rückfluss des Blutes *(Reflux)* verhindert wird. Durch krankhafte Veränderungen kann jede dieser Teilfunktionen gestört sein.

Klappenstenosen

Öffnen sich die Segel bzw. die Taschen nicht weit genug, ist die Lichtung der Klappe zu eng. Man spricht von einer **Klappenstenose.** Das Herz muss einen höheren Druck aufbringen, um das Blut durch die kleinere Öffnung zu pumpen. Dies kann die Leistungsfähigkeit des Herzens übersteigen, so dass eine Herzschwäche (*Herzinsuffizienz* ☞ 15.6.4) entsteht.

Beispielhaft sei hier die *Mitralklappenstenose* genannt. Die verklebten Mitralklappensegel engen die Öffnung zwischen linkem Vorhof und linker Kammer ein. Dadurch kann sich der (muskelschwache) Vorhof schlechter entleeren und erweitert sich mit der Zeit. Es resultiert ein Blutrückstau in den Lungenkreislauf. Gleichzeitig sinkt durch die geringere Füllung der Kammer die in den Körperkreislauf ausgeworfene Blutmenge.

Klappeninsuffizienzen

Wenn z. B. die Sehnenfäden oder Papillarmuskeln reißen oder nach Entzündungsprozessen Teile der Herzklappen narbig verkürzt sind, schließt die Klappe nicht mehr dicht. Die Ventilfunktion der Klappe geht verloren, und bei jeder Herzaktion strömt trotz „geschlossener" Klappe ein Teil des Blutes entgegen der physiologischen Blutflussrichtung durch die Klappe zurück. Folge dieser **Klappeninsuffizienzen** ist ebenfalls eine Herzinsuffizienz: Das hin und her pendelnde Blut erfordert eine schließlich kaum mehr zu leistende Mehrarbeit.

Bei der *Mitralklappeninsuffizienz* etwa schließt die Mitralklappe ungenügend. Durch das Pendelblut vergrößert sich der linke Vorhof. Bei langsamer Krankheitsentstehung kann sich die muskelstarke

15

linke Kammer an die Belastung anpassen (☞ 15.3.2) und lange Zeit ausreichend Blut in den Körperkreislauf pumpen. Die Patienten bleiben dann lange beschwerdefrei oder -arm. Bei der akuten Form droht dagegen rasch ein lebensbedrohliches Lungenödem (☞ 15.6.4).

Klappendilatation, Klappenprothesen

Klappenstenosen können operativ gesprengt oder mit Hilfe von Herzkathetern durch einen Ballon erweitert werden (Ballondilatation). Bei Klappeninsuffizienzen ist die herzchirurgische Rekonstruktion der defekten Klappe oder der Klappenersatz mit künstlichen **mechanischen Klappen** oder **Bioprothesen** möglich. Vorteil der mechanischen Klappen ist ihre unbegrenzte Haltbarkeit, jedoch ist wegen der großen Thrombosegefahr eine lebenslange Antikoagulation (☞ 13.5.8) notwendig. Bei den Bioprothesen, also den aus tierischem Material gefertigten **Xenografts** und den aus menschlichen Spenderherzen gewonnenen **Allografts,** ist eine Antikoagulation nur einige Monate lang nötig. Das ist bei Menschen mit Blutungsneigung von großem Vorteil. Die Bioprothesen neigen aber zur Degeneration und müssen nach ca. 7–12 Jahren (Xenograft) bzw. 10–15 Jahren (Allograft) ersetzt werden. Für Kinder eignen sich nur Allograft-Prothesen.

15.3 Der Aufbau der Herzwand

Wie die Wand jedes Hohlorgans besteht auch die Herzwand nicht nur aus Muskulatur. Die Herzwand lässt sich von innen nach außen in drei Schichten gliedern (☞ Abb. 15.8):

- Die *Herzinnenhaut* oder das **Endokard** (ca. 1 mm dick)
- Die *Herzmuskelschicht* oder das **Myokard** (im linken Ventrikel ca. 8–11 mm, im rechten Ventrikel ungefähr 2–4 mm und in den Vorhöfen rund 1 mm dick)
- Die *Herzaußenhaut* oder das **Epikard** (ca. 1 mm dick).

Umschlossen wird das Herz vom **Perikard** (ungefähr 1 mm dick), das zusammen mit dem Epikard den *Herzbeutel* (☞ 15.3.3) bildet.

Echokardiographie

Die **Echokardiographie** *(Ultraschalluntersuchung des Herzens)* gehört heute zur Routinediagnostik bei Herz-Kreislauf-Problemen. Je nach Fragestellung wird der Schallkopf dabei auf den Brustkorb aufgesetzt oder in die Speiseröhre eingeführt (*transthorakale* bzw. *transösophageale* oder *Schluck-Echokardiographie*). Mit der Echokardiographie kann das sich bewegende Herz dargestellt werden und Herzgröße, Strukturen und Wandstärke der Kammern und Vorhöfe sowie die Klappen einschließlich ihrer Bewegungsabläufe beurteilt werden. Durch Kombination mit dem **Doppler-Ultraschall** können Strömungsrichtung, -geschwindigkeit, das Strömungsvolumen im Herzen und den abgehenden Gefäßen und die Widerstände in den Gefäßen erfasst werden. Diese **Doppler-Echokardiographie** ist heute die wichtigste nicht-invasive kardiologische Untersuchung. Durch eine Farbkodierung (blau, wenn sich der Blutfluss vom Schallkopf wegbewegt, rot, wenn der Blutfluss auf den Schallkopf gerichtet ist, sog. **Farbdoppler**) ist die Strömungsrichtung relativ leicht zu beurteilen (☞ Abb. 15.9). Die Farbintensität informiert über die Flussgeschwindigkeit.

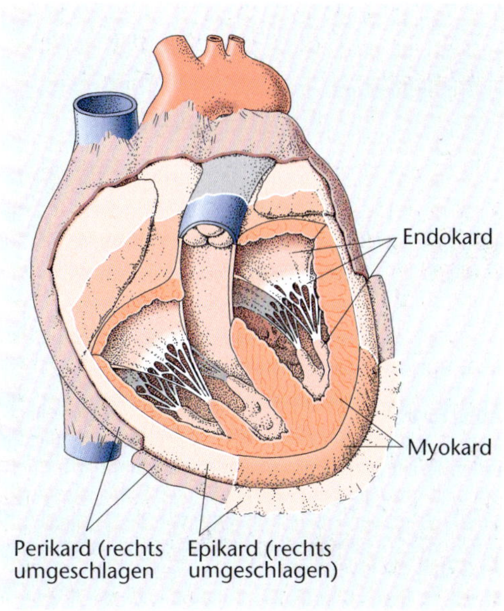

Abb. 15.8: Längsschnitt durch das Herz. Man erkennt den dreischichtigen Aufbau der Herzwand. Die Herzklappen bestehen aus einer doppelten Endokardschicht.

15.3.1 Das Endokard

Das **Endokard** ist eine sehr dünne und glatte Epithelschicht, die ähnlich einer Tapete beide Vorhöfe und Kammern auskleidet und die Klappen überzieht.

Endokarditis

Eine infektiöse oder durch Autoantikörper (rheumatisch ☞ 4.6) bedingte Entzündung des Endokards (**Endokarditis**) wirkt sich vor allem

15

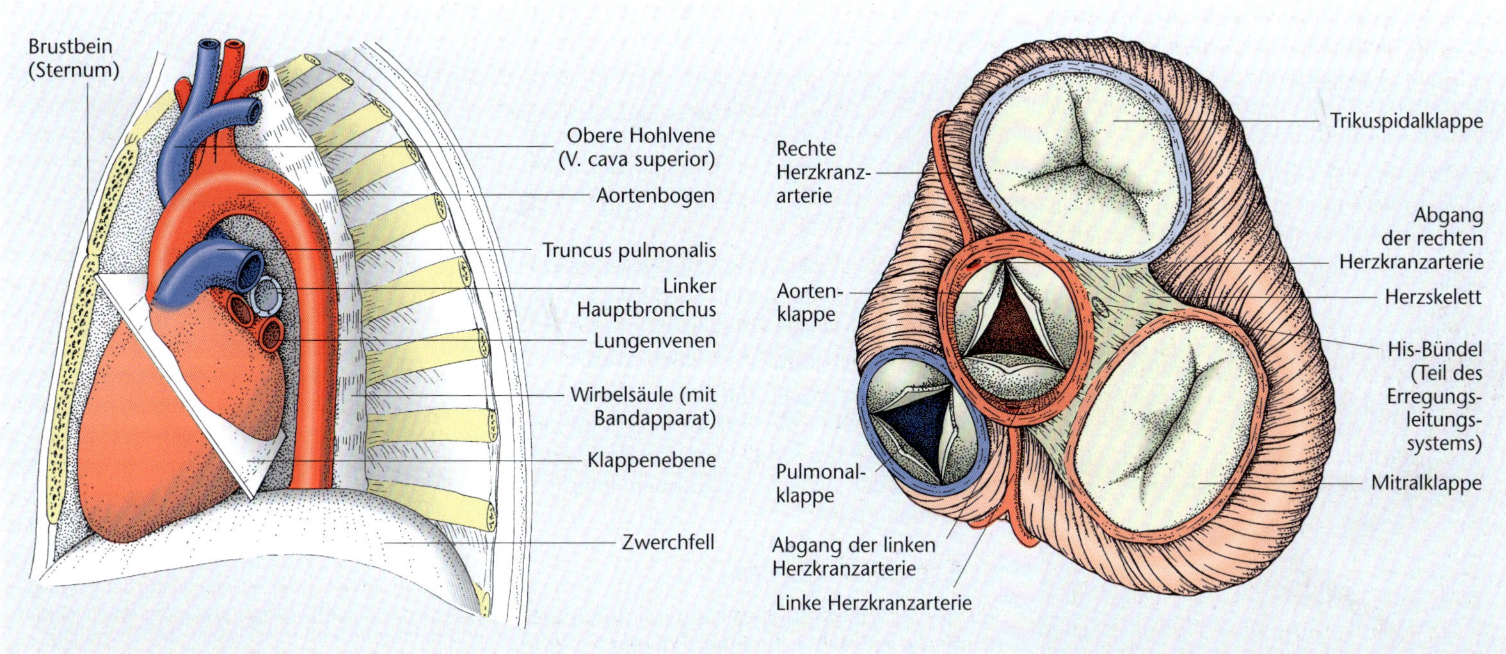

Abb. 15.7: Links: Lage der Klappenebene innerhalb des Herzens. Rechts: Blick von oben auf die Klappenebene nach Abtrennung der Vorhöfe. Alle vier Klappen werden von einem Bindegewebsgerüst zusammengehalten, dem Herzskelett. Man erkennt den Abgang der linken und rechten Herzkranzarterie oberhalb der Aortenklappe aus der Aorta sowie das His-Bündel (☞ 15.5.2), das an dieser Stelle die Klappenebene durchstößt.

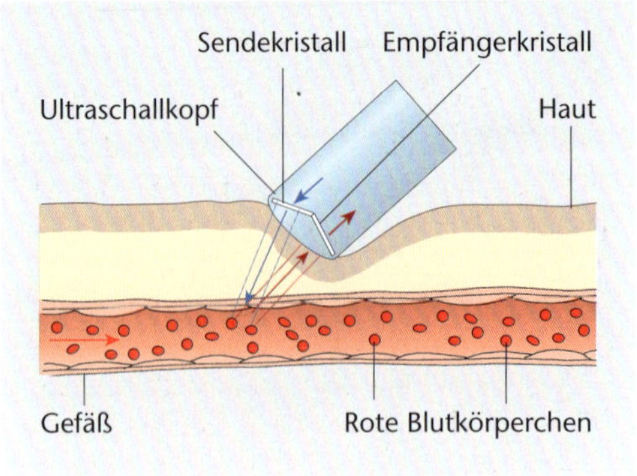

Abb. 15.9: Prinzip der Blutflussgeschwindigkeitsmessung durch den Doppler-Effekt. Trifft eine Schallwelle einer bestimmten Frequenz (meist mehrere MHz) auf ein sich bewegendes rotes Blutkörperchen, wird die reflektierte Schallwelle abhängig von der Flussgeschwindigkeit im Gefäß in ihrer Frequenz verändert (Doppler-Effekt). Da die Frequenzverschiebung im hörbaren Bereich liegt, kann man mit einem Mikrophon das Strömungsgeräusch hören bzw. die Frequenzen aufzeichnen.

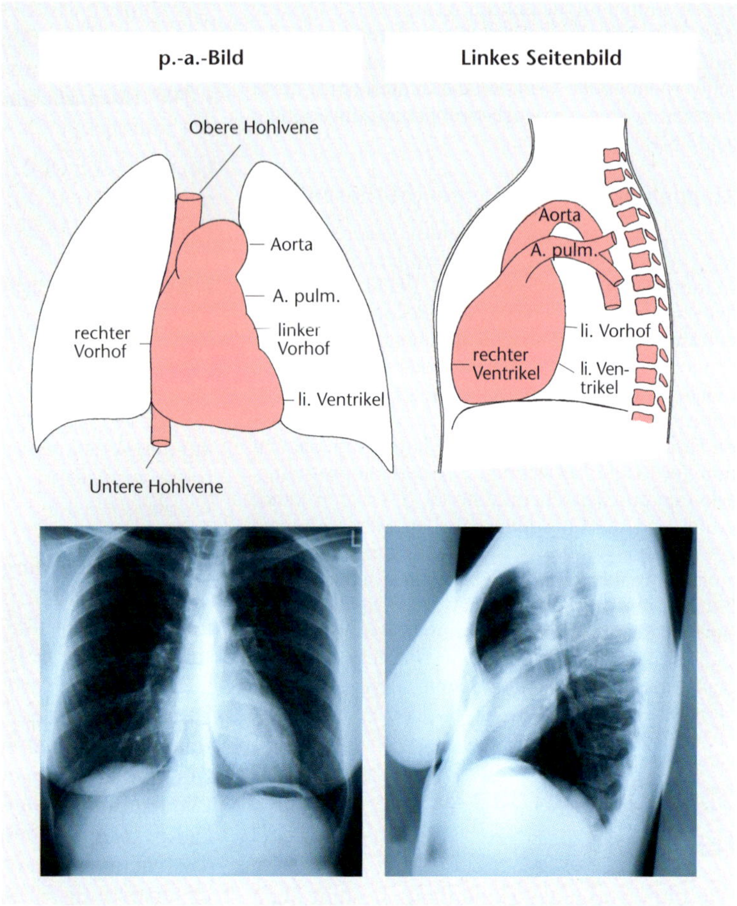

Abb. 15.10: Röntgenbild des Brustkorbs von vorn (der Kliniker sagt „p.-a.-Bild" = posterior-anterior-Bild) und von der Seite. Die Herzform im Röntgenbild gibt Aufschluss über die Größe der einzelnen Herzabschnitte. Abweichungen von der Norm deuten auf eine Herzerkrankung wie z. B. eine Herzinsuffizienz oder einen Klappenfehler hin. [O177]

an den Klappen aus, da diese lediglich aus einer gefäßlosen, dünnen, mit Endokard überzogenen Bindegewebsplatte bestehen. Als Spätkomplikation treten sehr häufig Klappendefekte auf (☞ 15.2.8, Abb. 15.11).

15.3.2 Das Myokard

Zwischen Endokard und Epikard liegt die *Muskelschicht des Herzens*, das **Myokard.** Es ist die arbeitende Schicht des Herzens.

15

Dabei muss die Muskulatur der linken Kammer die größte Kraft aufbringen – von hier aus wird ja das Blut in den Körperkreislauf gepumpt, der dem Herzen einen höheren Austreibungswiderstand entgegensetzt als der Lungenkreislauf. Deshalb ist in der linken Kammer die Myokardschicht am dicksten. Die Vorhöfe haben nur eine dünne Muskelschicht: Sie unterstützen lediglich den Blutfluss vom Vorhof in die Kammer (Details ☞ 15.4.1 und 15.4.3).

Mikroskopisch besteht die Herzmuskulatur aus einem Netz quergestreifter, sich verzweigender Muskelfasern, die die Herzhöhle spiralförmig umwickeln. Funktionell nehmen die Herzmuskelfasern eine Zwischenstellung zwischen glatter und quergestreifter Muskulatur ein (☞ auch 4.4.3 und 15.5.4), weil sie:

- Spontanaktivität besitzen (also zur Kontraktion keine Nerven- oder Stromimpulse von außen benötigen) und damit der glatten Muskulatur ähneln
- Sich aber trotzdem so schnell wie die Skelettmuskulatur kontrahieren können.

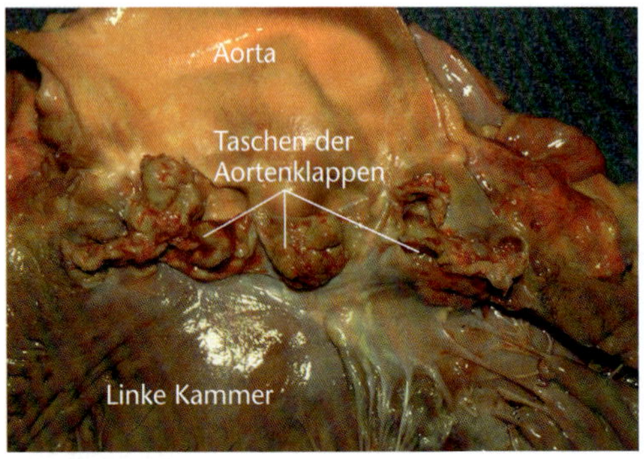

Abb. 15.11: Endokarditis der Aortenklappe mit ulzerativen (geschwürigen) Veränderungen. [T173]

Herzmuskelhypertrophie

Der Herzmuskel kann sich an lang andauernde Belastungen anpassen, indem die einzelnen Muskelfasern länger und dicker werden (*hypertrophieren* ☞ 5.3).

Physiologisch ist eine (mäßige) **Herzmuskelhypertrophie** bei trainierten Sportlern, v. a. bei Ausdauersportlern. Sie ermöglicht dem Herzen, eine größere Leistung zu erbringen.

Pathologisch ist jedoch die Herzmuskelhypertrophie z. B. bei Bluthochdruck oder Klappenstenosen. Hier muss das Herz dauernd gegen einen erhöhten Widerstand pumpen. In fortgeschrittenen Stadien erweitern sich durch den größeren Herzinnendruck meist auch die Kammerhohlräume *(Dilatation).*

Aus der Herzmuskelhypertrophie können medizinische Probleme entstehen. Die vergrößerte Herzmuskelmasse muss weiterhin über die Herzkranzgefäße (☞ 15.7.1) mit Sauerstoff ernährt werden. Da diese aber nicht proportional mitwachsen, wird die Transportstrecke vom Blutgefäß zum Muskelfaserinneren bei der Hypertrophie größer. Die Blutversorgung ist ab einer bestimmten Dicke der Muskelfasern deshalb nicht mehr ausreichend (☞ Abb. 15.12).

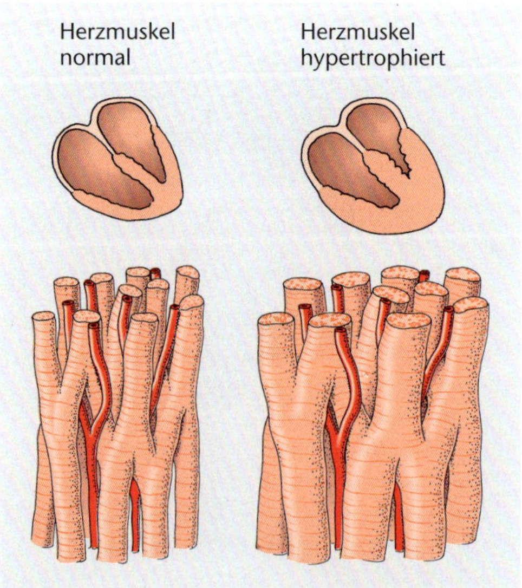

Abb. 15.12: Links die Ernährungssituation für ein normales, 300 g schweres Herz, rechts bei Herzmuskelhypertrophie. Die Diffusionsstrecke für Sauerstoff und Nährstoffe wird irgendwann zu lang, um das Innere der Muskelfaser ausreichend ernähren zu können. In der Regel geschieht dies bei einem Herzgewicht von über 500 g, dem sog. **kritischen Herzgewicht.**

15.3.3 Der Herzbeutel

Der **Herzbeutel** bildet die bindegewebige Hülle des Herzens:

- Das **Epikard** bildet das innere Blatt des Herzbeutels
- Das **Perikard,** das zum Herzinneren hin aus einer serösen Schicht und nach außen hin aus einer derben Bindegewebsschicht besteht, stellt das äußere Blatt des Herzbeutels dar. Außen ist das Perikard nach unten mit dem Zwerchfell und seitlich mit der Pleura verwachsen. Es fixiert dadurch das Herz im Mediastinalraum.

Im Bereich der Pforten für die großen Gefäße des Herzens geht das innere in das äußere Blatt (also das Epikard in das Perikard) über (☞ Abb. 15.13).

Zwischen Epikard und Perikard befindet sich ein schmaler Spalt, die *Herzbeutel-* oder **Perikardhöhle.** In diesem Spalt befindet sich klare Flüssigkeit: die *Herzbeutelflüssigkeit.* Sie dient als Gleitfilm während der Herzaktion und reduziert so die Reibung zwischen den Blättern des Herzbeutels auf ein Minimum.

Perikarditis und Perikarderguss

Bei Entzündungen des Herzbeutels **(Perikarditis)** kann es zu sehr schmerzhafter Reibung der Herzbeutelblätter kommen. Bildet sich in der Folge zwischen beiden Blättern ein *Erguss* (krankhafte Flüssigkeitsansammlung), spricht man von einem **Perikarderguss.**

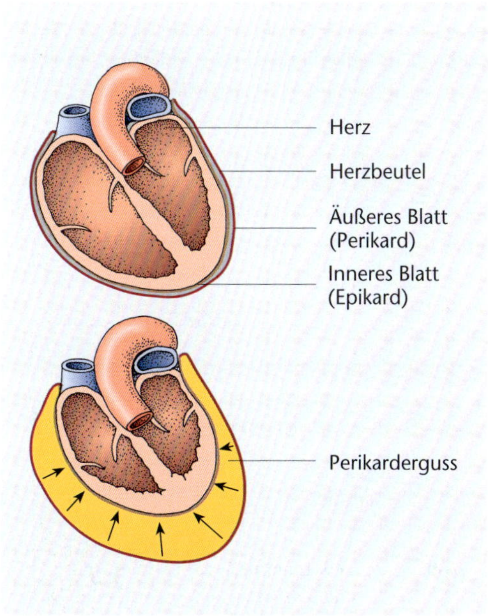

Abb. 15.14: Schematische Darstellung eines Perikardergusses. Da das Perikard kaum elastisch ist, wirkt der Flüssigkeitsdruck vor allem nach innen auf das Herz und beeinträchtigt so die Blutfüllung der Herzhöhlen: Die Auswurfleistung vermindert sich.

Da das Perikard nur wenig dehnbar ist, übt vor allem ein schnell entstehender Perikarderguss Druck auf das Herz aus (☞ Abb. 15.14). Die Herzhöhlen werden eingeengt und können sich nicht mehr ausreichend mit Blut füllen. Die Folge einer solchen sog. **Herzbeuteltamponade** ist eine verminderte Auswurfleistung des Herzens und damit eine Herzinsuffizienz (☞ 15.6.4).

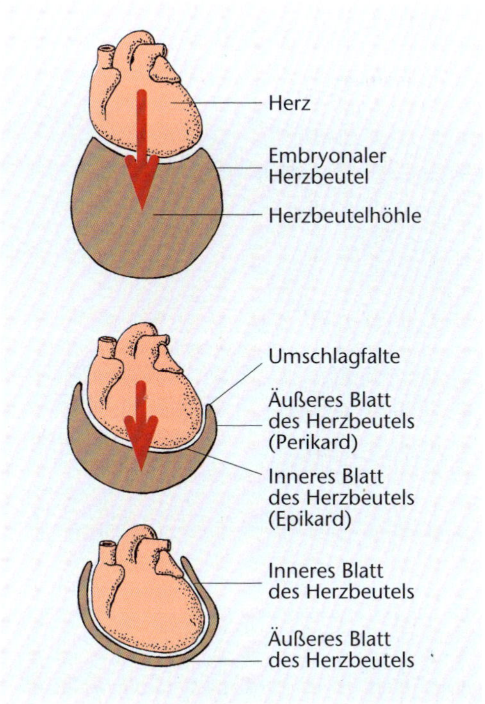

Abb. 15.13: Hineinwachsen des Herzens in den Herzbeutel während der Embryonalzeit. An der Umschlagfalte des embryonalen Herzbeutels geht das äußere Blatt (Perikard) in das innere Blatt (Epikard) über.

15.4 Der Herzzyklus

Beim gesunden Erwachsenen schlägt das Herz in Ruhe etwa 70-mal pro Minute. Mit jedem Schlag *(Kontraktion)* wird Blut aus den Kammern in den Lungen- und in den Körperkreislauf gepumpt. Die Kontraktion führt zum Druckanstieg in den Kammern (☞ Abb. 15.15) und zum Öffnen der Klappen. Dadurch verkleinert sich ruckartig der Innenraum der Herzhöhlen, so dass das Blut herausgeschleudert wird. Anschließend erschlafft die Muskulatur – die Höhlen erweitern sich wieder und füllen sich durch das dabei entstehende Druckgefälle erneut mit Blut.

Systole und Diastole

Die Kontraktionsphase des Herzens nennt man **Systole** (griech. *Zusammenziehung*). Sie dauert gut 0,25 s. Die Erschlaffungsphase heißt **Diastole** (griech. *Ausdehnung*). Ihre Dauer ist stark frequenzabhängig und liegt bei einer Frequenz von 70 Herzschlägen/Minute bei knapp 0,60 s.

15.4.1 Der Vorhofzyklus

Auch die Vorhöfe unterliegen einem ständigen Wechsel von Kontraktion und Erschlaffung.

Die Phasen des Kontraktionszyklus von Vorhöfen und Kammern sind dabei exakt aufeinander abgestimmt, um dem Herz eine optimale Auswurfleistung zu ermöglichen: Die Vorhofmuskulatur kontrahiert sich ca. 0,12–0,20 s vor der Kammermuskulatur, so dass am Ende der Diastole möglichst viel Blut in die Kammern gepresst wird.

15.4.2 Der Kammerzyklus

Betrachtet man die Vorgänge in den Herzkammern genauer, kann man den **Kammerzyklus** in vier Phasen einteilen (☞ auch Abb. 15.15):

Die Kammersystole mit den Phasen:

- **Anspannungsphase.** Zu Beginn der Systole sind die Kammern mit Blut gefüllt, die Segel- und Taschenklappen sind geschlossen. Durch Anspannung des Myokards steigt der intraventrikuläre Druck, er ist jedoch noch nicht hoch genug, um die Taschenklappen aufzustoßen
- **Austreibungsphase** *(Auswurfphase).* Bei zunehmender Muskelkontraktion übersteigt der Druck in der Kammer schließlich den Druck in Truncus pulmonalis bzw. Aorta: Die Taschenklappen werden aufgestoßen und das Blut in die großen Arterien getrieben. Das Kammervolumen verkleinert sich auf etwa die Hälfte. Gegen Ende der Austreibungsphase schließen sich die Taschenklappen, weil der Druck in der Arterie wieder höher als in der Kammer ist (☞ 15.2.2). Die Systole ist beendet, die Diastole beginnt.

15

Die Kammerdiastole mit den Phasen:

- **Entspannungsphase** *(Erschlaffungsphase):* Das Kammermyokard erschlafft, die Kammerdrücke sinken ab, alle Klappen sind abermals geschlossen
- **Füllungsphase:** Sinkt der Kammerdruck unter den Vorhofdruck, öffnen sich die Segelklappen, so dass Blut aus den Vorhöfen in die Kammern strömt. Dies geschieht überwiegend passiv (☞ 15.2.2 und 15.4.3). Die oben erwähnte aktive *Vorhofkontraktion* trägt bei normaler Herzfrequenz nur zu etwa 10 % zur Kammerfüllung bei. Selbst wenn der Vorhof nicht mehr zur Kontraktion in der Lage ist (z. B. beim Vorhofflimmern ☞ 15.5.8), gelangt in der Regel noch eine ausreichende Blutmenge in die Kammern. Die Füllungsphase endet mit dem Schließen der Segelklappen – die neue Systole beginnt.

Schlagvolumen

Aus jeder der beiden Kammern werden pro Herzschlag beim gesunden Erwachsenen in Ruhe etwa 70 ml Blut ausgetrieben. Dies entspricht etwa der halben Kammerfüllung.

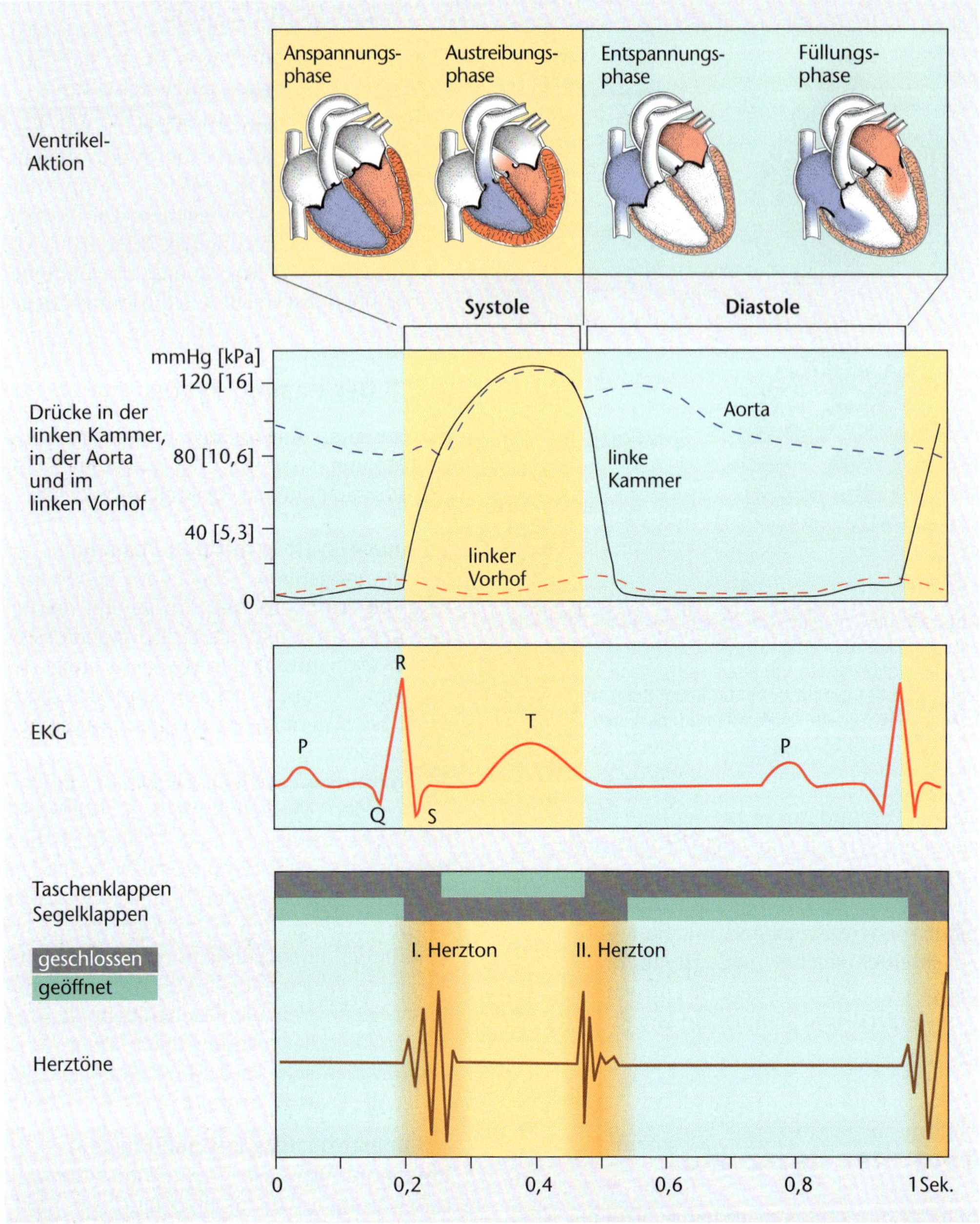

Abb. 15.15: Zusammenfassende Darstellung des Herzzyklus mit Druckverläufen in Aorta, linker Kammer und linkem Vorhof (hier bei einer Herzfrequenz von ca. 80 Schlägen/min). Außerdem sind das EKG und die Herztöne wiedergegeben.

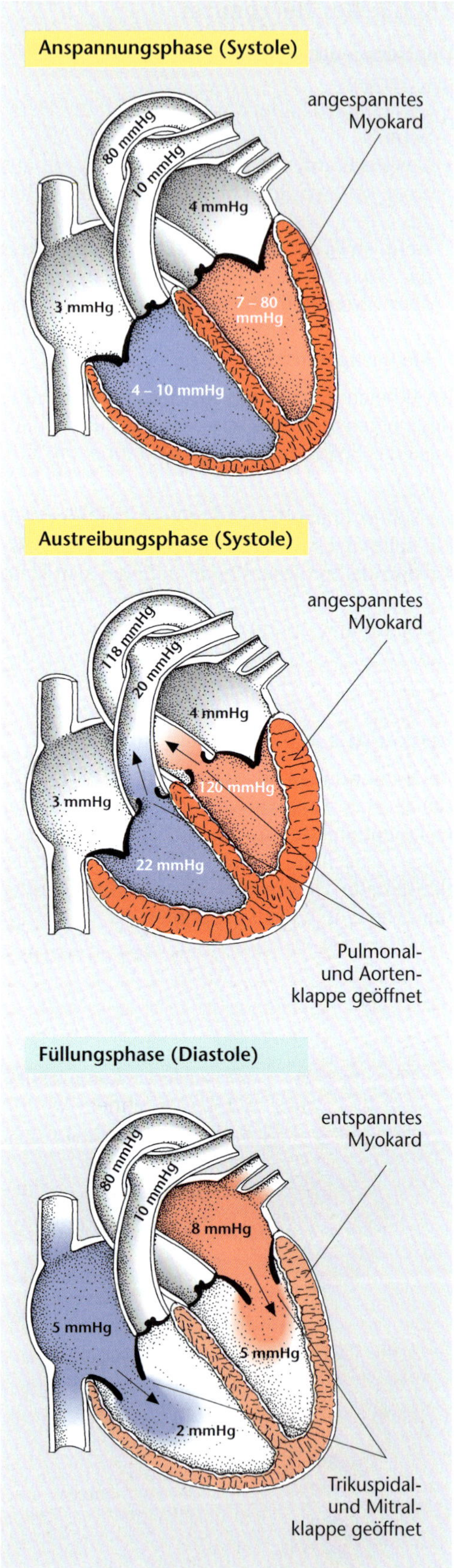

Abb. 15.16: Druckverhältnisse in den verschiedenen Herzräumen in der Systole und Diastole (10 mmHg ≅ 1,33 kPa). Bei der Systole kann man die Anspannungsphase (in der die Taschenklappen noch geschlossen sind) von der Austreibungsphase unterscheiden. Die Diastole beginnt mit der Entspannungsphase, in der anschließenden Füllungsphase der Diastole strömt das Blut über die Vorhöfe durch Trikuspidal- und Mitralklappe in die Kammern ein.

15.4.3 Der Ventilebenenmechanismus

Während der Austreibungsphase wird nicht nur Blut in die großen Arterien gepresst. Vielmehr verlagert sich die Klappenebene (Ventilebene) des Herzens (☞ 15.2.3 und Abb. 15.7) bei der systolischen Kammerverkleinerung in Richtung Herzspitze, so dass die (mittlerweile erschlafften) Vorhöfe gedehnt werden. Die Vorhofdrücke sinken, und aufgrund des dabei entstehenden Druckgefälles strömt Blut *passiv* aus den großen Venen in die Vorhöfe.

Mit der Kammererschlaffung in der Diastole bewegt sich die Klappenebene wieder zurück, die Kammern erweitern sich rasch. Nun entsteht ein Druckgefälle zwischen Kammern und Vorhöfen, welches das Blut überwiegend passiv in die Kammern gelangen lässt.

Anschaulich spricht man deshalb vom „Ansaugen" des Blutes in die Vorhöfe bzw. Kammern oder vom Herzen als „*Saug*-Druck-Pumpe".

15.4.4 Die Druckverhältnisse während des Herzzyklus

Während jedes Herzzyklus ändern sich die Blutdrücke in den vier Innenräumen des Herzens beim Gesunden in typischer und immer gleicher Weise (☞ Abb. 15.15 und 15.16).

Herzkatheteruntersuchung

Für den Kliniker sind diese „Herzdrücke" von großer Bedeutung: Bei allen ausgeprägten Herzerkrankungen wie z.B. Klappendefekten kommt es zu gravierenden Störungen in dem fein abgestimmten Gleichgewicht der Herzdrücke, die ein Kardiologe in speziellen **Herzkatheteruntersuchungen** messen kann.

Beim *Linksherzkatheter* wird in örtlicher Betäubung ein langer, dünner Katheter unter Röntgenkontrolle über eine Arterie in Leiste oder Ellenbeuge gegen den Blutstrom in das Herz vorgeschoben. An der Spitze des Katheters befindliche Drucksensoren messen die Drücke in linkem Vorhof und linker Kammer (☞ auch Abb. 15.15 und 15.16), Kontrastmittelinjektion erlaubt die Darstellung der linken Kammer *(Ventrikulographie)* und der Herzkranzgefäße (*Koronarangiographie,* ☞ 15.7.2). Beim technisch einfacheren *Rechtsherzkatheter* wird der Katheter nach Punktion einer Vene ins rechte Herz vorgeschoben.

Aufgrund großer Fortschritte mit speziellen Kontrastmitteln, schnellem Bildaufbau und der Möglichkeit der dreidimensionalen Bildbearbeitung werden die invasiven Herzkatheteruntersuchungen zunehmend durch Echokardiokardiographie (☞ 15.3), CT- und Kernspintomographie-Untersuchungen abgelöst. Es gelingt mittlerweile, Strukturen von nur 1 mm Durchmesser abzubilden, was auch die Beurteilung der Koronargefäße und von Bypässen ermöglicht.

15.4.5 Herztöne und Herzgeräusche

Das Herz arbeitet nicht lautlos. Die durch Muskelanspannung oder Bewegung der Klappen entstehenden Schwingungen werden auf den Brustkorb übertragen, wo sie durch *Auskultation* („Abhorchen" ☞ Abb. 15.17) oder Aufzeichnung mit einem Mikrofon **(Phonokardiographie)** registriert werden können.

Herztöne

Als **Herztöne** werden in der Regel *kurze* Schallereignisse (☞ Abb. 15.15) bezeichnet. Am gesunden Herzen lassen sich *zwei* Herztöne auskultieren:

- Den **ersten Herzton** hört man in der Anspannungsphase der Systole. Das Kammermyokard zieht sich ruckartig zusammen, die Kammern geraten in Schwingungen. Der erste Herzton heißt daher auch *Anspannungston*
- Der **zweite Herzton** kommt durch das „Zuschlagen" der Aorten- und der Pulmonalklappe zustande. Er markiert das Ende der Systole und wird als *Klappenton* bezeichnet.

Gelegentlich kann noch ein **dritter Herzton** festgestellt werden, der durch den Bluteinstrom in die Kammern zu Beginn der Diastole hervorgerufen wird und physiologisch oder pathologisch sein kann. Ein durch die Vorhofsystole bedingter **vierter Herzton** ist meistens pathologisch. Als **Galopprhythmus** wird ein Dreiertakt durch einen dritten oder vierten Herzton bezeichnet.

Herzgeräusche

Herzgeräusche sind in der Regel durch Turbulenzen im Blutstrom bedingt. Sie dauern länger als die Herztöne und schwellen langsam an und ab. Während Herzgeräusche bei Kindern oft harmlos sind, weisen sie beim Erwachsenen auf einen gestörten Blutfluss hin.

> **Systolikum und Diastolikum**
> Bei einem Herzgeräusch während der Systole spricht man von einem **Systolikum.** Tritt das Herzgeräusch während der Diastole auf, so nennt man es **Diastolikum.**

Bei einer Klappenstenose (☞ 15.2.8) „zwängt" sich das Blut z. B. durch eine zu enge Öffnung: Es bilden sich Wirbel, die Geräusche erzeugen. Schließt eine Klappe nicht dicht, so kommt es zum Zurückschwappen *(Reflux)* von Blut. Auch dies erzeugt abnorme Herzgeräusche.

Oft ergibt allein die Auskultation des Herzens den Verdacht auf eine Klappenstenose oder eine Klappeninsuffizienz. Der Arzt leitet in einem solchen Fall eine *kardiologische Diagnostik* ein, die immer zumindest ein **EKG** (*Elektrokardiogramm* ☞ 15.5.5), eine Echokardiographie (☞ 15.3) und eine Röntgenaufnahme des Thorax (☞ Abb. 15.10) einschließt.

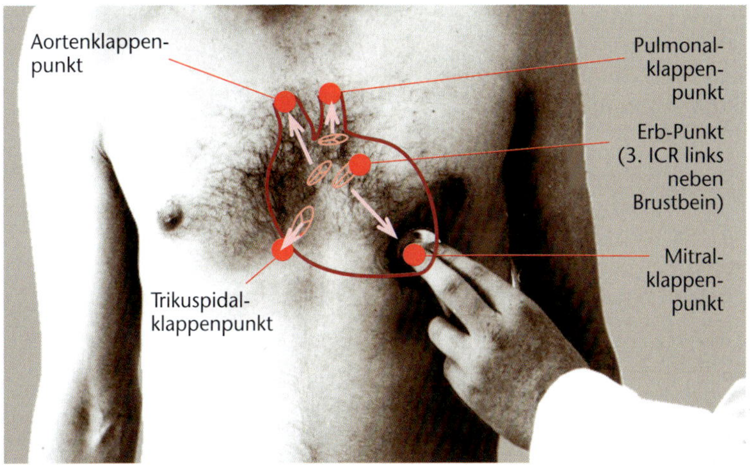

Abb. 15.17: Auskultation eines Patienten. Aufgezeichnet sind die Projektion der vier Klappen auf die Herzwand und die besten Abhör- oder Ableitstellen für die einzelnen Klappen auf dem Brustkorb. Die Pfeile markieren die Richtung der akustischen Ausbreitung von Herztönen und -geräuschen. Am Erb-Punkt hört man den ersten und zweiten Herzton meist am lautesten und kann sich so einen Überblick über die Herzaktionen verschaffen (ICR = Interkostalraum).

15.5 Erregungsbildung und Erregungsleitung

15.5.1 Die Autonomie des Herzens

Jeder Muskel, Herz- wie Skelettmuskel, benötigt einen elektrischen Impuls zur Kontraktion (☞ 6.3.5). Doch während der Skelettmuskel durch einen Nerv zur Kontraktion angeregt wird, erregt sich das Herz selbst – erkennbar daran, dass es in geeigneter Nährlösung auch außerhalb des Körpers weiterschlägt. Der Antrieb für die Herztätigkeit liegt also im Herzen selbst, es arbeitet **autonom** (unabhängig).

Zwar erhält das Herz auch vom ZNS (über den Sympathikus und den Parasympathikus) Impulse, die zum Herzen ziehenden Nerven haben aber nur einen begrenzten regulierenden Einfluss (☞ auch 9.10). Sie beeinflussen vor allem die Herzfrequenz und die Herzschlagstärke, dass heißt, sie sorgen je nach momentaner Belastung für einen schnelleren oder langsameren Herzschlag und für eine unterschiedliche Kontraktionskraft. Das Herz würde aber auch ohne sie arbeiten. Bei hirntoten Patienten, bei denen also die ZNS-Funktionen ausgefallen sind, kann das Herz trotzdem regelmäßig weiterschlagen.

Diese Selbstständigkeit verdankt das Herz spezialisierten (Herz-)Muskelzellen, die in der Lage sind, elektrische Erregungen zu bilden und diese schnell weiterzuleiten. Dieses System spezialisierter Muskelzellen nennt man daher **Erregungsbildungs-** und **Erregungsleitungssystem** (☞ Abb. 15.19).

15

15.5.2 Der physiologische Erregungsablauf

Die wichtigste Struktur für die Erregungsbildung ist der **Sinusknoten** in der Wand des rechten Vorhofes unmittelbar an der Mündungsstelle der oberen Hohlvene. Vom Sinusknoten gehen normalerweise alle Erregungen für die rhythmischen Kontraktionen des Herzens aus, er bestimmt die Häufigkeit des Herzschlags, die *Herzfrequenz.* Deshalb wird er als *Schrittmacher* des Herzens bezeichnet.

Vom Sinusknoten gelangt die Erregung ohne spezielles Leitungssystem über die normale Vorhofmuskulatur zu einem weiteren Schrittmacherzentrum, dem AV-Knoten.

Den **AV-Knoten** findet man am Boden des rechten Vorhofes dicht an der Vorhofscheidewand. Er liegt also nahe der Grenze zwischen Vorhof und Kammer. Dieser Tatsache verdankt er auch seinen Namen (**AV-Knoten** = ***Atrio-Ventrikular-Knoten***). Er nimmt die Erregungen von der Vorhofmuskulatur auf und leitet sie weiter zum His-Bündel.

Das **His-Bündel** ist sehr kurz und verläuft am Boden des rechten Vorhofes in Richtung Kam-

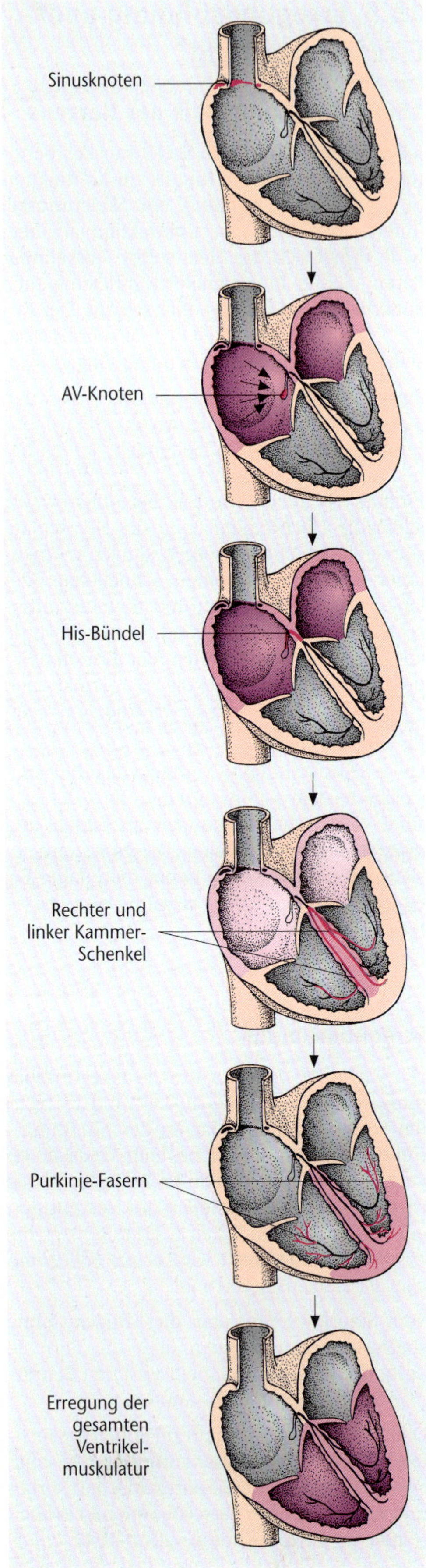

Abb. 15.18: Die Erregungsausbreitung. Die violetten Flächen kennzeichnen die erregten Myokardanteile. Zunächst kontrahiert sich die Vorhofmuskulatur. Danach greift die Erregung auf die Kammern über, wobei sich zuerst das Septum kontrahiert.

Abb. 15.19: Erregungsleitungssystem des Herzens mit schematischer Darstellung von Sinusknoten, AV-Knoten, Kammerschenkeln und Purkinje-Fasern. Das His-Bündel durchstößt die Klappenebene (☞ Abb. 15.7).

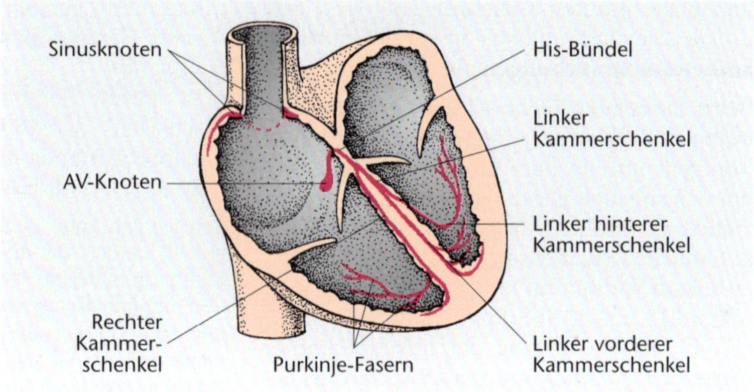

merscheidewand. Dort teilt es sich in einen rechten und einen linken Kammerschenkel (☞ Abb. 15.19).

Die **Kammerschenkel** (auch *Tawara-Schenkel* genannt) ziehen an beiden Seiten der Kammerscheidewand herzspitzenwärts und zweigen sich dort weiter auf.

Die Endabzweigungen der Kammerschenkel nennt man **Purkinje-Fasern.** Die Erregungen gehen dann von den Purkinje-Fasern direkt auf die Kammermuskulatur über.

Was ist der Sinn einer derart komplizierten Erregungsleitung?

Die Strukturen des Erregungsleitungssystems verteilen die Erregung mit *hoher Geschwindigkeit* über den ganzen Herzmuskel. Die Muskelzellen in den verschiedenen Herzregionen werden so fast gleichzeitig erregt *(Synchronisierung der Herzaktion)*, was eine effektive Kontraktion des Herzens gewährleistet.

Lediglich im AV-Knoten erfährt die Erregungsleitung eine leichte Verzögerung, so dass sich *erst* der Vorhof und *dann* die Kammer zusammenziehen. Auf diese Weise wird die Kammer zunächst noch stärker mit Blut aus dem Vorhof gefüllt, bevor sie sich kontrahiert und Blut in den Kreislauf pumpt (☞ Abb. 15.20).

15.5.3 Die Grundlagen der Erregungsbildung

Wie bei der Skelettmuskel- und der Nervenzelle, so kann man auch bei der Herzmuskelzelle ein *Ruhepotenzial* (Ruhezustand, „Aus") von einem *Aktionspotenzial* (Aktionszustand, „Ein") unterscheiden (☞ auch 6.3.5 und 9.1).

Bei der Arbeitsmuskulatur des Herzens ist – wie bei der Skelettmuskulatur – das Ruhepotenzial physiologischerweise stabil. Ein Aktionspotenzial wird nur ausgelöst, wenn ein von *außen* kommender Impuls die Zellmembran zuvor bis zum Schwellenpotenzial depolarisiert hat.

Bei den Zellen des Erregungsbildungs- und -leitungssystems hingegen ist das Ruhepotenzial nicht stabil. Vielmehr steigt das Ruhepotenzial nach einem Aktionspotenzial von seinem negativsten Wert **(maximales diastolisches Potenzial)** kontinuierlich an, bis das Schwellenpotenzial erreicht ist und ein neues Aktionspotenzial ausgelöst wird. Dieser Vorgang wird als **diastolische Selbstdepolarisation** *(spontane diastolische Depolarisation)* bezeichnet und ist die Grundlage der Erregungsbildung im Herzen.

Warum nun gehen beim Gesunden alle Erregungen vom Sinusknoten aus, wenn doch prinzipiell alle Zellen des Erregungsbildungs- und -leitungssystems zur Selbstdepolarisation befähigt sind?

Dies liegt vor allem darin begründet, dass die diastolische Selbstdepolarisation beim Sinus-

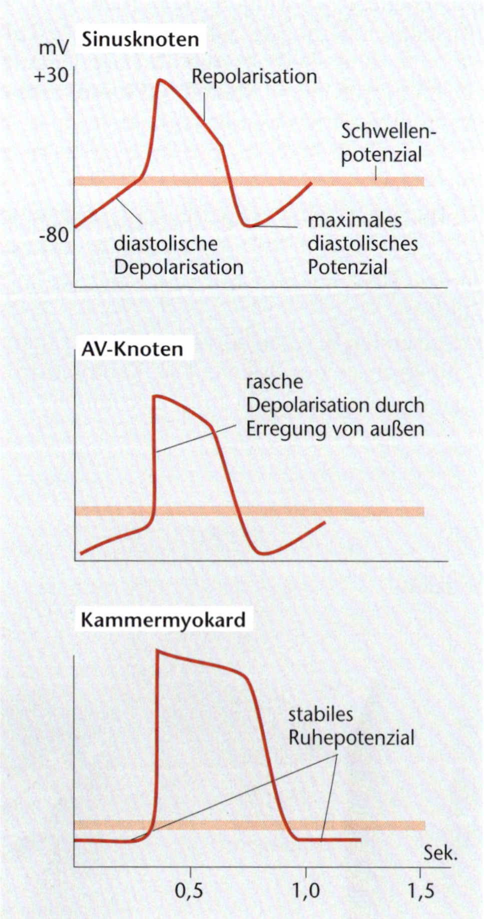

Abb. 15.20: Aktionspotenziale des Sinusknotens, des AV-Knotens und des Kammermyokards im Vergleich.

15

knoten am raschesten verläuft. Auch die Repolarisation nach einem Aktionspotenzial verläuft beim Sinusknoten schneller als bei den übrigen Zellen des Erregungsbildungssystems, so dass der Sinusknoten schneller wieder vom maximalen diastolischen Potenzial aus „starten“ kann. Der Sinusknoten „feuert“ so in der Regel am schnellsten, und eine vom Sinusknoten ausgehende Erregung erreicht die nachgeordneten Zentren von außen, bevor diese überhaupt bei ihrem eigenen Schwellenpotenzial angelangt sind.

Zu diesen beim Gesunden also lebenslang „unterdrückten“ **nachgeordneten** *(sekundären)* **Erregungszentren** zählen der AV-Knoten, das His-Bündel, die Kammerschenkel und die Purkinje-Fasern (☞ Abb. 15.18).

Manchmal aber ist die Fähigkeit der nachgeordneten Zentren zur Erregungsbildung lebensrettend: Fällt die Erregungsbildung im Sinusknoten aus oder wird diese nicht bis zur Kammer weitergeleitet, so übernimmt eines der nachgeordneten Zentren die Aufgabe des „Schrittmachers“ für die Kammer. In der Regel ist dies der AV-Knoten, da er die höchste Eigenfrequenz (etwa 40–50 Erregungen/min) nach dem Sinusknoten hat. Die Kammer schlägt dann in Ruhe also 40- bis 50-mal pro Minute.

15.5.4 Besonderheiten des Herzmuskels

Wird ein Skelett- oder Herzmuskel durch einen Stromstoß gereizt, so kommt es zu einer Kontraktion. Zwischen der Erregbarkeit eines Skelettmuskels und der des Herzmuskels gibt es jedoch wichtige Unterschiede:

Das Alles-oder-Nichts-Prinzip des Herzens

Hat der Stromstoß eine bestimmte Schwelle überschritten (überschwelliger Reiz), so kontrahiert sich der Skelettmuskel. Wird der Stromstoß (Reiz) verstärkt, wird auch die Kontraktion stärker (☞ 6.3.5). Diese abgestufte Kontraktionsstärke beruht auf der *Rekrutierung* (Beteiligung) einer unterschiedlichen Zahl motorischer Einheiten, die *getrennt* voneinander erregt werden können.

Beim Herzmuskel ist es anders: Da die einzelnen Herzmuskelzellen elektrisch nicht gegeneinander isoliert sind, gibt es für die Erregungen keine „Grenzen“, und eine Erregung erfasst immer *alle* Herzmuskelzellen oder *gar keine*. Entweder erzeugt der Reiz also eine stets gleich starke oder gar keine Kontraktion **(Alles-oder-Nichts-Prinzip).** Es ist nicht möglich, durch Steigerung der Reizintensität eine stärkere Kontraktion zu erzeugen.

Die Nicht-Tetanisierbarkeit des Herzmuskels

Unmittelbar nach einer Aktion ist der Skelett- wie der Herzmuskel für eine gewisse Zeit durch einen weiteren Reiz unerregbar. Die Muskelzelle antwortet nicht mit einer Kontraktion, sondern ist **refraktär** *(unempfänglich).* Diese Zeit wird **Refraktärzeit** genannt (☞ 9.1.5).

Die Refraktärzeit steht in enger Beziehung zur Dauer des Aktionspotenzials und ist beim Herzen mit 0,3 s relativ lang. Die lange Refraktärzeit schützt den Herzmuskel vor einer zu schnellen Kontraktionsfolge. Beim Skelettmuskel (der ein sehr kurzes Aktionspotenzial und eine im Vergleich zum Herzmuskel ca. 100-mal kürzere Refraktärzeit hat) kann durch Erhöhung der Erregungsfrequenz eine Dauerkontraktion **(Tetanus)** ausgelöst werden. Eine Dauerkontraktion wäre jedoch beim Herzen tödlich, denn es braucht die (lange) Erschlaffungsphase, um sich wieder mit Blut zu füllen. Das Herz ist nicht *tetanisierbar.*

Kurz vor Ende der Refraktärzeit liegt jedoch eine kritische Phase für das Herz: Wenn zu dieser Zeit, in der schon wieder ein Teil der Fasern erregbar ist, ein Reiz eintrifft, kann unter Umständen ein rasend schnelles Kammerflimmern (☞ 15.5.8) entstehen.

15.5.5 Das Elektrokardiogramm (EKG)

Die elektrische Erregung des Sinusknotens breitet sich also auf einem vorgegebenen Weg im Herzen aus. Es kommt dabei zu einem (wenn auch geringen) *Stromfluss,* der nicht an den äußeren Grenzen des Herzens Halt macht, sondern sich bis auf die Körperoberfläche ausbreitet. Daher lassen sich auch an der Brustwand oder an Armen und Beinen elektrische Potenzialdifferenzen messen. Diese vom Herzen erzeugten Spannungsschwankungen heißen *Elektrokardiogramm* oder kurz **EKG.**

15

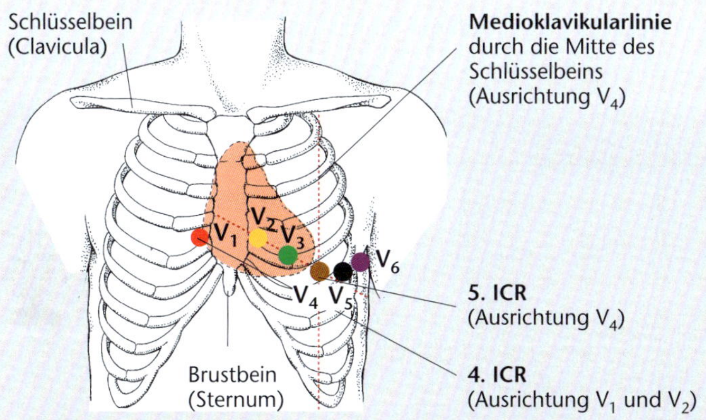

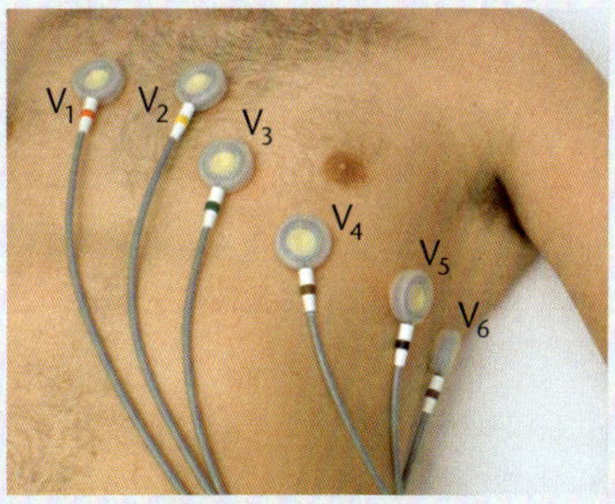

Elektrode	Ableitungsort	Elektrodenfarbe
1.Elektrode	rechter Arm	
2.Elektrode	linker Arm	
3.Elektrode	linkes Bein	
4.Elektrode (Erdung)	rechtes Bein	

Merkregel für 1.–3. Elektrode: Ampelfarben im Uhrzeigersinn, beginnend mit rot beim rechten Arm

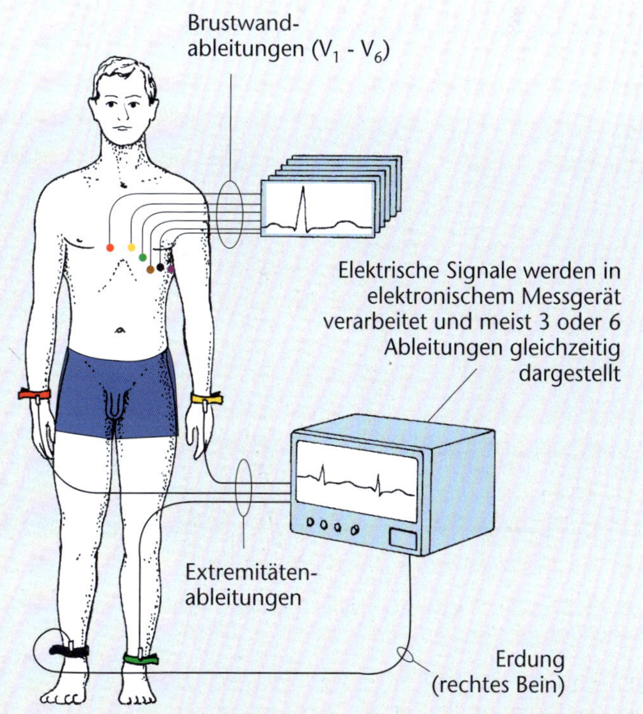

Abb. 15.21: Platzierung der EKG-Elektroden auf der Brustwand und an den Extremitäten. Man unterscheidet die Brustwandableitungen von den Extremitätenableitungen. Rechts die Platzierung der Elektroden für die Extremitätenableitungen, links diejenige für die Brustwandableitungen. [Foto: K115]

Meist wird ein **Ruhe-EKG** abgeleitet, bei dem der Patient ruhig liegt. Um standardisierte und damit auswertbare Ergebnisse zu erhalten, sind die Punkte zur Ableitung der Spannungen genau definiert (☞ auch Abb. 15.21).

Die vier Elektroden für die **Extremitätenableitungen** werden an den Hand- und Fußgelenken befestigt. Dabei müssen die Farben der einzelnen Elektroden beachtet werden. Die sechs Elektroden für die **Brustwandableitungen** werden an genau definierten Punkten am Brustkorb angebracht: V_1 über dem 4. ICR (Interkostalraum) rechts neben dem Brustbein, V_2 über dem 4. ICR links neben dem Brustbein, V_4 im 5. ICR in der Medioklavikularlinie, V_3 auf der Mitte der Verbindungslinie zwischen V_2 und V_4, V_5 und V_6 auf gleicher Höhe wie V_4, jedoch einmal am Vorderrand der Achselhöhle und einmal unterhalb der Achselhöhle.

Das **Belastungs-EKG** dient der Diagnose und Verlaufskontrolle von Durchblutungsstörungen des Herzens (☞ 15.7.2), die unter körperlicher Belastung (z. B. durch Fahrradergometer, Laufband) auftreten. Ein **Langzeit-EKG** (meist 24 Stunden) soll nur zeitweise auftretende Rhythmusstörungen aufdecken.

Beim Gesunden zeigt das EKG eine typische Abfolge regelmäßig wiederkehrender *Zacken, Wellen, Strecken* und *Komplexe* (☞ Abb. 15.22): Die **P-Welle,** mit der der elektrische Herzzyklus beginnt, entspricht der *Vorhoferregung.* Das **PQ-Intervall** *(PQ-Dauer, PQ-Zeit)*, das mit der P-Welle beginnt und mit Beginn des QRS-Komplexes aufhört, gibt die *atrioventrikuläre Überleitungszeit* an.

Der **QRS-Komplex** entspricht der *Kammererregung,* die **T-Welle** der *Erregungsrückbildung* in der Kammer. Die Erregungsrückbildung in den Vorhöfen wird vom QRS-Komplex überlagert und ist daher nicht sichtbar. Die **Q-Zacke** zeigt die Erregung des Kammerseptums, die **R-Zacke** die Erregung des größten Anteils des Kammermyokards und die **S-Zacke** die Erregung der „letzten Ecke" des Myokards, der linken Kammer. Das **QT-Intervall** *(QT-Dauer, QT-Zeit)* deckt die gesamte elektrische Kammersystole ab.

Aus dem Abstand von einer P-Welle zur nächsten bzw. von einer R-Zacke zur nächsten ergibt sich die Dauer einer Herzaktion, aus der sich die **Herzfrequenz,** d.h. die Zahl der Herzschläge pro Zeiteinheit (meist pro Minute), errechnen lässt.

> **Tachykardie und Bradykardie**
>
> Bei einer **Tachykardie** schlägt das Herz zu schnell, in Ruhe häufiger als 90–100-mal pro Minute. Umgekehrt liegt die Herzfrequenz bei der **Bradykardie** mit weniger als 50–60 pro Minute zu niedrig.

Aussagemöglichkeiten des EKGs

Das EKG gestattet Aussagen über Herzrhythmus und -frequenz und ermöglicht, Störungen der Erregungsbildung, -ausbreitung und -rückbildung zu erkennen und zu lokalisieren. Stirbt z. B. ein Teil des Muskelgewebes ab (Herzinfarkt ☞ 15.7.3), so wird hier der Strom nicht mehr weitergeleitet. Das Gebiet ist sozusagen „elektrisch stumm". Da dies oft zu typischen EKG-Veränderungen führt (☞ Abb. 15.36), hat das EKG in der Diagnostik des Herzinfarktes einen hohen Stellenwert. Auch pathologische Elektrolytveränderungen im Blut spiegeln sich in typischen EKG-Mustern wider (☞ Abb. 15.26).

15.5.6 AV-Blockierungen

Bei Herzerkrankungen kann die Erregungsüberleitung vom Vorhof zur Kammer krankhaft verzögert oder gar unterbrochen sein. Man spricht von einem **AV-Block** (☞ Abb. 15.22 rechts)**.** Der AV-Block wird in mehrere Grade eingeteilt:

- Beim **AV-Block I. Grades** ist die Überleitung verzögert, aber nicht aufgehoben. Eine Behandlung ist meist nicht erforderlich
- Beim **AV-Block II. Grades** ist die Überleitung nicht nur verzögert, sondern ein Teil der Vorhofaktionen wird gar nicht zu den Kammern übergeleitet. Beim Typ I *(Mobitz I, Wenckebach-Periodik)* verzögert sich die Überleitung immer mehr, bis schließlich eine Überleitung ausfällt. Beim Typ II *(Mobitz II)* werden die Vorhoferregungen in einem bestimmten Rhythmus übergeleitet, z. B. bei der 2:1-Überleitung nur jede zweite
- Beim **AV-Block III. Grades** ist die Überleitung der Vorhoferregung auf die Kammern aufgehoben, Vorhöfe und Kammern schlagen unabhängig voneinander **(AV-Dissoziation).** Die Kammerfrequenz ist mit ca. 40 Schlägen/min sehr niedrig. Es droht ein Kreislaufkollaps mit einer Durchblutungsminderung des Gehirns mit kurzzeitigem Bewusstseinsverlust. Daher wird der AV-Block III. Grades in aller Regel durch Einsetzen eines (permanenten) Schrittmachers behandelt (☞ Abb. 15.23).

Ein kurz dauernder Bewusstseinsverlust („Ohnmacht") wird unabhängig von seiner Ursache als **Synkope** bezeichnet. Liegt der Synkope eine Herzrhythmusstörung zugrunde (etwa ein AV-Block III. Grades), spricht man von einem **Adams-Stokes-Anfall.**

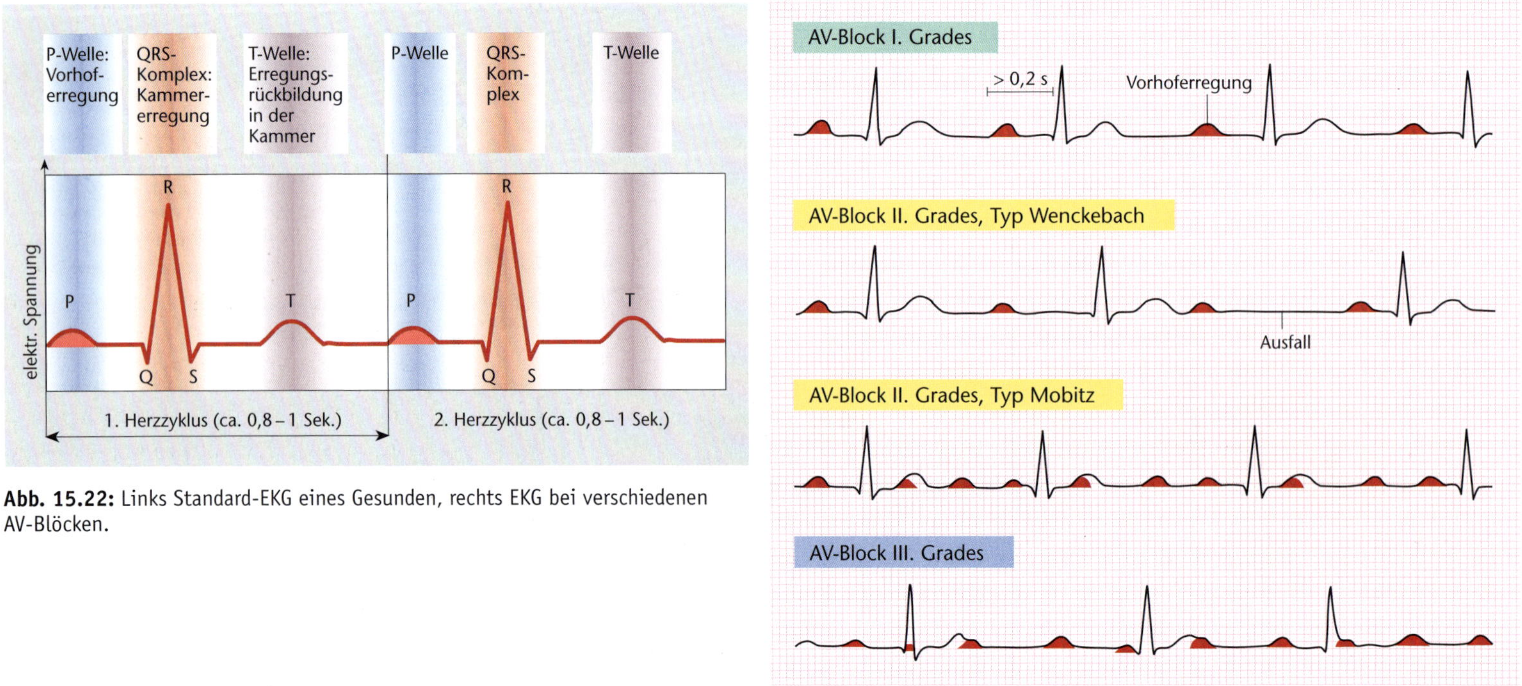

Abb. 15.22: Links Standard-EKG eines Gesunden, rechts EKG bei verschiedenen AV-Blöcken.

Künstliche Herzschrittmacher

Schlägt das Herz zu langsam, kann es mit einem Herzschrittmacher wieder „in Takt" gebracht werden. Das kleine Gerät mit Kompaktbatterie wird im oberen Brustkorbbereich unter die Haut eingepflanzt und durch Elektroden mit dem Herzen verbunden. So wird der Herzmuskel elektrisch stimuliert und kontrahiert sich wieder regelmäßig. Herzschrittmacher sind heute in zahlreichen technischen Ausführungen verfügbar und können so den Bedürfnissen des einzelnen Patienten angepasst werden (☞ Abb. 15.23).

15.5.7 Extrasystolen

Ein außerhalb des regulären Grundrhythmus auftretender Herzschlag wird das **Extrasystole** bezeichnet.

Supraventrikuläre Extrasystolen haben ihren Ursprung im Sinusknoten, AV-Knoten oder Vorhofmyokard. Sie kommen sowohl bei Gesunden als auch bei Herzkranken vor. Eine Behandlung ist nur bei gehäuftem Auftreten direkt hintereinander („in Salven") erforderlich, da dann die Gefahr eines Vorhofflatterns oder Vorhofflimmerns besteht.

Ventrikuläre Extrasystolen können von allen Teilen des Kammermyokards oder dem His-Bündel ausgehen. Die typischerweise folgende Pause empfindet man als unangenehmes „Herzstolpern". Wiederholen sich ventrikuläre Extrasystolen häufiger, liegt oft eine organische Herzkrankheit (z. B. eine koronare Herzkrankheit ☞ 15.7.2) vor, und es droht ein lebensgefährliches *Kammerflimmern.* Diese schwer wiegenden Rhythmusstörungen lassen sich oft durch Gabe von **Antiarrhythmika** bessern. Wegen erheblicher Nebenwirkungen ist ihr Einsatz jedoch relativ risikoreich, sie können eine Herzinsuffizienz verschlimmern und selbst Rhythmusstörungen auslösen.

15.5.8 Vorhof- und Kammerflimmern

Besonders gefürchtet ist die kurzschlussartige „Dauererregung" der Kammermuskulatur, das **Kammerflimmern** (über 400 Herzschläge/min): Kommt es durch Störungen der Erregungsbildung und -übertragung, z. B. bei einem Herzinfarkt, zu extrem rasch aufeinander folgenden Herzmuskelerregungen (man stellt sich diese als kreisende Erregungen vor), so sind die daraus entstehenden Kontraktionen zu schwach und zu wenig aufeinander abgestimmt, um genügend Blut aus den Herzkammern zu treiben. Obwohl das Herz „durchdreht", ist von außen kein Puls mehr tastbar. Es kommt zum funktionellen **Herz-Kreislauf-Stillstand.**

Dem Kammerflimmern kann ein **Kammerflattern** (250–400 Schläge/min) vorangehen. Hier liegt die Frequenz niedriger als beim Kammerflimmern, so dass unter Umständen noch vereinzelte koordinierte Herzaktionen möglich sind.

Bei Kammerflimmern: Defibrillation

Kammerflattern und -flimmern entsprechen funktionell einem Herz-Kreislauf-Stillstand und erfordern daher die sofortige *kardiopulmonale Wiederbelebung* (☞ 25.4). Zusätzlich versucht der (Not-)Arzt, durch einen elektrischen Stromschlag *(Defibrillation)* die „kreisende" Erregung zu stoppen und eine geordnete Erregungsleitung wiederherzustellen (Abb. 15.25).

Auch der Vorhof kann in den „Flimmerzustand" geraten. Da die Vorhofaktion jedoch für die Herzleistung nicht sehr bedeutend ist, bereitet dieses **Vorhofflimmern** dem Patienten häufig wenig Beschwerden. Durch die ungünstigen Blutströmungsverhältnisse vor allem im linken Vorhof kann es aber dort zu einer Thrombenbildung kommen, wodurch eine arterielle Embolie ausgelöst werden kann (☞ 13.5.7). Das Schlaganfallrisiko ist stark erhöht.

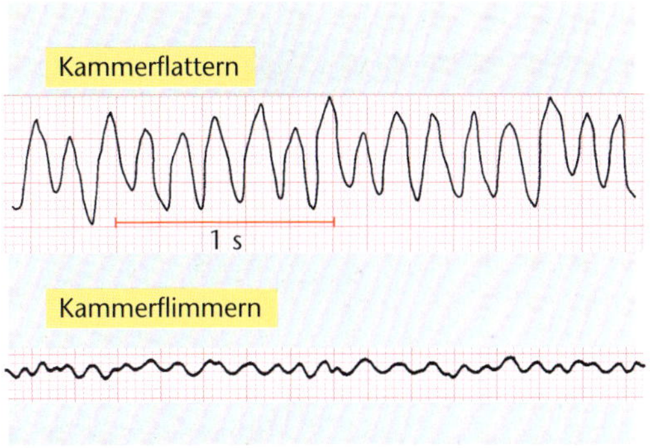

Abb. 15.24: Kammerflattern und Kammerflimmern im EKG. [A300]

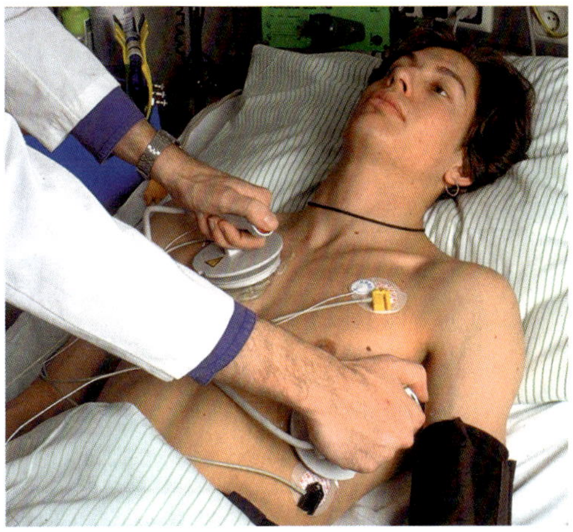

Abb. 15.25: Defibrillation eines Patienten mit Kammerflimmern. Die mit Elektrodenpaste bestrichenen Elektroden werden mit Druck unterhalb des Schlüsselbeines und unterhalb der linken Brustwarze aufgesetzt. [K183]

15

15.5.9 Die Elektrolyte und ihre Bedeutung für die Herzaktion

Für eine ungestörte Herztätigkeit ist es wichtig, dass die *Elektrolyte* (☞ 20.8) im Blut im Normbereich liegen. Dies gilt besonders für das Kalium- (K^+) und das Kalziumion (Ca^{2+}).

Schlüsselstellung: Kalzium

Ca^{2+}-Ionen nehmen eine Schlüsselstellung bei der Muskelkontraktion ein. Während des Aktionspotenzials werden Kalziumkanäle geöffnet, so dass große Mengen Kalzium von außen in die Zelle strömen und den Kontraktionsmechanismus in Gang setzen (☞ Abb. 6.22). Ein Aktionspotenzial führt also nur dann zu einer Muskelkontraktion, wenn genug Ca^{2+} vorhanden ist. Man spricht auch von **elektromechanischer Koppelung.**

Lebenswichtig: Kalium

Kalium befindet sich bekanntlich in der Zelle in hoher Konzentration. Ist nun in der umge-

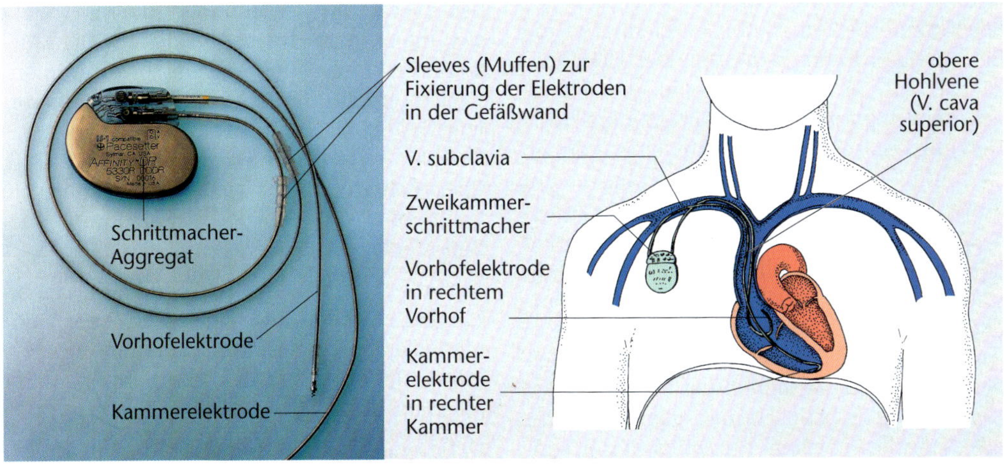

Abb. 15.23: Moderner sensorgesteuerter Zweikammerschrittmacher: Zwei elektrische Leitungen erreichen über die V. subclavia und obere Hohlvene (V. cava superior) das rechte Herz, wobei eine Elektrode in den rechten Vorhof und die andere in die rechte Kammer gelegt wird. [Foto: V137]

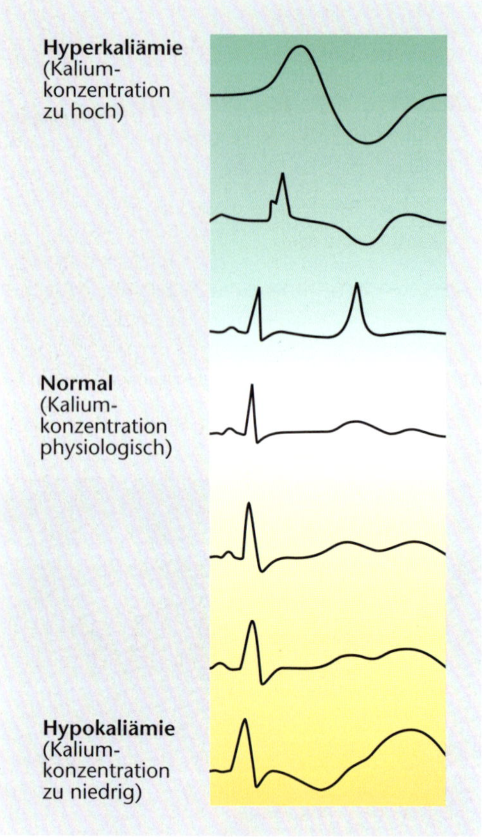

Abb. 15.26: EKG-Veränderungen bei zunehmend hoher (oben) und niedriger (unten) Kaliumkonzentration im Blut. Sowohl extreme Hyper- als auch Hypokaliämie führen unbehandelt zu gefährlichen Herzrhythmusstörungen (☞ 20.8.2).

15

benden Flüssigkeit zu wenig Kalium vorhanden *(Hypokaliämie)*, so nimmt die K^+-Permeabilität der Zellmembran ab, und es kommt leichter zur Erregungsbildung und -ausbreitung. Dadurch kann es zu Herzrhythmusstörungen mit Extrasystolen bis hin zum Kammerflimmern kommen.

Stark erhöhte Kaliumwerte im Blut *(Hyperkaliämie)* können umgekehrt zu einer Lähmung des Herzens bis zum Herzstillstand führen, da eine Hyperkaliämie zu einer Verminderung des Ruhepotenzials mit Zunahme der Kaliumpermeabilität führt. Eine mäßige Hyperkaliämie steigert allerdings die Erregungsbildung und -leitung.

Deshalb ist es bei herzkranken Patienten wichtig, regelmäßig die Elektrolytspiegel zu kontrollieren, zumal die „Herzmedikamente“ dieser Patienten häufig als Nebenwirkung den Kaliumspiegel und (seltener) den Kalziumspiegel beeinflussen (☞ 20.8.2 und 20.8.3).

15.6 Die Herzleistung und ihre Regulation

Unser Herz arbeitet unermüdlich, nicht nur im umgangssprachlichen, sondern auch im physikalischen Sinne: Bei jedem Herzschlag wird Blutvolumen unter Aufbau von Druck gegen einen bestimmten Austreibungswiderstand ausgeworfen, also Druck-Volumen-Arbeit geleistet. Hinzu kommt die Arbeit, die zur Beschleunigung des Blutes erforderlich ist. Wird diese **Herzarbeit** auf die Zeit bezogen, ergibt sich die **Herzleistung.**

15.6.1 Das Herzzeitvolumen

In körperlicher Ruhe beträgt die **(Herz-) Schlagfrequenz** des erwachsenen Menschen etwa 70 Schläge pro Minute. Sowohl der rechte als auch der linke Ventrikel werfen bei jeder Aktion des erwachsenen Herzens ca. 70 ml Blut aus – das **Schlagvolumen.**

Das **Herzzeitvolumen** errechnet sich aus diesen beiden Werten:

Schlagvolumen × Schlagfrequenz = Herzzeitvolumen.

z. B. 70 ml × 70/min = 4900 ml/min

Wird das Herzzeitvolumen auf Minutenbasis errechnet, so wird es auch als **Herzminutenvolumen** bezeichnet. Unter Ruhebedingungen pumpt das Herz etwa 5 l Blut pro Minute in den Lungen- bzw. Körperkreislauf.

Bei körperlicher Arbeit und Sport kann das Herzzeitvolumen um ein Vielfaches gesteigert werden (☞ auch 1.6.3). Dies geschieht im Wesentlichen über eine Zunahme der Herzfrequenz. Trainierte haben zusätzlich ein größeres und bei Arbeit stärker steigerbares Schlagvolumen als Untrainierte.

15.6.2 Einflussfaktoren auf die Herzleistung

Insbesondere drei Einflussfaktoren auf die Herzleistung sollen hier betrachtet werden, da sie für das Verständnis von Herzerkrankungen und Herzmedikamenten unabdingbar sind:

Vorlast

Der Begriff „Preload“ (engl.) bedeutet „Vorbelastung, Vordehnung“. Im Zusammenhang mit der Herzmuskelkontraktion bezeichnet er die Beziehung zwischen der Länge der Herzmuskelfaser *vor* der Kontraktion und ihrer Fähigkeit, aktiv Spannung zu entwickeln: Eine kurze Herzmuskelfaser vermag nur eine geringe Spannung zu entwickeln, vergleichbar einem fast schlaffen Gummiband. Wird die Herzmuskelfaser etwas vorgedehnt, kontrahiert sie sich erheblich kräftiger, ebenso wie ein vorgespanntes Gummi. Bei zu starker Dehnung allerdings lässt die Kraft der Herzmuskelfaser wieder nach, wie ein überdehntes Gummi mit kleinen Rissen. Zur Beschreibung dieser **Vorlast** *(Preload)* dient beim Herzen allerdings nicht die Länge der einzelnen Herzmuskelfaser, sondern die *enddiastolische Füllung (bzw. der enddiastolische Füllungsdruck) der linken Kammer.* Die Fähigkeit des Herzens, Spannung zu entwickeln, steigt also mit zunehmender Anfangsfüllung zunächst an und nimmt nach Überschreiten eines Optimums wieder ab.

Nachlast

Als **Nachlast** oder *Afterload* wird der Auswurfswiderstand bezeichnet, den die Kammer überwinden muss, um das Blut in die Arterie zu pressen. Klinisches Maß für die Nachlast ist der *mittlere Aortendruck.* Je höher der Aortendruck ist, desto schwerer fällt es dem Herzen, das Blut auszuwerfen, d. h. desto geringer ist bei sonst gleichen Bedingungen das Schlagvolumen.

Kontraktilität

Die Kontraktionskraft des Herzens ist aber nicht nur abhängig von Vor- und Nachlast. Beispielsweise kann das Herz unter Sympathikuseinfluss (☞ auch 15.6.3) bei *gleichem* enddiastolischen Volumen der linken Kammer mehr Kraft entwickeln und so entweder ein höheres Schlagvolumen auswerfen oder gegen einen höheren Austreibungswiderstand anpumpen. Diese **Kontraktilitätssteigerung** wird auch als **positive Inotropie** bezeichnet.

15.6.3 Regulation der Herzleistung

Beim Gesunden wird die Herztätigkeit rasch und innerhalb weiter Grenzen an die Bedürfnisse des Organismus angepasst – man denke nur an eine plötzliche Aufregung mit Blutdruckanstieg, einen Sprint zur Bushaltestelle oder das Aufstehen aus dem Liegen.

Frank-Starling-Mechanismus

In gewissen Grenzen ist das Herz in der Lage, *unabhängig* von der Nervenversorgung das Schlagvolumen selbstständig zu regulieren. Wenn beispielsweise in der Aorta ein erhöhter Druck besteht, bleibt eine größere Menge Restblut in der linken Kammer zurück. Dadurch vergrößert sich die Vorlast (☞ 15.6.2), die Kammermuskulatur wird stärker gedehnt. Da nun das Herz physiologischerweise etwas unterhalb des „Vordehnungsoptimums“ arbeitet, wirkt sich die erhöhte Vorlast günstig aus: Die Muskelfasern können sich nun stärker zusammenziehen und das Blut mit höherer Kraft auswerfen, das Schlagvolumen erhöht sich, und das Restblut in der Kammer vermindert sich (evtl. über mehrere Stufen) wieder auf das normale Volumen. Dieses Prinzip wird als **Frank-Starling-Mechanismus** bezeichnet.

Sind die Herzmuskelfasern jedoch überdehnt, z. B. bei einer chronischen Druck- oder Volumenbelastung, so ist das „Vordehnungsoptimum“ überschritten, und der Frank-Starling-Mechanismus wirkt nicht mehr.

Der Frank-Starling-Mechanismus hat für die exakte Abstimmung der Herzzeitvolumina beider Kammern Bedeutung: Würde beispielsweise die Förderleistung der rechten Kammer die der linken Kammer übersteigen, so käme es zu einem Blutstau in der Lunge mit nachfolgendem Lungenödem (☞ 15.6.4).Die Anpassung der Herzleistung an akute körperliche Belastungen hingegen wird hauptsächlich durch neuro-humorale Regulationsmechanismen geleistet:

Die Herznerven

Das vegetative Nervensystem (☞ 9.10) wirkt mit seinen Anteilen Sympathikus und Parasympathikus ständig auf das Herz ein.

Während der Symphatikus alle Bereiche des Herzens innerviert und über mehrere Mechanismen die Herzleistung steigert, übt der zum Parasympathikus gehörende Nervus vagus (☞ 9.7.5 und 9.10.2) einen weniger ausgeprägten, hemmenden Einfluss aus, da er hauptsächlich mit dem rechten Vorhof verbunden ist.

Überwiegt der Parasympathikus, so schlägt das Herz langsamer *(negativ chronotrope Wirkung)*, überwiegt der Sympathikus, so schlägt es schneller *(positiv chronotrope Wirkung)*.

Auch die Kontraktionskraft des Myokards wird durch die Herznerven beeinflusst. Der Sympathikus steigert die Kraft des Herzmuskels *(positiv inotrope Wirkung)*, der Nervus vagus verringert sie *(negativ inotrope Wirkung)*.

Durch die Herznerven wird auch die Geschwindigkeit der Erregungsleitung verändert: Durch den Sympathikus wird die Erregungsleitung beschleunigt *(positiv dromotrope Wirkung)*, durch den Nervus vagus wird die Erregungsleitung verlangsamt *(negativ dromotrope Wirkung)*.

Unter Belastung führt der Sympathikus also zu einer Zunahme von Herzfrequenz *und* Schlagvolumen. Das Herzzeitvolumen steigt dadurch erheblich. Im Extremfall kann das Herz bis etwa 20 l Blut pro Minute beim Untrainierten und über 30 l pro Minute beim Hochleistungssportler fördern (☞ 1.6.3).

Anpassung an Kurzzeitbelastung

Die Herznerven sind von großer Bedeutung bei Anpassungsvorgängen für kurz dauernde Belastungen. Sie regulieren:
- **Schlagfrequenz** *(Chronotropie)*
- **Schlagkraft** *(Inotropie)*
- **Erregungsleitungsgeschwindigkeit** *(Dromotropie)*

Weitere Regulationsmechanismen

Weitere enge Beziehungen bestehen zwischen der Herztätigkeit und der Kreislaufregulation (☞ 16.3.4) sowie dem Hormonhaushalt (☞ 12.5.6 und Abb. 12.23).

Beispielsweise befinden sich in Vorhöfen und Kammern Dehnungsrezeptoren, die auf eine Blutdrucksteigerung mit einer Hemmung des Sympathikus und einer Stimulierung des Parasympathikus reagieren und so zu einer Blutdrucksenkung führen (☞ auch 16.3.4).

Eine Volumenbelastung des Herzens führt zu einer Dehnung der Vorhöfe und zur Freisetzung z. B. von **atrialem natriuretischen Peptid** (*ANP, Atriopeptin* ☞ auch Tab. 12.24), das die Harnbildung und Natriumausscheidung fördert, so dass das „Zuviel" an Volumen wieder ausgeschieden wird. Gleichzeitig wird die Adiuretinausschüttung im Hypophysenhinterlappen gehemmt (☞ 20.7), was über eine Senkung der Wasserrückresorption in der Niere ebenfalls eine Steigerung der Harnausscheidung zur Folge hat.

15.6.4 Herzinsuffizienz

Kann das Herz die zur Versorgung des Körpers erforderliche Pumpleistung nicht mehr erbringen, spricht man von *Herz(muskel)schwäche* oder **Herzinsuffizienz** (Insuffizienz = Unzulänglichkeit). Dabei ist die Auswurfleistung der linken Kammer *(Linksherzinsuffizienz)*, der rechten Kammer *(Rechtsherzinsuffizienz)* oder des gesamten Herzens *(Globalinsuffizienz)* herabgesetzt.

Die Ursachen für eine Herzinsuffizienz sind vielfältig (☞ Abb. 15.28). War lange Zeit ein Bluthochruck die häufigste Ursache, so steht heute die koronare Herzkrankheit (☞ 15.7.2) mit 70–80 % aller Fälle an erster Stelle. Weitere

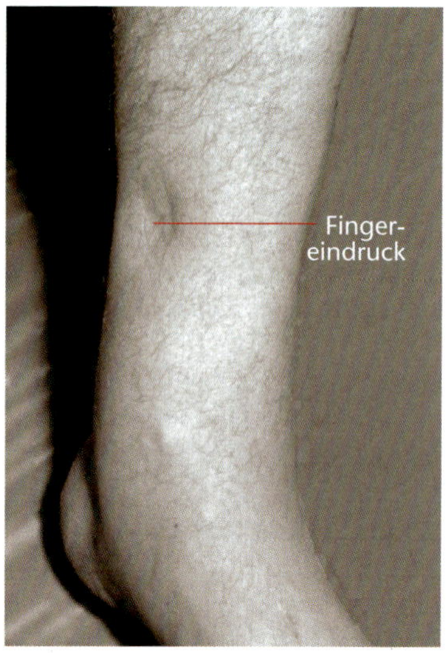

Abb. 15.27: Knöchelödem bei Herzinsuffizienz. [T127]

Ursachen sind Krankheiten, die den Herzmuskel oder die Herzklappen direkt angreifen, etwa Entzündungen.

Für den Betroffenen macht sich die Herzinsuffizienz vor allem in einer verminderten körperlichen Belastbarkeit bemerkbar.

Kompensiert und dekompensiert

Bei der **kompensierten** Herzinsuffizienz kann das Herz über verschiedene Anpassungsmechanismen (☞ unten) die Pumpleistung noch aufrechterhalten.

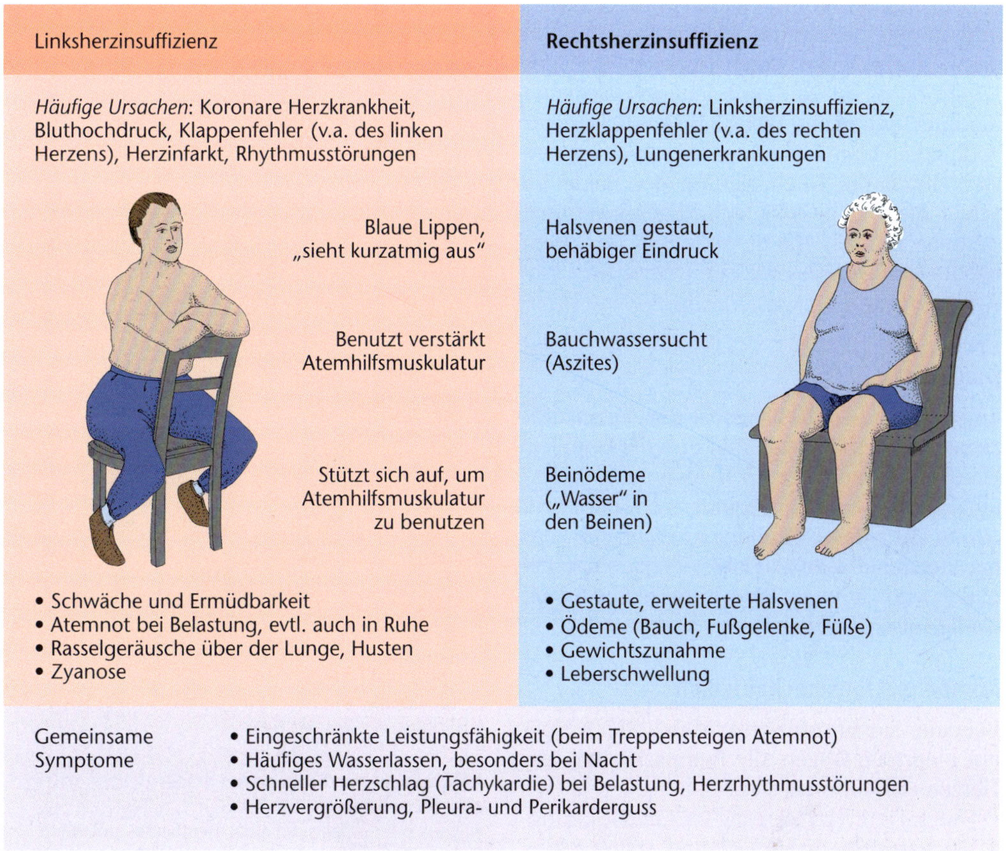

Abb. 15.28: Häufige Ursachen und Leitsymptome der Links- und Rechtsherzinsuffizienz im Vergleich.

15

Dekompensiert ist die Herzinsuffizienz, wenn die Zeichen der Herzschwäche auch bei leichteren Belastungen ausgeprägt sind: Aufgrund der verminderten Pumpleistung des Herzens muss der Sauerstoffgehalt des Blutes von den Geweben stärker als normal ausgeschöpft werden. Dadurch reichert sich im Blut sauerstoffentladenes Hämoglobin an; das Blut wird dunkel („blau"). Es entsteht eine **Zyanose** (cyan = blau; ☞ 17.9.4). Die Herzinsuffizienz kann so stark ausgeprägt sein, dass selbst in Ruhe Luft- oder Atemnot *(Dyspnoe)* besteht. Das Herz ist dann in der Regel stark vergrößert und neigt zu *Herzrhythmusstörungen* und *Tachykardie.* Mit fast der Hälfte aller Todesfälle ist die (dekompensierte) Herzinsuffizienz in Deutschland mit Abstand die häufigste Todesursache!

Folge mangelnder Herzleistung: Ödeme

Lässt die Pumpleistung des Herzens nach, so staut sich Blut zunächst in den Vorhöfen und dann weiter in den Venen des Körperkreislaufes (bei Rechtsherzinsuffizienz) bzw. des Lungenkreislaufes (bei Linksherzinsuffizienz).

Da die Kapillaren nicht dicht (wie etwa Wasserrohre), sondern eher porös sind (wie etwa Seidenstrümpfe), diffundiert ein Teil der rückgestauten Flüssigkeit ins Gewebe. Das Gewebe lagert „Wasser" ein, genauer ein Plasmafiltrat (☞ 13.1.4); es entstehen **Ödeme** (☞ 16.1.6). Ödeme bilden sich bei Rechtsherzinsuffizienz vor allem in den Beinen (Beinödeme), im Bauchraum (*Aszites* ☞ 18.10.8) und im Pleuraraum (Pleuraerguss ☞ 17.7). Bei der Linksherzinsuffizienz kommt es zur Wassereinlagerung in den Pleuraraum (Pleuraerguss) und in das Lungengewebe, deren stärkste Form das *Lungenödem* ist und mit lebensgefährlicher Atemnot einhergeht. Typisch für kardiale (herzbedingte) Ödeme ist ihre Lageabhängigkeit. Weil durch die Hochlagerung der Beine im Schlaf die Ödeme leichter „ausgeschwemmt" werden, müssen die Betroffenen vor allem nachts häufiger Wasser lassen *(Nykturie).*

Weitere Ödemursachen ☞ 16.1.6.

Diagnostik

Entscheidend für die Diagnose der Herzinsuffizienz sind das klinische Bild und die Doppler-Echokardiographie (☞ 15.3). Als aussagefähigster Laborparameter beginnt sich das BNP *(**B**rain **N**atriuretic **P**eptide)* zu etablieren, das bei Herzinsuffizienz in der Herzkammer gebildet wird. Röntgen und Ruhe-EKG sind oft wenig aufschlussreich.

Kompensationsmechanismen

Bei einer Herzinsuffizienz versucht der Körper auf mehreren Wegen, die Pumpschwäche des Herzens zu kompensieren:

- Durch Herzvergrößerung (☞ Frank-Starling-Mechanismus in 15.6.3) und später Herzhypertrophie (☞ 15.3.2). Beide Mechanismen sind aber nur bis zu einem gewissen Grad vorteilhaft.
- Durch eine Erhöhung des Sympathikotonus (☞ 15.6.3)
- Durch Aktivierung des Renin-Angiotensin-Aldosteron-Systems (☞ 20.3.1). Zwar wird durch Gefäßengstellung und Wasserretention kurzfristig ein höherer Blutdruck trotz der Herzschwäche erreicht, langfristig leidet das ohnehin schon geschädigte Herz aber unter der erhöhten Vor- und Nachlast.

Therapieprinzipien bei der Herzinsuffizienz

Auf einen einfachen Nenner gebracht, muss die Vorlast (☞ 15.6.2) verringert und das Auswurfvolumen über eine Absenkung der Nachlast erhöht werden: Die drei wichtigsten Ansätze sind:

- Therapie der Grunderkrankung (z. B. koronare Herzkrankheit, Bluthochdruck, Rhythmusstörungen)
- Entlastung des Herzens durch harntreibende und/oder gefäßerweiternde Medikamente. Hierbei nehmen heute die ACE-Hemmer (☞ 15.6.5) und Angiotensin-II-Rezeptoren-Blocker die ersten Plätze ein
- Allgemeinmaßnahmen, z. B. (angepasste) körperliche Aktivität, Gewichtsreduktion bei Übergewicht, salzarme Kost und Flüssigkeitseinschränkung, weitgehender Verzicht auf Alkohol, keine Zigaretten.

Lagerung des herzinsuffizienten Patienten

Viele Patienten mit fortgeschrittener Herzinsuffizienz leiden auch in Ruhe an Atemnot. Eine Oberkörperhochlagerung bis hin zur Herzbettlage (☞ Abb. 15.29) lindert die quälenden Beschwerden: Durch das Absenken der Beine versackt Blut in den Beinvenen, die Vorlast des geschädigten Herzens wird vermindert und das Herz so entlastet. Im Sitzen kann der Patient zudem die Atemhilfsmuskulatur (☞ 17.8.2) besser einsetzen, so dass die Sauerstoffversorgung verbessert wird.

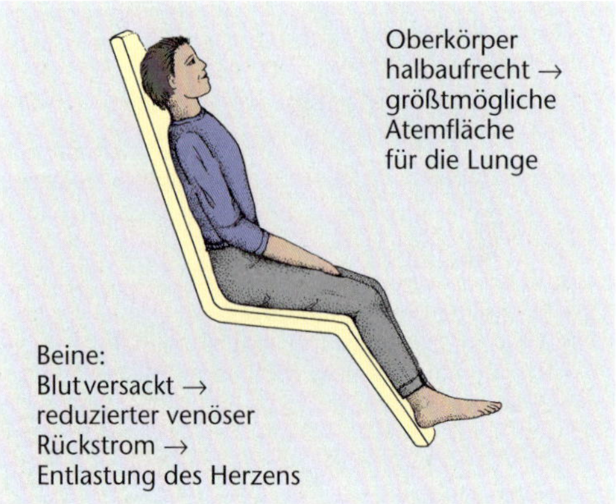

Abb. 15.29: Herzbettlage bei akuter Herzinsuffizienz. Diese Lagerung kann z. B. mit Hilfe eines Sitzwagens oder eines speziellen Herzbettes mit nach unten verstellbarem Fußteil durchgeführt werden. [A400-157]

15.6.5 Medikamente zur Behandlung der Herzinsuffizienz

Folgende Wirkstoffgruppen werden einzeln oder in Kombination eingesetzt:

Diuretika

Diuretika sind harntreibende Pharmaka (Details ☞ 20.2.4). Sie schwemmen Ödeme aus und entlasten das Herz durch Minderung der Vor- und Nachlast. Zwei Substanzgruppen werden hauptsächlich eingesetzt:

- **Thiazide** fördern den Harnfluss mäßig bis mittelstark. Beispiele für Thiaziddiuretika sind Xipamid (z. B. Aquaphor®) und Hydrochlorothiazid (z. B. Esidrix®)
- **Schleifendiuretika** wirken schneller und stärker als Thiaziddiuretika. Beispiele hierfür sind Furosemid (z. B. Lasix®, Furosemid-ratiopharm®) und Piretanid (z. B. Arelix®).

Unter Diuretikabehandlung sind regelmäßige Kontrollen des Blutkaliums nötig (☞ 15.5.9 und Abb. 15.26).

Hemmstoffe des Renin-Angiotensin-Aldosteron-Systems

Hemmstoffe des Renin-Angiotensin-Aldosteron-Systems greifen direkt in das Renin-Angiotensin-Aldosteron-System ein.

ACE-Hemmer hemmen das *Angiotensin-converting-Enzym,* so dass aus dem Angiotensin I nicht das blutdrucksteigernde Angiotensin II gebildet werden kann (Details ☞ 20.3.1 und Abb. 20.10). Dadurch wird unter anderem der periphere Widerstand gesenkt, was über eine Reduzierung der Nachlast das Herz entlastet. Häufig verwendete Substanzen sind Captopril (z. B. Lopirin®, Tensobon®) und Enalapril (z. B. Xanef®, Pres®). ACE-Hemmer sind heute Mittel erster Wahl bei Herzinsuffizienz. Auch hier sollte das Blutkalium regelmäßig kontrolliert werden, ebenso der Kreatininwert.

Eine sinnvolle Alternative bei Unverträglichkeit von ACE-Hemmern (z. B. chronischem Reizhusten) sind **Angiotensin-II-(Rezeptoren-) Blocker,** auch *AT_1-Blocker* oder *Sartane* genannt. Beispiele sind Losartan (z. B. Lorzaar®), Irbesartan (z. B. Karvea®) oder Telmisartan (z. B. Micardis®). Sie blockieren die Angiotensin-Wirkung an seinem *AT_1-Rezeptor* und wirken dadurch ganz ähnlich wie die ACE-Hemmer.

Beta-Rezeptorenblocker

Da bei schwerer chronischer Herzinsuffizienz ein gesteigerter Sympathikustonus besteht, der auch für die Tachykardie verantwortlich ist, haben sich **selektive Beta-Rezeptorenblocker** (kurz *Beta-Blocker*) zur Hemmung des Sympathikus bewährt, die vor allem die *β_1-Rezeptoren* des Herzens hemmen. Gute Erfahrungen bei der Herzinsuffizienz liegen besonders mit Metoprolol (z. B. Beloc®, Prelis®) vor (☞ auch 15.7.4).

Nitrate

Nitrate weiten die glatte Gefäßmuskulatur durch Freisetzung von Stickstoffmonoxid (NO), und zwar die venöse stärker als die arterielle. Sie können bei akuter Linksherzinsuffizienz in Infusions- oder Sprayform rasch wirksam werden. Durch Absenken der Vor- und – weniger ausgeprägt – Nachlast wird das Herz geschont. Zusätzlich verbessern Nitrate die Durchblutung minderversorgter Herzgebiete. Beispielhaft seien Glyceroltrinitrat (kurz „Nitroglycerin", z. B. Nitrolingual®, Coro Nitro®), Isosorbitdinitrat (z. B. Isoket®, ISDN-Stada®, Iso-Mack®) und Isosorbitmononitrat (z. B. ISMO®, Mono-Mack®, Corangin®) genannt.

Herzglykoside

Herzglykoside oder *Digitalis-Glykoside* sind Wirkstoffe aus Fingerhut-Arten. Sie steigern die Kontraktionskraft der Herzmuskulatur, verlangsamen die Herzschlagfrequenz und verzögern die Erregungsleitung im AV-Knoten, so dass sie sich nicht nur zur Therapie der Herzinsuffizienz, sondern auch bei vorhofbedingten Herzrhythmusstörungen eignen. Beispiele sind Acetyldigoxin (etwa Novodigal®), Methyldigoxin (etwa Lanitop®) und Digitoxin (etwa Digimerck®). Von der alleinigen Verordnung von Herzglykosiden wird immer mehr Abstand genommen, zum einen wegen der häufigen Nebenwirkungen der Herzglykoside, zum anderen weil der Widerstand, gegen den das Herz anpumpen muss, unverändert bleibt.

Orale Antikoagulantien

Ist aufgrund z. B. von Herzrhythmusstörungen oder nach Klappenersatz die Gefahr einer Thrombenbildung im Herzen (mit nachfolgendem Risiko z. B. eines Schlaganfalles) hoch, werden Vitamin-K-Antagonisten gegeben, welche die Blutgerinnung herabsetzen (Details ☞ 13.5.8).

15.6.6 Kardiomyopathien

Bei den **Kardiomyopathien** bestehen eine Dilatation (Ausweitung) aller Herzhöhlen *(dilatative Kardiomyopathie)*, Verdickungen des Herzmuskels *(hypertrophe Kardiomyopathie)* oder Störungen der Dehnbarkeit des linken Ventrikels in der Diastole *(restriktive Kardiomyopathie)*, ohne dass andere Herz- oder Gefäßleiden hierfür verantwortlich wären (☞ Abb. 15.30).

Heute führen die Mediziner viele Kardiomyopathien auf virale, autoimmune oder genetische Faktoren zurück. Auch Alkoholmissbrauch kann zur Kardiomyopathie führen.

Die Symptome einer Kardiomyopathie gleichen denen der Herzinsuffizienz (wegen der Dilatation der Herzhöhlen) oder der Angina pectoris (wegen der ungünstigen Sauerstoffversorgung des geschädigten Herzmuskels). Viele der oft jungen Patienten sind berufsunfähig. Die Behandlung ist überwiegend symptomatisch. Bei (noch) gutem Allgemeinzustand wird gerade bei der dilatativen Kardiomyopathie wegen der sonst schlechten Prognose eine Herztransplantation erwogen.

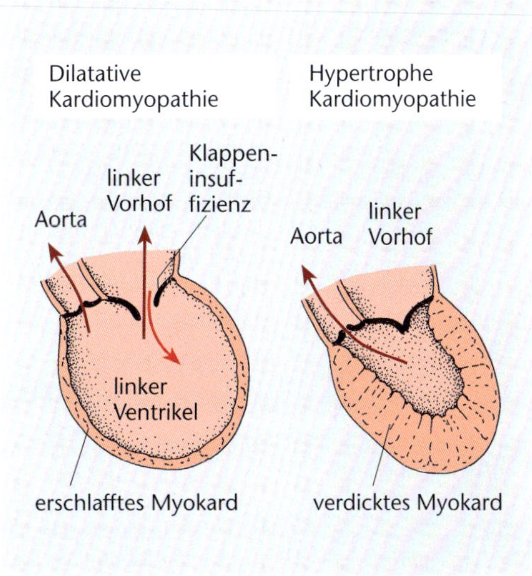

Abb. 15.30: Formen der Kardiomyopathie. Bei der dilatativen Kardiomyopathie „erschlafft" der Herzmuskel, wodurch sich die Herzhöhlen erweitern. Folgen sind eine verminderte Auswurfleistung und eine Klappeninsuffizienz. Bei der hypertrophen Kardiomyopathie verdickt sich der Herzmuskel, ohne aber dadurch kräftiger zu werden.

Herztransplantation

Eine **Herztransplantation,** das Einsetzen eines Spenderherzens, ist manchmal die letzte Therapiemöglichkeit z. B. bei einer fortschreitenden Kardiomyopathie oder bei operativ nicht korrigierbaren angeborenen Herzfehlern. Eine Herztransplantation ist schon bei Babys möglich, die obere Altersgrenze bestimmt der Allgemeinzustand des Empfängers. Die Überlebensrate nach Herztransplantation ist relativ hoch: 10 Jahre nach Transplantation leben noch ca. 50 % der Operierten. Allerdings muss die Immunabwehr lebenslang durch Medikamente unterdrückt werden.

Ein transplantiertes Herz ist dauerhaft vom vegetativen Nervensystem abgetrennt. Die Herzleistung kann deshalb nur noch 60% der maximalen Leistung eines normalen Herzens erreichen. Die Leistungssteigerung wird über den Frank-Starling-Mechanismus und die Wirkung von Adrenalin hervorgerufen, das bei Sympathikusstimulation aus der Nebenniere ausgeschüttet und über die Blutbahn zum Herzen transportiert wird.

Zurzeit werden in Deutschland knapp 400 Herztransplantationen jährlich durchgeführt. Die Tendenz ist fallend, da Spenderherzen fehlen; die Warteliste ist entsprechend lang.

Das Herz hergeben

Für die meisten Patienten ist eine Herztransplantation mehr als eine Operation. Das Herz als Lebenssymbol wegzugeben, auch wenn es seinen Dienst nicht mehr tut, und das eines hirntoten Spenders annehmen zu müssen, bedeutet eine unvorstellbar große psychische Belastung. Diese Patienten erleben alle Hochs und Tiefs ihres „geschenkten" Lebens und brauchen die einfühlsame Unterstützung ihrer Umgebung, im Krankenhaus wie zu Hause.

15.7 Die Blutversorgung des Herzens

Wie jedes Organ muss auch das Herz *selbst* mit Blut versorgt werden. Dabei verbraucht das Herz bereits in Ruhe 5% des gesamten gepumpten Blutes für die eigene Arbeit (250–300 ml/min), obwohl es nur knapp 0,5% des gesamten Körpergewichts ausmacht!

15.7.1 Die Koronararterien

Das Herz wird über zwei kleine Gefäße mit Blut versorgt, die von der Aorta abzweigen: Das eine zieht quer über die rechte, das andere quer über die linke Herzhälfte. Da beide Arterien mit ihren Verzweigungen das Herz wie ein Kranz umschließen, werden sie als **Koronararterien** *(Herzkranzarterien)* bezeichnet.

Die **rechte Koronararterie** *(Arteria coronaria dextra, RCA)* versorgt bei den meisten Menschen den rechten Vorhof, die rechte Kammer, die Herzhinterwand und einen kleinen Teil der Kammerscheidewand mit Blut.

15

Die **linke Koronararterie** *(Arteria coronaria sinistra, LCA)* teilt sich in zwei starke Äste, den *Ramus circumflexus* (= RCX) und den *Ramus interventricularis anterior* (= RIVA), die im Normalfall für die Durchblutung des linken Vorhofes, der linken Kammer und eines Großteils der Kammerscheidewand sorgen (☞ Abb. 15.31).

Die Venen des Herzens verlaufen etwa parallel zu den Arterien, vereinigen sich zu immer größeren Gefäßen und münden als *Sinus coronarius* in den rechten Vorhof (☞ 15.2.4).

15.7.2 Die koronare Herzkrankheit

Im Laufe des Lebens können sich die Koronararterien durch Ablagerungen an den Gefäßwänden (*Arteriosklerose* ☞ 16.1.4) verengen. Diese Herzkranzgefäßverengungen *(Koronarstenosen)* werden beispielsweise durch Blutfettstoffwechselstörungen, Bluthochdruck, Rauchen, Übergewicht, Bewegungsmangel, Diabetes und ungesunden Stress stark gefördert. Es fließt weniger Blut durch die Koronararterien, und die Sauerstoffversorgung des Herzmuskels wird schlechter. Man spricht dann von der **koronaren Herzkrankheit** (abgekürzt: **KHK**).

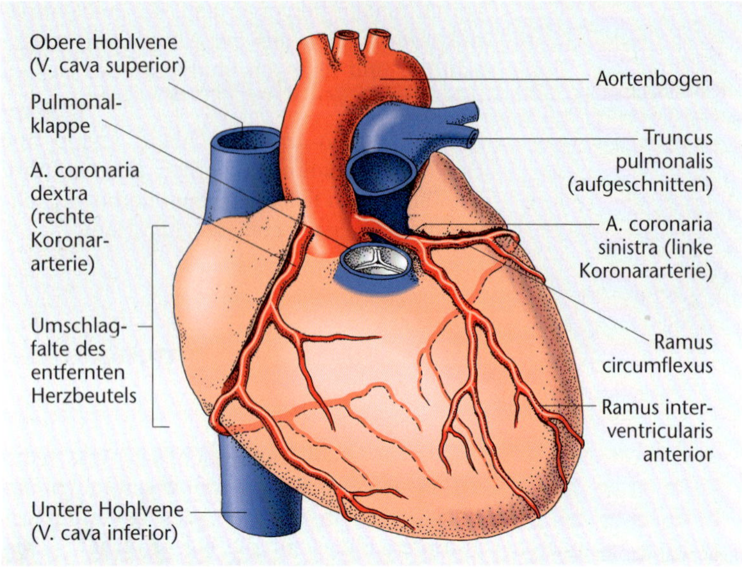

Abb. 15.31 (links): Verlauf der Koronararterien. Die linke Koronararterie zieht hinter dem Truncus pulmonalis entlang zur Herzvorderseite, wo sie sich in einen vorderen Ast, den Ramus interventricularis anterior, und einen seitlichen Ast, den Ramus circumflexus, aufteilt.

Abb. 15.32 (rechts): Charakteristische Ausbreitung des Angina-pectoris-Schmerzes, die allerdings nicht immer vorhanden ist. Insbesondere bei Frauen (aber auch Diabetikern) fehlt dieses typische Muster oft.

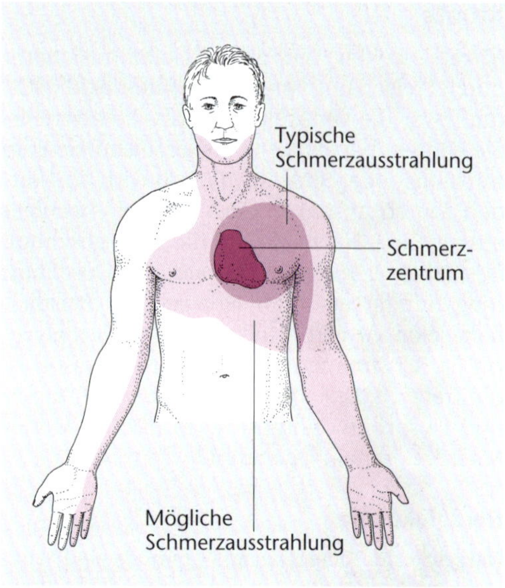

Die KHK ist eine außerordentlich häufige Erkrankung, die sich nicht nur durch Herzschmerzen, sondern durch eine Reihe weiterer Symptome zeigt:

KHK-Symptome

Die KHK kann sich äußern in:

- Herzrhythmusstörungen (☞ 15.5.7)
- Herzinsuffizienz (☞ 15.6.4)
- Angina-pectoris-Anfällen (☞ unten)
- Herzinfarkt (☞ 15.7.3), evtl. mit kardiogenem Schock
- Plötzlichem Herztod (plötzliches Herzversagen, z. B. infolge Kammerflimmern, ☞ 15.5.8, das ohne sofortige Reanimation zum Tod des Patienten führt).

Im Gegensatz zu den Herzkranzarterien erkranken die Herzkranzvenen fast nie.

Angina pectoris

Bei deutlich herabgesetzter Durchblutung des Herzmuskels stellen sich unter körperlicher Belastung, nach üppigen Mahlzeiten, bei Kälte oder „Stress" anfallsartige Schmerzen in der Herzgegend ein: Der Patient empfindet einen Schmerz oder ein sehr unangenehmes Engegefühl in der Brust, das typischerweise in den linken Arm ausstrahlt. Dieser durch Sauerstoffmangel des Herzmuskels verursachte Schmerz wird als **Angina pectoris** („Brustenge") oder *Stenokardie* bezeichnet. Aber auch Schmerzen im Unterkiefer, Ausstrahlungen in den Rücken oder Bauch, Übelkeit und Erbrechen können – besonders bei Frauen oft fehlinterpretierte – Leitsymptome sein (☞ Abb. 15.32).

Alarmsignal

Angina-pectoris-Beschwerden sind sehr ernstzunehmende Vorwarnungen für einen Herzinfarkt.

Erleichterung bringen Medikamente, die die Sauerstoffversorgung des Herzmuskels verbessern, z. B. „Nitroglycerin" (☞ 15.6.5). Dieses wird im akuten Angina-pectoris-Anfall mit einer Art Minispraydose unter die Zunge gesprüht und von dort rasch in den Körper aufgenommen.

Erstmaßnahmen im Krankenhaus

- Über die Rufanlage Alarm auslösen. Patienten nicht alleine lassen
- Patienten absolute Ruhe einhalten lassen, mit erhöhtem Oberkörper lagern, beengende Kleidung entfernen
- Vitalzeichen kontrollieren
- Bei einem systolischen Blutdruckwert über 100 mmHg 1–2 Hübe Nitro-Spray verabreichen (Arztanordnung)
- Sauerstoff geben (Arztanordnung).

Sind die Koronararterien so stark verengt (stenosiert), dass Angina-pectoris-Anfälle schon bei leichter Belastung oder in Ruhe auftreten, kann es leicht z. B. durch ein anhaftendes kleines Blutgerinnsel (Thrombus) zu einem vollständigen Verschluss einer Koronararterie kommen. Dann sinkt die Sauerstoffversorgung so weit ab, dass ein Teil der Herzmuskelfasern abstirbt. Das Absterben (Nekrose) von Herzmuskelgewebe infolge von Sauerstoffmangel nennt man *Herz-* oder *Myokardinfarkt* (☞ 15.7.3).

Koronarangiographie und Myokardszintigraphie

Um festzustellen, wie stark die Koronararterien bereits verengt sind, kann man im Rahmen einer Linksherzkatheteruntersuchung unter Röntgendurchleuchtung Kontrastmittel in die Koronararterien spritzen. Diese Untersuchung heißt **Koronarangiographie** (☞ Abb. 15.33 und 15.4.4). Die kontrastmittelgefüllten Gefäße stellen sich im Bild dar, eventuell vorhandene Engstellen oder Verschlüsse werden als Kontrastmittelaussparungen sichtbar. Lokale Durchblutungsstörungen am Herzen können auch durch die Injektion von radioaktiven Substanzen **(Myokardszintigraphie)** nachgewiesen werden.

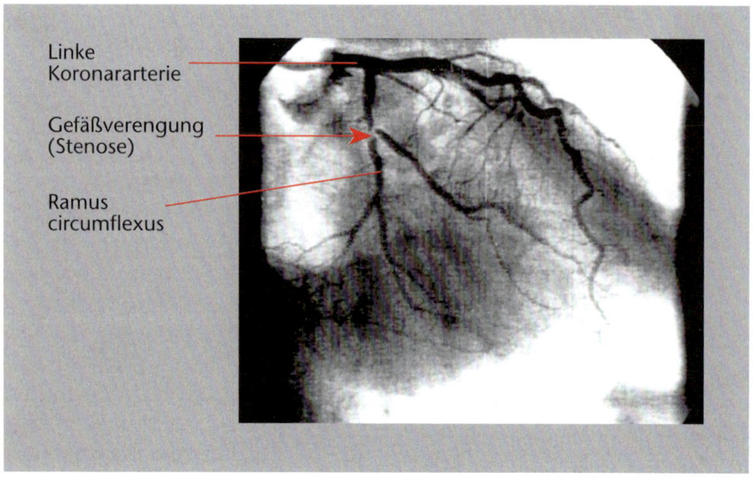

Abb. 15.33: Koronarangiographie eines Patienten mit schwerer koronarer Herzerkrankung. Man erkennt einen fast vollständigen Verschluss des Ramus circumflexus der linken Koronararterie. [X112]

15

Rekanalisierende Maßnahmen

Bei weitgehenden Koronarstenosen wird versucht, die Gefäßlichtung wieder zu erweitern. Folgende Verfahren stehen zur Verfügung:

- Bei der *perkutanen transluminalen koronaren Angioplastie* (kurz **PTCA,** oft auch als *koronare Ballondilatation* bezeichnet) wird unter Röntgendurchleuchtung ein dünner Ballonkatheter von der A. femoralis aus in das erkrankte Koronargefäß vorgeschoben, der Ballon in der Engstelle aufgeblasen und dadurch die Stenose aufgedehnt.
  Die Ballondilatation wird heute sehr häufig durch die Einlage eines **Stents** ergänzt. Ein Stent ist eine Art Drahtgeflecht, das in das geweitete Gefäß eingelegt wird und es von innen für den Durchfluss offen halten soll. Mit Medikamenten (Immunsuppressiva, Thrombozytenaggregationshemmer) beschichtete Stents sollen einen Wiederverschluss *(Restenosierung)* verringern
- Sind mehrere Koronararterien verengt, ist es meist die operative Anlage einer „Umleitung", eines **Bypasses,** besser.
  Beim *aorto-koronaren Venen-Bypass,* kurz **ACVB,** werden dem Patienten ein oder mehrere Venenstücke (meist aus der V. saphena magna) entnommen und zwischen dem herznahen Abschnitt der Aorta und den Koronararterien distal der Engstelle oder des Verschlusses eingesetzt (☞ Abb. 15.34).
  In ca. 75% wird heute ein *arterieller Bypass* angelegt. Die aus der A. subclavia abzweigende und hinter dem Brustbein verlaufende A. thoracica interna wird distal abgetrennt und hinter der Engstelle der Koronararterie neu eingepflanzt (**Mammaria-Bypass,** *Mammaria-koronarer-Bypass,* kurz *MCB, IMA-Bypass*).

Ballondilatationen und Stenteinlagen werden von *Kardiologen* (also spezialisierten Internisten), Bypassoperationen von *Herzchirurgen* durchgeführt. 2004 wurden in Deutschland knapp 72 000 Bypassoperationen durchgeführt.

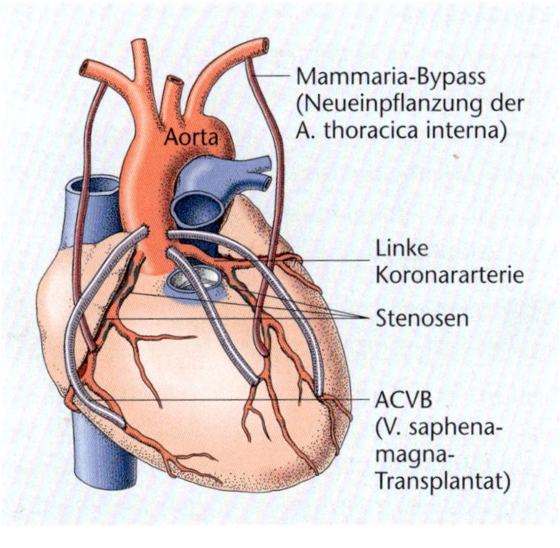

Abb. 15.34: Umgehung hochgradig verengter Koronararterien durch einen aorto-koronaren Venen-Bypass (ACVB) und durch Neueinpflanzung der A. thoracica interna.

15.7.3 Der Herzinfarkt

Rund 280 000 Menschen erleiden pro Jahr in Deutschland einen **Herzinfarkt,** Männer fast doppelt so häufig wie Frauen. Meistens ist der Infarkt in der linken, gegenüber Sauerstoffmangel empfindlicheren Kammer lokalisiert. Ein hoher Prozentsatz der Betroffenen verstirbt akut am Herzinfarkt, meist in der ersten Stunde nach dem Ereignis.

Der Herzinfarkt zählt zu den häufigsten Todesursachen in Deutschland. Der Tod ist dabei meist unmittelbare Folge einer akut nachlassenden Herzleistung, vom Infarkt-Areal ausgehender Herzrhythmusstörungen oder (seltener) einer Herzwandzerreißung.

Symptome und Diagnosesicherung

Leitsymptome des Herzinfarktes sind akut einsetzende, ausstrahlende und oft anhaltende retrosternale Schmerzen, Atemnot, Angst, Vernichtungsgefühle, Blässe, kalter Schweiß und das Gefühl eines „eisernen Reifens um die Brust".

Zur Diagnosesicherung leitet der Arzt ein *EKG* ab, das typische Veränderungen zeigt (☞ Abb. 15.36). *Myoglobin* und die kardialen *Troponine I und T* sind als zerfallende Muskelproteine bereits 3–4 Stunden nach Auftreten der Schmerzen sehr verlässliche frühe Marker des Infarktes. Nach spätestens sechs Stunden sind sonst nur im Zellinneren befindliche *Herzmuskelenzyme* ins Blut gelangt und dort erhöht nachweisbar. Ihre Konzentration gibt Hinweise auf den zeitlichen Verlauf und den Schweregrad des Herzinfarktes. In der Diagnostik bewährte Herzmuskelenzyme sind vor allem die CK (*Creatin-Kinase,* Normalwert bis 170 U/l) und die *ASAT* (*Asparat-Aminotransferase,* früher *Glutamat-Oxalacetat-Transaminase,* kurz *GOT,* Normalwert bis 50 U/l). Die Herzmuskelenzyme und das Myoglobin können allerdings auch fälschlich erhöht sein (z. B. bei Muskelerkrankungen), während die Troponine i. d. R. nur im Myokard gebildet werden.

Kardiogener Schock

Der **kardiogene Schock** ist ein lebensbedrohliches Kreislaufversagen mit schwerem Sauerstoffmangel des Organismus, hervorgerufen durch ein primäres Herzversagen („Pumpversagen"). Er ist eine häufige Komplikation bei Herzinfarkt, Herzrhythmusstörungen oder Lungenembolie.

Der Patient zeigt schwerste Symptome einer Herzinsuffizienz (z. B. „Brodeln" über der Lunge), hat einen zu schnellen Herzschlag und zu niedrigen Blutdruck sowie eine blasse, kaltschweißige Haut, eventuell mit Zyanose. Der Kranke ist unruhig und hat (Todes-)Angst, das Bewusstsein kann getrübt sein. Aufgrund der Minderdurchblutung der Niere ist die Harnausscheidung stark vermindert. Die Behandlung ist ursachenabhängig.

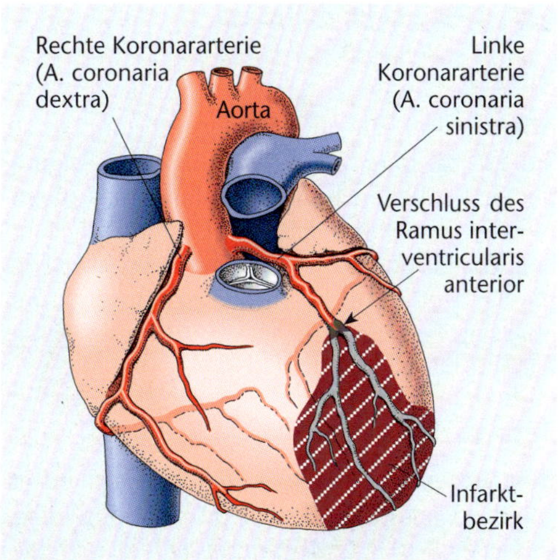

Abb. 15.35: Herzinfarkt. Durch Verschluss einer Herzkranzarterie stirbt das von dieser Arterie versorgte Herzmuskelgewebe ab.

Psyche und Herzinfarkt

Kaum jemand zweifelt heute noch ernsthaft daran, dass psychische und psychosoziale Faktoren beim Entstehen eines Herzinfarktes bedeutsam sind.

Das Herz, Motor der Maschine Mensch, dem nie Ruhe gegönnt wird, behandeln viele Menschen gar nicht so, wie es im eigensten Interesse Herzensangelegenheit sein müsste. 100 000 Schläge pro Tag, die rund 10 000 Liter Blut transportieren, sollten eigentlich Belastung genug sein. Doch viele erschweren ihrem Herzen die Arbeit noch weiter im hektischen Alltag mit eiligen Erledigungen, rasch verschlungenen Mahlzeiten oder im Dauerstress. Zum idealen Nährboden für Herzkreislauferkrankungen wie z. B. Übergewicht, erhöhten Blutfetten, Bewegungsarmut, Zuckerkrankheit und Rauchen kommen seelische Faktoren hinzu, wie sie aus Leistungsdruck, beruflichem Ehrgeiz, finanziellen Problemen und Sorgen oder Fehlen von harmonischen Lebensumständen resultieren. Die Unfähigkeit vieler Menschen zum Zufriedensein, Loslassen und Entspannen überträgt sich im wahrsten Sinne des Wortes auf die Gefäße von Herz und Körper: Herzensprobleme werden zu Herzproblemen. Dem großen Anteil solcher psychischer Faktoren bei der Entstehung des Herzinfarktes und anschließend bei den Chancen für die Gesundung wird nach Meinung erfahrener Ärzte viel zu wenig Rechnung getragen. Nur Formen der Prävention und Therapie, die klinische, medikamentöse und solche psychosozialen Aspekte berücksichtigen, können die steigende Zahl der Herzinfarktopfer verringern.

15

Akuttherapie bei Herzinfarkt

Erstmaßnahmen bei Herzinfarkt

Vor Eintreffen des Notarztes:

- Ggf. sofort reanimieren (☞ 25.4) Umgehend Rettungsdienst und Notarzt benachrichtigen. Bei einem Herzinfarkt entscheidet jede Minute über Leben und Tod
- Patienten mit erhöhtem Oberkörper lagern, beengende Kleidung entfernen, körperliche Ruhe einhalten lassen
- Patienten nicht alleine lassen, Vitalzeichen kontrollieren

Im Notarztwagen:

- Sauerstoff geben
- Bei systolischem Blutdruck über 100 mmHg 1–2 Hübe Nitroglycerin-Spray verabreichen
- Arzt: Schmerzmittel (z. B. Morphin), Beruhigungsmittel (z. B. Valium®) zur Senkung des Sauerstoffverbrauchs und Dämpfung des ZNS, ggf. Thrombolytika zur Auflösung des Gerinnsels (☞ 13.5.8), Heparin i. v. zur Vermeidung von (weiteren) Thrombosierungen in Herzkranz- und anderen Gefäßen, bei Schocksymptomatik evtl. die Katecholamine Dopamin und/oder Dobutamin zur Stärkung der Herzkraft des Patienten sowie zur Förderung der Nierendurchblutung.

Die weitere Versorgung des Herzinfarktpatienten erfolgt auf der Intensivstation. Dort werden die schmerz-, angstbekämpfenden und gerinnungshemmenden Maßnahmen fortgeführt. Oberstes Ziel ist die Wiederherstellung der Koronardurchblutung und die Sauerstoffversorgung des Körpers.

15

Nach Überbrückung der besonders komplikationsreichen ersten 2–3 Tage kann der Patient in der Regel auf eine „normale" internistische Station verlegt werden. Dort wird die zunächst weiterbestehende strenge Ruhigstellung stufenweise je nach weiterem Krankheitsverlauf gelockert und der Infarktpatient Schritt für Schritt mobilisiert.

Weiterbehandlung

Die häufig nachfolgende *Anschlussheilbehandlung* (AHB) verfolgt das Ziel, durch Änderung der Lebensführung (Rauchen, Ernährung, angepasste Bewegung, „unguter" Stress) das Risiko eines Zweitinfarktes zu senken (☞ auch 16.5).

Zur Prävention eines Zweitinfarktes wird außerdem die regelmäßige Einnahme zweier Medikamente empfohlen: Niedrigdosiert Azetylsalizylsäure (z. B. Aspirin®), die die Gefahr der Gerinnselbildung an den verengten Koronargefäßen vermindert, und Beta-Rezeptorenblocker (☞ 15.7.4), die den Sauerstoffbedarf des Herzens herabsetzen.

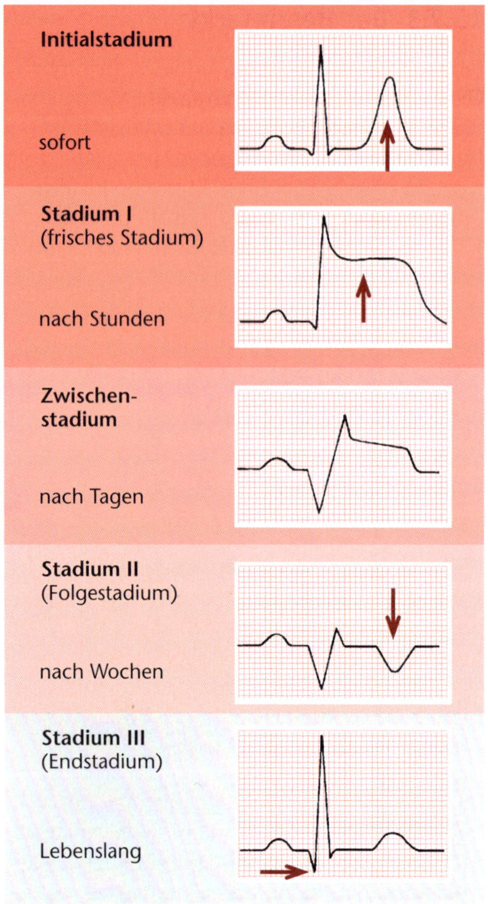

Abb. 15.36: Zeitlicher Verlauf typischer EKG-Veränderungen beim Herzinfarkt. Zunächst fallen im EKG eine hohe T-Welle und eine Erhöhung der ST-Strecke auf. Im Verlauf des Heilungsprozesses verändert sich das EKG in charakteristischer Weise. Auch noch nach Jahren kann man an der vertieften Q-Zacke erkennen, dass ein Herzinfarkt stattgefunden hat. [A300]

15.7.4 Medikamente für die Behandlung und Prophylaxe der koronaren Herzkrankheit

Neben der Umstellung eines herzschädigenden Lebensstils (☞ oben) sind die folgenden Medikamente ein wichtiger Eckpfeiler der notwendigen Herzinfarktprophylaxe.

Nitrate

Nitrate sind die am häufigsten eingesetzte Substanzgruppe zur Verhütung von Angina-pectoris-Anfällen und Herzinfarkt und beeinflussen auch eine gleichzeitig bestehende Herzinsuffizienz positiv (☞ 15.6.5). Nachteilig ist der häufig auftretende „Nitratkopfschmerz", der aber bei Fortsetzung der Behandlung oft besser wird.

Beta-Rezeptorenblocker

Beta-Rezeptorenblocker *(Betablocker)* besetzen am Herzen die β_1-Rezeptoren des Sympathikus (☞ 9.10.2) und hindern so die körpereigenen Stoffe Noradrenalin und Adrenalin, ihre Sympathikuswirkung (Erhöhung der Herzfrequenz und des Schlagvolumens) zu entfalten. Dadurch sinkt der Sauerstoffverbrauch des Herzens (☞ auch 15.6.5).

Kalzium-Antagonisten

Kalzium-Antagonisten wie etwa Nifedipin (z. B. Adalat®) blockieren den Kalziumeinstrom in die Zelle bei einer Erregung. Dadurch verringern sich Herzfrequenz und Kontraktilität, und die AV-Überleitung wird verlangsamt. Durch eine Erschlaffung im arteriellen Gefäßbett kommt es zu einer herzentlastenden Blutdrucksenkung. Auch die Koronararterien weiten sich.

Azetylsalizylsäure

Azetylsalizylsäure hemmt die Zusammenballung von Blutplättchen (Details zur Blutgerinnung ☞ 13.5.5) und wirkt damit der Ausbildung eines infarktauslösenden Thrombus in den Koronararterien entgegen. Bekanntester Handelsname ist Aspirin®.

Lipidsenker

Als wirksam in der Prophylaxe der koronaren Herzkrankheit haben sich auch **Lipidsenker** erwiesen, also Medikamente, die den Blutfettspiegel senken.

Eine Ernährung, die reich an gesättigten Fettsäuren und Cholesterin ist, erhöht mit den Blutfetten das Risiko für Cholesterinablagerungen in den Herzkranzgefäßen und das Risiko für die koronare Herzkrankheit (☞ 15.7.2 und 16.1.4). Sinken trotz konsequenter Diät die Blutfettspiegel nicht, werden Lipidsenker gegeben, vielfach so genannte **Statine** (z. B. *Simvastatin*), die frühe Schritte der Cholesterinbiosynthese hemmen.

Literatur und Kontaktadressen

Literatur

Danzer, S.: Leitfaden kardiologische Pflege. Kohlhammer, Stuttgart 2006

Halhuber, C.: Der große TRIAS-Ratgeber Bypass-Operation und Ballon-Dilatation. TRIAS, Stuttgart 2006

Hampton, J. R.: EKG für Pflegeberufe. Elsevier, München 2005

Klepzig, H., Klepzig, E.-B.: Der große TRIAS-Ratgeber Herzerkrankungen. Haug, Stuttgart 2002

Mathes, P.: Ratgeber Herzinfarkt. Steinkopff, Darmstadt 2006

Kontaktadressen

Deutsche Gesellschaft für Kardiologie – Herz- und Kreislaufforschung e.V., Achenbachstr. 43, 40237 Düsseldorf, Tel. 0211/6006920, www.dkg.org. Leitlinien unter www.dgk.org/leitlinien/

Deutsche Herzstiftung e.V., Vogtstraße 50, 60322 Frankfurt am Main, Tel. 069 9551280, www.herzstiftung.de

Initiative Frauenherz, Postfach 120208, 60115 Frankfurt am Main, www.frauenherz.info

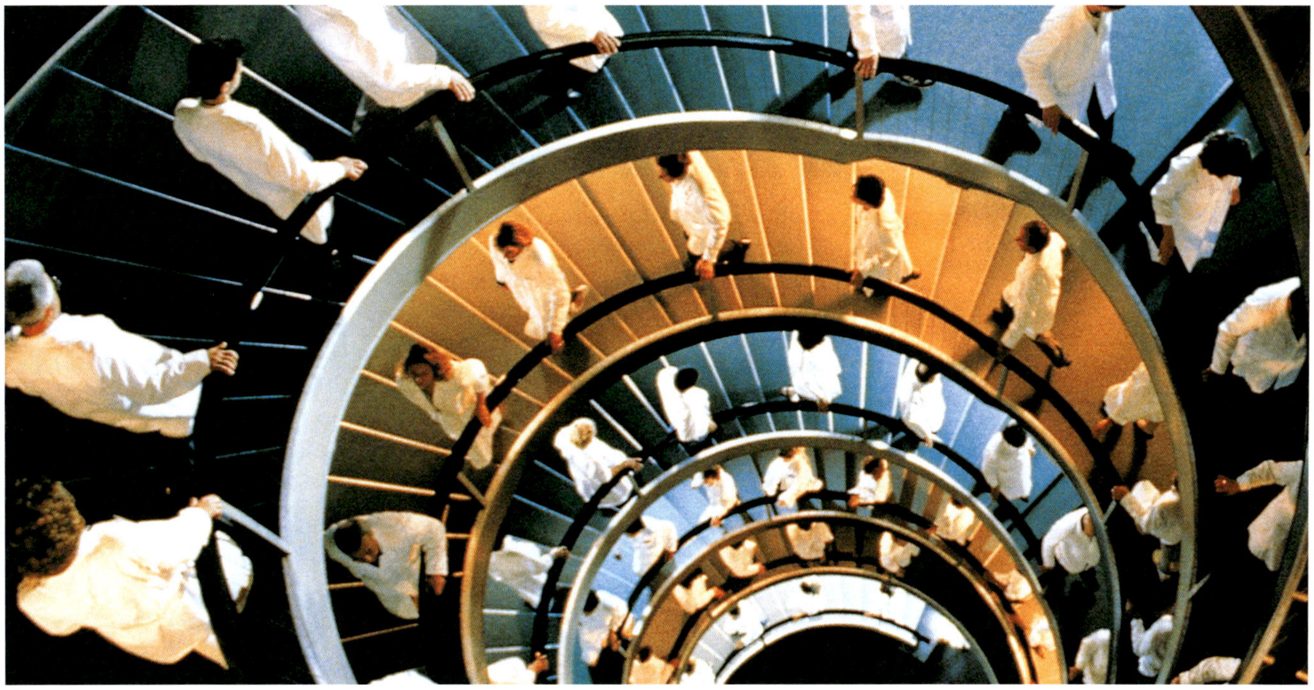

16 Kreislauf und Gefäßsystem

16.1 Aufbau des Gefäßsystems

16.1.1 Kardiovaskuläres System

Die Blutgefäße gehören zu den wichtigsten Transportwegen des menschlichen Körpers. Zusammen mit dem Herzen bilden sie das *Herz-Kreislauf-System,* das **kardiovaskuläre System.** Dieses versorgt alle Zellen des Körpers mit Sauerstoff und Nährstoffen und transportiert gleichzeitig Stoffwechselendprodukte wieder ab.

Der menschliche Kreislauf besteht aus zwei großen Abschnitten (☞ auch Abb. 15.1): dem **Körperkreislauf** *(großen Kreislauf)* und dem **Lungenkreislauf** *(kleinen Kreislauf).*

Der Körperkreislauf

Die linke Herzkammer presst das sauerstoffreiche Blut in die **Aorta,** die größte Schlagader des Körpers. Diese teilt sich in andere große *Schlagadern* auf, die **Arterien** (☞ Abb. 16.9). Sie führen das sauerstoffreiche, hellrote Blut vom Herzen fort in die verschiedenen Körperregionen. Dabei verzweigen sie sich in immer kleinere Äste, die **Arteriolen.**

Die Arteriolen teilen sich weiter, und schließlich fließt das Blut in haardünne Gefäße, die **Kapillaren,** durch deren durchlässige Wand Sauerstoff, Nährstoffe und Stoffwechselendprodukte zwischen Gewebe (Interstitium) und Blut ausgetauscht werden. Die Gesamtfläche aller Kapillaren im Körper beträgt erstaunliche 1000 Quadratmeter – dies entspricht etwa 10 Vierzimmerwohnungen!

16

Am anderen Ende der Kapillaren sammeln **Venolen** das jetzt sauerstoffarme, dunkelrote Blut und vereinigen sich dann zu immer größeren **Venen.** Die beiden größten Venen des Menschen, die *obere* und die *untere Hohlvene* (**Vena cava superior** und **inferior** ☞ Abb. 16.10), führen das Blut schließlich in den rechten Herzvorhof zurück.

Der Lungenkreislauf

Die rechte Herzkammer drückt das sauerstoffarme Blut in den Lungenkreislauf, der genauso wie der Körperkreislauf aufgebaut ist: Auch hier verästeln sich die Arterien wieder bis auf Kapillardicke. Im Kapillarnetz der Lunge reichert sich das Blut mit Sauerstoff an und gibt gleichzeitig Kohlendioxid ab, das anschließend ausgeatmet wird. Die Lungenvenen führen das sauerstoffreiche Blut in den Vorhof des linken Herzens zurück, wo der Kreislauf von vorn beginnt.

> **Was sind Arterien, was Venen?**
>
> **Arterien** sind Gefäße, in denen das Blut *vom Herzen weg* strömt. Im Körperkreislauf führen die Arterien hellrot aussehendes, sauerstoffreiches Blut, im Lungenkreislauf hingegen fließt in ihnen sauerstoffarmes, dunkelrot aussehendes Blut.
>
> **Venen** leiten das Blut *zum Herzen zurück.* Sie enthalten im Körperkreislauf sauerstoffarmes, dunkelrotes Blut, während sie im Lungenkreislauf sauerstoffreiches Blut transportieren.
>
> Die großen Arterien des Körperkreislaufs gehören zum **Hochdrucksystem,** die Venen des Körperkreislaufs und alle Gefäße des Lungenkreislaufs zum **Niederdrucksystem** (☞ Abb. 16.9 und 16.10).

16.1.2 Die Arterien

Wandaufbau

Arterien sind aus drei Wandschichten aufgebaut, die einen Hohlraum umschließen, das **Gefäßlumen** (*Lumen* bezeichnet die lichte Weite eines Hohlorgans ☞ Abb. 16.1).

- Flache Zellen (einschichtiges Plattenepithel ☞ Abb. 4.6) kleiden das Gefäßlumen aus und bilden das **Gefäßendothel,** das mit dem Blut direkt Kontakt hat. Darunter liegen feine Bindegewebsfasern und eine elastische Membran. Sie bilden zusammen mit dem Gefäßendothel die **Tunica interna** (kurz *Interna,* auch *Tunica intima* oder kurz *Intima* genannt)
- In der mittleren und am kräftigsten entwickelten Schicht, der **Tunica media** (kurz *Media*), verlaufen glatte Muskelzellen und elastische Fasern

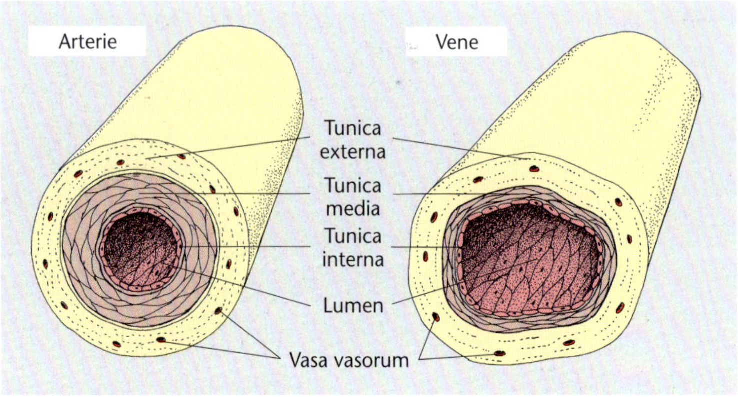

Abb. 16.1: Schichtaufbau der größeren Arterien und Venen. Venen sind viel dünnwandiger als Arterien, und die einzelnen Schichten der Venen sind weniger deutlich gegeneinander abgegrenzt als die der Arterien.

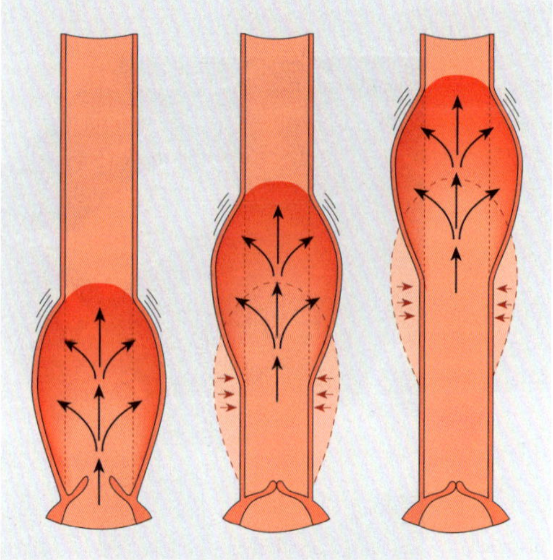

Abb. 16.2: Windkesselfunktion. Infolge der Windkesselfunktion herznaher Arterien (Details ☞ Text) breiten sich Blutströmung und Pulswelle kontinuierlich über die Arterien aus.

- Die äußere Schicht der Arterienwand, die **Tunica externa** (kurz *Externa* oder früher *Adventitia*), besteht aus Bindegewebe und elastischen Fasern. Bei den größeren Arterien verlaufen in ihr Gefäße, **Vasa vasorum** genannt, und Nerven zur Versorgung der Arterienwand.

Arterien vom elastischen Typ

Bei herznahen Schlagadern, etwa der Aorta oder der Halsschlagader, überwiegen in der Media die elastischen Fasern – dies sind **Arterien vom elastischen Typ.** Sie leisten einen wichtigen Beitrag zur gleichmäßigen Funktion des Kreislaufs: Der vom Herzen während der Systole ruckartig ausgeworfene Blutstrom dehnt die Gefäßwand der Aorta und der herznahen Arterien kurz auf. Während der Herzmuskel sich in der Diastole entspannt, zieht sich die elastische Gefäßwand wieder zusammen und schiebt das im Lumen gespeicherte Blut weiter. So sorgen die herznahen, elastischen Gefäße für einen gleichmäßigen Blutstrom. Wäre die Aorta dagegen starr wie ein Wasserrohr, stünde nach Beendigung jeder Herzaktion der Blutstrom still. In Anlehnung an Ausgleichs- und Speicherbehälter hinter Kolbenpumpen heißt dieser Mechanismus **Windkesselfunktion,** die entsprechenden Arterien *Windkesselgefäße* (☞ Abb. 16.2).

Die *Dehnbarkeit* der Gefäße wird **Compliance** genannt, die gleiche Bezeichnung, wie sie auch für die Lungendehnbarkeit (☞ 17.5.4) benutzt wird. Die Compliance des venösen Systems ist ca. 200-mal größer als diejenige des arteriellen Systems. Mit zunehmendem Alter oder bei bestimmten Erkrankungen nimmt die Compliance ab.

Arterien vom muskulären Typ

Bei den Arterien in der Körperperipherie hingegen überwiegen in der Media die glatten Muskelzellen. Diese **Arterien vom muskulären**

Typ können durch Kontraktion oder Entspannung die Weite ihres Lumens und damit den Strömungswiderstand (☞ 16.3.2) und die Durchblutung der von ihnen versorgten Organe beeinflussen. Daher heißen die Arterien vom muskulären Typ auch *Widerstandsgefäße.*

16.1.3 Die Arteriolen

Am Übergang zwischen Arterien und Kapillaren finden sich die **Arteriolen,** die ebenfalls den Widerstandsgefäßen zuzuordnen sind. Ihre Wand besteht aus Endothel, einem Gitterfasernetz und einer einschichtigen, glatten Muskelzellschicht. Das vegetative Nervensystem (☞ 9.10), lokal anfallende Stoffwechselprodukte und vom Endothel gebildete Botenstoffe steuern den Spannungszustand der glatten Muskulatur in diesem Gefäßabschnitt und damit die Durchblutung. Ziehen sich die Muskeln zusammen **(Vasokonstriktion),** wird der Gefäßquerschnitt kleiner, und die Durchblutung im nachfolgenden Kapillargebiet sinkt. Erschlaffen sie **(Vasodilatation),** erweitert sich die Arteriole, und die Durchblutung nimmt zu.

16.1.4 Arteriosklerose

Gefahr Nummer 1 für ein gesundes Gefäßsystem ist in unserer Gesellschaft die **Arteriosklerose** *(Atherosklerose),* im Volksmund schlicht „Verkalkung" genannt. Sie engt das Lumen arterieller Gefäße zunehmend ein und führt gleichzeitig zu einer Regulationsstörung des Gefäßtonus, was letztlich eine Mangeldurchblutung von Geweben und Organen zur Folge hat. Arterioskleriosebedingte Herz-Kreislauf-Erkrankungen zählen zur häufigsten Todesursache in den Industriestaaten.

Streng genommen ist Arteriosklerose ein Sammelbegriff für verschiedene degenerative Erkrankungen der Gefäße. Da die im Folgenden im Detail dargestellte Atherosklerose jedoch weitaus am bedeutendsten ist, werden die beiden Begriffe meist (so auch hier) synonym gebraucht.

Risikofaktoren

Bei der Entstehung der Arteriosklerose spielen neben einer genetischen Disposition vor allem die Lebensbedingungen unserer „modernen" Zivilisation eine entscheidende Rolle. Nach heutigem Wissensstand sind vor allem folgende **Risikofaktoren** für die Arteriosklerose verantwortlich (☞ Abb. 16.3):

- Fehlernährung und Fettstoffwechselstörungen (☞ 19.3.1 und 19.5.1) mit fehlerhaften *Blutfettkonzentrationen* (bedeutsam sind hier das zu hohe „böse" LDL-Cholesterin und das zu niedrige „gute" HDL-Cholesterin ☞ 16.5)
- Rauchen
- Hypertonie (Bluthochdruck ☞ 16.4.1)
- Diabetes mellitus („Zuckerkrankheit" ☞ 19.4.2), v. a. Diabetes mellitus Typ 2
- Übergewicht
- Bewegungsmangel
- Höheres Lebensalter
- Erhöhte Homocystein-Plasmaspiegel. Homocystein ist eine Aminosäure, die zwar nicht in Proteinen vorkommt, aber im menschlichen Körper beim Eiweißstoffwechsel entsteht.

Pathogenese

Schlüsselrollen für die Arterioskleroseentstehung spielen nach heutigem Kenntnisstand das *LDL-Cholesterin, reaktive Sauerstoffradikale* (aggressive Moleküle mit ungepaarten Elektronen ☞ Abb. 2.11) und das *Stickstoffmonoxid* (*NO,* auch *EDRF = endothelium derived relaxing factor* genannt), das vom Endothel der Gefäße gebildet wird (☞ 16.3.3).

Endothelschäden und -dysfunktionen: Plaques und Thromben. Normalerweise besteht ein Gleichgewicht zwischen NO und Sauerstoffradikalen. NO kommt dabei eine Schutzfunktion vor Arteriosklerose zu, indem es unter anderem die Gefäße entspannt, das Einwandern von Makrophagen in die Intima vermindert (☞ unten) und die Thrombozyten-Aggregation hemmt. Häufen sich nun Sauerstoffradikale im Blut an, wird die Verfügbarkeit von NO herabgesetzt und dadurch seine Schutzfunktion vermindert **(endotheliale Dysfunktion).** Kommt es hierdurch oder durch andere Einflüsse zur **Endothelschädigung,** können sich Monozyten anheften und sich als ortsständige Makrophagen (*Fresszellen* ☞ 14.2.2) in der Gefäßintima einnisten und zu einer Entzündungsreaktion führen. Bei einem zu hohen Blutspiegel des „bösen" LDL-Cholesterins kann nun LDL in hohem Ausmaß in die Makrophagen aufgenommen werden. Die Makrophagen werden so zu fettigen *Schaumzellen,* dem Hauptbestandteil der **arteriosklerotischen Plaques,** die bindegewebig überzogen werden. Reißen (rupturieren) diese Plaques, lagern sich Thrombozyten an und bilden ein Blutgerinnsel **(Thrombus),** das das Gefäß zunehmend einengt (stenosiert) und schließlich verstopft. Durch Einlagerung von Kalksalzen in der nekrotischen Intima bilden sich **Verkalkungen.**

Auch eine primär infektiöse Genese der Arteriosklerose wird diskutiert, da die Bakterien *Chlamydia pneumoniae* und *Helicobacter pylori* in arteriosklerotischen Gefäßen häufiger nachweisbar sind als in gesunden. Ob es sich hierbei um einen *kausalen* (= ur-

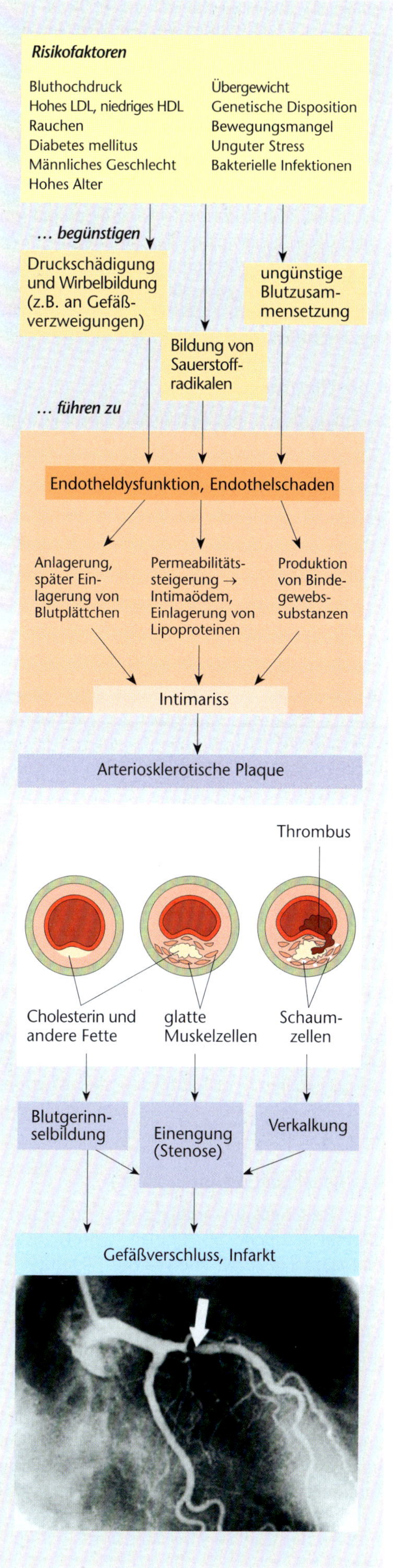

Abb. 16.3: Oben: Risikofaktoren, Pathogenese und Folgen der Arteriosklerose.
Mitte: Zunehmende Gefäßveränderungen bei Arteriosklerose: Fetteinlagerung, Plaquebildung, fortschreitende Gefäßeinengung. [R177]
Unten: Subtotaler (noch nicht vollständiger) Verschluss einer Herzkranzarterie (Ramus interventricularis anterior ☞ Abb. 15.31). Die Blutversorgung des dahinter liegenden Herzmuskelgewebes ist bereits weitgehend aufgehoben, der Patient hat eine schwere Angina pectoris (☞ 15.7.2). [E179-168]

sächlichen) Zusammenhang handelt, kann noch nicht abschließend beurteilt werden. Sicher hat auch das Gerinnungssystem Einfluss. Geschädigte Endothelzellen bilden weniger Prostazyklin (ein *Prostaglandin* ☞ 5.5.3 und Tab. 12.24) und NO. Ohne diese „Schlafmittel" für Thrombozyten werden diese schneller auf den Endothelschaden aufmerksam und setzen die Gerinnungskaskade (☞ 13.5.5) in Gang.

Gefäßverschluss und Infarkt. Der vollständige Verschluss *(Obliteration)* des Gefäßes hat zur Folge, dass das ursprünglich von dieser Arterie versorgte Gefäßgebiet einen akuten Sauerstoffmangel erleidet – der Mediziner spricht von **Ischämie.** Stirbt das ischämische Gewebe ab, liegt ein **Infarkt** vor.

Klinisches Bild

Wichtige durch die Arteriosklerose bedingte Krankheitsbilder sind:

- Die koronare Herzkrankheit und der Herzinfarkt (☞ 15.7.2 und 15.7.3)
- Der Schlaganfall (☞ 9.12)
- Arteriosklerotische Aneurysmen (☞ unten)
- Akute und chronische arterielle Verschlüsse vor allem der Bauch-, Becken- und Beinarterien (☞ auch 13.5.7).

Ganzer Organismus betroffen

In der Regel ist die Arteriosklerose keine lokale, sondern eine *generalisierte* Gefäßerkrankung. Patienten mit einem dieser Krankheitsbilder entwickeln daher oft auch die anderen Erkrankungen.

16.1.5 Aneurysmen

16

Eine umschriebene Ausweitung eines arteriellen Gefäßes heißt **Aneurysma.** Man spricht von einem echten Aneurysma **(Aneurysma verum),** wenn alle drei Gefäßwandschichten an der Aussackung des Gefäßes beteiligt sind. Diese Ausweitung kann angeboren sein, aber auch im Laufe des Lebens z. B. infolge einer Arteriosklerose entstehen. Am häufigsten sind Aneurysmen der Aorta, wobei sich 85% im Bauch- und 15% im Brustabschnitt der Aorta finden.

Das Bauchaorten-Aneurysma

Vom **Bauchaorten-Aneurysma** sind Männer viermal häufiger als Frauen betroffen, der Altersgipfel liegt zwischen 60 und 70 Jahren. Zu Symptomen wie Schmerzen oder einer pulsierenden Schwellung führen meist nur große Aneurysmen von ca. 4–6 cm Durchmesser.

Jedes Aneurysma ist eine Gefahr für den Betroffenen, denn es kann jederzeit *rupturieren* (hier: platzen) und dann oft innerhalb von Minuten zum Tode durch inneres Verbluten führen. Wird ein Aneurysma vor dem Auftreten von Symptomen erkannt, empfehlen die Chirurgen deshalb meist die vorsorgliche operative *Aneurysmaresektion* und das Einsetzen einer *Gefäßprothese.*

16.1.6 Kapillaren

Die mikroskopisch feinen Kapillaren verbinden die Arteriolen mit den Venolen. Sie bilden ein im gesamten Körper ausgedehntes, unterschiedlich dicht geknüpftes Netz:

- Gewebe mit hohem Sauerstoffbedarf, beispielsweise die Muskeln oder die Nieren, besitzen eine hohe Kapillardichte
- Sehnen und vergleichbare Gewebe mit niedriger Stoffwechselaktivität (bradytrophe Gewebe ☞ 4.3.5) hingegen haben nur eine geringe Kapillardichte
- An der Augenlinse und der Hornhaut des Auges sowie im Knorpel, an den Herzklappen und in der Oberhaut (Epidermis) finden sich beim Gesunden überhaupt keine Kapillaren. Diese Strukturen werden in der Regel über Diffusionsvorgänge versorgt.

Dekubitusgefahr!

Die Gefäßwände der Kapillaren sind dünn, der Blutdruck in den Kapillaren ist niedrig. Deshalb reicht im Liegen oft schon der Druck des aufliegenden Körpers, um die Kapillaren abzudrücken und den Stoffaustausch zu unterbrechen. Bleibt der Druck länger als zwei Stunden bestehen, werden die Zellen irreversibel geschädigt und beginnen abzusterben: Ein Dekubitus (Druckgeschwür oder Wundliegen ☞ auch 8.5.9) entsteht. Die Gefahr eines Dekubitus ist besonders hoch, wenn zusätzliche Hautschädigungen oder Minderdurchblutung vorliegen.

Fügt man die Gefäßquerschnitte der einzelnen Kapillaren wie ein Puzzle zusammen, so ergibt sich ein Gesamtquerschnitt, der denjenigen in den übrigen Gefäßgebieten weit übersteigt. Der Blutstrom ist in den Kapillaren besonders langsam (☞ Abb. 16.11) – ein Umstand, der den Stoffaustausch durch die Kapillarwand begünstigt. Denn im Gegensatz zu den Arterien, deren Wand für das Blut undurchdringlich ist, ist die dünne Kapillarwand porös und besteht nur noch aus dem Endothel und einer dünnen Basalmembran (☞ 4.2). Durch die Poren des Endothels werden Substanzen zwischen Gefäß und Gewebe ausgetauscht. Anders ausgedrückt heißt das: Die Kapillarwände bilden eine *semipermeable* Membran (☞ 3.2.2), die von allen Substanzen mit Ausnahme der Blutkörperchen und Plasmaeiweiße frei passiert werden kann.

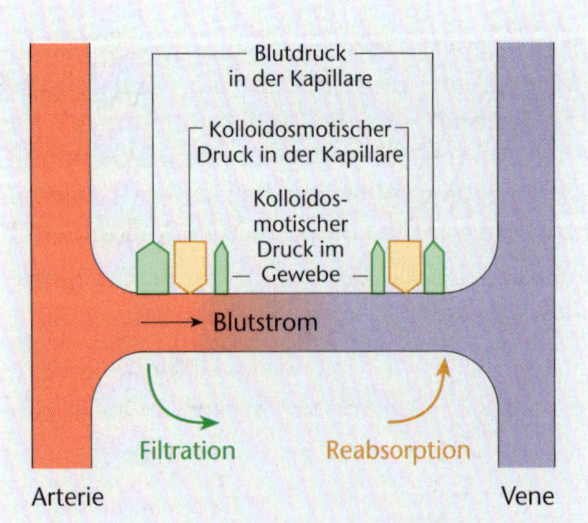

Abb. 16.4: Druckverhältnisse im Kapillargebiet in der Schemazeichnung. Im arteriellen Schenkel der Kapillare überwiegen die nach außen gerichteten Kräfte (dargestellt durch entsprechend breite Pfeile), Flüssigkeit wird filtriert. Im venösen Schenkel haben sich die Kräfteverhältnisse umgekehrt, Flüssigkeit wird reabsorbiert. Beim Gesunden ist das Verhältnis zwischen Filtration und Reabsorption ausgewogen. Der besseren Anschaulichkeit wegen wurde der Lymphabfluss in dieser Abb. vernachlässigt (Details hierzu ☞ 13.6)

Die Druckverhältnisse im Kapillargebiet

Entscheidend für den Stoffaustausch im Kapillargebiet sind die Druckverhältnisse. Je nach Druckgradient gelangen Flüssigkeit und Nährstoffe in das umliegende Gewebe *(Auswärtsströmung, Filtration)* oder es strömen Abfallprodukte mit der Flüssigkeit in das Gefäßsystem zurück *(Einwärtsströmung, Reabsorption* (☞ Abb. 16.4).

Im Kapillargebiet herrscht ein *Rest-Blutdruck*, der am Anfang des arteriellen Kapillarschenkels mit ca. 30 mmHg am höchsten ist und zum venösen Ende hin auf ca. 10 mmHg sinkt.

Er „drückt" Wasser, Ionen und andere kleine Moleküle durch die Poren der Kapillarwand ins Gewebe, ist also nach „außen" gerichtet. In die gleiche Richtung wirkt der **kolloidosmotische Druck** (☞ 3.5.7) des Gewebes (= Interstitiums), der Wasser und kleine Moleküle ins Interstitium „zieht" und schätzungsweise bei 5 mmHg liegt. Der Flüssigkeitsdruck im Interstitium liegt bei etwa Null, kann also vernachlässigt werden. Nach „innen" (zum Gefäßinneren hin) gerichtet ist hingegen der **kolloidosmotische Druck** im Gefäßinneren, der sowohl im arteriellen wie venösen Schenkel ca. 25 mmHg beträgt: Eiweiße (besonders die *Albumine*), die die Poren nicht passieren können, halten quasi das Wasser im Gefäß fest.

Insgesamt ergibt sich am arteriellen Kapillarschenkel ein **effektiver Filtrationsdruck** von 30 mmHg + 5 mmHg – 25 mmHg = 10 mmHg; d. h. am arteriellen Schenkel der Kapillaren werden Flüssigkeit und kleine Moleküle ins Interstitium *filtriert.* Am venösen Schenkel der Kapillaren überwiegen durch das Absinken des Blutdrucks im Kapillarinneren die nach innen gerichteten Kräfte, Flüssigkeit und kleine Moleküle werden in die Kapillaren *reabsorbiert* (☞ Abb. 16.4).

Pro Tag gelangen rund 20 Liter Flüssigkeit durch die Kapillarwände in das Interstitium. 18 Liter davon fließen im venösen Schenkel der Kapillaren wieder in das Gefäßsystem zurück. Zwei Liter strömen indirekt durch das *Lymphsystem* ins Blut zurück (☞ 13.6.1).

Ödeme

Ödeme sind krankhafte Flüssigkeitsansammlungen im Gewebe. Sie entstehen, wenn das Gleichgewicht zwischen Filtration einerseits

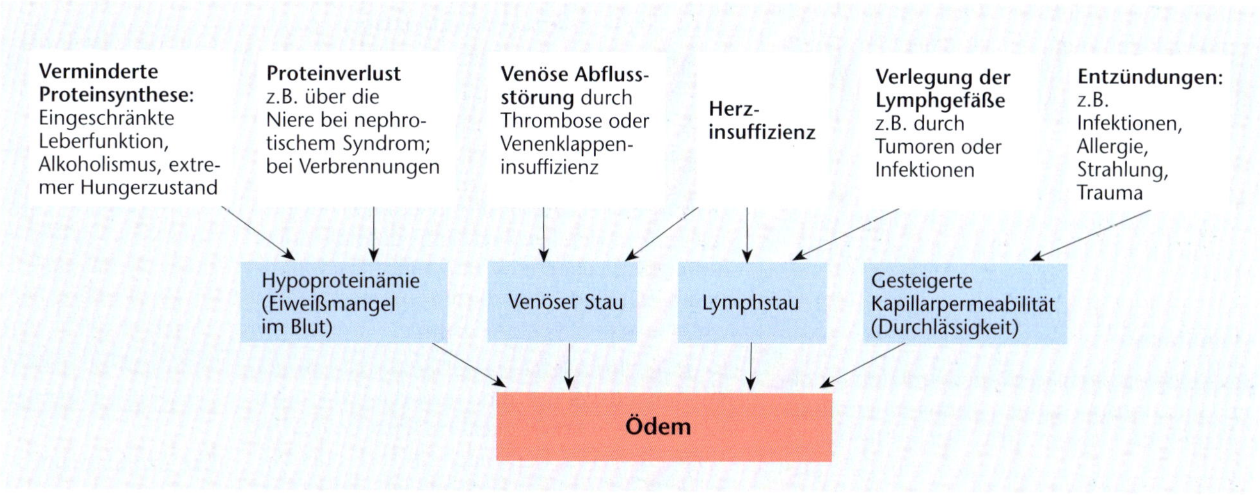

Abb. 16.5: Übersicht über die möglichen Ursachen einer Ödembildung. Eiweißmangel (v. a. durch Albuminmangel), venöse Stauung, Lymphstau und gesteigerte Kapillardurchlässigkeit sind die vier wichtigsten Mechanismen der Ödementwicklung.

und Reabsorption plus Lymphabfluss andererseits zugunsten der Filtration verschoben ist.

Ödeme können verschiedene Ursachen haben (☞ Abb. 16.5):

- *Verminderter kolloidosmotischer Druck.* Sinkt der Albumingehalt im Blut, etwa bei schweren Lebererkrankungen, im Hungerzustand *(Hungerödeme)* oder bei Eiweißverlusten über die Nieren, so wird weniger Wasser in den Kapillaren zurückgehalten
- *Erhöhter Blutdruck in den Kapillaren.* Ist der Druck in den Kapillaren erhöht, so steigt die Filtration, und bei erschöpfter Transportkapazität der Lymphgefäße sammelt sich Flüssigkeit im Gewebe an. Zu einer Druckerhöhung im arteriellen Schenkel der Kapillare kommt es z. B. bei einer Blutdrucksteigerung, zu einer Druckerhöhung im venösen Schenkel bei einer Herzinsuffizienz (generalisiert) oder einer venösen Thrombose (lokal). Knöchelödeme entstehen häufig durch relative Venenklappeninsuffizienz (☞ Abb. 16.6) bei langem Stehen (hydrostatischer Druck, ☞ 16.3.4). Sie bilden sich im Liegen wieder zurück
- *Störung des Lymphabflusses.* Sind die Lymphbahnen z. B. durch einen Tumor verlegt, können Ödeme im Einzugsbereich die Folge sein
- *Erhöhte Permeabilität der Kapillarwände.* Eine erhöhte Durchlässigkeit der Kapillaren für Eiweiße, etwa bei einer Allergie oder Entzündung, führt ebenfalls zu (lokalen) Ödemen. Im Gegensatz zu den bisher genannten Formen sind die so entstandenen Ödeme aber *proteinreich.*

16.1.7 Venolen und Venen

Nachdem das Blut die Kapillaren durchflossen hat, gelangt es in kleine Venen, die **Venolen,** die das Blut sammeln und es den größeren Venen zuleiten, die zum Herzen zurückführen.

In den Venen und Venolen des Körperkreislaufs befinden sich etwa 65%, in den Venen des Lungenkreislaufs ca. 10% des gesamten Blutvolumens. Deshalb nennt man sie auch **Kapazitätsgefäße.** Bei Bedarf können aus diesem Reservoir größere Blutmengen in andere Teile des Körpers verschoben werden.

> **Venöses Blutvolumen nutzen**
>
> Das hohe Blutvolumen im venösen System macht man sich z. B. bei der Lagerung eines Patienten mit einem Kreislaufkollaps zunutze: Durch Hochhalten der Beine fließt das in den Beinvenen gespeicherte Blut wieder zum Herzen zurück, Füllungsdruck und Schlagvolumen des Herzens steigen an.

In den Venen herrscht ein niedrigerer Druck als in den Arterien, weshalb ihre Wand dünner als die der Arterien ist. Bis auf folgende Unterschiede entspricht der Schichtaufbau der Venenwand in etwa dem der Arterien: Die äußere Schicht ist dicker, die Muskulatur schwächer, und die innere Schicht bildet in den Venen der Rumpfwand und der Extremitäten **Taschenklappen.** Meist zwei sich gegenüberstehende Endothelausstülpungen bilden zusammen eine Art Ventil (vergleichbar den Taschenklappen des Herzens), das den Blutstrom zum Herzen hin freigibt (☞ Abb. 16.6). Strömt das Blut jedoch in die andere Richtung, so entfalten sich die Taschenklappen und verhindern den Rückfluss.

Unterstützt wird dieses Klappensystem durch die Skelettmuskulatur, die eine Vene umgibt. Kontrahiert sich die Muskulatur, z. B. beim Gehen oder Laufen, so drückt sie die Vene in rhythmischer Weise zusammen und presst dadurch das Blut zum Herzen. Der Rückfluss zum Herzen ist also am größten, während diese **Muskelpumpe** arbeitet.

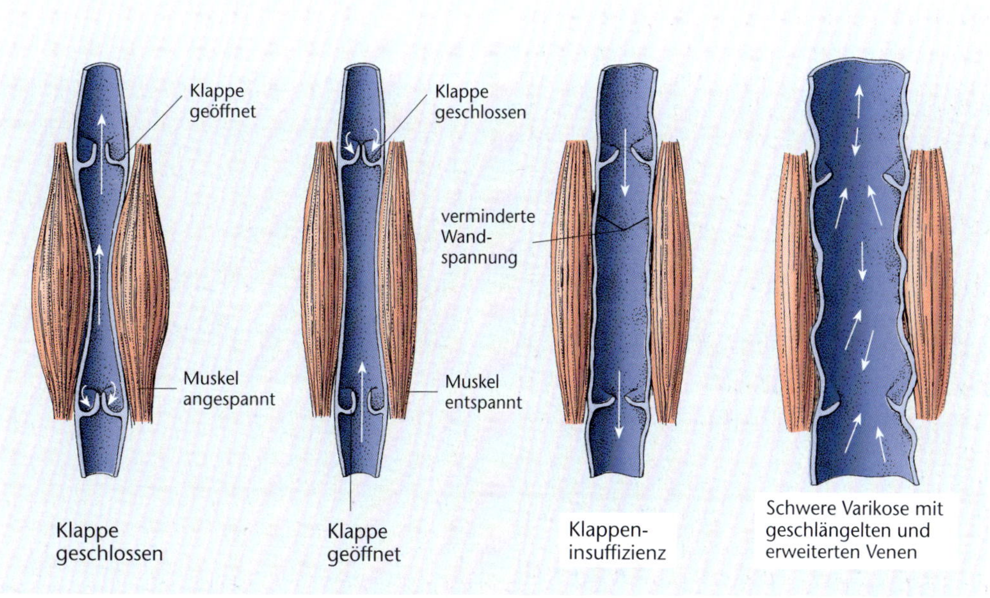

Abb. 16.6: Die Funktion der Venenklappen. Im ersten Bild wird das Blut durch Kontraktion der anliegenden Muskeln durch die geöffnete Venenklappe nach oben in Herzrichtung gepresst. Gleichzeitig verhindert die untere geschlossene Klappe den Rückstrom. Bei Entspannung der Muskulatur (zweites Bild) kann Blut von unten durch die jetzt wieder geöffnete Klappe nachfließen. Sind die Venen erweitert (drittes Bild), schließen die Klappen nicht mehr vollständig. Folglich strömt Blut der Schwerkraft folgend zurück in die Körperperipherie (viertes Bild). Es entsteht eine Varikose.

Am Bein finden sich drei Arten von Venen mit Klappen: **tiefe Venen,** die tief in der Muskulatur das Blut zum Herzen zurücktransportieren, **oberflächliche Venen,** die ein Netzwerk unter der Haut bilden, und schließlich die **Perforansvenen** (*Perforation* = Durchbruch), die oberflächliches und tiefes Venensystem verbinden. Gesunde Perforansvenen sind Einbahnstraßen – in ihnen kann das Blut nur von den oberflächlichen in die tiefen Venen strömen.

Krampfadern

Das Klappensystem der Venen funktioniert nur bei einem ausreichenden **Tonus** (Spannungszustand) der Venenwand. Reicht die Wandspannung nicht aus, entfernen sich die Enden der Klappen voneinander, und die Venenklappen schließen nicht mehr vollständig. Man spricht von einer **Venenklappeninsuffizienz.** Der Rückfluss dehnt die Venenwand zusätzlich auf, so dass **Varizen** *(Krampfadern)* entstehen. Der Patient leidet unter einer **Varikose** *(Krampfaderleiden).*

Besonders groß ist die Neigung zu Krampfadern in der Schwangerschaft, wenn durch das von der Plazenta gebildete Progesteron (☞ 22.2.2) der Tonus der glatten Muskulatur generell und damit auch der Venentonus abnimmt.

Venöse Thrombosen ☞ *13.5.7*

Thrombophlebitis

Die Thrombophlebitis, eine Entzündung der oberflächlichen Venen, tritt häufig nach Bagatelltraumen, z. B. auch nach einer Injektion, auf. Es bilden sich schmerzhafte, gerötete Stränge meist am Ober- und Unterschenkel, die in der Regel mit kühlenden Verbänden (z. B. mit heparinhaltigen Gels oder Salben) nach einigen Tagen wieder verschwinden.

16.2 Die Abschnitte des Kreislaufs

16.2.1 Die Arterien des Körperkreislaufs

Der **Körperkreislauf** *(großer Kreislauf)* beginnt in der linken Herzkammer, führt über die Aorta zu den Kapillargebieten und über das venöse System zurück zur oberen und unteren Hohlvene und in den rechten Vorhof.

Die **Aorta** gibt zunächst zwei kleine Äste ab, die den Herzmuskel mit Blut versorgen: die linke und die rechte **Koronararterie** (*Herzkranzarterie*, Details ☞ 15.7.1). Danach steigt sie auf (*aufsteigende Aorta*, **Aorta ascendens**), verläuft im Bogen oberhalb des Truncus pulmonalis und zieht dann abwärts (*absteigende Aorta*, **Aorta descendens** ☞ Abb. 16.7).

Der Aortenbogen

Am **Aortenbogen** entspringen mehrere große Arterien: zunächst geht rechts der **Truncus brachiocephalicus** von der Aorta ab. Dieser Gefäßstamm teilt sich nach wenigen Zentimetern in die **A. subclavia dextra** *(rechte Schlüsselbeinschlagader)* und die **A. carotis communis dextra** *(rechte gemeinsame Halsschlagader)* auf. Als nächstes zweigen die **A. carotis communis sinistra** *(linke gemeinsame Halsschlagader)* und die **A. subclavia sinistra,** die *linke Schlüsselbeinschlagader*, aus der Aorta ab.

Die beiden Halsschlagadern (kurz *Karotiden*) ziehen jeweils auf einer Seite kopfwärts. In der **Karotisgabelung** am oberen Kehlkopfrand teilen sie sich jeweils in die **A. carotis externa** *(äußere Halsschlagader)* und in die **A. carotis interna** *(innere Halsschlagader)*. Die A. carotis externa versorgt Kehlkopf, Mundhöhle, Schilddrüse, Kaumuskulatur und das Gesicht. Die A. carotis interna speist das Auge und den größten Teil des Gehirns.

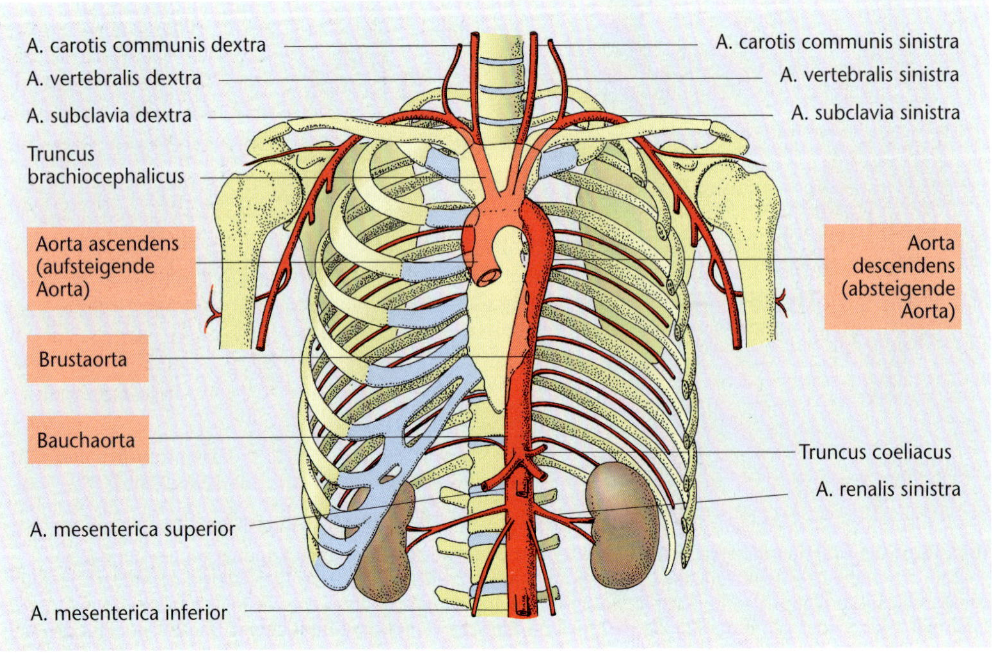

Abb. 16.7: Übersicht über die wichtigsten Gefäßabgänge der Aorta.

> **Nasenbluten**
>
> Ein Ast der A. carotis externa versorgt auch die Nase. *Akutes Nasenbluten* kann oft vermindert werden, wenn ein feucht-kaltes Tuch auf die seitlichen Halspartien und den Nacken gelegt wird. Dadurch verengt sich die A. carotis externa, und die Durchblutung der Nase sinkt.

Die Armarterien

Die Aa. subclaviae versorgen die Arme (☞ Abb. 16.7 und 16.9). Sie ziehen zunächst zur Achsel und geben dabei mehrere Äste ab. Dazu gehören die rechte und die linke *Wirbelschlagader* **(A. vertebralis),** die an der Halswirbelsäule zum Gehirn verlaufen, und mehrere Äste für die Brustwand sowie die Hals- und Nackenregion. In der Achsel ändert die A. subclavia ihren Namen in **A. axillaris** *(Achselarterie)*. Diese zieht weiter zum Oberarm und wird zur **A. brachialis** *(Armschlagader)*.

Diese teilt sich in der Ellbeuge auf in die **A. radialis** *(Speichenschlagader)* und die **A. ulnaris,** die *Ellenschlagader.* Die A. radialis verläuft entlang der Speiche in Richtung Hand. An ihr wird gewöhnlich der Puls gemessen. Die A. ulnaris zieht entsprechend an der Ellenseite weiter. Beide verzweigen sich und versorgen Unterarm und Hand.

Die Gefäße des Bauchraums

Die Aorta verläuft im absteigenden Teil als *Aorta descendens* dicht vor der Wirbelsäule und gibt im Brustraum die **Interkostalarterien** *(Zwischenrippenschlagadern)* ab, die entlang der Rippen verlaufen. Danach passiert sie das Zwerchfell und tritt in das Retroperitoneum ein.

Hieß die Aorta bis zum Zwerchfell noch **Brustaorta,** so wird sie jetzt **Bauchaorta** genannt. Im Bauchraum zweigt zunächst der **Truncus coeliacus** ab, ein kräftiger Arterienstamm, der sich nach wenigen Zentimetern in drei Äste aufteilt: die **A. gastrica sinistra** *(linke Magenschlagader)* für den Magen, die **A. hepatica communis** *(gemeinsame Leberschlagader)* v. a. für die Leber und die **A. lienalis** *(Milzschlagader)* für die Milz. Weiter unten gibt die Aorta zwei große Arterien ab, die überwiegend den Darm versorgen, die **A. mesenterica superior** und **inferior** (*obere* und *untere Eingeweideschlagader*). Etwas unterhalb der A. mesenterica superior zweigen seitlich die beiden *Nierenarterien* **(Aa. renales)** ab (☞ Abb. 16.7 und 16.9).

Vor dem 4. Lendenwirbel gabelt sich die Aorta in die linke und rechte **A. iliaca communis** *(gemeinsame Beckenarterie)*, die sich wiederum in die *innere* und *äußere Beckenarterie* (**A. iliaca interna** und **externa**) teilt. Die A. iliaca interna versorgt die Beckenorgane.

Die A. iliaca externa tritt in die **Lacuna vasorum,** eine Lücke zwischen Schambein und Leistenband (☞ Abb. 7.41). Hier verlaufen die Gefäße für das Bein. Während die Arterie abwärts zieht, wird sie zunächst am Oberschenkel zur **A. femoralis** *(Oberschenkelschlagader),* um dann als **A. poplitea** *(Kniekehlenschlagader)* durch die Kniekehle zu laufen. Unterhalb der Kniekehle teilt sie sich in drei Äste: die **A. peronea** *(Wadenbeinschlagader),* die **A. tibialis anterior** *(vordere Schienbeinschlagader)* und die **A. tibialis posterior** *(hintere Schienbeinschlagader).* Diese drei Arterien verzweigen sich und versorgen den Unterschenkel und den Fuß.

Pulsmessung

Der von der Herzaktion erzeugte Druckpuls wird über das Arteriensystem in die Peripherie weitergeleitet und kann dort getastet werden. Diese einfache **Pulsmessung** gibt oft ohne technischen Aufwand entscheidende Hinweise auf Zustand und Funktion des Herz-Kreislauf-Systems eines Patienten. Kriterien sind: die *Pulsfrequenz* (z. B. **Tachykardie,** zu schneller Puls, oder **Bradykardie,** zu langsamer Puls ☞ 15.4), seine *Regelmäßigkeit, die Kraft des Pulses* (**harter** oder **weicher Puls,** *Pulsus durus* oder *mollis*), die *Amplitude* (Höhe) des Pulses (**großer** oder **kleiner Puls,** *Pulsus magnus* oder *parvus*) und seine *Anstiegssteilheit bzw. -schnelligkeit* (**schnellender** oder **verzögerter Puls,** *Pulsus celer* oder *tardus*).

Geeignete Tastpunkte zur Pulsmessung (☞ Abb. 16.9) finden sich dort, wo größere Arterien dicht unterhalb der Hautoberfläche oder über harten Strukturen wie Knochen verlaufen, gegen die man sie tasten kann. Am häufigsten wird der Puls an der A. radialis gemessen. Hierzu legt man Zeige-, Mittel- und Ringfinger parallel zueinander am handgelenksnahen Speichenende auf der Hohlhandseite auf.

Andere Stellen, an denen sich auch bei schlechter Kreislaufsituation noch der Puls messen lässt (z. B. im Schock), sind die A. carotis am Hals (☞ Abb. 16.7 und 16.9) und die A. femoralis in der Leistenbeuge. An der Halsschlagader sollte allerdings nur ein erfahrener Untersucher den Puls messen, da die Reizung der Pressorezeptoren durch die Druckerhöhung am Karotissinus (☞ Abb. 16.14), wie die Karotisgabelung auch genannt wird, zu einem Blutdruckabfall führen kann.

Zur üblichen klinischen Untersuchung gehört außerdem die Untersuchung des Pulses in der Leistenbeuge, in der Kniekehle und an Fußknöchel und Fußrücken. Der Untersucher erkennt so möglicherweise Gefäßverschlüsse, wie sie z. B. bei Rauchern häufig auftreten.

16.2.2 Das Pfortadersystem

Das venöse Blut aus den Bauchorganen fließt nicht direkt zum rechten Herzen zurück, sondern vereinigt sich zunächst in einer großen Vene, der **Pfortader** (*V. portae,* ☞ Abb. 16.8). Die Pfortader führt das nährstoffreiche Blut aus den Verdauungsorganen zur Leber, wo es sich mit dem sauerstoffreichen Blut der Leberarterie vermischt (☞ Abb. 18.7 und 18.49).

In der Leber laufen dann zahlreiche biochemische Prozesse ab. Die Leber entgiftet gefährliche Substanzen und verändert manche aufgenommen Stoffe so, dass die Körperzellen sie weiterverarbeiten können (☞ auch 18.10.3). Dazu fließt das Blut von Pfortader und Leberarterie in das Kapillarnetz der Leber und gelangt nach der Leberpassage über die V. cava inferior in den rechten Vorhof.

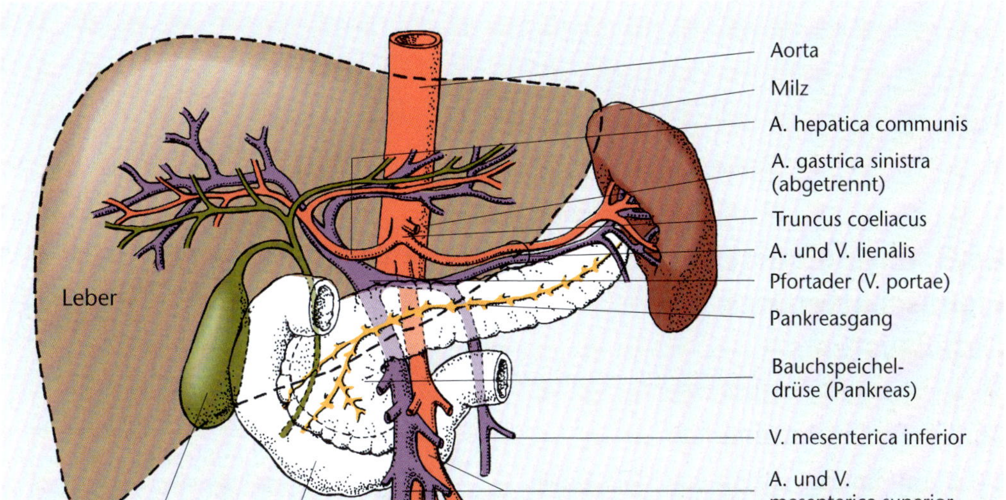

Abb. 16.8: Die Aufzweigungen der Aorta im Bauchraum und einige wichtige Gefäße des Pfortadersystems. [A300-190]

16.2.3 Die Venen des Körperkreislaufs

Aus den Kapillargebieten fließt das Blut in die Venen. Der Verlauf der Venen entspricht meist dem der Arterien, es gibt jedoch insgesamt mehr Venen als Arterien. Die Venen münden entweder in die V. cava superior oder in die V. cava inferior. Die **V. cava superior** *(obere Hohlvene)* sammelt das Blut aus den Armen, dem Kopf sowie aus Hals und Brust. Die **V. cava inferior** *(untere Hohlvene)* nimmt das Blut aus dem Bauchraum, der Bauchwand, den Beckenorganen und den Beinen auf.

Das venöse Blut aus dem Herzmuskel fließt über mehrere kleinere Venen in den **Sinus coronarius,** eine große Sammelvene, die in den rechten Herzvorhof mündet.

Am Arm leiten die *Ellen-* und *Speichenvenen* (**Vv. ulnares** und **Vv. radiales**) das Blut zunächst in die **Vena brachialis,** die *Oberarmvene.* Diese geht schließlich in die **V. subclavia,** die *Schlüsselbeinvene,* über (☞ Abb. 16.10). Diese vereinigt sich im linken bzw. rechten **Venenwinkel** mit der **V. jugularis interna** *(innere Drosselvene)* und dem rechten Hauptlymphgang bzw. Milchbrustgang (☞ Abb. 13.26) und führt in die V. cava superior.

In der V. jugularis interna fließt venöses Blut aus dem Gehirn, aber auch aus dem Gesicht zum Herzen zurück. Das venöse Blut aus der Kopfschwarte, der Haut des Hinterhauptes und dem Mundboden fließt in der **V. jugularis externa** *(äußere Drosselvene),* die in die V. subclavia mündet oder in den Venenwinkel eintritt.

Das Blut aus den Bauchorganen fließt in die Pfortader (Details ☞ 16.2.2), das Blut aus den Beckenorganen sammelt sich in **Venenplexus** *(Venengeflechten),* die in die V. cava inferior münden.

Am Bein fließt das venöse Blut zum großen Teil über das **tiefe Venensystem** und sammelt sich zunächst in der **V. poplitea** *(Kniekehlenvene).* In der **V. femoralis** *(Oberschenkelvene)* durchströmt das Blut dann den Oberschenkel, gelangt dann in die **V. iliaca externa** *(äußere Beckenvene)* und schließlich in die **V. iliaca communis** *(gemeinsame Beckenvene).*

Ein kleiner Anteil des venösen Blutes gelangt über das **oberflächliche Beinvenensystem** in die **V. saphena magna** *(große Rosenvene),* die im **Venenstern** in die aus der Tiefe des Oberschenkels kommende V. femoralis mündet (☞ Abb. 16.10).

16.2.4 Der Lungenkreislauf

Der Lungenkreislauf beginnt in der rechten Herzkammer und endet im linken Vorhof. Aus dem **Truncus pulmonalis** gehen zwei große Arterien hervor, die **linke** und **rechte A. pulmonalis** (*linke* und *rechte Lungenschlagader*).

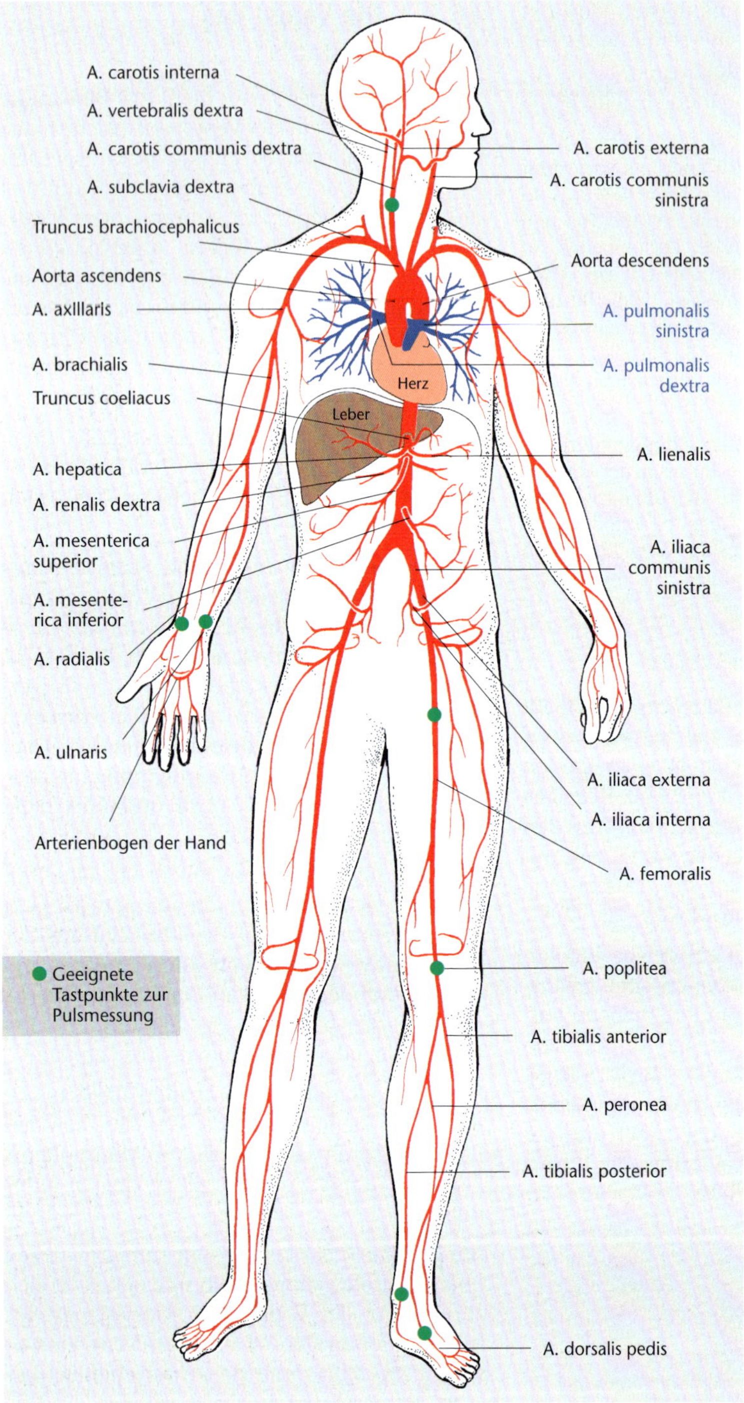

Abb. 16.9: Die wichtigen Arterien in der Übersicht.

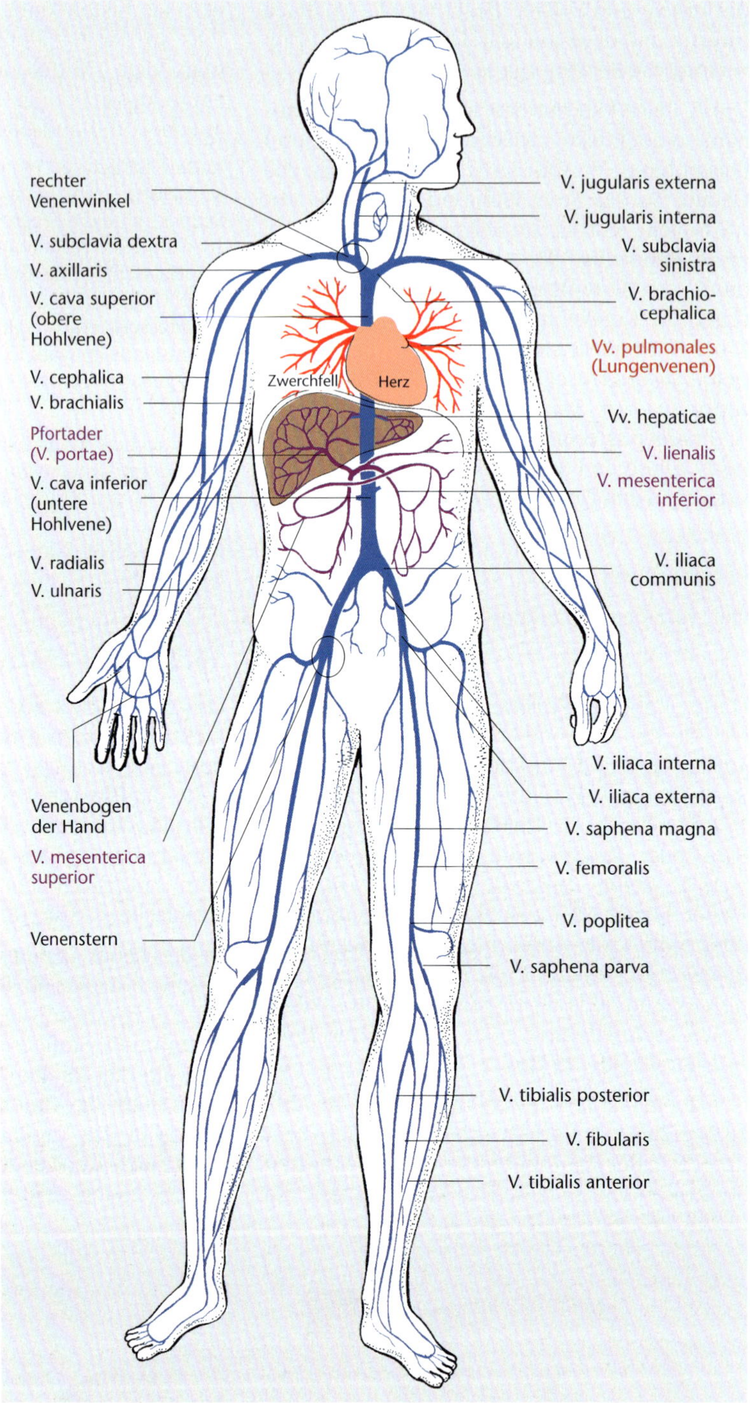

Abb. 16.10: Die wichtigen Venen in der Übersicht.

Diese teilen sich in immer feinere Äste auf, die die Lungenbläschen (Alveolen ☞ Abb. 17.15 und 17.16) wie ein feines Netz umspannen und auf diese Weise das sauerstoffarme Blut zum Gasaustausch an die Alveolen heranführen, aus denen Sauerstoff aufgenommen und an die Kohlendioxid abgegeben wird.

Venolen und Venen vereinigen sich endlich zu vier großen **Vv. pulmonales** *(Lungenvenen)*, die das jetzt mit Sauerstoff angereicherte Blut zum linken Herzvorhof leiten.

Im Fetalleben (☞ 22.3) ist der Lungenkreislauf angelegt, aber durch Shunts kurzgeschlossen. Die Plazenta übernimmt die Aufgabe des Gasaustausches.

16.3 Physiologische Eigenschaften des Gefäßsystems

16.3.1 Die Blutströmung

Die **Blutströmung** entsteht durch die Druckdifferenzen im Kreislaufsystem. Aus zentralen Regionen mit hohem Druck fließt das Blut in periphere Gefäßabschnitte mit niedrigerem Druck. Die Fließgeschwindigkeit hängt dabei vom *Blutdruck* (☞ 16.3.4) und vom *Strömungswiderstand ab* (☞ Abb. 16.11).

16.3.2 Der Strömungswiderstand

Die Gefäße setzen dem Blutstrom einen Widerstand entgegen, den **Strömungswiderstand.** Dieser wird bestimmt durch:

- Den *Durchmesser* eines Blutgefäßes (wesentlich beeinflusst vom *Tonus* der Gefäße)
- Die *Viskosität* des Blutes (Zähigkeit bzw. „innere Reibung" einer Flüssigkeit)
- Die *Länge* des Gefäßabschnitts (ist nicht veränderbar).
- Die Zahl der parallel geschalteten Blutgefäße, d.h. vom *Gesamt-Gefäßquerschnitt* (je mehr Gefäße parallel durchströmt werden, desto kleiner ist der Widerstand).

Der Gefäßdurchmesser

Verengt sich ein Gefäß, so steigt der Widerstand an, und zwar verhält sich der Widerstand umgekehrt proportional zur *vierten Potenz* des Gefäßradius! Bei einer Halbierung des Radius steigt also der Widerstand um den Faktor $2^4 = 16$. Umgekehrt sinkt der Widerstand bei einer Verdoppelung des Radius auf $^1/_{16}$ des Ausgangswertes ab. Dieser Vorgang spielt eine wichtige Rolle bei der Regulation des Blutdrucks und der Durchblutungssteuerung der einzelnen Organe.

Im Normalzustand sind über 80% der Arteriolen eng gestellt, wobei sich die einzelnen Arteriolen in rhythmischem Wechsel öffnen und weiten. Sind – etwa in einem Entzündungsgebiet oder bei großer Hitze bzw. Sonneneinstrahlung – mehr als 20% der Arteriolen geweitet, so ändert sich der Strömungswiderstand (er sinkt rasch ab) und damit die lokale Durchblutung (sie nimmt stark zu). Über diesen Mechanismus kann umgekehrt der Sympathikus die Durchblutung innerer Organe bei einer Stressreaktion schnell reduzieren.

Durch die von Organ zu Organ je nach lokalem Sauerstoffbedarf unterschiedliche Zahl der offenen Arteriolen wird nicht nur die lokale Durchblutung einzelner Organe, sondern auch die Blutverteilung zwischen und innerhalb der verschiedenen Regionen des Gesamtorganismus geregelt und dem Bedarf angepasst.

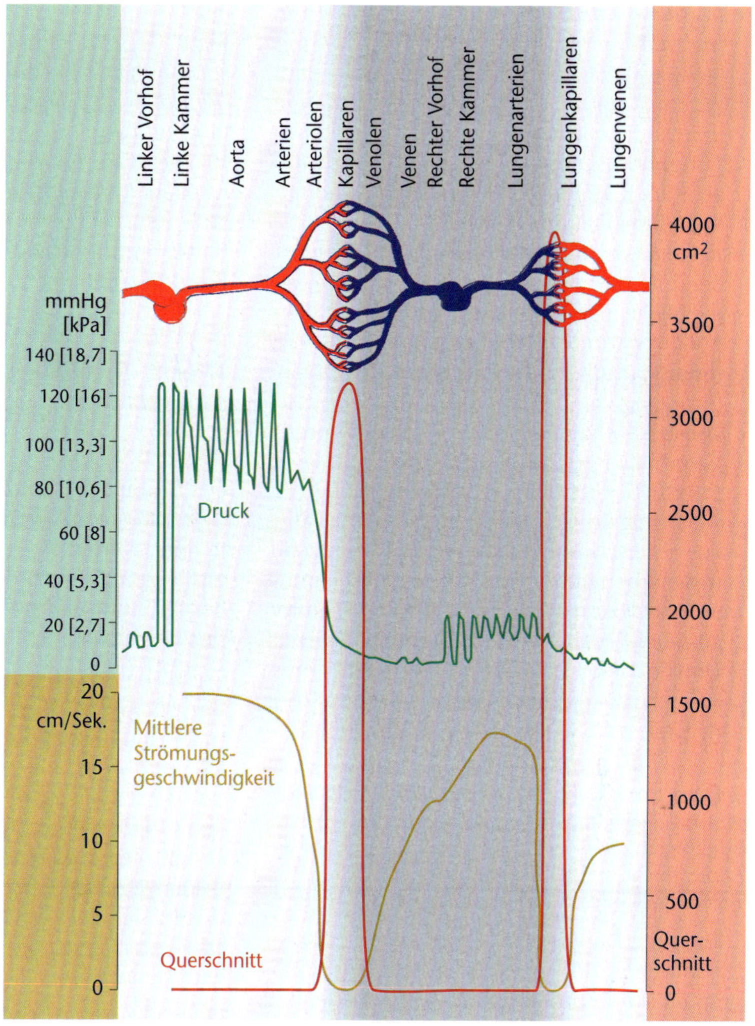

Abb. 16.11: Veränderung von Sauerstoffbeladung (rot, blau), Blutdruck, Strömungsgeschwindigkeit und Gefäßquerschnitt entlang der verschiedenen Gefäßabschnitte des Körper- und Lungenkreislaufs. In den Arteriolen fällt der Blutdruck aufgrund des hohen Widerstandes rasch ab. Da die Durchschnittsgeschwindigkeit an einem bestimmten Punkt umgekehrt proportional dem Gesamt-Gefäßquerschnitt an diesem Punkt ist, fließt das Blut daher in der Aorta am schnellsten und in den Kapillaren durch die starke Zunahme des Gefäßquerschnittes am langsamsten (ein breiter Fluss fließt langsam ...). [B171]

Die Blutviskosität

Die Viskosität (Zähigkeit) des Blutes hängt vor allem ab von dem Verhältnis zwischen festen und flüssigen Blutbestandteilen sowie von der Eiweißzusammensetzung des Plasmas. Entscheidend ist der Anteil der roten Blutkörperchen (*Hämatokrit* ☞ 13.2.5). Bei Zunahme des Hämatokrits (z. B. nach Höhenanpassung) nimmt die Viskosität überproportional zu. Auch Dehydratation (Verlust von Körperwasser ☞ 20.8.1) führt durch das Ansteigen des Hämatokrits zu einer erhöhten Viskosität und erhöht so den Strömungswiderstand.

Peripherer Gesamtwiderstand

Addiert man die Strömungswiderstände der hintereinander geschalteten Gefäßabschnitte, so ergibt sich der *totale periphere Widerstand.* Nimmt der totale periphere Widerstand zu (bei konstantem Herzzeit- und Blutvolumen), so steigt der arterielle Blutdruck.

16.3.3 Blutverteilung und Körperdurchblutung

Die Blutströmung und damit die Durchblutung der Organe wird unter variablen Schwerkraftverhältnissen (Liegen, Stehen, Kopfstand) aufrechterhalten und an den wechselnden Sauerstoff- und Nährstoffbedarf angepasst. Physiologische Möglichkeiten zur Sicherung der Organdurchblutung sind:

- Am Herzen können Schlagvolumen und Herzfrequenz verändert werden
- Im Gefäßsystem kann der Durchmesser der Gefäße, insbesondere der Widerstandsgefäße, verändert werden. Dadurch ist eine Bevorzugung mancher Gefäßgebiete möglich *(Blutumverteilung)*
- Eine weitere Regulation ist über die Änderung des Blutvolumens möglich.

Lokale Durchblutung

Manche Organe, etwa Gehirn, Herz oder Nebennieren, müssen immer gut durchblutet sein, andere hingegen, beispielsweise die Skelettmuskulatur, benötigen in Ruhe wenig, unter Belastung jedoch sehr viel mehr Blut. Daher sind Mechanismen zur **lokalen Durchblutungsregulation** erforderlich.

Die lokale Durchblutung wird in erster Linie über eine *Änderung der Gefäßweite* im Bereich der Widerstandsgefäße gesteuert. Folgende Mechanismen sind daran beteiligt:

- *Myogene Durchblutungsregulation:* Die meisten Organgefäße mit Ausnahme der Lunge halten die Durchblutung unabhängig von Blutdruckschwankungen über eine durch die Gefäßmuskulatur selbst gesteuerte Verengung bzw. Erweiterung konstant: Bei erhöhtem Blutdruck verengt sich die Gefäßmuskulatur, während sie sich bei abnehmendem Blutdruck wieder erweitert. Man nennt diesen Mechanismus auch *Selbstregulation* oder **Autoregulation** der Gefäße. Organe mit ausgeprägter Autoregulation sind Niere und Gehirn. Sie sichert bis zu einem kritischen unteren Blutdruckwert eine konstante Perfusion der Organe
- *Regulation durch Stoffwechselprodukte:* Praktisch alle kleinen Arterien (Arteriolen) reagieren auf *lokale chemische Einflüsse* wie Sauerstoffmangel, Kohlen- und Milchsäure-Anstieg mit Gefäßerweiterung und damit einer Steigerung der lokalen Durchblutung. So können z. B. bei verstärkter Organtätigkeit, bei intensiver Muskelarbeit oder nach einer vorübergehenden Unterbrechung der Durchblutung Stoffwechselprodukte besser abtransportiert werden. Umgekehrt nimmt die lokale Durchblutung ab, wenn z. B. durch Hyperventilation zuviel CO_2 abgeatmet wird (z. B. „Schwarzwerden vor Augen“ durch Abnahme der Gehirndurchblutung beim Luftmatratzenaufblasen)

- *Regulation durch Hormone und vom Endothel und den Thrombozyten produzierte Stoffe* (☞ 16.1.4): Die wichtigsten Substanzen mit Wirkung auf die Gefäßweite sind Histamin, Bradykinin, Serotonin und Prostaglandine, Thromboxan, NO, weitere sog. *Endotheline*, aber auch Adenosin, Angiotensin II, Adiuretin, Adrenalin und Noradrenalin
- *Regulation durch Nervenimpulse:* Entscheidend ist hier der Sympathikus (☞ 9.10), der die Weite der Widerstandsgefäße reguliert. Abhängig von Gefäßruhetonus und „Rezeptorausstattung" der verschiedenen Organe (Erregung von α-Rezeptoren führt zur Vasokonstriktion, Erregung von β-Rezeptoren zur Vasodilatation) führt seine Aktivierung zu unterschiedlich starker Verengung oder Erweiterung der Gefäße. So wirkt der Sympathikus in den meisten Organen gefäßverengend, in der arbeitenden Skelettmuskulatur kommt es jedoch durch lokale chemische Faktoren zu einer Gefäßerweiterung und so zu einer Umverteilung des Blutes im Sinne einer muskulären Leistungssteigerung (z. B. beim 1000-m-Lauf).

In vielen Geweben beeinflussen sog. **Nebenschlussgefäße** *(arteriovenöse Anastomosen)* die lokale Durchblutung. Dabei handelt es sich um Kurzschlussverbindungen, die bei Öffnung einen großen Teil des Blutes direkt in das venöse System überleiten. Das Blut umgeht so das Kapillargebiet.

Ultraschall-Doppler-Untersuchungen in Kombination mit der (zweidimensionalen) Sonographie (☞ auch 15.3 und Abb. 15.9) erlauben heute eine nicht-invasive Untersuchung fast aller dargestellten Eigenschaften des Blutkreislaufs: Bei größeren Arterien und Venen kann über Gefäßdurchmesser und Strömungsgeschwindigkeit die durchströmende Blutmenge *quantitativ* (Menge pro Zeiteinheit) erfasst werden, bei kleineren Gefäßen gestattet das Doppler-Spektrum (☞ Abb. 16.12) *qualitativ* zu beurteilen, welche Widerstände das Gefäß der Strömung entgegensetzt. Der Vergleich der Blutströmung in zwei Gefäßgebieten erlaubt, Blutumverteilungen zu erkennen.

16

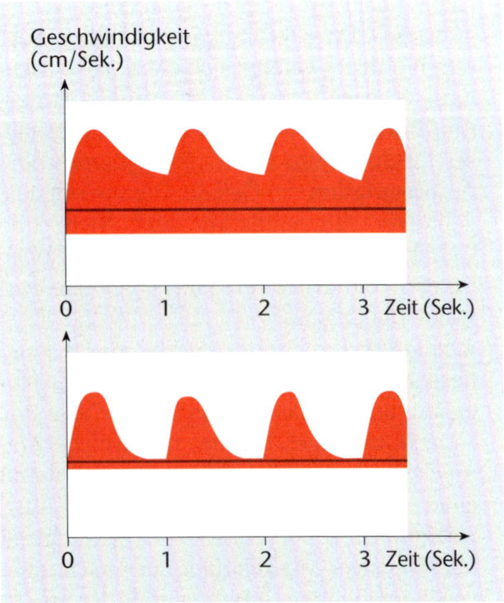

Abb. 16.12: Frequenz- bzw. Blutgeschwindigkeitsspektrum über mehrere Herzzyklen. Je größer die Blutflussgeschwindigkeit in der Diastole ist, desto weiter und dehnbarer ist das Gefäß (oben). Bei Widerstandsgefäßen oder z. B. arteriosklerotisch verengten Gefäßen nimmt die diastolische Durchblutung stark ab (unten). Auch Blutumverteilungen sind so zu erkennen.

16.3.4 Blutdruck und Blutdruckregulation

Der Blutdruck

Der **Blutdruck** ist die Kraft, die das Blut auf die Gefäßwände ausübt. Diese Kraft wirkt sowohl in den Arterien als auch in den Venen. Im klinischen Sprachgebrauch ist jedoch mit dem Begriff Blutdruck stets der Druck in den Arterien gemeint.

Die Höhe des Blutdrucks hängt ab vom *Herzzeitvolumen* (☞ 15.6.1), dem *peripheren Widerstand* und dem *Blutvolumen*. Ferner spielt die Körperposition eine Rolle: Im Stehen erhöht sich unterhalb der Herzebene der Druck in den Gefäßen durch den schwerkraftbedingten Druck der stehenden Blutsäule **(hydrostatischer Druck).** Oberhalb der Herzebene verringert sich der Druck, weil der hydrostatische Druck dort dem vom Herzen erzeugten Druck entgegenwirkt.

Pumpt das Herz während der Kammerkontraktion (Systole) Blut in die Aorta, so steigt in Ruhe der Druck dort bis auf 120 mmHg an. Dies ist der **systolische Blutdruckwert.** Der **diastolische Blutdruckwert** von rund 80 mmHg entsteht, wenn das Herz in der Diastole erschlafft und der Druck in der Aorta dadurch abfällt (☞ Abb. 15.15).

Die Differenz zwischen systolischem und diastolischem Blutdruck ist die **Blutdruckamplitude.** Der **arterielle Mitteldruck** in der Aorta beträgt etwa 95 mmHg (= diastolischer Blutdruck plus $^1/_3$ der Blutdruckamplitude).

Beim Erwachsenen gilt ein Blutdruck von:
- 120/80 mmHg als optimal
- 120–129/80–84 mmHg als normal
- 130–139/85–89 mmHg als „noch"-normal
- Etwas höhere systolische Werte bei Menschen über 60 Jahren gelten als akzeptabel, aber nicht als normal.

Der Blutdruck sollte sich innerhalb eines fest geregelten Normalbereichs bewegen. Zu hohe Werte (Hypertonie ☞ 16.4.1) können Herz, Nieren und Gehirn schädigen. Zu niedriger Blutdruck (Hypotonie ☞ 16.4.2) führt dazu, dass zu wenig Nährstoffe und Sauerstoff zu den Organen gelangen – Warnsignal ist Schwindel durch die Minderung der Gehirndurchblutung. Im Extremfall, dem Schock (☞ 16.4.3 und 25.5.2), kommt es zum Organversagen. Gleichzeitig muss der Blutdruck aber auch ständig wechselnden Belastungen angepasst werden – bei einem anstrengenden Dauerlauf muss der Körper höhere Werte für ein etwa 4-mal höheres Herzminutenvolumen (beim Untrainierten bis 20 l/min ☞ 1.6.3) aufbringen als in Ruhe (5–6 l/min).

Voraussetzung jeder Blutdruckregulation ist, dass der Körper den Blutdruck in den Gefäßen selbst messen kann. Hauptsächlich in Aorta und Halsschlagadern messen druckempfindliche Sinneszellen, die **Pressorezeptoren,** die Dehnung der Arterienwand (☞ Abb. 16.13). Dehnt ein höherer Druck die Wand, so senden die Pressorezeptoren verstärkt Impulse an das verlängerte Mark des Gehirns aus, bei zu niedrigen Werten nimmt die Zahl der Impulse ab.

Die Blutdruckregulation kann auch als Regelkreis mit negativer Rückkopplung (☞ 1.6.1) interpretiert werden. *Regelgröße* ist der mittlere arterielle Blutdruck, der von den Pressorezeptoren als *Messfühler* registriert wird. Führen *Störgrößen* wie z. B. Hinlegen zu einer Abweichung vom *Sollwert*, so werden über die *Stellglieder* Herz und Widerstandsgefäße entsprechende Korrekturen (z. B. Erhöhung von Herzfrequenz und -schlagkraft, Engstellung der Arterien) vorgenommen. Je näher der *Istwert* dem Sollwert da-

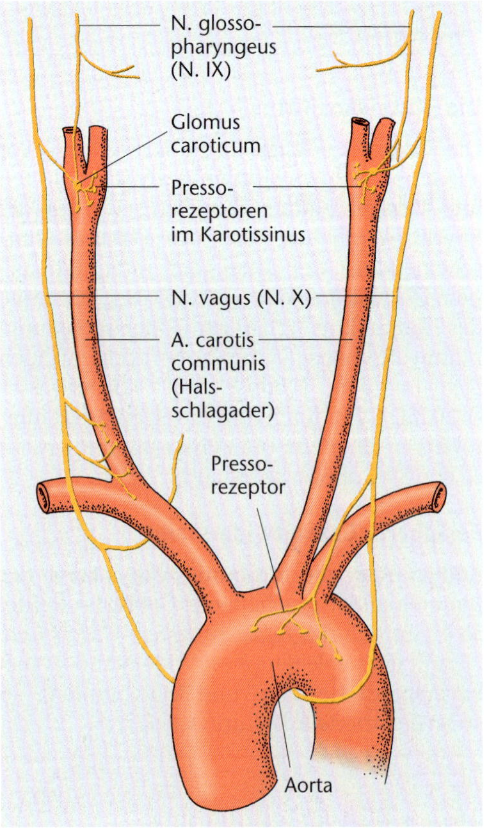

Abb. 16.13: Pressorezeptoren im Aortenbogen, entlang der A. carotis communis und insbesondere im Bereich ihrer Gabelung (Karotissinus) messen den Blutdruck. Das Glomus caroticum dient als Chemorezeptor für die Atemregulation (☞ 17.10.2).

durch wieder kommt, desto mehr werden die Korrekturen wieder zurückgefahren *(negative Rückkopplung).*

Die kurzfristige Blutdruckregulation

Die Mechanismen der **kurzfristigen Blutdruckregulation** greifen innerhalb von Sekunden, z. B. beim Aufstehen (☞ Abb. 16.14).

Wichtigster Mechanismus zur kurzfristigen Blutdruckregulation ist der **Pressorezeptorenreflex.** Blutdruckabfall führt reflektorisch über die Kreislaufzentren im verlängerten Mark zur Reizung des sympathischen Nervensystems. Dadurch wird das vom Herzen ausgeworfene Blutvolumen gesteigert, zusätzlich kommt es evtl. zur Gefäßverengung in Haut, Niere und Magen-Darm-Trakt. Dehnt ein erhöhter Blutdruck die Gefäßwand, so wird umgekehrt die Sympathikusaktivität gehemmt.

Bei länger anhaltenden Blutdrucksteigerungen allerdings passen sich die Pressorezeptoren an den erhöhten Wert an.

Der Reflexbogen läuft über das „Kreislaufzentrum" des verlängerten Marks. Hier gehen weitere Meldungen aus dem Körper ein (z. B. Atmung, Schmerz- und Kältereize). Dadurch wird die Beeinflussung des Blutdrucks durch Schmerz, Kälte sowie durch emotionale Reize verständlich.

In den Herzvorhöfen befinden sich **Dehnungsrezeptoren,** die in vergleichbarer Weise aber weniger stark als die arteriellen Pressorezeptoren auf einen Blutdruckabfall mit Aktivierung und auf einen Blutdruckanstieg mit Hemmung der sympathischen und Aktivierung der parasympathischen Zentren reagieren.

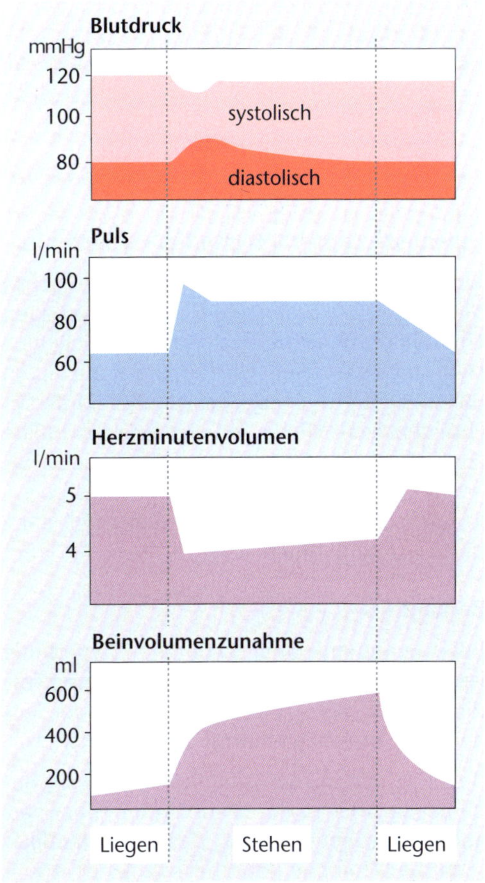

Abb. 16.14: Normale Veränderung von Blutdruck, Puls, Herzminuten- und Beinvolumen beim Aufrechtstehenden und beim Liegenden.

Die mittelfristige Blutdruckregulation

Bei den Mechanismen der **mittelfristigen Blutdruckregulation** ist insbesondere das *Renin-Angiotensin-Aldosteron-System* zu nennen (☞ auch 20.3.1). Sinkt die Nierendurchblutung ab (etwa durch Blutdruckabfall, aber auch durch Nierenarterienverengung), führt dies zu erhöhter Reninfreisetzung in der Niere. Renin fördert die Umwandlung von Angiotensinogen zu Angiotensin I, aus dem dann mit Hilfe des *Angiotensin-converting-Enzyms* Angiotensin II entsteht. Durch die starke gefäßverengende Wirkung des Angiotensin II steigt der Blutdruck wieder an.

Die langfristige Blutdruckregulation

Die **langfristige Blutdruckregulation** läuft über die Regulation des Blutvolumens und damit über die Niere:

- *Druckdiurese:* Steigt der arterielle Mitteldruck über den Normalwert von etwa 95 mmHg, so nimmt die Flüssigkeitsausscheidung durch die Nieren deutlich zu, bei einem Absinken des Mitteldrucks vermindert sich umgekehrt die renale Flüssigkeitsausscheidung (☞ 20.2.2)
- Ausschüttung von *Antidiuretischem Hormon* (ADH oder Adiuretin): Eine Volumenzunahme im Gefäßsystem führt zu einer verminderten ADH-Sekretion im Hypothalamus und damit zu einer Steigerung der Diurese (☞ 20.2). Nimmt das in den Gefäßen zirkulierende Volumen hingegen ab, wird mehr ADH ausgeschüttet, die Diurese sinkt
- *Ausschüttung von Aldosteron:* Durch die bereits oben erwähnte Aktivierung des Renin-Angiotensin-Aldosteron-Systems (☞ 20.3.1) wird bei einem Blutdruckabfall vermehrt Aldosteron gebildet, das die Natrium- und Flüssigkeitsreabsorption in der Niere und damit das Blutvolumen steigert. Umgekehrt führt ein Blutdruckanstieg zur Hemmung des Renin-Angiotensin-Aldosteron-Systems
- *Auf die Nieren wirkende Botenstoffe:* Durch Erhöhung des Blutvolumens werden in den Herzvorhöfen hormonähnliche Botenstoffe (z. B. *atriales natriuretisches Peptid,* **ANP** ☞ Tab. 12.24) freigesetzt, die an der Niere die Diurese steigern. Dadurch wird der Volumenüberschuss wieder ausgeglichen und der Blutdruck konstant gehalten. Bei einem Blutdruckabfall laufen die umgekehrten Vorgänge ab.

Die aus diesen Mechanismen resultierende Veränderung des Plasmavolumens beeinflusst über den Dehnungszustand der Gefäße und die venöse Füllung, genauer den zentralvenösen Druck **(ZVD),** die Auswurfleistung des Herzens und damit den Blutdruck.

Blutdruckmessung in der Arztpraxis

Als Standard gilt die sog. *indirekte Blutdruckmessung nach Riva-Rocci* (italienischer Arzt; daher in der Klinik auch die Bezeichnung „RR" für den Blutdruck). Hier setzt der Untersucher sein Stethoskop in die Ellenbeuge – etwa dort, wo die A. brachialis verläuft – und pumpt eine darüber angebrachte Blutdruckmanschette auf, bis im Stethoskop keine Pulsgeräusche mehr zu hören sind (☞ Abb. 16.15). Dann wird der Druck langsam abgelassen. Unterschreitet der Manschettendruck den systolischen Blutdruck, beginnen pulssynchrone Strömungsgeräusche hörbar zu werden, die **Korotkow-Töne.** Der erste dieser Töne zeigt den systolischen Druck an. Bei weiter nachlassendem Druck werden die Töne auf einmal deutlich leiser – diese Schwelle gibt den diastolischen Blutdruck an. Der Blutdruck wird in der Praxis immer noch in *Millimeter Quecksilbersäule* **(mmHg)** angegeben, die neue Maßeinheit *Pascal* hat sich hier nicht durchgesetzt (10 mmHg ≅ 1,33 kPa, ☞ auch Buchumschlag).

Blutdruckselbstmessung

Allein die Praxisatmosphäre oder die Arztanwesenheit treibt bei vielen Patienten den Blut-

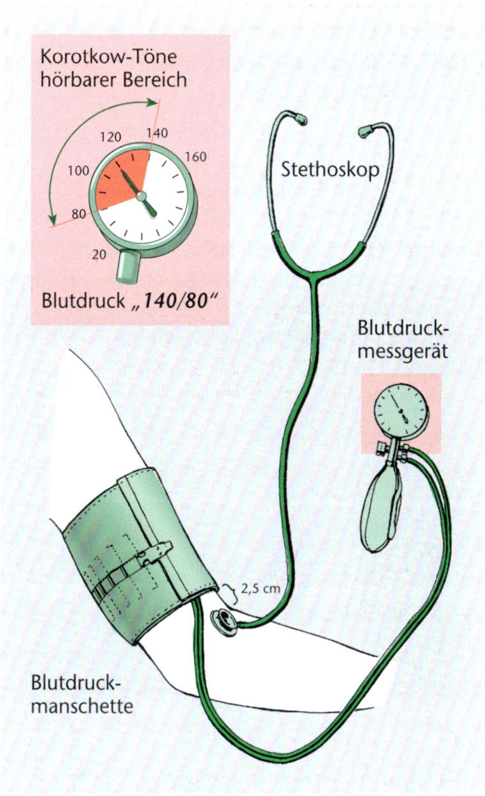

Abb. 16.15: Blutdruckmessung nach Riva Rocci. Wichtig: Nur bei einer zum Armumfang passenden Manschettenbreite und Messen auf Herzhöhe sind die gemessenen Werte korrekt. Ist die Manschette – etwa bei einem fettleibigen Patienten – zu schmal, ergeben sich falsch hohe Werte.

16

druck in die Höhe („Weißkittel-Hochdruck"). Eine häufige Selbstmessung erfasst *echte* Blutdruckspitzen bei Alltagsaktivitäten sowie die Tagesrhythmik (*Morgenhochdruck* ☞ unten) und verbessert bei der medikamentösen Bluthochdruck-Therapie die Einnahmetreue der Patienten *(Compliance)*. Fast alle Geräte zur Selbstmessung messen heute an Oberarm oder Handgelenk mit elektronischen Drucksensoren die von der Pulswelle verursachten Druckschwankungen und berechnen den arteriellen Mitteldruck. Das Aufblasen der Manschette erfolgt automatisch. Wichtig auch hier: Vorher einige Minuten ruhen, auf Herzhöhe messen (wegen des Einflusses des hydrostatischen Drucks) und „Messarm" entspannt auflegen. Es ist wichtig, nur klinisch validierte (geprüfte) Geräte zu nutzen, um Fehlmessungen zu vermeiden. Auch Langzeit-Blutdruckmessungen (z.B. 24-Stunden-Überwachung) erfolgen mit solchen automatischen Geräten.

16.4 Blutdruckregulationsstörungen

16.4.1 Bluthochdruck (Hypertonie)

Schätzungsweise 20–25 Millionen Menschen in Deutschland, also fast 30% der Bevölkerung, haben einen *erhöhten arteriellen Blutdruck* **(Hypertonie),** etwa die Hälfte davon, ohne es zu wissen. Zahlenmäßig nimmt Deutschland damit im internationalen Vergleich eine traurige Spitzenstellung ein.

Bluthochdruck ist eine Zeitbombe: Er begünstigt die Entstehung einer Arteriosklerose (☞ 16.1.4) und zählt zusammen mit den Fettstoffwechselstörungen (v.a. der Hypercholesterinämie ☞ 19.5.1 u. 16.5), dem Diabetes, dem Übergewicht und dem Rauchen zu den Hauptrisikofaktoren sowohl für den Schlaganfall als auch für den Herzinfarkt (☞ auch *tödliches Quartett,* 19.4.2).

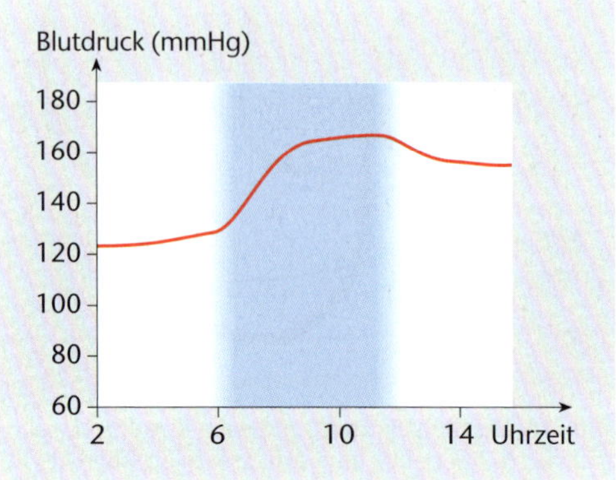

Abb. 16.16: Tagesrhythmik des systolischen Blutdrucks bei einem Hypertoniker mit einem ausgeprägten Blutdruckanstieg in den Morgenstunden.

Definition der Hypertonie

Hypertonie wird definiert als ein systolischer Blutdruck von ≥ 140 mmHg und/oder ein diastolischer Blutdruck von ≥ 90 mmHg und je nach Blutdruckhöhe in drei Schweregrade (leicht, mäßig, schwer) unterteilt. Bei einer *malignen Hypertonie* ist der diastolische Wert über 120 mmHg angestiegen, hier drohen innerhalb kurzer Zeit Organschäden.

Gefährlicher Morgenhochdruck

In den frühen Morgenstunden schaltet der Körper um von „schlafen" auf „wach-sein". Dies spiegelt sich auch in der Tagesrhythmik des Blutdrucks wider, der in den frühen Morgenstunden nach einem deutlichen Tief in der Nacht wieder ansteigt. Diese Blutdruckspitzen führen zum einen zu Herzinfarkten, Herztod und Schlaganfällen gehäuft in den frühen Morgenstunden. Zum anderen ist der morgendliche Anstieg nicht selten bei Hypertonikern besonders ausgeprägt, wird aber durch gelegentliche Blutdruckmessung in der Praxis kaum erkannt, wohl aber bei einer 24-Stunden-Blutdruckmessung (☞ Abb. 16.16). Eine medikamentöse Therapie muss das berücksichtigen, z.B. durch Gabe ausreichend lang wirkender Blutdruckmedikamente.

Ursachen der Hypertonie

Bei über 90% der Patienten lässt sich keine alleinige organische Ursache für den Bluthochdruck feststellen. Man spricht dann von einer **primären** *(essenziellen)* **Hypertonie.** Wahrscheinlich greifen mehrere äußere Risikofaktoren wie etwa Übergewicht, Rauchen, hoher Kochsalzkonsum, Bewegungsmangel oder Stress auf dem Boden einer genetischen Veranlagung ineinander und führen zur Manifestation des Bluthochdrucks (☞ Abb. 16.17). Diese Vielschichtigkeit der Entstehung muss die Therapie berücksichtigen.

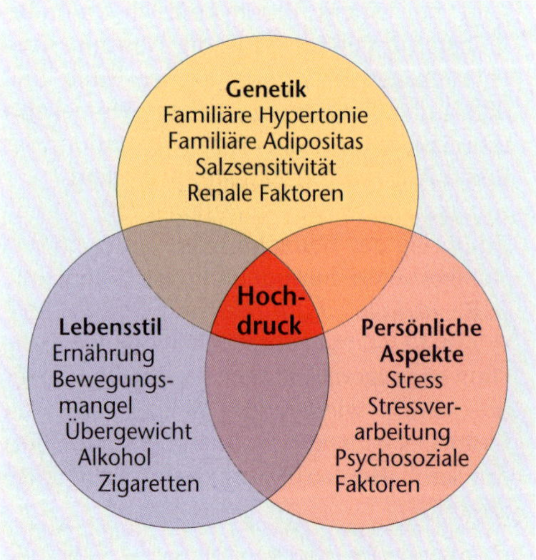

Abb. 16.17: Ineinandergreifen verschiedener Risikofaktoren bei der Entstehung der Hypertonie (Bluthochdruck).

Bei der **sekundären Hypertonie** (weniger als 10% der Fälle) ist der Bluthochdruck Folge anderer Grunderkrankungen, am häufigsten im Bereich der Nieren. Am zweithäufigsten sind Medikamente (z.B. Glukokortikoide, „Pille") verantwortlich, an dritter Stelle folgen hormonelle Störungen wie etwa eine Schilddrüsenüberfunktion.

Beschwerden bei Hypertonie

Viele Hypertoniker haben nur uncharakteristische Symptome wie Kopfdruck, Kopfschmerzen, Ohrensausen oder Schwindel, Müdigkeit und Leistungsminderung. Nicht selten zeigt sich die Hypertonie daher erst durch ihre Komplikationen, etwa eine Herzschwäche (☞ 15.6.4), eine koronare Herzkrankheit (☞ 15.7.2) oder einen Schlaganfall (☞ 9.12).

> **Notfall hypertensive Krise**
>
> Eine hypertensive Krise mit Werten über 230/120 mmHg zeigt sich meist durch Kopfschmerzen, Sehstörungen, Schwindel und Übelkeit, eventuell auch Bewusstseinsstörungen oder neurologische Ausfälle. Bis zum Eintreffen in der Klinik (Notarztbegleitung) gilt:
>
> - Patienten beruhigen, mit erhöhtem Oberkörper lagern (bei Bewusstlosigkeit in stabiler Seitenlage), jede körperliche Anstrengung vermeiden
> - Vitalzeichen kontinuierlich kontrollieren (Monitor)
> - Venösen Zugang legen
> - Zur Blutdrucksenkung wird heute als Mittel der Wahl Ebrantil® (Urapidil, ein Alpha-Rezeptoren-Blocker) eingesetzt.

Diagnostisches Vorgehen bei Hypertonie

Wird unter Ruhebedingungen bei *mehrfachen* Messungen zu *unterschiedlichen* Zeitpunkten ein höherer Blutdruck festgestellt, so liegt eine Hypertonie vor. Dann wird zunächst mit einem Basisprogramm wenig belastender Untersuchungen nach Hinweisen auf eine sekundäre Hypertonie und/oder bereits vorhandene Organschäden durch den Bluthochdruck gesucht. Je nach Befunden erfolgen weitere, ggf. auch invasive Maßnahmen.

Behandlung

Bei Patienten mit einer sekundären Hypertonie ist die Behandlung der Grunderkrankung vorrangig, etwa die operative Behebung oder Aufdehnung einer Nierenarterienverengung.

Bei der Mehrzahl der Patienten besteht die Behandlung aber in der Kombination einer veränderten Lebensführung, d.h. nicht-medikamentöser Therapie, und einer medikamentösen Therapie, die meist lebenslang erforderlich ist. Ziel ist die Senkung der Blutdruckwerte auf Werte unter 140/90 mmHg.

Jeder Millimeter auf der Quecksilbersäule zählt

Das Unheimliche an der Volkskrankheit Hochdruck ist, dass sie nicht weh tut, dass sie aber ein unheimlich großes Risiko u.a. für Schlaganfall und Herzinfarkt darstellt. Bereits wenige mmHg – so neue wissenschaftliche Studien – reduzieren dieses Risiko beträchtlich. 2–4 Kilo auf der Waage weniger schaffen schon einige mmHg. Man kann dem Hochdruck auch davonlaufen, wenn man es nur regelmäßig tut. Muss man blutdrucksenkende Medikamente einnehmen, darf man sie nicht absetzen, auch wenn sich der Blutdruck normalisiert hat. Und schließlich muss mit der lange akzeptierten Vorstellung aufgeräumt werden, dass ein etwas höherer Blutdruck im Alter harmlos ist. Selbst unter Ärzten ist die Verharmlosung leicht erhöhter Blutdruckwerte immer noch häufig anzutreffen (wahr allerdings ist, dass eine Blutdrucksenkung im Alter besonders vorsichtig erfolgen muss).

Ein Blutdruck entwickelt sich nicht über Nacht und sollte daher auch nicht über Nacht gesenkt werden. Ideal ist es, die Blutdrucknormalisierung über mehrere Wochen anzustreben. Dies ist besonders wichtig bei Patienten mit vorgeschädigten Blutgefäßen und – wie gesagt – bei älteren Patienten.

Nicht-medikamentöse Therapie

Bei vielen Patienten mit einer milden Hypertonie normalisieren bereits die folgenden Maßnahmen den Blutdruck:
- Gewichtsabnahme bei Übergewicht
- Ausdauersport oder regelmäßige, intensivere körperliche Betätigung
- Kochsalzreduktion
- Einschränkung des Alkohol- und Koffeinkonsums
- Verzicht auf Rauchen
- Ggf. Absetzen der Pille.

Medikamentöse Therapie

Am häufigsten verwendet werden die folgenden wichtigsten fünf Medikamentengruppen (zum Wirkungsprinzip ☞ 15.6.5 und 15.7.4). Ihre Wahl hängt nicht nur vom Erfolg der Blutdrucksenkung, sondern auch von den Nebenwirkungen ab. Möglich sind sowohl eine Mono- als auch eine Kombinationstherapie.
- ACE-Hemmer
- Angiotensin-II-Rezeptorenblocker
- Diuretika
- Kalzium-Antagonisten
- Beta-Rezeptorenblocker.

Da viele Hypertoniker (zunächst) keine Beschwerden durch ihre Erkrankung haben, ist eine ausführliche Patientenaufklärung wichtig. Ansonsten lassen Kranke die Medikamente oft eigenmächtig weg und gefährden dadurch ihre Gesundheit.

Auch ist es wichtig, den Patienten sehr ausführlich vor Augen zu führen, wie sehr sie selbst durch ihren Lebensstil (☞ vorher unter Nicht-medikamentöse Therapie) die Ansprechbarkeit auf die medikamentöse Therapie verbessern und so zur Verringerung der Anzahl und der Dosis der Medikamente (und somit auch zur Verringerung der Nebenwirkungen) beitragen können.

16.4.2 Zu niedriger Blutdruck (Hypotonie)

Weit geringere medizinische Bedeutung hat der *zu niedrige Blutdruck* **(Hypotonie)** mit Blutdruckwerten unter 100/60 mmHg. Hauptbeschwerden der Patienten sind Abgeschlagenheit, Leistungs- und Konzentrationsschwäche sowie Schwindel.

Am häufigsten ist die **essenzielle Hypotonie** ohne erkennbare Ursache, die besonders häufig schlanke junge Frauen betrifft. In der Regel reichen einfache physikalische Maßnahmen (z.B. Gefäßtraining durch Wechseltraining und Bürstenmassagen) sowie regelmäßige sportliche Betätigung aus.

Kneipp-Anwendungen und der Kreislauf

„Was das Leben gesund erhält, kann auch die Krankheit heilen" auf diesem Grundsatz baute der Bad Wörrishofener Pfarrer Sebastian Kneipp auf. Ziele der *Kneipp-Hydrotherapie* (Wassertherapie) sind Abhärtung und Abwehrsteigerung des Körpers. Kalte und warme Bäder, Güsse und Packungen bewirken eine Reizung der Hautnerven und Blutgefäße und dadurch eine Anregung des gesamten Stoffwechsels, was sowohl heilend als auch vorbeugend wirken soll.

Viele Menschen wenden die Prinzipien der Kneipp-Hydrotherapie beim Saunabaden an und können so die Zahl an Erkältungen in den Wintermonaten verringern.

Dass dieses Naturheilverfahren, bei dem es Sebastian Kneipp um den ganzen Menschen ging – um Körper, Geist und Seele – so viel Anerkennung und Nachahmung gefunden hat, liegt auch in seinem eigenen Schicksal begründet. Kneipp erkrankte an Tuberkulose und wurde von seinem Arzt praktisch aufgegeben. Mit einer Wasserkur, teils mit Tauchbädern in der eiskalten Donau, gelang ihm die Selbstheilung.

16.4.3 Schock

Details zum Schock ☞ 25.5.2

Ein Versagen der Kreislaufregulation mit gefährlicher Durchblutungsverminderung lebenswichtiger Organe nennt man **Schock.** Leitbefund beim Schock ist der gefährlich *niedrige systolische Blutdruck,* der 80 mmHg unterschreitet und in lebensbedrohlichen Fällen oft nicht mehr messbar ist.

Literatur und Kontaktadressen

Literatur

Gotzen, R., Lohmann, F. W.: Hoher Blutdruck. Ein aktueller Ratgeber. Steinkopff, Darmstadt 2004

Middeke, M., Pospisil, E., Völker, K.: Bluthochdruck senken ohne Medikamente. TRIAS, Stuttgart, 6. Auflage 2005

Vallbracht, C.; Kaltenbach, M.: Herz-Kreislauf kompakt. Steinkopff, Darmstadt 2006

Kontaktadressen

Deutsche Hochdruckliga e.V., Deutsche Hypertonie Gesellschaft, Berliner Straße 46, 69120 Heidelberg, Tel. 06221/411774, www.hochdruckliga.de

Deutsche Gesellschaft für Angiologie, Gesellschaft für Gefäßmedizin e.V., Frankfurt, www.dgangiol.de

Deutsche Gesellschaft für Kardiologie – Herz- und Kreislaufforschung e.V., Achenbachstraße 43, 40237 Düsseldorf, Tel. 0211/6006920, www.dgk.org

Leibniz-Institut für Arterioskleroseforschung, Domagkstraße 3, 48149 Münster, Tel. 0251/8356178, www.lifa.uni-muenster.de (mit Patientenseiten zur Vorbeugung)

Schweizerische Herzstiftung, Schwarztorstraße 18, CH 3000 Bern, Tel. 004131/3888080, www.swissheart.ch

16.5 Gesundheit & Lebensstil: Gefäßerkrankungen – Sauerstoff im Stau

Blutgefäße sind lebensnotwendige Transportwege. Aber an ihren Innenwänden bleiben ständig Minimengen an Fett und anderen Blutbestandteilen hängen – praktisch jeder 80-Jährige hat einen oder mehrere der drei V-Befunde: **V**erengung, **V**erkalkung, **V**erschluss. Viel zu oft wird der normale und auch von der Veranlagung beeinflusste Alterungsprozess durch die Lebensgewohnheiten vorverlegt. Begünstigend wirken Rauchen, Bluthochdruck, Übergewicht, Diabetes mellitus und ein zu hoher Cholesterinspiegel im Blut.

Cholesterin: weniger ist mehr

Das deutsche Frühstücksei kam in den 70er-Jahren als Cholesterinhammer unter Beschuss. Mit seinen etwa 250 mg Cholesterin bei einem Tagesbedarf von 300 mg gehört es für Personen mit erhöhten Cholesterinwerten zu den „schweren Fällen“.

Neu werden die Trans-Fettsäuren gefürchtet (☞ 2.8.2), u.a. in Eiscreme, Blätterteig und Frittiertem, die – obwohl ungesättigt – die Menge am „bösen“ Cholesterin (☞ unten) ähnlich ansteigen lassen wie gesättigte Fette. Das Ei hat diesen Imageschaden halbwegs überstanden; das Cholesterin nicht. Dabei wird übersehen, dass es auch seine positiven Seiten hat. Ohne Cholesterin wäre der Aufbau von Zellwänden nicht möglich; Gehirn und Nebennierenrinde wären nicht funktionsfähig. Cholesterin ist an der Synthese von Gallensäuren, Hormonen und Vitamin D beteiligt.

70% des benötigten Baustoffs produziert der Körper selbst. Den Rest nimmt er über tierische Nahrungsmittel auf. Pflanzen liefern kein Cholesterin. Wird zu oft und zu kräftig bei Eiern, Fleisch, Butter, Käse, Sahne zugelangt, geht die Balance zwischen Cholesterinproduktion und -zufuhr einerseits sowie Verbrauch bzw. Ausscheidung andererseits verloren.

Die „Bösen“ und die „Guten“

Doch selbst erhöhte Werte sagen nicht alles. Cholesterin zählt chemisch zu den Fetten. Damit die öligen Tropfen nicht an den Gefäßwänden kleben, werden sie für den Transport zu den Körperzellen in Lipoproteine verpackt: in die *LDL-Partikel (Low-Density-Lipoproteins)* und die größeren *VLDL-Partikel (Very-Low-Density-Lipoproteins).* Beide können Cholesterin an die Gefäßwände abgeben und begünstigen so die Entstehung von Arteriosklerose (☞ 16.1.4). Das hat ihnen das Adjektiv „böses“ Cholesterin eingetragen. Das „gute“ *High-Density-Lipoprotein (HDL)* kann Fette aus Zellen und Gefäßwänden abtransportieren (☞ Abb. 16.18).

Raucherbein – kein Durchkommen mehr

Sind die Extremitätenarterien von den Verengungen betroffen, entsteht die *arterielle Verschlusskrankheit (AVK),* zu 90 % in den Beinen. Erste Anzeichen von Durchblutungsstörungen können sich scheinbar harmlos in kalten Füßen manifestieren. Verstärkt sich das Leiden, sind beim Gehen immer häufiger Pausen nötig. Viele Betroffene bleiben während dieser schmerzhaften Attacken vor Geschäftsauslagen stehen – daher die Bezeichnung *Schaufensterkrankheit (Claudicatio intermittens).* Da neun von zehn Patienten rauchen, sprechen Laien auch vom „Raucherbein“. Die meisten Erkrankten sind über 50, denn es vergehen Jahre bis zu den ersten Symptomen. Allein in Deutschland gibt es 3,5 Millionen AVK-Patienten, von denen über 30 000 pro Jahr eine Gliedmaßenamputation nicht erspart bleibt.

Herzinfarkt – keine reine Männersache

Von 100 Patienten mit einer Schaufensterkrankheit sterben 30 innerhalb der nächsten fünf Jahre an den Folgen eines Schlaganfalls oder Herzinfarktes, denn auf den arteriosklerotischen Plaques bilden sich leicht Blutgerinnsel, die z.B. ein Herzkranzgefäß vollends verstopfen. Die Region des Herzmuskels, die von der betroffenen Arterie versorgt wird, ist nun von der Sauerstoffzufuhr abgeschnitten (☞ 15.7.3). Die Zellen sterben innerhalb weniger Stunden ab. Deshalb ist Eile geboten. Leider werden die Symptome häufig nicht früh genug erkannt. Da der Herzinfarkt das Image einer Männerkrankheit hat, wird vor allem bei Frauen nicht daran gedacht, zumal diese oft über andere Symptome klagen als Männer.

Schlaganfall – nach Minuten tote Zellen

Leider werden auch die Anzeichen eines Schlaganfalls (☞ 9.12) nicht immer erkannt. Wird eine Hirnarterie durch ein Gerinnsel blockiert, kommt die Versorgung der Nervenzellen mit Sauerstoff „schlagartig“ zum Stillstand. Die betroffenen Neuronen sterben bereits nach wenigen Minuten ab. Erhöhter Blutdruck gilt als größter einzelner Risikofaktor.

Risiken in Griff kriegen

Arterienverengungen sind irreparabel. Grund genug, auf die Gefäße zu achten. Vernünftig essen und regelmäßig durch Bewegung ins Schwitzen kommen, das fördert nicht nur die Balance zwischen „gutem“ und „bösem“ Cholesterin, sondern reguliert zudem den Blutdruck, hält das Gewicht in Schach und wirkt positiv auf den Stoffwechsel.

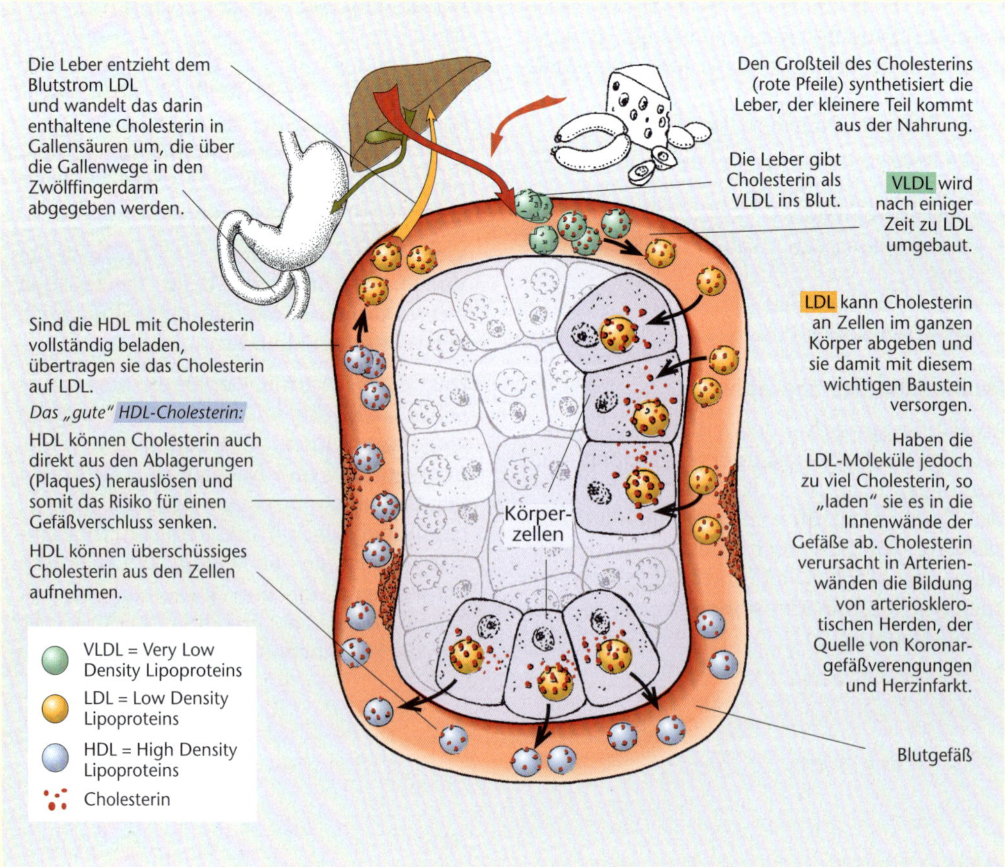

Abb. 16.18: Wie Adern ihr Fett abbekommen – Übersicht über den Cholesterinhaushalt

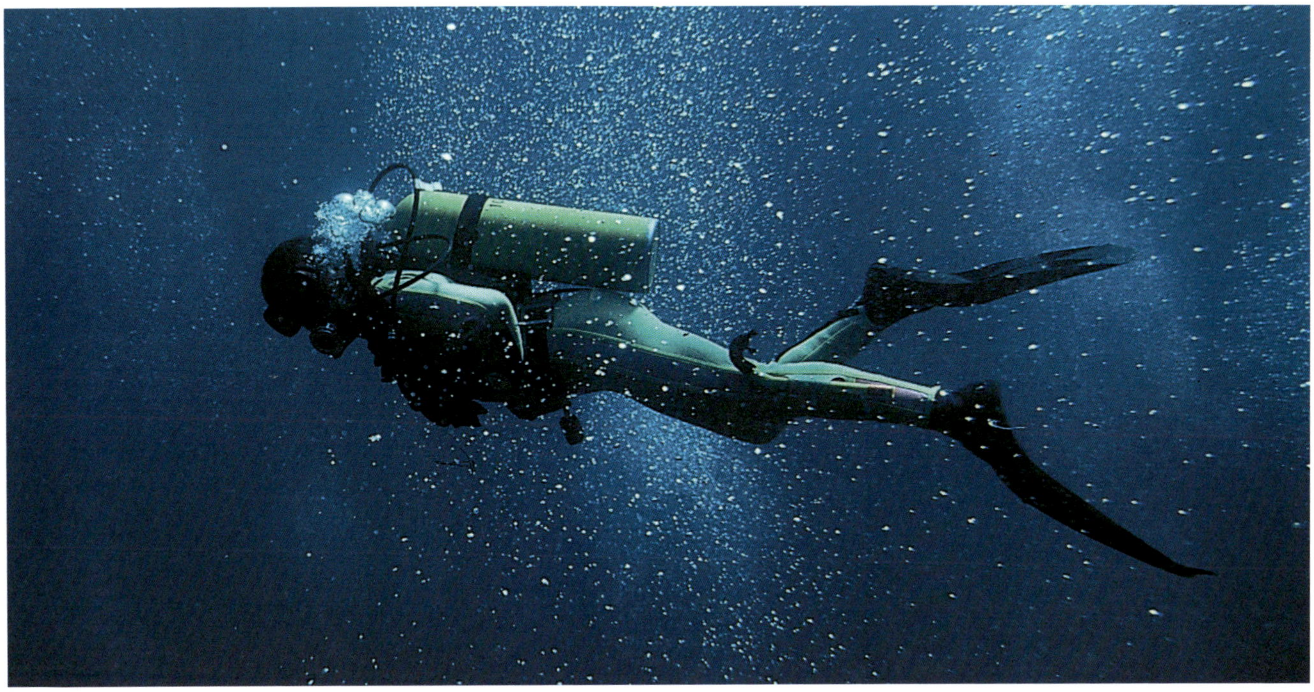

17 Das Atmungssystem

Mit Hilfe des **Atmungssystems** *(respiratorisches System)* ist der Körper in der Lage zu atmen, das heißt Gase mit der Umgebung auszutauschen. Diesen Gasaustausch zwischen Blut und Umgebung nennt man **äußere Atmung.** Der Lunge kommt dabei die Funktion zu, den für alle Lebensvorgänge unabdingbaren Sauerstoff aus der Atemluft aufzunehmen und Kohlendioxid als wichtiges Endprodukt des Körperstoffwechsels abzugeben. Durch die Abatmung des Kohlendioxids nimmt die Lunge auch an der Aufrechterhaltung des Säuren-Basen-Haushalts teil.

Im Gegensatz hierzu bezeichnet man als **innere Atmung** die in der Zelle ablaufende Herstellung von ATP durch die „Verbrennung" von Nährstoffen (☞ 2.8.5), wozu der mit der äußeren Atmung bereitgestellte Sauerstoff benutzt wird.

Die Lungen sind Teil der unteren Luftwege, denen die Organe der oberen Luftwege vorgeschaltet sind:

- Zu den **oberen Luftwegen** *(oberer Respirationstrakt)* gehören Nase, Nasennebenhöhlen und Rachenraum
- Zu den **unteren Luftwegen** *(unterer Respirationstrakt)* zählen Kehlkopf, Luftröhre, Bronchien sowie die Lungen selbst (☞ Abb. 17.1).

17.1 Die Nase

17.1.1 Der Aufbau der Nase

Zu den sichtbaren äußeren Teilen der **Nase** gehören die **Nasenlöcher,** die **Nasenflügel,** die **Nasenspitze,** der **Nasenrücken** und die **Nasenwurzel.** Die äußere Form der Nase wird vor allem von mehreren kleinen **Nasenknorpeln** geprägt.

Neben diesem äußerlich sichtbaren Anteil gibt es noch den wesentlich größeren inneren Teil der Nase, die **Nasenhöhle** (☞ Abb. 17.2). Sie liegt als horizontal gestellter Kanal über dem harten Gaumen (☞ Abb. 8.11). Ihre vom Oberkieferknochen gebildeten Seitenwände neigen sich zur Mitte und vereinigen sich unter der Schädelbasis mit der *Siebbeinplatte* (Lamina cribrosa, ☞ Abb. 8.6 und 17.2) zum **Nasenhöhlendach.** So wird die Nasenhöhle zu einem annähernd dreieckigen Hohlraum, der durch die **Nasenscheidewand** *(Septum nasi)* in eine rechte und linke Hälfte aufgeteilt wird.

Der hintere Ausgang der Nasenhöhle wird von den **Choanen** gebildet – dies sind die in den Rachenraum führenden *hinteren Nasenöffnungen.* Am vorderen Naseneingang verhindern starre Haare das Eindringen größerer Fremdkörper.

Die Oberfläche der Seitenwände der Nasenhöhle wird durch die **untere, mittlere** und **obere Nasenmuschel** *(Concha nasalis superior, media, inferior)* vergrößert. Durch diese drei in die Nasenhöhle reichenden „Stege" entstehen links und rechts je ein **unterer, mittlerer** und **oberer Nasengang** (☞ Abb. 17.2).

17.1.2 Die Funktionen der Nase

Die **Nasenhöhle** hat im Wesentlichen drei Funktionen:

- Erwärmung, Vorreinigung und Anfeuchtung der Atemluft
- Beherbergung des Riechorgans (☞ 10.5)
- Resonanzraum für die Stimme.

Erwärmung, Vorreinigung und Anfeuchtung der Atemluft

Die Wand der Nasenhöhle ist von einer Schleimhaut überzogen, an deren Oberfläche sich ein *mehrreihiges Flimmerepithel* mit Flimmerhärchen befindet (☞ Abb. 4.4 und 4.6). Die Flim-

Lunge und Umwelt

Die Lunge ist im Grunde ein nach innen verlagertes Oberflächenorgan und damit eine **Grenzfläche zur Umwelt.** Alles was der Mensch in die Luft abgibt, atmet er wieder ein, von Rußteilchen aus Verbrennungsanlagen (am häufigsten: die Zigarette) über Asbestfasern bis hin zu Dämpfen, die etwa bei der Medikamentenzubereitung entstehen.

Es ist also kein Wunder, dass viele Erkrankungen der Lunge durch den engen Kontakt der Lunge zur Umwelt entstehen: Das Bronchialkarzinom und das Lungenemphysem etwa sind Reaktionen auf die Schädigung durch Rußstoffe, die Staublunge des Bergarbeiters spiegelt die Schädigung durch Quarzkristalle wider, und der Reizhusten an Sommertagen ist der „Gruß" des bei Smog entstehenden Ozons. Erster Schritt zur Prävention vieler Lungenerkrankungen ist damit die Reinerhaltung der Luft, wobei der effektivste Schritt oft das Ausdrücken der Zigarette ist (☞ 17.13).

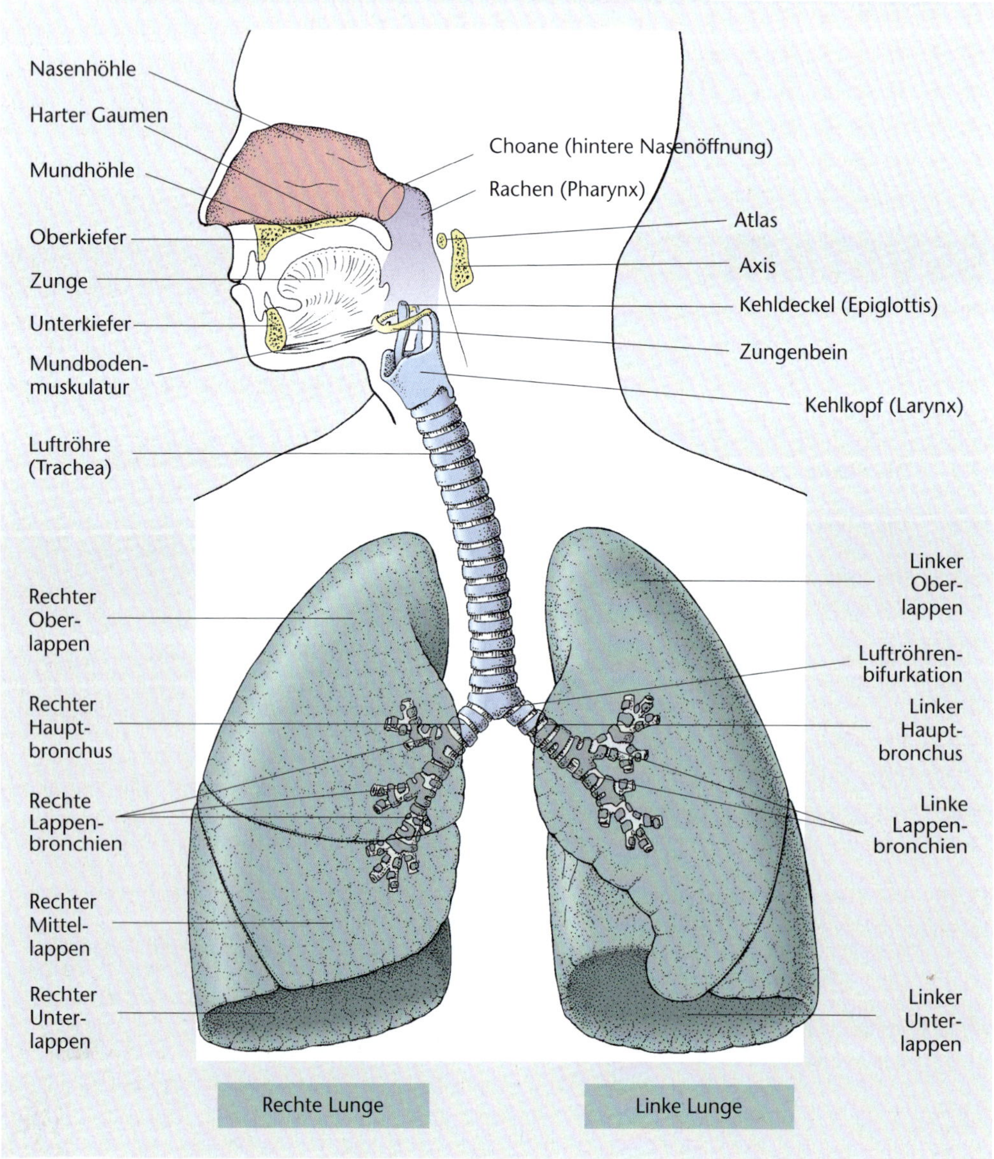

Abb. 17.1: Das Atmungssystem in der Übersicht.

17

merhärchen bewegen sich rhythmisch, wobei ihre Bewegungsrichtung zum Rachen hinführt. Im Rachen angekommen, werden die auf den Schleimhäuten abgefangenen Staubteilchen und Bakterien verschluckt. *Becherzellen*, die zwischen den Flimmerepithelzellen eingelagert sind (☞ Abb. 4.4), produzieren den jedem bekannten Schleim. Durch die Arbeit der Flimmerhärchen und ständige Flüssigkeitsausscheidung wird die Atemluft *gereinigt* und *angefeuchtet*.

Die *Vorwärmung* der Atemluft erfolgt durch ein dichtes Geflecht von mikroskopisch feinen Blutgefäßen, das unter der Nasenschleimhaut liegt. Gesteuert wird die Durchblutung der Nasenschleimhaut durch den V. und VII. Hirnnerven (N. trigeminus und N. facialis ☞ 9.7.3): Je kälter die Einatemluft ist, desto stärker wird die Schleimhaut durchblutet und die Atemluft erwärmt. Durch kleine Verletzungen (etwa durch Nasenbohren), aber auch Entzündungen und Infektionen können einige dieser Blutgefäße platzen – es kommt zum **Nasenbluten** (*Epistaxis* ☞ 25.9.2).

Sauerstoffgabe

Bei Patienten mit Luftnot wird die Atemluft oft mit Sauerstoff angereichert. Sauerstoff ist als medizinisches Gas jedoch nicht vorgewärmt und befeuchtet verfügbar. Um zu verhindern, dass die Nasenschleimhaut und die tiefer gelegenen Atemwege durch den über eine Sonde verabreichten Sauerstoff austrocknen und geschädigt und damit für eine bakterielle Besiedelung anfälliger werden, wird das Gas vor der Verabreichung durch ein warmes Wasserbad geleitet und dadurch erwärmt und befeuchtet.

Schnupfen und Grippe

Das beschriebene Flimmerepithel kommt laufend mit Bakterien und Viren aus der Einatemluft in Kontakt. Werden solche infektiösen Tröpfchen eingeatmet und gelingt es den evtl. darin enthaltenen Schnupfen- oder Grippeviren, die lokale Schleimhautabwehr zu durchbrechen, so entsteht eine „Tröpfcheninfektion". Vor allem bei Kindern ist jedoch die „Kontaktinfektion", d.h. die Übertragung der Erreger über (ungewaschene) Hände häufiger. Im Rahmen der Infektion kommt es zu einer überschießenden Produktion von zunächst wässrigem und dann zähflüssigem Nasenschleim. Dies macht sich als **Schnupfen** oder, bei Mitbefall des unteren Respirationstraktes, als so genannte **„Grippe"** (☞ auch 14.10.3) bemerkbar.

Die Riechfunktion

Unter dem von der Siebbeinplatte (Lamina cribrosa) gebildeten Nasenhöhlendach liegt die **Riechschleimhaut** (☞ Abb. 10.9). Die dort eingestreuten Riechzellen sind die Zellkörper des **Riechnerven** (*N. olfactorius* = I. Hirnnerv), der mit vielen feinen Fasern, den **Riechfäden** oder *Fila olfactoria*, durch die Siebbeinplatte in die vordere Schädelgrube aufsteigt. Er meldet Geruchsänderungen der Einatemluft an das *Riechhirn* (☞ 10.5.4). Auf diese Weise kann übler Geruch vor schädlichen Stoffen in der Atemluft warnen und bewirken, dass man den Atem anhält.

Auch wird durch den Duft von leckeren Speisen die Speichel- und Magensaftsekretion in Gang gesetzt – oder durch schlechten Geruch vor dem Genuss verdorbener Speisen gewarnt (☞ 10.5.1). Der Geruchssinn beeinflusst zudem ganz wesentlich die Geschmacksfunktion: Ist z.B. durch einen Schnupfen das Riechen gestört, schmeckt uns das Essen nicht mehr so wie sonst.

17.1.3 Die Nasennebenhöhlen

In die Nasenhöhle münden die klinisch bedeutsamen paarig angeordneten Nasennebenhöhlen (☞ Abb. 17.3):

- Die **Stirnhöhlen** *(Sinus frontales)*
- Die **Kieferhöhlen** *(Sinus maxillares)*
- Die **Siebbeinzellen** *(Sinus ethmoidales)*
- Die **Keilbeinhöhlen** *(Sinus sphenoidales)*.

Stirnhöhle, Kieferhöhle und Siebbeinzellen stehen über kleine Gänge mit dem mittleren Nasengang in Verbindung, der Keilbeinhöhlengang mündet oberhalb der oberen Nasenmuschel.

Die Nasennebenhöhlen dienen der Gewichtsverminderung des knöchernen Schädels und stellen einen Resonanzraum für die Stimme dar.

„Sekretfalle" – Sinusitis

Bei Fortleitung eines Infektes aus der Nasenhöhle können die Nasennebenhöhlen in Mitleidenschaft gezogen und zur „Sekretfalle" werden: Die entzündete Schleimhaut schwillt an, verlegt die Verbindung zur Nasenhöhle und das eitrige Sekret kann nicht mehr abfließen (*Nasennebenhöhlenentzündung*, **Sinusitis**). So kann sich z.B. Eiter wochen- und monatelang in den Nasennebenhöhlen sammeln und zu hartnäckigen Kopf- und Kieferschmerzen sowie zu Mattigkeit und Leistungsverlust führen.

Mit breit wirksamen Antibiotika, abschwellenden Nasentropfen und Rotlicht versucht man, die Entzündung zur Abheilung zu bringen. Inhalationen mit Wasserdampf (z.B. mit Zusatz von Kamille) können die Heilung unterstützen. Bisweilen wird allerdings eine operative Öffnung der Nasennebenhöhlen notwendig.

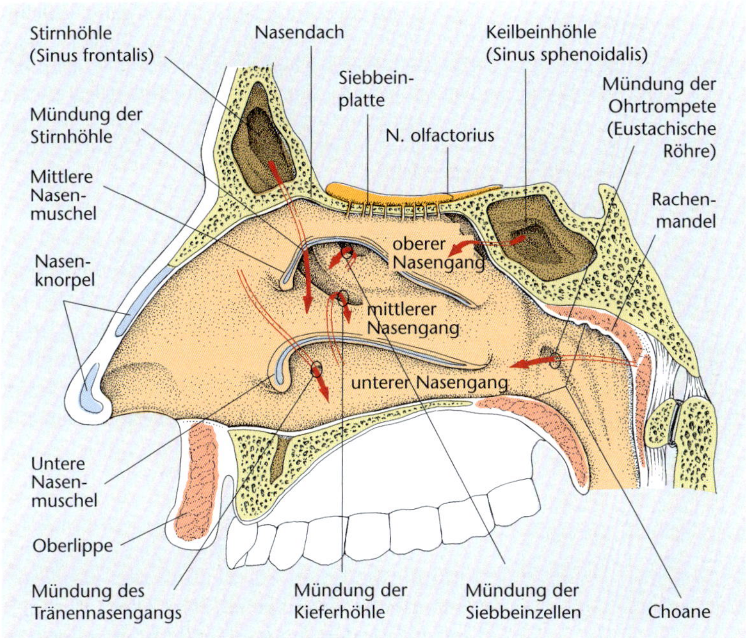

Abb. 17.2: Schnitt durch die Nasenhöhle. Die Nasenhöhle hat über Gangsysteme Verbindung zu verschiedenen Knochenhohlräumen.

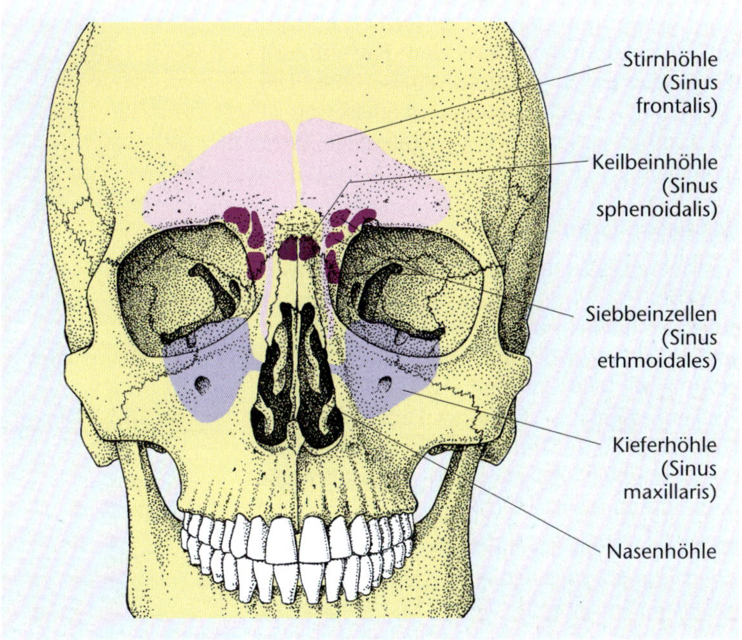

Abb. 17.3: Die Nasennebenhöhlen. Projektion der einzelnen Höhlen auf die vordere Schädeloberfläche.

17.1.4 Der Tränennasengang

In den unteren Nasengang mündet der **Tränennasengang,** ein von Schleimhaut ausgekleidetes enges Röhrchen, über das die Tränenflüssigkeit aus dem inneren Augenwinkel in den unteren Nasengang der Nasenhöhle abgeleitet wird (☞ Abb. 17.2). Deshalb muss man sich häufig beim Weinen, das heißt bei übermäßiger Sekretion von Tränenflüssigkeit, die Nase putzen.

17.2 Der Rachen

Der **Rachen** *(Pharynx, Schlund)* ist ein Muskelschlauch, der sich von der Schädelbasis bis zur Speiseröhre erstreckt. Er liegt *vor* der Halswirbelsäule und *hinter* der Nasen- und Mundhöhle.

Im Rachen kreuzen sich die (mit Nase und Mund beginnenden) Luft- und Speisewege und teilen sich am Ende des Rachens wieder auf in die:
- Vorne gelegenen, weiterführenden Luftwege (Kehlkopf und Luftröhre)
- Hinten gelegene, vor der Halswirbelsäule verlaufende Speiseröhre (*Ösophagus* ☞ 18.3 und Abb. 17.4).

Als Schaltstelle dieser „Kreuzung" zwischen Luft- und Speiseweg dient der **Kehldeckel** *(Epiglottis, Kehlkopfdeckel).* Er steht wie ein umgedrehter Schuhlöffel am Eingang des Kehlkopfes. Beim Einatmen und Ausatmen steht er gestreckt nach oben – die Atemluft kann von oben aus den Choanen (hinteren Nasenöffnungen) nach vorne unten in den Kehlkopf gelangen. Beim Schlucken aber muss sich der Kehlkopf verschließen: Der Kehldeckel legt sich mit dem Muskelspiel des Schluckakts (☞ 18.2.7) wie ein schützendes Dach über den Kehlkopfeingang. Dadurch gelangt der Speisebrei, der von vorne (vom Mundraum her) in den Rachen eintritt, nach hinten und verlässt den Rachenraum durch die dorsal gelegene Speiseröhre. Die „Kreuzung" zwischen Luft- und Speiseweg ist der Grund, weshalb wir uns bisweilen „verschlucken".

17

Der Nasopharynx

Das obere Drittel des Rachenraums wird **Nasopharynx** *(Nasenrachen)* genannt. In ihn münden die Choanen und die **Ohrtrompeten** *(Eustachische Röhren, Tubae auditivae,* kurz *Tuben),* zwei feine Verbindungskanäle zu den Paukenhöhlen des Mittelohrs. Durch diese Kanäle werden die Mittelohrräume belüftet und Druckunterschiede zwischen Mittelohrraum und Außenluft ausgeglichen (☞ 10.7.3).

Im Nasopharynx liegt auch die **Rachenmandel** *(Tonsilla pharyngea),* die der Infektabwehr im Nasen-Rachen-Raum dient. Im Kindesalter kann die Rachenmandel bisweilen so stark wuchern (**adenoide Vegetationen** oder *Polypen*), dass sie die Nasenatmung behindert und zu chronischem Schnupfen, Pharyngitis, Bronchitis und Verlegung der Tubenöffnungen mit chronischen Mittelohrentzündungen führt. Sie muss dann operativ entfernt werden *(Adenotomie).*

Der Oropharynx

Der **Oropharynx** *(Mundrachen)* ist der mittlere Abschnitt des Rachenraumes und hat eine weite Öffnung zum Mundraum. Er dient als gemeinsamer Passageabschnitt für Luft und Nahrung. In ihm liegen seitlich die beiden **Gaumenmandeln** *(Mandeln, Tonsillae palatinae, Gaumentonsillen).* Sie dienen der Immunabwehr und sind Teil des **lymphatischen Rachenringes.** Zu diesem gehören außerdem die *Rachenmandel,* die seitlich von oben auf die Gaumenmandeln zulaufenden **Seitenstränge** und die am Zungengrund gelegenen **Zungenbälge,** die in ihrer Gesamtheit die **Zungenmandel** *(Tonsilla lingualis)* bilden.

Die Gaumenmandeln entzünden sich häufig, z. B. durch Racheninfektionen mit *Streptokokken* (☞ 14.9.2). Vor allem Kinder leiden oft unter einer solchen *Mandelentzündung* oder **Angina tonsillaris.** Wegen ihrer Bedeutung für die Immunabwehr werden die Gaumenmandeln bei chronisch wiederkehrender Angina aber nur wenn unbedingt nötig in einer *Tonsillektomie* entfernt.

Der Laryngopharynx

Der untere Abschnitt des Rachenraums heißt **Laryngopharynx** *(Kehlkopfrachen)* und reicht vom Zungenbein bis zur Speiseröhre bzw. zum Kehlkopf. Hier findet der eigentliche Schluckakt statt.

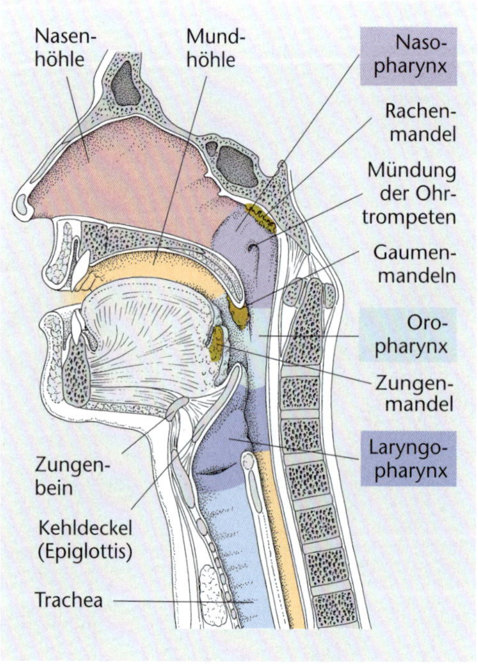

Abb. 17.4: Schnitt durch den Rachen. Man erkennt die drei Abschnitte: Nasopharynx, Oropharynx und Laryngopharynx. [B159]

17.3 Der Kehlkopf

Der **Kehlkopf** *(Larynx)* hat zwei Funktionen:
- Er verschließt bei Bedarf die unteren Luftwege und schützt sie vor der Aspiration von Nahrungsbestandteilen
- Er ist das Hauptorgan der Stimmbildung.

17.3.1 Der Aufbau des Kehlkopfes

Der Kehlkopf ist ein röhrenförmiges Knorpelgerüst, das sich insbesondere beim Mann durch den so genannten **Adamsapfel** an der Vorderseite des Halses leicht tasten lässt. Der Kehlkopf erstreckt sich vom Zungengrund bis hin zur Luftröhre. Obwohl dieser Abschnitt der Luftwege relativ kurz ist, ist er doch äußerst kompliziert gebaut; als wichtige Strukturen enthält er den *Kehldeckel* (☞ 17.2) und die *Stimmbänder* (☞ 17.3.2). Seine Festigkeit erhält er durch neun Knorpelstücke, die durch Bänder sowie durch an Außen- und Innenseite verlaufende Muskeln verbunden sind (☞ Abb. 17.5).

Der größte Knorpel ist der **Schildknorpel** *(Cartilago thyroidea),* dessen scharfkantiger Vorsprung den Adamsapfel markiert und dem Kehlkopf seine dreieckige Form gibt.

Auf dem Oberrand des Schildknorpels sitzt der **Kehldeckel** *(Epiglottis).* Unter dem Schildknorpel folgt als Zwischenstück zur Luftröhre der siegelringförmige **Ringknorpel** *(Cartilago cricoidea),* dessen Verdickung (das „Siegel") nach hinten gerichtet ist. Schildknorpel und Ringknorpel sind durch Gelenke miteinander verbunden. Das Siegel des Ringknorpels bildet außerdem die Basis für die kleinen **Stellknorpel** *(Cartilagines arytaenoideae),* die für die Stellung und Spannung der Stimmbänder verantwortlich sind (☞ Abb. 7.13).

Der gesamte Kehlkopf, mit Ausnahme des Kehldeckels und der Stimmbänder, ist von einer Schleimhaut ähnlich der Nasenschleimhaut bedeckt; diese trägt auch hier ein Flimmerepithel mit Schleim bildenden Becherzellen. Unter dem Epithel liegt zudem ein ausgedehntes Blutgefäßnetz. Dadurch wird die Atemluft im Kehlkopfbereich weiter befeuchtet und angewärmt.

Laryngitis und Larynxödem

Die *Kehlkopfentzündung* **(Laryngitis)** ist meist durch einen viralen Infekt bedingt und tritt oft zusammen mit einer *Rachenentzündung* (man spricht dann von der **Laryngopharyngitis**) oder einer Entzündung der *Luftröhre* (man spricht dann von der **Laryngotracheitis**) auf. Klinisch äußert sich eine Laryngitis durch einen trockenen, bellenden Husten und Heiserkeit.

Den Symptomen zugrunde liegt die entzündungsbedingte Schwellung der Kehlkopfschleimhaut, das **Larynxödem.** Diese Aufquellung des Bindegewebes wird dadurch gefördert, dass das Larynxepithel einem lockeren, gefäßreichen Bindegewebe aufliegt.

Pseudokrupp

Insbesondere Kleinkinder können im Rahmen von Virusinfektionen ausgedehnte Kehlkopfentzündungen mit Beteiligung des Rachens und der Bronchien entwickeln, die als **Pseudokrupp** bezeichnet und gegenüber dem „echten Krupp“ bei Diphtherie abgegrenzt werden. Typisch sind vor allem nächtliche *Pseudokrupp-Anfälle* mit bellendem Husten, Heiserkeit, Atemgeräuschen bei der Einatmung und Atemnot.

Als Erstmaßnahme sollte für kühle, feuchte Atemluft gesorgt werden, z. B. durch Öffnen der Fenster. Meist bringt aber erst die Gabe kortisonhaltiger Zäpfchen sowie eventuell das Einatmen (Inhalation) von abschwellenden Mitteln Erleichterung. Ganz selten ist eine *Intubation* (☞ 17.12) nötig.

Epiglottitis

Eine weitere, bedrohliche Sonderform der Laryngitis ist die **Epiglottitis** *(Kehldeckelentzündung)*, die vor allem bei 2- bis 5-jährigen Kindern vorkommt. Im Gegensatz zum Pseudokrupp sind hier immer Bakterien die Ursache. Bei dieser hochfieberhaften Infektion schwillt der Kehldeckel (Epiglottis) plötzlich an, so dass Schluckstörungen, starker Speichelfluss und Atemnot auftreten. Jedes Kind mit Verdacht auf Epiglottitis muss sofort auf die Intensivstation gebracht werden. Bestätigt sich der Krankheitsverdacht, so ist eine Intubation unumgänglich. Es wird dann versucht, die Entzündung durch Gabe von Antibiotika zum Stillstand zu bringen. Heute ist dieses Krankheitsbild wegen der weit verbreiteten Impfung gegen Haemophilus influenzae B (HiB), das für die meisten Epiglottitisfälle verantwortliche Bakterium, sehr selten geworden.

17.3.2 Die Stimmbänder und die Stimme

Die Schleimhaut des Kehlkopfes bildet zwei waagerecht gelegene Faltenpaare: Dies sind zum einen die **Stimmfalten** *(Plicae vocales)* und zum anderen die darüber gelegenen **Taschenfalten** *(Plicae vestibulares)*. Letztere werden auch *falsche Stimmbänder* genannt, da sie an der Stimmbildung nicht beteiligt sind. Die zwischen Taschenfalten und Stimmfalten gelegene Aussackung der Schleimhaut heißt **Kehlkopftasche** *(Ventriculus laryngis)*.

Wie Abb. 17.5 zeigt, liegen die beiden echten **Stimmbänder** *(Ligamenta vocalia, Stimmlippen)* in der Mitte des Kehlkopfinneren. Sie verlaufen als oberer freier Rand der Stimmfalten von der Innenfläche des Schildknorpels nach hinten zu den beiden bereits erwähnten Stellknorpeln (☞ Abb. 7.13). An den Stellknorpeln setzen mehrere kleine Muskeln an, die die Stimmbänder indirekt über eine Drehung der Stellknorpel bewegen können. Die beiden Stimmbänder bilden zwischen sich die **Stimmritze,** die, abhängig von der Einstellung der Kehlkopfmuskeln, mehr oder weniger weit geöffnet ist. Die Stimmbänder sind von einem widerstandsfähigen, unverhornten Plattenepithel überzogen, das bei der laryngoskopischen Betrachtung wegen der durchscheinenden Blutgefäße hellrosa und glänzend erscheint. Die meisten Kehlkopfmuskeln, welche die Stimmbänder bewegen, werden vom **N. recurrens** innerviert, einem Ast des N. vagus (☞ Abb. 9.23 und 9.26). Gelegentlich wird der „Recurrens“ bei Schilddrüsen-Operationen verletzt. Die Folge ist eine Stimmbandlähmung *(Recurrensparese)*, die sich in der Regel durch Heiserkeit äußert.

Laryngoskopie

Als wichtiges Hilfsmittel zur Beurteilung des Kehlkopfes verwendet der Hals-Nasen-Ohrenarzt die *Spiegeluntersuchung des Kehlkopfes* **(Laryngoskopie).** Er schiebt dabei einen kleinen Spiegel durch den Mund in den Pharynx ein und kann dadurch nicht nur entzündliche oder tumorartige Veränderungen der Stimmfalten, sondern auch die Beweglichkeit der Stimmlippen des Patienten beurteilen. Alternative ist der Einsatz fiberoptischer Instrumente (Endoskope), die durch die Nase in den Rachenraum vorgeschoben werden.

Stimmbandreizung

Die Stimmbänder sind insbesondere im Winterhalbjahr ständig vom Austrocknen bedroht, da sie keine eigenen Schleimdrüsen besitzen. Sie reagieren mit einer **Stimmbandreizung,** erkennbar an einer heiseren, krächzenden Stimme. Die Stimme muss dann geschont und die relative Luftfeuchtigkeit der Einatemluft sollte auf mindestens 50% angehoben werden.

Die Bewegungen der Stimmbänder

Die Atemluft muss den Spalt zwischen den beiden Stimmbändern, also die **Stimmritze,** passieren. Bei ruhiger Atmung werden die Stimm-

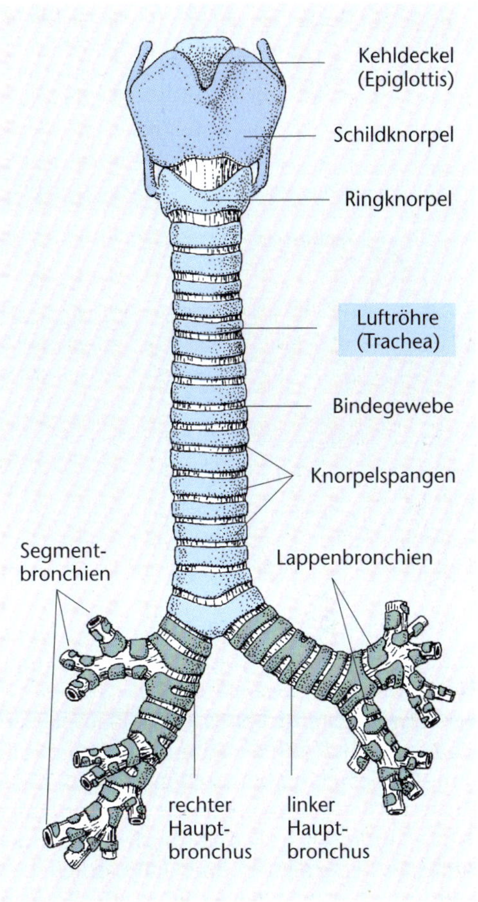

Abb. 17.6: Kehlkopf, Luftröhre und große Bronchien in der Übersicht.

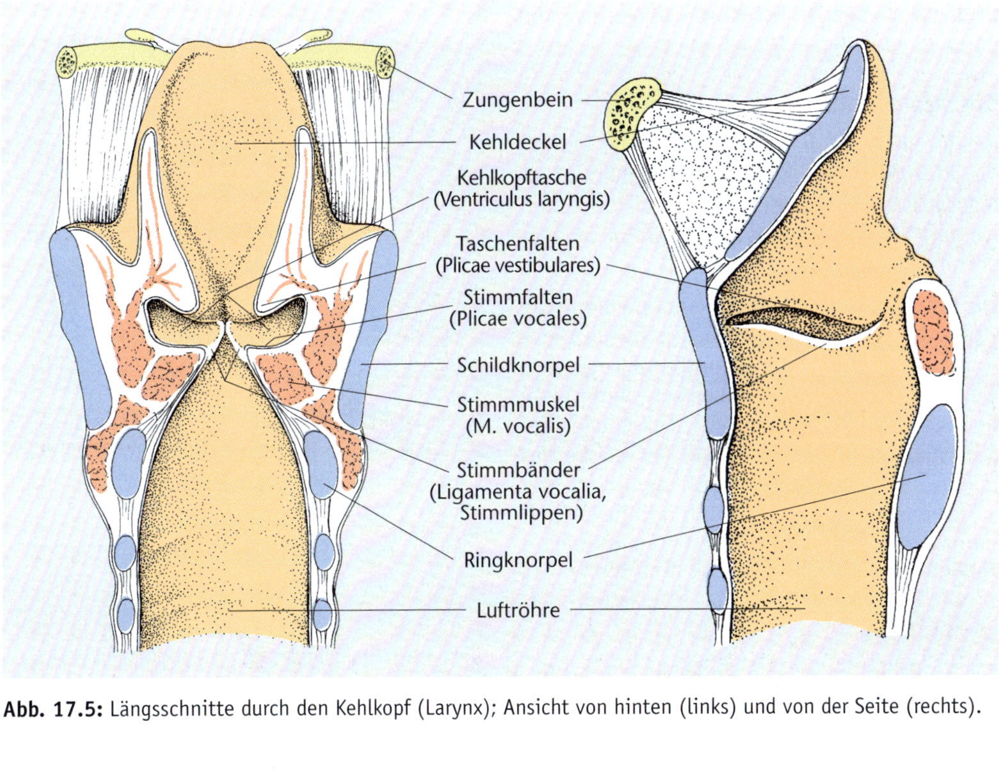

Abb. 17.5: Längsschnitte durch den Kehlkopf (Larynx); Ansicht von hinten (links) und von der Seite (rechts).

17

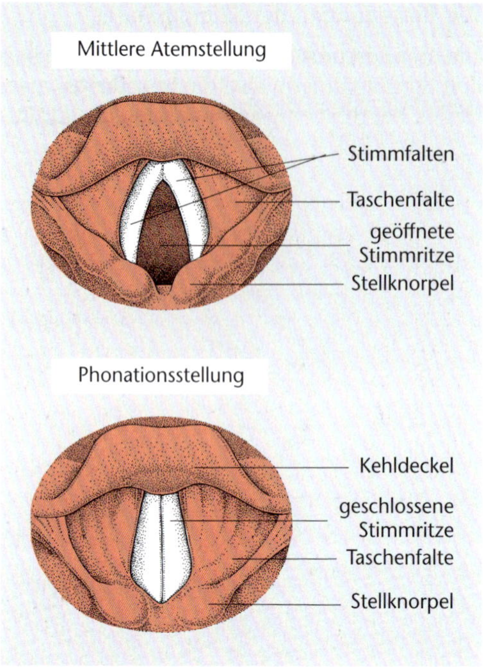

Abb. 17.7: Die Stimmritze in mittlerer Atem- und Phonationsstellung. Letztere wird vor dem Sprechen eines Vokals eingenommen.

bänder durch mäßige Muskelspannung in einer Mittelstellung gehalten (mittlere Atemstellung). Verkürzt sich der paarige Muskel *(„Lateralis“)*, der vom Ringknorpel bis zum Stellknorpel verläuft, so verengt sich die Stimmritze (Stimmbildungs- oder Phonationsstellung ☞ Abb. 17.7). Dies ist z.B. für Wortbildungen wie „Affe“ oder „Otto“ erforderlich. Die Stimmritze wird hier zunächst verschlossen und dann durch den Luftdruck plötzlich aufgestoßen. Bei Hauchlauten (wie z.B. im Wort „juhu“) muss die Stimmritze weit gestellt werden. Dies besorgt der sog. *Postikusmuskel*, der auch bei normaler Ein- und Ausatmung die Stimmritze offen hält. Er ist der einzige Kehlkopfmuskel, der die Stimmritze öffnet.

Die Stimmbildung

Bei der **Stimmbildung** oder *Phonation* werden die Stimmbänder durch einen Luftstrom in regelmäßige Schwingungen versetzt. Hierdurch werden Höhe, Lautstärke und Klang unserer Stimme beeinflusst.

Die Frequenz der Schwingungen und damit die Höhe des Grundtones kann durch die Änderung der Spannung der Stimmbänder reguliert werden; die Lautstärke dagegen hängt von der Schwingungsamplitude („Ausschlag“ des Stimmbandes) und damit von der Stärke des Luftstroms ab. Die Fülle bzw. der Klang der Stimme wird schließlich durch den Resonanzraum von Rachen, Mund- und Nasenhöhle erzeugt (☞ Abb. 17.8).

Die Tonhöhe

Die **Tonhöhe** hängt von der Schwingungsfrequenz der Stimmbänder ab:

- Soll ein hoher Ton erzeugt werden, so werden die Stimmbänder durch Kontraktion von Kehlkopfmuskeln stärker gespannt (vergleichbar mit dem Höherstimmen einer Gitarrensaite)
- Sollen die Stimmbänder tiefer klingen, so können sie durch entsprechende Bewegungen der Kehlkopfmuskeln entspannt werden. Weite, langsamere Schwingungen erzeugen dann tiefere Töne.

Die Lautbildung

Ist die Stimmbildung vor allem von den Schwingungseigenschaften der Stimmbänder abhängig, so ist die Bildung der Laute bei weitem komplizierter. Die **Lautbildung** beziehungsweise *Artikulation* kommt nämlich dadurch zustande, dass die im Mund-, Nasen- und Rachenraum enthaltene Luft durch Bewegungen der Hals- und Kopfmuskulatur jeweils in eine bestimmte Form gebracht und in Schwingung versetzt wird (man spricht bei diesem formveränderlichen Schwingungsraum auch von **Resonanzraum** oder „Ansatzrohr“). Die Schwingungen können entweder von den Stimmbändern ausgehen oder aber an anderen Strukturen wie etwa den Zähnen oder Lippen entstehen (☞ Abb. 17.8).

Je nach Form des Resonanzraumes entstehen bestimmte Frequenzen und charakteristische Resonanzen, wodurch die verschiedenen Klangbilder der Laute entstehen. Bei der Bildung der Konsonanten (Mitlaute) etwa wird das Ansatzrohr stärker verengt als bei den Vokalen (Selbstlauten). Weitere Charakteristika der unterschiedlichen Laute sind:

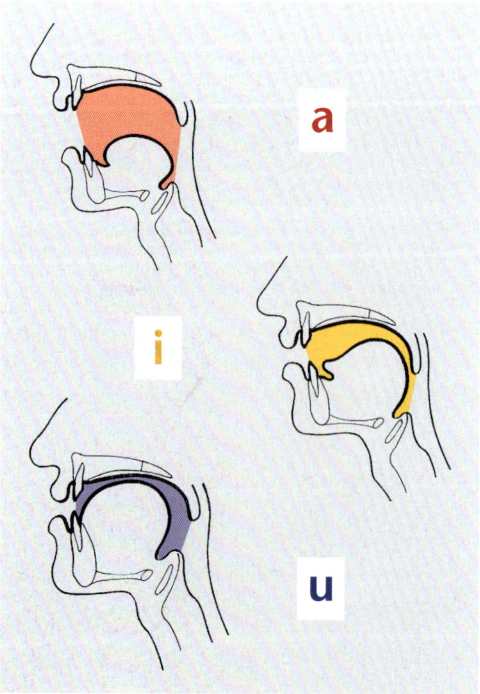

Abb. 17.8: Stellung der für die Lautbildung verantwortlichen Organe Zunge, Lippen und Mund beim Sprechen der Vokale (Selbstlaute) a, i und u. [B159]

- Alle Vokale entstehen durch plötzliches „Aufstoßen“ der geschlossenen Stimmbänder
- Die einzelnen Konsonanten werden vor allem durch unterschiedliche Stellungen der Zahnreihen, der Lippen und Zunge sowie des weichen Gaumens gebildet
  - Bei den *stimmhaften Konsonanten* (b, d, g, m, n) schwingen die Stimmbänder gleichzeitig
  - Bei den *stimmlosen Konsonanten* (z.B. t, k, p, f) sind sie nicht beteiligt
- Auch beim Flüstern schwingen die Stimmbänder nicht, vielmehr wird die durch den Kehlkopf ausströmende Luft für die Lautbildung im Ansatzrohr ausgenutzt. Auf diese Weise können auch Patienten, deren Kehlkopf operativ entfernt werden musste, noch sprechen.

Der Stimmbruch

Kinder haben einen kleineren Kehlkopf mit kürzeren Stimmbändern und dadurch eine höhere Stimme als Erwachsene. In der Pubertät nehmen Kehlkopf und Stimmbänder an Länge und Gewicht zu – bei Jungen wesentlich mehr als bei Mädchen. Die Jungenstimme senkt sich daher während des Stimmbruchs um etwa eine Oktave (sechs Ganztöne), die des Mädchens nur um 2–3 Ganztöne.

17.3.3 Der Hustenreflex

Gelangt ein Fremdkörper in den Kehlkopf oder in die tieferen Atemwege, so legen sich die Stimmbänder sofort unter starker Muskelanspannung aneinander. Anschließend kommt es zu einem reflektorisch ausgelösten **Hustenreiz,** wodurch der Fremdkörper im Idealfall mit einem kräftigen Ausatmungsstoß, der die Stimmritze aufsprengt, in den Mund zurückgeschleudert wird.

Aspirationsprophylaxe

Die Kreuzung von Luft- und Atemwegen macht den Menschen anfällig für das *Verschlucken* **(Aspiration):** Statt in die Speiseröhre gelangt Nahrung in den Kehlkopf und evtl. weiter in die Luftröhre und die unteren Luftwege.

Kehlkopf und Kehldeckel sowie der Hustenreflex sind hier lebenswichtig. Sie schützen die Lunge beim Essen und Schlucken vor dem Eindringen größerer Partikel. Bei folgenden Patienten sind diese Funktionen oft gestört, und sie sind durch Aspiration gefährdet:

- Frisch operierte Patienten, die Narkosemittel erhalten haben oder intubiert waren
- Patienten, die lange beatmet waren
- Patienten nach einem Schlaganfall
- Patienten mit schweren neurologischen Erkrankungen.

Husten und Auswurf

Der **Hustenreflex** dient der Reinigung des Bronchialbaumes. Wird durch Husten Sekret in die oberen Luftwege befördert, so spricht man von **produktivem Husten,** das Sekret wird oft als *Auswurf* (**Sputum,** nicht zu verwechseln mit Speichel!) ausgespuckt oder verschluckt.

Andererseits kann ein Husten den Menschen auch ohne nennenswerten Sekrettransport plagen; man spricht dann von einem **Reizhusten.** Ein solcher Husten tritt z. B. beim Bronchialkarzinom auf, in der Anfangsphase einer Bronchitis oder beim **Keuchhusten** *(Pertussis)*, einer vor allem Kleinkinder treffenden bakteriellen Infektion mit quälenden Reizhustenanfällen.

Bluthusten

Bei blutenden Lungentumoren oder bei einem Lungeninfarkt, aber auch bei entzündlichen Lungenerkrankungen – etwa bei der Tuberkulose (☞ 17.11.3) – kann es zum Abhusten von Blut kommen (**Bluthusten** oder *Hämoptyse*). Das Blut stammt hierbei aus dem Rachen, den Bronchien oder den Lungen und darf nicht mit dem **Bluterbrechen** *(Hämatemesis)* verwechselt werden, bei dem das Blut aus dem Verdauungstrakt stammt.

17.4 Die Luftröhre

Unterhalb des Ringknorpels beginnt die **Luftröhre** (*Trachea* ☞ Abb. 17.5 und Abb. 17.6). Sie ist ein durchschnittlich 11 cm langes Rohr aus C-förmigen, durch glatte Muskulatur miteinander verbundenen Knorpelspangen. Die Luftröhre ist an ihrer Hinterwand abgeflacht; diese Abflachung entsteht durch die nach hinten weisenden Öffnungen der Knorpelspangen, über die sich die dünne Muskelwand der Luftröhre spannt. An dieser weichen Hinterwand hat die Luftröhre Kontakt mit der Speiseröhre.

Die 16–20 Knorpelspangen haben die Aufgabe, die Luftröhre auch bei einem Unterdruck, wie er beim Einatmen entsteht, offen zu halten.

Zwischen den einzelnen Knorpelspangen liegt elastisches Bindegewebe, das der Luftröhre *Quer- und Längselastizität* verleiht. Diese Beweglichkeit wird z. B. beim Schluckakt ausgenützt, bei dem die Luftröhre problemlos mit dem nach oben steigenden Kehlkopf in der Länge gedehnt werden kann. Die *Querelastizität* ist vor allen Dingen beim Hustenstoß wichtig, wo es zu einer ausgeprägten Längs- und Querverschiebung der Luftröhrenwand kommt, so dass ein etwaiger Fremdkörper oder Schleim mit dem durch den Hustenstoß beschleunigten Luftstrom fortgerissen werden kann.

Wie der übrige Atemtrakt ist auch die Luftröhre von einer Schleimhaut mit Flimmerepithel und Schleim bildenden Becherzellen überzogen. Unter dem Epithel liegen im Bindegewebe eingebettet die Schleim bildenden Trachealdrüsen, die ebenfalls zur Befeuchtung der Schleimhaut beitragen. Durch den Flimmerschlag werden kleine Teilchen, z. B. Staub, zurück nach oben in Rachen und Mund befördert (☞ Abb. 17.9).

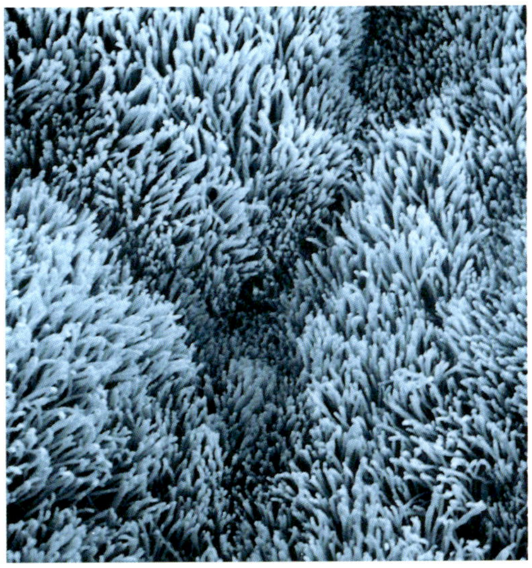

Abb. 17.9: Flimmerepithel der Luftröhre (Trachea) im Elektronenmikroskop. Die leicht wellenförmige Oberfläche der Luftröhre ist von einem dichten Flimmerepithel überwuchert. Da alle Oberflächenzellen vollständig mit Härchen bedeckt sind, kann man die Zellgrenzen nicht erkennen. [C160]

17.5 Bronchien, Bronchiolen und Alveolen

17.5.1 Die Bronchien

An ihrem unteren Ende, etwa in Höhe des 5. Brustwirbels, teilt sich die Luftröhre in die beiden **Hauptbronchien.** Diese Stelle ist bronchoskopisch (*Bronchoskopie* ☞ unten) besonders gut an der so genannten **Carina** (☞ Abb. 17.12) zu erkennen, einem keilartig hervorragenden Knorpelstück, das die Aufteilung der Luftröhre in die Hauptbronchien deutlich markiert. Diese Gabelung wird auch **Luftröhrenbifurkation** *(Bifurcatio tracheae)* genannt.

Der rechte Hauptbronchus ist meist etwas weiter und verläuft steiler abwärts als der linke Hauptbronchus, der sich in seiner Form an das darunter liegende Herz anpassen muss. Deshalb rutscht ein Fremdkörper in aller Regel in den rechten Hauptbronchus. Von hier muss er bronchoskopisch (☞ unten) wieder entfernt werden. Die Wand der Hauptbronchien ist ähnlich aufgebaut wie die Wand der Luftröhre – auch sie besteht aus Knorpelspangen und Schleimhaut mit Flimmerepithel.

Nach wenigen Zentimetern teilen sich die Hauptbronchien weiter auf:

- Der rechte Hauptbronchus teilt sich in *drei* Hauptäste für die drei Lappen der rechten Lunge
- Der linke Hauptbronchus teilt sich in *zwei* Hauptäste für die zwei Lappen der linken Lunge.

Diese fünf Hauptäste, die **Lappenbronchien,** teilen sich dann wie das Geäst eines Baumes weiter in **Segmentbronchien** auf, die sich wiederum in immer kleinere Äste verzweigen. Durch mehr als zwanzig Teilungsschritte entsteht so das weit verzweigte System des **Bronchialbaumes.** Je kleiner die Bronchien werden, desto einfacher und dünnwandiger wird ihr innerer Aufbau. Schon auf der Ebene der Lappenbronchien werden die großen Knorpelspangen durch kleine unregelmäßige Knorpelplättchen ersetzt.

Bronchoskopie

Die endoskopische Untersuchung der Luftwege heißt **Bronchoskopie** (☞ Abb. 17.11, Allgemeines zur Endoskopie ☞ 18.1.7).

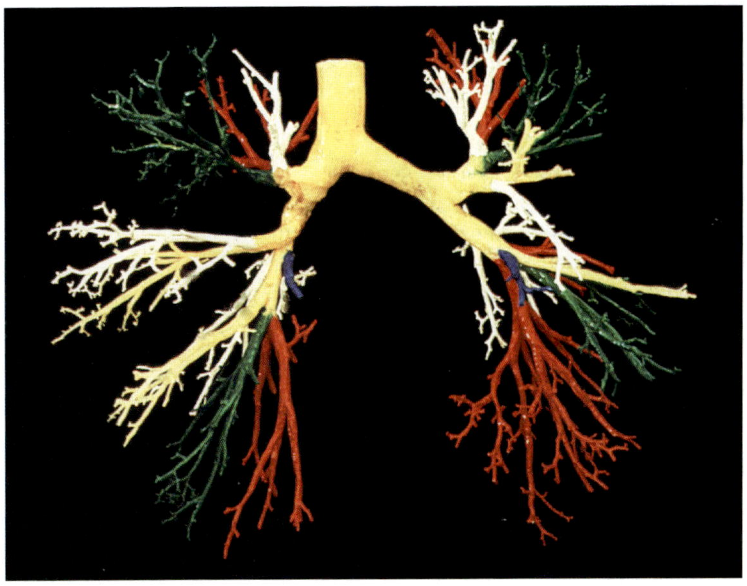

Abb. 17.10: Ausgusspräparat des Bronchialbaumes. Die einzelnen Segmentbronchien sind in verschiedenen Farben dargestellt. Mit Hilfe des flexiblen Bronchoskops kann der ganze auf dem Bild dargestellt Bronchialbaum von innen inspiziert werden. [C156]

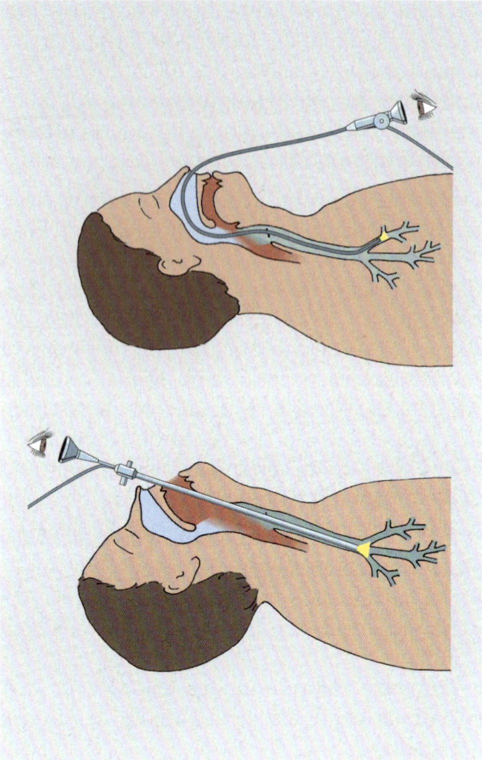

Abb. 17.11: Große Bedeutung in Diagnose wie Therapie von Atemwegs- und Lungenerkrankungen hat die Bronchoskopie: oben mit flexiblem, schlauchförmigem, unten mit starrem, rohrartigem Bronchoskop.

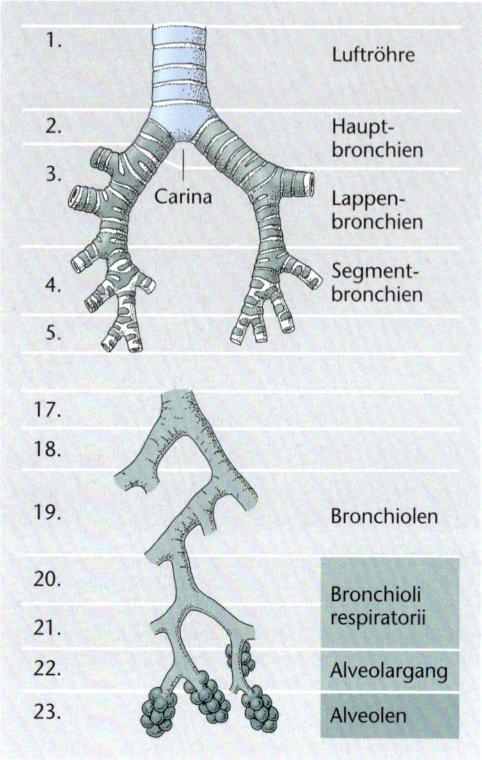

Abb. 17.12: Das Geäst des Bronchialbaums. Von der Luftröhre bis zu den Alveolen zählt man durchschnittlich 23 Aufteilungen.

Sie wird heute meist mit einem *flexiblen* (biegsamen) Bronchoskop nach Rachenanästhesie und leichter Sedierung (Beruhigung) durchgeführt. Der Arzt kann die Atemwege bis in die von den Segmentbronchien abzweigenden *Subsegmentbronchien* einsehen sowie Zellen aus den Luftwegen oder eine Gewebeprobe aus der Bronchialwand zur weiteren Untersuchung gewinnen. Therapeutisch kann er z.B. Schleim oder Blut absaugen und Tumoren durch Lasertherapie verkleinern.

17

Für bestimmte Zielsetzungen ist jedoch die *starre* Bronchoskopie überlegen, sie muss in Narkose durchgeführt werden (☞ Abb. 17.11). Das starre Bronchoskop kann allerdings nur bis zu den Lappenbronchien (☞ Abb. 17.12) vorgeschoben werden.

17.5.2 Die Bronchiolen

Die kleinsten Verzweigungen der Bronchien sind die **Bronchiolen** mit einem Innendurchmesser von weniger als 1 mm. Hier fehlen die Knorpeleinlagerungen völlig. Dafür sind die Bronchiolen reichlich mit **glatten Muskelfaserzügen** (☞ 4.4.1) versehen, die den Zu- und Abstrom der Atemluft aktiv regulieren.

17.5.3 Die Alveolen

Die Bronchiolen verzweigen sich noch einmal in mikroskopisch feine Ästchen **(Bronchioli respiratorii);** diese gehen unmittelbar über in das eigentlich atmende Lungengewebe, die **Alveolargänge** mit den *Lungenbläschen* **(Alveolen).** Die Alveolen liegen traubenförmig und dicht gepackt um die Alveolargänge und Bronchioli respiratorii (☞ Abb. 17.12 und 17.13).

In den Alveolen sind Blut und Luft nur durch die so genannte *Blut-Luft-Schranke* voneinander getrennt (☞ 17.16): Durch eine dünne Schicht aus Alveolarepithel und Kapillarendothel kann der Sauerstoff aus der Alveolarluft rasch ins Kapillarblut übertreten, während das Kohlendioxid den umgekehrten Weg nimmt (☞ Abb. 17.15 und 17.16).

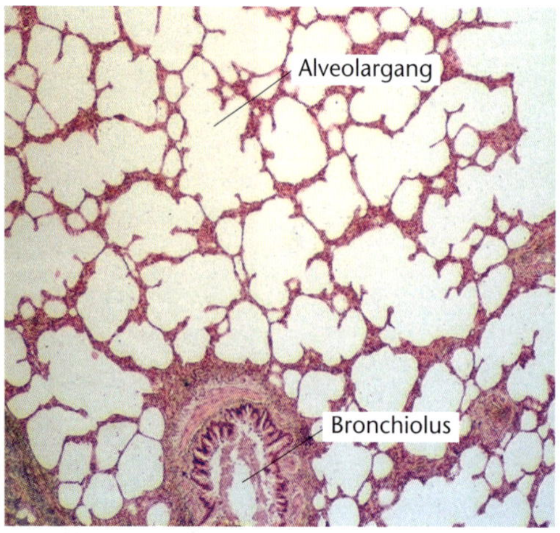

Abb. 17.13: Gesundes Lungengewebe. Der histologische Schnitt zeigt das dichte Alveolargitternetz der Lunge, in das Bronchiolen eindringen. Sie sind von Bindegewebe umgeben. [X141]

17.5.4 Der Surfactant-Faktor

Die Alveolen haben bei der Ausatmung einen Durchmesser von ca. 0,2 mm, der bei der Einatmung auf 0,4 mm ausgedehnt wird. Da ihre Wand nur etwa 1 µm (0,001 mm) dick und nur aus einer einzigen plattenförmigen Deckzellenschicht aufgebaut ist, besteht die Gefahr, dass die Alveolen wie ein Luftballon zusammenfallen. Dies wird verhindert durch ein Gemisch an *Phospholipiden* (☞ 2.8.2), die in den Alveolarepithelzellen produziert werden – den **Surfactant** *(Oberflächenfaktor).* Er kleidet die Innenfläche der Alveolen aus; dadurch sinkt die Oberflächenspannung an der Luft-Wasser-Grenze der Alveoleninnenfläche, und die Alveolen fallen bei der Ausatmung nicht zusammen.

Der Surfactant sorgt also dafür, das die Alveolen trotz der Druckschwankungen nicht kollabieren, sondern sich mit der Luftströmung gleichförmig erweitern und verengen. Der Surfactant-Faktor und die Zahl der elastischen Fasern im Lungengewebe, die wie ein Netz die Alveolen umgeben, sind auch die wichtigsten Einflussgrößen für die *Lungendehnbarkeit,* die **Compliance.** Infolge von Alterungsvorgängen sinkt die Compliance im Laufe des Lebens ab.

Atemnotsyndrom des Neugeborenen

Da sich der Surfactant vor allem im letzten Drittel der Schwangerschaft bildet, ist er bei Frühgeborenen oft nicht ausreichend vorhanden und das Kind deshalb von einem **Atemnotsyndrom** (auch *Respiratory Distress Syndrome, RDS* oder *hyaline Membrankrankheit* genannt) bedroht.

Ist vor der Entbindung noch etwas Zeit, versucht man durch Gabe von Glukokortikoiden (☞ 12.5.3) über den Blutkreislauf der Mutter die Lungenreifung und damit die Fähigkeit zur Surfactant-Bildung zu fördern. Nach der Geburt kann heute künstlich hergestellter Surfactant über einen Tubus in der Luftröhre in die Lunge des Frühgeborenen eingebracht werden, um seine Überlebenschancen zu verbessern.

17.6 Die Lungen

Die beiden **Lungen** bestehen zum einen aus den dem Gas*transport* dienenden *Luftwegen,* d.h. den Bronchien mit ihren Verästelungen, zum anderen enthalten sie das dem Gas*austausch* dienende schwammartige, aus Millionen von Alveolen bestehende *Alveolargewebe* (☞ Abb. 17.13).

Die Lungen liegen in der Brusthöhle und umgeben jeweils seitlich das Mediastinum (☞ Abb. 1.5). Sie liegen mit ihrer Außenseite den Rippen an. Nach unten werden die Lungen vom Zwerchfell begrenzt; nach oben hin ragen sie mit ihren Spitzen geringfügig über das Schlüsselbein hinaus. Zwischen linker und rechter Lunge liegt das Herz. Durch die nach links verschobene Position des Herzens ist die linke Lunge kleiner als die rechte.

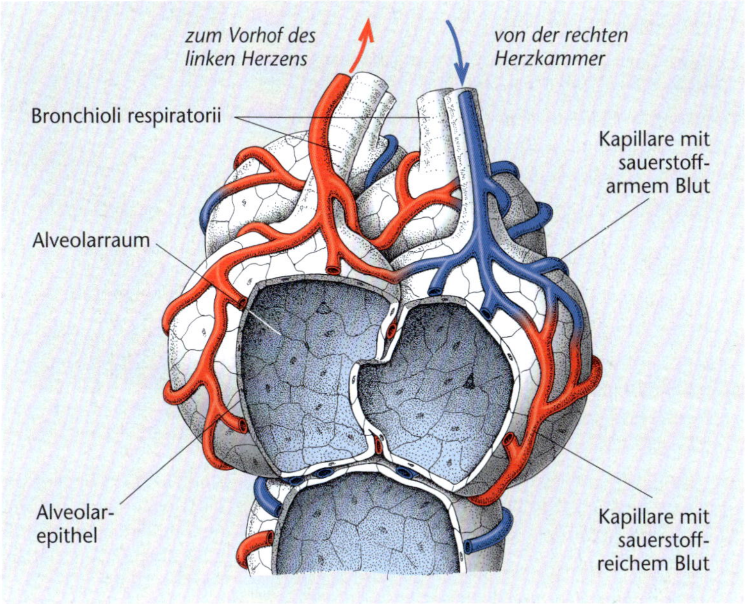

Abb. 17.15: Bau der Lungenbläschen (Alveolen). Jede Alveole ist von breit ausgezogenen, miteinander zusammenhängenden Kapillaren umgeben, so dass sie praktisch komplett in eine dünne Blutschicht „eingehüllt" ist (in der Abbildung sind die Kapillaren zur besseren Veranschaulichung weit auseinander stehend gezeichnet). Dort findet der Gasaustausch statt. Die Gase müssen dabei die Epithelschicht der Alveole, die Basalmembran und das Endothel der Kapillare durchdringen.

Der Teil der Lunge, der dem Zwerchfell aufliegt, heißt **Lungenbasis,** der obere Teil **Lungenspitze** *(Apex)*. Die Lungenbasis tritt bei der Einatmung durch die Kontraktion des Zwerchfells um ca. 3–4 cm tiefer, um bei der Ausatmung wieder nach oben zu steigen. Die Hauptbronchien und die Lungengefäße treten über das an der medialen Seite einer jeden Lunge gelegene **Lungenhilum** *(Lungenwurzel)* in die Lungen ein.

Die linke Lunge wird durch eine gut erkennbare, schräg verlaufende Spalte in einen oberen und unteren **Lungenlappen** geteilt, während die rechte Lunge durch zwei Spalten in drei Lappen aufgeteilt ist: den Ober-, Mittel- und Unterlappen. Entsprechend ist der Bronchialbaum auf der rechten Seite in drei, auf der linken Seite dagegen in zwei **Lappenbronchien** aufgeteilt (☞ Abb. 17.12 und 17.14).

Um pathologische Befunde, z. B. einen Lungentumor, in ihrer Lage räumlich präzise beschreiben zu können, werden die Lungen weiter in rechts zehn und links neun **Lungensegmente** unterteilt (bei der Durchnummerierung der Lungensegmente wird links das siebte Segment übersprungen). Diese Segmente werden jeweils von einem Segmentbronchus mit Atemluft versorgt. Die Segmentgrenzen sind äußerlich im Gegensatz zu den Lappengrenzen nicht mehr sichtbar. Sie haben jedoch jeweils ihre eigene Blutversorgung (sog. *broncho-arterielle Einheit*). Dies ist vor allem in der Thoraxchirurgie von Bedeutung – Lungensegmente lassen sich einzeln schonend herausoperieren.

Das Lungenhilum

Die Lungen werden von Lymphgefäßen durchzogen. In den Lymphgefäßen wandern weiße Blutkörperchen und **Alveolarmakrophagen** (☞ auch 17.9) zu den Lymphknoten im Lungenhilumbereich. Die Alveolarmakrophagen sind zur Phagozytose fähig und transportieren Fremdkörper oder Gifte.

Bei vielen Erkrankungen der Bronchien oder des Lungengewebes werden die Lymphknoten im Lungenhilum stark beansprucht und vergrößern sich; sie können dann im Röntgenbild typische Schatten geben. Dadurch kann beispielsweise bei entsprechender klinischer Symptomatik die Verdachtsdiagnose einer Tuberkulose gestellt werden. Aber auch Lymphknotenmetastasen eines bösartigen Tumors können zu einer solchen *Hilumverbreiterung* führen (☞ Abb. 17.17).

Die Blutversorgung der Lungen

Die Lungen werden von den Blutgefäßen des **Lungenkreislaufs** oder *kleinen Kreislaufs* (☞ 16.2.4) durchzogen. In den *Lungenarterien* gelangt sauerstoffarmes Blut zu den Alveolen, um dort Kohlendioxid abzugeben und Sauerstoff aufzunehmen. Das dadurch „erneuerte" Blut fließt in den *Lungenvenen* zum linken Vorhof zurück und wird daraufhin über die linke Herzkammer in den Körperkreislauf eingespeist.

Die Eigenversorgung der Lunge mit Blut

Die Gefäße des Lungenkreislaufs dienen also dem *Gasaustausch*. Das Lungengewebe selbst wird nicht über den Lungenkreislauf, sondern

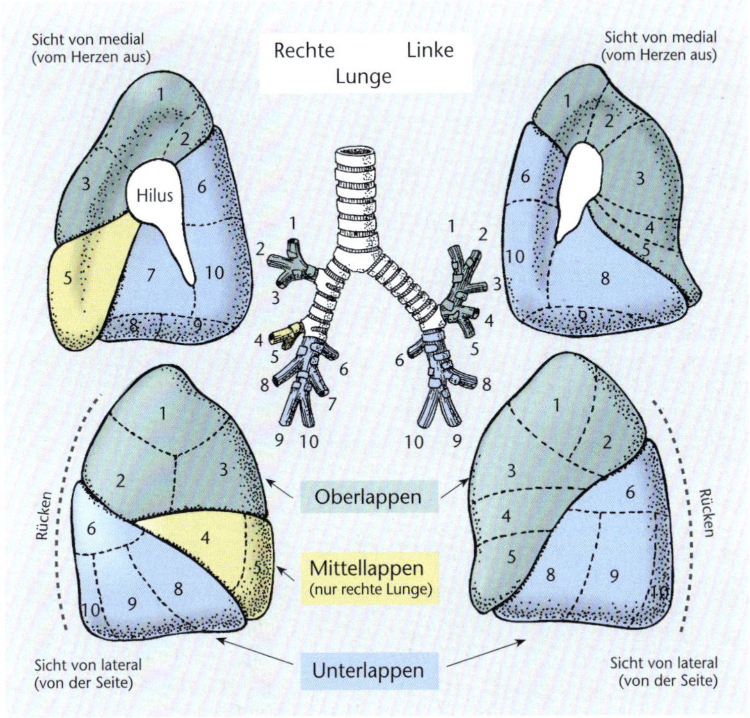

Abb. 17.14: Aufteilung der Lunge in Lappen und Segmente, oben Ansicht von medial, unten von lateral.
Bei der rechten Lunge wird der Oberlappen in drei, der Mittellappen in zwei und der Unterlappen in fünf Segmente unterteilt. Die linke Lunge besteht aus einem Oberlappen mit fünf und einem Unterlappen mit vier Segmenten. Die Unterlappen liegen dabei vorwiegend der hinteren Brustwand an, die Oberlappen und der rechte Mittellappen liegen dagegen vorwiegend vorne. [A300-190]

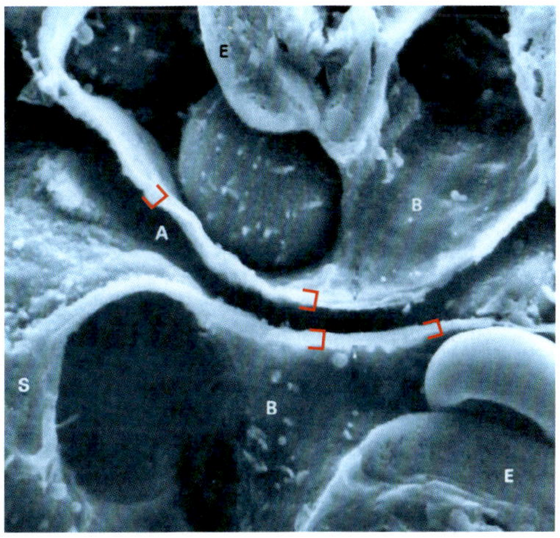

Abb. 17.16: Elektronenmikroskopische Aufnahme einer Alveole mit Kapillare. Die mit B gekennzeichneten Hohlräume sind Kapillaren, A bezeichnet den Alveolarraum. Alveolarepithelzelle und Kapillarendothel bilden die Blut-Luft-Schranke (rote Klammern). Die Kerne der Alveolarepithelzellen sind mit S beschriftet, die der Endothelzellen mit E. Unten rechts erkennt man einen Erythrozyten, der sich dicht an die Blut-Luft-Schranke angelegt hat. In der oberen Kapillarschlinge liegen zwei Lymphozyten. [C160]

Untersuchung der Lunge

Erster Schritt ist die **körperliche Untersuchung** der Lunge. Hier stehen die jahrhundertealten Methoden des Abklopfens und Abhörens im Vordergrund:

- Ist bei der **Perkussion** *(Abklopfen)* die „beklopfte" Lunge z.B. vermehrt luftgefüllt (wie etwa beim *Emphysem*), so ist der **Klopfschall** laut und übermäßig hohl (etwa wie beim Klopfen auf eine Schuhschachtel). Ist der „beklopfte" Raum dagegen flüssigkeitsgefüllt oder anderweitig verdichtet (etwa bei Lungenentzündung oder Kollaps eines Lungensegments), so ist der Klopfschall gedämpft. Der Klopfschall des gesunden Lungengewebes liegt etwa in der Mitte dazwischen. Durch Perkussion lässt sich auch die Verschieblichkeit der Lungenuntergrenzen bei der Ein- und Ausatmung prüfen
- Durch **Auskultation** *(Abhören)* der Atemgeräusche mit dem Stethoskop kann der Arzt z.B. eine Lungenentzündung erkennen: Die entzündungsbedingte Verdichtung des Lungengewebes verstärkt die Schallleitung, so dass das Atemgeräusch über dem betroffenen Lungenabschnitt „schärfer" bzw. lauter erscheint *(bronchiales Atemgeräusch)*. Bei einer Flüssigkeits- oder Luftansammlung im Pleuraspalt (Pleuraerguss bzw. Pneumothorax) oder dem Kollaps (Atelektase) eines Lungenbezirks dagegen wird die Fortleitung der Atemgeräusche auf den Brustkorb behindert, die Atemgeräusche sind abgeschwächt. Auch die Luftwege lassen sich beurteilen: Ein „Pfeifen" bei der Ausatmung **(Giemen)** weist z.B. auf eine Verengung der Bronchien hin, etwa durch Asthma. Ein **Brummen** deutet ebenfalls auf eine Verengung der Bronchien oder auf darin schwingende Sekrete hin (z.B. bei Bronchitis). Schwerer zu hören und am ehesten als feines „Blubbern" bei der Einatmung zu beschreiben sind **feuchte Rasselgeräusche,** die auf Flüssigkeitsansammlungen im Lungengewebe hinweisen und z.B. bei Lungenentzündung oder *Lungenödem* (☞ 15.6.4) auftreten.

Oft wird die körperliche Untersuchung durch **bildgebende Verfahren** ergänzt. Am häufigsten werden **Röntgenaufnahmen** ohne Kontrastmittel durchgeführt (☞ Abb. 17.17). Kleine Veränderungen sind jedoch besser durch **Computertomographie** darzustellen. Bei Verdacht auf eine Lungenembolie hilft eine **Lungenszintigraphie** weiter (☞ auch 17.11.6).

Die **Ultraschalluntersuchung** wird im Verhältnis zu anderen Organen nach wie vor eher selten und vornehmlich bei Verdacht auf brustwandnahe Veränderungen (z.B. einen Pleuraerguss) eingesetzt.

17

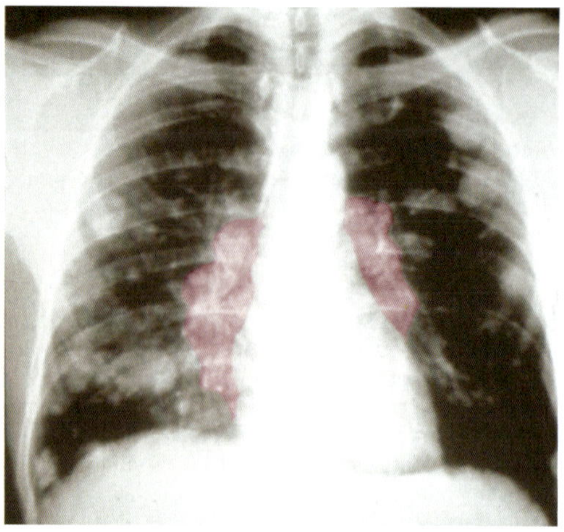

Abb. 17.17: Lungenmetastasen bei einem Patienten mit Hodentumor. Die Metastasen zeigen sich im Röntgenbild durch eine Hilumverbreiterung (in Rot) und eine wolkige Verschattung, hier hauptsächlich der rechten Lunge. [U136]

aus Ästen des Körperkreislaufes versorgt, und zwar über die aus der Aorta entspringenden *Bronchialarterien.*

17.7 Die Pleura

Beide Lungen sind von einer hauchdünnen, mit Gefäßen versorgten Hülle, dem **Lungenfell** *(Pleura visceralis)* überzogen. Das Lungenfell grenzt, nur durch einen flüssigkeitsgefüllten Spalt getrennt, an das **Rippenfell** *(Pleura parietalis),* das die Brustwand, das Zwerchfell und das Mediastinum auskleidet. Beide Pleurablätter werden zusammen als **Pleura** oder *Brustfell* bezeichnet. Das Rippenfell ist mit sensiblen, schmerzleitenden Nerven versorgt und deshalb schmerzempfindlich. Dagegen sind das Lungenfell und das Lungengewebe selbst schmerzunempfindlich.

Am Lungenhilum (☞ 17.6), an dem die Hauptbronchien und Lungengefäße ein- bzw. austreten, gehen die beiden Pleurablätter ineinander über und bilden so einen geschlossenen Spaltraum, den *Interpleuralraum* oder **Pleuraspalt.**

Unterdruck zwischen den Pleurablättern

Im Pleuraspalt (d.h. zwischen beiden Pleurablättern) herrscht ein Unterdruck. Dieser negative *intrapleurale Druck* („Sog") sorgt dafür, dass alle Bewegungen der Brustkorbwand direkt auf die Lungen übertragen werden. So führt die Erweiterung des Brustkorbes durch die Einatembewegung zu einer Ausdehnung des Lungengewebes.

Damit die Lungen bei der Ein- und Ausatmung reibungsfrei im Thorakalraum gleiten können, muss die Oberfläche der Pleurablätter spiegelglatt sein und ihr Zwischenraum, der Pleuraspalt, mit einer serösen Flüssigkeit „geschmiert" werden. In der Tat werden beide Pleurablätter

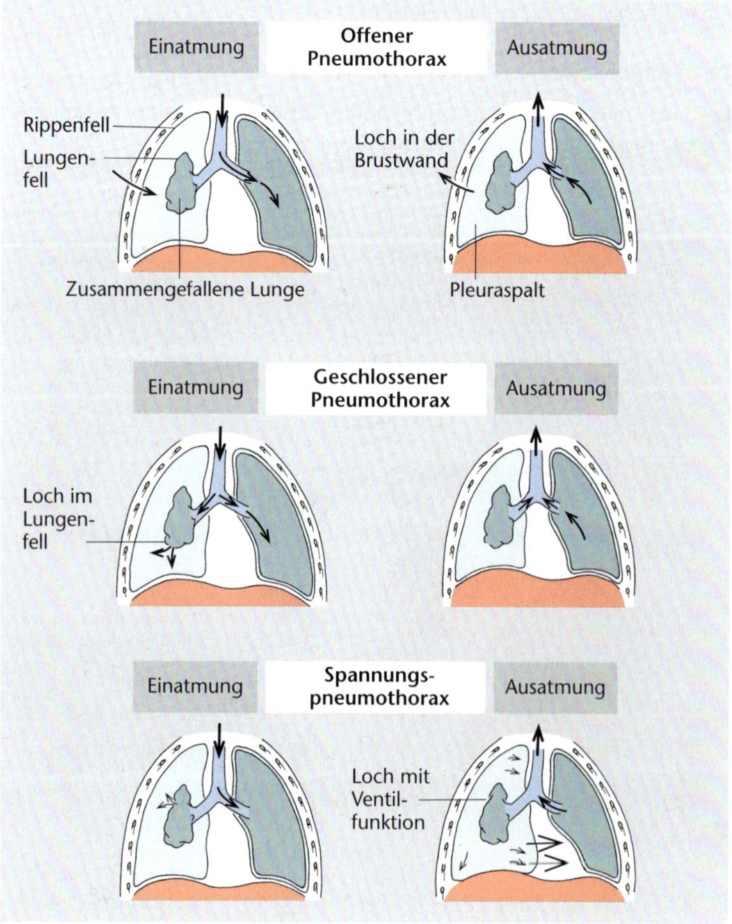

Abb. 17.18: Formen des Pneumothorax in der Übersicht. Beim *offenen Pneumothorax* tritt Luft durch einen Brustwanddefekt in den Pleuraspalt ein. Atmet der Patient aus, so wird die Luft wieder nach außen gepresst. Beim *geschlossenen Pneumothorax* besteht ein Loch im Lungenfell, während die Brustwand intakt ist. Am gefährlichsten ist der *Spannungs-* oder *Ventilpneumothorax:* Die bei jeder Atembewegung eindringende Luft kann nicht mehr entweichen, weil ein Gewebestück als Ventil wirkt. So entsteht ein Überdruck im Pleuraraum der kranken Seite, der das Herz verdrängt und die gesunde Lunge komprimiert.

durch eine Schicht flacher Deckzellen geglättet, wobei die Deckzellen des Rippenfells wässrige Pleuraflüssigkeit als Gleitmittel produzieren.

Pneumothorax

Gelangt Luft in den Pleuraspalt, z. B. durch eine Stichverletzung oder durch das Platzen von Alveolen, so ist die Ausdehnung des Lungengewebes gefährdet. Bei einem solchen **Pneumothorax** (☞ Abb. 17.18) bewegt sich zwar der Brustkorb, der sonst vorhandene Unterdruck zwischen Lungenfell und Rippenfell ist jedoch aufgehoben und das Lungengewebe fällt aufgrund seiner Eigenelastizität in sich zusammen wie ein Luftballon. Es kann damit nicht mehr zum Gasaustausch beitragen.

Die Behandlung des Pneumothorax besteht im Entfernen der Luft durch eine geeignete Vakuumpumpe *(Pleuradrainage)*. Bei einem Spannungspneumothorax ist sofortiges Eingreifen erforderlich: Lebensrettend ist hier das rasche Ablassen des Überdruckes (ebenfalls durch Pleuradrainage).

Pleuritis

Bei einer *Entzündung der Pleurablätter* **(Pleuritis)** lagert sich den sonst glatten Oberflächen oft Fibrin an, so dass die Pleurablätter aneinander reiben und die Atmung durch den Schmerzreiz bei jedem Atemzug oft zur Qual wird. Häufig tritt eine Pleuritis als Folge einer Lungenentzündung auf.

Pleuraerguss

Eine Ansammlung von Flüssigkeit im Pleuraspalt heißt **Pleuraerguss**. Pleuraergüsse entstehen z. B. durch lokale Entzündungen oder durch eine Mitreaktion der Pleura bei Lungen- oder Pleuratumoren. Auch ein erhöhter Druck in der Lungenstrombahn, etwa infolge Linksherzinsuffizienz, kann für einen Pleuraerguss verantwortlich sein. Bei einem „druckbedingten" Pleuraerguss sind meist beide Seiten betroffen.

Entzündungs- oder tumorbedingte Ergüsse beruhen auf Veränderungen in der Durchlässigkeit der Kapillaren; der auf diese Weise gebildete Pleuraerguss ist eiweißreich und wird als *Exsudat* („Ausschwitzung") bezeichnet. Der bei der Herzinsuffizienz auftretende Pleuraerguss dagegen ist durch einen erhöhten Gefäßdruck bedingt. Er besteht aus eiweißarmer, aus dem Plasmaraum abgepresster Flüssigkeit, einem sog. *Transsudat.*

Durch einen mehrere Liter umfassenden Erguss kann der Pleuraspalt dabei so weit aufgedehnt werden, dass sich die Lunge nicht mehr ausreichend entfalten kann und Atemnot auftritt.

Ist ein Pleuraerguss so stark ausgeprägt, dass eine Einschränkung der Lungenfunktion vorliegt, oder will der Arzt Hinweise auf die Ursache des Pleuraergusses erhalten, so führt er eine **Pleurapunktion** durch (☞ Abb. 17.19).

17.8 Die Atemmechanik

Damit die Alveolen ständig mit frischer, sauerstoffreicher Atemluft belüftet werden, muss sich der Brustkorb bei Erwachsenen ca. 15-mal und bei Kindern ca. 25-mal pro Minute ausdehnen (*Einatmung* bzw. **Inspiration**) und wieder zusammenziehen (*Ausatmung* bzw. **Exspiration**). Da die Lunge elastisch und selbst nicht aktiv beweglich ist, folgt sie bei den Atembewegungen der Erweiterung und Verengung des Brustkorbs und den Bewegungen des Zwerchfells. Die Weite des Brustraums wird durch die Rippenstellung und durch den Zwerchfellstand bestimmt (☞ Abb. 17.20).

17.8.1 Das Zwerchfell

Das **Zwerchfell** ist eine breite, gewölbte Muskelplatte, die kuppelartig gegen die Brusthöhle gerichtet ist und Brust- und Bauchhöhle voneinander trennt (☞ Abb. 7.34). Zu beiden Seiten des Herzens, das über den Herzbeutel fest mit dem Zwerchfell verbunden ist, liegen die

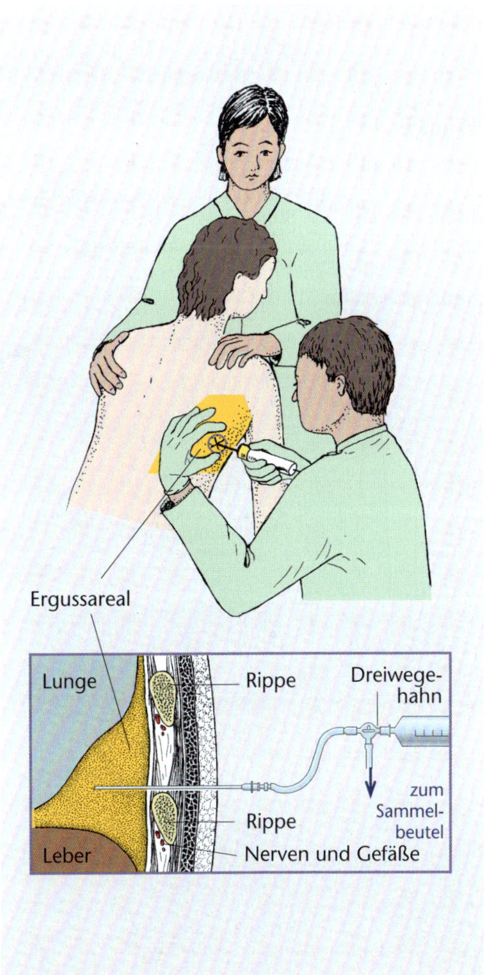

Abb. 17.19 (links): Pleurapunktion. Als günstige Lagerung des Patienten hat sich das Sitzen auf einem Stuhl oder am Bettrand bei nach vorn gebeugtem Oberkörper bewährt. Nach sonographischer Lokalisation des Ergusses (der Einstich in Lungengewebe würde zu einem Pneumothorax führen) sticht der Arzt meist zwischen dem 5. und 8. Interkostalraum ein. Unten: Die Nadel wird an der Oberkante einer Rippe eingestochen, damit die unter der Rippe verlaufenden Gefäße und Nerven nicht verletzt werden. [A300-190]

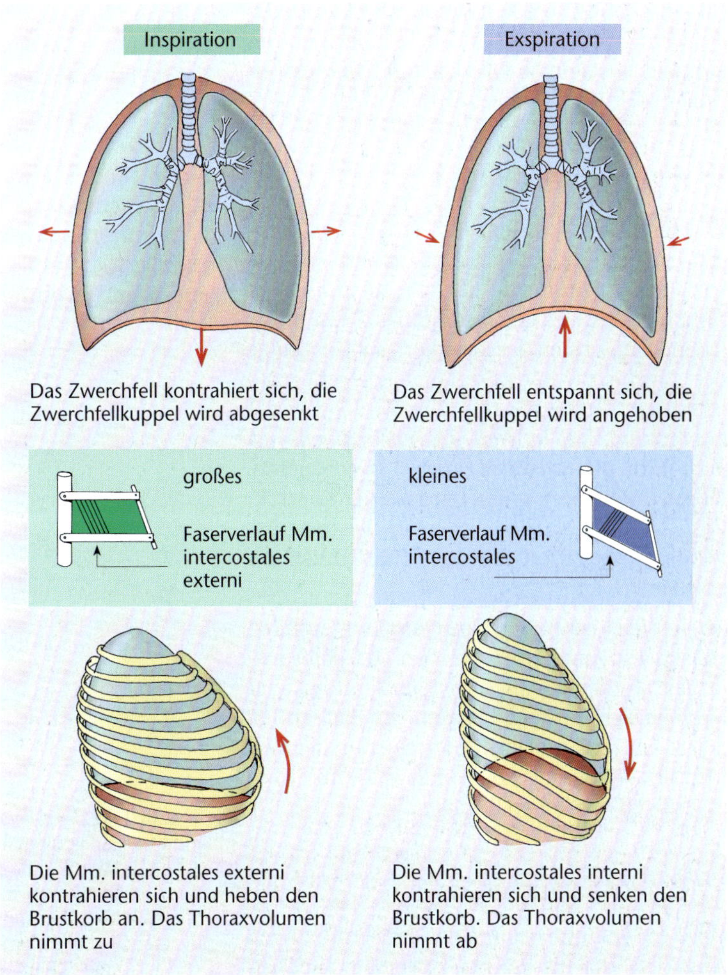

Abb. 17.20 (rechts): Mechanik der In- und Exspiration. Durch Kontraktion des Zwerchfells und gleichzeitiges Anheben des Brustkorbes vergrößert sich das Thoraxvolumen. Die Lunge wird gedehnt. Durch den entstehenden Sog strömt Luft in die Lunge (Einatmung). Der umgekehrte Vorgang läuft bei der Ausatmung ab.

Lungen mit ihrer Basis dem Zwerchfell auf (☞ Abb. 17.20). In der Mitte hat das Zwerchfell eine Sehnenplatte *(Centrum tendineum)*, die den Muskelfasern des Zwerchfells als Ansatz dient.

17.8.2 Die Inspiration

Spannt sich das Zwerchfell an, so senkt sich die Zwerchfellkuppel und dehnt die Lungen auf, indem sie sie nach unten zieht. Unterstützend kontrahieren sich bei der Inspiration auch die zwischen den Rippen verspannten *äußeren Zwischenrippenmuskeln* (**Mm. intercostales externi**) und erweitern das Thoraxskelett nach vorne und in geringerem Umfang auch zur Seite (☞ Abb. 17.20).

Brust- oder Bauchatmung

Je nachdem, ob die Inspiration überwiegend durch Senkung des Zwerchfells mit Vorwölbung des Bauches oder durch Hebung der Rippen zustande kommt, spricht man vom *Bauchatmungstyp* oder *Brustatmungstyp*. So sind z. B. Säuglinge ausgesprochene Bauchatmer – das „Bäuchlein" wölbt sich nach außen vor.

Die Atemhilfsmuskulatur

Bei vertiefter Atmung, z. B. bei Atemnot, werden das Zwerchfell und die äußeren Zwischenrippenmuskeln durch die **Atemhilfsmuskulatur** unterstützt. Diese normalerweise anderen Funktionen dienenden Muskeln liefern im Bedarfsfall zusätzliche Muskelkraft zur Ausweitung des Brustkorbs (Details ☞ 7.3.7).

17.8.3 Die Exspiration

17

Während die Inspiration aktiv erfolgt, geschieht die Exspiration überwiegend passiv. Die Exspiration beginnt mit der Erschlaffung der Mm. intercostales externi und des Zwerchfells. Dabei verengt sich der Brustkorb schon infolge der Eigenelastizität von Lungengewebe und Brustkorb. Unterstützend können sich bei der Ausatmung die *inneren Zwischenrippenmuskeln* (**Mm. intercostales interni**) kontrahieren. Durch ihren Faserverlauf wird bei der Kontraktion die jeweils obere Rippe der darunter liegenden angenähert und damit der Brustkorb abgesenkt.

Auch die Ausatmung kann durch Atemhilfsmuskulatur unterstützt werden. Als „Hilfsausatmer" werden bei angestrengter Atmung, aber auch beim Husten und Niesen, die Bauchmuskeln eingesetzt, welche die Rippen herabziehen und als *Bauchpresse* die Eingeweide mit dem Zwerchfell nach oben drängen.

17.8.4 Die Bauchpresse

Wird die Atembewegung des Brustkorbs nach Abschluss der Inspirationsbewegung angehalten, die Stimmbänder verschlossen und die Bauchmuskulatur willkürlich kontrahiert, steigt der Druck im Bauchraum stark an. Dies ist bei der Stuhlentleerung wichtig, bei der in der Regel die **Bauchpresse** eingesetzt wird. Auch bei den Presswehen unterstützt die Bauchpresse den Weg des jungen Menschen auf die Welt.

17.8.5 Lungen- und Atemvolumina

Bei jedem Atemzug treten in Abhängigkeit von Körpergröße und Körperbau etwa 500 ml Luft in den Respirationstrakt ein. Davon gelangen jedoch nur $^2/_3$ in die Alveolen. Der Rest verbleibt in den größeren, dickwandigen Atemwegen wie Kehlkopf, Luftröhre und Bronchien. Die Luft in diesem **anatomischen Totraum** kann somit nicht am Gasaustausch teilnehmen.

Totraum kann aber auch im Bereich der Alveolen entstehen, etwa dadurch, dass die Alveolen zerstört sind (etwa im Rahmen eines Emphysems ☞ 17.11.5) oder dass sie nicht mehr richtig durchblutet werden (z. B. bei einer Lungenembolie, ☞ 17.11.6). Dieser Totraum wird als **alveolarer Totraum** bezeichnet. Der gesamte Totraum der Luftwege (also anatomischer Totraum plus alveolarer Totraum) wird auch als **funktioneller Totraum** bezeichnet.

Bei einem gesteigerten funktionellen Totraum wird ein großer Teil des Atemvolumens sozusagen „verschwendet". Der Patient gleicht dies zunächst dadurch aus, dass er öfter und tiefer Luft holt (das Keuchen des Emphysempatienten). Kann er die damit verbundene Mehrarbeit der Atemmuskulatur nicht mehr aufbringen, so leidet er an chronischer Ateminsuffizienz (☞ 17.11.5).

Ein gesunder, erwachsener Mann atmet pro Minute etwa 7,5 l Luft ein und wieder aus (= **Atemminutenvolumen** oder *Atemzeitvolumen*). Verteilt auf 14–16 Atemzüge ergibt das ein **Atemzugvolumen** von ca. 500 ml. Da das

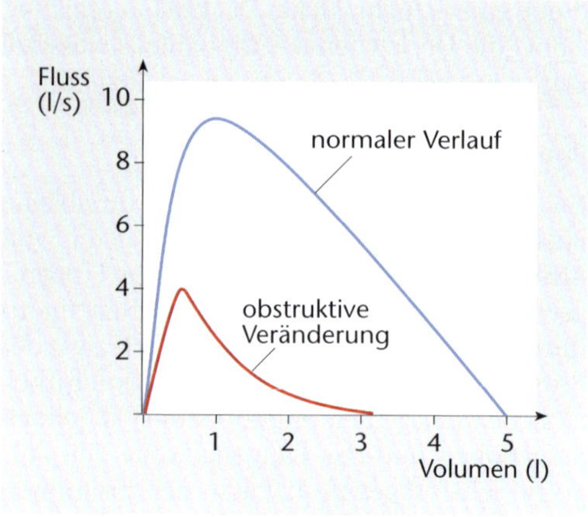

Abb. 17.22: Durch Spirometrie gemessene Fluss-Volumen-Kurve. Blau Normalbefund, rot bei obstruktiver Lungenfunktionsstörung (z. B. im Asthmaanfall). Die Verengung der Atemwege führt hier zu einer erheblichen Minderung des Luftflusses.

Atemzugvolumen von der Körpergröße abhängt, liegt es bei der Frau meist um etwa 15–20% niedriger.

Durch verstärkte Inspiration kann man pro Atemzug zusätzlich noch weitere 2–3 l Luft einatmen; man nennt dieses Volumen, das nach *normaler* Inspiration zusätzlich eingeatmet werden kann, inspiratorisches Reservevolumen.

Durch verstärkte Ausatmung (*nach* der normalen Ausatmung) kann eine weitere Luftmenge von ca. 1 l ausgeatmet werden. Sie wird **exspiratorisches Reservevolumen** genannt. Addiert man zu ihr das Atemzugvolumen und das inspiratorische Reservevolumen, so erhält man die **Vitalkapazität.** Dieser Wert gibt damit das maximal ein- und ausatembare Luftvolumen wieder.

Aber auch nach der stärksten Ausatmung bleibt noch Luft in den Lungen zurück. Diese Restluft heißt **Residualvolumen.** Die Summe aus Vitalkapazität und Residualvolumen ergibt die **Totalkapazität.** Sie ist das maximal mögliche Luftvolumen, das die Lunge aufnehmen kann.

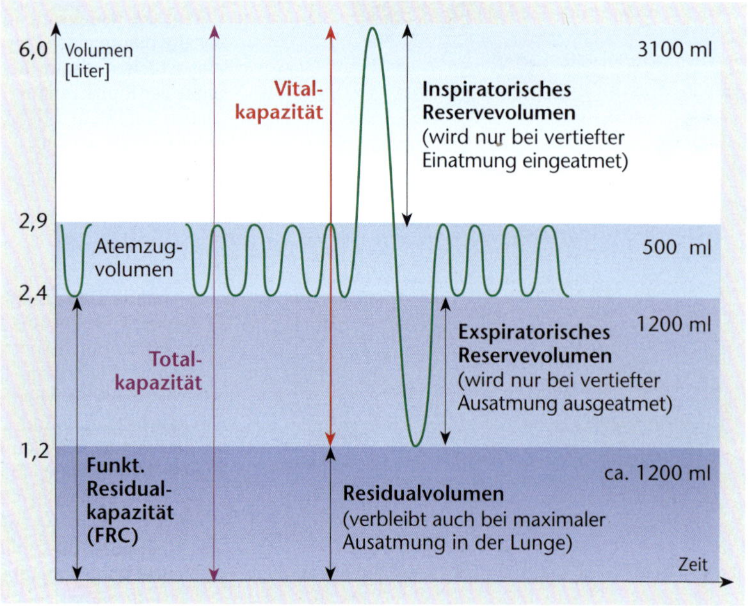

Abb. 17.21: Atemvolumina bei Ruheatmung und bei vertiefter Ein- und Ausatmung. Werden Volumina addiert, so spricht man auch von „Kapazitäten". [R104-03]

Für den Anästhesisten und Internisten ist die Summe aus exspiratorischem Reservevolumen und Residualvolumen, die **funktionelle Residualkapazität** *(FRC)*, besonders wichtig. Die funktionelle Residualkapazität ist das Luftvolumen, das nach *normaler* Ausatmung noch in der Lunge ist. Es dient als „Sauerstoffpuffer" während der Ausatmung, das heißt es garantiert, dass auch während der Ausatmung Sauerstoff in den Körper gelangt. Es ist der wichtigste Gradmesser für die Leistungsreserve der Lunge, welche beispielsweise während der Narkose überlebenswichtig sein kann.

Überprüfung der Lungenfunktion (Spirometrie)

Bei vielen Erkrankungen von Herz und Lungen ist die genaue Kenntnis der ein- und ausatembaren Volumina und ihr Fluss wichtig. Auch vor Narkosen wird häufig die **Lungenfunktion** geprüft. Hierzu bläst der Patient über einen Schlauch in ein **Spirometer,** das die Atmungskurve des Patienten entweder als Volumen-Zeit-Diagramm oder als Fluss-Volumen-Kurve aufzeichnet (☞ Abb. 17.21 und 17.22).

Zur Messung der **Vitalkapazität** wird der Patient aufgefordert, nach maximaler Inspiration möglichst viel Luft auszuatmen.

Zur Messung der **Einsekundenkapazität** *(Tiffeneau-Test)* muss der Patient nach vorheriger maximaler Einatmung so kraftvoll wie möglich ausatmen. An der Atmungskurve kann dann das innerhalb einer Sekunde ausgeatmete Volumen abgelesen werden. Die Einsekundenkapazität beträgt normalerweise 75–85% der Vitalkapazität und ist vor allem bei Asthma stark erniedrigt.

Mit weiteren Untersuchungen können Totraum, Residualvolumen sowie inspiratorisches und exspiratorisches Reservevolumen erfasst werden.

17.8.6 Der Begriff der Ventilation

Die ein- und ausgeatmeten Lungenvolumina bestimmen, in welchem Maße die Lunge *belüftet* oder **ventiliert** wird. Ein gutes Maß für die **Ventilation** ist z.B. das oben beschriebene Atemminutenvolumen. Es wird von der Atemfrequenz und von der Atemtiefe (d.h. dem Atemzugvolumen) bestimmt. Die ausreichende Ventilation der Lunge ist eine entscheidende Voraussetzung für den Gasaustausch in den Alveolen.

Betrachtet man nun die obigen Ausführungen zum Totraum (☞ 17.8.5), so wird allerdings verständlich, dass das ein- oder ausgeatmete Volumen selbst noch keine Garantie für einen ausreichenden Gasaustausch ist – denn nur der Teil der Ventilation, der tatsächlich die Gasaustauschfläche erreicht, steht dem Körper zur Verfügung.

Eine ausreichende Ventilation ist vor allem für den Abtransport von Kohlendioxid von Bedeutung (die Sauerstoffversorgung ist zwar auch von einer ausreichenden Belüftung der Lungen abhängig, könnte theoretisch jedoch auch bei weitaus geringerer Belüftung aufrechterhalten werden). Sinkt die Ventilation unter einen kritischen Schwellenwert, so kommt es also zunächst zur Anreicherung von Kohlendioxid im Blut. Ursachen einer solchen **Hypoventilation** sind z.B. Schwäche der Atemmuskulatur bei neuromuskulären Erkrankungen oder ein gestörter Atemantrieb, etwa bei Vergiftungen. Erhöhte Kohlendioxidkonzentrationen im Blut wiederum stimulieren das Atemzentrum, so dass der Körper automatisch die Ventilation „hochschraubt" (☞ 17.10.2) – sofern er über die entsprechenden Kraftreserven verfügt und das Atemzentrum nicht, wie etwa bei Vergiftungen oder chronisch erhöhter Kohlendioxidkonzentration im Blut (☞ 17.10.2) , unempfindlich oder gelähmt ist.

Umgekehrt führt eine übermäßige Ventilation **(Hyperventilation)** zum Abfall der Kohlendioxidkonzentration im Blut. Sie kann durch Angst bedingt sein (☞ 17.10.5), tritt aber auch als normales Phänomen etwa in der Schwangerschaft und in großen Höhen auf. Auch bei Übersäuerung des Blutes (Azidose ☞ 17.10.2 und 20.9.4) versucht der Körper durch Hyperventilation das Gleichgewicht zwischen Säuren und Basen wieder herzustellen *(kompensatorische Hyperventilation).*

17.9 Der Gasaustausch

Ort des Gasaustausches

In den Alveolen (Lungenbläschen) findet der **Gasaustausch** statt, also die Diffusion von Kohlendioxid aus den Kapillaren in die Alveolen und die Diffusion von Sauerstoff ins Blut.

Betrachtet man lediglich die Aufnahme von Sauerstoff in das Blutsystem, so spricht man auch von der **Oxygenierung** oder Oxygenation (☞ 13.2.2).

Durch den bläschenartigen Aufbau des Lungengewebes erhält die innere Oberfläche der Lunge eine gewaltige Ausdehnung: Ihre Gesamtoberfläche beträgt beim Erwachsenen ca. 100 m^2 (Quadratmeter); diese Fläche wird auch als *Gasaustauschfläche* bezeichnet. Außerdem können in den Alveolen durch die Alveolarmakrophagen Fremdkörper wie z.B. kleine Rußteilchen phagozytiert (aufgenommen) werden. Da die Rußteilchen in den Alveolarepithelzellen liegen bleiben, sieht die Lunge eines starken Rauchers schwarz aus.

Die Alveolen sind außen korbartig von dünnen Bluträumen überzogen, den „Kapillaren" des Lungenkreislaufs. Der zuführende Schenkel dieser Kapillaren enthält kohlendioxidreiches, sauerstoffarmes („blaues") Blut, das über die rechte Herzkammer in den Lungenkreislauf gepumpt wird (☞ 15.2.5). Während seiner Passage durch die Lungenkapillaren muss sich dieses Blut mit einer Kontaktzeit von 0,8 s in körperlicher Ruhe und 0,3 s bei Schwerarbeit mit Sauerstoff beladen und Kohlendioxid abgeben. Sauerstoff und Kohlendioxid diffundieren dazu durch:

- Das Alveolarepithel
- Die Basalmembran
- Das Kapillarendothel.

Sie alle zusammen bilden die **Blut-Luft-Schranke,** die beim Gesunden nicht dicker als 1 µm ($^1/_{1000}$ mm) ist (☞ Abb. 17.16).

Vergleicht man Einatemluft und Ausatemluft miteinander, so stellt man fest, dass durch den Gasaustausch in den Alveolen der Sauerstoffgehalt gegenüber der eingeatmeten Luft um ca. 4% geringer und der Kohlendioxid-Gehalt um ca. 4% größer geworden ist (☞ Tab. 17.24). Rechnet man diese Zahlen auf das eingeatmete Volumen um, so erkennt man, dass die Gasmenge, die tatsächlich ausgetauscht worden ist, recht gering ist – über 90% der Luft wurden

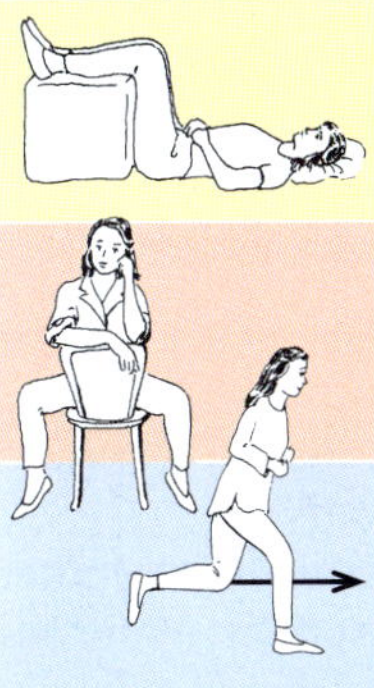

	Atemzugvolumen	Atemfrequenz	Atemminutenvolumen	Herzschlagvolumen	Herzfrequenz	Herzminutenvolumen
	350 ml	12/min	4 l/m	60 ml	60/min	3,6 l/m
	500 ml	16/min	8 l/m	80 ml	70/min	5,6 l/m
	2000 ml	25/min	50 l/m	100 ml	140/min	14 l/m

Abb. 17.23: Anpassung der Atmung bei körperlicher Belastung. Das Atemminutenvolumen kann sich von 4–8 l/min in Ruhe auf bis zu 50 l/min bei Höchstdauerleistung erhöhen. Sowohl Atemzugvolumen als auch die Atemfrequenz nehmen dabei zu. Das Herzminutenvolumen kann sich dabei auf gut das 4-fache erhöhen.

	Einatemluft	Ausatemluft
Stickstoff	79%	79%
Sauerstoff (O_2)	21%	17%
Kohlendioxid (CO_2)	0,03%	4%

Tab. 17.24: Ein- und Ausatemluft im Vergleich. Der Sauerstoffgehalt der Ausatemluft ist um 4% gegenüber der Einatemluft verringert worden. Der Kohlendioxidgehalt hat dagegen um etwa 4% zugenommen.

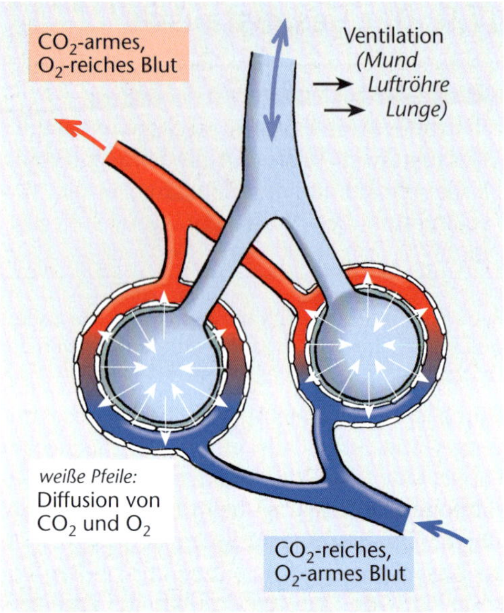

Abb. 17.25: Gasaustausch in den Alveolen. Kohlendioxidreiches, sauerstoffarmes Kapillarblut erreicht die Alveolen und umströmt sie. Nach dem Gasaustausch enthält der ableitende Kapillarschenkel sauerstoffreiches, kohlendioxidarmes Blut.

praktisch nur hin- und herbewegt, und nur etwa ein Fünftel des eingeatmeten Sauerstoffs wurde verbraucht (☞ Tab. 17.24).

Die Komponenten des Gasaustauschs

Verfolgt man den Weg der Atemluft von Mund und Nase, also der „Außenwelt" ins Blut, so werden einem die verschiedenen Schritte bzw. Komponenten des Gasaustausches klar (☞ Abb. 17.25):

- Zunächst muss die Außenluft die Gasaustauschfläche erst einmal erreichen; die Belüftung der Lunge, d.h. die **Ventilation,** ist also die entscheidende Voraussetzung für den Gasaustausch
- Die Luftgase müssen dann vom Alveolarraum ins Blut gelangen (oder umgekehrt); die **Diffusion** über die Blut-Luft-Schranke wäre also der nächste Schritt
- Danach werden die Luftgase im Blut an Hämoglobin gebunden und transportiert – der **Gastransport** schließt sich nahtlos an
- Eine wichtige Komponente des Gasaustausches ist aber auch die *Lungendurchblutung* **(Perfusion).** Kommt der eingeatmete Sauerstoff nämlich gar nicht in Kontakt mit dem Blut, so kann kein Gasaustausch stattfinden. Dabei muss die Durchblutung stets genau auf die Ventilation abgestimmt werden, da sonst entweder ein Teil der Belüftung oder aber ein Teil der Durchblutung „vergeudet" werden (in einem solchen Fall spricht man auch von *Ventilations-Perfusions-Inhomogenitäten*).

17

17.9.1 Die Partialdrücke

Der Übertritt von Sauerstoff aus dem Alveolarraum in die Kapillare geschieht passiv durch Diffusion, und zwar nur von Orten höherer zu Orten niedriger Gaskonzentration (☞ 3.5.4). Bei *Gasgemischen* hängt das Ausmaß des Gaswechsels von den Teilkonzentrationen oder *Teildrücken* (**Partialdrücken,** partial = Teil) der einzelnen Gase ab, die in dem Gasgemisch enthalten sind. Beträgt der Gesamtluftdruck auf Meereshöhe 101 kPa (= 760 mmHg) und hat der Sauerstoff einen prozentualen Anteil von 21%, so beträgt der **Sauerstoffpartialdruck** *(pO_2)* 21% von 101 kPa (760 mmHg) = 21,2 kPa (159 mmHg).

Diese Rechnung stimmt allerdings so nicht ganz, da die eingeatmete Luft ja auch noch Wasserdampf enthält – nach Passage der oberen Luftwege ist sie in der Regel zu 100% wasserdampfgesättigt; der Wasserdampfdruck von 6,3 kPa (47 mmHg) muss deshalb vom Luftdruck abgezogen werden, so dass auch die einzelnen Teildrücke geringer ausfallen – der pO_2 z.B. beträgt nach Abzug des Wasserdampfdruckes lediglich noch 20 kPa (150 mmHg). Der alveolare Kohlendioxidpartialdruck (pCO_2) beträgt 5,3 kPa (40 mmHg).

Für die Effektivität des Gasaustausches ist entscheidend, welcher Anteil des Sauerstoffs in den großen Arterien des Körperkreislaufs wieder erscheint und damit für den Stoffwechsel des Körpers und der Organe genutzt werden kann. Wie bei jedem komplexen Transportmechanismus sind dabei Verluste einzukalkulieren:

- Der größte Partialdruckabfall tritt in den Alveolen durch die Vermischung der „frischen" Inspirationsluft mit der stark kohlendioxidhaltigen alveolaren Restluft auf
- Je länger der Austauschweg zwischen Alveolen und Kapillarinnenraum ist, das heißt je dicker und undurchlässiger die Blut-Luft-Schranke (☞ 17.5.3) ist, desto „mühsamer" ist es für die Sauerstoffmoleküle, entlang dem Partialdruckgefälle zu diffundieren. Beim gesunden Menschen gleichen sich die Gaskonzentrationen und damit die Gaspartialdrücke zwischen Alveolen und Blut fast 100%ig an. Der Diffusionsweg kann sich aber z.B. bei vermehrter Bindegewebsbildung zwischen den Alveolen (etwa bei einer Lungenfibrose) verlängern und beim Patienten zu Atemnot führen
- Zu einem weiteren Abfall des Sauerstoffpartialdruckes kommt es, wenn sich das von den verschiedensten Alveolen kommende Kapillarblut in den abführenden Lungengefäßen mischt. Es gibt nämlich immer einzelne Kapillaren, die weniger Sauerstoff aufgenommen haben als andere, z.B. wenn bestimmte Lungenbereiche nicht richtig belüftet, jedoch gut durchblutet sind. Dies kommt trotz der oben beschriebenen *Abstimmung von Ventilation und Perfusion* auch beim gesunden Menschen zu einem gewissen Grad vor. Bei vielen Lungenkrankheiten nimmt das Missverhältnis zwischen Ventilation und Perfusion dramatisch zu und führt zu einer eingeschränkten Sauerstoffversorgung des Körpers.

Auch der Abtransport des Kohlendioxids beruht auf einem Gefälle von höheren zu niedrigeren Partialdrücken; da im Körperstoffwechsel große Mengen an Kohlendioxid produziert werden und die Konzentration von Kohlendioxid in der Luft gering ist, verläuft das Diffusionsgefälle in der Lunge allerdings in umgekehrter Richtung als beim Sauerstoff.

17.9.2 Der Sauerstofftransport im Blut

Der über die Lunge ins Blut aufgenommene Sauerstoff diffundiert sofort in die roten Blutkörperchen. Hier lagert er sich zum größten Teil an das Hämoglobin an (roter Blutfarbstoff ☞ 13.2.2). Ein kleiner Teil, etwa 1,5%, wird gelöst im Blutplasma transportiert. Steht nur wenig Hämoglobin zur Verfügung, etwa bei der Blutarmut *(Anämie;* ☞ 13.2.6), kann auch nur wenig Sauerstoff transportiert werden: Es treten Leistungsschwäche, Müdigkeit und Kurzatmigkeit auf.

Der **O_2-Gehalt** des Blutes und damit die Menge an Sauerstoff, die im Blut transportiert werden kann, hängt nicht nur von der Hämoglobinkonzentration im Blut ab, sondern auch davon, wie viel von dem Hämoglobin mit Sauerstoff gesättigt ist. Normalerweise sind im arteriellen Blut etwa 97% des zur Verfügung stehenden Hämoglobins mit Sauerstoff gesättigt. Die O_2-Sättigung des Hämoglobins kann im Blut und heute auch mit speziellen auf die Haut aufgebrachten Sensoren gemessen und auf *Sauerstoffsättigungsmonitoren* wiedergegeben werden **(Pulsoxymetrie).**

Wie viel Sauerstoff insgesamt an das Gewebe abgegeben und dort bei Bedarf verbraucht werden kann **(O_2-Angebot),** hängt aber nicht nur vom O_2-Gehalt des Blutes, sondern auch von der Herzleistung, also dem Herzminutenvolumen, ab.

Bei der Abgabe des Sauerstoffs an das Körpergewebe trennt sich der Sauerstoff vom Hämoglobin und diffundiert ins Gewebe. Hierfür sorgt der Konzentrationsunterschied zwischen dem sauerstoffreichen Blut und dem relativ sauerstoffarmen Gewebe (☞ 16.1.6).

Nach der Sauerstoffabgabe ist das Blut erheblich sauerstoffärmer. Die **Sauerstoffausschöpfung** beträgt bei körperlicher Ruhe im Schnitt 25%, schwankt aber zwischen 7% (Nieren) und 60% (Herzmuskel). Beim Skelettmuskel steigt sie von 28% in Ruhe auf 80% bei höchster Belastung an. Ebenso ist sie bei Blutarmut (Anämie) und bei Zyanose (☞ 17.9.4) erhöht.

Hypoxie und Hypoxämie

Hinter diesen komplizierten Begriffen verbergen sich recht einfache Sachverhalte:

- Fällt der Sauerstoffgehalt des Blutes unter den Normalwert ab, so spricht man von **Hypoxämie** (hyp- steht für hypo, d.h. „zu wenig"; ox- steht für Sauerstoff; -ämie steht für Blut). Da bei körperlicher Ruhe nur etwa ein Viertel des Sauerstoffs im Blut tatsächlich von den Zellen verwertet wird, muss eine Hypoxämie nicht sofort zu einer Einschränkung der Sauerstoffversorgung der Zellen führen

- Ist der Sauerstoffgehalt des Blutes allerdings so niedrig, dass die Versorgung der Zellen mit Sauerstoff eingeschränkt ist, so spricht man von **Hypoxie** (hyp- für „zu wenig", -oxie für Sauerstoff). In diesem Falle ist die Funktion bzw. Leistung der Zellen vermindert (ein Beispiel wäre die bei schwerem Sauerstoffmangel auftretende Bewusstlosigkeit).

17.9.3 Der Kohlendioxidtransport im Blut

Öffnet man eine Mineralwasserflasche, so perlen einem sofort Kohlendioxidgasblasen entgegen. Dieses Kohlendioxid (CO_2) ist im Mineralwasser *physikalisch gelöst* gewesen und kann nun nach Beseitigung des Überdrucks in der Flasche aus dieser entweichen.

Auch im Blut sind immerhin 10% des abzutransportierenden CO_2 physikalisch gelöst (☞ Abb. 17.26). 80% des Kohlendioxids werden jedoch nach einer chemischen Umwandlungsreaktion in Form von Bikarbonat (HCO_3^-) transportiert. Die Umsetzung von Kohlendioxid in Bikarbonat und Wasserstoffionen erfolgt direkt nach der Aufnahme des CO_2 ins Blut im venösen Schenkel der Kapillare nach folgender Formel:

$$CO_2 + H_2O \rightarrow H_2CO_3 \rightarrow HCO_3^- + H^+$$

Im Plasma verläuft diese Reaktion nur sehr langsam; in den Erythrozyten dagegen wird sie durch das Enzym **Carboanhydrase** 10000-fach beschleunigt. Durch diese Reaktion werden 80% des aus dem Zellstoffwechsel gebildeten Kohlendioxids in den Erythrozyten in Bikarbonat (HCO_3^-) umgewandelt. 45% des Bikarbonats diffundieren ins Blutplasma zurück und 35% verbleiben in den Erythrozyten.

Weitere 10% des Kohlendioxids werden direkt an das Hämoglobin-Molekül angelagert (es entsteht $HbCO_2$) und in dieser Form transportiert.

Alle beschriebenen Reaktionen der Aufnahme von Kohlendioxid ins Blut, also:

- Physikalische Lösung im Plasma
- Anlagerung an das Hämoglobin
- Aufnahme als Bikarbonat im Erythrozyten
- Aufnahme als Bikarbonat im Plasma

verlaufen bei der Kohlendioxidabgabe in der Lunge wieder in umgekehrter Form ab.

Bei der Lungenpassage werden jedoch lange nicht alle Kohlendioxid- bzw. Bikarbonatmoleküle aus dem Blut abgegeben. Dies wäre auch nicht sinnvoll, weil ein gewisser Kohlendioxidgehalt im Blut z.B. zur Aufrechterhaltung des physiologischen Blut-pH-Wertes (☞ 20.9.1) und für die Steuerung der Atmung (☞ 17.10.2) erforderlich ist.

Bei vielen Lungen- und Kreislauferkrankungen kommt es zu einem ungenügenden Abtransport von Kohlendioxid. Diese CO_2-Überladung heißt **Hyperkapnie.** Sie geht – durch die oben beschriebene Reaktion verständlich – mit einem Absinken des pH-Werts einher.

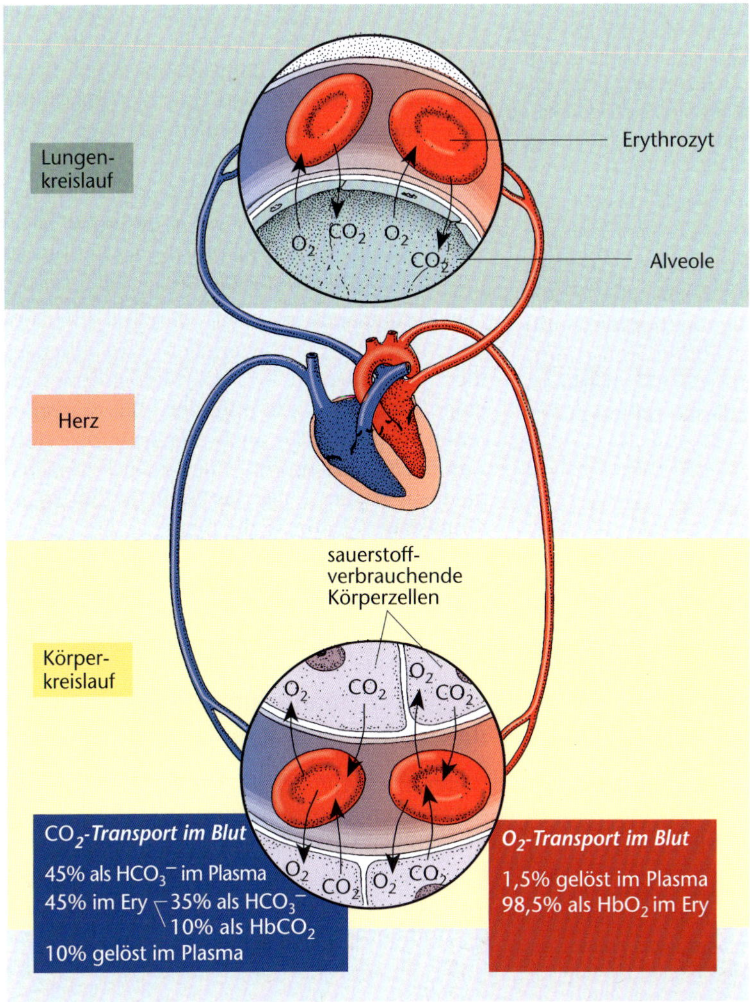

Abb. 17.26: Sauerstoff- und Kohlendioxidtransport im Blut. 98,5% des Sauerstoffs werden in der Lunge an Hämoglobin gebunden und so zu den Zellen transportiert. Die restlichen 1,5% sind im Blutplasma gelöst. Das Kohlendioxid wird zu 45% im Erythrozyten als Bikarbonat (HCO_3^-) bzw. als an Hämoglobin gebundenes CO_2 ($HbCO_2$), zu 45% im Plasma als Bikarbonat und zu 10% als physikalisch gelöstes CO_2 zur Lunge zurücktransportiert.

17.9.4 Zyanose

Zyanose
Zyanose bezeichnet eine Blauverfärbung von Haut oder Schleimhaut auf Grund eines verminderten O_2-Gehalts des Blutes.

Eine Zyanose tritt immer dann auf, wenn mehr als 5 g/dl des Hämoglobins nicht mit Sauerstoff beladen sind – bei einem normalen Hämoglobinwert von 15 g/dl ist das etwa ein Drittel des Hämoglobins.

Man unterscheidet zwischen einer zentralen und einer peripheren Zyanose:

- Bei der **zentralen Zyanose** ist das gesamte zirkulierende Blut „untersättigt" und damit bläulich verfärbt. Deshalb erkennt man die zentrale Zyanose am besten dort, wo die Haut dünn ist und über ein sehr dichtes Kapillarbett verfügt, also z.B. an den Lippen. Eine zentrale Zyanose tritt bei Lungenerkrankungen (eingeschränkte Sauerstoffaufnahme) oder bei bestimmten Herzfehlern auf
- Eine **periphere Zyanose** zeigt sich dagegen dort, wo der Blutfluss naturgemäß verlangsamt ist, also an den Finger- und Zehen(nägeln) – daher der Name „periphere" Zyanose, auch Akrozyanose (Zyanose an den Körperenden). Sie hat ihre Ursache in einer erhöhten *Sauerstoffausschöpfung* im Gewebe. Sie tritt bei Kälte auf oder bei Herzerkrankungen, die mit einer zusätzlichen Verlangsamung des Blutflusses einhergehen, z.B. bei der Herzinsuffizienz oder beim Schock.

17.10 Die Steuerung der Atmung

Während das Herz weitgehend autonom arbeitet und Impulse aus dem ZNS lediglich regulierend eingreifen (☞ 15.5.1), ist die ebenfalls rhythmisch verlaufende Atemtätigkeit nur durch Taktgeber im ZNS möglich. Das Steuersystem für die Atmung liegt in der *Medulla oblongata,* also unmittelbar oberhalb des Halsrückenmarks. Es wird **Atemzentrum** genannt (☞ auch 9.8.2).

Das Atemzentrum steuert die gesamte Atemmuskulatur. Es besteht aus getrennt liegenden

Inspirations- und **Exspirationskernen.** Der rhythmische Wechsel zwischen In- und Exspiration erfolgt durch rhythmisch wechselnde Impulsaussendungen aus den jeweils zuständigen Kerngebieten, die über Halsmark und periphere Nerven die Atemmuskeln und -hilfsmuskeln zur Kontraktion veranlassen.

17.10.1 Die mechanisch-reflektorische Atemkontrolle

Der Atemrhythmus wird durch mehrere mechanische Einflüsse gesteuert:

- Schon während der Inspiration senden Dehnungsrezeptoren im Lungenparenchym Nervenimpulse aus, die über den sensiblen Anteil des N. vagus zu den Exspirationskernen gelangen und diese aktivieren. Dadurch wird die entsprechende Gegenbewegung, nämlich die Exspiration, ausgelöst. Die Bedeutung dieses *Hering-Breuer-Reflexes* besteht darin, dass durch ihn die Tiefe der Inspiration begrenzt wird
- Umgekehrt führt eine starke Verkleinerung der Lungen reflektorisch zu einer verstärkten Inspirationsbewegung
- Schließlich wirken auch noch Rezeptoren, die den Dehnungszustand in den Zwischenrippenmuskeln messen, bei der Feineinstellung der Atembewegung mit.

17.10.2 Die Atmungskontrolle über die Blutgase

Erhöht sich der Sauerstoffbedarf des Körpers, z.B. bei körperlicher Arbeit oder sportlicher Leistung, so sinkt der Sauerstoffpartialdruck im Blut ab; gleichzeitig steigt der Kohlendioxidpartialdruck durch die vermehrt aus dem Zellstoffwechsel abgegebenen Kohlendioxidmoleküle an. Durch den gesteigerten CO_2-Anfall vermehren sich über die durch Carboanhydrase beschleunigte Reaktion (☞ 17.9.3) auch die Bikarbonat- (HCO_3^-) und die Wasserstoffionenmenge (H^+) im Blut, was zu einem Absinken des pH-Wertes (*Azidose* ☞ 20.9.4) führt: Das Blut wird „sauer".

Alle drei Mechanismen werden vom Körper zur *chemischen Atmungskontrolle* benutzt; eine zusätzliche Atemtätigkeit wird somit ausgelöst durch einen:

- Erhöhten CO_2-Partialdruck *(CO_2-Antwort)*
- Absinkenden pH-Wert *(pH-Antwort)*
- Absinkenden O_2-Partialdruck *(O_2-Antwort)*.

Wie Abb. 17.27 zeigt, führt dabei vor allem der Anstieg des CO_2-Partialdrucks zu einer ausgeprägten Steigerung des Atemminutenvolumens.

Periphere Chemorezeptoren

O_2- und CO_2-Partialdruck sowie pH-Wert und ihre Schwankungen werden über Chemorezeptoren gemessen und die Werte an das Atemzentrum übermittelt. Diese chemischen Fühler befinden sich in kleinen Geflechten der peripheren Nervennetze des Parasympathikus, die aus dem IX. und X. Hirnnerven hervorgehen. Sie liegen z.B. an der Teilungsstelle der A. carotis communis und werden daher auch **Glomus caroticum** oder *Paraganglion caroticum* genannt (☞ Abb. 16.14). Weitere parasympathische Rezeptorenfelder liegen zwischen Lungenarterie und Aortenbogen.

Zentrale Chemorezeptoren

Ein anderer Typ von Chemorezeptoren befindet sich im verlängerten Mark des Gehirns (☞ 9.8.2). Er reagiert auf einen Anstieg des pCO_2 und auf einen Abfall des pH-Wertes und bedingt damit die *pH- und die CO_2-Antwort.* Durch die daraus resultierende Steigerung des Atemvolumens wird mehr CO_2 über die Lunge abgegeben und der pH-Wert steigt wieder an. Der Mechanismus trägt somit zur Konstanthaltung des Inneren Milieus bei.

CO_2-Narkose

Übersteigt der CO_2-Partialdruck einen Wert von 8,0–9,4 kPa (60–70 mmHg), so können die Nervenzellen nicht mehr richtig funktionieren und es setzt eine Bewusstseinstrübung, im Extremfall Bewusstlosigkeit ein, die sog. **CO_2-Narkose.** Gleichzeitig kommt es bei diesen hohen pCO_2-Werten durch Lähmung des Atemzentrums zu einer *Abnahme* des Atemzeitvolumens, so dass ein Teufelskreis mit rasch steigenden CO_2-Partialdrücken entsteht.

Die CO_2-Narkose ist häufig Ursache für Arbeitsunfälle, z.B. in Futtersilos oder Bergwerken. Da CO_2 schwerer ist als Luft, reichert es sich am Boden von Gruben oder Bodensenken an. Gelangt ein Mensch in eine solche Zone mit sehr hohem CO_2-Gehalt, tritt nach kurzer Zeit Bewusstlosigkeit auf, und ohne rasches Eingreifen kommt es zum Tod durch Ersticken. Als Arbeitsschutzmaßnahme tragen zumindest Bergarbeiter CO_2-Messgeräte am Körper, die sie frühzeitig vor einer Erstickungsgefahr warnen.

Möglicher Atemstillstand bei O_2-Gabe

Bei Patienten mit chronischen Atemwegserkrankungen finden sich ständig erhöhte CO_2-Konzentrationen im Blut. Die Chemorezeptoren gewöhnen sich daran und reagieren nicht mehr auf einen Anstieg des pCO_2: der Atemantrieb erfolgt nun hauptsächlich über eine O_2-Antwort. Wird solchen Patienten konzentrierter Sauerstoff gegeben, so fällt der letzte Atemantrieb (der niedrige pO_2) weg: es kann zum **Atemstillstand** *(Asphyxie)* kommen.

Die Blutgasanalyse

Aus dem Obigen wird klar, welchen zentralen Stellenwert die Größen pO_2, pCO_2 und pH-Wert in der Intensivpflege und bei Narkosen haben. Da Blutgase und pH-Wert von der Lungenfunktion und vom Säuren-Basen-Haushalt (☞ 20.9) abhängen, wird die Blutgasanalyse vor allem bei Lungenerkrankungen, bei der Beatmung von Patienten und bei Störungen im Säuren-Basen-Haushalt (z.B. diabetisches Koma, Schock) eingesetzt. Auf vielen Intensivstationen oder in der Nähe von OP- und Kreißsaal stehen kompakte Messgeräte zur Verfügung, so genannte *Blutgasanalysegeräte.*

Die **Blutgasanalyse** *(BGA)* wird bei Intensivpatienten meist aus arteriellem Blut durchgeführt. Hierzu wird z.B. die Radialarterie mit einer dünnen Kanüle punktiert. Bei Neugeborenen wird die BGA auch aus arterialisiertem *Kapillarblut* bestimmt. Hierzu wird zunächst die Haut erwärmt, um das kapilläre Blut zu arterialisieren. Dann sticht man z.B. ein spitzes Lanzettchen in die Ferse des Säuglings und lässt das austretende (nicht herausge„quetschte"!) Blut in ein Glasröhrchen aufsteigen.

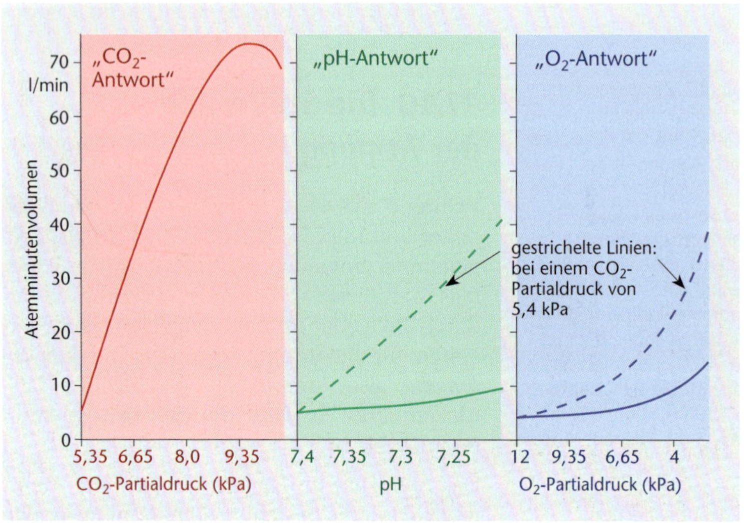

Abb. 17.27: Atemzeitvolumen (als Maß für den Atemantrieb) in Abhängigkeit vom CO_2-Partialdruck (links), pH-Wert (Mitte) und O_2-Partialdruck (rechts) im arteriellen Blut. Gestrichelte Kurve: Verhalten des Atemzeitvolumens bei Konstanthalten des CO_2-Partialdrucks um 5,4 kPa (40 mmHg). Durchgezogene Kurve: Realitätsnahes Verhalten des Atemzeitvolumens.

17.10.3 Atmungsantrieb und körperliche Arbeit

Während körperlicher Arbeit wird die Zunahme des Atemzeitvolumens (☞ Abb. 17.23) nicht nur durch eine Erregung der zentralen und peripheren Chemorezeptoren erzeugt. Vielmehr wird das Atemzentrum unmittelbar bei Aufnahme der körperlichen Belastung auch durch die motorischen Rindenfelder miterregt (☞ 9.8.9).

Schmerz- und *Temperaturreize* beeinflussen ebenfalls die Atemtätigkeit. So reduzieren starke Kältereize den Atemanreiz. Deshalb sollen Freibadbesucher nie aus der Sommerhitze heraus ins kalte Badewasser springen: Im ungünstigsten Fall kann dadurch die Atmung angehalten und ein Herz-Kreislauf-Stillstand provoziert werden.

17.10.4 Krankhafte Atemmuster

Bei vielen Stoffwechsel-, Lungen- und Kreislauferkrankungen verändert sich die Atmung in typischer Weise (☞ Abb. 17.28):

- Die **Kussmaul-Atmung** zeichnet sich durch abnorm tiefe Atemzüge aus. Sie ist bei einer Übersäuerung des Blutes zu beobachten (Azidose, ☞ 20.9.2), etwa bei einem entgleisten Diabetes mellitus (*Coma diabeticum* ☞ 19.4.3). Durch die verstärkte Ventilation wird vermehrt Kohlendioxid abgeatmet und dadurch die Säurebelastung vermindert (kompensiert)
- Bei der **Cheyne-Stokes-Atmung** („periodische Atmung") wechseln sich Phasen zu- und abnehmender Frequenz und Tiefe mit Atempausen ab. Sie ist typisch für die schwere Herzinsuffizienz, kommt aber auch bei Störungen des Zentralen Nervensystems (etwa bei Hirnentzündungen) vor
- Die **Biot-Atmung** (von langen Atempausen unterbrochene rasche Atemzüge) weist auf eine schwerwiegende ZNS-Störung, etwa starken Hirndruck hin
- Die **Schnappatmung** tritt v. a. vor dem Todeseintritt (präfinal) auf.

17.10.5 Atmung und Psyche

Dass einem *vor Schreck die Luft wegbleiben* kann, zeigt die starke Beeinflussbarkeit des Atemzentrums durch psychische Faktoren. Auch Zorn, sexuelle Erregung, Furcht, Freude und Stress können den Atemantrieb entweder steigern oder unterdrücken.

Tief durchatmen – Psyche und Atmung

Zwischen dem seelischen Befinden und der Atmung besteht ein enger Zusammenhang. Bei psychischer Anspannung atmet man nicht selten „flacher", andererseits können Unsicherheit und Angst auch zu einer abnorm schnellen und tiefen Atmung führen.

Viele Entspannungstechniken beinhalten Atemübungen: Das langsame, ruhige und tiefe Ein- und Ausatmen mit der Vorstellung eines weiten Brustraumes etwa gehört zum *Autogenen Training.* Auch die *Progressive Relaxation* (nach Jacobson) und die *Hypnose* bedienen sich einer kontrollierten Atmung. Gerade beim „Loslassen" durch Atemkontrolle während der verschiedenen Entspannungstechniken verkrampfen sich zahlreiche stressgeplagte Menschen. Eine wirkungsvolle Unterstützung zur Entspannung bietet hier die atemstimulierende Einreibung *(ASE)* mit ätherischen Ölen (☞ Abb. 17.29).

Psychogene Hyperventilation

Eine zu schnelle und zu tiefe Atmung **(Hyperventilation)** ist in der Regel psychisch bedingt (z. B. bei Prüfungsstress, Panik oder Beziehungskonflikten); man spricht entsprechend von **psychogener Hyperventilation.** Das vermehrte Abatmen von CO_2 führt zu einer Senkung des pCO_2 und zu einer Alkalose (☞ 20.9.5) im Blut. Als Folge der Alkalose sinkt die Konzentration des frei im Blut gelösten Kalziums ab, was wiederum die Nervenleitung beeinträchtigt und zu neurologischen Symptomen führt: Zunächst verspürt der Betroffene ein Kribbeln in den Händen und um den Mund herum; dann verkrampfen sich die Hände zu einer so genannten *Pfötchenstellung.* Schwindel, Benommenheit und Angst treten hinzu, bis auf einmal bestimmte Muskelgruppen zu krampfen anfangen. Schließlich fällt der Betroffene wegen einer durch den erniedrigten pCO_2 verursachten Verengung der Gehirngefäße und den dadurch bedingten O_2-Mangel in Ohnmacht.

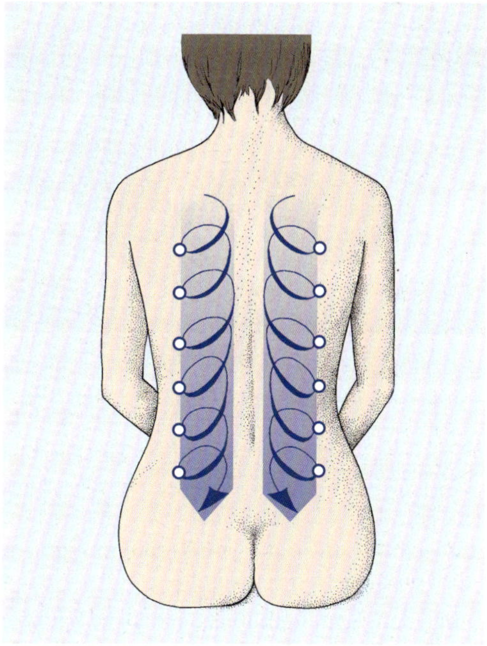

Abb. 17.29: Atemstimulierende Einreibung. Hierbei massieren der Therapeut oder die Pflegekraft den Rücken des Patienten mit langsamen kreisförmigen Bewegungen. Die atemstimulierende Einreibung fördert die Körperwahrnehmung und die Konzentration auf die Atmung, die Atmung des Patienten wird gleichmäßiger und ruhiger. [A300]

Die Therapie besteht vor allem in der Beruhigung des Patienten. Oft hilft auch, den Patienten in einen Plastikbeutel atmen zu lassen: CO_2-reiche Luft wird beim Ausatmen im Beutel angereichert, wieder eingeatmet und der durch den übertriebenen Atemantrieb abgesunkene CO_2-Partialdruck wieder normalisiert. Allerdings kann diese Methode auch die Angst verstärken. In schweren Fällen ist eine Sedierung, z. B. mit Diazepam (z. B. Valium®), nötig.

Bezeichnung	Atemmuster	Vorkommen bei ...
normale Ruheatmung	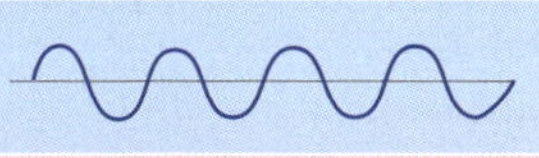	Gesunden
Kussmaul-Atmung	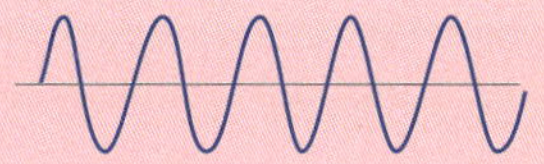	metabol. Azidose (z.B. diabetisches Koma)
Cheyne-Stokes-Atmung	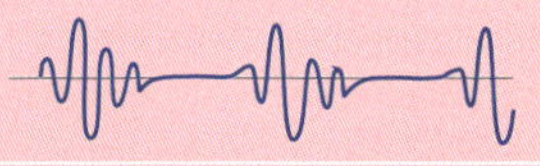	schwerer Herzinsuffizienz oder Enzephalitis, gelegentlich auch im Schlaf
Biot-Atmung	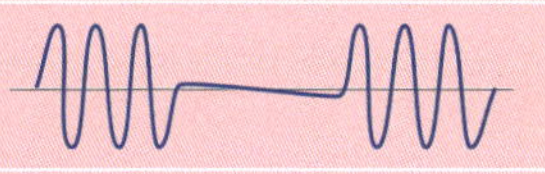	Hirnverletzung, Hirndrucksteigerung
Schnapp-Atmung	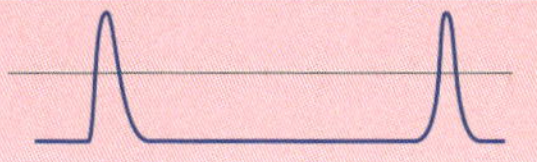	Frühgeborenen, kurz vor Todeseintritt

Abb. 17.28: Krankhafte Atemmuster. Die gerade horizontale Linie gibt die Atemruhelage an. Cheyne-Stokes-, Kussmaul-, Biot- und Schnapp-Atmung sind Beispiele für Atemmuster als Folge von Krankheiten, die das Atemzentrum in seiner Funktion beeinträchtigen.

17.11 Häufige Krankheitsbilder

17.11.1 Bronchialkarzinom

Der *Lungenkrebs,* genauer das **Bronchialkarzinom,** war vor dem 20. Jahrhundert eine Rarität. Heute bedingt es 25% aller Krebstodesfälle. Etwa 35 000 Menschen versterben jährlich in Deutschland daran. Bei Männern ist das Bronchialkarzinom der häufigste bösartige Tumor überhaupt und bei den Frauen hat es inzwischen in einigen Ländern den Brustkrebs als häufigste Krebsform fast überholt. Hauptgrund ist der ausgiebige Griff zur Zigarette, wodurch krebsfördernde Substanzen (Kanzerogene ☞ 5.7.3) in die Lunge gelangen. Andere Ursachen sind krebserregende Arbeitsstoffe wie Asbestfasern und polyzyklische Kohlen-

17

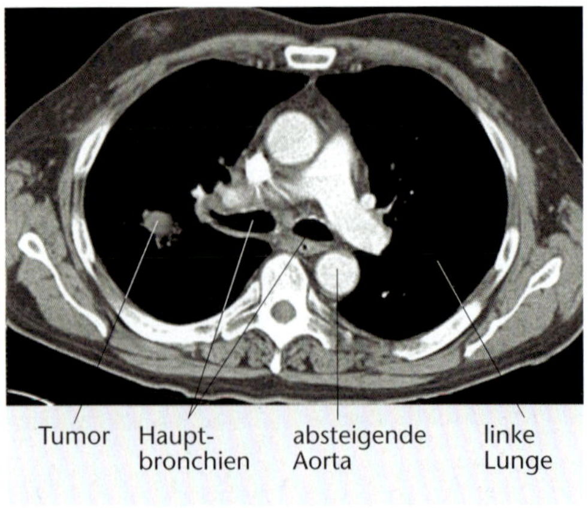

Abb. 17.30: Unverzichtbar in der Tumordiagnostik ist heute die Computertomographie. [T078]

wasserstoffe sowie die von Verbrennungsmotoren produzierten Feinstäube.

Durch den Zigarettenrauch werden die Epithelzellen der Bronchialschleimhaut gereizt. Infolge dieses ständigen, entzündungsähnlichen Reizes sezernieren die Becherzellen ein Übermaß an Schleim, der den so genannten *Raucherhusten* auslöst. Andere Zellen reagieren mit einer überschießenden Zellteilung auf die Schadstoffe. Dadurch können einzelne Zellen entarten, die Basalmembran der Bronchialschleimhaut durchbrechen und zum **Karzinom** auswachsen.

Obwohl Patienten mit einem Bronchialkarzinom zunächst meist erfolgreich auf eine chirurgische Behandlung oder eine Chemotherapie ansprechen, ist ihre Prognose schlecht. Fünf Jahre nach Diagnosestellung leben nur noch weniger als 15% (☞ Abb. 17.30 und 17.31).

Inzwischen ist auch in Europa die Diskussion entbrannt, ob die Tabakindustrie für die von ihr mitverursachten Schäden aufkommen soll.

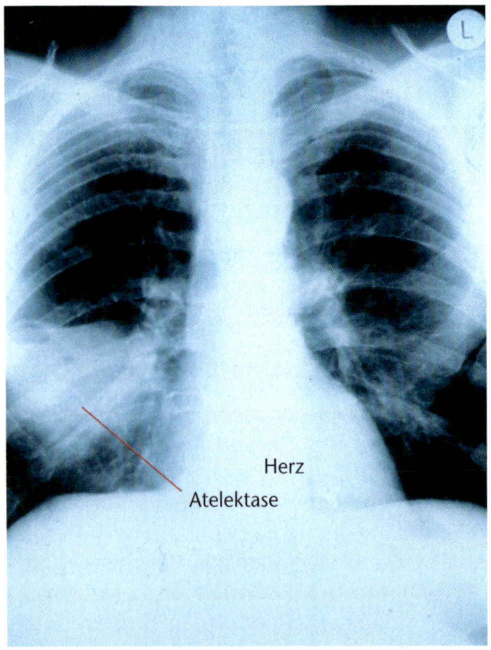

Abb. 17.31: Bronchialkarzinom. Ein Kollaps *(Atelektase)* des rechten Mittellappens hat zu einer Verdichtung (im Röntgenbild Aufhellung) des entsprechenden Lungenareals geführt. Die Atelektase ist Folge des tumorbedingten Verschlusses des Bronchus. [T127]

Feinstaub

Als **Feinstäube** werden kleine Schwebeteilchen aus Ruß oder anderen Stoffen mit einer Korngröße unter 10 µm bezeichnet. Sie entstehen im Straßenverkehr (vor allem durch die Verbrennung von Dieselkraftstoff, aber auch durch Brems- und Reifenabrieb), in Kraftwerken, Heizanlagen und bei der industriellen Produktion. Aber auch Zigaretten setzen Feinstaub frei. Wegen ihrer geringen Größe setzen sich Feinstäube leicht auf den Schleimhäuten des gesamten Respirationstrakts und sogar in den Alveolen fest und können dort Entzündungen auslösen. Langfristig kann dies Bronchitis, chronischen Husten und das Bronchialkarzinom begünstigen.

Ganz kleine Teilchen (vor allem die unter 1 µm großen *Nanopartikel*) machen vor allem in Dieselabgasen zahlenmäßig den größten Teil aus und sind besonders gefährlich: Sie verteilen sich nicht nur rascher in der Luft, sondern können auch die Alveolarzellen durchwandern. Sie werden vom Abwehrsystem nicht erkannt und können in den Körperzellen Schäden auslösen. So zeigen Untersuchungen, dass die ganz feinen Stäube Herzrhythmusstörungen hervorrufen bzw. verstärken können. Es wird geschätzt, dass in Deutschland mehr als 10 000 herzbedingte Todesfälle pro Jahr durch Feinstäube verursacht sind – betroffen sind in aller Regel bereits herzkranke Menschen. Auch eine Schädigung des Erbgutes wurde bei Laborexperimenten an Mäusen nachgewiesen; ob dieses Ergebnis auf den Menschen übertragbar ist, ist unbekannt.

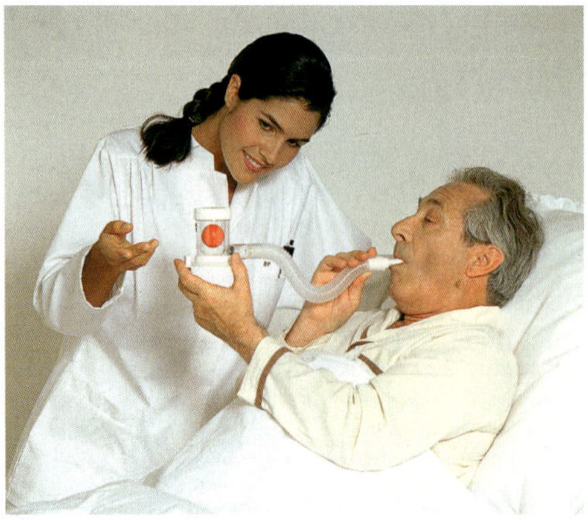

Abb. 17.32: Atemgymnastik mit einem modernen Atemtrainer (im Bild Mediflow®). Der Patient wird angehalten, den roten Ball möglichst lange schweben zu lassen. Dadurch wird die Belüftung insbesondere der basalen Lungenabschnitte verbessert und einer Pneumonie vorgebeugt. [U182]

17.11.2 Pneumonie

Auch das Lungengewebe kann durch die unterschiedlichsten Erreger infiziert werden. Man spricht dann von einer **Pneumonie** *(Lungenentzündung)*. Dabei kann sich die Entzündung auf das an den Bronchialbaum angrenzende Gewebe beschränken **(Bronchopneumonie)** oder einen ganzen Lungenlappen befallen (**Lappenpneumonie** oder *Lobärpneumonie*).

Klinisch äußert sich die Pneumonie durch hohes Fieber, Tachykardie und eine schnelle, oberflächliche und erschwerte Atmung mit eventuellem Einsatz der Atemhilfsmuskulatur. Oft bestehen Hustenreiz und Auswurf. Die Pneumonie führt zu einer zunehmenden Verdichtung und Wassereinlagerung des betroffenen Gewebes; auf diesen Veränderungen beruht die Diagnose der Erkrankung im Röntgenbild. Die Verdichtung kann so weit gehen, dass

Pneumonieprophylaxe

Bei bettlägerigen Patienten stellen die Alveolen der Unterlappen ideale Nährböden für Bakterien dar. Da diese durch Horizontallage und körperliche Inaktivität wenig belüftet und schlecht durchblutet werden, gelangen Abwehrzellen nur schlecht in diese Gebiete, so dass sich Erreger rasch ausbreiten und eine sog. Bettpneumonie auslösen können.

Um dies zu verhindern, muss jeder bettlägerige Patient vorbeugend (prophylaktisch) regelmäßig Atemgymnastik betreiben: Wenn irgendwie möglich, soll sich der Patient dabei aufrichten, um durch den Lagewechsel die unteren Lungenpartien (☞ Abb. 17.29) besser zu belüften. Zudem wird der Rücken z. B. mit alkoholhaltigem Franzbranntwein abgeklopft, wodurch der Patient einen starken Atem- oder sogar Hustenreiz verspürt und damit stoßweise das gesamte Lungengewebe belüftet wird. Auch wird die Belüftung der Lunge durch das Atmen mit *Atemtrainern* gefördert (☞ Abb. 17.32).

Ein weiterer wichtiger Faktor für die erfolgreiche Pneumonieprophylaxe ist eine ausreichende Trinkmenge. Nur wenn der Organismus genügend Flüssigkeit hat, kann der Schleim in den Bronchien verflüssigt und abgehustet werden.

Auch bei verminderten Zwerchfellbewegungen steigt die Gefahr einer Pneumonie. Ursachen hierfür sind beispielsweise Blähungen durch eine postoperative Darmatonie oder eine schmerzbedingte Schonatmung nach Operationen im Bauchraum. Hier gehören zusätzlich regelmäßige Schmerzmittelgaben, gezielte Atemübungen (je nach Operation) sowie eine frühzeitige Mobilisierung zu den Bausteinen der erfolgreichen postoperativen Pneumonieprophylaxe.

die Alveolen nicht mehr zum Gasaustausch beitragen können. Durch die auf diese Weise entstehende Einschränkung der Sauerstoffaufnahme kann eine Pneumonie auch heute noch tödlich verlaufen.

Therapeutisch reicht meist die Gabe von Antibiotika aus. Bei schweren Verlaufsformen muss Sauerstoff gegeben werden, bisweilen ist eine Intubation und Beatmung notwendig.

Bei künstlich beatmeten Patienten auf Intensivstationen wird durch programmierte Serien von sehr tiefen Atemzyklen zur Pneumonieprophylaxe (☞ Kasten) Atemgymnastik simuliert. Dadurch wird das gesamte Lungengewebe aufgebläht und „durchgelüftet". Eine natürliche Form der Atemgymnastik ist das *Gähnen.* Durch die mit dem Gähnreflex verbundene tiefe Durchlüftung der Lunge wird dem Entstehen einer Lungenentzündung entgegengewirkt.

17.11.3 Tuberkulose

Das Bakterium *Mycobacterium tuberculosis* ist Ursache der ansteckenden **Tuberkulose** *(Tbc),* die grundsätzlich alle Organe des Körpers befallen kann, am häufigsten jedoch die Lunge betrifft. Bis vor etwa 50 Jahren war die Tuberkulose auch in Mitteleuropa eine häufige Todesursache. Heute fordert die Tbc vor allem in Asien und Afrika jährlich zwei Millionen Tote.

Die Erreger werden meist durch Tröpfcheninfektion übertragen (**Primär-Tbc,** genauer Mechanismus ☞ 14.9.5). In 90% der Fälle werden die Erreger in der Lunge abgekapselt und verursachen (bis auf eine jetzt positive Tuberkulin-Hautreaktion ☞ 14.9.5) keine Symptome. Unter bestimmten Bedingungen, z. B. bei vorübergehender Immunschwäche, können die Erreger jedoch reaktiviert werden und in einer oft schleichenden, über mehrere Monate bis Jahre verlaufenden Infektion zunehmend größere Teile der Lunge befallen und unter Umständen zerstören (**postprimäre Tbc** ☞ 14.9.5). Bleibt eine Therapie aus, können die Tuberkelbakterien im Körper weitergeleitet werden (z. B. durch verschlucktes Sputum) und andere Organe, z. B. Darm und Harnwege, befallen. Durch eine Antibiotikatherapie mit mehreren **Tuberkulostatika** (Substanzen gegen das Tuberkulose-Bakterium) über mindestens sechs Monate kann die Tuberkulose meist erfolgreich behandelt werden. In den letzten Jahren sind allerdings immer mehr Tuberkulosebakterien gegen die normalen Tuberkulostatika unempfindlich (resistent) geworden, so dass die Behandlung komplizierter geworden ist.

Um eine Ansteckung zu verhüten, muss das medizinische Personal besondere Vorschriften im Umgang mit Tuberkulosepatienten beachten. Auch besteht die Pflicht zur Meldung von Erkrankungsfällen an das Gesundheitsamt. Eine Impfung gegen Tbc (BCG-Impfung) wird in Deutschland und der Schweiz nicht mehr empfohlen.

17.11.4 Asthma bronchiale

Durch eine (Fehl-)Reaktion des Abwehrsystems in der Bronchialschleimhaut kommt es bei fünf Prozent der Erwachsenen und fünfzehn Prozent der Kinder zu einer chronischen Entzündung und dadurch bedingter Über-Reaktivität des Bronchialsystems *(Hyperreagibilität)* mit immer wiederkehrenden Asthmaanfällen.

Auslöser können Allergene wie z. B. Hausstaubmilben, Bestandteile von Tierhaaren oder Pollen sowie Infektionen der Luftwege, psychische Erregung oder Anstrengung sein. Oft tritt die

Anwendung inhalativer Medikamente

Medikamente können inhaliert werden als:

- **Dosieraerosole:** Dosieraerosole sind kleine, wie ein Spray zu betätigende Kanister mit einem kurzen Mundstück, die ein flüssiges Treibmittel und den (festen) Wirkstoff enthalten. Durch die Benutzung einer Vorschaltkammer („Spacer") wird das Mundstück sozusagen verlängert; dadurch gelangt ein größerer Anteil in die Lungen. Dies verbessert die Wirkung und vermindert die Gefahr einer Besiedelung des Mundes mit dem Pilz Candida albicans (ein solcher *Mundsoor* kann bei der Anwendung inhalativer Kortikosteroide vorkommen). Wichtig bei Dosieraerosolen: langsame und tiefe Inhalation, dann langes „Halten" des Atems über 5–10 s
- **Pulverinhalatoren:** Hier „saugt" der Patient das (treibmittelfreie) Trockenpulver ein. Verfügbar sind Einzelkapselsysteme (z. B. Spinhaler®, Aerolizer®), Multirevolverkapseln (z. B. Rotadisk®), Systeme für mehrere Einzeldosen (z. B. Diskus®) und Gesamtreservoire mit Abgabe jeweils gleicher Einzeldosen (z. B. Turbohaler®, Novolizer®). Wichtig bei Pulverinhalatoren: kräftige und tiefe Inhalation, dann langes „Halten" des Atems über 5–10 s
- **Vernebler:** In Verneblern wird das Medikament in einer Kochsalzlösung mittels Druckluft „nassvernebelt" (d. h. in Aerosole verwandelt). Erzeugt wird die Druckluft von einem Kompressor (Düsenvernebler, etwa PariBoy®) oder durch Ultraschall (Ultraschallvernebler). Trotz weitaus längerer Inhalationsdauer (10–15 min) ist die Wirkung durch Verneblung nicht besser als bei einem Dosieraerosol mit Spacer. Wichtig: langsame und tiefe Atmung während der Behandlung.

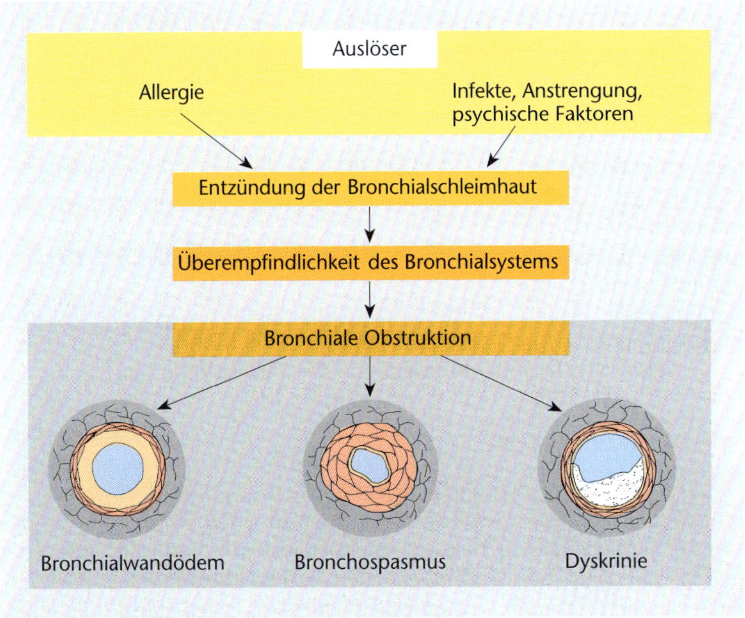

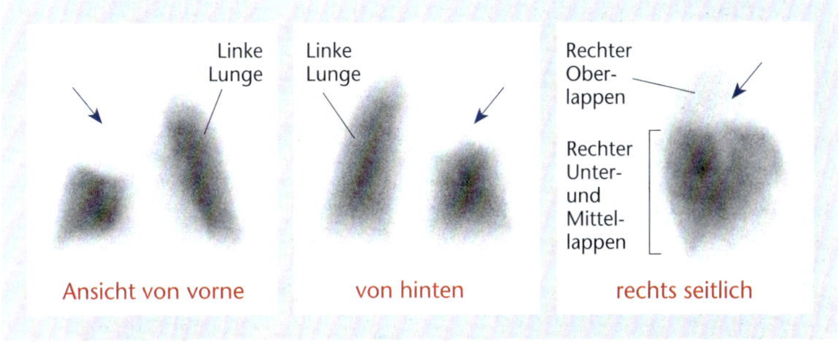

Abb. 17.34: Lungenszintigraphie bei einer Lungenembolie. Kleine, radioaktiv markierte Partikel werden in den Blutkreislauf gespritzt und setzen sich in den durchbluteten Lungenkapillaren ab, was sich durch Messung der Radioaktivität über dem Brustkorb bestätigen lässt. Sind Lungenbezirke nicht durchblutet, so stellen sie sich im Lungenszintigramm als weiße Flächen dar (Pfeile). In diesem Fall besteht eine Embolie im rechten Oberlappen. [T165]

Abb. 17.33 (links): Pathogenese und Pathophysiologie des Asthma bronchiale. Starke Schwellung der Bronchialschleimhaut **(Ödem),** Kontraktion der Bronchialmuskulatur **(Bronchospasmus)** sowie übermäßige und zähe Schleimbildung **(Dyskrinie)** führen zum Atemnotanfall. [A400]

Atemnot aber auch ohne erkennbare äußere Ursache auf.

Im asthmatischen Atemnotanfall sind die Bronchien durch Verkrampfung der Muskulatur und entzündungsbedingte Schwellung der Bronchialschleimhaut verengt; hierdurch wird v.a. die Ausatmung erschwert. Zusätzlich wird ein besonders zäher Schleim abgesondert, der die kleinen Atemwege einengt (Dyskrinie ☞ Abb. 17.33).

Verschiedene, z.T. inhalierbare Medikamente wie Sympathomimetika (der Sympathikus erweitert die Bronchien ☞ Tabelle 9.47) und Glukokortikoide (☞ 12.5.3) können Asthmaanfälle verhindern oder lindern.

17.11.5 Chronisch-obstruktive Lungenerkrankungen

Bei stärkeren Rauchern und bei vielen Asthmapatienten wird das Lungengewebe im Laufe der Jahre auf Dauer geschädigt. Äußerlich erkennt man die chronisch-obstruktive Lungenerkrankung (obstruktiv = einengend) am schleimig-weißen Auswurf, den die Patienten in Hustenanfällen abhusten. Das Lungengewebe verliert viele seiner Alveolarsepten (die haarfeinen Zwischenwände zwischen den Alveolen), der Brustkorb weitet sich auf und kann in der Ausatmung nicht mehr auf das Normalmaß zusammensinken, was der Mediziner als *Überblähung* oder **Lungenemphysem** bezeichnet. Durch den Umbau des Lungengewebes mit Untergang der Alveolen steigt der Totraum (☞ 17.8.5) in der Lunge an, so dass die Lunge in schweren Fällen nicht mehr ausreichend belüftet (ventiliert) wird – es kommt zur chronischen Ateminsuffizienz mit Anstieg der CO_2-Konzentration und Abfall der O_2-Konzentration im Blut.

17

Dieser Zustand hat ernste Folgen für das Herz: Da sich durch den Lungenumbau auch die Zahl der kleinen Lungengefäße reduziert und damit der Strömungswiderstand im Lungenkreislauf zunimmt, muss das rechte Herz gegen einen erhöhten Druck anpumpen. Dies führt zunächst zu einer Vergrößerung und langfristig zu einer *Insuffizienz* (☞ 15.6.4) des rechten Herzens, dem **Cor pulmonale.**

17.11.6 Lungenembolie

Wird die arterielle Lungenstrombahn durch Einschwemmung eines Blutgerinnsels *(Embolus)* teilweise verschlossen, spricht man von einer **Lungenembolie.** Meist haben sich diese Gerinnsel von Thromben aus Bein- oder Beckenvenen abgelöst. Durch die plötzlich eingeschränkte Lungendurchblutung entstehen Atemnot und *Zyanose* (☞ 17.9.4).

Die Diagnose einer Lungenembolie wird durch Röntgenbild, EKG, **Lungenszintigraphie** (☞ Abb. 17.34) und Computertomographie gestellt. Therapeutisch wird Heparin i.v. verabreicht, bei massiver Lungenembolie ist eine Thrombolyse (☞ 13.5.8) oder sogar eine direkte operative Entfernung des verstopfenden Blutgerinnsels nötig *(Embolektomie).*

Die Lungenembolie ist nicht selten tödlich. Am häufigsten tritt sie nach Operationen und Entbindungen auf, prinzipiell sind aber alle Patienten gefährdet, die nicht mindestens 5–6 Stunden täglich außerhalb ihres Bettes verbringen. Aus diesen Umständen wird die immense Bedeutung der Frühmobilisierung und der Thromboseprophylaxe (☞ 13.5.8) verständlich.

17.11.7 Mukoviszidose

Die **Mukoviszidose** *(zystische Fibrose)* ist die häufigste angeborene Stoffwechselerkrankung. Jeder 25. Deutsche trägt die Anlage zur Mukoviszidose in sich (☞ 5.2.2); wegen ihres rezessiven Erbgangs beträgt die Erkrankungshäufigkeit aber „nur" 1:2000 Lebendgeborene.

Von allen exokrinen Drüsen werden zu zähflüssige Körpersekrete gebildet; dies betrifft z.B. die Bauchspeicheldrüse, die wegen der Verstopfung der Pankreasgänge keine Verdauungsenzyme mehr in den Darm leiten kann – die Folge ist eine schwerwiegende Verdauungsstörung. Diese kann bereits beim Neugeborenen eine Verstopfung des Darmes mit Mekonium (Stuhl des Neugeborenen) bewirken **(Mekoniumileus).**

Häufig sind jedoch chronische Bronchial- und Lungenentzündungen die Erstsymptome der Krankheit. Für diese Erscheinung ist der zu zähe Bronchialschleim verantwortlich, der eine Reinigung der Lunge erschwert und zu Bakterienansiedlungen im Respirationstrakt führt. Da die Lungenprobleme häufig schon beim Säugling auftreten und oft mit einer Mangelernährung verbunden sind, ist eine *Gedeihstörung* ein weiteres typisches Krankheitszeichen.

Leider gibt es bisher keine ursächliche Behandlung dieser Erkrankung. Lindernd werden Antibiotika und Atemgymnastik sowie schleimlösende Inhalationen eingesetzt, um die immer wiederkehrenden Lungeninfektionen zu vermeiden. Die durch die unzureichende Funktion der Bauchspeicheldrüse verminderte Verdauungsleistung wird durch die Gabe von künstlichen Bauchspeicheldrüsenenzymen gesteigert. Die mittlere Lebenserwartung liegt heute bei über 30 Jahren.

17.11.8 Schlaf-Apnoe-Syndrom

Während des Schlafes erschlafft die Muskulatur, auch die Muskulatur des Rachens. Bei vielen Menschen wird hierdurch der Luftstrom bei der Einatmung eingeschränkt, was sich z.B. als **Schnarchen** äußern kann. Dies ist ungefährlich, solange der Gasaustausch in der Lunge ausreicht und die normale Abfolge der verschiedenen Schlafstadien nicht gestört ist.

Bei etwa 10% der Männer und etwa 4% der Frauen geht die Verlegung der oberen Luftwege während des Schlafs jedoch so weit, dass der Luftstrom immer wieder komplett unterbrochen ist **(Apnoe),** obwohl der Schlafende sichtbar nach Luft ringt. Da die Apnoen durch eine Verlegung (Obstruktion) der Atemwege bedingt sind, spricht man auch von **obstruktiven Apnoen.** Wegen des immer wieder unterbrochenen Luftstroms kommt es zu einem Anstieg des Kohlendioxid- und Abfall des Sauerstoffgehalts im Blut, was wiederum die Ausbildung eines Bluthochdrucks im Lungenkreislauf (pulmonale Hypertonie, ☞ 16.4) mit nachfolgender Belastung des rechten Herzens fördert. Da die Apnoen auch über unterschwellige „Schreckreaktionen" die Schlafqualität beeinträchtigen, leiden die Patienten am Tag oft unter morgendlichen Kopfschmerzen, Schläfrigkeit (auch am Steuer), Konzentrationsstörungen, Impotenz, Depressionen, Leistungsknick und Verhaltensänderungen (☞ 9.14).

Dem Schlaf-Apnoe-Syndrom zugrunde liegen meist Übergewicht (zu viel „Halsspeck"), Alkoholkonsum am Abend (zusätzliche Muskelentspannung), seltener auch eine Hypertrophie der Rachenmandeln.

Die Diagnose wird durch eine **Polysomnographie** im Schlaflabor gestellt. Dabei werden sowohl der Atemfluss als auch Herzfrequenz, Sauerstoffsättigung, Muskelbewegungen und ein Elektroenzephalogramm (EEG) zur Beurteilung der Schlafstadien und der Schlafqualität aufgezeichnet.

Grundlage der Therapie ist ein Ausschalten der Risikofaktoren wie Übergewicht oder Alkoholkonsum, was leider nur selten gelingt. Deshalb wird zusätzlich meist eine nächtliche Beatmung über eine **CPAP-Maske** (CPAP = continuous positive airway pressure, d.h. kontinuierlicher Überdruck) erforderlich. Der dabei kontinuierlich applizierte Luftdruck wirkt dem Kollaps der oberen Atemwege entgegen.

17.12 Künstliche Beatmung

Viele Erkrankungen führen dazu, dass die Lungen ihre Funktion nicht mehr ausreichend ausüben können. Eine **künstliche Beatmung** soll dann Sauerstoffmangel vermeiden und die Vitalfunktionen erhalten. Die Erkrankungen, die eine künstliche Beatmung erforderlich machen, lassen sich in drei Gruppen einteilen:

- **Lähmung oder Insuffizienz der Atemmuskulatur,** z.B. Ausfall der Atemmuskulatur bei hoher Querschnittslähmung, aber auch Erschöpfung der Atemmuskulatur bei chronisch-obstruktiven Lungenerkrankungen (☞ 17.11.5)

- **Verengung der Luftwege,** z. B. bei Epiglottitis (☞ 17.3.1), beim schweren Asthma-Anfall (☞ 17.11.4) oder beim Schlaf-Apnoe-Syndrom (☞ 17.11.8)
- **Lungenversagen** *(pulmonale Insuffizienz),* z. B. im Schock (☞ 25.5.2), bei Lungenödem (☞ 15.6.4) oder bei ausgedehnten Pneumonien.

Der häufigste Anlass ist jedoch die Allgemeinnarkose bei Operationen.

Um das Beatmungsgas in die Lunge transportieren zu können, stehen verschiedene Zugangswege zur Verfügung:

- Beatmung über einen in die Luftröhre eingeführten Tubus **(endotracheale Intubation).** Wird der Tubus durch den Mund vorgeschoben, so spricht man von *orotrachealer Intubation,* erfolgt der Zugang über die Nase, von *nasotrachealer Intubation.* Die Intubation erfolgt am liegenden, möglichst ruhig gestellten oder bereits narkotisierten Patienten unter laryngoskopischer Sicht (☞ Abb. 25.18). Der eingeführte Tubus wird anschließend gut fixiert, damit er nicht herausrutscht
- Beatmung über einen bis dicht an die Stimmritze reichenden Tubus – dieser wegen seiner aufblasbaren Manschette am unteren Ende als **Larynxmaske** bezeichnete Tubus kommt häufig bei kurz dauernden Narkosen zum Einsatz
- Beatmung über **Trachealkanülen.** Hierbei wird eine Kunststoff- oder Metallkanüle durch ein operativ angelegtes Stoma („Loch") direkt durch die Halswand in die Luftröhre eingelegt. Dies wird z. B. bci langzeitbeatmeten Patienten zur Schonung des Kehlkopfes bevorzugt
- In speziellen Situationen kann auch über auf Mund und Nase aufgesetzte **Atemmasken** beatmet werden, so z. B. bei der Notfallversorgung (☞ Abb. 25.9) oder der nächtlichen Heimbeatmung bei Schlaf-Apnoe-Syndrom (☞ 17.11.8). Diese „tubuslose" Beatmung wird zunehmend angewendet und auch als **Nicht Invasive Ventilation** (NIV) bezeichnet.

Die Atemarbeit wird in der Regel durch ein *Beatmungsgerät,* den **Respirator,** übernommen. Dessen Leistung wird genau an die unterschiedlichen Erfordernisse bei verschiedenen Lungenerkrankungen angepasst. So lassen sich z. B. die *Beatmungsdrücke* bzw. die *Atemvolumina* verändern; ebenso lässt sich die Atemfrequenz sowie das *zeitliche Verhältnis zwischen Einatmung und Ausatmung* einstellen. Darüber hinaus kann der Respirator auch auf eine eventuell noch bestehende Eigenatmung des Patienten abgestimmt werden.

Literatur und Kontaktadressen

Literatur

Deutsche Krebshilfe e. V. (Hrsg.): Aus der Reihe „Blaue Ratgeber" sind Ratgeber erschienen zu Kehlkopfkrebs, Lungenkrebs, Rachen- und Kehlkopfkrebs. Deutsche Krebshilfe, Buschstr. 32, 53113 Bonn, Tel. 0228/729900, www.krebshilfe.de

Kirsch, F., et al.: Fachpflege Beatmung. Elsevier, München 2005.

Deutsche Atemwegsliga e. V., Burgstr. 12, 33175 Bad Lippringe, Tel. 05252/933615, www.atemwegsliga.de

Kontaktadressen

Deutscher Allergie- und Asthmabund e. V. (DAAB), Fliethstr. 114, 41061 Mönchengladbach, Tel. 02161/814940, www.daab.de

www.rauchfrei-info.de: Informationen der Bundeszentrale für gesundheitliche Aufklärung zum Thema Rauchen, Passiv-Rauchen und Raucher-Entwöhnung

www.rauchfrei.de: Dasselbe für Jugendliche

17.13 Gesundheit & Lebensstil – Rauchen: Vom Qualm zur Qual

Wer qualmt, lebt gefährlich. Das belegen Zahlen eindrücklich: Tabakkonsumenten sterben im Schnitt 13–14 Jahre früher. In Deutschland sind das täglich 380 Personen. Diese Zahl überrundet die Sterberate bei AIDS, Alkohol, illegalen Drogen oder Verkehrsunfällen. Ein Drittel der Krebs- und Herz-Kreislauf-Erkrankungen und knapp 90% der Lungenkarzinome werden durch Rauchen verursacht.

In Deutschland leben 20 Millionen Menschen zwischen 18 und 59 Jahren „freiwillig" so gefährlich – also rund 25 Prozent der Gesamtbevölkerung. Österreich kommt mit 2,3 Millionen Rauchern (ab 15 Jahren) auf 29%, die Schweiz ist mit 37% (ab 15 Jahren) unrühmlicher Spitzenreiter.

Süchtig und krank

Mit jedem Lungenzug inhalieren Raucher etwa 4000 Chemikalien. Über 40 Substanzen dieses Teer-Chemie-Cocktails (z. B. Benzol, Formaldehyd, Dioxin) sind stark krebserregend. Und da sie von der Lunge ins Blut gelangen, können sie im ganzen Körper ihr zerstörerisches Werk verrichten. Kohlenmonoxid verhindert in den Lungenbläschen, dass sich Sauerstoff an die roten Blutkörperchen bindet. Weniger Sauerstoff wird im Blut transportiert. Von den hässlichen braun-gelben Fingern und Zähnen einmal ganz zu schweigen. Abhängig macht aber das Nikotin. Pflanzen bilden dieses Gift zur Abwehr von Insekten, bei denen es die Funktion der Nervenzellen stört. Beim robusteren Menschen führt Nikotin dagegen zu einer allgemeinen Entspannung und leichten Bewusstseinsänderung, ohne die Raucher sehr schnell nicht mehr sein können. In einer Schweizer Studie wurden Jugendliche zwischen 13 und 19 Jahren gefragt, weshalb sie rauchen. Während noch keiner der 13- bis 16-Jährigen bei der Antwort „Aus Abhängigkeit/Sucht; ich kann nicht aufhören" ein Kreuzchen machte, waren es bei den 17- bis 19-Jährigen bereits 21%.

Erste gesundheitliche Reaktion auf die Giftzufuhr ist häufig Husten: Die gereizte Bronchialschleimhaut reagiert mit Entzündungen und sondert Schleim in die Bronchien ab. Nikotin verengt die Gefäße und führt zur Arteriosklerose. Folgen sind Herzinfarkt, Schlaganfall sowie das vom Volksmund als „Raucherbein" bezeichnete langsame Verschließen des peripheren Gefäßsystems. Rauchen erhöht das Tumorrisiko deutlich.

Mehr Jugendliche und Frauen

Besorgnis erregend ist die Zunahme an jungen Rauchern. Von den 12- bis 25-Jährigen qualmen mittlerweile rund 40% gelegentlich oder regelmäßig. Da in den deutschsprachigen Ländern das „Einstiegsalter" heute oft bei 11–12 Jahren liegt, heißt das: Es rauchen immer mehr Kinder! Sie fallen durch Untergewicht und Anfälligkeit für Infektionen auf. Ihre Zigarettensucht senkt die Hemmung, andere Drogen zu konsumieren.

Am stärksten zugelegt haben aber junge Frauen (☞ 22.4). Eine Kohortenstudie der Universität von Kopenhagen belegt, dass Frauen anfälliger auf Tabakgifte sind als Männer. Schon bei 3–5 Zigaretten täglich verdoppelt sich ihr Risiko für einen Herzinfarkt oder vorzeitigen Tod; bei Männern „erst" ab 6–9 Stück. In Deutschland erkranken seit einigen Jahren immer mehr Frauen an Lungenkrebs.

Gravierend sind die Auswirkungen des Rauchens auf den weiblichen Hormonhaushalt. Die wenigsten Frauen wissen, dass Zigaretten Substanzen enthalten, die anti-östrogen wirken – mit den Folgen unter anderem einer gestörten Fruchtbarkeit, etwa 1–1,5 Jahre früherer Wechseljahre und einem höheren Osteoporoserisiko. Nehmen Raucherinnen die „Pille", steigt ihr Thromboserisiko (☞ 21.3.10).

Geschädigt durch Mitrauchen

Während der Schwangerschaft versuchen viele Raucherinnen, mit dem blauen Dunst Schluss zu machen, nur etwa 40% mit Erfolg. Je mehr die Frau raucht, desto weniger wiegt das Neugeborene. Und es zeigt Entzugserscheinungen, wenn der „Stoff" plötzlich fehlt, den es während der Schwangerschaft mitrauchen musste. Das Risiko für den Plötzlichen Kindstod nimmt um das 10–20fache zu (☞ 23.6.2). Starker Konsum führt häufiger zu einer Fehl- oder Frühgeburt.

Schaffen es die Eltern nicht aufzuhören, bleiben ihre Kinder Passivraucher, die im Vergleich zu Kindern, die rauchfrei aufwachsen, doppelt so häufig Husten, Kopfschmerzen, Konzentrationsprobleme und Schwindelgefühle haben und dreimal so oft unter Schlafstörungen leiden. Bestehendes Asthma verschlimmert sich. Es liegt auf der Hand, dass mitrauchende Kinder später häufig selbst rauchen. Auf jeden Fall sind sie frühzeitig gesundheitlich geschädigt. Wer zwei Stunden als Nichtraucher in einem verqualmten Raum verbringt, nimmt so viele Schadstoffe auf, als hätte er selbst geraucht. Für regelmäßige Passivraucher steigt die Gefahr eines Lungentumors um knapp 25% an.

Aufhören. Aber wie?

Natürlich gibt es Senkrechtstarter, die mit einem einzigen willentlichen Klimmzug beschließen: Das war die Letzte. 3 von 4 Aussteigern brauchen aber mehrere Anläufe. Leider kennen sich immer noch zu wenig Ärzte in der Raucherentwöhnung aus. Umso wichtiger ist es, den letzten Zug gut zu planen. Das steigert die Erfolgschancen. Der körperliche Nikotinentzug dauert etwa 10 Tage bis 3 Wochen.

Planung

- Sich im Klaren werden, wann man zur Zigarette greift. Bei Nervosität? Eine möglichst stressfreie Zeit für den Ausstieg wählen (Urlaub). Beim Ausgehen? Für die erste Zeit darauf verzichten. Nach dem Essen? Die Wohnung zigarettenfrei halten, nur in Nichtraucher-Restaurants essen.
- Familienangehörigen und Freunden den Entschluss mitteilen. Das schafft „Öffentlichkeit" und erschwert das Kneifen. Außerdem können Unterstützung und Anteilnahme matchentscheidend sein.

Hilfen

- Mit dem Hausarzt den Ausstieg besprechen
- Gruppenkurse mit anderen Aussteigern besuchen
- Qualmende Freunde nicht einladen
- Bei starken Rauchern: Nikotinpflaster oder -kaugummi

Und: Die meisten brauchen mehrere Anläufe. Ein neuer Versuch ist allemal besser als Frustrauchen!

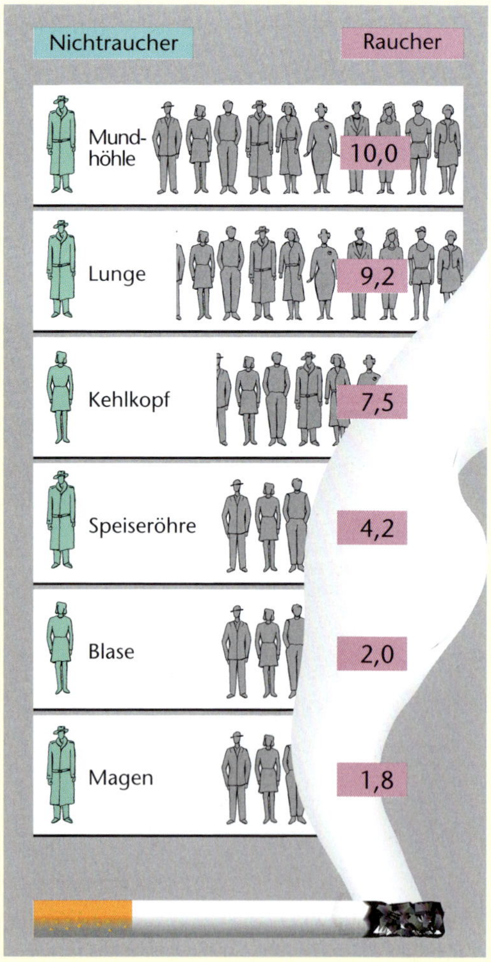

Abb. 17.35: Krebsrisiken durch Rauchen. So haben Raucher gegenüber Nichtrauchern z. B. ein 4,2-mal höheres Risiko, an Speiseröhrenkrebs zu erkranken. Raucherinnen erkranken zudem häufiger an Karzinomen der Gebärmutter als Nichtraucherinnen.

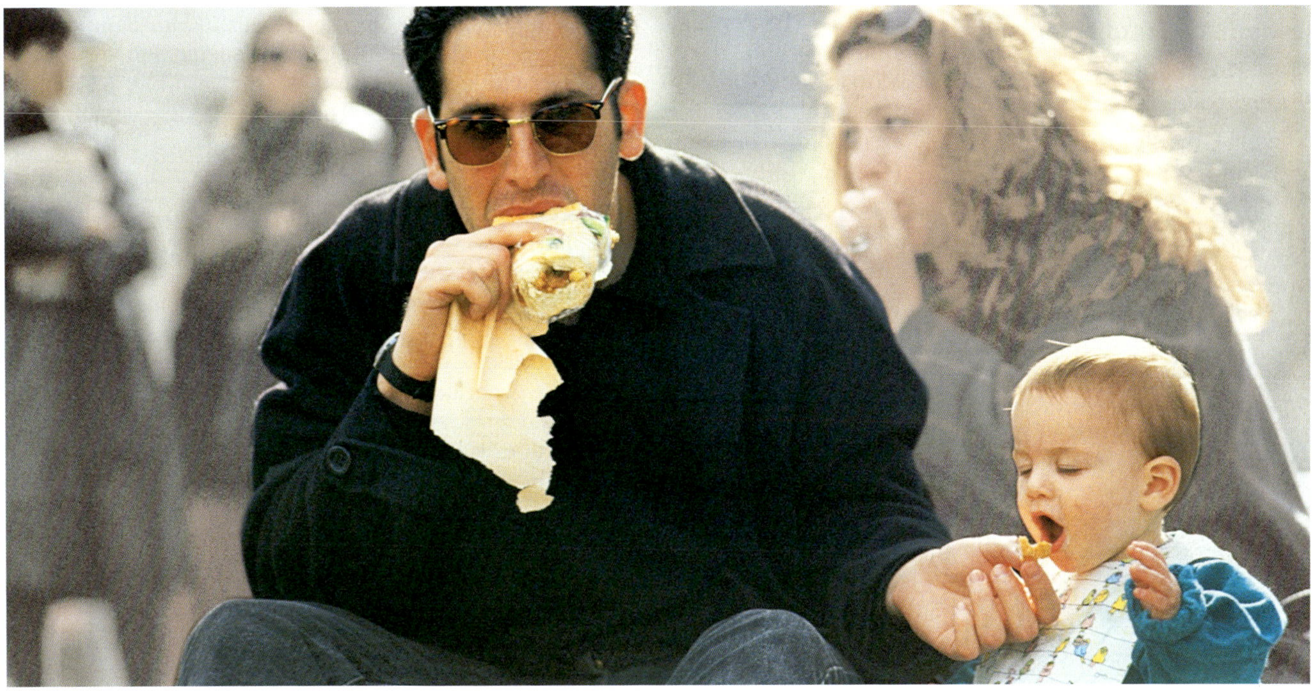

18 Das Verdauungssystem

18.1 Übersicht

18.1.1 Mechanische und chemische Verdauung

Der Mensch ist auf die ständige Zufuhr des *Energierohstoffs* Nahrung angewiesen. Nach ihrer Aufnahme wird die Nahrung *mechanisch* zerkleinert und durch Einwirkung von Verdauungsenzymen *chemisch* zerlegt – man spricht von **mechanischer** und **chemischer Verdauung.** Zusammenfassend wird der Abbau der Nahrung in resorptionsfähige (aufnehmbare) Bestandteile **Digestion** genannt. Erst die nach der Verdauung vorliegenden Nährstoffmoleküle können die Wand der Schleimhäute des Verdauungstraktes passieren und über kleine Blut- und Lymphgefäße in den Blutkreislauf gelangen. Dieser Vorgang heißt **Resorption** oder *Absorption.*

18.1.2 Der Verdauungstrakt

Der **Verdauungstrakt** *(Gastrointestinaltrakt, Magen-Darm-Trakt)* bildet ein durchgehendes „Rohr“, das mit dem Mund beginnt und mit dem After (Anus) endet. Muskelkontraktionen der Wand des Verdauungstraktes fördern die mechanische Zerkleinerung und die intensive Durchmischung des Nahrungsbreies; da diese Muskelkontraktionen wellenförmig und in nur eine Richtung wandern **(Peristaltik),** bewirken sie außerdem den Transport des Magen-Darm-Inhaltes (☞ Abb. 18.1).

Die von verschiedenen Organen entlang des Verdauungskanals bereitgestellten enzymreichen Sekrete bewerkstelligen die chemische Verdauung. Diese Organe liegen zum Teil vollständig außerhalb des Verdauungstraktes. Zu ihnen zählen die Mundspeicheldrüsen, die Bauchspeicheldrüse *(Pankreas),* die Leber und die Gallenblase, die alle Verdauungssekrete produzieren bzw. speichern und über Gänge *(Ductus)* in den Verdauungskanal abgeben.

18.1.3 Der Flüssigkeitsumsatz

Pro Tag nimmt der Mensch etwa zwei Liter Flüssigkeit (Getränke bzw. Wassergehalt der Nahrung ☞ Abb. 20.20) auf. Dies ist jedoch nur der kleinere Teil der insgesamt etwa zehn Liter Flüssigkeit, die täglich im Verdauungstrakt umgesetzt werden. Der mit etwa acht Litern weitaus größere Teil stammt aus den Verdauungssekreten. Von diesem Flüssigkeitsvolumen werden über 95% im Dünndarm und 3% im Dickdarm wieder in den Körperkreislauf aufgenommen (rückresorbiert). Der Rest, mit etwa 150 ml weniger als 2%, wird mit dem Stuhl ausgeschieden.

18.1.4 Der Feinbau des Verdauungskanals

Die Wand des Verdauungstraktes besteht aus vier wie Zwiebelschalen übereinander liegenden Geweben, die an verschiedenen Abschnitten unterschiedlich aufgebaut sind (☞ Abb. 18.2). Von innen nach außen sind dies:

- Die Mukosa (Schleimhaut)
- Die Submukosa
- Die Muskularis (Muskelschicht)
- Die Serosa.

Die **Mukosa,** eine Schleimhaut, bildet die innere Wandschicht des Verdauungstraktes. Sie besteht aus einem dünnen *Epithel,* das in direktem Kontakt mit der zu verdauenden Nahrung steht. An das Epithel schließt sich lockeres Bindegewebe und eine Schicht glatter, unwillkürlich arbeitender Muskulatur *(Lamina mus-*

18

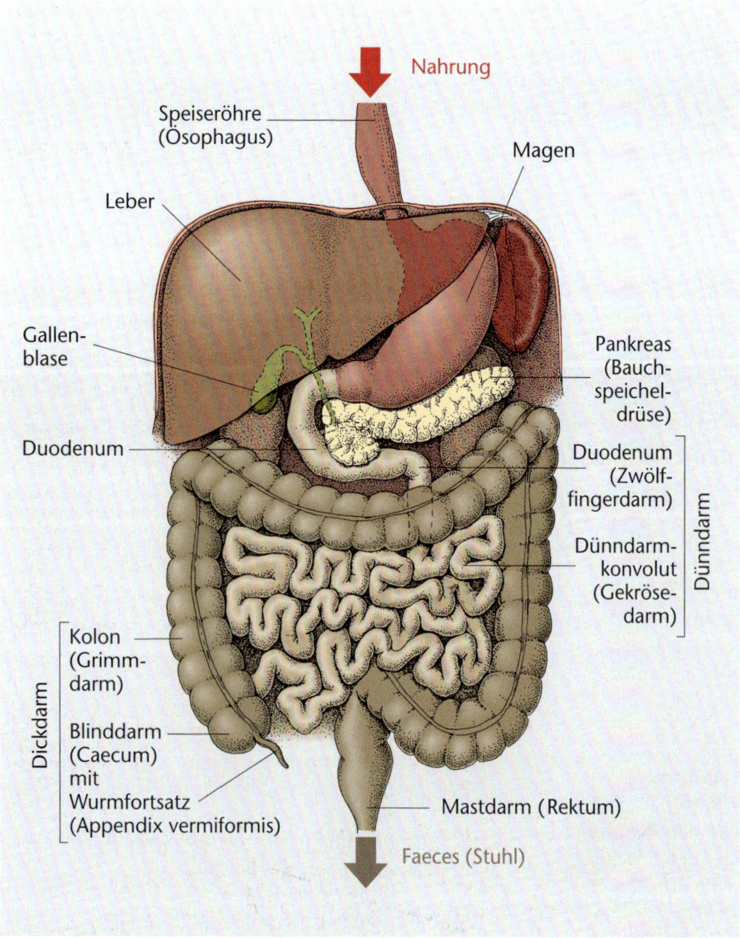

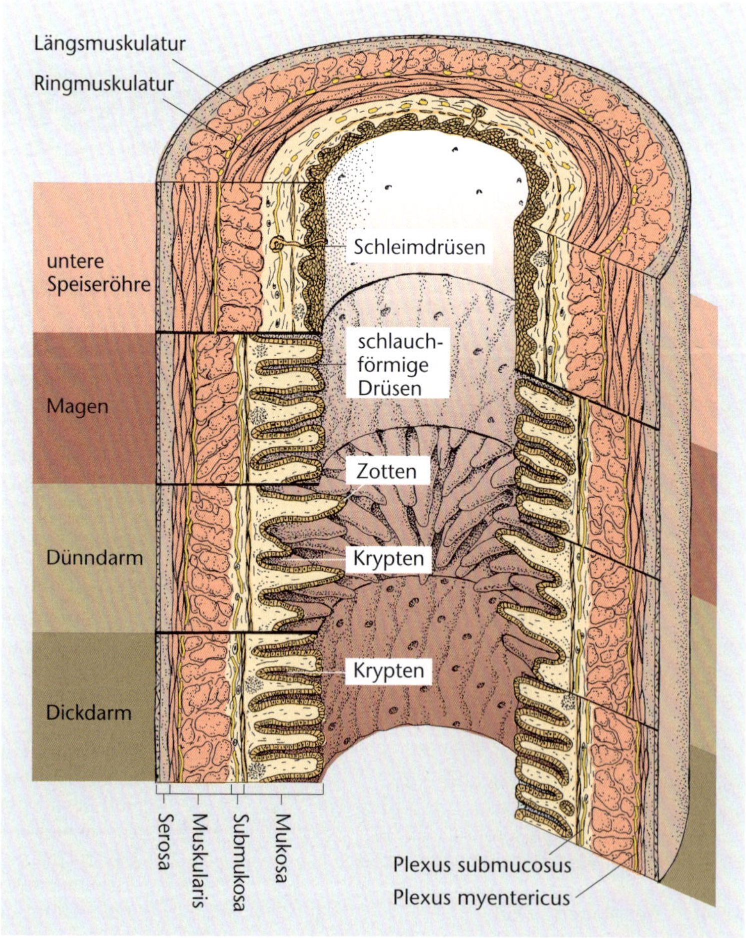

Abb. 18.1 (links): Übersicht über die Verdauungsorgane. Blinddarm und Kolon werden zusammen als Dickdarm bezeichnet.

Abb. 18.2 (rechts): Aufbau der Wandschichten in den verschiedenen Abschnitten des Verdauungstraktes. Vom untersten Abschnitt der Speiseröhre bis zum Dickdarm findet man den gleichen Wandaufbau mit Mukosa, Submukosa, Muskularis und Serosa. Die Auffaltung der Mukosa zur Oberflächenvergrößerung ist vor allem im Dünndarm stark ausgeprägt, wo die Nährstoffresorption im Vordergrund steht. Gelb angedeutet das enterische Nervensystem (☞ 9.10.4) *cularis mucosae)* an. Diese feine, zur Schleimhaut gehörende Muskelschicht gestattet Eigenbewegungen der Schleimhaut und ermöglicht einen innigen Kontakt des Epithels mit der Nahrung.

Die **Submukosa** trennt als schmale Bindegewebsschicht die Schleimhaut von der Muskelschicht. Ab der Speiseröhre enthält sie ein Nervenfasergeflecht, den **Plexus submucosus** *(Meissner-Plexus)*, der zum enterischen Nervensystem zählt (☞ auch 9.10.4).

Die **Muskularis** von Mund, Rachen und oberem Teil der Speiseröhre besteht aus quergestreiften *Muskelfasern* (☞ 4.4.2), die beim Schlucken willkürlich kontrahiert werden können. Im übrigen Teil des Verdauungstraktes besteht die Muskularis aus *glatter Muskulatur* (☞ 4.4.1), die gewöhnlich in Form einer inneren Ringschicht und einer äußeren Längsmuskelschicht angeordnet ist. Zwischen diesen beiden Schichten liegt als weiterer Teil des enterischen Nervensystems der **Plexus myentericus** *(Auerbach-Plexus)*.

Die **Serosa** bildet die äußerste Gewebsschicht des Verdauungstraktes. Sie ist eine sehr dünne Membran, welche Schleimstoffe absondert und damit das leichte Übereinandergleiten mit anderen Organen ermöglicht. Die Serosa wird auch als *Peritoneum viscerale* (viszerales Blatt des Bauchfells ☞ 18.1.5) bezeichnet.

Die Serosa kommt allerdings *nur* bei den *in* der Bauchhöhle gelegenen Organen vor. Bei Mundhöhle, Rachen und Speiseröhre stellt stattdessen lockeres Bindegewebe (*Adventitia* genannt) die Verbindung zu den benachbarten Geweben her.

18.1.5 Das Peritoneum

Die meisten Verdauungsorgane (beginnend mit dem Magen bis zum Dickdarm) liegen im **Bauchraum.** Dieser wird ringsum von der Muskulatur der Bauchwand und des Rückens, oben vom Zwerchfell und unten von der Beckenbodenmuskulatur begrenzt. Der ganze Bauchraum ist von einer spiegelglatten Haut, dem *Bauchfell* oder **Peritoneum,** ausgekleidet. Das Peritoneum umschließt die so gebildete **Bauchhöhle** (*Peritonealraum* ☞ auch 1.3). Der Raum, der *hinter* der Bauchhöhle liegt, wird entsprechend als **Retroperitonealraum** bezeichnet (retro = dahinter).

Intra-, retro- und extraperitoneal

Von besonderer klinischer Bedeutung ist die Beziehung der Verdauungsorgane zum Peritoneum. Der Magen-Darm-Trakt steht in der Embryonalzeit zunächst über eine breite Brücke mit dem Retroperitonealraum in Verbindung, die in der Folge immer schmaler wird. Zusätzlich verändert sich die Lage der Verdauungsorgane während der Embryonalzeit durch erhebliches (auch ungleiches) Längenwachstum und teils komplizierte Drehungen von Magen-Darm-Anteilen sowie Verschmelzungen von Gewebeschichten.

Ist ein Organ am Ende der Embryonalzeit größtenteils von Peritoneum überzogen, z. B. der Hauptteil des Dünndarms, liegt es **intraperitoneal** (*im* Peritonealraum). Mit der hinteren Bauchwand bleibt das Organ über das gedoppelte Peritoneum in Verbindung. Die beiden Peritonealschichten, verstärkt durch Bindegewebe, bilden ein elastisches Aufhängeband. Über diesen „Stiel", beim Dünndarm **Mesenterium,** beim Dickdarm **Mesokolon** genannt, werden die intraperitoneal gelegenen Organe mit Lymph- und Blutgefäßen sowie Nerven versorgt (Näheres ☞ 18.1.6).

Von einem **retroperitoneal** gelegenen Organ spricht man, wenn ein Organ nur *zum Teil* (an der Vorderseite) von Bauchfell überzogen ist. Retroperitoneal gelegene Organe haben *kein* Mesenterium bzw. Mesokolon, sondern sind fest mit der rückseitigen Bauchwand verwachsen. Solche Organe sind z. B. die Bauchspeicheldrüse, der Zwölffingerdarm (Duodenum), die Nieren und die Harnblase, die Bauchaorta und die untere Hohlvene (☞ Abb. 18.4).

Extraperitoneale Organe haben keinerlei Kontakt zum Peritoneum, also auch keinen Peritonealüberzug. Ein Beispiel ist der Mastdarm, das *Rektum.*

Modellhaft lässt sich das gut vergleichen mit einem aufgeblasenen Luftballon (entspricht der Bauchhöhle mit dem umgebenden Peritoneum), in den ein Gegenstand vorgeschoben wird. Durch das Schieben eines Gegenstands in den Luftballon legt sich die Haut des Ballons über den Gegenstand (☞ Abb. 18.3). Zur Unterscheidung nennt man das die Eingeweide überziehende Blatt des Bauchfells das **Peritoneum viscerale** (viscera = Eingeweide), in der Abb. 18.3 wäre dies die unmittelbar der Hand anliegende Luftballonhaut. Dagegen ist das **Peritoneum parietale** der Teil des Peritoneums, der die Wände der Bauchhöhle auskleidet (im Modell der Rest der Luftballonhaut).

Peritonitis

Eine *Bauchfellentzündung* **(Peritonitis)** kann zahlreiche Ursachen haben, es stehen aber zwei im Vordergrund:

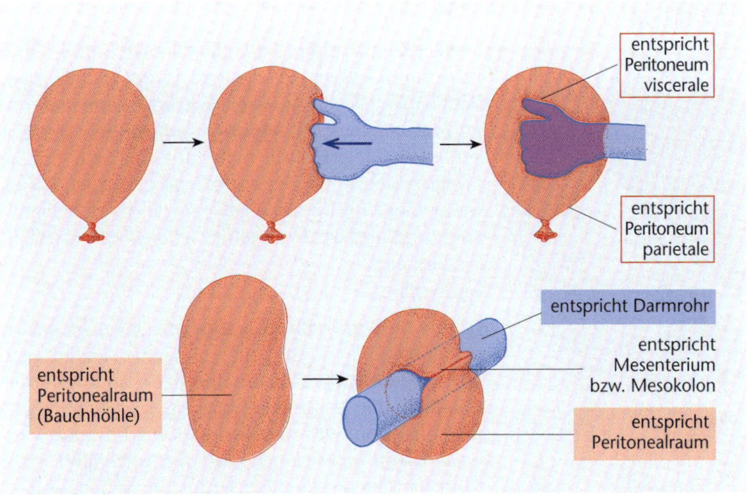

Abb. 18.3 (oben): Modell für die Beziehung zwischen Bauchorganen und Bauchfell. Die Bauchorgane liegen so in der Bauchhöhle wie ein Gegenstand, der in einen aufgeblasenen Luftballon hineingedrückt worden ist.

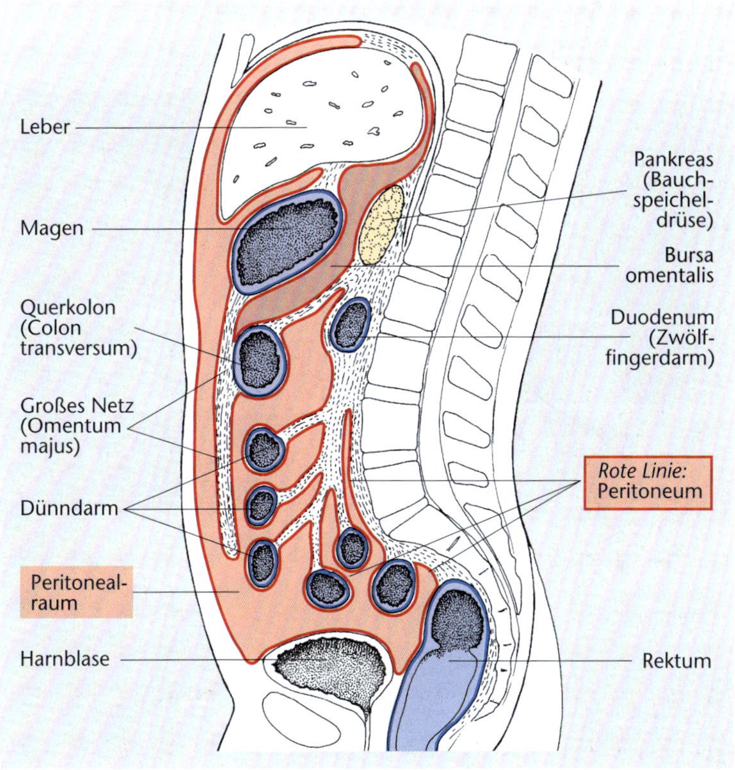

Abb. 18.4 (rechts): Längsschnitt durch das Abdomen mit Darstellung der Beziehung der Bauchorgane zum Peritoneum. Zwischen Magen und Bauchspeicheldrüse liegt ein Hohlraum *(Bursa omentalis)*, der Verbindung zur Bauchhöhle hat. Seine Wände verkleben zum großen Netz, das sich über die Dünndarmschlingen legt.

- **Bakterielle Infektionen.** Mit über 90% häufigste Ursache einer Peritonitis ist die *Perforation* (Durchbruch) eines keimbesiedelten Abschnitts des Verdauungsrohres, z.B. des Wurmfortsatzes (*Appendizitis* ☞ 18.8.1) oder eines Divertikels (☞ 18.8.11) mit nachfolgender Keimverschleppung in die Bauchhöhle
- **Chemisch-toxische Entzündungen.** Diese Entzündungen sind mit weniger als 10% eher selten; nicht-infektiöse Substanzen lösen die Peritonitis aus, z.B. in die Bauchhöhle gelangte Blutkoagel, Galle oder Pankreassaft.

Eine *lokale*, begrenzte Peritonitis *(Peritonitis circumscripta)* verursacht nur lokale Beschwerden, vor allem einen starken, aber eingrenzbaren Bauchschmerz. Charakteristisch für eine *diffuse Peritonitis* ist dagegen eine zunehmende Abwehrspannung der gesamten Bauchmuskulatur, die sich bis zum „bretttharten" Bauch steigern kann.

Ohne Behandlung treten eine Schocksymptomatik (☞ 25.5) sowie eine Darmlähmung (paralytischer Ileus ☞ 18.8.12) hinzu, es besteht akute Lebensgefahr. Spätestens jetzt muss chirurgisch eingegriffen werden, um den Patient zu retten – das heißt Bauchraum spülen, Darmtätigkeit anregen, Schock bekämpfen und unter Umständen Antibiotika verabreichen.

Das Akute Abdomen

Akut bedrohlich: Akutes Abdomen

Unter einem **Akuten Abdomen** oder *akuten Bauch* versteht man alle Schmerzzustände im Bereich des Abdomens (Bauchraum), die ein akutes Eingreifen erfordern.

Hinter einem **Akuten Abdomen** können sich über ein Dutzend verschiedene Krankheitsbilder (☞ Abb. 18.5) verbergen, von der Gallenblasenentzündung bis hin zur Bauchhöhlenschwangerschaft. Selbst ein Herzinfarkt kann durch eine untypische Schmerzlokalisation (Abb. 15.32) als Akutes Abdomen fehlgedeutet werden. Die Kunst besteht insbesondere darin, sich rechtzeitig für oder gegen eine Operation zu entscheiden – auch undramatisch scheinende Beschwerden, z.B. die Appendizitis eines älteren Menschen, erfordern oft eine sofortige lebensrettende Operation.

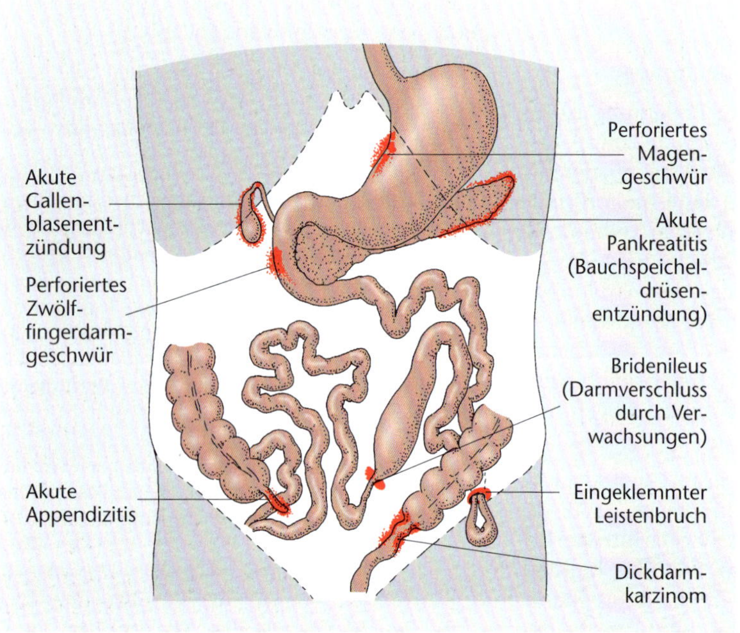

Abb. 18.5: Die häufigsten Ursachen des Akuten Abdomens.

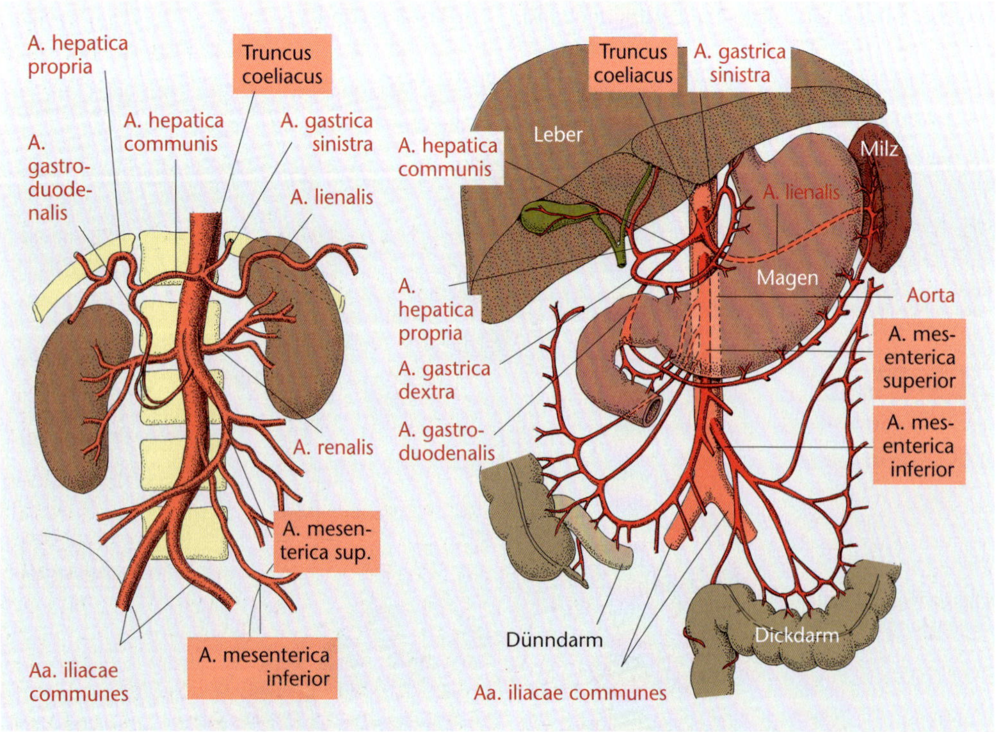

Abb. 18.6: Die arterielle Versorgung der Bauchorgane, links nach Entfernung aller Organe (außer der Nieren), rechts zusammen mit den zugehörigen Organen. Die wichtigsten Abgänge der Aorta im Bauchraum sind der Truncus coeliacus, die A. mesenterica superior, die A. mesenterica inferior und die beiden Nierenarterien (Aa. renales).

18.1.6 Die Gefäßversorgung des Bauchraumes

Die Arterien des Bauchraumes

Die Verdauungsorgane des Bauchraumes werden über drei große, ventral aus der Bauchaorta abzweigende Arterienstämme versorgt (☞ Abb. 18.6).

Die erste Abzweigung der Bauchaorta, unmittelbar nach deren Zwerchfelldurchtritt, ist der **Truncus coeliacus** mit seinen drei Ästen **A. gastrica sinistra** *(linke Magenarterie)*, **A. hepatica communis** *(gemeinsame Leberarterie)* und **A. lienalis** *(Milzarterie)*. Sie zweigen sich noch weiter auf und versorgen Leber, Gallenblase und Magen *ganz* sowie die Bauchspeicheldrüse und das Duodenum *teilweise* mit arterialisiertem Blut.

Unmittelbar unterhalb des Truncus coeliacus entspringt die **A. mesenterica superior** *(obere Eingeweideschlagader)*. Von ihr gehen zunächst kleinere Äste ab, die Duodenum, Magen und Bauchspeicheldrüse mitversorgen. Anschließend zweigt sie sich arkadenförmig auf und versorgt den ganzen Dünndarm sowie etwa die Hälfte des Dickdarms (ungefähr bis zur Mitte des Querkolons) mit sauerstoffreichem Blut.

Einige Zentimeter unterhalb der A. mesenterica superior entspringt die **A. mesenterica inferior** *(untere Eingeweideschlagader)*. Auch sie zweigt sich arkadenförmig auf und versorgt die untere Hälfte des Dickdarms. Ihr Endast, die **A. rectalis superior** *(obere Mastdarmarterie)*, versorgt den größten Teil des Mastdarms (Rektum). Kleinere Zuflüsse erhält der Mastdarm noch aus dem kleinen Becken (*A. rectalis media* aus der A. iliaca interna und *A. rectalis inferior* aus der A. pudenda interna).

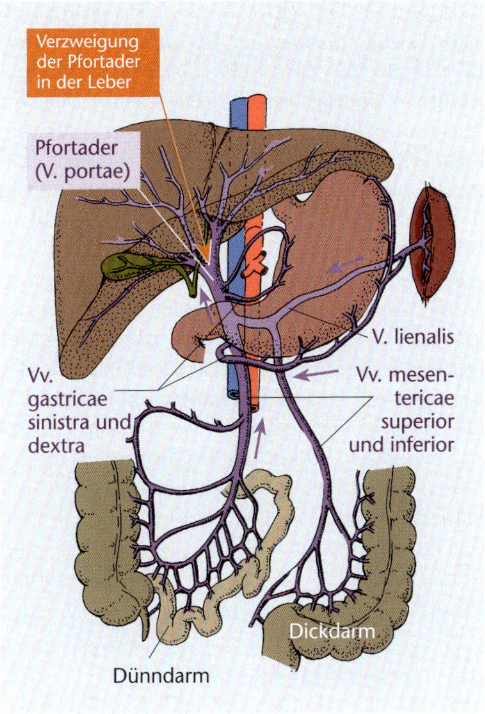

Abb. 18.7: Die Venen des Bauchraums. Die Pfortader nimmt venöses Blut aus dem Magen, der Milz, dem Dünndarm und dem größten Anteil des Dickdarms auf und leitet es zur Leber.

Die Venen des Bauchraumes

Die von den drei Arterienstämmen versorgten Bauchorgane sammeln ihr venöses Blut in einem gemeinsamen System, aus dem die **Pfortader** *(Vena portae)* hervorgeht. Diese bringt das Blut direkt zur Leber, wo es erneut in ein Kapillarsystem einmündet und von ihr gereinigt und entgiftet wird (☞ Abb. 18.7).

Die einzige Ausnahme stellen die Venen aus dem mittleren und unteren Mastdarm (Rektum) dar: Sie geben ihr Blut über die *Vv. iliacae* direkt in die *untere Hohlvene* **(Vena cava inferior)** ab. Dies ist klinisch bedeutsam: Wenn man ein Medikament als Zäpfchen verabreicht, gelangen die aufgenommenen Wirkstoffe an der Leber vorbei direkt in den großen Kreislauf, und die entgiftende Wirkung der Leber fällt weg.

Lymphgefäße und Lymphknoten

Die **Lymphgefäße** des Bauchraumes halten sich im Wesentlichen an den Verlauf der Arterien. Sie münden nach Passage der verstreut liegenden **Lymphknoten** in ein um den Truncus coeliacus gelegenes gemeinsames Sammelbecken, die *Cisterna chyli,* von welcher der **Milchbrustgang** *(Ductus thoracicus)* ausgeht (☞ Abb. 13.26), der im linken Venenwinkel hinter dem linken Schlüsselbein in den Blutkreislauf mündet.

Bei bösartigen Tumoren des Bauchraums breiten sich Tochtergeschwülste (Metastasen) oft bevorzugt über das Lymphsystem aus.

18.1.7 Gastroenterologische Diagnostik

Magen-Darm-Probleme sind sehr häufig, und nicht nur hinter akutem Bauchschmerz können sich viele verschiedene Erkrankungen verbergen – von harmlosen Blähungen bis hin zum Karzinom. Das Teilgebiet der (Inneren) Medizin, das sich mit Erkrankungen des Verdauungstraktes beschäftigt, ist die **Gastroenterologie.**

- Um zu einer genauen Diagnose zu kommen, hilft dem Arzt oft schon das aufmerksame *Betrachten* des Patienten **(Inspektion)**
- Durch *Betasten* **(Palpation)** des Bauches wird z.B. bei lokaler Schmerzempfindlichkeit der Ort der Störung eingegrenzt
- Durch *Beklopfen* **(Perkussion)** kann je nach Schallqualität z.B. ein vermehrter Luftgehalt (Blähungen) des Darmes erkannt werden
- Beim *Abhören* **(Auskultation)** wird geprüft, ob der Darm arbeitet. Ist der Darm im Rahmen eines Krankheitsprozesses gelähmt, so sind keine Darmgeräusche im Bauchraum zu hören („Totenstille").

Ultraschalldiagnostik

Die *Ultraschalldiagnostik* **(Sonographie)** gehört heute zu den unverzichtbaren Untersuchungsverfahren. Sie funktioniert nach dem Prinzip des Echolots. Von einem Schallkopf werden impulsartige Schallwellen mit Frequenzen zwischen 1 und 15 Megahertz in den Körper ausgesendet. Die Gewebe im Körper setzen der Schallausbreitung unterschiedlichen Widerstand entgegen. Je nach Widerstandsunterschied kommt es an den Grenzflächen zweier Gewebe zu unterschiedlich starker Schallreflexion *(Echogenität; hoch z.B. bei Knochen).* Aus der Zeit, die die *Echos* bis zur Rückkehr in den gleichen Schallkopf benötigen, kann die Tiefe der reflektierenden Strukturen im Körper bestimmt werden. Die unterschiedliche Echointensität wird beim Aufbau eines Bildes auf einem Monotor in unterschiedliche Helligkeit umgesetzt. Bei der heute üblichsten Anwendung entsteht durch Schwenken des Schallkopfes und sehr rasche Synchronisierung und Speicherung der Einzelbilder ein räumlicher Eindruck der Strukturen und Organe.

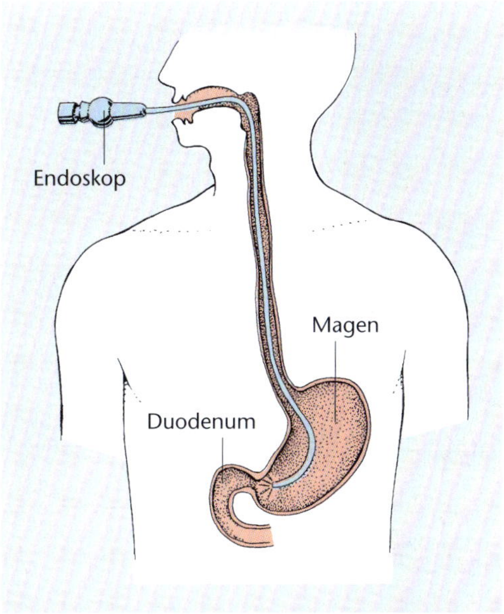

Abb. 18.8: Ösophago-Gastroduodenoskopie. Die Bezeichnung „Magenspiegelung" ist nicht ganz korrekt, weil neben dem Magen auch die Speiseröhre und das Duodenum (Zwölffingerdarm) beurteilt werden.

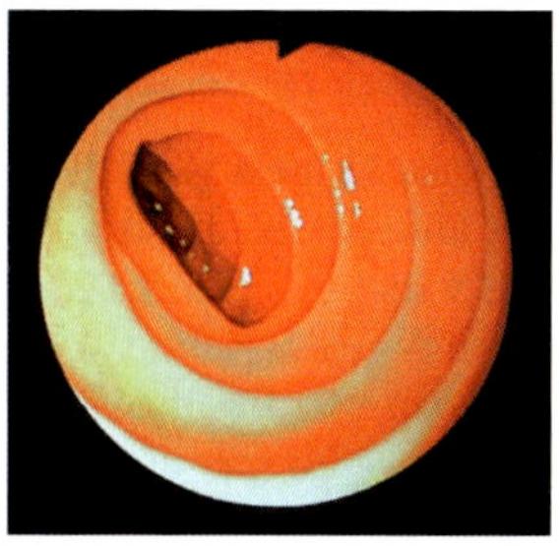

Abb. 18.9: „Panorama" beim Blick durchs Endoskop – hier ein Blick in ein gesundes Duodenum. Man erkennt das Darmlumen und die Ringfalten der Duodenalschleimhaut. [E119]

Endoskopie

Endoskopie bezeichnet das Ausleuchten („Spiegeln") von Hohlorganen oder Körperhohlräumen mit einem schlauchförmigen optischen Instrument, dem **Endoskop** (☞ Abb. 18.8). Das an der Spitze des Endoskops durch optische Linsen aufgenommene Bild wird üblicherweise über ein Bündel von Glasfasern übertragen. Über weitere Kanäle können z.B. Flüssigkeit abgesaugt oder *Gewebsproben* **(Biopsien)** entnommen werden. Bei der Untersuchung von Speiseröhre, Magen, Zwölffingerdarm *(Ösophago-Gastroduodenoskopie)* und Dickdarm *(Koloskopie)* ist die Endoskopie heute von überragender Bedeutung, da sie gleichzeitig eine Gewebeentnahme und kleinere Eingriffe ermöglicht.

18.2 Mundhöhle und Rachenraum

18

18.2.1 Die Mundhöhle

Die **Mundhöhle** *(Cavum oris)* bildet den Anfangsteil des Verdauungsrohres. Sie dient der Aufnahme und Vorbereitung der Speisen für die weitere Verdauung und besteht aus dem **Mundhöhlenvorhof** – dem Raum zwischen Wangen, Lippen und Zähnen – sowie dem **Mundhöhlenhauptraum** oder der *eigentlichen Mundhöhle,* die streng genommen nur den Raum innerhalb der Zähne bezeichnet. Nach oben wird die Mundhöhle vom *harten* und *weichen Gaumen* begrenzt (☞ 18.2.5), nach unten durch die Unterseite der Zunge und die **Mundbodenmuskulatur,** eine Muskelplatte, die sich zwischen den Unterkieferästen ausspannt. Die seitlichen Begrenzungen bilden die Zahnreihen von Ober- und Unterkiefer, nach hinten schließt sich der Rachen an die Mundhöhle an (☞ Abb. 18.10).

An den **Lippen** geht die Mundschleimhaut in die äußere Gesichtshaut über. Hier ist die Epithelschicht so dünn, dass das darunter liegende, blutgefäßreiche Gewebe leuchtend rot als „Lippenrot" durchscheint. Deshalb kann man z. B. eine *Zyanose* an den Lippen gut erkennen (☞ 17.9.4). Dem festen Verschluss der Lippen dient der *M. orbicularis oris,* ein Ausläufer der mimischen Muskulatur (☞ 7.2.7).

Die innere Oberfläche der Mundhöhle wird von einer Schleimhaut gebildet, die aus einem mehrschichtigen unverhornten Plattenepithel (☞ Abb. 4.6) besteht und in die zahlreiche Schleim absondernde Drüsen eingelassen sind. Im Bereich der Zahnfortsätze von Ober- und Unterkiefer ist die Mundschleimhaut fest mit der Knochenhaut verwachsen und wird dort als **Zahnfleisch** *(Gingiva)* bezeichnet.

Mundsoor

Als **Soor** bezeichnet man die sehr häufigen Infektionen der Mundschleimhaut mit dem Sprosspilz *Candida albicans.* Sie äußern sich in weißlichen, fest haftenden Belägen. Meist sind nur einzelne Bezirke, z. B. an der Wangenschleimhaut oder auf der Zunge, betroffen. Lokale *Antimykotika* (pilzabtötende Mittel, z. B. Nystatin) sind einfach und gut wirksam (☞ Abb. 18.11).

Diese *Candidosen* kommen oft bei Säuglingen und im höheren Lebensalter sowie besonders gehäuft bei immungeschwächten Patienten und Diabetikern vor. Bei starker Abwehrschwäche kann die Infektion auch die Schleimhäute

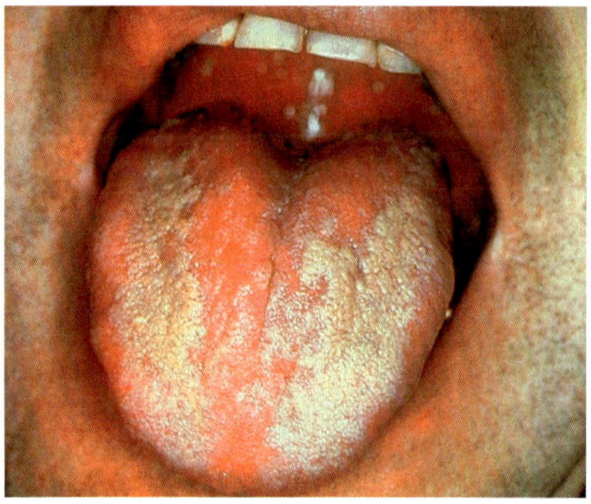

Abb. 18.11: Soor auf der Zunge. Typisch sind die abwischbaren weißlichen Beläge. [U136]

des übrigen Verdauungstraktes befallen oder sich gar auf dem Blutwege im ganzen Organismus ausbreiten *(Candida-Sepsis)* – das Beispiel einer *opportunistischen Infektion* (☞ 14.8.5).

18.2.2 Die Zähne

Die Verdauung beginnt mit der *mechanischen Zerkleinerung* der Nahrung durch die Zähne. Die unterschiedliche Form der Zähne erlaubt die Zerkleinerung verschiedenartigster Nahrungsmittel: Die **Mahlzähne** dienen in erster Linie dem Zermahlen von pflanzlichen Nahrungsmitteln wie Obst und Gemüse, während die wesentlich schärferen **Schneidezähne** vor allem dem Abbeißen dienen.

Jeder **Zahn** *(Dens)* besteht aus der *Zahnkrone,* dem *Zahnhals* und einer oder mehreren *Zahnwurzeln:* Den aus dem **Zahnfleisch** *(Gingiva)* herausragenden sichtbaren Teil nennt man **Zahnkrone** *(Corona),* er ist vom *Zahnschmelz* überzogen. Als **Zahnhals** *(Collum)* bezeichnet man die Übergangsstelle der schmelzbedeckten Krone zum Zement der Zahnwurzel. Die **Zahnwurzel** *(Radix)* schließlich ist der von außen nicht sichtbaren Teil des Zahnes, der in den **Zahnfächern** *(Zahnalveolen)* der **Zahnfortsätze** *(Alveolarfortsätze)* verankert ist. Die **Zahnwurzel** ist von der **Wurzelhaut** *(Periodontium)* umschlossen und durch straffe Bindegewebsfasern elastisch in ihrem Fach im Kieferknochen aufgehängt. Am unteren Ende der Zahnwurzel, der **Wurzelspitze,** befindet sich eine kleine Öffnung, die in das Innere des Zahnes führt. Über diese Öffnung wird der Zahn mit Blut- und Lymphgefäßen sowie mit Nerven versorgt. Im Inneren des Zahnes bildet die **Zahnpulpa** *(Pulpa dentis)* das gefäß- und nervenreiche Bindegewebe der Zahnhöhle (☞ Abb. 18.12).

Die Hartsubstanzen der Zähne

Zähne sind aus drei sehr harten Baustoffen aufgebaut:

- Das **Zahnbein** *(Dentin)* bildet die Hauptmasse des Zahnes. Es steht von seiner Struktur her dem Knochengewebe sehr nahe und ist durch seinen Feinbau und hohen Kalkgehalt sehr hart, ähnlich dem Elfenbein der Elefantenstoßzähne
- Der **Zahnschmelz** *(Enamelum)* ist die härteste und widerstandsfähigste Substanz des menschlichen Körpers. Der Schmelzüberzug gibt den Zähnen ihren charakteristischen, weißlichen Glanz. Die Härte verleiht ihm neben Kalzium und Phosphat besonders das

18

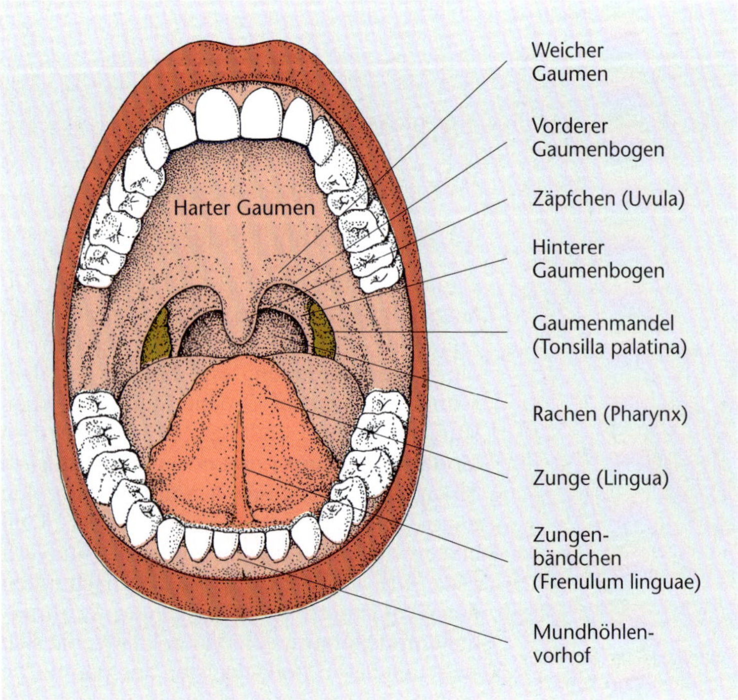

Abb. 18.10: Blick in die Mundhöhle.

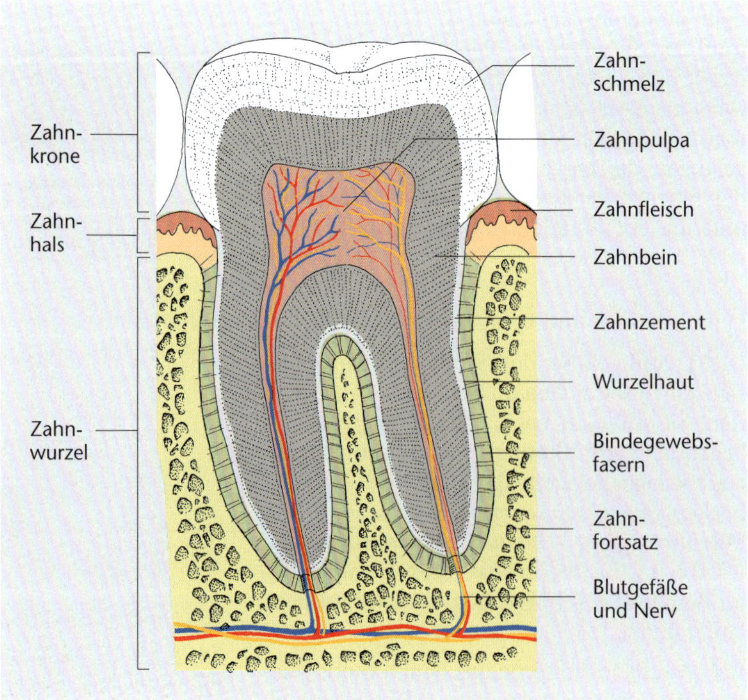

Abb. 18.12: Längsschnitt durch einen Backenzahn und seine Wurzeln.

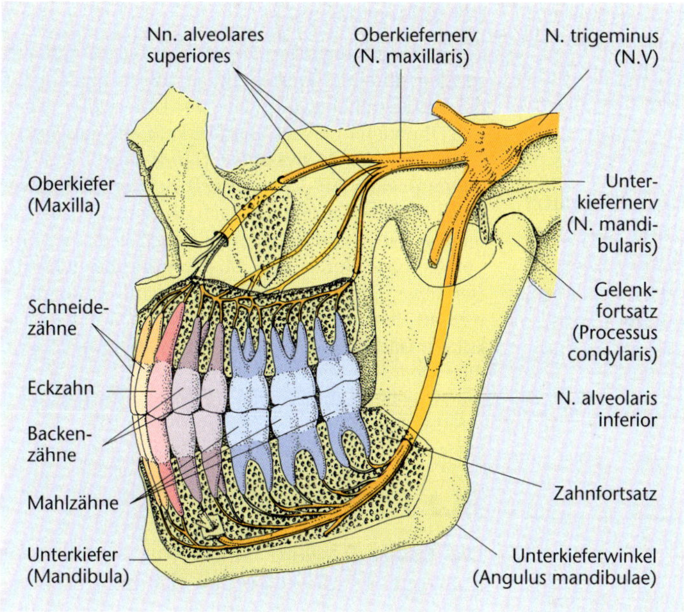

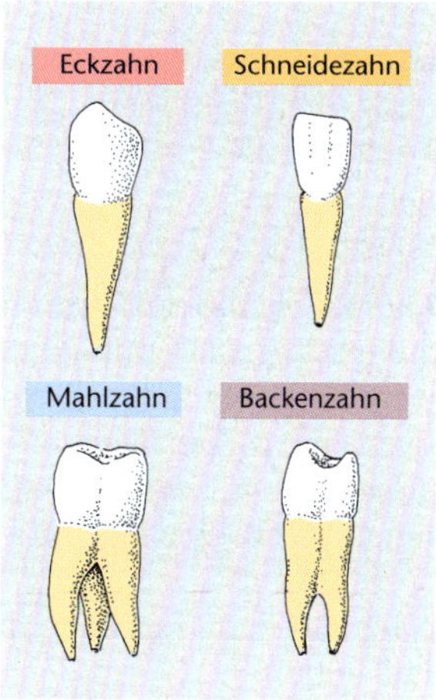

Abb. 18.13 (oben): Zahnformen.

Abb. 18.14 (links): Ober- und Unterkiefer mit versorgenden Nerven.

Spurenelement *Fluorid* (☞ Tab. 19.15). Nach seiner Entwicklung enthält der Zahnschmelz weder Zellen noch Blutgefäße oder Nerven. Schmelzverluste durch Abnutzung oder Karies können *nicht* ersetzt werden

- Der **Zahnzement,** der den Zahn im Wurzelbereich mit einer dünnen Schicht umschließt, ist ähnlich aufgebaut wie Knochengewebe.

Das Erwachsenengebiss

Das **Erwachsenen**- bzw. *bleibende* **Gebiss** umfasst im Ober- und Unterkiefer jeweils 16 Zähne, also insgesamt 32 Zähne (☞ Abb. 18.13 und 18.14). Pro Kiefer finden sich in der Mitte vier scharfkantige **Schneidezähne** *(Incisivi)*, die vor allem dem Abbeißen der Nahrung dienen. An diese schließt sich beidseits ein **Eckzahn** *(Caninus)* an. Anschließend folgen auf beiden Seiten je zwei **Backenzähne** *(Praemolares)* und drei **Mahlzähne** *(Molares)*. Die hintersten Mahlzähne heißen **Weisheitszähne,** weil sie in der Regel erst nach dem 17. Lebensjahr auswachsen. Relativ häufig können sie aus Platzmangel nicht durchbrechen, bleiben im Kiefer stecken und müssen durch den Zahnarzt entfernt werden.

Die **Krone** bzw. *Kaufläche* der Backenzähne besteht aus zwei Höckern. Während die Backenzähne im Unterkiefer stets nur eine Wurzel aufweisen, bestehen sie im Oberkiefer teilweise aus zwei Wurzeln. Die Kauflächen der Mahlzähne bestehen aus mehreren, meist vier oder fünf Höckern. Im Unterkiefer besitzen sie zwei Wurzeln, im Oberkiefer drei.

Um den Zahnärzten und ihrem Assistenzpersonal die Dokumentation von Zahnbehandlungen zu erleichtern, wird durch die **Zahnformel** jedem Zahn eine bestimmte Nummer zugeordnet. Dazu werden die Zähne einer *Kieferhälfte* beginnend mit dem vordersten Schneidezahn bis zum Weisheitszahn mit 1 bis 8 durchnummeriert. Zusätzlich stellt man den Zähnen des rechten Oberkiefers eine **1,** denen des linken Oberkiefers eine **2,** denen des linken Unterkiefers eine **3** und denen des rechten Unterkiefers eine **4** voran (☞ Abb. 18.15).

Die Zahnentwicklung

Die Entwicklung der Zähne verläuft in der *Zahnleiste* der Kieferknochen. Der Mensch hat zwei „Garnituren" von Zähnen, die aufeinander folgen.

Milchgebiss und Zahnwechsel

Die erste Garnitur, die **Milchzähne,** bricht etwa zwischen dem 6. Lebensmonat und dem 2. Lebensjahr durch. Das Milchgebiss besteht nicht wie das Erwachsenengebiss aus 32, sondern nur aus 20 Zähnen. Pro Kiefer sind dies vier Schneide-, zwei Eck- und vier Mahlzähne.

Etwa ab dem 6. Lebensjahr fallen die Milchzähne aus. In den entstehenden Lücken brechen die bleibenden Zähne nach und nach durch, die zu diesem Zeitpunkt bis auf die Weisheitszähne bereits vollständig vorgebildet sind. In der Phase des **Zahnwechsels** finden sich also sowohl bleibende Zähne als auch Milchzähne im Gebiss (☞ Abb. 18.16 und 18.17).

Parodontose

Unter **Parodontose** versteht man den Schwund des **Zahnhalteapparats** *(Parodontium)*. Dieser besteht aus dem Zahnfleisch, der Wurzelhaut

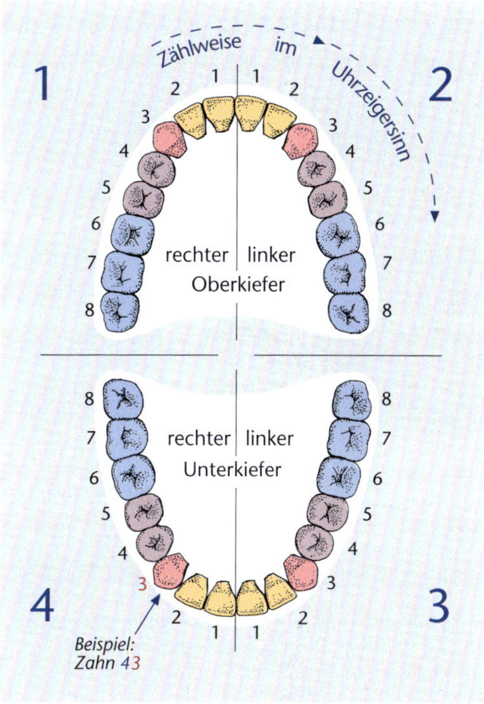

Abb. 18.15 (links): Die allgemeine Zahnformel. Der Zahn 43 ist der Eckzahn (3. Zahn von der Mittellinie aus) im rechten Unterkiefer (4). Diese Zahnformel gilt allgemein für alle Zahnkonstellationen.

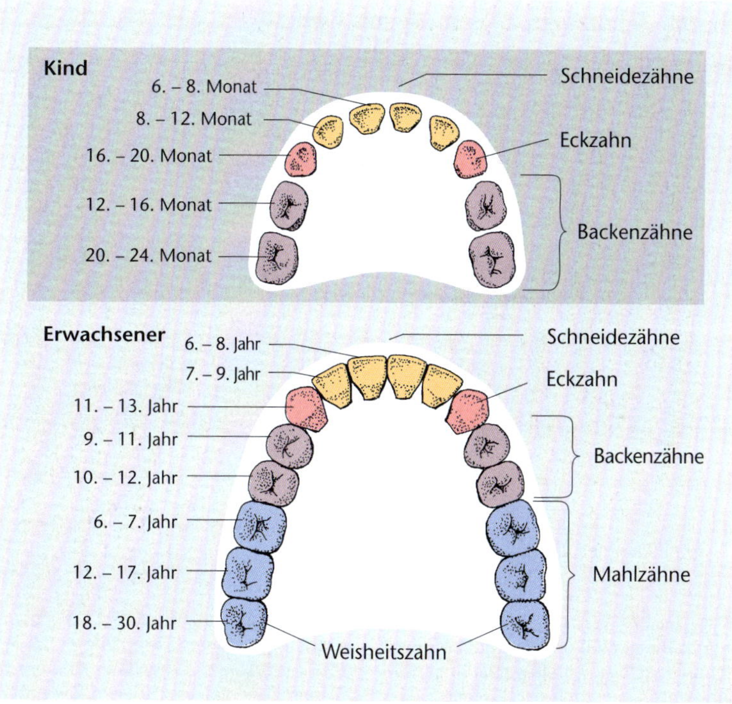

Abb. 18.16 (rechts): Milchgebiss und Erwachsenengebiss, jeweils mit Durchbruchszeitpunkt der einzelnen Zähne (linke Abbildungshälfte).

18

und deren Haltebändern zum Zahnfortsatz des Kiefers (z. B. Abb. 7.12) selbst.

Ursächlich liegen der Parodontose eine unzulängliche oder falsche Mundhygiene zugrunde, mit Bildung von **Zahnbelägen** *(Plaques)* im Zusammenspiel mit weiteren Faktoren wie etwa Fremdkörpern am Zahnfleischrand (z. B. Kronen), einer erbliche Veranlagung, Rauchen oder Stress. Es bilden sich **Zahnfleischtaschen,** die sich durch Bakterien entzünden. Wird diese **Zahnfleischentzündung** *(Gingivitis)* nicht behandelt, greift sie auf tiefere Strukturen des Zahnhalteapparats über. Korrekt wäre also der Ausdruck **Parodontitis.** Der Zahn verliert seine feste Verankerung und fällt schließlich durch fortschreitende Lockerung aus. Schätzungsweise 50–80% der Erwachsenen ab etwa 35 Jahren sind betroffen, in höheren Altersgruppen ist die Parodontose heute die häufigste Ursache für Zahnverlust!

Karies

Unter **Karies** *(Zahnfäule)* versteht man eine meist unter Braunfärbung verlaufende Erweichung der Hartsubstanzen der Zähne, v. a. des Zahnschmelzes und des Zahnbeins.

Bei diesem *Entkalkungsprozess* spielen Bakterien, vor allem *Streptococcus mutans,* eine wesentliche Rolle. Sie bauen die in der Mundhöhle vorhandenen Kohlenhydrate (☞ 19.4) ab, wobei aggressive Säuren entstehen, die die Hartsubstanzen des Zahnes angreifen und schrittweise entkalken. Besonders gefährdet sind die schmalen Vertiefungen (Fissuren) der Kaufläche und die Zahnzwischenräume.

Erreicht der Zahnzerfall die Nähe der Pulpahöhle, so wird der Zahn empfindlich, besonders auf Kältereize. Ist das Zahnbein an einer Stelle völlig entkalkt, so gelangen Bakterien und Nahrungsbestandteile *in* die Pulpahöhle und damit an den Zahnnerven, was meist mit heftigen Zahnschmerzen einhergeht. Ohne rechtzeitiges zahnärztliches Eingreifen droht eine Entzündung der Zahnhöhle *(Pulpitis),* die oft eine *Wurzelbehandlung* mit Entfernen des Zahnnerven oder eine Entfernung des Zahns *(Extraktion)* erforderlich macht.

Kariöse Zahndefekte müssen vom Zahnarzt ausgebohrt und mit einer Füllung versehen werden. Dabei gibt es heute mehrere Alternativen zum früher allgemein üblichen Amalgam, einer wegen ihres Quecksilbergehalts umstrittenen Metalllegierung. Aber ob Amalgam, Keramik, Kunststoffe oder Gold – (Vor- und) Nachteile haben sie alle. Umso wichtiger ist die Prävention:

Kariesprophylaxe

- Gute Zahnhygiene – täglich mindestens zweimaliges Zähneputzen *nach* dem Essen
- Wenig Zucker und Süßigkeiten essen
- Kontrollen durch den Zahnarzt mindestens alle sechs Monate, um bereits kleinste kariöse Defekte zu füllen
- Fluorid-Zufuhr. Fluorid-Ionen unterstützen die Verkalkung und Regeneration der Zahnhartsubstanzen und erhöhen ihre Widerstandsfähigkeit gegen die von Mundbakterien gebildeten Säuren. Fluorid-Zufuhr ist besonders in der Zeit der Zahnentwicklung sinnvoll (5. Schwangerschaftsmonat bis etwa 10. Lebensjahr). In den ersten Lebensjahren werden Fluoridtabletten empfohlen, im ersten Lebensjahr kombiniert mit Vitamin D (zur Rachitisprophylaxe, ☞ 12.4.3). Sinnvoll ist die Verwendung fluoridierten Kochsalzes sowie bei älteren Kindern und Erwachsenen die Benutzung spezieller, besonders fluoridhaltiger „Zahncremes" einmal pro Woche.

Der Kauvorgang

Bei den Kauvorgängen kann man Schneidebewegungen und Mahlbewegungen unterscheiden. Bei der **Schneidebewegung** wird der Unterkiefer gegen den Oberkiefer bewegt. Die Muskeln, die dabei aktiv sind, sind der **M. masseter** *(Kaumuskel)* und der **M. temporalis** *(Schläfenmuskel).* Bei der **Mahlbewegung** wird der Unterkiefer nach vorne bzw. nach hinten gezogen, was durch den hinteren Teil des M. temporalis bzw. durch den **M. pterygoideus lateralis** *(seitlicher Flügelmuskel)* bewirkt wird. Unterstützt werden diese Bewegungen durch die Wangenmuskulatur und die Zunge, wodurch sichergestellt wird, dass die Nahrung immer wieder zwischen die Zahnreihen gelangt und weiter zerkleinert werden kann (☞ Abb. 18.18).

18.2.3 Die Zunge

Die **Zunge** *(Lingua)* ist ein von Schleimhaut überzogener Muskelkörper, der bei geschlossenem Mund die eigentliche Mundhöhle fast vollständig ausfüllt. Dabei berührt die Oberfläche der Zunge den harten Gaumen, und die Zungenspitze liegt den Schneidezähnen an. Die Zunge hat vielfältige Aufgaben:

- Sie hilft mit bei Kau- und Saugbewegungen
- Sie formt einen schluckfähigen Bissen *(Bolus)* und leitet den Schluckakt ein
- Sie dient der Geschmacks- und Tastempfindung (küssen!)
- Sie ist an der Lautbildung beteiligt.

Die Zunge besteht in ihrem hinteren Anteil aus der fest mit dem Mundboden verwachsenen **Zungenwurzel** *(Radix linguae).* Diese geht in den weitgehend frei beweglichen **Zungenkörper** mit dem **Zungenrücken** über und läuft in der **Zungenspitze** aus. Streckt man die Zungenspitze nach oben, so erkennt man in der Mitte der Zungenunterfläche das **Zungenbändchen** *(Frenulum linguae),* welches die Aufwärtsbewegung der Zungenspitze begrenzt. Folgt man dem Zungenbändchen an der Unterfläche der

18

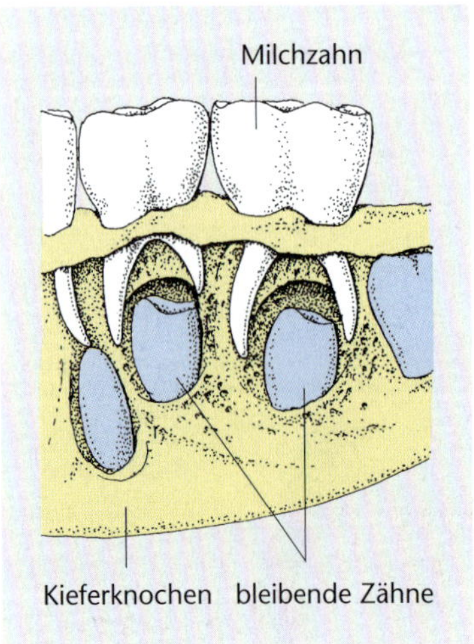

Abb. 18.17: Wechselgebiss. Unter den Milchzähnen sind die bleibenden Zähne schon angelegt. Ab etwa dem 6. Lebensjahr treten sie durch den Kiefer.

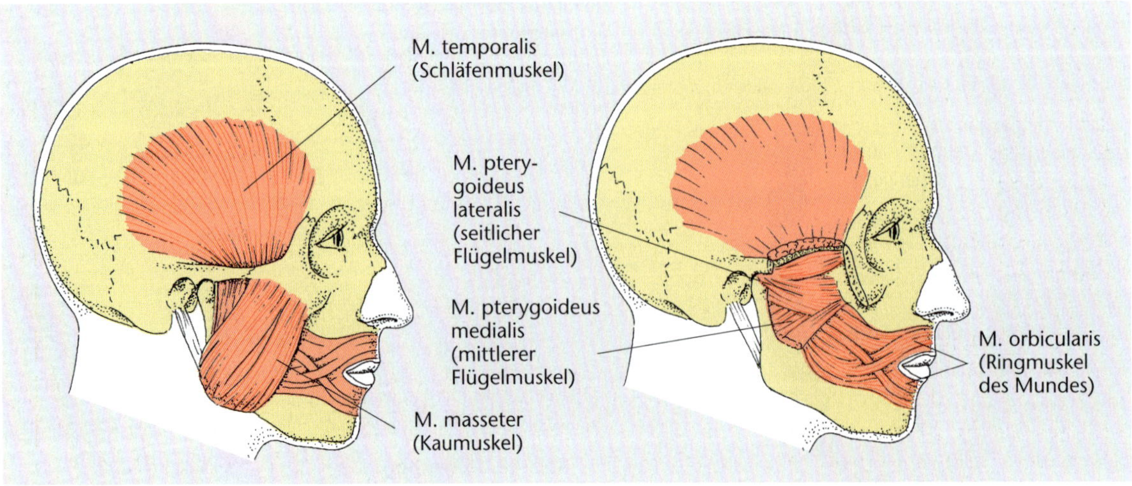

Abb. 18.18: Kaumuskulatur, links oberflächliche, rechts tiefe Schicht. Der M. temporalis zieht vom Schläfenbein hinab zum Kronenfortsatz des Unterkiefers. Der M. masseter entspringt am Jochbogen und zieht hinab zum Unterkieferwinkel. Die Mm. pterygoidei ziehen vom Keilbein zum Unterkiefer. Sie unterstützen den Kieferschluss (medialer Teil) bzw. die Kieferöffnung und das Verschieben des Unterkiefers (lateraler Teil).

Zunge, so gelangt man zu den Öffnungen der Ausführungsgänge der beiden Unterkieferspeicheldrüsen.

Die Muskulatur der Zunge

Der Vielzahl möglicher Zungenbewegungen entspricht anatomisch ein komplexer dreidimensionaler Aufbau ihres Muskelkörpers. Dabei ist es zweckmäßig, zwei Systeme von Muskelfasern zu unterscheiden:

- Die **Binnenmuskulatur** wird von Faserzügen gebildet, die streng auf die Zunge beschränkt und nicht an Skelettteilen befestigt sind. Diese Fasern führen zu *Verformungen* (also Verdickung oder Abflachung) der Zunge
- Demgegenüber werden *Lageveränderungen* der Zunge durch eine Kontraktion der **Außenmuskulatur** erzeugt. Diese Fasern haben ihren Ursprung an knöchernen oder muskulären Strukturen der Umgebung.

Die Zungenmuskulatur ist überwiegend *quergestreift* und der Willkürbewegung unterworfen. Innerviert werden diese Zungenmuskeln vom XII. Hirnnerven (*N. hypoglossus*, ☞ 9.7.4).

Aspirationsprophylaxe

Bei Bewusstlosigkeit erschlafft die Zungenmuskulatur, so dass die Zunge in Rückenlage in den Rachenraum zurückfallen kann. Erbricht der Patient, kann das Erbrochene in die Luftröhre gelangen und der Betroffene ersticken. Deshalb Bewusstlose immer in die stabile Seitenlage bringen und den Kopf überstrecken (☞ 25.3.3).

Die Zungenschleimhaut

Analog zu dem übrigen Bereich der Mundhöhle wird auch die Oberfläche der Zunge von einer Schleimhaut gebildet, deren äußerste Schicht aus einem mehrschichtigen Plattenepithel besteht. Die Zungenunterfläche ist glatt, der Zungenrücken und die Zungenränder zeigen dagegen eine außergewöhnlich raue Oberfläche. Der Grund dafür ist, dass die Zunge in diesen Bereichen zahlreiche warzenförmige Erhebungen hat, die man als **Papillen** bezeichnet. Nach ihrer äußeren Form unterscheidet man:

- **Fadenförmige Papillen** *(Papillae filiformes)*
- **Pilzförmige Papillen** *(Papillae fungiformes)*
- **Warzenförmige Papillen** *(Papillae vallatae)*
- **Blattförmige Papillen** *(Papillae foliatae)*.

Die weißlichen, überwiegend verhornten fadenförmigen Papillen sind von sensiblen Nervenendigungen versorgt und dienen der *Tastempfindung*. In den übrigen Papillen sind **Geschmacksknospen** eingelassen, die der Geschmackswahrnehmung und damit der chemischen Kontrolle der Nahrung dienen (mehr zum Geschmackssinn ☞ 10.5.5–10.5.8).

Im Bereich der Zungenwurzel findet man in der Schleimhaut zahlreiche Haufen von lymphatischen Zellen, die der Infektionsabwehr dienen und einen Teil des sog. **lymphatischen Rachenrings** darstellen (☞ Abb. 14.20).

Schließlich sind im Bereich des Zungengrundes Drüsen in die Schleimhaut eingelassen, die fettspaltende Enzyme (Lipasen) bilden. Sie unterstützen den Abbau von Nahrungsfetten.

18.2.4 Die Speicheldrüsen

Der Mundspeichel wird von zahllosen, mikroskopisch kleinen Drüsen innerhalb der Mundschleimhaut sowie drei großen, paarigen Speicheldrüsen gebildet, die außerhalb des Mundraums liegen (☞ Abb. 18.19).

Die paarigen Drüsen geben ihr Sekret über Gangsysteme in den Mundraum ab. Die **Ohrspeicheldrüse** (*Glandula parotis*, kurz **Parotis**), liegt vor- bzw. etwas unterhalb des Ohres zwischen der Haut und dem M. masseter *(Kaumuskel)*. Sie gibt ihr Sekret über einen relativ langen Ausführungsgang *(Ductus parotideus)*, der gegenüber dem zweiten Mahlzahn des Oberkiefers endet, in die Mundhöhle ab.

Die **Unterkieferspeicheldrüse** *(Glandula submandibularis)* liegt an der Innenseite des Unterkiefers unterhalb der der Mundbodenmuskulatur. Ihr langer Ausführungsgang *(Ductus submandibularis)* mündet unter der Zunge an einer kleinen, warzenartigen Erhebung nahe dem Zungenbändchen.

Die **Unterzungendrüse** *(Glandula sublingualis)* liegt direkt der Mundbodenmuskulatur auf und breitet sich seitlich beidseits bis zum Unterkiefer aus. Sie gibt ihr Sekret über mehrere kurze Ausführungsgänge, die beidseits der Zunge enden, in die Mundhöhle ab. Ein größerer Ausführungsgang endet gemeinsam mit dem Ausführungsgang der Unterkieferspeicheldrüse an dem kleinen Schleimhauthöckerchen am Zungenbändchen.

Zusammensetzung des Speichels

Der **(Mund-)Speichel,** ein Gemisch aus den verschiedenen Speicheldrüsensekreten, besteht zu ca. 99% aus Wasser. Den Rest machen vor allem aus:

- **Elektrolyte,** v. a. Na^+, K^+, Cl^- und HCO_3^-
- **Enzyme.** Hier ist insbesondere das **Ptyalin** zu erwähnen, eine *α-Amylase,* die Stärke bei längerer Einwirkzeit bis zum Disaccharid *Maltose* spaltet (deshalb schmeckt Brot nach längerem Kauen süß!)
- **Antimikrobiell wirksame Stoffe.** *Lysozym* (ein Bakterien abtötendes Enzym ☞ 14.2.1), *Immunglobulin A* (☞ 14.4.3) und **Rhodanid-Ionen** schützen vor Bakterien (Karies!) und Viren
- **Weitere Substanzen. Schleimstoffe** *(Muzine)* machen den Bissen gleitfähig und erleichtern Kau- und Sprechbewegungen. Oft enthält Speichel auch *Blutgruppensubstanzen* (☞ 13.4.1), dann ist eine Blutgruppenbestimmung aus Speichelresten möglich (bedeutsam in der Strafverfolgung).

Der pH-Wert des Speichels liegt zwischen den Mahlzeiten bei ungefähr 6. Nach Stimulation steigt er auf Werte um 7,0–7,5 an.

Im Normalfall stammt der Speichel zu fast 70% aus den beiden Unterkieferspeicheldrüsen und zu etwa 25% aus den beiden Ohrspeicheldrüsen. Der Rest wird von den beiden Unterzungenspeicheldrüsen sowie den über die ganze Mundschleimhaut verstreuten kleinen Speicheldrüsen gebildet. Die Zusammensetzung des Speichels ist je nach Produktionsort unterschiedlich: Als rein *seröse Drüse* (☞ 4.2.2) stellt die Parotis ein ziemlich wässriges Sekret her, den „Spülspeichel". Die Unterkieferspeicheldrüse und die Unterzungendrüse sind dagegen gemischte Drüsen und liefern in Abhängigkeit von der Nahrungsbeschaffenheit einen eher serösen oder eher mukösen Speichel.

Steuerung der Speichelsekretion

Die Speichelproduktion wird durch das vegetative Nervensystem gesteuert. Dabei führt:

- Erregung des Parasympathikus zur reichlichen Absonderung von dünnflüssigem *Spülspeichel*
- Sympathikusaktivierung zur Bildung von zähem, dickflüssigem, muzinreichem Schleim, womit sich die „Mundtrockenheit" bei Aufregung erklären lässt.

18

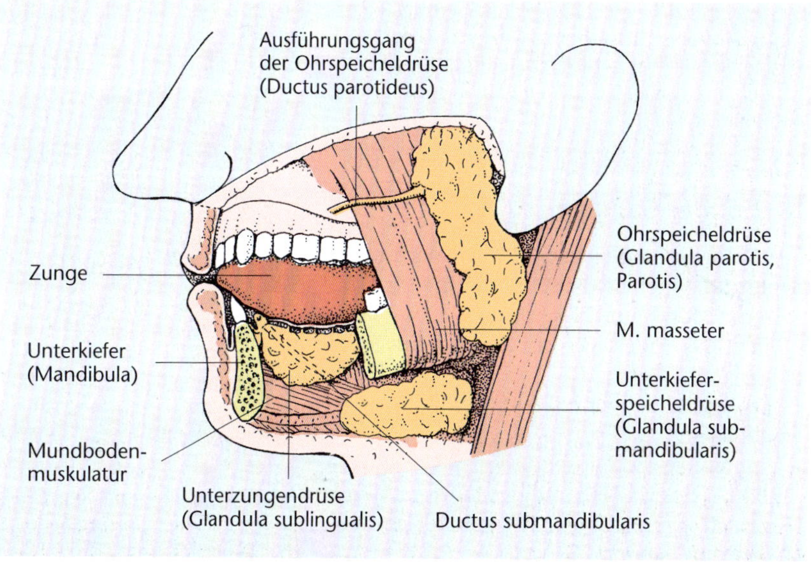

Abb. 18.19: Die großen Speicheldrüsen und ihre Ausführungsgänge.

Auch ohne Nahrungsaufnahme werden ständig kleine Mengen Speichel infolge parasympathischer Stimulation gebildet, um Lippen und Zunge feucht zu halten und die Sprechbewegungen zu erleichtern. Bei starkem Wassermangel, z.B. durch Schwitzen, wird die Speichelproduktion unterdrückt. Die resultierende starke Trockenheit des Mundes verstärkt das Durstgefühl.

Nahrung regt über reflektorische Vorgänge (viszerale Reflexbögen ☞ 9.10.3) die Speicheldrüsen zu starker Produktion an. Dabei führen Berührung der Mundschleimhaut, Geruch, Geschmack oder auch schon der Gedanke an ein wohlschmeckendes Gericht zur starken, Parasympathikus vermittelten Speichelbildung.

Soor- und Parotitisprophylaxe

Ein verminderter Speichelfluss tritt sowohl bei Flüssigkeitsmangel als auch bei mangelnder Kautätigkeit auf. Die Mundschleimhaut trocknet aus, ist leichter verletzbar und wird anfällig für Infektionen (z.B. Soor ☞ 18.2.1). Bei Patienten, die nicht essen oder trinken dürfen, ist deshalb eine regelmäßige und gewissenhafte Mundpflege unabdingbar. Zusätzlich sollte der Speichelfluss durch Reize wie Apfelscheiben, Kaugummi oder einer gezielten Massage entlang der Speicheldrüsen angeregt werden. Dies beugt auch einer Ohrspeicheldrüsenentzündung *(Parotitis)* vor.

Mumps

Mumps, auch *Ziegenpeter* oder *Parotitis epidemica* genannt, ist eine akute Viruserkrankung, die bevorzugt die Ohrspeicheldrüsen befällt. Es kommt dabei neben Fieber, Kopf- und Gliederschmerzen zur schmerzhaften Anschwellung meist beider Ohrspeicheldrüsen, wodurch Kaubewegungen schmerzhaft sind. Als Komplikation gefürchtet ist bei Jungen ab der Pubertät eine Hodenentzündung *(Mumpsorchitis),* weil sie zu späterer Sterilität (Unfruchtbarkeit ☞ 21.3.9) führen kann. Auch eine begleitende Entzündung der Bauchspeicheldrüse *(Pankreatitis)* oder Hirnhautentzündung *(Meningitis)* kommen vor. Mumps-Viren sind weltweit verbreitet und werden in der Regel durch Tröpfcheninfektion übertragen. Aufgrund der hohen Ansteckungsgefahr kam es früher oft zu epidemischem Auftreten in Kindergärten oder Schulen, inzwischen ist jedoch eine Schutzimpfung verfügbar (☞ 14.6).

18

18.2.5 Der Gaumen

Der **Gaumen** ist gleichzeitig Dach der Mundhöhle und Boden der Nasenhöhle. Er:

- Trennt Mund- und Nasenhöhle
- Bildet das Widerlager der Zunge beim Sprechen und Kauen
- Verschließt den oberen Rachenraum beim Schlucken
- Unterstützt die Lautbildung (☞ 17.3.2): die Bildung des Vokals **i** und der Konsonanten **k** und **ch** ist an einen normalen Gaumenschluss gebunden.

Führt man die Zungenspitze von den vorderen Schneidezähnen entlang des Daches der Mundhöhle nach hinten, so stellt man fest, dass der Gaumen aus zwei Teilen besteht: dem vorderen **harten Gaumen** und dem hinteren **weichen Gaumen,** auch *Gaumensegel* oder *Velum palatinum* genannt.

Der vordere Teil des harten Gaumens besteht aus den Gaumenfortsätzen der Oberkieferknochen *(Processus palatinus maxillae),* die sich in der Mittellinie vereinigen und ein dünnes, knöchernes Gewölbe bilden. Den hinteren Abschluss des harten Gaumens bilden die sich anschließenden Gaumenbeine (*Os palatinum* ☞ Abb. 7.11).

Der dann folgende weiche Gaumen ist eine Sehnen-Muskel-Platte, die, ausgehend vom harten Gaumen und knöchernen Strukturen der Schädelbasis, zum einen in das bindegewebige Grundgerüst des Gaumensegels einstrahlt und zum anderen im Bogen zum Zungengrund verläuft. Kontrahiert sich die Muskulatur des weichen Gaumens, so wird das Gaumensegel insgesamt angespannt und verlagert sich nach oben. Dadurch legt sich der untere Rand des weichen Gaumens mit dem in der Mitte gelegenen **Zäpfchen** *(Uvula)* an die Rachenwand an und verschließt den Nasen-Rachenraum gegen die Mundhöhle *(Gaumenschluss).*

Die seitlichen Ränder des Gaumensegels werden von zwei hintereinander gelegenen Schleimhautfalten gebildet, die zum Zungengrund und zur seitlichen Rachenwand führen und als **vorderer** bzw. **hinterer Gaumenbogen** bezeichnet werden. Dazwischen liegen beiderseits die **Gaumenmandeln** *(Tonsillae palatinae),* die Teil des lymphatischen Rachenringes sind.

Während der Embryonalentwicklung kann es Störungen in der Mundbildung geben, deren Folge u.a. eine Spalte im Gaumen sein kann (☞ 7.2.5). Diese muss nach der Geburt operativ geschlossen werden.

Zahnprothese immer tragen

Patienten, die eine Zahnprothese tragen, sollten diese auch dann einsetzen, wenn sie vorübergehend nicht essen dürfen. Der Zahn haltende Teil des Gaumens verformt sich schon in 3–8 Tagen so, dass die Prothese nicht mehr richtig passt und der Patient Schwierigkeiten beim Kauen hat. Aus dem gleichen Grund sollten Zahnprothesen auch nachts getragen werden.

18.2.6 Der Rachen

Der **Rachen** *(Pharynx, Schlund)* ist ein von Schleimhaut ausgekleidetes Muskelgewölbe, dessen oberes Ende an der Schädelbasis befestigt ist und das am unteren Ende in die Muskulatur der Speiseröhre übergeht.

Er besteht aus quergestreifter Muskulatur und verbindet Mundhöhle und Speiseröhre, andererseits aber auch Nase und Luftröhre. In seinem mittleren Teil kreuzen sich Atem- und Speiseweg, wobei insbesondere beim Schlucken weder Nahrung noch Flüssigkeit in die Nase oder Luftröhre übertreten darf (☞ Abb. 18.20).

18.2.7 Das Schlucken

Ist die Nahrung genügend zerkaut und mit Speichel vermischt, formt die Zunge einen schluckfähigen **Bissen** *(Bolus).* Der dann folgende Schluckakt stellt einen komplizierten Bewegungsablauf dar, der zunächst willkürlich und dann unwillkürlich über Reflexvorgänge abläuft.

Eingeleitet wird der Schluckakt durch eine willkürliche Zungenbewegung, die die Nahrung ähnlich dem Stempel einer Spritze nach hinten in den Rachen schiebt, wobei der harte Gau-

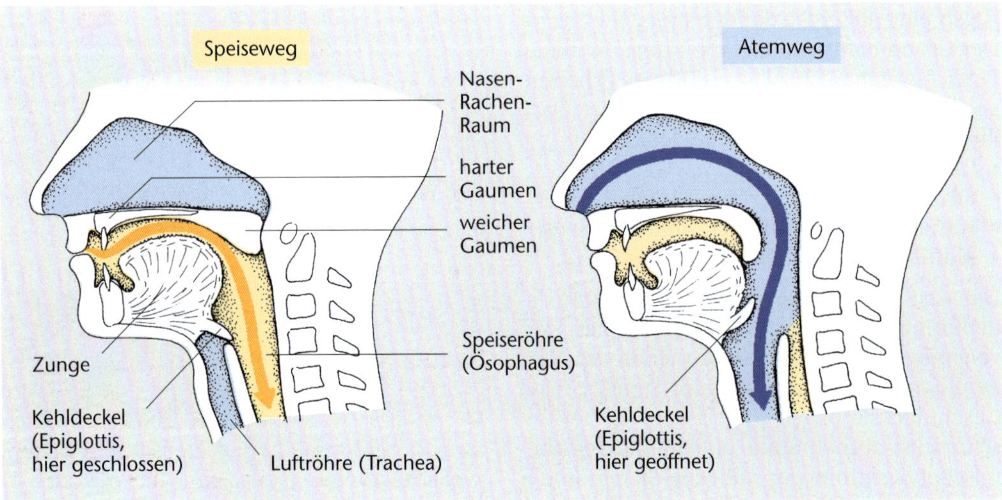

Abb. 18.20: Kreuzung von Atem- und Speiseweg im Rachen. Beim Schlucken wird der Nasen-Rachen-Raum durch Anheben des Gaumensegels und Kontraktion der Rachenwand abgedichtet. Durch die Aufwärtsbewegung des Kehlkopfes legt sich der Kehldeckel über den Kehlkopfeingang und verschließt den Luftweg.

men als Widerlager dient. Die Auslösung des nun folgenden reflektorischen Vorganges erfolgt, wie bei jedem Reflex, durch Reizung entsprechender Sinneszellen, in diesem Fall Berührungsrezeptoren der Gaumenbögen, der Rachenhinterwand oder des Zungengrundes.

Der Nasen-Rachenraum wird durch Anheben des Gaumensegels und gleichzeitige Kontraktion der Rachenwand abgedichtet. Anschließend kontrahiert sich die Mundbodenmuskulatur, wodurch sich der Kehlkopfeingang verschließt und der Nahrungseintritt in die Luftröhre verhindert wird. Dabei helfen auch die reflektorische Hemmung der Atmung und der Verschluss der Stimmritze. Da der Kehlkopf teilweise an der Mundbodenmuskulatur befestigt ist, führt die Kontraktion der Muskeln zu einer Aufwärtsbewegung des Kehlkopfs, wodurch sich der Kehldeckel passiv über den Kehlkopfeingang legt.

Mit dem Verschluss des kreuzenden Atemweges kommt es gleichzeitig zu einer von oben nach unten verlaufenden Kontraktionswelle der Rachenmuskulatur, die den Bissen schließlich in die Speiseröhre gelangen lässt (Weitertransport der Nahrung ☞ 18.3.2).

Globusgefühl – der Kloß im Hals

Jeder Mensch muss in seinem Leben „harte Brocken schlucken“. Nicht immer gelingt das. Ein zuschnürendes Gefühl im Hals, dem mit Räuspern und Hüsteln begegnet wird, kann das erste Mal durchaus im Rahmen einer Halsentzündung auftreten. Rasch kann das Räuspern und Hüsteln jedoch zur Gewohnheit werden. Seelische Probleme verlagern die Betroffenen dann eventuell dauerhaft in den Hals, sie können den Konflikt „nicht schlucken“. Typisch für das psychisch bedingte Globusgefühl (Gefühl, einen Kloß im Hals zu haben) ist, dass die Beschwerden während der Mahlzeiten verschwinden. Nach dem Ausschluss entzündlicher und tumoröser Ursachen werden zur Behandlung Entspannungstechniken empfohlen.

18.3 Die Speiseröhre

Die **Speiseröhre** *(Ösophagus)* ist ein etwa 25 cm langer Muskelschlauch, der Rachen und Magen verbindet. In der Speiseröhre finden keine Verdauungsvorgänge statt, sie dient lediglich als Transportweg zwischen Mund und Magen. Ihr allgemeiner Aufbau entspricht dem des übrigen Verdauungsrohres (☞ 18.1.4), wobei das Epithel als innere Oberfläche der Schleimhaut bei der Speiseröhre wie im Mundbereich aus einem mehrschichtigen, nicht verhornten Plattenepithel besteht (☞ Abb. 18.21). Die Speiseröhre ist kein offenes Rohr, durch das die Nahrung in den Magen fällt, sondern die muskulären Wände liegen einander an.

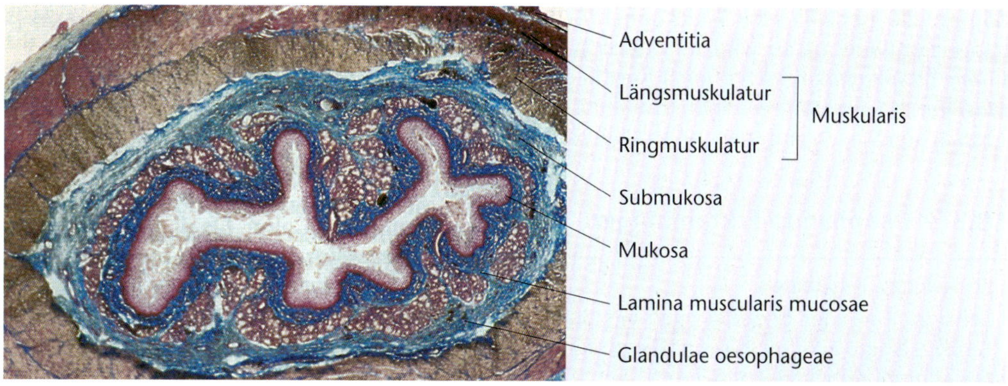

Abb. 18.21: Histologischer Schnitt durch die Speiseröhre. Charakteristisch für die Speiseröhre ist die sternförmige Fältelung der Schleimhaut, deren Dehnung auch großen Bissen die Passage erlaubt. Die Drüsensekrete der Glandulae oesophageae machen die Schleimhautoberfläche geschmeidig. [X141]

18.3.1 Verlauf der Speiseröhre

Die Speiseröhre beginnt hinter dem Ringknorpel des Kehlkopfs dicht vor dem 6. Halswirbelkörper. Sie verläuft dann hinter der Luftröhre im Mediastinum (Mittelfellraum ☞ 1.3) abwärts, wobei sie sich zunehmend von der Wirbelsäule entfernt. Auf Höhe der Luftröhrengabelung wird sie zwischen Luftröhre und Aortenbogen etwas eingeengt, wendet sich in ihrem weiteren Verlauf durch das Mediastinum zunehmend nach links und geht nach dem Durchtritt durch das Zwerchfell nach kurzem Verlauf durch die Bauchhöhle in den Magen über.

Da die Speiseröhre ein elastischer Schlauch ist, kann sich ihr Lumen beim Schluckakt durch den verschluckten Bolus bis auf 3,5 cm aufdehnen. Dies geht jedoch nicht an den drei *physiologischen Engstellen* der Speiseröhre:

- Der *Ringknorpelenge*
- Der *Aortenenge*
- Der *Zwerchfellenge.*

An diesen Stellen ist die Speiseröhre durch die umgebenden Strukturen fixiert (Ringknorpelenge) bzw. ihre Aufdehnung durch die anatomischen Gegebenheiten stark begrenzt (Aortenenge und Zwerchfellenge). Die physiologischen Ösophagusengen sind von erheblicher klinischer Bedeutung, da Entzündungen und Tumoren des Ösophagus bevorzugt an diesen Engstellen vorkommen. Auch verschluckte Fremdkörper oder zu große Bissen bleiben hier stecken, v.a. in der Ringknorpelenge, da sich ihr Lumen nur auf 1,5 cm aufdehnen lässt.

18.3.2 Passage des verschluckten Bissens durch die Speiseröhre

Der Tonus (☞ 6.3.7) der Speiseröhrenmuskulatur ist sowohl an ihrem Beginn als auch an ihrem Ende deutlich erhöht. Da hieraus *funktionell* ein Verschlussmechanismus resultiert, nennt man diese Stellen auch den **oberen** und **unteren Ösophagussphinkter.**

Nach Beginn des Schluckakts erschlafft der *obere Ösophagussphinkter*, der Bolus kann vom Rachen in die Speiseröhre übertreten. Anschließend wird der Bolus weiter in Richtung Magen transportiert. Dies geschieht durch Kontraktionen der beiden muskulären Wandschichten des Ösophagus:

- Unmittelbar *unterhalb* des verschluckten Bolus kontrahieren sich die äußeren, längsverlaufenden Muskelfasern, was zu einer Lumenerweiterung unterhalb des Bolus führt
- In das so geschaffene Reservoir wird der Bolus durch Kontraktion des ihn *oberhalb* umschließenden Abschnitts der Ringmuskelfasern vorgeschoben.

Diese beiden Vorgänge wiederholen sich so lange, bis der Bolus durch die Speiseröhre transportiert ist, was normalerweise ca. eine halbe Minute in Anspruch nimmt. Eine solche wellenförmige Kontraktionsfolge glatter Muskulatur wird als **Peristaltik** bezeichnet.

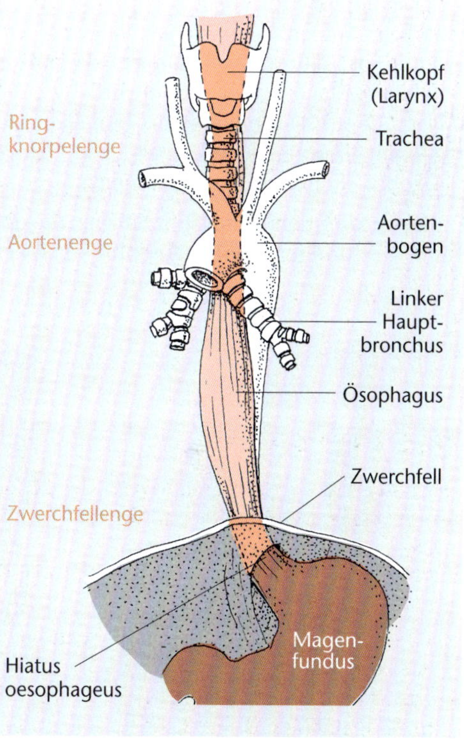

Abb. 18.22: Verlauf der Speiseröhre und ihre physiologischen Engstellen.

18

Kommt die peristaltische Welle am unteren Ösophagusende an, so wird reflektorisch der *untere Ösophagussphinkter* (auch **Kardia** oder *Magenmund* genannt) geöffnet, und der Bolus kann in den Magen eintreten (☞ Abb. 18.23).

18.3.3 Ösophagus-Erkrankungen

Warnsignal Dysphagie

Leitsymptom aller Erkrankungen der Speiseröhre ist die *Schluckstörung* **(Dysphagie).** Bei Männern über 50 Jahren ist die häufigste Ursache hierfür das *Ösophaguskarzinom.* Deshalb sollte jede länger bestehende Schluckstörung endoskopisch oder durch eine Röntgenuntersuchung mit Kontrastmittel („Breischluck") abgeklärt werden.

Refluxösophagitis und Hiatushernien

Bei unzureichendem Verschluss des unteren Ösophagussphinkters kann Magensaft in die Speiseröhre zurückfließen **(Reflux).** Leitbeschwerden der daraus resultierenden **Refluxkrankheit** (*gastroesophageal reflux disease,* kurz *GERD*) sind Sodbrennen, saures Aufstoßen, brennende Schmerzen hinter dem Brustbein sowie Schluckschmerzen, Husten und Heiserkeit. Entwickelt sich eine Speiseröhrenentzündung, spricht man auch von einer **Refluxösophagitis.**

Die Therapie der Refluxösophagitis richtet sich nach dem Schweregrad der Erkrankung. Bei leichteren Beschwerden genügen oft schon Verhaltensänderungen:

- Gewichtsnormalisierung, keine Mahlzeiten am späten Abend
- Verzehr kohlenhydratreicher Nahrung, wodurch die Bildung von saurem und pepsinhaltigem Magensaft gehemmt wird
- Nach dem Essen nicht sofort hinlegen, Liegen mit erhöhtem Oberkörper
- Alkohol-, Kaffee-, Nikotinabstinenz.

18

Daneben kommen Mittel zum Einsatz, die den Tonus des unteren Ösophagussphinkters steigern und/oder die Entleerung in den Magen beschleunigen. Bei stärkeren Beschwerden oder Entzündungen der Ösophagusschleimhaut werden Medikamente eingesetzt, die die Säurebildung im Magen hemmen (z.B. Protonenpumpenhemmer ☞ 18.4.7).

Auch bei Verlagerung von Teilen des Magens durch den *Hiatus oesophageus* (☞ Abb. 18.22) in den Brustraum (**Hiatushernie** ☞ Abb. 18.24) kann es zu Refluxbeschwerden kommen. Die Therapie der *axialen Gleithernie* entspricht, falls Beschwerden vorliegen, der der Refluxösophagitis. Alle anderen Hiatushernien müssen wegen der Gefahr der lebensgefährlichen *Speiseröhreneinklemmung* **(Ösophagusinkarzeration)** operiert werden.

Ösophaguskarzinom

Das **Ösophaguskarzinom** nimmt seinen Ausgang vor allem vom Plattenepithel der Speiseröhre, ist also ein Plattenepithelkarzinom (☞ 5.7.2). Es nimmt derzeit an Häufigkeit zu, seine Entstehung wird insbesondere durch Rauchen, hochprozentige alkoholische Getränke und eine Refluxösophagitis begünstigt.

Für eine Therapie mit *kurativer* (heilender) Zielsetzung ist eine Frühdiagnose von entscheidender Bedeutung. Meist sind aber bei Diagnosestellung schon die benachbarten Lymphknoten befallen (lymphogene Metastasierung ☞ 5.7.4). Als Therapie kommt deshalb nur etwa bei einem Drittel der Patienten eine radikale Operation mit Entfernung eines Teils oder des ganzen Ösophagus in Frage. Der dabei entstandene Defekt wird durch „Hochziehen" des Magens in den Brustraum oder durch Verpflanzung eines Darmstücks mit Bildung einer Ersatzspeiseröhre überbrückt. Im Übrigen besteht die Möglichkeit, den Tumor zu *bestrahlen* und einen Ösophagusverschluss durch *Lasertherapie* oder Einführung eines *Tubus* (*Stent* genannt) zu verhindern.

Ösophagusvarizen

Bei fortgeschrittenen Lebererkrankungen kommt es durch den bindegewebigen oder knotigen Umbau der Leber zu einer Einengung der Pfortaderstrombahn in der Leber, so dass der Blutabfluss zum Herzen behindert ist. Das Blut staut sich ins Pfortaderstromgebiet (☞ Abb. 18.7) zurück, in dem nun höhere Drücke herrschen als normal (*Pfortaderhochdruck* oder **portale Hypertension**). Dadurch wird das Blut in normalerweise nicht oder nur wenig benutzte Gefäßgebiete, z.B. die Venen der Speiseröhre, gelenkt, die infolgedessen wie Krampfadern prall gefüllt und sehr verletzungsempfindlich sind. Da durch den Leberschaden gleichzeitig ein Mangel an Gerinnungsfaktoren vorliegt (☞ 13.5.5) und deshalb die Gerinnungsfähigkeit des Blutes herabgesetzt ist, kommt es beim Einriss dieser **Ösophagusvarizen** leicht zu lebensgefährlichen Blutungen. Patienten mit einer solchen **Ösophagusvarizenblutung** erbrechen oft große Blutmengen im Schwall. Als Notfallmaßnahme versucht der Arzt, die Blutungsquelle *endoskopisch* (☞ 18.1.7) zu verkleben. Daneben sind zum Ausgleich des Blutverlustes meist zahlreiche Blutkonserven erforderlich.

18.4 Der Magen

An die Speiseröhre schließt sich als sackartige Erweiterung des Verdauungskanals der **Magen** *(Ventriculus)* an. In ihm wird die bereits in der Mundhöhle begonnene Verdauung der Nahrung fortgesetzt. Das *Fassungsvermögen* des Magens beträgt etwa 1,5 l. Bindegewebige Bänder, die zu Leber und Milz ziehen, stabilisieren den Magen in seiner Position in der Bauchhöhle. Trotzdem variiert die Form des Magens ständig, je nach seinem Füllungszustand und der Körperlage.

18.4.1 Abschnitte des Magens

Den Mageneingang, also den Übergang von der Speiseröhre zum Magen, bezeichnet man als **Kardia** *(Magenmund).* Seitlich davon, unmittelbar unter dem Zwerchfell, liegt die kuppelförmige Erweiterung des Magens, der **Fundus** *(Magengrund).* Dies ist beim stehenden Menschen die am höchsten liegende Region des Magens, in der sich die beim Essen zwangsläufig mitgeschluckte Luft ansammelt.

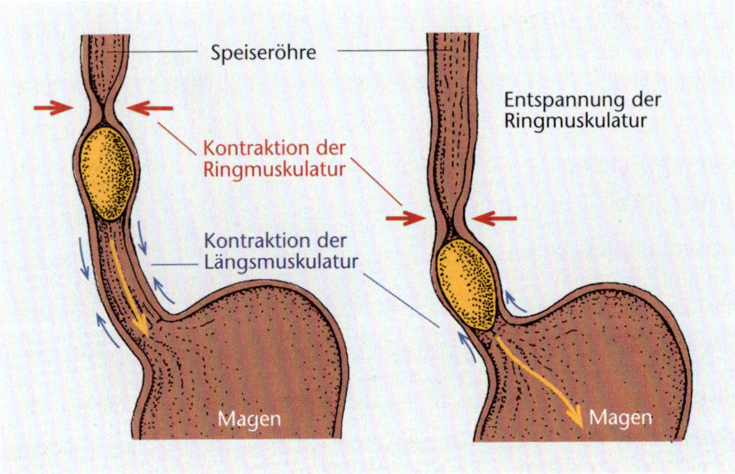

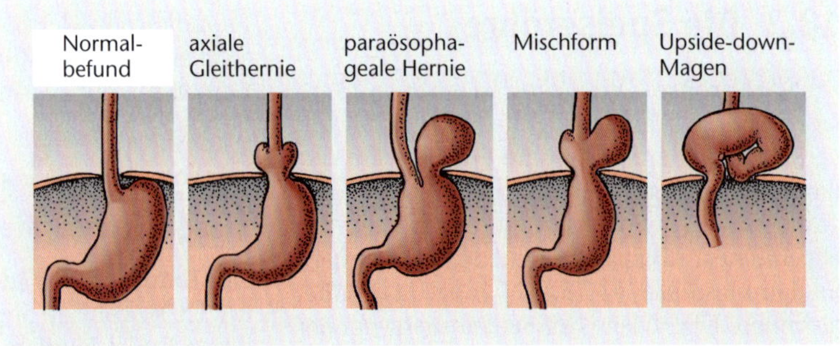

Abb. 18.24 (oben): Verschiedene Formen der Hiatushernie. Die axiale Gleithernie ist mit 90% der Fälle am häufigsten. [A300-190]

Abb. 18.23 (links): Peristaltische Kontraktionswelle der Ösophagusmuskulatur. Durch Kontraktion der Ringmuskulatur oberhalb des Bolus und gleichzeitiger Kontraktion der Längsmuskulatur darunter wird der Bissen in den Magen vorgeschoben.

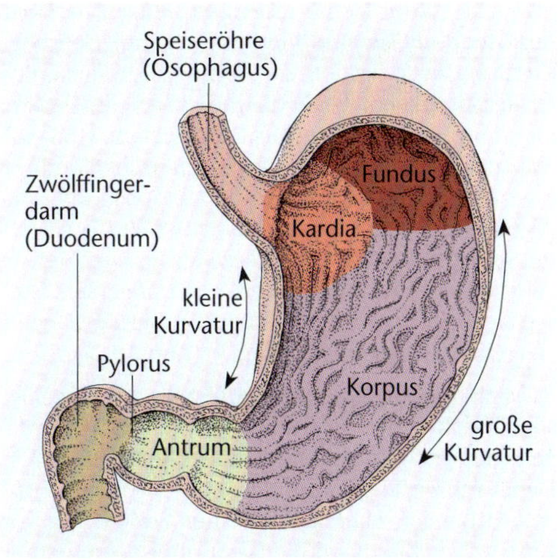

Abb. 18.25: Magen im Längsschnitt. Man erkennt die Abschnitte Kardia, Fundus, Korpus, Antrum und Pylorus. Außerdem unterscheidet man zwischen der großen und kleinen Krümmung (Kurvatur) des Magens.

An den Fundus schließt sich der größte Teil des Magens, der *Magenkörper* (**Korpus**) an. Dieser geht über in den *Vorraum des Pförtners (Antrum pyloricum)*, meist kurz als **Antrum** bezeichnet. Den Abschluss des Magens bzw. den Übergang zum Dünndarm stellt der *Pförtner* (**Pylorus**) her.

Die Magenwand weist einige Besonderheiten auf, die im Folgenden dargestellt werden.

18.4.2 Die Muskelschicht der Magenwand

Die Muskelschicht der Magenwand (Muskularis) besteht in Abweichung zum übrigen Verdauungskanal aus *drei* übereinander gelagerten Schichten. Von außen nach innen sind dies:

- Längsmuskelfasern als Fortsetzung der äußeren Längsmuskelschicht der Speiseröhre
- Ringförmig verlaufende Muskelfasern, die die mittlere Schicht bilden und am Ende des Magens an Dicke zunehmen
- Schräg verlaufende Muskelfasern als innerste Schicht.

Dadurch kann sich der Magen auf vielfältige Weise kontrahieren, seine Größe der jeweiligen Füllung anpassen, den Nahrungsbrei mit dem Magensaft mischen und den Nahrungsbrei zum Magenausgang weiterleiten.

18.4.3 Die Magenschleimhaut

Die rötlich-graue Magenschleimhaut ist beim entleerten Magen in ausgedehnte Längsfalten gelegt, welche am Pylorus zusammenlaufen. Die „Täler" zwischen den Längsfalten werden auch als *Magenstraßen* bezeichnet; am ausgedehntesten findet man sie an der *kleinen Magenkurvatur* (Kurvatur = Krümmung ☞ Abb. 18.25), also dem kürzesten Weg zwischen Mageneingang und Magenausgang.

Histologischer Aufbau

Die Oberfläche der Magenschleimhaut besteht aus einem einreihigen Zylinderepithel. Dieses Epithel ist in tiefe Falten gelegt, wodurch sehr viele schlauchförmige Drüsen entstehen, die den verdauenden Magensaft produzieren. Man findet diese Drüsen zwar im ganzen Magen, Magensaft wird jedoch nur im Fundus und Korpus des Magens produziert.

Die Fundus- und Korpusdrüsen enthalten drei unterschiedliche Zellarten (☞ Abb. 18.26):

- Die **Belegzellen** *(Parietalzellen)* liegen überwiegend im mittleren Abschnitt der Drüsenschläuche, vereinzelt aber auch am Drüsengrund. Ihre Hauptaufgabe ist die Bildung von *Salzsäure*. Daneben produzieren die Belegzellen den *Intrinsic-Faktor*, ein Glykoprotein, das für die Aufnahme von Vitamin B_{12} benötigt wird
- Die **Hauptzellen** sind in der Tiefe der Drüsenschläuche, aber auch in den mittleren Abschnitten lokalisiert. Sie bilden das eiweißspaltende Enzym *Pepsin* bzw. seine inaktive Vorstufe *Pepsinogen* sowie geringe Mengen *Lipase* (☞ 18.7)
- Die **Nebenzellen** bilden den *muzinhaltigen Magenschleim* und *Bikarbonat* (HCO_3^-), welche die innere Oberfläche des Magens vor der aggressiven Salzsäure schützen. Die Nebenzellen liegen vorwiegend im Drüsenhals und gehen an der Drüsenmündung in das zylinderförmige Oberflächenepithel über.

In den übrigen Regionen des Magens, also im Kardia-, Antrum- und im Pylorusbereich, wird kein Magensaft gebildet, sondern ausschließlich der schützende Magenschleim abgesondert – dementsprechend findet man in den Drüsen auch nur die Schleim und Bikarbonat bildenden Nebenzellen.

Im Antrum und im Schleimhautabschnitt des Pförtners findet man noch eine vierte Zellart, die **G-Zellen.** Diese bilden das Hormon **Gastrin,** das auf dem Blutweg zu den Haupt- und Belegzellen gelangt und sie zur Sekretion stimuliert. Außerdem steigert es die Magenbeweglichkeit (Motilität).

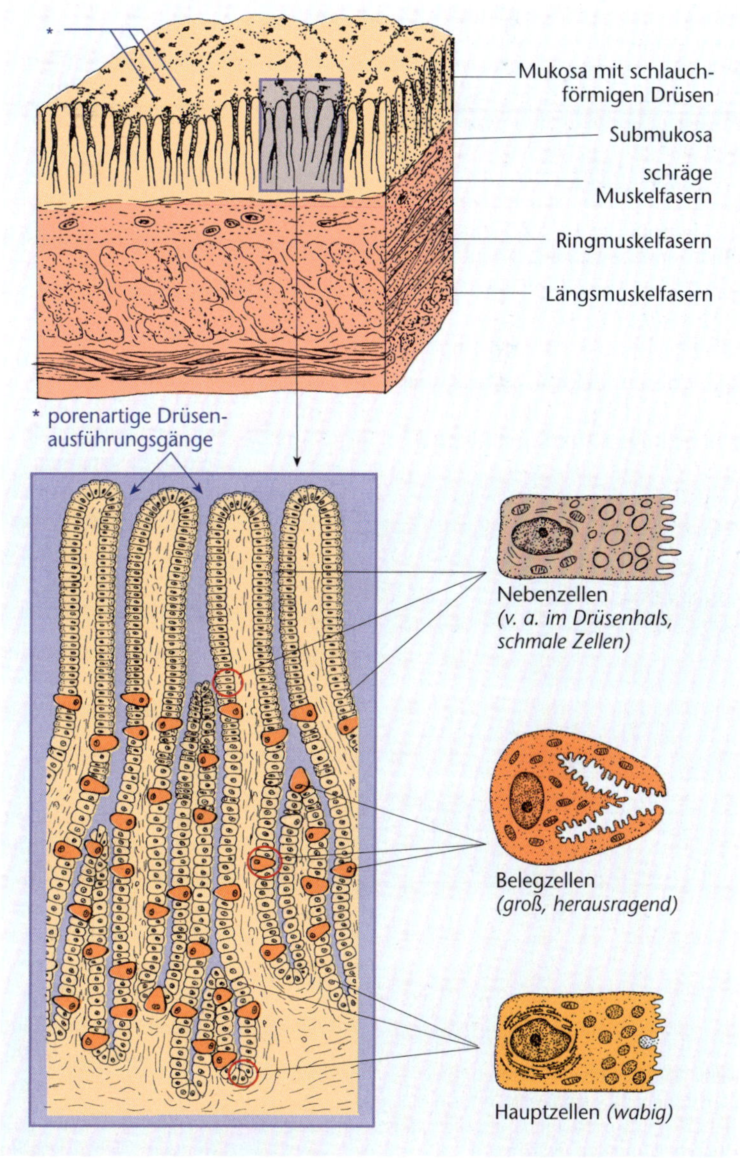

Abb. 18.26: Aufbau der Magenschleimhaut. Die schlauchförmigen Drüsen bestehen aus Haupt-, Beleg- und Nebenzellen.

18.4.4 Der Magensaft

Alle Drüsen des Fundus- und Korpusbereichs bilden zusammen, in Abhängigkeit von der Nahrungsaufnahme, durchschnittlich 2 Liter Magensaft pro Tag. Seine Bestandteile sind:

Die Salzsäure (HCl)

Wie bereits oben erwähnt, wird die Salzsäure von den Belegzellen produziert. Physiologischer Reiz ist die Nahrungsaufnahme, die über verstärkte Histamin- und Gastrinproduktion (☞ unten) die Salzsäuresekretion stark ansteigen lässt. Bei maximaler Sekretion von Salzsäure sinkt der pH-Wert des Magensaftes auf Werte um pH 1 (☞ 2.7.3). Durch den Speisebrei wird er auf etwa pH 2–4 abgepuffert, der Bereich, in dem auch Pepsin (☞ unten) seine volle Wirkung entfaltet. Die Salzsäure *denaturiert* die in der Nahrung enthaltenen Eiweiße: Ihre dreidimensionale Struktur bricht zusammen, so dass sie für eiweißspaltende Proteasen im Darm leichter angreifbar werden.

Die Bildung von Salzsäure ist ein *aktiver* Prozess: In den Belegzellen wird unter Mithilfe der *Carboanhydrase* Kohlensäure und aus dieser *Protonen* und *Bikarbonat-Anionen* gebildet (☞ auch 2.7.4). Die Protonen werden unter Energieverbrauch im Austausch gegen Kalium durch eine spezielle *Protonenpumpe* in die Magenlichtung sezerniert, das Bikarbonat gelangt im Austausch gegen Cl^- ins Interstitium und letztlich ins Blut, von wo es in die Neben- und Oberflächenzellen des Magens transportiert wird . Cl^- wird durch einen speziellen Chloridkanal ebenfalls in die Magenlichtung abgegeben. Die Kaliumionen werden durch einen entsprechenden Kaliumkanal wieder in die Magenlichtung zurücktransportiert.

Weiter wirkt die Salzsäure als Desinfektionsmittel gegen die mit der Nahrung aufgenommenen Bakterien und Viren. Nach Passage des Magens ist der Speisebrei gewöhnlich frei von vermehrungsfähigen Mikroorganismen.

18

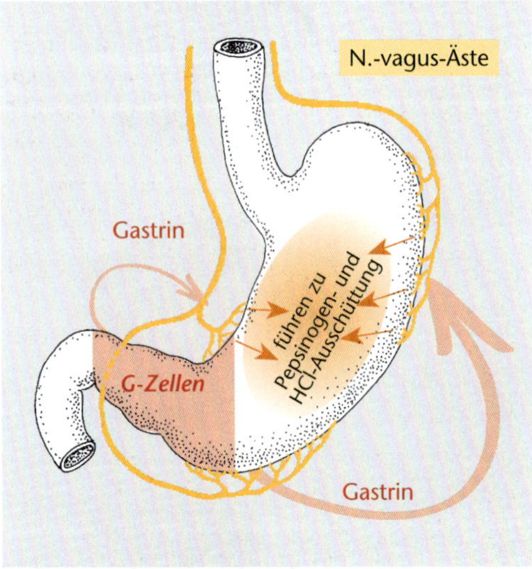

Abb. 18.27: Nervale Versorgung des Magens. Der X. Hirnnerv (N. vagus) fördert die HCl- und Pepsinogenbildung sowohl *direkt* als auch *indirekt* über die Ausschüttung von Gastrin.

Pepsinogene und Pepsine

Die **Pepsinogene** werden in den Hauptzellen gebildet. Die Fähigkeit zur Spaltung von Eiweißmolekülen erhalten die Pepsinogene jedoch erst im Magensaft, wobei der pH-Wert unter 6 liegen muss. Sie werden dort durch die Magensäure in die aktiven **Pepsine** umgewandelt. Diese Pepsine führen aber noch nicht zu einer gänzlichen Spaltung der mit der Nahrung aufgenommenen Eiweiße, sondern lassen lediglich gröbere Bruchstücke entstehen (Polypeptide mit 10–100 Aminosäuren).

Zusammen mit der Magensäure zerstört der pepsinhaltige Magensaft die eiweißhaltige Gerüstsubstanz pflanzlicher Nahrungsmittel und die bindegewebigen Hüllen tierischer Nahrungsmittel, wodurch die Freisetzung etlicher Nährstoffe erst ermöglicht wird.

Der Magenschleim

Der muzinhaltige Magenschleim wird von allen Oberflächenzellen der Magenschleimhaut und besonders den Nebenzellen der Magendrüsen gebildet. Das zähe Muzin haftet dabei intensiv auf der Oberfläche der Zellen und bildet einen geschlossenen Film, der den gesamten Binnenraum des Magens auskleidet. Der Schleimfilm und die darin befindlichen puffernden Bikarbonat-Ionen (☞ 2.7.4) schützen die Schleimhautzellen vor dem Angriff der Salzsäure und dem Pepsin und verhindern somit eine Selbstverdauung. Dazu ist neben der intakten Schleimschicht auch eine ausreichende Durchblutung der Schleimhaut erforderlich.

Der Intrinsic-Faktor

Der **Intrinsic-Faktor** (engl. *intrinsic factor*) wird von den Belegzellen der Magenschleimhaut gebildet. Er wird benötigt, um das Vitamin B_{12} im Dünndarm aufzunehmen (☞ 19.7). Die ausreichende Zufuhr von Vitamin B_{12} ist für sich schnell teilende Gewebe (blutbildendes Knochenmark, Haut- und Schleimhäute), aber auch für das Nervensystem unverzichtbar.

Bei länger dauernder Unterversorgung bilden sich v.a. eine *makrozytäre Anämie* (☞ 13.2.6) sowie Schäden am Nervensystem aus.

Steuerung der Magensaftbildung

Magensaft wird gebildet, wenn sich Nahrung in Magen oder Dünndarm befindet oder der Magen mit Nahrung „rechnet". Man kann drei Phasen der Regulation unterscheiden:

- Die **nervale Phase** *(kephale Phase)*, die vom Gehirn gesteuert wird
- Die **Magenphase** *(gastrische Phase)*, deren Auslösung im Magen erfolgt
- Die **intestinale Phase**, die durch Hormone des Dünndarms gesteuert wird.

Die **nervale Phase** bereitet den Magen auf die bevorstehende Nahrungsaufnahme vor, d.h. sie findet bereits statt, bevor sich Nahrung im Magen befindet. Auslösende Reize sind hierbei nicht nur Geruchs-, Geschmacks- oder optische Reize, sondern auch *erlernte* Situationen, die für das Individuum im Zusammenhang mit Nahrungsaufnahme stehen. Über solche erlernten Verhaltensweisen (klassische Konditionierung ☞ 11.1.1) wird dann reflektorisch über das vegetative Nervensystem (N. vagus ☞ 9.10) sowohl die Säureproduktion der Belegzellen als auch die Abgabe von Gastrin aus den G-Zellen angeregt. Auch seelische Vorgänge, z.B. ständiger Ärger oder Stress, steigern die Magensaftbildung (☞ Abb. 18.27).

Die sich anschließende **Magenphase** wird ausgelöst, sobald sich Nahrung im Magen befindet und die Magenwand gedehnt wird (vegetativer Reflex, ☞ 9.10.3). Dabei führen angedaute Eiweiße im Antrum- und Pylorusbereich ebenfalls zu einer Freisetzung von *Gastrin*. Verstärkt wird die Gastrinfreisetzung durch in der Nahrung enthaltene Gewürze sowie die „Genuss"mittel Nikotin, Koffein und Alkohol. Ein pH-Wert unter 3 hemmt hingegen die Bildung von Salzsäure im Sinne einer „Rückhemmung".

In der **intestinalen Phase** wird die Magensekretion zunächst noch angeregt. Wenn aber größere Mengen stark saurer Nahrung und Fette in den Dünndarm übertreten, wird ein anderes Hormon, das **Sekretin**, gebildet. Es drosselt die Salzsäureproduktion und hemmt die Magenentleerung. Neben dem Sekretin wirken weitere Hormone an der Regulation mit (☞ Tab. 12.24).

18.4.5 Die Durchmischung des Speisebreis

Bei leerem Magen sind die Muskelfasern der Magenwand stark zusammengezogen, und die Innenwände des Magens liegen einander weitgehend an. Gelangt nach dem Schluckakt Speisebrei in den Magen, führt der dadurch erzeugte Füllungsdruck zu einer reflektorischen Erschlaffung und damit Verlängerung der Muskelfasern, wodurch sich die Magenwände ausdehnen und Platz für die aufgenommene Nahrung geschaffen wird.

Die im Magen befindliche Nahrung muss ständig durchmischt werden. Dies erfolgt durch **peristaltische Kontraktionswellen,** die im Abstand von etwa 20 s über den Magen in Richtung Pylorus verlaufen. Diese ständige Durchmischung dient einerseits der mechanischen Zerkleinerung, andererseits ist sie für die Fettverdauung von erheblicher Bedeutung: Die schlecht oder gar nicht wasserlöslichen Fette neigen nämlich dazu, zu großen Fetttropfen zusammenzufließen und damit Fett verdauenden Enzymen (Lipasen) eine nur geringe Angriffsfläche zu bieten. Dies wird durch die intensive Durchmischung im Magen verhindert, wobei winzige Fetttröpfchen entstehen.

18.4.6 Die Entleerung des Magens

Der Mageninhalt wird in kleinen Portionen an den sich anschließenden Zwölffingerdarm *(Duodenum)* weitergegeben. Vom Antrum ge-

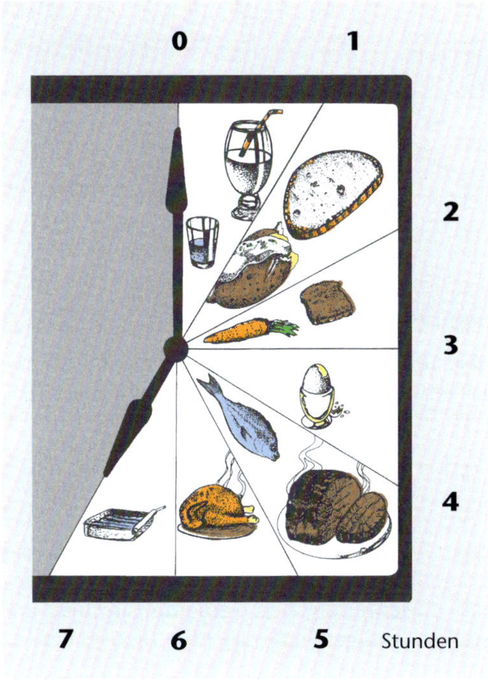

Abb. 18.28: Verweilzeiten verschiedener Speisen im Magen.

hen, vermittelt über den N. vagus, starke peristaltische Kontraktionswellen aus, der Pylorus öffnet sich kurzzeitig, und ein kleiner Anteil des Speisebreis kann in den Zwölffingerdarm übertreten.

Die Geschwindigkeit, mit der sich der Magen insgesamt entleert, hängt stark von der Zusammensetzung der Nahrung ab, so dass die **Magenverweilzeit** zwischen 2 und 7 Stunden schwankt. Kohlenhydratreiche Speisen (das Frühstücksbrötchen) verweilen am kürzesten im Magen, während fettreiche Speisen (die Weihnachtsgans) am langsamsten den Magen passieren (☞ Abb. 18.28). Aufgenommene Flüssigkeiten verlassen den Magen in sehr kurzer Zeit.

18.4.7 Erkrankungen des Magens

Erbrechen

Erbrechen *(Emesis)* ist ein Schutzreflex, der den Mageninhalt entleert. Nach einer tiefen Inspiration erschlaffen Magen- und Speiseröhrenverschluss, Kehlkopf und Nasenraum werden verschlossen und der Mageninhalt wird durch eine ruckartige Kontraktion von Zwerchfell und Bauchmuskulatur nach oben gepresst. Erbrechen zählt zu den Hauptbeschwerden bei Magen-Darm-Erkrankungen, tritt aber beispielsweise auch auf bei Migräne, Herzinfarkt, Hirnhautentzündung oder Erkrankungen des Gleichgewichtsorgans (Menière-Krankheit) sowie als Medikamentennebenwirkung. Häufig leiden auch Schwangere im ersten Drittel der Schwangerschaft unter Übelkeit und Erbrechen, wobei die genauen Ursachen noch unbekannt sind.

Pflege bei Erbrechen

- Um eine Aspiration zu vermeiden, Patienten aufrecht sitzen lassen oder, falls dies nicht möglich oder der Patient bewusstlos ist, in Seitenlage bringen
- Ggf. Zahnprothesen entfernen. Nierenschale und Zellstoff reichen
- Nach dem Erbrechen Patienten Mundpflege anbieten und Zähne putzen (lassen), beschmutzte Kleidung und Bettwäsche wechseln. Patienten bis zur Rücksprache mit dem Arzt nüchtern lassen
- Uhrzeit des Erbrechens sowie Menge, Art, Aussehen und Geruch des Erbrochenen dokumentieren, bei Auffälligkeiten (z. B. Blut) Erbrochenes dem Arzt zeigen.

Die akute Gastritis

Exzessive Nahrungszufuhr sowie unmäßiger Alkohol- oder Nikotingenuss oder bakterielle Toxine in der Nahrung (z. B. Lebensmittelvergiftung durch Staphylokokken) können eine **akute Gastritis** *(akute Magenschleimhautentzündung)* verursachen. Aber auch ein Übermaß an Stress und viele entzündungshemmende Arzneimittel, z. B. Aspirin® und andere nichtsteroidale Antiphlogistika (☞ 10.3.3), können eine Gastritis auslösen. Zu den Krankheitssymptomen gehören Übelkeit, Erbrechen, Aufstoßen und ein Druckgefühl im Oberbauch. Die Therapie besteht in einer vorübergehenden Nahrungskarenz (Tee und Zwieback) und anschließendem, stufenweisen Kostaufbau. Auch lokale Wärmeanwendung, z. B. mit einer Wärmflasche, bringt Linderung.

Die chronische Gastritis

Die **chronische Gastritis** *(chronische Magenschleimhautentzündung)* hat verschiedene Ursachen, die nach ihren Anfangsbuchstaben als *ABC-Klassifikation* bezeichnet werden:

- **A:** Von einer *chronisch-**a**trophischen* Gastritis spricht man, wenn in einem vieljährigen Entzündungsprozess die Magendrüsen atrophieren (schwinden). Die Atrophie führt zur Verminderung der Salzsäure- und auch der Intrinsic-Faktor-Produktion mit der Gefahr der perniziösen Anämie (☞ 13.2.6)
- **B:** Die Gastritis kann durch eine ***b**akterielle Besiedelung* bedingt sein. Der häufigste Keim, der hierfür verantwortlich ist, ist das stäbchenförmige Bakterium *Helicobacter pylori*, das auch sehr saures Milieu unbeschadet übersteht
- **C:** Selten wird sie *chronisch-toxisch* durch zurückschwappenden Gallensaft *(Gallenreflux)* ausgelöst und unterhalten.

Die Krankheitssymptome sind oft uncharakteristisch. Die Diagnosestellung mit Endoskopie und Biopsie ist wichtig, weil Patienten mit einer chronisch atrophischen Gastritis ein deutlich erhöhtes Magenkrebsrisiko haben.

Dyspepsie

Schmerzen im Oberbauch, Druckgefühl, Völlegefühl, Aufstoßen, Sodbrennen, Übelkeit und Blähungen, zusammenfassend auch als **Dyspepsie** bezeichnet, sind häufiger Grund für einen Arztbesuch. Findet sich hierbei weder endoskopisch noch histologisch ein krankhafter Befund, spricht der Mediziner von **funktioneller Dyspepsie.** In 90% aller Fälle von Oberbauchbeschwerden ist eine funktionelle Dyspepsie oder eine Refluxkrankheit (☞ 18.3.3) die Ursache. Sie werden in der Regel, wie die Ulkuskrankheit, mit Magensäure-Blockern behandelt (☞ unten).

Ulkuskrankheit

Ein **Ulkus** *(Geschwür)* ist ein umschriebener Defekt der Schleimhaut, der die Eigenmuskelschicht der Schleimhaut *(Lamina muscularis mucosae)* überwunden hat (☞ Abb. 18.29). Da Ulzera häufig auch am Zwölffingerdarm (Duodenum) vorkommen, werden sie an dieser Stelle gemeinsam besprochen. Man unterscheidet grundsätzlich zwei Ulkusformen:

- Das **akute Ulkus,** ein in der Regel einmaliges Ereignis, z. B. infolge von Stress (etwa beim Patienten auf der Intensivstation)
- Die **Ulkuskrankheit.** Hierbei treten *chronisch-rezidivierend* (☞ Abb. 5.18) über lange Zeit hinweg immer wieder neue Ulzera auf.

18

Die Ursache eines Ulkus liegt in einem gestörten Gleichgewicht zwischen aggressiven, die Schleimhaut angreifenden Faktoren (HCl, Pepsin) und dem Schutzmechanismus der Schleimhaut. Als wichtiger Faktor hat sich eine Besiedelung der Magenschleimhaut mit *Helicobacter pylori* (HP) erwiesen. Man findet diese Bakterien bei 95% der Patienten mit einem Ul-

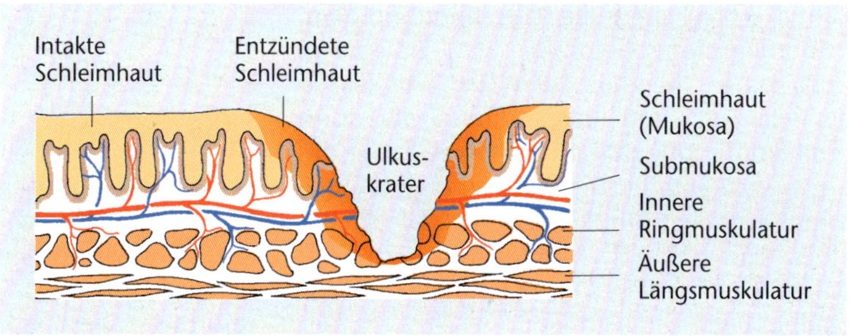

Abb. 18.29: Schematische Darstellung eines Geschwürs (Ulkus). Der Gewebsdefekt umfasst nicht nur die Schleimhaut, sondern reicht tiefer und erfasst in dieser Abb. die Submukosa und die innere Ringmuskulatur.

cus duodeni und 70% der Patienten mit Ulcus ventriculi. Interessanterweise liegt aber auch bei der Hälfte der gesunden Erwachsenen eine symptomlose HP-Besiedelung vor. Zur Manifestation eines Ulkus müssen somit weitere Faktoren hinzukommen, von denen die wichtigsten sind:

- Salzsäure, Pepsin, Galle
- Stress, Rauchen
- Nichtsteroidale Antiphlogistika (NSA)
- Glukokortikoide, vor allem in Kombination mit NSA (☞ 10.3.3).

Zu den schützenden Faktoren zählen die intakte Schleimhautdurchblutung und eine schützende Schleimschicht in Magen und Duodenum durch ausreichende Schleim- und Bikarbonat-Sekretion.

Das **Ulcus ventriculi** *(Magengeschwür)* ist typischerweise eine Erkrankung des höheren Lebensalters. Als charakteristisches Symptom gilt der *Sofortschmerz nach Nahrungsaufnahme.* Das **Ulcus duodeni** *(Zwölffingerdarmgeschwür)* kommt häufiger vor als das Magengeschwür und betrifft meist jüngere Männer. Zu den typischen Beschwerden zählt der *Spätschmerz,* das heißt Schmerzen etwa zwei Stunden nach Nahrungsaufnahme. Weiterhin gehören zu beiden Ulkusformen krampfartige Oberbauchschmerzen, Druck- und Völlegefühl nach dem Essen und eventuell Gewichtsabnahme. Die Diagnose sichert man heute überwiegend endoskopisch-bioptisch, wobei gleichzeitig eine Gewebeprobe für einen enzymatischen Schnelltest auf Helicobacter pylori entnommen wird.

Um Duodenal- und Magenulzera zur Abheilung zu bringen, müssen ulkusauslösende Medikamente und Zigaretten „abgesetzt" werden. Bei Nachweis von Helicobacter pylori wird heute eine **HP-Eradikationstherapie** durchgeführt: Diese in der Regel einwöchige medikamentöse Behandlung besteht aus der kombinierten Gabe eines Protonenpumpenhemmers mit zwei Antibiotika *(Tripletherapie).* Bei Keimpersistenz kann durch Änderung der Antibiotikawahl und zusätzlicher Gabe von Wismut *(Vierfachtherapie)* die Erfolgsrate weiter verbessert werden. Bei über 90% der Patienten führt dieses Vorgehen zum Verschwinden der HP-Infektion und zum Ausheilen der Ulkuskrankheit.

Bei helicobacternegativen Ulcera wird vor allem an dem aggressiven Faktor der Magensäure angesetzt. **H_2-Blocker** wie Ranitidin (z.B. Zantic®) blockieren die Histaminrezeptoren, **Protonenpumpenhemmer** wie Omeprazol (z.B. Antra®) hemmen den H^+/K^+-Austausch der Belegzellen und unterdrücken so die Säureproduktion. **Antazida** (z.B. Riopan®) sind dagegen säurebindende und neutralisierende Mittel, während **Filmbildner** (z.B. Ulcogant®) einen säureprotektiven Schleimhautfilm aufbauen. Operationen sind bei der Ulkuskrankheit nur noch selten nötig.

Ulkuskomplikationen

Blutungen aus dem Geschwür, die sich durch **Bluterbrechen** *(Hämatemesis)* oder **Teerstuhl** (Schwarzfärbung des Stuhls) bemerkbar machen, sind aufgrund der heute effektiven konservativen Therapie selten geworden. Größere akute Blutverluste in den Darm führen zur **Blutungsanämie** oder sogar zum Schock (☞ 25.5.2), während der kontinuierliche Verlust kleiner Blutmengen zu einer **Eisenmangelanämie** führt (☞ Abb. 13.11). Eine chronisch entzündete Schleimhaut kann vernarben und so zu einer Verengung (**Stenose**) des Verdauungsrohres führen. Bei der **Perforation** (☞ Abb. 18.5) durchbricht das Geschwür die Magen- bzw. Duodenalwand; Speisebrei gelangt in die Peritonealhöhle und führt zu einer lebensgefährlichen Peritonitis (☞ 18.1.5).

Das Magenkarzinom

Trotz rückläufiger Tendenz ist das **Magenkarzinom** (☞ Abb. 18.30) mit ca. 6% aller bösartigen Tumoren nach wie vor der fünfthäufigste bösartige Tumor in Deutschland. Als ernährungsabhängige Risikofaktoren spielen chemische Karzinogene (☞ 5.7.3) wie Nitrosamine und polyzyklische aromatische Kohlenwasserstoffe die größte Rolle. Die Symptome sind meist über lange Zeit uncharakteristisch („empfindlicher Magen"), weshalb das Magenkarzinom in der Regel erst spät entdeckt wird. Die Diagnose wird durch Endoskopie mit gleichzeitiger Biopsie gesichert.

Als Therapie kommt nur die Entfernung des Magens in Frage, da Strahlen- und Chemotherapie erfolglos sind. Die Prognose ist insgesamt schlecht, da der Tumor sehr früh sowohl *lymphogen* als auch *hämatogen* in Leber und Lunge metastasiert (☞ Abb. 5.15, „Pfortadertyp"). Auch kommt es häufig zur Metastasierung ins Peritoneum mit Ausbildung eines Aszites. Sehr gut ist aber die Prognose des **Magenfrühkarzinoms** *(early cancer),* bei dem der Tumor auf Magenschleimhaut und Submukosa begrenzt ist.

18.5 Der Dünndarm

Der **Dünndarm** *(Intestinum tenue)* ist der auf den Magen folgende Abschnitt des Verdauungsrohres. Er ist etwa 3–4 m lang (im erschlafften Zustand nach dem Tode 5–7 m) und hat einen Durchmesser von ungefähr 2,5 cm.

Hauptaufgabe des Dünndarms ist es, den im Mund und Magen vorverdauten Speisebrei *(Chymus)* zu Ende zu verdauen und die dabei entstehenden Bruchstücke aus kleinen Molekülen über das Epithel der Dünndarmschleimhaut in den Kreislauf aufzunehmen.

Auch die ungefähr 8 l Verdauungssäfte (Speichel, Magensaft, Galle, Bauchspeicheldrüsensekret, Dünndarmsekret), die im Verlauf eines Tages ins Verdauungsrohr gelangen, werden in der Dünndarmpassage größtenteils wieder über das Epithel der Schleimhaut ins Blut rückresorbiert. Diese gewaltige Resorptions- bzw.

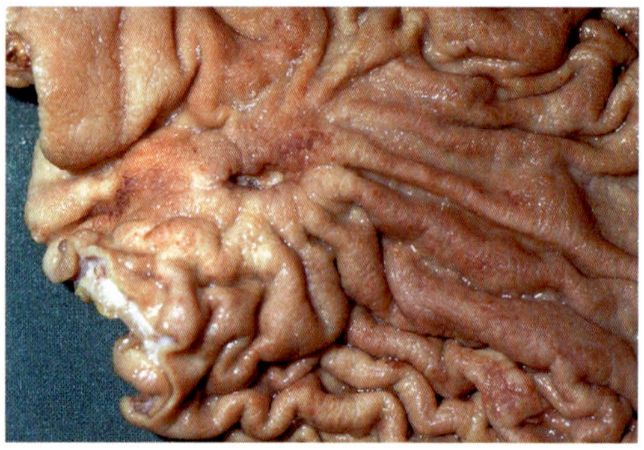

Abb. 18.30: Magenkarzinom. Hier eine ulzeröse (= geschwürige) Form des Magenkarzinoms, die makroskopisch einem Magengeschwür sehr ähnlich sieht. [T173]

Absorptionsaufgabe des Dünndarms erfordert eine riesige innere Oberfläche, weshalb die Dünndarmschleimhaut im Vergleich zu anderen Abschnitten des Verdauungsrohres am stärksten aufgefaltet ist (☞ Abb. 18.2).

18.5.1 Die Abschnitte des Dünndarms

Der Dünndarm besteht aus drei Abschnitten, die ohne scharfe Grenze ineinander übergehen (☞ Abb. 18.31):

- Der *Zwölffingerdarm* **(Duodenum)**
- Der *Leerdarm* **(Jejunum)**
- Der *Krummdarm* **(Ileum).**

Unmittelbar auf den Magen folgt als erster Abschnitt des Dünndarms das etwa 25 cm lange, C-förmige **Duodenum.** Während der aufsteigende Anfangsteil *(Bulbus duodeni)* noch beweglich ist, sind die weiteren Abschnitte des Duodenums mit der hinteren Bauchdecke verwachsen und liegen somit retroperitoneal (☞ auch 18.1.5).

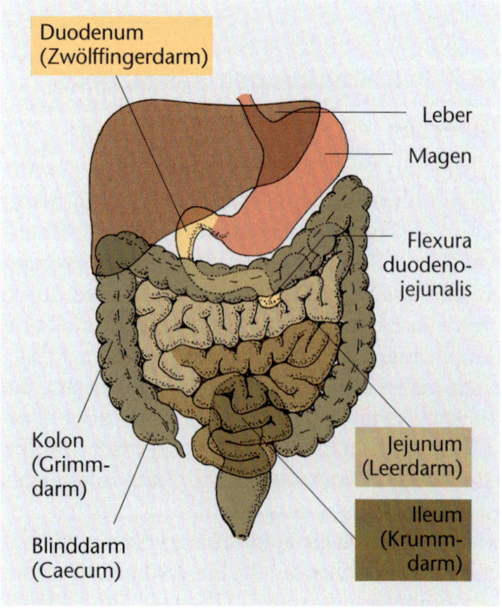

Abb. 18.31: Die verschiedenen Dünn- und Dickdarmabschnitte.

Das duodenale **C** umschließt den Kopf der Bauchspeicheldrüse, deren Ausführungsgang in der Regel gemeinsam mit dem Gallengang etwa in der Mitte des absteigenden Duodenalschenkels an einer kleinen warzenförmigen Erhebung *(Papilla Vateri)* ins Duodenallumen einmündet (☞ Abb. 18.37). An seinem Ende löst sich das Duodenum wieder von der hinteren Bauchwand und geht mit einem scharfen Knick *(Flexura duodenojejunalis)* in das frei bewegliche **Jejunum** über.

Das Jejunum ist im Vergleich zum Zwölffingerdarm wesentlich länger und geht seinerseits ohne scharfe Begrenzung in das **Ileum** über. Das Jejunum macht etwa $^2/_5$, das Ileum fast $^3/_5$ der gesamten Dünndarmlänge aus.

Die beweglichsten Darmabschnitte

Im Gegensatz zum Duodenum zeigen Jejunum und Ileum eine außergewöhnliche Beweglichkeit, die aus der Art ihrer Befestigung an der hinteren Bauchwand resultiert.

Jejunum und Ileum hängen in ihrer ganzen Länge an einem fettreichen, bindegewebigen Aufhängeband, dem **Mesenterium** (☞ 18.1.5). Dieses Mesenterium ist an der hinteren Bauchwand entlang in einer Linie befestigt, die von der Flexura duodenojejunalis schräg nach rechts abwärts bis zur Mündung des Dünndarms in den Dickdarm reicht. Diese Befestigungslinie heißt *Radix mesenterii* (**Mesenterialwurzel**) und ist etwa 16 cm lang. Da Jejunum und Ileum zusammen etwa 20-mal länger sind als die Mesenterialwurzel, hat das zur Folge, dass sich das Mesenterium in leicht verschiebbare Falten legt und damit Ähnlichkeit mit einer Krause erhält – deshalb wird das Mesenterium auch als *Gekröse* bezeichnet.

18.5.2 Dünndarm-Bewegungen

Durch mehrere Bewegungstypen wird der Speisebrei mit den Verdauungssäften durchmischt und in ca. 6–10 Stunden durch den Dünndarm befördert. Diese Bewegungen werden durch das enterische Nervensystem (☞ 9.10.4) gesteuert und verlaufen autonom, d.h. ohne äußere Innervation. Analog zur Autonomie der kardialen Erregung spricht man von einer **Autonomie der Darmbewegungen,** und wie beim Herzen führen Einflüsse des Parasympathikus und Sympathikus nur zu einer *Modifikation* der Darmbewegungen entsprechend den Anforderungen des Gesamtorganismus.

Folgende Dünndarmbewegungen können unterschieden werden:

- Die **Eigenbeweglichkeit der Zotten** durch Kontraktionen der Eigenmuskelschicht der Schleimhaut. Sie wird vom Plexus submucosus der Submukosa gesteuert und verbessert den Kontakt zwischen Epithel und Speisebrei
- **Mischbewegungen** durch rhythmische Einschnürungen der Ringmuskulatur sowie Pendelbewegungen, die von der Längsmuskulatur bewirkt werden. Ausgelöst werden die Mischbewegungen durch lokale Dehnungen der Dünndarmwand, die über Rezeptoren der Schleimhaut registriert und, nach Informationsverarbeitung im Plexus myentericus, mit motorischen Impulsen an die Muskulatur beantwortet werden
- **Peristaltische Wellen** (☞ auch 18.4.5) zur Fortbewegung des Darminhalts in Richtung Dickdarm
- Im verdauungsfreien Intervall läuft alle 1,5–2 Stunden eine kräftige peristaltische Welle über Magen und Dünndarm. Dieser **myoelektrische Motorkomplex** (*migrating motor complex*, kurz *MMC*) entfernt Bakterien und Speisereste. Das damit manchmal einhergehende „Magenknurren" ist kein Hungerzeichen!

18.5.3 Der Aufbau der Dünndarmwand

Der allgemeine Aufbau der Dünndarmwand entspricht dem des übrigen Verdauungsrohres:

- Die *Mukosa* (Schleimhaut) mit einem vielfach aufgefalteten Zylinderepithel (einschichtig, kubisch), das vorwiegend von den sog. *Saumzellen* oder **Enterozyten** gebildet wird und für die Resorption des Darminhaltes sorgt. Daneben sind in das Epithel vereinzelt *Becherzellen* eingestreut, die Schleim produzieren. Die dünne Eigenmuskelschicht *(Lamina muscularis mucosae)* erlaubt Bewegungen der Schleimhaut mit dem Ziel eines intensiven Kontakts mit dem Speisebrei
- Die *Submukosa* ist die bindegewebige Verschiebeschicht, welche die Schleimhaut von der Muskelschicht trennt. In der Submukosa liegt der erwähnte Plexus submucosus
- Die *Muskularis* aus *glatter Muskulatur* ist in Form einer inneren Ring- und äußeren Längsmuskelschicht angeordnet. Innerviert werden beide vom dazwischen liegenden Plexus myentericus
- Die *Serosa*. Sie ist das die Eingeweide überziehende Blatt des Bauchfells (Peritoneum viscerale) und überzieht den Dünndarm fast vollständig. Am Mesenterialansatz geht sie beidseitig auf das Mesenterium über und setzt sich als parietales Blatt des Bauchfells fort. Jejunum und Ileum liegen somit intraperitoneal (☞ 18.1.5, ☞ Abb. 18.4). Sie werden über das Mesenterium mit Blut- und Lymphgefäßen sowie Nervenfasern versorgt.

18.5.4 Die Dünndarmschleimhaut

Die Schleimhaut des Dünndarms ist so aufgebaut, dass eine starke Vergrößerung der resorbierenden Oberfläche erzielt wird. Diese Oberflächenvergrößerung entsteht zum einen durch hohe, ringförmig verlaufende Falten der Schleimhaut, die **Kerckring-Falten** (☞ Abb. 18.32). Auf diesen Falten finden sich finger- bis fadenförmige, ungefähr 1 mm hohe *Aus*stülpungen, die als **Zotten** bezeichnet werden, sowie etwas kürzere *Ein*stülpungen, die **Krypten** heißen. Dadurch wird die durch die Schleimhautfalten schon vergrößerte Oberfläche noch weiter vergrößert (☞ Abb. 18.33).

Der größte Beitrag zur Oberflächenvergrößerung geht aber von den Enterozyten selbst aus:

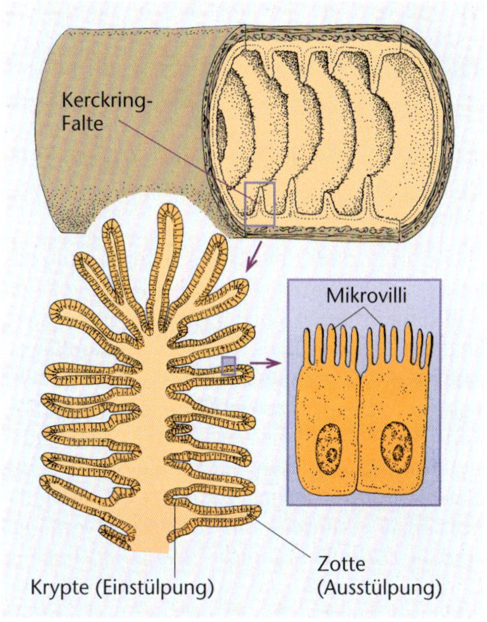

Abb. 18.32: Kerckring-Falten, Zotten, Krypten und Mikrovilli vergrößern die Resorptionsfläche des Dünndarms.

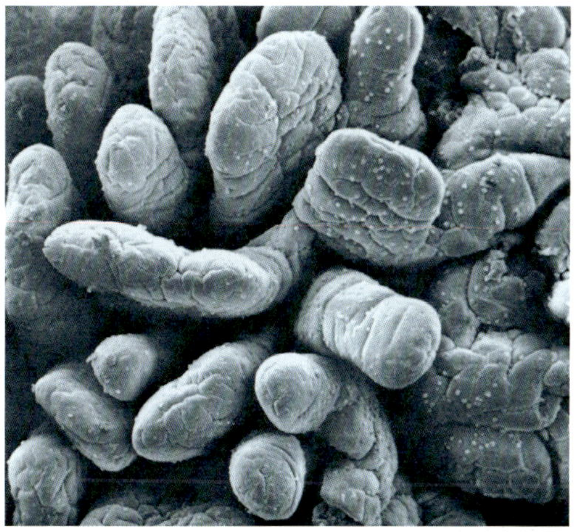

Abb. 18.33: Zotten im Duodenum des Menschen (rasterelektronenmikroskopische Aufnahme). Blatt- und säulenförmige Zotten wechseln einander ab. In der Aufsicht hat man einen Einblick in die zwischen den Zotten liegenden Krypten. [C160]

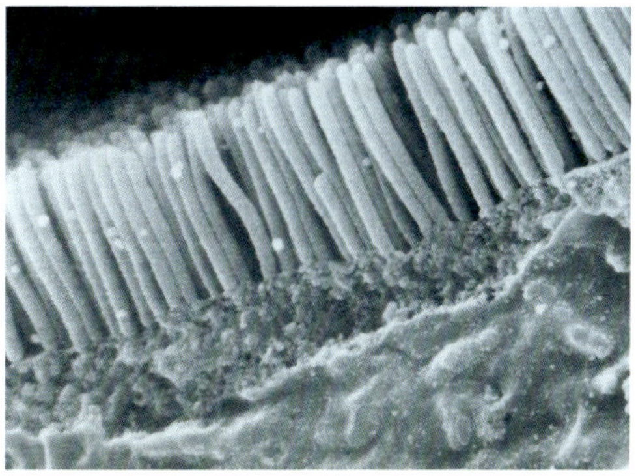

Abb. 18.34: Mikrovilli des resorbierenden Duodenumepithels. Die Mikrovilli sind etwa 100 nm dick und 2 μm lang. [C160]

18

Sie tragen an der lumenständigen Seite dicht beieinanderstehende Fortsätze des Zytoplasmas, die **Mikrovilli** (*Bürstensaum* ☞ Abb. 18.34). Insgesamt erreicht die resorbierende Oberfläche des Dünndarms durch Kerckring-Falten, Zotten und Krypten sowie Mikrovilli 200 Quadratmeter (also eine Fläche von zwei Vierzimmerwohnungen!).

Dicht unter dem Epithel des Dünndarms, das hauptsächlich von resorbierenden Enterozyten und eingestreuten Becherzellen gebildet wird, liegt ein engmaschiges Netz von Blutkapillaren, welches der Versorgung der Zotten und der Aufnahme der resorbierten Nährstoffe dient. Im Zentrum der etwa vier Millionen Zotten findet sich jeweils ein *Lymphgefäß,* durch das die Darmlymphe *(Chylus)* transportiert wird (☞ Abb. 18.40). Während des Verdauungsvorgangs sind die Zotten in ständiger Bewegung, tauchen in den Speisebrei und nehmen Moleküle auf, die dann über die Kapillaren oder das zentrale Lymphgefäß abtransportiert werden.

Zwischen den Zotten senken sich die schlauchförmigen Krypten in die Tiefe und bilden die **Lieberkühn-Drüsen.** Hier entsteht ein Teil des Safts, der vom Dünndarm selbst gebildet und dem Speisebrei zugemischt wird.

Das Epithel der Zotten geht ohne Übergang in das der Krypten bzw. Lieberkühn-Drüsen über. In den Lieberkühn-Drüsen findet man folgende Zellarten:

- *Schleimbildende Becherzellen*
- *Paneth-Körnerzellen.* Die Funktion dieser Zellen ist noch nicht restlos geklärt. Man weiß aber, dass sie sehr stoffwechselaktiv sind und ein Sekret bilden, das reich an Lysozym ist und damit antibakteriell wirkt
- *Endokrine,* also hormonbildende *Zellen*
- *Stammzellen.* Das Dünndarmepithel gehört zu den Geweben mit den höchsten Teilungs- und Umsatzraten: Schon nach etwa 3–6 Tagen werden die Zellen jeweils an der Zottenspitze abgestoßen und durch neue ersetzt, die aus den Krypten heraus nachwachsen. Daher gehört das Dünndarmepithel zu den (insbesondere gegen ionisierende Strahlung und Chemotherapeutika) empfindlichsten Geweben des menschlichen Körpers.

18

Brunner-Drüsen. Ausschließlich im Duodenum findet man die Brunner-Drüsen *(Glandulae duodenales).* Sie sind tief in der Darmwand gelegen, meistens in der Submukosa, und reich an mukösen Zellen. Sie sezernieren ein alkalisches, mukoides Sekret, das die Dünndarmmukosa vor dem sauren Speisebrei aus dem Magen schützt.

Lymphatisches Gewebe des Dünndarms

Gegen Ende des Ileum nimmt die oberflächenvergrößernde Faltung der Dünndarmschleimhaut immer mehr ab. Dafür nimmt die Zahl der in das Epithel eingestreuten Becherzellen auf Kosten der Enterozyten zu. Außerdem findet man im Ileum Ansammlungen lymphatischen Gewebes in Form zahlreicher *Lymphfollikel,* knötchenförmigen Lymphozytenhaufen, deren Aufgabe es ist, eingedrungene Krankheitserreger und andere Antigene unschädlich zu machen. Zusammenfassend werden die zahlreichen Lymphfollikel auch als **Peyer-Plaques** bezeichnet (☞ 14.1.2).

Der Dünndarmsaft

Der **Dünndarmsaft** ist das Sekret, das von allen Brunner- und Lieberkühn-Drüsen des Dünndarms gemeinsam gebildet wird und ins Darmlumen gelangt. Er erfüllt vornehmlich eine „Vehikelfunktion" für die im Darm gelösten Substanzen, indem er den Kontakt zwischen ihnen und den resorbierenden Mikrovilli der Enterozyten verbessert.

Enteritis

Bei einer *Dünndarmentzündung* **(Enteritis)** reagiert das Dünndarmepithel mit einer sehr starken Absonderung von Gewebswasser. Wässrige, oft übel riechende **Durchfälle** *(Diarrhö)* sind die Folge. Zu den vielfältigen Ursachen einer Enteritis gehören z.B. Infektionen und Nahrungsmittelunverträglichkeiten.

Häufig ist eine Enteritis mit einer Magenschleimhautentzündung kombiniert – man spricht dann von einer **Gastroenteritis.** Bei Kombination einer Schleimhautentzündung des Dünndarms und des Dickdarms liegt eine **Enterokolitis** vor.

18.6 Pankreassaft und Galle, Gallenwege und Gallenblase

Zur abschließenden Verdauung des Speisebreis werden Galle- und Pankreassaft benötigt, die von **Leber** bzw. *Bauchspeicheldrüse* **(Pankreas)** gebildet und im Duodenum dem Darminhalt beigemischt werden.

Leber und Pankreas werden später ausführlich beschrieben (☞ 18.9 und 18.10). Zunächst soll nur die Funktion ihrer Säfte für Verdauung und Resorption erläutert werden.

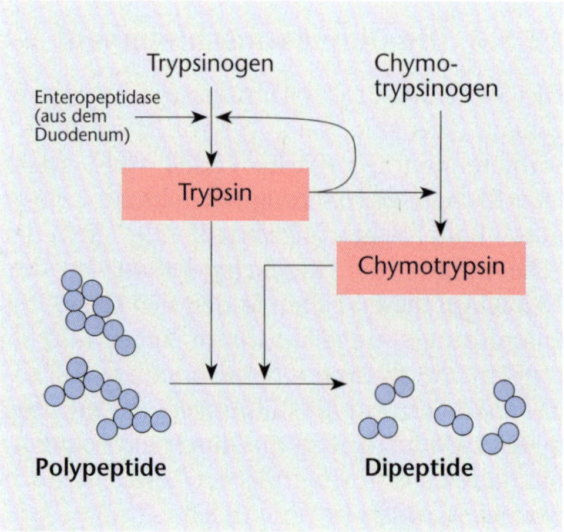

Abb. 18.35: Eiweißspaltung durch die Pankreasenzyme.

18.6.1 Der Pankreassaft

Pro Tag werden vom Pankreas etwa 1,5 l Sekret gebildet und dem Dünndarminhalt beigemischt. Der den Magen verlassende Speisebrei ist nach seiner Durchmischung mit dem Magensaft stark sauer und muss im Dünndarm wieder neutralisiert werden. Dies ist wichtig, weil die Enzyme des Pankreassaftes bei saurem pH-Wert ihre Spaltfunktion nicht erfüllen können. Zu dieser Neutralisierung trägt der *bikarbonatreiche* Pankreassaft zusammen mit den alkalischen Sekreten der Leber und des Darmsaftes maßgeblich bei.

Die Pankreasenzyme

Das Pankreas stellt zahlreiche Enzyme her, die für die endgültige Spaltung sowohl der Eiweiße als auch der Kohlenhydrate und Fette notwendig sind.

Die wichtigsten eiweißspaltenden Enzyme sind das **Trypsin** und das **Chymotrypsin,** die als inaktive Vorstufen – ähnlich den Pepsinogenen des Magens – als *Trypsinogen* und *Chymotrypsinogen* abgesondert werden; dadurch wird eine Selbstverdauung des Pankreas verhindert. Erst im Dünndarm werden diese inaktiven Vorstufen in die aktiven Enzyme überführt. Dabei wird das Trypsinogen von der **Enteropeptidase,** einem Enzym, das in der Dünndarmschleimhaut gebildet wird, in das aktive Trypsin umgewandelt. Trypsin ist nun in der Lage, sowohl seine eigene Vorstufe als auch Chymotrypsinogen in die aktive Form überzuführen. Die aktiven Enzyme spalten Peptidbindungen *innerhalb* des Eiweißmoleküls auf, wodurch wiederum kleinere Peptide entstehen (☞ Abb. 18.35).

Ein weiteres Enzym des Pankreassafts ist die **Carboxypeptidase.** Sie spaltet einzelne Aminosäuren vom *Carboxylende* der Peptide ab, die dann resorptionsfähig sind.

Die Kohlenhydratverdauung wird vom Pankreasenzym α-**Amylase** unterstützt, das pflanzliche Stärke bis zum Zweifachzucker Maltose spaltet. Das wichtigste von der Bauchspeicheldrüse produzierte Enzym zur Fettverdauung ist die **Lipase,** die von den Neutralfetten (Triglyzeriden) Fettsäuren abspaltet. Damit die Lipase ihre volle Wirkung entfalten kann, müssen die Fetttropfen in der Nahrung zerkleinert (emulgiert) werden. Dies geschieht durch die Magenmotorik (☞ 18.4.5) und die Wirkung der Gallensäuren (☞ 18.6.3).

18.6.2 Die Galle

Pro Tag werden von der Leber kontinuierlich etwa 0,5 l einer gelbbraunen Flüssigkeit, der **Galle,** gebildet, die über den Gallengang ins Duodenum abgegeben wird. Wird keine Galle zur Verdauung benötigt, so ist der Schließmuskel an der Mündungsstelle ins Duodenum *(M. sphincter Oddi)* verschlossen. Dadurch staut sich die Galle zurück und gelangt über einen

Verbindungsgang zur **Gallenblase** (☞ Abb. 18.37). Hier wird sie durch Wasserrückresorption auf eine Menge von etwa 50–80 ml *(Blasengalle)* eingedickt und bei Bedarf durch Kontraktionen der Muskelwand der Gallenblase portionsweise ins Duodenum abgegeben.

Die Zusammensetzung der Galle

Die Galle besteht – neben Wasser und Elektrolyten – aus Gallensäuren, Cholesterin, Lezithin, Bilirubin und anderen körpereigenen und -fremden Substanzen, z. B. Hormonen, Medikamenten und jodhaltigen Kontrastmitteln. Letztere ermöglichen eine Darstellung von Gallenwegen und Gallenblase im Röntgenbild.

18.6.3 Die Funktion der Galle bei der Fettverdauung

Für die Fettverdauung und -resorption sind folgende Inhaltsstoffe der Galle von großer Bedeutung:
- Die **Gallensäuren** (z. B. Cholsäure und Chenodesoxycholsäure)
- Cholesterin sowie Lezithin und andere Phospholipide.

Die Gallensäuren werden in der Leber aus *Cholesterin* gebildet. Sie setzen die Oberflächenspannung zwischen Fetten und Wasser herab und ermöglichen damit eine sehr feine Verteilung der Fette im Dünndarminhalt. Diese *Emulgierung* gelingt den Gallensäuren dadurch, dass sie *gleichzeitig* lipo- und hydrophile Eigenschaften ☞ 2.8.2) besitzen, sich also leicht sowohl mit Wasser als auch mit Fetten verbinden.

Im Dünndarm ballen sich die Fettpartikel mit den Gallensäuren spontan zu kleinsten Partikeln, den *Mizellen,* zusammen, die den fettspaltenden Lipasen eine gute Angriffsmöglichkeit zur Spaltung bieten. Außerdem stellen diese Mizellen den notwendigen Kontakt zur Darmschleimhaut her, so dass die in ihnen gelösten Fettbestandteile von der Dünndarmschleimhaut aufgenommen werden können.

Lezithin als wichtigstes Phospholipid ist mit seinen hydro- und lipophilen Eigenschaften ebenfalls eine lösungsvermittelnde Substanz und trägt zur Emulgierung der Fette bei.

Der enterohepatische Kreislauf

Im Dünndarm werden die Gallensäuren zum Teil unter Mitbeteilung von Bakterien zu *sekundären Gallensäuren* umgewandelt. Im letzten Abschnitt des Ileums *(terminalen Ileums)* werden die Gallensäuren zu etwa 90% rückresorbiert, gelangen mit dem Pfortaderblut wieder zur Leber und werden dort erneut in die Galle abgegeben.

Dieser *Kreislauf der Gallensäuren* zwischen Leber und Darm wird als **enterohepatischer Kreislauf** bezeichnet. Er führt zu einer starken Entlastung der Leber, die durch dieses beständige „Recycling" (bis zu 14-mal pro Tag) nur wenige Gallensäuren neu herstellen muss (☞ Abb. 18.36).

18.6.4 Regulation der Bildung von Galle und Pankreassaft

Die Bildung von Galle und Pankreassaft wird gesteuert zum einen vom vegetativen Nervensystem, zum anderen von zwei Hormonen, die von der Duodenalschleimhaut freigesetzt werden, sobald saurer bzw. fettreicher Speisebrei vom Magen ins Duodenum gelangt:
- Das Hormon **Sekretin** führt am Pankreas zu einer starken Anreicherung des gebildeten Saftes mit Bikarbonat und trägt somit maßgeblich zur Neutralisierung des sauren Chymus (Speisebrei) bei. Ferner steigert Sekretin die Gallenbildung in der Leber
- **Cholezystokinin** (kurz *CCK,* identisch mit *Pankreozymin,* ☞ auch Tabelle 14.24) erhöht den Enzymgehalt des Pankreassafts, ferner kontrahiert sich durch dieses Hormon die Gallenblase; gleichzeitig erschlafft der Schließmuskel des Gallenganges (M. sphincter Oddi), wodurch die in der Gallenblase gespeicherte und eingedickte Galle ins Duodenum abgegeben werden kann.

18.6.5 Die Gallenwege

Die aus der Leber kommenden beiden Gallengänge, der *rechte* und *linke Lebergang,* (**Ductus hepaticus dexter** und **sinister**) vereinigen sich an der Leberpforte zum *gemeinsamen Lebergang,* dem **Ductus hepaticus communis.** Aus diesem geht nach kurzer Strecke und in spitzem Winkel der **Ductus cysticus** *(Gallenblasen-*

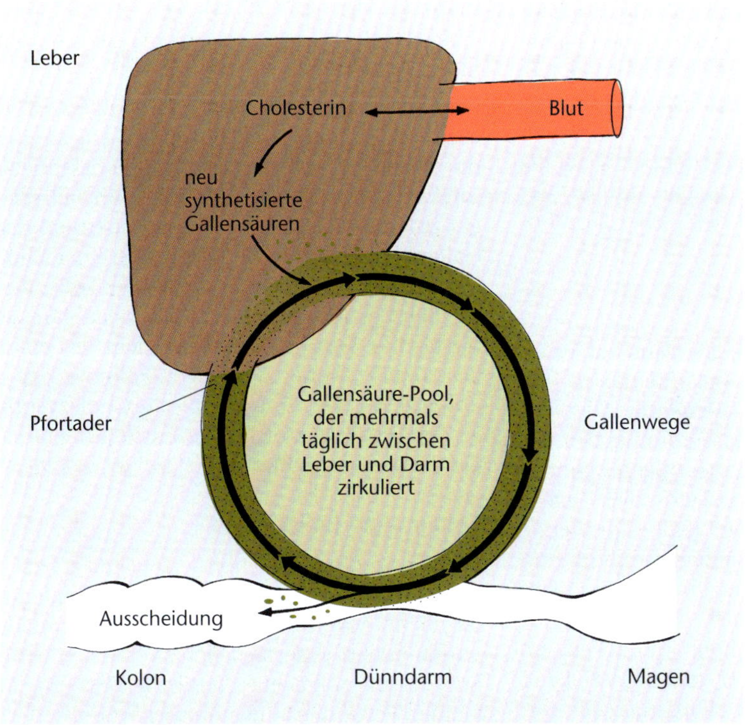

Abb. 18.36: Enterohepatischer Kreislauf. Über 90% der Gallensäuren, die täglich über die Gallenwege in den Darm gelangen, werden „recycelt" (zurückgewonnen) und der Leber wieder zugeführt. Nur etwa 10% werden über den Stuhl ausgeschieden. [B171]

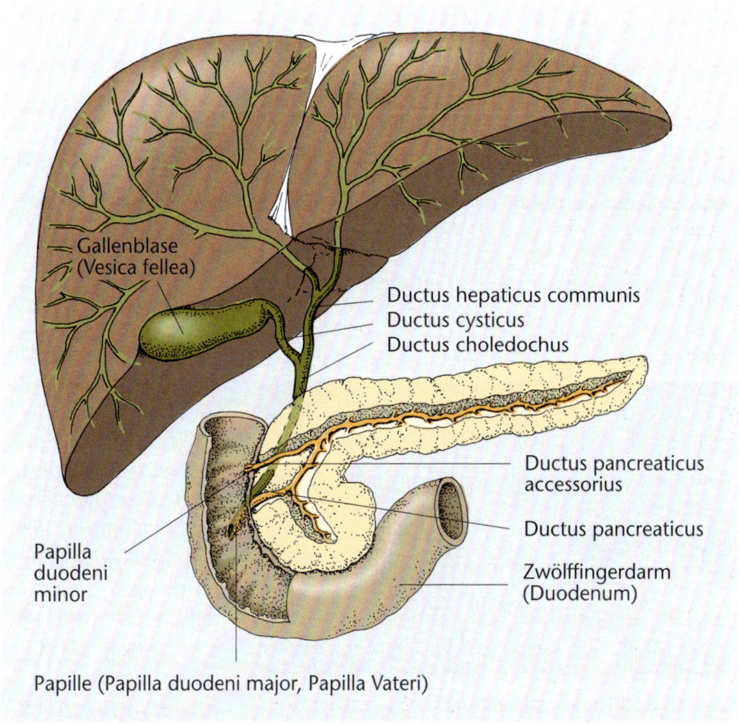

Abb. 18.37: Verlauf von Gallenwegen und Pankreasgang. Meist münden Ductus choledochus und Ductus pancreaticus gemeinsam ins Duodenum. Manchmal existiert ein zweiter Ausführungsgang (Ductus pancreaticus accessorius) mit eigenem Abfluss ins Duodenum (Papilla duodeni minor).

gang) ab, der die Verbindung zur Gallenblase herstellt. Nach dem Abgang des Ductus cysticus wird der eigentliche Gallengang nun als **Ductus choledochus** *(Hauptgallengang)* bezeichnet. Dieser 6–8 cm lange Gang steigt hinter dem Duodenum ab, durchquert den Pankreaskopf und mündet in der Regel gemeinsam mit dem Ausführungsgang des Pankreas (Ductus pancreaticus) in die **Papille** *(Papilla duodeni major, Papilla Vateri)* des Zwölffingerdarms (☞ Abb. 18.37). Abflusshindernisse im Verlauf des Gallengangs führen zu einem Aufstau der Galle mit begleitender **Gelbsucht** (*Verschlussikterus* ☞ 18.10.4).

18.6.6 Die Gallenblase

Die birnenförmige **Gallenblase** *(Vesica fellea)* liegt an der Eingeweidefläche („Unterseite") der Leber und ist dort mit deren bindegewebiger Kapsel verwachsen. Sie ist etwa 8–11 cm lang, 3–4 cm dick und besitzt ein Volumen von 30–60 ml.

Man unterscheidet an der Gallenblase:

- Den *Gallenblasenhals*, an dem der Ductus cysticus einmündet
- Den *Gallenblasenkörper*, der den Hauptteil der Gallenblase ausmacht
- Den *Gallenblasengrund* (Fundus).

Die innen liegende Schleimhaut der Gallenblase besteht aus einem hohen Zylinderepithel, dessen lumenwärts gerichtete Zellen kleine Ausstülpungen *(Mikrovilli)* besitzen (☞ Abb. 18.38). Diese Mikrovilli resorbieren Wasser aus der Galle, wodurch die in der Gallenblase befindliche Galle stark eingedickt *(konzentriert)* wird. Dies geschieht vor allem über einen aktiven Transport von Elektrolyten (Natrium, Chlorid) durch die Schleimhaut der Gallenblase in die Blutgefäße der Gallenblasenwand, wobei das Wasser aus osmotischen Gründen den Elektrolyten in gleicher Richtung folgt.

Unter dem Epithel der Gallenblase liegt eine Schicht dehnbarer, glatter Muskulatur. Wird Galle im Dünndarm benötigt, so kontrahiert sich die Muskelschicht, und die Galle wird über den Ductus cysticus und Ductus choledochus ins Duodenum abgegeben, wobei der Schließmuskel an der Mündungsstelle (M. sphincter Oddi) reflektorisch erschlafft.

18

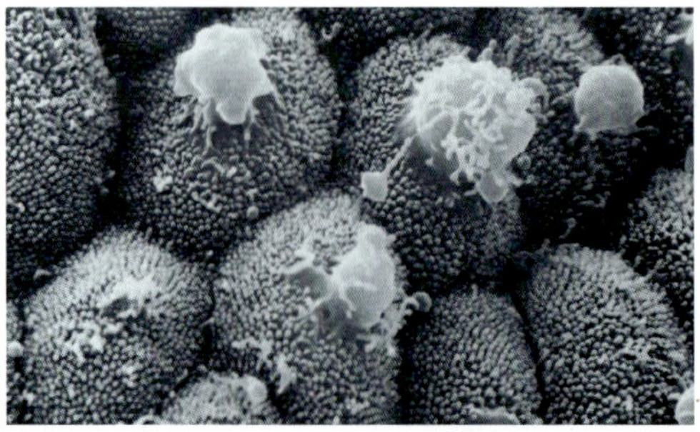

Abb. 18.38: Gallenblasenepithel im Rasterelektronenmikroskop. Die Zellen des Gallenblasenepithels sind neben der Resorption auch zur Sekretion befähigt. Man erkennt einzelne, mit Mikrovilli überzogene Epithelzellen, die zähen, die Oberfläche schützenden Schleim abgeben. [C160]

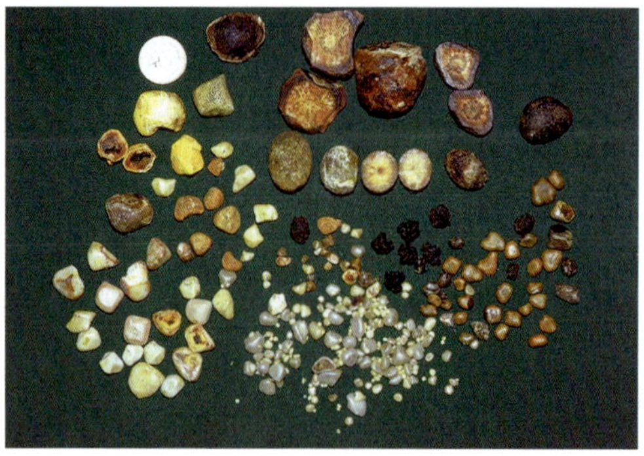

Abb. 18.39: Verschiedene Gallensteine. Man erkennt hellgelbe kugelig-ovale Cholesterinsteine, kleine schwarze Bilirubinsteine und gemischte Steine, die den größten Anteil aller Gallensteine ausmachen. Entsprechend ihrer Zusammensetzung aus Cholesterin, Bilirubin und Kalk unterscheiden sie sich in Form, Farbe und Festigkeit. [T173]

Ärger durch Gallensteine

Bei manchen Menschen entstehen **Gallensteine** *(Konkremente)* aus den in der Galle hoch angereicherten Salzen oder aus Cholesterin. Sie sind manchmal klein wie Brillantsplitter, manchmal so groß wie Murmeln (☞ Abb. 18.39).

Besonders häufig treten Gallensteine bei Überernährung, Diabetes oder erhöhten Blutfettwerten auf: Es kommt dann in der Galle zu einem Missverhältnis zwischen schlecht wasserlöslichen Bestandteilen, z. B. dem Cholesterin, und den lösungsvermittelnden Gallensäuren mit der Folge, dass steinartige Gebilde in Gallenblase oder Gallenwegen auskristallisieren. Das **Gallensteinleiden** *(Cholelithiasis)* ist die bei weitem häufigste Erkrankung des rechten Oberbauches. 70% der Betroffenen haben aber keine oder nur geringe Beschwerden, z. B. ein Druckgefühl im Oberbauch, typischerweise nach Aufnahme fettreicher und blähender Nahrungsmittel. Frauen sind doppelt so häufig betroffen wie Männer. Östrogene, u. a. aus der Anti-Baby-Pille, scheinen das Risiko zu erhöhen.

Die Gallenkolik

Starke Beschwerden treten erst dann auf, wenn es durch Einklemmung eines Steines in den Gallenwegen zu einer **Gallenkolik** oder zur Entzündung der Gallenblase kommt. Um das Galleabflusshindernis zu beseitigen, kontrahiert sich die glatte Muskulatur der Gallenblase verstärkt. Die dabei akut auftretende Drucksteigerung in der Gallenblase führt zum *krampfartigen Kolikschmerz* (☞ 4.4.1) im rechten Mittel- und Oberbauch, der auch in die korrespondierende *Head-Zone* am Rücken und selten die rechte Schulter ausstrahlen kann (☞ Abb. 9.50). Bleibt der Stein trotz der verstärkten Gallenblasenkontraktionen im Ductus choledochus hängen, so führt die Galleabflussstörung zur **Gelbsucht** (*Verschlussikterus* ☞ 18.10.4). Diese tritt bei komplettem Verschluss schon nach wenigen Stunden auf. Bei den Diagnoseverfahren steht heute die **Sonographie** (☞ 18.1.7) ganz im Vordergrund.

Die ERCP

Eine „Mischung" zwischen Röntgen und Endoskopie stellt die **ERCP** *(endoskopisch-retrograde Cholangio-Pankreatikographie)* dar. Hierbei wird die Papille, die Mündungsstelle des Gallengangs ins Duodenum, endoskopisch aufgesucht und anschließend Kontrastmittel eingespritzt, wodurch die Gallenwege und auch das Pankreas *retrograd* (entgegen der normalen Richtung) dargestellt werden. Bei der ERCP kann z. B. durch einen kleinen Schnitt in die Papille *(Papillotomie)* einem Stein, der kurz vor der Papille steckenblieb, der Abgang ermöglicht werden.

Therapie der Gallenkolik

Eine Gallenkolik wird mit krampflösenden und schmerzstillenden Mitteln behandelt. Ferner ist eine Nahrungkarenz für mindestens 24 Stunden erforderlich.

Kommt es bei einem Steinträger zu einer Kolik oder Entzündung, sollte die Gallenblase operativ entfernt werden **(Cholezystektomie).** Die Entfernung der Gallenblase erfolgt heute zumeist minimal-invasiv („Schlüsselloch-Chirurgie"), d. h. die Operation findet durch kleinste Zugänge wie durch ein Schlüsselloch hindurch statt.

Eine nicht-operative Methode ermöglicht es, Gallensteine ähnlich wie Nierensteine durch energiereiche Ultraschallwellen zu zertrümmern (ESWL ☞ Abb. 20.11).

Cholezystitis

Ursache einer **Cholezystitis** *(Gallenblasenentzündung)* sind meist Gallensteine, da diese eine durch den Gallengang aufsteigende bakterielle Infektion begünstigen. Eine Infektion kann sogar zu einer Perforation (Durchlöcherung) der Gallenblase führen. Die Symptome einer Cholezystitis ähneln denen einer Gallenkolik, zusätzlich besteht Fieber und die Gallenblase ist oft tastbar. Die Therapie entspricht der einer Gallenkolik, wobei zusätzlich Antibiotika verabreicht werden. Eine chronische Cholezystitis ist auch Risikofaktor für die Entstehung eines **Gallenblasenkarzinoms.**

Leben ohne Gallenblase

Man kann ohne Gallenblase sehr gut leben – unter der Voraussetzung, dass auf opulente fettreiche Mahlzeiten wegen des nicht mehr vorhandenen „Gallespeichers" verzichtet wird. Stattdessen sollte eher fettarme Nahrung in kleinen Portionen aufgenommen werden.

18.7 Die Resorption

Mit der im Duodenum stattfindenden Zumischung von Galle und Pankreassaft zum Speisebrei und unterstützt durch den vom Dünndarm selbst gebildeten Verdauungssaft erfolgt die abschließende Zerlegung der Nahrungsbestandteile und deren Aufnahme in den Organismus *(Resorption)*. Diese Vorgänge beginnen im Duodenum und sind in der Regel nach Passage des Jejunums abgelaufen. Das Ileum stellt eine *Resorptionsreserve* dar, wobei jedoch im Normalfall dort nur Wasser und Elektrolyte rückresorbiert werden. Gallensäuren und Vitamin B_{12} (☞ 19.7) werden jedoch ausschließlich im Ileum resorbiert.

18.7.1 Zusammenfassung: Verdauung und Resorption der Eiweiße

Die im Magen unter dem Einfluss der Pepsine und der Salzsäure begonnene Eiweißverdauung stoppt im Dünndarm wieder, da der hier herrschende, annähernd neutrale pH-Wert die Pepsine *inaktiviert*. Dafür gelangen mit dem Pankreassaft die Eiweiß spaltenden Enzyme Trypsinogen und Chymotrypsinogen in den Dünndarm und werden dort, wie in Abb. 18.35 dargestellt, aktiviert.

Neben Trypsin und Chymotrypsin beteiligen sich weitere aus dem Pankreas stammende Enzyme an der Eiweißverdauung: dies sind die *Carboxy-* und die *Aminopeptidasen*, die die Eiweiße im Gegensatz zu den *Endopeptidasen* Trypsin und Chymotrypsin von den Enden her angehen und jeweils einzelne Aminosäuren abspalten (daher *Exopeptidasen*). In der Regel entstehen bei diesen Vorgängen Peptide von etwa acht Aminosäuren. Diese werden von *Aminopeptidasen* des Bürstensaums in Aminosäuren, Di- und Tripeptide zerlegt. Gerade die Di- und Tripeptide können rasch resorbiert werden. Für die Einzelaminosäuren gibt es verschiedene aktive Transportsysteme. Neugeborene können auch noch ganze Proteine aufnehmen (z. B. IgG ☞ 14.4.3).

18.7.2 Zusammenfassung: Verdauung und Resorption der Kohlenhydrate

Den größten Teil der in der Nahrung enthaltenen Kohlenhydrate nimmt der Mensch in Form von *Polysacchariden* wie z. B. Stärke (etwa in Kartoffeln und Reis) auf. Die enzymatische Aufschließung dieser Polysaccharide beginnt bereits im Mund durch die *α-Amylase* der Speicheldrüsen, das **Ptyalin.** Dabei entstehen zunächst größere Polysaccharidbruchstücke (Dextrine). Im Magen stoppt die Kohlenhydratverdauung wieder, da das Ptyalin durch den sauren Magensaft inaktiviert wird.

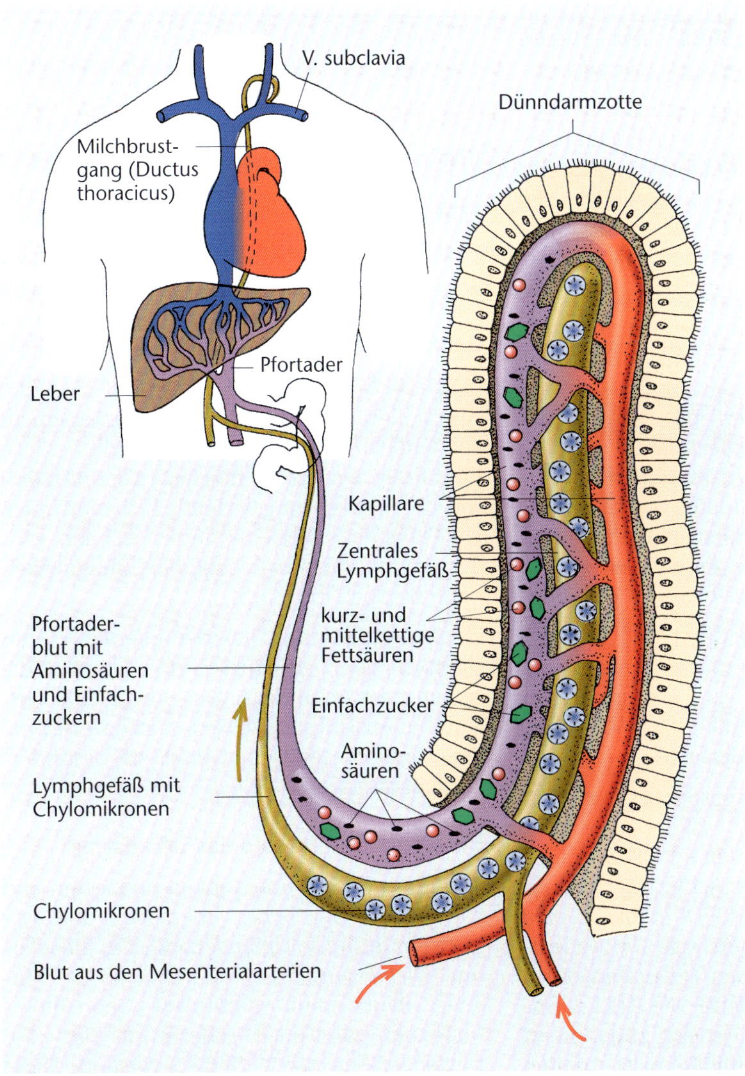

Abb. 18.40: Resorption der Nährstoffe in den Dünndarmzotten und deren Abtransport über das Pfortadersystem und über die Lymphbahnen (Ductus thoracicus). Zucker, Aminosäuren und kurz- bzw. mittelkettige Fettsäuren gelangen über das Kapillarnetz zur Pfortader und dann in die Leber. Langkettige Fettsäuren, Cholesterinester und Phospholipide werden dagegen als Chylomikronen über das Lymphsystem abtransportiert.

Im Duodenum erfolgt dann eine erneute Zugabe von *α-Amylase* durch das Pankreas. Durch ihre Wirkung entstehen Oligosaccharide und Maltose. Im Gegensatz zu den Aminosäuren können die Kohlenhydrate nur als Einzelzucker (Monosaccharide) aufgenommen werden. Daher spalten die Bürstensaumenzyme die vorhandenen Disaccharide (vor allem Maltose, Laktose und Saccharose; Enzyme jeweils mit Endung -ase) in die Monosaccharide Glukose, Galaktose und Fruktose. Die ersten beiden werden durch einen aktiven Na^+-Kotransport resorbiert, Fruktose dagegen durch erleichterte Diffusion. Aus der Zelle diffundieren alle Monosaccharide ins Blut und gelangen über die Pfortader in die Leber.

18.7.3 Zusammenfassung: Verdauung und Resorption der Fette

Fette werden vom Menschen z. B. in Wurst, Eiern, Milch, Nüssen, Butter und Öl aufgenommen. Mit etwa 90% bilden die *Triglyzeride* (Neutralfette) den Hauptanteil dieser Fette (☞ 2.8.2). Die übrigen 10% sind Phospholipide, Cholesterin und die fettlöslichen Vitamine (A, D, E und K ☞ 19.7).

Die Spaltung der Triglyzeride beginnt bereits im sauren Milieu des Magens unter dem Einfluss der **Zungengrundlipasen** (☞ 18.2.3). Der größte und abschließende Teil der Fettverdauung findet im Dünndarm statt, nachdem Galle und Pankreassaft dem Speisebrei zugemischt wurden. Unter dem Einfluss der **Pankreaslipase** werden die Triglyzeride in Monoglyzeride und freie Fettsäuren gespalten. Ferner erfolgt eine teilweise Aufschließung der Cholesterin-Fettsäure-Verbindungen und der Phospholipide durch Enzyme der Bauchspeicheldrüse.

Monoglyzeride, Fettsäuren, Cholesterin, Phospholipide und fettlösliche Vitamine lagern sich dann unter dem Einfluss der Gallensäuren zu winzigen Gebilden, den **Mizellen,** zusammen. Erst diese Mizellen können den idealen Kontakt zur Dünndarmschleimhaut herstellen, indem sie sich zwischen die Mikrovilli einbetten.

Die Resorption der Fette und ihrer gespaltenen Bausteine erfolgt überwiegend im Duodenum und im beginnenden Jejunum. Die kurz- und mittelkettigen Fettsäuren gelangen über Diffusionsvorgänge in die Kapillaren der Darmzotten und von dort über das Pfortadersystem zur Leber. Die größeren Fettmoleküle werden in der Epithelzelle von einer Proteinhülle umgeben. Diese Fett-Eiweiß-Tröpfchen heißen **Chylomikronen.** Die Lymphgefäße der Darmzotten leiten die Chylomikronen über größere Lymphgefäße und den **Milchbrustgang** (*Ductus thoracicus* ☞ Abb. 13.26 und Abb. 18.40) an der Leber vorbei in den Blutkreislauf.

18

18.7.4 Die Resorption der Elektrolyte

Die im Darm befindlichen Elektrolyte (Natrium, Kalium, Magnesium, Chlorid) stammen hauptsächlich aus den in den Darm abgegebenen Verdauungssäften und nur zum kleineren Teil aus der aufgenommenen Nahrung und Getränken. Sie werden überwiegend im Bereich des Jejunums teils aktiv, teils passiv rückresorbiert. Den rückresorbierten Elektrolyten folgt Wasser osmotisch nach.

Nicht resorbierbare Moleküle wie Glaubersalz, Sorbit oder besonders Polyethylenglycol (Macrogol), werden als osmotische Abführmittel, z. B. zur Vorbereitung einer Darmspiegelung, verwendet.

18.7.5 Die Resorption der Vitamine

Die *fettlöslichen* Vitamine A, D, E, K sind nur über die Mizellenbildung in Gegenwart anderer Fette resorbierbar (☞ 19.7).

Die meisten *wasserlöslichen* Vitamine, z. B. die B-Vitamine und das Vitamin C, werden über passive Diffusion resorbiert. Das Vitamin B_{12} kann allerdings, wie erwähnt, nur mit dem vom Magen produzierten *Intrinsic-Faktor* im Ileum aufgenommen werden (☞ 18.4.4).

18.7.6 Die Resorption der Nukleinsäuren

Die Nukleinsäuren (DNA und RNA) werden durch Enzyme des Pankreas (DNasen und RNasen) zu den entsprechenden Nukleotiden hydrolysiert. Die Nukleotide werden im Bereich des Bürstensaums durch weitere Enzyme in die kleineren Baueinheiten zerlegt (Nukleoside, Basen, Zucker) und im Jejunum resorbiert.

18.7.7 Malassimilationssyndrom

Eine verminderte Nährstoffausnutzung wird ganz allgemein als **Malassimilation** (assimilare = ähnlich machen) bezeichnet. Die Malassimilation wird unterteilt in:

- **Maldigestion.** Darunter versteht man eine *unzureichende Verdauung* der Nahrung
- **Malabsorption.** In diesem Fall ist die *Resorption* der Nährstoffmoleküle trotz normaler Verdauung gestört.

Hauptursachen sind:

- Ein Mangel an Verdauungsenzymen bei chronischen Erkrankungen des Pankreas (☞ 18.9)
- Ein Mangel an Gallensäuren, z. B. bei Abflussstörungen der Galle
- Chronisch-entzündliche Darmerkrankungen, z. B. der Morbus Crohn (☞ 18.8.10)
- Operative Entfernung von Magen- oder Dünndarmabschnitten
- Nahrungsmittelallergien (☞ 14.7.1)
- Erbliche Störungen: Am bekanntesten ist der *Laktasemangel,* wodurch Milchzucker nicht gespalten werden kann und deshalb eine *Milchunverträglichkeit* besteht. Die **Fruktosemalabsorption** ist eine Krankheit, bei der Fruktose (Fruchtzucker) vom Dünndarm nicht aufgenommen werden kann, weil das zuständige Transportsystem nicht oder nicht ausreichend funktioniert.

18

Zu den klinischen Symptomen gehören *voluminöse Gärungsstühle* (täglich über 300 g Stuhlgewicht); je nach Ursache liegen gleichzeitig *Fettstühle* (hoher Fettgehalt der Stühle), *Flatulenz* (vermehrter Windabgang), Gewichtsverlust sowie Vitamin-, Eiweiß- und andere Mangelerscheinungen vor.

Die Therapie ist ursachenabhängig. In jedem Fall müssen die lebenswichtigen, nicht ausreichend aufgenommenen Vitamine und Spurenelemente substituiert (ersetzt) und der Wasser- und Elektrolythaushalt sorgfältig reguliert werden.

Malabsorptionen können ohne wesentliche Belastung des Patienten mit einem Atemtest diagnostiziert werden. Beim **H_2-Atemtest** wird nach oraler Gabe eines bestimmten Kohlenhydrats (z. B. Laktose, Saccharose, Glukose, Fruktose, Xylose oder Laktulose) die Konzentration von Wasserstoff (H_2) in der Ausatmungsluft gemessen. H_2 entsteht bei der bakteriellen Spaltung von Kohlenhydraten im Dickdarm, wird vom Blut aufgenommen und in der Lunge abgegeben. Je schlechter das gegebene Kohlenhydrat resorbiert wird, desto mehr davon wird im Darm bakteriell abgebaut und desto höher ist der H_2-Anteil in der Ausatmungsluft.

Zöliakie

Bei der kindlichen **Zöliakie** liegt eine Unverträglichkeitsreaktion gegen das in vielen Getreiden enthaltene Klebereiweiß *Gluten* vor. Das gleiche Krankheitsbild beim Erwachsenen heißt **einheimische Sprue.** Durch allergisch-entzündliche Reaktionen auf Getreideprodukte wird die Dünndarmschleimhaut schwer geschädigt, wobei insbesondere die resorbierenden Zotten verkümmern. Die Therapie besteht in einer lebenslangen, strikt glutenfreien Diät.

18.8 Dickdarm und Rektum

Der **Dickdarm** und das sich anschließende **Rektum** *(Mastdarm)* bilden den letzten Abschnitt des Verdauungsrohres. Sie sind zusammen etwa 1,5 m lang. Da Verdauung und Resorption der Nährstoffe im Dünndarm bereits abgeschlossen sind, muss der Dickdarm vor allem noch Wasser und Elektrolyte rückresorbieren. Hierdurch wird der Darminhalt auf eine Ausscheidungsmenge von etwa 150–200 ml pro Tag eingedickt und nach Speicherung im Rektum als halbfester **Stuhl** *(Kot, Faeces)* schließlich über den After ausgeschieden.

Der Dickdarm ist im Unterschied zum Dünndarm reichlich mit Bakterien (vorwiegend Anaerobier, aber auch Escherichia coli und anderen Stäbchenbakterien ☞ 14.9) besiedelt, die alle für den Menschen unverdauliche Nahrungsreste durch Gährungs- und Fäulnisvorgänge weiter abbauen.

Man unterscheidet folgende Abschnitte, die ohne deutliche Begrenzung ineinander übergehen (☞ Abb. 18.42):

- Der **Blinddarm** *(Caecum)* mit dem **Wurmfortsatz** *(Appendix vermiformis)*
- Das **Kolon** *(Grimmdarm)* mit seinen vier Abschnitten **Colon ascendens** *(aufsteigender Grimmdarm),* **Colon transversum** *(querverlaufender Grimmdarm),* **Colon descendens** *(absteigender Grimmdarm)* und **Colon sigmoideum** (*S-förmiger Grimmdarm,* kurz **Sigma** oder *Sigmoid*).

Der Aufbau der Dickdarmwand entspricht dem des übrigen Verdauungstraktes (☞ Abb. 18.2), zeigt aber folgende Besonderheiten:

Die Dickdarmschleimhaut

An der Dickdarmschleimhaut findet man keine Zotten mehr, sondern ausschließlich besonders tiefe Einstülpungen, die *Dickdarmkrypten* (☞ Abb. 18.41). Das einschichtige Kryptenepithel besteht vorwiegend aus *schleimbildenden Becherzellen,* deren Schleim die Dickdarmschleimhaut gegenüber dem sich zunehmend verfestigenden Stuhl gleitfähig hält. An den

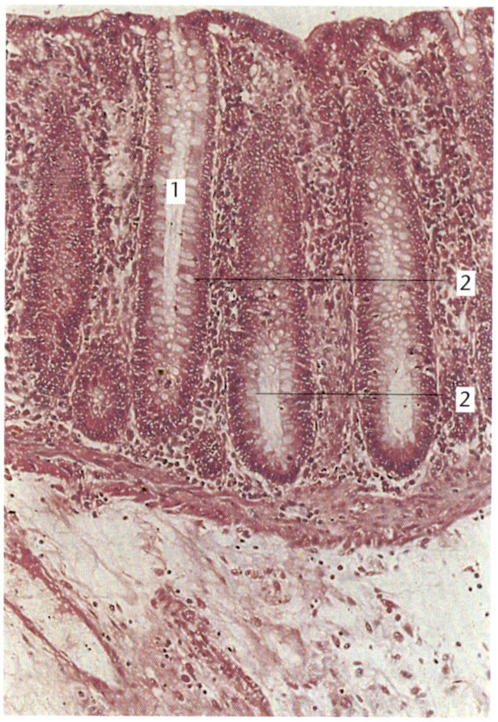

Abb. 18.41: Histologischer Schnitt durch die Dickdarmschleimhaut. Typischerweise findet man nur Krypten (1) und keine Zotten. Als ovale Aufhellungen erkennt man im Epithel die Becherzellen (2). [X141]

Kryptenübergängen finden sich neben den Becherzellen zusätzlich resorbierende Epithelzellen, die zum Darmlumen hin einen Bürstensaum (Mikrovilli) besitzen. Hier erfolgt die Rückresorption von Wasser und Elektrolyten.

Tänien, Haustren, Appendices epiploicae

Charakteristisch für den Dickdarm ist die äußere Längsmuskelschicht: Sie verläuft nicht gleichmäßig um den ganzen Darm, sondern ist zu drei bandförmigen Streifen zusammengebündelt, den **Tänien.**

Durch Kontraktionen der Ringmuskelschicht entstehen im Abstand von einigen Zentimetern Einschnürungen, zwischen denen dann **Haustren** als *Ausbuchtungen* deutlich hervortreten. Die Haustren sind keine starren Gebilde, sondern verändern entsprechend der Ringmuskelkontraktionen ihre Form.

Über der gesamten Dickdarmoberfläche sind oft noch gelbe Anhängsel zu erkennen, die **Appendices epiploicae.** Das sind kleine fettgefüllte Ausstülpungen der Dickdarmserosa. Bei adipösen Menschen sind sie besonders ausgeprägt.

Der Bauchfellüberzug des Dickdarms

Blinddarm, Colon transversum und Sigma sind vollständig von Serosa überzogen und nur über ein dünnes Aufhängeband, das **Mesokolon** *(Dickdarmgekröse),* elastisch mit der hinteren Bauchwand verbunden. Über dieses Mesokolon wird der Dickdarm mit Blut- und Lymphgefäßen sowie Nerven versorgt. Diese

Abschnitte liegen *intraperitoneal* und sind somit gut beweglich (☞ 18.1.5).

Im Gegensatz dazu sind Colon ascendens und descendens nur an ihrer Vorderseite von Bauchfell überzogen und an ihrer Hinterseite *fest* mit der hinteren bzw. seitlichen Leibeswand verwachsen. Sie liegen somit *retroperitoneal* und sind im Bauchraum nicht beweglich.

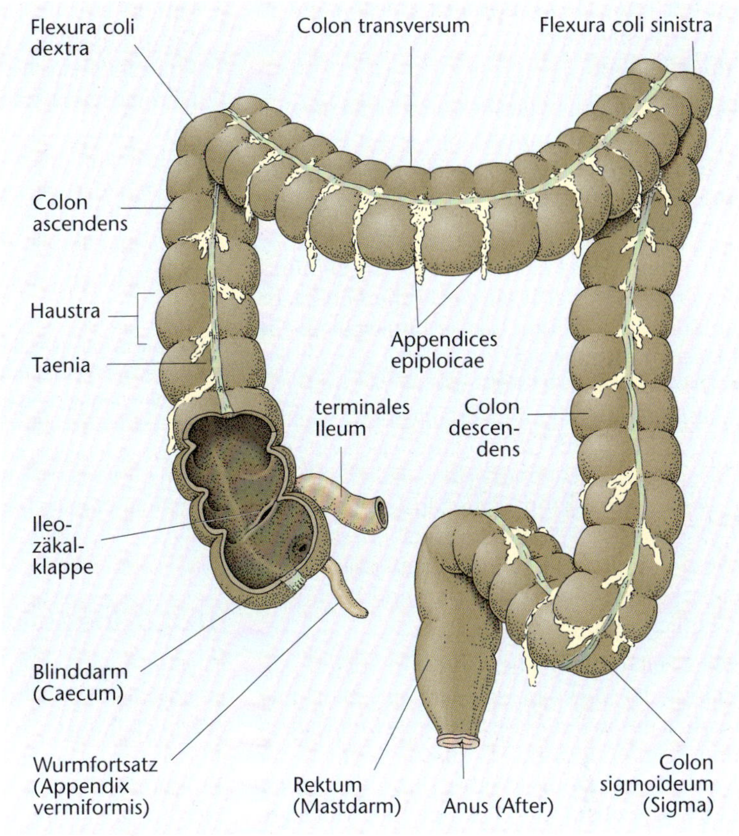

Abb. 18.42: Dickdarm (Caecum und Kolon) und Rektum in der Vorderansicht.

18.8.1 Blinddarm und Appendix

Der erste, vor der rechten Darmbeinschaufel gelegene Abschnitt des Dickdarms ist der **Blinddarm** *(Caecum)*. Er stellt den weitesten, aber mit nur 6–8 cm Länge auch kürzesten Dickdarmabschnitt dar. In den Blinddarm stülpt sich von links her in einem nahezu rechten Winkel das Dünndarmende, das *terminale Ileum,* ein. An der Einmündungsstelle entstehen zwei Schleimhautfalten, die als **Ileozäkalklappe** *(Valva ileocaecalis)* bezeichnet werden. Diese Klappe lässt in periodischen Abständen Dünndarminhalt in den Dickdarm übertreten. Ein Rückfluss ist normalerweise ausgeschlossen, da die Ileozäkalklappe als Ventil wirkt.

Am unteren Ende des Blinddarms hängt als wurmförmiges Anhangsgebilde der **Wurmfortsatz** *(Appendix vermiformis)*. Seine Schleimhaut ist ähnlich aufgebaut wie die des Dickdarms, in die Wand sind jedoch zahlreiche Lymphfollikel eingelagert, die insbesondere im Kindesalter der Infektabwehr dienen. Die Länge des etwa 1 cm dicken Wurmfortsatzes variiert erheblich (2–25 cm), durchschnittlich ist er etwa 10 cm lang. Klinisch bedeutsam ist die große Variabilität seiner Lage, wodurch die Diagnose einer Entzündung des Wurmfortsatzes *(Appendizitis)* unter Umständen erheblich erschwert wird.

Appendizitis

Die **Appendizitis** wird im Volksmund auch *Blinddarmentzündung* genannt – korrekterweise muss man aber von einer Entzündung des Wurmfortsatzes sprechen. Sie ist die häufigste akute Baucherkrankung und betrifft insbesondere Kinder und Jugendliche. Dadurch, dass der Wurmfortsatz eine Sackgasse für den Speisebrei bildet, können sich Keime, die in diesem Darmabschnitt im Speisebrei zu finden sind, leicht ausbreiten.

Die Diagnose kann schwierig sein, weil nur etwa die Hälfte der Patienten die folgende klassische Symptomenfolge zeigt:

- Appetitlosigkeit; Übelkeit und Erbrechen
- Zunächst ziehende bis kolikartige Schmerzen in Nabelgegend oder Oberbauch
- Nach einigen Stunden Wanderung des nun kontinuierlichen Schmerzes in den rechten Unterbauch
- Mäßiges Fieber bis 39 °C. Dabei ist die Temperaturdifferenz bei rektaler und axillärer Messung, die normalerweise ca. 0,5 °C beträgt, deutlich vergrößert.

Die Therapie der Appendizitis besteht in einer frühzeitigen operativen Entfernung des Wurmfortsatzes, der **Appendektomie.** Ansonsten droht durch die entzündliche Schwellung und unter Umständen spätere Eiterbildung und Gewebsnekrose (Absterben von Gewebe) eine Überdehnung und damit ein Platzen *(Perforation)* des Wurmfortsatzes. Folge der Perforation ist meist eine Peritonitis (☞ 18.1.5).

18.8.2 Das Kolon

An den Blinddarm schließt sich das **Colon ascendens** *(aufsteigender Grimmdarm)* an. Es verläuft der rechten Bauchwand anliegend nach oben bis zur Leber. Hier macht es eine scharfe Biegung *(Flexura coli dextra)* und verläuft dann als **Colon transversum** *(querverlaufender Grimmdarm)* zum linken Oberbauch in die Nähe der Milz. Hier macht das Kolon wieder einen scharfen Knick *(Flexura coli sinistra)* und verläuft als **Colon descendens** *(absteigender Grimmdarm)* an der seitlichen Bauchwand abwärts. In Höhe der linken Darmbeinschaufel löst sich das Kolon von der seitlichen Bauchwand und geht in einer S-förmigen Krümmung in das **Sigma** *(Colon sigmoideum)* über. Das Sigma verlässt den Bauchraum, tritt ins kleine Becken ein und geht in das **Rektum** über.

18.8.3 Das Rektum

Das **Rektum** *(Mastdarm)* bildet den 15–20 cm langen, letzten Darmabschnitt. Es liegt im *kleinen Becken* außerhalb der Bauchhöhle und ist somit nicht mehr von Bauchfell überzogen. Im Gegensatz zum Kolon bildet die außengelegene Längsmuskulatur wieder eine rundum geschlossene Schicht. Die Kennzeichen des Dickdarms, Tänien und Haustren, sind also am Rektum nicht vorhanden. Das Rektum verläuft nicht, wie es sein Name vermuten lässt, vollkommen gerade, sondern hat wie das Sigma eine S-Form. In seinem oberen Teil folgt es der

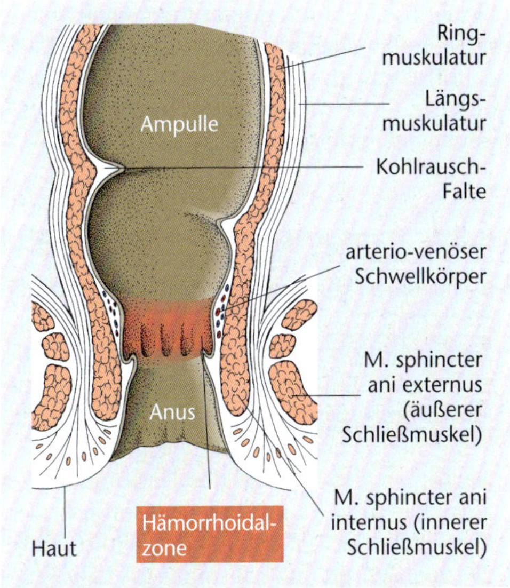

Abb. 18.43: Das Rektum im Längsschnitt. Zwischen der Ampulle und dem Anus liegt die Hämorrhoidalzone. Dort findet sich unter der Schleimhaut ein arteriovenöser Schwellkörper.

18

Ausbuchtung des Kreuzbeins, biegt dann in Höhe des Steißbeins nach hinten um und endet im *Anus* (After).

Die oberste „Etage" des Rektums bildet die *Ampulla recti*, kurz **Ampulle.** Sie ist der Sammelbehälter, in dem der Kot vor der Ausscheidung über Stunden (bisweilen sogar bis zu drei Tage lang) gespeichert wird.

Der **Anus** *(After)* ist schließlich die Öffnung, durch die der Darm an die Körperoberfläche mündet. Er wird durch zwei unterschiedliche Muskeln verschlossen:

- Den **inneren Schließmuskel** *(M. sphincter ani internus)*, der die abschließende Verstärkung der inneren Ringmuskelschicht des Darmes darstellt und nicht willkürlich beeinflusst werden kann (glatte Muskulatur)
- Den **äußeren Schließmuskel** *(M. sphincter ani externus)*. Er gehört der quergestreiften Beckenbodenmuskulatur an und kann willkürlich kontrahiert werden.

Die Schleimhaut entspricht im oberen Abschnitt der Dickdarmschleimhaut, geht aber dann in die äußere Haut des Afters (mit Haaren und Talg- bzw. Schweißdrüsen) über. In der **Hämorrhoidalzone** (☞ Abb. 18.43) liegt unter der Schleimhaut des Rektums ein Venengeflecht, das mit der *oberen Mastdarmschlagader* **(A. rectalis superior)** in Verbindung steht. Dieser *arterio-venöse Schwellkörper* trägt neben den beiden beschriebenen Muskeln maßgeblich zum Verschluss des Afters bei.

Hämorrhoiden

Hämorrhoiden sind *knotenartige Erweiterungen* des beschriebenen arterio-venösen Schwellkörpers. Ein Einriss dieser Gefäße führt zu typischerweise hellroten Blutauflagerungen auf dem Stuhl. Weitere Symptome sind Nässen und Brennen in der Analregion sowie Schmerzen beim Stuhlgang. Bringen Allgemeinmaßnahmen wie Stuhlregulierung, Analhygiene und Kamillensitzbäder keine Linderung, sind bei fortgeschrittenen Stadien Verödung oder operative Entfernung der Hämorrhoiden *(Hämorrhoidektomie)* angezeigt.

18

18.8.4 Transport des Dickdarminhalts

Im Dickdarm können drei Bewegungsformen unterschieden werden:

- **Segmentationen.** Sie entstehen durch rhythmische Einschnürungen der Ringmuskulatur und führen zu der oben erwähnten Haustrierung des Dickdarms. Die Segmentationen verzögern die Passage des Darminhalts, so dass Elektrolyte und Wasser resorbiert werden können. Erschlafft der kontrahierte Darmabschnitt und kontrahiert sich die Muskulatur an anderer Stelle, wird der Darminhalt kräftig durchmischt
- **Propulsive Massenbewegungen.** Kontrolliert durch das vegetative Nervensystem (☞ 9.10) kommt es zuerst zu einer Erschlaffung der Darmmuskulatur und dann zu einer starken Kontraktionswelle, die den Stuhl in Richtung Darmausgang transportiert. Diese Massenbewegungen treten ungefähr 3- bis 4-mal täglich auf, bevorzugt morgens nach dem Aufstehen sowie nach den Mahlzeiten. Sie sind nicht selten mit Stuhldrang (und nachfolgender Stuhlentleerung) verbunden
- **Peristaltische Wellen** sind im Dickdarm selten.

Die Motorik des Dickdarms wird wie in anderen Abschnitten des Verdauungsrohres durch den zwischen der inneren Ring- und der äußeren Längsmuskulatur liegenden Plexus myentericus gesteuert. Der Einfluss des autonomen Nervensystems modifiziert die Aktivität des Plexus: Der Parasympathikus fördert den Weitertransport des Darminhalts, während der Sympathikus den Weitertransport hemmt.

18.8.5 Die Stuhlentleerung

Die **Stuhlentleerung** *(Defäkation)* ist ein reflexmäßig ablaufender Vorgang, der jedoch willentlich beeinflusst werden kann. Bei ausreichender Füllung der Ampulle werden dort Dehnungsrezeptoren erregt. Diese senden über afferente Nervenbahnen Impulse zum *Defäkationszentrum* im Sakralmark, außerdem wird im Großhirn die Empfindung „Stuhldrang" ausgelöst. Vom Defäkationszentrum werden dann parasympathische Nervenfasern erregt, die zum einen den inneren Schließmuskel erschlaffen lassen und zum anderen zur Kontraktion der äußeren Längsmuskulatur des Rektums führen. Dadurch wird der Stuhl nach außen getrieben. Eine anhaltende Kontraktion von Zwerchfell und Bauchmuskeln, die *Bauchpresse* (☞ 17.8.3 und 17.8.4), unterstützt den Vorgang. Ein Aufschub der Stuhlentleerung über eine gewisse Zeit ist deshalb möglich, weil der äußere Schließmuskel willentlich kontrahiert und damit die Stuhlentleerung verhindert werden kann.

Die Entleerungshäufigkeit *(Defäkationsfrequenz)* ist von Mensch zu Mensch sehr unterschiedlich und bewegt sich normalerweise im Rahmen von dreimal täglichen bis zu dreimal wöchentlichen Entleerungen. Dementsprechend variiert auch die Verweildauer des Darminhaltes im Rektum von 12 bis über 60 Stunden erheblich.

18.8.6 Der Stuhl

Der **Stuhl** *(Kot, Faeces)* ist der eingedickte und durch Bakterien zersetzte, unverdauliche Rest des Nahrungsbreis. Der Stuhl besteht zu 75% aus Wasser, der Rest setzt sich folgendermaßen zusammen:

- Unverdauliche, teilweise zersetzte Nahrungsbestandteile (vorwiegend Zellulose)
- Abgestoßene Epithelzellen der Darmschleimhaut
- Schleim
- *Bakterien* (pro Gramm Stuhl etwa 10 Milliarden)
- *Sterkobilin*, das im Darm durch Umwandlung des Gallenfarbstoffs Bilirubin gebildet wird und dem Stuhl seine eigentümliche, bräunliche Farbe verleiht
- *Gärungs- und Fäulnisprodukte*, die bei den bakteriellen Zersetzungsvorgängen im Dickdarm entstehen und für den unangenehmen Geruch des Stuhls verantwortlich sind
- *Entgiftungsprodukte*, das sind Arzneimittel, Giftstoffe und deren Abbauprodukte sowie andere von der Leber über die Galle in den Darm abgegebene Stoffwechselprodukte.

Beobachtung des Stuhlgangs

Die Farbe des Stuhls (normal: hell- bis dunkelbraun) wird – abgesehen von Krankheiten – auch durch manche Nahrungsmittel verändert, wie Lakritze, Rote Bete, Heidelbeeren und Spinat sowie einige Medikamente, z. B. Eisenpräparate. Deshalb erfragen die Pflegenden bei Farbveränderungen stets die Ernährung der letzten Tage.

18.8.7 Defäkationsstörungen

Obstipation

Obstipation und Ernährung

Die einfachste und effektivste Maßnahme, sich vor Verstopfung zu schützen, ist eine Ernährung aus ballaststoffreicher Kost mit Vollkornbrot, viel rohem Gemüse und Obst. Dazu morgens ein Glas lauwarmes Mineralwasser auf nüchternen Magen – das regt die Darmtätigkeit genauso an wie Leinsamen oder Weizenkleie.

Wer zu Verstopfung neigt, sollte bereits bei den ersten Anzeichen auf stopfende Nahrungsmittel wie kakaohaltige Produkte, Bananen, Äpfel, schwarzen Tee, Heidelbeeren und Milch verzichten und lieber abführende Nahrungsmittel wie Rhabarber, Sauerkraut, eingeweichte Dörrpflaumen, Butter- und Dickmilch, Melonen und Feigen wählen. Generell sollte viel Mineralwasser getrunken werden.

Auch gewisse „Äußerlichkeiten" helfen: Man sollte sich Zeit und Ruhe für das „stille Örtchen" gönnen und sich nicht unter den Druck stellen, jeden Tag „müssen" zu müssen. Dreimal die Woche reicht völlig, und von Verstopfung spricht man sowieso erst, wenn es länger als drei Tage nicht zum Stuhlgang gekommen ist. Und auch dann ist es wenig hilfreich, nur auf die Verdauung zu achten, wirkt doch nichts verstopfender auf den Darm als der ständige Gedanke an den Stuhlgang.

Unter **Obstipation** *(Verstopfung)* versteht man eine verzögerte und erschwerte Darmentleerung. Der Stuhl ist infolge Wasserentzugs hart und trocken und die Entleerung wird dadurch schmerzhaft. In seltenen Fällen tritt die Obstipation als Warnsymptom einer ernsten Grundkrankheit, z. B. eines Dickdarmtumors (☞ 18.8.9), auf. Meistens handelt es sich aber um eine funktionelle Störung bei:

- Flüssigkeitsmangel (durch Flüssigkeitsverluste oder unzureichende Zufuhr)
- Ballaststoffarmer Ernährung
- Bewegungsmangel.

Laxanzien *(Abführmittel)* dürfen nur kurzzeitig (etwa bei vorübergehender Immobilisierung) verordnet werden, da sie längerfristig an Wirksamkeit einbüßen und oft den Kaliumhaushalt durcheinanderbringen (☞ 20.8.2).

Durchfall

Eine erhöhte Stuhlfrequenz (über 3-mal täglich) heißt **Durchfall** *(Diarrhö)*, wobei in schweren Fällen bis zu 30 Entleerungen pro Tag vorkommen können. Der Stuhl ist breiig-flüssig (Wassergehalt über 75%), die Stuhlmenge vermehrt (über 250 g/Tag). *Akute Durchfälle* sind meist infektiös bedingt (z. B. durch verdorbene Lebensmittel, Bakterien wie Salmonellen oder bestimmte E.-coli-Stämme, bei Kleinkindern häufig Viren), während *chronische Durchfälle* meist nicht-infektiöse Ursachen haben – z. B. chronisch-entzündliche Darmerkrankungen, Medikamente (u. a. Antibiotika), Abführmittel oder ein *Malabsorptionssyndrom* (☞ 18.7.7).

Insbesondere bei Säuglingen und älteren Menschen kommt es bei stärkeren Durchfällen rasch zur Austrocknung und zu oft lebensgefährlichen Elektrolytstörungen, vor allem des Kaliums, wodurch die Herzfunktion beeinträchtigt wird (☞ 15.5.9.).

Tenesmus

Unter **Tenesmus** versteht man einen beständigen, schmerzhaften Stuhldrang bei geringer oder gar fehlender Stuhlentleerung. Der dabei vorliegende krampfhafte Verschluss des Analsphinkters wird oft von einer entzündlichen Reizung des Sphinkters oder einer Mastdarmentzündung *(Proktitis)* hervorgerufen.

Inkontinenz

Bei der **Stuhlinkontinenz** kann der Stuhl nicht mehr zurückgehalten werden und es kommt zum unwillkürlichen Einkoten. Bei Säuglingen und Kleinkindern ist dies normal. Im höheren Lebensalter spielen als Ursachen Lähmungen sowie Tumoren im Enddarm- und Analbereich eine bedeutende Rolle. Bei Frauen sind vaginale Geburten ein Risikofaktor, da sie den Beckenboden schwächen und (oft zunächst unbemerkt) die Schließmuskeln schädigen können.

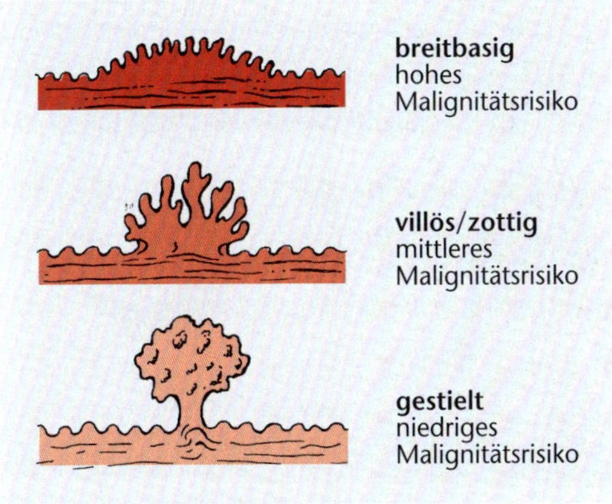

Abb. 18.44: Dickdarmpolypen, verschiedene Wuchsformen. Das Entartungsrisiko ist bei breitbasig wachsenden Polypen höher als bei gestielten.

18.8.8 Dickdarmpolypen

Dickdarmpolypen sind Wucherungen der Dickdarmschleimhaut (vor allem *Adenome* ☞ 5.7.2), die meist einen pilzähnlichen Stiel besitzen, manchmal aber auch in flacher Wuchsform auftreten (☞ Abb. 18.44). Oft findet man sie zufällig bei einer Dickdarmspiegelung. Gelegentlich machen sie sich durch Blut- und Schleimabgang bemerkbar. Da sie zu Karzinomen entarten können (also *Präkanzerosen* darstellen ☞ 5.7.1), sollte man jeden Polypen endoskopisch mit einer Schlinge abtragen und histologisch untersuchen lassen.

18.8.9 Kolorektale Karzinome

> **Kolorektale Karzinome**
>
> Bösartige Tumoren von Kolon und Rektum stehen in der Häufigkeitsstatistik der Krebsneuerkrankungen bei Frauen an zweiter, bei Männern an dritter Stelle. Risikofaktor Nummer eins ist falsche Ernährung, insbesondere *ballaststoffarme, fett- und fleischreiche* Kost (☞ 19.9). Die beiden wichtigsten Alarmsymptome sind:
>
> - Blut im Stuhl
> - Plötzliche Änderung der Stuhlgewohnheiten, z. B. anhaltende Verstopfung *(Obstipation)*, Durchfall *(Diarrhö)*, verstärkte Blähungen *(Flatulenz)* sowie Schleimbeimengungen im Stuhl oder unwillkürlicher Stuhlabgang.

Das kolorektale Karzinom ist meist ein Adenokarzinom. Es *metastasiert* zunächst in die regionalen Lymphknoten, die ersten Fernmetastasen entstehen durch Ausbreitung über die Pfortader in der Leber (portaler Metastasierungstyp ☞ Abb. 5.15).

Die Diagnose wird in der Regel endoskopisch (Koloskopie und Biopsie) gestellt. Therapeutisch kann der Tumor in 70% der Fälle operativ entfernt und eine Verbindung *(Anastomose)* der verbliebenen Darmenden hergestellt werden.

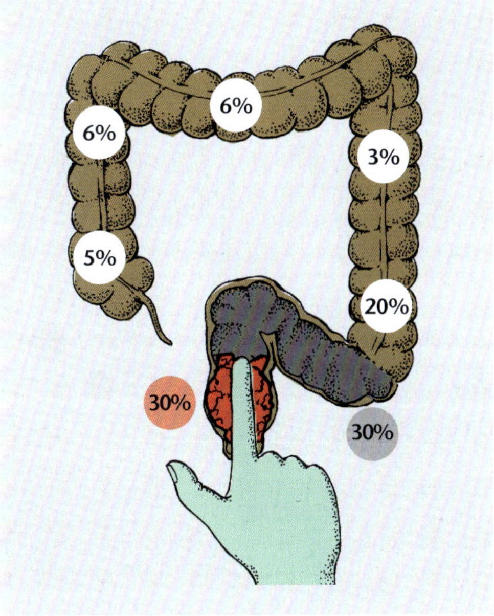

Abb. 18.45: Lokalisationen des Kolon- bzw. Rektumkarzinoms. Immerhin 30% der Karzinome können bereits durch eine rektale Untersuchung entdeckt werden.

Die Stuhlkontinenz (Fähigkeit, den Stuhlgang zurückzuhalten) bleibt dabei erhalten. Liegt der Tumor weniger als 8 cm vom Anus entfernt, muss dagegen ein künstlicher Darmausgang (Anus praeter) angelegt werden, der an der vorderen Bauchwand mündet. Austauschbare Beutel mit Klebehaftung ermöglichen die Stuhlhygiene. Im Vergleich zum Ösophagus- und Magenkarzinom sind die Heilungschancen beim Kolon- und Rektumkarzinom relativ hoch. Sie könnten aber noch höher sein, wenn das Darmkrebsvorsorgeprogramm in Deutschland besser genutzt würde: Dieses beinhaltet ab dem 50. Lebensjahr eine jährliche Stuhluntersuchung auf okkultes („verstecktes") Blut, z. B. durch einen Haemoccult®-Test, und ab dem 56. Lebensjahr eine Vorsorge-Koloskopie für beschwerdefreie Personen mit Wiederholungsmöglichkeit zehn Jahre später.

> Die Vorsorge-Koloskopie ist der beste Schutz vor Dickdarmkrebs: Darmpolypen (Adenome), die oft Vorstadien des Krebses sind, werden dabei erkannt und sofort entfernt.

18.8.10 Chronisch-entzündliche Darmerkrankungen

Die Ursache **chronisch-entzündlicher Darmerkrankungen** ist bis heute unbekannt. Möglicherweise kommt es bei entsprechender Veranlagung zu Fehlreaktionen des Immunsystems, in deren Folge *Autoantikörper* gegen das körpereigene Darmgewebe gebildet werden (☞ 14.7.2). Folge sind chronisch-rezidivierende oder kontinuierliche, teils lebenslang wieder aufflackernde Entzündungen. Von besonderer

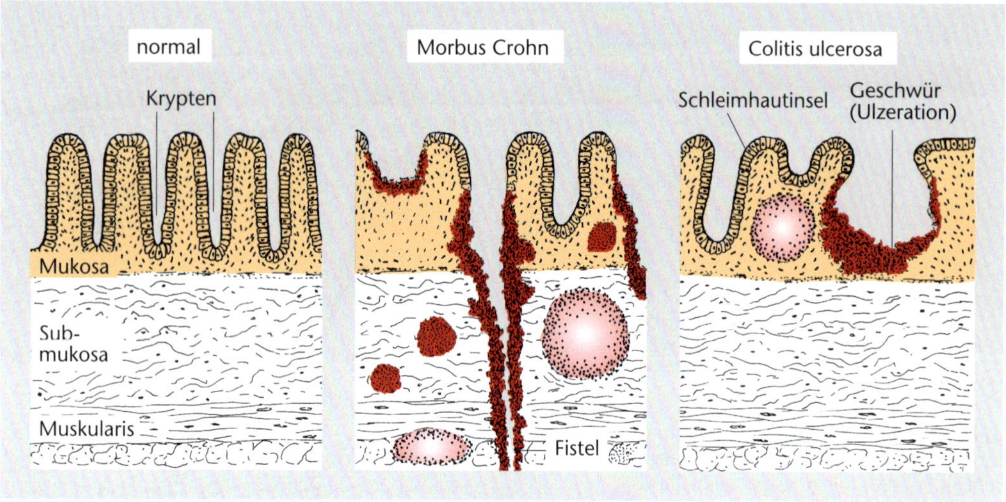

Abb. 18.46: Morbus Crohn und Colitis ulcerosa im Vergleich. Während die Ulzerationen bei der Colitis ulcerosa auf Mukosa und Submukosa begrenzt sind, ergreifen sie beim Morbus Crohn alle Wandschichten und führen häufig zur Fistelbildung.

Bedeutung sind der **Morbus Crohn** und die **Colitis ulcerosa** (☞ Abb. 18.46).

Der *Morbus Crohn* tritt meist zwischen dem 20. und 30. Lebensjahr auf. Die Erkrankung kann an jeder Stelle des Verdauungstraktes vom Mund bis zum Anus vorkommen, wobei die Lokalisation im terminalen Ileum und Kolon überwiegt. An den betroffenen Abschnitten sind *alle* Wandschichten des Verdauungskanals entzündet, die Darmwand ist hier stark verdickt und zeigt entzündliche *Granulome* (☞ 5.5.6).

Neben kolikartigen Schmerzen haben die Patienten etwa 3- bis 6-mal am Tag Durchfälle, meist *ohne* Blut- oder Schleimbeimengungen. Da die Entzündung *alle* Wandschichten erfasst, bilden sich häufig **Fisteln,** also direkte Verbindungen zur äußeren Haut (typischerweise Analfisteln) oder zu Nachbarorganen (z. B. Blasen- oder Scheidenfisteln).

Die Therapie des Morbus Crohn erfolgt so lange wie möglich konservativ. Hierzu gehören eine ballaststoffarme, individuell auszutestende Diät („Astronautenkost") sowie entzündungshemmende Medikamente (z. B. Azulfidine®, Glukokortikoide). Da die Erkrankung aber in Schüben verläuft und kaum jemals ausheilt, werden meist früher oder später die stark betroffenen Darmabschnitte *reseziert* (operativ entfernt).

Bei der *Colitis ulcerosa* beginnt dagegen der schubweise Krankheitsprozess im Rektum und breitet sich über das ganze Kolon aus. Die Entzündung ist auf Mukosa und Submukosa begrenzt und führt zu oberflächlichen Geschwüren *(Ulzerationen)*. Die typische Symptomatik besteht in bis zu 20-mal täglichen, blutig-schleimigen Durchfällen.

Die konservative Therapie mit Diät und antientzündlichen Medikamenten ähnelt der des Morbus Crohn und richtet sich nach dem aktuellen Aktivitätsgrad der Erkrankung. Meist werden wegen der Gefahr einer Karzinomentstehung die betroffenen Dickdarmabschnitte nach einer gewissen Krankheitsdauer chirurgisch entfernt.

18

18.8.11 Dickdarmdivertikulose und -divertikulitis

Divertikel sind umschriebene Ausstülpungen der Wand eines Hohlorgans. Sind alle Wandschichten beteiligt, spricht man von einem *echten Divertikel.* Tritt dagegen nur die Schleimhaut durch Lücken der Muskularis aus, so nennt man dies *falsche Divertikel.* Divertikel können prinzipiell an allen Abschnitten des Verdauungsrohres vorkommen

Bei der **Divertikulose des Dickdarms** liegen zahlreiche falsche Divertikel, insbesondere im Sigma, vor. Die Mehrzahl älterer Menschen über dem 70. Lebensjahr hat solche Divertikel, die meist keine oder nur geringe Beschwerden machen. Da aber die Entleerung von Darminhalt aus diesen Divertikeln nicht möglich ist und damit Stuhlbestandteile lange in den Divertikeln verweilen, können Darmbakterien die Divertikel durchwandern und eine Entzündung **(Divertikulitis)** hervorrufen, die bei Perforation der Darmwand eine Peritonitis auslösen kann.

18.8.12 Ileus

Ein **Ileus** ist das Unvermögen des Darmes, den Inhalt weiterzubefördern. Unterschieden werden *mechanischer* und *paralytischer Ileus.*

Dem **mechanischen Ileus** liegt eine *Verlegung der Darmlichtung* zugrunde, etwa durch Fremdkörper, Tumoren, aber auch Kompression des Darmes von außen, z. B. durch narbige Verwachsungen *(Briden).* Anfänglich versucht der Darm durch kräftige Kontraktionen, die sich in kolikartigen Schmerzen äußern, das Hindernis zu überwinden. Als Ausdruck des Passagestopps kommt es zu Stuhl- und Windverhaltung sowie zum Erbrechen. Unbehandelt entwickelt sich rasch ein lebensbedrohlicher Zustand: Der Darmabschnitt vor dem Hindernis erweitert sich und es folgen massive Flüssigkeitsverluste in das Darmlumen mit der Folge einer Hypovolämie ☞ 20.8.1) und Schockgefahr (☞ 25.5.2).

Beim **paralytischen Ileus** ist die Darmmotorik gelähmt. Hauptursachen sind eine postoperative Darmlähmung oder eine Peritonitis (☞ 18.1.5). Beim paralytischen Ileus fehlt die Darmperistaltik („Totenstille im Bauch"). Ist die Darmlähmung (noch) nicht vollständig, das heißt sind noch einzelne Darmgeräusche hörbar, nennt man diesen Zustand **Subileus.**

Die Behandlung eines Ileus besteht im Ersatz von Flüssigkeit und Elektrolyten sowie der Druckentlastung von Magen und Dünndarm mittels Einlage von Sonden. Ein mechanischer Ileus muss meistens sofort operiert werden, beim paralytischen Ileus genügen oft konsequentes Absaugen, parenterale Ernährung, Elektrolytausgleich, medikamentöse Anregung der Darmperistaltik und ggf. Infektionsbekämpfung. Das Krankheitsbild ist sehr ernst – abhängig von der Ursache des Ileus und dem Zeitpunkt des Therapiebeginns stirbt jeder 4. – 10. Betroffene.

18.9 Das Pankreas

Das **Pankreas** (die *Bauchspeicheldrüse*) bildet als *exokrine Drüse* (Drüse mit äußerer Sekretion ☞ 4.2.2) den *Pankreassaft,* der in den Dünndarm abgegeben wird und zahlreiche *Verdauungsenzyme* enthält (☞ 18.6.1).

Als *endokrine Drüse* (Drüse mit innerer Sekretion) bildet das Pankreas in den *Langerhans-Inseln* die Hormone für den Kohlenhydratstoffwechsel.

Lage und makroskopischer Aufbau

Das Pankreas ist an seiner Vorderseite von Bauchfell überzogen, liegt also retroperitoneal. Es ist etwa 15–20 cm lang, 1,5–3 cm dick und rund 80 g schwer. Man unterscheidet am Pankreas einen Kopf-, Körper- und Schwanzteil. Der vom C-förmigen Abschnitt des Duodenums eingeschlossene *Pankreaskopf* ist der breiteste Anteil des Organs. An den Kopf schließt sich der *Pankreaskörper* an, gefolgt vom *Pankreasschwanz,* welcher am *Milzhilus* (☞ 13.6.4) endet.

Das Innere des Organs wird von kleinen serösen Drüsenläppchen gebildet, deren Ausführungsgänge alle in den großen Hauptausführungsgang des Pankreas, den **Ductus pancreaticus,** münden. Dieser durchzieht das gesamte Organ vom Schwanz- bis zum Kopfbereich und mündet (bei etwa 80% der Menschen) gemeinsam mit dem Gallengang an der *Papilla duodeni major* ins Duodenum. Manchmal findet man einen Seitenast des Ductus pancreaticus (*Ductus pancreaticus accessorius* ☞ Abb. 18.47), der dann eine eigene Mündungsstelle ins Duodenum besitzt *(Papilla duodeni minor).*

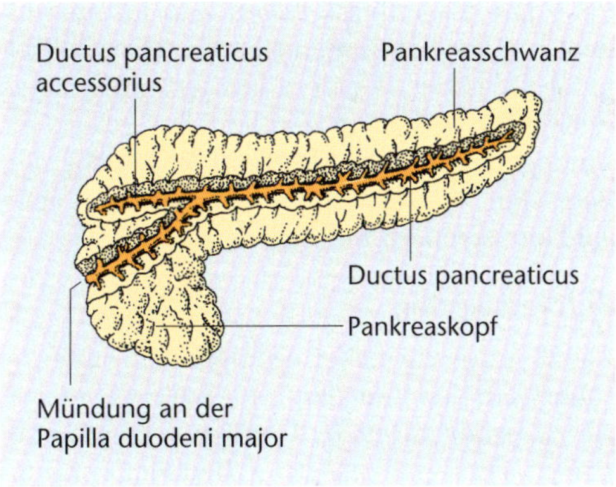

Abb. 18.47: Pankreas mit freigelegtem Ductus pancreaticus und Ductus pancreaticus accessorius.

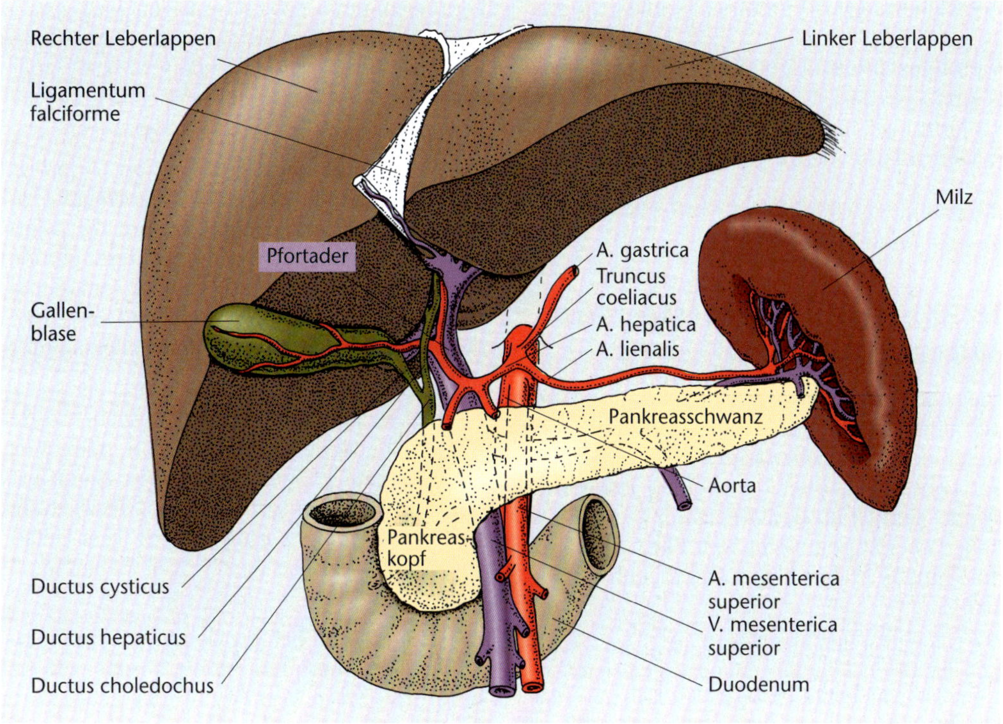

Abb. 18.48: Die Oberbauchorgane in der Vorderansicht.

Die Langerhans-Inseln

Neben den exokrinen Drüsen, in denen ca. 1,5 l Pankreassaft täglich gebildet wird und die zusammen die Hauptmasse des Pankreas ausmachen, existiert im selben Organ ein zweites System von Zellen. Sie bilden 0,2 mm große Verbände, die wie *kleine Inseln* (nach ihrem Entdecker **Langerhans-Inseln** genannt) im ganzen Organ verstreut sind. Man kann in den „Inseln" mindestens drei Arten von Zellen unterscheiden, die unterschiedliche Hormone bilden:

- *A-Zellen:* Sie bilden das Hormon **Glukagon,** den Gegenspieler des Insulins
- *B-Zellen:* Sie stellen die Hauptmasse der Inselzellen dar und bilden **Insulin**
- Als dritte Zellart finden sich sog. *D-Zellen,* die im gesamten Verdauungstrakt verstreut vorkommen. Die D-Zellen bilden **Somatostatin** (☞ Tab. 12.24), ein Hormon, das viele Verdauungsfunktionen hemmt.

Insulin und Glukagon

Insulin ist ein Peptidhormon und hat vielfältige biologische Wirkungen, die alle den Blutzuckerspiegel senken (Näheres ☞ 19.4.1). Ein Mangel an Insulin führt zum *Diabetes mellitus* (☞ 19.4.2).

Glukagon ist, wie Insulin, ein Peptidhormon. Als Gegenspieler des Insulins fördert es den *Glykogenabbau* sowie die Glukoseneubildung *(Glukoneogenese)* aus Milchsäure (Laktat) oder anderen Stoffwechselmetaboliten (☞ 2.8.1).

Glukagon erhöht insgesamt den Blutglukosespiegel, ist jedoch nur *ein* Gegenspieler des Insulins. Zahlreiche andere Hormone, insbesondere die Stresshormone *Adrenalin* und *Kortisol,* steigern ebenfalls den Blutzuckerspiegel.

Pankreatitis

Bei einer **akuten Pankreatitis** *(Bauchspeicheldrüsenentzündung)* werden die Verdauungsenzyme des Pankreas bereits innerhalb des Organs freigesetzt und aktiviert, was zu einer *Selbstverdauung* des Pankreas und lebenswichtiger umliegender Strukturen führen kann. Deshalb enden schwerste Entzündungen auch heute noch häufig tödlich. Als Ursache stehen Gallenwegserkrankungen, insbesondere Gallensteine (vor allem bei Frauen) sowie Alkoholmissbrauch (vor allem bei Männern) im Vordergrund.

Die Erkrankung beginnt plötzlich mit heftigen, konstanten Oberbauchschmerzen mit meist gürtelförmiger Ausstrahlung in den Rücken, begleitet von Übelkeit und Erbrechen. Der Darm arbeitet fast nicht mehr (*Subileus* ☞ 18.8.12).

Die Diagnose ist heute einfach zu stellen. Die im Rahmen der Entzündung ins Interstitium freigesetzten Enzyme *Lipase* und *Amylase* (☞ 18.6.1) werden von Kapillaren aufgenommen, erscheinen somit im Blut und können laborchemisch nachgewiesen werden. Die so gewonnene Verdachtsdiagnose wird durch CT und Sonographie bestätigt.

Die Therapie der akuten Pankreatitis besteht primär in strenger Nahrungs- und Flüssigkeitskarenz mit dem Ziel, die Bauchspeicheldrüse vollkommen ruhig zu stellen.

Von einer **chronischen Pankreatitis** spricht man, wenn es aufgrund wiederholter akuter Entzündungen oder einem kontinuierlichen Entzündungsprozess zu einem zunehmenden endokrinen und exokrinen Funktionsverlust kommt. Nach mehreren Jahren manifestiert sich eine **Pankreasinsuffizienz** mit einem *Malassimilationssyndrom* infolge des Enzymmangels (☞ 18.7.7) und einem *Diabetes mellitus* (☞ 19.4.2) infolge des Insulinmangels.

Das Pankreaskarzinom

Der häufigste Tumor des Pankreas ist das **Pankreaskarzinom,** ein meist vom Epithel der kleinen Pankreasgänge ausgehendes Adenokarzinom. In 60% der Fälle ist der Pankreaskopf befallen *(Pankreaskopfkarzinom).* Die Ursache der Erkrankung ist nicht bekannt, Zigarettenrauchen und eine chronische Pankreatitis gelten als Risikofaktoren. Die Symptome sind meist uncharakteristisch: Oberbauchschmerzen, Appetitverlust, Gewichtsabnahme, Leistungsknick. Bei Verlegung der ableitenden Gallenwege kann eine schmerzlose Gelbsucht (Verschlussikterus ☞ 18.10.4) mit prall gefüllter Gallenblase **(Courvoisier-Zeichen)** eventuell früh auf den Krankheitsprozess hindeuten.

Insgesamt ist der Krankheitsverlauf aber eher schleichend und der Tumor wird spät entdeckt, so dass bei Diagnosestellung nur noch etwa 20% der Patienten einer Radikaloperation mit echter Heilungschance zugeführt werden können.

18.10 Die Leber

Die rötlich-braune **Leber** *(Hepar)* ist die größte Anhangsdrüse des Darmes und wiegt beim Erwachsenen etwa 1,5 kg. Ihr komplizierter Aufbau wird verständlich, wenn man die Hauptaufgaben der Leber bedenkt, insbesondere:

- Bildung der Galle
- Vielfältige Aufgaben im Eiweiß-, Kohlenhydrat- und Fettstoffwechsel
- Entgiftungsfunktionen, z. B. für Alkohol und viele Medikamente

- Speicherung von Vitaminen, Kohlenhydraten und Fetten
- Proteinsynthese (Albumine, Gerinnungsfaktoren)
- Bilirubinsekretion
- Mitregulation des pH-Wertes.

Bedeutung der Galle für Fettverdauung und -resorption ☞ 18.7.3

18.10.1 Lage und makroskopischer Aufbau der Leber

Die Leber ist in zwei unterschiedlich große Lappen unterteilt, den größeren **rechten** und den kleineren **linken Leberlappen.** Die Hauptmasse der Leber liegt unter der rechten Zwerchfellkuppel und ist an deren Form angepasst. Der linke Leberlappen reicht weit über die Mittellinie hinaus in den linken Oberbauch (☞ Abb. 18.51).

Die Leber folgt den Atembewegungen des Zwerchfells und tritt bei der Einatmung tiefer, bei der Ausatmung wieder höher. Da sie größtenteils unter dem Brustkorb verborgen ist, kann der Arzt allenfalls den vorderen, unteren Leberrand tasten. Hierzu legt er seine Finger mit sanftem Druck unter den rechten Rippenbogen und lässt den Patienten dann tief einatmen. Mit der Abwärtsbewegung der Leber gleitet der untere Leberrand unter den Fingern des Arztes vorbei und ist insbesondere bei einer Leververgrößerung oder bei verdichtetem Lebergewebe gut tastbar.

Die Lage der Leber im Bauchraum

Betrachtet man die Oberfläche der Leber, so kann man die obere, konvexe *Zwerchfellseite* von der unteren, leicht konkaven *Eingeweideseite* unterscheiden. Der vordere spitzwinklige Rand der Leber stellt dabei den vorderen Übergang zwischen Zwerchfellseite und Eingeweideseite dar (☞ Abb. 18.48 und Abb. 18.49).

Von vorne erkennt man das an der Unterseite des Zwerchfells befestigte sichelförmige *Ligamentum falciforme.* Es markiert grob die Trennlinie zwischen dem größeren rechten und dem kleineren linken Leberlappen. Die exakte anatomische Trennung in rechten und linken Leberlappen wird aber durch das Verzweigungsmuster der Lebergefäße bestimmt.

Betrachtet man die Leber schließlich von der Eingeweidefläche her, so erkennt man noch zwei kleinere Lappen: den **Lobus quadratus** *(quadratischer Lappen)* und den **Lobus caudatus** *(geschwänzter Lappen).* Nach ihrer Gefäßversorgung sind sie dem linken Leberlappen zuzuordnen.

Zwischen diesen beiden kleineren Lappen befindet sich eine quergestellte Nische, die **Leberpforte** *(Porta hepatis).* An der Leberpforte treten die **Leberarterie** *(A. hepatica)* und die **Pfortader** *(V. portae)* als zuführende Blutgefäße in die Leber ein, während der **Ductus hepaticus dexter** und **sinister,** von den beiden Leberlappen kommend, die Leber hier verlassen. Außerdem findet man an der Leberpforte noch austretende Lymphgefäße sowie zum autonomen Nervensystem gehörende Nervenfasern.

Die Leber ist an ihrer Außenseite von einer derben *Bindegewebskapsel* sowie fast gänzlich von Bauchfell überzogen. Die Leber und die an ihr befestigte Gallenblase liegen also intraperitoneal, nur an der hinteren, oberen Zwerchfellseite ist die Leber in einem kleinen, dreieckigen Bezirk fest mit dem Zwerchfell verwachsen. Bindegewebskapsel und Bauchfellschicht werden vom Nervensystem sensibel innerviert, sind also *schmerzempfindlich.*

Blutversorgung

Ca. 25% des zur Leber gelangenden Blutes ist sauerstoffreich und stammt aus der Leberarterie (*A. hepatica*, auch *A. hepatica propria* genannt). Diese geht aus der A. hepatica communis (☞ Abb. 18.6) hervor. 75% ihres Blutes erhält die Leber aber durch die *Pfortader* (über 1 l pro Minute). Sie sammelt das venöse Blut der Bauchorgane (☞ Abb. 18.7) und führt es direkt der Leber zu.

Das Blut der Pfortader enthält unter anderem die im Dünndarm resorbierten Nährstoffe, Abbauprodukte aus der Milz, Hormone des Pankreas und auch Stoffe, die teilweise schon von der Magenschleimhaut resorbiert wurden, z. B. Alkohol.

18.10.2 Der Feinbau der Leber

Die Leber ist aus einer riesigen Zahl von 1–2 mm großen **Leberläppchen** *(Lobuli hepatici)* aufgebaut. Auf Schnittpräparaten erscheinen diese Leberläppchen wie sechseckige Bienenwaben angeordnet. An den Eckpunkten dieser „Waben" stoßen jeweils drei verschiedene Leberläppchen aneinander. Hier befinden sich die **Periportalfelder,** in denen jeweils ein feiner Ast der Pfortader, ein Ast der Leberarterie

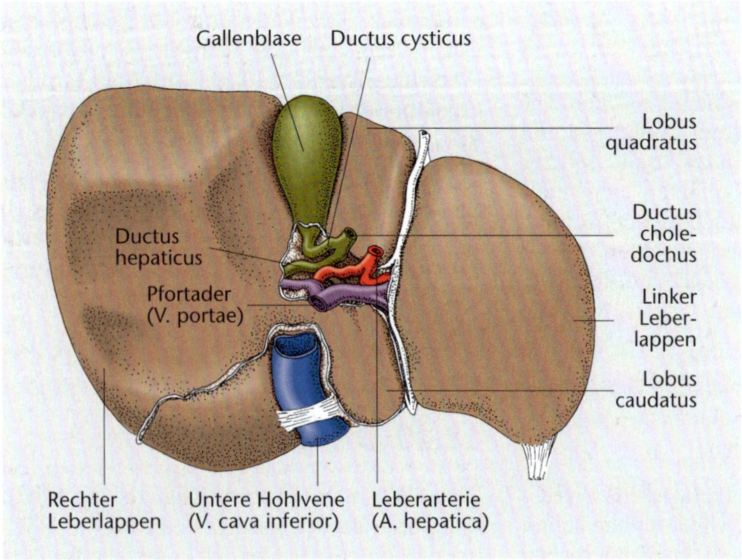

Abb. 18.49 (oben): Eingeweidefläche (Unterseite) der Leber. An der quergestellten Nische der Leberpforte treten V. portae und A. hepatica in die Leber ein, der Ductus hepaticus verlässt die Leber.

Abb. 18.50 (rechts): Leberläppchen. In jedes Leberläppchen fließt Leberarterien- und Pfortaderblut. Gleichzeitig wird Gallenflüssigkeit und Lebervenenblut abgeleitet.

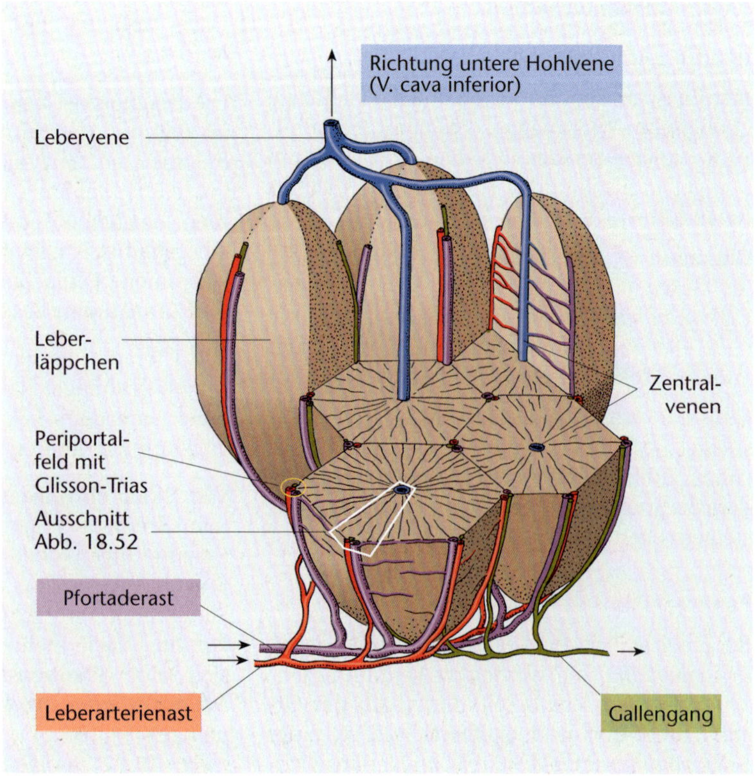

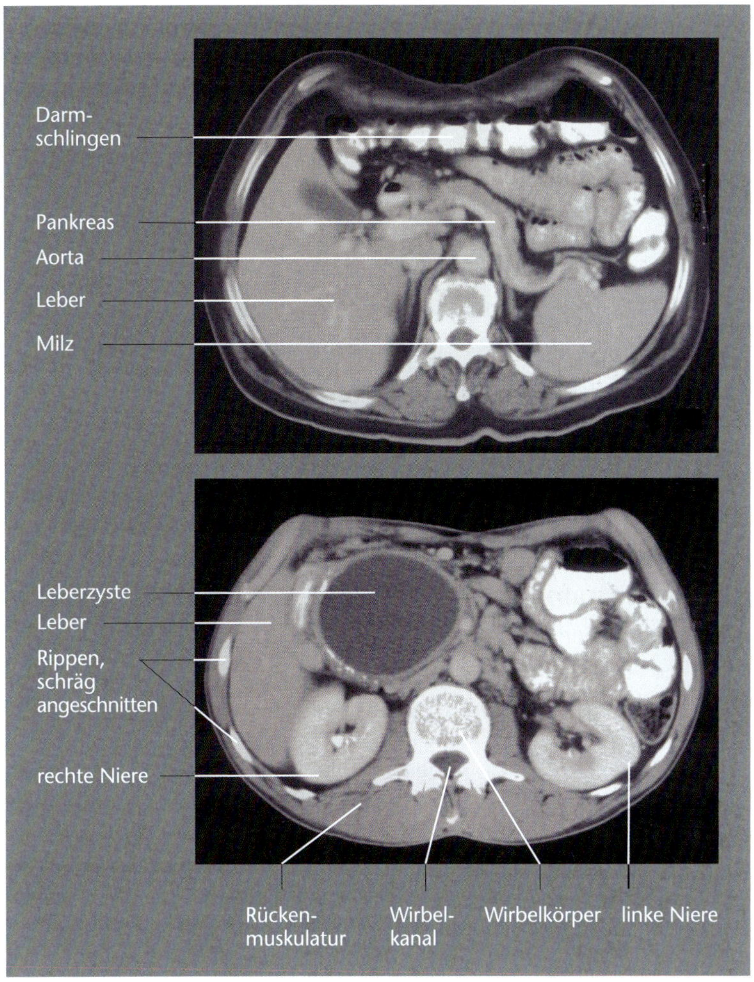

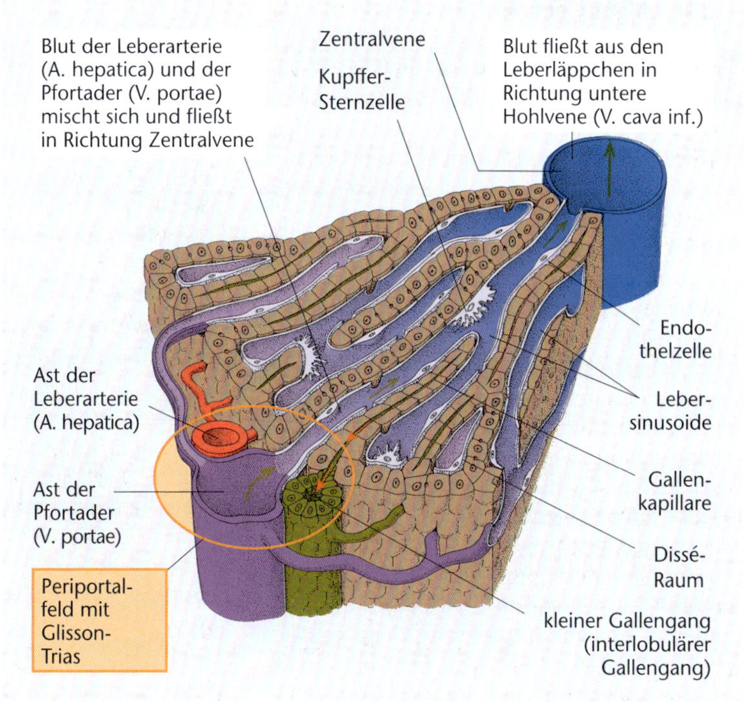

Abb. 18.52: Leberzellen mit Blut- und Gallenkapillaren. Die Lebersinusoide sind das Kapillarnetz der Leber. Dort vermischt sich das Blut der A. hepatica mit dem Pfortaderblut und fließt Richtung Zentralvene. Zwischen der Gefäßwand der Lebersinusoide und der Leberzelloberfläche liegt der Dissé-Raum.

Abb. 18.51 (links): Zwei horizontale CT-Schnitte durch die Leber. Der obere Schnitt liegt auf Höhe des Pankreas, der untere im Bereich der Nieren. Hier erkennt man eine Leberzyste. Leberzysten sind meist harmlos. Manchmal deuten sie aber auf eine Bandwurmerkrankung hin. [V137]

und ein kleiner Gallengang verlaufen. Dieses auch als *Glisson-Trias* bezeichnete Versorgungssystem bringt somit zu jeweils drei Leberläppchen Pfortaderblut und sauerstoffreiches arterielles Blut und enthält andererseits feine Abflüsse von Gallenkapillaren aus jeweils drei Leberläppchen.

In der Mitte eines jeden Leberläppchens verläuft die **Zentralvene** (☞ Abb. 18.50). Sternförmig darum ordnen sich die *Leberzellen* **(Hepatozyten)** wie Mauern an (☞ Abb. 18.52), wobei jede „Mauer" aus ein bis zwei Zelllagen besteht. Dazwischen liegen die **Lebersinusoide**, die das Kapillargebiet der Leber darstellen. In diesen Lebersinusoiden mischt sich das arterielle Blut mit dem Blut aus der Pfortader und fließt nun langsam zentralwärts. In der Mitte des Leberläppchens finden die Sinusoide Anschluss an die Zentralvene, über die das Blut aus dem Leberläppchen abfließt. Die abfließenden Zentralvenen aller Leberläppchen sammeln das Blut in immer größer werdenden Venen. Über die **drei großen Lebervenen** *(Vv. hepaticae)* fließt dieses Blut dicht unter dem Zwerchfell in die untere Hohlvene *(V. cava inferior)* ab.

Die Lebersinusoide sind von einem löchrigen Endothel ausgekleidet, durch dessen Poren alle Plasmabestandteile ungehindert in den **Dissé-Raum** (☞ Abb. 18.52) gelangen können, einen schmalen Spaltraum zwischen den Endothelzellen und den Hepatozyten. Erst hier treten die Leberzellen mit den Plasmabestandteilen in Kontakt, wobei fingerförmige Ausläufer der Hepatozyten (Mikrovilli) in den Dissé-Raum hineinragen. Die Hepatozyten nehmen Nähr- und Abfallstoffe aus dem Plasma auf, bauen diese um oder speichern sie und geben Stoffwechselprodukte ab.

Im Endothelverband der Lebersinusoide liegen als weitere Zellart die **Kupffer-Sternzellen** (☞ Abb. 18.52), die dem Monozyten-Makrophagen-System (☞ 14.2.2, Tab. 14.2) angehören und Bakterien, Fremdstoffe und Zelltrümmer phagozytieren.

Die intrahepatischen Gallengänge

Neben dem System der Lebersinusoide existiert in der Leber ein zweites Kapillarsystem mit **Gallenkapillaren,** das räumlich völlig getrennt von den Lebersinusoiden verläuft. Diese Gallenkapillaren werden durch rinnenartige Spalträume gebildet, die zwischen zwei benachbarten Leberzellen ausgespart bleiben und deren Wände von den Zellmembranen der Leberzellen gebildet werden.

Die Flussrichtung in den Gallenkapillaren ist der der Lebersinusoide entgegengesetzt: Sie beginnen im Zentrum der Leberläppchen und münden in den Periportalfeldern in größere Sammelgänge *(interlobuläre Gallengänge)*. In ihrem weiteren Verlauf vereinigen sich diese Sammelgänge immer mehr, bis schließlich an der Leberpforte nur noch ein Haupttast aus dem rechten und dem linken Leberlappen austritt. Dies sind der **Ductus hepaticus dexter** und **sinister,** die sich außerhalb der Leber zum **Ductus hepaticus communis** vereinigen. Wie bereits erwähnt, heißt dieser Hauptgallengang nach Abgang des Ductus cysticus, dem Verbindungsgang zur Gallenblase, *Ductus choledochus* (☞ Abb. 18.37).

18.10.3 Die Leber als Entgiftungs- und Ausscheidungsorgan

Die Leber ist das wichtigste Organ für die *Entgiftung* bzw. den *Abbau* sowohl von Fremd- als auch von körpereigenen Stoffen. Dazu verfügt die Leber über zahlreiche *Enzyme*, die in anderen Körperzellen nicht oder nicht in diesem Ausmaß vorhanden sind. Nach Aufnahme der auszuscheidenden Stoffe in die Leberzellen bewerkstelligen diese Enzyme den Abbau bzw. die chemische Vorbereitung für die Ausscheidung. Zwei unterschiedliche Wege werden hierbei beschritten:

- **Ausscheidung über die Niere.** *Gut wasserlösliche* Abbauprodukte werden von den Leberzellen in die Lebersinusoide abgegeben. Von dort gelangen sie über den Blutkreislauf zur Niere und verlassen mit dem Urin den Organismus. Zu wasserlöslichen Abbauprodukten wird in der Leber z. B. die Mehrzahl der Medikamente umgewandelt
- **Ausscheidung über die Galle.** *Schlecht wasserlösliche* und damit auch im Blut schlecht lösliche Abbauprodukte werden auf der den Lebersinusoiden gegenüber liegenden Seite der Leberzellen in die Gallenkapillaren abgegeben. Durch die emulgierende Wirkung der Gallensäuren können sie in der Galle in Lösung gehalten werden und gelangen mit dieser in den Darm, von wo aus sie mit dem Stuhl ausgeschieden werden. Mit der Galle ausgeschieden werden (zumindest zum Teil) unter anderem große Arzneistoffmoleküle, sowohl als gallenlösliche Abbauprodukte als auch in unveränderter Form. Dazu gehören beispielsweise Antibiotika, Steroidhormone (Glukokortikoide) und Herzglykoside (Digitoxin).

Der First-pass-Effekt

Eine besondere Bedeutung fällt der Leber durch ihre Einbindung in den *Pfortaderkreislauf* zu: Sie wirkt wie ein *Filter* für alle Stoffe, die im Magen-Darm-Trakt resorbiert werden und vor dem Erreichen des großen Kreislaufs die Leber passieren müssen. Dieser Filterwirkung fallen auch Arzneistoffe „zum Opfer", die dem Organismus oral zugeführt werden, weil die resorbierten Wirkstoffe bei Passage der Leber bereits zu einem erheblichen Teil inaktiviert werden (**First-pass-Effekt,** first pass = erster Durchgang).

Leberpassage vermeiden

Man kann den Wirkungsverlust der Leberpassage auf verschiedene Arten vermeiden, z. B. wenn man das Medikament am Verdauungskanal vorbei *(parenteral)* mit einer Spritze *intravenös, intramuskulär* oder *subkutan* gibt (☞ Abb. 8.3). Bei all diesen Injektionen wird der First-pass-Effekt umgangen. Auch bei der rektalen Applikationsform als Zäpfchen wird die Leberpassage zumindest zum Teil vermieden.

18

Gefährliches Ammoniak

Ammoniak ist ein Giftstoff, der die Neurotransmittersysteme (☞ 9.2.3) und damit die Signalverarbeitung im Gehirn gravierend stört. Ammoniak fällt in erheblichen Mengen beim Eiweißabbau an, daneben werden geringere Mengen aus dem Darm resorbiert. Das Ammoniak wird beim Gesunden durch die Leber entgiftet, die Ammoniak zu ungefähr 90% in den wasserlöslichen Harnstoff umwandelt (☞ 18.10.5).

Leberkoma

Bei schweren Leberschäden mit unzureichender Entgiftungsfunktion der Leber steigt die Menge von Ammoniak und anderen Eiweißabbauprodukten im Blut an, was zu neurologischen und psychischen Auffälligkeiten des Kranken wie etwa Schläfrigkeit, Sprachstörungen, Handzittern und Schriftveränderungen führt. Die schwerste Form dieser **hepatischen Enzephalopathie** ist das **Leberkoma,** das häufig tödlich verläuft. Unterschieden werden das *Leberzerfallskoma* bei massivem Leberzelluntergang (z. B. bei einer Hepatitis ☞ 18.10.6) und das *Leberausfallskoma* bei Leberzirrhose (☞ 18.10.8), das durch zusätzliche Faktoren wie z. B. hohe Eiweißzufuhr ausgelöst wird.

18.10.4 Der Gallenfarbstoff Bilirubin

Die Zusammensetzung der Galle wurde bereits unter 18.6.2 erläutert. Ein wesentlicher Bestandteil der Galle ist das **Bilirubin,** das zum überwiegenden Teil aus dem Abbau der roten Blutkörperchen (Erythrozyten ☞ Abb. 13.6) stammt. Genauer gesagt ist es das Endabbauprodukt des **Häms,** der sauerstoffbindenden Komponente des Hämoglobins. Der Abbau findet in den Zellen des Monozyten-Makrophagen-Systems von Milz, Knochenmark und Leber statt und führt über das grünliche Zwischenprodukt **Biliverdin** schließlich zum gelblichen Bilirubin. Bilirubin ist wasserunlöslich und wird daher im Blut an Albumin gebunden transportiert. Man nennt diese Form des Bilirubins auch **indirektes Bilirubin.** In der Leber wird es vom Albumin abgetrennt und in die Leberzellen aufgenommen. Hier wird es an eine Säure, die *Glukuronsäure,* gekoppelt (konjugiert), dabei entsteht das besser wasserlösliche *Bilirubinglukuronid.* Diese Form, auch **direktes Bilirubin** genannt, wird dann mit der Galle ausgeschieden. Im Darm wird das Bilirubin durch die Tätigkeit von Darmbakterien weiter umgewandelt zu **Sterkobilin** (braun) und **Urobilinogen** (gelb). Urobilinogen wird teilweise rückresorbiert und danach teils in der Leber weiter abgebaut, teils (insbesondere bei hohen Konzentrationen) mit dem Urin ausgeschieden, der dadurch seine gelbe Farbe erhält.

Gelbsucht

Die Bilirubinkonzentration im Blut beträgt normalerweise unter 1 mg/dl. Eine Erhöhung auf über 2 mg/dl führt zum Bild des **Ikterus** *(Gelbsucht),* wobei die charakteristische Gelbfärbung zuerst am Auge *(Sklerenikterus)* und später auch an der Haut sichtbar wird (☞ Abb. 18.53). Man unterscheidet folgende Ikterusformen:

- Der **prähepatische Ikterus.** Hier liegt die Störung *vor* der Leber, meist in einem verstärkten Untergang roter Blutzellen *(Hämolyse).* Durch das vermehrt anfallende Bilirubin wird die Leber in ihrer Ausscheidungsfunktion überfordert. Man findet dann im Blut einen erhöhten Spiegel des *indirekten Bilirubins*
- Der **intrahepatische Ikterus.** Seine Ursache liegt in einer Funktionsstörung *in* der Leber (z. B. durch eine infektiöse Hepatitis oder Leberzirrhose). Die geschädigte Leber kann den regulären Anfall an Bilirubin nicht bewältigen. Im Blut sind typischerweise *direktes* und *indirektes Bilirubin* erhöht
- Der **posthepatische Ikterus.** Hier liegt die Störung *hinter* der Leber. Infolge einer Verlegung der Gallenwege z. B. durch Gallensteine oder Tumoren (deshalb auch **Verschlussikterus** genannt) staut sich das bereits ausgeschiedene *direkte Bilirubin* zurück, tritt ins Blut über und kann dort in erhöhter Konzentration gemessen werden. Typischerweise findet man bei Patienten mit posthepatischem Ikterus auch einen bierbraun verfärbten Urin, der beim Schütteln gelblich schäumt. Weiterhin charakteristisch ist der helle, entfärbte Stuhl. Dies rührt daher, dass das Bilirubin durch den Verschluss des Gallengangs nicht mehr in den Darm gelangt und somit die normalerweise im Darm entstehenden Abbauprodukte des Bilirubins, die dem Stuhl seine charakteristische Farbe geben, fehlen.

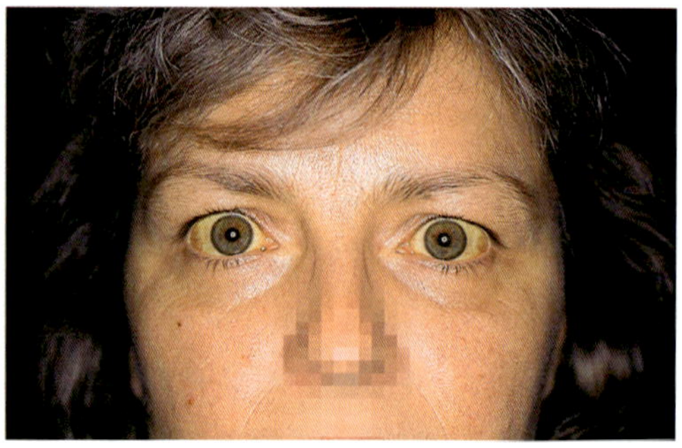

Abb. 18.53: Ikterus mit typischer Gelbfärbung der Haut und der Bindehäute. [R168]

Neugeborenenikterus ☞ *23.2.1*

18.10.5 Die Leber als zentrales Stoffwechselorgan

Die Leber erfüllt eine Reihe lebenswichtiger Stoffwechselaufgaben, die im Folgenden anhand der Kohlenhydrate, Eiweiße und Fette zusammenfassend dargestellt werden.

Der Kohlenhydratstoffwechsel der Leber

Stimuliert durch das Hormon Insulin, nimmt die Leber Glukose aus der Blutbahn auf und speichert es als Glykogen in den Leberzellen – die Leber dient also als *Kohlenhydratspeicher.* Bei Bedarf wird dieses gespeicherte Glykogen wieder zu Glukose (Traubenzucker) abgebaut und an das Blut abgegeben. Ausgelöst wird die *Freisetzung* der Glukose aus Glykogen vor allem durch die Hormone *Adrenalin* aus dem Nebennierenmark und *Glukagon* (☞ 18.9) aus den Inselzellen des Pankreas.

Da schon nach einer kurzen Fastenperiode von 24 Std. die Glykogenvorräte der Leber erschöpft sind, existiert noch ein weiterer Stoffwechselweg, der die Leberzellen in die Lage versetzt, Glukose *neu* zu bilden. Für diese Zuckerneubildung *(Glukoneogenese)* sind als Ausgangsstoff z. B. verschiedene Aminosäuren oder Laktat geeignet (Details ☞ 2.8.1), während dies aus Fettsäuren nicht möglich ist. Außerdem kann die Leber als einziges Organ Fruktose und Galaktose in Glukose umwandeln.

Der Eiweißstoffwechsel der Leber

Auch im Stoffwechsel der Eiweiße und Aminosäuren nimmt die Leber eine zentrale Stellung ein. Die Leber stellt insbesondere die meisten der im Blut benötigten Eiweißkörper her, vor allem:

- *Albumine* und viele andere Proteine des Blutes *(Globuline)*, jedoch mit Ausnahme der γ-Globuline, die von den Plasmazellen des Immunsystems produziert werden (☞ 14.4.3)
- Blutgerinnungsfaktoren (☞ 13.5.5).

In der Leber findet ein ständiger Um- und Abbau von Eiweißen und deren Bausteinen, den Aminosäuren, statt. Aus der großen Menge Stickstoff, die bei diesen Um- und Abbauvorgängen anfällt, bildet die Leber beim Erwachsenen pro Tag etwa 20–25 g **Harnstoff.** Dieser wird ins Blut abgegeben und über den Urin ausgeschieden (zur Harnstoffanreicherung bei Nierenerkrankungen ☞ 20.6).

Der Fettstoffwechsel der Leber

Nicht nur im Fettgewebe, auch in der Leber werden Neutralfette (Triglyzeride) gespeichert, wobei im Hungerzustand wieder freie Fettsäuren mobilisiert werden können. Die Leber erzeugt aus den Fettsäuren mittels der β-Oxidation ☞ auch 2.8.2) viel Energie, die unter anderem für Energie verbrauchende Stoffwechselvorgänge wie z. B. die Glukoneogenese aus Aminosäuren und Laktat verwendet wird.

18.10.6 Die Virushepatitis

Die akute Virushepatitis

Verschiedene Viren befallen bevorzugt die Leber und verursachen eine *akute Leberentzündung,* die **akute Virushepatitis.** Man kennt gegenwärtig sieben verschiedene Hepatitis-Formen (*Hepatitis A–G*), die durch Nachweis von Virusantigenen (☞ 14.10) und/oder vom Patienten gebildeten Antikörpern diagnostisch gesichert werden können.

Im Hauptstadium zeigt sich eine Virushepatitis durch einen *intrahepatischen Ikterus.* In seltenen Fällen kann bei einem *fulminanten* (raschen und ungünstigen) Verlauf mit massivem Untergang von Leberzellen ein tödliches *Leberzerfallskoma* auftreten.

Vergleichsweise wenig gefährlich ist die **Hepatitis A,** deren Erreger das *Hepatitis-A-Virus* (HAV) ist. Das Virus wird mit dem Stuhl ausgeschieden, der häufigste Infektionsweg ist die fäkal-orale Übertragung über kontaminierte Nahrungsmittel oder Trinkwasser. Die Prognose ist – auch ohne besondere Therapie – günstig, da keine chronischen Krankheitsverläufe vorkommen.

Das Hepatitis-B-Virus (HBV) verursacht die **Hepatitis B** und wird vor allem *parenteral* (z. B. über Blut, Blutprodukte, verunreinigte Nadeln und Spritzen etwa bei Drogenabhängigen, im Krankenhaus auch durch in die Augen gelangte Blutspritzer infektiöser Patienten) sowie durch *Sexualkontakt* übertragen. Alle Körperflüssigkeiten eines Hepatitis-B-Kranken (Blut, Speichel, Urin, Sperma) sind potenziell infektiös. Da ein chronischer Verlauf in etwa 10% der Krankheitsfälle droht, sollten Berufstätige im Gesundheitswesen, die beruflichen Kontakt mit infektiösen Patienten oder Sekreten haben, geimpft werden. Hierzu stehen heute zuverlässige und gut verträgliche Impfstoffe (z. B. Gen H-B-Vax®) zur Verfügung.

Die **Hepatitis C**, deren Erreger das *Hepatitis-C-Virus* (HCV) ist, wird wie die Hepatitis B überwiegend *parenteral* übertragen. Die Hepatitis C hat eine ernste Prognose, da sie in über 50% chronisch wird. Um dies zu verhindern, sollte frühzeitig eine Therapie mit Interferon, nach heutigem Kenntnisstand am besten kombininiert mit dem Virushemmer Ribavirin (z. B. Copegus®), versucht werden. Die heute zugelassenen pegylierten, d. h. an ein Polyethylenglykol (PEG)-Molekül gekoppelten, Interferone (z. B. Pegasys®) müssen nur noch einmal wöchentlich s. c. appliziert werden. Weitere Formen der Virushepatitis sind in Europa selten.

Die chronische Hepatitis

Ist eine Hepatitis nach sechs Monaten nicht ausgeheilt, so spricht man von einer **chronischen Hepatitis.** Ohne Therapie mit Alpha-Interferon (IFN-α) münden die chronischen Hepatitiden B, C und D häufig in eine Leberzirrhose (☞ 18.10.8). Daneben droht als Spätkomplikation, v.a. auf dem Boden einer Zirrhose, die Entwicklung eines **primären Leberzellkarzinoms.**

18.10.7 Fettleber

Von einer **Fettleber** spricht man definitionsgemäß bei einer diffusen Ablagerung von Fetttröpfchen in mindestens der Hälfte der Leberzellen. Im Anfangsstadium sind die Patienten trotz deutlich tastbarer Lebervergrößerung meist beschwerdefrei. Hauptursachen sind die hyperkalorische Ernährung und insbesondere der Alkoholmissbrauch.

Überschreitet die tägliche Alkoholzufuhr jahrelang die Grenze von etwa 60 g bei Männern und 20 g bei Frauen (entsprechend etwa 3 bzw. 1 Flasche Bier täglich), so resultiert ein schubweises Auftreten einer nichtinfektiösen **Fettleberhepatitis,** die jedes Mal vom Untergang von Lebergewebe begleitet wird. Bei trotzdem fortgesetztem Alkoholabusus wird die Entwicklung einer kleinknotigen Leberzirrhose („Fettzirrhose") dann immer wahrscheinlicher.

18.10.8 Leberzirrhose

Bei der **Leberzirrhose** sind die Läppchen- und Gefäßstruktur unwiderruflich zerstört und das zugrunde gegangene Lebergewebe ist durch bindegewebige Narben und Regeneratknoten ersetzt. In etwa der Hälfte der Fälle ist die Leber-

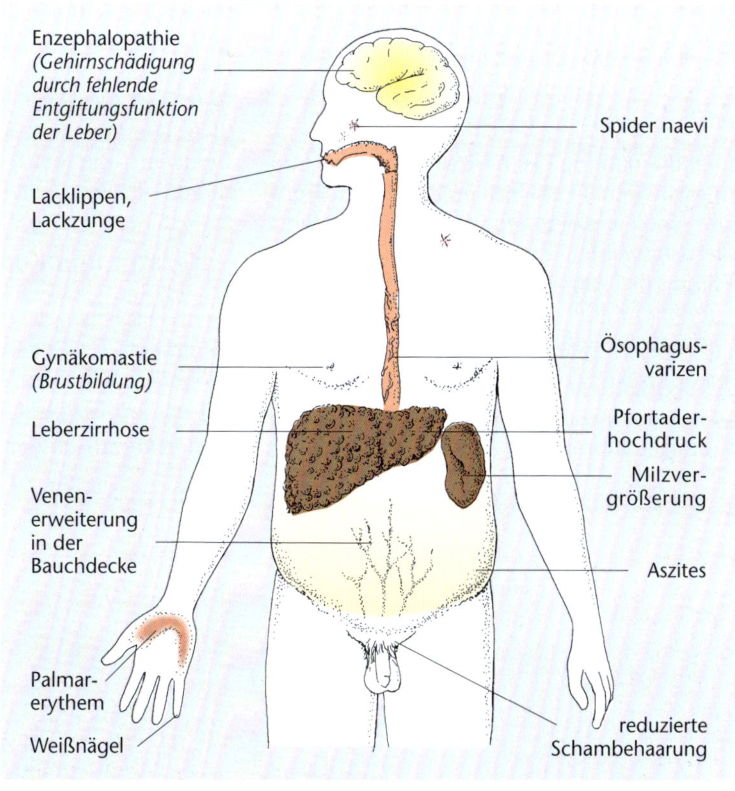

Abb. 18.54: Typische Symptome eines Patienten mit Leberzirrhose. Durch den Pfortaderhochdruck entwickeln sich Ösophagusvarizen, Milzvergrößerung, Aszites und erweiterte Bauchhautvenen. An der Haut sieht man Gefäßsternchen, so genannte Spidernaevi, Palmarerythem (gerötete Handinnenflächen) und verminderte Achsel-, Scham- und Bauchbehaarung. Beim Mann kann sich eine *Gynäkomastie (Brustbildung)* einstellen.

18

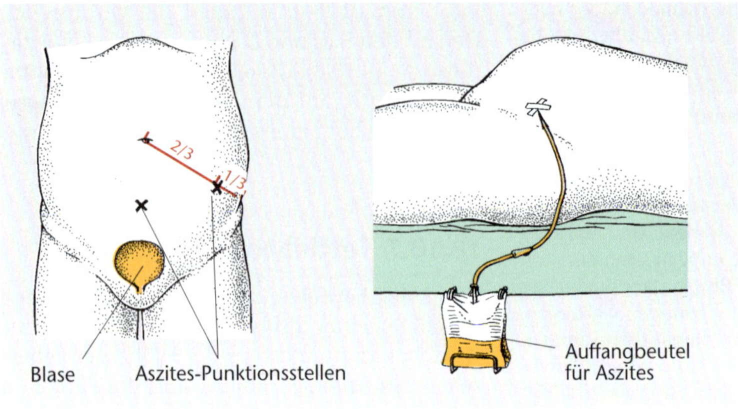

Abb. 18.55: Aszitespunktion. Zur diagnostischen Beurteilung der Aszitesflüssigkeit oder zur Entlastung kann man die Aszitesflüssigkeit durch eine Drainage abführen. Man punktiert (bei entleerter Blase!) in der Mittellinie zwischen Nabel und Symphyse oder am Übergang vom äußeren zum mittleren Drittel der Verbindungslinie zwischen vorderem Darmbeinstachel und Nabel. [A300-190]

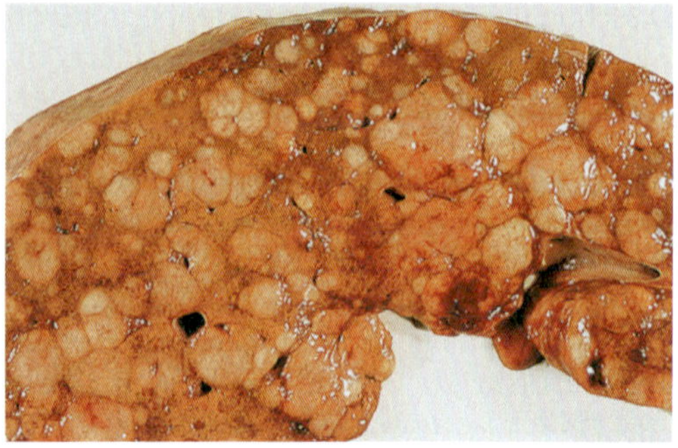

Abb. 18.56: Leber mit multiplen knotigen Metastasen. Die Metastasen können so groß werden, dass sie von außen tastbar sind und die Atmung beeinträchtigen. [S101]

zirrhose auf chronischen Alkoholmissbrauch (☞ 18.10.7) zurückzuführen, weitere 40% sind Spätfolgen einer chronischen Virushepatitis. Die verbleibenden 10% verteilen sich auf ganz unterschiedliche, aber eher seltene Ursachen.

Klinische Zeichen sind (☞ Abb. 18.54):

- **Allgemeinsymptome** wie Druck- und Völlegefühl im Oberbauch, Abgeschlagenheit, verminderte Leistungsfähigkeit
- **Leberhautzeichen** wie *Gefäßspinnen* **(Spidernaevi),** *Palmarerythem,* Lacklippen und Lackzunge, brüchige weiße Nägel
- **Hormonelle Störungen.** Beim Mann Verlust der Sekundärbehaarung, Potenzstörung, Hodenatrophie und evtl. Ausbildung einer Brust **(Gynäkomastie);** bei der Frau Menstruationsstörungen
- **Tastbarer Leberbefund.** Anfänglich vergrößerte Leber mit höckriger Oberfläche. Im Endstadium ist die Leber aufgrund der Schrumpfung verkleinert.

Unter 18.3.3 wurde die *portale Hypertension* als Folge des Leberumbaus mit Ausbildung von *Ösophagusvarizen* und unter Umständen lebensbedrohlicher Blutungen bereits beschrieben.

18

Auch die Bildung des **Aszites,** einer Ansammlung von freier Flüssigkeit im Bauchraum, rührt zum einen aus dem erhöhten Druck im Pfortaderstromgebiet. Zum anderen spielt für die Bildung des Aszites die verminderte Synthese von Bluteiweißen (v.a. Albumine) in der Leber eine wichtige Rolle (☞ Abb. 18.55).

Die verminderte Bildung von Gerinnungsfaktoren kann zu schweren oder sogar tödlichen Blutungen führen.

Unter einer **hepatischen Enzephalopathie** versteht man die neurologischen und psychischen Symptome, die durch die zirkulierenden Giftstoffe im Blut verursacht werden. Im schlimmsten Fall resultiert ein *Leberausfallskoma* (☞ 18.10.6), an dem viele Zirrhosepatienten sterben. Auch das Risiko eines *primären Leberzellkarzinoms* (☞ 18.10.6) ist erhöht.

18.10.9 Lebermetastasen

Viel häufiger als primär von der Leber ausgehende bösartige Tumoren *(Leberzellkarzinom)* sind **Lebermetastasen** (☞ 5.7.4 und Abb. 5.15). Der Primärtumor liegt oft im Einzugsgebiet der Pfortader; insbesondere *Magen-, Kolon-* und *Rektumkarzinome* streuen bevorzugt in die Leber.

Es kommen *isolierte* und *multiple* Metastasen vor, die gewöhnlich bei der Ultraschalluntersuchung leicht als rundliche Knoten erkannt werden können. Bei einer **Metastasenleber** ist die Leber förmlich von Tumorknoten übersät, die sich an der Oberfläche verwölben (☞ Abb. 18.56). Bei Vorliegen mehrerer Lebermetastasen ist in aller Regel keine Heilung mehr möglich. Die Prognose ist dementsprechend sehr schlecht – die meisten Betroffenen versterben innerhalb eines Jahres.

Literatur und Kontaktadressen

Literatur

Buhmann, C.: Glutenfrei kochen und backen. At-Verlag, München, 2004

DCCV e.V.: Morbus Crohn – Colitis ulcerosa: Damit komm ich klar. TRIAS, Stuttgart 2004

Deutsche Krebshilfe e.V. (Hrsg.): Aus der Reihe „Blaue Ratgeber" sind Ratgeber erschienen zu Bauchspeicheldrüsenkrebs, Darmkrebs, Krebs der Leber und der Gallenwege, Magenkrebs, Speiseröhrenkrebs.

Deutsche Krebshilfe, Buschstr. 32, 53113 Bonn, Tel. 0228/729900, www.krebshilfe.de

Esch, M.: Stomatherapie. Kohlhammer, Stuttgart, 2005

Hiller, A.: Backschule – glutenfrei. Hammermühle, 2005

Hiller, A.: Köstlich essen bei Zöliakie. TRIAS, Stuttgart, 2005

Kreuser, E. D., Würdinger, K.: Kursbuch Darmkrebs. Risikofaktoren Prophylaxe Therapie. Südwest-Verlag, München 2006.

✉ Kontaktadressen

Deutsche Leberhilfe e.V., Luxemburger Str. 150, 50937 Köln, Tel. 0221/2829980, www.leberhilfe.org

Deutsche Morbus Crohn/Colitis ulcerosa Vereinigung – DCCV – e.V., Bundesgeschäftsstelle, Paracelsusstr. 15, 51375 Leverkusen, Tel. 0214/876080, www.dccv.de

Felix Burda Stiftung, Rosenkavalierplatz 10, 81925 München, Tel. 089/925027 10, www.darmkrebs.de

Kompetenznetz Hepatitis, c/o Medizinische Hochschule Hannover, Abt. Gastroenterologie, Hepatologie und Endokrinologie, Carl-Neuberg-Str. 1, 30625 Hannover, Telefon: 0511/532-6819 (Presse- und Öffentlichkeitsarbeit), www.kompetenznetz-hepatitis.de

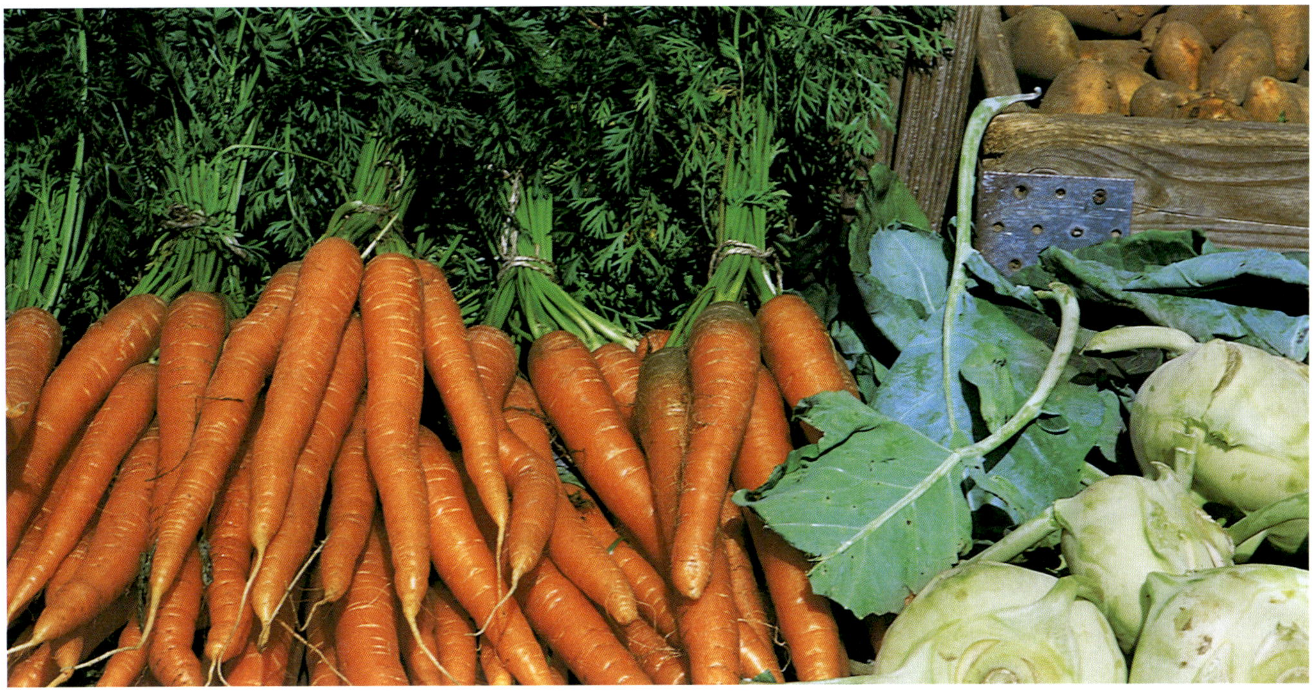

19 Ernährung und Stoffwechsel

19.1 Wie viel Energie braucht der Mensch?

Energieliefernde Stoffwechselprozesse *(Katabolismus)* sind für den Organismus lebenswichtig. Nur mit ihrer Hilfe kann er in ausreichendem Umfang die Struktur seiner Zellen aufbauen und aufrechterhalten *(Anabolismus)*. Auch für körperliche Arbeit und zur Konstanthaltung des Inneren Milieus wird Energie benötigt (☞ 1.5, Abb. 19.1).

Diese Energie führt sich der Mensch in Form der **Nahrungsmittel** zu, deren Energiegehalt in den chemischen Bindungen der drei Hauptnährstoffe **Fett, Eiweiß** und **Kohlenhydrate** gespeichert ist.

Der Energiegehalt von Nahrungsmitteln wird in der Einheit (Kilo-)**Joule** oder (Kilo-)**Kalorie** ausgedrückt. 1 Kilokalorie (1 kcal = 1000 Kalorien) entspricht der Energie, die man braucht, um einen Liter Wasser von 14 °auf 15 °C zu erwärmen; 1 kJ ≅ 0,24 kcal bzw. 1 kcal ≅ 4,2 kJ. Der Energieumsatz wird in **Watt** (W) angegeben oder, wenn es sich um tagesbezogene Durchschnittswerte handelt, in kJ/Tag oder kcal/Tag.

Der Energiebedarf

Als Faustregel gilt, dass für den nicht schwer körperlich arbeitenden Menschen eine Zufuhr von ca. 10 000 kJ (2400 kcal) pro Tag ausreichend ist, um das Energiegleichgewicht zu erhalten. Das entspricht einem mittleren Energieumsatz von 115 W, ein Wert, der überraschend gering ist – schon eine helle Glühlampe verbraucht so viel Energie. Bei ganztägiger Schwerstarbeit oder Leistungssport können jedoch über 20 000 kJ (4800 kcal) pro Tag benötigt werden. Richtwerte für den Energiebedarf können entsprechenden Tabellen entnommen werden (☞ Tab. 19.2). Diese sollten neben dem Körpergewicht das Geschlecht, das Lebensalter, besondere Lebensumstände wie Schwangerschaft oder Stillperiode sowie den Grad der körperlichen Arbeit berücksichtigen.

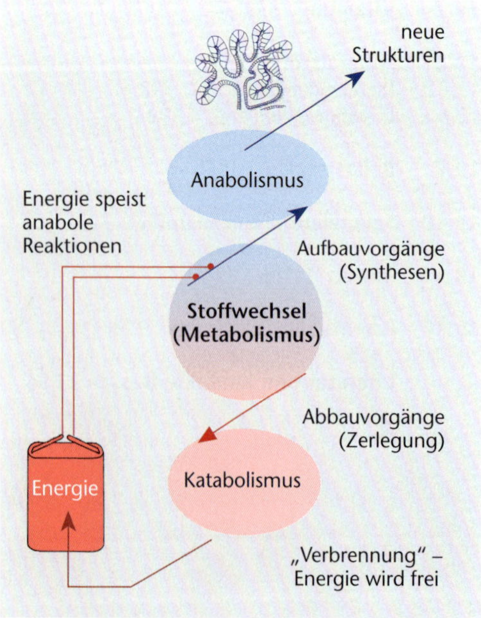

Abb. 19.1: Stoffwechsel (Metabolismus): Schaffung neuer Organstrukturen heißt Anabolismus, Zerlegung und Verbrennung von Nahrungsbestandteilen oder Körperreserven Katabolismus.

Tätigkeit	Mann (70 kg)		Frau (60 kg)	
	kJ/Tag [kcal/Tag]	Watt	kJ/Tag [kcal/Tag]	Watt
Leichte Tätigkeiten (Büro)	9 600 [2300]	110	8 400 [2000]	100
Mittelschwere Tätigkeiten (Pflegepersonal)	12 600 [3000]	145	11 000 [2600]	130
Schwerarbeit (Bauarbeiter)	16 800 [4000]	195	14 700 [3500]	170
Schwerstarbeit (WHO-Höchstwerte bei jahrelanger Arbeit)	20 100 [4800]	230	15 500 [3700]	180
Letztes Drittel der Schwangerschaft (bei leichter Tätigkeit)	–	–	11 000 [2600]	130
Stillen (bei leichter Tätigkeit)	–	–	11 800 [2800]	135

Tab. 19.2: Energiebedarf und -umsatz von Mann und Frau unter verschiedenen Bedingungen (Werte gerundet). Beim genauen Energiebedarf spielen allerdings noch zahlreiche weitere Faktoren eine Rolle (Bewegung, psychische Unruhe, Stoffwechselbesonderheiten). Alte Menschen haben allgemein einen geringeren Energiebedarf. Kurzfristig kann der Energieumsatz deutlich höher liegen als im Tagesmittel. Flottes Treppensteigen erfordert ca. 1000 W, beim 100 m Lauf können über 2000 W geleistet werden (100 W = 8640 kJ/Tag).

Da der tägliche Energiebedarf von vielen Faktoren abhängt und selbst bei körperlicher Ruhe sehr unterschiedlich ist, hat man einen **Grundumsatz** *(GU)* definiert, der unter festgelegten Bedingungen gemessen wird:

- Morgens
- Nüchtern
- In Ruhe (liegend)
- Bei behaglicher Umgebungstemperatur.

Man gibt den Grundumsatz meist pro m^2 Körperoberfläche an, da die umgesetzte Energie als Wärme über die Hautoberfläche an die Umgebung abgegeben wird. Je größer die Oberfläche, desto höher der Wärmeverlust und damit der Energieumsatz, der zur Aufrechterhaltung der Körperkerntemperatur nötig ist. Die Körperoberfläche wird aus Körpergröße und -gewicht mittels eines Nomogramms oder einer Gleichung ermittelt.

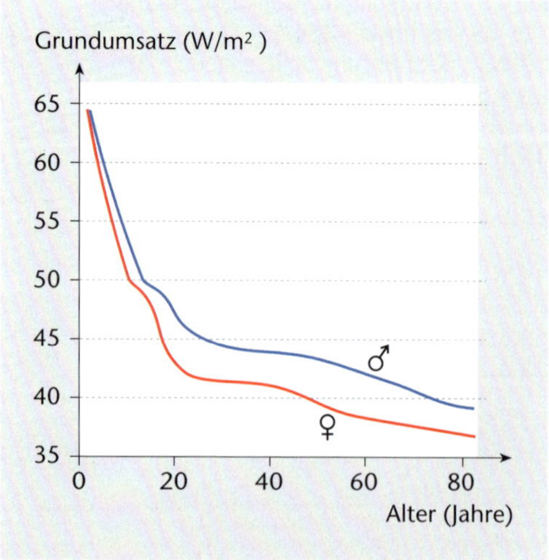

Abb. 19.3: Grundumsatz in Abhängigkeit vom Lebensalter. Säuglinge und Kleinkinder haben eine im Verhältnis zum Körpergewicht große Körperoberfläche und zusätzlichen Energiebedarf zum Aufbau von Körperstrukturen. Nach einem Plateau sinkt der Grundumsatz ab ca. dem 40. Lebensjahr nochmals ab.

Der Energiegehalt der Nährstoffe

Aus Fett, Eiweiß und Kohlenhydraten werden im Stoffwechsel unterschiedliche Mengen an Energie gewonnen: Pro aufgenommenes Gramm Kohlenhydrate und Eiweiß sind dies 17 kJ (4 kcal), pro Gramm Fett 38 kJ (9 kcal).

Diese Zahlen bezeichnen den vom Menschen verwertbaren (biologischen) Energiegehalt; der tatsächliche (physikalische) Energiegehalt ist höher, weil wir vor allem die Eiweiße nicht vollständig „verbrennen" können (☞ 2.8.3).

Bei einer kalorisch ausreichenden Ernährung sollte ein Gleichgewicht zwischen Kalorienzufuhr und -verbrauch bestehen. Umgerechnet auf Absolutzahlen in Gramm ergibt sich damit für einen „Durchschnittsmann" mit 70 kg Körpergewicht ein täglicher Bedarf an Kohlenhydraten von ca. 350 g, an Eiweiß und Fett von jeweils etwa 70 g. Tatsächlich aber wird sehr oft vor allem zu viel Fett aufgenommen, nicht selten mit ca. 140 g täglich das Doppelte des Empfohlenen!

Nun isst der Mensch die Nährstoffe nicht in Form von reinen Fetten, Eiweißen oder Kohlenhydraten, sondern er nimmt sie in den verschiedenen Nahrungsmitteln wie Fleisch, Milch, Eiern, Kartoffeln, Obst oder Gemüse gemischt zu sich. Der Energiegehalt der Nahrungsmittel kann **Kalorientabellen** entnommen werden, spezielle Tabellen enthalten darüber hinaus die Anteile der drei Grundnährstoffe in den einzelnen Nahrungsmitteln. Dies ist z. B. für Diabetiker von Bedeutung, weniger aber für den Gesunden, solange die Nahrung abwechslungsreich und ernährungsphysiologisch sinnvoll zusammengestellt ist (☞ 19.2).

Oft vergessen: Getränke als Energieträger

Meist unterschätzt wird der Energiegehalt von Getränken, insbesondere alkoholische Getränke (1 g Alkohol liefert 30 kJ ≅ 7 kcal): Trinkt man also zu einer sonst ausgewogenen Ernährung jeden Abend zusätzlich eine Flasche Bier (0,5 l), so macht sich dies am Jahresende durch rund 9 kg mehr auf der Waage bemerkbar. Und nicht nur Limonade und Cola, auch die als gesund geltenden Säfte enthalten relativ viel Kalorien und sollten mit Wasser verdünnt getrunken werden.

19.2 Die Zusammensetzung der Nahrung

Nicht nur die Energiebilanz muss stimmen, auch das Verhältnis der Nährstoffe zueinander ist von großer Bedeutung für die Gesundheit. Hierbei ist auch auf eine ausreichende Versorgung mit Vitaminen, Spurenelementen und Ballaststoffen zu achten.

Empfohlen: Ausgewogene Ernährung

Am günstigsten ist eine Ernährung, die 55–65% der Kalorien als Kohlenhydrate, 25–30% in Form von Fetten und 10–15% als Eiweiß enthält.

Um diese Empfehlungen zu veranschaulichen und die Übertragung auf den Alltag zu erleichtern, hat die *Deutsche Gesellschaft für Ernährung* e.V. *(DGE)* die **Dreidimensionale Lebensmittelpyramide** erarbeitet (☞ Abb. 19.4).

Reichlich frisches Obst, Gemüse, Salat und Vollkornprodukte gehören immer dazu, stellen also die Basis der Ernährung dar. Sie enthalten viele Vitamine sowie Ballast- und Mineralstoffe, die der Körper braucht.

Fleisch und Wurst sollte weit seltener gegessen werden als heute vielfach üblich; pro Woche 300–600 g insgesamt reichen aus. Dafür sollten Meeresfische häufiger auf dem Speisezettel stehen, mindestens zweimal wöchentlich. Fisch enthält viel Jod, das der Körper zur Produktion von Schilddrüsenhormonen braucht. Außerdem haben fette Meeresfische wie Hering oder Makrele ein günstiges Fettsäureprofil: Sie enthalten (im Gegensatz zu Fleisch) reichlich *Omega-3-Fettsäuren,* die den Blutfetthaushalt günstig beeinflussen. Aus dem gleichen Grund sollten generell hochwertige pflanzliche Fette wie Raps- oder Sojaöl gegenüber tierischen wie etwa Schmalz bevorzugt werden; bei Milch und Milchprodukten sollte auf geringen Fettgehalt geachtet werden.

Bei den Getränken liegt die Betonung auf den kalorienfreien Getränken, allen voran Mineral- und Trinkwasser sowie ungezuckerte Kräuter- und Früchtetees.

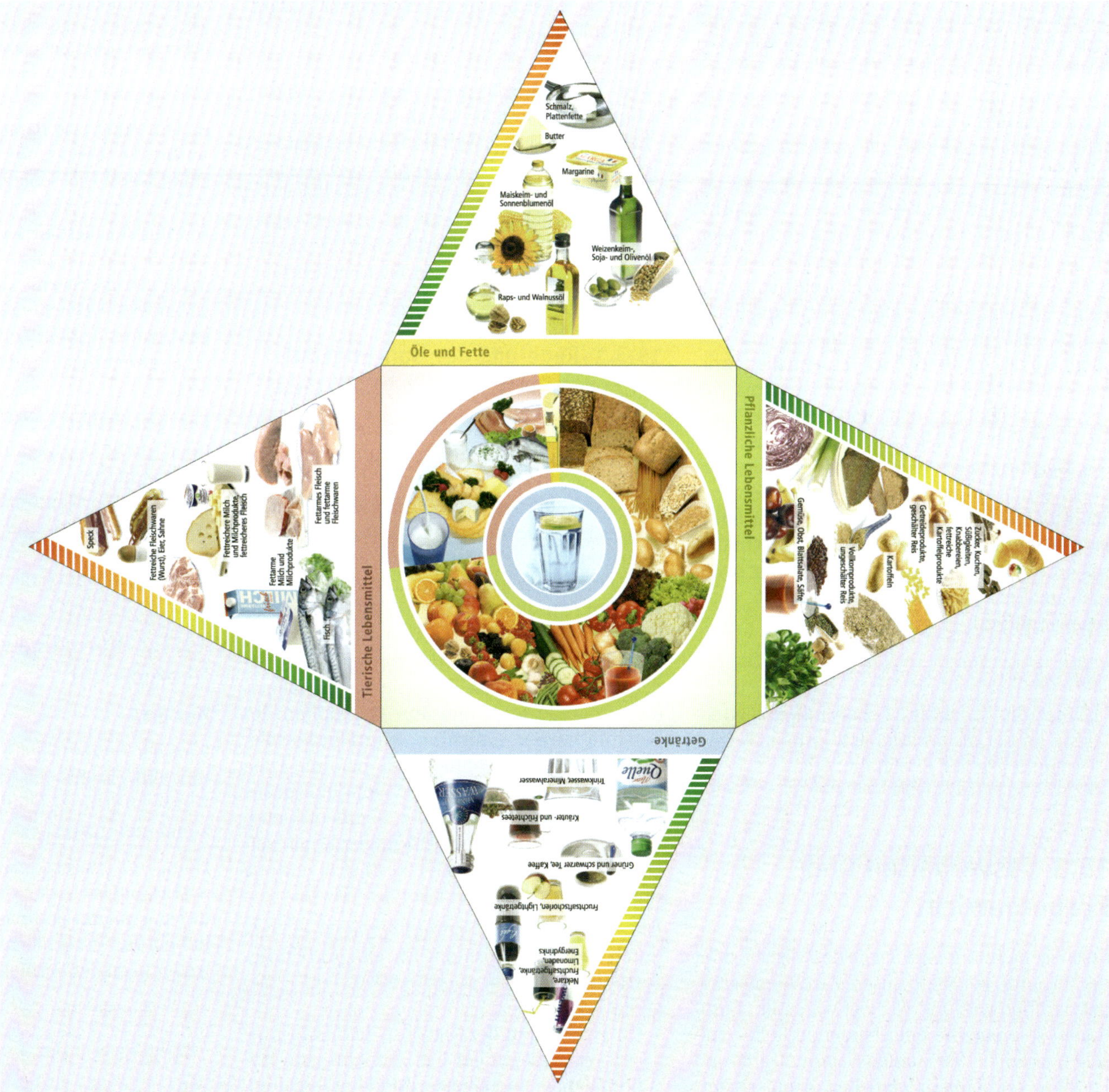

Abb. 19.4: Die **Dreidimensionale Lebensmittelpyramide** (hier aufgeklappt) verbindet quantitative und qualitative Aussagen in einem Modell. Sie hat als Basis den DGE-Ernährungskreis, der mit seinen Segmenten darstellt, in welchen Mengenverhältnissen die unterschiedlichen Lebensmittelgruppen in einer vollwertigen Ernährung vertreten sein sollten. Aussagen zur Qualität der Lebensmittel werden im Hinblick auf ernährungsphysiologische Kriterien getroffen und führen zu einer Qualitätsbeurteilung, die in den vier Pyramidenseiten dargestellt ist. [W245]

Vegetarische Kost

Es ist lange bekannt, dass **Vegetarier** eine durchschnittlich höhere Lebenserwartung haben und seltener an bestimmten chronischen Krankheiten leiden als ihre Fleisch essenden Mitmenschen. Viele Vegetarier leben allerdings generell gesünder als der Durchschnittsmensch, z.B. mit wenig oder keinem Alkohol und viel Sport. Die höhere Lebenserwartung ist nach heutigem Kenntnisstand nicht nur durch die Ernährung, sondern auch durch diese „Begleitfaktoren" bedingt.

Fest steht: Otto Normalverbraucher verzehrt deutlich mehr Fleisch als gesund ist. Aber: Der Verzicht auf Fleisch und Fisch birgt auch Probleme. Stellt ein Vegetarier seinen Speisezettel nicht sorgfältig zusammen, riskiert er Mangelerscheinungen. Am geringsten ist das Risiko bei *Ovo-Lacto-Vegetarier*, die außer pflanzlichen Produkten auch Milch und Eier verzehren. Sie stellen den größten Anteil der Vegetarier und finden ihr täglich benötigtes Quantum an Eiweiß und Kalzium in Milch, Quark und Käse oder Eiern. Eisen ist in Spinat, Rosenkohl und Hülsenfrüchten enthalten. Reichlicher Verzehr von Milch und Milchprodukten sowie Eiern deckt auch den Vitamin-B_{12}-Bedarf. Einen ähnlichen Speiseplan haben die *Lacto-Vegetarier* – nur verzichten sie zusätzlich noch auf Eier.

Anders ist es bei den *Veganern:* Sie essen prinzipiell keinerlei tierische Produkte und müssen ihren Eiweißbedarf durch pflanzliche Nährstoffe, etwa Soja, Nüsse und Hülsenfrüchte, decken. Da der Mensch jedoch viele qualitativ unterschiedliche Eiweiße braucht und vor allem auf die Zufuhr der acht essentiellen Aminosäuren (☞ 2.8.3) angewiesen ist, muss der Veganer penibel darauf achten, möglichst viele pflanzliche Eiweißlieferanten zu kombinieren. Die Deckung des Vitamin-B_{12}-Bedarfs ist bei dieser Ernährungsform nicht gewährleistet, so dass – häufig erst nach Jahren – ein Vitamin B_{12}-Mangel auftreten kann (☞ 19.7). Und: Selbst bei ausgeklügeltem Diätplan sollten Kinder sowie schwangere und stillende Frauen sich nicht vegan ernähren.

19

Egal um welche Kostform es sich handelt: Je kleiner die „erlaubte" Lebensmittelpalette, desto größer die erforderliche Sorgfalt beim Zusammenstellen des Speiseplanes.

19.3 Essverhalten und Körpergewicht

Essen ist nicht nur eine Sache des Körpers oder der Vernunft, vor allem unsere Psyche entscheidet darüber, was und wie viel wir essen. Emotionen spielen eine entscheidende Rolle. Und sollen es auch: Wer ständig Kalorien zählt und Leckeres nicht mehr genießen kann, riskiert viel eher Fressanfälle als ein Lust-Esser. Frustessen hingegen ist berüchtigt: Ob die Chips am einsamen Fernsehabend oder ein Schokoriegel bei Stress – das Ergebnis ist das gleiche: Kummerspeck.

Genussvolles Essen sollte alltäglich sein. Es erfordert aber Zeit und geht nicht nebenbei, in Gesellschaft ist es einfacher als allein. Man sollte dabei nicht nur berücksichtigen, dass die Kost ausgewogen ist, sondern auch, was man gut verträgt und einem schmeckt. Was aber, wenn einem hauptsächlich das schmeckt, was „ungesund" ist? Nun, Geschmack ist zwar auch von unserer Kultur, unserem sozialen Umfeld und unserer Persönlichkeit beeinflusst, überwiegend werden Geschmacksvorlieben aber erlernt, d.h. man kann auch umlernen! Eine Ausnahme ist wahrscheinlich unsere Vorliebe für Süßes. Schon Babys bevorzugen eine leichte Süße (Muttermilch schmeckt süß), was möglicherweise bei der Evolution als Überlebenshilfe diente, denn was in der Natur süß schmeckt, ist selten giftig, im Gegensatz zu bitteren Substanzen.

Die Wechselwirkungen zwischen Ernährung, Körper und Psyche sind sehr komplex. Beteiligt sind u.a. hormonelle, neuronale, metabolische, psychische und soziale Faktoren. Da überrascht es nicht, dass das System störanfällig ist, was in unserer Nahrungsmittel-Überflussgesellschaft zu erheblichen gesundheitlichen Problemen führt.

19.3.1 Regelung der Nahrungsaufnahme: Appetit, Hunger, Sättigung

Jeder weiß, dass Nahrungsaufnahme und Stimmung eng miteinander verknüpft sind. Unser Wohlbefinden wird stark durch die Verfügbarkeit des „Glückshormons" *Serotonin* in unserem Gehirn beeinflusst, was sich z.B. bei der Einnahme von Medikamenten wie Fluoxetin (z.B. Fluctin®) zeigt, die die Konzentration von Serotonin an den Synapsen erhöhen. Die Zufuhr von Kohlenhydraten und von Fetten erhöht ebenfalls die Serotoninkonzentration, indem sie über unterschiedliche Mechanismen die Aufnahme der Aminosäure Tryptophan, der Vorstufe von Serotonin, ins Gehirn fördert. Essen wird also mit Wohlbefinden belohnt. Dass dieses System normalerweise nicht überbeansprucht wird, liegt an einer übergeordneten Kontrolle von Hunger und Sättigung, bei welcher der **Hypothalamus** (☞ 9.8.4) eine zentrale Rolle spielt.

Die *tägliche Nahrungsaufnahme* wird u.a. durch die beiden Hormone **Ghrelin** und **Cholezystokinin** (CCK, ☞ auch 18.6.4 u. Tab. 12.24) geregelt:

- Ghrelin wird in der Magenschleimhaut produziert, gelangt über die Blutbahn zum Hypothalamus und erzeugt dort Hungergefühl. Mit zunehmender Magenfüllung sinkt die Ghrelinkonzentration. Das durch ein fehlendes Sättigungsgefühl gekennzeichnete *Prader-Willi-Syndrom* etwa geht mit massiv erhöhten Ghrelin-Spiegeln einher
- CCK wird im Dünndarm gebildet, wenn dort Nahrung verdaut wird. Es erzeugt ein Sättigungsgefühl, ebenso wie der Anstieg der Blutglukosekonzentration.

Auch über den Zustand der Energiereserven des Körpers wird der Hypothalamus informiert und kann so *langfristig* die *Energiebilanz* steuern. Hieran sind die Hormone **Leptin** und **Insulin** beteiligt. Die Fettzellen produzieren Leptin (☞ 12.6.3), das eine appetithemmende Wirkung hat. Je weniger Fettgewebe vorhanden ist, desto geringer die Leptinfreisetzung. Insulin verstärkt die Wirkung von Leptin.

Die anfängliche Hoffnung, Übergewicht durch künstliche Zufuhr von Leptin zu reduzieren, hat sich nur für die sehr seltenen Fälle eines Leptinmangels erfüllt – die Regulation des Körpergewichts wie die Leptinwirkungen sind sehr komplex. Die Leptinspiegel Übergewichtiger sind in aller Regel hoch. Möglicherweise liegt bei diesen Menschen eine *Leptinresistenz* vor, deren Einzelheiten aber noch weitgehend unklar ist.

Es gibt Hinweise darauf, dass die Ghrelinausschüttung steigt und die Leptinausschüttung sinkt, wenn die Schlafdauer verkürzt wird. Da sich in den letzten Jahrzehnten die durchschnittliche **Schlafdauer** der Bevölkerung sowohl in den USA als auch in Deutschland um mehr als eine Stunde verkürzt hat, könnten die veränderten Hormonspiegel und der dadurch gesteigerte Appetit mit für die Zunahme der Übergewichtigkeit **(Adipositas)** verantwortlich sein.

Die genannten Stoffe allein erklären jedoch noch nicht die gesamte Regelung der Nahrungsaufnahme. Etliche weitere Hormone, Transmitter, Neuromodulatoren und Stoffwechselprodukte sind beteiligt, deren Wirkmechanismen entweder noch nicht voll aufgeklärt oder die noch nicht identifiziert sind.

19.3.2 Normalgewicht und Übergewicht

Der BMI

Laut der *Deutschen Adipositas-Gesellschaft* waren 2005 ca. 68% der Männer und ca. 55% der Frauen in Deutschland übergewichtig, Tendenz zunehmend. Aber was ist normal?

Heute durchgesetzt zur Beurteilung des Gewichts hat sich der **Body-Mass-Index** *(BMI)*, der eng mit der Fettmasse korreliert und unabhängig vom Geschlecht ist. Der BMI kann entweder nach der Formel

$$\textbf{Body-Mass-Index} = \frac{\text{Körpergewicht in kg}}{(\text{Körpergröße in m})^2}$$

berechnet oder aus entsprechenden Nomogrammen und Tabellen abgelesen werden. Beispiel: Gewicht = 70 kg, Größe = 1,70 m; 70 : 1,7² = 70 : 2,89 = 24,2 (kg/m²). Die Beurteilung des Gewichts nach dem BMI zeigt Tabelle 19.5.

Übergewicht

Bei einem BMI ≥ 25 kg/m² spricht man von **Übergewicht,** bei einem BMI ≥ 30 kg/m² von **Adipositas.** Bei Adipositas nimmt nicht nur das Risiko von Diabetes mellitus und Herz-Kreislauf-Erkrankungen enorm zu, auch der chronisch überbeanspruchte Bewegungsapparat verursacht Beschwerden – Lebenserwartung und Lebensqualität nehmen deutlich ab.

Fast genauso wichtig wie der BMI ist die *Verteilung* des Fetts im Körper: Polster an Po und Schenkeln tun der Gesundheit weniger Abbruch. Sehr ungünstig ist dagegen die *Apfelform* der Körperfettverteilung mit schlanken Gliedmaßen und betontem Fettansatz am Körperstamm. Dieses **Fettverteilungsmuster** kann durch das Verhältnis von Taillen- und Hüftumfang (in cm) bestimmt werden (☞ Tab. 19.6). Aufgrund der *Bauchfettmessung* kann das Risiko für eine Herz-Kreislauf-Erkrankung abgeschätzt werden. Kritisch ist bei Frauen ein Bauchumfang ab 88 cm, bei den Männern ab 102 cm. Bei der *Hautfaltenmessung* (Kalipermetrie) wird an verschiedenen Stellen das unter der Haut eingelagerte Fett gemessen. Die addierten Ergebnisse lassen Rückschlüsse auf den Körperfettanteil zu.

Reduktion des Übergewichts

Manchmal sind reichliches Essen und Bewegungsmangel nicht die alleinigen Ursachen für Übergewicht. Auch Schilddrüsenunterfunktion, eine Überproduktion oder die Einnahme von Glukokortikoiden (Cushing-Syndrom, ☞ 12.5.3) sowie Psychopharmaka können zu einer Gewichtszunahme führen. Insbesondere bei erheblichem oder schnell entstandenem

BMI (kg/m²)	Kategorie	Risiko für Begleiterkrankungen
< 18,5	Untergewicht	niedrig
18,5 – 24,9	Normalgewicht	durchschnittlich
25,0 – 29,9	Präadipositas	gering erhöht
30,0 – 34,9	Adipositas Grad 1	erhöht
35,0 – 39,9	Adipositas Grad 2	hoch
≥ 40	Adipositas Grad 3	sehr hoch

Tab. 19.5: Beurteilung des BMI nach der WHO (World Health Organization). Die Gefahr, an einem metabolischen Syndrom (☞ 19.4.2) zu erkranken, steigt weit überproportional mit zunehmendem BMI.

	Männer	Frauen
Gesundheitliches Risiko	Taillenumfang (cm)	
erhöht	> 94	> 80
deutlich erhöht	> 102	> 88
	Taillen-/Hüftumfang (waist/hip-ratio)	
erhöht	> 1,0	> 0,85

Tab. 19.6: Wer bei schlanken Armen und Beinen einen deutlich sichtbaren Bauch vor sich herträgt (apfelförmige Körperfettverteilung), hat ein besonders hohes Risiko für Folgekrankheiten wie z. B. Herzinfarkt, Schlaganfall und Diabetes.

Übergewicht sowie bei weiteren Auffälligkeiten wie etwa roten Hautstreifen sollte man ärztlich abklären lassen, ob nicht mehr hinter den Pfunden steckt.

Nach derzeitigem Wissensstand zur Normalisierung des Körpergewichts nicht sinnvoll sind *Sonderdiäten,* welche die Zahl der verwendbaren Nahrungsmittel stark einschränken. Sie sind wissenschaftlich nicht gesichert und insbesondere bei Patienten mit Vorerkrankungen ohne entsprechende medizinische Begleittherapie sogar schädlich.

Statt rabiater Fastenkuren sollte das Gewicht *langfristig* und *langsam* reduziert werden. Die wichtigsten Bausteine hierfür sind:

- Regelmäßiger Ausdauersport und eine vielseitige Lebensweise (☞ unten)
- Geregelte Mahlzeiten, kein ständiges Essen
- Deutlich weniger Fett als die traditionelle deutsche Küche vorsieht
- Weniger „hoch verfeinerte" Nahrungsmittel, die oft stark salz- oder zuckerhaltig sowie „konzentriert" (hoher Kaloriengehalt pro Gewichtseinheit) sind
- Mehr naturbelassene Nahrungsmittel mit ausreichend Vitaminen und Ballaststoffen.

Diese Anforderungen werden beispielsweise sehr gut von der (kalorienreduzierten) Vollwertkost erfüllt: Bei einer Diät von z. B. 4200 kJ (1000 kcal) täglich ist eine Gewichtsabnahme von (knapp) 1 kg pro Woche realistisch. Anschließend muss durch inzwischen eingeübte bessere Ernährungsgewohnheiten dieses Gewicht beibehalten werden. Nur so können die Gesundheitsrisiken wirksam gesenkt werden. Wie die Praxis zeigt, muss dabei der „innere Schweinehund" täglich neu besiegt werden: Wer zu Übergewicht neigt, was oft genetisch mitbedingt ist, wird diese Veranlagung sein ganzes Leben behalten – er muss also jeden Tag beim Essen aufpassen, egal auf welchem Gewichtsniveau er sich gerade befindet. Dies kann auch durch verhaltenstherapeutische Maßnahmen (z. B. Gruppentherapien) antrainiert bzw. konsolidiert werden (☞ 11.10.1).

Übergewicht allein ist aber nicht automatisch mit einer kürzeren Lebenserwartung verbunden, ebenso entscheidend ist körperliche Aktivität: Inaktive Schlanke haben keine höhere Lebenserwartung als Übergewichtige, die sich ausreichend bewegen und körperlich fit sind. Dies hängt damit zusammen, dass körperliche Aktivität im Organismus vielfältige positive Wirkungen entfaltet (☞ auch 7.9).

Medikamentöse und chirurgische Maßnahmen

Als unterstützende Maßnahme beim Abnehmen können für einen befristeten Zeitraum Medikamente eingesetzt werden. Zugelassen sind *Sibutramin* (z. B. Reductil®), das über eine Hemmung der Wiederaufnahme von Serotonin und Noradrenalin (und damit Steigerung der Transmitterkonzentration an den Rezeptoren, ☞ 9.23) im Zentralnervensystem wirkt, und *Orlistat* (z. B. Xenical®), das die Aufnahme von Fett aus dem Darm reduziert, indem es das fettspaltende Enzym Lipase (☞ 18.7.3) hemmt. Beide führen bei mehrmonatiger Anwendung zu einer zusätzlichen Gewichtsabnahme von wenigen Kilogramm – eine Lösung des Problems sind sie also nicht.

In Extremfällen sind chirurgische Maßnahmen zur Reduzierung der Kalorienzufuhr möglich. Beim Einsetzen eines *Magenbandes (gastric banding)* wird ein silikonbeschichtetes Band um den Magen gelegt und durch diese künstliche Enge ein Vormagen vom Restmagen abgetrennt. Der Speisebrei sammelt sich im Vormagen und dehnt diesen aus; der Patient kann nicht mehr Nahrung zu sich nehmen, als in den Vormagen passt, und hier befindliche Rezeptoren bewirken über Botenstoffe ein vorzeitiges Sättigungsgefühl. Ähnlich wirkt ein *Magenballon,* der mittels eines Gastroskops in den Magen eingeführt und mit einer Lösung gefüllt wird. Der Ballon schwimmt anschließend im Magen und verringert so das freie Magenvolumen.

Beide Maßnahmen sind reversibel, im Gegensatz zum *Magen-Bypass*-Verfahren, bei dem ein kleiner Teil des oberen Magens vom Restmagen getrennt und mit dem ebenfalls abgetrennten Dünndarm (Jejunum) verbunden wird. Zwölffingerdarm und obere Teile des Dünndarms werden so bei der Nahrungspassage umgangen, ihre für die Verdauung wichtigen Sekrete gelangen durch eine Y-förmige Verbindung erst ca. 1,5 m unterhalb des neuen Magenausgangs in den Dünndarm. Nährstoffaufnahme und Fettverdauung werden dadurch stark eingeschränkt.

Fettabsaugung ist keine ursächliche Behandlung des Übergewichts, sondern ein rein kosmetischer Eingriff.

19.3.3 Gesundheit & Lebensstil – Adipositas: Körper im Überfluss

„Wo werden wir unsere Polizisten und Feuerwehrleute finden, wenn die Kinder vor der Prognose stehen, dass sie fettleibig und im Erwachsenenalter herzkrank und anfälliger für Krebs und eine ganze Reihe anderer Krankheiten werden?" Das fragte Richard Carmona, Leiter der amerikanischen Gesundheitsbehörde, 2006 in einem Vortrag an der Universität von South Carolina. Und er gab noch eins drauf: „Fettleibigkeit ist der Terror im Inneren."

Starker Tobak. Wer aber glaubt, das gelte nur fürs ferne Nordamerika, irrt. Europa holt auf. Und Deutschland liegt ganz vorn. Übergewicht ist zum Gesundheitsproblem Nummer 1 mutiert, denn es führt zu vielen Krankheiten (☞ 19.3.2). Es ist fast immer angefuttert, leider häufig schon von Kindesbeinen an.

Schon vor der Geburt zu schwer

Beginnen wir ganz vorne, beim Ungeborenen und seiner Mutter, denn spätere Gewichtsprobleme scheinen sich früh anzubahnen: Schon länger ist bekannt, dass übergewichtige Frauen und Schwangere, die deutlich mehr als 16 Kilogramm zunehmen, schwere Kinder (4000 g und mehr) zur Welt bringen. Diese Kinder haben ein erhöhtes Adipositasrisiko. Der Anteil solcher Neugeborenen hat in den letzten Jahren stark zugenommen. Aber auch Untergewicht des Neugeborenen ist riskant, wahrscheinlich durch das „Hochpäppeln" und die rasche Gewichtszunahme in den ersten Lebensmonaten.

Raucht die Mutter während der Schwangerschaft, ist das Kind ebenfalls anfälliger für Übergewicht, evtl. infolge einer veränderten Appetitkontrolle im Gehirn. Positiv fürs Normalgewicht ist dagegen Muttermilch. Kinder, die mehr als drei Monate gestillt werden, haben ein halb so großes Risiko für Adipositas wie Flaschenkinder. Stillen ist außerdem ein „Kalorienfresser": Das Baby trinkt der Mutter täglich 650 kcal (2700 kJ) weg.

Mollige Kinder – dicke Erwachsene

Dass der knubbelige Wonneproppen oft schon mit zwei Jahren zu schwer ist, ignorieren Eltern gern. Damit stellen sie die Weichen für eine übergewichtige Karriere. In der Schweiz betrifft das bereits jedes 5. Kind; jedes 15. ist adipös. Dicken Kindern fällt es schwer zu rennen, zu klettern, zu balancieren, so dass viele bei Schuleintritt motorische Defizite und Koordinationsstörungen mitbringen. Ihre Gelenke nehmen über die Jahre Schaden. Stark übergewichtige Kinder und Jugendliche mit Bluthochdruck (☞ 16.4.1) und Diabetes mellitus Typ 2 (☞ 19.4.2) sind heute keine Seltenheit mehr! Aber auch die Seele leidet, denn Pummelchen werden häufig gehänselt und zu Außenseitern. Wer Kummer hat, sucht Trost bei Chips, BigMacs, Riegel, Cola & Co. Und nimmt so auf der Aufwärtsspirale des Gewichts die nächste Runde.

Vorbild ist wichtig. Information auch

In einer Schweizer Hundeklinik beobachtete man, dass füllige Frauchen und Herrchen auffallend häufig schwergewichtige Vierbeiner hatten. Solche familiären Häufungen gelten oft auch für Eltern und Kinder.

Eine genetische Veranlagung fürs Dickwerden gilt beim Menschen heute als gesichert. Entscheidend für überflüssige Pfunde sind jedoch die Essgewohnheiten. Eltern haben hier eine Vorbildfunktion, sind sich dessen aber oft zu wenig bewusst. Aufklärung tut also not. Die Charité in Berlin hat gute Erfahrungen mit Seminaren für Eltern gemacht. In den ersten 18 Monaten nach der Geburt des ersten Kindes wurden sie unter anderem über die Entwicklung und Ernährung ihres Babys sowie die Bedeutung von Bewegung informiert. Nach einem Jahr hatten die Kinder dieser Eltern signifikant niedrigere Werte bei der Hautfaltenmessung als Gleichaltrige, deren Eltern nicht an diesem Programm teilnahmen.

So macht man eine gute Figur

Wir sind von Esswaren umzingelt. Da helfen ein paar Faustregeln, um nicht zuzunehmen:

- Keine Reste aufessen. Besser: weniger kochen (und wenn doch was übrig bleibt, einfrieren)
- Familienpackungen meiden. Weil mehr drin ist, wird pro Mahl mehr gefuttert
- Menüplan aufstellen. Nach einer Liste einkaufen, um Fehleinkäufe zu vermeiden
- Selber kochen. Fertigmenüs enthalten häufig zu viel Fett und Salz
- Sich bewegen. Das Minimum für Erwachsene täglich 30 Minuten, für Kinder eine Stunde. (☞ 7.9)
- Genug schlafen. Die Verringerung der Schlafdauer bei Kindern und Jugendlichen im Vergleich zu früher wird mit der Zunahme des Übergewichts in Zusammenhang gebracht, evtl. infolge einer verminderten nächtlichen Leptinfreisetzung
- Dickmacher Alkohol nicht vergessen: möglichst meiden.

Abnehmen beginnt im Kopf

Aber keinesfalls mit einer Abmagerungskur. Es wurde mehrfach hieb- und stichfest belegt, dass Diäten aller Art die Pfunde noch vermehren. Wer nachhaltig Gewicht verlieren will, muss sein Essverhalten ändern. Das setzt Kenntnisse über die bisherigen „falschen" Gewohnheiten voraus. Am besten notiert man während einer Woche, was, wann, wie (hastig? nebenbei?) und wo verzehrt wird. Das Ergebnis sagt auch, ob man Frust-, Trauer-, Einsamkeits- oder Stressesser ist. Strategien und Gewohnheiten, die zu Übergewicht geführt haben, müssen vermieden werden. Aber ohne Verbote, denn sie sind sichere Gewicht-Heber: „Nie mehr Schokolade" ist nicht durchzuhalten und führt bei einmaligem „Sündigen" dazu, dass die ganze Tafel verschwindet, weil nun eh alles keinen Sinn mehr hat. Erfolgversprechender sind reduzierte Portionen (z.B. eine kleine Rippe Schokolade) ohne schlechtes Gewissen – ein Grundsatz fürs Essen allgemein: kleinere Portionen, nur einmal schöpfen, mehr bei Gemüse, Salat und Früchten zulangen statt bei Fettsaucen und Buttertorten. Und das meistens lebenslang, denn die persönliche Veranlagung ist nicht zu ändern.

19.3.4 Magersucht und Bulimie

Nicht nur ein Zuviel, auch ein Zuwenig an Nahrung ist für den Körper schädlich und in unserer (Wohlstands-)Gesellschaft gar nicht einmal so selten: Schätzungsweise 1–2% aller jungen Mädchen und Frauen leiden unter der **(Pubertäts-)Magersucht** *(Anorexia nervosa)*, einer psychisch bedingten Essstörung. Junge Männer sind seltener betroffen.

Die Erkrankung der psychisch *vulnerablen* (verletzbaren) Mädchen beginnt nicht selten nach einer „Fastenkur". Die Patientinnen können jedoch auch nach Erlangen des ursprünglichen Wunschgewichtes nicht aufhören zu fasten, und aufgrund ihrer gestörten Körperwahrnehmung fühlen sie sich trotz erheblichen Untergewichts zu dick. Die Abmagerung geht zunächst zu Lasten des Fettgewebes, dem folgt aber eine Einschmelzung der Skelett- und Herzmuskulatur, so dass es sogar zum Herzversagen kommen kann. Hormonelle Veränderungen führen zum Ausbleiben der Menstruation.

Auch Fasten kann Wohlbefinden auslösen. Es gibt Hinweise darauf, dass durch längere Einschränkung der Nahrungszufuhr die Wiederaufnahme von Serotonin in die Gehirnzellen reduziert und somit die Wirkung des „Glückshormons" an den Serotoninrezeptoren verstärkt wird.

Die Behandlung der Anorexie ist langwierig und umfasst neben somatischen Maßnahmen eine Psychotherapie (☞ 11.10.1). Trotzdem beträgt die Sterblichkeit rund 10%.

Eine weitere psychisch bedingte Essstörung ist die **Bulimie** *(Ess-Brech-Sucht)*, die als Komplikation einer Magersucht oder als eigenständige Erkrankung auftritt. Heimliche „Fressanfälle" wechseln hierbei mit selbst herbeigeführtem Erbrechen und/oder Fasten ab. Heute beobachtet man zunehmend Übergänge zwischen verschiedenen Essstörungen.

19.4 Stoffwechsel der Kohlenhydrate – Insulin und Insulinmangel

Die aufgenommenen Kohlenhydrate werden im Verdauungstrakt bis zu Zweifach- und Einfachzuckern gespalten (☞ 18.7.2). Hierbei fällt hauptsächlich **Glukose** *(Traubenzucker)* an. Die übrigen Einfachzucker, z. B. Fruktose und Galaktose, werden in der Leber ebenfalls überwiegend zu Glukose umgewandelt. Glukose ist das wichtigste Energie liefernde Molekül des Menschen: Das Gehirn deckt seinen Energiebedarf fast ausschließlich über Glukose. Der physiologische Glukosespiegel variiert beim Menschen vom nüchternen Zustand bis nach Nahrungsaufnahme zwischen 2,8 und 7,8 mmol/l Plasma (50–140 mg/dl Plasma, ☞ Abb. 19.7).

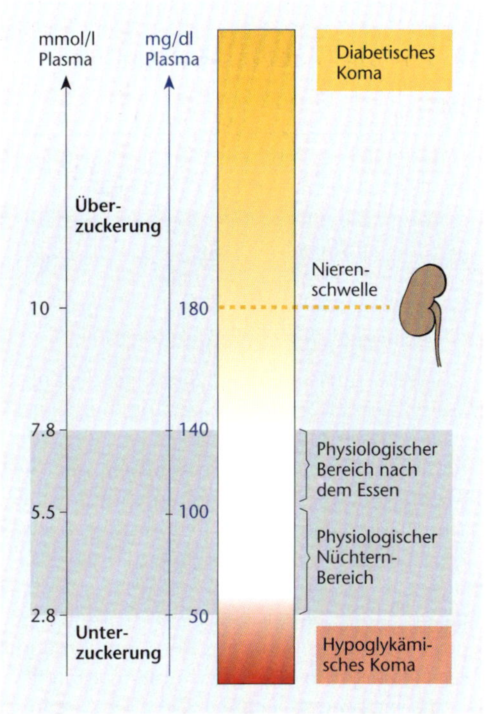

Abb. 19.7: Blutzuckerspiegel. Der dunkelgrau hinterlegte Bereich entspricht den physiologischen Blutzuckerschwankungen. Die Überzuckerung bis hin zum diabetischen Koma ist gelb, die Unterzuckerung rot unterlegt. Tritt Glukose im Urin auf, entspricht dies einer Überschreitung der Glukoseschwelle in der Niere (☞ Kap. 20.2.3).

Speicherform der Glukose ist das Glykogen. Es bildet einen schnell verfügbaren Energiespeicher, der jedoch nur für etwa einen Tag den Grundumsatz decken kann.

Biochemische Grundlagen ☞ 2.8.1

19.4.1 Aufbau und biologische Bedeutung des Insulins

Das von den B-Zellen des *Pankreas* (Bauchspeicheldrüse) gebildete **Insulin** ist ein Peptidhormon (☞ 12.6.1) aus zwei miteinander verbundenen Aminosäureketten. Insulin hat vielfältige biologische Wirkungen (☞ auch Tab. 12.24):

- Steigerung der Durchlässigkeit der Zellmembranen (v. a. Muskel- und Leberzellen) für Glukose, wodurch Glukosemoleküle verstärkt vom Plasma- bzw. Interzellularraum *(Interstitium)* in den Intrazellularraum wandern
- Steigerung der enzymatischen Verwertung der Glukose in der Zelle (zur Energieerzeugung wie auch Überführung in die Speicherform Glykogen in Leber- und Muskelzellen)
- Steigerung der Durchlässigkeit von Zellmembranen für freie Fettsäuren. In den Zellen (Leber- und Fettgewebe) werden die Fettsäuren dann vermehrt in Depotfett (Triglyzeride) überführt und gespeichert
- Förderung der Proteinsynthese und Hemmung des Proteinabbaus, z. B. in der Skelettmuskulatur.

Somit ist das Insulin ein klassisches **anaboles** *(aufbauendes)* **Hormon.**

> **Medizinische Bedeutung des Insulins**
> Insulin ist das einzige Hormon, das den Blutzuckerspiegel senkt. Erst durch Insulin wird Glukose für die Energieerzeugung in der Zelle verfügbar. Fehlt Insulin, so kommt es zum *Diabetes mellitus* (Zuckerkrankheit) mit Energiemangel in den Zellen und gleichzeitig zu hohem Glukosespiegel im Blut.

19.4.2 Diabetes mellitus

Nahezu 5% der deutschen Bevölkerung leiden an der *Zuckerkrankheit* (**Diabetes mellitus**, kurz **Diabetes**). Man unterscheidet zwei Diabetes-Typen, Typ 1 und 2.

Typ-1-Diabetes

Der **Typ-1-Diabetes** macht sich meist bis zum 30. Lebensjahr bemerkbar. Er wird heute den Autoimmunerkrankungen (☞ 14.7.2) zugerechnet. Wahrscheinlich lösen Virusinfekte (v. a. Coxsackie-B-Viren) bei bestimmter erblicher Veranlagung eine Antikörperbildung u. a. gegen die B-Zellen des Pankreas mit nachfolgender Zerstörung der B-Zellen aus. Die Bauchspeicheldrüse produziert kaum oder gar kein Insulin mehr – man spricht von einem *absoluten* Insulinmangel.

Das klinische Bild entwickelt sich typischerweise innerhalb weniger Wochen bis Monate. Durch die erhöhte Zuckerausscheidung mit dem Urin (**Glukosurie** ☞ Abb. 19.7) kommt es zu einer *Polyurie* (großen Harnmengen), und obwohl der Patient großen Durst hat und viel trinkt *(Polydipsie)*, trocknet er aus *(Exsikkose)*. Bei zunehmender Stoffwechselentgleisung treten Übelkeit und Bewusstseinsstörungen (☞ unten) hinzu. Der Blutzuckerspiegel (kurz BZ) ist deutlich erhöht **(Hyperglykämie).**

Typ-2-Diabetes

Der **Typ-2-Diabetes** betrifft vor allem ältere, übergewichtige Menschen und macht mit 90% aller Diabetiker den Hauptanteil aus. Bei entsprechend Disponierten werden durch stete Überernährung mit entsprechend steigendem Insulinbedarf zuerst die Insulinrezeptoren in den Geweben gegenüber Insulin unempfindlicher **(Insulinresistenz).** Die Bauchspeicheldrüse muss immer mehr Insulin produzieren, bis die B-Zellen nach Jahren „nicht mehr mithalten können" und es zum *relativen* Insulinmangel kommt – die Krankheit manifestiert sich.

Typ-2-Diabetiker fühlen sich meist zunächst schwach, oft leiden sie unter großem Durst und häufigem Harndrang mit *Polyurie*. Viele haben gehäuft bakterielle Infektionen, Pilzinfektionen (z. B. Mundsoor ☞ 18.2.1) oder Juckreiz. Nicht selten aber wird der Typ-2-Diabetes zufällig durch eine routinemäßige Blutzuckerbestimmung entdeckt.

Das metabolische Syndrom

Störungen der Glukosetoleranz bzw. ein Diabetes mellitus Typ 2 treten nicht nur überzufällig häufig zusammen mit Übergewicht, erhöhten Blutfettspiegeln und Bluthochdruck auf, sondern bilden auch *pathophysiologisch* eine Einheit. Dieses **metabolische Syndrom** erhöht das Risiko (tödlicher) Herz-Kreislauf-Erkrankungen ganz erheblich, weshalb die genannten vier Risikofaktoren auch als *tödliches Quartett* bezeichnet werden. Schon Jahre vor der Manifestation des Typ-2-Diabetes kann man bei den Betroffenen einen erhöhten Insulinspiegel beobachten, und wahrscheinlich kommt diesem erhöhten Insulinspiegel im tödlichen Quartett eine zentrale Bedeutung zu.

> **Diagnosekriterien des Diabetes mellitus**
> - Plasmaglukose nüchtern, nach 8 Stunden Fasten ≥ 7 mmol/l (≥ 126 mg/dl) oder
> - Plasmaglukose 2-Stunden-Wert nach oraler Glukose-Belastung (mit 75 g): ≥ 11 mmol/l (≥ 200 mg/dl) oder
> - Symptome des Diabetes mellitus *und* Plasmaglukose zu einem beliebigen Zeitpunkt ≥ 11 mmol/l (≥ 200 mg/dl).

Langzeitkontrolle des Blutzuckers

Je höher der Blutzuckerspiegel, desto mehr Glukose wird irreversibel an die Enden der β-Ketten des Hämoglobins (☞ 13.2.2) gebunden. Die Konzentration dieses glykosilierten Hämoglobins (HbA_{1c}) ist deshalb ein Maß für die mittlere Höhe des Blutzuckerspiegels der letzten 4–6 Wochen (Blutzuckergedächtnis). Das HbA_{1c} sollte nicht mehr 6,5% der Gesamthämoglobinkonzentration betragen.

19.4.3 Akutkomplikationen des Diabetes mellitus

Leben mit Diabetes

Das Leben eines Diabetikers ist ein (lebenslanger) täglicher Balanceakt zwischen Über- und Unterzuckerung. Ihn zu meistern erfordert nicht nur viel Wissen über den Diabetes, sondern auch ständige und sorgfältige (Selbst-)Beobachtung.

Überzuckerung und diabetisches Koma

Kommt es – z. B. durch Infekte, Diätfehler oder Insulinunterdosierung – zu einer stärkeren **Überzuckerung** *(Hyperglykämie)* mit hohen Blutzuckerspiegeln, so bemerkt der Betroffene zunächst Durst, vermehrte Harnausscheidung, trockene Haut, Übelkeit und Schwäche. Werden diese Warnzeichen missachtet, kann sich ein lebensbedrohliches **diabetisches Koma** *(Coma diabeticum)* entwickeln. Nicht selten zeigt sich ein Diabetes mellitus auch erstmalig durch ein diabetisches Koma.

Für das beim Typ-2-Diabetiker häufige **hyperosmolare Koma** sind sehr hohe Blutzuckerwerte über 40 mmol/l (> 720 mg/dl) und eine starke Exsikkose des Patienten charakteristisch. Beim **ketoazidotischen Koma** (vor allem bei Typ-1-Diabetikern) wird infolge des hochgradigen Insulinmangels die Lipolyse (Fettabbau ☞ 2.8.2) stark stimuliert, die produzierten Ketonkörper führen zum Abfall des Blut-pHs (☞ 20.9) und damit zur **Ketoazidose** (= Übersäuerung durch zu viele Ketonkörper). Typisch ist ein *Azetongeruch* der Atemluft.

19

Beide Formen des diabetischen Komas müssen intensivmedizinisch durch Infusionen und Insulin behandelt werden.

Unterzuckerung

Fällt der Blutzucker unter ca. 2,8 mmol/l (50 mg/dl) ab, etwa wenn ein mit Insulin behandelter Diabetiker zu essen „vergisst", bekommt der Betroffene Heißhunger, wird unruhig und zittrig. Fangen die Patienten diese **Unterzuckerung** *(Hypoglykämie)* nicht rasch durch Aufnahme schnell resorbierbarer Kohlenhydrate (Traubenzucker) ab, entwickelt sich – manchmal innerhalb weniger Minuten – ein **hypoglykämischer Schock:** Der Patient ist kaltschweißig und hat Bewusstseinsstörungen (evtl. delirante Symptome) sowie evtl. neurologische Ausfälle (z. B. Lähmungen). Auf (intravenöse) Glukosegabe bessert sich das Befinden meist rasch.

19.4.4 Diabetische Spätschäden

Der hohe Blutzuckerspiegel schädigt auf Dauer praktisch alle Gefäße des Körpers. Deshalb entwickelt sich bei vielen Diabetikern früher oder später ein **diabetisches Spätsyndrom.** Ist der Diabetes schlecht eingestellt, liegt der Blutzucker also oft über 8 mmol/l (> 144 mg/dl), so bilden sich die Spätkomplikationen schon nach 5–10 Jahren aus (☞ Abb. 19.8).

Häufige Spätschäden sind:
- Die **Makroangiopathie** (Erkrankung der *großen* arteriellen Blutgefäße) äußert sich in einer ausgeprägten *Arteriosklerose.* Folgen sind eine früh einsetzende koronare Herzkrankheit mit der Gefahr eines Herzinfarktes (☞ 15.7.3), Schlaganfall sowie periphere arterielle Durchblutungsstörungen v. a. im Bereich der Beine. So sind ungefähr 50% aller Fuß-Amputationen auf eine diabetische Angiopathie zurückzuführen.
- Die **Mikroangiopathie** (Erkrankung der *kleinen* arteriellen Blutgefäße) führt ebenfalls zu zahlreichen Organerkrankungen. Besonders schwerwiegend ist die **diabetische Retinopathie** (☞ Abb. 10.14), eine der häufigsten Erblindungsursachen. Sind kleine Nierengefäße geschädigt, kommt es zur **diabetischen Nephropathie,** wobei die Nierenfunktion bis zur Dialysepflichtigkeit (☞ 20.6.4) eingeschränkt werden kann

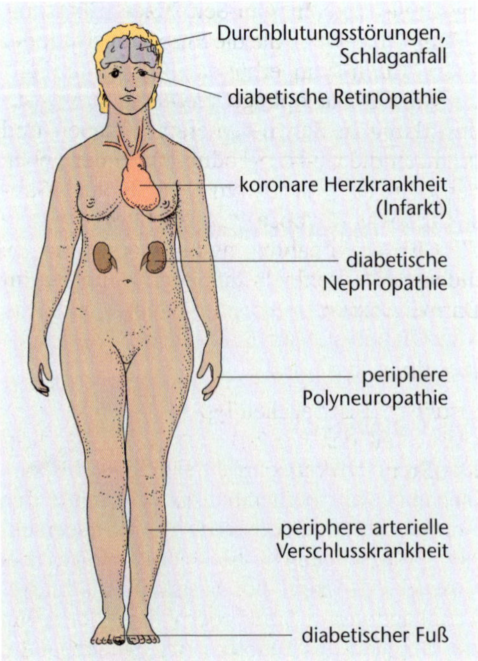

Abb. 19.8: Diabetische Spätschäden. Häufige Todesursachen bei Diabetikern sind Herzinfarkte, Schlaganfälle und Nierenversagen durch diabetische Nephropathie.

- Die **diabetische Polyneuropathie** (☞ 9.1.6) entwickelt sich durch Schädigung der die peripheren Nerven versorgenden Gefäße. Sie äußert sich z. B. in Sensibilitätsstörungen mit verminderter Schmerzwahrnehmung, aber auch Schmerzen an den Extremitäten und einem aufgehobenen Vibrationsempfinden
- Besonders schwierig zu behandeln ist der **diabetische Fuß.** Durch Schädigung der kleinen Hautgefäße, insbesondere im Bereich der Zehen, Ferse oder an anderen Druckstellen, kommt es zur *diabetischen Gangrän* (Gangrän = Gewebsuntergang infolge Minderdurchblutung) und zu oft sehr tiefen, lochförmigen Hautgeschwüren *(Mal perforans).* Wichtig ist hier die Fußentlastung (Bettruhe, optimale Schuhversorgung). Oft bleiben kleine Verletzungen aufgrund der Polyneuropathie unbemerkt.

Fußpflege bei Diabetikern

Zur Vorbeugung des diabetischen Fußes sollten Diabetespatienten:
- Ihre Fußnägel nie schneiden, nur feilen (Verletzungsgefahr)
- Die Füße nach dem Waschen gut abtrocknen (Gefahr der Pilzinfektion)
- Immer gut sitzende Strümpfe anziehen, da Falten Druckstellen begünstigen
- Ihre Füße jeden Tag, eventuell mit Hilfe eines Spiegels, auf Rötungen und Verletzungen untersuchen
- Die Fußhaut sorgfältig pflegen.

19.4.5 Die Diabetes-Behandlung

Diät

Hauptziel bei den meist übergewichtigen Typ-2-Diabetikern ist die Gewichtsnormalisierung, die oft schon zu einer befriedigenden Stoffwechseleinstellung führt. Entsprechend steht für sie neben den im Text genannten Grundsätzen der *Energiegehalt* der Nahrung im Vordergrund (☞ 19.1).

Hingegen müssen Typ-1-Diabetiker die Kohlenhydratmenge ihrer Nahrung möglichst genau berechnen. „Maßeinheit" für die Kohlenhydrate ist die **Broteinheit,** die als Schätzwert für eine Kohlenhydratportion von 10–12 g definiert ist. Ein normalgewichtiger Erwachsener ohne schwere körperliche Arbeit benötigt etwa 15–16 BE (zum Vergleich: 1 BE entspricht etwa $^1/_2$ Brötchen oder 1 mittelgroßen Kartoffel). Zunehmend wird statt Broteinheit die Kohlenhydrateinheit verwendet (1 KHE = 10 g Kohlenhydrate).

Grundsäule jeder Diabetesbehandlung ist die **Diät.** Bei Diabetes mellitus entspricht sie im Wesentlichen einer vollwertigen Kost, wie sie auch für Gesunde wünschenswert ist – bes-

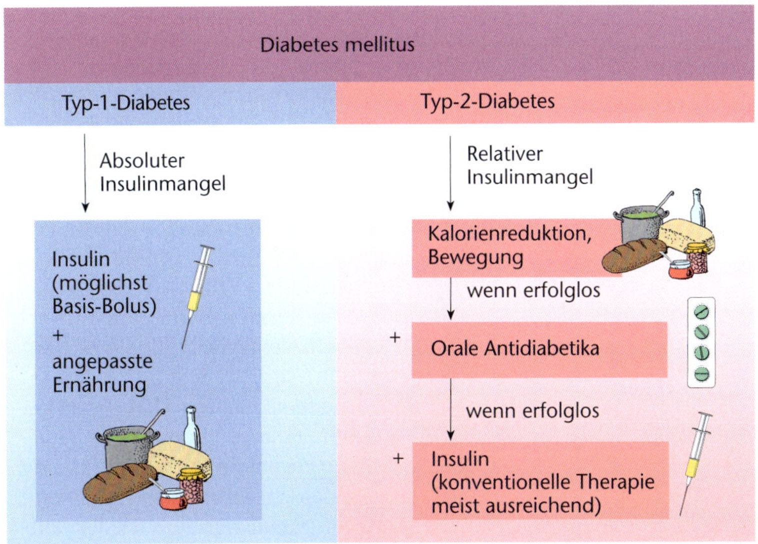

Abb. 19.9: Grundbausteine der Diabetestherapie. Sowohl beim Typ-1- als auch beim Typ-2-Diabetes spielt die Diabetikerdiät eine entscheidende Rolle.

ser ist also der Ausdruck *angepasste oder diabetesgerechte Ernährung.* Diabetiker müssen aber weit mehr als Gesunde auf die Kohlenhydratmenge und -art in der Nahrung achten, da vor allem Kohlenhydrate blutzuckerwirksam sind.

Diabetiker sollten solche Kohlenhydrate bevorzugen, die möglichst langsam ins Blut übergehen. Früher wurde generell empfohlen, Polysaccharide gegenüber Mono- und Disacchariden zu bevorzugen. Heute geht die Tendenz zum Arbeiten mit dem **glykämischen Index** (kurz *Glyx, GI*). Er ist ein Maß für den Anstieg der Blutglukose nach dem Essen und gibt die blutzuckersteigernde Wirkung an, die 100 g Kohlenhydrate in einem bestimmten Lebensmittel im Vergleich zu 100 g reine Glukose (Traubenzucker) haben. Für Glukose ist der Wert 100 (Referenzwert), für Bratkartoffeln 95, für Cornflakes 85, für Toastbrot, Haushaltszucker (Saccharose), Vollmilchschokolade und Salzkartoffeln 70, für gebackene Kartoffeln und Langkornreis 60, für Vollkornbrot und Spaghetti 55, für Haferflocken 40, für Milch und Milchprodukte 30, für Nüsse 20 und für Blattsalate 10.

Unumstritten ist der glykämische Index aber auch nicht. Zum einen ist der Kohlenhydratgehalt der einzelnen Lebensmitteln sehr unterschiedlich, zum anderen hängt die Blutzuckerwirksamkeit auch von der Verarbeitung eines Lebensmittel und den zusammen mit diesem verzehrten übrigen Bestandteilen der Mahlzeit ab.

Bewegung

Regelmäßige **Bewegung** beeinflusst die Stoffwechsellage günstig und vermindert den Insulinbedarf des Körpers. Während körperlicher Aktivität kommt es zu einer leichten, durch den Mehrverbrauch an Glukose bedingten Senkung des Blutzuckerspiegels. Wichtiger noch sind die langfristigen Auswirkungen regelmäßigen Trainings auf das Fortschreiten der Zuckerkrankheit. Die Empfindlichkeit der Muskelzellen für Insulin wird gesteigert, so dass die gleiche Menge mit der Nahrung aufgenommenen Zuckers zu einem geringeren Anstieg des Blutzuckers bzw. die gleiche Insulinmenge zu einer stärkeren Blutzuckersenkung führt.

Orale Antidiabetika

Die am häufigsten verwendeten **oralen Antidiabetika** („Zuckertabletten") sind die **Sulfonylharnstoffe** wie Glibenclamid (z. B. Euglucon®). Sie regen die B-Zellen der Bauchspeicheldrüse zur vermehrten Insulinausschüttung an. Nachteilig vor allem bei übergewichtigen Typ-2-Diabetikern: Sulfonylharnstoffe verstärken die Hyperinsulinämie und damit evtl. die Stoffwechselstörung und erschweren die Gewichtsabnahme. Eine therapeutische Alternative stellen die **Insulin-Sensitizer** (Glitazone, z. B. Avandia®) dar, die die Empfindlichkeit der Zellen für Insulin erhöhen. **Biguanide** (Metformin, z. B. Glucophage®) verbessern die Insulinwirkung in den peripheren Geweben und bremsen die Glukoseproduktion in der Leber. Vermehrt eingesetzt werden heute auch Substanzen wie **Acarbose** (z. B. Glucobay®), welche die Glukoseaufnahme ins Blut verlangsamen, indem sie Kohlenhydrate spaltende Enzyme im Darm hemmen.

Insulin

Insulingabe ist bei allen Typ-1-Diabetikern und einem Teil der Typ-2-Diabetiker erforderlich. **Insulin** muss dem Körper *parenteral,* d. h. unter Umgehung des Verdauungskanals zugeführt werden, da es sonst durch die Verdauungsenzyme abgebaut würde. Eine Neueinstellung wird heute grundsätzlich mit gentechnisch hergestelltem *Humaninsulin* durchgeführt. Als Faustregeln gelten: Pro kg Körpergewicht werden bei der Neueinstellung 0,5 – 1 IE *(Internationale Einheit)* benötigt, und eine IE Insulin senkt den Blutzuckerspiegel um etwa 1,7–2,8 mmol/l (30–50 mg/dl).

Injektionsorte

Insulin wird in aller Regel subkutan gespritzt (Injektionsorte ☞ Abb. 19.10). Eine Hautdesinfektion vor der Injektion ist im Krankenhaus, nicht jedoch zu Hause nötig.

Für die Injektion wird eine Spritze oder eine Injektionshilfe (Pen ☞ Abb. 19.11) gewählt, in Sonderfällen werden auch **Insulinpumpen** eingesetzt, bei denen über einen unter der Haut liegenden Katheter *kontinuierlich* Insulin zugeführt wird.

Für die Behandlung stehen folgende **Insulinarten** zur Verfügung:

- **Normal- oder Altinsulin** ist das einzige Insulin, das auch intramuskulär oder (vom Arzt) intravenös gespritzt werden kann. Es wirkt am schnellsten und kürzesten (Wirkungseintritt nach 10–15 Minuten, Wirkmaximum nach 2–3 Stunden, Wirkende nach 4–6 Stunden). Es wird vor allem bei Überzuckerung und bei einer intensivierten Insulintherapie (☞ unten) eingesetzt
- **Depot-Insuline** *(Verzögerungsinsuline)* wirken, wie ihre Name schon sagt, verzögert (Wirkungseintritt 30–60 Minuten, Wirkmaximum 5–8 Stunden, Wirkende ≥ 12 Stunden). Depot-Insuline sollen vorrangig den *Basis-Bedarf* des Patienten decken
- **Mischinsuline** bestehen aus Alt- und Depot-Insulin in unterschiedlichen Anteilen. Ihr Hauptanwendungsgebiet ist die konventionelle Insulintherapie.

Bei der **konventionellen Insulintherapie** spritzt der Patient zweimal täglich ein Mischinsulin. Nachteilig sind ein starrer Tages- und Essensablauf und eine meist nur mäßige Stoffwechseleinstellung. Deshalb wählen die meis-

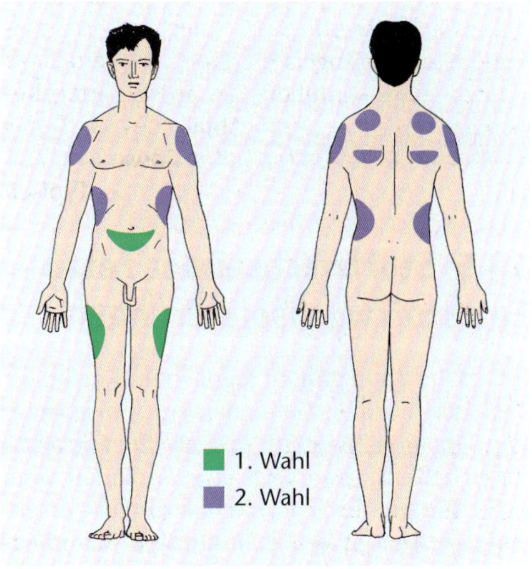

Abb. 19.10: Injektionsstellen für die Insulingabe. Bevorzugte Bereiche sind das Unterhautfettgewebe des Bauches und des Oberschenkels, weil der Patient sie bei der Selbstinjektion gut erreicht. Regelmäßiges Wechseln des Injektionsortes vermeidet Schädigungen der Subkutis (Unterhaut). [A300]

19

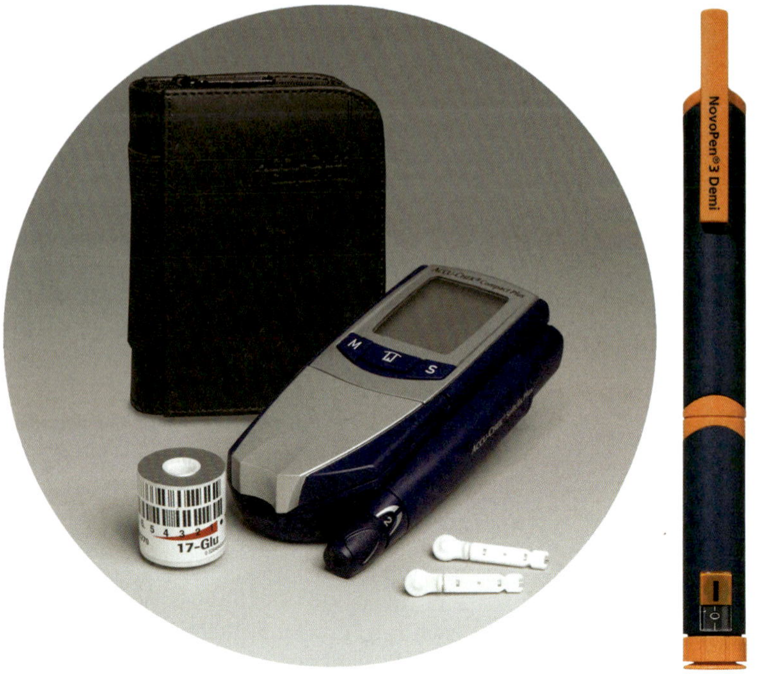

Abb. 19.11: Grundausstattung eines Diabetikers mit Insulintherapie: Ein Blutzuckermessgerät mit Zubehör (Einstechhilfe, Teststreifen) und alles zum Insulin-Spritzen, heute meist ein Insulin-Pen. [U107,V336]

ten Typ-1-Diabetiker die **intensivierte Insulintherapie** nach dem **Basis-Bolus-Konzept.** Dabei spritzt der Patient ein- bis zweimal täglich ein Depot-Insulin zur Deckung des Basisbedarfes. Vor jeder Mahlzeit bestimmt er außerdem mit handelsüblichen Testgeräten seinen Blutzucker selbst und berechnet dann in Abhängigkeit vom aktuellen Blutzuckerwert und der geplanten Mahlzeit die Altinsulindosis, die er zusätzlich vor der Mahlzeit spritzen muss. Dadurch ist er in seiner Lebensführung sehr flexibel und kann kleinere Blutzuckerentgleisungen selbst korrigieren, muss aber entsprechend viele Stiche pro Tag in Kauf nehmen.

Diabetesschulung
Die intensivierte Insulintherapie erfordert eine gute Schulung des Patienten, die oft durch besonders ausgebildete Pflegende und Ärzte in Schwerpunktpraxen oder Diabeteskliniken geleistet wird.

19

19.5 Stoffwechsel der Fette – Fettstoffwechselstörungen

Fette können in großen Mengen im Körper gespeichert werden. Sie dienen zur „Polsterung" von Organen (Baufett) und als Energievorrat (Speicherfett). Nahrungsfette enthalten aber nicht nur viel Energie, sie liefern auch essenzielle Fettsäuren (☞ 2.8.2) und sind unabdingbar z. B. für die Resorption fettlöslicher Vitamine (☞ 19.7). Für gesunde Erwachsene werden ca. 70 g Fett täglich (entsprechend ca. 30% der Gesamtkalorien) empfohlen – es darf auch etwas weniger sein. Zu beachten ist dabei, dass z. B. Wurst und Käse teils beträchtliche Anteile an **versteckten,** d.h. *nicht sichtbaren* **Fetten** enthalten. Günstig sind ein möglichst hoher Anteil an ungesättigten Fettsäuren (pflanzliche Fette, Meeresfische) und ein möglichst geringer Verzehr gesättigter Fettsäuren (z. B. das beliebte Schweinefleisch).

Biochemische Grundlagen ☞ 2.8.2
Cholesterinstoffwechsel ☞ 16.5 und 16.1.4, Abbildung 16.3

Triglyzeride

Die Triglyzeride (*Neutralfette* ☞ 2.8.2) der Nahrung werden im Darm zu Fettsäuren und Glyzerin gespalten. Die Fettsäuren können von den Zellen ebenso wie die Glukose zur Energieerzeugung herangezogen werden. Bei geringem Bedarf oder Überernährung baut der Organismus Fettsäuren und Glyzerin wieder zu Triglyzeriden zusammen und speichert diese hauptsächlich im Fettgewebe und in der Leber. Auch aus überschüssigen Glukosemolekülen kann der Organismus Triglyzeridmoleküle bilden.

19.5.1 Fettstoffwechselstörungen

Triglyzeride und Cholesterin werden im Blut zum Transport an Eiweiße gebunden, die so entstehenden Komplexe heißen *Lipoproteine.*

Ist die Serumkonzentration einzelner oder mehrerer Lipoproteine bei mehreren Untersuchungen erhöht, so bezeichnet man dies als **Hyperlipoproteinämie** *(Hyperlipidämie).* Lässt man das aus einer Blutprobe entnommene Gemisch der im Blut zirkulierenden Lipoproteine im elektrischen Feld wandern (*Elektrophorese* ☞ auch Abb. 13.4), so kann genau ermittelt werden, welche Anteile *(Fraktionen)* der Lipoproteine vermehrt sind.

Allgemein kann man *primäre,* oft genetisch bedingte, von *sekundären,* das heißt im Rahmen anderer Erkrankungen auftretende, Hyperlipidämien unterscheiden. Sekundäre Hyperlipidämien sind z. B. Folge von Diabetes (☞ 19.4.2) oder Alkoholmissbrauch.

Risikofaktor Cholesterin
Von den verschiedenen Lipiden besitzt das Cholesterin (☞ 2.8.2) die größte Bedeutung als Risikofaktor der Arteriosklerose (☞ 16.1.4). Insbesondere Patienten mit erhöhtem **LDL-Cholesterin** (LDL = low density lipoprotein) sind stark arteriosklerosegefährdet. Dagegen hat die **HDL-Fraktion** (HDL = high density lipoprotein) eine Schutzwirkung gegen die Arteriosklerose, da HDL-Partikel das Cholesterin aus Zellen und sogar defekten Gefäßwänden wieder aufnehmen können.

Bei vielen Patienten mit erhöhten Blutfettspiegeln reicht eine cholesterin- und fettarme Diät zur Behandlung aus. Bleibt die Diät erfolglos, so werden erhöhte Triglyzeridwerte vor allem mit **lipidsenkenden Fibraten,** erhöhte LDL-Cholesterin-Werte insbesondere mit Hemmern der Cholesterinsynthese (sog. **Statine**) behandelt. Zusätzliche Risikofaktoren wie z. B. Übergewicht oder Bluthochdruck müssen unbedingt behandelt werden, da das Risiko für Gefäßkrankheiten bei *mehreren* Risikofaktoren unverhältnismäßig steil ansteigt.

Der Zielwert des LDL-Cholesterins hängt vom Gesamt-Gesundheitszustand des Betroffenen ab: Ohne weitere Risikofaktoren sollte das LDL-Cholesterin unter 4 mmol/l (160 mg/dl) liegen, bei weiteren Risikofaktoren wie etwa Rauchen unter 3,3 mmol/l (130 mg/dl) und bei bereits vorhandenen Gefäßerkrankungen oder Diabetes mellitus unter 2,5 mmol/l (100 mg/dl).

19.6 Stoffwechsel der Eiweiße und Nukleinsäuren

Biochemische Grundlagen ☞ 2.8.3 und 2.8.4

19.6.1 Der Eiweißstoffwechsel

Nahrungseiweiße versorgen den Körper mit den benötigten (essenziellen) Aminosäuren (☞ 2.8.3). Wichtige Eiweißlieferanten sind z. B. fettarmes Fleisch, Fisch, Milch- und Milchprodukte, Ei, Kartoffeln und Hülsenfrüchte.

Da im Körper ständig Eiweiße auf-, um- und abgebaut werden, geht dauernd Eiweiß verloren, das durch die Nahrung ersetzt werden muss, um Strukturen (z. B. die Muskeln) und Funktionen (z. B. die Antikörperbildung) des Körpers zu erhalten. Die im Urin enthaltene Menge an stickstoffhaltigem Harnstoff (☞ 18.10.5) gibt einen Hinweis auf die umgesetzte Eiweißmenge. Führt man mehrere Tage (bei sonst energetisch ausreichender Ernährung) kein Eiweiß zu, sinkt die Stickstoffausscheidung nicht auf Null ab, sondern bleibt bei 3 g pro Tag stehen, was einem Eiweißabbau von 18 g entspricht. Man nennt dies das **absolute** *Stickstoff-* bzw. **Eiweißminimum.** Nimmt man täglich ca. 40 g Eiweiß auf, scheidet man genauso viel Stickstoff aus, wie in der aufgenommenen Eiweißmenge enthalten war; sie wird als **Bilanzminimum** bezeichnet. Dieses Gleichgewicht besteht aber nur bei absoluter Ruhe. Wird körperliche oder geistige Arbeit geleistet, muss mindestens 0,8–1 g Eiweiß pro kg Körpergewicht zugeführt werden (ca. 50–100 g täglich), um das **funktionelle Eiweißminimum** zu erreichen. Bei diesem Wert kann aber keine Schwerstarbeit verrichtet werden und auch kein Wachstum stattfinden. Kinder, Schwangere und Schwerstarbeiter benötigen daher täglich bis zu 2 g Eiweiß/kg Körpergewicht.

Die Phenylketonurie

Bei der **Phenylketonurie** reichert sich durch einen rezessiv vererbten Enzymdefekt (☞ Abb. 5.5) die Aminosäure Phenylalanin im Blut (☞ 2.8.3) an. Durch toxische Stoffwechselprodukte des Phenylalanin wird die ZNS-Entwicklung beeinträchtigt, geistige Behinderung ist die Folge. Um diese ZNS-Schäden abzuwehren, muss so früh wie möglich mit einer phenylalaninarmen Diät begonnen werden. In Deutschland werden deshalb alle Neugeborenen im Rahmen des Neugeborenen-Screenings (☞ 23.1) auf eine Phenylketonurie untersucht.

19.6.2 Der Purinstoffwechsel

Ähnlich wie es einen ständigen Umsatz von Proteinen gibt, baut der Körper auch permanent *Nukleinsäuren* (☞ 2.8.4) ab und an anderer Stelle wieder neu auf. Die momentan nicht gebrauchten Bausteine (Pyrimidin- und Purinbasen) werden weiter abgebaut. Endprodukt bei den *Purinbasen* ist die **Harnsäure,** die beim Gesunden über die Niere ausgeschieden wird. *Pyrimidine* werden hingegen zu einfach ausscheidbaren Verbindungen (Wasser, Ammoniak, Kohlendioxid und Essigsäure) abgebaut.

Die Gicht

Wegen einer erblichen Ausscheidungsstörung ist bei vielen Menschen, vor allem Männern, die Harnsäurekonzentration im Blut und in den anderen extrazellulären Räumen erhöht. Dadurch besteht die Gefahr, dass die schlecht wasserlösliche Harnsäure in Salzform *(Urat)* auskristallisiert, insbesondere in der Gelenkflüssigkeit. Da die Kristalle das Gewebe sehr stark reizen, kann es in der Synovialmembran (☞ 6.2.3) der Gelenke zu einer akuten Entzündungsreaktion kommen – der Betroffene erleidet einen **akuten Gichtanfall** mit stärksten Schmerzen. Am häufigsten ist das Großzehengrundgelenk betroffen **(Podagra),** seltener das Sprunggelenk oder andere Gelenke.

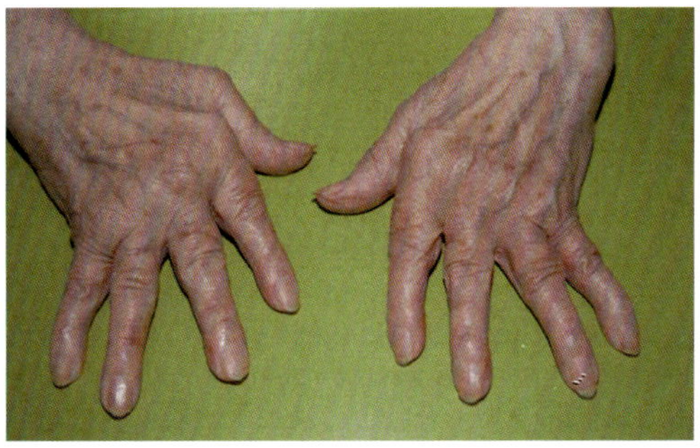

Abb. 19.12: Röntgenbild der Hände eines 53-jährigen Patienten mit chronischer Gicht. Ablagerungen von Harnsäurekristallen in Knochen und Gelenken haben zur teilweisen Gelenkzerstörung geführt und verursachen zusammen mit den Weichteileinlagerungen massive Schmerzen. [M114]

Die heftigen Schmerzen des akuten Gichtanfalls können mit entzündungshemmenden Medikamenten (nichtsteroidale Antiphlogistika ☞ 10.3.3, Colchicin) sowie kühlenden Umschlägen gelindert werden und klingen meist nach einigen Tagen wieder ab.

Nach dem akuten Ereignis soll der Patient eine purinarme Diät einhalten, um weitere Gichtanfälle zu verhindern (wenig Fleisch, wenig Alkohol, keine Innereien, Wildbret und einige Fischarten wie z. B. Sardinen). Medikamentös wird meist Allopurinol (z. B. Zyloric®) gegeben, das die Harnsäurebildung senkt und eine Lockerung der Diät ermöglicht, wobei auf eine ausreichende Trinkmenge geachtet werden sollte. Bei konsequenter Behandlung sind chronische Formen und Nierenschädigungen selten.

19.7 Vitamine

Vitamine sind lebenswichtige organische Verbindungen, die der Körper nicht selbst herstellen kann. Sie müssen daher mit der Nahrung zugeführt werden. Einige Vitamine bezieht der Körper allerdings nicht nur direkt aus der Nahrung, sondern auch von Darmbakterien, die z. B. Vitamin K und Folsäure im Rahmen ihres Stoffwechsels bilden.

Fett- und wasserlösliche Vitamine

Aufgrund ihrer verschiedenen Löslichkeit werden die Vitamine in **fettlösliche** und **wasserlösliche Vitamine** unterteilt. Zu den fettlöslichen Vitaminen gehören die Vitamine A, D, E und K (Merkwort: EDeKA), die anderen sind wasserlöslich.

Vitamin	Wichtig für/als	Mangelerscheinung	Tagesbedarf ca.
Vitamin A *(Retinole)*	Sehvorgang, Wachstumsfaktor für Epithelzellen	Nachtblindheit, Hautschäden	0,8–1 mg
Vitamin D *(Calciferole)*	Knochenaufbau, Immunregulation	Osteomalazie, Rachitis (Störungen der Knochenbildung ☞ 12.4.3)	5 µg
Vitamin E *(Tokopherole)*	Antioxidans, Schutz ungesättigter Fettsäuren vor Oxidation	Unbekannt (bei Ratten Sterilität)	12–15 mg
Vitamin K *(Menachinon)*	Kofaktor bei der Bildung einiger Gerinnungsfaktoren	Störungen der Blutgerinnung	60–80 µg
Vitamin B_1 *(Thiamin, Aneurin)*	Kohlenhydratstoffwechsel, Nerventätigkeit	Leistungsschwäche, Gewichtsabnahme, Muskelschwund, „Beri-Beri" ☞ Text	1–1,3 mg
Vitamin B_2 *(Riboflavin)*	Stoffwechsel und Hormonproduktion	Anämie, Entzündungsneigung	1,2–1,5 mg
Vitamin B_6 *(Pyridoxin)*	Aminosäurestoffwechsel	Nervenschäden, Hautentzündungen	1,2–1,5 mg
Vitamin B_{12} *(Cobalamin)*	Nukleinsäuresynthese: Bildung von Erythro-, Leuko- und Thrombozyten	Anämie (perniziöse Anämie ☞ 13.2.6)	3 µg
Vitamin C *(Ascorbinsäure)*	Kollagensynthese, Antioxidans; evtl. Stärkung des Immunsystems	„Skorbut" (z. B. Zahnfleischbluten, Bindegewebsschwäche)	100 mg
Folsäure	Nukleinsäuresynthese, Erythrozytenbildung	Anämie (ähnlich wie bei B_{12}-Mangel); fetale Neuralrohrdefekte	400 µg
Pantothensäure	Zentrale Substanz im Stoffwechsel	Unbekannt	6 mg
Biotin *(Vitamin H)*	Stoffwechsel	Hautentzündungen	30–60 µg
Niazin *(Nikotinsäure und -amid)*	Zentrale Substanz im Energiestoffwechsel	„Pellagra" mit neurologischen Störungen, Hautentzündungen, Durchfall	13–17 mg

Tab. 19.13: Kleine Vitamin-Kunde. Gelb unterlegt = fettlösliche Vitamine; blau unterlegt = wasserlösliche Vitamine. Referenzwerte der ernährungswissenschaftlichen Gesellschaften von Deutschland, Österreich und der Schweiz.

19

Vitamintabletten?

Eine insgesamt ausgewogene, abwechslungsreiche Nahrung enthält trotz individueller Nahrungszusammenstellung von allen Vitaminen ausreichende Mengen, so dass beim gesunden Erwachsenen keine **Vitaminmangelerscheinungen** *(Hypovitaminosen)* auftreten. Zusätzliche Vitamingaben sind nur nötig bei:

- Ungenügender Vitaminzufuhr, z.B. bei nicht ausreichender oder einseitiger Ernährung, etwa bei Magersucht (☞ 19.3.4) oder Alkoholmissbrauch
- Erhöhtem Vitaminbedarf wie z.B. bei Säuglingen oder während Schwangerschaft und Stillzeit
- Verminderter Vitaminresorption, z.B. bei Malassimilationssyndromen (☞ 18.7.7).

Vitamintabletten enthalten aber nur Vitamine, nicht die sekundären Pflanzenstoffe und anderen wertvollen Substanzen der normalen Vitaminlieferanten, also Obst, Salat und Gemüse. Durch Vitamintabletten wird also eine einseitige Ernährung nicht gesund!

Diese zunächst rein chemisch-physikalische Untergliederung ist auch unter medizinischem Gesichtspunkt von Bedeutung. Fettlösliche Vitamine können nur dann ausreichend resorbiert werden, wenn genügend Galle sezerniert wird und die Fettresorptionsmechanismen intakt sind (☞ 18.7.3). Und: Eine übermäßige Zufuhr fettlöslicher Vitamine kann schaden, da diese nur begrenzt ausgeschieden werden und durch eine **Hypervitaminose** z.B. die Leber geschädigt werden kann. Ein Überangebot an wasserlöslichen Vitaminen kann der Körper dagegen in der Regel durch Ausscheidung mit dem Urin beseitigen.

Vitamin A

Die Substanzen der **Vitamin-A-Gruppe** umfassen die fettlöslichen, lichtempfindlichen Wirkstoffe **Retinol**, **Retinal** und **Retinsäure,** die in der Darmwand durch Spaltung von mit der Nahrung zugeführten *Provitaminen* **α-,** β- und γ-**Carotin** gebildet und in der Leber gespeichert werden. Bei Bedarf werden sie aus der Leber freigesetzt, ins Plasma abgegeben und dort an Plasmaeiweiße gebunden transportiert.

19

Das für die Vitamin-A-Synthese wichtigste Provitamin β-Carotin ist ein weit verbreiteter Pflanzenfarbstoff. Besonders reichlich kommt es in Kohlarten, Spinat und Karotten vor. Nennenswerte Mengen an Vitamin A findet man auch in Leber, Butter, Milch, Eiern und Fischtran. Vitamin A ist für das Wachstum der Epithelien notwendig, es verbessert die Infektionsabwehr an den Schleimhäuten und ist als Bestandteil des Sehpurpurs für den Sehvorgang unentbehrlich. Schließlich ist es auch am Skelettwachstum beteiligt. Zusammen mit Vitamin E und Vitamin C gilt v.a. β-Carotin als wichtiger Schutz vor dem Einfluss von Sauerstoffradikalen (☞ 24.1.2).

Bei Unterversorgung mit Vitamin A machen sich zuerst eine beeinträchtigte Dunkeladaptation und Nachtblindheit bemerkbar (☞ 10.6.7). Weiter fortschreitender Vitamin-A-Mangel führt zur Hornhautdegeneration *(Xerophthalmie)*, zu Wachstumsstörungen sowie zu Atrophie und Verhornung von Schleimhäuten und Haut *(Hyperkeratose)*. Eine Überdosierung von β-Carotinen oder Vitamin A ist ebenfalls schädlich. Sie erzeugt u.a. trockene Haut, Haarausfall, das Sehen von Doppelbildern, erhöht bei Rauchern sogar das Lungenkrebsrisiko und ist in der Schwangerschaft ein Teratogen (☞ 22.4).

Vitamin D

Die Gruppe der **Vitamin-D-Substanzen** oder *Calciferole* ist nach neuerem Verständnis nicht den Vitaminen, sondern den Hormonen *(Vitamin-D-Hormon)* zuzurechnen. Sie werden deshalb im Hormonkapitel besprochen (☞ 12.4.3).

Vitamin E

Die Gruppe der fettlöslichen **Tokopherole** oder *E-Vitamine* wird nur von Pflanzen synthetisiert. Zu den ergiebigsten Vitamin-E-Quellen gehören Getreidekeime, Pflanzenöle und Blattgemüse. Gespeichert werden Tokopherole in der Nebenniere, der Milz und im Pankreas. Aufgrund der weiten Verbreitung der E-Vitamine sind Mangelerscheinungen beim Menschen nicht beobachtet worden.

Die biologische Bedeutung von Vitamin E ist nicht völlig geklärt, es scheint jedoch als Oxidationsschutz bei verschiedenen Stoffwechselvorgängen zu wirken, insbesondere beim Abbau ungesättigter Fettsäuren. In diesem Zusammenhang wird diskutiert, ob Vitamin E zusammen mit Vitamin C auch den Alterungsprozess verlangsamen kann.

Obwohl unsere Nahrung immer ausreichend Vitamin E enthält, werden einer zusätzlichen Vitamin-E-Zufuhr vor allem von der pharmazeutischen und Diätlebensmittel-Industrie positive Eigenschaften zugeschrieben. Der Nutzen dieser Maßnahme ist jedoch keineswegs erwiesen.

Vitamin K

Das physiologischerweise im menschlichen Organismus vorkommende **Vitamin K** ist das von Darmbakterien (v.a. E. coli ☞ Abb. 14.21) gebildete **Menachinon** *(Vitamin K_2)*. Es kann durch das aus Pflanzen stammende **Phyllochinon** *(Vitamin K_1)* ersetzt werden, das von Darmbakterien z.T. noch in eine weitere Form, *Vitamin K_3*, umgewandelt wird. Alle Formen steigern in der Leber die Biosynthese der Gerinnungsfaktoren II (Prothrombin), VII, IX und X (☞ 13.5.5).

Ein Vitamin-K-Mangel ist selten, solange die Leber und die Resorption im Darm normal funktionieren. Ist aber die Gallensekretion z.B. durch eine Leberzirrhose (☞ 18.10.8) oder einen Gallengangsverschluss behindert, kommt es zu einem Mangel an Gerinnungsfaktoren und dadurch zur Blutungsneigung. Vergleichsweise häufig treten Vitamin-K-Mangelzustände aber bei Neugeborenen auf, so dass Säuglinge heute routinemäßig eine (bevorzugt orale) Prophylaxe mit Vitamin K_1 (Konakion®) erhalten.

Vitamin B_1

Das wasserlösliche *Thiamin* oder **Vitamin B_1** kommt in den Keimanlagen von Getreide (also im Vollkornmehl, nicht aber im „Weißmehl"), ferner in Hefe, Gemüse und Kartoffeln vor. Auch tierische Organe enthalten Vitamin B_1, insbesondere Innereien (☞ Abb. 19.14). Vitamin B_1 wird im Organismus mit Phosphatgruppen verbunden und geht dabei in seine wirksame Form, das *Thiaminpyrophosphat*, über. Dieses Coenzym hat eine Schlüsselfunktion innerhalb des Kohlenhydratstoffwechsels und für die Synthese des Neurotransmitters Azetylcholin (☞ 9.2.3).

Ein reiner **Vitamin-B_1-Mangel** äußert sich in verminderter geistiger und körperlicher Leistungsfähigkeit, Appetitlosigkeit, Gewichtsverlust und Muskelschwund.

Häufiger noch als ein isolierter Vitamin-B_1-Mangel ist die **Beri-Beri-Krankheit,** eine komplexe Vitaminmangelerkrankung, bei der noch andere B-Vitamine fehlen. Sie tritt in den Entwicklungsländern bei einseitiger Ernährung mit poliertem Reis auf und äußert sich in einer ausgedehnten Entzündung des peripheren Nervensystems (Polyneuritis), einer Herzmuskelschwäche und in Ödemen.

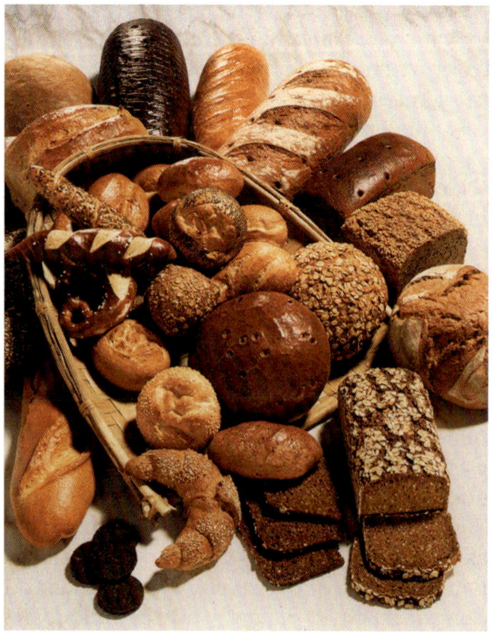

Abb. 19.14: Wichtigster Lieferant der Vitamine der B-Gruppe sind Vollkornprodukte. Da die B-Vitamine hitzestabil sind, macht ihnen auch Backen bei 200 °C nichts aus. [W177]

Vitamin B_2

Vitamin B_2 *(Laktoflavin* oder *Riboflavin)* kommt in allen tierischen und pflanzlichen Zellen vor. Den höchsten B_2-Gehalt besitzen Hefe, Getreidekeime sowie Leber, Milch und Käse. Auch Darmbakterien tragen zur Bereitstellung von Vitamin B_2 bei. Aus Vitamin B_2 werden zwei Coenzyme gebildet, die für die Wasserstoffübertragung in der Atmungskette unentbehrlich sind (☞ 2.8.1).

Vitamin-B_2-Mangelerscheinungen treten nur selten isoliert auf, beobachtet worden sind Blutarmut *(Anämien)* und Entzündungen von Haut *(Dermatitis)*, Schleimhäuten und der Hornhaut *(Keratitis)*.

Vitamin B_6

Unter dem Begriff **Vitamin B_6** werden die drei Stoffe **Pyridoxol** (chemisch gesehen ein Alkohol), **Pyridoxal** (ein Aldehyd) und **Pyridoxamin** (ein Amin) zusammengefasst, die im Organismus gleichermaßen wirksam sind. Vitamin B_6 ist notwendig für die Biosynthese von Nukleinsäuren (☞ 2.8.4). Es kommt in allen lebenden Zellen vor, besonders reichlich in Hefe, Körnerfrüchten, grünem Gemüse sowie Innereien und Milchprodukten. Ein Mangel an Vitamin B_6 tritt bei normaler Ernährung kaum auf – man findet ihn aber nicht selten beim chronischen Alkoholmissbrauch sowie bei länger dauernder hochdosierter Gabe des Tuberkulostatikums Isoniacinhydrazid (INH) (☞ 17.11.3). Dabei werden Krampfanfälle und Nervenentzündungen *(Neuritiden)* beobachtet.

Vitamin B_{12}

Vitamin B_{12} *(Cobalamin)* wird nicht von Pflanzen oder Tieren gebildet, sondern nur von Mikroorganismen. Jedoch können tierische Organismen das von den Bakterien gebildete Vitamin B_{12} aufnehmen und speichern, weshalb hauptsächlich tierische Nahrungsmittel den Vitamin-B_{12}-Bedarf des Menschen decken. Das Vitamin-B_{12}-Molekül gehört chemisch zu einer Gruppe, die eng mit dem Porphyrin, dem Grundgerüst des Häms (☞ 13.2.2), verwandt ist. Vitamin B_{12} ist an der Biosynthese von Nukleinsäuren (☞ 2.8.4) und bei der Bildung der Markscheiden im Nervensystem (☞ 9.16) beteiligt.

Ein Vitamin-B_{12}-Mangel ist relativ häufig, da zur Resorption des Vitamins (= *Extrinsic-Faktor*) der von der Magenschleimhaut gebildete *Intrinsic-Faktor* (☞ 18.4.4) erforderlich ist. Der Intrinsic-Faktor kann z. B. nach Magenresektionen oder bei ausgeprägter Atrophie der Magenschleimhaut nicht mehr ausreichend hergestellt werden. Diese Patienten müssen einmal monatlich eine Vitamin-B_{12}-Injektion erhalten (die orale Gabe würde nichts nützen, da ja die Resorptionsfähigkeit erloschen ist). Der Mangel äußert sich vor allem in einer makrozytären hyperchromen Anämie sowie neurologischen Störungen (*perniziöse Anämie* ☞ 13.2.6).

Niazin

Niazin ist die zusammenfassende Bezeichnung für **Nikotinsäure** und **Nikotinsäureamid.** Beide sind weit verbreitet und kommen reichlich in Hefe, Nüssen, Innereien und Milchprodukten vor. Auch stellen die Bakterien im Darm des Menschen und der Mensch selbst aus der Aminosäure Tryptophan Niazin her, so dass bei ausreichendem Tryptophangehalt der Nahrung Niazin nicht von außen zugeführt werden muss. Niazin ist ein Baustein für ein lebenswichtiges, wasserstoffübertragendes Coenzym, das NAD (☞ 2.8.1).

Die typische Niazinmangelerscheinung ist die **Pellagra.** Sie tritt vor allem in Entwicklungsländern durch Tryptophanmangel infolge einseitiger Maisernährung auf. Die Pellagra wird auch als *3-D-Krankheit* bezeichnet, da es bei ihr zu Hautentzündung *(Dermatitis)*, Verdauungsstörungen *(Diarrhoe)* und geistiger Degeneration *(Demenz)* kommt.

Folsäure

Folsäure ist im Pflanzen- und Tierreich weit verbreitet und wird außerdem von Darmbakterien im Darm synthetisiert. Hauptlieferanten sind grüne Blattgemüse, Leber und Hefe.

Im Organismus wird Folsäure unter Beteiligung von NADPH zu *Tetrahydrofolsäure* (kurz FH_4) reduziert, das bei der Übertragung kleinerer Kohlenstoffmoleküle (z. B. Methyl-Gruppen = CH_3) eine Schlüsselposition einnimmt. Auch zum Aufbau neuer Erbsubstanz, d. h. bei allen Zellteilungen, wird Tetrahydrofolsäure benötigt (☞ 2.8.4).

Ein Folsäuremangel ist verhältnismäßig häufig. Beim Erwachsenen zeigt er sich am ehesten am stoffwechselaktiven Knochenmark durch eine makrozytäre Anämie (☞ 13.2.6). In der Schwangerschaft erhöht Folsäuremangel das Risiko eines Neuralrohrdefektes beim Neugeborenen (*Spina bifida* ☞ Abb. 22.23). Daher wird bereits vor einer (geplanten) Schwangerschaft eine zusätzliche Folsäuregabe empfohlen (0,4 mg/Tag).

Pantothensäure

Pantothensäure ist weit verbreitet und findet sich in den meisten tierischen Lebensmitteln, aber auch in Hefe, grünem Gemüse und Getreide. Es ist Bestandteil des *Coenzyms A* (☞ 2.8.1), eine durch ihre hohe Bindungsenergie zentrale Substanz für den gesamten Stoffwechsel. Mangelerscheinungen sind beim Menschen nicht bekannt.

Biotin

Vitamin H **(Biotin)** kommt in allen Zellen, besonders in Hefe, Innereien und Eigelb vor. Biotin ist eine wichtige Molekülgruppe von Enzymen, die Kohlensäurereste (Carboxylgruppen) übertragen. Ein Mangel an Vitamin H tritt beim Menschen nicht auf, wohl auch deshalb, weil Darmbakterien ebenfalls Biotin synthetisieren.

Vitamin C (Ascorbinsäure)

Vitamin C oder *Ascorbinsäure* ist das wohl bekannteste Vitamin. Es ist reichlich in frischen Früchten enthalten (obwohl der Mitteleuropäer sein Vitamin C vor allem aus Kartoffeln bezieht). Viele industriell hergestellte Lebensmittel enthalten Vitamin-C-Zusätze.

Ascorbinsäure wird nicht nur von Pflanzen, sondern auch von fast allen Tieren selbst synthetisiert – neben dem Menschen haben nur noch Affen und Meerschweinchen im Rahmen der Entwicklungsgeschichte durch einen Genverlust die Fähigkeit verloren, das benötigte Vitamin C selbst zu produzieren. Da die Nahrung aber reichlich Vitamin C enthält, brachte dieser Gendefekt keinen grundsätzlichen Nachteil mit sich.

Vitamin C gilt, wie das Vitamin E, als Oxidationsschutzmittel im zellulären Stoffwechsel. Es ist an der Synthese oder am Umbau von Hormonen und Coenzymen genauso beteiligt wie am Stoffwechsel der Aminosäuren und des Kollagens oder an der Abdichtung von Kapillaren. Auch bei der Gerinnung spielt es eine wichtige Rolle. Aufgrund seiner Reduktions-Oxidations-Eigenschaften wird dem Vitamin C eine Schutzfunktion gegenüber Alterungsprozessen nachgesagt.

Ob eine künstliche Vitamin-C-Zufuhr sinnvoll ist, kann nicht eindeutig bejaht werden. Zwar gibt es Hinweise, dass bei schweren körperlichen Anstrengungen, akuten und chronischen Infektionskrankheiten und Stoffwechselerkrankungen (wie z. B. Diabetes mellitus) sowie während Schwangerschaft und Stillperiode der Vitamin-C-Bedarf erhöht ist, sinnvoller als Vitamintabletten scheint aber auch hier ein Mehr an Früchten und Gemüsen.

> **Hochdosierte Vitamingabe**
>
> Hochdosierte Vitamine der Gruppe A (β-Carotin), E und C sollen als Antioxidantien den Körper vor dem altersbedingten Auftreten so verschiedener Krankheiten wie Krebs, Gelenkarthrosen oder allgemeiner Arteriosklerose schützen. Leider haben große Studien den Effekt eines solchen biochemischen „Jungbrunnens" nicht belegen können.

Skorbut

Die klassische Vitamin-C-Mangelkrankheit, der **Skorbut,** tritt in den westlichen Ländern nicht mehr auf. Leichtere Vitamin-C-Mangelerscheinungen sind jedoch bei Fehlernährung, bei chronischer Magenschleimhautentzündung oder Leberzirrhose beobachtet worden. Die Betroffenen klagen über Müdigkeit, Infektanfälligkeit und, wegen der Kapillarbrüchigkeit (Kollagenschäden), über Blutungsneigung.

19.8 Mineralstoffe

Neben Kohlenhydraten, Fetten, Eiweißen und Vitaminen sowie ausreichender Wasserzufuhr sind die **Mineralstoffe** *(Salze, Elektrolyte)* für die Gesundheit unerlässlich. Man unterscheidet:

- Die **Mengenelemente** (*Mineralstoffe* im engeren Sinn), die in vergleichsweise großen Mengen benötigt werden; das sind die Ionen der sieben Elemente Kalium, Natrium, Kalzium, Chlor, Phosphor, Schwefel und Magnesium
- Die **Spurenelemente,** die nur in äußerst geringen Mengen – eben „Spuren" – in Körper und Nahrung vorkommen.

19.8.1 Die Mengenelemente

In Tabelle 2.1 wurde bereits eine ausführliche Übersicht über die biologische Funktion der sieben Mengenelemente gegeben. Für alle Mengenelemente bestehen individuelle Ausscheidungsmöglichkeiten, so dass keine Anreicherung im Körper zu befürchten ist.

Bei normaler Ernährung (auch vegetarischer) kann vor allem bei **Kalzium** (Ca^{2+} ☞ 13.5) eine Unterversorgung auftreten, wenn der Bedarf erhöht ist (Schwangerschaft, Stillzeit, Wachstum), kalziumreiche Lebensmittel wie Milchprodukte, Fisch, Blatt- und Wurzelgemüse gemieden oder „kalziumbindende" Nahrungsmittel mit hohem Oxalsäuregehalt (z. B. Spinat, Rhabarber) zu reichlich verzehrt werden. Die empfohlene Zufuhr soll ca. 1000 mg Ca^{2+} täglich betragen, dies auch zur Osteoporose-Vorbeugung (☞ 6.1.6 und 6.4).

Kaliummangel (Kaliumtagesbedarf ca. 2 g) kann bei erhöhtem Verlust durch übermäßiges Schwitzen, anhaltenden Durchfall und Erbrechen, aber auch Missbrauch von Abführmitteln sowie bei Einnahme bestimmter harntreibender Medikamente auftreten (☞ 20.8.2). Herzrhythmusstörungen sind eine mögliche Folge.

Ein Mangel an **Magnesium** ist bei erhöhtem Bedarf z. B. infolge schwerer körperlicher Arbeit oder Leistungssport möglich. Eine tägliche Zufuhr von 350–400 mg beugt Muskelkrämpfen vor.

19

Bei **Natrium** und **Chlorid** besteht eine Überversorgung durch die in unserer Kultur überreichliche Salzaufnahme von insgesamt 10–15 g NaCl täglich, ein Großteil davon durch vorgefertigte Lebensmittel, zu viel Salz beim Kochen oder Nachsalzen bei Tisch. Benötigt werden jedoch nur ca. 2 g „Speisesalz"! Durch eine erhöhte Natriumaufnahme sind zumindest Risikopatienten vermehrt bluthochdruckgefährdet (☞ 16.4.1).

Ernährungsempfehlungen
In den „reichen" Industrieländern gilt vor allem:
- Viel Kalzium
- Wenig Kochsalz.

19.8.2 Die Spurenelemente

Spurenelemente kommen nur in äußerst geringen Mengen in der Nahrung und im Organismus vor.

Zu den *essenziellen* Spurenelementen (☞ auch Tab. 19.15) zählen:

- Als wichtigstes das **Eisen.** Es hat als Baustein des Blutfarbstoffes Hämoglobin und der mitochondrialen Eisenproteine (☞ 3.3.6) lebenswichtige Bedeutung
- **Kobalt** als Bestandteil von Vitamin B_{12}
- **Chrom, Kupfer, Mangan, Molybdän, Selen** und **Zink,** die in intra- und extrazellulären Enzymen enthalten sind
- **Jod,** das für den Aufbau der Schilddrüsenhormone benötigt wird (☞ 12.4)
- **Fluor,** das für einen harten, gegenüber Bakterien widerstandsfähigen Zahnschmelz (☞ 18.2.2) von Bedeutung ist.

Bei **Zinn** und **Vanadium** ist die Lebensnotwendigkeit nicht gesichert. Nicht lebensnotwendige Spurenelemente sind **Aluminium, Brom, Gold** und **Silber.**

Eindeutig toxische Wirkungen entfalten die Elemente **Antimon, Arsen, Blei, Cadmium, Quecksilber** und **Thallium.**

Spurenelementmangel

Aufgrund des geringen Tagesbedarfs macht sich Mangel an einem essentiellen Spurenelement erst allmählich und mit zum Teil uncharakteristischen Symptomen bemerkbar.

Am häufigsten ist der Eisenmangel, der sich durch Eisenmangelanämie und allgemeine Leistungsminderung zeigt (☞ 13.2.6). Eisenmangel betrifft vor allem Frauen (menstruelle Blutverluste). In der Schwangerschaft ist der Eisenbedarf etwa verdoppelt (Eisenentzug durch den Fetus).

Die Dosis macht das Gift

Nur für wenige Spurenelemente existieren Ausscheidungsmechanismen, so dass sich überschüssige Substanzen im Körper ablagern und selbst essenzielle Spurenelemente Vergiftungserscheinungen hervorrufen können.

So führt z. B. eine (deutliche) Fluorüberdosierung zur Anreicherung von Fluoriden im Zahnschmelz und zu kosmetisch störenden Dunkelfärbungen der Zähne.

Es gibt außerdem seltene, angeborene Verwertungsstörungen für Eisen und Kupfer, die zu einer krankhaften Speicherung dieser Elemente führen. Die Eisenspeicherkrankheit ist die **Hämochromatose** (☞ 13.2.2). Beim **Morbus Wilson** kommt es zu einer Kupferablagerung in verschiedenen Organen, darunter auch dem Gehirn, mit der Folge schwerer Störungen der Motorik.

19.9 Ballaststoffe

Der Name **Ballaststoffe** *(Schlacken)* stammt aus dem 19. Jahrhundert, als man meinte, diese unverdaulichen, meist pflanzlichen Verbindungen seien für den menschlichen Körper unnütz – eben Ballast.

Zu den Ballaststoffen gehören **lösliche Faserstoffe** wie **Pektin, Inulin** und **Oligofruktose,** die von den körpereigenen Verdauungsenzymen nicht gespalten werden können, wohl aber zum Teil von den Bakterien im Dickdarm abge-

Element	Funktion(en)	Mangelerscheinung(en)	Körperbestand	Tagesbedarf*
Eisen	Bestandteil von Hämoglobin und Faktoren der Atmungskette	Anämie	3–5 g	10–15 mg***
Zink	Wichtig für die Aktivität vieler Enzyme (sitzt meist im aktiven Zentrum)	Wachstums-, Wundheilungsstörungen, Haarausfall	ca. 2 g	7–10 mg
Kupfer	Bestandteil von Oxidasen	Anämie, gestörte Eisenresorption und Kollagensynthese	ca. 100 mg	1–1,5 mg
Mangan	U. a. Bestandteil von Enzymen des Kohlenhydratstoffwechsels	Unfruchtbarkeit, Störungen der Knochenbildung	ca. 20 mg	2–5 mg
Molybdän	Bestandteil von Redox-Enzymen	Unbekannt	ca. 20 mg	50–100 μg
Jod	Bestandteil der Schilddrüsenhormone	Kropf (sehr häufig), seltener Schilddrüsenunterfunktion	ca. 20 mg	150–200 μg
Kobalt	Bestandteil von Vitamin B_{12}	Anämie	ca. 1 mg	< 1 μg
Selen	Wirkt evtl. mit Vitamin E zusammen	Abwehrschwäche, Herzmuskelerkrankungen	ca. 10 mg	30–70 μg
Chrom	Unbekannt	Unbekannt	ca. 5 mg	30–100 μg
Fluorid**	Verbessert die Zahnmineralisierung	Erhöhte Karieshäufigkeit	2–6 g	3,1–3,8 mg

* Abhängig z. B. von Alter, Geschlecht, ** Lebensnotwendigkeit nicht völlig gesichert, Kariesprophylaxe, *** Schwangere 30 mg

Tab. 19.15: Essenzielle *(lebensnotwendige)* Spurenelemente.

Vorbeugende Wirkung

Diabetes mellitus, Fettstoffwechselstörungen und Gallensteinleiden treten unter ballaststoffreicher Kost seltener auf. Reichlicher Verzehr von Ballaststoffen senkt somit indirekt das Risiko chronischer Herz-Kreislauf-Erkrankungen. Auf die Bedeutung ballaststoffarmer Nahrung als Risikofaktor für die Entstehung von kolorektalen Tumoren wurde bereits hingewiesen (☞ 18.8.9). Als Mindestmenge an Ballaststoffen werden 30 g täglich in Form von Vollkornprodukten, Kartoffeln, Gemüse oder Obst empfohlen.

baut werden. Sie kommen in Obst, Gemüse und Getreide vor. Ihre Abbauprodukte, kurzkettige Fettsäuren, säuern das Darmmilieu an und fördern dadurch die Ausscheidung von Gallensäuren (☞ 18.6.3), was zu einer Verminderung der Cholesterinkonzentration beiträgt.

Unlösliche Faserstoffe sind v.a. **Zellulose, Hemizellulose** und **Lignin,** sie werden weder vom Körper noch mikrobiell abgebaut. Obwohl diese Ballaststoffe deshalb nicht zur Energieversorgung beitragen, kommt ihnen doch für die normale Magen-Darm-Passage eine erhebliche Bedeutung zu. Durch ihr Volumen erhöhen sie das Sättigungsgefühl, regen die Darmperistaltik an und fördern den Transport des Nahrungsbreis. Bei zu geringer Aufnahme neigen die meisten Menschen zu *Darmverstopfung* (**Obstipation** ☞ 18.8.7 und Abb. 19.16).

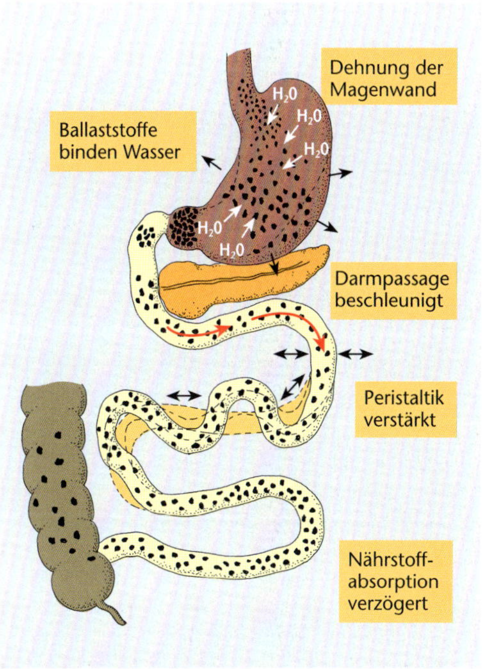

Abb. 19.16: Ballaststoffe: Unverdauliche pflanzliche Fasern, die vom menschlichen Darm nicht gespalten werden können. Sie lassen den Nahrungsbrei aufquellen und regen dadurch die Darmperistaltik an (Obstipationsprophylaxe).

19.10 Sekundäre Pflanzenstoffe

Sekundäre Pflanzenstoffe sind z.B. **Carotinoide, Flavonoide, Phytosterine, Sulfide** und **Phytoöstrogene.** Man findet sie in Obst, Gemüse und Vollkornprodukten.

Es gibt Hinweise, dass die antioxidative Wirkung von Carotinoiden und Flavonoiden den Schutz vor Arteriosklerose erhöhen und die Wirkung schädlicher Radikale an Augenlinse und Netzhaut vermindern kann. Phytosterine haben einen cholesterinsenkenden Effekt, besonders auf das LDL. Auch eine Senkung des Risikos für bestimmte Krebserkrankungen wird diskutiert.

Wie hoch der Bedarf an sekundären Pflanzenstoffen ist, ist noch unklar. Auch ob sie allein wirken oder nur zusammen mit Vitaminen, Mineral- und Ballaststoffen, kann noch nicht beantwortet werden.

19.11 Gewürzstoffe

Zu den **Gewürzstoffen** zählen die Duft- und Aromastoffe, die den Speisen zum Teil ihren Geruch und Geschmack verleihen. Sie sind nicht lebensnotwendig. Dennoch wirken sie anregend auf die Sekretion von Verdauungssäften, machen die zugeführten Nahrungsmittel oft bekömmlicher und schmackhafter und tragen damit zur Gesundheit bei.

Bei sehr reichlichem Konsum von scharfen Gewürzen – wie er in einigen asiatischen Regionen üblich ist – treten allerdings gehäuft Karzinome des Mund- und Rachenraums auf.

19.12 Parenterale Ernährung

Viele Kranke sind nicht mehr in der Lage, sich selbst über den Verdauungstrakt *(enteral)* ausreichend mit Nährstoffen zu versorgen, so etwa:

- Patienten mit Bewusstseinsstörungen
- Patienten mindestens 6 Stunden vor und nach Operationen – hier darf nichts gegessen werden, um Komplikationen wie etwa das Aspirieren (☞ 25.8.1) von erbrochenem Speisebrei zu verhindern
- Patienten ohne ausreichenden Willen, selbst genug zu essen, beispielsweise Magersüchtige (☞ 19.3.4).

Können solche Patienten auch über eine Magen- oder Dünndarmsonde (**künstliche enterale Ernährung**) nicht ausreichend versorgt werden, ist eine **parenterale Ernährung** (parenteral = unter Umgehung des Darmes) erforderlich.

Auswahl der Nährlösungen

Auswahl und Dosierung der parenteralen Nährlösungen richten sich nach vier Leitfragen:

- Wie lange wird voraussichtlich parenteral ernährt werden müssen? – Bei weniger als zwei Tagen reicht der Ersatz von Flüssigkeit, Elektrolyten und Glukose. Bei mehr als drei Tagen sollten dann auch Aminosäuren, Fette, Vitamine und Spurenelemente gegeben werden
- Wie hoch ist der aktuelle Bedarf an Flüssigkeit, Energie, Proteinen und Fetten? – Dieser richtet sich wie bei der enteralen Ernährung nach Alter und Geschlecht, wobei für Fieber und den „Aggressionsstoffwechsel“ (hoher kataboler Stoffwechsel ☞ Abb. 19.1) Schwerkranker und Frischoperierter hohe Zuschläge einzukalkulieren sind
- Welche Grunderkrankung muss berücksichtigt werden? – Einige Erkrankungen, z.B. der Leber, erfordern spezielle Nährlösungen
- Welche Abweichungen des Inneren Milieus liegen beim betreffenden Patienten vor? Fast alle schwerkranken Patienten haben Veränderungen in ihrer „Blutchemie“, die nur durch individuell angepasste Nährlösungen

Bedeutung von Gewürzstoffen in anderen Kulturen

Heute kann man Gewürze aus aller Welt überall kaufen, einst galten sie jedoch als seltene Kostbarkeiten. Bereits die Römer importierten Pfeffer, Zimt und Ingwer aus Indien. Im Mittelalter lag der lukrative Gewürzhandel fast ausschließlich in der Hand der Araber und Venezianer, sehr zum Missfallen der Spanier und Portugiesen, die nichts unversucht ließen, den Seeweg nach Indien zu entdecken.

Mit Gewürzen bietet uns die Natur unendlich viele Möglichkeiten, Geschmack zu variieren. Und dennoch gibt es einige unumstößliche Vorlieben: Kleine Kinder zeigen von Geburt an eine Vorliebe für Süßes (☞ 19.3) und verziehen das Gesicht, wenn ihnen etwas zu salzig, zu scharf, zu sauer oder zu bitter erscheint.

Doch was Kleinkinder verabscheuen, kann bei Erwachsenen eine regelrechte Gier auslösen: nach Salz zum Beispiel. Auch kulturelle Unterschiede sind häufig. So lieben Chinesen ihren Tee heiß und bitter, Amerikaner eiskalte Grapefruit zum Frühstück, Spanier und Deutsche Fisch mit Zitrone und Engländer Alkohol mit Chinin. In großen Teilen der asiatischen Welt erwarten die Menschen das Essen so scharf, dass ihnen anschließend die Zunge brennt. Auch in tropischen Gegenden werden scharfe Gewürze bevorzugt, wahrscheinlich weil sie ein größeres Sättigungsgefühl vermitteln und den häufig hungernden Menschen die Mahlzeiten so größer erscheinen lassen als sie tatsächlich sind. Durch den weltweiten Tourismus und die Aussiedlung von Emigranten in westlichen Ländern ist auch hier „exotische Kost“ mittlerweile sehr beliebt.

korrigiert werden können. Parenterale Nährlösungen dürfen deshalb – außer bei kurzfristiger Anwendung bei ansonsten gesunden Patienten – nur unter Kenntnis aktueller Laborwerte (insbesondere der Na^+-, K^+-, Ca^{2+}-Plasmakonzentration, des Blut-pH-Wertes und der Flüssigkeitsbilanz ☞ 20.7 – 20.9) gegeben werden.

Niedrig konzentrierte Lösungen können periphervenös über eine Braunüle verabreicht werden, für hoch konzentrierte Lösungen ist zur zentralvenösen Gabe ein zentraler Venenkatheter (ZVK) nötig. Einige fettlösliche Vitaminpräparate dürfen nicht intravenös, sondern nur intramuskulär (☞ Abb. 7.67) gegeben werden (z. B. ADEK®-Vitamininjektionslösung).

Was soll man essen – Was darf man essen?

Es vergeht wohl keine Woche ohne neue Schreckensmeldung: Kopfsalat mit Nitrat, Pestizidcocktail im Gemüse, Gammelfleisch, vielleicht noch mit BSE-Erregern oder Hormonen als Dreingabe, Zusatzstoffe fast überall. Kein Wunder, dass gerade an ihrer Gesundheit interessierten Verbrauchern der Kopf schwirrt. Was soll man essen – was darf man überhaupt noch essen? Nun, diese Frage muss letztlich jeder für sich beantworten. Einiges aber spricht dafür, dass eine vielseitige, „normale" Ernährung nach wie vor das Beste ist.

Sicher sollten Meldungen über Schadstoffe in Lebensmittel ernst genommen und ggf. mit einem Abstimmen über den Einkaufskorb beantwortet werden. Misstrauen ist aber durchaus angebracht, z. B. wenn sich im „Sommerloch" die Meldungen häufen oder ein bis dahin unbekannter Schadstoff dank verbesserter Nachweismöglichkeiten plötzlich „überall" ist. Wie viel nehme ich von dem betreffenden Lebensmittel wirklich pro Woche zu mir? Worin besteht die Gefahr – in einem „ekligen" Gefühl, Durchfall oder einer unheilbaren Krankheit? Helfen möglicherweise einfache Maßnahmen wie simples Abwaschen oder Durchgaren?

Oder ist es vielleicht gesünder, auf **Functional-Food** zurückzugreifen, also Lebensmittel, die durch bestimmte Zusätze einen Nutzen für die Gesundheit bringen sollen: cholesterinsenkende Margarine, Omega-3-Eier, Joghurt mit **Probiotika** („günstigen" Keimen für den Darm) und **Präbiotika** (zum „Füttern" derselben), Vitamin-Cornflakes. Wohl nicht. Denn die meisten der bei Functional-Food postulierten Zusatzeffekte sind bislang nicht bewiesen, Langzeiterfahrungen gibt es keine, und möglicherweise entfalten die zugesetzten Stoffe nur im Zusammenspiel mit anderen Substanzen ihre Wirkung. Wahrscheinlich genauso gut und auf jeden Fall billiger ist es, sich die Inhaltsstoffe verarbeiteter Lebensmittel anzuschauen und entsprechend auszuwählen. Auch andere „Spezialprodukte" sind ihren Aufpreis oft nicht wert. Gummibärchen sind auch ohne besonderen Aufdruck fettarm, die meisten „Kinderlebensmittel" enthalten jede Menge Fett oder Zucker, und warum weniger gesüßte Produkte teurer sein müssen als stärker gezuckerte, ist auch nicht so ohne weiteres einzusehen. Das soll nicht heißen, dass die Lebensmittelindustrie nicht ihre unbestreibaren Vorteile hat: Ohne ihre Techniken wären viele unserer Lebensmittel um Einiges „ungesünder", man denke etwa an das früher übliche Pökeln oder Einkochen mit Unmengen von Zucker zur (trotzdem nicht immer erfolgreichen) Konservierung.

Last not least – Essen ist auch Genuss. Wer jeden Bissen dreimal auf die Diätwaage legt und auf seine prozentualen Bestandteile hin untersucht, bevor er ihn in den Mund schiebt, mag zwar prozentuale Vorgaben optimal einhalten. Die Zahl derer, die sich aber nicht nur ein schlechtes Gewissen, sondern eine handfeste psychische Störung einhandelt, scheint aber zu wachsen. Und gesund kann das auch nicht mehr sein …

Literatur und Kontaktadressen

Literatur

Bopp, A.: Diabetes. Stiftung Warentest, Berlin 2001

Heseker, B., Heseker, H.: Die aktuelle Lebensmitteltabelle für Diabetiker. Umschau Buchverlag, Neustadt/Weinstr. 2004

Schauder, P., Ollenschläger, G.: Ernährungsmedizin. Prävention und Therapie. Elsevier, München 2006

Schmeisl, G. W.: Schulungsbuch für Diabetiker. Elsevier, München 2005

Szwillus, M.: Cholesterinarm genießen, Südwest-Verlag, München 2006

Kontaktadressen

Deutsche Adipositas-Gesellschaft, Hochschule für angewandte Wissenschaften Hamburg, Fachbereich Ökotrophologie, Lohbrügger Kirchstr. 65, 21033 Hamburg, Tel. 040/42875 6124, www.adipositas-gesellschaft.de

Deutsches Diabetes-Zentrum an der Heinrich-Heine-Universität Düsseldorf, Auf'm Hennekamp 65, 40225 Düsseldorf, Tel. 0211/33820, www.ddz.uni-duesseldorf.de

Deutsche Diabetes-Gesellschaft e.V., Bürkle-de-la-Camp-Platz 1, 44789 Bochum, Tel. 0234/978890, www.deutsche-diabetes-gesellschaft.de

Deutsche Gesellschaft für Ernährung (DGE), Godesberger Allee 18, 53175 Bonn, Tel.: 0228/ 3776600, www.dge.de

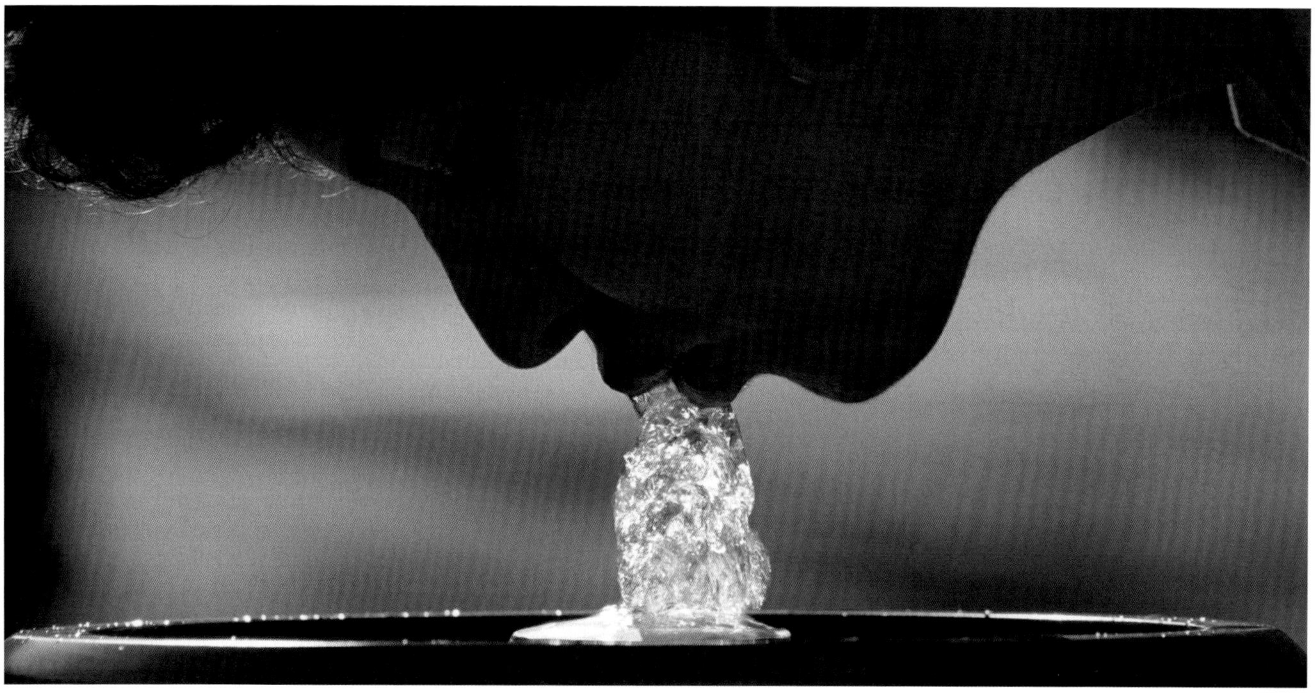

20 Niere, Harnwege, Wasser- und Elektrolythaushalt

Mit **Harnproduktion** und **Harnausscheidung** erfüllt das Harnsystem, und hier besonders die Nieren, mehrere für die Aufrechterhaltung des Inneren Milieus entscheidende Regulationsaufgaben:

- Ausscheidung von Stoffwechselendprodukten v. a. des Eiweißstoffwechsels
- Ausscheidung von Fremdsubstanzen wie Medikamenten und Umweltgiften (Entgiftungsfunktion)
- Regulation der Elektrolytkonzentrationen
- Regulation des Blutdrucks
- Konstanthaltung des Wassergehaltes und des osmotischen Drucks (☞ 3.5.5)
- Aufrechterhaltung des Säuren-Basen-Gleichgewichtes und damit des pH-Wertes
- Bildung des Enzyms Renin (beeinflusst Elektrolythaushalt und Blutdruck ☞ 20.3.1) und des Hormons Erythropoetin (stimuliert die Blutbildung ☞ 13.2.3)
- Umwandlung einer Vitamin-D-Vorstufe in das wirksame Vitamin-D-Hormon, das Calcitriol (☞ Abb. 12.18).

Nephrologie und Urologie

Die Behandlung von Nierenerkrankungen ist Gegenstand der **Nephrologie,** eines Teilgebietes der Inneren Medizin. Nierenbeckenerkrankungen und Störungen der ableitenden Harnwege sind dagegen Gegenstand der **Urologie,** eines vorwiegend operativen Fachgebiets, das auch für alle Störungen der männlichen Geschlechtsorgane zuständig ist.

20.1 Die Nieren

20.1.1 Äußere Gestalt

Die beiden **Nieren** (☞ Abb. 20.1) liegen links und rechts der Wirbelsäule dicht unter dem Zwerchfell. Die rotbraunen Organe sind etwa 11 cm lang, 6 cm breit, 2,5 cm dick und 150 g schwer. Ihre äußere Form erinnert an eine große Bohne. Die linke Niere nimmt den Raum vom 11. Brustwirbel bis zum 2. Lendenwirbel ein, die rechte liegt wegen der darüber liegenden Leber etwa einen Wirbelkörper tiefer.

Die Nieren werden nicht vom Peritoneum (Bauchfell) bedeckt, sondern liegen dorsal der Bauchhöhle im *Retroperitonealraum* (☞ 18.1.5). In diesem Raum zwischen der Hinterwand des Peritoneums und der Rückenmuskulatur befinden sich außer den Nieren auch die Nebennieren (☞ Abb. 12.20) und die Harnleiter.

Nierenhilum und Nierenkapsel

In der Mitte des medialen Nierenrandes liegt eine nischenförmige Vertiefung, das **Nierenhilum.** An dieser Stelle befindet sich das Nierenbecken, das den aus dem Nierenparenchym kommenden Harn sammelt. Hier treten Nierenarterie, Nierenvene, Nerven und Lymphgefäße sowie der Harnleiter ein bzw. aus.

Jede Niere ist von einer derben **Nierenkapsel** überzogen, einer transparenten Bindegewebshülle. Um die Nierenkapsel herum liegt eine kräftige Schicht Fettgewebe, die von einer weiteren dünneren Bindegewebshülle umgeben ist. Durch Fett und Bindegewebe wird die Niere an der hinteren Bauchwand verankert und vor Stoßverletzungen geschützt.

20.1.2 Innerer Nierenaufbau

Schneidet man eine Niere der Länge nach auf, so erkennt man drei Zonen: Im Inneren liegt das **Nierenbecken,** das vom **Nierenmark** *(Medulla renalis)* umhüllt wird. Das Nierenmark ist fein gestreift. Ganz außen liegt die **Nierenrinde** (*Cortex renalis* ☞ Abb. 20.2).

Von der Rinde ziehen die **Nierensäulen** *(Columnae renales)* zum Nierenbecken. Auf diese Weise wird die Markschicht in mehrere kegelförmige Lappen, die **Markpyramiden** gegliedert, deren Spitzen die **Nierenpapillen** *(Papillae renales)* bilden. Umgekehrt setzt sich das Nierenmark in strahlenförmigen Fortsätzen, den **Markstrahlen,** in die Nierenrinde fort.

Jede Nierenpapille besitzt mikroskopisch kleine Öffnungen, die in einen kleinen Hohlraum, den **Nierenkelch** münden. Dort wird der fertige Harn aufgefangen und in das **Nierenbecken** *(Pelvis renalis)* weitergeleitet, das den Harn sammelt (☞ Abb. 20.3).

20.1.3 Die Blutversorgung der Nieren

Die Nieren werden außerordentlich reichlich mit Blut versorgt: Im Mittel fließt ca. 1 Liter pro

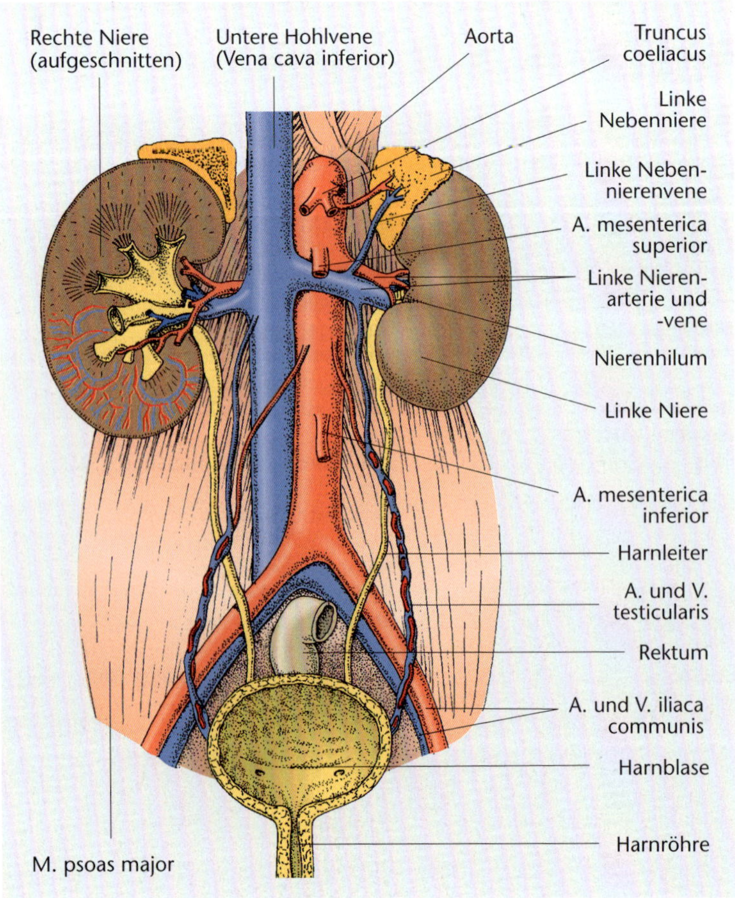

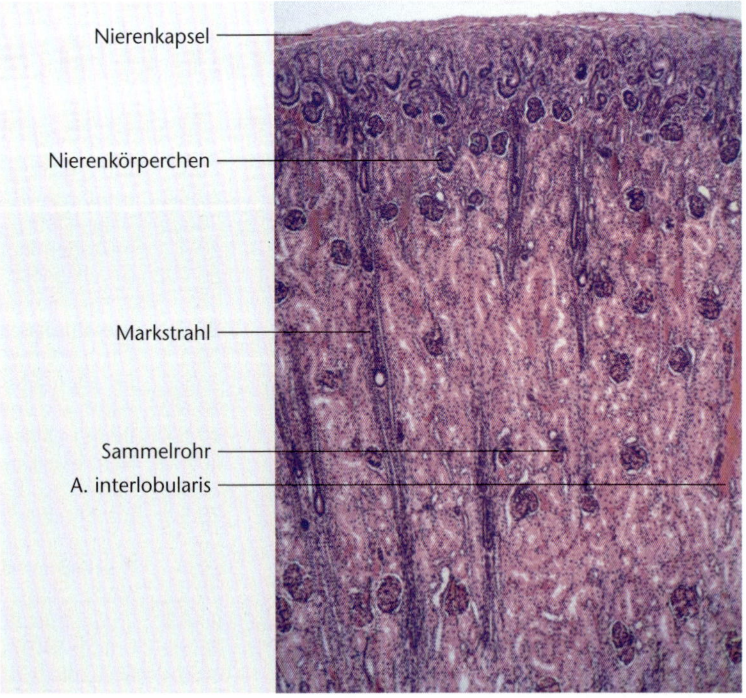

Abb. 20.2 (oben): Die Histologie der Nierenrinde. Es wird deutlich, dass die Nierenrinde hauptsächlich aus Nierenkörperchen und gewundenen Tubulusabschnitten besteht. Die Marksubstanz setzt sich strahlenartig in die Nierenrinde fort (daher die Bezeichnung „Markstrahlen"). [X141]

Abb. 20.1 (links): Das Harnsystem besteht aus linker und rechter Niere, den beiden Harnleitern, der Harnblase und der Harnröhre.

20

Minute zu den Nieren, dies entspricht stattlichen 20% des Herzminutenvolumens!

Für die Erfüllung ihrer vielfältigen Aufgaben besitzt die Niere ein kompliziert aufgebautes Gefäßsystem. Jede Niere erhält ihr Blut über die linke bzw. rechte **Nierenarterie** *(A. renalis)*, die direkt aus der Aorta entspringt. Nach ihrem Eintritt am Nierenhilum verzweigen sich linke und rechte Nierenarterie in **Zwischenlappenarterien** *(Aa. interlobares)*, die in den Säulen zwischen den Markpyramiden in Richtung Nierenrinde aufsteigen. Im Grenzbereich zwischen Nierenmark und Nierenrinde geben die Zwischenlappenarterien fächerförmig die **Bogenarterien** *(Aa. arcuatae)* ab, die sich weiter verzweigen und als **Zwischenläppchenarterien** *(Aa. interlobulares)* zur Nierenkapsel ziehen. Von diesen Verzweigungen entspringen mikroskopisch kleine Arteriolen, die jedes **Nierenkörperchen** *(Corpusculum renale)* mit Blut versorgen. In den Nierenkörperchen wird der Primärharn (☞ 20.1.4) abgefiltert. Jede Niere besitzt etwa eine Million solcher Nierenkörperchen, die in der gesamten Rindenregion verteilt sind.

Die Blutversorgung der Nierenrinde

Zu jedem Nierenkörperchen zieht eine zuführende Arteriole **(Vas afferens).** Diese bildet dann im Nierenkörperchen ein Knäuel von parallel geschalteten Kapillaren, den **Glomerulus** (erstes Kapillarnetz). Diese Kapillaren münden in die abführende Arteriole **(Vas efferens),** welche sich erneut aufzweigt und das Tubulussystem mit einem zweiten Kapillarnetz, den *peritubulären Kapillaren (Vasa recta)*, versorgt.

Das Tubulussystem besteht aus mikroskopisch kleinen Röhren, in denen der in den Nierenkörperchen abfiltrierte Primärharn auf seinem Weg zu den ableitenden Harnwegen in Zusammensetzung und Volumen drastisch verändert wird. Hierbei spielt der enge Kontakt zwischen den Nierentubuli und den peritubulären Kapillaren eine besonders wichtige Rolle (☞ Abb. 20.5).

Die Blutversorgung des Nierenmarks

Eine Besonderheit stellen die abführenden Arteriolen derjenigen Nierenkörperchen dar, welche nahe am Übergang der Nierenrinde zum Nierenmark liegen *(juxtamedulläre Glomerula)*. Diese bilden lang gestreckte und gerade Gefäße *(Vasa recta)*, die weit in das Nierenmark hineinragen und deren Kapillaren vor allem die Sammelrohre umschlingen (☞ Abb. 20.5). Diese besondere anatomische Anordnung ist von großer Bedeutung für die Konzentrierung des Harns im Nierenmark (☞ 20.1.6).

Das venöse System der Niere

Die peritubulären Kapillaren sowie die Kapillaren der Vasa recta münden in die **Zwischenläppchenvenen** *(Vv. interlobulares)*, die das venöse Blut über die **Zwischenlappenvenen** *(Vv. interlobares)* und **Bogenvenen** *(Vv. arcuatae)* zur **Nierenvene** *(V. renalis)* leiten, die in die **untere Hohlvene** *(V. cava inferior)* mündet.

> **Wundernetze**
>
> In der Niere durchfließt das Blut also nacheinander *zwei* Kapillarnetze: Das erste ist das Kapillarsystem der Nierenkörperchen, wo die Bildung des Primärharns stattfindet, das zweite sind die peritubulären Kapillaren der Nierenrinde bzw. das Kapillarsystem des Nierenmarks. Solche hintereinander geschalteten Kapillarsysteme heißen **Wundernetze.**

20.1.4 Das Nephron

Die Harnbildung erfolgt in den **Nephronen,** den eigentlichen Funktions- und Baueinheiten der Niere. Jedes Nephron besteht aus dem *Nierenkörperchen* und den dazugehörigen kleinsten Harnkanälchen, dem *Tubulusapparat.* Sie bilden zusammen eine funktionelle Einheit:

- Im Nierenkörperchen wird der *Primärharn* oder das **Glomerulusfiltrat** durch Filtrierung des Blutes gewonnen, welches durch das glomeruläre Gefäßknäuel (☞ 20.1.3) fließt
- Im Tubulusapparat wird der Primärharn durch Reabsorptionsvorgänge stark konzentriert, durch Sekretionsvorgänge mit Stoffwechselprodukten „angereichert" und als **Sekundärharn** weitergeleitet.

Die Produktion des Glomerulusfiltrats

Das Nierenkörperchen besteht aus einem Blutgefäßknäuel, dem bereits erwähnten **Glomerulus,** und einer dieses umgebenden Kapsel, der **Bowman-Kapsel.** Die Bowman-Kapsel hat zwei Schichten, das **innere** und das **äußere Kapselblatt.**

Die Harnbildung im Nierenkörperchen beginnt mit dem Abpressen eines **Ultrafiltrats** in das Innere des Nierenkörperchens. Als „Filter" lassen sich drei Schichten unterscheiden:

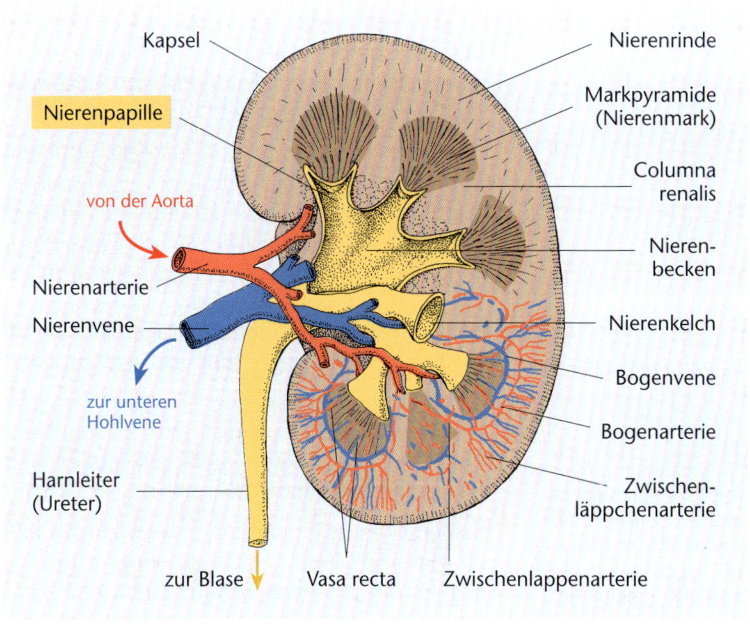

Abb. 20.3 (oben): Längsschnitt durch eine Niere mit zu- und abführenden Gefäßen. Im oberen Teil sind die Markpyramiden und Nierenpapillen dargestellt, im unteren die Blutversorgung des Nierengewebes.

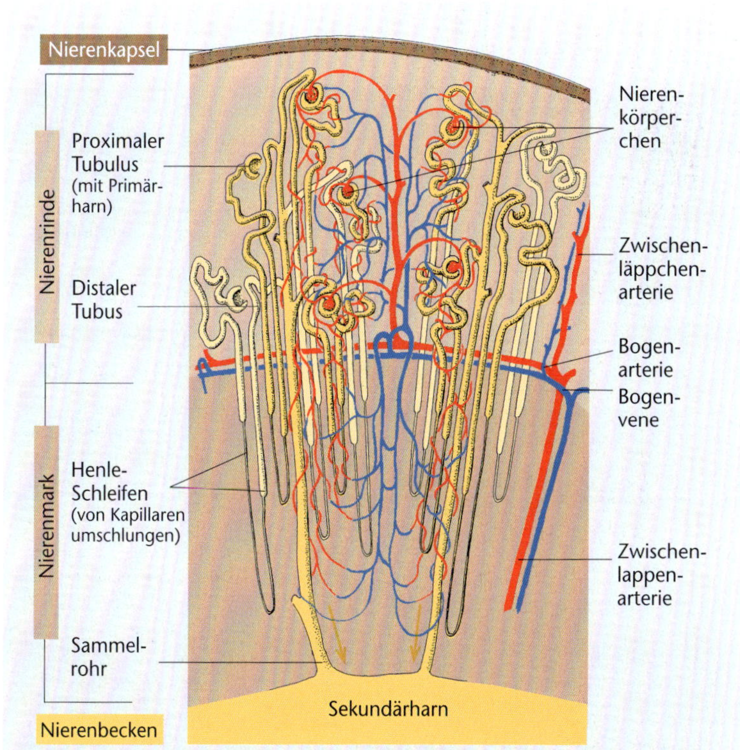

Abb. 20.4 (rechts): Feinbau und Blutversorgung der Nierenrinde (schematisiert).

20

- Zuerst müssen die Endothelzellen der Blutgefäße passiert werden; sie haben ungefähr 70 nm große Poren und stellen nur für Zellen eine Barriere dar
- Es folgt eine relativ dicke (ca. 400 nm) **Basalmembran.** Sie enthält viele negative Ladungen, die größere, ebenfalls negativ geladene Proteine am Durchtritt hindern
- Als letzte Schicht folgt das innere Blatt der Bowman-Kapsel mit der **Schlitzmembran,** die sich zwischen kleinen Ausläufern von Zellen (den *Podozyten* = Füßchenzellen) der Bowman-Schicht befindet. Die etwa 5 × 15 nm messenden Schlitze verhindern in Zusammenarbeit mit der Basalmembarn den Proteindurchtritt (☞ Abb. 20.6).

Das nach der Filtration im Kapselraum befindliche Ultrafiltrat entspricht bezüglich der Konzentration niedermolekularer Teilchen weitgehend der Plasmaflüssigkeit. Hingegen werden Blutzellen und große Plasmaproteine von der kapillären Filtrationsbarriere zurückgehalten, so dass das Ultrafiltrat normalerweise zellfrei und sehr eiweißarm ist.

> **Warnsignal**
> Eiweiß im Urin ist immer verdächtig auf eine Störung der Filterfunktion der Glomeruluskapillaren, wie sie bei der Glomerulonephritis oder bei diabetischen Nierenschäden vorkommt.

Gefäß- und Harnpol des Nierenkörperchens

Zuleitendes und ableitendes Blutgefäß – also Anfang und Ende des Kapillarknäuels – liegen dicht zusammen am **Gefäßpol** des Nierenkörperchens, der in Richtung Nierenrinde zeigt. Am gegenüberliegenden – also Richtung Nierenmark weisenden – Ende liegt der **Harnpol.** Am Harnpol geht der Kapselraum in den *proximalen Tubulus* über, dem ersten Abschnitt der Harnkanälchen (☞ Abb. 20.7).

Der Bau des Tubulusapparates

Das System der Harnkanälchen, der **Tubulusapparat,** beginnt mit dem **proximalen Tubulus,** welcher in seinem Anfangsteil stark gewunden verläuft. An den gewundenen Teil, noch im Rindenbereich gelegen, schließt sich ein gerade verlaufender Teil an, der bis in den Nierenmarkraum hinunterzieht. Dieser gerade Teil des Tubulus wird intensiv von dem oben erwähnten zweiten Kapillarnetz der efferenten Arteriolen umschlungen; mit diesen Kapillaren findet ein intensiver Flüssigkeitsaustausch statt (☞ 20.2.3).

Im Anschluss an das gerade Stück, das mit kubischem Epithel ausgekleidet ist, verengt sich der Tubulus zu dem sehr dünnen **intermediären Tubulus** mit platten Epithelzellen. Dieser macht einen Bogen *(Henle-Schleife)* und zieht im aufsteigenden Schenkel des **distalen Tubulus** zurück in unmittelbare Nähe des Nierenkörperchens.

Dort angekommen, windet sich der distale Tubulus und berührt die zuleitende Arteriole (Vas afferens) des Nierenkörperchens. Diese sich berührenden Abschnitte von Arteriole und Tubulus bilden zusammen mit spezialisierten Nierenzellen den **juxtaglomerulären Apparat** (juxta = nahe bei, neben).

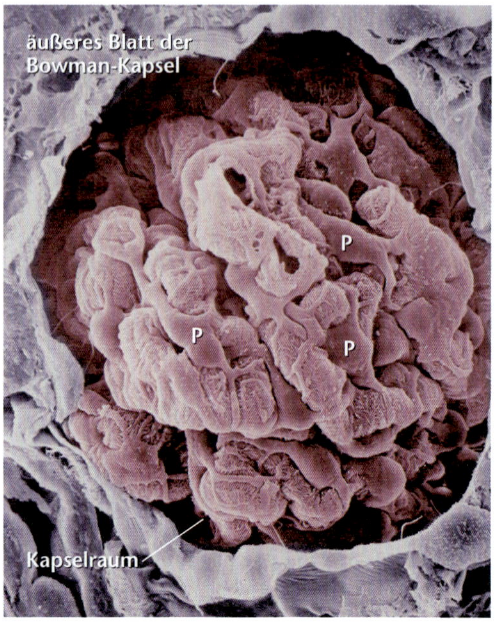

Abb. 20.6: Nierenkörperchen im Rasterelektronenmikroskop. Die Bowman-Kapsel ist eröffnet. Man blickt auf die schleifenförmig gewundenen Blutkapillaren. Ihre Außenseite ist von Podozyten (P) bedeckt, die ihre wie Farnblätter geformten Ausläufer über die Kapillaren ausbreiten. Die Podozyten und ihre füßchenförmigen Ausläufer entsprechen dem inneren Blatt der Bowman-Kapsel. [C160]

20.1.5 Der juxtaglomeruläre Apparat

Der **juxtaglomeruläre Apparat** *(JGA)* befindet sich an der Kontaktstelle von distalem Tubulus und zuführender Arteriole. Die Zellen des distalen Tubulus sind an diesem Ort höher, schmaler und besonders spezialisiert; man nennt diesen Strukturkomplex **Macula densa** (☞ Abb. 20.7).

Über die Macula densa wirkt die Zusammensetzung der Flüssigkeit im distalen Tubulus regelnd zurück auf den Filtrationsdruck in den Nierenkörperchen (☞ 20.2.2).

Eine weitere Struktur des juxtaglomerulären Apparates sind umgewandelte glatte Muskelzellen, die vor allem die zuführende Arteriole umgeben. Man bezeichnet sie als **Epitheloidzellen** oder auch *myoepitheliale Zellen.* In ihrem Inneren befinden sich zahlreiche Granula mit dem enzymatisch wirksamen Renin (☞ 20.3.1), das hier gebildet und ins Blut sezerniert wird.

Die Reninfreisetzung trägt sowohl zur Regelung des Blutdrucks als auch des Wasser- und Elektrolythaushalts des Körpers bei (☞ 20.3.1).

Schließlich werden noch die **Mesangiumzellen** zu diesem System gezählt. Sie liegen im Zwischenraum zwischen Tubuluszellen und Arteriole (also unter der Macula densa, ☞ Abb. 20.7). Sie haben unter anderem die Fähigkeit zur Phagozytose, sind kontraktil (☞ 6.3.10) und wahrscheinlich in der Lage, auf Hormonreize mit einer Änderung der Nierenaktivität zu reagieren.

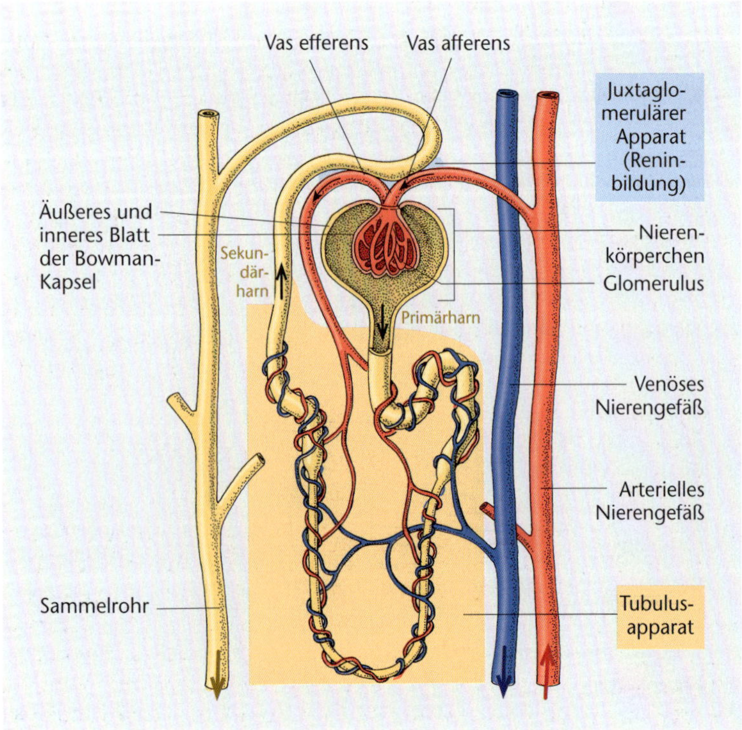

Abb. 20.5: Nierenkörperchen und Tubulusapparat sowie zu- und ableitende Nierengefäße in schematischer Darstellung. Die geraden Teile von proximalem und distalem Tubulus sowie der dünne intermediäre Tubulus ragen in das Nierenmark hinein. Sie werden zusammenfassend als Henle-Schleife bezeichnet und sind von einem Kapillarnetz umschlungen, das von den Vasa efferentia gespeist wird.

20.1.6 Die Sammelrohre

An die distalen Tubuli schließen sich die **Sammelrohre** an, wobei sich jeweils mehrere Tubuli zu einem Sammelrohr vereinigen. Die Sammelrohre sind zum einen Ableitungswege für den Harn, zum anderen Wirkungsort des in der Hypophyse gebildeten Hormons *Adiuretin* (**ADH** ☞ 12.2.1). Das ADH nimmt entscheidenden Einfluss auf die Menge des auszuscheidenden Harns, indem es die Rückresorption von Wasser im distalen Tubulus und in den Sammelrohren stimuliert und den Harn dadurch konzentriert. Bei ADH-Mangel kommt es zum **Diabetes insipidus** (☞ 12.2.1).

Schließlich erreicht der Harn das Nierenbecken und wird von dort über die Harnleiter (☞ 20.5.2) in die Harnblase (☞ 20.5.3) geleitet.

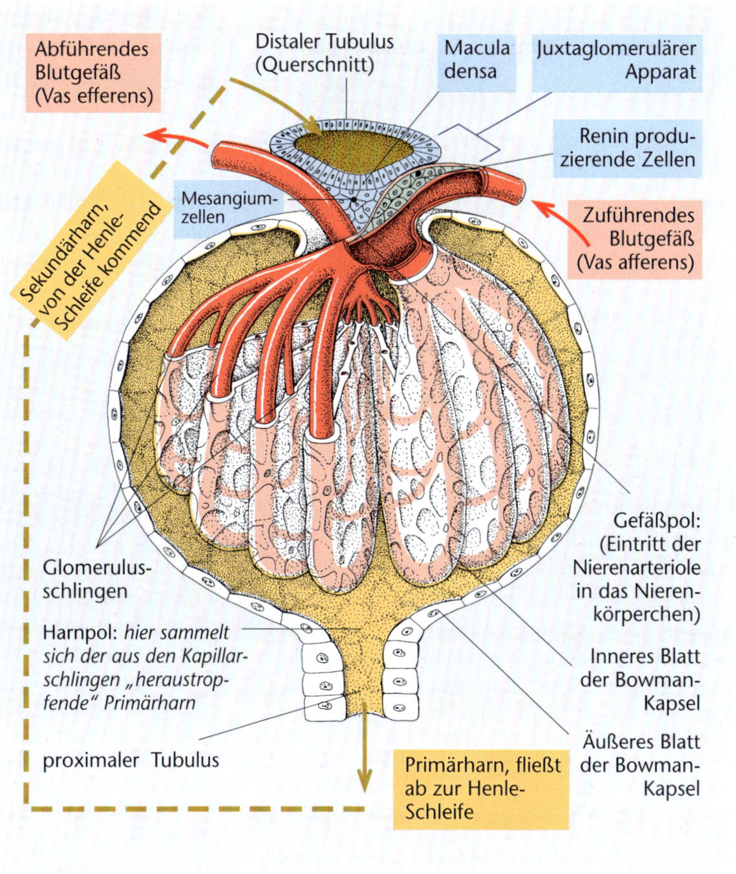

Abb. 20.7: Feinbau eines Nierenkörperchens. Der juxtaglomeruläre Apparat ist die Kontaktzone zwischen zuführender Arteriole und dem daran liegenden Tubulusabschnitt (☞ 20.4.1).

20.2 Im Detail: Die Nierenfunktion

20.2.1 Der glomeruläre Filtrationsdruck

In den Glomerulusschlingen herrscht ein Blutdruck von etwa 50 mmHg. Dieser **glomeruläre Blutdruck** ist jedoch nicht identisch mit dem **glomerulären Filtrationsdruck** (also dem eigentlich wirkenden Filterdruck, mit dem der Primärharn abgepresst wird), da dem glomerulären Blutdruck zwei Drücke entgegenwirken:

- Zum einen der durch die Bluteiweiße bedingte kolloidosmotische Druck des Blutes (etwa 25 mmHg ☞ 3.5.7)
- Zum anderen der hydrostatische Druck in der Bowman-Kapsel (etwa 15 mmHg).

Der effektiv wirksame Filtrationsdruck in den Glomerulusschlingen beträgt also ca.
50 mmHg – 25 mmHg – 15 mmHg = 10 mmHg.

Die glomeruläre Filtrationsrate (GFR)

Das Volumen des Glomerulusfiltrates, welches sämtliche Nierenkörperchen beider Nieren pro Zeiteinheit erzeugen, bezeichnet man als **glomeruläre Filtrationsrate.** Sie beträgt beim Erwachsenen ca. 120 ml pro Minute. Dies entspricht einem Filtrationsvolumen von 180 l Glomerulusfiltrat pro 24 Stunden (eine Badewannenfüllung!). Somit wird das gesamte Blutplasmavolumen (ca. 3 l) täglich etwa 60-mal in den Nieren filtriert und zum größten Teil (99%) rückresorbiert.

20.2.2 Die Autoregulation der Nierendurchblutung und glomerulären Filtration

Würde jede Schwankung des arteriellen Blutdruckes zu einer ebenso starken Veränderung des glomerulären Blutdrucks und damit des glomerulären Filtrationsdruckes führen, so wäre dies mit einer kontinuierlichen Nierenfunktion nicht vereinbar, da die Nierenfunktion bereits bei verhältnismäßig geringem Blutdruckabfall zum Erliegen käme.

Die Niere ist jedoch in der Lage, bei einem mittleren arteriellen Blutdruck von 80–180 mmHg sowohl den Blutdruck in den Glomeruluskapillaren als auch die glomeruläre Filtration erstaunlich konstant zu halten. Diese Fähigkeit der Niere wird als **Autoregulation** bezeichnet. Folgende Mechanismen bestimmen die glomeruläre Filtrationsrate:

- Die glatten Muskelfasern der zu- und abführenden Arteriolen stellen selbsttätig (autoregulatorisch) ihre Weite so ein, dass ein glomerulärer Blutdruck von etwa 50 mmHg beibehalten wird
- Steigt die Kochsalzkonzentration im distalen Tubulus, wird über die Macula densa eine Verengung der zuführenden Arteriole veranlasst und damit die glomeruläre Filtrationrate verringert *(tubulo-glomeruläre Rückkopplung)*. So werden Filtration und Salzausscheidung aufeinander abgestimmt
- Neben dem Renin-Angiotensin-System (☞ 20.3.1) ist noch ein in den Herzvorhöfen gebildetes Hormon, das **atriale natriuretische Peptid** (*ANP, Atriopeptin,* ☞ 15.6.3), an der Regulation der Filtrationsrate beteiligt: Steigt das Blutvolumen, wird ANP freigesetzt, welches die glomeruläre Filtrationsrate erhöht und die Natriumausscheidung im Tubulussystem steigert. Beides begünstigt die Wasserausscheidung (☞ 20.7).

Wird der autoregulatorische Blutdruckbereich unterschritten, so nehmen glomeruläre Filtrationsrate und Nierendurchblutung linear ab. Es wird dann nur noch ganz wenig **(Oligurie)** oder sogar kein Urin **(Anurie)** mehr produziert – ein akutes Nierenversagen bildet sich aus (☞ 20.6.1).

Auch ein „Zuviel" ist nicht gut. Steigt der mittlere arterielle Blutdruck auf Werte deutlich über 180 mmHg, erhöht sich wegen der nun nicht mehr möglichen Autoregulation die glomeruläre Filtrationsrate. Es werden dann so hohe Filtratvolumina produziert, dass die tubulären Transportprozesse „überfordert" sind. Zusätzlich wird das Nierenmark, wo der Harn normalerweise konzentriert wird, durch die hohen Stromstärken „ausgewaschen". Das Resultat ist eine verstärkte Harnausscheidung, die nach ihrer Entstehung **Druckdiurese** genannt wird.

20.2.3 Die Funktionen des Tubulussystems

Nachdem der *Primärharn* (**Glomerulusfiltrat**) aus dem Kapselraum in das Tubulussystem gelangt ist, wird er dort in seiner Zusammensetzung verändert und konzentriert. Das Volumen des **Endharns** *(Sekundärharns)* beträgt mit ca. 2 Litern nur etwa 1% des Primärharnvolumens, und der Endharn kann eine bis zu viermal so

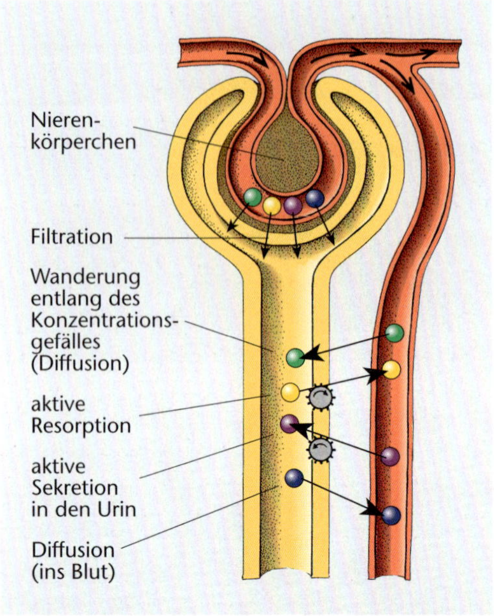

Abb. 20.8: Transportvorgänge im Tubulussystem. Es gibt vier verschiedene Möglichkeiten des Stofftransportes zwischen Tubuli, Interstitium und Blutgefäßen: Filtrierte Substanzen können aus dem Primärharn aktiv wieder entfernt werden (z. B. Aminosäuren und Glukose, gelb); manche Stoffe wandern entsprechend einem Konzentrationsgefälle durch Diffusion aus dem Tubulus in das Blut zurück (z. B. Harnstoff, blau) oder aus dem Blut in die Tubuli (z. B. Ammoniak, grün). Einige Stoffe werden zusätzlich zur Filtration aktiv aus dem Blut in das Tubuluslumen sezerniert (z. B. Harnsäure und Penicillin, lila).

hohe Osmolarität haben (☞ 3.5.6) wie das Plasma (☞ Abb. 20.8).

Die Tubuluszellen besitzen zahlreiche molekulare Transportsysteme (☞ 3.5) für verschiedene Substanzen.

Bei den Rückresorptionsvorgängen steht die Wiedergewinnung lebenswichtiger Elektrolyte, Glukose und Aminosäuren im Vordergrund.

- Chlorid, Bikarbonat, Natrium, Kalium und Kalzium werden durch aktive Rückresorption aus dem Tubuluslumen wieder in das Blut aufgenommen. Dabei folgt diesen Ionen jeweils passiv ein Wassereinstrom, so dass bereits $^2/_3$ des Primärharnwassers im proximalen Tubulus zurückresorbiert werden
- Neben Elektrolyten werden auch Aminosäuren und Glukose aktiv rückresorbiert und dem Körper wieder zugeführt. Allerdings kann der Rückresorptionsmechanismus nur eine bestimmte Menge dieser Stoffe pro Minute bewältigen. Wird die maximale Transportkapazität, der sog. **Schwellenwert,** überschritten, so scheidet der Körper den „Überschuss" mit dem Harn aus
- Aus dem Tubuluslumen werden nicht nur Stoffe ins Blutsystem aufgenommen (resorbiert), sondern auch umgekehrt in das Tubulussystem abgegeben (sezerniert). Dieser Vorgang heißt **tubuläre Sekretion.** Dadurch beschleunigt der Körper vor allem die Ausscheidung von körperfremden Substanzen wie z. B. Penicillin und vielen anderen Medikamenten. Aber auch körpereigene Abbauprodukte wie Harnsäure und Ammoniak werden auf diese Weise schneller ausgeschleust
- Ein anderer wichtiger Sekretionsvorgang ist die Abgabe von H^+-Ionen bei einer azidotischen Stoffwechsellage (☞ 20.9).

20

Harnkonzentrierung im Gegenstromprinzip

Aufsteigender und absteigender Schenkel der Henle-Schleife sowie Sammelrohre verlaufen parallel mit gegensätzlicher Flussrichtung des Harns. Durch diese Anordnung verbunden mit unterschiedlicher Durchlässigkeit der verschiedenen Tubulusabschnitte kann der Harn besonders effektiv konzentriert werden – man spricht von der **Harnkonzentrierung im Gegenstromprinzip.**

Die Harnkonzentrierung im Gegenstromprinzip erfolgt vereinfacht wie folgt (☞ Abb. 20.9):

- Der im absteigenden Schenkel der Henle-Schleife ankommende Harn hat zunächst die gleiche Osmolarität wie das Plasma
- Im aufsteigenden Schenkel wird aktiv Natriumchlorid aus dem Tubulus ins Gewebe gepumpt. Für Wasser ist der aufsteigende Schenkel undurchlässig, so dass die Osmolarität im Gewebe steigt
- Infolgedessen strömt Wasser aus dem (wasserdurchlässigen) absteigenden Schenkel ins Gewebe, der Harn wird also zum Mark hin zunehmend hyperton
- Mit dem Harnfluss gelangt der höher konzentrierte Harn in den aufsteigenden Schenkel der Henle-Schleife. Dort wird weiter Natriumchlorid aus dem Tubulus ins Gewebe gepumpt, der Vorgang wiederholt sich
- Wenn der Harn durch die parallel zu den Henle-Schleifen laufenden Sammelrohre fließt, wird ihm erneut osmotisch Wasser entzogen, und er wird noch konzentrierter
- Das Wasser diffundiert aus dem Gewebe in die peritubulären Kapillaren und wird mit dem Blut abtransportiert, so dass der Konzentrierungsmechanismus ständig ablaufen kann

Tatsächlich sind die Verhältnisse noch komplizierter, da sich nicht nur NaCl sondern auch Harnstoff im Gewebe anreichert und dadurch die Harnkonzentrierung noch verstärkt.

Die Glukosurie des Diabetikers

Jeder Transportmechanismus hat nur eine bestimmte Kapazität. Ist die Konzentration des Stoffes, der rückresorbiert werden soll, zu hoch, kann nicht mehr alles transportiert werden, und der „Überschuss" erscheint im Urin. Beim Diabetiker liegt die Glukose-Blutkonzentration oft über diesem Schwellenwert, der für Glukose bei ca. 10 mmol/l (≅ 180 mg/dl) liegt. Übersteigt die Konzentration der Glukose im Blut und damit auch im Glomerulusfiltrat diesen Wert, so kommt es zur Glukoseausscheidung mit dem Urin (*Glukosurie* ☞ Abb. 19.7). In der Harnblase bildet Glukose einen idealen Nährstoff für Bakterien, die z. B. von außen durch die Harnröhre in die Blase gelangt sind. Das ist einer der Gründe, weshalb Diabetiker häufig unter Harnwegsinfekten leiden. Mit der Glukose wird aus osmotischen Gründen auch mehr Wasser ausgeschieden. Deshalb haben unbehandelte und schlecht eingestellte Diabetiker charakteristischerweise großen Durst (Polydipsie = vermehrtes Trinken) und müssen häufig Urin lassen (Polyurie).

20.2.4 Diuretikatherapie

Viele Patienten erhalten Medikamente, die das Urinvolumen erhöhen – sog. **Diuretika.** Sie werden eingesetzt zur Senkung eines Bluthochdrucks (☞ 16.4.1), zur Reduzierung des Flüssigkeitsvolumens in den Gefäßen und damit zur Entlastung des Herzens bei Herzinsuffizienz (☞ 15.6.4) und zur Steigerung der Urinproduktion, z. B. bei Niereninsuffizienz (☞ 20.6). Viele Diuretika verändern die beschriebenen Sekretions- und Rückresorptionsmechanismen im Tubulussystem. Am aufsteigenden Teil der Henle-Schleife wirken **Schleifendiuretika** (wie **Furosemid**, z. B. Lasix®) und reduzieren dort die Rückresorption von Natrium, Kalium und Chlorid. **Thiazide** (z. B. Esidrix®) hemmen die Rückresorption von NaCl im distalen Tubulus. Durch den gekoppelten Ionen- und Wassertransport wird die Wasserrückresorption stark vermindert, das Urinvolumen steigt an. Die Wirkung der Schleifendiuretika ist zwar relativ kurz, dafür aber rasch und ausgeprägt.

Leider stören viele Diuretika die Elektrolytbalance des Körpers: Die meisten Diuretika erhöhen v. a. das Risiko eines Kaliummangels (*Hypokaliämie* ☞ 20.8.2). Ausnahme sind sog. „kaliumsparende Diuretika" wie **Triamteren** (z. B. Iatropur®) oder **Amilorid.** Deshalb kontrolliert man bei solchen Patienten den Serum-Kaliumspiegel häufiger. Fällt dieser unter den Normalbereich (☞ Tab. 20.23), so muss er durch Verzehr von kaliumreichen pflanzlichen Nahrungsmitteln oder, wenn das nicht ausreicht, mittels Kalium-Brausetabletten normalisiert werden.

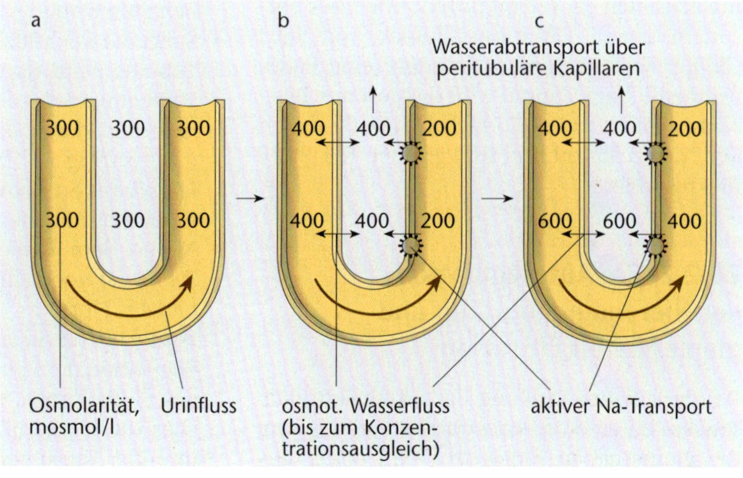

Abb. 20.9: Harnkonzentrierung im Gegenstromprinzip (Details ☞ Text).

Pflege bei Diuretikatherapie

Die Pflege von Patienten unter Diuretikaeinnahme erfordert besondere Vorsichtsmaßnahmen:

- Zur Kreislaufüberwachung Puls und Blutdruck täglich kontrollieren. Patienten auf *Exsikkose* (Austrocknung) und Kreislaufbeschwerden beobachten und ggf. beim Aufstehen begleiten
- Körpergewicht 1- bis 2-mal wöchentlich kontrollieren
- Thromboseprophylaxe (☞ 13.5.8) durchführen, da eine zu schnelle Ödemausschwemmung die Bluteindickung und damit die Thromboseentstehung begünstigt
- Diuretika möglichst morgens verabreichen, um die Nachtruhe des Patienten durch häufiges nächtliches Wasserlassen nicht zu stören.

20.2.5 Messgrößen der Nierenfunktion

Im praktischen Klinikalltag spielt die Frage, ob die Nierenfunktion eines Patienten (noch) ausreichend ist, eine wichtige Rolle.

Harnpflichtige Substanzen

Am einfachsten kann die Nierenfunktion durch Bestimmung der **harnpflichtigen Substanzen** im Blut beurteilt werden. Hierunter versteht man solche Substanzen, die ausschließlich durch die Nieren ausgeschieden werden und sich daher bei Nierenfunktionsstörungen zunehmend im Blut anreichern.

Die größte Bedeutung in der Diagnostik hat das *Kreatinin* aus dem Muskelstoffwechsel. Weniger empfindlich ist der *Harnstoffspiegel* im Blut (Harnstoff stammt aus dem Proteinstoffwechsel).

Clearance-Untersuchungen

Nachteilig ist, dass sowohl der Kreatinin- als auch der Harnstoffspiegel im Blut erst ansteigen, wenn die glomeruläre Filtrationsrate (GFR) bereits deutlich vermindert ist. Hier helfen **Clearance-Untersuchungen** weiter.

Wie bereits erwähnt, reinigt die Niere die Körperflüssigkeit von vielen harnpflichtigen Substanzen. Die **Clearance** (engl. to clear = reinigen) gibt Auskunft über die Geschwindigkeit, mit der die Niere bestimmte Stoffe aus dem Körper entfernt. Sie hängt ab von der:

- Filtration im Glomerulus
- Resorption aus dem Tubulusapparat
- Sekretion hinein in den Tubulusapparat.

Am einfachsten sind die Verhältnisse bei solchen Substanzen, die glomerulär filtriert, tubulär aber weder sezerniert noch resorbiert werden. Ihre Clearance entspricht in etwa der glomerulären Filtrationsrate. Diesem Idealzustand sehr nahe kommt das Kreatinin, so dass gilt:

Kreatininclearance =

$$\frac{\text{Kreatinin im Urin}}{\text{Kreatinin im Plasma}} \times \text{ml Urinvol./min} \cong \text{GFR}$$

Die normale Kreatininclearance beträgt etwa 125 ml/min bei Männern und 110 ml/min bei Frauen. Im Alter nimmt sie physiologischerweise ab.

Viele Substanzen werden nicht nur filtriert, sondern im Tubulussystem zusätzlich resorbiert oder sezerniert. Auch für diese Substanzen kann die Clearance berechnet werden. Sie ist für Substanzen, die im Tubulussystem resorbiert werden (z. B. Glukose), niedriger als die GFR; für Substanzen, die im Tubulus sezerniert werden (etwa Penicillin oder Oxalsäure), ist sie hingegen höher als die GFR.

Urindiagnostik ☞ *20.4.4*

20.3 Die Niere als endokrines Organ

20.3.1 Renin

Renin wird in spezialisierten Epitheloidzellen (☞ auch 20.1.5) des Vas afferens gebildet. Die Ausschüttung von Renin wird durch eine Abnahme der Gefäßdehnung im Vas afferens stimuliert, also immer dann, wenn der Blutdruck abfällt (z. B. beim Kreislaufschock) oder der Blutzufluss zur Niere gestört ist, wie es bei der Nierenarterienstenose vorkommt. Eine Zunahme der Sympathikusaktivität (☞ 9.10) erhöht die Reninausschüttung, während Angiotensin II und Aldosteron hemmend wirken. Hierdurch „verzahnen" sich Blutdruck- und Volumenkontrolle.

Das Renin-Angiotensin-Aldosteron-System (RAAS)

Renin spaltet von dem aus der Leber stammenden Protein **Angiotensinogen** ein Eiweißbruchstück aus zehn Aminosäuren ab, das **Angiotensin I.** Nach dem „Abschneiden" von zwei weiteren Aminosäuren durch das **Angiotensin-Converting-Enzym** *(ACE)* entsteht das biologisch aktive **Angiotensin II** *(AT II)*. Angiotensin II löst durch Vasokonstriktion (Gefäßengstellung) eine Blutdruckerhöhung aus, steigert den Durst und stimuliert die Na^+-Reabsorption im proximalen Tubulus sowie die Ausschüttung von Aldosteron (☞ 12.5.2) und ADH (☞ 12.2.1). Aldosteron fördert die Na^+-Rückresorption im distalen Tubulus, ADH diejenige von Wasser in demselben Tubulusabschnitt, vor allem aber in den Sammelrohren (☞ 20.1.6).

Schlüsselrolle

Der Renin-Angiotensin-Aldosteron-Mechanismus spielt eine herausragende Rolle in der Regulation des Salz- und Wasserhaushaltes und des Blutdrucks (☞Abb. 20.10).

Hemmstoffe des RAAS

ACE-Hemmer wie etwa Captopril (z. B. Lopirin®) und Enalapril (z. B. Xanef®) hemmen das Angiotensin-Converting-Enzym und unterdrücken dadurch die Bildung des blutdruckwirksamen Angiotensin II. **AT-II-Rezeptoren-Blocker** (wie Losartan, z. B. Lorzaar®, und Candesartan, z. B. Blopress®) blockieren die Angiotensin-II-Rezeptoren an den glatten Gefäßmuskelzellen. Das im Blut zirkulierende Angiotensin II kann nicht mehr daran binden und keine Wirkung mehr entfalten. Beide werden zur Behandlung des Bluthochdrucks (☞ 16.4.1) und der Herzinsuffizienz (☞ 15.6.4) eingesetzt.

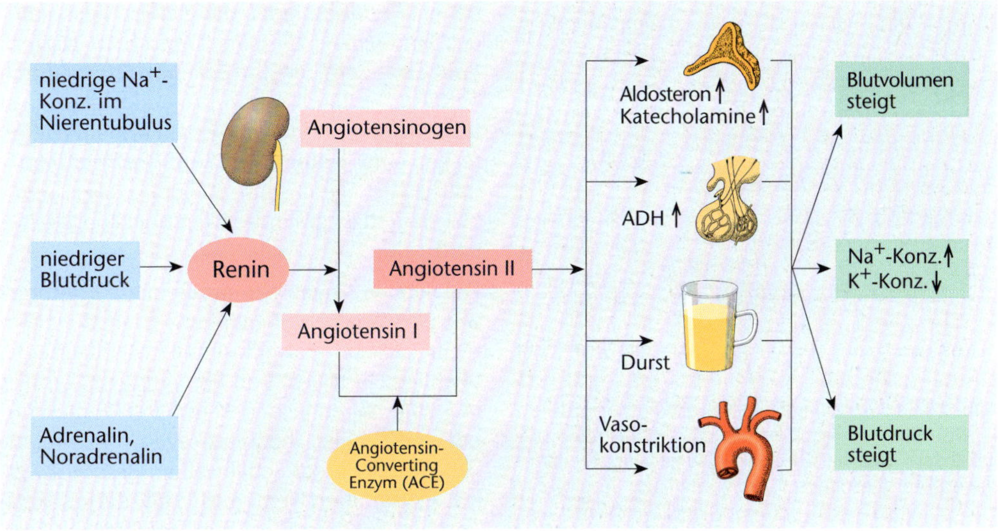

Abb. 20.10: Übersicht über den Renin-Angiotensin-Aldosteron-Mechanismus.

20

20.3.2 Erythropoetin

Erythropoetin *(EPO)* ist ein Eiweißhormon, das beim Erwachsenen hauptsächlich in der Niere und zu einem geringen Teil auch in der Leber gebildet wird. Als Reaktion auf Sauerstoffmangel, z. B. bei Blutarmut (Anämie) oder beim Aufstieg ins Hochgebirge, wird die Produktion des Hormons angekurbelt. Hierdurch wird die Neubildung von roten Blutkörperchen (Erythrozyten) im Knochenmark stimuliert (☞ 13.2.3) und dadurch der Sauerstoffgehalt des arteriellen Blutes erhöht.

Gentechnologisch hergestelltes *(rekombinantes)* EPO wird zur Behandlung der Anämie bei Patienten mit chronischem Nierenversagen und bei Tumorpatienten eingesetzt, aber auch von Sportlern zum Doping missbraucht (☞ auch 13.2.3).

Die Niere ist darüber hinaus an der Bildung des Vitamin-D-Hormons beteiligt (☞ 12.4.3).

20.4 Die Zusammensetzung des Urins

20.4.1 Urinbestandteile

Urin besteht zu 95% aus Wasser. Wichtigster gelöster Bestandteil des Urins ist der in der Leber als Endprodukt des Eiweißstoffwechsels gebildete Harnstoff (☞ 18.10.5). Von ihm werden täglich rund 20 g ausgeschieden. In größerer Menge werden außerdem die schwer wasserlösliche Harnsäure (ca. 0,5 g pro Tag) sowie das aus dem Muskelstoffwechsel und dem Fleisch der Nahrung stammende Kreatinin (ca. 1,5 g pro Tag) mit dem Urin aus dem Organismus entfernt. Außerdem enthält der Urin organische und anorganische Salze, neben Kalksalzen insbesondere Kochsalz *(NaCl)* und Kaliumchlorid *(KCl)*, von denen etwa 10 g täglich ausgeschieden werden. Die Menge an ausgeschiedenem Kochsalz unterliegt der Kontrolle von Aldosteron (☞ 12.5.2), das in Abhängigkeit vom Kochsalzangebot mehr oder weniger NaCl aus der Tubulusflüssigkeit „zurückholt".

Schließlich erscheinen im Urin noch ca. 3 g Phosphate sowie unterschiedliche Mengen organischer Säuren wie *Zitronensäure* oder *Oxalsäure.*

Die Färbung des Urins

Für die gelbliche Färbung des Urins sind vor allem die **Urochrome,** stickstoffhaltige gelbe Farbstoffe aus dem Proteinabbau, sowie das aus dem Bilirubinabbau (☞ 18.10.4) über die farblose Zwischenstufe **Urobilinogen** entstehende orangegelbe **Urobilin** verantwortlich.

Farbveränderungen des Urins
Ein schmutzig-brauner oder rötlicher Urin weist auf eine Nieren- bzw. Harnwegsblutung hin *(Hämaturie)*, ein trüber oder gar weißlich-cremiger Urin auf eine Infektion mit massiver Beimengung von weißen Blutkörperchen *(Leukozyturie)*. Bei Urinproben, die vor der Untersuchung zu lange an der Luft standen, kann eine Trübung oder Flockung allerdings normal sein.

Urin-pH ☞ *20.9.1*

20.4.2 Nierensteine

Eine **Nierensteinerkrankung** *(Nephrolithiasis)* wird am häufigsten durch kleine **Nierensteine** mit einem Durchmesser von wenigen Millimetern ausgelöst. Sie entwickeln sich, wenn sich im Harn kleine Kristalle bilden (gehäuft z. B. bei hoher Harnkonzentration und bestimmten Stoffwechselstörungen), die in der Folge immer größer werden und zu einem Stein „auswachsen". Um das durch den Stein entstandene Abflusshindernis zu „beseitigen", kommt es zu heftigen Kontraktionen der glatten Muskulatur des Harnleiters, die sich klinisch in **Nierenkoliken** äußern. Sie sind gekennzeichnet durch heftigste, wellenförmig auftretende Schmerzen im Lenden- und Rückenbereich und oft begleitet von einer **Hämaturie** *(Blutharn)*. Ein „Maximalfall" des Nierensteins ist der „Ausgussstein", bei dem das gesamte Nierenbecken verlegt wird.

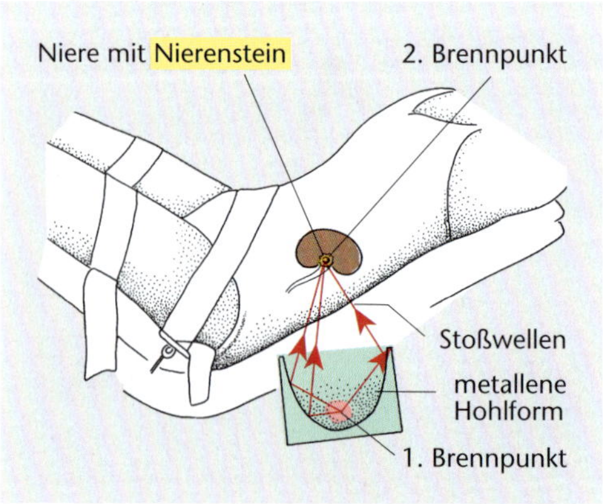

Abb. 20.11: Extrakorporale Stoßwellenlithotripsie (ESWL). Die Stoßwellen werden durch Reflektoren so gebündelt, dass sie sich auf den zu zertrümmernden Nierenstein zentrieren. Durch wiederholte Stoßwellenbelastung lockert sich der Mineralverbund und der Stein zerbröckelt in sandkorngroße Teile, die mit dem Urin ausgeschieden werden. [A300-157]

Die Schmerzen werden durch heiße Kompressen und Analgetika gelindert. Geht der Stein nicht durch krampflösende Medikamente, reichlich Flüssigkeit und Bewegung ab, kann er mit Hilfe einer in den Harnleiter vorgeschobenen Schlinge „herausgezogen" (extrahiert) oder durch starke Schallwellen, den Stoßwellen, zertrümmert werden. Mit Hilfe dieser *Extrakorporalen Stoßwellenlithotripsie* (ESWL) können ca. 80% aller röntgendichten Harnsteine (z. B. Oxalatsteine) vollständig entfernt werden (☞ Abb. 20.11). Damit die Steinreste gut ausgeschwemmt werden können, muss der Patient viel trinken. Reichliches Trinken beugt durch die Harnverdünnung auch einer erneuten Steinbildung vor.

20.4.3 Bakterien im Urin

Gesunder Urin ist steril, d. h. keimfrei. Bei einer **Bakteriurie** hingegen enthält der Urin Bakterien. Bestehen zusätzliche Krankheitszeichen wie etwa eine vermehrte Ausscheidung weißer Blutkörperchen mit dem Urin oder Fieber, spricht der Mediziner von einem **Harnwegsinfekt** (☞ 20.5.6).

Ein erster Hinweis auf harnwegspathogene Keime kann der Nachweis von **Nitrit** mittels Teststreifen im Urin sein, da Nitrit nur durch die Aktivität von (Nitrat reduzierenden) Bakterien entstehen kann. Bebrütet man bakterienhaltigen Urin, so lassen sich aus dem kultivierten Bakterientyp und seiner Anzahl Hinweise auf das einzusetzende Antibiotikum gewinnen (Antibiotikabehandlung immer erst *nach* der Urinentnahme beginnen!). Problematisch allerdings ist, dass Keime, die an der äußeren Harnröhre haften und völlig harmlos sein können, beim Wasserlassen *(Miktion)* mit in die Urinprobe gelangen und so unter Umständen das Ergebnis der Urinkultur verfälschen. Um diesen Untersuchungsfehler zu minimieren, untersucht man generell **Mittelstrahlurin** *(MSU)*. Im Zweifelsfall muss durch Katheterisierung oder Punktion der Harnblase ein von solchen Verunreinigungen freier **Katheterurin** bzw. **Blasenpunktionsurin** gewonnen werden. Die Urinprobe wird dann so schnell wie möglich ins Labor gebracht.

Gewinnung von Mittelstrahlurin

Zum Nachweis eines Harnwegsinfekts ist der Morgenurin am besten geeignet, da er beim Vorliegen eines Harnwegsinfekts die höchste Keimzahl enthält.

Zur Gewinnung des Mittelstrahlurins wäscht sich der Patient sorgfältig die Hände und trocknet sie mit einem Einweghandtuch. Das Genitale wird mit sterilen Tupfern gereinigt. Die erste Urinprobe (ca. 50 ml) wird in die Toilette entleert, dann werden etwa 20 ml Harn in einem Transportröhrchen aufgefangen und der restliche Urin wiederum in die Toilette entleert.

20.4.4 Urindiagnostik

Schon seit langer Zeit wird Urin als Hilfsmittel zur Erkennung von Krankheiten benutzt. So erhielt die Zuckerkrankheit (*Diabetes mellitus*; Diabetes = Hindurchlassen, mellis = Honig) ihren Namen durch den süßlichen Beigeschmack des Urins der Zuckerkranken.

20

Urinteststreifen

Teststreifen weisen rasch und kostengünstig folgende pathologische Urinbestandteile nach (☞ Abb. 20.12):

Proteine. Normalerweise erscheinen Proteine (v. a. Albumin) nur in sehr geringen Mengen im Urin (< 150 mg/24 Stunden). Liegt der Wert darüber, spricht man von **Proteinurie.** Eine **Mikroalbuminurie** ist häufiges Frühzeichen einer Nierenschädigung beim Diabetes mellitus. Eine höhere Eiweißaussscheidung beruht oft auf einer Entzündung der Nierenkörperchen *(Glomerulonephritis).* Die Folge einer massiven Eiweißausscheidung ist ein Protein-, insbesondere ein Albuminmangel im Blut, der Ödeme und eine Erhöhung des Blutfettgehalts nach sich zieht (aufgrund der Abhängigkeit des Fettstoffwechsels vom Proteinhaushalt). Man spricht vom **nephrotischen Syndrom.** Im frühen Stadium eines nephrotischen Syndroms findet man häufig beidseitige *Lidödeme.* Außer einer Glomerulonephritis können auch Medikamente und Erkrankungen anderer innerer Organe ein nephrotisches Syndrom auslösen.

Glukose. Wie erwähnt, wird Glukose mit dem Urin ausgeschieden, sobald der Blutglukosewert seinen Schwellenwert von etwa 10 mmol/l (≃ 180 mg/dl) übersteigt. Ein Nachweis von Glukose im Urin deutet somit meist auf eine ungünstige Diabeteseinstellung hin.

Erythrozyten. Rote Blutkörperchen im Urin **(Hämaturie)** können auf Entzündungen, Steine, Tumoren oder Verletzungen im Bereich der Nieren oder der ableitenden Harnwege hinweisen.

Leukozyten. Der Urin des Gesunden enthält nur einige aus den ableitenden Harnwegen abgeschilferte Zellen sowie sehr wenige weiße Blutkörperchen. Findet man größere Mengen von weißen Blutzellen im Urin **(Leukozyturie),** deutet dies auf eine Infektion der Nieren oder der ableitenden Harnwege hin. Sind Leukozyten massenhaft vorhanden oder Eiterbeimischungen deutlich sichtbar, spricht man auch von **Pyurie.**

Ketonkörper. Ketonkörper entstehen, wenn bei besonderen Stoffwechsellagen große Mengen Fett abgebaut werden, wobei das dann im Übermaß anfallende Acetyl-CoA in die Ketonkörper umgebaut wird (☞ 2.8.2). Dies ist z. B. beim Fasten oder bei einem schlecht eingestellten Diabetiker der Fall, es kommt hier zur diabetischen Ketoazidose und die sie begleitende metabolische Azidose (☞ 20.9.2).

Urinsediment

Wird Urin zentrifugiert, reichern sich die festen Bestandteile im Bodensatz an, dem **Urinsediment** *(Harnsediment).*

Die mikroskopische Untersuchung des Urinsediments kann z. B. Zellen, verschiedene Kristalle oder Zylinder zeigen. **Zylinder** sind rollenförmige Zusammenballungen von Erythrozyten, Leukozyten, Eiweißen *(hyaline Zylinder)* oder Epithelzellen *(Epithelzylinder),* die aus der Niere stammen und als „Ausgussmodell" eines Tubulus ihre typische Form erhalten. Von einer geringen Zahl hyaliner Zylinder abgesehen, ist ihr Auftreten immer pathologisch und weist auf eine Erkrankung der Niere hin. Manchmal sind im Urinsediment auch Bakterien, Hefepilze oder bei Männern einzelne Spermien vorhanden.

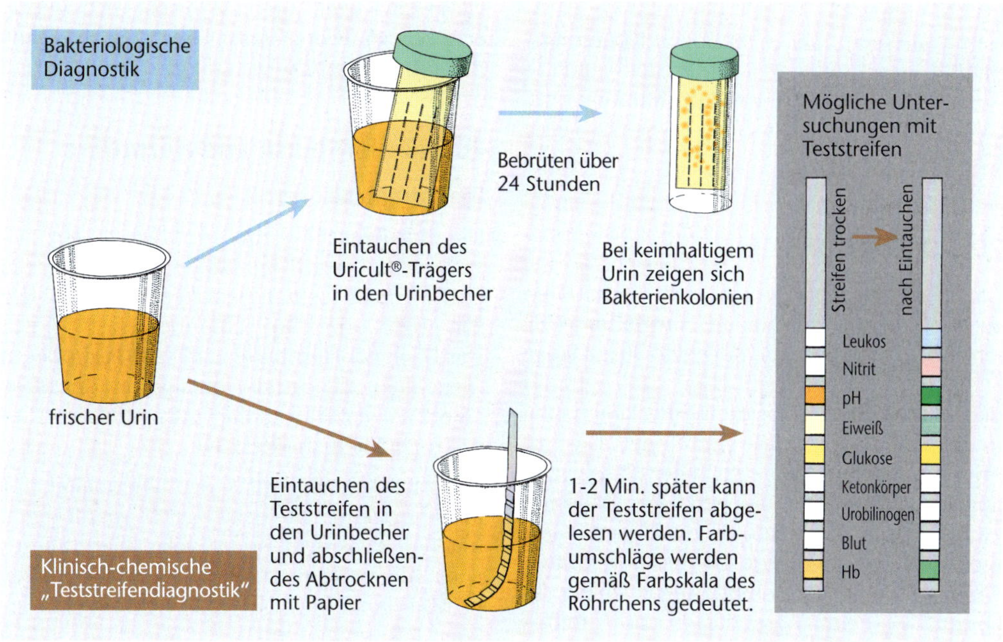

Abb. 20.12: Einfache Urinuntersuchungen im Klinikalltag, auf Station und in der Praxis.

20.5 Die ableitenden Harnwege

20.5.1 Das Nierenbecken

Die **ableitenden Harnwege** beginnen mit den Sammelrohren, die sich zu *Papillengängen* vereinigen und auf den Nierenpapillen – also den Spitzen der kegelförmigen Markpyramiden – münden. Hier fließt der Urin in einen der 8–10 *Nierenkelche* und weiter in das **Nierenbecken.**

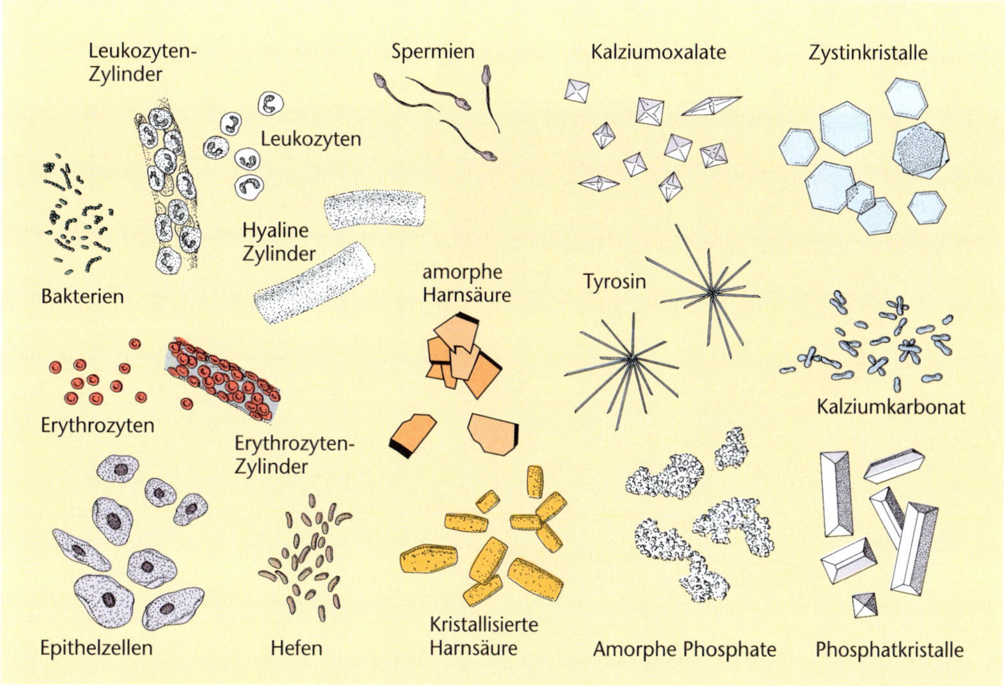

Abb. 20.13: Physiologische und pathologische Bestandteile im Urinsediment, Blick durchs Mikroskop. Die verschiedenen Kristalle (oben und rechts unten im Bild) sind an sich ohne Krankheitswert, können aber auf eine (beginnende) Nierensteinerkrankung hinweisen. Zylinder sind – von einer kleinen Anzahl hyaliner Zylinder abgesehen – fast immer Signal einer Nierenerkrankung, und Bakterien oder Hefen weisen auf eine Infektion hin.

Das Nierenbecken ist wie der gesamte Harntrakt von einem mehrschichtigen **Übergangsepithel** ausgekleidet (☞ 4.2.1). In der Wand des Nierenbeckens liegen auch glatte Muskelfasern, die den Abtransport des Urins in die Harnleiter fördern.

20.5.2 Der Harnleiter

Das Nierenbecken verengt sich nach unten zum Harnleiter. Die beiden **Harnleiter** *(Ureteren)* sind etwa 2,5 mm dicke und 30 cm lange Schläuche, die retroperitoneal – also hinter dem Bauchfell – in das kleine Becken ziehen und dort in die Harnblase einmünden. Die Einmündungsstelle ist dabei so in der Blasenwand angelegt, dass sie als Ventil wirkt: Der Urin kann zwar von den Harnleitern in die Blase fließen, nicht jedoch umgekehrt. Ist dieser Ventilmechanismus z.B. bei Fehlbildungen defekt, so kommt es beim Wasserlassen zum **Reflux** (Rückfluss) von Blasenurin in den Harnleiter und das Nierenbecken. Hierdurch können Krankheitserreger in die Niere verschleppt werden.

Physiologische Harnleiterengen

An den drei **physiologischen Harnleiterengen** ist der Harnleiter enger als im übrigen Verlauf, und zwar:

- Am Abgang aus dem Nierenbecken
- An der Kreuzung des Harnleiters mit A. und V. iliaca communis (☞ Abb. 20.1)
- Während des letzten Stückes durch die Harnblasenwand.

Diese Engstellen haben klinische Bedeutung: Hier bleiben Nierensteine bevorzugt „hängen" und führen dann zu Nierenkoliken.

20.5.3 Harnblase und Harnröhre

Die Harnblase

Die **Harnblase** *(Vesica urinaria)* ist ein aus *glatter Muskulatur* gebildetes Hohlorgan. Sie liegt vorne im kleinen Becken direkt hinter der Symphyse und den Schambeinen (☞ 7.7.1). Das Dach der Harnblase wird vom Peritoneum (Bauchfell) bedeckt, der dorsale Teil der Blase grenzt bei der Frau an die Vagina und den Uterus, beim Mann ans Rektum.

Die Blasenschleimhaut ist deutlich gefaltet; nur in einem kleinen dreieckigen Feld am hinteren, unteren Blasenfeld ist sie völlig glatt. Dieses nach hinten spitz zulaufende **Blasendreieck** *(Trigonum vesicae)* wird in seinen oberen hinteren Eckpunkten durch die Mündungsstellen der beiden Harnleiter und vorne unten durch die Austrittsstelle der **Harnröhre** *(Urethra)* markiert (☞ Abb. 20.14).

Die Harnröhre

Die **Harnröhre** *(Urethra)* verbindet die Harnblase mit der Körperoberfläche:

- Die Harnröhre der Frau ist nur etwa 4 cm lang und verläuft fast gerade. Sie mündet in den Scheidenvorhof
- Die Harnröhre des Mannes ist mit etwa 20 cm deutlich länger mit mehreren Biegungen, Engstellen und Erweiterungen. Außerhalb der Harnblase verläuft sie mit ihrem *Vorsteherdrüsenteil* zunächst durch die Vorsteherdrüse (Prostata, ☞ 21.1.7) und den Beckenboden *(membranöser Teil)*. Der mit rund 15 cm längste Abschnitt ist der *Schwellkörperteil* im Penisschwellkörper. Die Harnröhre des Mannes mündet auf der Eichel des Penis. Im Vorsteherdrüsenteil münden die Samenwege in die Harnröhre, weshalb man ab dort auch von *Harnsamenröhre* spricht (☞ auch 21.1.8).

Verschlussmechanismen von Harnblase und Harnröhre

Die Muskelschichten der glatten Blasenwandmuskulatur sind wenig voneinander abgrenzbar und bilden ein stark durchflochtenes Gewebe, das **Detrusor vesicae** oder *M. detrusor* („Harnaustreibemuskel") genannt wird. Am Beginn der Harnröhre – also am vorderen Eckpunkt des Blasendreieckes – verdicken sich fasern der Harnblase zum *inneren Schließmuskel* **(M. sphincter internus).**

Zusätzlich wird die Harnröhre durch den *äußeren Schließmuskel* **(M. sphincter externus)** verschlossen, der aus quergestreiften Muskelfasern des Beckenbodens gebildet wird und willkürlich kontrolliert werden kann.

20.5.4 Die Harnblasenentleerung

Das maximale Fassungsvermögen der Harnblase beträgt etwa 800 ml, der Drang zur *Blasenentleerung* **(Miktion)** tritt aber bereits bei einer Blasenfüllung von etwa 350 ml auf.

Die Miktion ist ein willkürlich auslösbarer, dann aber reflektorisch weiterlaufender Prozess. Er besteht aus vier Komponenten:

- Zuerst kontrahiert sich der Detrusor vesicae, also die glatte Muskulatur der Blasenwand (☞ 20.5.3)
- Dadurch erweitert sich die Harnröhre im Bereich des inneren Schließmuskels *(M. sphincter internus)*
- Die Erschlaffung des äußeren Schließmuskels *(M. sphincter externus)* schließt sich an
- Der Urin kann nun durch die Harnröhre abfließen, wobei die Entleerung der Blase durch Kontraktion der Bauch- und Beckenbodenmuskulatur unterstützt wird.

Der Reflexbogen der Miktion

Der Füllungsgrad der Blase wird durch Dehnungsrezeptoren registriert und über afferente Nervenfasern ins Stammhirn gemeldet. Ab einem Füllungsgrad von ca. 350 ml nimmt die Zahl der gemeldeten Impulse zu und verursacht das Gefühl des *Harndrangs*. Über das so genannte **Miktionszentrum,** ein Kerngebiet im Bereich der Brücke *(Pons)*, werden die Informationen zu den Nervenzellen des Sakralmarks weitergeleitet (☞ 9.4). Über parasympathische Nervenfasern (☞ 9.10) wird eine Kontraktion des M. detrusor vesicae und eine gleichzeitige

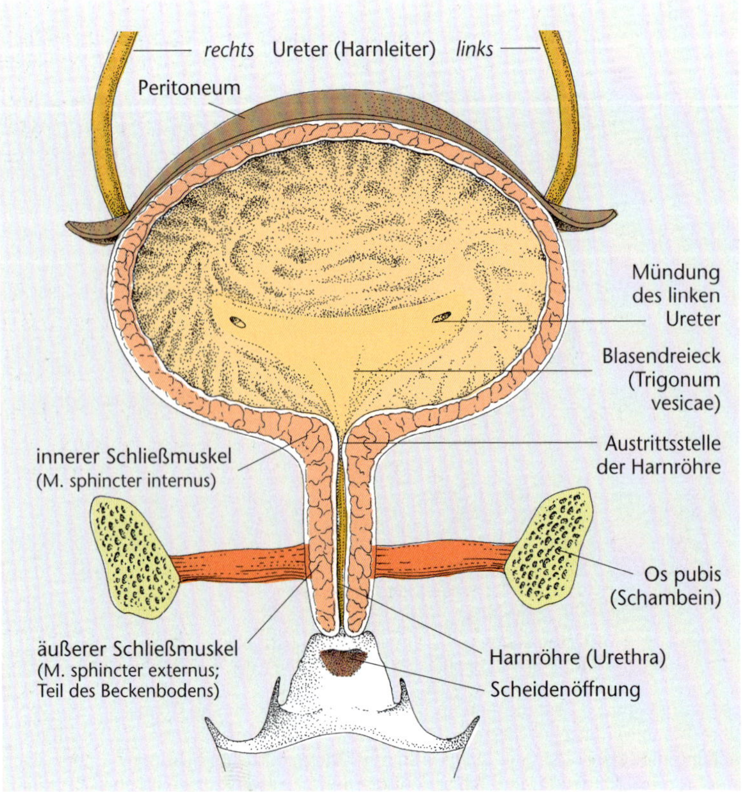

Abb. 20.14: Harnblase der Frau im Frontalschnitt. Deutlich zu erkennen ist das auf der Spitze stehende Blasendreieck, dessen obere hintere Eckpunkte die Mündungsstellen der Harnleiter bilden.

20

Erschlaffung des M. sphincter externus ausgelöst.

Die Miktion ist etwa ab dem 3. Lebensjahr willentlich kontrollierbar. Für diese **Kontinenz** existiert ebenfalls ein Kerngebiet im Miktionszentrum. Es kann über sympathische Nervenfasern aus dem Lumbalmark den Sphinkter erregen und den Detrusor hemmen, so dass kein Urin abgegeben werden kann. Da das Miktionszentrum unter der Kontrolle höherer Hirnzentren steht, kann es willentlich beeinflusst werden.

20.5.5 Harninkontinenz

Patienten mit **Harninkontinenz** *(Blaseninkontinenz)* sind nur eingeschränkt oder gar nicht in der Lage, ihre Blase kontrolliert zu entleeren. Harninkontinenz ist bei alten Menschen häufig und für die Betroffenen sehr belastend. Hauptformen sind:

- **Stressinkontinenz.** Sie tritt bei Erhöhung des Drucks im Bauchinnenraum auf. Die Betroffenen verlieren z. B. bei körperlicher Anstrengung, Husten oder Lachen unwillkürlich Urin. Meist sind Frauen über 50 Jahren betroffen. Häufig ist eine Gebärmuttersenkung oder ein Östrogenmangel nach der Menopause die Ursache. Bei Männern ist eine Stressinkontinenz seltener und dann oft Folge einer Prostataoperation. Beckenbodengymnastik und verschiedene Operationen, bei Frauen auch eine Östrogentherapie, können helfen
- **Urge-Inkontinenz.** Patienten mit Urge-Inkontinenz haben attackenartigen Harndrang (englisch *urge = nötigen*), wobei die Toilette meist zu spät erreicht wird. Ursächlich sind meist Störungen der Innervation, die zu einem Ungleichgewicht zwischen stimulierenden und hemmenden Impulsen führen, zum Beispiel bei Multipler Sklerose (☞ 9.1.6) oder Rückenmarkschädigungen. Auch häufige Blasenentzündungen oder Steinleiden können zur Urge-Inkontinenz führen. Die Therapie ist schwierig, neben Medikamenten, die den Parasympathikus dämpfen, bewährt sich oft ein Toilettentraining (☞ Pflegekasten)
- **Überlaufinkontinenz.** Bei Abflusshindernissen oder einer Nervenschädigung wie z. B. der Polyneuropathie (☞ 9.1.6) weitet sich die Blase aus und kann sich nicht mehr zusammenziehen. Die Blase füllt sich zunehmend mit Urin und läuft ab einer bestimmten Menge regelrecht „über". Durch den ständigen Pool an Restharn in der Blase sind die Betroffenen stark durch Harnwegsinfekte bedroht. Die Therapie richtet sich nach der Ursache. Bei Männern ist oft ein Prostataadenom (☞ 21.1.7) der Grund, eine Prostataentfernung beseitigt hier die Überlaufinkontinenz. Oft jedoch ist eine *Dauerkatheterisierung* unumgänglich.

Toilettentraining

Bei manchen Inkontinenzformen hilft ein **Toilettentraining** *(Kontinenztraining, Blasentraining)*. Ziel ist es, die Blase so zu trainieren, dass sie sich zu festgelegten Zeiten entleert. Voraussetzung dafür ist ein **Miktionsprotokoll,** auf dem der Betroffene vermerkt, wann er die Blase willkürlich und unwillkürlich entleert und wann und wie viel getrunken wurde. Die Zeiten für die Toilettengänge entsprechen anfangs den Entleerungszeiten auf dem Miktionsprotokoll, das während des Toilettentrainings fortgeführt wird. Kann der Patient zur festgelegten Zeit kein Wasser lassen, versucht er es eine halbe Stunde später noch einmal. Gelingt dem Patienten das Wasserlassen zu den festgelegten Zeiten und fließt über einen Zeitraum von 10 Tagen kein Urin mehr unwillkürlich ab, werden die Zeitabstände zwischen den Toilettengängen alle vier Tage um ca. 15 Minuten verlängert.

20.5.6 Harnwegsinfekte

Zystitis und Pyelonephritis

Wird die Harnblase durch Bakterien besiedelt, entsteht häufig eine **Zystitis** *(Blasenentzündung)*. Da ein Mitbefall der höheren Harnwege praktisch nie auszuschließen ist, spricht man ganz allgemein von einem **Harnwegsinfekt.**

Frauen leiden wesentlich häufiger an solchen Harnwegsinfekten, da ihre Harnröhre sehr kurz ist und oft keine ausreichend wirksame Barriere für Bakterien darstellt, die von Scheide oder Anus an die Harnröhrenmündung verschleppt werden (meist E. coli ☞ Abb. 14.21). Eine Zystitis äußert sich v. a. in Brennen beim Wasserlassen *(Dysurie)* und häufigem Harndrang *(Pollakisurie)*.

Die Therapie eines Harnweginfekts besteht in:

- Ausreichendem Trinken, z. B. 2–3 l Tee täglich, um die Keime auszuschwemmen
- Ein- bis dreitägiger Gabe von Antibiotika (in unkomplizierten Fällen auch verzichtbar); bei Risikopatienten wie z. B. Schwangeren und Kindern sollte eine Antibiotikatherapie von 7–10 Tagen durchgeführt werden
- Schmerzlinderung durch Warmhalten des Beckens, z. B. mit Wärmflasche oder warmer Unterwäsche.

Ist es bei einem Harnwegsinfekt zur Mitbesiedelung des Nierenbeckens durch Bakterien gekommen, spricht man von einer *Nierenbeckenentzündung* oder **Pyelitis.** Sie führt fast immer zu einer Beteiligung des Nierenparenchyms, so dass in der Praxis von einer **(akuten) Pyelonephritis** ausgegangen werden kann. Diese geht mit Flankenschmerzen und hohem Fieber einher und bedarf einer hoch dosierten Antibiotikatherapie.

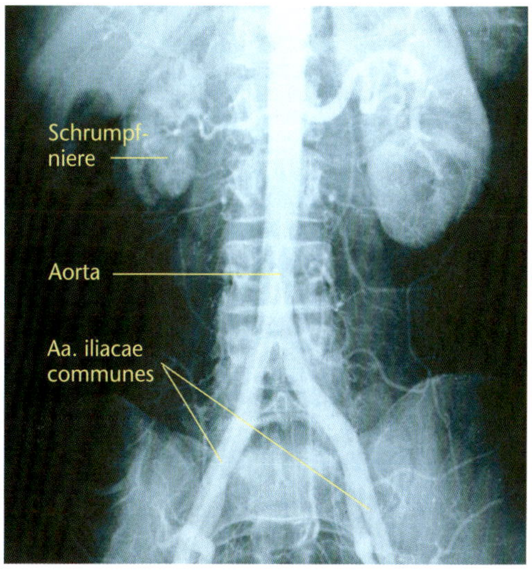

Abb. 20.15: Angiographie (Kontrastmitteldarstellung) der Aorta, der Nierenarterien und der Aa. iliacae communes. Aufgrund ihrer guten Durchblutung stellen sich die Nieren in ihrer gesamten Form dar. Man erkennt eine Schrumpfniere rechts (auf der Abb. links) mit kompensatorischer Vergrößerung der Niere links. [E143]

Chronische Pyelonephritis

Die **chronische Pyelonephritis** entsteht in der Regel aus nicht ausgeheilten Harnwegsinfekten. Ursache sind meist Abflusshindernisse im Harntrakt, z. B. Steine, oder angeborene Fehlbildungen, die nicht rechtzeitig operiert wurden. Das Nierenkelchsystem verändert seine Form, das Nierenparenchym vernarbt. Durch ihren schleichenden und häufig schmerzlosen Verlauf wird die Diagnose oft zu spät gestellt. Auch bei Therapie mit hochwirksamen Antibiotika und operativer Korrektur der Abflusshindernisse kommt es in über 40% der Fälle zur Nierenschrumpfung (*Schrumpfniere* ☞ Abb. 20.15). Die Schrumpfniere produziert kaum noch Glomerulusfiltrat; tritt sie beidseitig auf, ist die Folge ein chronisches Nierenversagen, welches eine Dialysebehandlung erfordert (☞ 20.6.4).

Urosepsis

Die gefährlichste Komplikation einer Pyelonephritis ist die **Urosepsis:** Im Nierenbecken vorhandene Bakterien vermehren sich explosionsartig und gelangen ins Blut. Durch die Überschwemmung des Blutkreislaufs mit Erregern kommt es rasch zur *Sepsis* (Blutvergiftung ☞ 14.8.1), die auch heute noch zum Tod führen kann.

Dauerkatheterisierung und Harnwegsinfekte

Bei Abflussstörungen im Verlauf der Harnröhre, beispielsweise durch eine Prostatavergrößerung (☞ 21.1.7), oder bei Harninkontinenz kann das Legen eines Blasendauerkatheters notwendig werden (☞ Abb. 20.16 und 20.17).

„Leitschiene“ für Bakterien

Das Legen eines Blasenkatheters bedeutet ein hohes Infektionsrisiko für Harnwege und Nieren, da über den Katheter pathogene Keime von der Harnröhrenmündung in die Blase „wandern“ können. Zur pflegerischen Prophylaxe gehören:

- Absolut steriles Arbeiten beim Legen und der täglichen Intimpflege
- Ausreichende Spülung der Blase durch erhöhte Flüssigkeitszufuhr (Trink- oder Infusionsmenge) des Patienten.

20.5.7 Blasentumoren

In der durch den aggressiven Urin stark belasteten Blasenschleimhaut entwickeln sich vor allem bei älteren Männern gelegentlich **Blasentumoren.** Risikofaktoren sind Zigarettenrauchen, der berufliche Umgang mit anilinhaltigen Farbstoffen, bestimmte Medikamente sowie chronische Blasenentzündungen. Wird ein Blasentumor rechtzeitig erkannt, so kann er eventuell unter endoskopischer Sicht schonend entfernt werden (☞ Abb. 20.17). Bei fortgeschrittenen bösartigen Tumoren muss die Blase in der Regel radikal entfernt werden. Es kann dann eine künstliche Blase aus Darmschlingen angelegt werden.

20.6 Niereninsuffizienz

Für die Gesamtfunktion der Niere ist die kontinuierliche Bereitstellung von Glomerulusfiltrat die wichtigste Voraussetzung. Ohne ausreichendes Filtrat und ohne genügende Durchströmung der einzelnen Tubulusabschnitte kann die Niere ihre verschiedenen Aufgaben nicht erfüllen. Eine kritische Reduktion des Glomerulusfiltrates kann *plötzlich* erfolgen **(akutes Nierenversagen)** oder sich im Verlauf einer lang dauernden (Nieren-)Erkrankung *allmählich* entwickeln **(chronische Niereninsuffizienz).**

20.6.1 Akutes Nierenversagen

Kommt es beim Gesunden zum plötzlichen Funktionsausfall der Nieren, so liegt ein **akutes Nierenversagen** vor. Die Urinproduktion sinkt dabei meist unter die kritische Grenze von 500 ml täglich *(Oligurie)*, oft sogar unter 100 ml pro Tag *(Anurie)*. Als Folge der fehlenden Ausscheidungsleistung reichern sich harnpflichtige Substanzen im Blut an. Ein gutes Maß für die Funktionseinschränkung der Nieren ist eine Zunahme der Kreatininkonzentration im Plasma bzw. die Abnahme der GFR (☞ 20.2.1 und 20.2.5). Aus der verminderten Wasserausscheidung resultiert eine starke Ödembildung, die reduzierte Kaliumausscheidung führt zur Hyperkaliämie (☞ 20.8.2).

Ein akuter Blutdruckabfall mit Absinken des effektiven Filtrationsdruckes, etwa bei einem Blutverlust oder durch Narkosemedikamente bei einer Operation, führt zum **prärenalen Nierenversagen;** *prärenal* deshalb, weil die Ursache des Nierenversagens *vor* der Niere, nämlich im Kreislauf, zu suchen ist. Nierenschädigende Antibiotika oder Röntgenkontrastmittel können über eine Schädigung des Tubulussystems zum **renalen Nierenversagen** führen. Ursache eines sog. **postrenalen Nierenversagens** ist der Verschluss oder die Einengung der ableitenden Harnwege, z. B. bei der häufigen Prostatahyperplasie (☞ 21.1.7), Tumoren oder Nierensteinen.

Therapie

Das akute Nierenversagen erfordert sofortiges ärztliches Eingreifen. Insbesondere die Hyperkaliämie ist gefährlich, da schwere Herzrhythmusstörungen bis hin zum Herzstillstand drohen. Die Therapie besteht in:

- Sorgfältiger Flüssigkeitsbilanzierung (☞ 20.7)
- Engmaschigen Kontrollen des Elektrolyt- und des Säuren-Basen-Haushaltes (häufig besteht eine metabolische Azidose ☞ 20.9.2)
- Infektionsprophylaxe (die sich an der Grunderkrankung orientiert)
- Rechtzeitiger Dialyse.

Die Prognose des akuten Nierenversagens hängt ganz wesentlich von der Grunderkrankung und ihrer frühestmöglichen Behandlung ab. Häufig erholt sich die Nierenfunktion wieder, wobei es vorübergehend zu einem sehr

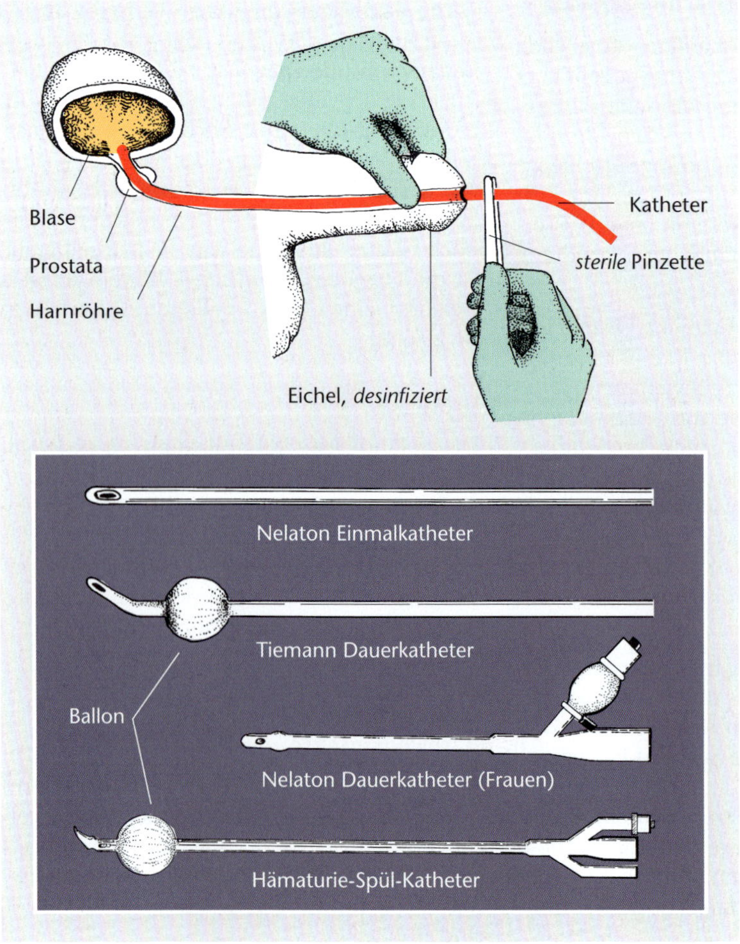

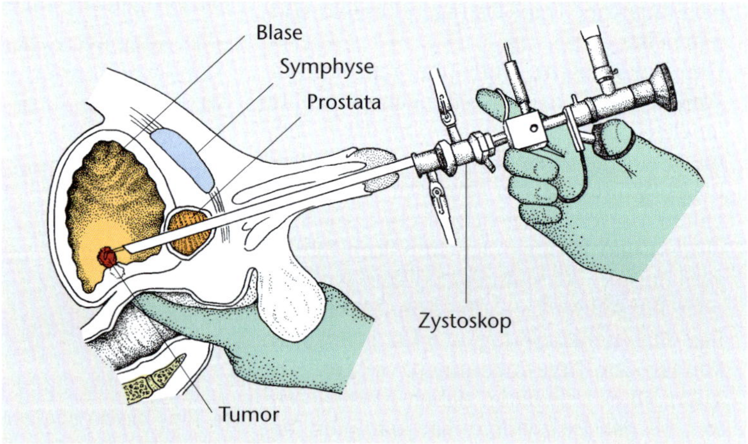

Abb. 20.17 (oben): Endoskopische (zytoskopische) Entfernung eines Blasentumors. Viele Blasentumore können endoskopisch durch Elektrokoagulation (Gewebsverkochung durch Strom) eliminiert werden. Der Stromfluss an der Spitze des Endoskops erzeugt eine hohe Temperatur, durch die das Tumorgewebe zugrunde geht. Neuerdings werden auch Laserstrahlen eingesetzt. [A300-157]

Abb. 20.16 (links): Legen eines Einmalkatheters beim Mann (oben im Bild). Der Patient liegt flach auf dem Rücken. Nach dem Platzieren eines sterilen Lochtuches und dem Desinfizieren der Eichel wird in die Harnröhrenöffnung ein Gel gespritzt, das ein Lokalanästhetikum (lokal wirkendes Betäubungsmittel) enthält und gleichzeitig als Gleitmittel wirkt. Während die linke Hand (steriler Handschuh!) den Penis festhält, schiebt die rechte mit einer sterilen Pinzette den sterilen Katheter ca. 15 cm Richtung Blase. Für eine Dauerkatheterisierung kann der Katheter mit einem Ballon, in den 5 – 10 ml destilliertes Wasser eingespritzt wird, geblockt und vor dem Herausrutschen geschützt werden. Verschiedene Versionen von Dauerkathetern zeigt die Abbildung im unteren Teil. [A300-157] starken Anstieg der Urinausscheidung auf bis zu 8 l täglich kommt. Erst Monate später ist die Niere wieder voll funktionsfähig.

20.6.2 Chronisches Nierenversagen

Häufiger als das akute Nierenversagen ist der *allmähliche* Rückgang der glomerulären Filtration **(chronisches Nierenversagen)** bei Nierenschäden durch:

- Arteriosklerotische Veränderungen der Nierenarteriolen (Spätfolge einer Hypertonie ☞ 16.4.1) oder Diabetes mellitus ☞ 19.4.2)
- Chronische Glomerulonephritis
- Mehrfache Pyelonephritiden
- Langjährige toxische Wirkungen: Bestimmte Analgetika (Schmerzmittel ☞ 10.3.3) setzen beim Abbau giftige Nebenprodukte frei, die das Nierengewebe zerstören können
- Fehlbildungen, z. B. *Zystennieren*, wobei die Nieren mit flüssigkeitsgefüllten Hohlräumen (= Zysten) durchsetzt sind und oft etwa im 40.–50. Lebensjahr versagen.

Symptome treten meist erst auf, wenn die GFR schon unter 50 ml/min liegt. Der Patient fühlt sich zunächst zunehmend schlapp. Mit weiter sinkender GFR werden die Beschwerden immer deutlicher: Der Betroffene leidet unter Juckreiz (Pruritus) und Appetitmangel. Da chronische Nierenschäden oft mit erhöhtem Eiweißverlust einhergehen, treten durch den verminderten kolloidosmotischen Druck im Gefäßsystem vermehrte Wasserablagerungen im Körpergewebe (Ödeme) auf. Leicht eindrückbare Schwellungen z. B. an den Knöcheln zeigen die Ödembildung an (wie auch bei Herzinsuffizienz ☞ Abb. 15.27). Oftmals entwickelt sich recht früh ein Bluthochdruck **(renale Hypertonie)**, der die Nierenfunktion weiter verschlechtert.

Zudem kommt es zu einer **renalen Anämie,** die durch die verminderte Produktion des in der Niere gebildeten Erythrozytenwachstumsfaktors Erythropoetin entsteht (☞ 20.3.2) und durch Erythropoetingabe behandelt wird.

Als weitere Folgeerscheinung drohen Störungen des Knochenstoffwechsels *(Osteopathien):* Die Niere ist an der Bildung des aktiven Vitamin-D-Hormons (Calcitriol ☞ 12.4.3) beteiligt, welches u. a. die Kalziumresorption aus dem Darm fördert. Daher kann es bei chronischen Nierenschäden zum Calcitriol-Mangel mit der Folge eines Kalziummangels kommen; es treten Störungen der Knochenentwicklung und ein verstärkter Knochenabbau auf **(renale Osteodystrophie).**

Schon bevor sich ein chronisches Nierenversagen z. B. durch nachlassende Harnmengen und Wassereinlagerung ins Gewebe (Ödeme) zeigt, lassen sich eine Einschränkung des Glomerulusfiltrates, eine Zunahme der harnpflichtigen Substanzen und Elektrolytstörungen (insbesondere zu viel Kalium und saure Ausscheidungsprodukte) im Blut nachweisen (☞ 20.2.5).

In frühen Stadien kann die Niereninsuffizienz noch durch eine strenge Diät und die Gabe von stark harntreibenden Medikamenten (Schleifendiuretika ☞ 20.2.4) zum Teil über viele Jahre *kompensiert* (ausgeglichen) werden. So ist es möglich, das Endstadium der *terminalen Niereninsuffizienz* hinauszuzögern, bei der therapeutisch nur noch die Dialyse oder die Nierentransplantation (☞ 20.6.4) verbleiben.

20.6.3 Urämie

Jedes nicht therapierte Nierenversagen führt zur bedrohlichen Anhäufung ausscheidungspflichtiger Substanzen im Blut: Es entwickelt sich ein charakteristisches Krankheitsbild, die **Urämie** *(Harnvergiftung).*

Von der Urämie sind alle Organsysteme betroffen. Die Konzentration von Kalium, Phosphat und Magnesium nimmt zu, die von Kalzium und Natrium-Chlorid ab. Durch Störungen der Nervenzellen im ZNS treten eine auffallend vertiefte Atmung, Kopfschmerzen, Erbrechen und sogar Krampfanfälle auf. Oft sind die Patienten schläfrig und können sogar ins Koma fallen *(urämisches Koma).* Die Flüssigkeitsansammlung in der Lunge *(Lungenödem)* behindert den Gasaustausch und begünstigt das Auftreten von Lungenentzündungen *(Pneumonien).* Die Mitbeteiligung des Herz-Kreislauf-Systems führt zur Hypertonie sowie Herzrhythmusstörungen und Herzbeutelentzündung *(Perikarditis).* Weitere Urämiesymptome betreffen das Magen-Darm-System und äußern sich klinisch in Übelkeit, Erbrechen, Durchfall und Magengeschwüren.

20.6.4 Leben mit der Dialyse ☞ S. 408

20.7 Der Wasserhaushalt

Der Wassergehalt des menschlichen Körpers beträgt ca. 60% des Körpergewichts. Hiervon entfallen ca. zwei Drittel (entsprechend 40% des Körpergewichts) auf den *intrazellulären Raum* und ca. ein Drittel (entsprechend 20% des Körpergewichts) auf den *extrazellulären Raum.* Die extrazelluläre Flüssigkeit wiederum verteilt sich auf den *interstitiellen Raum* zwischen den Zellen (ca. 15% des Körpergewichts), das *Plasmawasser* und die *transzellulären Räume* (☞ auch 3.4 und Abb. 3.13).

Regulation der Wasserbilanz

Nur bei ausgeglichener Wasserbilanz kann der Organismus alle seine Funktionen aufrechterhalten. Durch kontinuierliche Regulation des Wasserhaushalts wird dafür gesorgt, dass es weder zur Austrocknung noch zur Überwässerung kommt. Im Wasserhaushalt spielen die Nieren eine entscheidende Rolle.

Reguliert wird der Wasserhaushalt vor allem durch drei Hormone:

- Das vom Hypothalamus sezernierte *ADH* (☞ 12.2.1)
- Das in der Nebennierenrinde gebildete *Aldosteron* (☞ 12.5.2)
- Das in den Herzvorhöfen produzierte *atriale natriuretische Peptid* (ANP ☞ Tab. 12.24 und 15.6.3).

„Zielsystem" und Wirkungsort dieser drei Hormone ist der Tubulusapparat der Niere. ADH erhöht die Wasserdurchlässigkeit vor allem in den Sammelrohren und führt somit zu einer Wasserrückgewinnung. Synergistisch (gleichsinnig) wirkt Aldosteron, welches die Resorption von Salz und Flüssigkeit im distalen Tubulus steigert, während das atriale natriuretische Peptid die Natriumausscheidung und Harnbildung fördert und damit einen wichtigen Gegenspieler zu ADH und Aldosteron darstellt.

Wasserein- und -ausfuhr

Wasser wird dem Körper auf direktem Weg (Getränke, im Krankenhaus Infusionen) und indirekt über wasserhaltige feste Nahrungsmittel zugeführt.

Im Schnitt nimmt ein nicht körperlich arbeitender Gesunder 1500 ml täglich durch Getränke und 600 ml durch feste Nahrung zu sich. Zu diesen 2,1 l treten noch 400 ml *Oxidationswasser,* die bei der Nahrungsverstoffwechselung frei werden: Aus dem Abbau von je einem Gramm Kohlenhydraten entstehen 0,6 ml, von Fett 1 ml und von Eiweiß 0,4 ml Wasser.

Über den Urin scheidet der Gesunde täglich etwa 1,5 l, über den Stuhl 200 ml, über die Haut *(Verdampfung und Schwitzen)* 300 ml und über die befeuchtete (Aus-)Atemluft 500 ml Wasser aus (☞ Abb. 20.20).

Flüssigkeitsbilanzierung

Positive oder negative Bilanz

Bei der **Flüssigkeitsbilanzierung** werden auf der Einfuhrseite die täglichen Trink- und/oder Infusionsmengen und Wasseranteile von Nahrungsmitteln (Suppen, Breikost) der täglichen Urinmenge sowie Schätzwerten für den Wasserverlust über die Atemluft, die Haut und ggf. über Erbrechen, Durchfälle oder Blutungen, gegenübergestellt. Die Differenz zwischen den beiden Größen ergibt dann entweder eine ausgeglichene (Einfuhr entspricht Ausscheidung) oder aber positive (zu viel Einfuhr) bzw. negative (zu viel Ausscheidung) Flüssigkeitsbilanz.

Eine stark negative oder positive Flüssigkeitsbilanz erfordert Änderungen des Therapieplans (etwa der täglichen Infusionsmenge), da ansonsten lebensgefährliche Störungen des Inneren Milieus drohen.

20.6.4 Gesundheit & Lebensstil: Leben mit der Dialyse

Für etwa 60000 Menschen in Deutschland ist die **Dialyse** *(Blutwäsche)* lebenswichtig: Ihre Nieren scheiden kaum noch oder nichts mehr aus. Meist 3-mal wöchentlich verbringen sie rund fünf Stunden neben einer leise arbeitenden Maschine, die ihr Blut „wäscht" und die Elektrolytentgleisungen wieder normalisiert. Hinzu tritt meist eine strenge Diät, da dem Körper keine Stoffwechselbelastungen zugemutet werden können.

Es klingt paradox – aber trotz dieser Zwänge sind die meisten Patienten zunächst erleichtert, wenn sie die ersten Dialysen überstanden und die tödliche Urämie abgewendet haben. Nach Monaten, spätestens Jahren, treten aber die hohen Belastungen in den Vordergrund: Am schlimmsten empfinden es die Betroffenen, ihren gesamten Lebensrhythmus auf die Dialyse abstimmen zu müssen (☞ Abb. 20.18).

Wie funktioniert ein Dialysegerät?

Beim gebräuchlichsten Verfahren der **extrakorporalen Hämodialyse** (kurz *Dialyse*) wird Patientenblut von einer großen Vene oder einem künstlich angelegten Gefäßzugang **(Dialyseshunt)** in den **Dialysator** geleitet, ein System *semipermeabler* (halbdurchlässiger) Kunststoffmembranen. Solche Membranen lassen nur Wasser und kleine Moleküle durch, nicht jedoch große Proteine oder Blutkörperchen. An der Außenseite der über 1 m² großen Membran strömt gegenläufig das **Dialysat** vorbei, eine Elektrolytlösung, in der die wichtigsten Elektrolyte in der Konzentration vorgegeben werden, auf die das Patientenblut korrigiert werden soll. Durch den Konzentrationsunterschied zwischen Blut und Dialysierflüssigkeit diffundieren (☞ 3.5.4) die auszuscheidenden Substanzen so lange in das Dialysat, bis der Konzentrationsunterschied abgebaut ist. Zusätzlich wird dem Körper in der Regel durch *Ultrafiltration* Flüssigkeit entzogen. Danach wird das Blut über einen zweiten Gefäßzugang in den Körper des Patienten zurückgeführt. Unter bestimmten Voraussetzungen ist eine **Heimdialyse** möglich, bei der das Dialysegerät in der Wohnung des Patienten steht.

Bei jeder Dialyse wird das Blut des Patienten 10- bis 15-mal durch die Maschine geleitet, was einem Fluss von 50–75 Litern entspricht. Dies erfordert zwei großkalibrige, problemlos punktierbare Zugänge. Die meisten Patienten erhalten operativ einen *Cimino-Shunt*, der in einem Kurzschluss *(Shunt)* eine Armarterie mit einer Armvene verbindet. Dadurch erhöht sich der Druck in der Vene und erweitert diese mit der Zeit, so dass sie gute Punktionsmöglichkeiten bietet.

Shunt-Gefäß schonen

Die Haut um den Dialyse-Shunt muss sorgfältig gepflegt werden. Das Shunt-Gefäß darf nicht für normale Blutentnahmen oder Infusionen punktiert werden. Keine Blutdruckmessung mit Stauungsmanschette am Shunt-Arm durchführen!

Der Dialysator ersetzt die Ausscheidungsfunktion der Niere, nicht aber ihre hormonellen Funktionen. Die renale Anämie wird durch Gabe von Erythropoetin, die Veränderungen des Knochenstoffwechsels mit Phosphatbindern und Calcitriol (☞ 12.4.3) behandelt. Normalisiert werden kann der Stoffwechsel aber bis heute nicht.

Fast alle Patienten erleiden Komplikationen im Rahmen der Langzeitdialyse. Vor allem Herzinfarkte, Schlaganfälle, Blutdruckabfälle, Infektionen, Shuntverschluss, Blutungen aus dem Shunt oder „spontan" aus anderen Gefäßen und Störungen im Elektrolythaushalt führen die Patienten immer wieder ins Krankenhaus.

Alternative: Peritonealdialyse

Im Gegensatz zur Hämodialyse ist die **Peritonealdialyse** *(Bauchfelldialyse)* ein *intrakorporales* Verfahren: Als semipermeable Membran dient das Peritoneum (Bauchfell). Das Dialysat wird über einen implantierten *Peritonealkatheter* in die Bauchhöhle ein- und nach einigen Stunden wieder abgelassen. Viele Patienten können die Peritonealdialyse nach einer entsprechenden Schulung selbst zu Hause durchführen. Außerdem sind die diätetischen Einschränkungen und die Kosten geringer als bei der Hämodialyse. Diesen Vorteilen steht die Peritonitisgefahr durch den Peritonealkatheter gegenüber.

Hoffnung auf die „neue Niere"

Die mit der Blutwäsche verbundenen Komplikationen und psychischen Probleme lassen viele Patienten auf eine **Nierentransplantation** hoffen, wie sie ca. 2700-mal pro Jahr in Deutschland durchgeführt wird (knapp 2200 Transplantationen von verstorbenen Spendern plus knapp 500 Lebendspenden): Durch sie soll wieder ein normales Leben möglich sein. Doch auch die Nierentransplantation ist kein Freibrief für eine höhere Lebensqualität:

- Vor der Transplantation dehnt sich das Warten (derzeit 6–8 Jahre) qualvoll in die Länge
- Die Transplantation birgt Risiken
- Danach müssen peinlich genau Immunsuppressiva, z.B. Ciclosporin (Sandimmun®), eingenommen werden, welche die lebenslang drohende Abstoßung (☞ 14.7.3) der Spenderniere unterdrücken sollen, jedoch auch ihre Nebenwirkungen haben
- Ein Teil der Transplantate verliert aus den verschiedensten Gründen seine Funktion. Derzeit funktionieren nach einem Jahr rund 95% nach fünf Jahren noch ca. 70–80% der transplantierten Nieren.

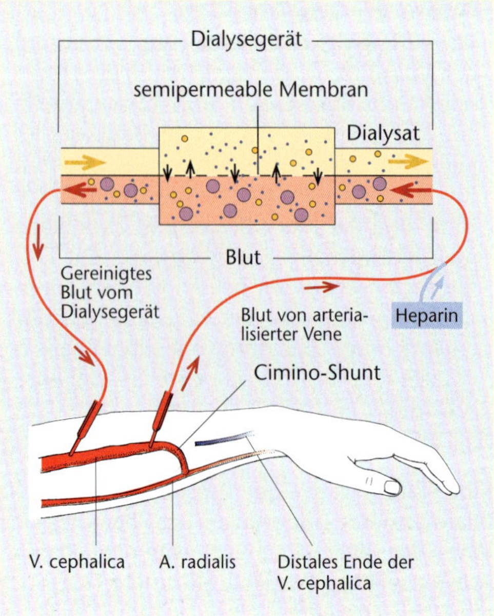

Abb. 20.18 (links): Prinzip der Dialyse. Aus dem Shuntgefäß wird Blut entnommen, durch das Dialysegerät geleitet und über einen zweiten Gefäßzugang dem Körper wieder zugeführt.

Abb. 20.19 (rechts): Lage der transplantierten Niere. Die funktionslos gewordenen Nieren verbleiben im Körper. Die Spenderniere wird auf Höhe der Beckenschaufel eingepflanzt, Gefäße und Harnleiter werden durch Anastomosen verbunden.

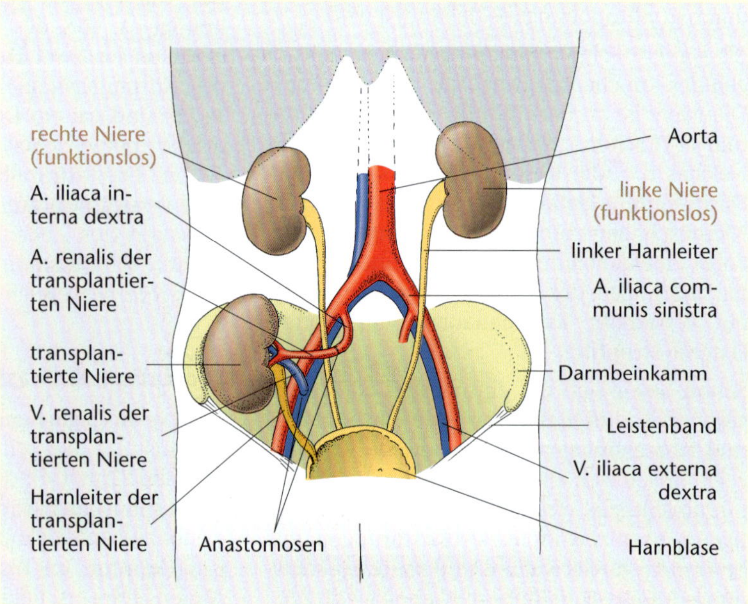

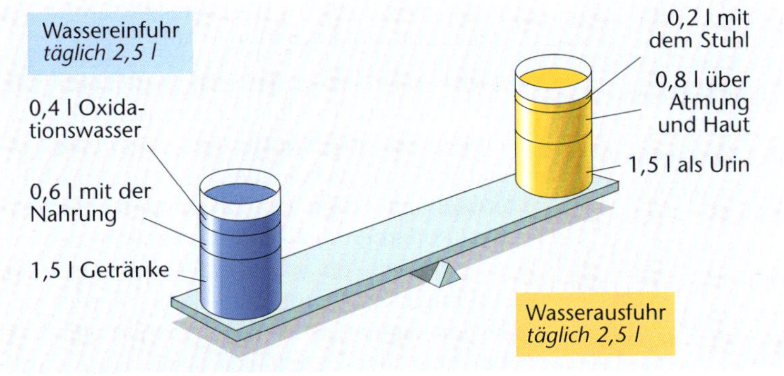

Abb. 20.20: Wasserbilanz des Körpers. Tägliche Ein- und Ausfuhr müssen im Gleichgewicht zueinander stehen: sie betragen jeweils etwa 2500 ml.

Überwachung der Körperflüssigkeit

Das Volumen der (intravasalen) Körperflüssigkeit lässt sich näherungsweise anhand des (Blut-)Drucks in den großen Körpervenen abschätzen (**zentraler Venendruck,** *ZVD,* ☞ 16.3.4).

Dieser Druck wird über einen **zentralen Venenkatheter** *(ZVK)* bestimmt, der 1–2 cm vor dem rechten Vorhof in der oberen Hohlvene platziert wird: Aus dem ZVD kann der Arzt Rückschlüsse auf ein Volumendefizit oder eine Volumenüberlastung insbesondere bei der Überwachung einer Infusionstherapie (☞ Abb. 20.22) ziehen. Normal ist ein ZVD von 3–7 Zentimeter Wassersäule (cm H_2O).

Wasser- und Elektrolythaushalt kontrollieren

Korrekturen des Wasserhaushaltes erfordern bei niereninsuffizienten und intensivtherapiepflichtigen Patienten besondere Sorgfalt und klinische Erfahrung. Insbesondere dürfen Wasser- und Elektrolythaushalt (v. a. Natrium und Kalium ☞ 20.8) nur gemeinsam betrachtet und korrigiert werden.

Volumen- und Osmoregulation

Wohl jeder hat schon einmal an sich selbst beobachtet, dass der Körper ein „Zuviel" an Flüssigkeit durch vermehrte Harnausscheidung wieder ausgleicht. An dieser Gegenregulation sind Volumenrezeptoren und Osmorezeptoren beteiligt:

- *Volumenrezeptoren* sind eigentlich *Dehnungsrezeptoren,* die in der Wand der großen intrathorakalen Venen und der Herzvorhöfe liegen und so den Füllungszustand des Kreislaufsystems messen (☞ auch Abb. 20.21). Diese Dehnung löst über den **Henry-Gauer-Reflex** (1.6.5) eine Herabsetzung der ADH-Ausschüttung aus der Hypophyse aus (☞ 12.2.1). Bei Volumenüberlastung sinkt auch der Spiegel von Aldosteron, während die ANP-Konzentration zunimmt. Folge ist eine vermehrte Wasserausscheidung durch die Niere und damit eine Normalisierung des Flüssigkeitshaushaltes
- *Osmorezeptoren* im Hypothalamus, aber auch in der Leber, registrieren die Plasmaosmolarität. Bei starker Salzzufuhr nimmt die Osmolarität des Blutes zu. Die Osmo-

Unterarmvenen mit Stauschlauch stauen. Haut ca. 45° zur Oberfläche rasch durchstechen und Vene flach punktieren (Vorsicht – später sterile Teile der Braunüle® nicht berühren) ...

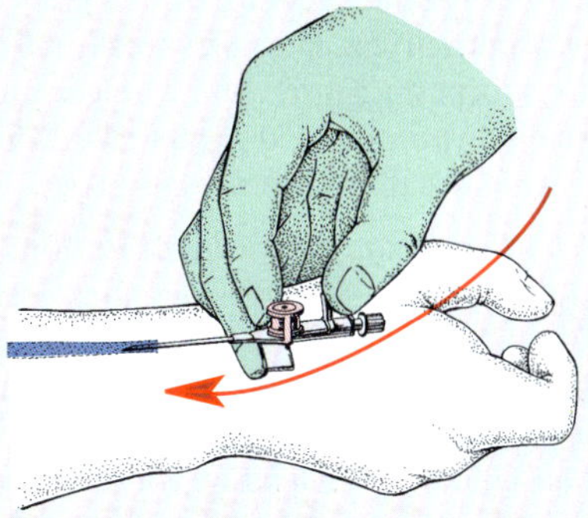

wenn Blut am Kanülenansatz einströmt, Plastikkanüle vorschieben, dann Punktionsnadel zurückziehen. Stauschlauch lösen.

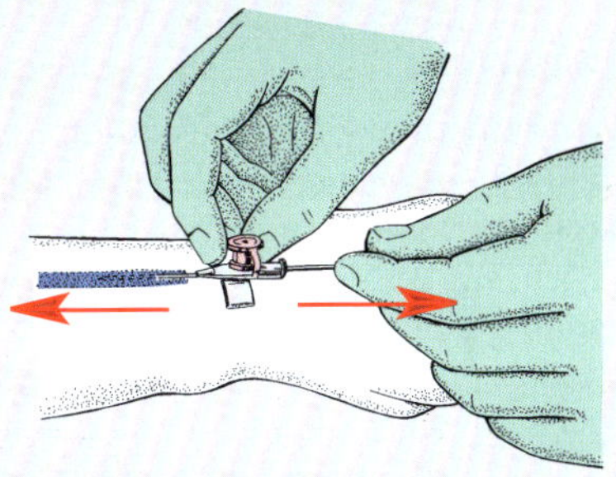

Den vorbereiteten Infusionsständer in 1 bis 1,5 m Höhe über dem Patienten fixieren. Den Schraubverschluss des entlüfteten Infusionsschlauchs auf das Braunülengewinde schrauben. Infusionsschlauch am Unterarm mit Braunülenpflaster befestigen.

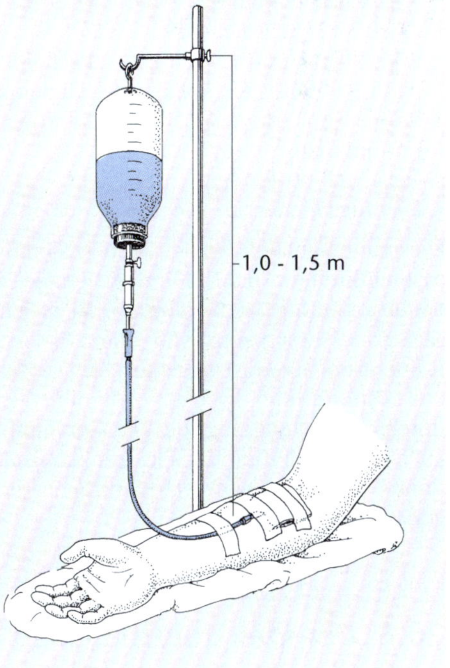

Abb. 20.22: Intravenöse Infusion. Zur Korrektur von Störungen im Wasser- und Elektrolythaushalt oder bei Unfähigkeit zur oralen Nahrungsaufnahme werden dem Patienten Infusionslösungen zugeführt. Dazu wird eine Dauerkanüle (Braunüle®) in eine periphere Vene eingelegt, durch die über ein Schlauchsystem die Infusionslösung ins Blut gelangt. [A300-190]

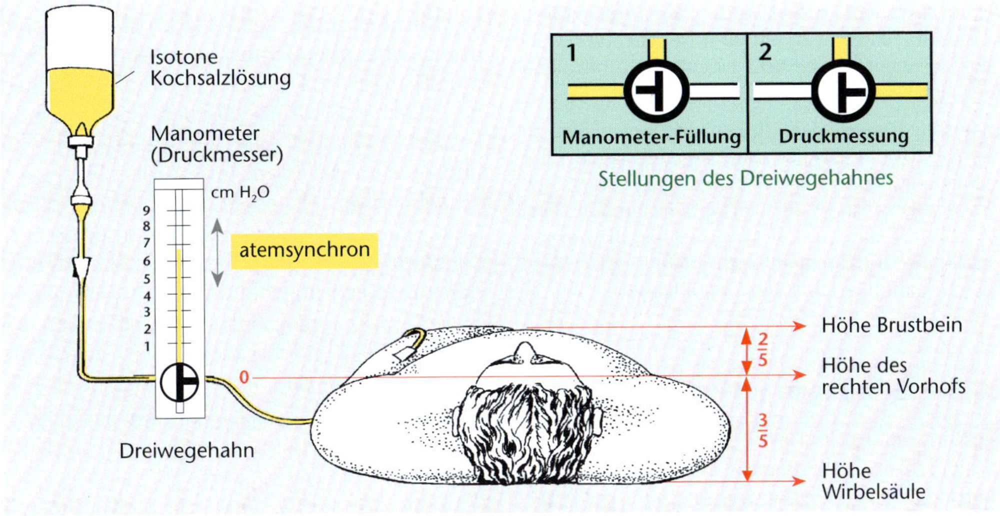

Abb. 20.21: Messung des zentralen Venendrucks (ZVD). Über einen zentralen Venenkatheter (ZVK) kann der Druck im zentralen Venensystem gemessen werden. Ein Manometer, das auf Höhe des rechten Vorhofes seinen Nullpunkt hat, wird zunächst mit Infusionslösung gefüllt. Dann wird der Dreiwegehahn zum Patienten hin geöffnet. Weil eine direkte Verbindung zwischen oberer Hohlvene und Manometer-Wassersäule besteht, gibt sie den Blutdruck an, der im intrathorakalen Hohlvenensystem herrscht. Bewegt sich die Manometer-Wassersäule atemsynchron, so liegt der ZVK richtig. Ist die Wassersäulenbewegung jedoch pulssynchron, liegt der Katheter falsch, nämlich im rechten Vorhof. [A300-190]

rezeptoren veranlassen schon bei einer Erhöhung der normalen Osmolarität um 1% eine verstärkte Ausschüttung von ADH. Dadurch resorbieren die Nieren mehr Wasser aus dem Tubulussystem und halten es so im Körper zurück. Die Salzkonzentration im Urin nimmt zu. Durch Durststeigerung und Trinken hypotoner Flüssigkeit wird die Osmolarität des Blutes wieder gesenkt.

Eine *Überwässerung* (**Hyperhydratation,** *Volumenüberlastung*) des Körpers entwickelt sich in der Klinik häufig durch übermäßige Infusionsbehandlung. Insbesondere beim älteren und herzinsuffizienten Patienten (☞ 15.6.4) staut sich dann Blut in den Gefäßen vor dem überlasteten Herzen zurück. Wegen des ansteigenden Blutdrucks vor dem rechten Herzen wird Wasser in das umliegende Gewebe „abgepresst", und es entstehen Ödeme (☞ 16.1.6).

Unterwässerung

Eine *Unterwässerung* (**Dehydratation**, im Klinikjargon oft *Volumendefizit* genannt) entsteht durch ein vermindertes Flüssigkeitsangebot, etwa nach starkem Schwitzen, zu geringem Trinken oder einem Defizit an Infusionslösungen. Starkes *Durstgefühl* entsteht bei einem Wasserdefizit von etwa zwei Litern. Bei älteren Menschen ist das Durstgefühl oft nicht mehr so ausgeprägt, weshalb sie aktiv zum Trinken angehalten werden müssen.

Ein Wassermangel lässt sich aber auch durch andere Zeichen erkennen:

- Trockene Schleimhäute (rissige Zunge)
- Stehende Hautfalten
- Allgemeine Schwäche
- Kreislaufsymptome (schneller, flacher Puls, niedriger Blutdruck, kollabierte Halsvenen)
- Produktion von wenig, aber dunkel konzentriertem Urin
- Geistige Eintrübungen
- Eventuell Fieber.

Dies kann schließlich zum akuten Nierenversagen führen (☞ 20.6.1). Für die Therapie einer Unterwässerung ist bedeutsam, in welchem Maße der Wasserverlust von einem Elektrolyt-(Mineralstoff-)Verlust begleitet ist. Da Wasser das Lösungsmittel der Elektrolyte bildet, kann durch eine Änderung des Wasservolumens auch eine Änderung der Elektrolytkonzentrationen bzw. der Elektrolytgesamtmenge erfolgen (☞ 20.8.1).

20

20.8 Der Elektrolythaushalt

Tabelle 20.23 gibt einen Überblick über die Bedeutung der sieben *Mineralstoffe* **(Elektrolyte)** im Körper, die in höheren Konzentrationen vorliegen (☞ auch 19.8.1).

Spurenelemente (im Körper in sehr geringer Menge vorkommende Stoffe) ☞ *19.8.2*

20.8.1 Störungen im Natrium- und Wasserhaushalt

Eine **Hypernatriämie** kann die Folge einer Dehydratation (☞ 20.7) sein, zum Beispiel beim Diabetes insipidus (= Mangel an ADH ☞ 12.2.1), bei fehlendem Durstreiz von Kleinkindern, älteren Menschen und Schwerkranken oder auch bei starkem Schwitzen und falscher Medikation bzw. Infusionstherapie. Die Therapie richtet sich nach dem Befund der Wasserbilanz: Meist besteht gleichzeitig ein Wassermangel *(Dehydratation)*, wobei die Patienten Symptome des Volumenmangels zeigen. Der Mediziner spricht von **hypertoner Dehydratation.** Hier gilt es, große Mengen Wasser zu trinken oder z. B. eine 5%ige Glukoseinfusion intravenös zuzuführen.

Eine **hypertone Hyperhydratation,** also eine Überwässerung mit erhöhter Serumnatriumkonzentration, ist selten und meist Folge ungünstiger Infusionszufuhr.

Einer **Hyponatriämie** kann ein echter Natriummangel zugrunde liegen. Er ist häufig Folge einer zu energischen Diuretikagabe: Insbesondere die stark wirksamen Schleifendiuretika wie Furosemid (Lasix®) führen zu einer vermehrten Na^+-Ausscheidung. Auch manche Nierenerkrankungen *(Salzverlustniere)* sowie starkes Erbrechen können zu einem Mangel an Natrium führen. Da das Nebennierenrindenhormon Aldosteron (☞ 12.5.2) zu einer Zunahme der Salz- und Wasserrückresorption in der Niere führt, kommt es bei einem Mangel dieses Hormons *(Hypoaldosteronismus)* umgekehrt zum übermäßigen Natriumverlust. Ist der Natriumgehalt im Serum zu niedrig, wird Renin freigesetzt und der Renin-Angiotensin-Aldosteron-Mechanismus in Gang gesetzt (☞ 20.3.1)

Ein relativer Natriummangel entsteht durch Wasserüberschuss *(Hyperhydratation)*, z. B. infolge Überinfusion natriumarmer Elektrolytlösungen oder beim Trinken großer Mengen von hypotoner Flüssigkeit („Wasservergiftung").

Auch die Therapie der Hyponatriämie muss sich also nach dem Befund des Wasserhaushaltes richten – meist (aber nicht immer!) ist der Patient dehydriert. In diesem Fall einer **hypotonen Dehydratation** erhält der Patient isotone NaCl-Lösung, z. B. über einen zentralen Venenkatheter.

Hypotone Hyperhydratationen sind meist Folge zu geringer Urinproduktion bei Nierenversagen oder mangelnder Ödem- oder Aszitesausscheidung, z. B. bei Leberzirrhose (☞ 18.10.8) oder Herzinsuffizienz (☞ 15.6.4). Therapeutisch wichtig ist hier die Wasserrestriktion (Trinkmengenbeschränkung) auf 0,5–1 l täglich, kombiniert mit einer Diuretikagabe.

20.8.2 Störungen im Kaliumhaushalt

Sowohl Kaliumüberschuss als auch Kaliummangel führt zu Änderungen des Membranpotenzials an vielen erregbaren Zellen (☞ 9.1).

So führt ein *Kaliummangel* **(Hypokaliämie)** am Herzen zu einer Störung der Erregungsbildung und -ausbreitung, die sich in schweren Herzrhythmusstörungen äußern kann. Die verminderte Erregbarkeit der Skelett- und Darmmuskulatur führt zur Skelettmuskelschwäche *(Adynamie)* bzw. zur Darmträgheit bis hin zur Verstopfung *(Obstipation* ☞ Abb. 20.24).

Mögliche Ursachen einer Hypokaliämie sind eine forcierte Diuretikabehandlung oder die Einnahme von Abführmitteln *(Laxantien)*. Die Darmträgheit versuchen die Patienten durch erneute Einnahme von Laxantien zu beheben, wodurch noch mehr Kalium verloren geht: Es entsteht ein „Teufelskreis", der eine **Laxantien-Abhängigkeit** verursachen kann. Ferner sind Hypokaliämien Folgen von wiederholtem Erbrechen oder Durchfällen sowie Hormonstörungen (z. B. Hyperaldosteronismus ☞ 12.5.2). Die – im Krankenhaus häufigen – Hypokaliämien werden oral durch Zufuhr kaliumreicher Lebensmittel (Bananen, Aprikosen, Feigen) oder Medikamente (z. B. Kalinor® Brause) ausgeglichen. Bei schwersten Störungen muss eine intravenöse Kaliumgabe eingeleitet werden.

Eine **Hyperkaliämie** *(Kaliumüberschuss)* ist meist Folge einer akuten oder chronischen Niereninsuffizienz. Aber auch bei Azidosen (☞ 20.9.2), postoperativ, nach Gewebetraumen oder bei fortgeschrittener Niereninsuffizienz steigt der Serum-Kaliumspiegel. Die Patienten leiden unter Kribbelgefühlen, Lähmungen sowie Herzrhythmusstörungen, die bis zum Herzstillstand führen können.

Lebensbedrohliche Hyperkaliämien werden intensivmedizinisch mit forcierter Diuretikagabe, eventuell auch durch Dialyse behandelt.

20.8.3 Störungen im Kalzium- und Magnesiumhaushalt

Hormonelle Regulation des Kalziumhaushaltes ☞ *12.4.3*

Die Kalzium- und Phosphatausscheidung

Die Rückresorption von Kalzium und Phosphat in den proximalen Tubuli der Niere wird hormonell reguliert. Das in den Epithelkörperchen der Nebenschilddrüse gebildete **Parathormon** (☞ 12.4.3) hemmt die Rückresorption von Phosphat in der Niere und fördert so dessen Ausscheidung – der Serumphosphatspiegel sinkt. Gleichzeitig intensiviert Parathormon die Kalziumrückresorption, wodurch der Serum-Kalziumspiegel angehoben wird. In geringerem Maße hemmt dagegen das in den C-Zellen der Schilddrüse gebildete **Kalzitonin** (☞ 12.4.3) die Kalziumrückresorption in der Niere.

Hypokalzämien (erniedrigter Blutkalziumspiegel) können durch hormonelle Störungen (z. B. Vitamin-D-Hormon-Mangel, Parathormonmangel) oder hormonaktive Tumoren bedingt sein. Bei den meist medikamentös oder hormonell bedingten chronischen Hypokalzämien besteht die Therapie unter anderem in einer kalziumreichen Diät. Hält ein Kalziummangel länger an, z. B. bei Niereninsuffizienz oder Parathormonmangel, wirkt er sich auf den Mine-

Elektrolyt (Serumnormalwert)	Bedeutung für den Organismus	Mittelwerte beim Gesunden
Natrium (Na^+) (135–145 mmol/l)	• Häufigstes Kation im Extrazellulärraum • Entscheidendes Kation (☞ 2.4.1) für den osmotischen Druck im Extrazellulärraum	Natrium 140 mmol/l
Kalium (K^+) (3,6–4,8 mmol/l)	• Häufigstes Ion in den Zellen (Intrazellulärraum) • Wichtige Rolle bei der Entstehung des Aktionspotenzials und der Erregungsübertragung im Nervensystem und am Herzen • Hilft beim Insulintransport in die Zelle (☞ 19.4.1)	Kalium 4 mmol/l
Kalzium (Ca^{++}) (2,3–2,6 mmol/l)	• Am Aufbau von Knochen und Zähnen beteiligt • Entscheidende Rolle bei der neuromuskulären Erregungsübertragung und bei der Muskelkontraktion	Kalzium 2,4 mmol/l
Magnesium (Mg^{++}) (0,7–1,1 mmol/l)	• Mitbeteiligung bei der Erregungsüberleitung an den Muskeln	Magnesium 0,9 mmol/l
Chlorid (Cl^-) (97 – 108 mmol/l)	• Häufigstes Anion im Extrazellulärraum • Entscheidendes Anion für den osmotischen Druck im Extrazellulärraum	Chlorid 102 mmol/l
Phosphat (PO_4^{3-}) (0,84 – 1,45 mmol/l)	• Baustein von ATP (☞ 2.8.5), Zellmembran (☞ 3.2) und Knochenmineral (☞ 6.1.6)	Phosphat 1,2 mmol/l

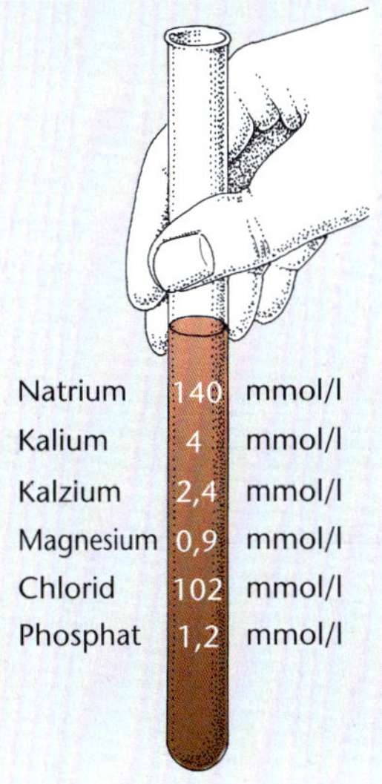

Tab. 20.23: Serumkonzentrationen und Bedeutung der wichtigsten Elektrolyte.

ralgehalt der Knochen aus: Diese werden durch den beständigen Kalziumentzug brüchig und erscheinen im Röntgenbild zunehmend transparent, es kommt zum Krankheitsbild der Knochenerweichung mit Skelettdeformierungen *(Osteomalazie).*

Eine weitere mögliche Ursache besteht in psychisch bedingtem übermäßigen Atmen (*Hyperventilation* ☞ 17.10.5). Bei dieser psychosomatischen Funktionsstörung, die vor allem bei Frauen von 20–40 Jahren auftritt, wird in Stresssituationen unbewusst vermehrt geatmet. Dadurch wird zu viel CO_2 abgeatmet, und der Blut-pH-Wert steigt an (Alkalose ☞ 20.9.5). Die Alkalose des Blutes bewirkt, dass freie Kalziumionen verstärkt an Plasmaproteine (v.a. Albumin) gebunden werden. Der dadurch entstehende Mangel an freien Kalziumionen erhöht die Erregbarkeit von motorischen Nerven, die dadurch vermehrt Aktionspotenziale auf die Skelettmuskulatur übertragen Dadurch kommt es zu Muskelkrämpfen *(Tetanie)*, die nach ihrer Entstehung als **Hyperventilationstetanie** bezeichnet wird. Therapeutisch hilft hier die Rückatmung von eigenem CO_2, beispielsweise in eine Plastiktüte, wodurch die Alkalose beseitigt wird.

Ein erhöhter Blutkalziumspiegel **(Hyperkalzämie)** wird bei einer Überfunktion der Nebenschilddrüsen mit vermehrter Parathormonproduktion (*Hyperparathyreoidismus* ☞ 12.4.3) und bei Karzinomen gefunden. Die Hyperkalzämie bei Karzinomen entsteht durch osteolytische, d.h. Knochen zerstörende und damit Kalzium freisetzende Knochenmetastasen oder über ein vom Tumor gebildetes Protein mit parathormonartiger Wirkung. Klinisch äußert sich die Hyperkalzämie in vermehrter Urinproduktion mit der Gefahr des Volumenmangels, Eintrübung des Patienten, psychischen Störungen sowie Herzrhythmusstörungen. Die Therapie besteht in der Behandlung der Grunderkrankung und/oder einer kalziumarmen Diät.

Störungen im Magnesiumhaushalt

Sinkt die Magnesiumkonzentration im Blut, so steigert sich die neuromuskuläre Erregbarkeit bis hin zu Krämpfen (den typischen nächtlichen Wadenkrämpfen) und Herzrhythmusstörungen. **Hypomagnesiämien** sind zudem häufig mit Hypokalzämien vergesellschaftet. Magnesiummangel tritt v.a. bei Mangelernährung auf. Außerdem kann der Körper z.B. in der Schwangerschaft, in der besonders viel Magnesium (wie auch Kalzium) für das Wachstum des Feten gebraucht wird, in eine Mangelsituation geraten.

Eine **Hypermagnesiämie** – also ein Überschuss an Magnesium – tritt bei fehlender Ausscheidungsleistung auf, also bei akuter und chronischer Niereninsuffizienz.

20.8.4 Störungen im Chlorid- und Phosphathaushalt

Eine wichtige Ursache für einen **Chloridmangel** im Blut stellen **Chloridverluste** bei massivem Erbrechen

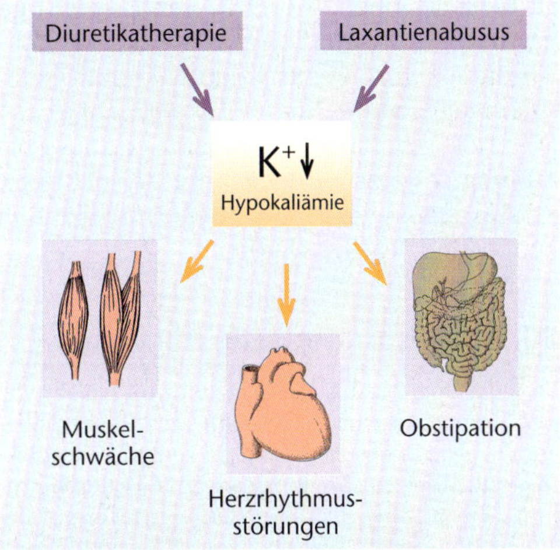

Abb. 20.24: Ursachen und Folgen einer Hypokaliämie. Häufig tritt im Klinikalltag ein Kaliummangel unter Dauertherapie mit Diuretika auf. Gefährlichste Folge der Hypokaliämie sind Herzrhythmusstörungen.

von Magensäure dar. Bei schweren Verlusten muss deshalb Chlorid (zusammen mit anderen Elektrolyten) durch Infusionen ersetzt werden (☞ Abb. 20.22).

Phosphatmangelzustände (Hypophosphatämien) kommen im Rahmen von Nierenerkrankungen (so genannter *Phosphatdiabetes*), noch häufiger jedoch bei fehlernährten Alkoholikern und als Begleiterscheinung einer Sepsis (Blutvergiftung ☞ 14.8.1) vor.

Hyperphosphatämien treten begleitend bei einer Niereninsuffizienz sowie bei verschiedenen Hormonstörungen auf. In beiden Fällen erfolgt die Therapie abhängig von der Grunderkrankung.

20.9 Der Säuren-Basen-Haushalt

20.9.1 Der Blut-pH und seine Konstanthaltung

Der Blut-pH liegt mit einem Wert von **7,40** beim Gesunden im leicht alkalischen Bereich. Da alle Stoffwechselreaktionen pH-abhängig sind, d.h. die beteiligten Enzyme nur in einem bestimmten pH-Bereich optimal funktionieren (☞ 2.9.1), muss der Organismus den Blut-pH in dem engen Bereich von 7,36 bis 7,44 konstant halten.

pH-Entgleisung

Bei einem Blut-pH-Wert unter 7,36 spricht man von **Azidose,** bei einem pH-Wert über 7,44 von einer **Alkalose.** Für die Erhaltung eines normalen Blut-pHs sorgen die Puffersysteme des Blutes, die Atmung und die Nieren (☞ Abb. 20.25).

Im Stoffwechsel fallen täglich ca. 50 mmol nicht flüchtige Säuren (z.B. Zitronensäure, Phosphorsäure) und damit H^+-Ionen an, die durch die Nieren ausgeschieden werden müssen. Der größte Teil der von der Niere ausgeschiedenen H^+-Ionen wird im Urin an Puffersubstanzen gebunden, insbesondere an NH_3 ($NH_3 + H^+ \rightarrow NH_4^+$) und **Phosphate** (☞ 2.7.4). Dadurch ergibt sich ein pH-Wert des Urins von etwa 6. Überwiegen – etwa bei vegetarischer Ernährung – alkalische (basische) Stoffwechselprodukte im Blut, so kann die Niere auch überschüssige OH^--Ionen mit dem Urin ausscheiden, der pH-Wert steigt entsprechend an.

Im Blut können pH-Schwankungen durch verschiedene Puffersysteme abgefangen werden: den Eiweißpuffern Hämoglobin und Plasmaproteine sowie dem Bikarbonatsystem (☞ 2.7.4). Von den drei Puffersystemen ist das Bikarbonatsystem am wichtigsten, da es sowohl mit der Niere als auch mit der Lunge in Verbindung steht (☞ Abb. 20.25).

Je mehr saure Valenzen im Körper anfallen, z.B. bei der ketoazidotischen Stoffwechsellage des Diabetikers (☞ 19.4.3), desto mehr H^+-Ionen müssen gebunden werden, und umso mehr CO_2 wird abgeatmet: Der Patient atmet tief und schnell *(Kussmaul-Atmung).*

Die Nieren können saure Valenzen beseitigen, indem sie die H^+-Ionen im Tausch gegen Natrium- oder Ka-

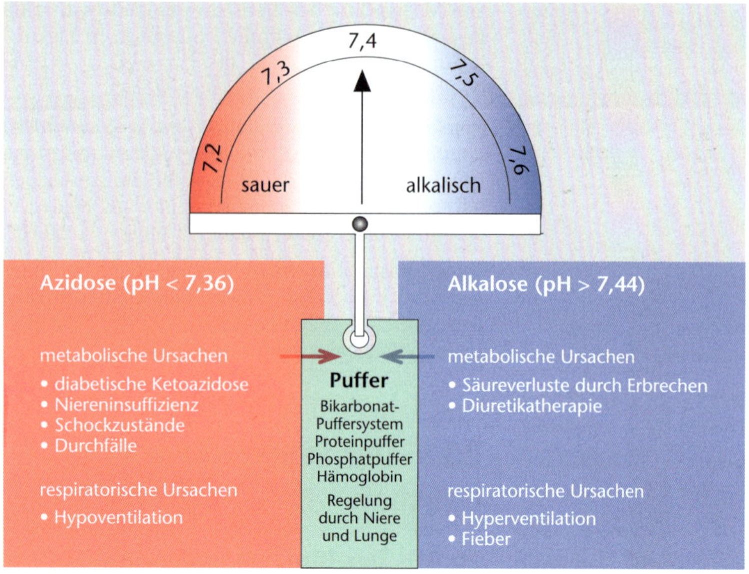

Abb. 20.25: Häufige Ursachen von pH-Wert-Verschiebungen im Körper. Verschiedene Puffersysteme sowie Niere und Lunge sorgen dafür, dass der pH-Wert in einem engen Rahmen konstant gehalten wird. Durch Überlastung der Systeme kann es zu Azidosen oder Alkalosen kommen. Sie haben entweder metabolische oder respiratorische Ursachen.

liumionen ausscheiden. Die Nieren können aber noch mehr: Durch den Abbau von Aminosäuren anfallendes Ammoniak (NH_3) kann die sauren H^+-Ionen binden; dabei entsteht Ammonium (NH_4^+), das in die Tubuli ausgeschieden wird. Schließlich vermögen die Nieren auch noch, H^+-Ionen über die Pufferung durch Phosphationen zu binden.

20.9.2 Metabolische Azidose

Ein Überschuss an H^+-Ionen führt zur **metabolischen Azidose** – metabolisch deshalb, weil die Ursache nicht in der Atmung (☞ unten), sondern im Stoffwechsel *(Metabolismus)* begründet liegt. Eine häufige Form der metabolischen Azidose ist die diabetische Ketoazidose (☞ 19.4.3): Der Diabetiker gewinnt bei Insulinmangel verstärkt Energie durch die Verbrennung von Fettsäuren *(Lipolyse)*. Bei der Lipolyse entstehen Ketonkörper, die zu einer Übersäuerung des Blutes führen.

Gegenregulation

Die Säurenanhäufung im Blut bei der metabolischen Azidose verstärkt den Atemantrieb. Die verstärkte Abatmung von Kohlendioxid (und damit von H^+-Ionen) ist einer der wichtigsten Mechanismen gegen diese Form der Übersäuerung. In zweiter Linie springt auch die Niere ein und sezerniert verstärkt H^+-Ionen. Wenn durch die genannten Mechanismen der pH-Wert wieder in seinen normalen Bereich gerät, spricht man von (respiratorisch) **kompensierter Azidose.** Gelingt diese nicht, spricht man von **dekompensierter Azidose.** Hierbei ist eine intensivmedizinische Betreuung nötig.

20

20.9.3 Metabolische Alkalose

Bei Erbrechen oder Magendrainage kann es über den Verlust von Wasserstoff- und Chloridionen der Magensäure zu einer **metabolischen Alkalose** kommen. Der Körper kann durch Einschränken der Atmung zu einem gewissen Grad versuchen, Kohlensäure zurückzuhalten und die Alkalose auf diese Weise respiratorisch auszugleichen, wobei das Atemzeitvolumen allerdings nicht beliebig gesenkt werden kann. In der Intensivmedizin steht die Korrektur der in der Regel massiven Elektrolytstörung im Vordergrund, z. B. durch Infusionen (☞ Abb. 20.22).

20.9.4 Respiratorische Azidose

Eine **respiratorische Azidose** tritt immer dann auf, wenn die Abatmung von Kohlendioxid vermindert ist und sich damit CO_2 bzw. Bikarbonat und H^+-Ionen im Körper ansammeln; so bei Lungenfunktionsstörungen (☞ 17.11) oder bei medikamentös verursachtem vermindertem Atemantrieb *(Atemdepression)*, etwa durch Opioide (☞ 10.3.3), oder Barbiturate, seltener Benzodiazepine (☞ 11.10.2). In ausgeprägten Fällen ist der Patient zyanotisch (erkennbar v. a. an blauen Lippen ☞ 17.9.4), benommen und hat Atemnot. Durch die Anreicherung von Kohlensäure kommt es zur Azidose; kompensatorisch reagieren die Nieren mit vermehrter H^+-Ionen-Ausscheidung. Therapeutisch muss die Atmung gestützt werden; wenn der pH unter 7,2 sinkt, muss der Patient intensivmedizinisch betreut und beatmet werden.

20.9.5 Respiratorische Alkalose

Bei jeder Überreizung des Atemzentrums wird zu viel ein- und ausgeatmet und damit zu viel CO_2 abgeatmet. Am häufigsten ist die entstehende **respiratorische Alkalose** psychosomatisch, z. B. durch Prüfungsstress verursacht (die im Rahmen der Hypokalzämie schon erwähnte psychogene Hyperventilation).

Aber auch Fieber, Schädel-Hirntraumen, Meningitiden und Enzephalitiden (☞ 9.11.1), Sepsis und Leberzirrhose können eine Hyperventilation auslösen. In chronischen Fällen bewirken die Nieren eine Gegenregulation, indem sie die Ausscheidung von H^+-Ionen im Nierentubulussystem vermindern und die Bikarbonatausscheidung verstärken.

Respiratorische und metabolische Kompensation

Zusammengefasst kann man sagen, dass der Körper eine primär metabolische Störung über die Lunge (respiratorische Kompensation) und eine primär respiratorische Störung über die Niere (metabolische Kompensation) zu beseitigen sucht.

Literatur und Kontaktadressen

Literatur

Breuch, G. (Hrsg.): Fachpflege Nephrologie und Dialyse. Elsevier, München 2002

Eismann, R., Konert, J., Schabel, J.: Nierentransplantation. Ein Ratgeber für Patienten und Angehörige. Trias, Stuttgart 2004

Hasslacher, C., Böhm, S.: Diabetes und Niere. Diabetische Nephropathie vorbeugen, erkennen, behandeln. Kirchheim, Mainz 2001

Sökeland, J.: Urologie für Krankenpflegeberufe. Thieme, Stuttgart 1999

Sokol, C., Hoppenworth, U.: Arbeiten mit Dialysepatienten. Praxisbuch für Fachpersonal. Springer, Berlin 2006

Sperschneider, H.: Der Dialyse-Ratgeber. Wie Sie sich auf ein verändertes Leben leichter einstellen. Trias, Stuttgart 2000

Eder, H., Schott, H.: Bessere Ernährung für Dialysepatienten. Punkt für Punkt leicht gemacht. Kirchheim, Mainz 2004

Eder, H.: Bunte Küche für Dialysepatienten. Kirchheim, Mainz 2004

Hillebrand, G.F.: Nierentransplantation nachgefragt. 50 Fragen und 50 Antworten. Thieme, Stuttgart 2005

Kontaktadressen

Bundesverband Niere, e.V., Weberstr. 2, 55130 Mainz, Tel. 06131/85152, www.bundesverband-niere.de

Deutsche Gesellschaft für Nephrologie, Pressestelle, Aviso Verlagsgesellschaft mbH, Postfach 2324, 99404 Weimar, Tel. 03643/828284, www.nierenportal.de

Kuratorium für Dialyse und Nierentransplantation (KfH) e.V., Martin-Behaim-Straße 20, 63263 Neu-Isenburg, Tel. 06102/359492, www.kfh-dialyse.de

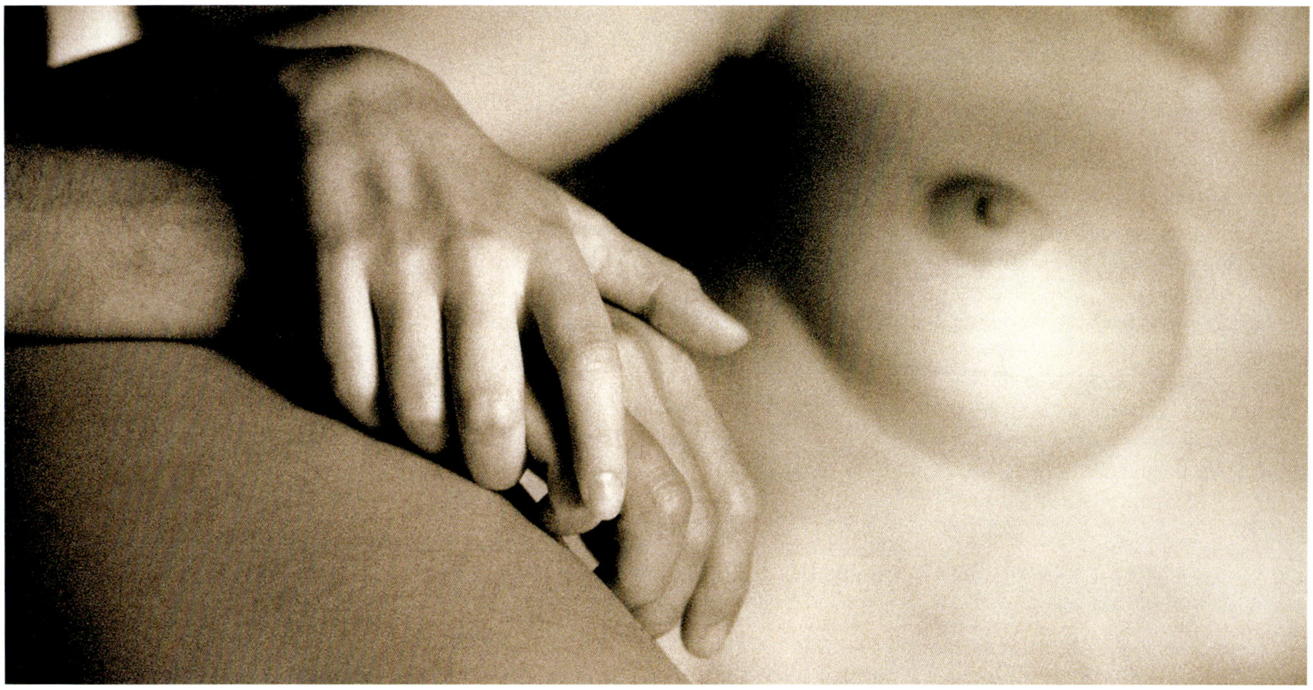

21 Geschlechtsorgane und Sexualität

Aufgaben der Geschlechtsorgane

Man unterscheidet innere und äußere Geschlechtsorgane (☞ 21.1.1 bzw. 21.2.1).

Die *inneren Geschlechtsorgane:*
- Produzieren die *Keimzellen* (*Gameten, Geschlechtszellen,* d.h. Eizellen und Samenzellen)
- Produzieren *Sexualhormone,* die die Differenzierung, Reifung und Funktion der Keimzellen ermöglichen, an der Ausbildung der (körperlichen) Geschlechtsmerkmale beteiligt sind und das Verhalten beeinflussen
- Bilden *Sekrete,* die der Gleitfähigkeit der Geschlechtsorgane dienen und das optimale Milieu für den Transport und die Vereinigung der Keimzellen schaffen
- Sind bei der Frau Schwangerschafts- und Gebärorgane.

Die *äußeren Geschlechtsorgane* dienen der geschlechtlichen Vereinigung *(Kohabitation* oder *Koitus).*

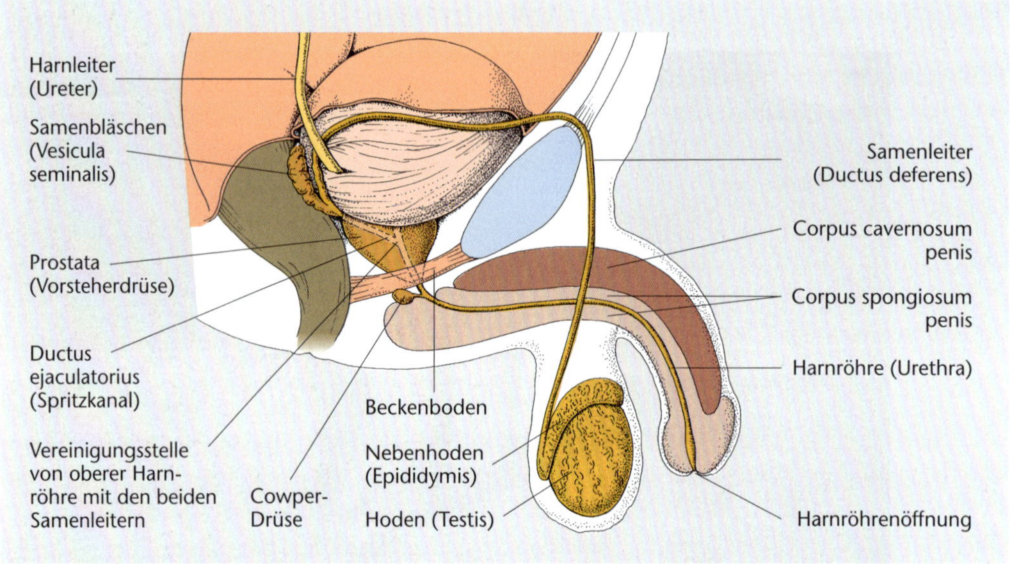

Abb. 21.2: Verlauf der ableitenden Samenwege in der Übersicht. Der in den Hoden gebildete Samen wird im Nebenhoden mit Sekret angereichert und gespeichert. Bei der Ejakulation gelangt er über die paarig angelegten Samenleiter nach Eintritt in die Prostata in die Harnsamenröhre.

Das weibliche oder männliche Erscheinungsbild, der *sexuelle Phänotypus* (☞ 3.6), wird von verschiedenen Faktoren bestimmt.

Bereits zum Zeitpunkt der Befruchtung wird durch die Gonosomen (Geschlechtschromosomen ☞ 3.8.2) das **chromosomale Geschlecht,** der *Genotypus* (XX oder XY), festgelegt. Dieses bestimmt, ob die zunächst undifferenzierte, zweigeschlechtliche Keimanlage sich in die weibliche oder männliche Richtung differenziert. Unter dem Einfluss der vorgeburtlich in den dann weiblich oder männlich determinierten Keimdrüsen (**Gonaden,** also *Eierstöcken* und *Hoden*) gebildeten Hormone bilden sich die **primären Geschlechtsmerkmale** aus. Hierzu zählt man die unmittelbar zur Fortpflanzung notwendigen **Geschlechtsorgane** (also Penis, Hoden, Nebenhoden, Samenwege; Eierstöcke, Eileiter, Gebärmutter und Scheide). Sie sind bei der Geburt bereits vorhanden. Nach einer Phase der hormonellen Ruhe in der Kindheit führt eine steigende Hormonproduktion zu Beginn der Pubertät zur Entwicklung der **sekundären Geschlechtsmerkmale,** etwa der Scham- und Achselbehaarung, des Bartwuchses beim Mann und der Brüste bei der Frau. Zu den **tertiären Geschlechtsmerkmalen** zählen z.B. männlicher bzw. weiblicher Körperbau, Körpergröße oder Beckenform sowie die angeborenen, anerzogenen oder umweltbedingten geschlechtsspezifischen Verhaltensweisen (☞ 21.4).

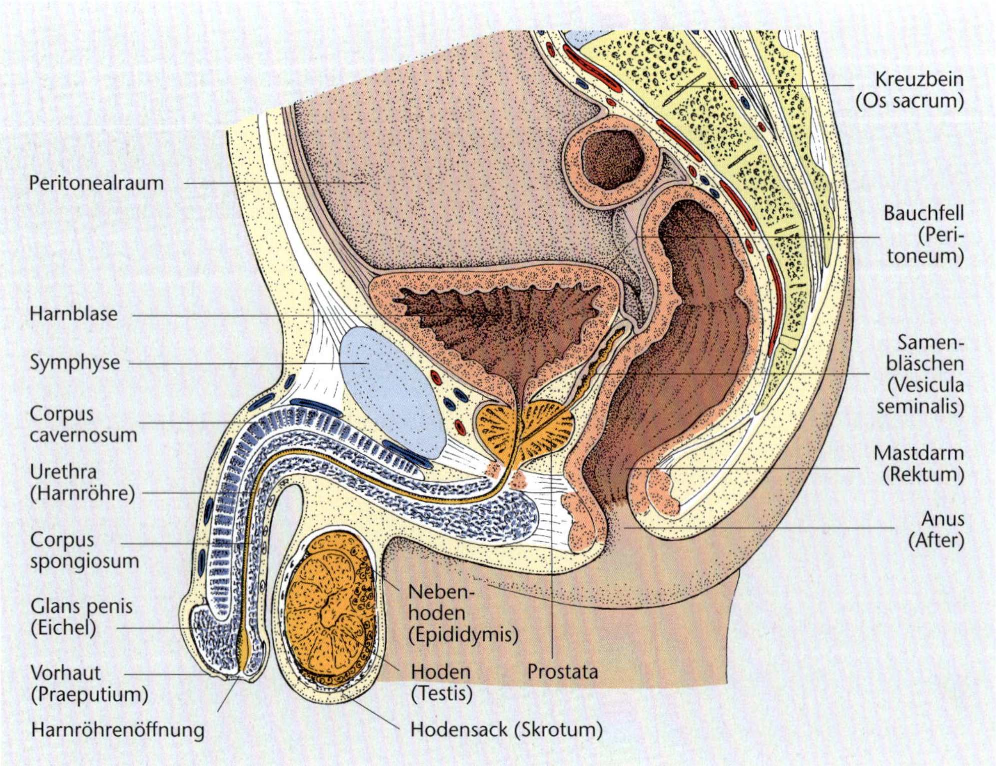

Abb. 21.1: Männliche Harn- und Geschlechtsorgane im Sagittalschnitt.

21

21.1 Die Geschlechtsorgane des Mannes

21.1.1 Innere und äußere Geschlechtsorgane

Zu den **inneren Geschlechtsorganen** *(inneres Genitale)* **des Mannes** rechnet man:
- **Hoden** *(Testis)*
- **Nebenhoden** *(Epididymis)*
- **Samenleiter** *(Ductus deferens),* der in den **Samenstrang** *(Funiculus spermaticus)* eingebettet ist
- **Geschlechtsdrüsen,** das sind **Prostata** *(Vorsteherdrüse),* **Samenbläschen** *(Vesiculae seminales)* und **Cowper-Drüsen** *(Glandulae bulbourethrales).*

Zu den **äußeren Geschlechtsorganen** *(äußeres Genitale)* zählen:
- Das *männliche Glied* **(Penis),** in dem Harn- und Samenwege gemeinsam verlaufen
- Der **Hodensack** *(Skrotum).*

21.1.2 Hoden und Hodensack

Der **Hoden** *(Testis, Plural Testes)* ist paarig angelegt und im **Hodensack** *(Skrotum)* elastisch aufgehängt. Er ist eiförmig und misst ca. 5 cm im Längsdurchmesser. Während der Hoden eine pralle Konsistenz hat, ist der Hodensack von lockerem Bindegewebe durchzogen. Am dorsalen Rand liegt dem Hoden der Nebenhoden auf (☞ Abb. 21.1 und 21.2).

Postoperative Pflege

Nach Operationen im Urogenitalbereich oder Beckenverletzungen werden die schmerzempfindlichen Hoden auf einem kleinen Kissen oder einem *Hodenbänkchen* gelagert, um Einklemmungen zwischen den Oberschenkeln, Schwellung und Schmerzen durch Ödeme sowie Einblutungen in den Hodensack zu vermindern.

Descensus testis

Beim Embryo entwickelt sich der Hoden zunächst an der hinteren Leibeswand auf Höhe der letzten Lendenwirbel. Vom Beginn des 3. Schwangerschaftsmonats an kommt es zu einer Verlagerung des Hodens nach unten, dem **Descensus testis** (☞ Abb. 21.3). Zeitgleich stülpt sich das Peritoneum (☞ 18.1.5) beidseits durch die vordere Bauchwand und den *Leistenkanal* (☞ Abb. 7.40 und 7.41) in Richtung des späteren Hodensackes vor und bildet so den **Processus vaginalis testis.** Bis etwa zum 7. Schwangerschaftsmonat bleibt der Hoden in der Leiste liegen, dann wandert er in den Hodensack. Dabei nimmt der Hoden die ihn versorgenden Gefäße und Nerven mit. Diese bilden den **Samenstrang** *(Funiculus spermaticus).* Nach dem Descensus verödet die Lichtung des Processus vaginalis testis im Bereich des Samenstranges. Zurück bleibt die aus zwei Blättern bestehende *Tunica vaginalis testis* **(seröse Hodenhülle),** die den Hoden bedeckt und die **seröse Hodenhöhle** bildet.

Reifezeichen des Neugeborenen

Bei Geburt am Termin befinden sich die Hoden in der Regel im Hodensack.

Dieser komplizierte Vorgang ist wichtig: Im Skrotum sind die Hoden der Körperwärme des Bauchraumes entzogen. Bei Körperkerntemperatur könnte keine Samenreifung stattfinden.

Hodenretention

Bleibt der physiologische Hodendescensus aus, spricht man von einer **Hodenretention** *(Kryptorchismus).* Dann drohen irreversible Schädigungen des Hodens mit Verminderung der Fruchtbarkeit, und das Risiko eines bösartigen Hodentumors ist erhöht. Eine Hodenretention muss bis zum 12.–14. Lebensmonat durch Hormontherapie oder Operation behandelt werden.

Kindliche Leistenhernien

Große Bedeutung haben die oben dargestellten Vorgänge auch für die **kindlichen Leistenhernien** (☞ auch 7.3.9): Bleibt die Verödung des Processus vaginalis testis aus, so besteht eine offene Verbindung zur Bauchhöhle und damit ein vorgebahnter Weg, durch den Eingeweide austreten können.

Der Aufbau der Hoden

Von der derben Bindegewebskapsel, die den Hoden umgibt *(Tunica albuginea),* ziehen kleine Scheidewände (Bindegewebssepten) auf das Innere des Hodens zu und unterteilen ihn in ungefähr 250 kleine Läppchen (☞ Abb. 21.4). Diese **Hodenläppchen** enthalten vielfach gewundene **Hodenkanälchen** (*Samenkanälchen, Tubuli seminiferi* ☞ Abb. 21.4 und 21.5 rechts), die im hinteren Teil des Hodens in ein verzweigtes System von Ausführungsgängen münden, das **Hodennetz** (*Rete testis* ☞ 21.1.6). Die Hodenkanälchen bestehen aus einer bindegewebigen Hülle und dem **Keimepithel.** Das Keimepithel setzt sich aus den Keimzellen bzw. deren Vorstufen und den **Sertoli-Stützzellen** zusammen. Aus den Keimzellvorstufen entstehen die **Spermien** (*Samenzellen,* ☞ 21.1.4).

Die Sertoli-Stützzellen sind für die Spermienbildung von großer Bedeutung. Sie tragen zur Ernährung der sich entwickelnden Spermien bei, phagozytieren untaugliche Spermien und deren Vorstufen und bilden die wichtige **Blut-Hoden-Schranke:** Die Sertoli-Zellen verhindern einen direkten Kontakt der reifenden Spermien mit dem Blut und damit eine Zerstörung der Spermien durch das Immunsystem.

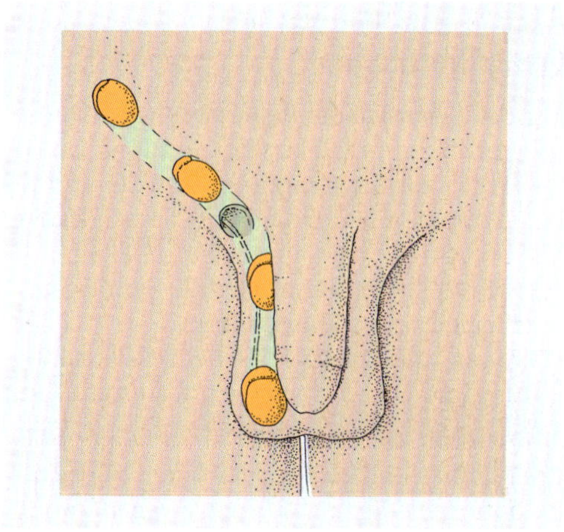

Abb. 21.3: Abdominale Lage des Hodens während der Embryonalzeit und seine Wanderung durch den Leistenkanal in den Hodensack.

Außerdem schaffen die Sertoli-Stützzellen das notwendige hormonelle Milieu für die Spermienbildung. Beispielsweise bilden sie das **androgenbindende Globulin** *(ABG),* das als Trägerprotein für Testosteron dient und dieses zu den (testosteronempfindlichen) Keimzellvorstufen und den ableitenden Samenwegen transportiert, wo es dann seine Wirkung entfaltet. Das von den Sertoli-Zellen produzierte Peptidhormon **Inhibin,** das bei hohen Testosteronkonzentrationen ausgeschüttet wird, hemmt in der Hypophyse die FSH-Sekretion und lässt so die Testosteronkonzentration wieder absinken.

Zwischen Hodenkanälchen und Blutgefäßen liegen Zellen, die man als **Leydig-Zwischenzellen** bezeichnet und die das männliche Sexualhormon Testosteron produzieren.

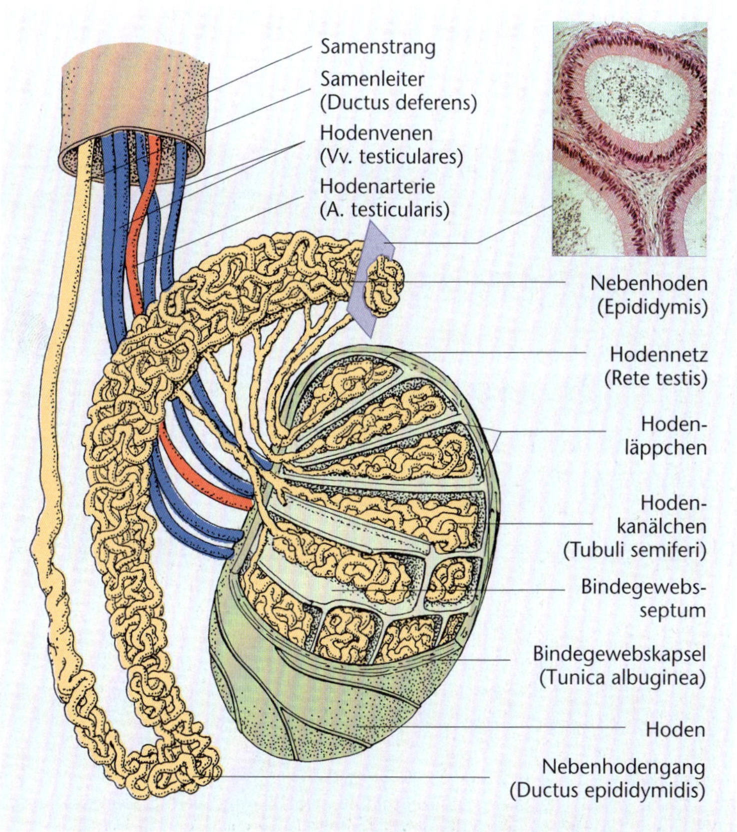

Abb. 21.4: Hoden, Nebenhoden und Anfangsteil des Samenleiters. Oben links ist das distale Ende des Samenstranges nach seinem Austritt aus dem Leistenkanal mit allen Gefäßen dargestellt. Der Ausschnitt oben rechts zeigt die Histologie der Nebenhodenkanälchen. Im Hohlraum der quer angeschnittenen Kanälchen sind die gespeicherten Spermien zu erkennen. [Foto: X141]

21

21.1.3 Die männlichen Sexualhormone

Mit dem Anbruch der Pubertät führt die pulsatile Sekretion des Releasing-Hormons Gn-RH (☞ 12.2.1) zur Ausschüttung von FSH und LH im Hypophysenvorderlappen. Diese Sekretion hält beim Mann das ganze Leben über an.

- **FSH** regt beim Mann über die Sertoli-Stützzellen die Spermienreifung an
- **LH** regt die Leydig-Zwischenzellen zur Bildung und Ausschüttung von Testosteron an.

Testosteron ist das typische Sexualhormon des Mannes und gehört zusammen mit seinen in unterschiedlichen Körpergeweben produzierten Varianten zur Gruppe der **Androgene** (☞ 12.5.4). Eine wichtige Variante ist das **Dihydrotestosteron** *(DHT)*, das oft als die eigentliche Wirkform des Testosterons angesehen wird, da es häufig stärker wirkt als das Testosteron selbst. Chemisch gehören die Androgene wie die weiblichen Sexualhormone zu den Steroidhormonen (☞ 12.1.3).

Effekte der Androgene auf Geschlechtsorgane und Gesamtorganismus

Androgene besitzen im männlichen Organismus folgende Wirkungen:

- Geschlechtsdifferenzierung und -entwicklung
- Wachstum von Hoden und Penis in der Pubertät
- Ausbildung der sekundären Geschlechtsmerkmale (Stimmbruch, Bartwuchs, stärkere Körperbehaarung ☞ Abb. 21.29)
- Auslösung und Stimulierung des Geschlechtstriebs *(Libido)*
- Spermienbildung (im Verbund mit FSH, LH und den Sertoli-Zellen)
- Begünstigung des Eiweißaufbaus und damit des Muskel- und Knochenwachstums (anabole Wirkung)
- Förderung des Blutbildung (dadurch höherer Hämoglobinwert als bei Frauen; ☞ 13.2.2)
- Tatkräftigkeit, Agressivität
- Bei erblicher Belastung: Glatzenbildung (☞ 8.5.7).

21.1.4 Die Spermatogenese

Die Entwicklung reifer, befruchtungsfähiger Spermien aus unreifen Vorstufen wird **Spermatogenese** *(Spermienbildung, Samenzellbildung)* genannt. Sie dauert ca. 70–80 Tage und läuft in mehreren Schritten ab, wobei die Anfangsschritte peripher an der Hodenkanälchenwand ablaufen, die Endschritte zentral nahe dem Kanälchenlumen (☞ Abb. 21.5).

Phasen der Spermatogenese

Die Spermatogenese gliedert sich in mehrere Phasen:

- Die **Spermatogonien,** die aus den Urkeimzellen hervorgegangen sind, teilen sich ab der Pubertät durch „normale" Mitosen (☞ 3.8.1) zu mehreren Millionen **Spermatozyten I. Ordnung** *(primäre Spermatozyten)*. Durch Replikation ihrer DNA enthalten diese 46 Chromosomen (sind also *diploid*) mit insgesamt *vier* Chromatiden (Gesamt-DNA = 4n)
- Die Spermatozyten I. Ordnung treten in die *1. Reifeteilung* (☞ 3.8.2) ein, aus der die **Spermatozyten II. Ordnung** *(sekundäre Spermatozyten)* mit jeweils 23 noch aus zwei Chromatiden bestehenden Chromosomen hervorgehen (also *haploide* Zellen mit einer Gesamt-DNA von 2n)
- Bei der anschließenden *2. Reifeteilung* werden die beiden Chromatiden aufgeteilt, so dass die entstandenen **Spermatiden** ebenfalls 23 Chromosomen, jedoch nur noch in „einfacher Ausfertigung", enthalten (Gesamt-DNA = 1n). Durch die Reifeteilungen wird sichergestellt, dass nach der Vereinigung der Samenzelle mit der Eizelle wieder der „normale" diploide Chromosomensatz vorliegt
- Während der nun folgenden *Differenzierungsphase* **(Spermiogenese)** kommt es zum Gestaltwandel und zur Reifung der Spermatiden zu den befruchtungsfähigen beweglichen **Spermien.**

Das 60 µm lange Spermium hat folgende Abschnitte (☞ Abb. 21.6 und 21.7):

- *Kopf.* Dieser enthält den Chromosomensatz sowie als äußere Kappe das **Akrosom.** Dies ist ein Abkömmling der Lysosomen (☞ 3.3.5) und spielt eine bedeutende Rolle beim Eindringen des Spermiums in die Eizelle
- *Hals.* Er verbindet Kopf- und Mittelstück
- *Mittelstück.* Es enthält zahlreiche Mitochondrien in spiraliger Anordnung zur Energieversorgung für die Bewegung
- *Hauptstück*
- *Endstück.*

Hals, Mittel-, Haupt- und Endstück bilden den *Schwanz* des Spermiums.

Die (fast fertigen) Spermien wandern über das Rete testis in den Nebenhoden.

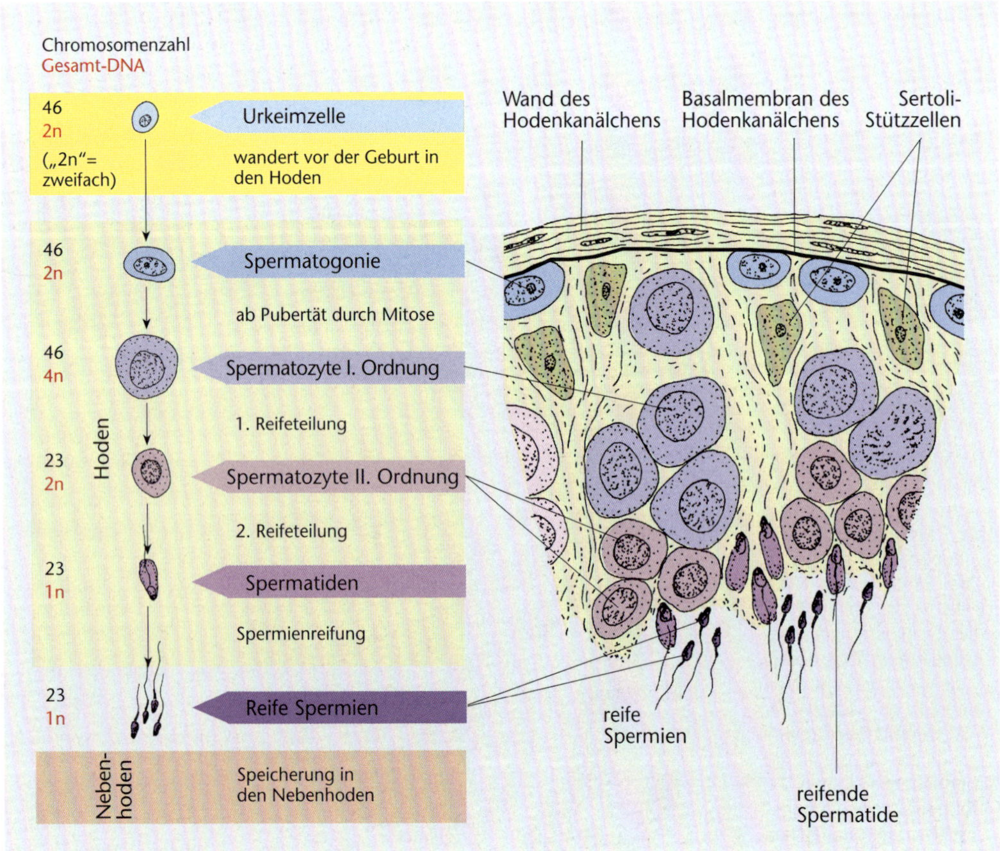

Abb. 21.5: Links Schema der Keimzellbildung beim Mann (Spermatogenese), rechts Darstellung der räumlichen Verhältnisse im Hodenkanälchen (Details ☞ Text).

21.1.5 Das Sperma

Die *Samenflüssigkeit* (**Sperma,** *Ejakulat*) des geschlechtsreifen Mannes setzt sich aus Spermien sowie den Sekreten aus Nebenhoden, Samenblasen, Prostata und Cowper-Drüsen zusammen. Dabei werden die verschiedenen Sekrete als **Seminalplasma** zusammengefasst. Das Sperma ist schwach alkalisch (pH ca. 7,3) und neutralisiert damit beim Geschlechtsverkehr den sauren pH der Scheide für wenige Minuten zum Schutz der Spermien beim Aufenthalt in der Scheide. Ferner enthält die Samenflüssigkeit Enzyme, welche die noch im Nebenhoden nahezu unbeweglichen Spermien aktivieren und beweglich machen sowie reichlich Fruktose als Energiequelle für die Spermienbewegung.

Sperma wird durch vom vegetativen Nervensystem ausgelöste *Samenergüsse* **(Ejakulationen)** abgegeben (Details ☞ 21.3.6). Das Ejakulat von 2–6 ml besteht zu 90% aus Seminalplasma und 10% Spermien (ca. 70 bis über 600 Millionen). Zur Ejakulation kommt es wäh-

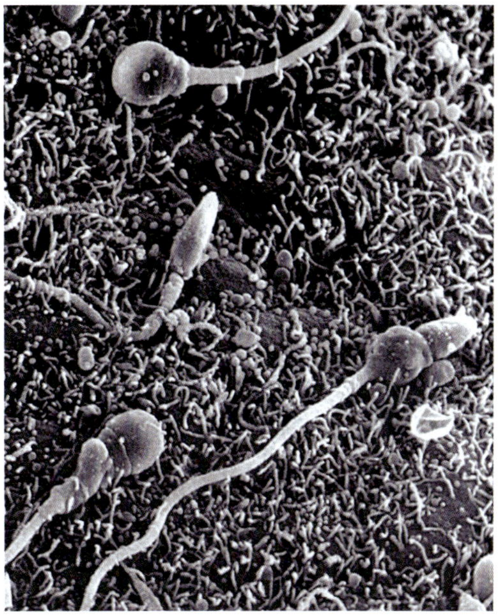

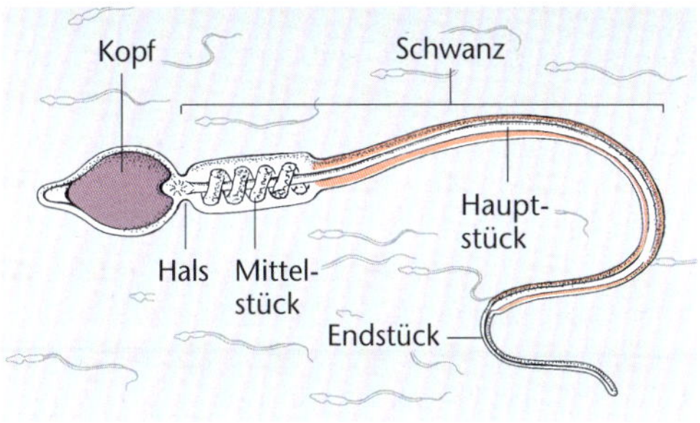

Abb. 21.6 (oben): Spermien. Rasterelektronenmikroskopisches Bild aus dem Hoden. [C160]
Abb. 21.7 (unten): Schemazeichnung eines Spermiums.

rend des Geschlechtsverkehrs, durch (sexuelle) Träume oder während der Selbstbefriedigung *(Masturbation).*

21.1.6 Die ableitenden Samenwege

Die ableitenden Samenwege bestehen aus Nebenhoden und Samenleitern, die zusammen ein langes Gangsystem bilden (☞ Abb. 21.2 und Abb. 21.4).

Der Nebenhoden

Der **Nebenhoden** *(Epididymis)* ist ein Gangsystem, das der abschließenden Reifung und Speicherung der Spermien dient. Er nimmt aus dem **Hodennetz** (*Rete testis* ☞ Abb. 21.4) etwa ein Dutzend stark gewundener Ausführungsgänge auf, die den Kopf des Nebenhodens bilden und sich dann zum **Nebenhodengang** *(Ductus epididymidis)* vereinigen.

Der Nebenhodengang ist ein ca. fünf Meter langer, stark gewundener Gang, der den Hauptteil des Nebenhodens bildet. Er ist einem aufgewickelten, voll gefüllten Gartenschlauch vergleichbar. In ihm reifen die Spermien vollständig aus, werden selektiert, gespeichert und mit einem Sekret angereichert, das ihre vorzeitige Bewegung hemmt.

Der Samenleiter

Der Nebenhodengang geht ohne scharfe Grenze in den **Samenleiter** *(Ductus deferens)* über. Dieser ist etwa 50 cm lang und zieht gemeinsam mit Gefäßen und Nerven im Samenstrang durch den Leistenkanal in den Bauchraum. An der Wand des kleinen Beckens entlangziehend erreicht er in einem Bogen die untere seitliche Wand der Harnblase und setzt sich – etwas verengt – in den **Ductus ejaculatorius** *(Spritzkanal)* fort. Dieser durchläuft die *Prostata* (☞ 21.1.7) und mündet schließlich in die **Harnröhre** *(Urethra).* Da nun Harn- und Samenweg gemeinsam verlaufen, spricht man auch von der *Harnsamenröhre* des Mannes.

Die Wand des Samenleiters enthält eine starke Schicht aus glatter Muskulatur, die während der Ejakulation den Samen durch Kontraktionen in die Harnröhre schleudert.

21.1.7 Die Geschlechtsdrüsen

Neben den **Samenbläschen** *(Vesiculae seminales)* am Harnblasengrund, die ein alkalisches, fruktosereiches Sekret in die Ductus ejaculatorii abgeben, sowie den **Cowper-Drüsen** *(Glandulae bulbourethrales)* im Beckenbodenbereich gehört die *Prostata* zu den Geschlechtsdrüsen des Mannes.

Die etwa kastaniengroße **Prostata** *(Vorsteherdrüse)* liegt zwischen der Unterfläche der Harnblase und der Beckenbodenmuskulatur und umschließt die Harnsamenröhre. Sie besteht aus etwa 40 einzelnen Drüsen, die ein trübes, dünnflüssiges Sekret produzieren, das für den charakteristischen Spermageruch verantwortlich ist und zahlreiche Enzyme enthält. Dieses Sekret stellt die Hauptmenge der Samenflüssigkeit dar.

Die gutartige Prostatahyperplasie

Bei ca. 60% der Männer kommt es – wahrscheinlich durch ein Ungleichgewicht zwischen Androgenen und Östrogenen im Alter bedingt – ab etwa dem 55. Lebensjahr zu einer gutartigen **Prostatahyperplasie** (früher *Prostataadenom*), einer Hyperplasie (☞ 5.3) von Drüsenschläuchen, Muskulatur und Bindegewebe der Prostata. Die Prostatahyperplasie führt zu Beschwerden wie einem deutlich abgeschwächten Harnstrahl und häufigem Wasserlassen am Tag und in der Nacht. Wegen der eingeengten Harnröhre ist beim Wasserlassen ein hoher Druck erforderlich, so dass die Kontraktionskraft der Blasenwand auf Dauer meist nicht ausreicht, um die Harnblase vollständig zu entleeren. Es resultiert eine Restharnansammlung, die das Wachstum von Bakterien erleichtert. Harnwegsinfekte sind häufig die Folge (☞ 20.5.6). Ohne Therapie kann der Harnblasenausgang komplett verschlossen werden.

In frühen Stadien helfen meist recht wirksame Pflanzenextrakte (Phytotherapeutika, z. B. Kürbiskerne) oder Medikamente, die den muskulären Widerstand am Blasenausgang herabsetzen. In fortgeschrittenen Stadien besteht die Therapie in der operativen Ausschälung der Prostata *(Transurethrale Resektion, TURP)* oder Ablation (Abtragen) mit dem Laser.

Vorbeugung

Auch die Ernährung hat Einfluss auf die Prostatahyperplasie; insbesondere scheinen sich die asiatische Kost und die Mittelmeerkost mit ihren hohen Anteilen an ungesättigten Fettsäuren, Ballaststoffen, Fisch und Obst günstig auszuwirken. In Japan und China z. B. liegt die Häufigkeit der Hyperplasie beim älteren Mann nur bei 10%. Viel Bewegung, Verzicht auf Rauchen und Alkohol und Vermeiden von Übergewicht sind weitere Eckpfeiler der Vorbeugung.

Das Prostatakarzinom

Eine kontinuierliche Häufigkeitszunahme ist seit Jahren beim **Prostatakarzinom** zu beobachten: Schätzungsweise 50% aller über Siebzigjährigen haben einen Prostatakrebs. Bei Autopsien 60- bis 70-Jähriger allerdings findet man in 64% Prostatakarzinome, größtenteils ohne vorherige klinische Symptome, was zu unterschiedlichen Auffassungen bezüglich der Therapie geführt hat (Operation versus beobachtendes Warten).

Da das Prostatakarzinom zu 80% in den hinteren Drüsenanteilen fern der Harnblase entsteht, bereitet es lange Zeit keine Beschwerden. Erst spät klagt der Patient über Symptome ähnlich denen des Prostataadenoms. Meist kann das Prostatakarzinom bei der rektalen Untersuchung *(digitale rektale Untersuchung, DRU)* als unregelmäßiger, schwer verschiebbarer, fast steinharter Knoten getastet werden. Am frühes-

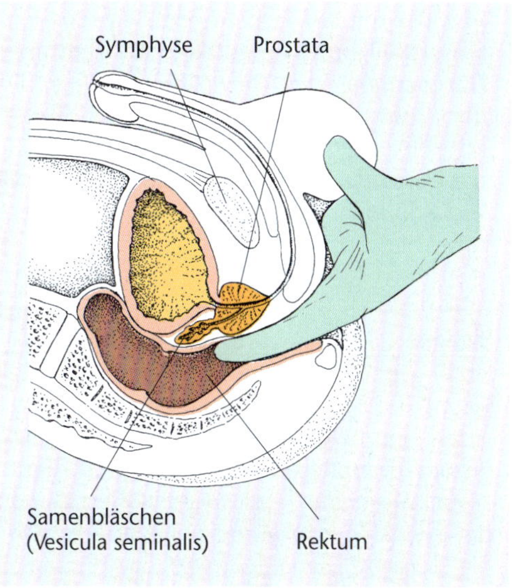

Abb. 21.8: Rektale Untersuchung zur Abschätzung von Größe, Form und Konsistenz der Prostata.

21

ten kann ein Hinweis auf ein Prostatakarzinom jedoch durch die Bestimmung des *prostataspezifischen Antigens, PSA,* im Blut entdeckt werden (Werte über 4 ng/ml). Erhöhte Werte können aber auch andere Ursachen haben.

Ob und, falls ja, wie behandelt wird (meist operative Entfernung der Prostata oder Bestrahlung), hängt vom Tumorstadium und vom Zustand des Patienten ab. Da ein Großteil der Prostatakarzinome hormonabhängig ist (männliche Geschlechtshormone fördern das Wachstum), erfolgt oft zusätzlich (oder z. B. bei Inoperabilität des Patienten alternativ) eine Hormonbehandlung, etwa mit dem *Antiandrogen* Androcur®.

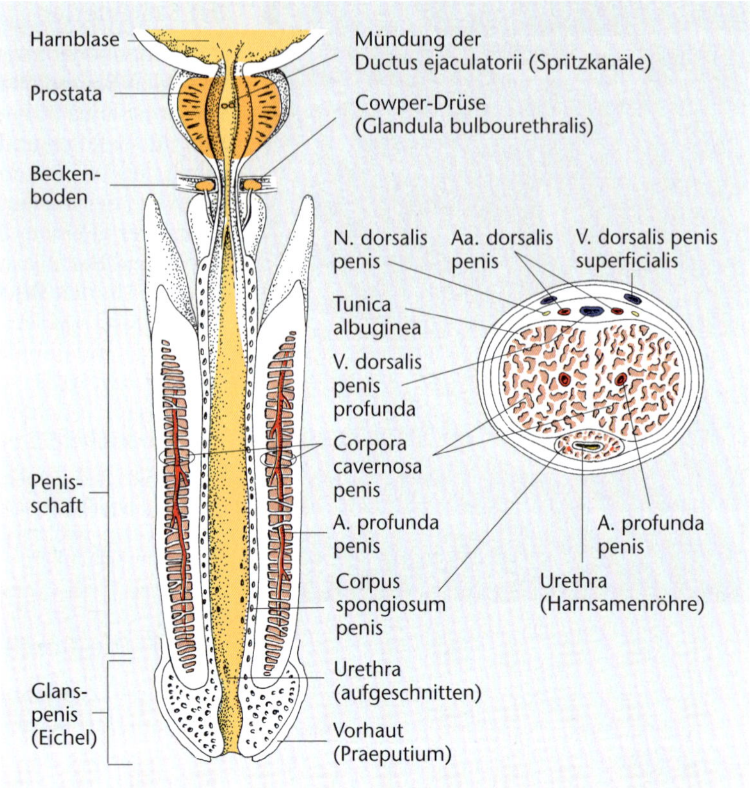

Abb. 21.9: Der Penis im Längs- und Querschnitt. Die Corpora cavernosa sind von schwammartigen Hohlräumen durchsetzt, die sich bei sexueller Erregung mit Blut auffüllen. Dadurch wird die nur begrenzt dehnungsfähige Bindegewebskapsel (Tunica albuginea) gespannt und die durchtretenden Penisvenen gedrosselt. Dies bewirkt Anschwellung und Aufrichtung des Penis (Erektion).

21.1.8 Äußere männliche Geschlechtsorgane und Harnsamenröhre

Am *männlichen Glied* **(Penis)** unterscheidet man **Penisschaft** und **Eichel** *(Glans penis).* Der Penis ist von einer dehnbaren Haut überzogen, die in Form einer Duplikatur (**Vorhaut** oder *Praeputium*) die Eichel bedeckt. Der Penisschaft enthält zwei Arten von Schwellkörpern, die jeweils von einer derben Bindegewebskapsel *(Tunica albuginea)* umschlossen sind:

- Den paarigen **Penisschwellkörper** *(Corpus cavernosum penis).* Er ermöglicht die **Erektion** (Penisaufrichtung), indem sich schwammartige Hohlräume, *Kavernen* genannt, durch parasympathisch gesteuerte Dilatation der Arteriolen prall mit Blut füllen und gleichzeitig der venöse Rückstrom gedrosselt wird (☞ Abb. 21.9). Eine wichtige Rolle spielt hier NO (Stickoxid), das zur Aktivierung des zyklischen Guanosinmonophosphats (cGMP) führt. cGMP entspannt die glatte Muskulatur der Gefäße und steigert die Blutzufuhr (☞ auch 21.3.7)
- Den an der Unterseite befestigten **Harnröhrenschwellkörper** *(Corpus spongiosum penis),* der mit der Eichel endet. Im Harnröhrenschwellkörper verläuft die ca. 20 cm lange **Harnsamenröhre** *(Harnröhre, Urethra).* Da die Bindegewebskapsel des Harnröhrenschwellkörpers wesentlich zarter ist als die des Penisschwellkörpers, versteift er bei der Erektion nicht so stark, und die Harnsamenröhre bleibt durchgängig.

21

Hygiene

Unter der Vorhaut sammeln sich häufig Sekret und zelluläre Abschilferungen an, die einen Nährboden für Bakterien darstellen. Bei der Intimpflege wird deshalb die Vorhaut zurückgeschoben, das Sekret entfernt und der Bereich gut abgetrocknet. Danach wird die Vorhaut wieder vorgezogen, um eine Schnürringbildung hinter der Eichel durch die Vorhaut zu vermeiden.

21.2 Die Geschlechtsorgane der Frau

21.2.1 Innere und äußere Geschlechtsorgane

Alle **inneren Geschlechtsorgane** *(inneres Genitale)* **der Frau** liegen geschützt im kleinen Becken; zu ihnen gehören (☞ Abb. 21.10):

- **Eierstöcke** *(Ovarien)*
- **Eileiter** *(Tuben)*
- **Gebärmutter** *(Uterus)*
- **Scheide** *(Vagina).*

Eierstöcke und Eileiter mit dem umgebenden Bindegewebe nennt man auch **Adnexe** („Anhängsel").

Zu den **äußeren Geschlechtsorganen** *(äußeres Genitale)* zählen:

- Große und kleine **Schamlippen** *(Labien)*
- **Kitzler** *(Klitoris)*
- **Scheidenvorhof** *(Vestibulum vaginae)* mit seinen Drüsen.

21.2.2 Die Eierstöcke

Die **Eierstöcke** *(Ovarien)* der Frau sind paarig angelegt und etwa pflaumengroß. Sie sind durch elastische Bänder am seitlichen Rand des kleinen Beckens aufgehängt.

Aufgabe der Ovarien ist neben der Bildung der weiblichen Sexualhormone **Östrogene** (= Östradiol, Östron und Östriol) und **Progesteron** die allmonatliche Bereitstellung einer oder mehrerer befruchtungsfähiger Eizellen.

Die *Eizellbildung* **(Oogenese)** ist außerordentlich kompliziert (☞ Abb. 21.12, Abb. 21.13 und Abb. 3.32):

- Schon vor der Geburt teilen sich die aus den Urkeimzellen entstandenen **Oogonien** eines weiblichen Feten durch Mitosen. Der Hauptteil dieser Millionen von Oogonien geht noch vor der Geburt zugrunde
- Ein Teil der Oogonien aber vergrößert sich, tritt in die Prophase der *1. Reifeteilung* ein (☞ 3.8.2) und wird nun als **Oozyte I. Ordnung** *(primäre Oozyte)* bezeichnet. Mindestens bis zur Pubertät und höchstens bis zur Menopause (☞ unten) verharren die Oozyten I. Ordnung in der Rinde der Eierstöcke, ohne die begonnene 1. Reifeteilung zu beenden. Die Oozyten I. Ordnung sind während dieser Zeit von **Follikelepithel** umgeben und werden als **Primärfollikel** *(Eibläschen)* bezeichnet. Bei der Geburt enthält jedes Ovar etwa 400 000 solcher Primärfollikel
- Hormonell bedingt differenzieren sich einige Primärfollikel jeden Monat zu **Sekundärfollikeln** (☞ Abb. 21.14). Kennzeichnend für diese sind ein *mehrschichtiges* Follikelepithel, eine aus Glykoproteinen bestehende **Zona pellucida** zwischen Oozyte und Follikelepithel sowie die aus dem Bindegewebe des Eierstocks hervorgegangene, hormonproduzierende **Theca folliculi.** Wächst das Follikelepithel weiter, bilden sich flüssigkeitsgefüllte Lücken innerhalb des Epithels, die zu einer Höhle zusammenfließen, an deren Rand die Oozyte I. Ordnung mit einer flachen Lage Follikelepithel liegt. Dieser **Tertiärfollikel** ist bis zu 1 cm groß (☞ Abb. 21.13)
- Der Tertiärfollikel geht entweder zugrunde oder wandelt sich zum sprungreifen **Graaf-Follikel** um (☞ Abb. 21.13). Kurz vor dem Eisprung vollendet die Oozyte I. Ordnung die 1. Reifeteilung und teilt sich in eine **Oozyte II. Ordnung** *(sekundäre Oozyte,* Gesamt-DNA 2n), die das gesamte Zytoplasma der

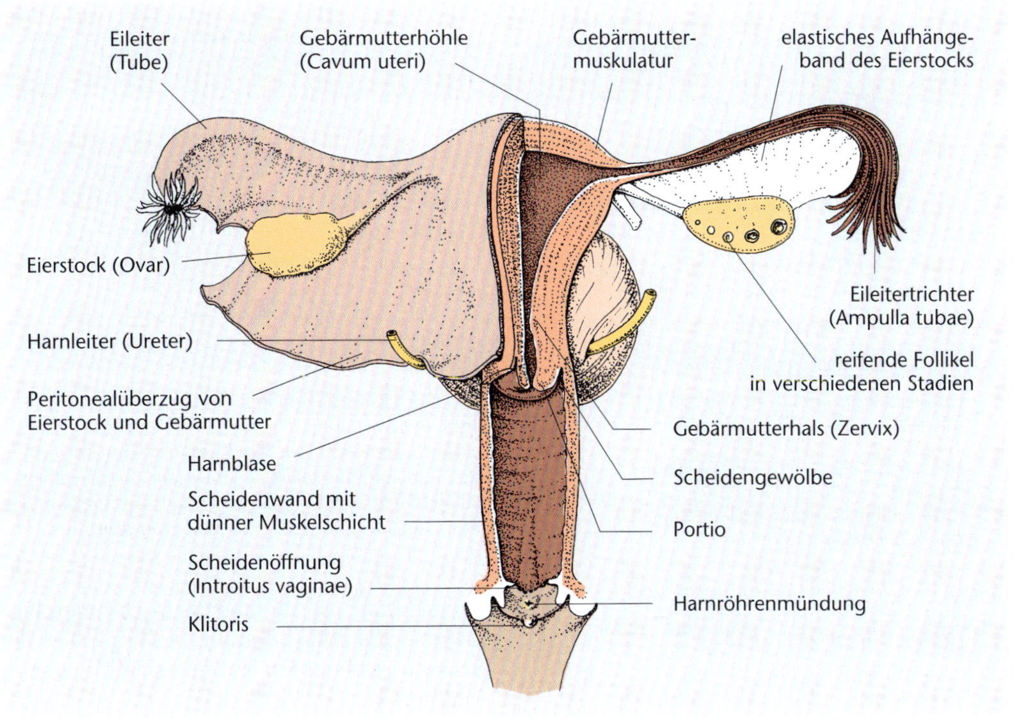

Abb. 21.10: Die weiblichen Geschlechtsorgane, Ansicht von hinten (teilweise aufgeschnitten).

Mutterzelle enthält, und ein kleineres **Polkörperchen,** das abgestoßen wird. Noch im Follikel tritt die Oozyte II. Ordnung in die *2. Reifeteilung* ein, die zunächst nicht vollendet wird

- In der Mitte eines Monatszyklus „springt" jeweils eine Oozyte aus ihrem Graaf-Follikel (**Ovulation** oder *Eisprung*). Die Ovulation wird dabei durch einen kurzfristigen Konzentrationsanstieg des Hypophysenvorderlappenhormons LH (☞ Abb. 21.21) ausgelöst
- Nach der Ovulation wird die Oozyte vom Eileiter aufgenommen, wo sie, für wenige Stunden befruchtungsfähig, mit Hilfe der Eileiterzilien und -kontraktionen durch den Eileiter transportiert wird
- Erst unmittelbar nach einer Befruchtung wird die 2. Reifeteilung (☞ 3.8.2) abgeschlossen, aus der die *reife Eizelle* (**Ovum**, Gesamt-DNA 1n), und ein weiteres Polkörperchen hervorgehen
- Der „entleerte" Graaf-Follikel bildet sich zum progesteronproduzierenden **Gelbkörper** *(Corpus luteum)* um.

Zwischen dem 45. und 55. Lebensjahr stellen die Eierstöcke ihre Tätigkeit allmählich ein – die Regelblutungen werden immer seltener und setzen schließlich endgültig aus. Der Zeitpunkt der letzten Regelblutung wird als **Menopause** bezeichnet. Danach beginnt die **Postmenopause.** Je früher die erste Regelblutung **(Menarche)** eintritt, umso später setzt die Menopause ein. Die Eizellbildung ist nicht nur kompliziert, sondern auch störanfällig, weil sie im Einzelfall bis zu 55 Jahre dauern kann, im Gegensatz zum Mann, bei dem die Spermiogenese nur ca. 70–80 Tage benötigt. Fehler bei den Reifeteilungen sind bei der Frau sehr viel häufiger als beim Mann und nehmen mit dem Alter zu. Eine Konsequenz sind z. B. Störungen der Chromosomenzahl (☞ Tabelle 22.25).

21.2.3 Die Eileiter

Die **Eileiter** *(Tuben)* sind paarig angelegt und 10–17 cm lang. Sie reichen beidseits von der oberen Ecke der Gebärmutter bis in unmittelbare Nähe des Eierstocks.

Der eierstocknahe Anteil ist zur Bauchhöhle hin offen, trichterförmig erweitert (daher **Eileitertrichter**) und nimmt das Ei nach dem Eisprung auf. Die Wand der Eileiter besteht aus einer stark gefältelten Schleimhaut- und einer dünnen Muskelschicht, die das Ei aktiv durch peristaltische Bewegungen und mit Hilfe von Zilien *(Flimmerhaare)* in Richtung Gebärmutter transportiert.

Eierstock- und Eileiterentzündung

Etwa 10–15% der Frauen im gebärfähigen Alter erkranken mindestens einmal an einer (bakteriellen) **Eierstock- und Eileiterentzündung,** der *Adnexitis,* die sich durch Unterleibsschmerzen und Fieber zeigt. In bis zu einem Drittel der Fälle bleiben Störungen der Eileiterbeweglichkeit und **Eileiterverklebungen** *(Tubenadhäsionen)* und können zur Unfruchtbarkeit führen (☞ 21.3.9).

Das Ovarialkarzinom

Die von den Eierstöcken ausgehenden bösartigen Tumoren heißen **Ovarialkarzinome.** Man unterscheidet histologisch **epitheliale Tumoren, Keimstrang-** und **Keimdrüsenstromatumoren** sowie **Keimzelltumoren.**

Charakteristische klinische Symptome fehlen anfangs fast immer, entsprechend ist der Tumor zum Zeitpunkt der Diagnose oft schon weit fortgeschritten oder hat bereits Tochtergeschwülste *(Metastasen)* gesetzt. Die Therapie des Ovarialkarzinoms besteht aus der Kombination von Operation, Chemotherapie und Bestrahlung.

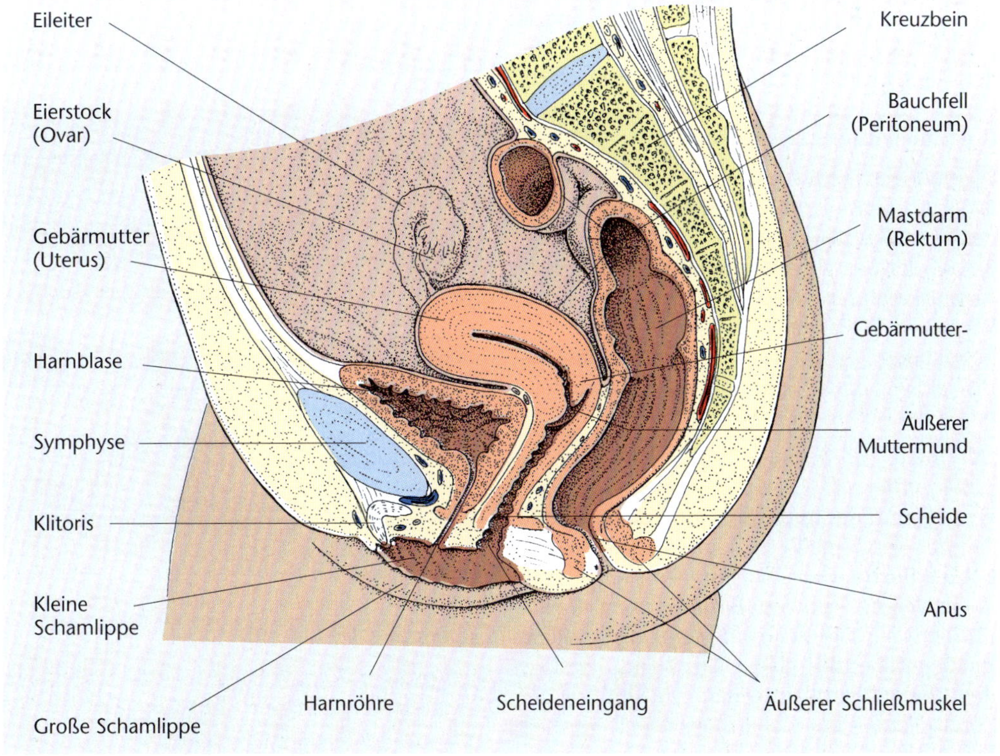

Abb. 21.11: Die weiblichen Geschlechtsorgane (Sagittalschnitt).

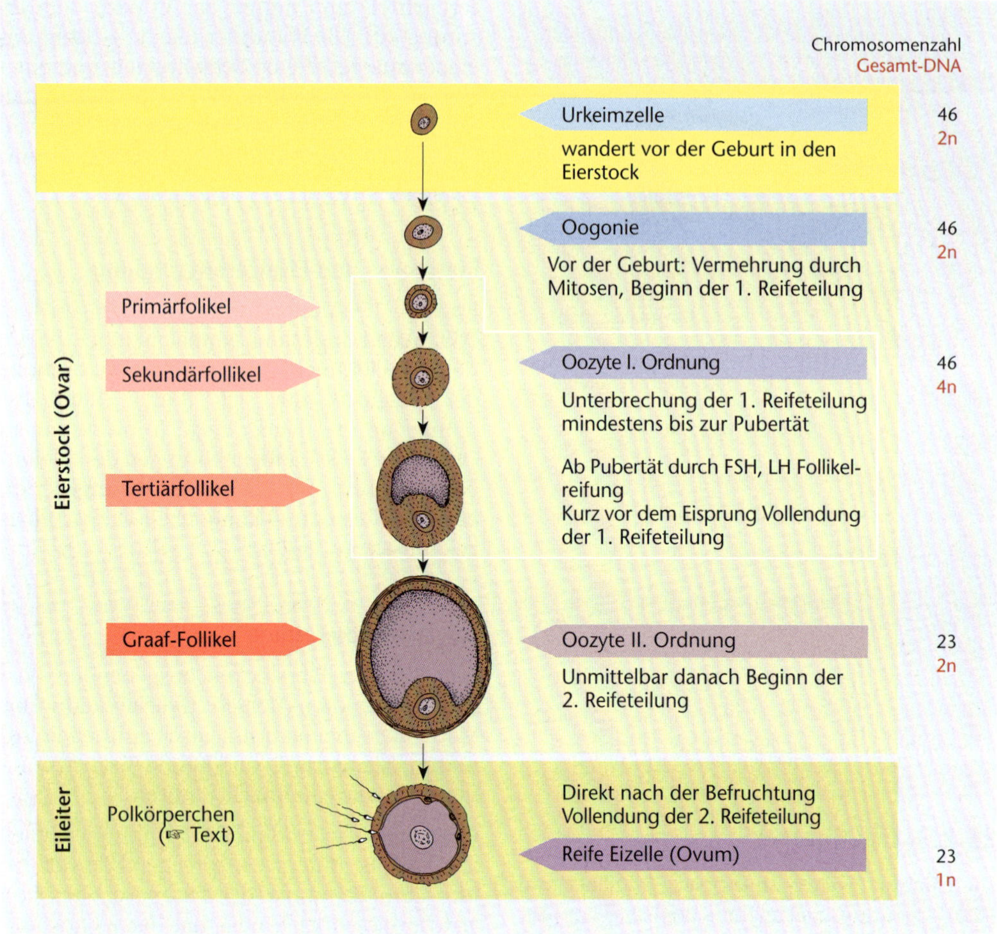

Abb. 21.12: Schema der Keimzellbildung bei der Frau (Details ☞ Text).

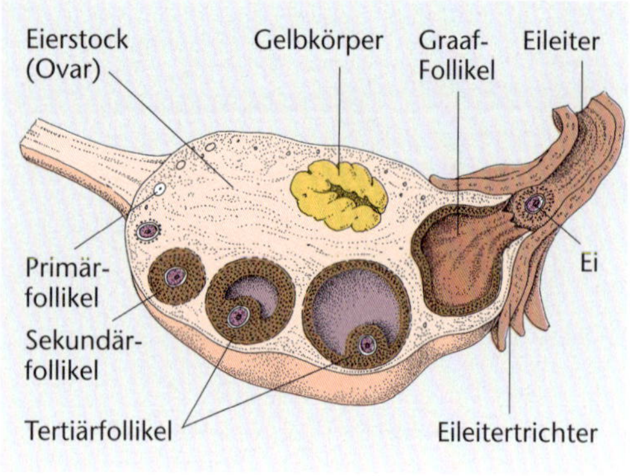

Abb. 21.13: Ovulation und Gelbkörperbildung. Der Graaf-Follikel „springt": Eizelle und Follikelflüssigkeit werden vom Eileitertrichter für den Weitertransport in der Tube aufgefangen. Der „entleerte" Graaf-Follikel wandelt sich zum Gelbkörper (Corpus luteum) um und produziert das Gelbkörperhormon Progesteron.

21.2.4 Der Uterus

Der **Uterus** *(Gebärmutter)* ist birnenförmig (☞ Abb. 21.15): Der obere breitere Anteil, der Gebärmutterkörper **(Corpus uteri),** besteht aus kräftiger glatter Muskulatur. Im Inneren befindet sich die Gebärmutterhöhle **(Cavum uteri),** deren Wand von der Gebärmutterschleimhaut **(Endometrium)** ausgekleidet ist.

Während der Schwangerschaft dient der Uterus als „Fruchthalter" und beteiligt sich am Aufbau des *Mutterkuchens* (Plazenta ☞ Abb. 22.15 und 22.16), der das Ungeborene ernährt. Die Uterusmuskulatur passt sich durch eine enorme Wachstumsfähigkeit den Erfordernissen an. So beträgt das Gewicht des geschlechtsreifen Uterus ca. 50 g, in der Schwangerschaft zum Zeitpunkt der Geburt jedoch rund 1000 g.

Der untere, schmalere Anteil des Uterus ist der *Gebärmutterhals (Cervix uteri)*, kurz meist **Zervix** genannt, der in die Scheide hineinragende Teil der Zervix heißt im klinischen Sprachgebrauch **Portio.** Der Übergang vom Korpus zur Zervix verengt sich zum **Isthmus uteri** *(Gebärmutterenge)*. Die Zervix besteht aus straffem Bindegewebe und glatter Muskulatur, welche den *Zervikalkanal* umgeben. Die Öffnung des Zervikalkanals zur Gebärmutterhöhle wird als **innerer Muttermund** bezeichnet, diejenige zur Portio hin als **äußerer Muttermund.**

Die Drüsen der Zervixschleimhaut bilden einen zähen Schleim, der die Uterushöhle wie einen Pfropf verschließt und vor Keimen aus der Vagina schützt. Nur während der fruchtbaren Tage und bei der Menstruation verdünnt sich der Schleim, und der Kanal öffnet sich um wenige Millimeter.

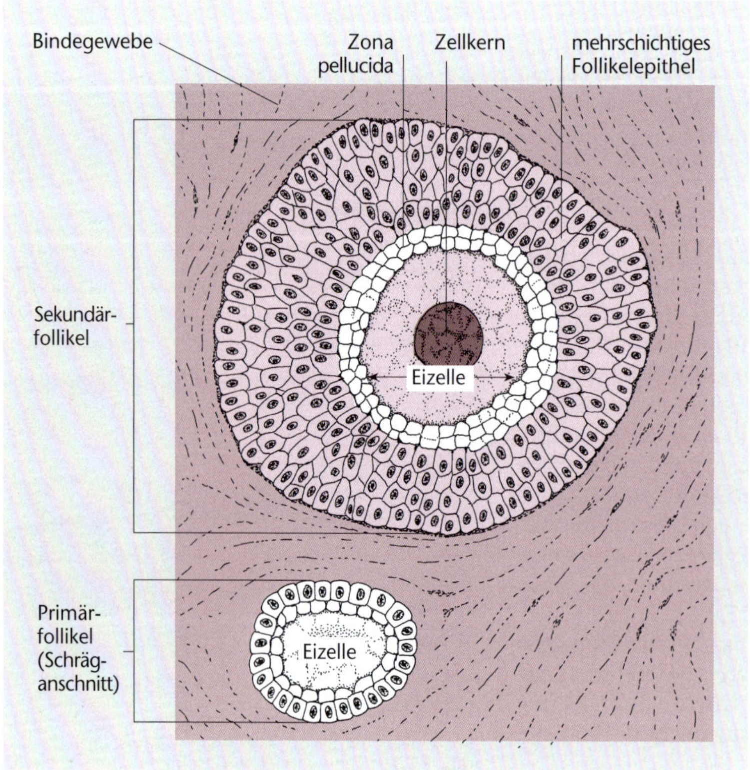

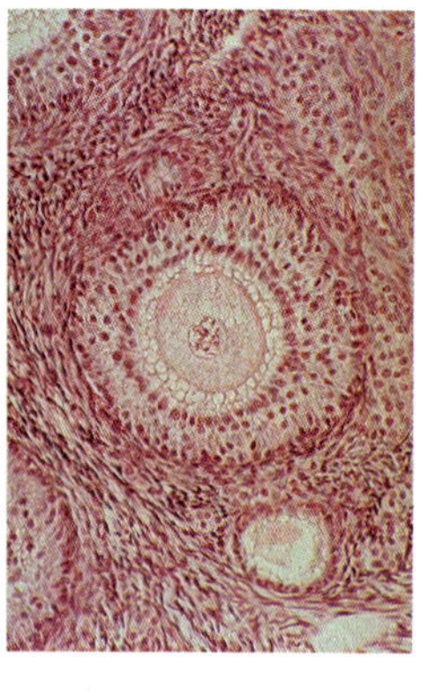

Abb. 21.14: Schnitt durch den Eierstock – Histologie (oben) und Zeichnung (links). Links unten ein Primärfollikel mit einem einschichtigen Kranz Follikelepithel. Darüber ein Sekundärfollikel, umgeben von einem mehrschichtigen Follikelepithel. Zwischen Eizelle und Follikelepithel hat sich die durchsichtige Zona pellucida gebildet. [Foto: X141]

Der Wandaufbau des Uterus

Am Wandaufbau des Uterus sind drei Schichten beteiligt (☞ Abb. 21.15):

- Auf der Außenseite das **Peritoneum** (an dieser Stelle *Perimetrium* genannt)
- In der Mitte die erwähnte dicke Schicht aus glatter Muskulatur **(Myometrium)**
- Auf der Innenseite die *Gebärmutterschleimhaut* **(Endometrium),** mit einer myometriumnahen *Lamina basalis* (*Basalschicht,* **Basalis**) und einer oberflächlichen *Lamina functionalis* (*Funktionsschicht,* **Funktionalis**).

21

Das Endometrium bereitet sich im Monatszyklus auf die Einnistung einer Frucht vor. Kommt es nicht zu einer Befruchtung, so wird die Funktionalis ca. einmal im Monat abgestoßen (Menstruation ☞ 21.2.8).

Uterusmyome

Uterusmyome sind gutartige, von der glatten Muskulatur des Uterus ausgehende (also *mesenchymale* ☞ 5.7.2) Tumoren. Fast 20% aller Frauen über 30 Jahre haben Myome. Zwei histologische Typen treten auf:

- **Fibromyone** *(Leiomyome)* gehen ausschließlich von glatten Muskelzellen aus
- **Adenomyome** enthalten außerdem eingeschlossene Endometriumanteile.

Uterusmyome können sich in verstärkten und verlängerten Regelblutungen mit wehenartigen Schmerzen und nachfolgender Anämie äußern. Durch die Verlagerung von Nachbarorganen kann es zu Druckgefühl, Obstipation oder Blasenentleerungsstörungen kommen. Oft ist die operative Entfernung der Myome *(Myomenukleation)* oder des gesamten Uterus *(Hysterektomie)* unvermeidlich. Da Myome östrogenabhängig wachsen, kommt es im Klimakterium (☞ 21.2.2) oft zur spontanen Rückbildung.

Das Zervixkarzinom

Am **Zervixkarzinom** *(Gebärmutterhalskrebs)* erkrankt ca. jede 50. Frau, meist unter 50 Jahren. Die Ursache ist überwiegend infektiös: Beim Geschlechtsverkehr übertragene Papilloma-Viren (☞ 21.3.8) führen zur Entartung des Zervixepithels. Meist über Jahre entwickeln sich zunächst eine **Dysplasie** (reversible Zellveränderungen mit Differenzierungsstörung der Zellen), dann ein **Carcinoma in situ** (Karzinom, das die Basalmembran noch nicht durchbrochen hat) und schließlich das **invasive Zervixkarzinom.** Ein zytologischer Abstrich (☞ 21.2.6) bietet die Chance, das Zervixkarzinom in einem der frühen Stadien zu entdecken (☞ Abb. 21.16).

Die Therapie besteht je nach Stadium aus einer *Konisation* (Entfernung eines kegelförmigen Gewebestücks aus der Portio), einer Gebärmutterentfernung *(Hysterektomie)* und/oder einer

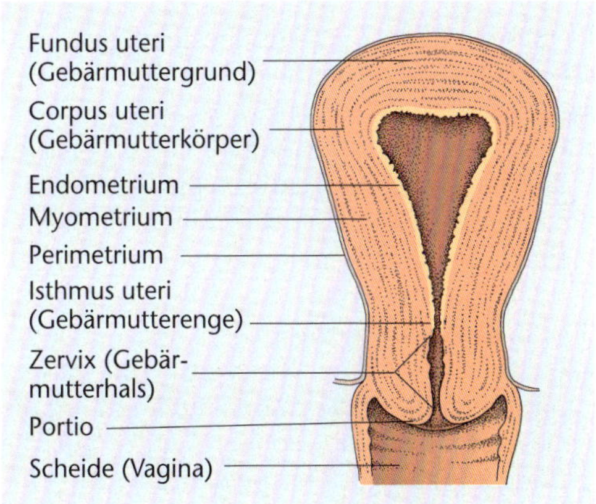

Abb. 21.15: Der Uterus im Längsschnitt.

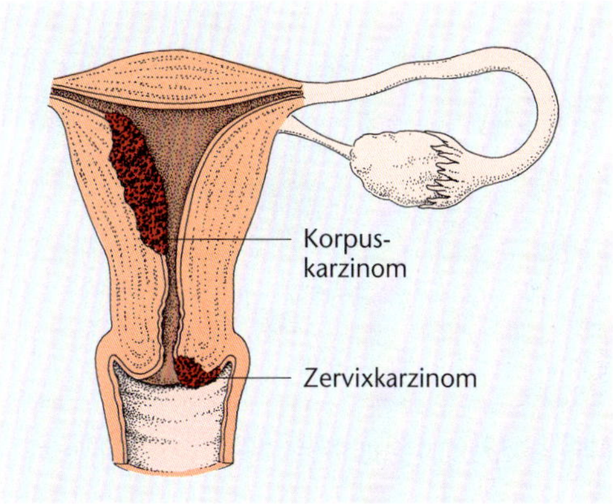

Abb. 21.16: Typische Lokalisationen von Korpus- und Zervixkarzinom.

Bestrahlung, oft kombiniert mit einer Chemotherapie.

Das Korpuskarzinom

Korpuskarzinome sind in der Regel vom Endometrium ausgehende Adenokarzinome und heißen daher auch *Endometriumkarzinome.* Sie sind der häufigste Unterleibskrebs der Frau, jedoch mit relativ guter Prognose. Meist sind ältere Frauen betroffen. Zu den Warnsignalen gehören vaginale Blutungen nach den Wechseljahren *(Postmenopausenblutung)*, die *immer* diagnostisch abgeklärt werden müssen. Die Therapie des Endometriumkarzinoms ist operativ.

21.2.5 Die Scheide

Die 8–12 cm lange **Scheide** *(Vagina)* ist ein elastischer, bindegewebiger Muskelschlauch, der die Verbindung zwischen Uterus und äußerem Genitale herstellt.

Im Kindesalter ist die **Scheidenöffnung** *(Introitus vaginae)* durch eine halbmondförmige, elastische Hautfalte, das **Jungfernhäutchen** *(Hymen)*, weitgehend verschlossen. Beim ersten Geschlechtsverkehr reißt das Jungfernhäutchen und kann bluten (früher als „Entjungferung" bezeichnet).

Die *Scheidenwand* ist mit 3 mm Wandstärke relativ dünn und besteht lediglich aus (nicht verhorntem) Plattenepithel und einer darunter liegenden dünnen Schicht aus glatter Muskulatur und Bindegewebe. Das Sekret der Scheide setzt sich zusammen aus dem Sekret der Zervixdrüsen, aus abgestoßenen vaginalen Epithelzellen und aus durch die Scheidenschleimhaut hindurchgetretener Flüssigkeit (Transsudat). Aus dem Glykogen der abgeschilferten Zellen entsteht mit Hilfe von Milchsäurebakterien *Milchsäure* **(Laktat),** die für das typisch saure Milieu der Vagina (pH 4,5 oder niedriger) verantwortlich ist. Das saure Milieu schützt vor Krankheitskeimen.

Bei der Kohabitation und bei sexueller Erregung (☞ 21.3.6) wird ein Schleim sezerniert, der das Eindringen des Penis und die Bewegungen erleichtert.

Vor allem ältere Frauen haben häufig Schmerzen beim Geschlechtsverkehr **(Dyspareunie)** wegen einer zu wenig befeuchteten Vaginalschleimhaut. Östrogensalben oder -zäpfchen und Gleitcremes können hier Abhilfe schaffen.

21.2.6 Die äußeren weiblichen Geschlechtsorgane

Die Schamlippen

Die behaarten **großen Schamlippen** *(Labia majora pudendi)* begrenzen die **Schamspalte** *(Rima pudendi)*. Sie enthalten Talg-, Schweiß- und Duftdrüsen (☞ Abb. 21.17).

Die **kleinen Schamlippen** *(Labia minora pudendi)* werden meist erst beim Spreizen der großen Schamlippen sichtbar. Sie sind haarlose Hautfalten mit zahlreichen Talgdrüsen. Zwischen den kleinen Schamlippen liegt der Scheidenvorhof, vor ihnen die Klitoris.

Der Scheidenvorhof

In den von den kleinen Schamlippen begrenzten **Scheidenvorhof** *(Vestibulum vaginae)* mündet vorne die bei der Frau nur etwa 4 cm lange **Harnröhre** *(Urethra)* und etwas weiter hinten der **Scheideneingang** *(Introitus vaginae)*. Durch die sehr kurze Harnröhre der Frau kommt es leicht zu Blasenentzündungen durch aufsteigende Keime.

Erwähnenswert sind außerdem der **Vorhofschwellkörper,** der dem Harnröhrenschwellkörper des Mannes entspricht, die zahlreichen **kleinen Vorhofdrüsen** sowie die paarigen **großen Vorhofdrüsen** *(Glandulae vestibulares majores, Bartholin-Drüsen)* in den kleinen Schamlippen, die durch ihr Sekret den Scheidenvorhof feucht halten und wegen der nicht seltenen, schmerzhaften Entzündungen *(Bartholinitis)* klinische Bedeutung haben.

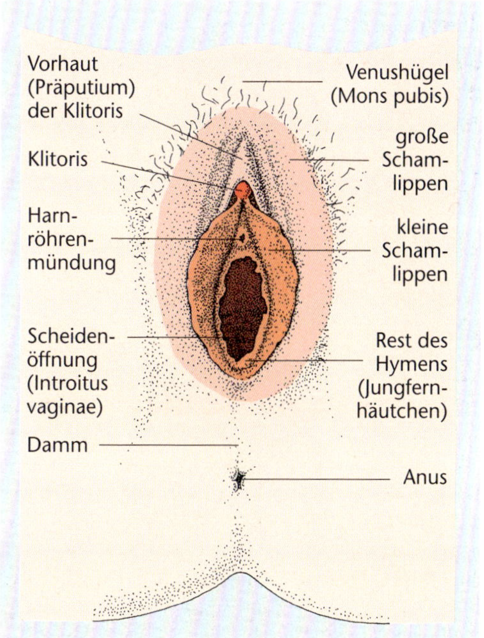

Abb. 21.17: Die Vulva einer erwachsenen Frau.

21

Die Klitoris

Die **Klitoris** *(Kitzler)* ist ein bis zu 3 cm langer Schwellkörper, der als rundes Knöpfchen zwischen den großen Schamlippen hervorragt. Seine Schleimhaut ist reichlich mit sensiblen Nervenendigungen versorgt. Die Klitoris ist wie der männliche Penisschwellkörper *erektil*, das heißt bei sexueller Stimulation schwillt sie an und richtet sich bis zu einem gewissen Grad auf (☞ auch 21.3.6).

Die Vulva

In der Klinik werden häufig der **Schamberg** *(Mons pubis, Venushügel)*, die **Schambehaarung** *(Pubes)*, die **großen** und **kleinen Schamlippen**, die **Klitoris**, der **Scheidenvorhof** einschließlich seiner Drüsen und die **Harnröhre** unter dem Begriff **Vulva** zusammengefasst.

Die gynäkologische Vorsorge- und Kontrolluntersuchung

Nach der Erhebung der Anamnese beginnt die Untersuchung in der Regel mit der Inspektion der Vulva, wobei der Arzt z. B. auf Entzündungen und **Fluor** *(Scheidenausfluss)* achtet. Es folgt die **Spekulumuntersuchung.** Das ist die Betrachtung von Scheide und Portio mit Hilfe spezieller *Spekula* („Spiegel"), die die Scheide entfalten und die Portio sichtbar werden lassen. Dabei entnimmt der Arzt einen **zytologischen Abstrich** aus Portio und Zervix. Die Zellen werden nach einem speziellen Verfahren gefärbt (**Papanicolaou-Färbung,** kurz *Pap*) und unter dem Mikroskop entsprechend den Pap-Stadien I bis V (I = normal, V = Krebszellen vorhanden) beurteilt (☞ Abb. 21.19). Idealerweise schließt sich eine Lupenbetrachtung der Portio (**Kolposkopie**) an. Weiterer Bestandteil der gynäkologischen Untersuchung ist die **bimanuelle Palpation** von Uterus und Adnexen (☞ Abb. 21.18). Eine Ultraschalluntersuchung von der Scheide (vaginaler US) oder den Bauchdecken aus (abdominaler US) ergänzt die Palpation. Mit dem Ultraschall können strukturelle Auffälligkeiten in den Eierstöcken und im Uterus am frühesten erkannt werden.

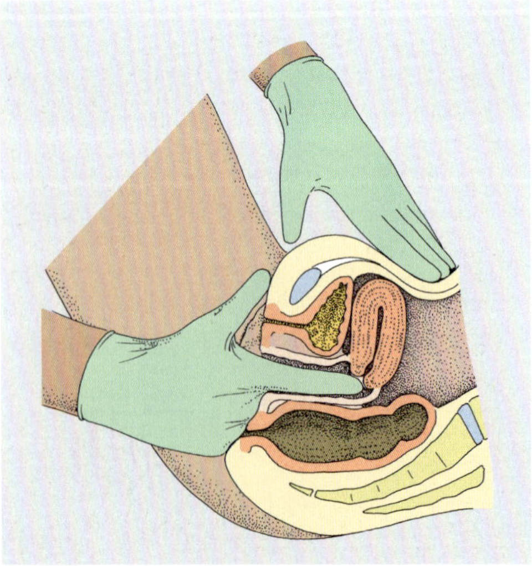

Abb. 21.18: Die bimanuelle Palpation bei der gynäkologischen Untersuchung des Uterus. Der Untersucher führt ein bis zwei Finger der einen Hand in die Scheide ein und schiebt die Gebärmutter nach vorne oben. Mit der äußeren Hand sind Größe, Form, Konsistenz und Beweglichkeit gegen den Widerhalt der inneren Hand zu beurteilen.

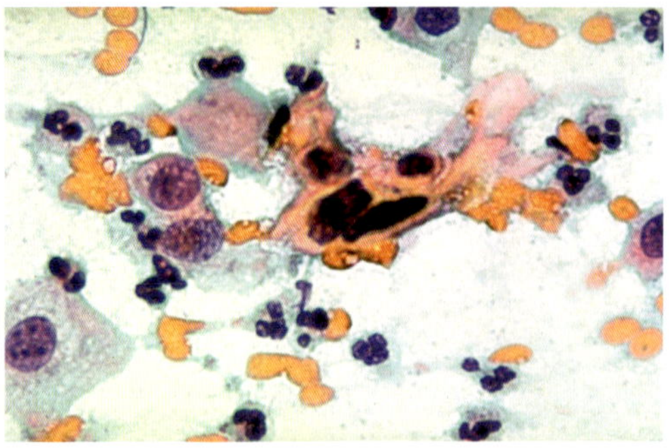

Abb. 21.19: Mikroskopisches Bild eines Zellabstriches aus dem Bereich der Zervix. Die große Zelle mit orangefarbenem, dichtem Zytoplasma und stark angefärbtem Zellkern in der Bildmitte ist eine Plattenepithelkarzinomzelle. Daneben normale Plattenepithelzellen mit bläulichen Zellkernen, Erythrozyten mit rotem Zytoplasma ohne Zellkern und bläulich angefärbte Granulozyten mit gelappten Kernen. [O174]

21.2.7 Die weiblichen Sexualhormone

Ähnlich wie beim Jungen setzt beim Mädchen mit Beginn der Pubertät durch Vermittlung des Releasing-Hormons Gn-RH (☞ 12.2.1) die Sekretion von FSH und LH ein.

- **FSH** *(Follikelstimulierendes Hormon)* bewirkt in der ersten Zyklushälfte die Follikelreifung zum Graaf-Follikel und die Ausschüttung von Östrogenen aus den Ovarien
- **LH** *(Luteinisierendes Hormon)* bewirkt in der Zyklusmitte zusammen mit dem FSH den Eisprung (☞ Abb. 21.21) und die Umwandlung des Graaf-Follikels in den **Gelbkörper** *(Corpus luteum)*. Dieser Gelbkörper produziert seinerseits das Gelbkörperhormon Progesteron sowie in geringeren Mengen auch Östrogene.

Wirkungen von Östrogenen und Progesteron

Die Wirkungen der weiblichen Sexualhormone sind vielfältig (☞ Abb. 21.20). Östrogene:

- Fördern in der Pubertät die Ausprägung der primären und sekundären Geschlechtsmerkmale (z. B. Brustentwicklung)
- Bewirken im Eierstock Eireifung und Selektion („Auswahl") des Tertiärfollikels
- Bestimmen den Aufbau des Endometriums besonders in der ersten Zyklushälfte
- Sichern in der Schwangerschaft zusammen mit den Östrogenen aus der Plazenta Anpassung des mütterlichen Organismus und Wachstum und Entwicklung des Kindes
- Bereiten die Brust zur Milchbildung und -abgabe vor
- Haben Eiweiß aufbauende (anabole) Effekte – aber schwächer als bei den männlichen Androgenen
- Bestimmen Muster von Fettansatz, Gewebe-Wassereinlagerung, Knochenaufbau- und -wachstum sowie Körperbehaarung
- Wirken auf das ZNS und beeinflussen so die Stimmung und das Verhalten.

Progesteron:

- Bewirkt die Vorbereitung des Endometriums für die Aufnahme der Frucht in der zweiten Zyklushälfte (☞ unten)
- Führt zur Erhöhung der Körperkerntemperatur in der zweiten Zyklushälfte
- Lässt den Zervixschleim zäher werden
- Verhindert nach der Befruchtung die Menstruation und unterstützt in der Frühschwangerschaft die Einnistung und das Wachstum des Embryos
- Stellt die Gebärmutter in der Schwangerschaft ruhig („das eigentliche Schwangerschaftshormon")
- Bereitet die Milchbildung in den Brüsten vor.

Prolaktin und Oxytocin ☞ 22.6, 22.6.4 und Abb. 22.46

21.2.8 Der Menstruationszyklus

In den rund 35–40 Jahren zwischen dem Beginn der monatlichen Blutungen *(Menarche)* und ihrem Aufhören *(Menopause)* treten außer während Schwangerschaft und einer kurzen Phase zu Beginn der Stillzeit im Bereich des Endometriums periodische Veränderungen auf. Diese werden von dem Regelkreis Hypothalamus – Hypophyse – Ovarien und den entsprechenden Hormonen verursacht und sollen in regelmäßigen Abständen optimale Bedingungen für die Einnistung einer befruchteten Eizelle schaffen. Parallel dazu wird in der Mitte dieser 25–35 Tage dauernden Periode (**Menstruationszyklus**) ein befruchtungsfähiges Ei bereitgestellt.

Wechselwirkungen zum Gesamtorganismus

Es bestehen enge Wechselbeziehungen zwischen dem Menstruationszyklus und dem Gesamtorganismus:

- Über das *Limbische System* (☞ 9.8.7) beeinflussen psychische Faktoren die Gn-RH-Ausschüttung. Hierdurch wird verständlich, warum bei übergroßem Stress oder in Notzeiten bei vielen Frauen die Monatsblutung aussetzt (z. B. *Kriegsamenorrhoe*)
- Umgekehrt wirken die vom Ovar ausgeschütteten Sexualhormone nicht nur auf die Geschlechtsorgane, sondern auch auf die übrigen Zellen des Körpers; durch ihre Wirkung auf das ZNS bestimmen sie das gesamte menschliche Verhalten wesentlich mit.

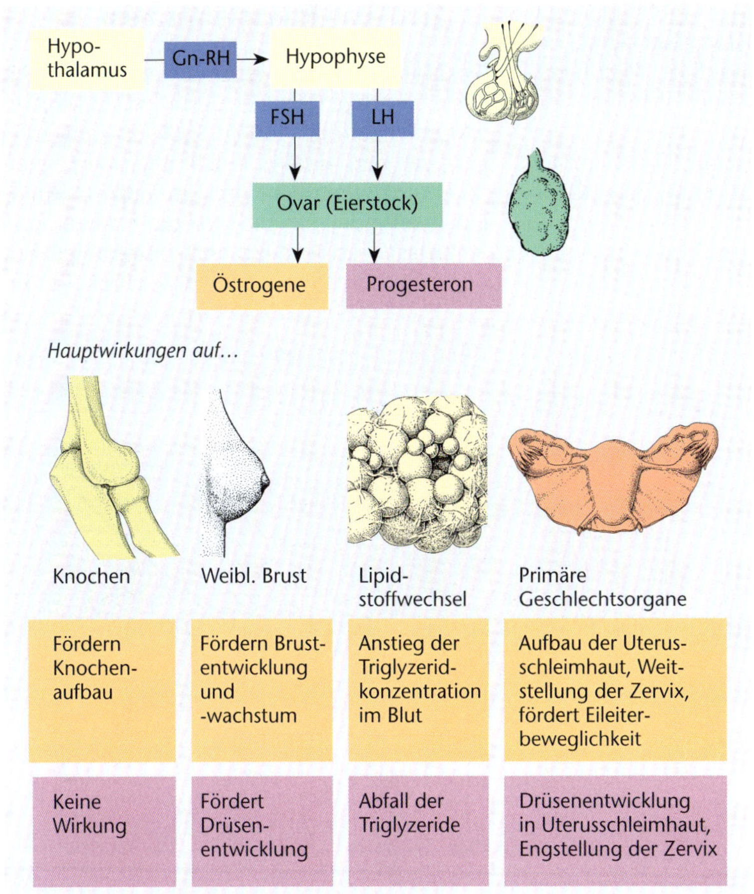

Abb. 21.20: Die Wirkungen der beiden weiblichen Sexualhormone. Östrogene (am wichtigsten Östron, Östradiol, Östriol) und Progesteron werden unter dem Einfluss von FSH und LH hauptsächlich im Ovar gebildet. Sie haben unterschiedliche Wirkungen auf die Körperorgane. Die orangefarbenen Felder zeigen die Haupteffekte der Östrogene, die violetten Felder die des Progesterons.

Die Phasen des Menstruationszyklus

Der weibliche Zyklus

Ein Menstruationszyklus dauert ungefähr 25–35 Tage. Er beginnt mit dem 1. Tag der Menstruationsblutung und endet mit dem Tag vor Einsetzen der nächsten Menstruation.

Der Menstruationszyklus wird in vier Phasen unterteilt (☞ Abb. 21.21 unten im Bild). Da der Beginn der Regelblutung ein deutlich bemerkbares Ereignis ist, wird paradoxerweise mit dem Ende des Zyklus begonnen (☞ Kasten), denn die *Menstruation*, die Abstoßung des Endometriums, markiert das Ende des periodischen Prozesses.

Menstruation *(Regelblutung, Mens, Desquamationsphase).* Während der 3–7 Tage dauernden Menstruation löst sich die Funktionalis in Stücken ab und wird mit Blut (zwischen 50 und 100 ml) vermischt ausgestoßen. Dieses wird von teils recht schmerzhaften, durch Prostaglandine (☞ 5.5.3) ausgelösten Uteruskontraktionen unterstützt. Gegen Ende der Menstruation kommt es durch östrogenbedingte Aufbauvorgänge innerhalb der Funktionalis zum Sistieren der Blutung. Durch den Abbau von Gerinnungsfaktoren und die Aktivierung der Fibrinolyse im Uterus gerinnt das Menstruationsblut nicht.

Proliferationsphase *(Aufbauphase, Follikelphase, östrogene Phase).* Vom 5.–14. Tag wird die Funktionalis wieder aufgebaut. Neue Gefäße sprossen ein, die Drüsen beginnen zu wachsen. Die Proliferation wird durch steigende Östrogenausschüttung der Follikel ausgelöst, die erneut in den Eierstöcken heranreifen (☞ 21.2.2). Die ansteigenden Östrogene fördern die Abgabe von FSH und LH aus der Hypophyse (*positive Rückkopplung*, ☞ auch 12.1.7). Um den 14. Zyklustag herum wird durch die stark zunehmende Ausschüttung des LH der Eisprung ausgelöst.

Sekretionsphase *(Lutealphase, gestagene Phase).* Die Sekretionsphase dauert vom 15. Tag bis kurz vor der nächsten Menstruation. Durch die nach dem Eisprung in Gang kommende Sekretion von Progesteron wachsen die Drüsen stark und bilden reichlich Sekret. Glykogen, die Speicherform der Glukose, wird eingelagert. So wird das Endometrium auf die Aufnahme einer befruchteten Eizelle vorbereitet. Dringt ein befruchtetes Ei in die Funktionalis ein, so ernährt diese während der ersten zwei Wochen die Eianlage (☞ 22.2.2). Die hohen Progesteronspiegel wirken im Sinne einer *negativen Rückkopplung* auf die Hypophyse.

Ischämiephase. Kommt es nicht zur Befruchtung der Eizelle, bildet sich der Gelbkörper (☞ 21.2.2) zurück und stellt seine Progesteronproduktion ein. Die Arterien im Endometrium ziehen sich zusammen, die Schleimhaut schrumpft, die Durchblutung der Funktionalis nimmt stark ab. Die entstehende Minderdurchblutung *(Ischämie)* führt zum Absterben der Funktionalis; einwandernde Leukozyten setzen zusätzlich proteolytische Enzyme frei. Diese oft nur wenige Stunden dauernde Ischämiephase leitet die Menstruation ein.

Zyklusstörungen und -beschwerden

Die meisten Frauen haben v.a. zu Beginn der Menstruation leichtere Beschwerden, die sie aber im Beruf und in der Freizeit nicht beeinträchtigen. Starke, krampfartige Schmerzen im Unterleib unmittelbar vor und während der Menstruation, häufig verbunden mit einem allgemeinen Krankheitsgefühl, haben jedoch Krankheitswert und werden als **Dysmenorrhoe** bezeichnet. Ein Stimmungstief in den Tagen vor der Periode **(prämenstruelles Syndrom)** ist häufig.

Bezüglich der Blutungsstärke und -häufigkeit sind viele Störungen möglich. Die ausbleibende Blutung heißt **Amenorrhoe.** Auch Zwischenblutungen, zu seltene oder zu häufige Zyklen, zu schwache oder zu starke, lang anhaltende Blutungen kommen vor. Zyklen ohne Eisprung *(anovulatorische Zyklen)* sind einfach durch die tägliche Basaltemperaturmessung festzustellen.

Klimakteriumsbeschwerden

Durch fehlende Eireifungen und Hormonbildung in den Follikeln fallen die Hormonspiegel während der Wechseljahre (☞ 21.2.2) stark ab. Hormonspiegelabfall und -mangel können Auswirkungen auf Psyche und Körper der Frau haben:

- Hitzewallungen und Schweißausbrüche
- Stimmungslabilität, depressive Phasen und Schlafstörungen
- Herzrhythmusstörungen
- Starke Beschleunigung des Knochenabbaus (*Osteoporose* ☞ 6.4) und der *Arteriosklerose* (☞ 16.1.4).

Viele der Symptome sind durch die regelmäßige Einnahme niedrig dosierter Östrogene und Gestagene zu bessern. Leider kann der Preis dafür aber bei Langzeiteinnahme hoch sein (z.B. Risikoerhöhung für das Mammakarzinom, ☞ unten).

21.2.9 Die weibliche Brust

Die **Brüste** *(Mammae)* der Frau zählen zu den *sekundären Geschlechtsmerkmalen* und funktionell zu den Fortpflanzungsorganen.

Entwicklung der Brust

Zu Beginn der Pubertät bildet sich beim Mädchen aus der flachen Anlage des Drüsenkörpers innerhalb von 1–3 Jahren unter dem Einfluss von Östrogenen und Progesteron die weibliche Brustdrüse aus (☞ Abb. 21.22). Sie ist aus 15–20 Drüsenlappen (Lobi) aufgebaut, die durch lockeres Bindegewebe voneinander getrennt sind. Die Lappen der Brustdrüse setzen sich aus kleineren Läppchen (Lobuli) und diese wieder aus **Milchsäckchen** *(Alveolen)* zusammen, die von einem Zylinderepithel ausgekleidet werden. Jeder Lappen mündet mit einem Milchausführungsgang **(Ductus lactiferus)** auf der **Brustwarze** *(Mamille* ☞ Abbildung 21.23). Die Brustdrüse ist in ein mehr oder minder ausgeprägtes Fettpolster eingelagert, das auch für die Brustgröße und -form verantwortlich ist.

Die endgültige Entwicklung der Milchsäckchen erfolgt jedoch erst in der ersten Schwangerschaft. Beim Milcheinschuss (☞ 22.6.4) zum Beginn der Stillperiode erreicht die Brust ihre maximale Größe (☞ Abb. 21.22 und 21.23).

21.2.10 Das Mammakarzinom

Das **Mammakarzinom** *(Brustkrebs)* ist der häufigste bösartige Tumor der Frau. In Deutschland erkranken jährlich 45 000–50 000 Frauen, auch jüngere, neu daran. Aufklärungskampagnen und Vorsorgeuntersuchungen haben erfreulicherweise das Erkennen früher Stadien ohne Metastasen ansteigen lassen. Metastasen bilden sich vor allem entlang der Lymphabfluss-

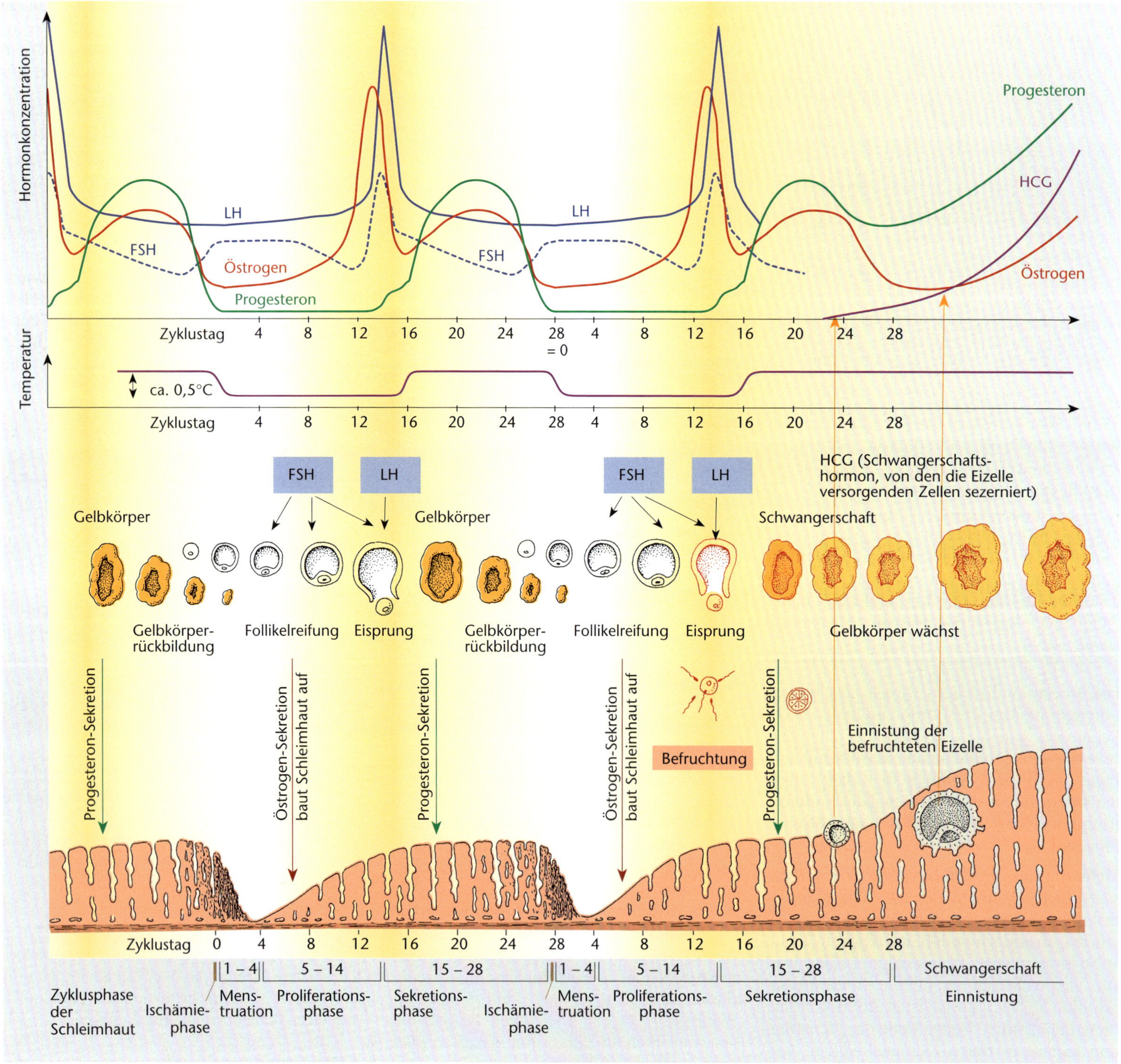

Abb. 21.21: Schema der wichtigsten hormonellen Veränderungen, der morgendlichen Basaltemperatur (Körperkerntemperatur, Details ☞ Abb. 21.33), der Vorgänge in den Eierstöcken und in der Gebärmutterschleimhaut im Menstruationszyklus. Kommt es zur Befruchtung und zur Einnistung des Eies, so stirbt der Gelbkörper nicht ab, sondern wächst weiter bei steigender Progesteronbildung. Das Hormon HCG (☞ 22.1) wird bei Eintreten einer Schwangerschaft durch die Zellen gebildet, welche die befruchtete Eizelle versorgen. Das Ansteigen des HCGs ermöglicht den Schwangerschaftsnachweis. Auch die hoch bleibende Temperatur ist ein Hinweis auf die Schwangerschaft.

Bedeutung der Brust

Mit keinem anderen Körperteil verbinden Frauen ihre weibliche Identität stärker als mit den Brüsten (ihrem *Busen* in der Umgangssprache). Sie sind nicht nur (lebens-) notwendig für das Neugeborene (☞ 22.6.4), sondern seit Urzeiten Objekt der Erotik und Quelle der Lust. Auf einen schönen Busen sind Frauen stolz, zeigen ihn mehr oder minder freimütig und bedienen sich zahlreicher Hilfsmittel zur Verschönerung, wenngleich der jeweilige Zeitgeist sehr unterschiedliche Vorstellungen von dem Idealbusen hatte und hat.

Umso verständlicher sind Betroffenheit und Verlustgefühl, wenn eine oder beide Brüste wegen eines Tumors operativ entfernt werden müssen. Zur Überwindung dieses psychischen Traumas wirkt sich neben liebevoller Zuwendung durch den Partner der Austausch mit anderen Patientinnen in einer Selbsthilfegruppe für viele Frauen positiv aus. Über die Möglichkeiten einer operativen Prothesenimplantation oder eines Wiederaufbaues der Brust aus körpereigenem Gewebe sollte rechtzeitig informiert werden.

wege (☞ Abb. 21.28). Insbesondere die axillären Lymphknoten sollten deshalb bei der für alle Frauen empfohlenen monatlichen *Selbstuntersuchung* der Brüste (☞ Abb. 21.27) mit abgetastet werden.

Auf einen Tumor können hindeuten:
- Knoten (auch solche, die „schon immer" da waren)
- Absonderungen aus der Brustwarze (Sekrete, Blut)
- Verlust der Verschiebbarkeit des Drüsengewebes auf dem Brustmuskel
- (Neu aufgetretene) Asymmetrien der Brüste
- Hautveränderungen wie z.B. „Orangenhaut" oder Hauteinziehungen an der Brust.

Therapieverfahren

Grundlage der Therapie des Mammakarzinoms ist die *operative Entfernung* des Tumors. Immer häufiger wird heute eine *brusterhaltende Operation* bevorzugt, bei der der Tumor im Gesunden entfernt *(Lumpektomie)* und auf die Entfernung der gesamten Brust *(Ablatio mammae, Mastektomie)* verzichtet wird. In aller Regel werden die axillären Lymphknoten der gleichen Seite oder anderer Lymphdrüsenstationen (☞ Abb. 21.28) aufgesucht und reseziert *(Axilladissektion, axilläre Ausräumung)*, damit sie auf Metastasen untersucht werden können. Zunehmend wird auch nur der *erste Lymphknoten des Abflusses* entfernt, der *Sentinel-* oder **Wächterlymphknoten.** Diesen findet man durch Einspritzen einer radioaktiven Substanz oder Blaulösung in der Nähe des Tumors.

Begleitend zur Operation sind oft Strahlen-, Chemo- oder (Anti-)Hormontherapie notwendig:
- Eine postoperative *Strahlentherapie* der betroffenen Brustseite vermindert in erster Linie das Risiko eines *Lokalrezidivs* nach brusterhaltenden Operationen
- Etwa 60–75% der Mammakarzinome wachsen *hormonabhängig*, d.h. ihr Wachstum wird durch weibliche Geschlechtshormone gefördert. Zum Standard gehört hier heute neben Operation und Bestrahlung die Therapie mit einem *Antiöstrogen*
- Nach heutigem Kenntnisstand profitieren insbesondere junge Patientinnen mit großem Tumor von einer prä- und/oder postoperativen Chemotherapie, die kleinste, noch nicht fassbare Fernmetastasen zerstören soll.

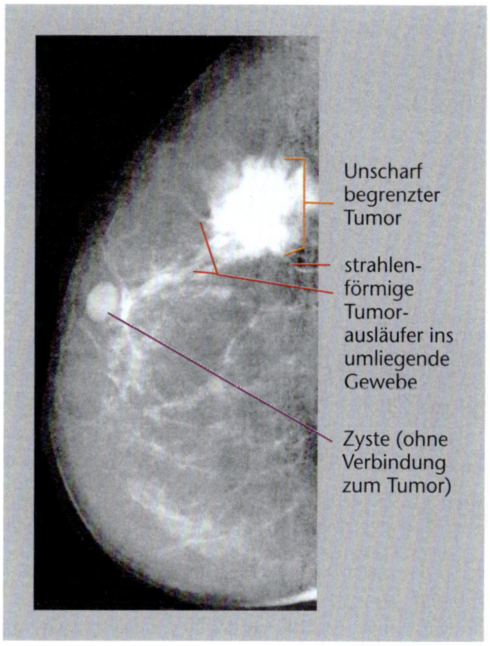

Abb. 21.24: Mammakarzinom. Mit Hilfe der Mammographie – dem Röntgen der Brüste – lässt sich ein Karzinom oft frühzeitig erkennen. Bei dieser Patientin wurde vom Pathologen der aufgrund dieser Mammographie geäußerte Verdacht auf ein unscharf begrenztes, invasiv wachsendes Karzinom bestätigt. Der links davon gelegene, kleine, scharf abgrenzbare Rundherd war eine gutartige Zyste. [B117]

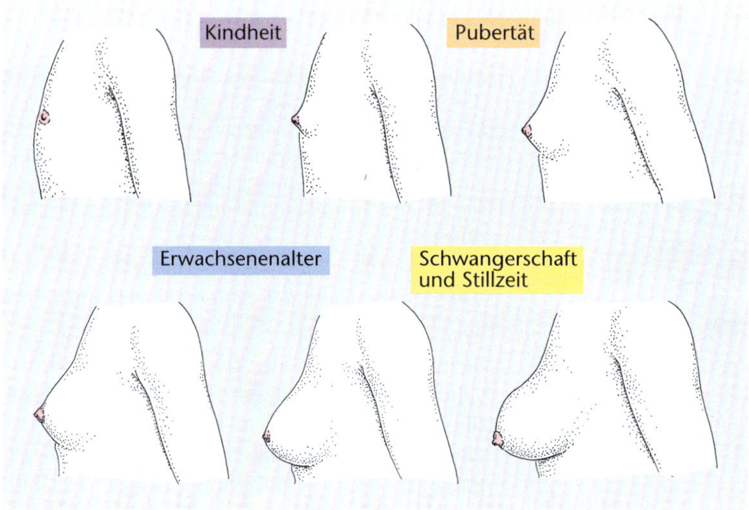

Abb. 21.22 (oben): Entwicklung der Brustdrüse: Brustform in der Kindheit, in der Pubertät, im Erwachsenenalter und in der Schwangerschaft.

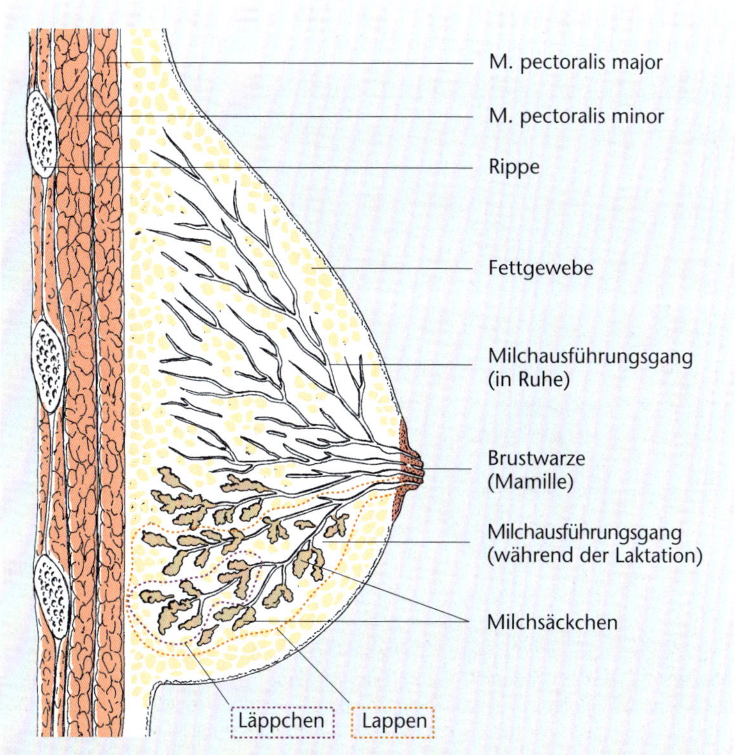

Abb. 21.23 (rechts): Feinbau der weiblichen Brust (Sagittalschnitt). Die Brust setzt sich aus 15–20 Lappen zusammen, die selbst wieder aus vielen kleinen Läppchen bestehen. Jedes Läppchen ist aus vielen Milchsäckchen aufgebaut. In der unteren Hälfte der Abb. ist der Feinbau während der Stillperiode dargestellt. Die Milchsäckchen sind voll entwickelt. Die obere Bildhälfte zeigt das Brustgewebe in der Ruhephase.

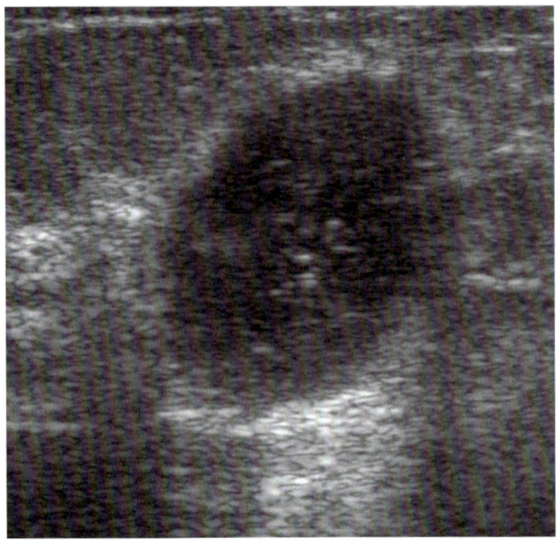

Abb. 21.25: Die Diagnose eines Brusttumors wird zwar endgültig erst durch die histologische Untersuchung gesichert. Eine entscheidende Voruntersuchung ist heute aber auch die Ultraschalluntersuchung. Dieser scharf begrenzte, flüssigkeitsgefüllte Herd war, wie bereits vorher vermutet, eine gutartige Zyste. [T078]

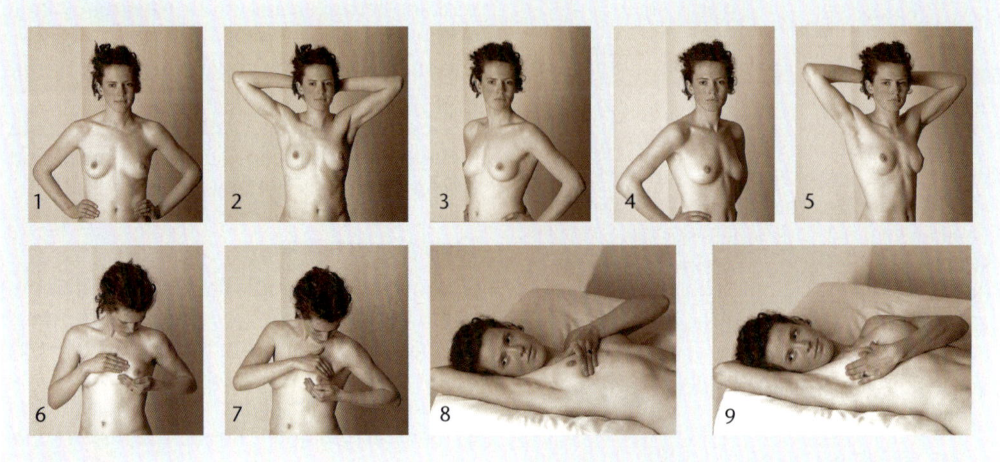

Abb. 21.27: Selbstuntersuchung der Brust. Jede Frau sollte ihre Brüste einmal monatlich selbst untersuchen, am besten kurz nach der Menstruation (dann ist die Brust am besten beurteilbar). Die Untersuchung umfasst das Betrachten der Brüste vor dem Spiegel bei herabhängenden und bei erhobenen Armen sowie das Abtasten beider Brüste im Stehen und im Liegen einschließlich der Achselhöhle. [K225]

Durch die Entfernung der Achsellymphknoten, aber auch durch die Bestrahlung werden die ableitenden Lymphbahnen des Armes geschädigt, wodurch es nicht selten zu einem *Lymphödem* (☞ 13.6.2) im Arm kommt. *Lymphdrainage* (eine spezielle Massagetechnik), Armhochlagerung und regelmäßige Gymnastik können die Schwellung erheblich bessern.

Vorsicht mit dem Arm

Da der betroffene Arm zu Entzündungen und Schwellungen neigt, sollte an ihm keine Blutdruckmessung und auch keine Blutabnahme durchgeführt werden. Überbelastung, monotone Bewegungen, starke Wärmeeinwirkung (Sonnenbaden!) und Verletzungen sollte die Patientin am betroffenen Arm vermeiden.

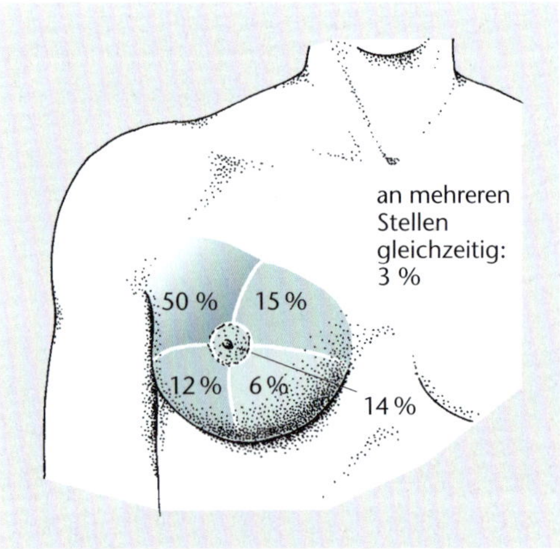

Abb. 21.26: Mammakarzinom. Häufigkeitsverteilung der Mammakarzinome auf die Quadranten und die Brustwarzenregion. Am häufigsten entwickelt sich ein Karzinom im oberen äußeren Quadranten. [A300-190]

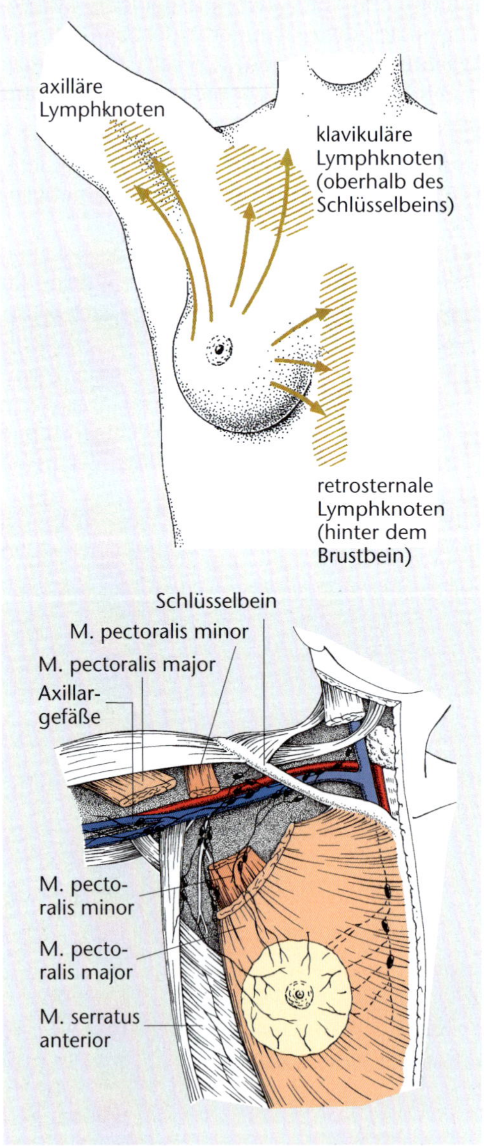

Abb. 21.28: Lymphabflusswege der Brustdrüse. Die Lymphbahnen des oberen äußeren Quadranten ziehen hauptsächlich zu den axillären Lymphknoten. Bei Verdacht auf ein Mammakarzinom sind deshalb diese Lymphknoten sorgfältig abzutasten. [A300-190]

Krebsvorsorgeuntersuchungen

Bösartige Tumoren an den Geschlechtsorganen gehören bei Frauen wie Männern zu den häufigsten Krebserkrankungen. Je früher diese Tumoren erkannt werden, desto besser sind die Heilungschancen. Daher hat der Gesetzgeber die Krankenkassen verpflichtet, die Kosten für jährliche **Krebsvorsorgeuntersuchungen** altersabhängig zu übernehmen.

21.2.11 Die Entwicklung der Geschlechtsorgane

Die vorgeburtliche Entwicklung

Bis etwa zur 7. Entwicklungswoche unterscheiden sich ein weiblicher und ein männlicher Embryo nicht bezüglich ihrer Körperform oder Organstruktur (**Indifferenzstadium).** Ohne Einfluss der Gonaden bzw. der Hormone entwickelt sich die indifferente Anlage in eine weibliche Keimanlage. An- oder Abwesenheit des Y-Chromosoms induziert dann die Entwicklung zum Hoden bzw. Eierstock, dann die weiteren inneren Geschlechtsorgane und die äußeren Geschlechtsorgane.

Nachgeburtliche Entwicklung und Pubertät

Ab einem Alter von etwa neun Jahren beginnt bei den Mädchen der pubertäre Wachstumsschub (☞ Abb. 23.12), bedingt durch die pulsatile Freisetzung von Gn-RH und dadurch der eigentlichen Sexualhormone. Sie stammen zunächst aus der Nebennierenrinde, weshalb man auch von *Adrenarche* spricht. Bei den Jungen fängt der Wachstumsschub etwa zwei Jahre später an. Die Ausschüttung von LH und FSH setzt in den Ovarien bzw. Hoden die Ei- bzw. Samenzellbildung und die Hormonbildung in Gang. Sie führen zum Wachstum der Geschlechtsorgane und zur Ausbildung der sekundären Geschlechtsmerkmale (☞ Abb. 21.29). Als einschneidendes Ereignis erleben junge Mädchen mit 11–13 Jahren ihre erste **Menstruationsblutung** *(Menarche)*. Jungen haben im Schnitt erst mit 13–15 Jahren ihren ersten, meist unwillkürlich durch Träume ausgelösten **Samenerguss.**

Die Fähigkeit zur Fortpflanzung wird jedoch erst rund 1–2 Jahre später erreicht. Erst dann kommt es zu Ovulationen bzw. werden erst danach genügend befruchtungsfähige Spermien gebildet.

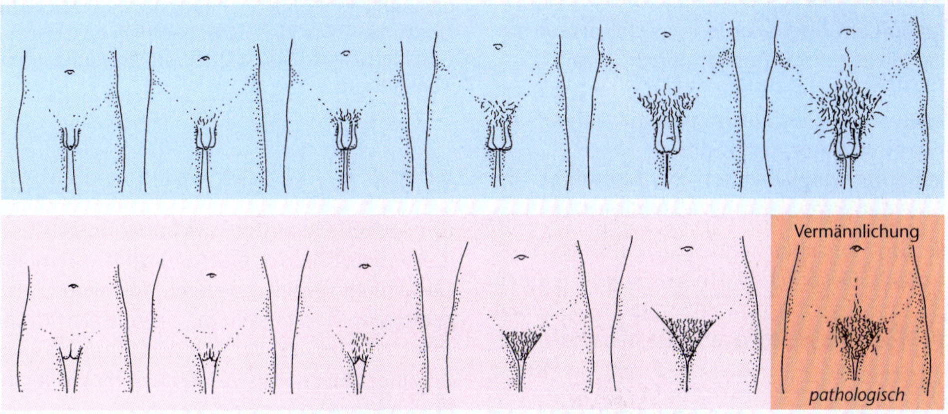

Abb. 21.29: Ausbildung der Schambehaarung (*Pubes*, daher *Pubarche* bzw. *Pubertät*) beim Jungen und beim Mädchen. Eine zum Nabel ansteigende Schambehaarung bei Mädchen mit Übergreifen auf die Oberschenkel weist auf eine vermännlichende Hormonstörung hin.

21.3 Sexualität

21.3.1 Triebfeder unseres Verhaltens

Sexualität wurde lange fast ausschließlich mit Fortpflanzung in Verbindung gebracht. Was über den unmittelbar biologischen Aspekt der Sexualität hinausging, wurde durch die Kirche, die Gesellschaft oder die elterliche Erziehung mit Tabus belegt.

Wissenschaftler zählen die Sexualität zu den *biologischen Trieben* wie Hunger und Durst. Unter **Trieben** versteht man vereinfacht ausgedrückt solche Verhaltensweisen, die der Selbst- und Arterhaltung dienen und genetisch verankert sind. Der „Sexualtrieb" nimmt allerdings insofern eine Sonderrolle ein, als er für das *momentane* Überleben keine Rolle spielt. Viele Menschen verbringen sogar ihr gesamtes Leben ohne sexuelle Kontakte. Trotzdem prägt der Sexualtrieb entscheidend das menschliche Verhalten, weil er zur Erfüllung umfassender sozialer und seelischer Bedürfnisse verhilft – etwa die nach Vertrautheit, Zärtlichkeit, Nähe und Leidenschaft. Schon als Baby erfahren wir das Leben auch über Berührungen, Zärtlichkeit und Körperkontakte, und diese „Sprache" behalten wir ein Leben lang. Der Sexualtrieb bestimmt also in einem weit umfassenderen Sinn unser Leben mit.

21.3.2 Sexualität in der Jugend

In der Pubertät beginnt die Orientierung zum anderen Geschlecht. Diese vollzieht sich in Etappen:

- Der Kontakt mit dem anderen Geschlecht wird zunächst über die „Clique" (Gruppe Gleichaltriger) aufgenommen
- Mit im Mittel 15 Jahren wird die erste Zweierbeziehung eingegangen
- Mit 18 Jahren haben Knaben, mit 17 Jahren Mädchen im Durchschnitt den ersten Geschlechtsverkehr.

21.3.3 Sexualität im Erwachsenenalter

Praktisch jeder Mensch ist so angelegt, dass es ihn im Erwachsenenalter zu einem *Partner* zieht. Ca. 90% aller Menschen in den Industriestaaten bevorzugen als Lebenspartner einen etwa gleichaltrigen Menschen des anderen Geschlechtes. Sie streben also eine **heterosexuelle** (hetero = entgegengesetzt) **Beziehung** an. Ein kleinerer Teil der Menschen bevorzugt *gleichgeschlechtliche* Lebenspartner (man spricht von **Homosexualität**), oder es besteht eine Neigung zu Sexualpartnern beiderlei Geschlechts **(Bisexualität).**

Partnerwahl

Für die erste Kontaktaufnahme bei der Partnerwahl sind sicherlich körperliche Erscheinung und Attraktivität (mit-)entscheidend. Für die langfristige Partnerbindung sind rein statistisch die Chancen einer dauerhaften Zweierbeziehung besonders günstig, wenn:

- Herkunft, Bildung und Ausbildung zusammenpassen
- Der Lebensstil ähnlich ist (bescheiden, häuslich, reiselustig, nachtaktiv u. v. a.)
- Die Lebensziele bezüglich Familie und Beruf gleich sind
- Überzeugungen (z. B. bezüglich Menschenbild, Politik, Religion und Sexualität) harmonisieren.

Im echten Leben jedoch erfolgt die Partnerwahl weniger ausschließlich nach solchen Vernunftkriterien. Zu dieser Tatsache liefert die Evolutionsbiologie interessante Erklärungsansätze. Demnach gibt es für Mann und Frau verschiedenartige Motive, die die Partnerwahl beeinflussen:

Vaterschaftssicherung: Frauen sind während der Erziehung ihrer Kinder stark von der Unterstützung der Väter abhängig. Partner werden deshalb – zumindest unbewusst – danach ausgewählt, ob sie bereit und z. B. aufgrund bisheriger beruflicher Leistung in der Lage scheinen, die Aufgaben des sog. *paternalen Investments* zu erfüllen.

Fruchtbarkeit: Männer achten (zumindest unbewusst) auf Merkmale, die bei ihrer Partnerin auf Nachkommen hoffen lassen, also etwa weiblichen Körperbau mit gesundem Erscheinungsbild sowie Jugendlichkeit (die Fruchtbarkeit der Frau sinkt ab dem 30. Lebensjahr).

Zahl der Partner

Die meisten Menschen unseres Kulturkreises wünschen mit *einem* Sexualpartner zusammenzuleben (**Monogamie,** *Einehe*). Betrachtet man jedoch die Gesamtheit der menschlichen Völker, so ist nur bei einem Sechstel die Monogamie die übliche Form der Partnerschaft. Ein Drittel toleriert, dass Männer gelegentlich mehrere Partnerinnen haben *(Polygynie)*, in knapp der Hälfte ist die Polygynie sogar die offizielle Lebensform. Im westlichen Kulturkreis sind es nur die Mormonen, eine amerikanische Sekte, welche (von der Religion erlaubt) die Polygynie praktizieren. Dagegen haben nur 1% der Frauen mehrere Männer als Partner *(Polyandrie)*.

Die Einführung der Antibaby-Pille 1962 und die dann folgende Frauenbewegung haben jedoch viele Traditionen und Tabus aufgeweicht. Immer mehr wird akzeptiert, dass Frauen sich nicht nur bei Ausbildung und im Beruf selbst verwirklichen, sondern auch über ihren Körper und ihre Sexualität verfügen möchten.

Ideal und Wirklichkeit

Und so haben viele Untersuchungen über das Sexualverhalten ergeben, dass auch in unserem Kulturkreis die lebenslange Monogamie keineswegs *tatsächlich* praktiziert wird. Außerehelicher Geschlechtsverkehr – meist allerdings nur über kürzere Perioden („Affären") – ist häufig. In Deutschland werden fast 50% der neu geschlossenen Ehen wieder geschieden. Die lebenslange Monogamie entpuppt sich also als gesellschaftliche Idealvorstellung, die allerdings für das Aufziehen von Kindern große Vorteile im Sinne eines stabilen Gerüstes verlässlicher Bezugspersonen hat.

21.3.4 Sexualität im Alter

Sexualität im Alter wurde lange tabuisiert. Inzwischen zeigen Untersuchungen, dass:

- Ältere Menschen über 65 Jahre häufig noch regelmäßig Geschlechtsverkehr haben, sofern ein Partner vorhanden ist
- Fehlende Möglichkeiten zur Sexualität Gefühle der Vereinsamung verschlimmern.

Viele alte Menschen sehnen sich deshalb nicht nur nach Gesprächspartnern, sondern auch nach Sexualpartnern. Mehr und mehr finden diese Wünsche gesellschaftliche Akzeptanz.

21.3.5 Formen sexueller Begegnung

Abgesehen von der Befruchtung im Reagenzglas *(in-vitro-Fertilisation)* und von der künstlichen Befruchtung *(Insemination)*, bei der mit Hilfe einer Sonde die Samenflüssigkeit in die Scheide dicht vor den Muttermund oder in die Uterushöhle eingebracht wird, ist der **Koitus** die einzige Form sexuellen Verkehrs, bei der es zur **Befruchtung** *(Empfängnis, Konzeption)* kommen kann. Das Wort Koitus (coire = zusammengehen) bezeichnet das Einführen des erigierten Penis in die Vagina. Weitere Bezeichnungen sind *Geschlechtsverkehr, Kohabitation, Beischlaf* oder „Kopulation" (☞ Abb. 21.30).

Andere häufiger ausgeübte Formen menschlichen sexuellen Verhaltens sind der *manuelle* (manus = Hand), *orale* (os = Mund), *mammale* (mamma = weibliche Brust) oder *anale Verkehr* (anus = Darmausgang). *Selbstbefriedigung* (**Masturbation**) wird von den meisten Menschen in erster Linie zu Beginn der Geschlechtsreife, bei Fehlen eines Partners oder auch als normales Sexualspiel ausgeübt.

Erst im 20. Jahrhundert entwickelte sich ein freierer Umgang in Bezug auf diese verschiedenen Formen sexuellen Verhaltens, der den unterschiedlichen sexuellen Bedürfnissen einzelner Menschen eher gerecht wird. Allerdings wird von den meisten Paaren der Koitus weiterhin am häufigsten praktiziert. Er ist jedoch nicht für alle Menschen diejenige Form des Geschlechtsverkehrs, bei der ein Orgasmus erreicht werden kann.

21.3.6 Der sexuelle Reaktionszyklus

Der **sexuelle Reaktionszyklus** während des Koitus verläuft beim weiblichen und männlichen Geschlecht prinzipiell gleich und wird vom vegetativen Nervensystem vermittelt (☞ auch Tab. 9.47). Es lassen sich vier Phasen unterscheiden: Erregungs-, Plateau-, Orgasmus- und Rückbildungsphase (☞ Abb. 21.31).

Die Erregungsphase

Die unterschiedlichsten Reize, so zum Beispiel der Anblick des Partners, sein Geruch oder Erinnerungen, können erotische Empfindungen auslösen. Besonders aber führt die Berührung bestimmter Körperregionen, der *erogenen Zonen,* zu sexueller Erregung. Zu den erogenen Zonen gehören die Eichel des Mannes, die Klitoris und die Brustwarzenbereiche der Frau, die Hautbezirke um Mund und Anus und die Innenseiten der Oberschenkel.

Sexuelle Erregung äußert sich u. a. durch gesteigerte Aufmerksamkeit und Wohlbefinden sowie Wärmegefühl in Bauch und Lenden. Es kommt zur Erhöhung von Pulsfrequenz und Blutdruck, die Muskelspannung steigt an, Hautrötungen treten auf, die Atmung wird schneller. Beim Mann füllen sich die Penisschwellkörper, es kommt zur *Erektion.* Bei der Frau wird während der **Erregungsphase** von der Scheidenwand und den Drüsen am Scheidenvorhof ein schleimiges Sekret abgesondert, wodurch die Scheide angefeuchtet und ein Eindringen des erigierten Penis oder die manuelle Stimulation der Klitoris erleichtert wird. Schamlippen und Klitoris schwellen an, die Brustwarzen stellen sich auf. Alle bisher und auch im Folgenden beschriebenen Vorgänge und Reaktionen verlaufen weitgehend unabhängig davon, ob es zu einem Einführen des Penis in die Vagina kommt.

Die Plateauphase

Die Merkmale der Erregungsphase prägen sich in der **Plateauphase** weiter aus. Zunehmende sexuelle Erregung entsteht durch rhythmische Bewegungen des Penis in der Scheide und Stimulierung von Klitoris und Eichel durch Berührung und Reibung.

Die Orgasmusphase

Der Höhepunkt sexueller Erregung ist der **Orgasmus** (= „lustvolle Erregung"), der als intensivster körperlicher Genuss empfunden wird. Während der nur wenige Sekunden andauernden Orgasmusphase kommt es bei der Frau zur Verengung des unteren Scheidendrittels mit Kontraktionen der Beckenbodenmuskulatur und des Uterus. Beim Mann wird die Samenflüssigkeit durch unwillkürliche Kontraktionen der Samengänge, der Harnröhre, der Muskeln an der Peniswurzel und schließlich des Penis in das hintere Scheidengewölbe geschleudert (*Samenerguss* oder **Ejakulation**). Weder für die biologische Funktion noch für die Befriedigung beider Partner ist ein gleichzeitiger Orgasmus notwendig. Die Frau kann auch mehrere Orgasmen während eines Koitus erleben, beim Mann ist das selten (☞ Abb. 21.31).

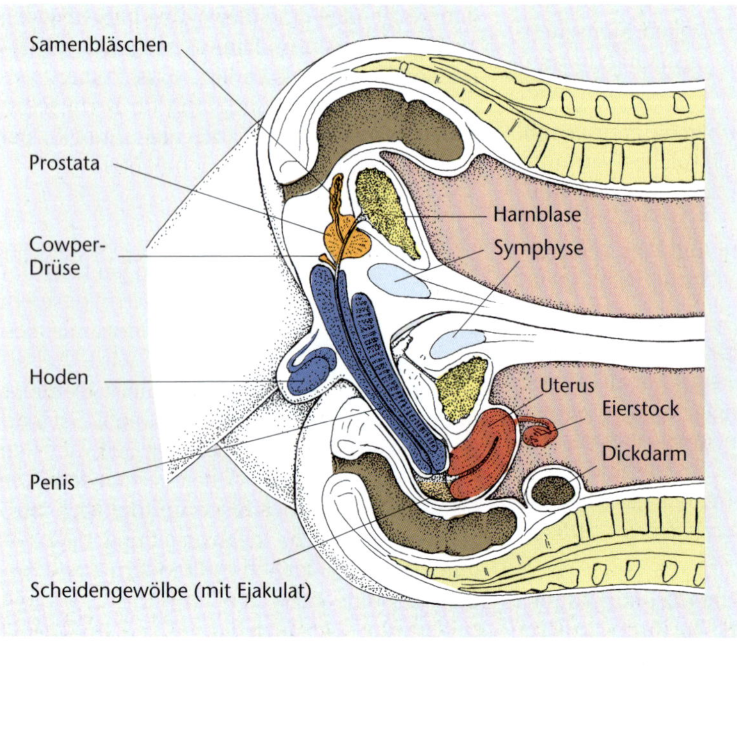

Abb. 21.30 (links): Lage der weiblichen und männlichen Sexualorgane beim Koitus.

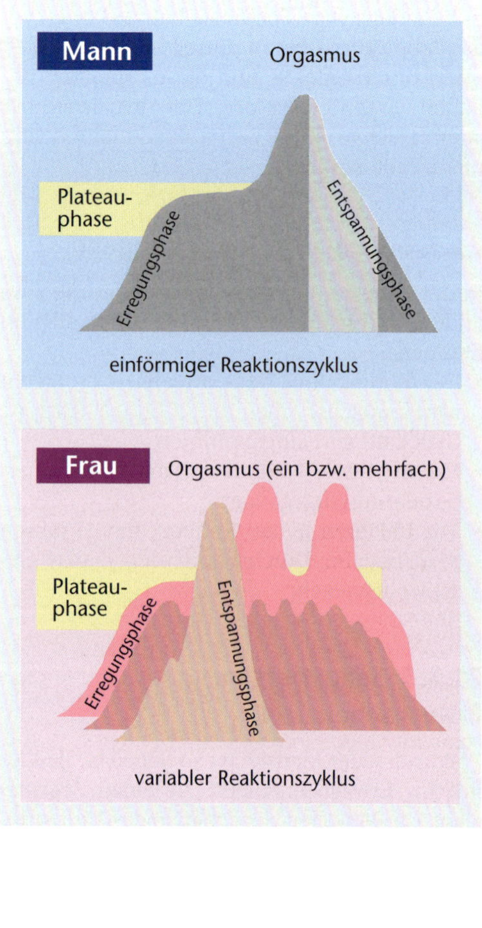

Abb. 21.31 (rechts): Der sexuelle Reaktionszyklus von Mann (oben) und Frau (unten). Die männliche Reaktion weist eine absolute Refraktärphase nach dem Orgasmus in der Entspannungsphase auf (hellgrau). Bei Frauen ist die Variabilität der Reaktionsmuster größer, drei typische Verläufe sind abgebildet.

Die Rückbildungsphase

In der **Rückbildungsphase** kehren alle Organe in ihren ursprünglichen nicht-erregten Zustand zurück. Das Nachlassen der Erektion verläuft in zwei Stadien:

- Der hauptsächliche Rückgang findet unmittelbar nach der Ejakulation statt, im Folgenden kommt es zu einem mehr oder weniger raschen Abklingen
- In dieser Phase kommt es besonders beim Mann zur sexuellen Reizunempfindlichkeit **(Refraktärphase).**

21.3.7 Sexuelle Störungen

Der komplexe physiologische Reaktionszyklus kann auch krankhaft gestört sein:

- „**Vaginismus**" ist ein (veralteter) Begriff für die Unfähigkeit der Frau, den erigierten Penis eindringen zu lassen. Vaginismus ist meist Folge psychosexueller Konflikte
- **Anorgasmie** bezeichnet die Unfähigkeit, zum Orgasmus zu gelangen. Sie kann körperliche (selten) oder seelische Ursachen (Konflikte, Abneigung gegen den Partner, falsche „Technik") haben
- **Impotenz** *(erektile Dysfunktion, Impotentia coeundi)* ist die Unfähigkeit des Mannes zur Erektion oder zum befriedigenden Beischlaf mit rechtzeitigem Samenerguss. Sie ist von der Zeugungsunfähigkeit *(Impotentia generandi)* abzugrenzen, die zur Sterilität des Paares führt (☞ unten).

Eine länger bestehende Impotenz ist oft auf körperliche Ursachen zurückzuführen:

- Auf Alkoholmissbrauch und Diabetes mellitus
- Auf Medikamente bzw. deren Nebenwirkungen – etwa die zur Hochdrucktherapie und bei der Koronaren Herzkrankheit verordneten Beta-Blocker (☞ 15.7.4)
- Auf vorgerücktes Lebensalter: Jenseits des 70. Lebensjahres nimmt die Erektionsfähigkeit bei vielen Männern stark ab
- Seltener auf neurologische (z. B. multiple Sklerose), vaskuläre (z. B. starke Arteriosklerose) oder hormonelle Erkrankungen.

Nachlassende Manneskraft

„Wenn ein Mann weiß, dass die Epoche seiner stärksten Potenz nicht die ausschlaggebendste der Weltgeschichte ist – das ist schon sehr viel" hat Kurt Tucholsky den „Herren Männern" ins Stammbuch geschrieben.

Warum auch immer: Viele Männer fühlen sich bei Potenzproblemen gleich als Versager. Dabei ist die *zeitweilige* Impotenz häufig durch seelische Konflikte bedingt – Probleme mit der Partnerin, Angstphantasien oder andere psychische Schwierigkeiten, allem anderen voran Angst und Stress am Arbeitsplatz. Auch macht vielen Männern die neue Selbstständigkeit von Frauen in Beruf und Familie zu schaffen. Dann helfen keine teuren Wundermittel, sondern viel Zeit und Entspannung sowie eine persönliche Strategie zur Konfliktbearbeitung sind gefragt.

Potenz auf Rezept?

PDE5 (Phosphodiesterase 5)-Hemmer (z. B. Viagra®) haben mittlerweile als beinahe einzige quasi ursächliche Behandlung der erektilen Dysfunktion ihren „Siegeszug" durch die Welt angetreten. Diese Substanzen hemmen den Abbau des zyklischen GMP (cGMP; ☞ 21.1.8), das die Blutzufuhr in den Penis bei sexueller Stimulierung steigert. Voraussetzung ist allerdings das Vorhandensein sexueller Begierde – Zärtlichkeit oder Libido können PDE5-Hemmer nicht auslösen.

21.3.8 Sexuell übertragbare Krankheiten

Durch den intensiven Schleimhautkontakt beim Geschlechtsverkehr können auch solche Keime übertragen werden, die sehr empfindlich gegenüber Umwelteinflüssen sind und deshalb unter „normalen" Umständen nicht übertragbar sind.

Die vier klassischen (meldepflichtigen) Geschlechtskrankheiten

Die **Gonorrhoe** *(Tripper)*. Die häufigste **klassische Geschlechtskrankheit** wird durch das Kugelbakterium *Neisseria gonorrhoeae* mit einer hohen Ansteckungsrate verursacht. Bei der Frau wird in der Regel nur eine milde *Urethritis* (Entzündung der Harnröhre mit Schmerzen beim Wasserlassen) bemerkt. Jedoch führt die Gonorrhoe bei Frauen gehäuft zur Unfruchtbarkeit, wenn sie auf Uterus sowie Eileiter und Eierstöcke übergreift. Den Mann führen deutliche Schmerzen beim Wasserlassen sowie ein eitrig-milchiger Ausfluss zum Arzt. Antibiotika sind sehr wirksam (☞ Abb. 21.32).

Etwa hundertmal seltener als die Gonorrhoe, dafür aber (unbehandelt) umso folgenschwerer, ist die *Syphilis* **(Lues)** durch Infektionen mit *Treponema pallidum* – einem spiralförmigen Erreger. Im frühen Stadium befallen Treponemen nur das Genitale bzw. bei oralem Geschlechtsverkehr den Mundbereich. Durch Antibiotika heilt die Erkrankung in diesem Stadium rasch aus. In späteren Stadien kommt es zu schweren Organschäden des ZNS, der Herzklappen und der Aorta.

Zu den klassischen Geschlechtskrankheiten zählen außerdem der **weiche Schanker** und die **venerische Lymphknotenentzündung,** die beide hierzulande selten geworden sind.

Die oben genannten Geschlechtskrankheiten fasst man heute mit einer Reihe weiterer Erkrankungen, die in erster Linie durch Sexualkontakt übertragen werden, unter dem Begriff **sexuell übertragenen Krankheiten** (engl. *sexually transmitted diseases, STD*) zusammen. Infolge des Übertragungsmodus ist stets eine Behandlung *beider* Partner erforderlich. Am wichtigsten sind:

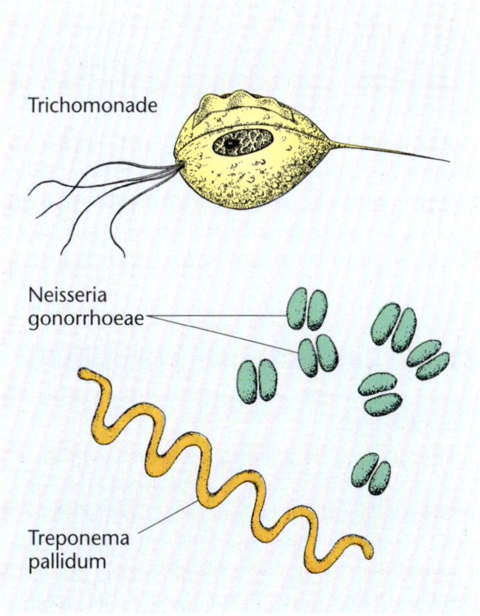

Abb. 21.32: Neisseria gonorrhoeae, Treponema pallidum und Trichomonas vaginalis im mikroskopischen Bild. [B116]

Unspezifische Urogenitalinfektionen

Einige Unterarten der *Chlamydien* und der *Mykoplasmen* (Tab. 14.16) gehören zu den häufigsten Erregern der sexuell übertragenen **unspezifischen Urogenitalinfekte** bei Frauen wie Männern. Nicht selten verlaufen die Entzündungen symptomarm und werden daher (zunächst) nicht antibiotisch behandelt. Bei einem Aufsteigen der Infektion können aber Fruchtbarkeitsstörungen die Folge sein.

Feigwarzen

Feigwarzen *(Condylomata acuminata)* werden durch *humane Papilloma-Viren* (HPV) hervorgerufen. Die spitzen Wärzchen im Bereich des Penis, der Vulva, der Analregion oder der Zervix können vereinzelt auftreten, aber bei massivem Befall auch zu blumenkohlähnlichen Gebilden führen. Papilloma-Viren vom Subtyp 16, 18, 31 und 45 wird eine bedeutende Rolle bei der Entstehung des Zervixkarzinoms zugeschrieben. Vom jetzt verfügbaren Impfstoff gegen HPV wird ein Rückgang der Erkrankungshäufigkeit erhofft.

Trichomonadeninfektionen

Auch das *Protozoon* (☞ Tab. 14.16) *Trichomonas vaginalis* wird ausschließlich sexuell übertragen (☞ Abb. 21.32). Hier ist es v. a. die Partnerin, die mit schaumigem, nach Fisch riechendem Vaginalausfluss **(Fluor)** und Brennen, evtl. auch starkem Juckreiz den Arzt aufsucht, während bei Männern die Infektion oft stumm verläuft. Diese Infektion ist bei beiden Partnern gut z. B. mit Metronidazol (Clont®) behandelbar.

Andere sexuell übertragbare Erkrankungen

Viele weitere (virale) Erkrankungen werden neben dem Kontakt über Blut und Blutprodukte auch durch ungeschützten Sexualverkehr übertragen. Hierzu gehören Hepatitis B und (seltener) Hepatitis C (☞ 18.10.6), Herpes genitalis (☞ 14.10.1) und die HIV-Infektion (☞ 14.10.5). Vor allen diesen Erkrankungen schützen Kondome.

21.3.9 Unfruchtbarkeit (Sterilität)

Leere Wiege

Etwa jedes 7. Paar bleibt ungewollt kinderlos. In etwa 35% liegt die Ursache der Kinderlosigkeit allein bei der Frau, in je 25% besteht allein beim Mann bzw. bei beiden ein Hindernis. In 15% der Fälle bleibt die Ursache unklar. Bei der Frau beginnt ab 30 Jahren die Fruchtbarkeit deutlich abzunehmen. Im Alter von 35 Jahren beträgt die ungewollte Kinderlosigkeit bereits 30%. Die biologische Uhr tickt!

Die häufigsten Ursachen der **Sterilität** *(Unfruchtbarkeit)* sind bei der *Frau:*

- Entzündliche *Eileiterverklebungen* (z. B. nach Infektionen ☞ 21.2.3)
- Fehlender Eisprung (z. B. durch hormonelles Ungleichgewicht oder Stress)
- Altersbedingt abnehmende Fruchtbarkeit.

Von der Sterilität abgegrenzt wird die **Infertilität** der Frau, das ist die Unfähigkeit zum Austragen der Schwangerschaft nach erfolgter Empfängnis. Hier sind z. B. *habituelle* (gehäufte) *Fehlgeburten* zu nennen.

Entsprechend vielfältig wie die Ursachen sind die diagnostischen Anforderungen an die Eingrenzung der Sterilitätsursache sowie die hormonellen, mikrochirurgischen und auch psychotherapeutischen Behandlungswege.

Beim *Mann* stützt sich die Sterilitätsdiagnostik im Wesentlichen auf die mikroskopische und funktionelle Spermaanalyse.

Große Fortschritte in der sog. **assistierten Reproduktion** haben bei Mann und Frau die früher sehr geringen Therapiemöglichkeiten erweitert: Zu nennen sind hier beispielsweise die hormonelle Stimulierung des Eisprungs, die **In-vitro-Fertilisierung** (kurz IVF, Befruchtung außerhalb des Körpers) und der **Spermientransfer** (Spermienübertragung) in die Eizelle.

21.3.10 Empfängnisverhütung

Die meisten Paare wenden zumindest zeitweise empfängnisverhütende Maßnahmen an. Diese verhindern entweder die Befruchtung der Eizelle oder das Einnisten der befruchteten Zelle in das Endometrium. Ihre Sicherheit wird mit dem **Pearl-Index** (Versagerquote bei 100 Frauen pro Jahr) ausgedrückt. Eine absolut zuverlässige (das wäre Pearl-Index null) und dabei nebenwirkungsfreie Methode der **Empfängnisverhütung** *(Kontrazeption)* gibt es nicht.

Natürliche Verhütungsmethoden

Natürliche Verhütungsmethoden greifen weder in den Hormonhaushalt ein noch machen sie Manipulationen am Genitale notwendig. Sie begrenzen den Geschlechtsverkehr auf die unfruchtbaren Tage im Zyklus. Ihr Problem besteht darin, die (wenigen) fruchtbaren Tage des ca. 28-tägigen Zyklus *im Voraus* zu bestimmen (☞ Abb. 21.33).

Ihr Erfolg setzt voraus, dass:

- Die Partner ihr Sexualverhalten entsprechend disziplinieren können
- Die Lebensführung regelmäßig ist (z. B. keine Nachtarbeit)
- Der Zyklus regelmäßig ist.

Bei der **periodischen Enthaltsamkeit nach Knaus-Ogino** *(Kalendermethode)* werden die unfruchtbaren Tage aufgrund des *Menstruationskalenders,* d. h. der Aufzeichnungen der letzten Menstruationen im Kalender, berechnet. Bei einem 26- bis 30-tägigen Zyklus nimmt Knaus die fruchtbare Phase vom 9.–17., Ogino vom 8.–19. Zyklustag an. Die Methode ist wenig zuverlässig.

Bei der **Temperaturmethode** muss die Frau morgens vor dem Aufstehen ihre *Basaltemperatur* messen. Die sicher unfruchtbare Zeit beginnt am dritten Tag nach dem gestagenbedingten Temperaturanstieg kurz nach dem Eisprung (☞ Abb. 21.33) und endet mit der Menstruation. Die Temperaturmethode gilt als die zuverlässigste unter den empfängnisverhütenden Methoden durch periodische Enthaltsamkeit. Bei fiebrigen Erkrankungen, Stress und anderen Störfaktoren ist die Basaltemperaturkurve des betreffenden Monats nicht verwertbar.

Zu den natürlichen, aber sehr unsicheren Verhütungsmethoden (Pearl-Index bis 35) zählt auch der **Coitus interruptus.** Hier wird der zunächst ungeschützt begonnene vaginale Geschlechtsverkehr unmittelbar vor dem Samenerguss unterbrochen und der Penis aus der Vagina herausgeführt.

Ausschließliches **Stillen** ohne Zufütterung des Kindes ist quasi eine natürliche (hormonelle) Empfängnisverhütungsmethode, vorausgesetzt es erfolgt häufiges und langes Anlegen (mindestens 5-mal am Tag, mindestens jeweils 10 Minuten). Stillen hemmt die Ausschüttung von Gn-RH, FSH und LH in Hypothalamus und Hypophyse. Da die Pille (Kombinationspräparate) wegen des Übergangs der Hormone in die Milch kontraindiziert ist und weniger sichere Verhütungsmittel (z. B. Spirale, Minipille) in der Stillperiode eingesetzt werden müssen, ist diese **Laktationsamenorrhoe** so sicher oder so unsicher wie andere mögliche kontrazeptive Maßnahmen in den ersten Wochen nach der Geburt.

Mechanische und chemische Verhütungsmethoden

Diaphragma und **Portiokappe** sollen das Eindringen der Spermien in die Gebärmutter verhindern. Während das Diaphragma nur für den Verkehr in die Scheide eingeführt wird, wird die Portiokappe kurz nach der Menstruation eingesetzt und bleibt bis kurz vor der nächsten Regelblutung im Körper. Empfehlenswert ist, das Diaphragma zusätzlich mit **Spermiziden** *(spermienabtötenden Cremes)* zu bestreichen. Sowohl beim Diaphragma als auch bei der Portiokappe muss die passende Größe vom Arzt ausgemessen werden. Nachteilig sind die recht hohe Versagerquote (Pearl-Index bis zu 20) und häufige lokale Reizungen (☞ Abb. 21.34).

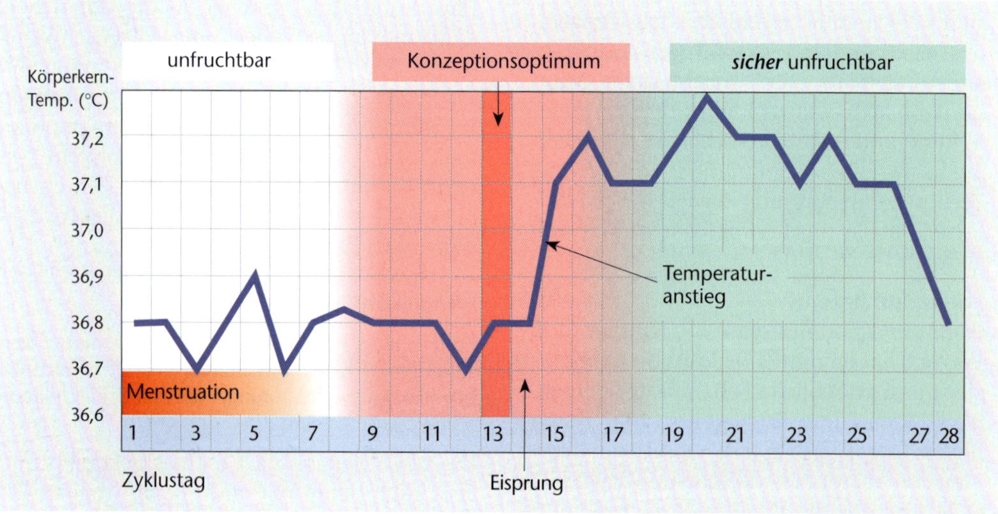

Abb. 21.33: Basaltemperaturkurve eines normalen 28-tägigen Zyklus. Die grüne Zone markiert die sicher unfruchtbare Phase vom dritten Tag des Temperaturanstiegs bis zur Menstruation. Die unfruchtbaren Tage direkt nach der Menstruation dauern bis sechs Tage vor dem frühesten gemesssenen Temperaturanstieg. Diese erweiterte Form der Basaltemperaturmethode ist weniger zuverlässig, da durch Zyklusverschiebungen ein früherer Eisprung als in den vorangegangenen Zyklen beobachtet möglich ist. [A300]

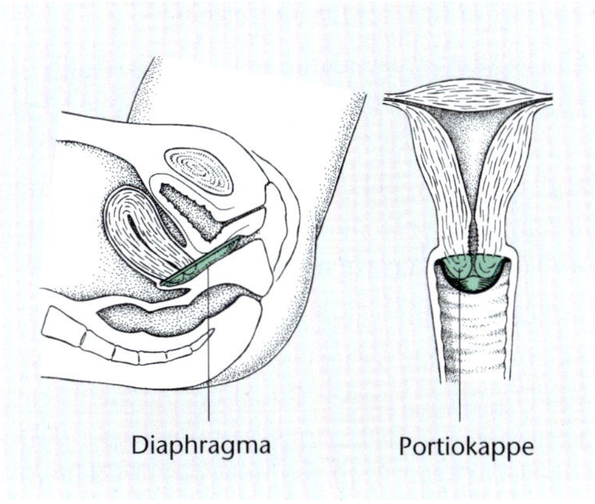

Abb. 21.34: Das Diaphragma (links) besteht aus einem mit Gummi überzogenen, flexiblen Metallring und einer Membran aus dünnem, nachgiebigem Gummi. Die Portiokappe (rechts) ist aus Kunststoff. Sie saugt sich an der Portio fest und bildet einen festen Abschluss zur Vagina. [A300-190]

Das **Kondom** *(Präservativ)* wird kurz vor dem Geschlechtsverkehr über den erigierten (steifen) Penis gestreift und fängt das Sperma auf. Nach dem Geschlechtsverkehr muss der Penis mit dem Kondom aus der Vagina gezogen werden, bevor er erschlafft, damit kein Sperma in die Scheide gelangen kann. Vorteile des Kondoms sind fehlende Nebenwirkungen und ein weitgehender Schutz vor Infektionen (z. B. HIV-Infektionen) bei insgesamt guter Zuverlässigkeit.

Das **Intrauterinpessar** (kurz *IUP*, auch *Intrauterinspirale*, kurz *Spirale*) verhindert die Einnistung des befruchteten Eies (Pearl-Index unter 1). Es sind kupferumwickelte oder progesteronhaltige Metall- oder Kunststoffspiralen, die vom Arzt unter sterilen Bedingungen in die Gebärmutterhöhle eingelegt werden. Das IUP kann je nach Typ 3–5 Jahre in der Gebärmutter verbleiben. Nachteilig ist neben verstärkten Menstruationen (nicht bei hormonhaltigen IUPs) das gehäufte Auftreten von Adnexitiden insbesondere bei Frauen, die noch nicht geboren haben (☞ Abb. 21.35).

Hormonelle Empfängnisverhütung

Die wohl bekannteste Form der hormonellen Kontrazeption sind die **Ovulationshemmer** (*Anti-Baby-Pille*, kurz **Pille**). Sie enthalten eine Kombination aus Östrogenen und Gestagenen. Auf jeweils dreiwöchige Einnahme folgt eine einnahmefreie Woche oder die Einnahme einer Scheinpille *(Plazebo)* in der vierten Woche. Während dieser Zeit setzt durch den Hormonentzug die Menstruation ein. Neu ist die mögliche Einnahme im Langzeitzyklus, bei der erst nach 3–6 Monaten eine Einnahmepause erfolgt. Beim prämenstruellen Syndrom oder bei der Endometriose sind seltene Menstruationen von Vorteil. Die Hormone können auch über die Einlage eines Vaginalringes oder ein Hautpflaster zugeführt werden.

Die Wirkung ist die gleiche: Die Hormonzufuhr unterdrückt die LH-Sekretion in der Mitte des Zyklus (☞ Abb. 21.21) und dadurch die Ovulation (daher auch *Ovulationshemmer*). Außerdem wird die Wanderfähigkeit der Spermien durch den Gebärmutterhals erschwert, indem der Zervixschleim wie in den unfruchtbaren Tagen zäh bleibt. Zusätzlich verändern die Hormone den Transport der Eizelle durch die Eileiter und hemmen die Einnistung der Eizelle durch Einfluss auf das Endometrium.

Durch den Mehrfachschutz ist die hormonelle Kontrazeption außerordentlich zuverlässig (Pearl-Index 0,1–1). Sie ist auch für junge Frauen mit späterem Kinderwunsch geeignet. Die hormonelle Empfängnisverhütung bessert menstruationsbedingte Beschwerden und verringert das Risiko für einige gutartige Tumoren der Eierstöcke und der Brust sowie für das Ovarial- und das Endometriumkarzinom.

Die meisten Frauen vertragen die Ovulationshemmer gut. Nicht gegeben werden dürfen sie nach tiefen Venenthrombosen (☞ 13.5.7), bei hormonabhängigen bösartigen Tumoren wie dem Mammakarzinom (☞ 21.2.10), einigen Blut- und Lebererkrankungen sowie Raucherinnen über 35 Jahren, da dann das Risiko ernsthafter Nebenwirkungen erheblich erhöht ist. Die **Minipille,** ein reines Gestagenpräparat, ist hier oft ein Ausweg. Sie ist kein Ovulationshemmer, sondern verhindert über den zäh bleibenden Zervixschleim das Eindringen der Spermien in die Gebärmutter. Allerdings ist die Sicherheit der Antikonzeption nicht gleich gut wie bei den Ovulationshemmern.

Die **Morning After Pill** *(postkoitale Kontrazeption, Pille danach)* verhindert durch hohe Hormonmengen nicht die *Befruchtung*, sondern die *Einnistung* des befruchteten Eies. Sie ist nur als Notlösung geeignet, z. B. nach Reißen eines Kondoms, aber auch nach einer Vergewaltigung.

Noch später greift die sog. **Abtreibungspille** *(RU 486, Mifepreston)* an. Mifepreston ist ein Anti-Gestagen, ein *Progesteronrezeptorblocker* im Myometrium. Der Keim wird durch die Uterusaktivität nach der Einnistung abgestoßen. In Deutschland ist RU 486 mit strengen Auflagen seit 1999 zum Schwangerschaftsabbruch zugelassen.

Sterilisation

Haben beide Partner in einer Lebensgemeinschaft ihre Kinderwünsche verwirklicht oder bestehen große gesundheitliche Risiken bei der

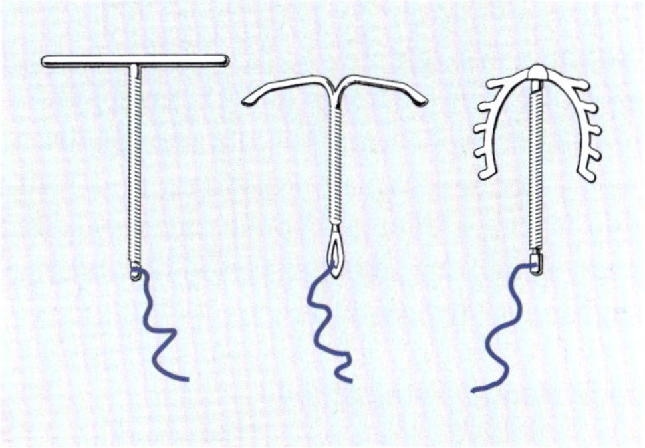

Abb. 21.35: Verschiedene Intrauterinpessare. Das Fädchen ragt aus dem Muttermund und dient zur Lagekontrolle und späteren Entfernung der Spirale. [A300-190]

Frau, eine Schwangerschaft auszutragen, so kann sich einer der beiden dauerhaft sterilisieren lassen. Die **Sterilisation** besteht beim Mann in der Unterbrechung des Samenleiters (Ductus deferens). Bei der Frau erfolgt die operative Unterbindung der Eileiter durch Durchtrennung, Koagulation oder durch Applikation von Clips, meist im Rahmen einer Bauchspiegelung *(Laparoskopie)*.

Schwangerschaftsabbruch ☞ 22.5.6

Literatur und Kontaktadressen

Literatur

Baron-Cohen, S.: Vom ersten Tag an anders. Das weibliche und das männliche Gehirn. Heyne, München 2006

Goerke, K., Junginger, C.: Pflege konkret Gynäkologie Geburtshilfe. Lehrbuch und Atlas für Pflegende und Hebammen. Elsevier, München 2007

Meisenbacher, K.: Empfängnisverhütung. Wissenschaftliche Verlagsgesellschaft, Stuttgart 2006

Riecher-Rössler A, Bitzer J (Hrsg.): Frauengesundheit, Elsevier, München 2005

Kontaktadressen

Deutsche Gesellschaft für Gynäkologie und Geburtshilfe e. V., Robert-Koch-Platz 7, 10115 Berlin, Tel. 030/5148833, www.dggg.de (z. B. mit Leitlinien)

Deutsche Krebsgesellschaft e. V., Steinlestraße 6, 60596 Frankfurt am Main, Tel. 069/6300960, www.krebsgesellschaft.de (u. a. mit Brustkrebsbroschüre zum Download)

Krebsinformationsdienst KID, Deutsches Krebsforschungszentrum Heidelberg, Tel. 0800/4203040, www.krebsinformationsdienst.de

Während Mitte der 70er-Jahre der Unterschied zwischen ihm und ihr von Alice Schwarzer auf einen kleinen anatomischen Unterschied heruntergeschrieben und die übrigen Ungleichheiten der Gesellschaft, Erziehung und Tradition in die Schuhe geschoben wurden, gelten heute neue Töne. Zum Beispiel solche: Männer sind anders. Frauen auch.

Jede Menge Unterschiede

Männer und Frauen unterscheiden sich in ihrer Anatomie und Physiologie, im Verhalten oder beispielsweise in ihren Fähigkeiten, wie sie mit Krankheiten umgehen und diese verarbeiten. Viele der geschlechtstypischen Differenzen halten auch einer strengen Kontrolle durch Physiologen und Anatomen stand. So steuert das Y-Chromosom während der Schwangerschaft nicht nur die primären und sekundären Geschlechtsmerkmale in Richtung Mann. Es sorgt ab Ende der Embryonalzeit auch für die Produktion von Testosteron – des Männlichkeitshormons schlechthin. Damit wird beinahe jede Zelle anders als bei der Frau programmiert. Das doppelte X-Chromosom im weiblichen Körper schützt vor einigen Erkrankungen, die fast nur auftreten, wenn, wie beim Mann, nur ein X vorhanden ist. Ein Beispiel dafür ist die Bluterkrankheit (*Hämophilie* ☞ 3.9.3 und Abb. 5.5), die praktisch nur Männer bekommen.

Beim Gehirn fängt es an

Nun weiß ja das Baby nicht, ob es Bub oder Mädchen ist und wie es sich zu geben hat. Aber es wurden schon bei den Kleinsten geschlechtspezifische Unterschiede festgestellt. So suchen Knaben seltener den Blickkontakt zur Mutter. Sie lächeln seltener und bereits früh fällt auf, dass die Jungen beim Sprechen schlechter abschneiden. Das gilt auch für den Durchschnittsmann. Gutes räumliches Vorstellungsvermögen ist hingegen von Anfang an eine Domäne des starken Geschlechts.

„Männliches" Verhalten wird durch die Konzentration von Testosteron im Mutterleib bestimmt: je höher, desto „männlicher". Nach Meinung der Wissenschaftler bestimmt diese die Verdrahtungen des Gehirns beim Ungeborenen und fördert je nachdem mehr die weiblichen oder männlichen Verhaltensmuster. Dass Frauen ein kleineres Gehirn haben – wie gelegentlich hämisch bemerkt wird – stimmt zwar. Kompensiert wird die geringere Größe durch eine stärkere Furchung der Großhirnrinde und dichtere Anordnung der Nervenzellen. Außerdem wird ein Teil des Mehr für die Steuerung der ausgeprägteren männlichen Muskulatur verbraucht.

Brutpflege ist Frauensache

Noch viel gravierender sind die Unterschiede zwischen Mann und Frau bei den „biologischen Pflichten", in die das Weibchen bei Säugetieren und beim Menschen „hineinevolutioniert" wurde. Es ist die innere Brutpflege, also die Tatsache, dass der Nachwuchs des Paares im Körper der Frau heranwächst, die allen Zweifeln ein Ende setzt. Der von amerikanischen Wissenschaftlern geprägte Begriff **parental investment** (etwa „elterlicher Einsatz für die Nachkommen") ist total frauenlastig. Ein Mann könnte theoretisch tausende von Kindern produzieren, ohne sich um sie zu kümmern. Die Frau muss jedoch in einer bestimmten Tragzeit alles geben – und danach auch nicht viel weniger.

Und was ist mit der Männerbrust? In den ersten sieben Wochen nach der Zeugung entwickeln sich Mädchen und Jungen unterschiedslos. Also wird beim männlichen Fetus auch die Brust angelegt, die ja für die Fortpflanzung und Aufzucht der nächsten Generation lebensnotwendig wäre. Unter Einwirkung von Testosteron verkümmern die „Laktationsorgane" aber. Dass das passiert, ist genetisch durch das Y-Chromosom fixiert.

Stress macht Männer aggressiv

Vermutlich sind auch bei der Frau einige als typisch weiblich bezeichnete Eigenschaften auf den Genen niedergelegt. Stress zum Beispiel ruft bei Mann und Frau ganz unterschiedliche körperliche Reaktionen hervor. Zwar mündet chronischer, negativer Stress (= Distress) bei beiden in die Erschöpfung. Aber Frauen können offenbar damit länger besser umgehen, weil bei ihnen vermehrt Oxytocin (☞ 12.2.1) produziert wird, was beruhigend wirkt. Bei Männern wird mehr Testosteron ausgeschüttet. Das steigert die Aggressivität.

Frauenherzen schlagen anders

Was unter Frauen wenig bekannt ist: Auch bei ihnen sind Herz-Kreislauf-Erkrankungen Nummer 1 unter den Todesursachen. In Deutschland erleiden jährlich 120 000 Frauen einen Herzinfarkt. Trotzdem haben sie mehrheitlich (zwei Drittel) viel mehr Angst vor Brustkrebs.

Gefährlich wird es vor allem, wenn im Klimakterium die natürliche Östrogen-Schutzbarriere wegfällt. Dann lassen Rauchen, Diabetes und Adipositas das Risiko massiver ansteigen als bei Männern. Kommt hinzu, dass die typische Angina-pectoris-Symptomatik in der Regel fehlt und das EKG bei Frauen eine geringere Aussagekraft hat als bei Männern. Um das Maß der Nachteile voll zu machen: Alle Therapiestudien sind „männerlastig". Wirkungen und Nebenwirkungen von Medikamenten sind primär nicht auf den weiblichen Organismus abgestimmt. Die vorbeugende Einnahme von Acetylsalizylsäure (Aspirin®) z. B. schützt Frauen nicht wie Männer vor einem Herzinfarkt.

Risikofaktor Mann?

Trotzdem: Männer sterben – mit nationalen Unterschieden – etwa fünf Jahre früher als Frauen. Ob mehr die Anlage oder der Lebensstil die Ursache ist, muss offen bleiben. An schlechter Stressverarbeitung mag es liegen, dass drei Viertel der Selbstmörder männlich sind. Männer sind im Durchschnitt übergewichtiger, rauchen mehr, suchen seltener den Arzt auf und sprechen dem Alkohol häufiger kräftig zu. Beim Autofahren dasselbe: Etwa zwei Drittel der Verkehrstoten sind männlich. Nur 15% der Männer gehen zur Krebsvorsorgeuntersuchung, aber fast die Hälfte der Frauen.

Aber

Der Unterschied ist also so klein nicht. Aber: Mit besser und schlechter hat das nichts zu tun! Er ist kein Grund dafür, dass Frauen in den meisten Gesellschaften nach wie vor in vielerlei Hinsicht benachteiligt werden, und er bedeutet nicht, dass Erziehung keinen Einfluss hat! Und ausgesprochen reizvoll ist der kleine Unterschied obendrein – ebenfalls nicht nur in anatomischer Hinsicht …

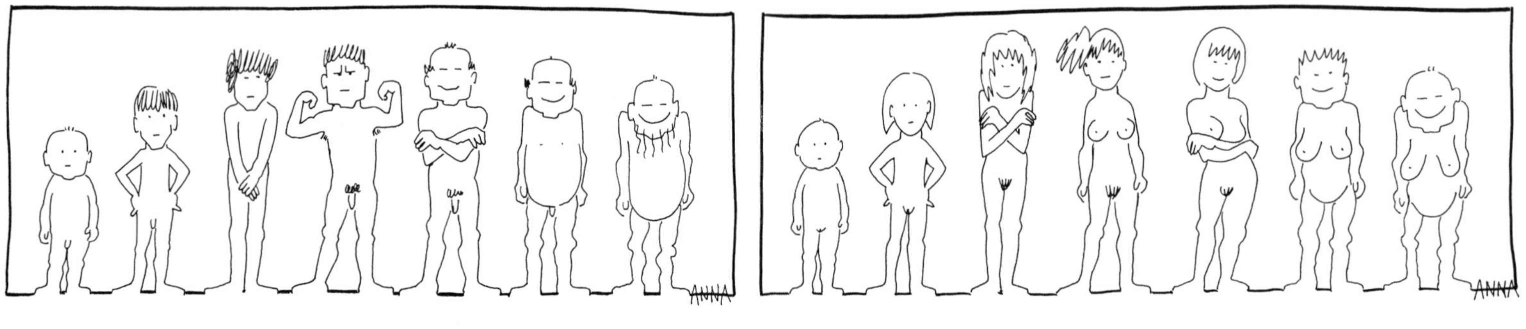

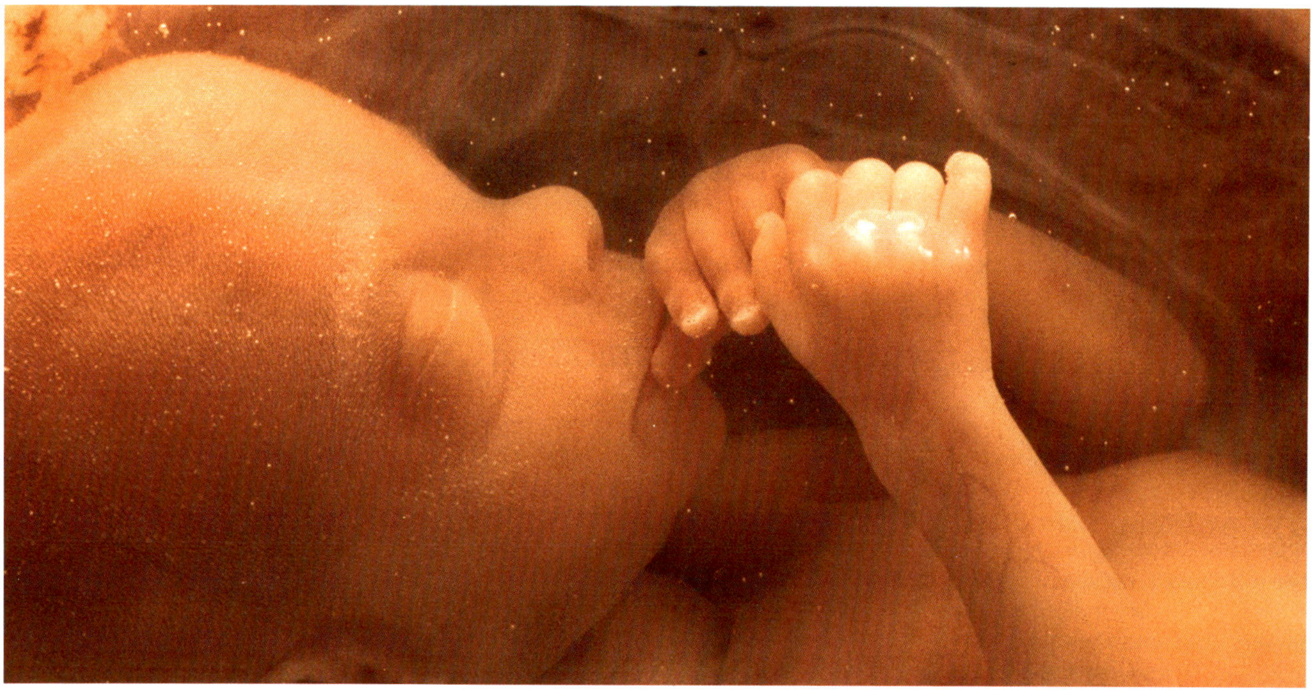

22 Entwicklung, Schwangerschaft und Geburt

Die Entwicklung eines Menschen aus einer einzigen befruchteten Zelle ist ein komplizierter Vorgang, der nicht mit der Geburt, sondern erst mit dem Tod abgeschlossen ist. Man unterscheidet dabei zwischen der **pränatalen** – also *vor* der Geburt stattfindenden – und der **postnatalen** Entwicklung. Die postnatale Entwicklung umfasst alle Prozesse, die *nach* der Geburt ablaufen: Vom Zähnekriegen während der Kindheit über die Geschlechtsreifung des Jugendlichen sowie Partnerwahl und Elternrolle des Erwachsenen bis zum körperlichen Abbau im Alter.

Die pränatale Entwicklung lässt sich grob in drei Abschnitte unterteilen:

- Das Stadium der ersten mitotischen Zellteilungen, gelegentlich auch **Keimphase** genannt, umfasst alle Prozesse von der Befruchtung bis zur Einnistung der befruchteten Eizelle in die Gebärmutterschleimhaut und ist etwa mit dem 10. Tag abgeschlossen
- Die nun folgende **Embryonalphase** (man spricht entsprechend vom **Embryo**) beginnt in der zweiten Woche und endet mit der vollendeten achten Woche nach der Befruchtung. Es ist die Zeit der **Organogenese** *(Organbildung):* Während dieser Wochen werden fast alle Organe angelegt. Der Kliniker notiert allerdings z. B. für die achte Woche ab erfolgter Befruchtung (*Schwangerschaftsdauer post conceptionem = p.c. = Gestationsalter*) bereits die 10. SSW *(Schwangerschaftswoche)*, da er ab dem ersten Tag der letzten Menstruation – *post menstruationem = p. m.* – rechnet. Die folgenden Angaben in Schwangerschaftswochen (SSW) beziehen sich auf diese *klinische* Zählweise
- Ab der 11. SSW wird der Keim als **Fetus** *(Fet, Foetus)* bezeichnet. Während des **Fetalstadiums** differenzieren sich die Organe und nehmen ihre Funktionen auf, so dass ein Überleben etwa ab 24. SSW außerhalb des Mutterleibes möglich wird. Besonders in den letzten zwei Monaten kommt es zu einer erheblichen Gewichtszunahme durch Fettanlagerung. Gegen Ende der Schwangerschaft setzt der Fetus selbst die Prozesse in Gang, die die Geburt beginnen lassen.

22.1 Von der Befruchtung bis zur Einnistung

Die biologischen Reaktionen bei der Befruchtung und in den ersten Tagen danach sind äußerst komplex. Es verwundert deshalb nicht, dass es nur rund 45% (manche schätzen sogar nur 30%) aller Eizellen, die mit Samenzellen in Kontakt gekommen sind, überhaupt schaffen, sich im Endometrium einzunisten. Die häufigsten Ursachen für diese niedrige „Erfolgsquote" sind genetische Defekte der befruchteten Eizelle (insbesondere nummerische Chromosomenaberrationen ☞ 5.2.2) und Fehlentwicklungen des Endometriums. Dies ist mit ein Grund, weshalb bei Kinderwunsch durchschnittlich vier Monate regelmäßigen Sexualverkehrs vergehen, bevor eine Schwangerschaft eintritt. Ab 35 Jahren liegt allerdings die Chance, schwanger zu werden, pro Zyklus nur noch bei 10%.

Männliche und weibliche Keimzellen

Eine der wichtigsten Voraussetzungen für die Fähigkeit, Nachkommen zu erzeugen, ist die Bereitstellung von funktionstüchtigen **Keimzellen** *(Geschlechtszellen, Gameten)*. Diese besitzen im Gegensatz zu sonstigen Körperzellen nur einen haploiden („einfachen") Chromosomensatz (Details ☞ 3.8.2). Die männliche Keimzelle heißt *Samenzelle* oder **Spermium,** die weibliche Keimzelle wird **Eizelle** oder *Ovum* genannt (Details zur Keimzellbildung ☞ 21.1.4 und 21.2.2).

Die Befruchtung

Trifft die Eizelle während ihres Transports zum Uterus auf befruchtungsfähige Spermien, kann es zur Verschmelzung beider Keimzellen und damit zur **Befruchtung** *(Konzeption, Empfängnis)* kommen. Die Befruchtung führt zur Wiederherstellung des doppelten (diploiden) Chromosomensatzes, sie sorgt (zusammen mit der Meiose ☞ 3.8.2) durch Vermischung des Erbgutes für Speziesvariationen, und im Augenblick der Befruchtung wird auch bereits das (chromosomale) Geschlecht des neuen Organismus festgelegt (☞ Abb. 22.1).

Das Ejakulat befindet sich nach der Ejakulation dicht vor dem äußeren Muttermund (☞ Abb. 21.11). Die Spermien wandern durch Muttermund und Uterushöhle aufwärts in die Eileiter. Die Sekretion von dünnflüssigem Zervixschleim erleichtert das Eindringen der Spermien. Trotzdem erreichen nur etwa 300–500 der vielen Millionen Spermien das obere Drittel des Eileiters. Dort treffen dann meist mehrere Spermien fast gleichzeitig auf die Eizelle. Die Zellmembranen des ersten Spermiums und der Eizelle verschmelzen miteinander, und das Spermium dringt rasch in die Eizelle ein **(Imprägnation).** Unmittelbar danach wird die Zona pellucida (☞ 21.2.2) chemisch verändert und dadurch für weitere Spermien unpassierbar.

In der Eizelle bleibt der Spermienkopf in der Nähe des weiblichen Kernes liegen, sein Schwanz wird abgestoßen. Der Kopf schwillt an und bildet den **Vor-**

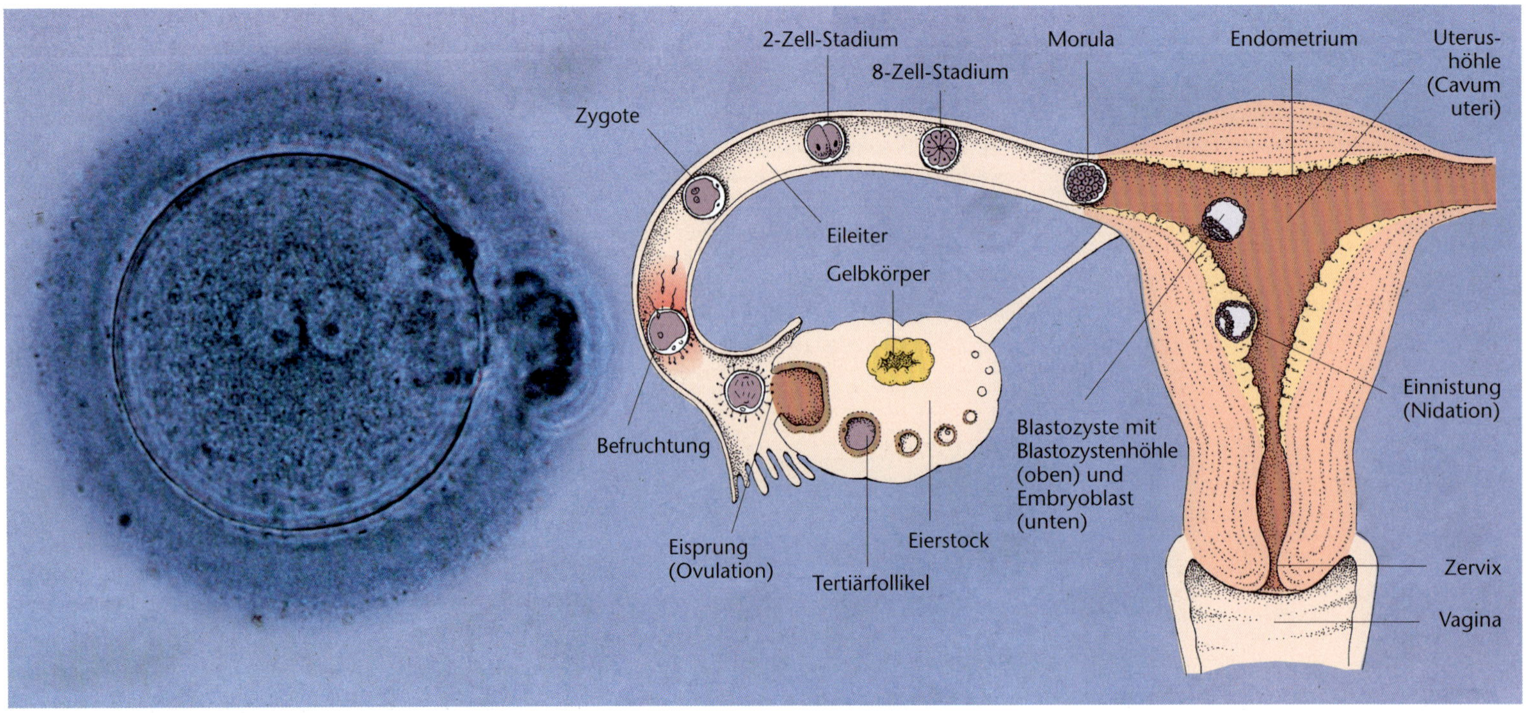

Abb. 22.1: Entwicklung des Keimes von der Zygote über das Zwei-Zell-Stadium bis zur Blastozyste. [Foto: T077]

22

kern, der sich mit dem gleichartigen Vorkern der Eizelle vereinigt. Die neu entstandene Zelle – **Zygote** genannt – enthält also, wie jede normale Körperzelle, alle 23 Chromosomen in doppelter (diploider) Ausführung, je 23 vom Vater (bzw. Spermium) und 23 von der Mutter (bzw. Eizelle).

Die ersten Zellteilungen (Furchung)

Wenige Stunden später beginnen die ersten Zellteilungen, die **Furchungsteilungen.** Aus der Zygote werden zunächst zwei Zellen, dann vier, acht, sechzehn usw., bis sich eine Zellkugel bildet, die mikroskopisch gesehen einer Beere ähnelt und deshalb als **Morula** *(morum* = Maulbeere) bezeichnet wird. Bis zum Acht-Zell-Stadium behält jede der immer kleiner werdenden Zellen alle Entwicklungsmöglichkeiten zum Gesamtorganismus (*Totipotenz* ☞ 3.11). Etwa am vierten Tag nach der Befruchtung verwandelt sich die Morula durch Flüssigkeitsaufnahme in einen hohlen Zellball, die **Blastozyste** *(Keimblase).* Die Aushöhlung heißt **Blastozystenhöhle** (☞ Abb. 22.1 und 22.7)**.**

Wie Abb. 22.7–22.10 zeigen, hat die Blastozyste eine Verdickung, die die eigentliche Embryonalanlage enthält (**Embryoblast**). Die Zellwand der umgebenden Blase, der **Trophoblast** (*trophe* = Ernährung), dient nach der Einnistung zusammen mit mütterlichem Gewebe in den ersten zwei Wochen der Ernährung des Embryos.

Die Einnistung (Nidation)

In diesem Stadium erreicht die Blastozyste den Uterus. Sie liegt zunächst noch frei in der Uterushöhle. Am 5.–6. Tag lagert sich die Blastozyste, mit dem Embryonalpol vorangehend, an das Endometrium an. Zu diesem Zeitpunkt produzieren die Trophoblastzellen *proteolytische* (gewebsandauende Enzyme), die es ihnen ermöglichen, sich in das Endometrium „einzufressen“. Das Eindringen in das mütterliche Gewebe wird durch die Schleimhaut unterstützt: Durch das Gelbkörperhormon *Progesteron* (☞ 21.2.7) ist das Endometrium auf die Aufnahme der Frucht vorbereitet.

Neben den proteolytischen Enzymen wird nun vom Trophoblasten das Schwangerschaftshormon ***h**umanes **C**horion**g**onadotropin* **(HCG)** gebildet, das in den ersten Wochen der Schwangerschaft die Funktion des Gelbkörpers aufrechterhält. Ansonsten würde das Endometrium abgestoßen, eine Schwangerschaft wäre nicht möglich. HCG ist im mütterlichen Serum am 9. Tag p.c., also noch vor dem Ausbleiben der Regelblutung, nachzuweisen. Im Urin ist HCG ab dem 14. Tag p.c. messbar, was die Basis der freiverkäuflichen Schwangerschaftstests darstellt.

Am 11.–13. Tag ist der Keim vollständig vom Endometrium umgeben. In diesem Stadium wird das Gewebe vermehrt durchblutet, was zu einer leichten Blutung führen kann, die manche Frauen mit einer Menstruation verwechseln, obwohl sie bereits schwanger sind.

Eine **Superfekundation,** d.h. die Befruchtung von zwei Eizellen bei zwei verschiedenen Kohabitationen (also auch durch zwei verschiedene Männer) ist möglich, eine **Superfetation,** d.h. eine Konzeption während einer bereits bestehenden Schwangerschaft (Einnistung der Eizelle) hingegen nicht.

Mehrlinge

Entwickeln sich zwei oder mehr Embryonen gleichzeitig in der Gebärmutter, spricht man von **Mehrlingen.** Medizinisch bedeutsam sind Mehrlingsschwangerschaften dadurch, dass sie für Mutter wie Kinder im Vergleich zu einer Einlingsschwangerschaft mit erhöhtem Risiko verbunden sind und daher besonderer Überwachung bedürfen.

Zwillinge können durch die gleichzeitige Befruchtung von zwei Eizellen mit verschiedenen Spermien entstehen (entsprechend **Drillinge** bei der Befruchtung von drei Eizellen usw.). Diese Eizellen können vom Eierstock nur einer Seite oder von beiden Seiten stammen. Die Zwillinge sind dann **zweieiig** *(dizygot).* Sie können gleich- oder verschiedengeschlechtlich sein. Genetisch sind sie sich nicht ähnlicher als Geschwister aus verschiedenen Schwangerschaften (☞ Abb. 22.11).

Eineinige Zwillinge entwickeln sich immer aus einer Eizelle – sie sind *monozygot.* Sie haben das gleiche Geschlecht, sind genetisch identisch und sehen in der Regel auch gleich aus. Die Teilung der befruchteten Eizelle in zwei vollständige Organismen kann dabei sehr früh erfolgen (z.B. im Zwei-Zell-Stadium), aber auch erst spät nach Einnistung der Blastozyste. Dies hat Bedeutung für die Eihaut- und Plazentaverhältnisse und damit für das kindliche Risiko (☞ 22.2.3). Teilt sich die Embryonalanlage nicht vollständig, entstehen die miteinander verwachsenen **siamesischen Zwillinge.** Die häufig versuchte operative Trennung dieser Zwillinge nach der Geburt ist vor allem dann problematisch, wenn nicht alle Organe vollständig doppelt angelegt sind.

Je mehr, desto seltener

Auf 80–90 Geburten kommt eine Zwillingsgeburt. Spontane Drillinge (also nicht durch die heutigen Möglichkeiten der Fortpflanzungsmedizin entstandene) sind mit 1 auf 7500 Geburten sehr viel seltener. Zwei Drittel aller Zwillinge sind zweieiig.

Schwangerschaft am falschen Ort

Meist nistet sich die Blastozyste im oberen Drittel der hinteren Uteruswand ein. Hiervon abweichende Lokalisationen der Frucht innerhalb der Gebärmutter, etwa in der Nähe des Muttermundes, können zu schweren Blutungen während der Schwangerschaft und der Geburt führen (**Plazenta praevia** ☞ Abb. 22.30).

In 1–2% aller Schwangerschaften kommt es aber zur Einnistung *außerhalb* der Gebärmut-

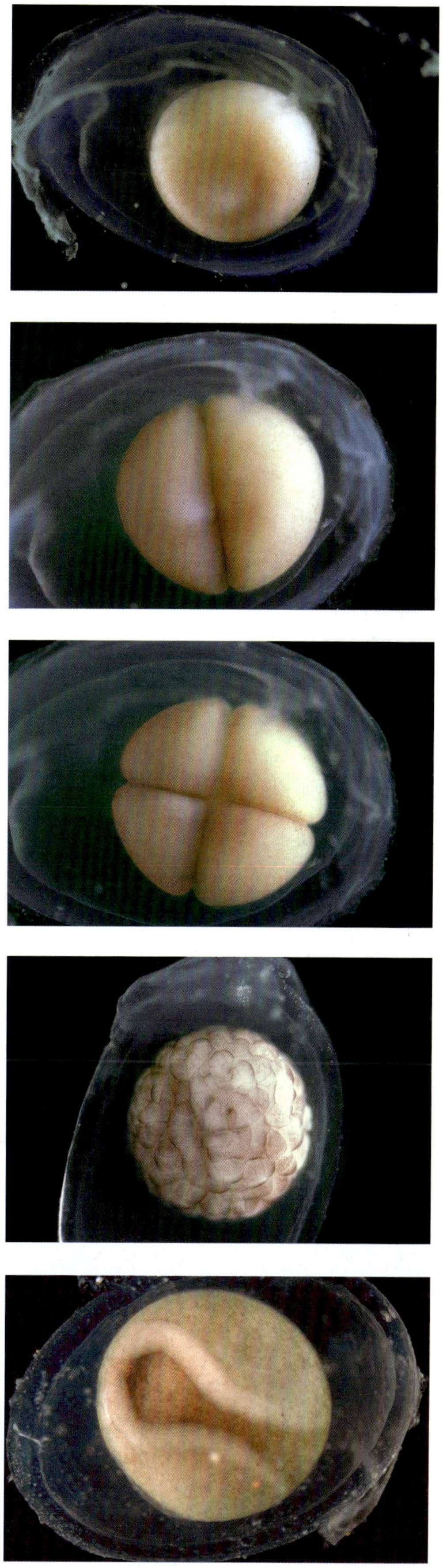

Abb. 22.2–22.6: Teilungsstadien des befruchteten Eies (von oben nach unten, tierisches Präparat): Zygote, Zwei-, Vier-Zell-Stadium und Morula. Das unterste Bild zeigt eine spätere Entwicklungstufe, bei der sich gerade die Neuralrinne ausbildet, aus der später Gehirn und Rückenmark entstehen. [J590]

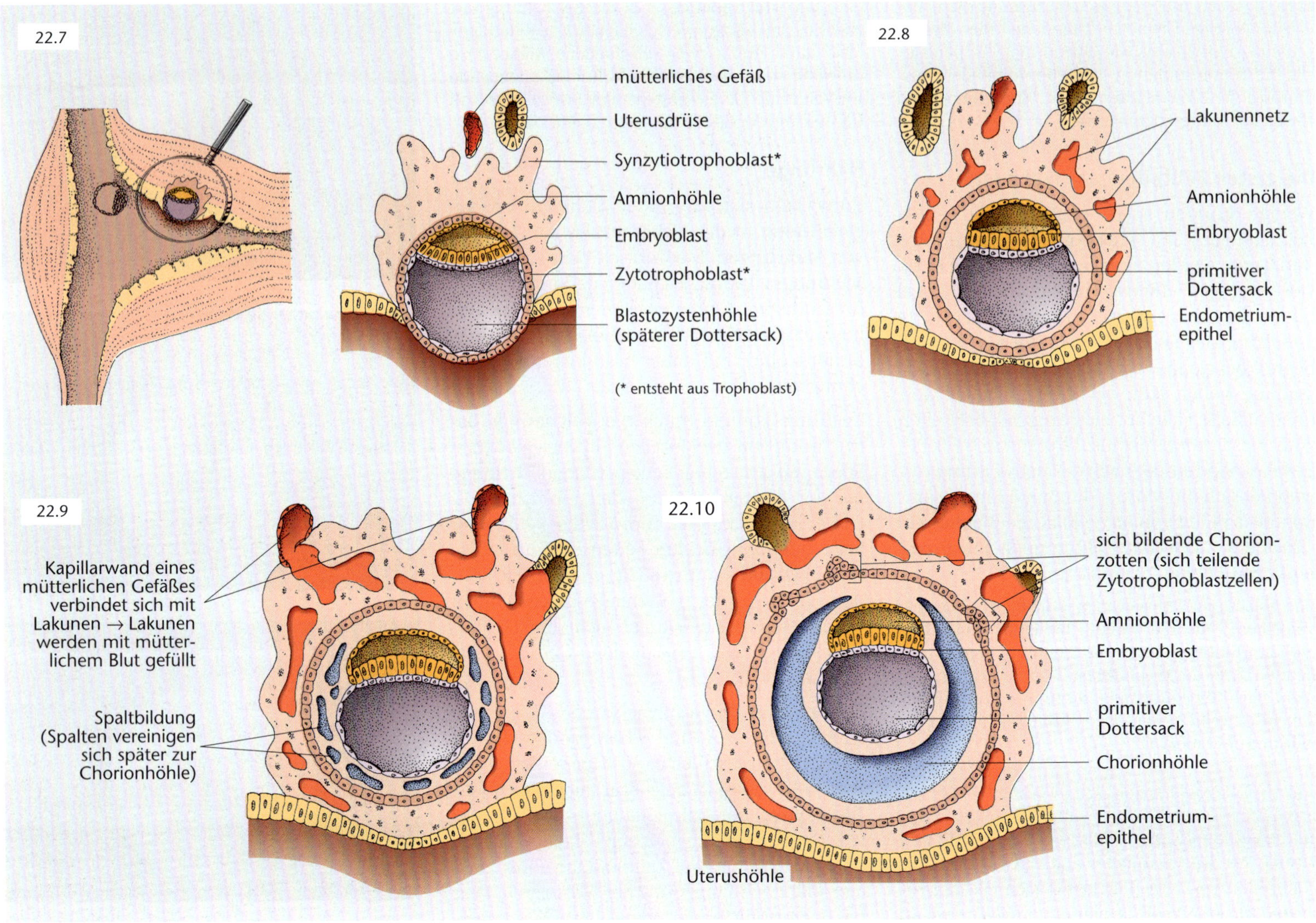

Abb. 22.7 – 22.10: Einnistung (Nidation) der Blastozyste, Ausbildung des Dottersacks und beginnende Zottenbildung.

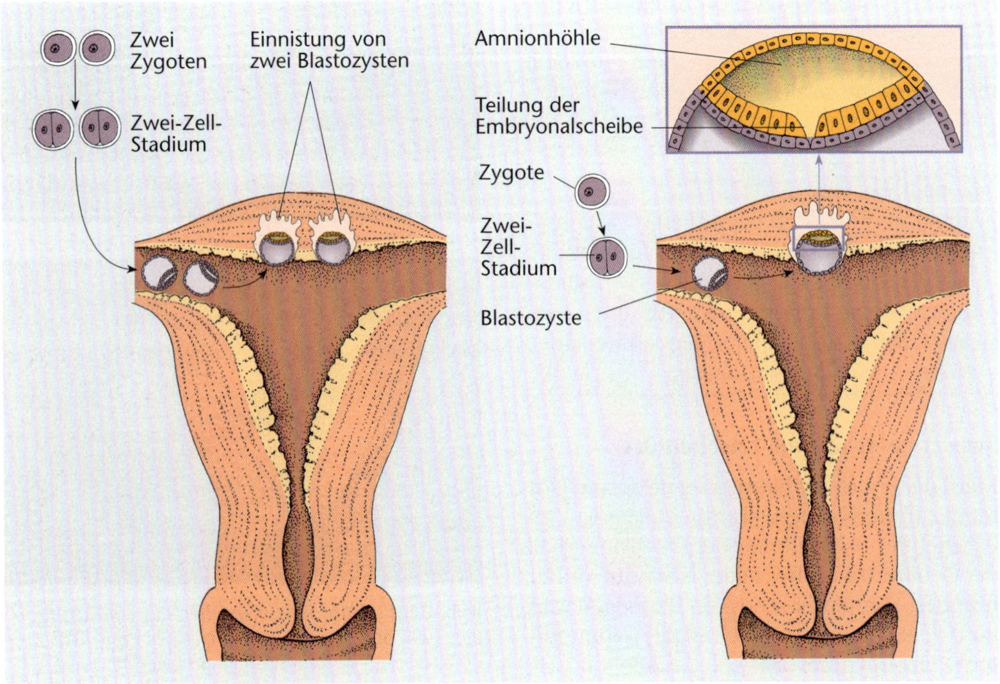

Abb. 22.11: Entstehung von Zwillingen. Links Entwicklung zweieiiger Zwillinge aus zwei Eizellen, rechts Entwicklung eineiiger Zwillinge bei Trennung im sehr späten Stadium (Schemazeichnung).

ter (**Extrauteringravidität,** *EUG* = Schwangerschaft außerhalb der Uterushöhle). In über 90% der Fälle nistet sich die Frucht im Eileiter ein (☞ Abb. 22.12; **Eileiterschwangerschaft** = *Tubargravidität*), selten im Eierstock (**Eierstockschwangerschaft** = *Ovarialgravidität*) oder in der Bauchhöhle (**Bauchhöhlenschwangerschaft** = *Abdominalgravidität*). Die Frucht beginnt zwar, sich zu entwickeln, stirbt aber in der Regel nach unterschiedlicher Dauer ab, weil sie keinen Platz mehr zum Wachsen hat und nicht mehr ausreichend versorgt wird. Gefürchtet ist die **Tubarruptur** *(Eileiterzerreißung)*, da die Frau dabei verbluten kann. Mit der Ultraschalluntersuchung ist die Extrauteringravidität relativ leicht zu diagnostizieren („leere" Gebärmutterhöhle bei positivem Schwangerschaftstest).

Bei rechtzeitiger Diagnose kann der Eileiter meist erhalten werden, in der Regel durch eine *laparoskopische* Operation (*sog.* Schlüssellochoperation) zusammen mit dem Einspritzen von Medikamenten in den Eileiter. Verliert die Frau aber viel Blut und entwickelt sie Schocksymptome, muss *laparotomiert* werden (Operation mit Eröffnung des Bauchraumes).

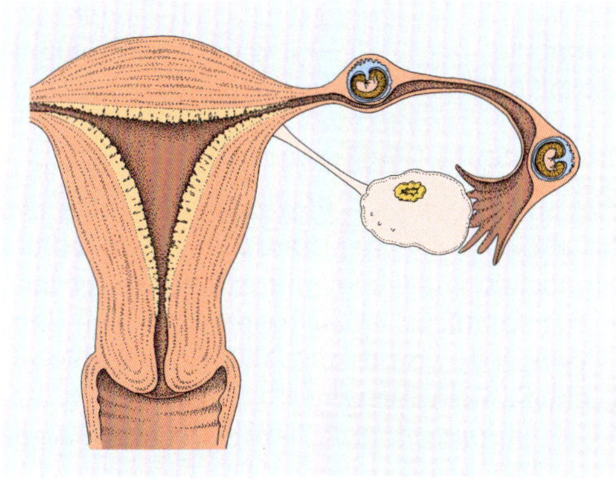

Abb. 22.12: Häufigste Extrauteringravidität ist die Eileiterschwangerschaft, wobei sich die Frucht sowohl im relativ weiten, gebärmutterfernen Teil des Eileiters als auch im engen, gebärmutternahen Teil einnisten kann.

22.2 Die Entwicklung des Embryos

22.2.1 Die Organentwicklung

Etwa acht Tage nach der Befruchtung differenziert sich der Embryoblast in zwei verschiedene Keimschichten, die zusammen die **Keimscheibe** bilden. Die beiden Keimschichten entwickeln sich schließlich zu drei Schichten, den drei **Keimblättern** (☞ Abb. 22.14). Aus diesen entwickeln sich in den Folgewochen die verschiedenen Organe und Gewebe:

- Aus der äußeren, dem Uterusmuskel zugewandten Schicht, dem **Ektoderm,** bilden sich vor allem das Nervensystem, die Sinnesorgane und die Haut
- Aus der mittleren Schicht (**Mesoderm**) formieren sich in erster Linie das Herz und andere Muskeln, die meisten Binde- und Stützgewebe (☞ 4.3), die Geschlechtsorgane, das Skelett, die Blutgefäße, die Blutkörperchen, die Nieren, die lymphatischen Organe und die Unterhaut
- Aus der inneren, der Uterushöhle zugewandten Schicht (**Entoderm**) entstehen hauptsächlich die Epithelien der Atmungs- und Verdauungsorgane, die ableitenden Harnwege sowie die Organe Schilddrüse, Leber und Pankreas.

Entscheidend für die erfolgreiche Entwicklung des Keimes ist die Kommunikation zwischen den nun schon stärker differenzierten Zellen. In einer bisher nur teilweise entzifferten Sprache aus elektrischen und chemischen Signalen beeinflussen sich die Zellen und stoßen sich gegenseitig zum jeweils nächsten Entwicklungsschritt an (☞ Abb. 22.13).

22.2.2 Die Ernährung des Embryos und die Plazenta

Der Trophoblast

Während die Blastozyste zunächst noch von Sekreten aus der Uteruswand ernährt wird, übernimmt die Ernährung des größer werdenden Embryos der **Trophoblast,** der sich dazu in zwei Schichten aufteilt:

- Den **Zytotrophoblast,** der den Embryoblast weiterhin umgibt und ständig neue Zellen bildet
- Den **Synzytiotrophoblast,** eine durch Verschmelzung von Trophoblastzellen entstandene vielkernige „Riesenzelle". Der Synzytiotrophoblast wächst immer weiter in das Endometrium hinein (☞ Abb. 22.7). Die dabei freigesetzten Stoffe dienen der Ernährung des Embryos (**histiotrophe Phase** der Keimernährung, von histio = Gewebe, trophe = Ernährung).

Die frühe Plazentaentwicklung

Die *Plazentaentwicklung* **(Plazentation)** beginnt um den achten Tag nach der Befruchtung. Im Synzytiotrophoblasten bilden sich Hohlräume, die zu Lakunen („Seen") zusammenfließen. Um den 12. Tag ist der Synzytiotrophoblast so weit in das Endometrium eingewachsen, dass Uteruskapillaren eröffnet werden und mütterliches Blut in das **Lakunennetz** gelangt (☞ Abb. 22.8 und 22.9). Von nun an wird der Keim direkt durch das Blut der Mutter ernährt **(hämotrophe Phase).**

Der Zytotrophoblast verdickt sich ab dem 13. Tag durch Zellteilungen zum **Chorion** *(Zottenhaut),* das den Keim vollkommen umgibt (☞ Abb. 22.10). Durch Einwachsen von Zytotrophoblastzellen aus dem Chorion in den Synzytiotrophoblasten entstehen die ersten **Zotten,** die sich in der Folgezeit durch Einsprossen von Bindegewebe und Kapillaren ausdifferenzieren.

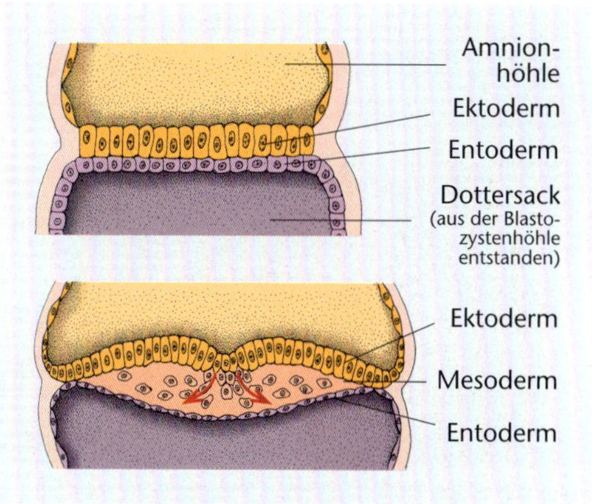

Abb. 22.14: Die Entwicklung der Keimblätter. Aus der zweischichtigen Keimscheibe (oben) entwickelt sich durch das Einwandern von Mesodermzellen die dreischichtige Keimscheibe (unten).

Wegen der besseren Ernährungsbedingungen auf der dem Myometrium zugewandten Seite wachsen die Zotten auf dieser Seite weiter (☞ Abb. 22.19–22.21), während sich die Zotten auf der Seite der Uterushöhle zurückbilden (Abb. 22.19–22.21). Dadurch teilt sich das Chorion in einen zottentragenden Bereich, die **Chorionplatte** *(Chorion frondosum),* dem kindlichen Anteil der späteren Plazenta, und einen zottenlosen Teil, die **Chorionhaut** *(Chorion laeve).*

Anfänglich ist das destruktive Einwachsen des Keimlings in das mütterliche Endometrium der zerstörerischen Wucherung eines Tumors nicht unähnlich. Etwa 2–3 Tage jedoch später beginnt sich das Endometrium in die **Dezidua** umzuwandeln, wobei die dabei gebildete Grundsubstanz auf der mütterlichen Seite dem weiteren Eindringen Einhalt gebietet. Die Dezidua im Bereich der Chorionplatte heißt auch **Decidua basalis,** die Dezidua im übrigen Teil der Gebärmutter **Decidua parietalis.** Die Dezidua

Abb. 22.13: Als eindrucksvolles Beispiel der zeitlichen „Abspulung" des genetischen Bauplanes und der Kommunikation zwischen embryonalen Zellen gilt die Entwicklung der Augen. Hierbei bewegen sich Gewebeverbände des Vorderhirns langsam auf die Oberfläche des Kopfes zu. Der Frontteil des Vorderhirns beginnt, sich in sich selbst zurückzuschlagen und eine becherartige Form anzunehmen. Unter dem Einfluss von Botenstoffen beginnen sich nun bestimmte Hautpartien zu Linsen- und Hornhautgewebe zu spezialisieren.

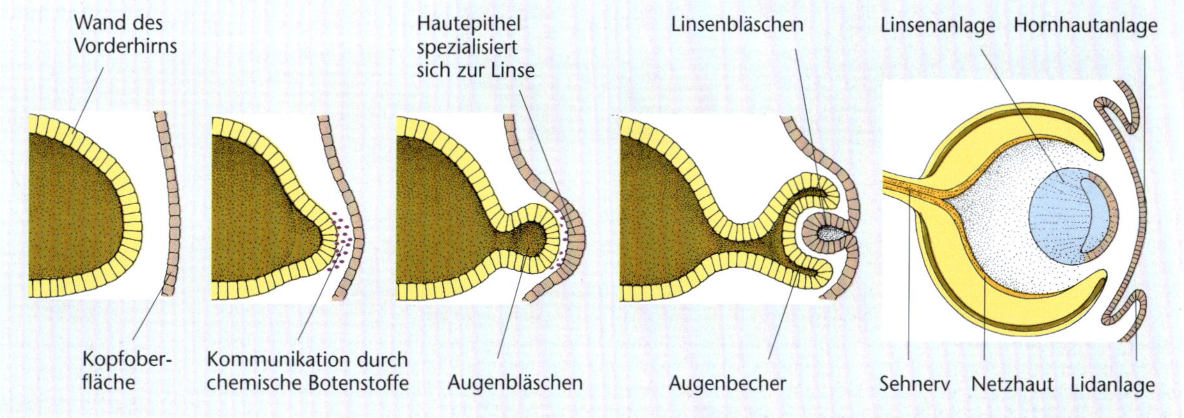

22

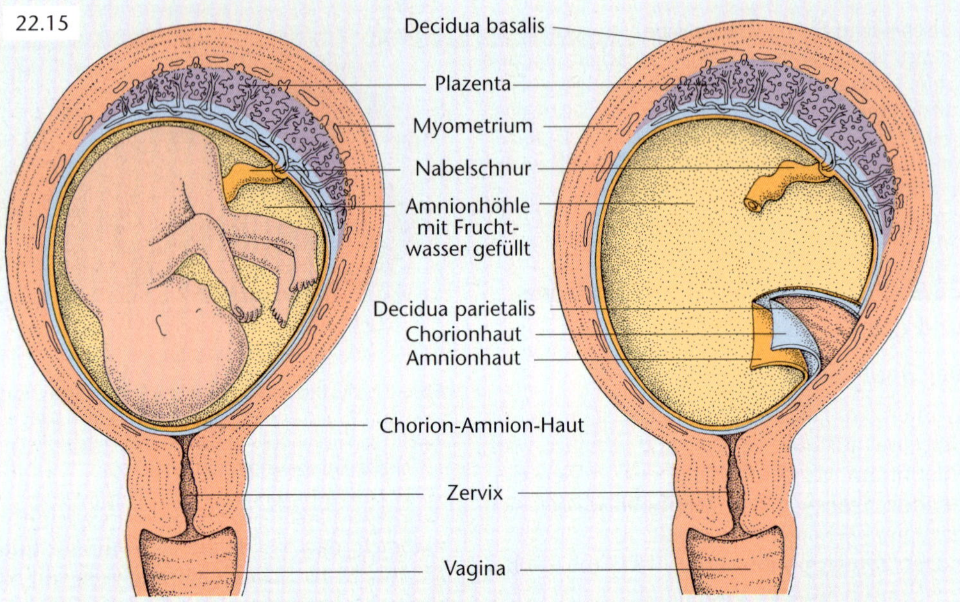

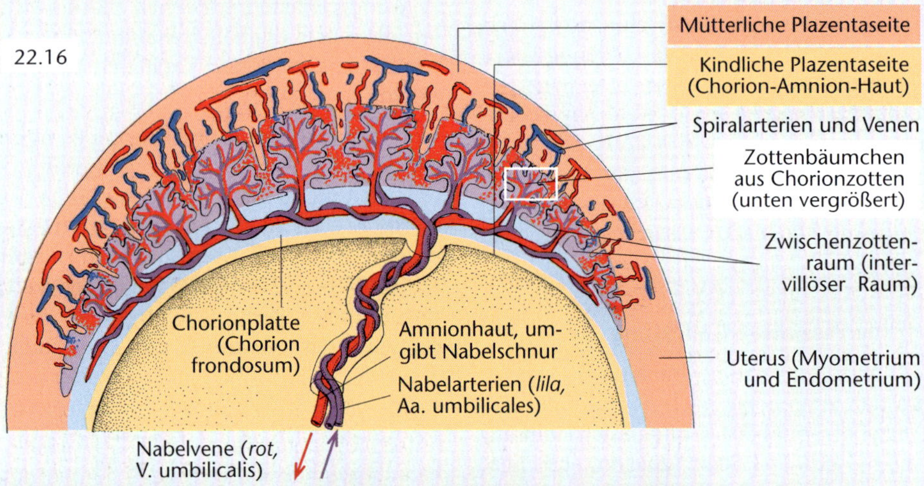

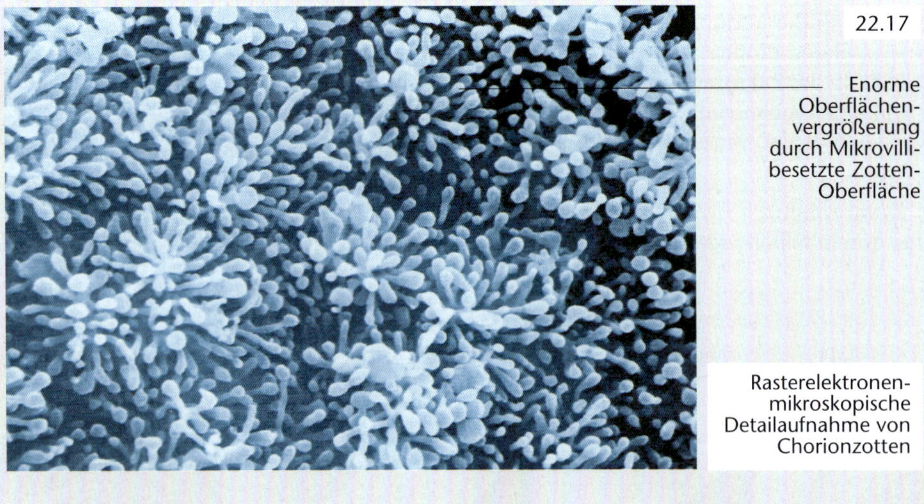

Abb. 22.15 (oben): Aufbau der Plazenta – im rechten Bild ist die Frucht nicht dargestellt, dafür aber die Schichtung der einzelnen Eihäute hervorgehoben.
Abb. 22.16 (Mitte): Detailzeichnung der Plazenta mit Darstellung der kindlichen Gefäße in der Nabelschnur, die sich in der Chorionplatte verzweigen (von unten in Abb. 22.16 kommend), sowie der mütterlichen Gefäße (oben in Abb. 22.16), die ihr Blut fontainenartig in die Zwischenzottenräume spritzen.
Abb. 22.17 (unten): Rasterelektronenmikroskopische Detailaufnahme von Chorionzotten mit Mikrovilli, die die Oberfläche der Chorionzotten extrem vergrößern. Über die Chorionzotten gelangen Sauerstoff und Nährstoffe vom mütterlichen in den kindlichen Kreislauf. Gleichzeitig werden Kohlendioxid und Abfallstoffe des kindlichen Stoffwechsels in den mütterlichen Kreislauf zurückgeführt. [C160]

ist auch Ort der *immunologischen Toleranz* des Keimlings, der ja zu 50% (väterliches) Fremdeiweiß für die Mutter darstellt.

Die Plazenta (Mutterkuchen)

Die so entstandene **Plazenta** (*Mutterkuchen*, lat. placenta = Kuchen) baut sich also aus einem kindlichen und einem mütterlichen Anteil auf:

- Der *kindliche Anteil* besteht aus der **Chorionplatte** und den ca. 15–20 **Zottenbäumchen** *(Kotelydonen)*
- Der *mütterliche Anteil* ist die **Decidua basalis** (☞ Abb. 22.15).

Die Chorionplatte zweigt sich immer weiter auf, so dass sich reich verzweigte Zottenbäumchen bilden (☞ Abb. 22.16), deren Oberfläche durch Mikrovilli (fingerförmige Ausstülpungen) extrem vergrößert wird (☞ Abb. 22.17). Um die Zotten herum bleiben schmale Spalten, die **Zwischenzottenräume** *(intervillöse Räume)*.

Die Blutversorgung der Plazenta

Das für die Versorgung des Embryos und Feten benötigte Blut der Mutter kommt aus spiralförmigen Arterien der Gebärmutter, fließt in die Zwischenzottenräume und umspült so die Zotten. Das Blut fließt dann über Venen zurück in den mütterlichen Kreislauf.

Die Blutversorgung des Kindes

Das sauerstoff- und nährstoffreiche kindliche Blut sammelt sich, nachdem es die Zottenbäumchen durchströmt hat, in kleineren Venen, die in der Chorionplatte verlaufen, und fließt dann über die **Nabelschnurvene** *(V. umbilicalis)* zum Feten.

Das sauerstoffarme kindliche Blut wird vom embryonalen bzw. fetalen Herzen über zwei **Nabelschnurarterien** *(Aa. umbilicales)* in die Blutgefäße der Zottenbäumchen zurückgepumpt.

Auch das sauerstoffreiche Blut in der Nabelschnurvene sieht nicht wie beim Erwachsenen hellrot aus: Es hat nur eine 60- bis 70%ige Sauerstoffsättigung, da der Gasaustausch in der Plazenta aus anatomischen Gründen nicht vollständig ist. Bis zur Geburt lebt das Kind also in einem relativ niedrigen Sauerstoffmilieu und muss sich entsprechend anpassen – **„Mount Everest in utero"** ist ein anschaulicher, allerdings in Bezug auf die Höhe etwas übertriebener Vergleich. Wie ein Bergsteiger, der sich an die Höhe adaptiert (☞ 1.6.4), hat das Ungeborene eine sehr hohe Herzfrequenz und eine Polyglobulie (Zunahme der roten Blutkörperchen ☞ 13.2.7), um mehr Sauerstoff transportieren zu können.

Aufgaben der Plazenta

Wesentliche Aufgaben der Plazenta sind:

- Hormon-, Enzym- und Proteinbiosynthese
- Stoffaustausch
- Gasaustausch
- Wärmeaustausch
- Immunschutz des Feten.

Die Hormonproduktion und Syntheseleistungen der Plazenta

Zytotrophoblast und Synzytiotrophoblast sind als Hormonproduzenten in der Lage, praktisch jedes Hormon des Organismus zu produzieren. Insbesondere die Sexualhormone Östrogene und Progesteron und das Schwangerschaftshormon HCG synthetisieren sie in großen Mengen. Bereits ab dem 3. Schwangerschaftsmonat kann die Plazenta die Hormonproduktion des Gelbkörpers vollständig ersetzen.

Einige Hormone werden in der mütterlichen Dezidua aus Vorstufen des mütterlichen *und* kindlichen Organismus *und* des Trophoblasten gebildet. Wegen dieser engen Beziehung spricht man auch von **feto-maternaler Einheit.**

Außerdem bildet die Plazenta unzählige Enzyme, Transport-, Speicher- und Strukturproteine.

Stoff- und Gasaustausch

Die Versorgung des Kindes mit Sauerstoff und Nährstoffen und der Abtransport von Stoffwechselprodukten erfolgt mit dem mütterlichen Blut, das die kindlichen Zotten, in denen Gefäße laufen, in einer Art Blutsee umgibt. Die völlige Trennung der mütterlichen und kindlichen Blutkreisläufe erfolgt also durch das Zottengewebe. Entsprechend bedarf es oft großer Stoffwechselleistungen der Plazenta, größere Moleküle – wie z. B. Aminosäuren oder in der zweiten Schwangerschaftshälfte gar Proteine – durch die sog. **Plazentarschranke,** also durch Chorion, fetales Bindegewebe und Gefäßendothel, oft gegen einen Konzentrationsgradienten zu transportieren. Nur kleine, fettlösliche Substanzen wie Gase, Narkosemittel oder einige Medikamente gelangen durch einfache Diffusion zum Feten. Mutter und Kind haben jeder eine eigene Blutbildung und oft auch verschiedene Blutgruppen!

> **Kind isst immer mit**
>
> Alles, was die werdende Mutter zu sich nimmt, ob frisches Obst und kalziumreiche Nahrung oder Alkohol, Tabletten und Nikotin, erreicht das Kind mehr oder minder schnell: Die schützende Plazentarschranke ist in der Vergangenheit oft überschätzt worden. Dramatische Auswirkungen auf die kindliche Entwicklung wie z. B. bei der Contergan®-Katastrophe (☞ 22.4) haben das gezeigt. Nur wenige, sehr große Moleküle wie z. B. das Heparin können diese Schranke nicht überwinden. Bei einer notwendigen mütterlichen Heparinisierung wird das Kind somit nicht mitbehandelt.

Wärmeaustausch

Als sehr stoffwechselaktiver Organismus muss das wachsende Kind seine Wärme loswerden. Das geschieht über das Fruchtwasser und den Wärmeaustausch in der Plazenta. Das Ungeborene ist immer ca. 0,5 ° Celsius wärmer als die Mutter, quasi eine Art Backofen in ihrem Bauch. Die mütterliche Kreislaufanpassung in der Schwangerschaft hat somit auch die Aufgabe, diese Überwärme abzuführen.

Immunschutz des Feten

Dass die Keimanlage und später der Embryo oder Fetus nicht als (väterliches) Fremdeiweiß abgestoßen wird, grenzt an ein biologisches Wunder. Obwohl es die Transplantationsmedizin auf der Suche nach den Ursachen beflügelt hat, ist der Mechanismus nach wie vor nicht vollständig geklärt.

Gesichert ist aber, dass einerseits die Dezidua Ort einer gewissen Immuntoleranz ist und andererseits sich der Trophoblast in vielen Eigenschaften von anderen Zellen unterscheidet, die eine Immunreaktion auslösen.

Die reife Plazenta

Zum Zeitpunkt der Geburt ist die Plazenta ein scheibenförmiges Organ von ca. 18 cm Durchmesser, 2 cm Dicke und etwa 500 g Gewicht. Auf der kindlichen, spiegelglatten Seite der Plazenta setzt die Nabelschnur (☞ 22.2.4) an. Die der Gebärmutterwand zugewandte Seite dagegen zeigt unterschiedlich tiefe, unregelmäßige Furchen, durch die die Plazenta in Areale, die **Kotyledonen,** unterteilt wird. Einige Zotten verankern sich als sog. Haftzotten in der mütterlichen Basalplatte *(Decidua basalis).* Am Termin bildet die starke Verästelung der Zotten eine mit 15–18 Quadratmetern unglaublich große Austauschfläche zwischen Mutter und Kind. Die Plazenta wird *nach* dem Kind am Ende der Geburt als *Nachgeburt* ausgestoßen (☞ 22.6.1).

22.2.3 Fruchtblasen und Eihäute

Bis zum 8. Tag der Entwicklung entstehen zwei geschlossene Hohlräume:

- Der erste, der dem späteren Bauch des Embryos gegenüber liegt, ist die **Blastozystenhöhle.** Sie vergrößert sich zunächst zum sog. primitiven **Dottersack,** verkümmert danach aber bis zur 11. Schwangerschaftswoche (☞ Abb. 22.8 und 22.21).
- Kurz darauf bildet sich zwischen Embryoblast und Trophoblast ein zweiter, zunächst kleinerer Hohlraum, die **Amnionhöhle** (☞ Abb. 22.7 bis 22.10), die sich später mit Fruchtwasser füllt.

Eine dritte Höhle entsteht später, indem der Trophoblast Spalten bildet (☞ Abb. 22.9) und sich diese Spalten zur **Chorionhöhle** (☞ Abb. 22.10) vereinigen. Die Chorionhöhle umschließt den ganzen Embryo bis auf eine kleine „Brücke“, den **Haftstiel** (☞ Abb. 22.19–22.20). Dottersack und Haftstiel werden später Teil der Nabelschnur (☞ Abb. 22.21).

Am 8. Tag beginnt das Amnionepithel, Flüssigkeit **(Amnionflüssigkeit)** in die Höhle hinein abzugeben. Dadurch wird die Amnionhöhle zur **Fruchtblase,** und die Amnionflüssigkeit wird nun **Fruchtwasser** genannt. In den ersten Wochen wächst die Fruchtblase um den ganzen Embryo herum und umgibt ihn schließlich vollständig. Sie stellt so eine Art Wasserkissen dar, das die Frucht gegen Stöße, Verklebungen und vor Austrocknung schützt.

Die Amnionhöhle verdrängt durch Wachstum Zug um Zug die Chorionhöhle, so dass die Chorionhöhle schließlich verschwindet. Die **Amnionhaut** (oft kurz *Amnion* genannt) als äußere Begrenzung der Amnionhöhle stößt dadurch an die **Chorionhaut** (kurz *Chorion*) und beide „verlöten“ – nicht mehr einzeln unterscheidbar - zur **Chorion-Amnionhaut** (☞ Abb. 22.15). Amnion- und Chorionhaut zusammen werden als **Eihäute** bezeichnet.

Bei Zwillingen ist die Kenntnis der Eihautverhältnisse besonders wichtig. Nur in der Frühschwangerschaft kann mit Ultraschall entschieden werden, ob es sich um mono- oder dichoriale Zwillinge handelt. Bei etwa 4% der eineiigen Zwillinge erfolgt die Trennung sehr spät nach der Einnistung der Blastozyste, wenn bereits eine Embryonalanlage mit Amnionhöhle ausgebildet ist. Dann haben die Kinder immer eine gemeinsame Amnion- und Chorionhöhe, es sind **monozygote, monoamniote, monochoriale Zwillinge.** Dies ist sehr risikoreich: Es kann z. B. zu Verhakungen und zu Nabelschnurumschlingungen kommen, die die Durchblutung eines oder beider Zwillinge vermindern. Die Sterblichkeit ist entsprechend hoch. Hingegen ist das Risiko für die Kinder mit getrennten Fruchtblasen deutlich geringer.

Das Fruchtwasser wird vom Embryo bzw. Fetus selbst gebildet. Seine Menge nimmt stetig zu. In der 20. Schwangerschaftswoche (SSW) beträgt die Menge etwa 500 ml, in der 38. SSW bis zu 1,5 l. Das Fruchtwasser wird innerhalb von drei Stunden vollständig ausgetauscht. Zunächst ein Dialysat des fetalen Blutplasmas, ist in der 2. Schwangerschaftshälfte die fetale Niere mit dem Urin der Hauptproduzent des Fruchtwassers. Resorbiert wird die Flüssigkeit durch die Eihäute, die Lunge und den Darm, also durch Schlucken des Fruchtwassers. Das Fruchtwasser vemeidet in der Frühschwangerschaft, dass Amnion und Embryo zusammenwachsen, später ermöglicht die so geschaffene Bewegungsfreiheit dem Feten das „Training“ der Muskulatur, des Skelettsystems und der Atmung (noch mit flüssigkeitsgefüllter Lunge). Fruchtwasser ist mechanischer Schutz und hat großen Anteil an der Temperaturregulation (☞ 22.2.2).

Zellen im Fruchtwasser, z. B. von der fetalen Haut, bilden die Grundlage für einige pränatale Untersuchungen (☞ 22.5.5, Amniozentese). Bei Entwicklungsstörungen der Nieren fehlt das Fruchtwasser fast vollständig **(Oligohydramnion).** Kann der Embryo nicht schlucken, gibt es Riesenmengen Fruchtwasser (> 10 Liter pro Tag, **Polyhydramnion**).

22.2.4 Die Nabelschnur

Am Ende der Schwangerschaft ist die **Nabelschnur,** eine Art Tiefseekabel, das Mutter und Kind verbindet, etwa 2 cm dick und 50–60 cm lang. Sie enthält drei Gefäße. Zwei muskelstarke Arterien winden sich schraubenartig um die eine Vene. Gemeinsam werden sie von einer gallertartigen Masse, der **Warthon-Sulze** umgeben, die sie vor Druck schützt. Außen ist die Nabelschnur von der Amnionhaut überzogen.

22.3 Die Entwicklung des Fetus

Die Leistungen der fetalen Organe

In der **Fetalperiode,** nachdem die Organentwicklung weitgehend beendet ist, nehmen Länge und Gewicht der Leibesfrucht schnell zu, die Organe reifen und beginnen – viel früher, als lange Zeit angenommen – ihre Funktion aufzunehmen.

- Bereits in der 8. Schwangerschaftswoche (SSW) sind durch das EEG Hirnströme (☞ 9.13) registrierbar
- Schon in der 9. SSW sind mit Ultraschall spontane Körperbewegungen zu erkennen, die aber erst Wochen später von der Mutter wahrgenommen werden. Beispielsweise ist bereits in der 11. SSW ein Hand-Gesicht-Kontakt festzustellen
- Ab der 9. SSW sind sensorische Rezeptoren angelegt. Ab der 11. SSW reagiert das Ungeborene reflektorisch auf Reize, und es kann mit Sicherheit ab der 25. SSW Schmerz empfinden
- In der zweiten Schwangerschaftshälfte reagiert der Fetus auf Schall, kann schmecken, schlucken, hell und dunkel unterscheiden und seine Körperhaltung im Gleichgewicht halten
- Auch typische Schlafphasen (☞ 9.8.3, 9.14) sind bereits vor der Geburt zu registrieren.

Frühgeborene können heute etwa ab der 24. SSW bzw. einem Geburtsgewicht von etwa 500 g unter maximaler intensivmedizinischer Therapie überleben, leider jedoch häufig mit bleibenden Schäden (☞ 23.3.1).

Der fetale Blutkreislauf

Da die Aufgaben der Lungen und einige Aufgaben der Leber bis zur Geburt durch die Plazenta wahrgenommen werden, ist der Blutkreislauf des Fetus anders gestaltet als der des geborenen Kindes:

- Das sauerstoffreiche Blut, das über die **Nabelvene** aus der Plazenta kommt, fließt durch die Leber oder über den **Ductus venosus Arantii** direkt in die untere Hohlvene und von dort in den rechten Herzvorhof
- In der Vorhofscheidewand befindet sich beim Feten ein ovales Loch (**Foramen ovale** ☞ Abb. 22.22 ☞ auch 15.2.1). Etwa die Hälfte des relativ sauerstoffreichen Blutes aus der unteren Hohlvene fließt durch das Foramen ovale vom rechten über den linken *Vorhof* in die linke *Kammer* und versorgt die obere Körperhälfte *(Gehirnversorgung!)*. Die andere Hälfte des Blutes aus der unteren Hohlvene mischt sich mit dem stärker entsättigten Blut aus der oberen Hohlvene, fließt in die rechte Kammer und unter Umgehung der Lunge über einen weiteren Kurzschluss, den **Ductus arteriosus Botalli**, in die Aorta (*unterhalb* des Abgangs der Kopfarterien!). Nur etwa 10% fließen zur Versorgung der Lunge in den Lungenkreislauf
- Am Ende der Aa. iliacae communes zweigen zwei kräftige Arterien ab, die als **Nabelarterien** *(Aa. umbilicales)* mit „verbrauchtem" Blut die Plazenta erreichen. Dort wird das Blut mit „frischem" Sauerstoff und Nährstoffen angereichert.

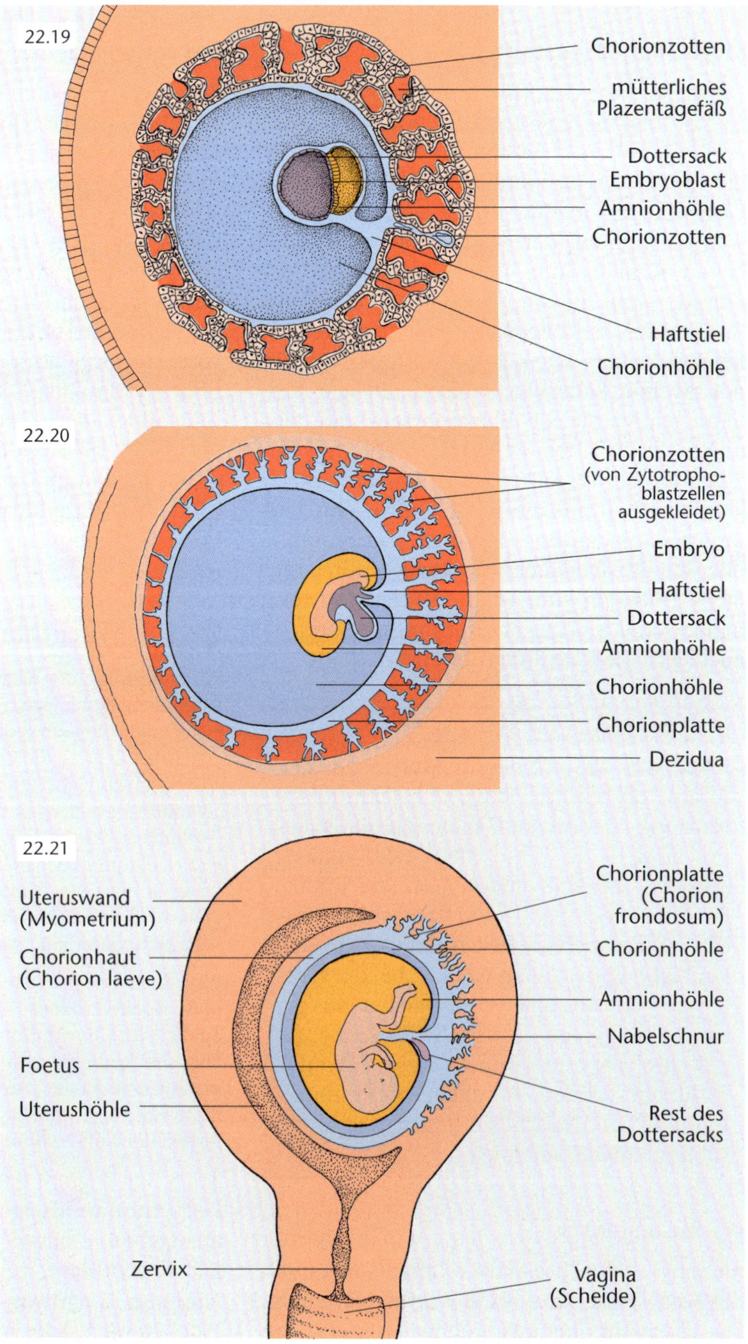

Abb. 22.19 – 22.21 (rechts): Entwicklungsstufen des Embryos bzw. Fetus (oben: 14 Tage nach der Befruchtung = Ende der 4. SSW; Mitte: 5.–6. SSW; unten: 10. SSW). In Abb. 22.19 ist die Keimanlage noch ganz von Zotten umgeben. 2 Wochen später (☞ Abb. 22.20) ist die Zotten*reduktion* auf der Seite, die zur Gebärmutterhöhle hin wächst, schon deutlich zu erkennen. In Abb. 22.21 hat der Zotten*verlust* auf dieser Seite vollständig stattgefunden.

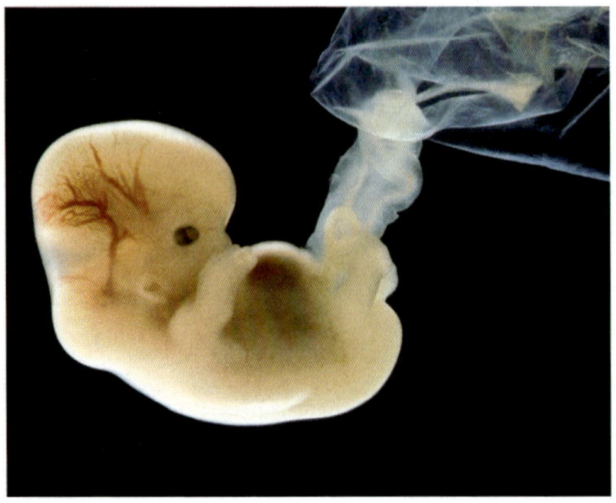

Abb. 22.18 (links): Embryo in der 6. Schwangerschaftswoche (SSW). Deutlich sind die drei Gefäße in der Nabelschnur zu erkennen. Als dunkelroter Fleck scheint das Herz durch den transparenten Körper hindurch. Es treibt den embryonalen und auch den embryoplazentaren Kreislauf (vom Embryo zur Plazenta und zurück) an. [J520-256]

22

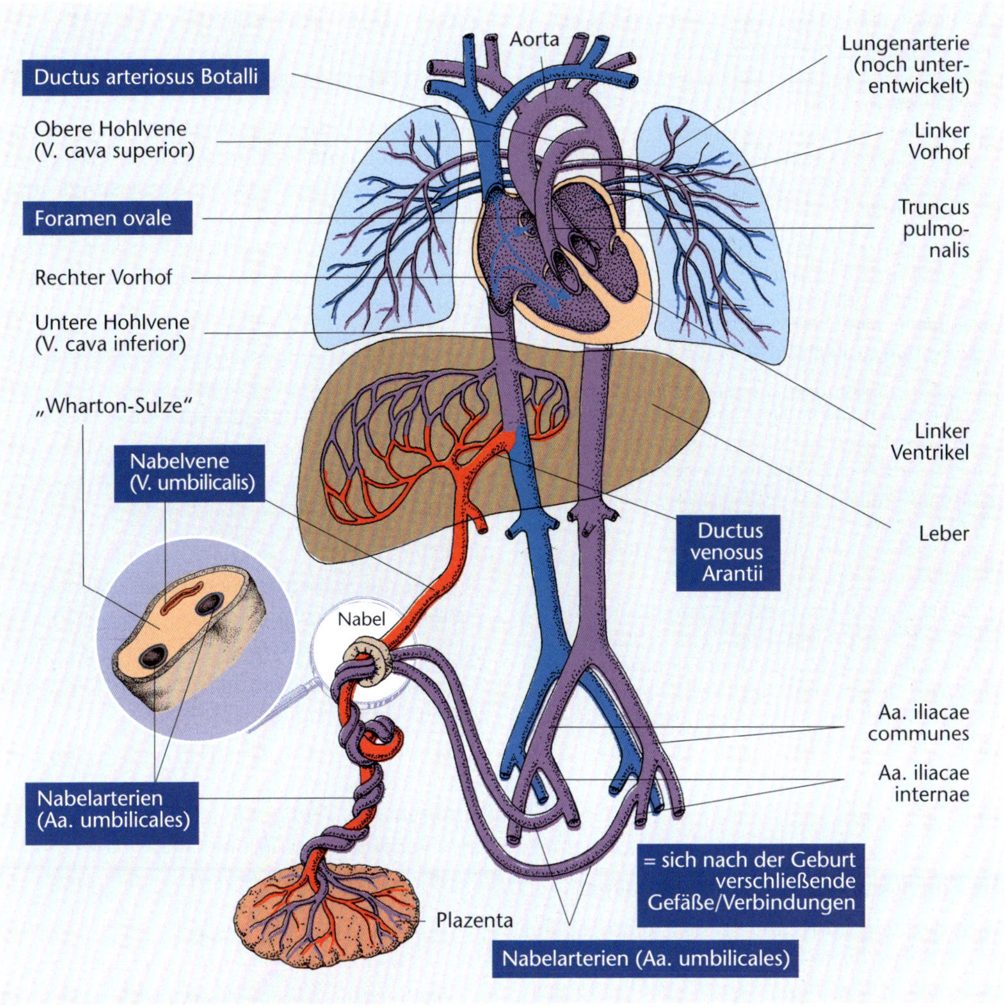

Abb. 22.22: Schematische Darstellung des fetalen Blutkreislaufs. Arterialisiertes („frisches") Blut fließt über die Nabelvene zum rechten Vorhof des Kindes. Ein Teil gelangt durch das Foramen ovale weiter zum linken Vorhof, von dort in den linken Ventrikel und dann in den Körperkreislauf. Der andere Teil erreicht über die rechte Kammer den Truncus pulmonalis. Da das Lungengewebe noch wenig durchblutet wird, fließt das Blut des Truncus pulmonalis hauptsächlich über den Ductus arteriosus Botalli in die Aorta.

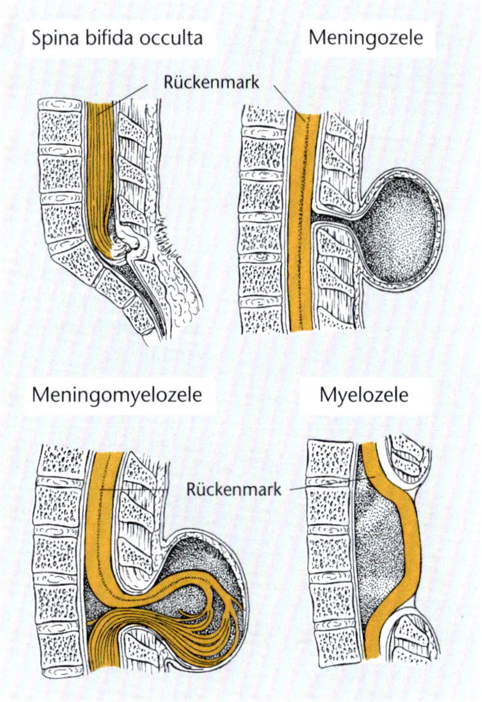

Abb. 22.23: Fehlbildungen des Rückenmarkkanals. Neuralrohrdefekte gelten als typische Embryopathien. Während bei der Spina bifida occulta und der Meningozele das Rückenmark weitgehend unbeteiligt ist, ist es bei der Meningomyelo- und Myelozele in seiner Funktion eingeschränkt: Der Patient leidet unter neurologischen Ausfällen, z. B. Lähmungen und Urininkontinenz. [A300]

Besonderheiten des fetalen Kreislaufs:

- Parallelauswurf beider Herzhälften in den großen Kreislauf
- Bevorzugte Versorgung von Gehirn und Herz
- Relative Minderdurchblutung der Lungen.

22.4 Entwicklungsstörungen

Genetisch bedingte Erkrankungen ☞ 5.2.2

Angesichts der ungeheuer komplizierten Entwicklung im Mutterleib ist es wie ein kleines Wunder, dass nur wenige Neugeborene (etwa 2–3% bzw. 4–5%, wenn man geringe Auffälligkeiten mit dazu zählt) mit **Fehlbildungen** zur Welt kommen.

Fehlbildungen können *genetisch* verursacht (von den Eltern vererbt oder erstmalig auftretend), *umweltbedingt* sein oder durch das Zusammenspiel beider Faktoren entstehen. Äußere Faktoren, die angeborene Fehlbildungen erzeugen, werden als **Teratogene** bezeichnet. Dazu gehören Pharmaka (z. B. Zytostatika oder Contergan®), Alkohol, bestimmte Umweltgifte sowie Röntgen- und andere ionisierende Strahlen. Auch während der Schwangerschaft auftretende Infektionen, z. B. mit dem Röteln- oder Zytomegalie-Virus, können zu angeborenen Fehlbildungen führen. Meistens bleibt allerdings die Ursache einer Fehlbildung unklar.

Alkohol in der Schwangerschaft

In Mitteleuropa ist der Alkohol mit Abstand das bedeutendste Teratogen für das werdende Leben. Ungefähr jedes 1000. Kind in Deutschland wird mit einer ausgeprägten **Alkoholembryo-**

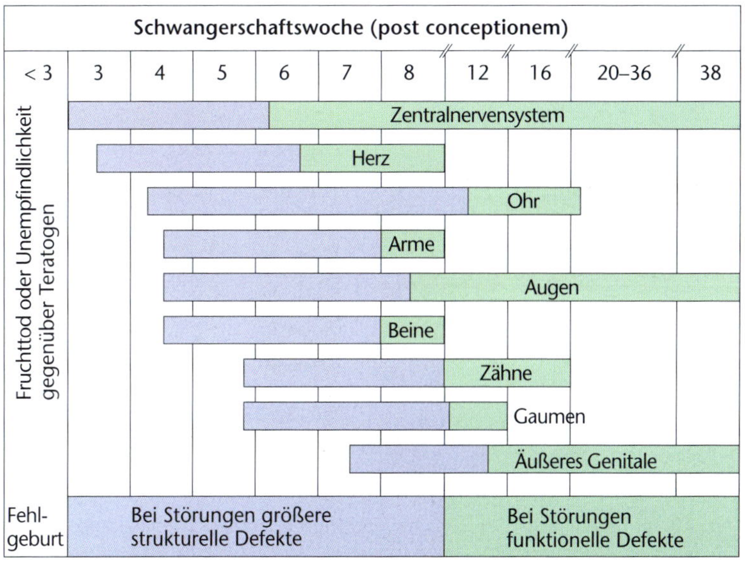

Abb. 22.24: Kritische Zeitphasen für Störungen der Entwicklungsschritte des ungeborenen Kindes in der Schemazeichnung.

Störungstyp Zeitpunkt der Störung	Biologische Vorgänge zum Zeitpunkt der Störung	Resultierende Etwicklungsstörungen
Gametopathie Vor und während der Konzeption	• Bildung der männlichen und weiblichen Geschlechtszellen • Beendigung der Meiose	Strukturelle oder nummerische (= zahlenmäßige) **Chromosomenaberrationen,** z. B. Down-Syndrom (☞ 5.2.2). Meist Keimtod (unbemerkt oder Frühabort = frühe Fehlgeburt), bei Überleben in der Regel komplexe, typische Fehlbildungsmuster
Blastopathie 0–18. Tag nach der Befruchtung	• Erste Teilungen der Zygote • Entwicklung der Blastozyste • Differenzierung in Embryo- und Trophoblast • Nidation	Meist Keimtod (Frühabort), selten **Doppelfehlbildungen** (z. B. doppelter Steiß), sehr selten siamesische Zwillinge (= unvollständig getrennte Zwillinge). **Extrauteringravidität** (☞ 22.1)
Embryopathie 18. Tag–8. SSW p. c. (= 10. SSW p. m.)	• Bildung der Organe und Organsysteme • Organdifferenzierung • Ausdifferenzierung der Plazenta	**Einzelfehlbildungen,** z. B. Fehlbildungen des ZNS (Spina bifida ☞ Abb. 22.23), Herz- und Gefäßanomalien (☞ 15.2.1), Lippen-Kiefer-Gaumenspalte (☞ 5.2.2); Schäden durch mütterliche Virusinfektionen (z. B. Röteln-Embryopathie), durch Arznei- oder Genussmittel (z. B. Contergan®-Embryopathien 1960–62, (☞ Text), Alkoholembryopathie)
Fetopathie 9. Woche p. c. (= 11. SSW p. m.) bis zur Geburt	• Abschluss der Organdifferenzierung • Wachstum und Ausreifung	Vor allem **Ausreifungsstörungen** mit funktionellen Defekten. Zahlenmäßig am bedeutsamsten: Infektionen, z. B. Toxoplasmose (Protozoeninfektion, für Erwachsene in aller Regel harmlos, beim Fetus Erblindung, geistige Behinderung und andere Organschäden)

Tab. 22.25: Entwicklungsstörungen in verschiedenen Entwicklungsperioden.

fetopathie *(fetales Alkoholsyndrom)* geboren. Schwachformen sind sehr viel häufiger, werden aber oft nicht erkannt. Die Kinder zeigen Fehlbildungen (typischerweise besonders im Gesicht), Wachstumsstörungen und geistige Behinderung. Auf Alkohol sollte deshalb in der Schwangerschaft verzichtet werden.

Auch Rauchen schädigt das Kind

Nikotin und Kohlenmonoxid sind Gifte für das wachsende Kind – dennoch raucht leider jede 5. Schwangere! Nikotin verengt die Gefäße, die das Kind mit Sauerstoff versorgen. Kohlenmonoxid verdrängt den Sauerstoff an den Erythrozyten. Raucherinnen gebären deshalb häufig untergewichtige *(mangelentwickelte)* Kinder.

Die Einwirkungszeit ist entscheidend

Auch der *Zeitpunkt,* zu dem das Teratogen auf den Embryo beziehungsweise Feten einwirkt, entscheidet darüber, welche Fehlbildungen sich ausprägen. Beispielsweise führte das Medikament Contergan® zu einem bestimmten Zeitpunkt zu (weitgehendem) Fehlen der Arme, kurze Zeit später jedoch zu Fehlbildungen der sich gerade entwickelnden Beine. In Anlehnung an die verschiedenen vorgeburtlichen Entwicklungsstadien unterscheidet man deshalb vier Störungstypen mit folgenden jeweils „typischen" Fehlbildungen: **Gametopathien, Blastopathien, Embryopathien und Fetopathien** (Details ☞ Abbildung 22.24 und Tabelle 22.25).

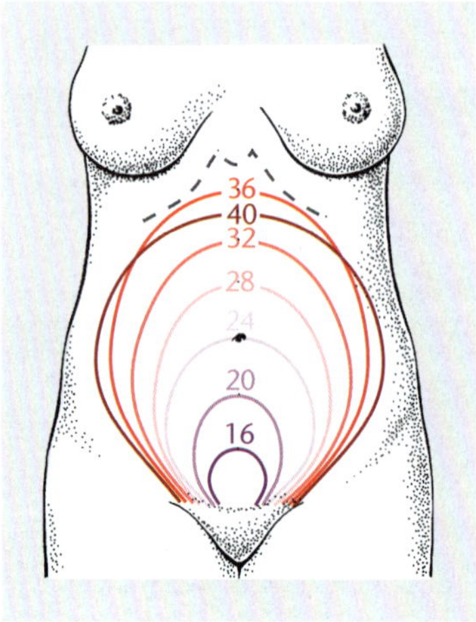

Abb. 22.26: Uteruswachstum. Höhe der Gebärmutter entsprechend der angegebenen Schwangerschaftswoche p.m. Nach der 36. Schwangerschaftswoche senkt sich der Uterus wieder etwas ab. [A300-190]

Schwangerschaftswoche	Größe in cm	Gewicht in g
Ende 12.	9	10–45
Ende 16.	16	60–200
Ende 20.	25	250–450
Ende 24.	30	500–820
Ende 28.	35	1000–1 500
Ende 32.	40	1500–2 100
Ende 36.	45	2200–2 900
Ende 40.	50	3000–3 800

Tab. 22.27: Durchschnittliche Wachstums- und Größenentwicklung des ungeborenen Kindes.

22.5 Die Schwangerschaft

22.5.1 Das erste Trimenon

Fast alle mütterlichen Zellen und Organe verändern sich unter den hohen Hormonspiegeln. Das 1. Trimenon ist gut als **Anpassungs- und Umstellungsphase** zu beschreiben, die nicht selten durch morgendliche Übelkeit, Erbrechen, Müdigkeit und seelische Verstimmungen gestört ist.

Verschiedene Definitionen

Dauer der Schwangerschaft post conceptionem (p.c.):

Tag der Befruchtung bis Tag der Geburt = durchschnittlich 266 Tage = 38 Wochen = 9,5 (Mond-)Monate

Dauer der Schwangerschaft post menstruationem (p.m.):

1. Tag der letzten Regelblutung bis Tag der Geburt = durchschnittlich 280 Tage = 40 Wochen = 10 (Mond-)Monate

Die Schwangerschaft wird in drei Abschnitte zu je 3 Monaten bzw. 13 SSW aufgeteilt (**Trimenon** oder *Trimester*):

- Die ersten drei Monate, erstes Trimenon, der *Frühschwangerschaft*
- Das vergleichsweise „stabile" zweite Trimenon vom 4.–6. Monat
- Die *Spätschwangerschaft* (= letztes Trimenon) vom 7. Monat bis zur Geburt.

Ereignisse, die *vor der Geburt* stattfinden, bezeichnet man als **pränatal,** *um die Geburt herum* als **perinatal** und *nach der Geburt* als **postnatal.**

Der errechnete Geburtstermin

Da der genaue Zeitpunkt der Befruchtung meist nicht bekannt ist, dient der erste Tag der letzten Regelblutung als Ausgangspunkt der Berechnung. Legt man die durchschnittlichen 280 Tage zugrunde und nimmt die Zeugung im Schnitt 14 Tage nach Beginn der Regelblutung an (☞ Abb. 21.33), so lässt sich der voraussichtliche Geburtstermin nach der **Naegele-Regel** einfach berechnen.

Errechneter Geburtstermin

= 1. Tag der letzten Regel plus 7 Tage minus 3 Monate plus 1 Jahr.

Beispiel: 1.4.2007 plus 7 Tage = 8.4.2007 minus 3 Monate = 8.1.2007 plus 1 Jahr = 8.1.2008

Allerdings: Aufgrund der biologischen Variabilität der normalen Schwangerschaftsdauer kommen nur 4% aller Kinder am errechneten Tag und innerhalb von sieben Tagen um den Termin herum auch nur 26% zur Welt.

Schwangerschaft Sauregurkenzeit?

Der Bauch ist noch flach, da beginnt schon alles anders zu werden: Lachen und Weinen liegen dicht beieinander, Freude auf das Kind und Sorge um die Zukunft wechseln sich manchmal in Minutenschnelle ab, das Gefühl, Bäume ausreißen zu können, kann ganz rasch von Übelkeit und Kreislaufschwierigkeiten abgelöst werden.

Dieses (normale) Wechselbad löst vor allem bei Frauen, die ihr erstes Kind erwarten, nicht selten Zweifel und Unsicherheit aus: Was ist erlaubt, was nicht? Prinzipiell gilt, dass „gesundes Mittelmaß" jetzt Maß aller Dinge sein sollte.

Essen darf die gesunde Schwangere in der Regel, was ihr schmeckt, also ruhig auch mal eine saure Gurke mit Honig oder Ei mit Ketchup. Aber eben mal, nicht nur und vor allen Dingen, nicht gleich für zwei! Im Interesse der eigenen Gesundheit und der ihres Kindes sollte die Frau auf eine ausgewogene, ballaststoff- und vitaminreiche Mischkost mit Milch, Käse und Fisch achten und genügend trinken. Die Tasse Morgenkaffee zum Wachwerden und der Nachmittagstee im Büro sind dabei durchaus erlaubt. Tabu ist allerdings Alkohol, denn bereits das Glas Wein zum Abendessen (entsprechend 60 g Alkohol/Woche) kann das Ungeborene schädigen (☞ 22.4).

Und wie ist es mit Sport? Auch hier Sauregurkenzeit, Zeit erzwungener Ruhe? Mitnichten, (fast) im Gegenteil: Sport hat erwiesenermaßen große Vorteile, mit den körperlichen Belastungen fertig zu werden. Die Schwangere sollte nur nicht „bis an ihre Grenze" gehen, sondern sich stets eine „Reserve" lassen (☞ 7.9) – der Körper erbringt schließlich jetzt auf einem anderen Gebiet Höchstleistungen. Geeignet sind Sportarten, die große Muskelgruppen bewegen, rhythmisch, aerob (ohne Sauerstoffschuld ☞ 1.6.3) und nicht sturzträchtig sind und unter 2500 m Höhe ausgeübt werden.

Ist der Zeitpunkt der letzten Regel nicht bekannt, so helfen heute vor allem frühe Ultraschalluntersuchungen mit Messung der Uterushöhle und der Länge des Embryos.

22.5.2 Das zweite Trimenon

Das 2. Trimenon ist in der Regel die **Phase des Wohlbefindens.** Die körperlichen Veränderungen beginnen sichtbar zu werden: Die Brüste werden voller, der Bauch wächst. Pigmentierungen treten insbesondere an Brustwarzen und an der Mittellinie des Bauches auf. Evtl. bilden sich **Schwangerschaftsstreifen** *(Striae* ☞ 8.3.1).

Der Kreislauf muss mehr Blut transportieren, das Herz vergrößert sich, um die größere Pumpleistung aufzubringen. Die Atmung wird deutlich gesteigert (typische Hyperventilation der Schwangeren ☞ auch 17.8.6). Ein verminderter Tonus der glatten Muskulatur im Gastrointestinaltrakt, in den Gefäßen und Harnwegen durch die Hormonumstellung macht die Schwangere anfällig für Varizen (Krampfadern) der Beine, Harnwegsinfekte, Verstopfung und Sodbrennen.

Eine Gewichtszunahme von 1–1,5 kg pro Monat ist normal. Die Gesamtzunahme von insgesamt 8–12,5 kg bis zum Ende der Schwangerschaft verteilt sich im Mittel so:

Kind	3,5 kg
Fruchtwasser	1,0 kg
Plazenta	0,5 kg
Uterus	1,0 kg
Blutvolumenzunahme	1,5 kg
Wassereinlagerung und Zunahme Fettgewebe	3,5 kg
Summe	11,0 kg

Alles, was weit über 12,5 kg hinausgeht, spricht für eine übermäßige Ernährung oder ist Anzeichen für eine erhebliche Ödembildung im Gewebe.

Uteruswachstum

Im 3. Schwangerschaftsmonat ist der Uterus etwa faustgroß und gerade am oberen Rand der Symphyse tastbar. Am Ende des 6. Schwangerschaftsmonats erreicht er die Höhe des Nabels, gegen Ende des 9. Schwangerschaftsmonats den Rippenbogen. Die letzten vier Wochen der Schwangerschaft senkt sich die Gebärmutter wieder, weil der vorangehende Kindsteil (meist der Kopf) in das kleine Becken der Mutter eintritt (☞ Abb. 22.26).

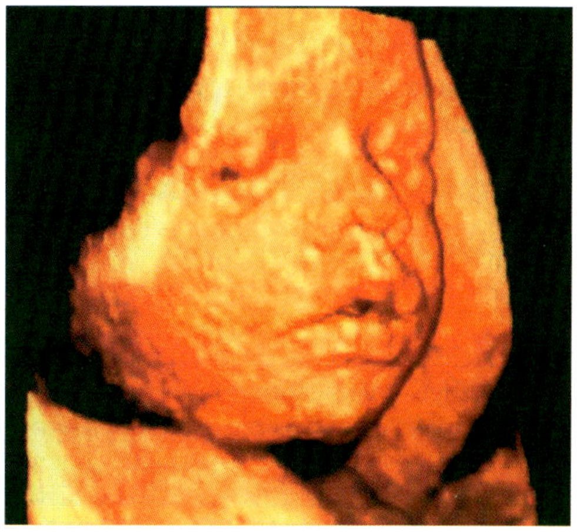

Abb. 22.29: Zunehmende Bedeutung bei der Entdeckung von Fehlbildungen erlangt die 3-D-Sonographie. Hier das Gesicht eines gesunden Kindes in der 30. Schwangerschaftswoche. [0121]

Fehlgeburt

Als **Fehlgeburt** oder *Abort* bezeichnet man die vorzeitige Ausstoßung des Embryos oder Fetus mit einem Gewicht unter 500 g *und* Fehlen von Lebenszeichen. Eine Fehlgeburt ist nicht beim Standesamt meldepflichtig.

Die Ursachen von Fehlgeburten sind vielfältig, die Möglichkeiten zu ihrer Vermeidung gering. Die Frau bemerkt die (drohende) Fehlgeburt meist an einer Blutung und/oder Unterleibs- oder Kreuzschmerzen. Bei Kinderwunsch stellen wiederholte Fehlgeburten eine große seelische Belastung für das Paar dar.

22.5.3 Das dritte Trimenon

Das 3. Trimenon ist die **Phase der Belastung:** Schlafen, Laufen, Arbeiten – fast alle Lebens-

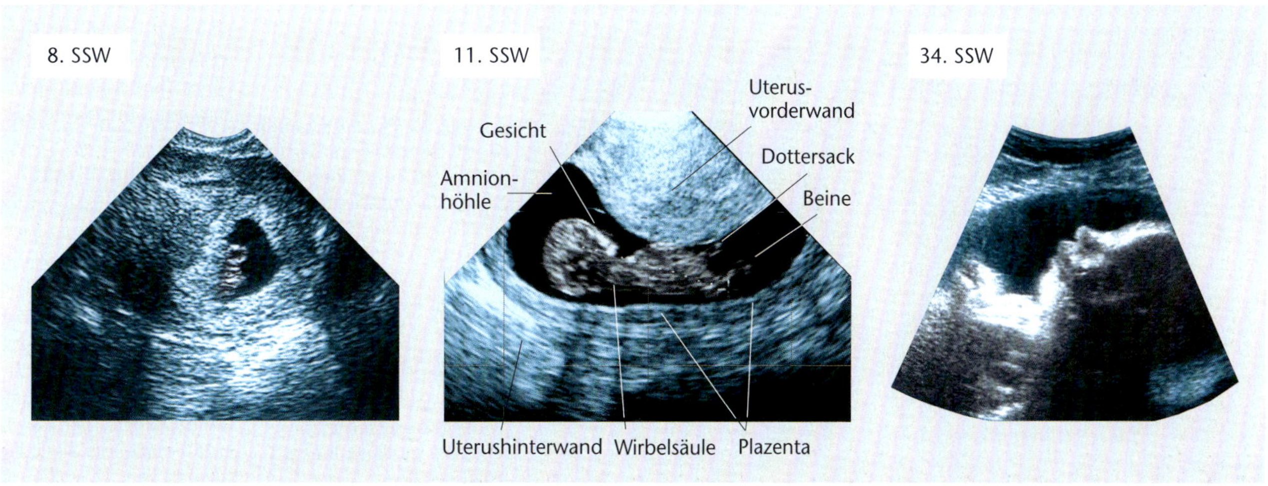

Abb. 22.28: Mit Ultraschall kann in den Bauch der werdenden Mutter hineingesehen und so die Entwicklung des Kindes beurteilt werden. Hier Sonographiebilder des Ungeborenen in der 8., 11. und 34. Schwangerschaftswoche. [0144, 0177, 0145]

vorgänge werden durch den großen Bauch behindert. Der Gesetzgeber lässt deshalb den **Mutterschutz** sechs Wochen vor dem errechneten Geburtstermin beginnen. Während des Mutterschutzes (der acht Wochen nach der Geburt endet) ist die Schwangere ohne Lohneinbußen von der Erwerbstätigkeit befreit.

Vorsicht! Vena-cava-Kompressionssyndrom
Bei Hochschwangeren drückt der Uterus in Rückenlage auf die untere Hohlvene, der Blutrückfluss zum Herzen und das Herzzeitvolumen sinken, der Schwangeren wird schwindlig (bis zur Ohnmacht), sie wird blass und schwitzt. Gleichzeitig wird das Ungeborene nur unzureichend mit Sauerstoff versorgt. Legt sich die Schwangere bei Symptombeginn auf die Seite, bilden sich die Beschwerden sofort zurück, und das Kind nimmt keinen Schaden.

Gestose

Gestose ist ein Überbegriff für schwangerschaftsspezifische Erkrankungen. Die bedeutendeste mit einer Häufigkeit von etwa 5% aller Frauen in der Spätschwangerschaft ist die **EPH-Gestose** mit Bluthochdruck (**H**, **H**ochdruck), Ödemen (**E**, engl. **e**dema) und Eiweißausscheidung mit dem Urin (**P**, *Proteinurie* ☞ 20.4.4). Der Laie nennt sie oft Schwangerschaftsvergiftung. Eine gefährliche Variante ist die **HELLP-Erkrankung** mit Störungen der Leberfunktion und der Gerinnung. Viele Frauen werden von der EPH-Gestose völlig überrascht. Warnsignale sind Schwindelanfälle, Augenflimmern, Ohrensausen, Erbrechen, geschwollene Beine und sehr rasche Gewichtszunahme in wenigen Tagen. Bei der **HELLP-Erkrankung** kommen Oberbauchbeschwerden dazu. Es besteht eine erhöhte Gefährdung für Mutter und Kind.

Schwerstform ist die für Mutter und Kind lebensbedrohliche **Eklampsie** mit Krampfanfällen und Koma. Rasche Entbindung durch Kaiserschnitt ist die einzige „Therapie".

Frühgeburt

Etwa 9% der Kinder werden vor der (vollendeten) 37. Schwangerschaftswoche geboren. Mütterliche Infektionen, die zu vorzeitigen (oft schmerzlosen) Wehen und/oder Blasensprung führen, stehen ursächlich im Vordergrund. Weitere Gründe sind Mehrlinge, Gebärmutteranomalien und Überlastung der Frau. Oft bleibt die Ursache im Einzelfall unbekannt. Bei den Frühgeburten vor der 34. SSW wurde in rund 50% die Schwangerschaft gezielt beendet, z. B. bei bedrohlicher Gestose, Wachstumsstillstand des Kindes oder Sauerstoffmangel (☞ auch 23.3.1).

22.5.4 Die Schwangerenvorsorge

Jede Schwangere hat Anspruch auf regelmäßige **Vorsorgeuntersuchungen.** Zu den Untersuchungen gehören die Feststellung der Schwangerschaft, die Kontrolle von Blutgruppe, Hämoglobin und Urinstatus (Mittelstrahlurin ☞ 20.4.3) sowie die körperliche Untersuchung mit Messung von Körpergewicht und Blutdruck sowie Beurteilung der Uterusgröße und des Muttermundes. Fast immer werden wegen der hohen intrauterinen Ansteckungs- und Fehlbildungsgefahr des Kindes Bluttests auf die Erreger von Syphilis, Toxoplasmose, Röteln, Hepatitis B (HIV nur mit Einwilligung der Schwangeren) sowie eine Untersuchung auf Chlamydien (☞ 21.3.8) im Bereich der Zervix durchgeführt.

Ultraschalluntersuchungen

Zum Vorsorgeprogramm gehören auch drei Ultraschalluntersuchungen (☞ Abb. 22.28 u. 22.29). Sie ermöglichen eine nicht-invasive Diagnostik bei Extrauteringravidität, die Beurteilung von Alter und Entwicklung des Embryos, Zahl der Kinder (Mehrlinge?) und Sitz der Plazenta sowie die Suche nach Fehlbildungen.

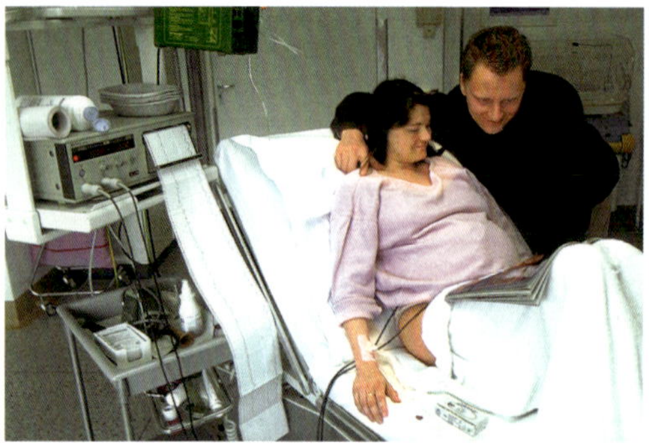

Abb. 22.31: CTG-Gerät mit Ausdruck der Kardiotokographiekurve auf Papier. Der Zustand des Kindes kann so jederzeit kontrolliert und dokumentiert werden. [K206]

Ab der 7. SSW wird die fetale Herzfrequenz durch Doppler-Ultraschall kontrolliert. Auch die Durchblutung der Plazenta und des fetalen Kreislaufs kann heute – wie beim Erwachsenen (☞ 16.3.3) – mit der Dopplersonographie untersucht werden.

In der zweiten Schwangerschaftshälfte und unter der Geburt werden zur Beurteilung des kindlichen Befindens mit Hilfe der *Kardiotokographie* (CTG, „Wehenschreiber" ☞ Abb. 22.31 und 22.33) die kindliche Herzfrequenz und die Wehentätigkeit des Uterus kombiniert registriert. Auch die Erfassung der Herzfrequenz beim CTG ist eine Ultraschalltechnik.

22.5.5 Pränatale Diagnostik

Die **pränatale Diagnostik** umfasst alle vorgeburtlichen Untersuchungen mit dem Ziel:
- Störungen der embryonalen oder fetalen Entwicklung zu erkennen
- Durch Früherkennung eine optimale Behandlung von Mutter und Fetus zu ermöglichen
- Schwangeren Entscheidungshilfen für die Fortführung oder den Abbruch der Schwangerschaft zu geben.

Zu den Untersuchungsmethoden gehören Ultraschall, Amniozentese und Chorionzottenbiopsie, Punktionen der Nabelschnur, Hautbiopsien beim Fetus und einige mütterliche Blutuntersuchungen (z. B. der sog. Ersttrimestertest). Pränatale Diagnostik ist also nicht gleichzusetzen mit Fruchtwasseruntersuchung – auch die routinemäßigen Ultraschalluntersuchungen in der Schwangerschaft gehören dazu. Ohne umfassende Beratung sollten vorgeburtliche Untersuchungen nicht durchgeführt werden.

Die Amniozentese

Zur Fruchtwassergewinnung wird in der 16. oder 17. Schwangerschaftswoche eine **Amniozentese** durchgeführt. Unter Ultraschall-Sichtkontrolle entnimmt man durch die Bauchdecke und die Uteruswand hindurch mit einer Kanüle eine Fruchtwasserprobe aus der Fruchtblase. Die Untersuchung des Fruchtwassers und der darin schwimmenden fetalen Zellen gibt Aufschluss über biochemische und chromosomale Defekte. Da die Amniozentese in etwa 0,5% eine Fehlgeburt auslöst, sollte sie nur durchgeführt werden bei:

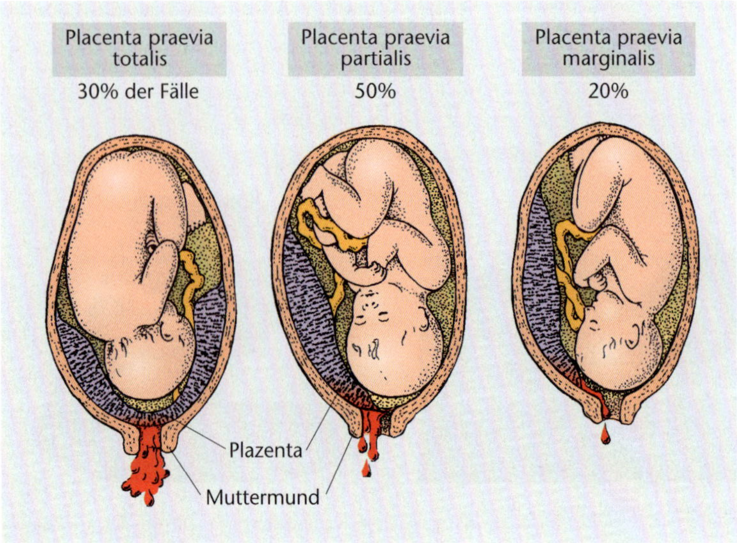

Abb. 22.30: Placenta praevia. Die Plazenta kann den Muttermund nur berühren, teilweise überragen oder vollständig überdecken und stellt dann ein Verblutungsrisiko für Mutter und Fetus dar. Heute wird eine Placenta praevia in der Regel durch die routinemäßigen Ultraschalluntersuchungen diagnostiziert, so dass Komplikationen reduziert werden können. [A300-190]

22

- Einer bekannten erblichen Belastung der Eltern
- Vorangegangenen Geburten von Kindern mit Entwicklungsstörungen
- Hinweisen auf ein erhöhtes Risiko von Chromosomenaberrationen aus Ultraschall, Ersttrimestertest oder wegen höherem mütterlichen Alter.

Die Chorionzottenbiopsie

Die **Chorionzottenbiopsie,** bei der durch die Scheide oder die Bauchdecken unter Ultraschallsicht Chorionzotten-Gewebe entnommen wird, kann schon ab der 11. Schwangerschaftswoche durchgeführt werden. Nachteilig ist, dass falsch positive Ergebnisse (d.h. krankhafte Ergebnisse bei gesundem Kind) vorkommen können. Das eingriffsbedingte Risiko ist etwa gleich groß wie bei der Amniozentese.

22.5.6 Schwangerschaftsabbruch

Da eine Elternschaft das Leben von Mutter (und Vater) einschneidend verändert, denken viele Frauen (und/oder ihre Partner) bei einer ungewollten Schwangerschaft an einen **Schwangerschaftsabbruch** (*Abtreibung, Abruptio,* fälschlich auch *Interruptio = Schwangerschaftsunterbrechung* genannt). In Deutschland werden ca. 20% der Schwangerschaften abgebrochen, die niedrigste Rate seit Einführung der Fristenlösung 1996.

In vielen Ländern, so auch in Deutschland, gilt der Schwangerschaftsabbruch in den ersten 12 Schwangerschaftswochen p.c. (bzw. 14 Wochen p.m.) nach einer Pflichtberatung als *rechtswidrig,* bleibt aber *straffrei.* Dies gilt auch bei Schwangerschaften nach Vergewaltigungen und – ohne Frist – bei medizinischen Indikationen (z.B. mütterliche Gefährdung). Die frühere kindliche Indikation (schwere Fehlbildungen) ist in der medizinischen Indikation aufgegangen.

Schwangerschaftsabbrüche werden am häufigsten in der 7.–10. Schwangerschaftswoche durchgeführt. Der Eingriff kann ambulant oder stationär vorgenommen werden und erfolgt medikamentös oder chirurgisch (Absaugen oder mit **Kürettage** = *Ausschabung der Gebärmutter*). Die Kosten für einen Schwangerschaftsabbruch aus medizinischer oder kriminologischer Indikation werden von den Krankenkassen getragen. Bei anderen Gründen muss die Schwangere die Kosten selbst tragen.

22.6 Geburt und Wochenbett

Schon während der Schwangerschaft sensibilisieren die hohen mütterlichen Östrogenspiegel den Uterusmuskel für die Wirkung von *Oxytocin,* dem Hormon aus dem Hypophysenhinterlappen (☞ 12.2.1), das die Wehentätigkeit anregt und unterhält. Bereits während der letzten Schwangerschaftsmonate treten vermehrt **Wehen** auf, die jedoch noch nicht geburtswirksam sind: Der Uterus trainiert.

Durch *Prostaglandine* (☞ 5.5.3), die im letzten Drittel der Schwangerschaft vermehrt sensibilisiert werden, wird der Muttermund aufgeweicht. Er kann sich nun unter den Wehen öffnen.

Durch Hormone, die der Fetus selbst bildet und über seinen Urin ins Fruchtwasser abgibt, wird eine weitere Steigerung der mütterlichen Prostaglandinbildung und damit der Geburtsbeginn ausgelöst. Das vegetative Nervensystem wird aktiviert. Es kommt zu regelmäßigen, die Zervix öffnenden Wehen – die Geburt beginnt. Nach der vollendeten 37. Schwangerschaftswoche (SSW) handelt es sich um eine **Termingeburt,** vorher um eine **Frühgeburt** und nach der vollendeten 42. SSW um eine **Übertragung.**

22.6.1 Die normale Geburt

Die Eröffnungspase

Mit dem Einsetzen der regelmäßigen Wehen beginnt die **Eröffnungsphase** der Geburt. Durch die Eröffnungswehen werden der untere Teil der Gebärmutter erweitert, der Muttermund aufgedehnt und das Kind tiefer in den Geburtskanal befördert. Die vollständige Eröffnung des Muttermundes bedeutet das Ende der Eröffnungsphase (☞ Abb. 22.32).

Die Eröffnungsphase dauert bei der *Erstgebärenden* **(Primipara)** durchschnittlich 10–12 Stunden, bei der Zweit- oder *Mehrgebärenden* **(Multipara)** meist 5–7 Stunden. Platzt die Fruchtblase **(Blasensprung)** vor Beginn der Wehentätigkeit, wird das als **frühzeitig,** vor Ende der Eröffnungsperiode als **vorzeitig** und am Ende der Eröffnungsperiode als **rechtzeitig** bezeichnet.

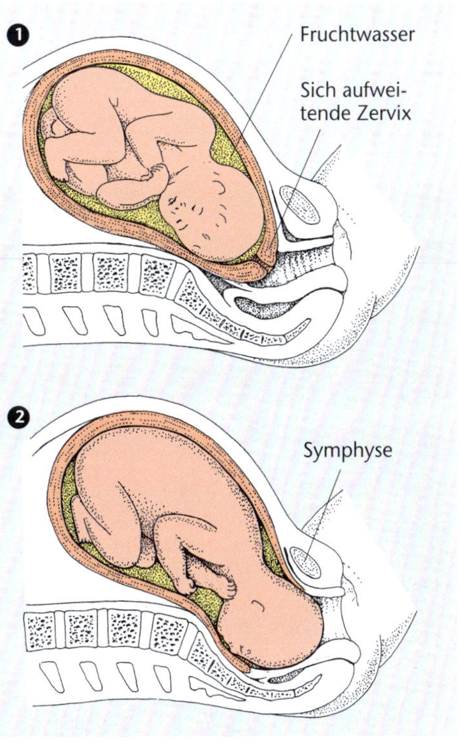

Abb. 22.32: Aufdehnung des Gebärmutterhalses während der Eröffnungsperiode. Das Fortschreiten der Geburt erkennt man am Weiterwerden des Muttermundes (bis 10 cm Durchmesser) und Tiefertreten des kindlichen Kopfes. [A300-190]

Die Austreibungsphase

Die **Austreibungsphase** beginnt mit der vollständigen Öffnung des Muttermundes (etwa

> **Wo gebären, in der Klinik, im Geburtshaus oder zu Hause?**
>
> Bis vor etwa 60 Jahren erblickten Kinder in aller Regel zu Hause das Licht der Welt, von erfahrenen Hebammen über viele Stunden („ohne Schichtwechsel"!) gut betreut. Dennoch war das Risiko, im Zusammenhang mit der Geburt zu versterben oder Schaden zu nehmen, für die Mutter und ganz besonders für das Kind groß: Die kindliche Sterblichkeit *(perinatale Mortalität)* lag bei mehreren Prozent.
>
> Technik und Fortschritt in der Geburtshilfe wurden dann zunehmend als moderne Errungenschaften gerne akzeptiert, und in den folgenden Jahrzehnten wurde das Krankenhaus zum bevorzugten Ort für das Gebären. 1980 betrug die Hausgeburtenrate in Westdeutschland nur noch 0,71%.
>
> Mit der Medikalisierung der Geburt, der als steril empfundenen Krankenhausatmosphäre und (über)großen Technologiegläubigkeit, die zur „Verkabelung" der Frauen und zur Fesselung ans Bett führte, schlug das Pendel wieder um. Geburtshäuser (in der Regel von Hebammen geführte Ambulatorien zum Gebären), ambulante Geburten in den Krankenhäusern (Entlassung 6–8 Stunden nach der Geburt) und Hausgeburten nahmen wieder zu und drückten den Wunsch vieler Frauen oder Ehepaare nach ungestörterer und eigenbestimmter Entbindung aus. Die Hausgeburtenrate stieg in Deutschland auf 1–2%, in Großstädten sogar auf 3–4% der Geburten.
>
> Inzwischen haben auch Ärzte und Pflegende in den Kliniken diese „Abstimmung mit den Füßen" realisiert. Einer jungen, modernen Hebammen- und Ärztinnengeneration in den Krankenhäusern ist bewusst geworden, dass die Geburt eines Kindes im Leben einer Frau (oder eines Paares) eine so herausragende Bedeutung wie kaum ein anderes Ereignis hat und dass es gilt, die Wünsche der Frau in den Vordergrund zu stellen und die Privatsphäre der Geburt um jeden Preis zu schützen. Warum sollte dies nicht auch im Krankenhaus möglich sein? Entsprechend ist die Hausgeburtenrate wieder gefallen. Denn eins ist sicher: Im Falle einer Komplikation während der Geburt, die z.B. einen raschen Kaiserschnitt notwendig macht, ist das Krankenhaus der sicherste Ort für das Gebären.

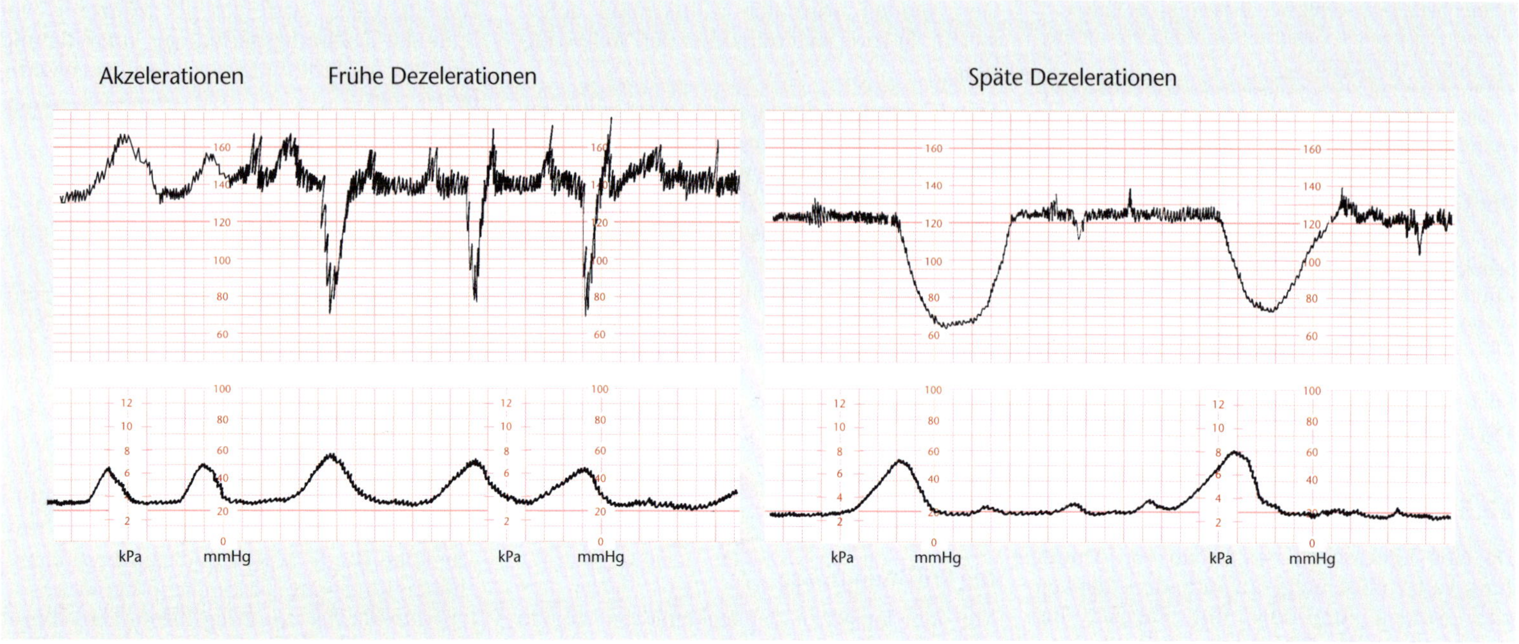

Abb. 22.33: Das CTG (Kardiotokographie) ist das wichtigste Hilfsmittel zur Überwachung des Kindes während der Geburt. Die obere Kurve stellt die kindliche Herzfrequenz dar. Sie liegt etwa bei 140 Schlägen/min und schwankt um ca. 10 Schläge/min Die untere Kurve zeigt parallel dazu den Kontraktionszustand der Uterusmuskulatur (Wehen). Gesunde Kinder reagieren auf eine Wehe (Anstieg in der Uteruskurve) mit einem Anstieg der Herzfrequenz (Akzeleration). Ein korrespondierender kurzfristiger Abfall (frühe Dezeleration, links) ist meist harmlos. Späte Dezelerationen, also erst nach dem Wehengipfel einsetzende, lang anhaltende Frequenzabfälle (rechts) sind hingegen ein Alarmzeichen und deuten auf eine Sauerstoffunterversorgung des Fetus hin. [A300]

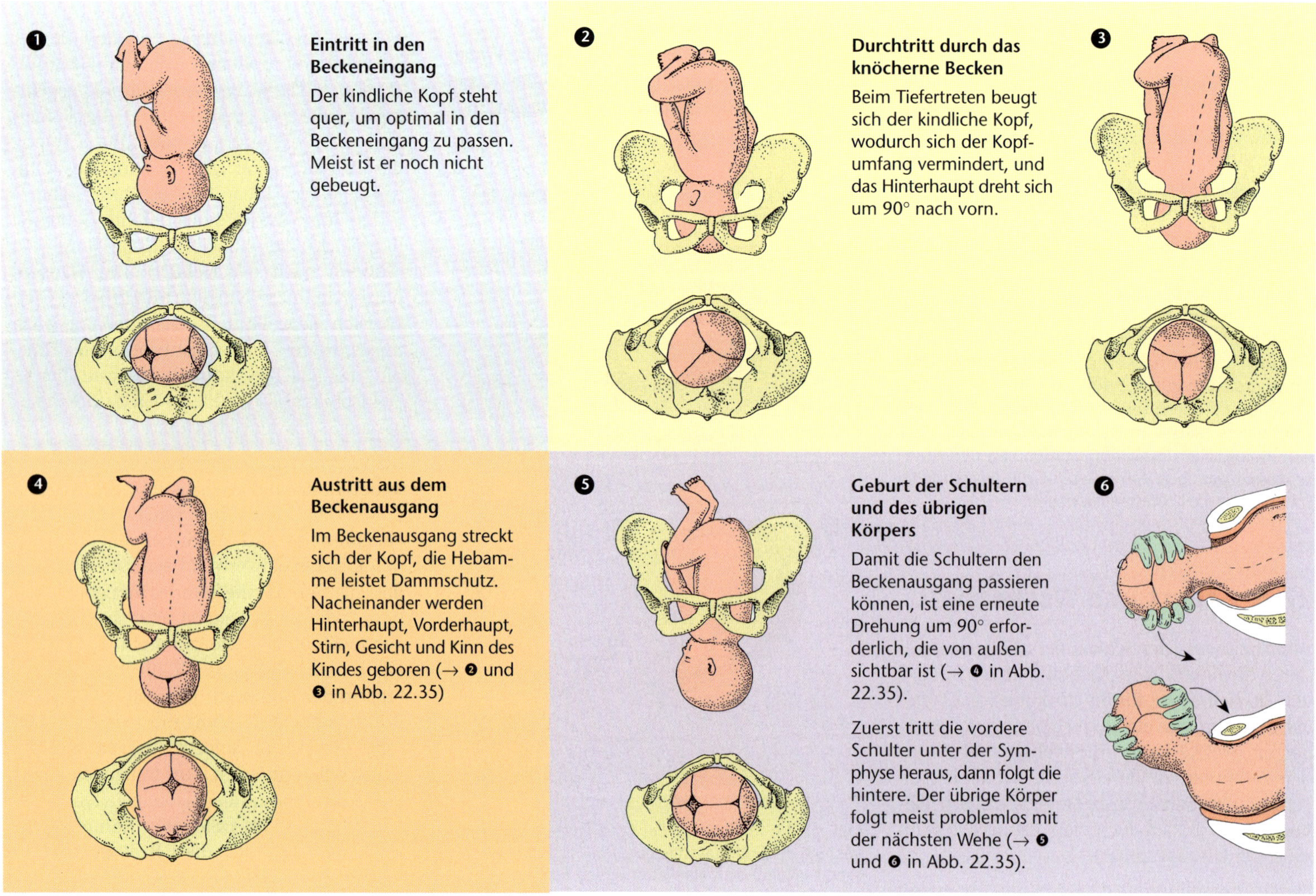

Abb. 22.34: Durchtritt des Kindes durch den Geburtskanal bei einer physiologischen Geburt. 4, 5 und 6 in dieser Abbildung sind Phasen der Austreibung ☞ Abb. 22.35.

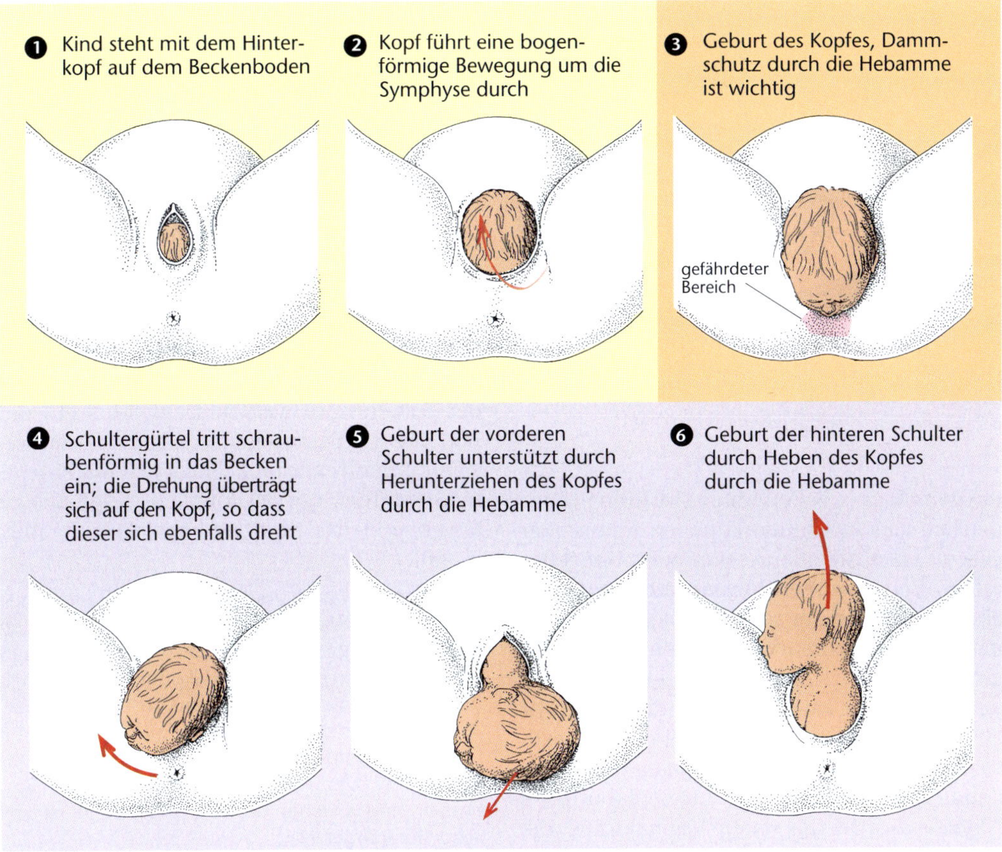

Abb. 22.35: Die sechs Stadien der normal verlaufenden Austreibungsphase. Das letzte Stadium, das *Heben* des Kopfes, gab dem Beruf der Hebamme seinen Namen.

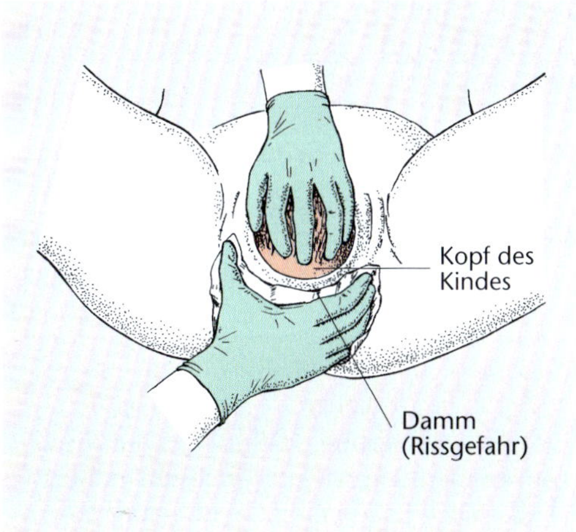

Abb. 22.36: Dammschutz. Die linke Hand der Hebamme führt den Kopf des Kindes, die rechte Hand schützt den mütterlichen Damm. [A300-190]

10 cm) und ist mit der Geburt des Kindes beendet. Sie kann bei Erstgebärenden bis zu zwei Stunden dauern, bei Mehrgebärenden etwa 30–60 Minuten. Wehenintensität und -frequenz nehmen stark zu – es treten bis zu 5 Wehen pro 10 Minuten auf.

Hat der vorangehende Teil des Kindes – in der Regel der Kopf – den Beckenboden erreicht und ist der Muttermund vollständig eröffnet, soll die Gebärende die Austreibung des Kindes durch aktives Pressen unterstützen. Diese **Pressphase** dauert etwa 20–30 Minuten. Während dieser Phase sind unterstützende Maßnahmen der Hebamme besonders wichtig. Hierzu gehört z.B. die Korrektur der Haltung der Gebärenden, denn ein Hohlkreuz etwa führt zu einer starken Krümmung des Geburtsweges. Um zu verhindern, dass der Kopf zu schnell durchtritt und dabei das Gewebe zwischen Scheide und Anus **(Damm)** reißt, schützt die Hebamme den Damm durch bestimmte Handgriffe (*Dammschutz* ☞ Abb. 22.36). Ist trotzdem ein Einreißen absehbar, so wird ein **Dammschnitt** (*Episiotomie* ☞ Abb. 22.38) vorgenommen, der besser kontrollierbar ist und besser verheilt als ein Dammriss mit unregelmäßigen Wundrändern. Nach der Geburt des Kopfes werden Schultern und Körper oft in einer einzigen Wehe geboren (☞ Abb. 22.34 und 22.35).

Die Nachgeburtsphase

Wenige Minuten nach der Geburt des Kindes setzen **Nachwehen** ein, die Ablösung und Ausstoßung der Plazenta und der Eihäute unterstützen. Nach der Ausstoßung der Plazenta zieht sich der Uterus kräftig zusammen, wodurch sich die Wundfläche verkleinert. Die große Plazenta-Haftfläche, aus der es kurz zuvor noch heftig geblutet hat, wird durch Gerinnung abgedichtet.

Die Plazenta wird von der Hebamme oder dem Arzt untersucht, um sicherzugehen, dass Eihäute und besonders die furchige Seite der Plazenta vollständig ausgestoßen worden sind. Reste im Uterus können zu Infektionen und Blutungen im Wochenbett führen. Selten können sie auch polypartige Wucherungen oder sehr selten sogar ein bösartiges **Chorionkarzinom** *(Chorionepitheliom)* verursachen.

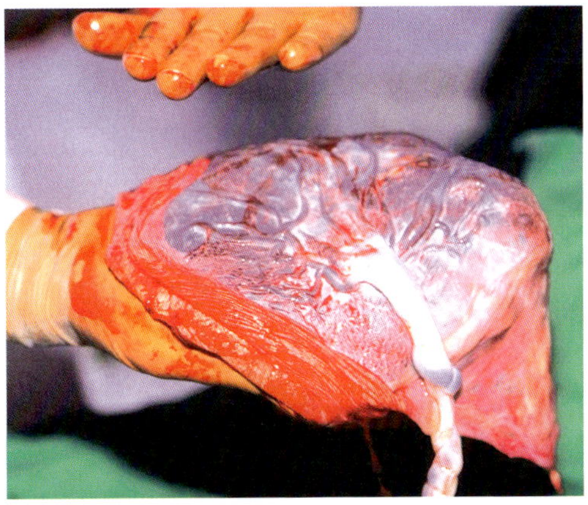

Abb. 22.37: Die Plazenta wird sowohl von der kindlichen Seite (hier im Bild) als auch von der mütterlichen Seite genau auf Vollständigkeit geprüft. [K206]

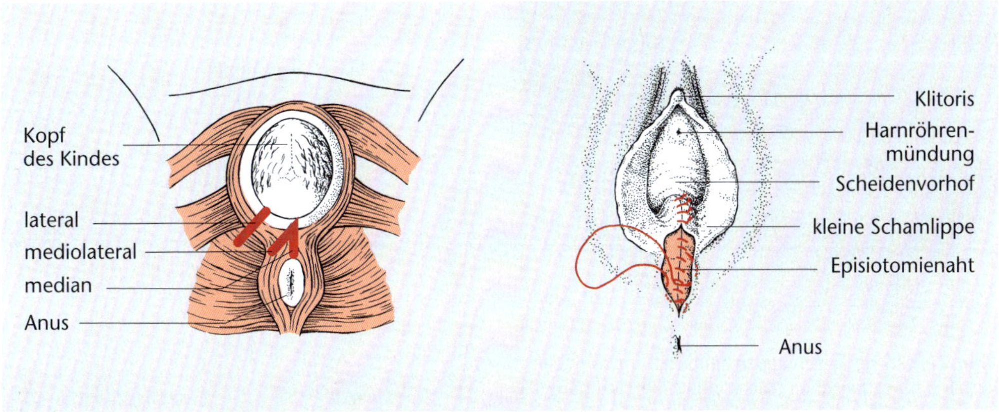

Abb. 22.38: Dammschnitt (Episiotomie). Um einen Dammriss in der Austreibungsphase zu verhindern, kann ein Dammschnitt durchgeführt werden. Am häufigsten wird die mediolaterale Schnittrichtung angewendet. Nach der Geburt wird der Dammschnitt durch eine Naht versorgt. [A300-190]

22

Etwa 1 – 2 Stunden nach einer normalen Geburt ist die Mutter meist schon wieder „auf den Beinen".

Möglichkeiten der Geburtserleichterung

Geburtsschmerzen sind sehr intensiv. Nur starke *Analgetika* (= schmerzstillende Medikamente), in der Geburtshilfe in der Regel *Opiatabkömmlinge* (z. B. Pethidin = Dolantin®), können den starken Schmerz kupieren, führen aber evtl. zu einer Atemdepression beim Neugeborenen. Bei einer **Periduralanästhesie** *(PDA)*, einer Betäubung der schmerzleitenden Fasern nahe dem Rückenmark, ist die Gebärende weitgehend schmerzfrei, verspürt allerdings auch den Pressdrang kaum noch, so dass sie nicht gut mitpressen kann und sich die Geburt evtl. verzögert. In der Austreibungsphase ist ein **Pudendusblock** möglich, d. h. eine Betäubung des *N. pudendus*, der das untere Vaginaldrittel, die Vulva und den Damm versorgt.

Der Geburtsschmerz lässt sich aber nicht nur medikamentös, sondern auch durch die richtige Verarbeitung durch die Gebärende wesentlich beeinflussen. Viele Einrichtungen bieten **geburtsvorbereitende Kurse** an, die mit Haltungs-, Atem- und Entspannungsübungen sowie Aufklärung über den Geburtsablauf Hilfen für die Geburt vermitteln.

Schmerzlinderung während der Geburt – alternative Methoden

„Angst – Spannung – Schmerz": Auf diesen Zusammenhang wies der englische Geburtshelfer Dick Read bereits in den 30er Jahren hin und begründete damit die zentrale Bedeutung der Geburtsvorbereitungskurse für eine schmerzarme Geburt. Aufgeklärte Frauen, die wissen, was sie erwartet, haben kürzere Geburten und benötigen weniger Schmerzmittel. Das setzt voraus, dass Schwangerschaft und Geburt nicht als Krankheit, sondern als „normale Lebenskrise" (Sheila Kitzinger) betrachtet werden und dass die Schwangere selbst aktiv werden und bestimmen kann, wie und in welcher Haltung sie entbinden möchte. Viel Bewegung und häufige Positionswechsel, warme Bäder und Massagen sowie Atemübungen sind nur einige Möglichkeiten der Entspannung, in die auch der Partner gut miteinbezogen werden kann.

Geburt im Wasser

Zusätzlich zu den Gebärbetten haben heute viele Kliniken Spezialbadewannen im Kreißsaal, die als Entspannungs- und Entbindungswanne (☞ Abb. 22.40) genutzt werden können. Für das Kind soll der Übergang vom warmen Fruchtwasser in das angewärmte Badewasser *sanfter* als in die kühlere Luft sein. Die Gebärenden schätzen die entspannende und schmerzlindernde Wirkung des warmen Wassers (☞ Abb. 22.40)

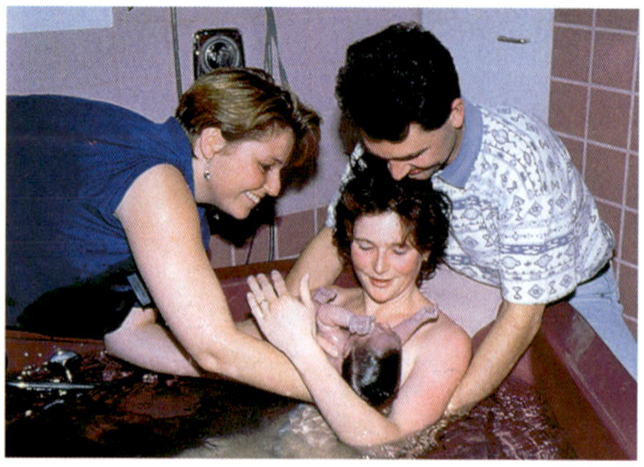

Abb. 22.40: Immer mehr Kliniken bieten die Möglichkeit zur Wassergeburt. Das warme Wasser wirkt entspannend und schmerzlindernd. [O122]

Nachgeburtliche Entwicklung ☞ *23.2.1*

22.6.2 Operative Entbindung

Rund jede dritte Entbindung ist heute eine **operative Entbindung**, d. h. eine **vaginal-operative** Entbindung mit Hilfe einer *Geburtszange* (**Forzepsentbindung**) oder einer *Saugglocke* (**Vakuumextraktion**), oder eine Entbindung durch **Kaiserschnitt.**

Der Kaiserschnitt

Im Gegensatz zur vaginalen Entbindung erfolgt die *Kaiserschnittentbindung (Sectio caesarea)* durch die mütterlichen Bauchdecken *(abdominelle Entbindung)*. Man unterscheidet die *primäre* (geplante) von der *sekundären* **Sectio caesarea** nach bereits begonnener Vaginalgeburt. Durch einen Schnitt oberhalb der Schamhaare werden Haut, Muskeln des Abdomens, Peritoneum und Gebärmutterwand durchtrennt und schließlich die Fruchtblase eröffnet, um das kindliche Köpfchen zu fassen und das Kind zu entwickeln (☞ Abb. 22.43).

Weit verbreitet ist heute die aus Israel kommende sog. **sanfte Sectio,** bei der Teile der Bauchschichten nicht scharf mit Skalpell und Schere, sondern stumpf mit den Händen gespreizt und eröffnet werden. Nach der Entwicklung des Kindes und der Plazenta werden – ebenfalls neu – nicht mehr alle Schichten der Bauchdecken mittels Naht verschlossen. Die Operationszeit ist bei dieser Technik deutlich kürzer, Blutungen sind seltener und die Wöchnerin ist viel schneller schmerzfrei.

Häufige Gründe, die zum Kaiserschnitt führen sind:

Geburtsstillstand

Nicht selten kommt es nach einem normalen Geburtsbeginn zu einer Verzögerung der Geburt bis hin zum Geburtsstillstand. Hat sich der Fetus auch nach vielen Stunden Wehen und ggf. medikamentösen Maßnahmen nicht genügend in Richtung Beckenausgang bewegt oder droht ein Sauerstoffmangel des Ungeborenen, wird die Geburt durch einen Kaiserschnitt beendet. Steht das Kind hingegen schon sehr tief, wird die Geburt möglichst vaginal-operativ beendet.

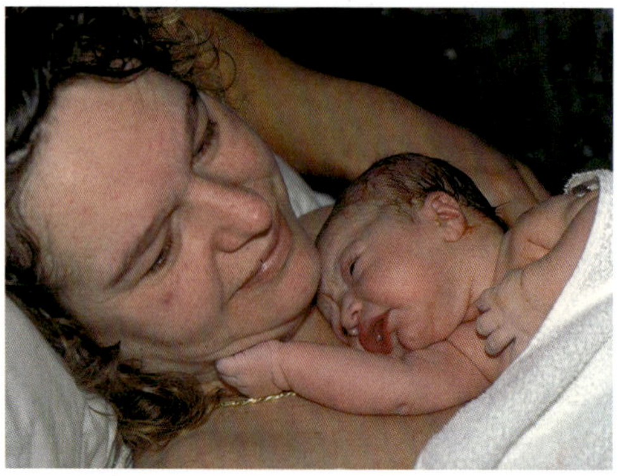

Abb. 22.39: Die ersten Lebensminuten mit innigem Körperkontakt zwischen Mutter und Kind sind ganz entscheidend für das spätere Stillen und die Mutter-Kind-Beziehung *(Bonding)*. Fast von alleine sucht das Kind die mütterlichen Brustwarzen. Such- (Rooting), Saug- und Schluckreflexe des Kindes haben in dieser ersten Lebensphase ihr Maximum. [K206]

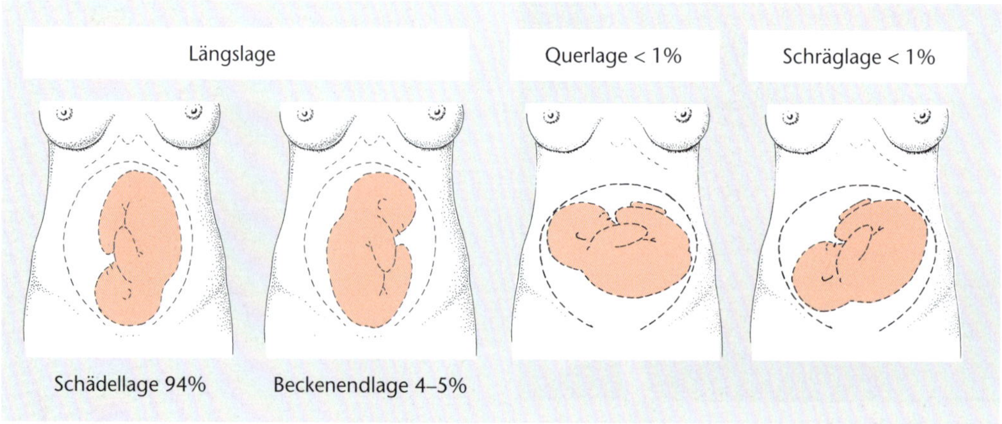

Abb. 22.41: Mit entscheidend für den Geburtsverlauf ist die Lage des Kindes im Uterus. Glücklicherweise treten die zwingend zum Kaiserschnitt führenden Quer- und Schräglagen nur recht selten auf, und auch die zwar prinzipiell geburtsfähige, aber komplikationsträchtige Beckenendlage findet sich nur in 4 – 5% der Fälle. [A400-190]

Lageanomalien

Normalerweise befindet sich das Kind zur Geburt in **Schädellage** *(Kopflage)*. Mit ca. 4–5% ist die häufigste Lageanomalie die **Beckenendlage.** Dann ist das Risiko eines kindlichen Sauerstoffmangels unter der Geburt erhöht. Füße und Steiß dehnen den Geburtskanal nur unzureichend, so dass der Kopf des Kindes nicht schnell nachfolgen kann und ein Sauerstoffmangel unmittelbar droht. Zu einem zusätzlichen – und oft lebensbedrohlichen – Sauerstoffmangel kommt es, wenn die Nabelschnur nach der Geburt des Steißes abgeklemmt wird und so kein „frisches" Blut mehr den kindlichen Körper erreicht. Deshalb wird ein Kind in Beckenendlage oft mit einem primären Kaiserschnitt entbunden, auch bei Zwillingen mit beiden Kindern oder einem Kind in Beckenendlage (☞ Abb. 22.41). Insbesondere bei Mehrgebärenden kann aber eine vaginale Geburt versucht werden. Bei einer **Querlage** ist eine vaginale Geburt unmöglich und stets ein Kaiserschnitt erforderlich.

Weitere Risiken

Eine vorzeitige Lösung der Plazenta, ein Nabelschnurvorfall (☞ Abb. 22.42) oder zu intensive und zu häufige Wehen können die Sauerstoffversorgung des Kindes akut gefährden, was man im CTG z.B. als späte Dezelerationen oder Bradykardie (☞ Abb. 22.33) erkennt. Auch eine Placenta praevia totalis (☞ Abb. 22.30) ist eine absolute Notwendigkeit zur Kaiserschnittentbindung, weil andernfalls Mutter und Kind verbluten.

Beim Ungeborenen fließt das sauerstoffreiche Blut in der Nabelschnur*vene*. Wird die Nabelschnur aus irgendeinem Grund komprimiert (z.B. bei Nabelschnurvorfall ☞ Abb. 22.42), sinkt als erstes die Zufuhr *sauerstoffangereicherten* Blutes zum Kind. Dies ist einer der Gründe für das hohe Risiko eines Sauerstoffmangels in den Stunden der Geburt und die daraus resultierenden engmaschigen Kontrollen des Kindes.

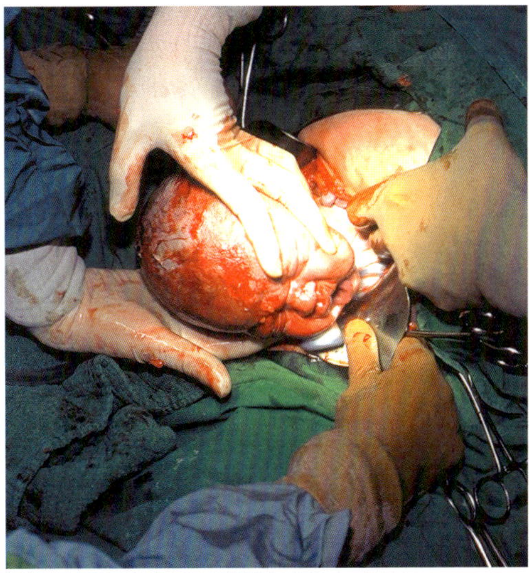

Abb. 22.43: Rund jede vierte Geburt – Tendenz steigend – endet in Deutschland inzwischen als Kaiserschnitt (Sectio caesarea). Hier ist der Kopf des Kindes bereits geboren. [K206]

Wahl-Kaiserschnitt

Es ist eine Tatsache, dass zur rasch gestiegenen Kaiserschnitt-Rate in Europa auch der Wunsch der Schwangeren oder des Paares beigetragen hat, den Geburtsmodus selbst zu bestimmen. Mehr und mehr ist die Ärzteschaft bereit, solche Wünsche als Patientenrechte nach entsprechend umfangreicher Aufklärung zu akzeptieren.

Folgen des Sauerstoffmangels

Erleidet das Kind während der Geburt einen mehr als nur kurzzeitigen *Sauerstoffmangel* (z.B. durch eine vorzeitige Lösung der Plazenta), so wird das Gehirn unwiderruflich geschädigt. Spastische Lähmungen und geistige Behinderung sind häufig die Folge (*Zerebralparese* ☞ 9.8.10).

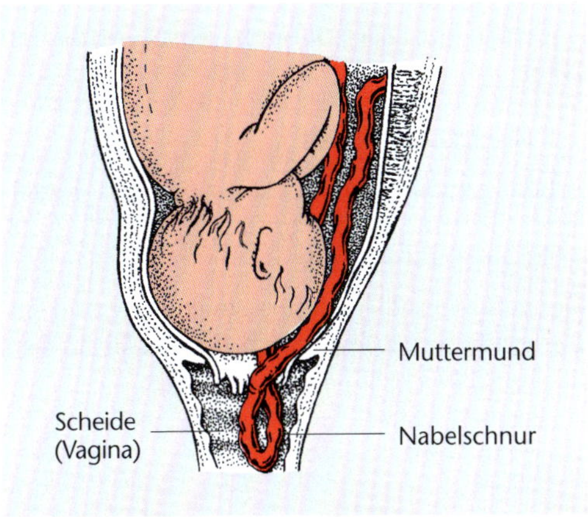

Abb. 22.42: Die Gefahr eines Nabelschnurvorfalls besteht vor allem dann, wenn die Fruchtblase platzt, bevor der Kopf in das kleine Becken eingetreten ist. Der Kopf des Kindes klemmt dann die Nabelschnur und damit die lebenswichtigen Blutgefäße ab. [A300-190]

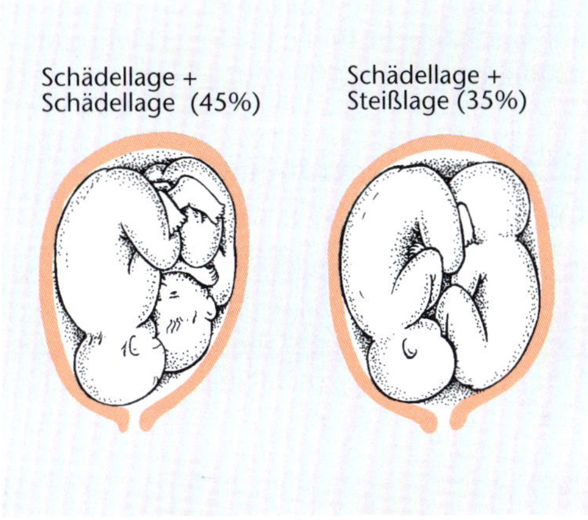

Abb. 22.44: Häufigste Lagevarianten bei Zwillingen im Uterus. Häufig ist eine „normale" vaginale Entbindung nicht möglich oder sehr risikoreich, weshalb oft ein Kaiserschnitt nötig ist. [A300-190]

22.6.3 Das Wochenbett

Als das Wochenbett oder **Puerperium** wird die etwa 6 – 8 Wochen dauernde Zeit nach der Geburt bezeichnet, in der sich die durch Schwangerschaft und Geburt entstandenen mütterlichen Veränderungen wieder zurückbilden. Im Wesentlichen ist die Wochenbettphase durch die folgenden Vorgänge gekennzeichnet:

- Die Rückbildung des Uterus
- Die Wundheilung im Uterus und ggf. Geburtskanal
- Ingangkommen und Aufrechterhalten der Laktation
- Wiederaufnahme der Tätigkeit der Eierstöcke.

In den Tagen nach der Geburt bildet sich der Uterus rasch zurück (☞ Abb. 22.45). Unterstützt wird die Rückbildung durch oft recht schmerzhafte **Nachwehen**. Die Rückbildung kann durch häufiges Anlegen des Kindes beschleunigt werden, weil sich der Uterus durch die beim Stillen ausgeschütteten Hormone ebenfalls zusammenzieht (☞ 21.2.7).

Durch den Gewebsabbau im Uterus entsteht der **Wochenfluss** *(Lochien)*, zunächst blutige, dann immer blassere Sekrete, die nach ca. 4–6 Wochen versiegen (☞ Abb. 22.45). Insgesamt werden 400–1200 ml Wochenfluss gebildet. Primär ist der Wochenfluss nicht infektiös. Bereits nach 24 Stunden haben jedoch Keime aus der Vulvaregion die Gebärmutterhöhle besiedelt. Ein Kontakt mit den hochempfindlichen Brüsten muss deshalb wegen der Gefahr einer **Mastitis** (*Brustentzündung* ☞ 22.6.6) vermieden werden.

Nicht verzagen

Durch die hormonelle Umstellung nach der Geburt treten bei vielen Frauen am 2.–4. Tag nach der Entbindung so genannte Post-Partum-Verstimmungen („Heultage", auch „Maternity blues" oder „Baby blues" genannt) auf. Die Frauen empfinden Ängste und Zweifel, inwieweit sie der Verantwortung gegenüber dem Neugeborenen gerecht werden können. Eine verständnisvolle Pflege, Schutz vor allzu vielen Besuchern und Hektik und die Erklärung, dass diese Niedergeschlagenheit ganz normal ist, kann dazu beitragen, dass der depressive Zustand rasch wieder vorübergeht. In der Regel verschwinden die Verstimmungen nach einigen Tagen wieder.

22.6.4 Das Stillen

In der Schwangerschaft nimmt das Brustdrüsengewebe und damit die Brust an Größe zu (☞ Abb. 21.23). Es findet jedoch noch keine nennenswerte Milchabsonderung statt.

Nach der Geburt sinken die sehr hohen Progesteron- und Östrogenspiegel im mütterlichen Blut rasch ab, da die Plazenta als wichtigste

Wochen nach Entbindung	Wochenfluss
1. Woche	Blutig
Ende der 1. Woche	Braun-rötlich
Ende der 2. Woche	Dunkel-gelb
Ende der 3. Woche	Grau-weiß
Nach ca. 4 – 6 Wochen	Versiegen des Wochenflusses

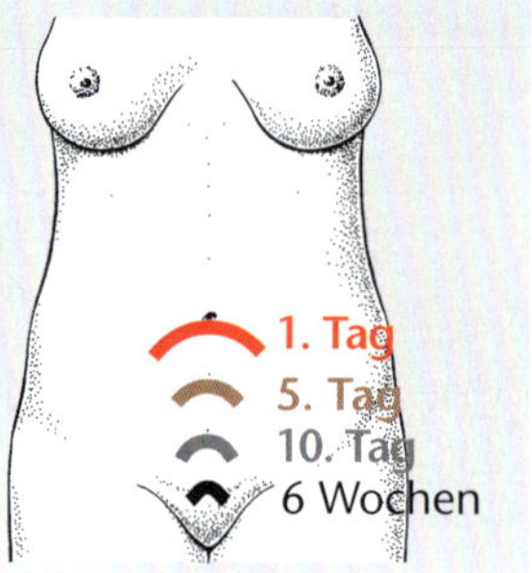

Abb. 22.45 (links): Uterusrückbildung und Änderung des Wochenflusses. [A300]

Abb. 22.46 (rechts): Brustdrüsenentwicklung, Milchbildung und Milcheinschuss. Hormonelle Regulation im Überblick.

Produktionsstätte dieser Hormone wegfällt. So kann sich die Wirkung des auch schon während der Schwangerschaft sezernierten Hormones **Prolaktin** entfalten. Dessen Wirkung wurde bisher durch die Östrogene gehemmt. Prolaktin setzt nunmehr in den Brüsten die **Milchsynthese** in Gang. Bei mechanischer Reizung – dem Saugen des Kindes – kommt es meist 2–4 Tage nach der Geburt zum **Milcheinschuss,** d.h. dem Einsetzen der Milchsekretion. Häufig ist der Milcheinschuss mit erheblicher, oft schmerzhafter Brustschwellung verbunden, die sich durch kühlende Umschläge und häufiges Anlegen des Neugeborenen (evtl. auch Abpumpen der überschüssigen Milch) lindern lässt.

Die **Milchentleerung** *(Milchejektion)* und damit die Voraussetzung für den Milchfluss wird vom Hormon **Oxytocin** vermittelt: Durch das Saugen an der stark mit sensiblen Nervenendigungen versehenen Brustwarze wird Oxytocin aus dem Hypophysenhinterlappen (☞ 12.2.1 u. Abb. 12.6) ins Blut abgegeben. Es gelangt über den Blutweg zu den Brustdrüsen und führt zur Kontraktion der Drüsenschläuche (☞ Abb. 22.46).

Bei jedem Stillen kommt es zu einer weiteren Prolaktin-Ausschüttung, wodurch die Milchproduktion aufrechterhalten wird. Dies erklärt, warum sich die Milchmenge reduziert, wenn die Mutter andere Nahrung zufüttert bzw. nach kurzer Zeit versiegt, wenn die Mutter den Säugling nicht mehr anlegt.

Erfahrene Schwestern oder Laktationsberaterinnen sind heute durch die vorbildliche Initiative der WHO und UNICEF („Zehn Schritte zum erfolgreichen Stillen" und Gründung der Baby Friendly Hospital Initiative, kurz BFHI) in vielen Geburtskliniken unverzichtbare Hilfen zum problemfreien Stillen.

Säuglingsernährung und Abstillen ☞ 23.4

22.6.5 Wiederaufnahme der Tätigkeit der Eierstöcke

In den ersten drei Wochen nach Geburt besteht eine physiologische Infertilität, in der Ovarien und die Hypophyse offenbar refraktär gegenüber Stimuli sind. Als wahrscheinliche Ursache hierfür werden endogene mütterliche Opiate nach der Geburt diskutiert. In der Regel treten in den ersten 4–5 Wochen nach der Geburt daher weder Menstruationen noch Ovulationen auf, unabhängig davon ob gestillt wird oder nicht.

Stillen hat anschließend einen hemmenden Einfluss auf die reproduktiven Vorgänge. Hohe Prolaktinspiegel können zu einer vollständigen Amenorrhoe über Monate führen, wenn das Kind mit langem und häufigem Anlegen gestillt wird. Ist das nicht der Fall, beginnen die Eierstöcke in der vierten Woche nach Geburt ihr zyklisches Geschehen wieder aufzunehmen. Bei einer gewünschten Antikonzeption muss bedacht werden, dass die östrogenhaltige Pille einen negativen Einfluss auf die Milchmenge hat und dass man auch die zwar geringen Hormonspuren in der Milch für das kindliche Gedeihen fürchtet. Während des Stillens kommen daher nur die reine Gestagenpille *(Minipille)* und mechanische und chemische Verhütungsmethoden infrage (☞ 21.3.10).

22.6.6 Brustentzündung im Wochenbett

Insbesondere bei Erstgebärenden ist eine eitrige *Entzündung der Brust* (**Mastitis** ☞ Abb. 5.9) nicht selten: Infolge der mechanischen Belastung der Brustwarze beim Stillen kommt es zu

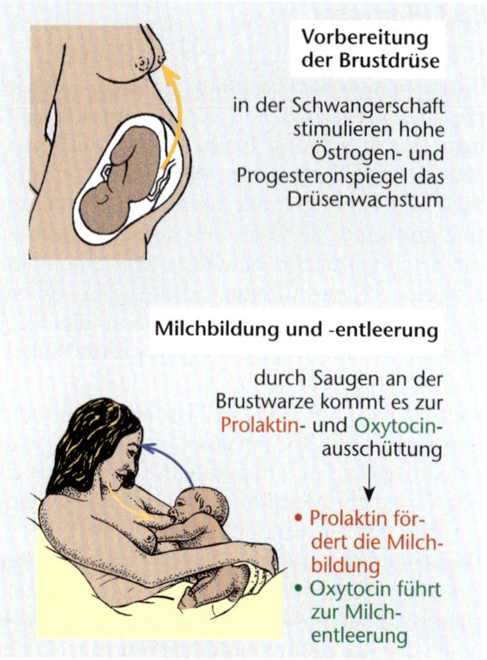

kleinsten Hauteinrissen, durch die Bakterien der Mundflora des Säuglings eindringen können. Diese Bakterien – meist sind es *Staphylokokken* (☞ 14.9.1) – können sich im lockeren Bindegewebe rasch vermehren und zu einer sehr schmerzhaften Entzündung führen.

Eine Mastitis kann sich durch gute Brustentleerung (Stillen, ggf. Abpumpen), kühlende Umschläge, Hochbinden der Brust und Schonung der Brustwarze durch kürzere Anlegezeiten zurückbilden, ohne dass abgestillt werden muss.

Literatur und Kontaktadressen

Literatur

Goerke, K., Bazlen, U.: Pflege konkret Gynäkologie Geburtshilfe. Elsevier, Urban & Fischer, München 2006

Huch, R.: Glücklich schwanger von A–Z. TRIAS, Stuttgart 2005

Lothrop, H.: Das Stillbuch. Kösel, München 2006

Kontaktadressen

Arbeitsgemeinschaft Gestose-Frauen, Kapellener Str. 67a, 47661 Issum, Tel. 02835/2628, www.gestose-frauen.de

Deutsche Gesellschaft für Gynäkologie und Geburtshilfe e.V., Robert-Koch-Platz 7, 10115 Berlin, Tel. 030/5148833, www.dggg.de

22

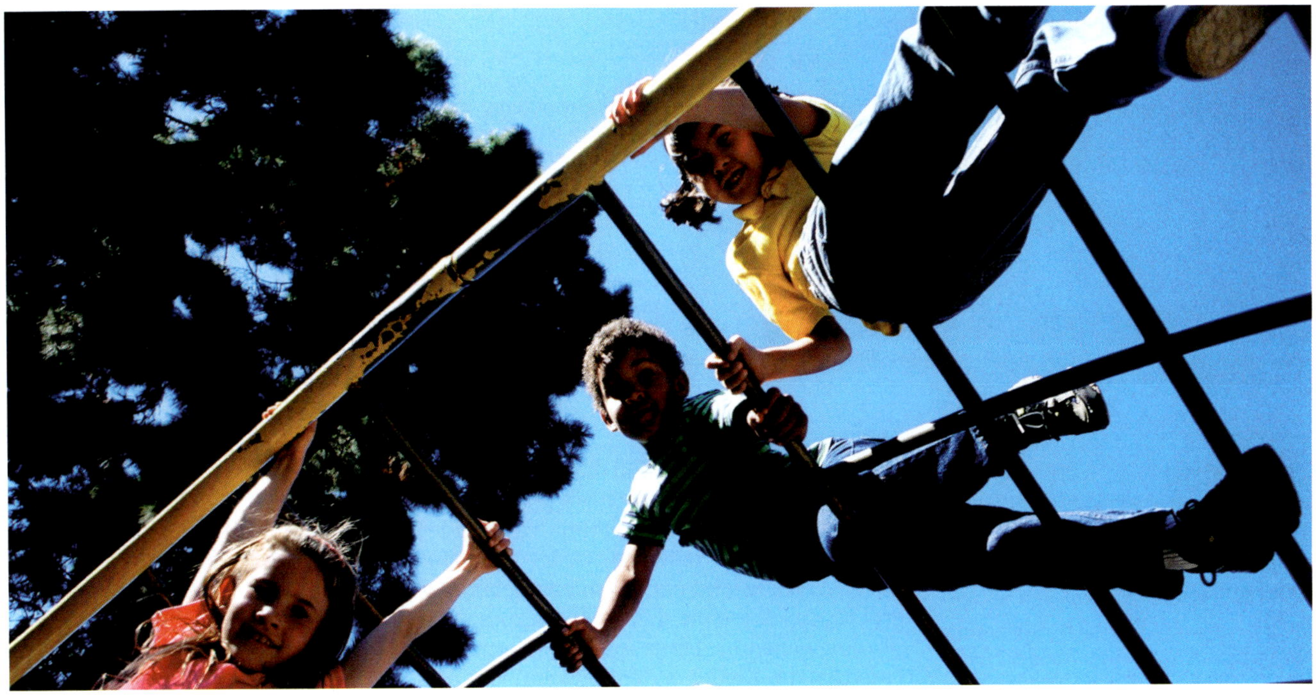

23 Kinder

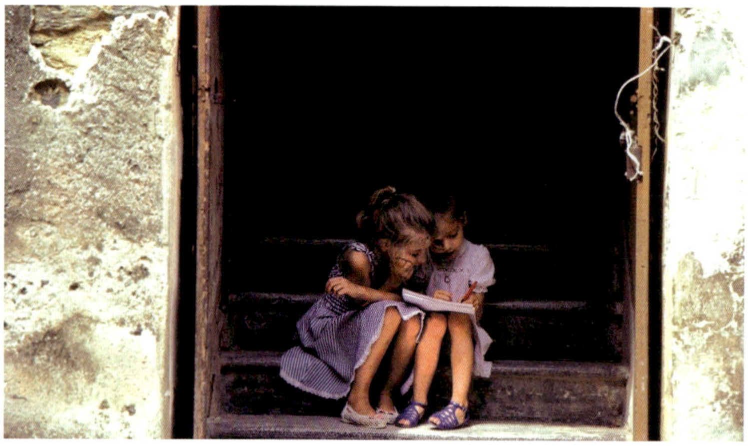

Abb. 23.1: Kindheit bedeutet Entwicklung und Abhängigkeit, das Kind braucht deshalb Erziehung und Schutz. Aber Kinder brauchen auch eine eigene Kinderkultur, sie müssen Gleichheit und Vertrauen zueinander erleben dürfen – genauso wie den Austausch und die Wahrung von Geheimnissen. [J510-226]

23.1 Einführung

23

Auch wenn es Eltern und Verwandten („Wie groß die Kinder geworden sind") oft ganz anders erscheint: Im Vergleich zu anderen Säugetieren entwickelt sich der Mensch eher langsam. Kein Wesen braucht so lange wie der *Homo sapiens*, um erwachsen zu werden. Dies hängt damit zusammen, dass der vernunftbegabte Mensch seine vielfältigen Anlagen und Talente nur in vielen Reifungsschritten entfalten kann. Das Pferd, das trotz seiner imposanten Dimensionen den Weg von der Zeugung bis zu seiner Endgröße in nur vier Jahren zurücklegt, hat nun einmal nicht so viele Entwicklungsschleifen zu ziehen wie die Artgenossen Mozarts, Einsteins und Martin Luther Kings.

Der Mensch – ein sich entwickelndes Wesen

Das große Thema des Menschen ist deshalb: **Entwicklung.** Der Entwicklungsmarathon beginnt bereits im Mutterleib. In hohem Tempo durchläuft der Embryo Tausende von Entwicklungsschritten, bis nach neun Monaten ein Wesen zur Welt kommt, das noch nicht einmal krabbeln kann – wenn man ein Fohlen anschaut, das schon ein paar Minuten nach der Geburt auf seinen vier staksigen Beinen steht, ein geradezu enttäuschendes Ergebnis. Ein Sechstel unseres Lebens nach der Geburt verbringen wir als nicht selbstständig lebensfähige, uns äußerlich und innerlich rasch verändernde Wesen: als Kinder.

Ein Wesen voller Potenziale

Von seiner genetischen Ausstattung her wird das Kind mit „festgelegten" Anlagen geboren. Andererseits verfügt es jedoch auch über eine ungeheure Plastizität und Anpassungsfähigkeit: Schaut man z. B. das Wachstum des Gehirns an, so entwickeln sich im Mutterleib und in den ersten zwei Lebensjahren fast explosionsartig feinste Verbindungen zwischen den Nervenzellen (Synapsen ☞ 9.2.1), die damit dicht miteinander vernetzt werden und in die unterschiedlichsten Hirnbereiche aussprossen können. Nur ein kleiner Teil dieser Verbindungen wird in der Folge tatsächlich genutzt, und entsprechend werden die Verbindungen in der späteren Kindheit teilweise wieder abgebaut (dieser Vorgang wird nach dem englischen Begriff für das Ausschneiden eines Baumes auch *pruning* genannt). Diese Auslese spiegelt das Potenzial des Kindes wider – es kann von den angelegten Verbindungen unterschiedlich Gebrauch machen, d. h. sich in viele Richtungen entwickeln, und seine Leistungen damit den Erfordernissen der Umwelt anpassen. Das Kleinkind ist damit *plastisch* (formbar) und *wandlungsfähig.*

Glückliche Kindheit?

Viele Erfahrungen der Kindheit sind einmalig: die Erfahrung unbedingten Vertrauens, die beständige Ausweitung des Erfahrungshorizonts, die aufwühlenden „ersten Male" vom ersten selbstständigen Schritt bis zum ersten Kuss. Gerne wird die Kindheit deshalb als der glücklichste Lebensabschnitt gesehen. Dass dies jedoch nicht für alle Kinder gilt, zeigt eine Untersuchung der Universität Bielefeld, nach der Kinder und Jugendliche mindestens genauso unter Befindlichkeitsstörungen sowie Versagenserlebnissen und Stress leiden wie Erwachsene.

Einer der Stressfaktoren, denen Kinder unterworfen sind, ist **Gewalt in den Medien.** Es besteht heute wissenschaftlich kein Zweifel daran, dass die Erfahrung von Gewalt in den Medien bei Kindern zu aggressivem Verhalten, Ängsten und Verhaltensauffälligkeiten führen kann. Obwohl der negative Effekt auf die emotionale Gesundheit der Kinder mindestens so stark ist wie etwa der Effekt, den eine chronische Bleivergiftung auf den Intelligenzquotienten hat, ist Gewalt in den Medien weiterhin eine sozial akzeptierte Form der „Unterhaltung".

Die Kehrseite der Entwicklung: Abhängigkeit

Eine Kehrseite der langen Kindheit ist die Tatsache, dass der Mensch einen großen Teil seines Lebens *abhängig* ist. Steht das „System Familie" unter Stress, so sind Kinder am stärksten betroffen. Kein Wunder, dass Kinder arbeitsloser Eltern häufiger krank und in ihrer Entwicklung gefährdet sind und dass Kinder von Immigranten oft schwerwiegende gesundheitliche Probleme haben.

Krankheiten im Wandel

Die Krankheiten, unter denen Kinder leiden, sind im Wandel begriffen: War z. B. der Heuschnupfen noch vor zwei Generationen so selten, dass Ärzte betroffene Patienten auf wissenschaftlichen Kongressen vorstellten, so haben heute ca. 20% der Kinder einen allergischen Schnupfen oder andere allergische Erkrankungen wie Neurodermitis und Asthma. Auch andere entzündliche Erkrankungen, etwa der Diabetes mellitus Typ 1, sind in den letzten Jahrzehnten häufiger geworden (☞ auch 19.4.2). Die noch vor 100 Jahren häufige Mangelernährung dagegen spielt zumindest in den Industrieländern nur noch bei gesellschaftlichen Randgruppen eine Rolle. Dennoch sind ernährungsbedingte Erkrankungen die am schnellsten wachsende Krankheitsgruppe bei Kindern: Etwa 20% der mitteleuropäischen Kinder sind übergewichtig, mit so schwerwiegenden Erkrankungen im Schlepptau wie dem ehemals nur im Erwachsenenalter vorkommenden Diabetes mellitus Typ 2. Weitere heute häufige Erkrankungen des Kindesalters sind Aufmerksamkeitsstörungen, Hyperaktivität („über-unruhiges", impulsives Verhalten, ☞ 9.2.3) und kindliche Depressionen, wobei deren Anstieg allerdings zumindest teilweise durch eine bessere Erkennung bedingt sein dürfte.

Die heute zunehmenden kindlichen Erkrankungen (Allergien, Übergewicht und Probleme der Verhaltensregulation) werden auch als **neue Morbidität** bezeichnet.

Kinderkrankheiten – Erwachsenenkrankheiten

Viele der „Volkskrankheiten" wie Diabetes mellitus Typ 2, koronare Herzkrankheit, Bluthochdruck und Depressionen werden landläufig als typische Erwachsenenerkrankungen angesehen. Tatsächlich haben die meisten Krankheiten des Erwachsenenalters eine lange Geschichte und beginnen in den ersten Lebensjahren, teilweise sogar schon vorgeburtlich. Die überwiegende Mehrzahl der Volkskrankheiten beruht auf Verhaltensmustern und Lebenseinstellungen, die *in der Kindheit geprägt* werden: die Freude an Bewegung, das Geschick im Umgang mit dem eigenen Körper, ein positives Selbstbild, emotionales Gleichgewicht – all das sind Faktoren, die beim Zustandekommen dieser Krankheiten eine wichtige Rolle spielen.

Für manche „Erwachsenenkrankheiten" sind die biologischen Erfahrungen der Kindheit gar wichtiger als die des Erwachsenenalters: Ob ein Mensch im späteren Leben etwa für allergische Erkrankungen wie Asthma und Heuschnupfen

Lebensbedrohliche Erkrankungen – warum?

In keinem Fachgebiet sind Behinderungen und lebensbedrohliche Erkrankungen schwerer zu verarbeiten als in der Kinderheilkunde. Welchen „Sinn" hat es, dass Kinder mit all ihrem Lebenspotenzial und ihrer schuldlosen Existenz so schwer erkranken? Sollte die Natur nicht „gut" sein? Zielt die Evolution nicht auf eine Auslese des Starken, Gesunden? Evolutionsbiologen wie *R. Nesse* und *G. Williams* geben zu bedenken:

Viele der Krankheitszeichen, unter denen Kinder (und auch Erwachsene) leiden, sind keine Webfehler, sondern biologisch sinnvolle **Abwehrmechanismen.** Durchfall etwa spült Erreger und Toxine (Giftstoffe) aus, Übelkeit und Erbrechen beugen einer weiteren Toxinzufuhr vor, Husten schützt die Luftwege vor Aspiration, Fieber unterstützt das Immunsystem, Angst schützt vor Unfällen und Müdigkeit vor der übermäßigen Plünderung von Energiereserven. Komplexe Lebewesen können ohne diese evolutionären Mechanismen nicht überleben, auch wenn diese den Betroffenen im Krankheitsfalle *leiden* lassen.

Auch andere Krankheiten sind die Folge natürlicher und evolutionär nützlicher Prozesse. So bietet beispielsweise die Fähigkeit der höheren Lebewesen zur raschen **Fettspeicherung** bei immer wiederkehrender Nahrungsknappheit, wie sie noch vor wenigen hundert Jahren die Regel war, einen enormen Vorteil. Heute hat sich diese Fähigkeit in einen Nachteil verkehrt.

Selbst genetische Erkrankungen, zu denen auch viele kindliche Krebserkrankungen gehören, haben einen evolutionsbiologischen Hintergrund. Mutationen des Erbguts setzen sich in einer Population dann durch, wenn sie den Trägern einen „Fortpflanzungsgewinn" ermöglichen. So ist die Sichelzellanämie für den sowohl von väterlicher als auch mütterlicher Seite (homozygot) Betroffenen zwar oft tödlich, für den nur von einem Elternteil belasteten (heterozygoten) Träger jedoch unter bestimmten Umweltbedingungen ein Überlebensvorteil: Träger des Sichelzellgens sind nämlich für bestimmte Infektionskrankheiten (z. B. Malaria) weniger empfänglich. Dasselbe gilt für andere rezessive (☞ 3.9.1) genetische Erkrankungen. Viele genetische Variationen bieten also der Gesamtgruppe Vorteile, auch wenn sie den betroffenen Einzelnen oft schwer schädigen.

Die Natur ist weder gut noch böse. Sie folgt nicht dem Gesetz der Perfektion, und das Konzept von „Glück" ist kein evolutionärer Leitgedanke, sondern ein neueres Produkt menschlicher Kultur. Nicht was perfekt ist überlebt, sondern was in einer sich wandelnden Umwelt genetisch erfolgreich ist.

empfänglich ist, entscheidet sich vor allem in den ersten Lebensjahren (☞ 23.7). Auch früh einsetzendes Übergewicht kann später kaum noch rückgängig gemacht werden. Letzteres wird dadurch erklärt, dass sich bei früh einsetzendem Übergewicht die Fettzellen bis um das 5fache vermehren und später nicht mehr abgebaut werden können.

Das „Erlernen" eines gesunden Lebensstils stößt leider auf Hindernisse: So sind z. B. immer weniger Kinder regelmäßig körperlich aktiv. **Gesundheitsbarrieren** bestehen auch bei der Ernährung (zunehmender Verzehr von „fast food"). Leider sind viele der krankheitsfördernden Verhaltensmuster so stark in den modernen Lebensstil verquickt, dass sie sich nur schwer ändern lassen.

Prävention

Die Mehrzahl der heutigen Krankheitsfälle ist verhinderbar. Der auf Vorbeugung abzielende (präventive) Ansatz hat vor allem in der Kinderheilkunde große Erfolge gezeigt. So haben Impfungen viele kindliche Infektionskrankheiten weit zurückgedrängt – eine Tatsache, die heute leider oft vergessen wird. Andere präventive Ansätze sind die **Vorsorgeuntersuchungen** bei Kindern, bei denen die Eltern unter anderem auch über drohende Gesundheitsgefahren für ihre Kinder aufgeklärt werden.

Als effektive Methode der Prävention in der Pädiatrie hat sich das **Neugeborenenscreening** erwiesen. Dieses ist Teil der Vorsorgeuntersuchungen und wird bei jedem Neugeborenen vor dem 7. Lebenstag durchgeführt. Wenige, aus der Ferse des Neugeborenen gewonnene Tropfen Blut reichen aus, um verschiedene Stoffwechselerkrankungen (wie etwa die Phenylketonurie) sowie angeborene endokrinologische Erkrankungen (z. B. die angeborene Hypothyreose ☞ 12.4.2) zu erkennen. Das Neugeborenenscreening wird derzeit auf immer mehr angeborene Krankheiten (etwa die Mukoviszidose) ausgeweitet; auch die Einführung eines flächendeckenden Hör-Screenings zur Früherkennung der angeborenen Taubheit wird erwogen (☞ 10.7.7).

Viele präventive Maßnahmen können jedoch nicht allein von Eltern und auch nicht allein von dem Gesundheitswesen getragen werden, sondern verlangen nach **sozialpräventiven** Ansätzen. So hat die Gurtpflicht im Auto z. B. tödliche Verletzungen und bleibende Behinderungen bei Kindern um mehr als die Hälfte zurückgehen lassen. Auch die **Bewegungsförderung** ist eine gesamtgesellschaftliche Aufgabe, bei der Kindergärten, Schulen, Verkehrs- und Raumplanung (Schaffung von Spielplätzen und Freizeitflächen) ineinandergreifen. Ähnliches gilt für die **Förderung gesunder Essgewohnheiten,** bei der neben den Familien heute auch Kindergärten und Schulen als wichtige Impulsgeber gefragt sind.

Grenzen der Prävention

Leider konnten bisher weder die Übergewichtsepidemie noch die zunehmenden Regulationsstörungen des Verhaltens durch präventive Maßnahmen nennenswert beeinflusst werden. Dies liegt unter anderem an Folgendem:

- Die Krankheitsrisiken verteilen sich in der Gesellschaft sehr ungleich, und Kinder sind hier keine Ausnahme: In Deutschland sind 4 von 5 übergewichtigen Kindern und Jugendlichen Immigranten oder kommen aus sozial schwachen Familien (in denen sich auch weitere Risikofaktoren häufen wie etwa Nikotinkonsum). Trotz Kostenfreiheit folgt die tatsächliche Nutzung der kinderärztlichen Vorsorgeuntersuchungen aber einer umgekehrten Dynamik: Zu den Vorsorgeuntersuchungen kommen vor allem besser situierte, aber weniger risikobehaftete Kinder. Das Resultat: Die vorbeugende Medizin erreicht derzeit in erster Linie die bildungsnahen, auf eigene Initiative nachfragenden Patienten. Es ist somit an der Zeit, dass Ärzte und Pflegende auch dort tätig werden, wo *alle* Kinder vertreten sind – etwa in den „Lebenswelten" Kindergarten und Schule
- Zum anderen ließ sich das Gesundheitsverhalten durch Aufklärung bisher nur begrenzt beeinflussen: Denn selbst wenn Aufklärung breite Bevölkerungsschichten erreicht, so orientiert tatsächlich nur eine Minderheit ihr

Dies …	Schützt vor …
Gesunde Ernährung	Übergewicht, Stoffwechsel- und Herz-Kreislauf-Erkrankungen
Regelmäßige Bewegung	Übergewicht, Stoffwechsel- und Herz-Kreislauf-Erkrankungen, depressiver Verstimmung und anderen psychischen Störungen
Impfungen	(Gefährlichen) Infektionskrankheiten
Gesunde Schlafumgebung	Plötzlichem Kindstod
Kindersitz, Fahrradhelm, Verkehrserziehung usw.	Verkehrsbedingten Verletzungen mit möglicher bleibender Behinderung
Vorsorgeuntersuchungen	Bleibenden Schäden durch zu späte Behandlung von Krankheiten und Entwicklungsstörungen
Erziehung zum gesunden Umgang mit Nikotin, Alkohol und Drogen	Süchten mit den dadurch bedingten Erkrankungen

Tab. 23.2: Säulen der Krankheitsvorbeugung im Kindesalter.

tägliches Leben an „Gesundheitszielen“. Mit Sorge beobachten Kinderärzte insbesondere die Zunahme des Rauchens bei Jugendlichen – seit 1995 hat der Zigarettenkonsum bei den 16- bis 19-Jährigen um das Vierfache zugenommen. In dieser Altersgruppe rauchen inzwischen 46%, und zwar Mädchen wie Jungen. Vermutlich hängt dies auch mit der zunehmenden Übergewichtsproblematik zusammen: Nikotin ist – unerfreulicherweise – ein effektiver Appetithemmer, und er wird umso eher genutzt, je schwerer das geltende Gewichtsideal zu erreichen ist. Als Folge entsteht ein Teufelskreis. Denn von den rauchenden jungen Frauen schaffen es nur 40% mit der Schwangerschaft auch langfristig mit dem Rauchen aufzuhören. Und so starten immer mehr Kinder mit nikotinbedingten Risiken ins Leben: Untergewicht, Anfälligkeit für Infektionen und vor allem den bei „mitrauchenden“ Kindern etwa doppelt so häufigen Verhaltensproblemen (z. B. Aufmerksamkeitsstörungen). Und um den Teufelskreis zu schließen, verkehrt sich das anfängliche Untergewicht passiv rauchender Säuglinge im Laufe der Kindheit in Übergewicht – der Stoffwechsel wurde nämlich im Mutterleib auf Sparsamkeit gepolt und verwertet die Nahrung besser.

23.2 Das Neugeborene

„Wie neu geboren“, so fühlt sich ein Mensch vielleicht mehrmals in seinem Leben: Ein *Neugeborenes* ist er jedoch nur die ersten 28 Tage nach seiner Geburt. Dieser willkürlich festgesetzte Zeitraum heißt **Neugeborenenperiode** *(Neonatalperiode)*. Kinderärzte mit einer Weiterbildung im Fachgebiet Neugeborenenmedizin bezeichnen sich deshalb als *Neonatologen*.

23.2.1 Anpassung an das extrauterine Leben

Die Geburt und die ersten Stunden danach sind die risikoreichste Zeit des menschlichen Lebens. Sie sind mit einer tief greifenden Umstellung des Stoffwechsels und des gesamten Atem- und Herz-Kreislauf-Systems verbunden (*postpartale* oder **neonatale Adaptation;** Adaptation = Anpassung):

- *Umstellung der Atmung:* Schon beim Durchtritt des Kindes durch den Geburtskanal wird die Atmung des Neugeborenen stimuliert. Der erste Atemzug wird durch weitere Reize ausgelöst: Kälte, Berühren des Kindes, der Anstieg der Kohlendioxidkonzentration und das Absinken der Sauerstoffkonzentration im Blut stimulieren das Atemzentrum im Stammhirn (☞ 9.8.2)
- *Umstellung des Kreislaufs* (☞ Abb. 22.22): Mit dem ersten Atemzug und der Entfaltung der Lunge sinkt der Druck im Lungenstromgebiet ab; der Weg des geringsten Widerstandes für das Blut im rechten Herzen führt jetzt über die Lungenarterien zu den Lungen und nicht mehr über die fetalen Kurzschlusswege in den großen Kreislauf. Das nun nicht mehr benutzte **Foramen ovale** in der Scheidewand der Herzvorhöfe wird durch den gleichzeitig ansteigenden Druck im linken Herzen zugepresst; später verschließt sich auch die zweite Kurzschlussverbindung, der **Ductus arteriosus Botalli.** Der „kleine“ (Lungen-)Kreislauf und der „große“ (Körper-)Kreislauf sind damit getrennt
- Durch Abkühlung und zunehmende Sauerstoffsättigung des Blutes ziehen sich die Nabelschnurgefäße zusammen. Die Hebamme schneidet die jetzt funktionslos gewordene Nabelschnur durch: Das Neugeborene wird *abgenabelt*
- *Energiestoffwechsel:* Mit Durchtrennung der Nabelschnur wird die Energiezufuhr von der Mutter unterbrochen. Das Neugeborene greift nun auf seine eigenen Reserven, nämlich das *Glykogen* (Speicherform der Glukose ☞ 2.8.1) in der Leber und das *braune Fett,* einem vor allem während der Neugeborenenzeit vorhandenen Fettdepot, zurück
- *Ausscheidungen:* Urin wird bereits im Mutterleib abgegeben (er macht einen großen Teil des Fruchtwassers aus). Innerhalb der ersten 24 Stunden nach der Geburt erfolgt beim normal entwickelten Neugeborenen der erste Stuhlgang; er wird als **Mekonium** *(Kindspech)* bezeichnet: eine zähe grünschwarze Masse, die u. a. aus abgeschilferten Deckzellen des Darms, verschluckten Körperhärchen und eingedickter Galle besteht
- *Leber:* Die entgiftenden Enzyme in der Leber sind zunächst noch nicht voll ausgebildet. Auch beim gesunden Neugeborenen kann es deshalb durch den erhöhten Erythrozytenabbau mit hoher Bilirubinfreisetzung in den ersten Lebenstagen zu einer milden *Gelbsucht* (Ikterus ☞ 18.10.4) kommen, dem **physiologischen Neugeborenen-Ikterus.** Meist normalisiert sich der Bilirubinspiegel nach wenigen Tagen von selbst. Ansonsten kann eine **Phototherapie** (☞ Abb. 23.3) den Abbau bzw. die Ausscheidung des angereicherten Bilirubins beschleunigen.

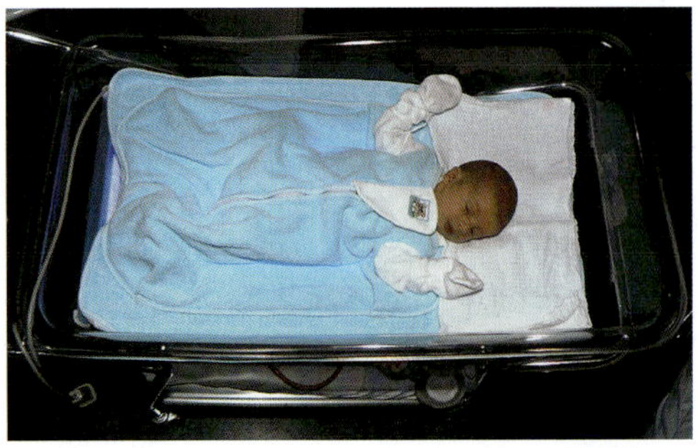

Abb. 23.3: Ist der Ikterus (Gelbsucht) des Neugeborenen stärker ausgeprägt, kann der Abbau überschüssigen Bilirubins durch sichtbares Licht beschleunigt werden (Phototherapie) – hier ein Neugeborenes auf einer sog. Lichtmatte. [T080]

Wiedereinsetzen des Wachstums

Nach einer Übergangsphase von ca. 3–10 Tagen, in der das Kind bis zu 15% seines Körpergewichts verliert und die Bereitstellung der Muttermilch – durch häufiges Anlegen unterstützt – allmählich in Gang kommt, haben sich die Verdauungsorgane, Leber und Niere den neuen Bedingungen angepasst. Das Kind nimmt jetzt wieder zu und wächst. Nach 10–14 Tagen ist das ursprüngliche Geburtsgewicht wieder erreicht.

23.2.2 Die Untersuchung des Neugeborenen

Eine, fünf, und zehn Minuten nach der Geburt wird das Kind nach dem von der Anästhesistin *Virginia Apgar* eingeführten **APGAR-Schema** auf seine lebenswichtigen Körperfunktionen untersucht; diese Untersuchung zeigt an, wie gut sich das Neugeborene an das extrauterine Leben anpasst (Beurteilung der neonatalen Adaptation). In einem weiteren Untersuchungsschritt wird auch seine *Reife* untersucht. Dazu gehören auch die Feststellung des Geburtsgewichts, der Länge und des Kopfumfangs.

Beurteilung der neonatalen Adaptation

Nach dem APGAR-Schema werden folgende Merkmale beurteilt:

- **A**ussehen (Hautfarbe)
- **P**uls (Herzfrequenz)
- **G**rimassieren und Schreien bei Manipulationen (z. B. beim Schleimabsaugen)
- **A**ktivität (Muskeltonus)
- **R**espiration (Atmung).

Eine weitere Möglichkeit, die Ausgangssituation des Neugeborenen bei Geburt zu beurteilen, ist die Bestimmung des Blut-pH-Wertes (☞ 20.9.1) aus den Nabelschnurgefäßen. Der Geburtsstress hinterlässt nämlich seine Spuren im Blut des Neugeborenen: Im Geburtskanal kommt es vorübergehend zu einem Sauerstoffmangel sowie zu einem Kohlendioxidüberschuss. Beides führt zu einer Übersäuerung des Blutes (*Azidose* ☞ 20.9.2), es wird also ein *niedriger pH-Wert* gemessen. Akzeptabel sind pH-Werte in der Nabelarterie von ≥ 7,15; ein pH ≤ 7,0 spricht für eine schwere Azidose.

Beurteilung der Reife

Der Mutterleib ist für den sich entwickelnden Menschen für durchschnittlich 282 Tage, das heißt etwa 40 Schwangerschaftswochen, das optimale Milieu – nicht wesentlich länger oder kürzer. Der Arzt kann davon ausgehen, dass in diesem Zeitrahmen geborene Kinder in der Regel *reif* sind, das heißt, dass alle Lebensfunktionen optimal entwickelt sind.

Auch wenn das **Gestationsalter** (*Tragzeit,* also letztlich die *Schwangerschaftsdauer*) bekannt ist, beurteilt der Geburtshelfer noch einmal je-

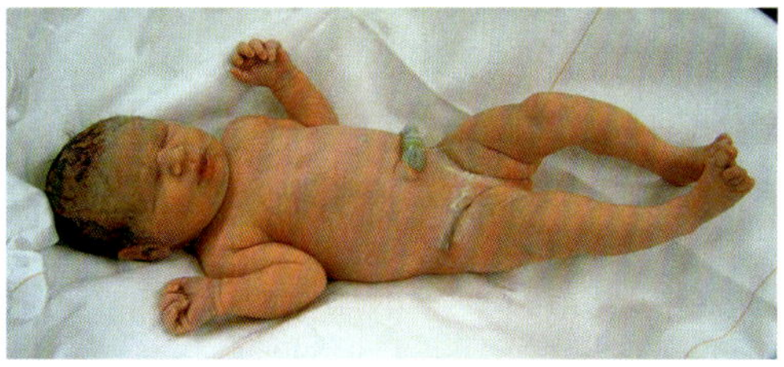

Abb. 23.4: Reifes, gesundes Neugeborenes mit (abgesehen von den Händen) rosiger Haut. [T339]

des neugeborene Kind auf seine *Reife*. Dabei zeigen ihm die folgenden **äußeren Reifezeichen** eine abgeschlossene intrauterine Entwicklung an:

- Rosige bis krebsrote Haut
- Tastbare Ohrknorpel
- Hoden sind im Hodensack (abgeschlossener *Descensus testis* ☞ Abb. 21.3) bzw. große Schamlippen bedecken die kleinen Schamlippen
- Fingernägel überragen die Fingerkuppen
- **Lanugobehaarung** (feiner dunkler Haarflaum, der nach wenigen Wochen wieder ausgefallen ist) nur an Schultergürtel und Oberarmen
- Fußsohlenfalten verlaufen über die ganze Sohle
- Fette grauweiße Schmiere auf der Haut (*Käseschmiere*, **Vernix caseosa**)
- Geburtsgewicht

Neben der Schwangerschaftsdauer ist das **Geburtsgewicht** ein wichtiges Maß für die regelrechte intrauterine Entwicklung (Normalgewicht 2500–4200 g, im Mittel 3510 g). Untergewichtige Neugeborene (unter 2500 g) und übergewichtige Neugeborene (über 4200 g) haben im Vergleich zu normalgewichtigen Kindern ein höheres Erkrankungsrisiko.

Noch aussagekräftiger ist jedoch das auf die Schwangerschaftsdauer (Gestationsalter) bezogene Geburtsgewicht (was bereits in der Schwangerschaft mit Ultraschall festgestellt werden kann): Entspricht das Geburtsgewicht nämlich nicht dem nach dem Gestationsalter zu erwartenden Wert, muss davon ausgegangen werden, dass vorgeburtlich ein Mangelzustand geherrscht hat. Man spricht von einem *hypotrophen* („unzureichend ernährten") oder auf neudeutsch *small for gestational age* Kind.

Harmlose Auffälligkeiten des Neugeborenen

Das Neugeborene bringt einige sonderbare Zeichen mit auf die Welt, die die Eltern oft erheblich irritieren, die jedoch harmlos sind und von selbst wieder verschwinden:

- *Hautschuppung:* In den ersten Tagen beginnt die Haut am ganzen Körper zu schuppen (meist feinschuppig, bisweilen auch in zentimetergroßen Fetzen)
- *Neugeborenenexanthem (Erythema toxicum):* kleine, „wandernde" gelblich-weiße Pünktchen mit rotem Hof vor allem am Kopf und oberen Körperstamm
- *Milien:* kleine, weiße talggefüllte Pünktchen, vor allem im Bereich der Nase, infolge einer Zystenbildung in Talgdrüsen
- *Storchenbiss:* hellrote Flecken im Nackenbereich, seltener auch an der Nasenwurzel oder am Lid; diese sind auf die Erweiterung oberflächlicher Hautgefäße zurückzuführen und bilden sich in der Regel innerhalb des ersten Jahres zurück
- *Mongolenfleck:* blaugraue Pigmentierung über dem Kreuzbein, dem Rücken oder den Extremitäten; bei asiatischen Neugeborenen fast regelmäßig vorhanden, bei mitteleuropäischen Kindern selten
- Sog. *Schwangerschaftsreaktionen:* Nach der Geburt sind im Körper des Neugeborenen

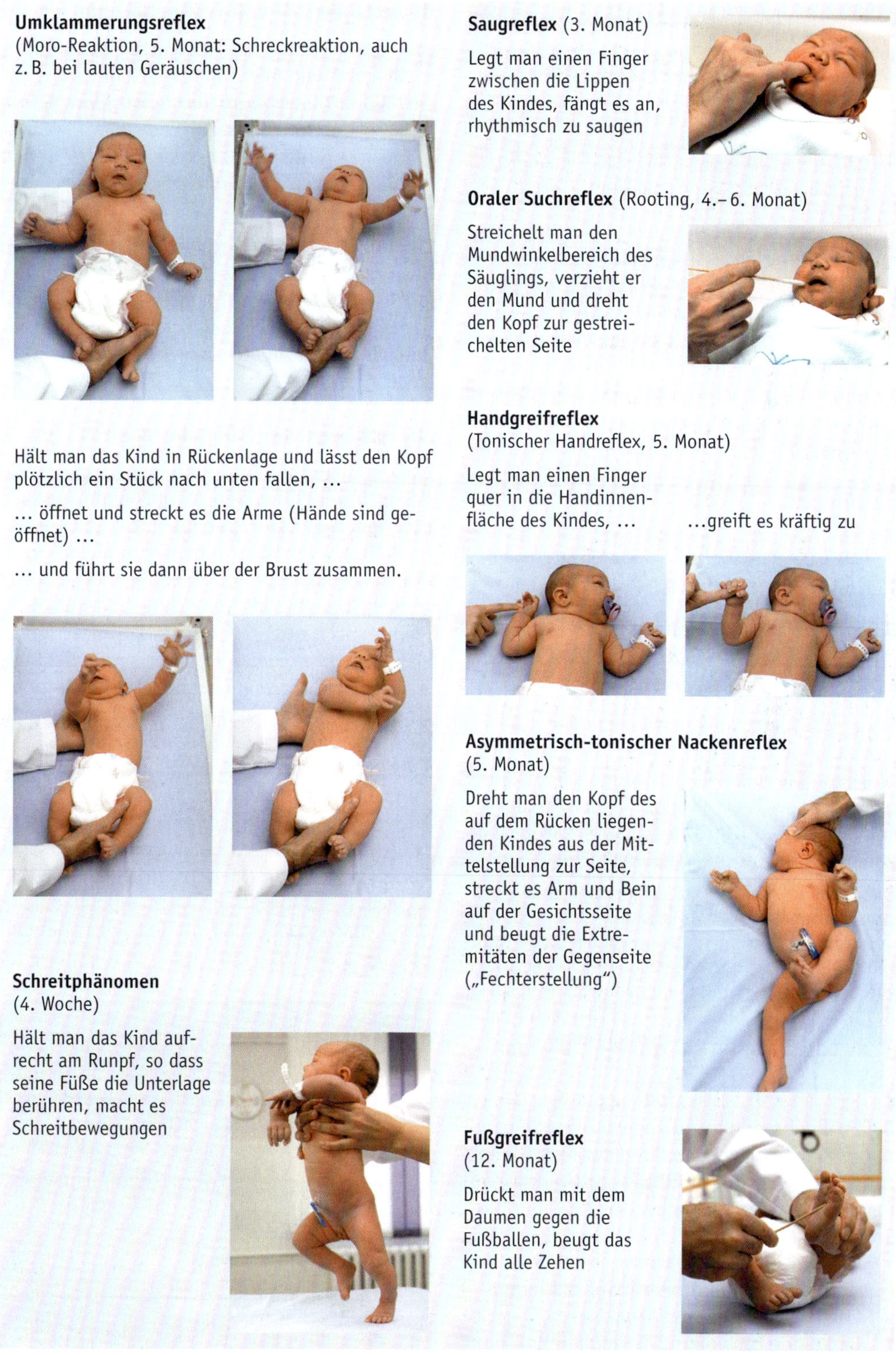

Abb. 23.5: Primitivreflexe des Neugeborenen (Auswahl). Alle „Primitivreflexe" sind bei der Geburt bereits vorhanden. Sie dienen vor allem der Ernährung und dem Schutz des Kindes. Die Altersangaben entsprechen den ungefähren **Zeitpunkt des Verschwindens** des jeweiligen Reflexes. [K303]

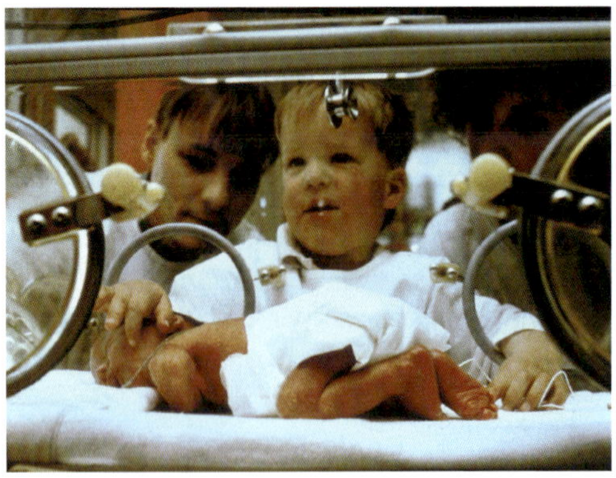

Abb. 23.6: Das Bild der Eltern und Geschwister, die das kleine Baby nur durch die Inkubatorscheiben betrachten und die im Stationsbetrieb als Störfaktoren gesehen werden, ist auf Frühgeborenen-Intensivstationen seltener geworden. Die Eltern werden – wo es möglich ist – in die Pflege ihres Kindes einbezogen, und Hautkontakt wird gezielt gefördert. [T080]

noch mütterliche Geschlechtshormone vorhanden, die sich erst allmählich abbauen. Diese Hormone können äußerlich wahrnehmbare Veränderungen auslösen: *Neugeborenenakne* (feine Pusteln, die sich entzünden können), Schwellung der Brustdrüsen, die vorübergehend sogar eine milchartige Flüssigkeit, die *Hexenmilch*, absondern können, sowie vaginale Schleim- und Blutabsonderungen.

23.3 Frühgeborene Kinder, übertragene Kinder

23.3.1 Frühgeborene

Etwa 9% der Neugeborenen, das sind in Deutschland ca. 55 000 Kinder pro Jahr, unterschreiten die normale Schwangerschaftsdauer um mehr als drei Wochen. Man spricht von **frühgeborenen Kindern** (Geburt vor der vollendeten 37. Schwangerschaftswoche).

Die absolute Zahl der Frühgeborenen in Deutschland ist trotz der insgesamt sinkenden Geburtszahlen und trotz der Vorsorgeuntersuchungen für Schwangere seit 20 Jahren gleich geblieben. Dies liegt zum einen daran, dass Frauen ihre Kinder heute später bekommen, zum anderen an der insgesamt angestiegenen Rate von rauchenden Schwangeren.

Schlechter Start ins Leben

Bei Frühgeborenen sind alle wichtigen Organe mehr oder weniger unreif und dadurch für Störungen anfällig. Dem Frühgeborenen droht daher eine Vielzahl von nachgeburtlichen Erkrankungen, z. B.:

- *Surfactantmangel-Syndrom* (☞ 17.5.4) mit z. T. schwerer Funktionsstörung der Lunge
- Plötzliche Atempausen *(Apnoen)*
- Mangelnde Umstellung des fetalen Kreislaufs (☞ Abb. 22.22) mit nachfolgendem Bluthochdruck der Lungengefäße und Hypoxämie (☞ 17.9.2)
- Hirnblutungen oder Sauerstoffmangel des Gehirns
- Unterzuckerung (☞ 19.4.3)
- Frühgeborenen-Sepsis.

Eine weitere gefürchtete Komplikation wird durch die oft unvermeidliche Beatmung mit Sauerstoff ausgelöst: Es kann zur (heute Gott sei Dank seltenen) *Schädigung der Netzhaut* mit nachfolgender Sehschwäche bis hin zur Erblindung kommen.

Geburtsgewicht von Frühgeborenen

Man unterscheidet die folgenden Gruppen:

- Neugeborene mit niedrigem Geburtsgewicht (1500–2500 g, *low birthweight infants*)
- Neugeborene mit sehr niedrigem Geburtsgewicht (unter 1500 g, *very low birthweight infants:* etwa ein Sechstel der Frühgeborenen).

Überleben können Frühgeborene derzeit ab etwa 500 g; dieses Gewicht wird etwa in der 24. Schwangerschaftswoche erreicht. Jedoch ist in dieser Gewichtsklasse mit einer hohen Sterblichkeit und häufigen Langzeitschäden zu rechnen.

Spätschäden von Frühgeborenen

Nach statistischen Auswertungen kann sich die Frühgeborenenmedizin zugute halten, dass die **Überlebensrate** der Frühgeborenen in den letzten Jahrzehnten konstant angestiegen ist. So ist in den zurückliegenden 35 Jahren das Geburtsgewicht, bei dem 50% der Frühgeborenen überleben, von einem Geburtsgewicht von 1200 g auf 600 g gesunken. Die Rate der **zurückbleibenden Schädigungen** ist bei solch fließenden Grenzen schwer zu vergleichen. Betrachtet man eine gegebene Gewichtsmarke, zum Beispiel Frühgeborene mit 1500 g und darunter, so sind Fortschritte zu erkennen: Hatten in den 50er Jahren noch etwa 50% der ehemaligen Frühgeborenen dieser Gewichtsklasse mit Spätschäden zu rechnen, sind es heute nur noch 10–20%. Je weiter das Geburtsgewicht jedoch abfällt, desto drastischer steigt die Rate der späteren Behinderungen an. Etwa die Hälfte der in oder vor der 25. Gestationswoche geborenen Frühgeborenen haben bleibende und oft schwerwiegende Behinderungen. Viele Perinatalmediziner fordern deshalb, das Hauptaugenmerk nunmehr auf die *Qualität* des Überlebens zu richten, anstatt weiter auf eine Senkung der Überlebensgrenze zu zielen (☞ Abb. 23.7).

> **Besonders gefährdet: Gehirn und Lunge**
>
> Spätschäden des Frühgeborenen betreffen vor allem das Gehirn, weil es das gegenüber Sauerstoffmangel empfindlichste Organ ist. Die Lungen werden zudem durch die oft notwendige künstliche Beatmung geschädigt. Die häufigsten Folgeschäden sind damit:
>
> - Störungen der motorischen *(Zerebralparese)* oder geistigen Entwicklung; Letztere können von Konzentrations- und Lernstörungen bis hin zu schweren geistigen Behinderungen reichen
> - Krampfanfälle
> - Chronische Lungenerkrankungen.

Eine ungewöhnliche „Erfindung“: Känguru-Methode

Eine Beobachtung kolumbianischer Neonatologen Ende der siebziger Jahre brachte Bewegung in die technisierten Abläufe der Frühgeborenen„aufzucht“. Die Ärzte hatten mangels Inkubatoren die frühgeborenen Kinder einfach ihren Müttern an den nackten Körper gebunden – die **Känguru-Methode** war erfunden. Und wider Erwarten besserten sich viele Frühgeborene. Inzwischen hat die sanfte Methode auch in europäischen Frühgeborenen-Stationen Einzug gehalten, und Studien zeigen, dass „gekängurute“ Frühgeborene schneller entlassen werden können als nicht-gekängurute, auch wenn technische Unterstützung und künstliche Beatmung meist nach wie vor als lebensrettende Maßnahmen fortgeführt werden müssen (☞ Abb. 23.7).

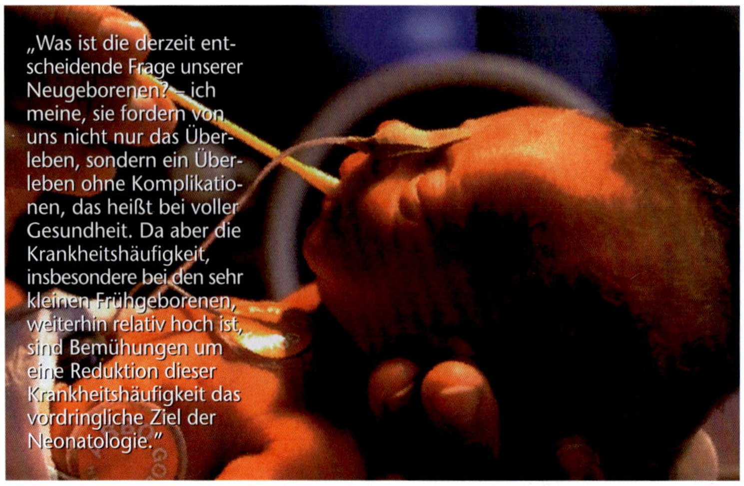

Abb. 23.7: Die moderne Neonatologie richtet ihr Augenmerk weg von der reinen Lebensrettung Frühgeborener hin zur späteren Gesundheit der Kinder. Dies verdeutlicht auch das Zitat von Prof. Stopfkuchen aus der Universitäts-Kinderklinik Mainz. [J680-001]

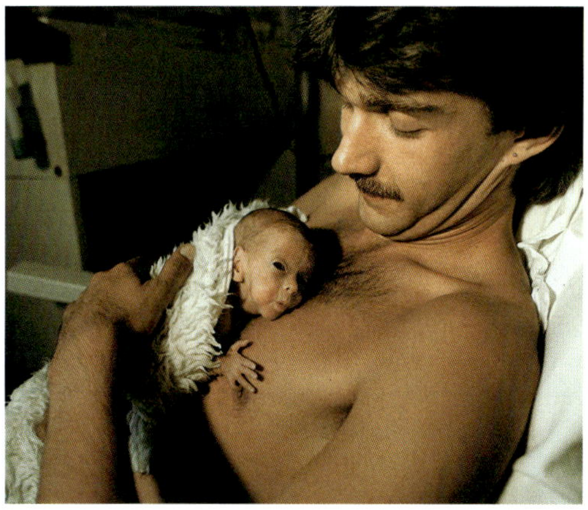

Abb. 23.8: Känguru-Baby. Den „frühgeborenen Eltern" hilft die Nähe zu ihren Kindern, sich in der neuen Situation zurechtzufinden und eine Beziehung zu den Winzlingen aufzubauen. Denn häufig leiden die Eltern unter Schuld- und Versagensgefühlen, Enttäuschung und Trauer, die durch den unmittelbaren körperlichen Kontakt mit dem neuen Lebewesen überwunden werden können. [K121]

Der **Fütterung** kommt in der wachsenden Eltern-Kind-Beziehung eine zentrale Bedeutung zu: Nach vorübergehender Sondenernährung und Fütterungsversuchen mit abgepumpter Muttermilch sollten die Winzlinge so früh wie möglich angelegt werden. Der damit verbundene intensive Körperkontakt stimuliert sowohl Kind als auch Mutter, und es hat sich gezeigt, dass bereits Frühgeborene der 30. Schwangerschaftswoche teilweise gestillt werden können.

23.3.2 Übertragene Neugeborene

Auch die Überschreitung des Geburtstermins bringt gesundheitliche Risiken mit sich.

Zu lange ist auch nicht gut

Übertragene Neugeborene sind gefährdet, da die Plazenta altert, verkalkt und nicht mehr genügend Sauerstoff und Nährstoffe bereitstellen kann. Die Kinder fallen durch eine grob abschuppende Haut und die fehlende Käseschmiere auf. Sie neigen zu Atem- und Kreislaufproblemen, Unterzuckerung und Infektionen.

Um solchen Komplikationen vorzubeugen, wird in der Regel bei Überschreitung der 42. Schwangerschaftswoche der Geburtsvorgang durch Medikamente und evtl. auch Sprengung der Fruchtblase eingeleitet.

23.4 Die Ernährung des Säuglings und des Kleinkindes

Das Überleben der Menschheit wurde über Jahrmillionen durch ein Sekret sichergestellt, das alle Anforderungen an eine ideale Säuglingsnahrung erfüllt: die **Muttermilch.** Alle anderen Formen der Ernährung waren noch bis in die jüngste Geschichte hinein lebensgefährlich (und sind es beispielsweise in den Entwicklungsländern noch immer): Nicht gestillte Kinder starben häufig an über Kuhmilch oder andere Ersatznahrungen übertragenen Infektionen.

Inzwischen stehen zwar unbedenkliche und weitgehend an die physiologischen Bedürfnisse des Säuglings angepasste Ersatznahrungen zur Verfügung. Dennoch wird geschätzt, dass jedes nicht-gestillte Kind wegen der vermehrten Krankheitsanfälligkeit das Gesundheitssystem etwa 400 € allein im ersten Lebensjahr kostet.

23.4.1 Das Stillen

Heute empfehlen die Mediziner folgende Säuglingsernährung:

- Die *alleinige* natürliche Ernährung mit Muttermilch ist die optimale Ernährungsform für die ersten sechs Lebensmonate (☞ Tab. 23.10)
- Als Ersatz, z. B. bei Stillhindernissen oder frühzeitigem Abstillen, steht industriell auf Kuhmilch- oder Sojaproteinbasis hergestellte Säuglingsmilch zur Verfügung (= künstliche Ernährung).

Vorteile des Stillens

- Die Frauenmilch enthält mütterliche Abwehrstoffe (v. a. IgA-Antikörper ☞ 14.4.3), die den Säugling weniger anfällig für Infektionen machen und das Immunsystem stabilisieren
- Bei frühzeitigem Kontakt mit Kuhmilchprodukten treten **Milchallergien** (☞ 23.7) gehäuft auf
- Gestillte Kinder neigen weniger zu Übergewicht
- Stillen ist die hygienischste und preisgünstigste Art der Säuglingsernährung
- Stillen bietet den intensivsten Kontakt zwischen Mutter und Kind
- Auch die Mutter profitiert kurz- und langfristig vom Stillen: Es fördert die Gebärmutterrückbildung; Brustkrebs und Eierstockkrebs sind seltener, das Körpergewicht reguliert sich nach der Geburt schneller.

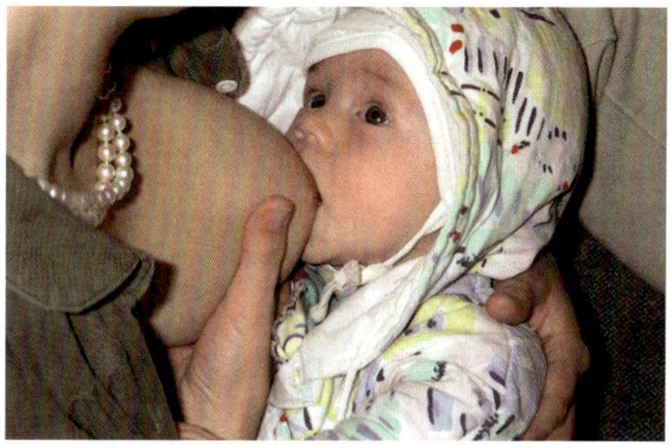

Abb. 23.9: Stillen ermöglicht nicht nur den intensivsten und zugleich natürlichsten Kontakt zwischen Mutter und Kind. Es ist auch die praktischste Art der Ernährung, z. B. auf Reisen. [O177]

Praktische Fragen

Wie viel? Man kann unbesorgt davon ausgehen, dass ein gesunder Säugling auch ohne Zuteilung einer festen Ration „weiß", wann er satt ist; Säuglinge werden deshalb heute meist „nach Bedarf" gestillt *(self-demand-feeding).*

Wie oft? Beim Stillen nach Bedarf entscheidet die „biologische Uhr" des Säuglings über die Häufigkeit der Mahlzeiten. In der Regel stellt sich bereits ab der vierten Lebenswoche ein relativ fester Rhythmus mit 10–12 Mahlzeiten am Tag ein (Flaschenkinder 6–8 Mahlzeiten). Im 3. Monat beginnen viele Kinder ihre Nachtmahlzeiten zu „verschlafen" – zur Freude ihrer meist erschöpften Eltern.

23.4.2 Übersicht über die künstliche Säuglingsernährung

Im Vergleich zu Muttermilch ist Kuhmilch eiweiß- und mineralstoffreicher, aber ärmer an Milchzucker. Energie- und Fettgehalt sind etwa gleich. Die zumeist auf Kuhmilchbasis hergestellten industriellen Fertignahrungen versuchen die Unterschiede mehr oder weniger auszugleichen (☞ Tab. 23.10).

Nach einer EU-Richtlinie unterscheidet man:

- **Säuglingsanfangsnahrungen** *(Säuglingsmilchnahrungen):* zur ausschließlichen Ernährung in den ersten 4–6 Monaten und zur weiteren Ernährung nach Einführung der Beikost für das gesamte erste Lebensjahr geeignet. Je nach enthaltener Zuckerart werden zwei Gruppen unterschieden: die ausschließlich auf *Laktose* (Milchzucker) aufbauenden „Pre"-Milchen (z. B. Pre-Aptamil®, Pre Beba®) und die „1"-Milchen (z. B. Aponti 1®, Hipp 1®), die ein Gemisch von weiteren Zuckern (meist Maltodextrin) enthalten. Die ersteren entsprechen am ehesten der Muttermilch und wurden früher als *adaptierte Milchen* bezeichnet. Die letzteren unterlaufen durch die enthaltenen Zuckerstoffe möglicherweise die natürliche Appetitkontrolle des Säuglings – für die „Fütterung nach Bedarf" sind sie deshalb weniger geeignet
- **Folgenahrungen** *(Folgemilchen):* für die Zeit ab dem 4.–6. Monat vorgesehene Formel-Milchen mit höherem Protein- und Mineralstoffgehalt und häufig *mehreren* Zuckerarten. Eine ernährungsphysiologische Notwendigkeit für Folgenahrungen besteht nicht. Zur Kennzeichnung erhalten diese Milchen eine „2" (z. B. Milumil 2®, Aponti 2®)
- **Spezialfall „HA"-Nahrungen:** Säuglinge mit erhöhtem Allergierisiko (also mit mindestens einem Elternteil mit Allergievorgeschichte) oder bereits vorhandener Allergie sollen im ersten Lebensjahr keine Milchen auf Kuhmilchbasis bekommen. Ideal im ersten Lebensjahr ist Muttermilch, die sechs Monate lang die einzige Nahrungsquelle sein soll. Als Ersatz kommen sog. ***hypoallergene* (HA-) Nahrungen** in Frage. Bei diesen Milchen ist der Eiweißanteil so stark aufgespalten (hydrolisiert), dass eine allergische Reaktion möglicherweise schwerer in Gang kommt. Eine sichere Methode zur Verhinderung von Allergien sind HA-Milchen allerdings nicht.

Gehalt in 100 ml	Muttermilch	Kuhmilch (Vollmilch*)	Industrielle Fertignahrung	
			„Pre"-Milchen	Andere Säuglingsanfangs- oder Folgenahrung
Energie in kJ (kcal)	288 (69)	276 (66)	280–314 (67–75)	284–326 (68–78)
Protein (g)	0,9	3,3	1,4–1,8	Bis 2,0
Fett (g)	3,8	3,7	3,3–4,2	3,0–3,8
Kohlenhydrate (g)	7,0 (nur Laktose)	4,8 (nur Laktose)	6,3–7,9 (nur Laktose)	Bis zu 50% der Gesamtkalorien (mehrere Kohlenhydrate)
Mineralstoffe (g)	0,2	0,7	Bis 0,39	Bis 0,45

Tab. 23.10: Muttermilch, Kuhmilch und industrielle Fertignahrungen im Vergleich.
* Vollmilch wird wegen ihrer nicht optimalen Zusammensetzung (relativ eiweißreich, relativ kohlenhydratarm) und der Möglichkeit der Auslösung einer Kuhmilchallergie erst jenseits des Säuglingsalters empfohlen.

23.4.3 Die Beikost

Was und nach welchem Schema „zugefüttert" werden soll, füllt ganze Bände von Ratgebern, ist aber häufig wissenschaftlich nur schwer begründbar. Dies erklärt, weshalb von Land zu Land unterschiedliche Empfehlungen zur **Beikost** ausgesprochen werden, denen es jedoch an Details meist nicht mangelt.

Hier kurz die „Grundthemen":

- Ab dem 7. Monat wird zusätzlich zu den Milchmahlzeiten Beikost eingeführt, die den steigenden Bedarf an Energie, Spurenelementen und Vitaminen deckt. Schrittweise bekommt das Baby Getreide-, Früchte- und Kartoffel-Gemüse-Brei, evtl. mit Fleischzusatz zur Deckung des Eisenbedarfs. Stark gewürzte und gesalzene Speisen werden dabei vermieden
- Ein bestimmter Milchanteil wird jedoch beibehalten, da der Kalzium- und Proteinbedarf des wachsenden Organismus sonst nicht gedeckt werden kann. Es wird empfohlen, das Kind mindestens im ersten Lebensjahr weiterhin zu stillen und danach, solange Mutter und Kind es wollen. Wird das Kind nicht gestillt, so ist zumindest in den ersten 12 Monaten eine Säuglingsmilch ideal, wobei kleine Mengen Kuhmilch für den Getreidebrei unbedenklich sind
- Ab dem 12. Monat geht das Kind schrittweise zum Familientisch über, wobei die Portionen des Kindes nur gering gewürzt oder gesalzen werden. Stark gesüßte Speisen oder Getränke werden vermieden; weiterhin sollen etwa 500 ml Milch pro Tag getrunken werden
- Mit drei Jahren kann das Kind dieselbe Nahrung wie ein Erwachsener erhalten.

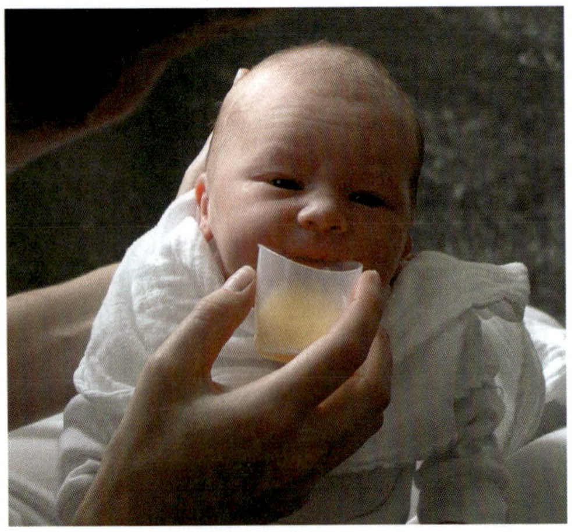

Abb. 23.11: In Phasen, in denen die Mutter nicht stillen kann, wird der Säugling z. B. mit einem kleinen Becher gefüttert. So wird der Flaschensauger vermieden, der zum Verlernen des Saugens an der Brust führen kann. [T079]

Wann Beikost und Abstillen?

Aus medizinischer Sicht gibt es keinen „richtigen" Zeitpunkt für das Abstillen. Kinderärzte empfehlen, ab dem 7. Monat Beikost zuzufüttern und zumindest im ersten Lebensjahr noch weiter zu stillen. Ob danach noch teilweise weitergestillt wird, ist eine Frage des Lebensstils.

Wird nicht gestillt, so bekommen die Säuglinge mindestens in den ersten 4–6 Monaten eine Säuglingsanfangsnahrung (☞ oben). Auch danach bis zum 1. Geburtstag ist die Säuglingsanfangsnahrung optimal, eine Alternative ist Folgemilch. Im 2. Lebensjahr kann für die Milchmahlzeit Kuhmilch verwendet werden. Für Breimahlzeiten kann Kuhmilch – zumindest bei Kindern ohne Allergierisiko – aber auch schon ab dem 7. Lebensmonat verwendet werden.

23.4.4 Probleme bei der Säuglingsernährung

Nahrungsverweigerung

Gesunde, gedeihende Säuglinge sind zu den Mahlzeiten in aller Regel hungrig. Verweigert ein Säugling mehr als eine Mahlzeit hintereinander oder trinkt er über mehrere Mahlzeiten schlecht, so signalisiert dies ein gestörtes Allgemeinbefinden.

Dem mangelnden Appetit können die unterschiedlichsten Krankheiten zugrunde liegen, von Infektionskrankheiten bis hin zu Stoffwechselkrankheiten. Seltener sind lokale Entzündungen des Mundes oder der Lippen, die zu Schmerzen beim Trinken und dadurch zur Nahrungsverweigerung führen, z. B. eine Herpes-Virus-Infektion der Mundhöhle.

„Spucken" und Erbrechen

„Speikinder sind Gedeihkinder" weiß der Volksmund und meint mit „Speien" das Herauslaufen kleiner Nahrungsmengen nach der Fütterung (oft beim Aufstoßen). Tatsächlich ist dieses Phänomen häufig und – solange die Kinder tatsächlich gedeihen – nicht beunruhigend.

Echtes Erbrechen jedoch (größere Nahrungsmengen, oft im Schwall und mit Schwitzen, Übelkeit und Speichelfluss verbunden) ist meist ein Krankheitszeichen, das z. B. bei Magen-Darm-Grippe, anderen Infektionen wie Harnwegsinfekt oder Mittelohrentzündung, aber auch bei einer Verengung des Magenausgangs auftritt.

Bei diesem als **Pylorusstenose** *(Pförtnerenge)* bezeichneten Krankheitsbild verdickt sich die Muskulatur im Bereich des Magenausgangs zunehmend, so dass es etwa ab der 3. Lebenswoche nach den Mahlzeiten zum Erbrechen im Strahl oder Bogen kommt. Betroffen sind vor allem männliche Säuglinge. Durch Ultraschalluntersuchungen sowie Abtasten des Bauches lässt sich die Verdickung frühzeitig nachweisen und die Enge dann gegebenenfalls durch operative Spaltung der verdickten Pylorusmuskulatur beseitigen.

23.5 Wachstum und Entwicklung

Die Entwicklung des Kindes spielt sich auf vielen Ebenen ab, die alle ineinander greifen: Die **körperliche Entwicklung** zeigt sich im zunehmenden Körperwachstum, der Entwicklung der einzelnen Organe und den immer komplexer werdenden motorischen Fertigkeiten. Parallel dazu laufen die **geistige** *(kognitive)* **Entwicklung,** die damit eng verbundene **sprachliche Entwicklung,** die **seelische** *(psychische)* Entwicklung sowie die **soziale Entwicklung.**

Die wichtigsten Altersabschnitte sind:

- **Neugeborenenperiode** *(Neonatalperiode):* 1.–28. Lebenstag
- **Säuglingsalter:** 1. Lebensjahr
- **Kleinkindalter:** 2.–6. Lebensjahr
- **Schulkindalter:** 7. Lebensjahr bis Pubertätsbeginn (ca. 12. Lebensjahr)
- **Pubertät** und **Adoleszenz** (*Reifungs-* und *Jugendlichenalter*): Periode von der Entwicklung der sekundären Geschlechtsmerkmale bis zum Abschluss des Körperwachstums.

23.5.1 Die körperliche Entwicklung

In der Anfangszeit des Lebens imponiert schon allein die Zunahme der Masse: Im Alter von 5 Monaten hat der Mensch sein Geburtsgewicht verdoppelt, mit 1 Jahr verdreifacht, mit $2^1/_2$ Jahren vervierfacht, mit 6 verzehnfacht (☞ Abb. 23.12).

Nicht minder rasant verläuft das **Längenwachstum.** In keinem Lebensalter (nicht einmal in der Pubertät) wächst das Kind schneller als in den ersten Lebensmonaten. Mit vier Jahren haben die meisten Kinder ihre Körperlänge verdoppelt, also die 100 cm überschritten. Danach verlangsamt sich das Körperwachstum, um sich erst wieder mit der Pubertät zu beschleunigen, und zwar beim Mädchen mit etwa 11 und beim Jungen mit etwa 13 Jahren. Mit diesem zeitlich versetzten Pubertätsbeginn ist zu erklären, warum viele Mädchen für eine kurze Periode um das 13. Lebensjahr oft größer und kräftiger wirken als gleichaltrige Jungen.

Körperproportionen und Kindchenschema

Bis zum Ende des Wachstums verändern sich auch die Proportionen des Körpers. Die Länge des Kopfes nimmt relativ von einem Viertel der gesamten Körperhöhe auf ein Achtel beim Erwachsenen ab, wohingegen die relative Arm- und Beinlänge zunimmt.

Für die *kindlichen Körperproportionen* mit vergleichsweise großem Kopf, großen Augen und nur kurzen Extremitäten wurde der Begriff des **Kindchenschemas** geprägt – ein Impuls, der kleine Kinder für Erwachsene anziehend macht („süß“, „niedlich“) und so das überlebensnotwendige Pflegeverhalten einleitet (☞ Abb. 23.13).

23.5.2 Die Meilensteine der Entwicklung

Wer Kinder heranwachsen sieht, steht oft staunend vor den rasanten, vom Beobachter oft als „ruckartig“ empfundenen Entwicklungsschritten. Angesichts dieser Dynamik hat es sich bewährt, in groben Rastern zu denken und den Entwicklungsstand in klaren Kategorien „einzufangen“, den *Meilensteinen der Entwicklung* (☞ Abb. 23.14).

Neugeborenes (Saug-Kind)

Das *Verhalten* ist stark von reflektorischen Abläufen bestimmt. Ganz im Vordergrund der Wach-Aktivität steht das Saugen. Ansonsten schläft das Neugeborene bis zu 20 Stunden am Tag. Die Körperhaltung entspricht noch der räumlichen Enge im Mutterleib: Arme und Beine sind gebeugt, die Hände gefaustet. Der Körperstamm kann praktisch nicht bewegt werden – wohl aber Arme und Beine. Der Kopf kann zwar von der einen Seite zur anderen gedreht, jedoch nicht länger „gehalten“ werden.

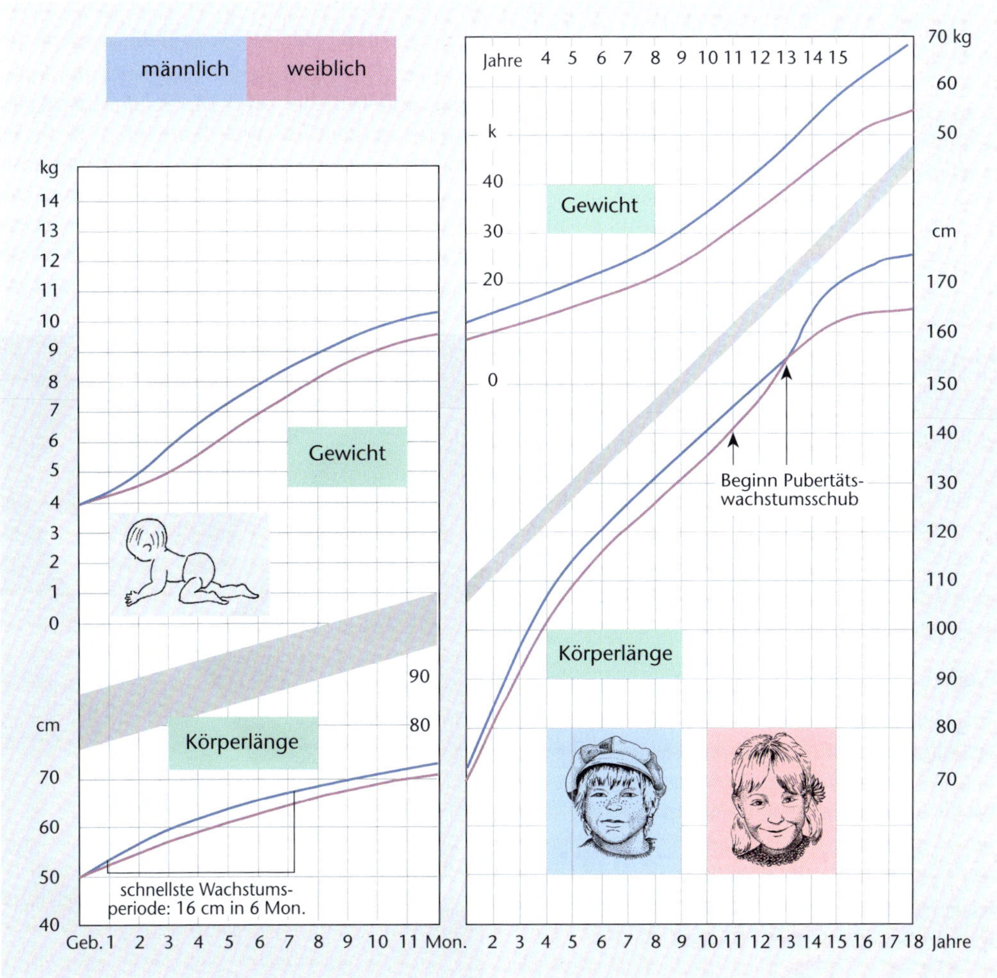

Abb. 23.12: Längenwachstum und Gewichtszunahme bei Jungen und Mädchen.

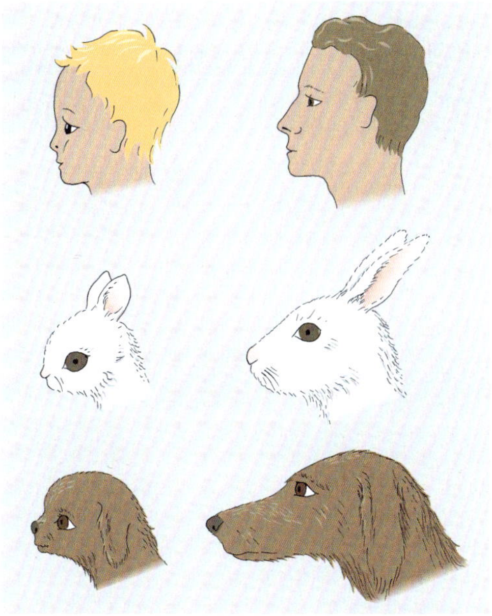

Abb. 23.13: Kindchenschema nach K. Lorenz. Großer Kopf mit Kulleraugen, Pausbacken und hoher Stirn gehören zum Kindchenschema und leiten – auch beim Menschen – Fürsorgeverhalten, z. B. Liebkosen, ein. [R164, L190]

Hören und Sehen sind schon weit entwickelt: Schon in der ersten Woche erkennt das Baby die einfachsten Gesichtszüge (horizontale Augen, punktförmige Augen) und reagiert auf die mütterliche Stimme.

Im *Sozialverhalten* zeigt es Interesse am menschlichen Gesicht und beruhigt sich durch An-den-Körper-Nehmen. Das erste Lächeln tritt oft im Schlaf auf („Engelslächeln“); etwa ab der 3. Woche entwickelt sich das Lächeln als Antwort auf Zuwendung *(soziales Lächeln)*, das die Eltern-Kind-Beziehung vertieft.

3 Monate (Schau-Kind)

Die Motorik gerät zunehmend unter die Kontrolle des Willens; Kopf und Schultern können 45–90 Grad von der Unterlage gehoben und für längere Zeit gehalten werden, der Säugling stützt sich dabei auf die Unterarme. Zu der zentralen Bedeutung des Mundes gesellt sich die Erforschung der Umwelt durch die Augen. Das Kind beobachtet die eigenen Hände, folgt bewegten Objekten von einer Seite zur anderen.

Soziales: Der Säugling reagiert mit Begeisterungsstürmen, wenn etwas Angenehmes in Aussicht ist, z. B. die Flasche.

6 Monate (Greif-Kind)

Arme und Beine sind nun bereits seit längerem gestreckt. Das Baby stützt sich gerne in Bauch-

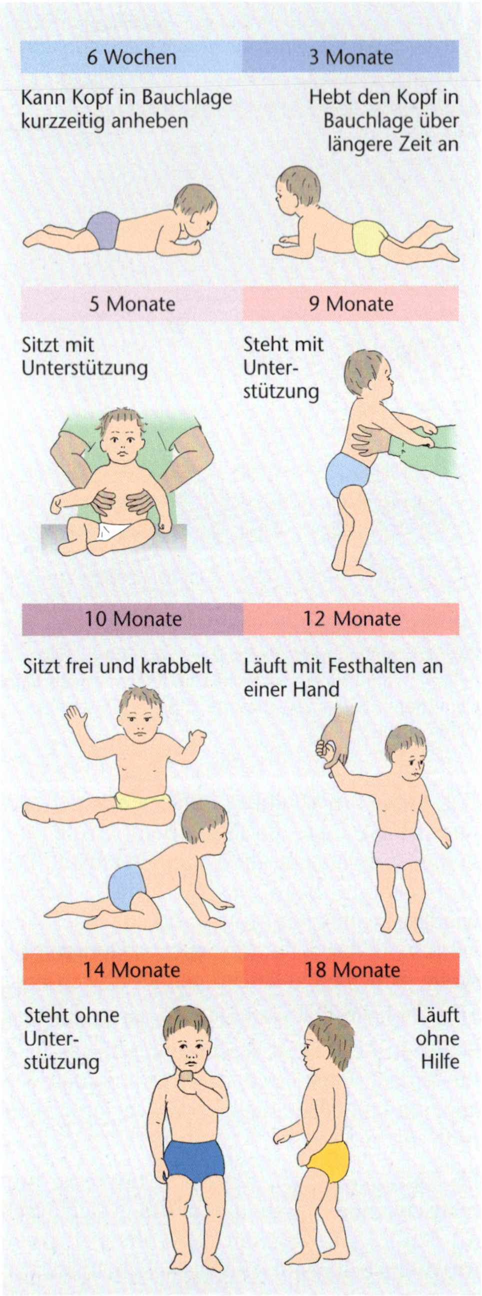

Abb. 23.14: Die Entwicklung der Motorik vom 2. bis zum 18. Lebensmonat. Die Schwankungsbreite ist groß – die Zahlen geben den spätesten Zeitpunkt der Normalentwicklung an.

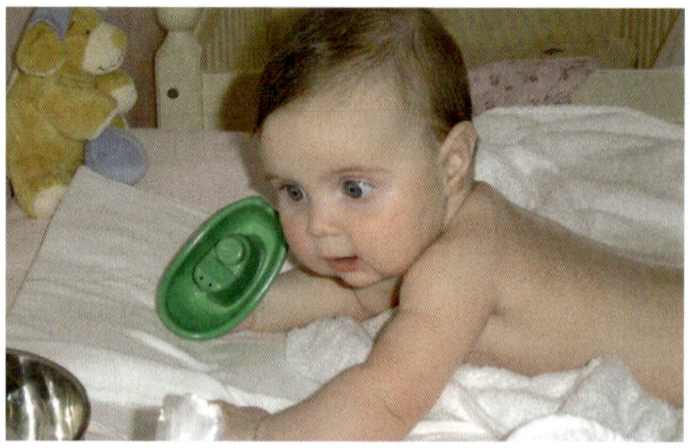

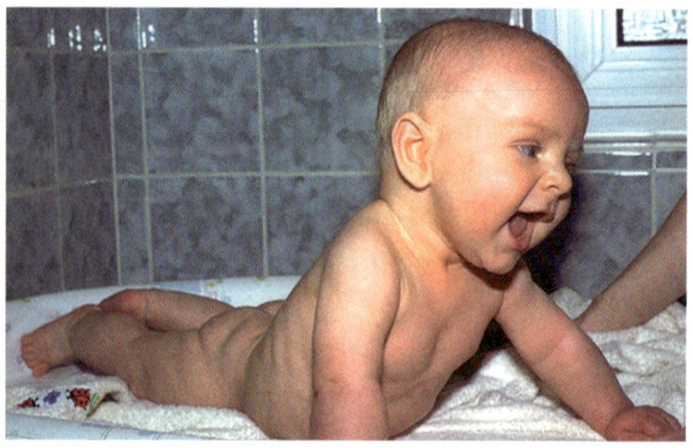

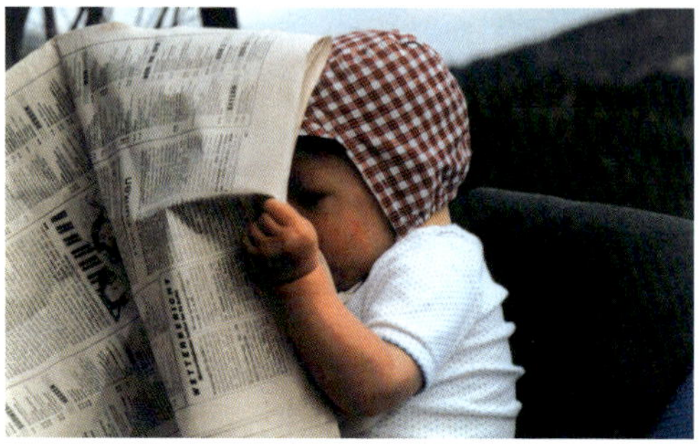

Abb. 23.15 (links oben): Drei Monate alter Säugling im typischen Unterarmstütz. [T339]

Abb. 23.16 (rechts oben): Ein Kind im Alter von sechs Monaten: Stützen mit gestreckten Armen auf die geöffneten Hände. [M121]

Abb. 23.17 (links unten): Aufrechtes Sitzen und Übergang von palmarem Greifen zum Pinzettengriff bei einem neun Monate alten Kind. [M135]

lage auf die Hände und dreht sich ohne Hilfe in die Rückenlage (… und fällt dabei leicht vom Wickeltisch). Der Kopf kann jetzt in allen Positionen voll gehalten werden *(Kopfkontrolle)*. Die Umwelt wird mit dem Tastsinn erforscht und auf Essbarkeit überprüft; alles verschwindet im Mund.

23

Voraussetzung für die Erforschung der Umwelt ist das *Greifen:* Als erste Vorstufe werden Gegenstände zwischen allen Fingern und Handfläche gehalten (sog. *palmares Greifen*, von palma, lateinisch = Handfläche ☞ Abb. 23.17). *Hören und Sehen* sind weitgehend ausgereift; selbst das räumliche Sehen ist größtenteils entwickelt.

Soziales: Nach einer Phase des äußerst freundlichen Verhaltens gegenüber Fremden kann nun bereits das *Fremdeln* beginnen. Das Baby hat Lust am „Selbst-Essen".

9 Monate (Krabbel-Kind)

Der Bewegungsraum erweitert sich schlagartig: Das Baby kann sich aus der Bauchlage alleine aufsetzen, sitzt frei. Es steht mit Festhalten, kann sich aber nicht alleine wieder hinsetzen. Es beginnt zu krabbeln. Feinmotorisch erlernt es nun den *Pinzettengriff* (Gegenstände werden zwischen Zeigefinger und Daumen gehalten).

Soziales: Der Säugling wirft Spielzeug auf den Boden, winkt, kennt seinen Namen, versteht „nein" und fremdelt. Er kann sich zunehmend selbst beschäftigen.

12 Monate (Geh-Kind)

Die Umwelt verliert allmählich ihre festen Grenzen: Das Kind krabbelt viel (häufig mit gestreckten Knien), läuft mit Festhalten an einer Erwachsenenhand und macht evtl. erste freie Gehversuche.

Soziales: Es isst Fingermahlzeiten selbständig, liebt Gib-und-Nimm-Spiele und genießt es ausgesprochen, im Mittelpunkt zu stehen.

2 Jahre (Trotz-Kind)

Die praktischen Fähigkeiten werden rasant entwickelt: Das Kind steigt Treppen hoch und runter (zwei Füße pro Stufe), kann rennen, isst „gut" mit dem Löffel und trinkt aus dem Becher.

Im *Sozialbereich* folgt es einfachen Instruktionen und ist tagsüber gelegentlich sauber und trocken. Insbesondere beim Zu-Bett-Gehen braucht es Routinen und Rituale.

Typisch sind die starke Auf-sich-selbst-Bezogenheit *(Egozentrik)* des Kleinkindes und das ausgeprägte „Besitzdenken": man teilt ungern, alles „gehört mir". Die Trotz-Anfälle des Zweijährigen sind berüchtigt („the terrible two's").

3 Jahre (Ich-Kind)

Das Dreijährige kann sekundenlang auf einem Fuß stehen und Dreirad fahren. Rechts- bzw. Links-Händigkeit sind ausgebildet.

Soziales: Das Kind kennt einige Kinderlieder und kann evtl. bis zehn zählen. Es ist sauber und trocken bei Tag und oft auch bei Nacht. Es fragt ständig: warum? Es strebt nach Unabhängigkeit und kann dabei recht aggressiv sein. Die Zeit ab dem 3. Lebensjahr ist auch vom Erlernen ethischer und moralischer Werte geprägt: Kindergartenkinder unterscheiden klar zwi-

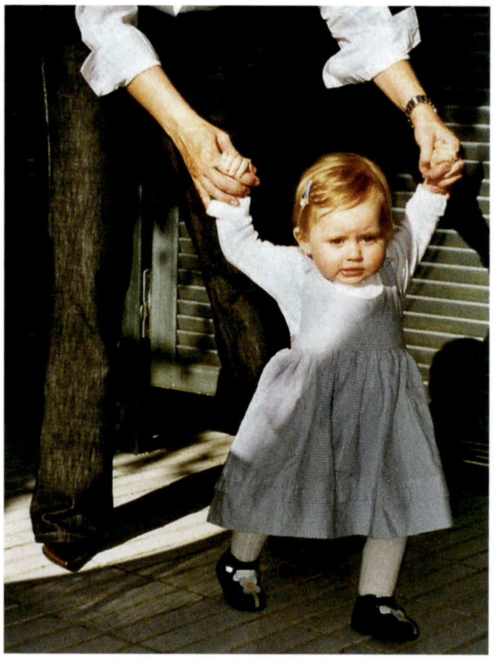

Abb. 23.18: Einjähriges „Geh-Kind". [O123]

schen Gut und Böse, fragen nach Geburt und Tod und bemühen sich um Anerkennung bei Gleichaltrigen und Eltern.

6 – 10 Jahre (Bewegungs-Kind)

Das Schulkind kann mit dem Tischmesser umgehen (ab 7 Jahre), kann Werkzeuge wie Hammer und Schraubenzieher gebrauchen (ab 8 Jahre), zeichnet und malt viel und gut.

Soziales: Der Schulalltag prägt das Sozialleben. Der Beginn des Schulkindalters bringt zunächst wieder eine Labilitätsperiode; das Kind ermüdet leicht und zeigt wenig Ausdauer.

Dennoch ist ein sozialer und intellektueller Entwicklungsgewinn sichtbar: Das Kind bevorzugt nun Gemeinschaftsspiele größerer Gruppen, deren Regeln genau beachtet werden, sein Interesse an der nun sachlich beobachteten Welt wächst. Abstraktionsfähigkeit und schlussfolgerndes Denken machen große Fortschritte, obschon das Kind noch vorwiegend anschaulich denkt. Das Kind sammelt, experimentiert und stellt praktisch verwendbare, funktionsreife Dinge her. Es spielt häufig nur mit gleichgeschlechtlichen Freunden und freut sich an Bewegung und Sport.

Die Pubertät

Die Pubertät zwischen dem 13. und 18. Lebensjahr ist ein Lebensabschnitt des Übergangs – zu Beginn imponiert ein letzter körperlicher Wachstumsschub (☞ Abb. 23.12), der Körper

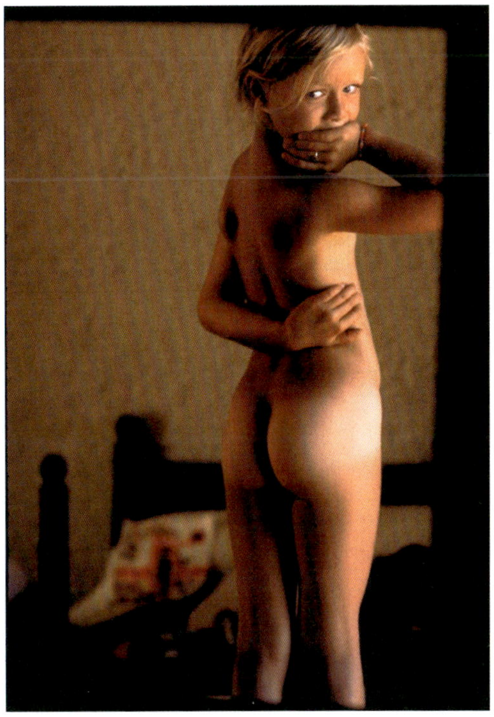

Abb. 23.19: Am Anfang der Pubertät steht für Mädchen die erwachende Weiblichkeit: Im Schnitt zweieinhalb Jahre vor der ersten Menstruationsblutung entdecken die Mädchen die ersten Veränderungen am eigenen Körper – oft eher mit Erschrecken als mit Stolz. Ein ausgeprägtes Schamgefühl ist für eine gewisse Zeit die Folge. [K304]

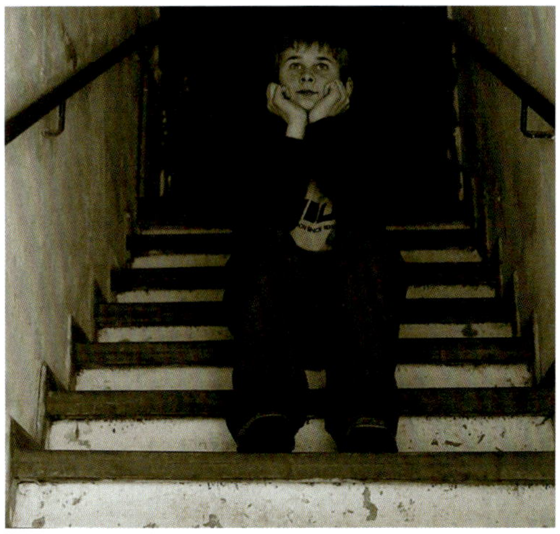

Abb. 23.20: Wenn mit dem körperlichen Wandel auf dem Weg zum Erwachsenendasein auch das Seelenleben ins Wanken gerät, fühlen sich viele Pubertierende allein und unverstanden. [J745-002]

wird schlacksig, bevor sich mit Stimmbruch bzw. Brustentwicklung die *sekundären Geschlechtsmerkmale* des Erwachsenen einstellen (☞ Einführung Kap. 21).

Im Mittel mit dem 19. (Frauen) bzw. 22.–24. (Männer) Lebensjahr sind die körperlichen Wachstumsvorgänge vollständig abgeschlossen. Die Fähigkeit, Kinder zu zeugen, wird sogar viel früher, nämlich mit im Mittel 14 bis 16 Jahren (Frauen bzw. Männer) erlangt, wobei sich dieser Zeitpunkt aufgrund der **Akzeleration** (beschleunigte körperliche Entwicklung im Vergleich zu früher) in den letzten 100 Jahren um ca. 3 Jahre nach vorne geschoben hat.

Im **seelischen Bereich** ist die Pubertät eine wichtige Experimentierphase – sie prägt das Erwachsenenleben wie kaum eine Phase zuvor. Im Vordergrund steht die Erfahrung und Entdeckung des „menschlichen Innenraumes“: Liebe, geschlechtliche Identität, Unabhängigkeit, Macht, Sinn des Lebens. Oft sind die in dieser Zeit entwickelten Ideale und Vorstellungen zur Weltverbesserung wichtige Ansatzpunkte für spätere Lebensabschnitte.

Dem gegenüber wird das **soziale Erwachsenendasein,** also die finanzielle und berufliche Selbstständigkeit, in den Industrieländern immer später erlangt.

Die neuen Entfaltungsmöglichkeiten sind freilich durch „biographische Katastrophen“ bedroht: 10% der Mädchen werden vor Abschluss der Adoleszenz ungewollt schwanger, 10% der Jugendlichen machen die ersten Schritte in die Drogenabhängigkeit (vor allem über den Alkohol) und werden im späteren Leben süchtig.

23.5.3 Der Spracherwerb

Das Kind mit seiner – wie es scheint – begrenzten geistigen Aufnahmefähigkeit erlernt innerhalb kürzester Zeit eine oder auch mehrere Sprachen mehr oder weniger perfekt. Sprachforscher erklären dies damit, dass die Sprachentwicklung der Kinder intuitiv von ihren Eltern oder Bezugspersonen gefördert wird.

- Die Sprache des Neugeborenen besteht im Wesentlichen aus Schreien, Husten, Gurr- und Brummlauten. Aber schon im Alter von 2–3 Monaten probiert der Säugling seinen gesamten Sprachapparat aus. In dieser Zeit senkt sich der Kehlkopf ab, so dass die Zunge mehr Bewegungsspielraum bekommt und das Kind den Luftstrom aktiv steuern kann. Diese ersten Laute sind in allen Ländern der Erde gleich
- Mit 6 Monaten bildet der Säugling Silben auf m, b, p, d: „maa, paa, daa …“ und imitiert Gespräche, Töne, Rhythmen
- Mit etwa 12 Monaten werden die ersten 2–3 erkennbaren Worte gesprochen, der Säugling versteht jedoch mehr
- Das zweite Jahr ist das Jahr der rasanten sprachlichen Entwicklung: ab 18 Monaten werden 2-Wort-Sätze („Papa traurig“) gesprochen; diese werden allmählich zu kurzen Sätzen ausgebaut (inklusive Pronomen, z. B. mein, dein, ich, du). Das dreijährige Kind bringt es dann schon auf 1000 Worte; es benutzt vollständige Sätze, die Mehrzahl und kennt sein Geschlecht. Im Alter von 6–10 Jahren sind alle Laute der Muttersprache voll entwickelt.

23.5.4 Seelisches Werden: Entwicklungspsychologie

So einfach es ist, die kindliche Entwicklung zu beschreiben, so schwierig ist es, diese zu erklären: Wodurch wird ein Mensch zu dem, was er ist? Wodurch entwickeln sich menschliche Eigenschaften wie Persönlichkeit, Moral, geschlechtliche Identität?

Überblickt man die heutigen Erklärungsversuche, so lassen sich im Großen und Ganzen vier Theorien ausmachen:

- **Die psychoanalytische Entwicklungstheorie.** Sie beschreibt die Entwicklung vor allem als Auseinandersetzung des Kindes mit seinen *Trieben.* Dabei durchläuft der Heranwachsende verschiedene, von unterschiedlichen „sexuellen“ Erfahrungen geprägte Stufen (*psychosexuelle Stufen,* z. B. *orale, anale* oder *genitale Phase*). Durch die zunehmende Beherrschung von Triebbedürfnissen kommt es zur Ausbildung des Ichs und damit zur Entwicklung
- **Die biogenetische Entwicklungstheorie.** Sie beschreibt die Entwicklung vor allem als Entfaltung genetischer Anlagen. Die Entwicklung wird als biologisch vorprogrammiert angesehen – das Kind entwickelt sich, indem es „biologisch“ vorgesehene Entfaltungsstufen durchläuft bzw. „abruft“
- **Die Lerntheorie.** Diese sieht die Entwicklung als Abfolge von Lernschritten an. Im Gegensatz zur biogenetischen Theorie versteht sie Entwicklung als einen vor allem von äußeren Einflüssen gesteuerten Prozess: Die Auseinandersetzung mit Umwelteinflüssen (zu denen auch die Mitmenschen zählen) löst einzelne Lernschritte aus; nach und nach „erlernt“ das Kind seine Entwicklung
- **Kognitive Entwicklungstheorien.** Die entscheidende Triebfeder der Entwicklung ist nach dieser Theorie das sich wandelnde Gehirn. Die sich entwickelnden intellektuellen

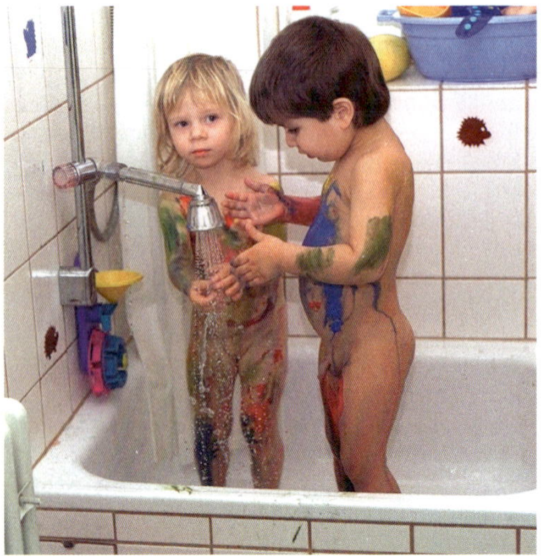

Abb. 23.21: Im zweiten Lebensjahr wird der eigene Körper ins Spielen einbezogen, hier als „Leinwand" für Fingerfarben. [O140]

Möglichkeiten veranlassen das Kind zu immer neuen Anpassungsschritten und Auseinandersetzungen mit seiner Umwelt.

Jede der Theorien beschreibt einen Aspekt der menschlichen Entwicklung, kann jedoch nicht ihre Ganzheit erklären. Generell wird heute davon ausgegangen, dass bei der kindlichen Entwicklung *Anlage und Umwelterfahrungen ineinander greifen.* Weder verläuft die Entwicklung, wie in der klassischen Lerntheorie angenommen, in beliebigen Freiheitsgraden, noch ist sie genetisch genau festgelegt (determiniert). Vielmehr kommt das Kind sowohl mit „geschlossenen" (d.h. von der Umwelt wenig abhängigen) als auch mit „offenen" (d.h. umwelt- und erfahrungsabhängigen) Programmen auf die Welt. Letzten Endes bestimmen diese „Voreinstellungen", welche Lernschritte es leicht und welche es weniger leicht schafft.

23.5.5 Erziehung

Die meisten Theorien und fast alle Psychologen gestehen der **Erziehung** eine zentrale Rolle zu. Doch unterschiedliche Kulturen erziehen zumindest ihre älteren Kinder völlig unterschiedlich. Insbesondere Naturgesellschaften gehen mit ihren Kindern anders um als Kulturgesellschaften – und doch gibt es manche unerwartete Ähnlichkeiten. Die Forschung hat dieses Erziehungs-Potpourri rund um den Globus benutzt, um herauszuarbeiten, welche Verhaltensweisen im Umgang mit dem Kind angeboren und welche Verhaltensweisen kulturbedingt, also „anerzogen", sind. Die Ergebnisse sind verblüffend:

- Je kleiner die Kinder sind, desto mehr ähneln sich Erziehungs- und Umgangsformen – offenbar basiert der Umgang mit den kleinen Kindern auf „universalen", allen Menschen angeborenen Verhaltensweisen. In nahezu allen traditionellen Kulturen haben Säuglinge und Kleinkinder sehr viel und sehr engen Körperkontakt, der Umgang ist von liebevoller Sorge geprägt, und es ist das Kind, das Rhythmus und Intensität des Kontaktes zu den Erwachsenen bestimmt. Diese Befunde werden von der Verhaltensforschung unterstützt, die inzwischen viele „universale", kulturübergreifende Kommunikationsmuster ausmachen konnte: In allen Völkern und Kulturen *fremdeln* Säuglinge im Alter von 6–8 Monaten, überall reden Erwachsene mit Kindern in der Babysprache. Mimik und Tonfall bei Angst, Ärger, beim Beruhigen, Belohnen, Warnen ähneln sich weltweit
- Erst ab dem Kleinkindalter trennen sich die Erziehungswege auch bei den verschiedenen Naturvölkern – der Einfluss der Kultur prägt nun unterschiedliche Erziehungsstile und damit Kindheitserfahrungen aus. „Grenzsetzungen" z.B. sind in den meisten Kulturen ein wichtiger Bestandteil der Erziehung.

Sich wandelnde Erziehungsziele

Die Erziehung der Kleinkinder wird von vielen Zivilisationseinflüssen überlagert, und sie spiegelt stets auch das Bild wider, das eine bestimmte Zeit vom erwachsenen Menschen hat. Die Pädiater des frühen 20. Jahrhunderts etwa empfahlen den Eltern, „allenfalls morgens" mit Kindern zu spielen, da die Kinder sonst Schwierigkeiten hätten, ernste, gewissenhafte Erwachsene zu werden. In den dreißiger und vierziger Jahren des 20. Jahrhunderts war weiterhin Disziplin das Erziehungsleitbild, und manche „Experten" gingen so weit, dass sie eine „emotionslose Erziehung" empfahlen. Das Leitbild der siebziger Jahre war die antiautoritäre Freiheit, das der neunziger Jahre Förderung rund um die Uhr („Kreativität und Denken von Anfang an").

Das Wesentliche: Verlässlichkeit und Nähe

Viel mehr als ausgefeilte Methoden brauchen Kinder für ihre Entfaltung verlässliche Nähe. Eine unsichere Beziehung zu den Eltern stört die feine Balance zwischen dem Bedürfnis des Kindes, sich seiner Bindung rückzuversichern und dem Drang, seine Umwelt zu erkunden:

- So konnte gezeigt werden, dass Säuglinge, die, wenn sie weinen, sofort getröstet werden, dadurch keineswegs häufiger weinen
- Eine verlässliche Bindung bestimmt auch die weitere Entwicklung des Kindes: Kinder, die mit einem Jahr nach der Wertung von Psychologen „sicher gebunden" waren, können sich mit vier Jahren im Schnitt doppelt so lang konzentrieren und sind in Streitsituationen sozial kompetenter.

Die Bedeutung der Großfamilie

„Ohne Großeltern wäre man im Ozean der Zeit wie ein Schiffbrüchiger auf einer winzigen und unbewohnten Insel, ganz allein. Mutterseelenallein. Großmutterseelenallein. Urgroßmutterseelenallein." (E. Kästner)

Kinder brauchen ihre Großeltern. Wo Eltern „erziehen", Regeln festlegen, Maßstäbe setzen und sich nicht selten im alltäglichen „Arbeits- und Erziehungskampf" vergessen, können Großeltern, die diese Lebensphase meist hinter sich haben, eine Oase der Ruhe bieten. Sie können auch mal Fünfe gerade sein lassen und gütig über die Macken der Enkel hinwegsehen, die deren Eltern fast verzweifeln lassen.

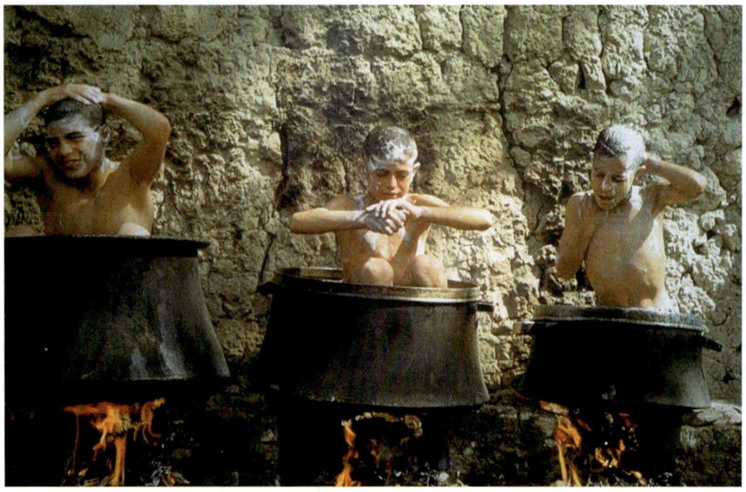

Abb. 23.22: Gemeinsames Handeln steht für Kinder zwischen Einschulung und Pubertät im Mittelpunkt. Es gibt ihnen, wie hier drei arabischen Jungen im Badezuber, Halt und ist Basis für die Entfaltung der Individualität. [J700-001]

23.6 Krankheiten des Kindes

Einige bei Kindern besonders häufige Infektionserkrankungen sind an anderer Stelle besprochen, z.B. *Angina* (*Tonsillitis* ☞ Abb. 14.20), Mittelohrentzündung (☞ 10.7.3), Windpocken (☞ Abb. 14.27) und Mumps (☞ 18.2.4). Eine spezifische kindliche Mangelkrankheit, die auf den erhöhten Bedarf an Vitamin D während des kindlichen Knochenwachstums zurückgeht, ist die Rachitis (☞ 12.4.3).

Kind im Krankenhaus

Für Kinder ist die Aufnahme ins Krankenhaus immer eine Extremsituation:

- Kinder sind Gewohnheitsmenschen: Das Krankenhaus ist für sie unvorstellbar anders als die gewohnte Welt zu Hause

23

Regeln für den Umgang mit Kindern im Krankenhaus

- Soviel Mutter oder Vater wie möglich: Die Mitaufnahme der Eltern ist heute auch kassenrechtlich geregelt
- So wenig Wechsel der Pflegepersonen wie möglich
- Ruhige, freundliche Atmosphäre – selbst Säuglinge trinken in hektischer Umgebung schlecht oder schreien mehr als sonst
- Stress und Streit zwischen Pflegenden und Eltern vermeiden – Kinder registrieren Differenzen und Streitigkeiten in ihrer Umgebung sehr genau. Wer sich dagegen mit Mama gut versteht, kann nicht der Schlimmste sein
- Ehrlich kommunizieren: Nur wer die Wahrheit sagt, kann langfristig das Vertrauen des Kindes gewinnen und es wirklich begleiten. Daher niemals Dinge versprechen, die nicht zu halten sind („Das tut gar nicht weh")
- Das Kind einbeziehen: Auch wenn es zunächst schwerer erscheint: Vor schmerzhaften oder unangenehmen Untersuchungen stets erklären, was passieren wird und wie das Kind evtl. dabei helfen kann
- Schutzbereiche schaffen: Kranke Kinder brauchen klar abgesteckte Ruhephasen und Schutzräume. Unangenehme Maßnahmen sollten deshalb im Untersuchungszimmer und nicht im Spielzimmer durchgeführt werden
- Für Wärme sorgen: Vor allem bei Säuglingen sind warme Instrumente, warme Hände und eine warme Umgebung wichtig. Beim Ausziehen möglichst nicht alle Kleidungsstücke auf einmal entfernen. Dies verhindert Auskühlung und Widerspruch des Kindes
- Und: immer wieder nach Möglichkeiten suchen, wie der Krankenhausaufenthalt des Kindes verkürzt werden kann!

- Kinder können weniger vorausdenken: dass sie „schon bald wieder" zu Hause sind, gibt ihnen keinen Halt
- Kinder denken konkret. Die beiden Fragen „Tut das weh?" und: „Bin ich da allein?" quälen sie.

Kinder brauchen im Krankenhaus deshalb einen möglichst verlässlichen Rahmen. Alle Betreuungspersonen orientieren sich dabei nach den im Kasten zusammengefassten Regeln.

23.6.1 Kinderkrankheiten

Im engeren Sinne werden unter **Kinderkrankheiten** eine Reihe von Infektionen verstanden, die beim ersten Kontakt mit den Erregern zur Erkrankung führen, aber nach Überstehen

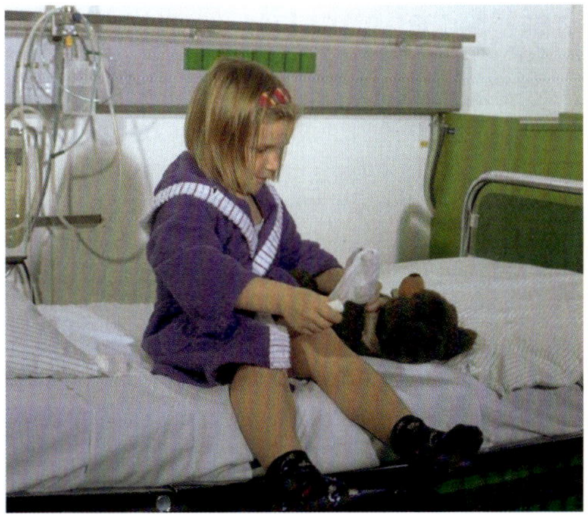

Abb. 23.23: Kinder brauchen – wenn kein chronisches Leiden vorliegt – glücklicherweise nur sehr selten das Krankenhaus. Sollte aber eine Einweisung notwendig sein, ist es wichtig, den kleinen Menschen so spielerisch wie möglich die Angst vor schmerzhaften Maßnahmen oder gar einer OP zu nehmen. Im Bild „übt" ein Mädchen das Operieren und Verbinden an ihrem Teddybär. [K183]

meist eine lang dauernde – idealerweise lebenslange – Immunität hinterlassen. Dazu gehören vor allem Masern, Mumps, Röteln, Scharlach, Windpocken sowie (heute selten) Diphtherie, Keuchhusten und Kinderlähmung. Allerdings: „Kinder"krankheiten sind ausgewachsene Erkrankungen. An diesen Infektionen sterben jährlich Hunderttausende – die meisten davon allerdings in den Entwicklungsländern. Durch die Einführung der Aktivimmunisierungen sind die Mehrzahl der genannten Kinderkrankheiten in Mitteleuropa selten geworden, andere wie etwa Scharlach haben durch hervorragende Behandlungsmöglichkeiten mit Antibiotika ihren Schrecken verloren.

23.6.2 Plötzlicher Kindstod

Der **plötzliche Kindstod,** abgekürzt **SIDS** *(**s**udden **i**nfant **d**eath **s**yndrome)*, ist die häufigste Todesursache bei Säuglingen im Alter zwischen einer Woche und zwölf Monaten. Es ist ein plötzlicher und stiller Tod – keinerlei Alarmzeichen warnen Angehörige oder Arzt, selbst in Kinderkrankenhäusern tritt das SIDS auf.

Die Ursache ist nach wie vor ungeklärt, der plötzliche Kindstod betrifft ansonsten völlig gesunde Säuglinge. Es konnten aber folgende *Risikofaktoren* herausgefunden werden:

- Frühgeborene und untergewichtige Neugeborene
- Mehrlinge
- SIDS bei Geschwistern
- Drogenabhängigkeit und Zigarettenrauchen der Mutter (Zigarettenrauchen erhöht das Risiko auf das 10fache)
- Schlafen in Bauchlage.

Zur Vorbeugung werden deshalb Säuglinge zum Schlafen in *Rückenlage* gelagert. Hierdurch hat sich die Häufigkeit des SIDS halbiert. Rauchen in Haushalten mit Säuglingen ist nicht nur wegen des erhöhten SIDS-Risikos, sondern auch wegen der häufigeren Atemwegsinfekte und der insgesamt ungünstigeren Entwicklung bei den „mitrauchenden" Kindern unverantwortlich.

Weitere Empfehlungen zur gesunden Schlafumgebung:

- Feste Matratze, kein Schaffell, kein Schlafen auf der Coach oder im Wasserbett der Eltern!
- Lose Decken, Kopfkissen und Federbetten vermeiden – am besten ist ein Schlafsack
- Gestillte Säuglinge dürfen im Bett bei der Mutter schlafen, allerdings muss die Umgebung rauchfrei sein. Wer das Rauchen im Schlafzimmer nicht unterlassen kann, darf einen Säugling nicht zu sich ins Bett nehmen!
- Frische, nicht zu warme Luft (16–18 Grad).

Literatur und Kontaktadressen

🕮 Literatur

Doehring, A., Renz, U.: Was ich mir wünsche ist ein Clown. Klinikclowns auf der Kinderstation. Beltz, Weinheim 2003

Fthenakis, W. E., Textor, M. R.: Knaurs Handbuch Familie. Knaur, München 2004. Pendant im Internet: Online-Familienhandbuch, www.familienhandbuch.de

Largo, R. H.: Babyjahre. Die frühkindliche Entwicklung aus biologischer Sicht. Piper & Co., München 2007

Lothrop, H.: Das Stillbuch. Kösel, München 2006

Renz-Polster, H., Menche, N., Schäffler, A.: Gesundheit für Kinder: Kinderkrankheiten, Kösel, München 2004

✉ Kontaktadressen

Aktionsgemeinschaft Kind im Krankenhaus, Nordendstrasse 32a, 60318 Frankfurt, Tel. 01 80/ 5 25 45 28, www.akik-bundesverband.de

Berufsverband der Kinder- und Jugendärzte e.V. (BVKJ), Mielenforster Straße 2, 51069 Köln, www.kinderaerzteimnetz.de. Mit vielen Infos zur Vorbeugung und Therapie von Kinderkrankheiten

DLFH, Aktion für krebskranke Kinder e.V. , c/o Gabriele Geib, Silcherstr. 17, 74937 Spechbach. Tel. 062 26/97 08 00, www.onko-kids.de. Für krebskranke Kinder bzw. Jugendliche und ihre Familien

Dortmunder Forschungsinstitut für Kinderernährung, Heinstück 11, 44225 Dortmund, Tel. 02 31/79 22 10-33, www.fke-do.de

Kinderumwelt gemeinnützige GmbH, Westerbreite 7, 49 084 Osnabrück, Tel. 05 41/9 77 89 00. Thema Allergie, Umwelt und Gesundheit. www.allum.de, Infos zur Allergieprävention unter www.allum.de/php/module/static/allergievorbeugung.php

23.7 Gesundheit & Lebensstil: Allergien im Kindesalter

Die körpereigene Abwehr bewegt sich auf einem schmalen Grat. Denn zum einen soll unser Immunsystem schädigende Strukturen wie z. B. Krankheitserreger *abwehren*, zum anderen aber körpereigenes Gewebe und die normalen Bestandteile der Umwelt *dulden*. Ist das Immunsystem gestört, so versagt es bei der Abwehr von Krankheitserregern oder reagiert übermäßig gegenüber körpereigenen Strukturen oder bestimmten Umweltstoffen (☞ 14.7).

Allergien: ein zunehmendes Problem

Bei der Ausbildung von Allergien spielen sowohl genetische Faktoren als auch Umweltfaktoren eine Rolle: So erben z. B. viele Kinder die genetische Bereitschaft zur Ausbildung von Allergien, die *Atopie* (☞ 14.7.1). Diese Kinder sind dann weitaus empfänglicher für Asthma bronchiale, Neurodermitis oder Heuschnupfen als andere Kinder.

Welches entscheidende Wörtchen *Umweltfaktoren* bei der Entstehung von Allergien mitreden, wurde erkannt, als die Kinderärzte über die letzten Jahrzehnte hinweg eine deutliche Zunahme von Allergien feststellten. Heute leiden etwa 20% der Schulkinder an allergischen Erkrankungen; Heuschnupfen, Asthma bronchiale und Neurodermitis sind jeweils zu etwa gleichen Teilen vertreten. Vor 30 Jahren waren es ungefähr halb so viele.

Dabei ist die Zunahme allergischer Erkrankungen vor allem ein Problem der westlichen Länder. In Osteuropa sind allergische Erkrankungen nach wie vor selten. Auch Kinder in der ehemaligen DDR litten weniger unter allergischem Schnupfen als ihre westdeutschen Altersgenossen. Nach der Wiedervereinigung stieg dann die Häufigkeit des allergischen Schnupfens in den östlichen Bundesländern innerhalb von etwa fünf Jahren auf „westliches" Niveau an.

Allergierisiko von den Lebensumständen abhängig

Auch innerhalb einzelner Länder schwankt die Häufigkeit allergischer Erkrankungen stark. So haben Kinder aus kleinen Familien ein höheres Risiko an Heuschnupfen zu erkranken als solche aus großen Familien. Innerhalb großer Familien haben erstgeborene Kinder ein höheres Risiko als die später geborenen. Kinder, die auf einem Bauernhof aufwachsen, sind weniger anfällig gegenüber allergischen Erkrankungen als Stadtkinder. Wer als Säugling und Kleinkind einen Hort besucht hat, leidet später seltener unter Allergien.

Gleichzeitige Zunahme von Autoimmunerkrankungen

Nicht nur Allergien sind seit den letzten Jahrzehnten auf dem Vormarsch, sondern auch Autoimmunerkrankungen wie Diabetes mellitus Typ 1 (☞ 19.4.2), Zöliakie und Colitis ulcerosa (☞ 18.8.10). Vieles deutet darauf hin, dass diesem Anstieg dieselbe Ursache zugrunde liegt. Das ist weniger überraschend, als es auf den ersten Blick erscheint. Denn sowohl Allergien als auch Autoimmunerkrankungen sind *entzündliche Erkrankungen*. Die Wurzeln der Allergieproblematik, so vermuten Forscher, könnte also in einem tief greifenden Problem des Immunsystems liegen: dass es unter heutigen Lebensbedingungen Entzündungen nicht ausreichend *dämpfen* kann.

Die Hygiene-Hypothese

Tatsächlich ist in den letzten Jahren klar geworden, dass das Immunsystem nicht „fertig angeliefert" wird, sondern sich im Lauf der Kindheit selbst programmiert. Wie empfindlich die anti-entzündlichen Einstellungen nachher sind, hängt auch von den Erfahrungen der ersten Lebensjahre ab – vor allem den Erfahrungen mit *Mikroorganismen*, also Bakterien, Viren, Pilzen und Parasiten. Nach der sog. Hygiene-Hypothese fehlen unter heutigen Lebensbedingungen die frühen Auseinandersetzungen mit diesen Herausforderern – das Immunsystem lernt deshalb nicht, angemessen zu reagieren.

Hygiene – ins Leben eingebaut

Wir leben also zu „hygienisch". Und wer denkt bei diesem Befund nicht automatisch an übermäßiges Putzen, Desinfizieren und die spiegelblanken Einrichtungen unserer Wohnungen?

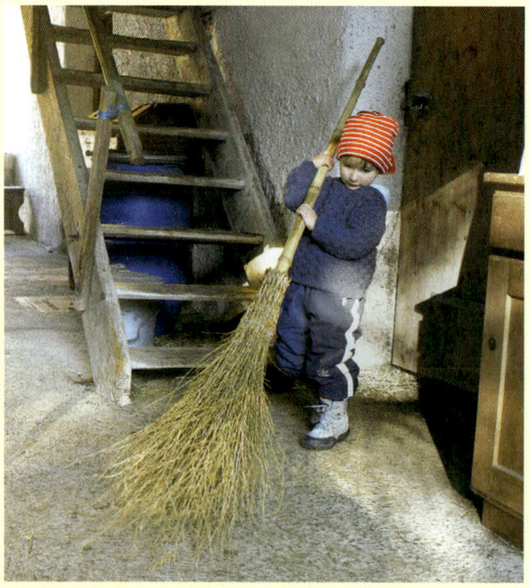

Abb. 23.24: Früher als „unhygienisch" verpönt, aber wohl genau deshalb gut fürs Immunsystem: der Bauernhof. Insbesondere die im Fell der Stalltiere (und damit auf dem ganzen Hof) vorkommenden Endotoxine sorgen dafür, dass das Immunsystem kleiner Kinder „lernt", angemessen zu reagieren und nicht ständig die volle Entzündungskaskade loszutreten. [K311]

Da ist zwar was dran, allerdings ist die Hygiene, mit der unser Immunsystem offensichtlich schlecht zurechtkommt, teilweise eine unvermeidliche Folge unseres modernen Lebens. Wo weniger Kinder eng zusammenleben, werden weniger Keime ausgetauscht – auch wenn die Kleinen im Dreck spielen. Und viele Begegnungen mit Mikroben kommen über Tiere, vor allem Stalltiere, zustande. Im Tierfell wimmelt es nämlich von sog. *Endotoxinen* – Abbauprodukten von Bakterien mit starker Wirkung auf das Immunsystem. Dies erklärt, warum Kinder in Bauernfamilien gegen Heuschnupfen und Asthma weniger empfänglich sind, insbesondere wenn auf dem Hof Stalltiere gehalten werden. Eine weitere Quelle von „Trainingserfahrungen" für das Immunsystem dürfte die Darmflora sein. Forscher stellten nämlich fest, dass Mäuse Nahrungsmittelallergien entwickeln, wenn die natürliche bakterielle Besiedelung ihres Darmes nach der Geburt durch die Gabe von Antibiotika verhindert wird. Viele Beobachtungen zeigen, dass auch beim Menschen eine gesunde Darmflora das Immunsystem stabilisieren und Allergien verhindern kann.

Vorbeugung durch Ernährung

Der Aufbau einer gesunden Darmflora beginnt nach der Geburt. Ausschließlich gestillte Säuglinge leiden insgesamt seltener unter Neurodermitis und Allergien als Säuglinge, die mit Flaschennahrung gefüttert werden. Auch aus diesem Grund ist das Stillen zu empfehlen. Später wird eine ausgewogene Darmflora vor allem durch eine natürliche, an Faserstoffen (in Obst und Gemüse) reiche Ernährung aufrechterhalten (☞ auch 19.9). Die Säuglingsmilchindustrie bietet spezielle Produkte an, die *hypoallergenen Säuglingsmilchen* **(HA-Nahrungen)**. Dieser Milchtyp enthält zerkleinerte bzw. aufgeschlüsselte Eiweiße, die das Immunsystem angeblich weniger stimulieren – der positive Effekt ist allerdings noch immer umstritten. Und in jedem Fall kommen solche Spezialnahrungen nur dann in Betracht, wenn ein Kind vorbelastet ist, d. h. wenn entweder Vater oder Mutter an einer Allergie leiden.

Grenzen der Vorbeugung

Neben Stillen und ausgewogener Ernährung kann es in Sachen Allergievorbeugung nur heißen: raus ins wuselnde Leben. Das aber zeigt auch die Grenzen der Vorbeugung. Die Familiengrößen nehmen weiter ab, die Spielgruppen der Kinder werden kleiner, die Verstädterung nimmt zu, der Kontakt zu Stalltieren geht gegen Null. Immer mehr Kinder kommen mit Kaiserschnitt zur Welt – und wenn viele Mediziner auch bezweifeln, dass der Start ins Leben damit sicherer ist – „hygienischer" ist er allemal, mit allem was dazugehört.

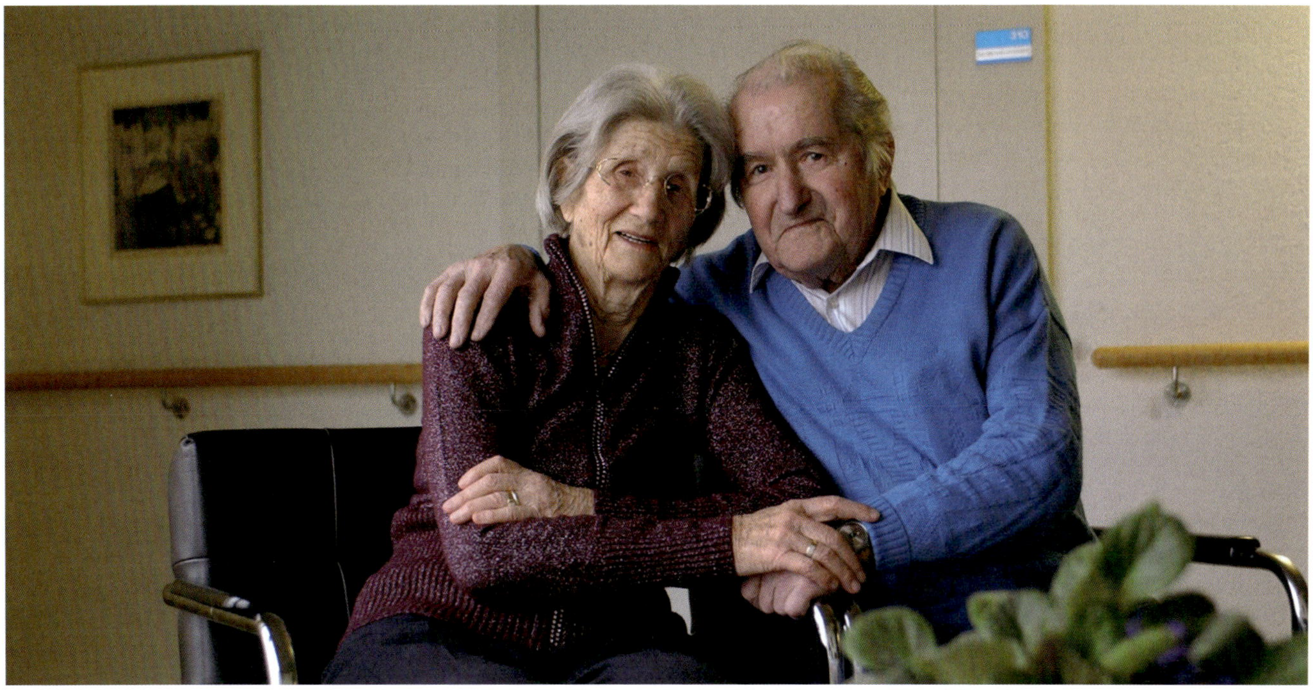

24 Der ältere Mensch

Ein erster Überblick

Altern ist keine Krankheit, sagt man. Viele Menschen erreichen in relativer Gesundheit das 7. oder 8. Lebensjahrzehnt. Altern beginnt auch nicht erst im höheren Lebensalter, sondern ist vielmehr ein Prozess, der von Geburt an unumkehrbar fortschreitet. Degenerative Veränderungen beginnen etwa ab dem 25. Lebensjahr und betreffen jede Zelle und jedes Organ. Rein medizinisch betrachtet, hat Altern somit doch Krankheitscharakter.

Die meisten Menschen in unserer Gesellschaft wünschen sich ein langes Leben und ein Altern in relativem Wohlbefinden, selbstbestimmt und in Würde. Dies stellt uns alle vor große Herausforderungen:
- Den Einzelnen, Zeit seines Lebens durch seinen Lebensstil Gesundheitsschäden vorzubeugen und Beschwerden und Krankheiten weitestmöglich mit eigenen Ressourcen zu kompensieren
- Die Gesellschaft, Gemeinde und Familie, den älter werdenden Menschen einen ihnen gebührenden, Sinn füllenden Platz einzuräumen
- Die moderne Medizin, das Augenmerk auf Lebensqualität *und* Lebensfähigkeit des alten Menschen zu richten
- Den Markt, den Wunsch nach einem langen, aktiven Leben nicht mit Heilmitteln, deren Wirkungen unbewiesenen sind, und „Anti-Aging"-Strategien zum kommerziellen Erfolg auszunutzen.

Die mittlere Lebenserwartung der Menschen ist in der Vergangenheit stetig gestiegen und beträgt in Deutschland heute rund 80 Jahre für Männer und 84 Jahre für Frauen. Auch diese Lebenserwartung ist aber nicht als fixiert und genetisch vorherbestimmt anzusehen: Die theoretisch mögliche Lebenserwartung einer Art ergibt sich aus der Multiplikation der Wachstumsphase mit dem Faktor ungefähr sechs und liegt somit für den Menschen bei ca. 120 Jahren. Dies erscheint glaubwürdig: Die angeblich älteste Frau der Welt, eine Brasilianerin, feierte 2006 ihren 126. Geburtstag, 1997 starb eine Französin im Alter von 122 Jahren.

Nach Definition der WHO gehören Menschen ab 60 Jahren („junge Alte") zu den **älteren,** Menschen ab 80 Jahren („alte Alte") zu den **alten Menschen.** Bei der zunehmenden Lebenserwartung dauert diese Phase oft über eine ganze Generation und länger.

24.1 Was ist Altern?

24.1.1 Vier Kriterien, die Alterungsvorgänge kennzeichnen

Obwohl nicht nur der Mensch, sondern auch Tiere und Pflanzen altern, ist eine Definition des Alterns ausgesprochen schwierig. Vier Kriterien lassen sich aber nennen, die Alterungsprozesse charakterisieren:
- Alterungsvorgänge sind *universal,* sie sind für alle höheren Lebewesen gültig
- Sie sind *irreversibel,* also unumkehrbar
- Sie sind *schädlich* im Sinne einer verminderten Anpassungsfähigkeit (☞ 5.1.3 u. 5.1.4) für das betroffene Individuum
- Sie sind *biologisch-genetisch* vorherbestimmt und damit auch durch lebenslange Schonung nicht verhinderbar.

Allerdings nehmen Umwelteinflüsse und individuelles Verhalten trotz der genetischen Vorgaben erheblichen Einfluss auf den Alterungsprozess – Altern verläuft zeitlich viel variabler als etwa die Embryonalentwicklung. Der Zeitpunkt des (spürbaren) Beginns des Altwerdens wird von der Lebensgeschichte und dem Lebensstil des Einzelnen entscheidend mitbestimmt.

Trotz dieser Einzigartigkeit, wie jeder den Alterungsprozess durchlebt, gibt es doch einige typische Alterungsverläufe. Diese sind in Abb. 24.1 dargestellt.

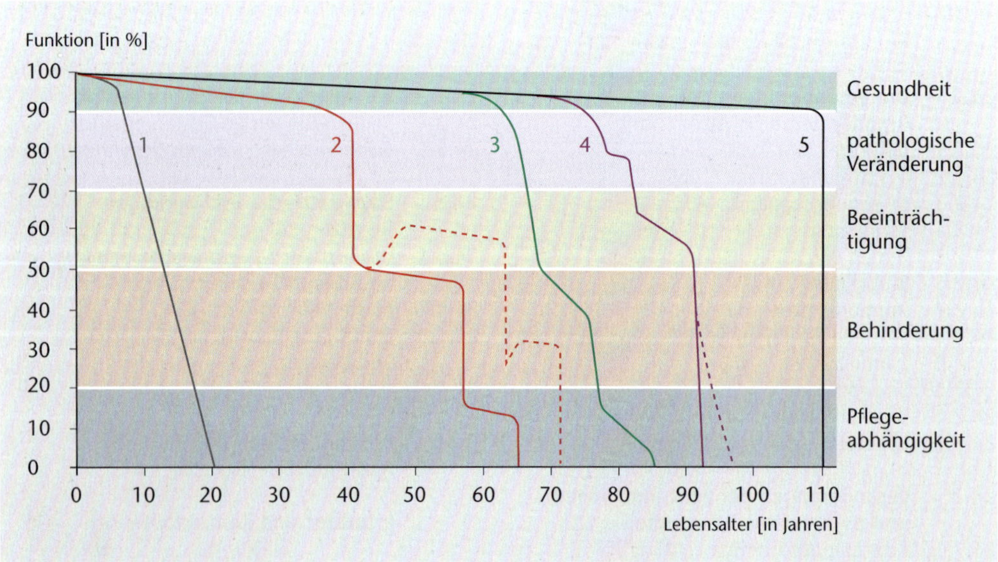

Abb. 24.1: Verschiedene Alterungsverläufe (verändert nach Nikolaus und Zahn).
Linie 1: Stark beschleunigter Alterungsprozess ab dem 6. Lebensjahr bei der Progerie (vorzeitige Vergreisung). **Linie 2:** Risikofaktoren (Bluthochdruck, erhöhte Blutfette, Nikotin) führen zu einer schnelleren Alterung. Nach einem Akutereignis (z. B. Schlaganfall) kann durch therapeutische Intervention eine Besserung von Lebenserwartung und -qualität erreicht werden (gestrichelte Linie). **Linie 3:** Rasche Funktionsbeeinträchtigung, wie sie für Demenzkranke typisch ist. Auffallend ist die lange Phase der Behinderung und Pflegeabhängigkeit. **Linie 4:** „Normales" Altern. Bis ins hohe Alter bestehen nur leichte Beeinträchtigungen. Die Phase von Behinderung und Pflegeabhängigkeit ist auf wenige Monate beschränkt (durch medizinische Therapien oft aber erheblich verlängert). **Linie 5:** Idealtypischer Verlauf des Alterns („bei guter Gesundheit in hohem Alter auf der Parkbank friedlich entschlafen").

24.1.2 Theorien der Alterung

Warum ein Lebewesen altert, hat die Menschheit seit ewigen Zeiten beschäftigt. Auch die moderne Wissenschaft hat des Rätsels Lösung bisher nicht gefunden, jedoch wichtige Puzzlestücke zum komp lexen Alterungsprozess hinzufügen können. Es existieren unzählige plausible und in Details wissenschaftlich fundierte Theorien, die sich zum Teil nicht gegenseitig ausschließen. So gibt es z. B. für die Vorstellung, dass unser Erbgut bestimmt, wie und wann wir altern, mehr als genug Beweise: Lebewesen einer Art etwa leben alle ungefähr gleich lang (z. B. Fliegen ca. 30 Tage, Pferde ca. 25 Jahre), und Kinder langlebiger Eltern leben erheblich länger als der Durchschnitt der Bevölkerung. Höchstwahrscheinlich finden die programmierten oder zufälligen Vorgänge des Alterns auf mehreren Ebenen (molekularen, zellulären, inter- oder intrazellulären) statt und werden durch äußere Faktoren wesentlich beeinflusst. Einige sehr einleuchtende Theorien des Alterns sind die folgenden:

Somatische Mutationstheorie

Nach dieser Theorie versagen im zunehmenden Lebensalter die zelleigenen DNA-Reparaturmechanismen, welche die Chromosomenmutationen beseitigen, die durch endogene oder exogene Noxen laufend entstehen. Hierdurch kommt es zu enzymatischen Fehlfunktionen der Zelle, was die Lebenszeit der Zelle reduziert.

Die Genregulationstheorie

Für die Lebensphasen *Entwicklung, Fortpflanzung* und *Alter* werden jeweils verschiedene Abschnitte des *Genoms* (Erbgutes) als zuständig bzw. aktiviert angenommen. Die für das Alter zuständigen Gene heißen **Gerontogene.** Ob solche Schlüsselgene für das Altern schon von Geburt an vorhanden sind und wie sie im Verlauf des Lebens aktiviert werden, ist jedoch für den Menschen noch völlig unklar. Neuere Forschungen im Tiermodell lassen eine Art Genschalter vermuten, der seinerseits über ein Enzym aktiviert oder deaktiviert werden kann, und möglicherweise auch von Lebensstil- und Umweltfaktoren beeinflusst wird. So kann die Empfindlichkeit der Zelle gegenüber Noxen, z. B. gegenüber **freien Radikalen,** verändert werden.

Theorie von den Telomeren

Eine neuere Theorie geht davon aus, dass die Anzahl der möglichen Zellteilungen dadurch begrenzt ist, dass bei jeder Zellteilung bestimmte Abschnitte der DNA verloren gehen. Damit verkürzen sich die **Telomere** (☞ Abb. 3.6), die quasi als Schutzkappen an den Enden der Chromosomen die eigentlichen Erbinformationen sichern. Das Enzym **Telomerase,** das nur in Zellen der Keimbahn und Embryonalzellen vorkommt, verhindert diese Verkürzung. Werden im Alter diese Schutz-Telomere zu kurz, können bei einer nächsten Zellteilung auch die genetischen Informationen der Chromosomen geschädigt werden. Die Zelle kann ihre Aufgabe nicht mehr korrekt erledigen und stirbt schließlich ab. Diese Theorie wird unterstützt durch eine auffallend frühe Alterung des Klonschafs Dolly (Dollys Telomere waren viel kürzer als bei nicht geklonten Altersgenossen, weil ihr Erbgut aus einer bereits gealterten Erwachsenenzelle stammte).

Theorie der freien Radikale

Altersveränderungen sollen hiernach dadurch entstehen, dass Struktur und Inhalte von intakten Zellen durch Gifte geschädigt werden. Bei vielen Stoffwechselprozessen entstehen als giftige Nebenprodukte hoch reaktive *Radikale* (☞ Abb. 2.11), die Proteine, Enzyme, Lipide und DNA oxidieren und zerstören können. Entscheidend für die Funktion der Zellen ist deshalb die Fähigkeit, durch entgiftende Enzyme diese freien Radikale zu neutralisieren. Sind z. B. für Sauerstoffradikale nicht genug *Sauerstofffänger* (**Antioxidantien**) vorhanden, entsteht **oxidativer Stress.** Endogene Radikalquellen sind u. a. Stress, Entzündungen oder starke körperliche Belastungen, exogene Radikalquellen Rauchen, Alkohol, UV-Strahlen (Sonnenbaden), Umweltchemikalien, einige Medikamente und vieles mehr. Wissenschaftler konnten zeigen, dass der Gehalt entgiftender Enzyme (insbesondere *Superoxid-Dismutase, Katalase* und *Glutathion-Peroxidase*) in den Zellen einer Art sehr gut mit der Lebensspanne dieser Art korreliert So enthalten z. B. Zellen der Menschenaffen bei etwa hälftiger Lebensspanne auch nur halb so viel dieser Enzyme wie menschliche Zellen. Diese Erkenntnisse möchten sich sog. **Anti-Aging-Strategien** mit der Inaktivierung von freien Radikalen durch Vitamine C, E und Beta-Karotin oder Spurenelemente zunutze machen (☞ auch 19.7 u. 19.8.2).

Aktiv altern! „Use it or loose it"!

So unklar die Mechanismen des Alters sind, so eindeutig ist, dass der Einzelne zum gesunden, erfolgreichen Altern beitragen kann. Sich geistig und körperlich fit zu halten, kann die Phase der Pflegeabhängigkeit bis ins hohe Alter verschieben. Während man früher alten Menschen Schonung und Reduzierung der Aktivitäten empfahl, weiß man heute, dass Fähigkeiten und Funktionen, die nicht benutzt werden, verkümmern. „Use it or loose it" („Nutz es oder verlier es") gilt nicht nur für die Muskeln sondern, wie viele Studien zeigen, auch für die Gehirnzellen. Körperliche Bewegung vermindert den Hirnzellverlust! Ältere Menschen, die regelmäßig Sport treiben, haben ein geringeres Demenzrisiko. Sport ist deshalb im Alter vielleicht noch wichtiger als in jungen Jahren. Sehr zu empfehlen sind Spaziergänge, (stationäres) Radfahren (☞ Abb. 24.2), Schwimmen oder Gruppenaktivitäten wie Tanzen, Volkstanzen oder Squaredance. Ältere Menschen profitieren aber auch von gezieltem Bodybuilding, denn das Kraft- und Balancetraining verbessert messbar die Muskelkraft. Muskelschwund und Abnahme der Muskelkraft aber sind wesentliche Risikofaktoren für Stürze und Immobilität.

24.1.3 Alterungsprozess und moderne Medizin

Die Alterungsprozesse bedrohen zunächst die Unabhängigkeit und *Lebensqualität* des Individuums, später aber auch die *Lebensfähigkeit* des Gesamtorganismus. Die moderne Medizin und Pflege können die Lebensfähigkeit oft noch um Jahre erhalten, häufig allerdings um den Preis einer deutlichen Minderung der Lebensqualität – man denke etwa an den chronisch gelähmten Patienten nach Schlaganfall. Entsprechend sind uns die Bilder an Apparate gefesselter älterer Patienten geläufig, die in Abhängigkeit ihre letzten Lebensmonate durchleben.

Es sei aber auch vor Augen geführt, dass viele heute behandelbare Leiden früher jahrelanges Siechtum mit Schmerzen bis zum Tod bedeuteten: Die Schmerzen bei Gicht oder Krebsleiden seien als Beispiele genannt. Gutes Sehen durch relativ einfaches Einsetzen einer künstlichen Augenlinse beim grauen Star (☞ 10.6.3) ist eine unschätzbare Fähigkeit im Alter. Richtig ist aber auch, dass es unsere moderne Medizin trotz ihrer ausgefeilten therapeutischen Möglichkeiten oft nicht schafft, dass die Menschen in Frieden und ohne Leiden sterben können. Hinzu kommt, dass heute vieles des medizinisch Machbaren nicht mehr bezahlbar ist. Altersmedizin und Gesellschaft stoßen hier an ihre Grenzen.

24.1.4 Demographische Aspekte des Alterns

Während die durchschnittliche Lebenserwartung bis ins 16. Jahrhundert durch die hohe Säuglings- und Kindersterblichkeit bei rund 20 Jahren gelegen hat, liegt die Lebenserwartung eines neugeborenen Jungen in Deutschland heute bei 76,2 und die eines Mädchens in Deutschland bei 81,8 Jahren (Statistisches Bundesamt, 2006). Ist erst einmal das 60. Lebensjahr erreicht, sind diese Zahlen noch höher (☞ Abb. 24.4). Beeindruckend ist der höhere

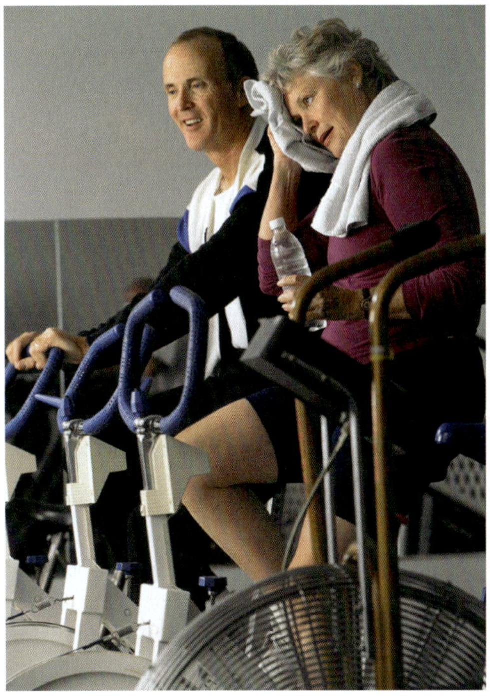

Abb. 24.2: Wer im Alter seine Muskeln trainiert, den haut so schnell nichts um. [J668]

Frauenanteil bei den alten und sehr alten Menschen: Über 80% z. B. der über 100-Jährigen sind Frauen. So hat der Altersaufbau der deutschen Bevölkerung von der *Pyramidenform* zu Anfang des vorigen Jahrhunderts, bei der die zahlreichen Kinder und Jugendlichen die Basis und die älteren Menschen die Spitze bildeten, am Ende des vorigen Jahrhunderts zur *Zwiebelform* gewechselt, in der die 35- bis 64-Jährigen dominieren. Schätzungen zufolge wird er im Jahr 2020 durch das Überwiegen alter Menschen *Pilzform* (☞ Abb. 24.3) annehmen. Der Anteil der über 80-Jährigen wird gegenüber 2003 um 73% steigen.

Aufgrund dieses „Alterns eines Volkes" nimmt die Zahl pflegebedürftiger Menschen stark zu. Zurzeit sind ca. 1,36 Millionen Menschen in Privathaushalten und 0,65 Millionen in Heimen pflegebedürftig. Es wird geschätzt, dass es 2020 2,9 Millionen sind.

24.1.5 Biographisches und biologisches Alter

Wie erwähnt, beschleunigen oder verlangsamen Umweltfaktoren – also Lebensstil wie auch Lebensereignisse *(life events)* – den Alterungsprozess. So erklärt sich das häufig zu beobachtende Phänomen, dass zwei Menschen unterschiedlich gealtert sind, obwohl sie im gleichen Jahr geboren wurden. Die Gerontologie (☞ 24.1.9) unterscheidet daher zwischen **biographischem** bzw. *chronologischem* Alter und **biologischem Alter.**

Das biographische Alter bezeichnet das am Kalender ablesbare Alter eines Menschen. Demgegenüber informiert das nur zu schätzende

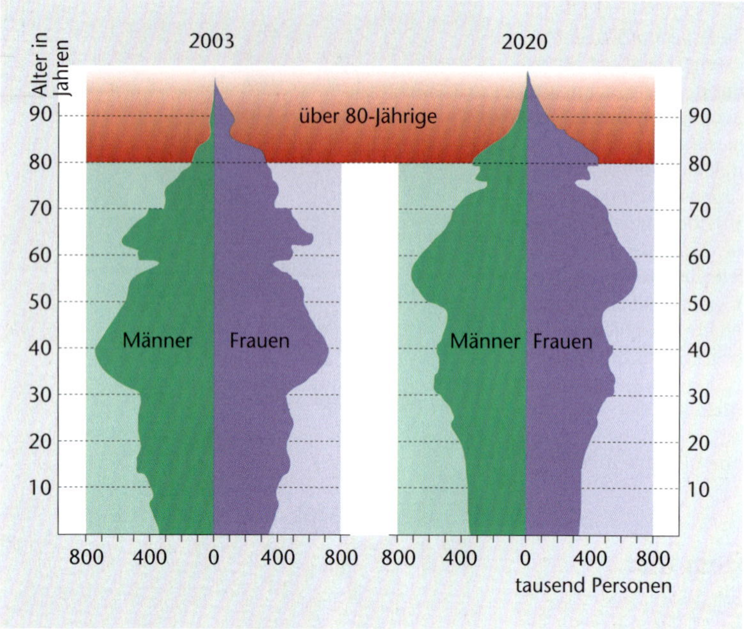

Abb. 24.3 (links): Bevölkerungsaufbau in Deutschland 2003 und geschätzt 2020 [W193].

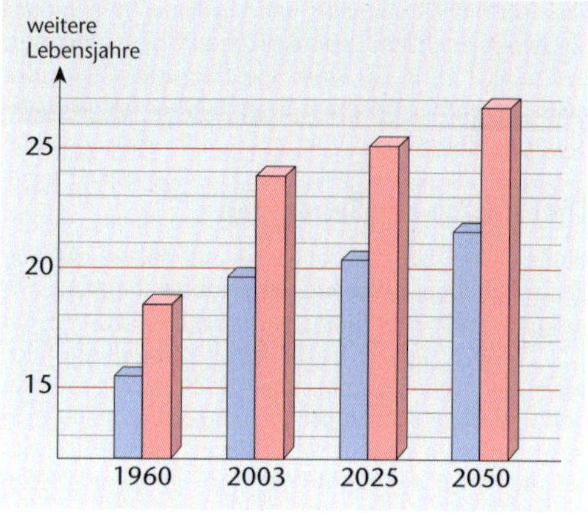

Abb. 24.4 (rechts): Entwicklung der Lebenserwartung bei Männern (blau) und Frauen (rot), wenn das 60. Lebensjahr erreicht wurde (Werte für 2025 und 2050 geschätzt). [W193]

biologische Alter über den aktuellen Gesundheitszustand und die Belastbarkeit eines Menschen.

- Ein biographisch 85-Jähriger, aber biologisch 75-Jähriger ist überdurchschnittlich rüstig und evtl. auch für große Operationen ohne Einschränkung geeignet
- Ein biographisch 71-Jähriger, aber biologisch 80-Jähriger ist vorgealtert, sein Organismus ist wenig anpassungsfähig.

24.1.6 Soziales Altern

Der Begriff des biologischen Alterns berücksichtigt nicht, dass das Alter(n) vom Einzelnen sehr unterschiedlich erlebt wird und die Lebensqualität im Alter entscheidend von der Familie, der Wohnform und vom sozialen Umfeld, z. B. den Freunden, abhängt. Es gilt deshalb, die für das positive Erleben des Alterns notwendige soziale Kompetenz zu stützen und – etwa nach einem Schlaganfall – so weit wie irgend möglich wiederherzustellen. Da die Lebenserwartung steigt und die Pflegebedürftigkeit mit dem Alter zunimmt (☞ 24.4.3 und Abb. 24.11), wird der Pflegefall – eine „Generation Pflege" – gemäß dem jüngsten vierten Altenbericht der Bundesregierung – „zu einem erwartbaren Regelfall des Familienzykus", der Millionen Angehörige in tiefe Konflikte stürzt. Die höheren Pflegeversicherungsleistungen für stationäre Pflege führen möglicherweise dazu, dass alte Menschen niedriger Pflegestufe vorzeitig in Heime eingewiesen werden. Mit dem Verlust der eigenen vier Wände geht auch viel an eigenen Ressourcen verloren

Auch die heute viele Alte belastende *Vereinsamung* hat den gleichen Effekt: Besonders kommunikative und soziale Fähigkeiten werden nicht mehr in Anspruch genommen, verkümmern und gehen schließlich verloren. Die bei vielen Alten, insbesondere Witwen, vorhandene (relative) materielle Armut verstärkt den hierdurch in Gang gesetzten Teufelskreis von Einengung, Isolation und sozialem Kompetenzverlust, da die verbleibenden sozialen Kontaktmöglichkeiten (Restaurantbesuche, Busreisen, Konzerte) Geld kosten. In diesem Sinn kann in Analogie zum biologischen Altern vom **sozialen Altern** gesprochen werden, womit insbesondere der Verlust psychophysischer Lebenskräfte und damit sozialer Aktionsmöglichkeiten gemeint ist.

24.1.7 Wie geht unsere Gesellschaft mit dem Altern um?

Vielleicht ist es eine pauschale Verallgemeinerung, wenn oft behauptet wird, frühere Zeiten und Kulturen zollten dem älteren Menschen besondere Ehrerbietung. Dennoch hatten die sozial oben stehenden Älteren, der „Ältestenrat" eines Dorfes, der älteste (Mann) einer Herrscherfamilie uneingeschränkt das Sagen – ihr sozialer Status wurde einzig durch körperliche Hinfälligkeit oder Tod beendet.

Wir dagegen sind durch eine Zeitphase gegangen, die das Altern kontinuierlich abgewertet hat. Ältere Menschen gerieten in unserer leistungsorientierten Gesellschaft rasch zu angeblichen „Blockierern von Arbeitsplätzen". Bezeichnungen wie „Rentenlast" oder „Pflegelast" unterstrichen diese negative Sicht. Eine Vorverlegung des Ruhestandsbeginns von 65 bis auf 58 Jahre schien auf allgemeine Akzeptanz zu stoßen. Diese Ausgrenzung der Älteren spiegelte sich auch in den Medien und in besonderem Maße in der Werbung wider, wo junge Menschen dominierten und ältere kaum soziale Autorität einnahmen. Interessanterweise war das Bild des älteren Mannes dabei im Allgemeinen meist deutlich positiver als das der älteren Frau.

Das Pendel beginnt langsam, sich in die andere Richtung zu bewegen. Der Nachwuchsmangel droht den Arbeitsmarkt auszutrocknen, und die Renten werden unbezahlbar. Die politischen Parteien beginnen, die Attraktivität der älteren, berufserfahrenen Arbeitnehmer zu betonen. Die Realität mit ihrer momentan hohen Arbeitslosigkeit hinkt der propagierten „Rente ab 67 Jahren" allerdings weit hinterher. Es wird aber erwartet, dass aufgrund der demographischen Veränderungen Berufserfahrung und Arbeitskraft älterer Menschen auch tatsächlich in absehbarer Zukunft wieder geschätzt werden. Und wer nicht mehr arbeitet und im Leben gespart hat, kann den Konsum in Muße auskosten. Mit Wellness, Reisen, Sport, Lifestyle und medizinischen Leistungen umwirbt der Markt die Senioren. Senioren sind darüber hinaus auch z. B. als Ratwissende wieder in der Werbung attraktiv präsent. Einen deutlichen Imagewandel des Alters deuten auch Kinderbücher an, in denen man – anders als vorher – den gebeugten und griesgrämigen Alten suchen muss. Schließlich wird im Familienkreis so manche Oma bei Berufstätigkeit beider Eltern heiß geliebt und unverzichtbar. Und in der Forschung konzentriert sich das Interesse, nachdem das Genom der Analyse zugänglich ist, auf die Elite der Hochbetagten, die Krisen, Krankheiten und schädliche Einflüsse auf den Körper überstanden haben, um die Ursachen der Langlebigkeit zu ergründen (☞ 24.1.2).

24.1.8 Wie erlebt der Einzelne das Älterwerden?

So verschieden die Menschen sind, so individuell erleben sie ihren „Ruhestand". Die „Berliner Altersstudie" räumt mit den negativen Klischees über das Alter auf. Sie zeigt, dass mehr als zwei Drittel der alten Menschen mit ihrem Leben zufrieden sind. Zwar durchleben viele Menschen beim Älterwerden Krisen, andere aber sind in der glücklichen Lage, dem Alter auch sehr schöne Lebensjahre hinzufügen.

Krise vorzeitige Berentung

Wenn Abschied vom Berufsleben genommen werden muss, dominieren nach außen hin Erleichterung und Vorfreude auf das Kommende. Tatsächlich entpuppt sich dieser Wendepunkt im Leben sehr oft innerhalb weniger Monate als Lebenskrise: Jahrzehntelang waren Alltag wie Jahreszyklus klar strukturiert und damit – selbst wenn der Beruf als Last empfunden wurde – auch sinnerfüllt. Von diesem „Taktgeber" und „Sinnstifter" gilt es abrupt Abschied zu nehmen. Der Betroffene muss von heute auf morgen seinen Tagesablauf selbst gestalten. Auch für den Ehepartner kann dies zur Lebenskrise werden.

Berentung Krise und Chance

Die Berentung stellt eine existentielle Krise des Neurentners wie auch seiner Partnerschaft dar. Ihre erfolgreiche Bewältigung ist Voraussetzung für ein positiv erlebtes Alter.

Krise Krankheit

Je nach Konstitution und innerer Einstellung verlagert sich der Fokus vieler älterer Menschen häufig unbewusst immer mehr auf den Gesundheitszustand. Dadurch ballen sich im Extremfall tatsächliche und subjektiv wahrgenommene Beschwerdebilder zu einem kaum entwirrbaren Knäuel pflegerisch-medizinischer Hilfsbedürftigkeit zusammen. Hinzu treten die sich häufenden Gesundheitsprobleme infolge des Alterungsprozesses bis hin zur *Multimorbidität.*

Ein anderer Lebenssinn als die Bewältigung des gefährdeten Gesundheitszustandes (des eigenen wie unter Umständen auch desjenigen des Partners) und die völlige Fixierung des Alltags auf das Management der Krankheiten scheint nicht mehr zu existieren.

Das Glück des Alters

Niemand will alt sein. Altsein wird mit Krankheit, geistigen Defiziten und Gebrechen assoziiert. Natürlich ist man noch da, wenn man den Körper spürt, aber muss dieses Gefühl so negativ sein? Dass das Alter eine zu besiegende Krankheit ist, versprechen viele „Anti-Aging"-Strategien. Erfolgreich gegen das Altern *kämpfen*, lautet die Devise.

Die Philosophie des Alterns hingegen lehrt uns das Gegenteil von Kampf und Hader, nämlich Seelenruhe und Arrangieren mit den Realitäten. Mit dem Alter leben, statt alle Kräfte im Kampf dagegen zu verausgaben. „Pro-Aging" statt „Anti-Aging". Optimale Korrektur der Einschränkungen in Würde und mit Stil zu erreichen, das ist erfolgreiches Altern. Erfolgreiches Altern ist Lebenskunst, weil gegen die biologische Natur erworben. Lebenskunst ist es, auch die vielen glücklichen Aspekte des Alterns zu erkennen und genießen zu können. In welcher Lebensphase gibt es schon so große Freiheiten und Freiräume zum Tun oder Nichtstun, werden (trotz der zwiespältigen Einstellung der Gesellschaft zum Alter) seitens der Umwelt Respekt und Nachsicht gezollt und Lebenserfahrung, Güte, Zufriedenheit und Lebensbejahung so umfänglich honoriert wie im Alter?

Als die „Jahre zwischen Pflicht und Kür" wurde einmal die dritte Lebensphase bezeichnet. Wäre es nicht auch richtig, sie als „Jahre nach der Pflicht, während der Kür" zu bezeichnen?

Krise Tod des Partners

Noch eingreifender ist der Tod des Ehepartners. Der Hinterbliebene fühlt sich oft wie gelähmt, leer und sinnlos. In dieser Situation verstärken sich subjektiv und/oder tatsächlich viele Gesundheitsprobleme. Wie Studien nachgewiesen haben, ist die Sterberate frisch verwitweter Frauen über 2–3 Jahre erhöht. Vielen Witwen und Witwern gelingt es aber nach einer gewissen Trauerzeit ($^1/_2$–2 Jahre), sich neuen Lebensinhalten zuzuwenden und zu einem neuen Lebensrhythmus zu finden.

24.1.9 Gerontologie und Geriatrie

Mit **Gerontologie** (*Alternsforschung*, von griechisch geron = Alter, Greis und logos = Lehre) bezeichnet man die Wissenschaft, die sich mit den körperlichen, seelischen und sozialen Vorgängen des Alterns beschäftigt. Die **Geriatrie** *(Altersheilkunde)*, die Lehre von den Krankheiten des alternden Menschen und ihrer Behandlung, ist gewissermaßen der medizinische Zweig der Gerontologie.

24.2 Die Veränderungen der Organsysteme im Alter

Obwohl der Alterungsprozess nicht gleichbedeutend mit Krankheit ist, erkranken alte Menschen doch viel häufiger und trotz bester Therapie viel häufiger ohne Heilung. Ganz im Vordergrund stehen Herz-Kreislauf-Erkrankungen, Tumorerkrankungen, degenerative Gelenkerkrankungen, Osteoporose, Hör- und Sehstörungen, Abnahme der Infektabwehr, Stoffwechselstörungen und Störungen der ZNS-Funktionen.

24.2.1 Herz-Kreislauf-System

Herz-Kreislauf-Erkrankungen verursachen häufig körperliche Behinderungen im Alter, und bei den Todesursachen stehen sie an erster Stelle.

Im Alter zunehmende *arteriosklerotische Veränderungen* (☞ 16.1.4) führen dazu, dass der

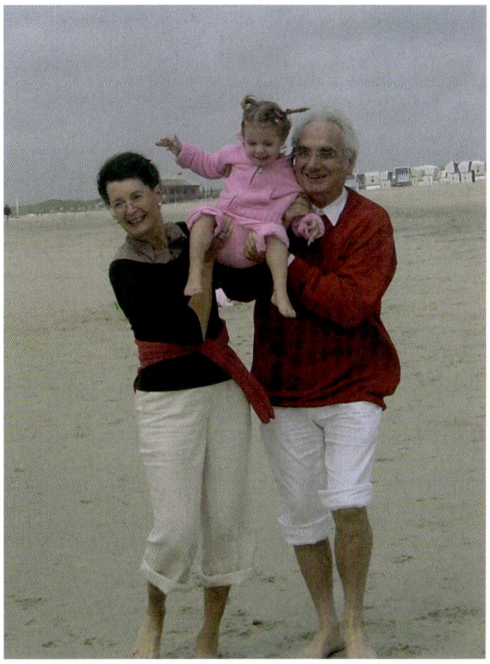

Abb. 24.5: Das Glück des Alters kann auch Zeit für unbeschwerten Umgang mit Enkelkindern bedeuten. Es sind Vitamine, die man nicht kaufen kann. [T078]

Blutdruck im Alter sowohl zu einer diastolischen als auch zu einer systolischen Erhöhung tendiert. Etwa zwei Drittel der über 75-Jährigen haben einen Bluthochdruck, über die Hälfte einen Bluthochdruck *und* zu hohe Blutfettwerte. Die Kreislaufreflexe, z. B. beim Aufstehen aus dem Liegen, sind beim älteren Menschen durch die unelastischen Gefäße verlangsamt. Reaktionen des vegetativen Nervensystems sind verzögert. Dies erklärt den häufigen Blutdruckabfall älterer Menschen beim Aufrichten oder längerem Stehen *(orthostatische Dysregulation).*

Auch die Kraft des Herzmuskels, Schlagvolumen und Herz-Minuten-Volumen sinken. Bei körperlicher Belastung können Herzschlagvolumen wie Herzfrequenz nicht so wie in jüngeren Jahren gesteigert werden, da die Rezeptoren des vegetativen Nervensystems (☞ 9.10) vermindert ansprechen. Ab dem 70. Lebensjahr ist eine *Linksherzhypertrophie* (Längen- und Dickenwachstum der Muskelfasern des linken Herzens ☞ 15.3.2) sehr häufig. Die koronare Herzkrankheit (☞ 15.7.2) und Herzinfarkte (☞ 15.7.3) nehmen mit dem Alter überproportional zu.

24.2.2 Die Atmungsorgane

Die Elastizität der Lunge nimmt mit zunehmendem Alter allmählich ab. Alle wichtigen Parameter der *Lungenfunktion* (☞ 17.8.5) verschlechtern sich deutlich (die Vitalkapazität z. B. um 44%). Auch das Flimmerepithel der Atemwege, das der Selbstreinigung dient, wird weniger. Zusammen mit der Verminderung der Infektabwehr im Alter (☞ 24.2.9) bahnt dies den Weg für gefährliche Pneumonien, etwa im Rah-

	Sinkt um bis zu …	Daraus resultierende mögliche Probleme
Gehirngewicht	44%	Sinkende Gedächtnisleistung
Gehirndurchblutung	20%	Geringere Reserve, z. B. bei medizinischen Eingriffen (OP)
Nervenleitungsgeschwindigkeit	10%	Herabsetzung der Reaktionsgeschwindigkeit
Anzahl der Geschmacksknospen	65%	Unlust am Essen („alles schmeckt fade")
Maximaler Pulsschlag	25%	Geringere körperliche Leistung
Herzschlagvolumen in Ruhe	30%	
Nierenfiltrationsleistung Nierendurchblutung	31% 50%	Langsamere Ausscheidung von Medikamenten (☞ 24.5)
Maximale Sauerstoff-Aufnahme des Blutes Maximale Ventilationsrate	60% 47%	Geringere Leistungsreserven z. B. in Höhenlagen
Vitalkapazität (☞ Abb. 17.21)	44%	Einschränkung z. B. der OP-Fähigkeit
Mineralgehalt der Knochen • Frauen • Männer	 30% 15%	Osteoporose (☞ 6.1.6 u. 6.4) mit Gefahr *pathologischer Frakturen* (☞ 6.1.8)
Muskelmasse	30%	Geringere körperliche Leistungskraft, z. B. reduzierte Handmuskelkraft; höhere Verletzungsanfälligkeit der Muskulatur
Maximale körperliche Dauerleistung	30%	
Grundstoffwechsel	16%	Übergewicht bei nicht angepasster Ernährung
Gesamtkörperwasser	18%	Gehäufte Probleme im Wasserhaushalt

Tab. 24.6: Übersicht über die Abnahme von Organfunktionen zwischen dem 30. und dem 75. Lebensjahr (Prozentwerte nach Sloane, 1992). Kennzeichnend ist nicht nur der zahlenmäßige Funktionsverlust vieler Organe, sondern auch die generelle Abnahme der Anpassungsfähigkeit der einzelnen Organsysteme mit steigendem Alter.

men einer Virusgrippe (Empfehlung der *Grippeimpfung* für Ältere!). Die Brustkorbbeweglichkeit und damit die Atembewegungen sind eingeschränkt. Bedingt durch die enorme Leistungsreserve des Lungenorgans fühlen sich aber nur ältere Menschen mit Lungenschädigungen, z. B. infolge chronischen Rauchens, im Alltag eingeschränkt.

24.2.3 Bewegungsapparat

Vom 20. bis 70. Lebensalter schrumpfen Frauen und in geringerem Umfang auch Männer in der Länge um bis zu 5 cm, vor allem durch ein Zusammenrücken der Wirbelkörper infolge einer Schrumpfung der Bandscheiben.

Knochen. Mit zunehmendem Alter werden die Knochen (besonders der Wirbelsäule und Hüfte) instabiler und durch Mineralverlust poröser (*Osteoporose* ☞ 6.4). Frauen sind aufgrund der starken Abnahme der Geschlechtshormone nach den Wechseljahren stärker von der Osteoporose betroffen als Männer. Bewegungsmangel und unzureichende Kalzium- und Vitamin D-Zufuhr (☞ 12.4.3) in der Ernährung in den Jahrzehnten vor dem Ruhestand verstärken den Knochenabbau im Alter.

Gelenke. Auch die Knorpelschicht der Gelenke wird dünner und unelastischer. Sie verliert ihre Glattheit an Stellen höchster Belastung, und viele ältere Menschen leiden unter einer *Arthrose* (am häufigsten im Hüftgelenk = *Coxarthrose* ☞ 4.3.5).

Muskulatur. Die Muskelmasse eines Erwachsenen vermindert sich jährlich ohne aktives Training um ca. 0,5%. Die geschwundenen Muskeln werden dabei in der Regel durch Fett ersetzt. Der Kraftverlust betrifft nicht einheitlich die gesamte Muskulatur, sondern es lässt z. B. besonders die Muskelkraft der Dorsalflexoren der Füße (Fußheber-Muskeln) stark nach. Dies begünstigt das Stolpern über die Fußspitze.

Medizinisches Problem Immobilität

Viele ältere Menschen leiden unter *Bewegungseinschränkungen* bis hin zur *Bettlägerigkeit.*

Ursachen sind aber nicht nur die schon erwähnten verschleiß- und altersbedingten Veränderungen des Bewegungsapparates, sondern auch Gangunsicherheiten durch eine vornüber geneigte, ungünstige Körperhaltung, durch neurologische Störungen (Schlaganfall ☞ 9.12, Morbus Parkinson ☞ 9.2.3, Polyneuropathien ☞ 9.1.6), durch Durchblutungsstörungen in den Beinen oder durch Sehbehinderungen. Führen Bewegungseinschränkungen zur Bettlägerigkeit, sind ohne höchsten Pflegeaufwand Komplikationen fast die Regel, vor allem:

- Dekubitus ☞ 8.5.9
- Muskelatrophien ☞ 6.3.8 und Osteoporose ☞ 6.4
- Darmverstopfung *(Obstipation)* ☞ 18.8.7
- Thrombosen und Lungenembolien ☞ 13.5.7
- Lungenentzündung *(Pneumonie)* ☞ 17.11.2.

Jede länger dauernde Immobilität beeinträchtigt auch stark das seelische Befinden. Die psychischen Reaktionen der Patienten reichen von aggressivem Verhalten gegenüber sich selbst und anderen (Pflegenden!) über eine Depression bis zu Passivität und Rückzug in kindliche Verhaltensmuster *(Regression).* Um die Betroffenen aus diesem Teufelskreis herauszuholen, helfen krankengymnastische Übungsprogramme:

- Während Einzelgymnastik ein Eingehen auf den Patienten ermöglicht, entstehen bei der Gruppengymnastik soziale Kontakte, die ihrerseits die Mobilität des Patienten fördern
- Bei den täglichen Aktivitäten, z. B. der Körperpflege, soll der Betroffene so viel wie möglich selbst machen
- Viele Patienten *fühlen* sich einfach unsicher. Dann hilft es, Bewegungsabläufe immer und immer wieder zu üben (z. B. das Benutzen von Treppen).

Stürze

Jeder Dritte über 65-Jährige, jeder zweite Hochbetagte stürzt mindestens einmal im Jahr. Jeder zehnte *Sturz* macht ärztliche Behandlung erforderlich. Bei Osteoporose (☞ 6.4) steigt das Risiko für Knochenbrüche. Wiederholte Stürze als Folge der Immobilität verstärken die Unsicherheit und Angst vor neuen Stürzen und führen neben den Verletzungen zur Einweisung

Risiko Krankenhauseinweisung

Im Krankenhaus passiert die überwiegende Zahl der Stürze in der ersten Woche nach der Einweisung. Zu hohe oder zu niedrige Betten sowie übersteigbare Steckgitter erhöhen das Risiko.

Die Pflegenden können dieses Risiko durch sorgfältige Beobachtung des älteren Patienten einschätzen und minimieren, z. B. indem sie mit ihm den Gang zur Toilette oder das Auffinden des Lichtschalters im Dunklen üben.

Sturzgefährdung verringern

Stürze alter Menschen sind oft folgenschwer. Der alte Mensch kann selbst viel tun, um das Sturzrisiko zu senken:

- Regelmäßig die Sehschärfe kontrollieren und Brillengläser anpassen lassen
- Rutschfeste Schuhe draußen, im Haus und im Krankenhaus tragen (keine „Hausschlappen")
- Wohnung und Treppenhaus hell beleuchten
- Stolperhindernisse wie Kabel, lose Teppiche, hohe Schwellen entfernen
- Handgriffe im Bad, Treppenhaus, in Gängen montieren lassen
- Bei Eisglätte, Schnee und Matsch lieber zu Hause bleiben
- Wenn unsicher, Gehhilfen (Stöcke, Rollator) akzeptieren
- Sportangebote für ältere Menschen nutzen und Kurse mit Gehsicherheitstraining besuchen.

in ein Krankenhaus oder begründen den Umzug in ein Altenheim.

Zu Stürzen führen – abgesehen von den bereits erwähnten Ursachen einer Immobilität – auch Schwindel (☞ 24.3.5), Sekunden dauernde, plötzlich eintretende Bewusstseinsverluste (*Synkopen* ☞ 15.5.6), Blutdruckregulationsstörungen, die Auswirkungen von Medikamenten, z. B. Schlafmittel, und der Wechsel in eine ungewohnte Umgebung.

24.2.4 Verdauungssystem und Leber

Im Vordergrund stehen der häufig parodontosebedingte *Zahnverlust* (☞ 18.2.2) und die damit verbundene Einschränkung der Kaufunktion.

Teil- und Vollprothesen können die *Kauleistung* oft weitgehend wieder gewährleisten. Allerdings bilden sich die Kiefer, und hier insbesondere die *Alveolarfortsätze* (☞ 18.14), nach Entfernung der eigenen Zähne weiter zurück, so dass sich Prothesen allmählich lockern und häufig schon nach wenigen Jahren erneuert werden müssen.

Die Leistungsfähigkeit von Leber und Bauchspeicheldrüse nimmt durch *Atrophie* (☞ Kap. 5.3) ab, was sich in einer verminderten Toleranz gegenüber Alkohol, einem verzögerten Abbau in der Leber verstoffwechselter Substanzen (z. B. Medikamente ☞ 24.5) und einem erhöhten Blutzucker zeigen kann (nicht umsonst sprach man lange von „Alterszucker" oder „Altersdiabetes"). *Verstopfung* ist ein häufiges Problem im Alter, das sich durch seltene Stuhlfrequenz, harte Stühle, erfolglosen Stuhldrang und Bauchbeschwerden ausdrückt. Im Alter verlängert sich die Transitzeit durch das Kolon (☞ 18.8.2), und die Abnahme der rektalen Sensibilität führt oft dazu, dass erst größere Stuhlvolumina zu Stuhldrang führen.

Nährstoffbedarf

Beim über 70-Jährigen ist der Kalorienbedarf auf rund 70 % des Kalorienbedarfes beim 20-Jährigen vermindert. Da aber der Bedarf an Eiweiß unverändert bleibt, muss die Zufuhr an Kohlenhydraten und Fetten im Alter um 40–50% absinken! Viele ältere Menschen berücksichtigen dies oft intuitiv. Einige, und hier insbesondere allein stehende Männer, ernähren sich aber einseitig, so dass der Bedarf an Nährstoffen nicht gedeckt und gleichzeitig Übergewicht begünstigt wird. Umgekehrt sind besonders in Heimen nicht wenige alte Menschen unterernährt. Proteinmangel fördert den Verlust der Muskelmasse und begünstigt Muskelschwäche und Stürze. Spezielle Diäten oder eine *künstliche Ernährung* können dann notwendig werden.

Da auch der Vitamin- und Mineralstoffbedarf (insbesondere der Bedarf an Eisen, Folsäure, Kalzium, Vitamin B_{12} und Vitamin D) nicht sinkt, muss die Nahrung bei älteren Menschen sorgfältiger zusammengestellt werden, am besten als eiweißreiche, fettarme Mischkost. Reichlich Ballaststoffe beugen der Obstipation vor.

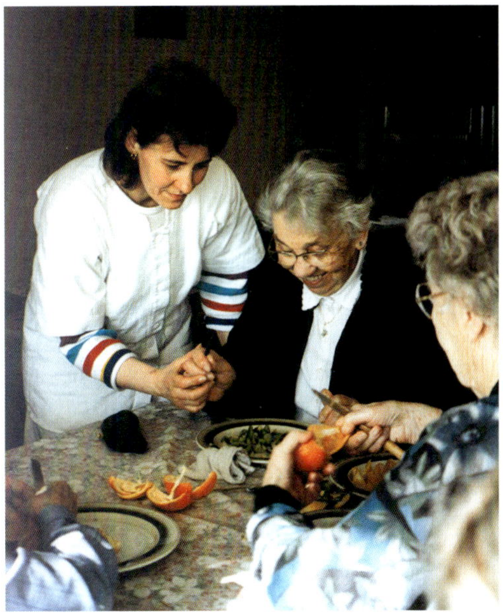

Abb. 24.7: Frisches Obst und Gemüse bilden besonders wertvolle Bausteine der Ernährung des älteren Menschen. Besonders sinnvoll ist es, wenn die Betroffenen im Rahmen der aktivierenden Pflege selbst bei der Zubereitung helfen. [N340]

Wasserbedarf

Der ältere Mensch empfindet Durst meist nicht mehr so stark wie der jüngere. Ein Zuwenig an Flüssigkeit kann nicht nur eine Obstipation, sondern durch eine Austrocknung *(Exsikkose)* einen Natriummangel (☞ 20.8.1) mit akuter Verwirrtheit, Fieber und einer zu geringen Urinproduktion (Oligurie) hervorrufen. Auf eine ausreichende tägliche Trinkmenge von 1,5–2 l ist zu achten (Ausnahme: bei Herz- und Niereninsuffizienz (☞ 15.6.4 bzw. 20.6.2) verordnet der Arzt oft eine Trinkmengenbeschränkung).

24.2.5 Nieren und ableitende Harnwege

Auch die Leistung der Nieren nimmt mit steigendem Alter ab. So sinkt die Zahl der *Nierenkörperchen* (☞ 20.1.4) zwischen dem 30. und 70. Lebensjahr um 35%. Hinzu kommt eine verminderte Nierendurchblutung durch Veränderungen der Nierenarterien und Abnahme des Herz-Minuten-Volumens. Als Faustregel kann gelten, dass die glomeruläre Filtrationsrate (☞ 20.2.1) bei einem 80-Jährigen nur noch die Hälfte von der eines 20-Jährigen beträgt.

Bei der Harnblase nimmt mit zunehmendem Alter der Tonus (die Blasenmuskelspannung) zu und ihr Fassungsvermögen ab. Dies macht sich zuerst nachts bemerkbar. Mitbedingt durch die nachlassende Herzfunktion (die dadurch häufigen Ödeme werden beim nächtlichen Liegen wieder ins Gefäßsystem aufgenommen) und einer Vergrößerung der Prostata bei Männern (☞ 21.1.7) müssen zwei Drittel der über 65-Jährigen nachts mehrfach die Toilette aufsuchen (Nykturie). In der Hälfte der Fälle ist die *Drangzeit* (Zeit, in der der Harn gehalten werden kann) verkürzt, weshalb 30% zumindest zeitweise Inkontinenzbeschwerden (☞ 20.5.5) haben.

Dosierungen an das Alter anpassen!
Die Altersveränderungen der Nieren müssen bei der Pharmakotherapie berücksichtigt werden, da viele Medikamente renal (über die Niere) ausgeschieden werden: Weil ihre Ausscheidungsleistung stark nachlässt, kann es bei „normaler" Dosierung zur Arzneimittelanreicherung und Vergiftung kommen (☞ 24.5).

24.2.6 Blutbildung

Primär ist die Blutbildung im Knochenmark altersbedingt nicht verändert. Allerdings ist im hohen Alter der Eisenmangel durch ungenügende Zufuhr, abnehmende Resorption oder unentdeckte Blutverluste im Darm häufiger. Es kann so eine **Eisenmangelanämie** (☞ 13.2.6) entstehen, die eine alterstypische Müdigkeit und Antriebslosigkeit gut erklärt und die durch Blutuntersuchungen problemlos festzustellen ist (☞ 13.2.5), an die aber selten gedacht wird.

24.2.7 Hormonsystem

Die Alterungsvorgänge des Hormonsystems verlaufen bei der Frau durch das *Klimakterium* (☞ 21.2.8) einschneidend: Während der Wechseljahre und nach der Menopause (d.h. der letzten Regelblutung) sinkt der Spiegel an weiblichen Geschlechtshormonen deutlich ab. Dies führt nicht nur zum Erlöschen der Fruchtbarkeit und zu den typischen „Wechseljahrbeschwerden", sondern auch zu Veränderungen an den Genitalorganen, z.B. einem Dünnerwerden und Austrocknen der Scheidenschleimhaut.

Beim Mann hingegen verlaufen die Alterungsvorgänge des Hormonsystems unmerklich langsam. Zwar sinken die Testosteronkonzentration (☞ 21.1.3) und die Spermiogenese (☞ 21.1.4) im Alter deutlich ab, der Mann ist aber meist bis ins hohe Alter zeugungsfähig. Eine eigentliche „Andropause" gibt es insofern nicht.

Auch die übrigen hormonellen Funktionen ändern sich im Alter. In der Regel ist dies aber klinisch nicht bedeutend, da z. B. der rund 15% niedrigeren Schilddrüsenhormonausschüttung ein entsprechend langsamerer Abbau gegenübersteht, wodurch die Blutspiegel im Wesentlichen konstant bleiben. Hingegen hat die erniedrigte Glukosetoleranz im Alter, also die nachlassende Fähigkeit, auf eine Kohlenhydratgabe rasch die entsprechend notwendige Insulinmenge auszuschütten (☞ 19.4.1), große Bedeutung.

24.2.8 Sexuelle Funktion

Die Fähigkeit zum Geschlechtsverkehr (Koitus) bleibt beiden Geschlechtern erhalten. Das sexuelle Begehren (Libido) nimmt jedoch ab und der sexuelle Reaktionszyklus (☞ 21.3.6) verändert sich:

- Beim Mann lässt die Erektionsfähigkeit nach dem 50. Lebensjahr deutlich nach (☞21.3.7). Die Erektion erfordert intensivere Stimulation. Nach dem Orgasmuserlebnis erfolgt die Rückbildung viel rascher, und die *Refraktärzeit* (☞ 21.3.6) steigt
- Bei der Frau über 50 verzögert sich die Scheidenbefeuchtung in der Erregungsphase. Die Orgasmusphase ist in der Regel ebenfalls kürzer, und die Rückbildung der sexuellen Erregung erfolgt rascher
- Insbesondere Erkrankungen des Bewegungsapparates (z.B. Hüftarthrose ☞ 4.3.5) machen den Geschlechtsverkehr schmerzhaft oder unmöglich.

Ältere Menschen sind nicht asexuell

Ältere Menschen, die in einer Paarbeziehung voller Zuneigung leben und/oder die in jüngeren Jahren ein aktives Sexualleben hatten, setzen dies auch im hohen Alter fort. Nach einer neueren Zürcher Studie „Sexualität in der zweiten Lebenshälfte“ geben 80% der Männer mit einem durchschnittlichen Alter von 62 Jahren und 60% der Frauen im Alter von 58 Jahren an, dass Sex ein wichtiger Bestandteil ihrer Lebensqualität sei. Der Geschlechtsakt braucht aber in der Regel mehr Zeit und Stimulation und die Intervalle können größer werden. Sex bleibt auch im Alter ein Grundbedürfnis, aber es fehlt oft an Partnern, die dieses Bedürfnis befriedigen können. Auffallend ist, dass nach dem Verlust des Partners besonders Männer sich um einen neuen Sexualpartner bemühen, während Frauen dies nur selten tun. Die Situation in Altersheimen, in denen die Privatsphäre oft nicht größtmöglich geschützt wird, trägt dazu bei, dass gewünschte Sexualität nicht ausgelebt werden kann.

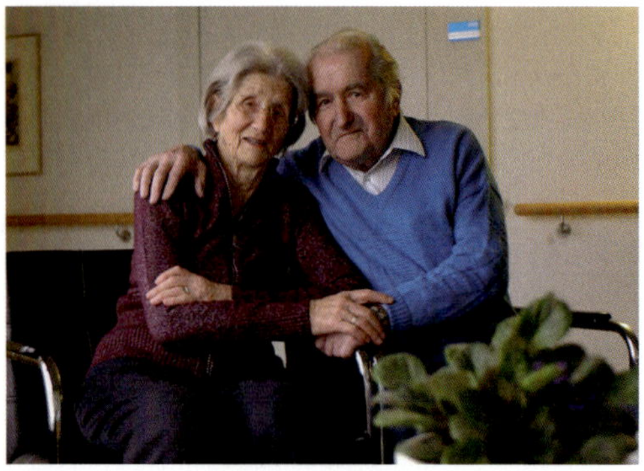

Abb. 24.8: Sich neu zu verlieben ist auch im höheren Alter möglich – hier ein Paar, das sich zwei Jahre vor dieser Aufnahme in einem Altersheim kennen lernte. [K310]

24.2.9 Immunsystem

Sowohl die *humorale* als auch die *zelluläre Immunität* (☞ 14.1.1) lassen beim älteren Menschen nach. B- und T-Lymphozyten und die bei Infektionen ausgeschütteten Botenstoffe wie Interferone und Interleukine (☞ 14.3) nehmen deutlich ab. Folgen sind nicht nur eine erhöhte Infektgefährdung und ein schwererer Verlauf der Infektionen, sondern auch eine Veränderung des klinischen Bildes. Das sonst für Infektionen typische Fieber kann fehlen, und auch auf die *Leukozytose* als labordiagnostisches Zeichen bakterieller Infekte (☞ 13.3.5) ist kein hundertprozentiger Verlass mehr.

Tumorerkrankungen

Erwiesen ist auch, dass die Alterung des Immunsystems für den Anstieg der Tumorerkrankungen bei älteren Menschen (mit-)verantwortlich ist, da Tumorzellen nun weniger energisch von der Körperabwehr bekämpft werden können. Viele bösartige Tumoren nehmen mit dem Alter exponentiell zu.

Obwohl die aktuelle Lebensbedrohung z.B. durch einen ausgeprägten Bluthochdruck viel größer ist als durch die meisten Tumorerkrankungen (die Wachstums- und Metastasierungstendenz eines Tumors nimmt im Alter ab), empfinden viele alte Menschen die Diagnose Krebs als einen besonderen Schock, den sie kaum verarbeiten können. Der Umgang mit alten krebskranken Menschen erfordert daher von den Pflegenden eine besondere Sensibilität und Bereitschaft zum geduldigen Zuhören und Helfen.

24.2.10 Sinnesorgane

Sehen

Etwa mit dem 50. Lebensjahr beginnt die *Altersweitsichtigkeit* (Presbyopie ☞ 10.6.6 und Abb. 10.1). Die Betroffenen brauchen eine Lesebrille.

Außerdem reagieren die Pupillen im Alter langsamer auf einen Wechsel der Lichtverhältnisse und können sich nicht mehr so weit öffnen. Verschärft durch den Funktionsverlust außen liegender Netzhautanteile durch Durchblutungsstörungen bereitet das Sehen im Dunkeln Schwierigkeiten. Das Farbsehen lässt deutlich nach.

10% der über 80-Jährigen sind sehbehindert, d.h. die Sehschärfe des besseren Auges liegt trotz Korrektur in der Ferne und/oder in der Nähe bei $^1/_3$ (30%) bis $^1/_{20}$ (5%) der Norm (100%). Häufigste Sehstörungen im Alter sind der relativ gut behandelbare *graue Star* (Linsentrübung ☞ 10.6.3), der *grüne Star* (gesteigerter Augeninnendruck ☞ 10.6.1) und die *altersbedingte Makuladegeneration* (Schädigung der Netzhaut ☞ 10.6.2), die im Endstadium Erblindung bedeutet.

Hören

Auch der teilweise Verlust der Hörfähigkeit, vor allem im oberen Frequenzbereich, scheint eine unvermeidliche Konsequenz des Alterns zu sein (**Presbyakusis,** *Altersschwerhörigkeit*). Oberhalb von 4000 Hz (also im oberen Sektor des Sprachbereichs 250–4000 Hz) sinkt das Hörvermögen nach dem 30. Lebensjahr auf beiden Ohren alle 10 Jahre etwa um 10 dB (Dezibel). Typisch ist, dass der ältere Mensch zunächst das Klingeln des Telefons „überhört“ und erst in späteren Stadien das Sprachverständnis – vor allem wenn Nebengeräusche vorhanden sind – spürbar leidet.

Geschmack und Geruch

Bis zum 70. Lebensjahr büßt der Mensch etwa zwei Drittel seiner Geschmacksknospen ein, und auch der Geruchssinn lässt nach. Dies erklärt, weshalb viele alte Menschen über den angeblich „faden“ Geschmack ihres Essens klagen.

Weitere Sinnesleistungen

Die Abnahme weiterer Sinnesleistungen wirft in erheblichem Maß auch medizinische Probleme auf:

- Abnahme der *Durstperzeption* (Perzeption = Wahrnehmung ☞ 24.2.4)
- Abnahme der *Temperaturwahrnehmung*, besonders für Kälte (☞ 24.2.12)
- Abnahme der *Schmerzwahrnehmung*
- Abnahme der *Propriozeption* (Tiefenempfindung im Bewegungsapparat), wodurch die Balancefähigkeit etwa beim Überwinden kleiner Hindernisse am Boden leidet.

24.2.11 Haut und Haare

Der Farbverlust der Haare wird zwar oftmals bereits recht früh sichtbar, ist aber medizinisch nicht von Bedeutung.

Bei der Haut bilden sich als erste Alterszeichen durch die Abnahme des Wassergehaltes und den Elastizitätsverlust so genannte *Krähenfüße* um die Augen und *Lachfalten* um die *Mundwinkel*. Die Haut wird schlaffer. Das Unterhautfettgewebe schwindet, und durch eine nachlassende Talgdrüsenaktivität wird die Haut trockener (☞ Abb. 24.9).

Viele ältere Menschen berichten über eine größere Verletzlichkeit der Haut bei gleichzeitig verlangsamter Wundheilung. Typisch sind auch bräunliche *Altersflecken*, die sich vor allem an Händen, Unterarmen und Unterschenkeln bilden und durch unregelmäßige Pigmentproduktion bedingt sind.

24.2.12 Regulation der Körpertemperatur

Die Fähigkeit zur Regulation der Körpertemperatur lässt bei älteren Menschen nach. Viele Ältere frieren deshalb häufig, manche haben aber auch ein eingeschränktes Kälteempfinden, so dass die Körperkerntemperatur auf

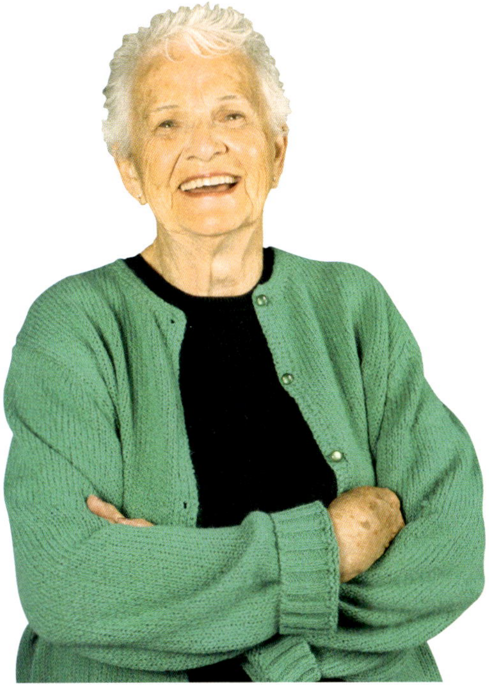

Abb. 24.9: Frau mit typischen Alterungszeichen von Haut und Haaren: Hautfalten durch den Elastizitätsverlust und die Abnahme des Wassergehaltes der Haut sowie schneeweißes, dünnes Haar. [J668]

unter 35,5 °C abfallen kann. Studien haben ergeben, dass eine latente – dem Betroffenen nicht bewusste – Unterkühlung bei älteren Menschen häufig auftritt. Umgekehrt sind Ältere bei Hitze, besonders bei feuchter Hitze, viel früher als junge Menschen gefährdet. Die Fähigkeit zum Schwitzen, das effektivste Kühlsystem, lässt bei Senioren nach.

Sinnvoll: Temperaturreize

Zum Training der Anpassungsfähigkeit an wechselnde Temperaturen und zur Steigerung des Immunsystems sind regelmäßige „Temperaturreize" sinnvoll. Ideal sind z. B. Wechselduschen an Beinen oder Armen.

24.3 Veränderungen der zentralnervösen und psychischen Funktionen

24.3.1 Alterung des Gehirns

Die Zahl der Nervenzellen im Gehirn nimmt während des ganzen Lebens ab. Doch dieser Schwund erklärt nicht den klaren Abfall *messbarer* intellektueller Leistungen, der bei geistig Untrainierten ab dem 40. Lebensjahr und bei geistig Trainierten ab dem 70. Lebensjahr festzustellen ist. Von diesem Abfall sind die Gedächtnisleistungen, insbesondere das Kurzzeitgedächtnis, die Konzentrationsfähigkeit, die Schreibgeschwindigkeit und viele weitere schwerer messbare Gehirnleistungen betroffen. Viel mehr als die Zahl der Nervenzellen sind für diesen Leistungsschwund die vielfältigen folgenden Veränderungen maßgeblich:

- Eine relativ starke Abnahme von *Ganglienzellen* und *Astrozyten* (☞ 4.5.2)
- Eine deutliche Abnahme der neuronalen Synapsen (☞ 4.5.1 u. 9.2.1)
- Eine Volumenabnahme der weißen Substanz des Gehirns (☞ 9.8.8) und der Hirnrinde, insbesondere in frontalen Hirnanteilen
- Bindegewebige Verdickungen der *Hirnhäute* (☞ 9.11.1)
- So genannte senile Plaques (Amyloidablagerungen, ☞ 24.4.3) und neurofibrilläre Degenerationen
- Eine Abnahme der *Neurotransmitterausschüttung* (☞ 9.2.3).

24.3.2 Kognitive Funktionen

Nach dem heutigen Kenntnisstand lassen sich bei den *kognitiven* Funktionen (Kognition = Sammelbegriff für Wahrnehmung, Denken, Erkennen und Erinnern) zwei Gruppen bilden, die sich im Alter unterschiedlich verändern:

- Die erste Gruppe, *„kristallisierte Funktionen"* genannt, beinhaltet bildungs- und übungsabhängige Leistungen wie beispielsweise Wortverständnis und Sprachvermögen. Sie nehmen mit dem Alter kaum ab und sind durch Aktivität und Training sogar noch steigerbar
- Die zweite Gruppe, *„flüssige Funktionen"* genannt, umfasst die abstrakten, inhaltsübergreifenden Grundfunktionen. Zu ihnen gehört das (sehr rasche) Entscheiden in unübersichtlicher Situation, die (mühelose) Gedächtnisbildung und (schnelle) Orientierung in neuen Umgebungen. Diese Funktionen nehmen im Alter, vor allem in ihrer Geschwindigkeit, kontinuierlich ab. Die Tendenz alter Menschen zur Vorsicht verstärkt den Eindruck der langsamen Informationsverarbeitung.

Weniger ist mehr

Die *Verlangsamung* aller informationsverarbeitenden Prozesse im Alter hat Auswirkung auf die Pflege: in allen Verständnis- und Anleitungssituationen muss die Informationsmenge pro Zeiteinheit angemessen reduziert werden (was aber viele ältere Patienten aus Stolz nie von sich aus erbitten).

24.3.3 Veränderungen der Emotionalität

Mit **Emotionalität** werden einerseits kurzfristige Gefühle wie Ärger oder Freude und andererseits längerfristige Stimmungen und Eigenschaften wie Wohlbefinden und Lebenszufriedenheit bezeichnet.

Obwohl angenommen werden könnte, dass Alte wesentlich häufiger traurig oder depressiv,

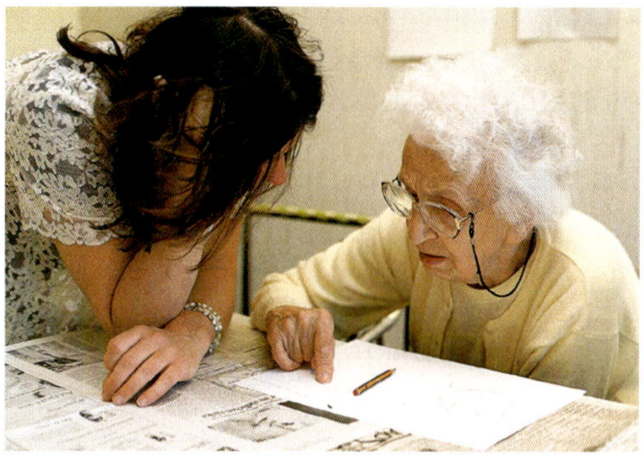

Abb. 24.10: Zeitungslesen ist gerade für ältere Menschen ein guter Weg, mit dem „Hier und Jetzt" in aktiver Verbindung zu bleiben. Die nachlassende Sehkraft und ein leicht aufkeimendes Gefühl der Überforderung machen es aber oft notwendig, dass die Pflegeperson gezielt zum Lesen motiviert. [K157]

unzufrieden oder missmutig sind, konnte dies in Untersuchungen nicht eindeutig bestätigt werden. Allenfalls lässt sich eine geringere „Auslenkung" emotionaler Reaktionen im Alter nachweisen (also keine Schwankungen zwischen himmelhoch jauchzend und zu Tode betrübt innerhalb weniger Minuten). Ärger, Aggressivität und Gereiztheit nehmen im Alter häufig sogar ab.

Für die Emotionalität, also den Gefühlshaushalt des älteren Menschen, sind Faktoren wie Gesundheit, Aktivitätsniveau und sozialer Status von größerer Bedeutung als das chronologische Alter.

Veränderungen der Persönlichkeit

Die **Persönlichkeitsmerkmale** („Charaktereigenschaften") eines Menschen ändern sich bis ins hohe Alter kaum, allenfalls verstärken sich die das Individuum auszeichnenden Charaktereigenschaften im Alter. Eine klare Tendenz gibt es allerdings – für den Bereich der Extroversion/Introversion findet sich eine Zunahme der *Introversion* (abschirmendes, zögerndes, abwartendes Verhalten) und eine Abnahme der *Extroversion* (offenes, entgegenkommendes Verhalten).

24.3.4 Veränderungen im Schlafverhalten

Schlafforscher gehen von einem stark veränderten Schlafverhalten im Alter aus:

- **Schlafdauer** und **-bedarf** nehmen *leicht* ab: 6–7 Stunden reichen, im Einzelfall schwankt dies aber von 4–10 Stunden
- Die **Schlafqualität** nimmt relativ *stark* ab, insbesondere sind die Tiefschlafphasen (tiefster *Non-REM*-Schlaf ☞ 9.8.3) verkürzt oder verschwinden, während kurze *Aufwachperioden (micro arousals)* zunehmen und der Schlaf leichter störbar wird (z. B. durch Lärm, emotionale Spannungen oder Husten)

- Parallel zum kürzeren und fragmentierteren (= bruchstückhafteren) Nachtschlaf kommt es tagsüber zu kurzen Einschlafphasen.

Häufig: Schlafstörungen im Alter

Alte Menschen klagen sehr häufig über *Schlafstörungen,* meist über **Einschlaf-** und **Durchschlafstörungen,** in Verbindung mit ausgeprägter **Tagesschläfrigkeit.**

Allerdings ist nicht jedes gestörte Schlafempfinden tatsächlich eine Schlafstörung im engeren Sinn. Viele Menschen wachen nachts mehrfach für kurze Zeit auf und haben am nächsten Morgen das Gefühl, „sie hätten die ganze Nacht wachgelegen".

Schläft der ältere Mensch wirklich zu wenig, muss vor dem Griff zur Schlaftablette *(Hypnotikum, Tranquilizer)* ausgeschlossen werden, dass ihm nicht andere Faktoren, zum Beispiel Schmerz, Lärm, zu häufige Toilettengänge (Nykturie, ☞ 15.6.4) bei Herzinsuffizienz, aber auch seelische Belastungen wie beispielsweise Einsamkeit den Schlaf rauben. Paradoxerweise hilft manchmal auch eine abendliche Tasse Kaffee, die einen zu niedrigen Blutdruck erhöht und so die Gehirndurchblutung verbessert. Medikamente sollten nur kurzzeitig und/oder bei einem definierten Anlass (z. B. vor OP oder nach Tod eines Angehörigen) eingesetzt werden, da die Gefahr der Gewöhnung und das Risiko nächtlicher Stürze durch nebenwirkungsbedingte Kreislaufstörungen (etwa beim Toilettengang) hoch sind und ein „Nachhängen" *(hang-over)* bis in den Folgetag hinein häufig ist.

Diese Maximen der modernen Geriatrie haben allerdings nicht viel mit der Wirklichkeit gemein: Tatsächlich erhalten 25% der selbst versorgten und 90% der stationär gepflegten Alten eine Schlafmedikation, am häufigsten davon Benzodiazepine.

Guter Schlaf lässt sich lernen

Sinnvoller als die Gabe langfristig nur fraglich zweckdienlicher schlaffördernder Medikamente ist es, den Lebensrhythmus mit dem Ziel eines besseren Schlafes zu überprüfen. Die Schlafforschung hat dabei zehn Regeln vernünftiger **Schlafhygiene** formuliert:

- Sich über Tag regelmäßig bewegen („müde machen")
- Vernünftige Essgewohnheiten (leichte Abendmahlzeiten, aber nicht hungrig ins Bett gehen)
- Aktivitäten nicht zu spät beenden
- Sich immer in etwa zur gleichen Zeit (± 30 Minuten) ins Bett legen
- Außer für einen kurzen Mittagsschlaf (falls erforderlich) nur nachts und nur zum Schlafen das Schlafzimmer betreten
- Den Schlaf fördern auch Kräutereinschlaftees, Baldriantropfen und bei vielen auch eine geringe Alkoholmenge, z. B. 0,3 l Bier
- Körperliche Nähe zum Partner verbessert, Fernsehen und Streit verschlechtern den Schlaf
- Kälte ist ein Einschlafkiller: Im Zweifelsfall zweite Bettdecke und warme Socken
- Vor dem Einschlafen „Einschlafritual": Schlafzimmer lüften, Umziehen, Zähne putzen, Toilettengang
- Unmittelbar nach dem Zubettgehen Licht ausschalten (oder wenige Minuten ein entspannendes Buch lesen).

24.3.5 Medizinisches Problem: Schwindel

Ein sehr häufiges Problem des älteren Menschen ist der Schwindel, eine Störung der zentralen oder peripheren Gleichgewichtsfunktion. Schwindel gefährdet den Betroffenen durch Immobilität und erhöhte Sturzgefahr. Im Schwindelanfall hat der Kranke eine akut gestörte Orientierung im Raum mit Sturzgefahr, oft zusammen mit Übelkeit, Erbrechen und anderen vegetativen Symptomen.

24.4 Psychiatrische Erkrankungen im Alter

Der Übergang von normalen altersbedingten Veränderungen der zentralnervösen und psychischen Funktionen zu echten psychiatrischen Erkrankungen ist fließend und wird entsprechend oft nicht erkannt. Dabei gehören sie nach den Herz-Kreislauf- und Tumorerkrankungen zu den häufigsten Alterserkrankungen. Somatische Ursachen müssen sorgfältig ausgeschlossen werden.

24.4.1 Verwirrtheit – zentrales Problem im Alter

Verwirrtheit bezeichnet eine Bewusstseinsstörung mit *Desorientiertheit* (Störung des normalen Raum- und Zeitempfindens), *Denkstörungen* (beispielsweise verlangsamtes Denken, Wahnvorstellungen) und *Gedächtnisstörungen.*

Bei vielen älteren Patienten ist die Verwirrtheit das zentrale Problem, vor allem auch das der Angehörigen und Pflegenden der Betroffenen. Schwer Erkrankte erkennen nicht einmal mehr die nächsten Angehörigen, laufen rast- und ziellos durch den Raum und zeigen ernste Störungen des Schlaf-Wach-Rhythmus mit nächtlichem Herumwandern und langen Schlafperioden über Tag. Nicht selten werden die verwirrten Patienten, meist aus Angst oder Wahnvorstellungen heraus, aggressiv und bedrohen ihre Mitmenschen.

24.4.2 Akute Verwirrtheit

Setzt eine Verwirrtheit *plötzlich* ein, so spricht man von **akuter Verwirrtheit.** Sie ist oft reversibel, dauert häufig nur Stunden oder Tage an und wird meist durch mehrere ungünstige Faktoren hervorgerufen:

- Medizinische Ursachen wie Hormonstörungen, Flüssigkeitsmangel, Störungen des Elektrolythaushaltes (insbesondere Natriummangel = Hyponatriämie), Sauerstoffmangel des Gehirns (z. B. TIA oder Schlaganfall ☞ 9.12), zu niedriger Blutdruck, Herz- oder Atmungsinsuffizienz, Infekte oder Stoffwechselentgleisungen bei Diabetikern
- Quälende Schmerzen
- Unerwünschte Arzneimittelwirkungen (Arzneimittelnebenwirkungen oder Interaktionen bei mehreren Arzneien) oder Arzneimittelüberdosierungen
- Vergiftungen, insbesondere durch Alkohol
- Soziale Ursachen wie z. B. Umzug in ein Altersheim oder Einweisung in ein Krankenhaus), Tod des Partners oder Stress.

Werden die Ursachen erkannt und beseitigt, verschwinden die akuten Störungen oft ebenso schnell. Allerdings beruht ein großer Teil der akuten Verwirrtheitszustände auf der Verstärkung einer bisher maskierten (latenten) Demenz.

Notfall: Akuter Verwirrungszustand

Akute Verwirrtheitszustände sind gefährliche Notfälle, die sorgfältiger Klärung, Überwachung und Betreuung bedürfen. Nahrungsverweigerung, Unfähigkeit zur Kooperation, Weglauftendenzen und aggressive Handlungen sind sehr häufig und begründen ggf. eine zwangsweise Krankenhauseinweisung.

24.4.3 Chronische Verwirrtheit und Demenz

Eine **chronische Verwirrtheit** entsteht langsam und nimmt über Jahre allmählich zu. Von seltenen anderen Ursachen abgesehen, haben die Patienten dann eine **Demenz** (von lat. Dementia, Mens = Verstand, de = abnehmend), worunter man den organisch bedingten, fortschreitenden Verlust der kognitiven Fähigkeiten versteht. Die Betroffenen leiden unter Ge-

Demenz und Pflegebedürftigkeit

Die Demenz ist die häufigste Ursache von Pflegebedürftigkeit im Alter. Sie ist unheilbar. Zwar können die Hirnleistungsstörungen durch sorgfältige Behandlung und Pflege oft für eine gewisse Zeit gemildert werden, doch wird der Patient meist innerhalb weniger Jahre vollkommen von der Fürsorge anderer abhängig.

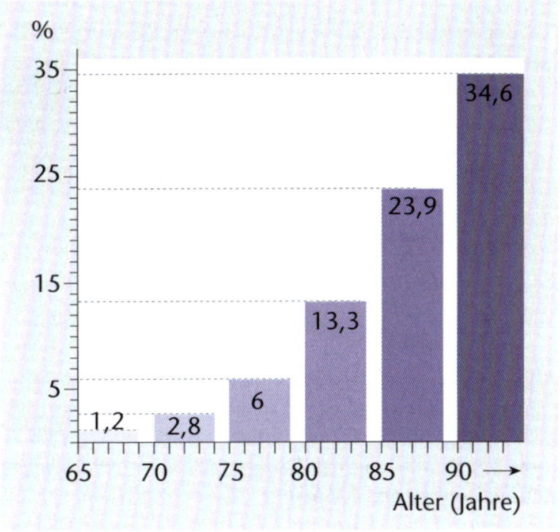

Abb. 24.11: Die Häufigkeit der Demenz ist stark altersabhängig.

dächtnis-, Wahrnehmungs- und Denkstörungen (z. B. Wahnvorstellungen), Desorientiertheit, Persönlichkeitsveränderungen und in der Folge auch körperlichem Abbau. Die Demenz ist eine außerordentlich häufige Erkrankung. Zurzeit schätzt man die Zahl der Demenzkranken in Deutschland auf 1,5 Millionen.

Krankheitsentstehung

Zwei Hauptformen werden unterschieden:

- In 60% liegt eine **Alzheimer-Demenz** vor, die häufigste Form der **primären Demenz.** Frauen sind häufiger betroffen als Männer. Ihre Ursache ist bis heute ungeklärt, diskutiert werden v. a. genetische und Stoffwechselfaktoren. Ungeklärt ist auch, ob die bei der histologischen Untersuchung des Gehirns darstellbaren *Amyloidablagerungen* (Amyloid ist eine Eiweißstruktur) Ursache oder Folge der Erkrankung sind. Typisch ist, dass das Gehirn der Patienten im Laufe der Erkrankung immer mehr schrumpft *(Hirnatrophie)* und große liquorgefüllte Hohlräume entstehen (☞ Abb. 9.62)
- In 20% ist die Ursache der Demenz eine **Multiinfarkt-Demenz** (die zu den *vaskulären*, also hirngefäßbedingten *Demenzen* zählt). Sie betrifft vor allem Männer und ist Folge „vieler kleiner Schlaganfälle" (☞ 9.12) auf dem Boden einer deutlichen Arteriosklerose (☞ 16.1.4)
- In weiteren 15–20% liegen eine Mischform beider Krankheitsbilder oder andere seltenere Erkrankungen vor.

Symptome der Demenz

Die Krankheit beginnt mit leichten *Gedächtnisstörungen* (Vergessen von Erledigungen oder Verabredungen), die der Kranke z. B. durch das Schreiben von „Merkzettelchen" auszugleichen versucht. Es folgen *Orientierungsstörungen* und recht früh auch *Persönlichkeitsveränderungen* mit Wutausbrüchen, Feindseligkeit gegenüber den Mitmenschen, Erregungs- und Unruhezuständen. Schlafstörungen mit zum Teil völliger Tag-Nacht-Umkehr sind häufig. Im Endstadium erkennt der Patient seine nächsten Angehörigen nicht mehr und ist sowohl stuhl- als auch harninkontinent.

Typische Symptome einer Demenz

Intellektueller und kognitiver Bereich:
- Zerstreutheit, Konzentrationsstörung
- Massive Störungen der Merkfähigkeit
- Räumliche und zeitliche Orientierungsstörungen mit Verlust des Tag-Nacht-Rhythmus
- Probleme im sprachlichen Ausdruck

Stimmungen und Befindlichkeit:
- Interessenlosigkeit
- Affektiver Rückzug (keine Gefühlsregungen mehr erkennbar)
- Ängstlichkeit
- Stimmungslabilität, Neigung zu diffuser Verstimmtheit

Verhalten:
- Apathie
- Reizbarkeit und Aggressivität

Körperliche Funktionen:
- Stuhl- und Harninkontinenz.

Pflegegrundsätze im Umgang mit dementen Patienten

- Klare Anweisungen in einfachen, kurzen Sätzen geben
- Sich um einen fürsorglichen, aber bestimmten Umgang bemühen
- Wichtige Informationen bei Bedarf wiederholen; geduldig sein, dem Patienten Zeit geben für Reaktion bzw. Antwort
- Anschuldigungen überhören, sinnlose Diskussionen vermeiden
- Einfache Regeln und feste Gewohnheiten sind hilfreich
- Konkrete Angaben (Schilder!) wie Zeit, Datum, Ort und Namen helfen mit, die Orientierung zu erhalten
- Sinnesüberforderungen (z. B. durch Gedränge mit Lärm) vermeiden
- Lässt das Sprachverständnis des Kranken nach, kann man ihn oft noch z. B. durch Gesten, Blicke oder Berührungen erreichen und beruhigen
- Bei Störungen des Schlaf-Wach-Rhythmus ist eine mäßige Stimulierung tagsüber (evtl. mit einer Tasse Kaffee oder medikamentös) zu empfehlen
- Nachts das Zimmer richtig abdunkeln oder, wenn nicht vertretbar, volles Licht („Schummerlicht" fördert Halluzinationen, nächtliches Umherwandern und andere Nachtaktivitäten).

Üblicherweise wird die Demenz in drei **Stadien** eingeteilt. Bei einer **leichten Demenz** sind die Beschwerden zwar merklich, die meisten Alltagstätigkeiten sind in vertrauter Umgebung aber noch möglich. Bei einer **mittelgradigen Demenz** bestehen Orientierungsstörungen auch in vertrauter Umgebung, Alltagstätigkeiten werden zunehmend unmöglich, zwanghaftes Verhalten (z. B. Räumen) und Unruhe zum Problem. Bei einer **schweren Demenz** benötigt der Patient Hilfe bei allen Aktivitäten des täglichen Lebens (ATL), und durch den fortschreitenden Verlust motorischer Fähigkeiten häufen sich körperliche Komplikationen.

Prinzipien der Demenzbehandlung

- Eine **kausale Therapie** durch Operation oder Druckentlastung bei Hydrocephalus (☞ 9.11.2) oder Subduralhämatom (☞ 9.11.1) ist insgesamt nur selten möglich
- Die **internistische Basistherapie** bei der Multiinfarkt-Demenz soll durch Behandlung der zugrunde liegenden Risikofaktoren erneute *Ischämien* (Mangeldurchblutungen) des Gehirns vermeiden. Hierzu gehört insbesondere eine Therapie von Herzrhythmusstörungen (☞ 15.5.6 u. 15.5.7) und eines Bluthochdrucks (☞ 16.4.1)
- **Antidementiva** sollen die zerebrale Leistungsfähigkeit verbessern bzw. die kognitiven Einbussen hinauszögern. Im Frühstadium werden besonders Acetylcholinesterase-Hemmer wie etwa Rivastigmin (z. B. Exelon®) eingesetzt. Zusätzlich kann eine medikamtentöse Behandlung z. B. von Schlafstörungen oder Erregungszuständen nötig sein
- **Aktivierende Betreuung** umfasst z. B. körperliches und Selbsthilfetraining
- Wichtig ist auch die **Angehörigenberatung** und **-betreuung:** Meist ruht die Hauptlast der Betreuung auf der Familie. Da die Pflegenden oft auf die Dauer der enormen Belastung kaum gewachsen sind, ist ihnen frühzeitig mit Rat (z. B. Hausarzt, spezialisierte Einrichtungen) und Tat (z. B. ambulante Dienste) zu helfen.

24.4.4 Depression

Eine Depression gehört zu den häufigsten unerkannten Krankheiten im Alter. Zur schweren Form gehören die tief traurige Verstimmtheit am Morgen, Antriebslosigkeit, Denkstörungen, Schlafstörungen, Appetitlosigkeit, scheinbar im Vordergrund stehende körperliche Beschwerden und das Kreisen der Gedanken um Selbsttötung *(Suizid).* **Antidepressiva** (☞ 11.10.2) können das Leiden erträglicher machen, müssen aber sehr vorsichtig ausgewählt und niedrig dosiert werden, um nicht neue Probleme (z. B. Gedächtnisstörungen) zu produzieren.

24.5 Besonderheiten der Arzneimittel-Therapie

Alte Menschen haben einen überproportionalen Anteil an allen verordneten Arzneimitteln, besonders an Psychopharmaka und Mitteln zur Behandlung von Herz-Kreislauf-Erkrankungen. Frauen nehmen mehr Medikamente ein als Männer. Gleichzeitig reagieren Ältere *qualitativ* anders auf zahlreiche Arzneimittel, so dass sich die Probleme mit unerwünschten Arzneimittelwirkungen *(Arzneimittelnebenwirkungen)* und *Arzneimittelinteraktionen* (-wechselwirkungen) häufen.

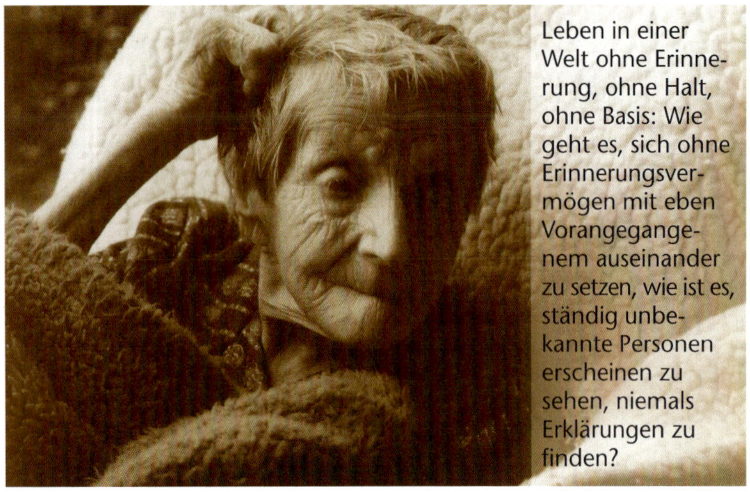

Abb. 24.12: Sich in die „Innenwelt" eines Demenzkranken, eine Welt ohne Erinnerungen und mit ständig unbekannten neuen Personen, hineinzuversetzen, ist nicht leicht, aber es kann helfen, seine Nöte und sein scheinbar „verrücktes", „paranoides" Verhalten zu verstehen. [N332]

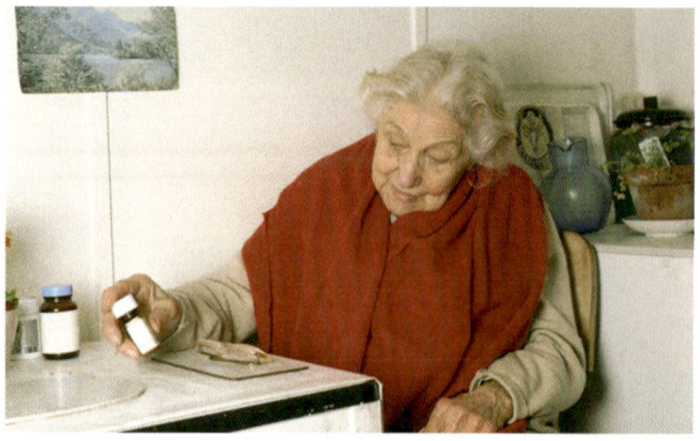

Abb. 24.14: Eine ausführliche Information und Beratung der älteren Patienten in Bezug auf Wirkung und mögliche Nebenwirkungen eines neuen Arzneipräparates sind Grundvoraussetzungen für eine erfolgreiche Pharmakotherapie. [J666]

Pharmakokinetik und -dynamik im Alter

- Die **Aufnahme** *(Resorption)* von Medikamenten aus dem Magen-Darm-Trakt ist bei gesunden alten Menschen nur für wenige Substanzen (z. B. Kalzium und Eisen) beeinträchtigt. Die verminderte Durchblutung der Verdauungsorgane im Alter kann aber die Resorption von Arzneimitteln vermindern

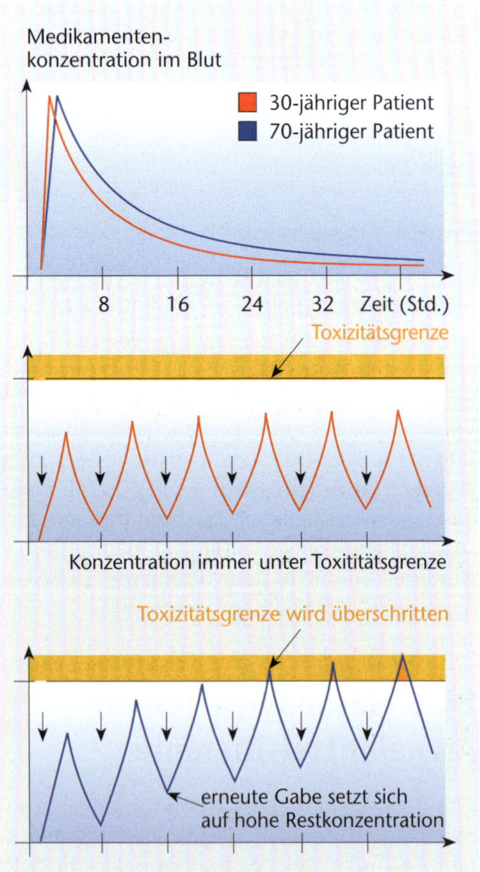

Abb. 24.13: Die verlängerte Ausscheidungszeit von Arzneimitteln bei älteren Menschen ist bei der Einzelgabe eines Arzneimittels weniger von Belang (oberes Bild). Gefährlich ist jedoch die Anreicherung des Arzneimittels, wenn die Einzeldosen rasch hintereinander gegeben werden – beim jüngeren Menschen reicht das z. B. 8-stündige Intervall, um die Substanz weitgehend abzubauen (mittleres Bild), beim älteren jedoch nicht (unteres Bild).

24

- Änderungen gibt es auch bei **Arzneimitteltransport- und -verteilung.** Viele Arzneimittel werden im Blut an Albumine gebunden und sind dadurch erst verzögert wirksam. Im Alter sind weniger Eiweiße vorhanden, und bei der gleichzeitigen Gabe mehrerer Medikamente kann es durch die verstärkte Konkurrenz um diese Eiweiße (verminderte *Eiweißbindung*) zu Wirkungserhöhungen der jetzt in freier Form vorliegenden Arzneimittel kommen. Besonders typisch ist die Wirkungsverstärkung von „Blutzuckertabletten" wie z. B. Euglucon® mit Gefahr der Unterzuckerung (☞ 19.4.3 und Abb. 19.7). Bei den meisten alten Menschen liegt der Anteil des Körperfettes höher und der Anteil des Körperwassers sowie der Muskelmasse niedriger als bei jüngeren Menschen. Wasser- bzw. fettlösliche (☞ 2.8.2 u. 3.2.2) Medikamente können also im Alter anders verteilt sein als in jungen Jahren und somit stärker oder schwächer wirken
- Einen weiteren Einfluss haben veränderter **Arzneimittelabbau und -ausscheidung** im Alter. Parallel zur Funktionseinschränkung der Leber und/oder der Nieren ist die Ausscheidung der Medikamente verzögert. Es droht eine Anreicherung *(Akkumulation)* bis hin zur Arzneimittelvergiftung (☞ Abb. 24.13)
- Manche Medikamente, z. B. Beruhigungsmittel, wirken aber nicht nur stärker, sondern haben im Alter eine andere **Wirkungsqualität.** Es kann durchaus sein, dass die Gabe eines Schlafmittels nicht zum Einschlafen, sondern zu Erregungszuständen führt. Als Ursache dieser *paradoxen Wirkungen* werden vor allem Veränderungen im Rezeptorengefüge des Gehirns vermutet.

Verminderte Arzneimittelausscheidung

Die Pharmakokinetik (zeitliche Abfolge von Arzneimittelaufnahme, Wirkungseintritt und -ausscheidung) verändert sich im Alter vor allem in Bezug auf die Arzneimittelausscheidung (Elimination). Bei besonders riskanten Medikamenten wird deshalb die Blutkonzentration des Medikaments bei Gabe an geriatrische Patienten laborchemisch überwacht *(drug monitoring)*. Behelfsmäßig werden oft die „normalen" Erwachsenendosen z. B. halbiert.

Literatur und Kontaktadressen

🕮 Literatur

Breitscheidel, M.: Abgezockt und totgepflegt. Alltag in deutschen Pflegeheimen. Econ, Berlin 2005

Bucher T. et al.: Sexualität in der zweiten Lebenshälfte. In: Berberich H., Brähler E. (Hrsg.): Sexualität und Partnerschaft in der zweiten Lebenshälfte. Psychosozial-Verlag Giessen 2001, S. 31–59

Krämer, G.: Alzheimer-Kranke betreuen TRIAS, Stuttgart 2001

Mötzing, G., Wurlitzer, G., Ehmann, M.: Leitfaden Altenpflege. Elsevier, München 2005

Schirrmacher, F.: Das Methusalem-Komplott. Heyne Verlag, München 2005

Generation Pflege. Der Spiegel, Heft 19/2005, Seite 86 ff.

Wie alt können wir werden? GEO Magazin 02/2006, S. 126 ff

✉ Kontaktadressen

Alzheimer Forschung Initiative e.V., Grabenstraße 5, 40213 Düsseldorf, Tel. 02 11/8 62 06 60, www.alzheimer-forschung.de

Deutsche Gesellschaft für Gerontologie und Geriatrie (DGGG) e.V., Alte Jakobstr. 77, 10179 Berlin, Tel. 030/28 44 99 24, www.dggg-online.de

Pro Senectute Schweiz, Lavaterstr. 60, Postfach, 8027 Zürich, Tel. (0041) 044/283 89 89. Private Stiftung in der Schweiz im Dienst des alten Menschen, www.pro-senectute.ch

Wilhelm Schmid, Professor für Philosophie an der Universität Erfurt, www.lebenskunstphilosophie.de

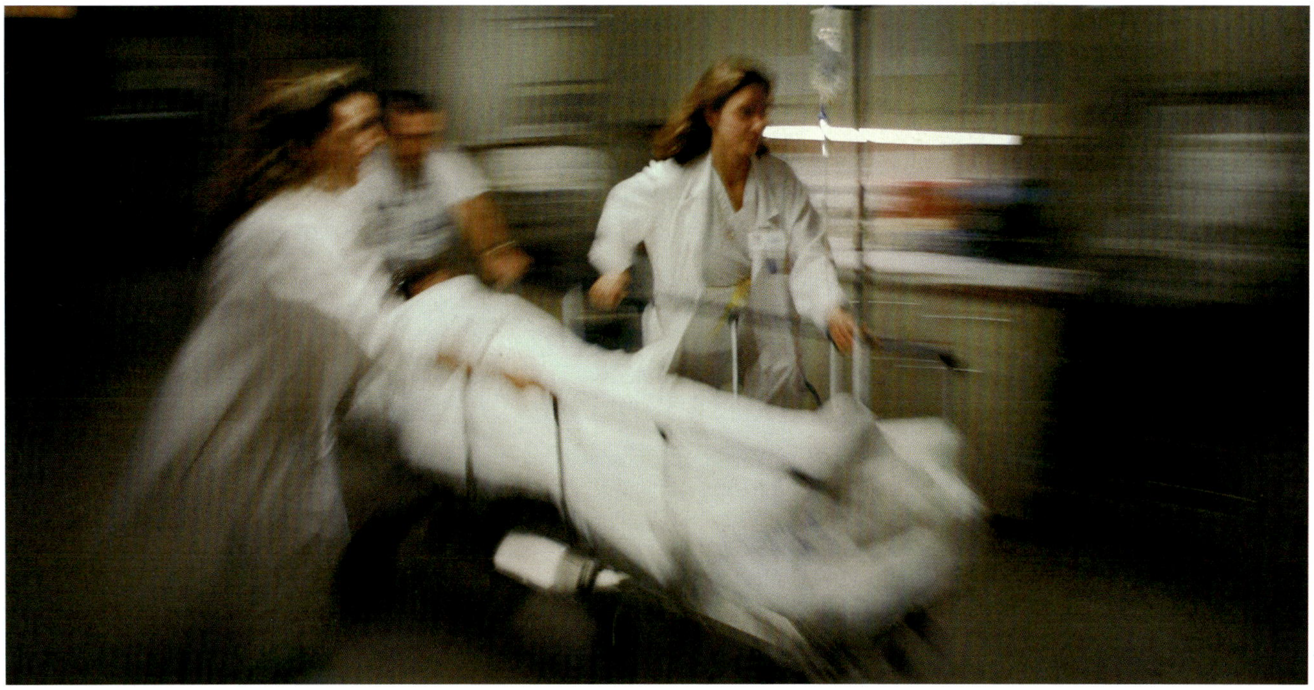

25 Notfälle

25.1 Notfall und Erste Hilfe

Es ist eine rechtliche wie sittliche (ethische) Pflicht, Mitmenschen im Notfall beizustehen. Medizinische Notfälle treten gehäuft dort auf, wo kranke Menschen behandelt werden. Prinzipiell kann es aber *überall* und *jederzeit* zu Notfällen kommen. Deshalb sollte sich *jeder*, insbesondere jedoch medizinisches Fachpersonal, auf Notfallsituationen so gut es geht vorbereiten, z.B. durch Notfallübungen und regelmäßige Überprüfung der Notfallausrüstung.

Was ist ein Notfall?

Ein Notfall liegt dann vor, wenn bei einem Menschen die lebenswichtigen Körperfunktionen (**Vitalfunktionen)** gestört sind oder eine solche Störung unmittelbar bevorsteht:

- **Störungen des Bewusstseins** (☞ 25.8.2). Alle schwer wiegenden Störungen der lebenswichtigen Organe führen letzten Endes zur Fehlfunktion des Gehirns und damit zu Störungen des Bewusstseins, deren schwerste Form die *Bewusstlosigkeit* ist. Natürlich können auch Störungen des zentralen Nervensystems selbst zu Störungen des Bewusstseins führen, etwa eine Gehirnentzündung oder die Gewalteinwirkung auf den Kopf, das Schädel-Hirn-Trauma
- **Störungen der Herzaktion und des Kreislaufs.** Zugrunde liegen können hier z.B. ein Herzinfarkt, eine Herzinsuffizienz oder Blutverluste, wie sie etwa bei Knochenbrüchen oder inneren Blutungen auftreten
- **Störungen der Atmung.** Sie können bedingt sein durch eine Verlegung der Atemwege (Aspiration, Insektenstich, Zurückfallen der Zunge beim Bewusstlosen), durch offene und geschlossene Brustkorbverletzungen oder Asthma bronchiale.

Ursachen von Notfällen

Einem Notfall können somit Verletzungen, plötzliche Erkrankungen (z.B. Herzinfarkt), eine Verschlechterung vorbestehender Erkrankungen (z.B. Dekompensation einer Herzinsuffizienz, ☞ 15.6.4) oder Vergiftungen zugrunde liegen.

Was ist Erste Hilfe?

Im weitesten Sinne umfasst die **Erste Hilfe** *alle* Tätigkeiten bei Notfällen, die der Wiederherstellung der Gesundheit des Betroffenen dienen, noch bevor er in ärztliche Behandlung kommt. Erste Hilfe reicht von der Herz-Lungen-Wiederbelebung bis hin zum Händehalten zur Beruhigung des leicht Verunglückten.

Da Notfälle und hier insbesondere Unglücksfälle überwiegend in Alltagssituationen entstehen, ist die Erste Hilfe zumeist *Laienhilfe*. Sie wird in der Regel mit *einfachster Ausrüstung* durchgeführt.

Erkennen eines Notfalls

Der Ausfall der Vitalfunktionen ist bei den Betroffenen äußerlich sichtbar. Deshalb kann häufig auch der Laie einen Notfall erkennen.

- Eine Störung des zentralen Nervensystems kann sich durch Bewusstlosigkeit, aber auch durch Krampfanfälle, plötzliche Lähmungen oder plötzliche Verwirrung äußern
- Bei einer Störung des Herz-Kreislauf-Systems treten Brustschmerzen, Engegefühl in der Brust, Veränderungen des Pulses, veränderte Hautfarbe (weiß, grau oder blau) oder auch Bewusstseinsstörungen auf
- Störungen des Atmungssystems machen sich durch schwache oder gar fehlende Atmung, übermäßige Atemanstrengungen, abnorme Atemgeräusche oder veränderte Hautfarbe (blau oder grau) bemerkbar.

25.2 Die Rettungskette im Überblick

Der Ablauf der Hilfeleistungen bei einem Notfall außerhalb des Krankenhauses kann wie eine Kette gesehen werden, die aus vier Gliedern besteht. Jedes Glied und vor allem das lückenlose Ineinandergreifen der einzelnen Glieder ist für das Überleben des Patienten in gleichem Maße entscheidend. Der **Ersthelfer,** also derjenige, der als Erster am Notfallort erscheint und oftmals Laie ist, ist im Bereich der ersten zwei Kettenglieder tätig und leistet so einen entscheidenden Beitrag zur Rettung des Betroffenen.

Die Glieder dieser **Rettungskette** sind (☞ Abb. 25.1):

- **Sofortmaßnahmen** (☞ 25.3.). Zu den Sofortmaßnahmen gehören alle Hilfeleistungen, die unmittelbar der Erhaltung des Lebens eines lebensbedrohlich Verletzten oder Erkrankten dienen und daher höchste Priorität haben.
- **Weitere lebensrettende Maßnahmen** (☞ 25.5), um den Betroffenen vor Schädigungen und Gefahren zu bewahren: Sie sind zwar ebenfalls noch am Unfallort erforderlich, aber weniger dringlich als die Sofortmaßnahmen. Zu diesen Maßnahmen gehören z.B. die geeignete Lagerung und die Wundversorgung
- **Rettungsdienst**
- **Krankenhaus.**

25.3 Sofortmaßnahmen

Zu den *sofort am Notfallort zu ergreifenden Maßnahmen* zählen:

- Das Feststellen eines Notfalls (☞ 25.3.1)
- Bei Unfällen das Absichern der Unfallstelle und Retten des Verunglückten aus der Gefahrenzone (☞ 25.8.9)
- Der Notruf (☞ 25.3.2)
- Die Prüfung der Atmung und evtl. auch des Kreislaufs (☞ 25.3.3)
- Falls erforderlich, die kardiopulmonale Reanimation (Herz-Lungen-Wiederbelebung ☞ 25.4)
- Die Suche nach Verletzungen und die Blutstillung bei stark blutenden Wunden (☞ 25.5.1)
- Die Schockbekämpfung (☞ 25.5.2).

25.3.1 Feststellen eines Notfalls

In der Regel erkennt der Ersthelfer lebensbedrohliche Notfälle rasch und eindeutig (☞ Kasten in 25.1). Manchmal ist es notwendig, den Verunglückten kurz anzusprechen (z.B. „Wie heißen Sie?"). Reagiert ein bewusstlos erscheinender Patient nicht auf Ansprache, so sollte er direkt angefasst, z.B. leicht an den Schultern oder am Handgelenk geschüttelt werden. Erfolgt keine Reaktion, so ist der Patient *bewusstlos*. Damit liegt ein schwer wiegender Notfall vor. Aber Vorsicht – Schwerhörigkeit kann eine Bewusstseinsstörung vortäuschen!

25.3.2 Notruf

Die medizinischen Möglichkeiten des Ersthelfers sind begrenzt, deshalb wird bei einem

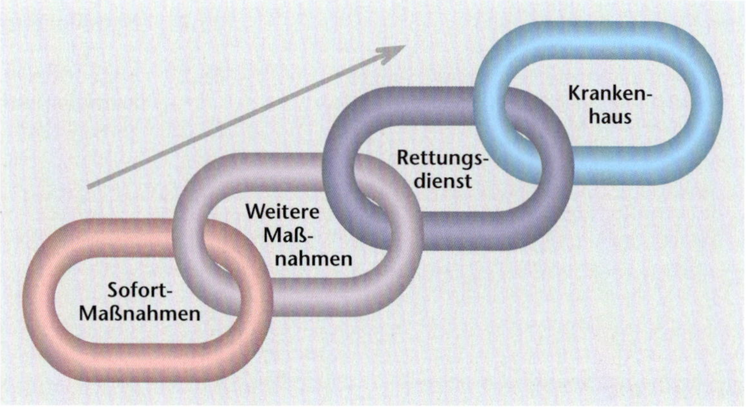

Abb. 25.1: Rettungskette. Nur wenn ein Glied ins andere greift, kann Chaos am Unglücksort verhindert werden und der Betroffene innerhalb kürzester Zeit in ärztliche Behandlung gelangen. Die ersten beiden Kettenglieder stützen sich stark auf die Hilfe durch medizinische Laien.

Schutz vor Infektionen bei den Hilfsmaßnahmen

Die Hilfe in Notsituationen kann für den Helfer ein Gesundheitsrisiko darstellen, wenn er nicht bestimmte Grundregeln beachtet, besonders zum Schutz vor Infektionen. Eine Infektion mit HI- oder Hepatitis-B- und -C-Viren setzt zumeist einen Blut-zu-Blut-Kontakt voraus, z.B. über Nagelfalzverletzungen des Helfers. Weitere Infektionen werden hauptsächlich über andere Körpersekrete wie Stuhl oder Urin übertragen.

Deshalb gilt für alle Notfälle: grundsätzlich Einmalhandschuhe tragen! Die Mund-zu-Mund- oder Mund-zu-Nase-Beatmung des Laienhelfers kann bei Blutungen im Gesichtsbereich problematisch sein. Bis heute ist allerdings noch keine einzige Infektion mit Hepatitis- oder HI-Viren durch Mund-zu-Mund-Beatmung bekannt geworden. Dieses minimale Infektionsrisiko kann außerdem durch die Verwendung eines Taschentuches oder einer Mullkompresse weiter gesenkt werden. Werden Kanülen, Skalpelle etc. eingesetzt, so gelten dieselben Prinzipien zur Verletzungsvermeidung wie im klinischen Alltag.

schweren Notfall möglichst rasch professionelle Hilfe organisiert **(Notruf).** Heute wird als grundsätzliche Regel empfohlen, den Notruf dann zu tätigen, wenn der Ersthelfer nach der Prüfung der Atmung feststellt, dass ein Atemstillstand oder eine unzureichende Atmung vorliegt. Dies gilt auch dann, wenn nur *ein* Helfer verfügbar ist und der Patient damit eine Zeit lang allein gelassen werden muss. Dieses „phone first" wird empfohlen, weil die meisten lebensbedrohlichen Situationen ohne technische Hilfsmittel, insbesondere Defibrillator (☞ 25.4.3), nicht zu beheben sind. Sind *zwei* Helfer zur Stelle, so tätigt einer den Notruf, während der andere beim Patienten bleibt und mit den Sofortmaßnahmen fortfährt.

Eine Ausnahme von dieser Regel stellen Verletzte, Ertrinkungsopfer und Drogenvergiftete dar, bei denen die sofortige Hilfe (in der Regel Beatmung) Vorrang vor dem Notruf hat. Der Notfall wird in den letzteren Fällen dann *so rasch wie möglich* getätigt („phone fast"). Auch bei Kindern wird zunächst eine Minute lang wiederbelebt, da Notfälle in dieser Altersgruppe meistens durch Atmungsprobleme bedingt sind.

Vom Notruf abzugrenzen ist der **Hilferuf,** also das Herbeirufen weiterer (nicht professioneller) Helfer. Es wird empfohlen immer dann laut um Hilfe zu rufen, wenn bei einem Aufgefundenen Bewusstlosigkeit festgestellt wird.

Abwicklung des Notrufs

Der Notruf kann über Telefon, über die Funknetze von Linienbussen oder Taxen, über die Notruftelefone an Fernstraßen sowie an Polizei- und Feuerwehrrufsäulen getätigt werden. Hinweise auf Meldeeinrichtungen sind an den Leitpfosten der Autobahnen sowie auf speziellen Hinweisschildern angebracht. Der Notruf sollte bei der Polizei (Deutschland Nr. 110, Österreich Nr. 133, Schweiz Nr. 117) oder direkt beim örtlichen Rettungsdienst (Deutschland Nr. 112, Österreich Nr. 144, Schweiz Nr. 144) erfolgen, wobei zu beachten ist, dass man die Notruf-Rettungsnummern nur im entsprechenden Land wählen kann. Der neue EURONOTRUF (Nr. 112) ist inzwischen fast überall in Europa eingerichtet.

Inhalt des Notrufs

Jeder Notruf muss die folgenden fünf Punkte umfassen (5 × W):

- **W**o geschah es? Durch eine genaue Angabe des Unfallortes mit Straße und Hausnummer kann sich der Rettungsdienst unnötiges Suchen ersparen
- **W**as geschah? Kurze Beschreibung der Unfallsituation
- **W**ie viele Verletzte?
- **W**elche Art von Verletzungen?
- **W**arten auf Rückfragen. Die Leitstelle wird eventuell zur Einschätzung der Situation Rückfragen stellen.

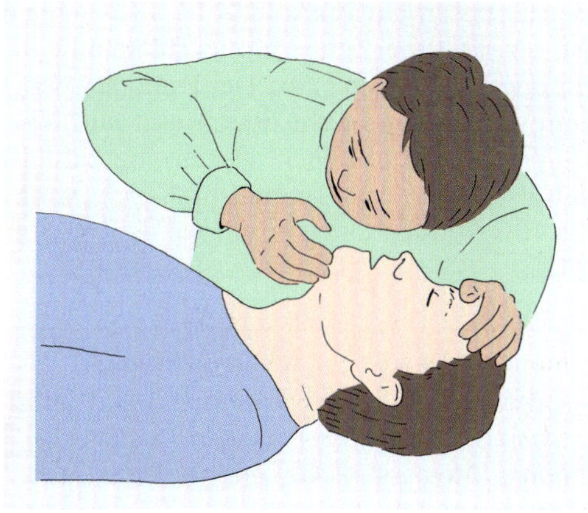

Abb. 25.2: Prüfung der Atmung.

25.3.3 Prüfung von Atmung und Kreislauf

Nachdem der Helfer laut um Hilfe gerufen hat, prüft er am bewusstlosen Patienten sofort die Atmung. Dies ist deshalb dringlich, weil der durch einen Atemstillstand bedingte Sauerstoffmangel das Gehirn nach spätestens 6 Minuten unwiederbringlich schädigt. Vor der Prüfung der Atmung werden die Atemwege frei gemacht, indem der Nacken des Patienten leicht überstreckt wird (Details ☞ u.). Ist keine Atmung vorhanden, tätigt der Helfer den Notruf und beginnt mit der Wiederbelebung (☞ 25.4).

Eine Prüfung des Kreislaufs vor Beginn der Wiederbelebung wird heute nur noch für medizinische Fachkräfte empfohlen. Es hat sich nämlich gezeigt, dass gerade die Kontrolle des Pulses oft falsche Ergebnisse erbringt.

Prüfung der Atmung

Zur **Prüfung der Atmung** wird der Kopf des in Rückenlage gebrachten Verunglückten nackenwärts gebeugt („überstreckt") und das Kinn dabei nach oben (himmelwärts) angehoben (☞ Abb. 25.2 und 25.3). Ein **Freimachen der Atemwege** wird deshalb empfohlen, weil bei

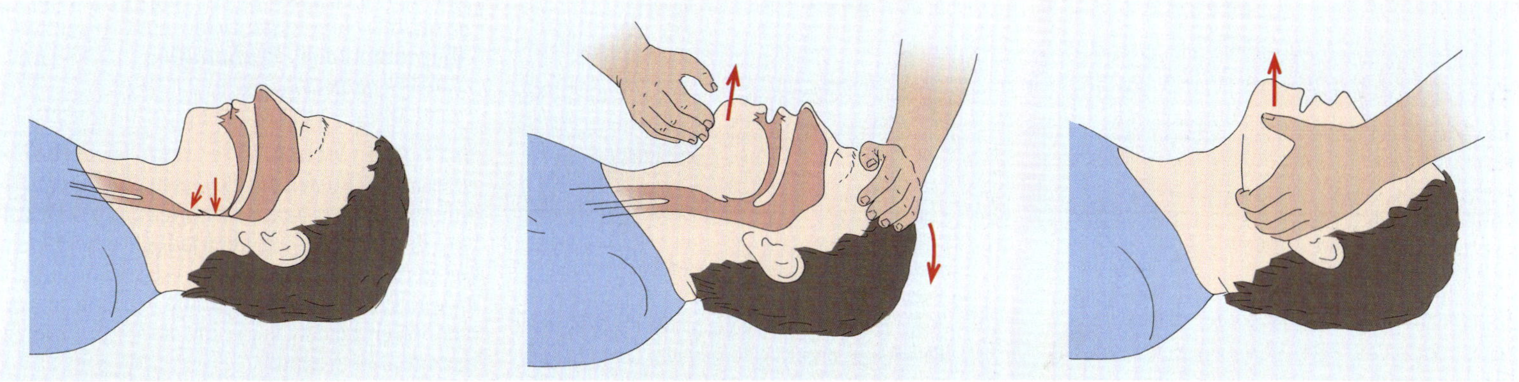

Abb. 25.3: Beim Bewusstlosen erschlafft die Muskulatur, so dass die Zunge zurückfallen und die Atemwege verlegen kann (links). Überstrecken des Halses und Anheben des Kinns hebt die Zunge an und schafft so freie Atemwege (Mitte). Wird eine Verletzung der Halswirbelsäule vermutet, so wird lediglich das Kinn angehoben (sog. Esmarch-Handgriff, rechts).

Bewusstlosen die Muskulatur häufig erschlafft ist, so dass die Zunge zurückfallen und die Atemwege verlegen kann. Der Ersthelfer beugt nun seine Wange dicht über Mund und Nase des Verletzten und blickt gleichzeitig auf dessen Brustkorb. Die Atmung sollte nicht länger als 10 Sekunden lang geprüft werden (☞ Abb. 25.2).

> **Atemfunktion sehen, hören und fühlen**
>
> Atmet der Patient, so kann der Helfer dies *sehen* (Heben und Senken des Brustkorbes), *hören* (Atemgeräusche) und *fühlen* (Luftbewegung an seiner Wange).

Prüfung des Kreislaufs durch medizinisches Fachpersonal

Während Laienhelfer nach Feststellung einer ineffektiven Atmung sofort mit der Reanimation beginnen, prüfen professionelle Helfer beim bewusstlosen Patienten noch kurz den Kreislauf. Hierzu wird der Puls getastet, und zwar am günstigsten an der Halsschlagader (*A. carotis communis* ☞ Abb. 25.4), da beim Schock infolge des eingeschränkten Kreislaufs die Körperperipherie nur wenig durchblutet ist und der Puls am Handgelenk womöglich „fehlt". Er tastet dabei mit den Fingerkuppen seitlich am Kehlkopf entlang und rutscht dann mit den Fingern in die seitliche Halsgrube. Der Puls wird nicht länger als 10 Sekunden lang getastet. Eine *einseitige* Tastung des Karotispulses wird heute als ausreichend erachtet, da ein vorbestehender einseitiger und kompletter Verschluss der A. carotis selten ist.

Ist der Verletzte ansprechbar (erhaltenes Bewusstsein), kann der Puls auch am Handgelenk geprüft werden.

Im Krankenhaus kann der Herzschlag bei entsprechender Übung auch mit dem Stethoskop direkt über dem Herzen auskultiert werden.

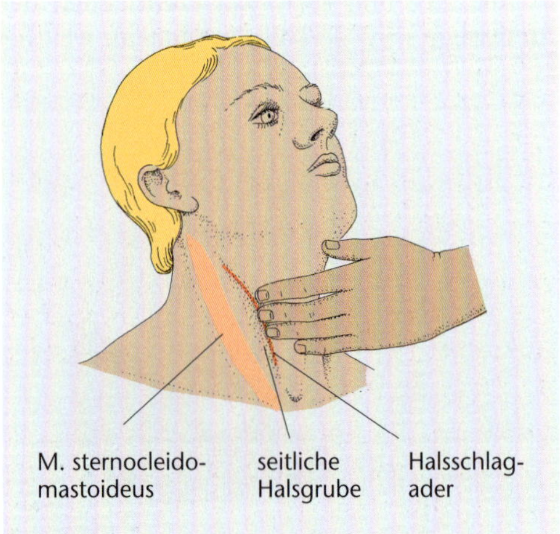

Abb. 25.4: Pulskontrolle an der Halsschlagader (A. carotis communis). Merke: Immer nur einseitig palpieren, weil sonst die Hirndurchblutung unterbrochen werden kann.

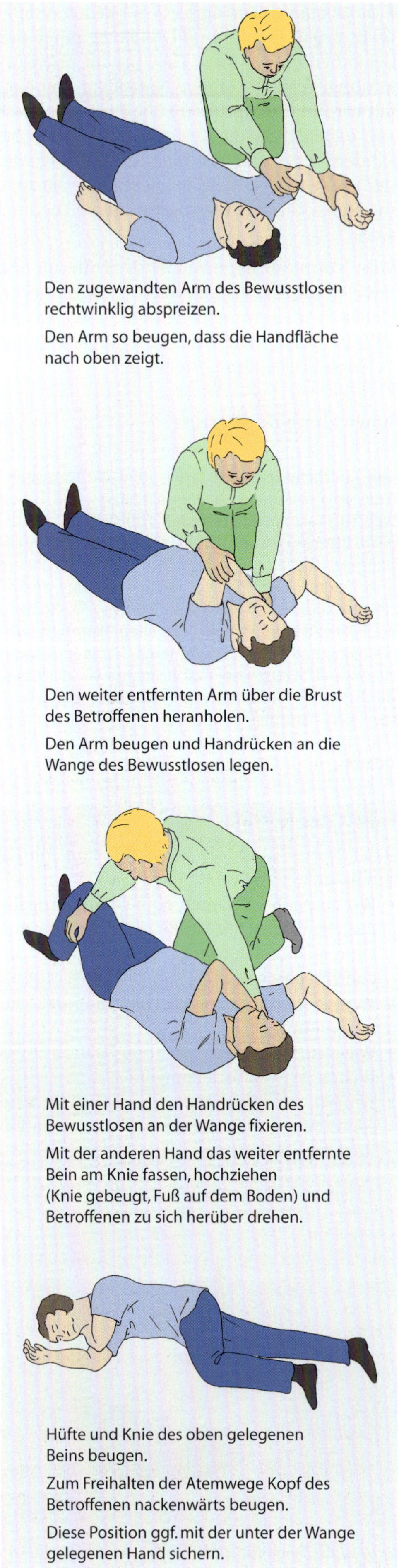

Abb. 25.5: Stabile Seitenlagerung.

> **Vorsicht an den Halsschlagadern**
>
> Niemals sollten beide Halsschlagadern gleichzeitig getastet werden, da die Zufuhr von Blut zum Gehirn dadurch eingeschränkt werden kann. Auch ein zu starkes Drücken auf die Halsschlagader ist gefährlich – es können bedrohliche Kreislaufreflexe ausgelöst werden, die im Extremfall zum Herzstillstand führen.

Die stabile Seitenlage

Ist keine kardiopulmonale Reanimation erforderlich, d. h. ist beim Bewusstlosen eine effektive Atmung vorhanden, so wird er in **stabiler Seitenlagerung** gelagert (☞ Abb. 25.5).

Diese Lagerung wird deshalb empfohlen, weil bei bewusstseinsgestörten Patienten infolge abnehmender Schutzreflexe Mageninhalt (z. B. bei Erbrechen) oder Blut (z. B. bei Nasenbluten) tief in die Atemwege gelangen und im Extremfall zu einem Atemstillstand führen kann. Außerdem erschlafft die Muskulatur, so dass die Zunge in den Rachen zurückfallen und die Atemwege verlegen kann. Um diese lebensbedrohlichen Komplikationen zu vermeiden, werden alle bewusstlosen Patienten mit ausreichender Eigenatmung und Herztätigkeit in die **stabile Seitenlage** gebracht (Vorgehen ☞ Abb. 25.5). Erbrochenes und Blut können seitlich aus dem Mundraum herausfließen und die Zunge nicht mehr zurückfallen. Danach werden Atmung und Puls alle 2–3 min kontrolliert, um bei einer Verschlechterung des Zustandes rechtzeitig die erforderlichen Wiederbelebungsmaßnahmen ergreifen zu können.

25.4 Die kardiopulmonale Reanimation

Kardiopulmonale Reanimation bezeichnet die Wiederbelebung des Betroffenen durch Herzmassage (☞ 25.4.1) und Beatmung (☞ 25.4.2).

> Da die Herzmassage und die Atemspende synchron ablaufen, spricht man von der **kardiopulmonalen Reanimation** *(Herz-Lungen-Wiederbelebung).*

Nicht jeder Verunglückte muss wiederbelebt werden: ein Ausfall des Bewusstseins zeigt zwar einen schweren Notfall an, nicht in jedem Fall von Bewusstlosigkeit liegt jedoch eine gleichzeitige Störung von Atmung oder Kreislauf vor (☞ auch 25.3.3). Nur wenn die Atmung schwer beeinträchtigt ist, kann die kardiopulmonale Reanimation helfen.

Zeigt sich aber bei der Prüfung der Atmung, dass eine effektive Atmung nicht vorhanden ist, so wird nach Tätigung des Notrufs unverzüglich mit der kardiopulmonalen Reanimation begonnen. Ihre Kernelemente sind die **Herzdruckmassage** und die **Atemspenden.**

25.4.1 Herzdruckmassage

Zunächst macht der Helfer den Brustkorb des Notfallpatienten rasch frei, um den richtigen Druckpunkt für die Herzmassage aufzufinden (☞ Abb. 25.6). Ist der Druckpunkt zu hoch angesetzt, so besteht die Gefahr einer Sternumfraktur, liegt er zu tief, können Leber und Milz geschädigt werden. Ein seitlich des Sternums angesetzter Druckpunkt kann zu Rippenbrüchen führen.

Unerlässlich: Harte Unterlage

Voraussetzung für eine erfolgreiche Herzmassage ist eine harte Unterlage (z. B. Fußboden, Bettbrett, Reanimationsbrett), da auf einer weichen Unterlage (z. B. Matratze) die Kompressionsbewegungen des Helfers „verpuffen" (☞ Abb. 25.7).

Für eine möglichst effektive Herzdruckmassage legt der Ersthelfer den Handballen der einen Hand auf das Zentrum der Brust (☞ Abb. 25.6). Der andere Handballen legt sich auf den Handrücken der ersten Hand, die Finger werden miteinander verschränkt. Die Arme sind dabei gestreckt, d. h. die Ellenbogen sind durchgedrückt. Der Helfer muss bei der Herzdruckmassage das Brustbein etwa 4–5 cm tief eindrücken, was einige Kraft erfordert. Ebenso wesentlich ist es, dass er den Druck danach vollkommen lockert (allerdings ohne den Kontakt zum Körper zu verlieren!)(☞ Abb. 25.7), damit das Herz sich abermals mit Blut füllen kann. Um mit den Kompressionen möglichst viel Blut in den Kreislauf des Verletzten zu pressen, muss die Brust ausreichend häufig zusammengedrückt werden. Empfohlen wird eine Kompressionsfrequenz von 100 pro Minute. Die Herzdruckmassage darf nie länger als fünf Sekunden unterbrochen werden!

Da gleichzeitig die erloschene Atemtätigkeit unterhalten werden muss, wird in regelmäßigen Abständen die Herzdruckmassage mit der Beatmung abgewechselt. Herzmassage und Beatmung müssen also immer im rhythmischen Wechsel erfolgen. Das empfohlene Verhältnis ist 30:2, d. h. nach jeweils 30 Herzkompressionen werden zwei Atemspenden gegeben, egal ob bei der Wiederbelebung nur ein Helfer oder zwei Helfer zur Verfügung stehen.

Auch bei korrekt durchgeführter Herzdruckmassage kommen Rippenbrüche – gerade bei älteren Menschen – vor. Dies ist jedoch kein Grund, die Reanimation zu beenden!

Steht nur ein Helfer zur Verfügung, beginnt er die Reanimation mit 30 Brustkorbkompressionen. Unter möglichst geringem Zeitverlust gibt er dann 2 Atemspenden, und führt dann

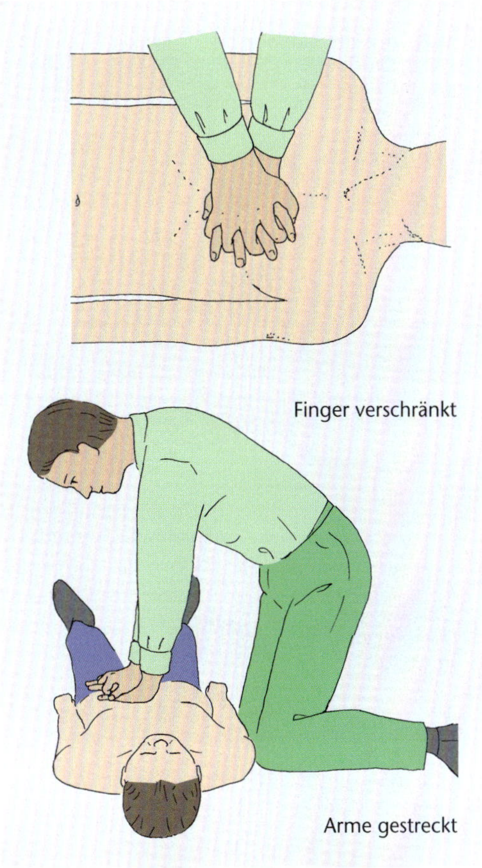

Abb. 25.6: Herzmassage. Der Druckpunkt befindet sich nach den neuen Richtlinien „im Zentrum der Brust". Ersthelfer legen den Handballen der einen Hand auf diesen Bereich. Der andere Handballen legt sich auf den Handrücken der ersten Hand, die Finger werden miteinander verschränkt (oben). Wichtig: Bei der Herzdruckmassage sind die Arme des Helfers gestreckt (unten).

die Herzdruckmassagen fort. Diesen Rhythmus behält er bei. Da diese **Ein-Helfer-Methode** sehr anstrengend ist, sollte ein Einzelhelfer möglichst schnell eine zweite Person dazuholen (z. B. durch Rufe).

Stehen zwei Helfer zur Verfügung **(Zwei-Helfer-Methode),** beatmet der eine Helfer, und der andere führt die Herzmassage durch. Die beiden Helfer stimmen sich dabei so ab, dass auf jeweils 30 Herzkompressionen zwei Atemspenden folgen (Verhältnis 30:2). Da die Herzmassage über längere Zeit sehr anstrengend ist, sollten sich die beiden Helfer regelmäßig abwechseln. Sie achten darauf, dass während des Positionswechsels die Unterbrechung der Thoraxkompressionen so gering wie möglich ist.

Minimalversorgung

Da mit einer *Herzdruckmassage* (kurz Herzmassage) nur 5–30% des normalen Blutstromes in den Kreislauf des Verunglückten gebracht werden können, muss eine spontane Blutzirkulation zur Vermeidung irreversibler Schäden so schnell wie möglich erreicht werden.

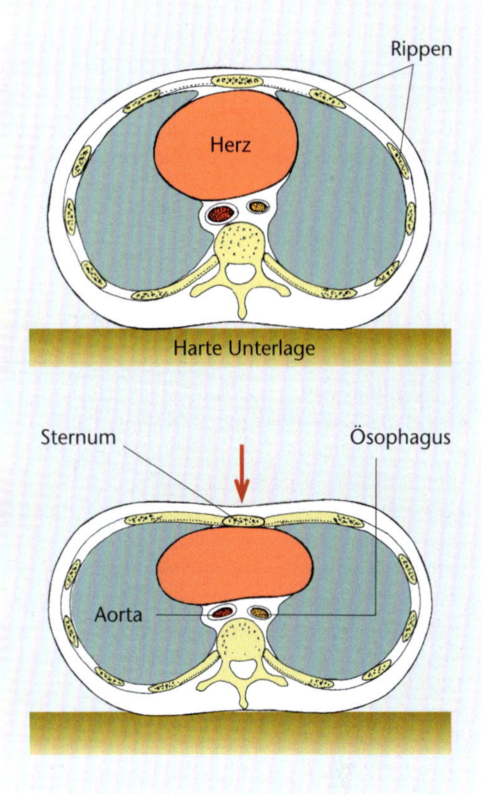

Abb. 25.7: Wirkung der Herzmassage. Schnitt durch den Brustkorb.

Erfolgszeichen

Die geglückte Wiederbelebung erkennt der Helfer daran, dass die Atmung sowie andere Lebenszeichen wieder einsetzen. Es wird heute aber nicht mehr empfohlen, dies gesondert zu prüfen. Vielmehr wird mit der kardiopulmonalen Reanimation so lange ohne Unterbrechung fortgefahren, bis die Atmung des Patienten merkbar einsetzt.

25.4.2 Atemspende bzw. Beatmung

Nach 30 Thoraxkompressionen wird so rasch wie möglich **2-mal Atem gespendet.** Dazu wird der Kopf zur Freimachung der Atemwege leicht überstreckt (☞ Abb. 25.3).

Die Luft wird bei der Atemspende über etwa eine Sekunde eingeblasen. Während der Beatmung wird die Überstreckung des Kopfes aufrechterhalten. Stets wird darauf geachtet, dass die Atemspende *effektiv* ist; Letzteres erkennt der Helfer daran, dass sich der Brustkorb des Beatmeten hebt.

Ist kein Beatmungsbeutel verfügbar, erfolgt die Atemspende durch **Mund-zu-Nase-Beatmung** oder, falls die Nase verletzt oder beim Einblasen nicht durchlässig ist, durch **Mund-zu-Mund-Beatmung** (☞ Kasten). Wegen der Gefahr von Infektionen und wegen der besseren Wirksamkeit sollte die Beatmung möglichst mittels Maske und Beatmungsbeutel (z. B. Ambu®-Beutel) durchgeführt werden (☞ Abb. 25.9), zumindest jedoch eine Mundmaske oder andere Schutzvorrichtung verwendet werden. Ist eine Sauerstoffquelle verfügbar, kann der Helfer seine eigene Atemluft durch die Einatmung reinen Sauerstoffs mit Sauerstoff anreichern.

Mund-zu-Nase- und Mund-zu-Mund-Beatmung

Diese Techniken werden von Laien ohne technische Hilfsmittel angewandt (☞ Kasten).

Richtig beatmen

Mund-zu-Nase-Beatmung (☞ Abb. 25.8):

- Als Erstes beugt der Helfer den Kopf des Patienten nackenwärts
- Der Helfer verschließt den Mund durch Druck des Daumens auf die Unterlippe in Richtung Oberlippe. Ist der Mund nicht richtig verschlossen, kann die in die Nase eingeblasene Luft wieder entweichen. Ist der Mund verschlossen, bläst der Helfer seine Ausatemluft vorsichtig in die Nase des Patienten ein
- Der Helfer beobachtet, wie sich der Brustkorb des Patienten danach wieder senkt. Erst dann spendet er wieder Atem.

Mund-zu-Mund-Beatmung:
Auch bei der Mund-zu-Mund-Beatmung ist die Beugung des Halses nackenwärts entscheidend. Diesmal wird jedoch die Nase verschlossen. Dies geschieht mit Daumen und Zeigefinger der auf der Stirn liegenden Hand. Der Helfer setzt seinen Mund fest um den Mund des Betroffenen auf. Gleichzeitig wird das Kinn nach oben gezogen, um die Atemwege freizuhalten. Durch den leicht geöffneten Mund bläst er nach seinem eigenen Rhythmus Luft ein.

Bei richtiger Beatmungstechnik hebt und senkt sich der Brustkorb des Beatmeten. Ist dies nicht der Fall, sind eventuell die Atemwege verlegt. Der Helfer kontrolliert dann Mund und Rachen, um sichtbare Fremdkörper entfernen zu können (☞ oben).

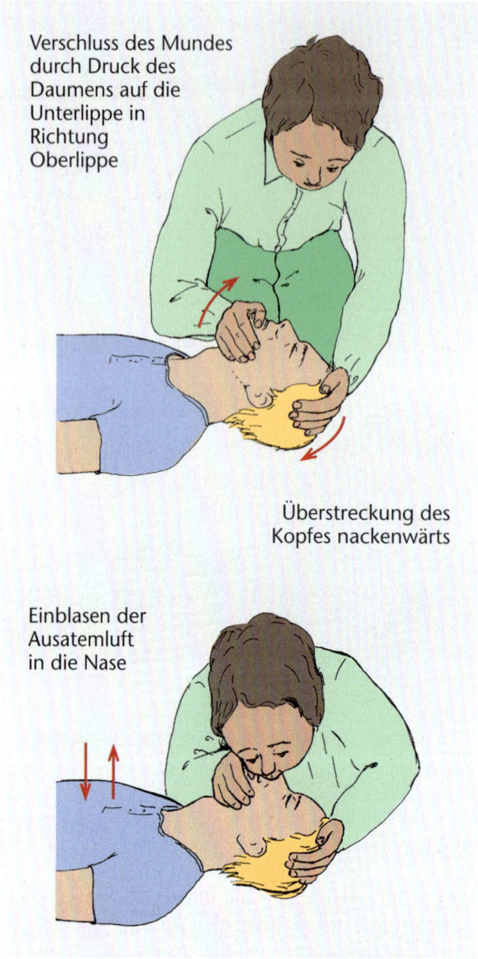

Abb. 25.8: Mund-zu-Nase-Beatmung. Das leichte Anheben des Brustkorbs zeigt, dass die eingeblasene Luft auch die Lunge erreicht.

Beutel-Masken-Beatmung

Professionelle Helfer bevorzugen die Beutel-Masken-Beatmung wegen ihrer größeren Effektivität, Sicherheit und der Möglichkeit, auch Sauerstoff zu verabreichen. Fast alle Patienten mit unzureichender Atmung können durch dieses „Bebeuteln" zeitweise ohne Intubation (☞ 17.12) „über Wasser" gehalten werden:

- Die Maskengröße wird individuell ausgewählt. Sie muss *dicht* um Nase und Mund schließen
- Wenn verfügbar, wird Sauerstoff über einen Schlauch an das Masken-Beutel-System angeschlossen. Der Sauerstoff kann in höheren Konzentrationen in die Atemwege eingeblasen werden, wenn das Masken-Beutel-System über ein sog. Reservoir verfügt (etwa eine hinter dem Beatmungsbeutel angebrachte Gummi„blase")
- Auch bei der Maskenbeatmung wird zunächst gegen die Verlegung der Atemwege angegangen (☞ 25.4): der Patient wird deshalb mit leicht überstrecktem Kopf gelagert („Schnüffelstellung"). Der Helfer setzt die Maske über Mund und Nase auf und hält sie mit der linken Hand im „C-Griff" fest (☞ Abb. 25.9); gleichzeitig zieht er den Kieferwinkel mit den restlichen Fingern der linken Hand nach oben („himmelwärts", „unter die Maske")
- Mit dem Beutel wird so viel Luft eingeblasen, dass sich der Brustkorb mit jeder Beatmung sichtbar hebt
- Ist eine ausreichende Beatmung auf diese Weise nicht möglich, kann entweder ein zweiter Helfer die Atemwege durch den *Esmarch-Handgriff* (☞ Abb. 25.3) weiter öffnen und so die Zunge aus dem Weg räumen, oder es kann ein sog. **Guedel-Tubus** in den Mund eingelegt werden. Dies ist ein an der Zahnreihe fixiertes, bis in den Rachenraum reichendes festes Gummirohr, das die eingeblasene Luft an der zurückgefallenen Zunge vorbeiführt (☞ Abb. 25.10).

Bei einer Beutel-Masken-Beatmung gerät ein Teil der eingeblasenen Luft zwangsläufig über die Speiseröhre in den Magen und bläht diesen auf. Durch die ballonartige Magenfüllung wird das Zwerchfell nach oben gedrückt, was die Lungenausdehnung und damit die Atemfunktion behindert. Auch kann dadurch ein Teil des Mageninhalts in den Ösophagus gepresst werden, was eine Aspiration (☞ 25.8.1) begünstigt. Viele moderne Beatmungsbeutel verfügen deshalb über Druckventile, die zu hohe Beatmungsdrucke verhindern.

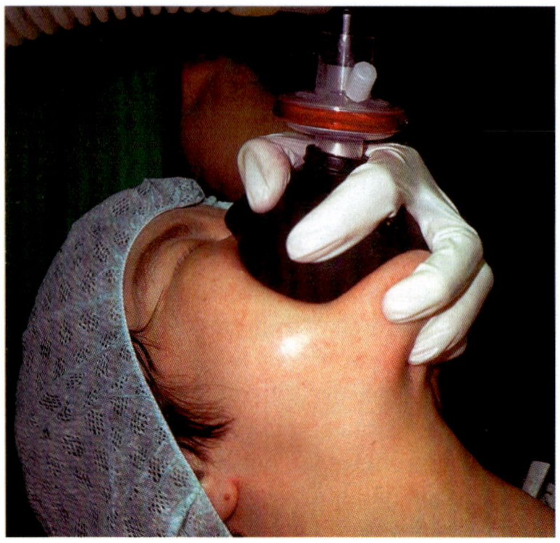

Abb. 25.9 (links): Beatmung mit Handbeatmungsbeutel. Mit dem „C-Griff" wird die Maske mit Daumen und Zeigefinger über Mund und Nasenöffnung gepresst, mit den restlichen Fingern wird der Kopf leicht überstreckt gehalten. [M115]

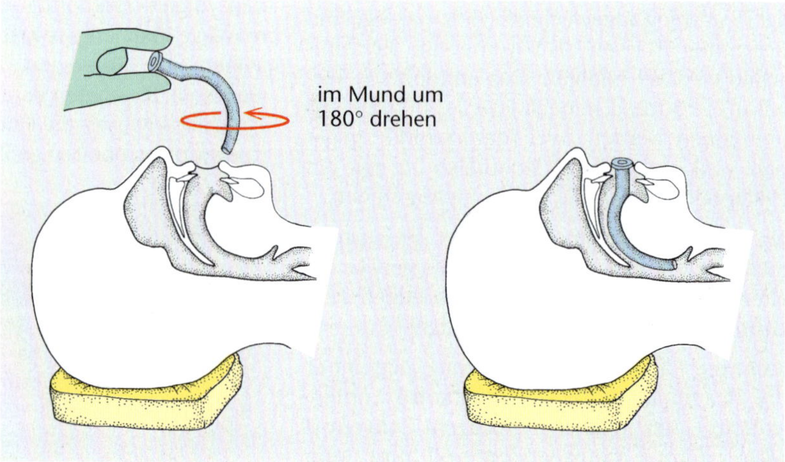

Abb. 25.10 (rechts): Einlegen eines Guedel-Tubus. [A300-157]

25.4.3 Defibrillation

Herzdruckmassage und Beatmung können nur dann Erfolg haben, wenn das Herz des Verunglückten möglichst rasch wieder selbst tätig wird. Und eben dies ist in vielen Fällen nicht gegeben. Denn gerade bei einer der häufigsten Ursache eines Herz-Kreislauf-Stillstands, dem Herzinfarkt, ist das Herz nicht selten durch einen unkoordinierten, viel zu schnellen Rhythmus „arbeitsunfähig". Bei einem solchen *Kammerflimmern* geht die Erregung des Herzens nicht mehr von dem regulären Impulsgeber, dem Sinusknoten (☞ 15.5.2), aus, sondern von der Muskulatur der Herzkammern selbst. Die Folge: sehr rasche Zuckungen der Herzkammern, durch die kein ausreichender Herzauswurf zustande kommt.

Das Kammerflimmern kann am effektivsten durch einen Stromstoß von außen unterbrochen werden. Eines der wichtigsten Verfahren in der Notfallmedizin ist deshalb heute die **Defibrillation.** Hierbei wird aus einem batteriebetriebenen Ladegerät ein Stromimpuls abgegeben, der über breitflächige, auf den nackten Brustkorb des Betroffenen aufgesetzte Elektroden (z. B. mit der Hand gehaltene Paddel) in das Herz eingeleitet wird. Dadurch wird der Herzmuskel für kurze Zeit elektrisch „stumm". Im Idealfall übernimmt dann der Sinusknoten wieder die Führung und leitet einen regulären Herzschlag ein.

Um zu entscheiden, ob eine Defibrillation helfen kann, wird möglichst rasch ein Elektrokardiogramm (EKG) am Patienten abgeleitet, etwa über die Elektroden des Defibrillatorgerätes. Die Defibrillation ist dann angezeigt, wenn das EKG ein Kammerflimmern (☞ 15.5.8) oder eine sog. pulslose ventrikuläre Tachykardie zeigt.

Wichtig bei der Durchführung der Defibrillation:
- Paddel mit Elektrodengel bestreichen (alternativ selbstklebende Elektroden verwenden)
- Der Anpressdruck muss kräftig sein
- Die Helfer dürfen den Patienten nicht berühren und halten einen Sicherheitsabstand
- Die Auslösung des Stromstoßes wird immer für die anderen Helfer angekündigt
- Bei Trägern von Herzschrittmachern die Paddel mindestens 10 cm vom Schrittmacher entfernt platzieren.

Bedeutung der Defibrillation auch in der Laienhilfe

Fast jeder Erwachsene, der einen akuten, nicht durch einen Unfall bedingten Herzstillstand ohne neurologische Folgeschäden überlebt, verdankt dies einer rechtzeitigen Defibrillation. Ihre Wirksamkeit ist jedoch stark zeitabhängig: Mit jeder Minute, die nach einem Herzstillstand verstreicht, sinkt die Wahrscheinlichkeit einer erfolgreichen Wiederbelebung um etwa 7–10%. Wegen der Hypoxie-Empfindlichkeit des Gehirns (☞ 5.10.1) ist jedoch auch bei erfolgreich defibrillierten Patienten bei länger als sechs Minuten anhaltendem Kreislaufstillstand mit bleibenden Gehirnschäden zu rechnen.

Inzwischen sind in vielen Kliniken, aber auch an manchen öffentlichen Plätzen (Flughäfen, Polizeistationen) automatische Defibrillatoren (*Automatischer Externer Defibrillator,* kurz **AED**) verfügbar, die den Herzrhythmus automatisch erkennen, sich selbsttätig aufladen und auch die richtige Stromdosis von sich aus auswählen. Diese können auch von Laien bedient werden, weil sie durch Sprachprogramme die Bedienung vereinfachen.

25.4.4 Medikamente

Während die Defibrillation inzwischen teilweise auch von Laien durchgeführt wird (☞ 25.4.3), ist die Gabe von Medikamenten dem medizinischen Fachpersonal bzw. dem Notarzt vorbehalten.

Notfallmedikamente

Jeder Notarzt verfügt über ein kleines, wirkungsvolles Arsenal von **Notfallmedikamenten:**
- **Sauerstoff:** Die Gabe von Sauerstoff wirkt dem bei einem Ausfall der Lungenfunktion typischen Sauerstoffmangel der Körpergewebe entgegen und kann deren Überlebenszeit verlängern. O_2 sollte deshalb so rasch wie möglich eingesetzt werden! Vorsicht ist allerdings bei spontan atmenden Patienten mit chronisch-obstruktiven Atemwegserkrankungen geboten (☞ 17.11.5) – bei ihnen kann der Atemantrieb durch Sauerstoffgabe abnehmen. Eine Sauerstoffgabe sollte jedoch nicht unterbleiben, die Patienten sollten lediglich gut überwacht werden!
- **Analgetika** *(Schmerzmittel):* Zur raschen Linderung der oft sehr starken Schmerzen werden in aller Regel hochpotente Opioide (☞ 10.3.3) parenteral (unter Umgehung des Magen-Darm-Traktes) verabreicht
- **Adrenalin (Epinephrin):** Adrenalin fördert die Wirkung des sympathischen Nervensystems und erhöht dadurch die *Schlagkraft,* die *Schlagfrequenz,* die *Erregungsleitungsgeschwindigkeit* und die *Erregbarkeit* des Herzens. Alle diese Effekte sind erwünscht, um das Herz maximal zu stimulieren. Adrenalin kommt insbesondere bei fehlendem Herzschlag (Asystolie) und nach erfolgloser Defibrillation bei Kammerflimmern zum Einsatz
- **Atropin:** Bei einem ausbleibenden Herzschlag (Asystolie) oder einem hochgradigen AV-Block (☞ 15.5.6) wird Atropin gegeben, das den dämpfenden Einfluss des Parasympathikus (☞ 9.10) vermindert. Es steigert dadurch die Erregungsüberleitung vom Herzvorhof zur Herzkammer. Außerdem erhöht es die Frequenz im Sinusknoten, macht das Herz aber auch für Herzrhythmusstörungen empfindlicher
- **Amiodaron:** Lässt sich ein Kammerflimmern weder durch Defibrillation noch durch Adrenalin beheben, so wird das *Antiarrhythmikum* (☞ 15.5.7) Amiodaron (z. B. Cordarex®) eingesetzt. Es dämpft die *Erregungsleitung* und die *Bildung von Extrasystolen* in der Herzkammer. Das früher eingesetzte Antiarrythmikum Lidocain wird nicht mehr empfohlen
- **Natriumbikarbonat 8,4%:** Bei einem Herz-Kreislauf-Stillstand gerät der Patient zwangsläufig in eine metabolische Azidose (☞ 20.9.2). Bei einem Blut-pH-Wert unter 7,1 kann deshalb die intravenöse Gabe von Natriumbikarbonat erwogen werden.

Abbruch der Reanimation

Die Reanimation muss so lange fortgeführt werden, bis sie entweder erfolgreich ist, d. h. der Patient wieder selber atmet, fachliche Hilfe eintrifft oder ein approbierter Arzt abbrechen lässt. Kriterien für einen Abbruch können sein:
- Länger als 30 min nach Beginn einer ordnungsgemäßen Reanimation bestehender zerebraler Kreislaufstillstand (weite, lichtstarre Pupillen, Bewusstlosigkeit, fehlende Spontanatmung). Ausnahme: Reanimation bei Unterkühlung oder Vergiftung; hier ist die Überlebenszeit des Körpers evtl. verlängert
- Länger als 15 Minuten bestehende Zeichen des Herztodes im EKG (Asystolie).

25.4.5 Die lebensrettenden Maßnahmen im Gesamtablauf

Die einzelnen lebensrettenden Maßnahmen sind recht einfach zu verstehen, der Gesamtablauf einer lebensbedrohlichen Notfallsituation erscheint jedoch oft verwirrend. Die Schritte noch einmal im Überblick:

Bei einem Notfall verschafft sich der Ersthelfer zunächst einen Überblick über die lebenswichtigen Körperfunktionen des Patienten.
- Er kontrolliert das Bewusstsein durch laute Ansprache und leichtes Rütteln an den Schultern
- Erfolgt keine Reaktion, so ruft der Helfer um Hilfe (Hilferuf)
- Anschließend prüft der Helfer die Atmung. Hierzu werden zuerst die Atemwege frei gemacht, indem der Nacken des Patienten leicht überstreckt wird. Dann kontrolliert der Helfer die Atmung durch *Schauen* auf Brustkorbbewegungen, *Hören* auf Atemgeräusche und *Fühlen* von Luftbewegungen an der Wange. Diese Prüfung soll nicht länger als 10 Sekunden dauern
- Ist keine normale Atmung vorhanden, wird sofort der Rettungsdienst alarmiert (Notruf). Ist der Helfer alleine, muss er dazu möglicherweise den Patienten für kurze Zeit alleine lassen

- Medizinische Laien beginnen dann schnellstmöglich mit der Herzdruckmassage. Medizinisches Fachpersonal versucht zunächst den Puls an der A. carotis zu tasten, verwendet dazu aber nicht länger als 10 Sekunden
- Nach 30 Thoraxkompressionen werden zwei Beatmungen gegeben
- Die Wiederbelebung durch jeweils 30 Thoraxkompressionen und zwei Beatmungen wird mindestens bis zum Eintreffen des Rettungsdienstes fortgesetzt.

Abb. 25.11 fasst das Vorgehen noch einmal zusammen.

25.4.6 Besonderheiten der Reanimation bei Kindern

Im Gegensatz zum Erwachsenen sind Notfallsituationen beim Kind meist *nicht* durch Herzversagen bedingt. Bei Kindern entstehen Notfallsituationen viel häufiger durch Störungen der Atemfunktion (etwa bei Fremdkörperaspiration) oder durch Störungen des Kreislaufs (etwa bei Exsikkose ☞ 24.2.4).

Die Maßnahmen zur Wiederbelebung bei Kindern unterscheiden sich deshalb in den folgenden Punkten vom Vorgehen beim Erwachsenen:

- Die rasche Wiederherstellung der Atemfunktion hat bei Kindern höchste Priorität. Deshalb wird bei Kindern nach Feststellung des Atemstillstands *sofort* mit fünf Atemspenden begonnen – wichtig ist auch hier, dass sich der Brustkorb *sichtbar* hebt
- Nach der ersten Beatmungsserie wird geprüft, ob ein Kreislauf vorhanden ist: dazu achtet der Helfer darauf, ob das Kind sich bewegt, ob es vielleicht hustet oder ob es eine normale Atmung hat. Sind solche *Kreislaufzeichen* vorhanden, so wird ein normaler Kreislauf angenommen. Eine Pulskontrolle ist auch bei Kindern (zumindest für Laien) nicht vorgesehen (die von professionellen Helfern durchgeführte Pulskontrolle ist unten erklärt)
- Sind keine Kreislaufzeichen zu bemerken, so beginnt der Helfer mit Brustkompressionen. Auch bei Kindern (vom zweiten Lebensjahr bis zum Beginn der Pubertät) werden wie beim Erwachsenen für Laienhelfer 30 Kompressionen für die Herzdruckmassage empfohlen, und sie werden auch beim Kind jeweils mit 2 Atemspenden abgewechselt. Professionelle Helfer, die zu zweit im Einsatz sind, bevorzugen dagegen ein Verhältnis von 15:2, d.h. 15 Herzkompressionen werden mit jeweils 2 Atemspenden abgewechselt. Bei Neugeborenen wird im Verhältnis von 3 Thoraxkompressionen zu einer Beatmung (3:1) reanimiert
- Und noch einen Unterschied gilt es bei der Wiederbelebung von Kindern zu beachten: falls der Ersthelfer alleine am Unglücksort ist, und einen Notruf nur tätigen kann, wenn er das Kind kurz verlässt, so versucht er zunächst *eine Minute* lang, ob er dem Kind durch Wiederbelebungsmaßnahmen (Herzdruckmassage und Beatmung) helfen kann – erst danach ruft er fachliche Hilfe herbei.

Atemspende bei Kindern. Bei Neugeborenen und Säuglingen wird der Kopf nicht überstreckt, sondern nur der Unterkiefer angehoben („Schnüffelstellung"). Der Atem wird dabei über ein- bis anderthalb Sekunden eingeblasen. Bei Säuglingen (Kinder unter einem Jahr) umschließt der Helfer Mund *und* Nase des Kindes mit seinem Mund, bei älteren Kindern wird die Mund-zu-Mund-Beatmung bevorzugt (Nase wird dabei mit den Fingern zugedrückt) und der Kopf zur Beatmung wie beim Erwachsenen überstreckt. Säuglinge und kleine Kinder können zur Beatmung auf den Arm genommen werden. Je kleiner das Kind ist, desto weniger Luft wird pro Atemzug eingeblasen.

Herzdruckmassage bei Kindern. Auch bei der Herzdruckmassage muss das Vorgehen an die veränderten anatomischen Verhältnisse bei Säuglingen und Kleinkindern angepasst werden. Der beste Druckpunkt liegt bei Kindern im unteren Drittel des Brustbeins. Um den Druckpunkt zu finden wird der Punkt aufgesucht, an dem sich die untersten Rippen in der Mitte (d.h. am Brustbein) treffen. Der Druckpunkt liegt ein Fingerbreit darüber. Der Brustkorb soll bei jeder Kompression etwa um ein Drittel eingedrückt werden.

Bei **Säuglingen** nimmt der Helfer für die Herzdruckmassage lediglich zwei gestreckte Finger – den Zeige- und Mittelfinger. Alternativ kann der ganze Brustkorb mit beiden Händen umfasst und mit den auf das Brustbein gesetzten Daumen eingedrückt werden.

Bei **älteren Kindern** wird entweder nur *ein* Handballen auf das Brustbein aufgesetzt oder aber wie beim Erwachsenen mit zwei Händen gedrückt.

Pulskontrolle bei Kindern

Der kurze, „speckige" Hals des Säuglings eignet sich nicht für eine Pulstastung an der Halsschlagader. Beim Säugling wird deshalb die Armarterie getastet (A. brachialis, tastbar an der Arminnenseite in der Mitte zwischen Ellenbogen und Schulter).

Bei älteren Kindern kann der Puls wie bei Erwachsenen an der Halsschlagader geprüft

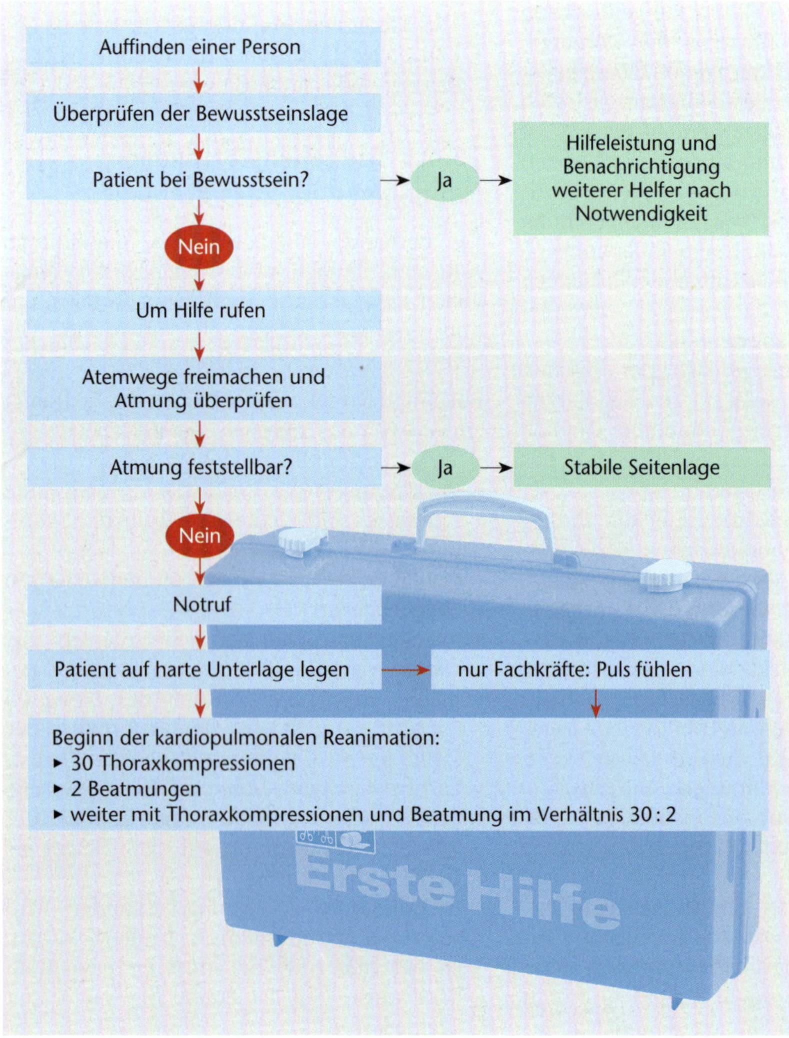

Abb. 25.11: Auffinden eines Verunglückten. Ist der Verunglückte offensichtlich bewusstlos, so überprüft der Ersthelfer die Atmung. Ist diese vorhanden, so reicht die Lagerung des Patienten in stabiler Seitenlage aus. Bei fehlender Atmung tätigt der Helfer den Notruf und beginnt mit der Herz-Lungen-Wiederbelebung.

werden. Bei fühlbarem Puls wird nun mit der Atemspende, bei Pulslosigkeit mit der Herz-Lungen-Wiederbelebung begonnen (☞ 25.4).

25.5 Weitere lebensrettende Maßnahmen

25.5.1 Suche nach Verletzungen und Blutstillung

Suche nach Verletzungen

Selbst wenn ein Unfallopfer zunächst nicht vital gefährdet erscheint, müssen bedrohliche **Verletzungen** rasch erkannt werden, um Blutverluste möglichst gering zu halten. Blutverluste sind eine häufige Ursache des Schocks (☞ 25.5.2), der im Rahmen der Sofortmaßnahmen ebenfalls behandelt wird.

Verletzungen können sichtbar sein, sie können aber auch unter der Kleidung verborgen oder ganz verdeckt sein. So ist z. B. der *geschlossene Knochenbruch* von außen oft nur an der Fehlstellung der betroffenen Gliedmaßen oder an einer Schwellung über dem Bruch zu erkennen. Bei der Suche nach Verletzungen muss deshalb der ganze Körper sorgfältig inspiziert und die Kleidung entfernt werden (möglichst mit atraumatischer, d. h. mit einem stumpfen unteren Ende versehene, Schere).

Nach bedrohlichen Verletzungen wird bei einem Unfall am besten dann gesucht, wenn der Patient ohnehin umgelagert wird, entweder zur Einleitung der Reanimation oder zur Umlagerung in die stabile Seitenlage.

Anlegen eines Stützkragens

Bei praktisch allen Unfallverletzten, vor allem aber bei bewusstlosen Unfallopfern, gehen die Helfer so lange von einer Schädigung der Halswirbelsäule aus, bis diese zweifelsfrei durch eine genaue ärztliche Untersuchung, Röntgen oder CT ausgeschlossen ist. Um eine Verletzung des Rückenmarks mit der Gefahr der Querschnittlähmung zu verhindern, wird diesen Patienten ein **Stützkragen** („Halskrawatte") angelegt. Auch hier darf es keinesfalls zu Verdrehungen oder übermäßiger Beugung bzw. Streckung der Halswirbelsäule kommen.

Blutstillung bei bedrohlichen Blutungen

Ab einem Verlust von etwa 1 Liter Blut besteht beim Erwachsenen Schockgefahr (☞ 16.4.3 und 25.5.2). Deshalb muss bei der Stillung größerer Blutungen schnell und konsequent vorgegangen werden. Fast jede Blutung kann durch genügend starken Druck von außen auf die Blutungsquelle zum Stillstand gebracht werden.

Eine Blutung kann auf vielerlei Arten gestillt werden:
- Hochlagern der Extremität (☞ Abb. 25.12)
- kurzfristiges Abdrücken der Arterie (stets durch Druckverband ergänzen)
- Druckverband (☞ 25.6, Abb. 25.12 und 25.15)

Vorsicht beim Abbinden einer Extremität!
Das Abbinden einer Extremität ist nur in Ausnahmefällen erlaubt. Es führt zu einer zusätzlichen Blutleere unterhalb der Blutsperre, die ihrerseits zu Gewebs- und Nervenschädigungen führen kann; auch kann die Blockierung des venösen Rückstroms Thrombosen auslösen. Dasselbe gilt für das Anlegen und Aufblasen einer Blutdruck-Manschette am Arm oder Oberschenkel, die nur kurzzeitig und unter ärztlicher Aufsicht zur Blutstillung eingesetzt werden darf.

- Komprimieren (Abdrücken) des Gefäßes: Bei sehr starken lebensbedrohlichen Blutungen reicht ein Druckverband nicht aus; das Gefäß muss gezielt mit der Hand komprimiert werden. Hierzu muss der Helfer eventuell auch in die Wunde hineindrücken (☞ Abb. 25.12). Dazu bedient er sich z. B. einer sterilen Mullkompresse; notfalls können auch saubere Tücher verwendet werden.

25.5.2 Schockbekämpfung und Schockvorbeugung

Lebensbedrohlich
Der **Schock** ist ein generalisiertes Kreislaufversagen, bei dem der Körper den Durchblutungsbedarf einzelner oder aller Organe nicht mehr decken kann. Durch den daraus resultierenden Sauerstoffmangel lebenswichtiger Gewebe kann der Schock zur Bewusstlosigkeit, aber auch zum Organversagen (insbesondere der Nieren) und damit zum Tode führen.

Schockzustände haben verschiedene Ursachen:
- Beim **Volumenmangelschock,** z. B. nach einem schweren Unfall mit inneren Blutungen, kommt es durch Blutverluste zu einer Verminderung des venösen Rückstroms. In der Folge steht im großen Kreislauf nicht genug Blut zur Verfügung (☞ Abb. 25.13)
- Beim **kardiogenen Schock** versagt das Herz als lebenswichtige Pumpe. Ursachen können alle schweren Herzerkrankungen sein, insbesondere ein akuter Herzinfarkt und akute Herzrhythmusstörungen
- Allergische Reaktionen auf Medikamente oder Insektenstiche können einen **anaphylaktischen Schock** zur Folge haben (Näheres

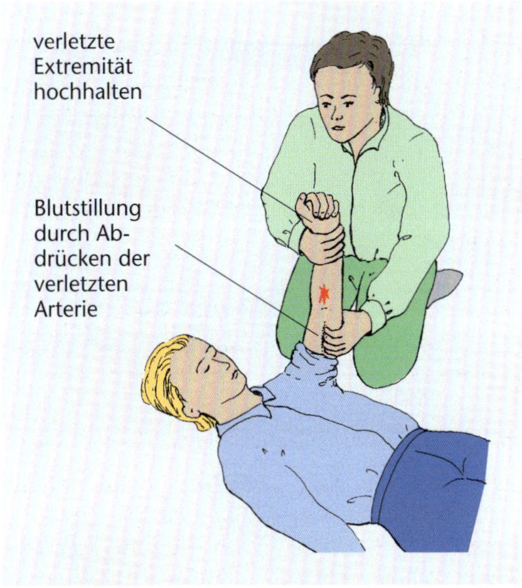

Abb. 25.12: Blutstillung bei stark blutenden Verletzungen mit Kompression des eröffneten Gefäßes und gleichzeitigem Hochhalten der blutenden Extremität.

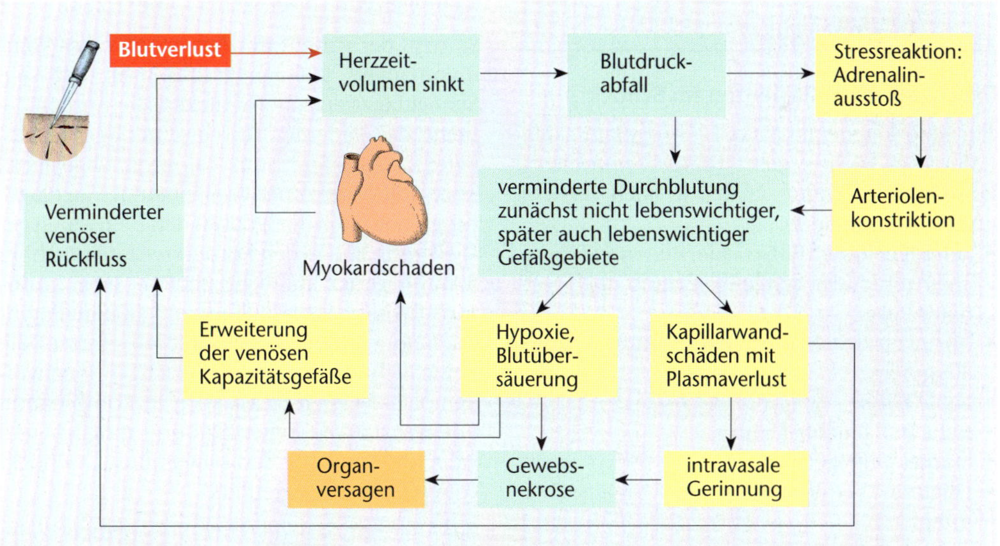

Abb. 25.13: Pathophysiologische Mechanismen am Beispiel des Volumenmangelschocks. Durch den Blutdruckabfall kann das Myokard geschädigt werden, was rückwirkend zu einer weiteren Verminderung des vom Herzen ausgeworfenen Blutvolumens (Herzzeitvolumen) führt („Teufelskreis"). Auch der verminderte venöse Rückfluss wirkt sich ungünstig auf das Herzzeitvolumen aus.

☞ 14.7.1). Hier führen große Mengen gefäßerweiternder Substanzen zu einer ausgeprägten *generalisierten* (alle Gefäße betreffenden) Vasodilatation (☞ 16.1.3) und damit zum Blutdruckabfall
- Beim **septischen Schock** (☞ 14.8.1) führen Gifte von im Blut zirkulierenden Mikroorganismen zu einer starken Vasodilatation. Diese Schockform ist ebenso wie der anaphylaktische Schock auch unter optimalen Bedingungen nur schwer zu bekämpfen.

Um den Blutdruck zu steigern und die Durchblutung vor allem des Gehirns zu sichern, schüttet der Körper im Schock hohe Dosen der Stresshormone *Adrenalin und Noradrenalin* (☞ 12.5.5) aus. Hierdurch ziehen sich die Arteriolen bestimmter Gefäßgebiete zusammen, und die Durchblutung von Haut, Muskulatur sowie des Magen-Darm-Traktes wird zugunsten der Hirn- und Herzdurchblutung eingeschränkt (**Kreislaufzentralisation**).

Die Kreislaufzentralisation hat ihren Preis: durch die Minderdurchblutung großer Körperregionen kommt es zur *Gewebehypoxie* (Hypoxie = Sauerstoffmangel) und zu einer *Azidose* (Blutübersäuerung ☞ 20.9.2). Zugleich werden in den minderdurchbluteten Gebieten die Kapillaren geschädigt. Es drohen dann *intravasale* (in den Gefäßen stattfindende) *Gerinnungsvorgänge*, die zum Gefäßverschluss und damit zu Gewebsnekrosen (Gewebetod) und Organversagen (z.B. der Nieren) führen können. Man spricht dann von **dekompensiertem Schock.**

Einschätzung des Kreislaufs

Die Dekompensation des Kreislaufs bei Volumenmangelschock kann durch den **Schockindex** erfasst werden. Er wird errechnet, indem man die aktuelle Pulsfrequenz durch den gemessenen systolischen Blutdruck teilt. Steigt der Wert über 1, so besteht Schockgefahr! Wird z.B. eine Herzfrequenz von 140 pro Minute und ein Blutdruck von 100/60 mmHg gemessen, so liegt der Schockindex bei 1,4. In diesem Fall droht ein manifester Schock, entsprechend einem Blutverlust von mehr als einem Liter.

Erkennen eines Patienten im Schock

Ein Schock bedeutet akute Lebensgefahr – deshalb ist es wichtig, seine Hauptsymptome zu kennen, auch wenn sie sich je nach Ursache etwas unterscheiden:
- Schneller (über 100 Schläge/min) und schwächer werdender, schließlich kaum noch tastbarer Puls
- Absinken des systolischen Blutdrucks unter 80 mmHg
- Fahle Blässe
- Kalte und feuchte Haut
- Starkes Durstgefühl
- Oligurie (Verminderung der Urinausscheidung)
- Teilnahmslosigkeit bis zur Bewusstlosigkeit.

Diese Zeichen müssen nicht immer alle und auch nicht gleichzeitig auftreten. Meist ist das Bewusstsein anfänglich noch erhalten.

Maßnahmen und Vorbeugung beim Schock

- **Beseitigung der Schockursache:** z.B. Blutstillung (☞ 25.5.1) beim blutungsbedingten Volumenmangelschock
- **Lagerung:** Patienten mit einem Schock (außer solche im kardiogenen Schock) werden in der so genannten **Schocklage** gelagert (☞ Abb. 25.14). Die Schocklage darf aber nur bei vorhandenem Bewusstsein und erhaltener Atmung durchgeführt werden, da in dieser Lage die Luftwege nicht ausreichend offen bleiben. Auch bei Knochenbrüchen im Bereich der Beine, des Beckens oder der Wirbelsäule sowie bei Schädelverletzungen darf sie nicht angewendet werden.
  Ist der Patient bewusstlos, so wird er in die **stabile Seitenlagerung** gebracht (☞ Abb. 25.5), wobei die Beine, wenn möglich, ebenfalls höher gelagert werden
- **Venöser Zugang:** wird baldmöglichst gelegt, um schnell verlorene Flüssigkeit ersetzen und Medikamente geben zu können
- **Verbesserung der Atemfunktion:** durch Gabe von Sauerstoff, evtl. auch durch Beatmung.

25.6 Weitere Maßnahmen: Lagerung und Wundversorgung

Sind die Vitalfunktionen des Betroffenen durch die Sofortmaßnahmen stabilisiert oder handelt es sich um einen „leichten" Notfall, so wendet sich der Ersthelfer den **weiteren Maßnahmen** zu. Hierzu gehören vor allem die korrekte Lagerung und die Versorgung von Wunden und Knochenbrüchen.

Weitere Lagerungstechniken

Ist der Patient bei Bewusstsein, so können in bestimmten Situationen weitere Lagerungstechniken von Vorteil sein (☞ Abb. 25.14).

So wird der Patient mit Anzeichen eines Volumenmangels (Schock ☞ 25.5.2) in der sog. **Schocklage** gelagert: In Rückenlage werden die Beine des Patienten durch Unterlegen geeigneter Gegenstände um ca. 30° hochgelagert, Kopf und Oberkörper verbleiben in Flachlagerung. Hierdurch fließt das in den Beinvenen gespeicherte Blut in den Körperkreislauf und hilft, den Blutdruck aufrechtzuhalten (sog. **Autotransfusion**). Wegen einer möglichen Beeinträchtigung der Lungenfunktion sollten die Beine nicht mehr als ca. 45° hochgehoben werden. Diese Lagerung ist auch in Kombination mit der stabilen Seitenlagerung möglich und kann dann z.B. für den bewusstlosen Schockpatienten gewählt werden.

Bei Atemnot, Schädel-Hirn-Verletzungen oder Herzinsuffizienz wird der Patient am besten in **Oberkörperhochlagerung** gebracht, da in dieser Position die Atmung am effektivsten ist.

Wundversorgung

Zum Selbstschutz vor einer Infektion trägt der Ersthelfer bei der Versorgung blutender Wunden *grundsätzlich* Einmal-Handschuhe.

Bei der Wundversorgung können schwer wiegende Fehler auftreten. Deshalb beschränkt sich der Ersthelfer auf die **Wundbedeckung** und die **Blutstillung.** Letztere wird bei stark blutenden Wunden schon im Rahmen der Sofortmaßnahmen durchgeführt.

Darüber hinaus hat der Ersthelfer folgende **Verbote** zu beachten:
- Wunde *nicht* berühren
- Fremdkörper *nicht* entfernen
- Wunde *nicht* auswaschen
- *Keine* Puder, Salben, Sprays oder Desinfektionsmittel auftragen.

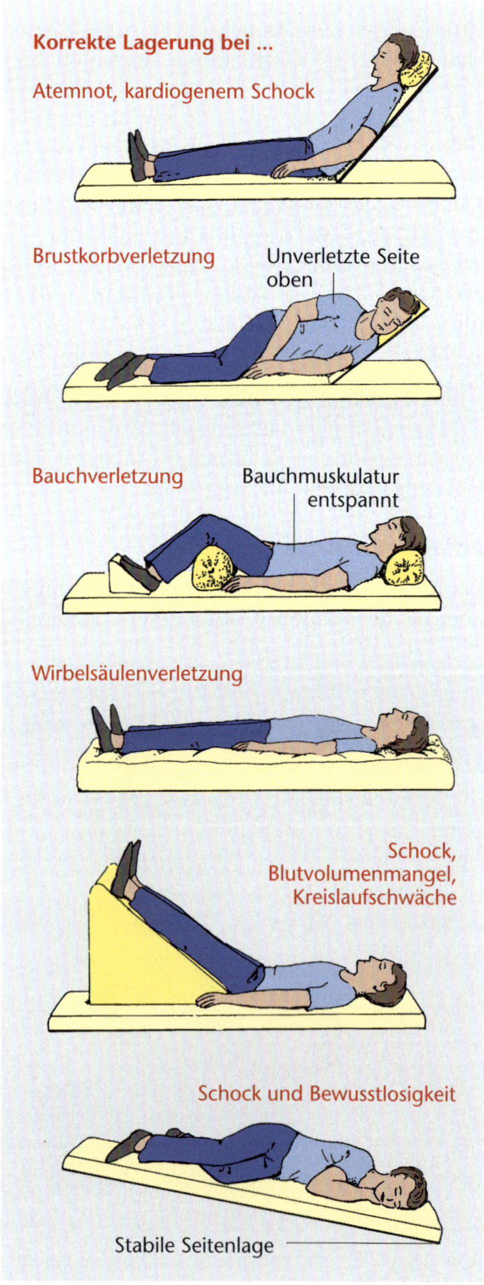

Abb. 25.14: Korrekte Lagerungen in Abhängigkeit von der Krankheitsursache.

Wundversorgung im Notfall

Die Wundbehandlung ist Aufgabe des Arztes. Die Wundversorgung im Rahmen der Ersten Hilfe beschränkt sich auf folgende Maßnahmen:

- Bei Verbrennungen soll ausgiebig mit Wasser gekühlt und evtl. mit metallbeschichteten Folien abgedeckt werden
- Bei Verätzungen nimmt der Helfer eine Spülung mit Wasser vor
- Bisswunden durch Tiere werden mit einer Seifenwasser-Lösung ausgewaschen – dies dient der Vorbeugung gegen eine Tollwutinfektion
- Wundverbände werden nur zur Abdeckung der Wunde oder zur Blutstillung angelegt.

Diese Maßnahmen dienen der Minderung der Infektionsgefahr, dem Kälteschutz, der Ruhigstellung und damit der Schmerzvermeidung.

Wundbedeckung bei offenen Wunden. Um offene Wunden vor Umgebungskeimen zu schützen, werden sie keimfrei bedeckt und anschließend verbunden. Die Wundauflage besteht dabei aus einer oder mehreren Lagen Verbandmull (das Dreiecktuch ist **nicht** steril!). Diese Mullstücke liegen steril verpackt im Verbandkasten bereit und müssen entsprechend vorsichtig und steril auf die Wunde aufgebracht werden. Keinesfalls darf eine Wundauflage verwendet werden, die auf den Boden gefallen ist!

Die Wundauflage wird anschließend mit Pflasterstreifen oder mit dem Dreiecktuch befestigt. Hierbei ist zu beachten, dass keine Knoten im Bereich der Wunde zu liegen kommen.

Ideal zur Wundbedeckung sind auch Verbandpäckchen. Sie bestehen aus einer sterilen Wundauflage und einer Mullbinde zur Befestigung. Hierbei muss allerdings eine Blutstauung durch zu festes Anwickeln der Mullbinde vermieden werden.

Ist die Wunde durch große Fremdkörper verunreinigt (z. B. bei Pfählungsverletzungen), so werden diese mit sterilem Verbandmull vorsichtig umpolstert, um keine weiteren Blutungen durch ein Verrutschen des Fremdkörpers zu provozieren.

Einfach nur abdecken

Auch Wunden im Abdominalbereich mit Eröffnung der Bauchhöhle sowie Wunden im Thoraxbereich mit Eröffnung der Brusthöhle werden lediglich steril bedeckt (ein „luftdichter" Verband wird bei letzteren nicht mehr empfohlen).

Druckverband mit Verbandpäckchen. Diese Art von Verband eignet sich bei Blutungen der Arme oder Beine. Hierzu legt der Helfer eine

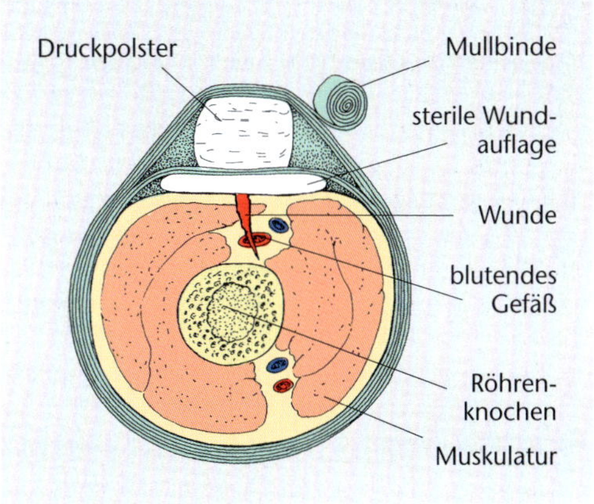

Abb. 25.15: Druckverband.

sterile Wundauflage auf die Wunde und fixiert diese mit 2–3 kreisförmigen Bindengängen mit einer Mullbinde. Danach legt er ein elastisches Druckpolster, z. B. ein Verbandspäckchen oder eine noch zusammengewickelte Mullbinde, auf den Wundbereich. Weitere kreisförmig darübergewickelte Bindengänge sorgen für den erforderlichen Druck. Abschließend ist der verbundene Körperteil nach Möglichkeit hochzulagern; dies senkt den Druck in dem blutenden Gefäß und damit die Nachblutungsgefahr.

Es ist nicht einfach, mit einem solchen Verband das richtige Maß an Druck auszuüben: Einerseits sollte der Verband fest genug sein, um die Blutung zu stillen, andererseits nicht zu fest, damit die Extremität nicht vollständig von der Blutzufuhr abgeschnürt wird.

Versorgung von Amputationsverletzungen. Heute können abgetrennte Körperteile wie z. B. Finger oder Hautstücke durch rechtzeitige chirurgische Maßnahmen **(Replantation)** oftmals wieder funktionsgerecht „eingepflanzt" werden. Solche Operationen sind allerdings nur dann erfolgreich, wenn das abgetrennte Körperteil **(Amputat)** nur gering geschädigt ist und zwischen Unfall und Replantation nur eine kurze Zeitspanne von nicht mehr als einigen Stunden vergeht.

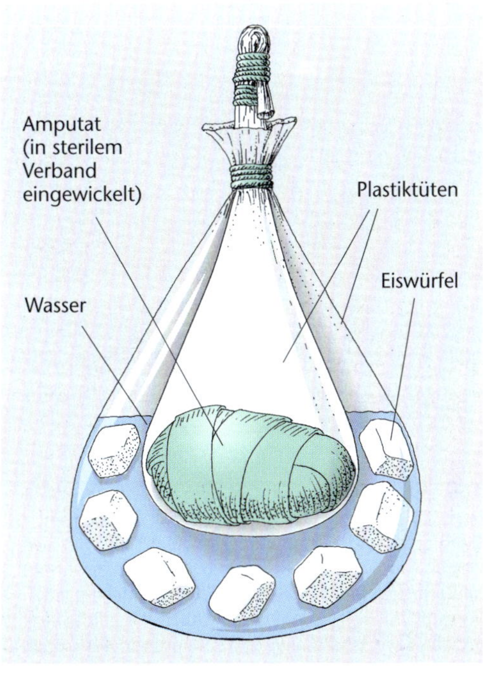

Abb. 25.16: Transport eines Amputats. Das Amputat darf keinesfalls direkt mit dem Eis in Berührung kommen, da das Gewebe sonst geschädigt wird.

Dazu wird das Amputat, so wie es vorgefunden wird (nicht säubern oder abwaschen!), in ein trockenes, steriles Verbandtuch eingewickelt. Der abgetrennte Körperteil wird dann in einen wasserdichten Plastikbeutel verpackt, der nach Möglichkeit in einen zweiten, mit Wasser und Eiswürfeln gefüllten Beutel gehängt wird (☞ Abb. 25.16).

Versorgung von Knochenbrüchen

Knochenbrüche **(Frakturen)** sind in der Praxis an folgenden Zeichen zu erkennen:

- Schonhaltung des betroffenen Körperteils
- Bewegungseinschränkung
- Schmerz und Schwellung im Bereich des Bruches.

Diese Zeichen zählen zu den *unsicheren Frakturzeichen. Sichere Frakturzeichen* (klare Formabweichung, herausstehende Knochenteile, abnorme Beweglichkeit oder Lage und Knochenreiben) sind selten zu beobachten.

Der **geschlossene Bruch** zeigt keine sichtbare Wunde, während der **offene Bruch** mit einer sichtbaren Wunde im Bereich der Bruchstelle einhergeht.

Maßnahmen bei Verdacht auf Knochenbruch:

- Bruchstelle nicht mehr als unbedingt erforderlich bewegen. Es drohen sonst Schock und Fettembolie (Verlegung der Gefäßkapillaren durch Fett-Tropfen)
- Beim offenen Bruch die Wunde frühestmöglich mit einer sterilen Wundauflage abdecken
- Fraktur in einer anatomisch günstigen Stellung ruhig stellen. Umgelagert wird nur, wenn keine Nerven oder Gefäße verletzt sind, keine mechanischen Widerstände vorhanden sind und der Patient keine besonderen Schmerzen äußert. Der Oberarmbruch, der Unterarmbruch und der Bruch im Bereich der Hand können mit einem um den Hals geknoteten Dreiecktuch versorgt werden. Bei anderen Brüchen, z. B. der Beine, ist es zweckmäßig, den Bruch mit geeignetem Material, etwa fest gerollten Kleidungsstücken, Decken, Kissen, Sandsäcken oder Ähnlichem zu umpolstern.

Werden Schädigungen der Wirbelsäule oder Wirbelbrüche vermutet, darf der Ersthelfer die Lage des Verletzten grundsätzlich nicht verändern, bis der Arzt oder das Rettungspersonal zur Stelle sind. Ist ein Transport, z. B. zur Rettung aus der Gefahrenzone, unvermeidbar, sollte dabei die Körperhaltung des Verletzten möglichst nicht verändert werden (z. B. Transport durch möglichst viele Helfer). Bei Bewusstlosigkeit ist der Betroffene aber trotzdem äußerst vorsichtig in eine stabile Seitenlage zu bringen.

Zusätzlich wird bei größeren Frakturen, insbesondere des Oberschenkels und des Beckens, wegen der Schockgefahr durch Blutverlust eine **Schockbekämpfung** (z. B. mit Infusionen) eingeleitet (☞ 25.5.2).

„Psychische Erste Hilfe"

Im Notfall, d. h. im Zustand der äußersten Hilflosigkeit, fällt der Verunglückte, wie *P. Sefrin* es nennt, „auf den Status eines Kleinkindes" zurück. Psychische Stressreaktionen wie Angst und Panik können z. B. einen Schock verschlimmern und durch einen gesteigerten Sauerstoffverbrauch zur weiteren Dekompensation der Vitalfunktionen beitragen. Der Ersthelfer sollte deshalb versuchen, dem Patienten insbesondere das Gefühl der Angst und des Alleinseins zu nehmen.

Dies gilt auch dann, wenn der Patient so weit gestört ist, dass er keine Reaktionen mehr zeigt. Sein psychisches Erleben kann noch voll erhalten sein, auch wenn sein Reaktionsvermögen stark vermindert ist.

Betreuung von Angehörigen

Nicht nur der Notfallpatient, auch seine Angehörigen befinden sich in einer Ausnahmesituation, und die emotionale Beteiligung der Angehörigen kann problemorientiertes Handeln erschweren.

Wie in der Patientenbetreuung, so ist es auch in der Angehörigenbetreuung oberstes Prinzip, Ruhe zu bewahren. Im günstigsten Fall kümmert sich eine Person nur um die Angehörigen und notwendige organisatorische Dinge (z. B. Tasche für die Klinik packen).

Für den Patienten ist die Anwesenheit eines Angehörigen oft eine große Hilfe, er vermittelt weit mehr als ein Fremder Geborgenheit. Dies gilt insbesondere für Kinder. Sind die Angehörigen jedoch zu aufgewühlt, um dem Patienten helfen zu können, ist es häufig sinnvoll, sie durch (organisatorische) Aufgaben abzulenken.

25.7 Notfälle innerhalb der Klinik

Selbstverständlich löst im Krankenhaus jeder, der einen Patienten in bedrohlichem Zustand vorfindet, zunächst Stationsalarm aus bzw. verständigt weitere Helfer (etwa den Stationsarzt) – möglichst ohne den Patienten alleine zu lassen. Bis zum Eintreffen weiterer Helfer werden die Sofortmaßnahmen der Ersten Hilfe durchgeführt (☞ 25.3).

Maßnahmen	an der Unfallstelle	im Krankenhaus
Vitalzeichen prüfen	• Ansprechen, ggf. Schütteln an der Schulter • Atemtätigkeit überprüfen • Ggf. Karotispuls tasten	• Fortlaufende, umfassende Kontrolle der Vitalparameter, meist apparativ assistiert
Atemwege freimachen	• Mechanische Reinigung von Mund und Rachen (nur bei sichtbaren Fremdkörpern) • Überstrecken des Kopfes, evtl. Esmarch-Handgriff • Stabile Seitenlage (sofern Atmung vorhanden)	• Gezieltes Absaugen mit Gerät • Endotrachealer Tubus
Herzdruckmassage	• Thoraxkompressionen; „Arbeitsfrequenz" 100/min	
Atemspende	• Mund-zu-Nase-Beatmung oder Mund-zu-Mund-Beatmung	• Beutelbeatmung mit Maske oder über Endotrachealtubus • Maschinelle Beatmung
Defibrillation	• Nur falls ein automatischer externer Defibrillator (AED ☞ 25.4.3) vorhanden ist	• Defibrillation • Schrittmachertherapie
Medikamente (Drugs)		• Adrenalin • Evtl. Amiodaron, Atropin, Dopamin

Tab. 25.17: Stufenweises Vorgehen bei der kardiopulmonalen Reanimation an der Unfallstelle und im Krankenhaus.

Maßnahmen, wenn nicht reanimiert werden muss

Muss nicht wiederbelebt werden, schließen sich die folgenden Maßnahmen an:

- Dem Patienten gegenüber beruhigend und sicher auftreten, das Bett evtl. umschieben (Sauerstoffanschluss, Vermeidung von Störungen der Mitpatienten)
- Arbeitskollegen und Arzt vom Dienst verständigen. Bei vitaler Bedrohung (Bewusstlosigkeit, Zyanose, massive Blutung) selbstständig Notarzt über Telefon verständigen, bei externem Notdienst Pförtner verständigen (Haustür öffnen lassen)
- Infusionen vorbereiten (z. B. 0,9% NaCl), Notfallkoffer mit Notfallmedikamenten bereitstellen oder Notfallwagen ins Krankenzimmer fahren (lassen)
- Bei Atemnot O_2-Gabe vorbereiten (Nasensonde) und evtl. selbständig durchführen (z. B. 6 l/min.)
- Patienten bei Bewusstlosigkeit in stabiler Seitenlage lagern
- Regelmäßig Vitalzeichen kontrollieren: Blutdruck, Puls, Bewusstseinslage (mindestens alle 5 Minuten, bis Hilfe kommt). Patienten möglichst nicht alleine lassen
- Krankenblatt zur schnellen Information am Krankenbett bereitlegen
- Maßnahmen dokumentieren.

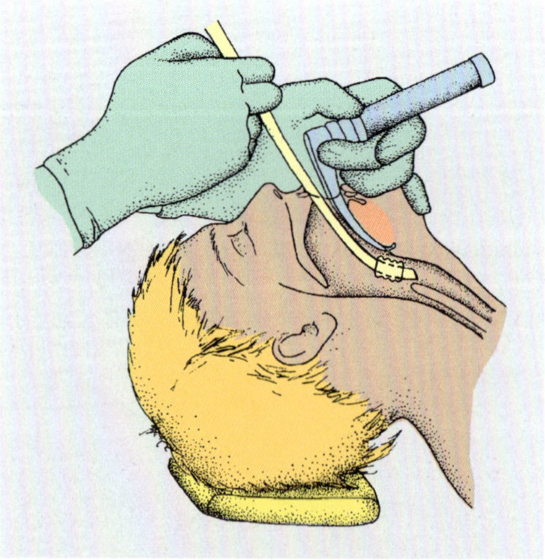

Abb. 25.18: Intubation. Der Kopf des Patienten ist leicht überstreckt. Der Mund wird mit der rechten Hand geöffnet. Das Laryngoskop (blau) nun mit der linken Hand vom rechten Mundwinkel aus einführen und mit dem Spatel dabei die Zunge wegschieben. Vorsicht, nicht mit dem Laryngoskop die Zähne verletzen. Nach Einstellung der Stimmritzen den Tubus (gelb) mit der rechten Hand in die Luftröhre vorschieben und blocken. Lage des Tubus durch beidseitiges Abhören der Lunge bei gleichzeitiger künstlicher Beatmung (z. B. mit Beutel) überprüfen. [A300-157]

Maßnahmen, wenn reanimiert werden muss

Wird eine Reanimation von Anfang an durch einen Arzt durchgeführt, so geht er grundsätzlich ähnlich vor wie der nicht ausgebildete Ersthelfer. Durch seine erweiterten Möglichkeiten der **Intubation,** der intravenösen Medikamentengabe und der Defibrillation hat der Arzt allerdings zusätzliche Hilfsmittel im Kampf um das Leben des Patienten.

Reanimation im Krankenhaus

Auch im Krankenhaus gilt das bekannte stufenweise Vorgehen bei der kardiopulmonalen Reanimation (☞ 25.4).

So früh wie möglich legt der Arzt auch einen venösen Zugang (z. B. Braunüle® ☞ Abb. 20.22), um rasch Medikamente geben zu können. Die Medikamente werden in der Regel intravenös gespritzt, bestimmte Notfallmedikamente wie Adrenalin, Lidocain oder Atropin (☞ 25.4.4) können auch direkt über den Tubus gegeben werden. Sie werden dann von der Bronchialschleimhaut resorbiert (☞ Tab. 25.17)

25.8 Erste Hilfe in besonderen Notfallsituationen

25.8.1 Verschlucken

Beim Verschlucken bleibt entweder etwas in der Speiseröhre stecken, z.B. ein zu großes Fleischstück, oder ein Fremdkörper, z.B. eine Erdnuss, gelangt in die Atemwege. Man spricht in letzterem Fall von **Aspiration** (☞ Abb. 25.19).

Der Betroffene greift sich mit der Hand an den Hals und kann nicht mehr sprechen. Außerdem tritt oft ein starker Hustenreiz zusammen mit einem pfeifenden Atemgeräusch auf.

- Der Fremdkörper in der **Speiseröhre** löst Schluckbeschwerden und Schmerzen aus
- Der in die **Luftröhre** aspirierte Fremdkörper verursacht krampfhafte Atemversuche und bei mangelhafter Lungenbelüftung eine blau-graue Verfärbung der Haut (*Zyanose* ☞ 17.9.4).

Ist der Betroffene bei Bewusstsein, so wird er zunächst aufgefordert kräftig zu husten. Bringt dies keinen Erfolg, so werden **Rückenschläge** versucht. Dazu stellt sich der Helfer neben und leicht hinter den Patienten und beugt dessen Oberkörper nach unten. Während der Helfer die Brust des Patienten mit einer Hand von vorne unterstützt, gibt er mit dem Handballen der anderen Hand bis zu fünf energische Schläge zwischen die Schulterblätter. Dies soll beim Betroffenen Hustenstöße auslösen.

Bleibt der Erfolg aus, so kann der **Heimlich-Handgriff** durchgeführt werden (☞ Abb. 25.20). Dieser ist allerdings nicht ungefährlich, da es

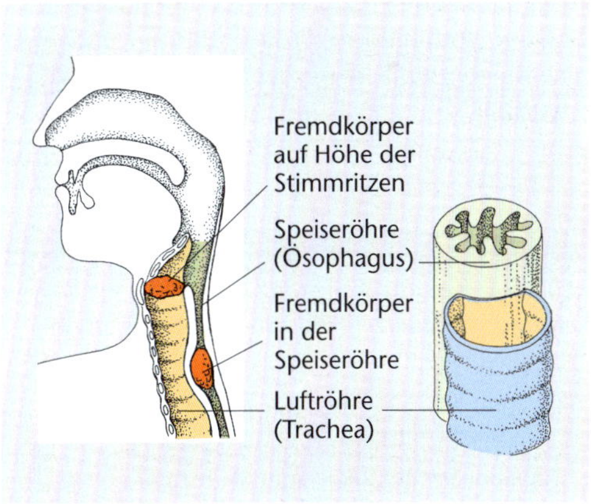

Abb. 25.19: Mögliche Lokalisationen von verschluckten Fremdkörpern im Atem- und Verdauungstrakt.

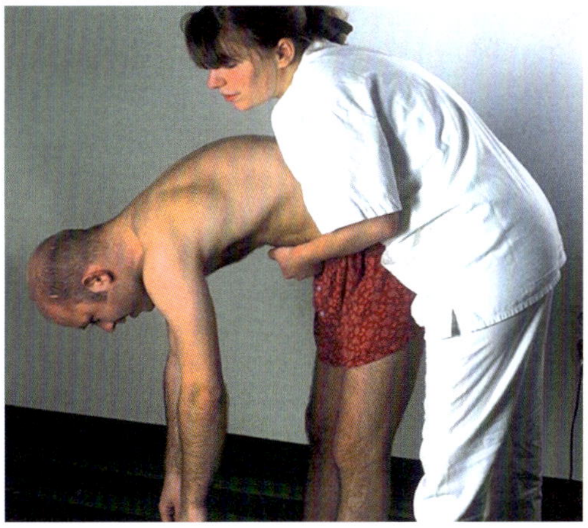

Abb. 25.20: Heimlich-Handgriff am stehenden Betroffenen: Der Ersthelfer schlingt von hinten die Arme um die Taille des Patienten, dessen Arme, Kopf und Oberkörper herunterhängen. Er platziert seine Faust in der Magengegend des Betroffenen (also in dem Winkel unterhalb des Brustkorbs) und umfasst die Faust mit der anderen Hand. Dann drückt der Helfer die Faust mit Unterstützung der anderen Hand kräftig in die Bauchdecke in Richtung hinten und oben. Ist dies nicht erfolgreich, so kann das Manöver bis zu 5-mal wiederholt werden. [K183]

dabei zu inneren Verletzungen sowie zur Verlagerung eines vorher nur teilweise blockierenden Fremdkörpers mit vollständiger Atemwegverlegung kommen kann. Deshalb darf der Heimlich-Handgriff nie leichtfertig angewendet werden. Ist der Heimlich Handgriff auch nach 5-maligem Versuch erfolglos, so setzt der Helfer erneut Schläge zwischen die Schulterblätter ein.

Ist oder wird der Patient bewusstlos, geht der Helfer folgendermaßen vor:

- Notruf tätigen
- Mund des Patienten öffnen (☞ 25.4.2) und die Mundhöhle inspizieren. Bei sichtbarem Fremdkörper diesen mit dem gebogenen Zeigefinger entfernen. Bei nicht sichtbarem Fremdkörper wird ein „blindes" Entfernen des Fremdkörpers mit dem Finger nicht empfohlen
- Bei Atemstillstand Atemwege freimachen und zwei Mund-zu-Mund-Beatmungen durchführen sowie mit der Herz-Lungen-Wiederbelebung beginnen.

25.8.2 Unklare Bewusstlosigkeit

Unser Bewusstsein wird vom zentralen Nervensystem gesteuert. Wird das ZNS in seiner Funktion beeinträchtigt, so treten Bewusstseinstrübungen bis hin zur **Bewusstlosigkeit** (*Koma* ☞ 9.8.3) auf.

Folgende Krankheiten können Bewusstseinsstörungen verursachen:

- Durchblutungsstörungen oder Blutungen des Gehirns (z.B. Schlaganfall ☞ 9.12)
- Entzündungen des Gehirns oder der Hirnhäute (*Enzephalitis* oder *Meningitis* ☞ 9.11.1)
- Hirnverletzungen (Schädel-Hirn-Trauma)
- Hirnorganische Anfälle (☞ 9.8.9, 25.8.4).

Aber auch Störungen, die primär nicht im Gehirn selbst liegen, können zu Bewusstlosigkeit führen, z.B.:

- Vergiftungen (etwa mit Alkohol oder Schlaftabletten)
- Stoffwechselentgleisungen, z.B. bei Funktionsstörungen der Leber, der Niere, der Schilddrüse und beim Diabetes mellitus
- Schock. Im Schock kann die Durchblutung so stark eingeschränkt sein, dass selbst die zunächst durch *Kreislaufzentralisation* (☞ 25.5.2) geschützten Organe wie Lunge und Gehirn versagen.

Vorgehen bei Bewusstlosigkeit

Da Bewusstlosigkeit von einem Atem- oder Kreislaufstillstand herrühren kann, werden Atmung und Puls wie in 25.3.3 beschrieben geprüft und evtl. mit der Wiederbelebung begonnen. Sind Atmung und Kreislauf stabil, so wird der Patient in der stabilen Seitenlage gelagert (☞ 25.3.3 und Abb. 25.5). Bei Erbrechen unterstützen die Helfer den Betroffenen entsprechend (Hilfe beim Erbrechen ☞ 25.8.3).

25.8.3 Rauschzustände und Vergiftungen

Giftige Substanzen, ob Medikamente, Rauschmittel oder Haushaltsgifte können über die Verdauungswege, die Atemwege, die Blutbahn (bei intravenöser Verabreichung) oder die Haut (z.B. manche Insektizide) aufgenommen werden. Auf allen vier Wegen gelangt die giftige Substanz in das Blut, so dass eine Schädigung des *gesamten* Organismus möglich ist.

Vergiftungserscheinungen können je nach Gift sehr unterschiedlich sein. Folgende Zeichen weisen auf eine Vergiftung *(Intoxikation)* hin:

- Zentrale Störungen: Erregungszustand oder Bewusstseinstrübung bis hin zum Koma, Krämpfe, Lähmungen, Kopfschmerzen, Schwindel
- Gastrointestinale Störungen: Übelkeit, Erbrechen, Durchfall
- Atem- und Kreislaufstörungen: Schock, Kreislaufstillstand, Atemlähmung, EKG-Veränderungen, Pulsbeschleunigung oder -verlangsamung
- Psychische Störungen (v.a. bei Rauschzuständen): Aggressivität, Delir, Depressionen, Gefühl des „High-Seins".

Die Kombination von Bewusstseinsstörungen und Erbrechen kann für den Vergifteten gefährlich werden: durch die Bewusstlosigkeit und gleichzeitige Verminderung der Schutzreflexe kann es zur Aspiration von Erbrochenem kommen. So drohen dem durch Genussmittel Vergifteten zentrale (hirnbedingte) oder periphere (durch Verlegung der Atemwege bedingte) Atemstörungen, evtl. sogar ein Atemstillstand.

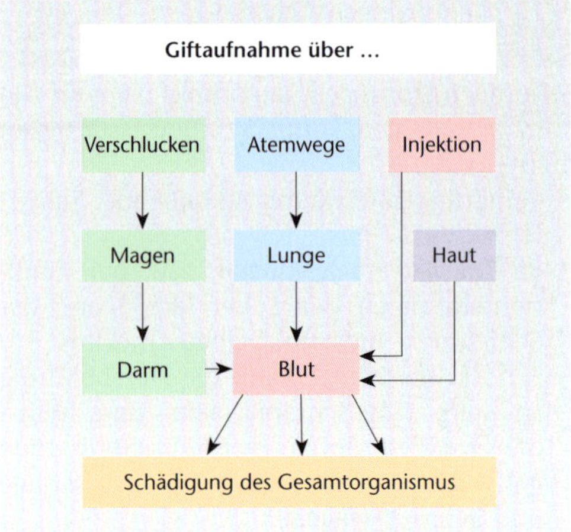

Abb. 25.21: Möglichkeiten der Giftaufnahme.

Maßnahmen bei Vergiftungen

Jeder weiß aus Erfahrung, dass Menschen unter Drogen wie etwa Alkohol von der angebotenen Hilfe meist nicht begeistert sind und sich sogar oft dagegen wehren. Der Helfer muss daher bei berauschten Personen einfühlsam, aber auch energisch vorgehen.

Nach Prüfung der Vitalzeichen wird mit der Ersten Hilfe begonnen. Bewusstlose mit erhaltener Atmung und Herztätigkeit werden in die stabile Seitenlage gebracht (☞ 25.3.3) und ggf. beim Erbrechen unterstützt. So bald wie möglich sollte die Vergiftungszentrale angerufen werden, die oft entscheidende Hinweise zum weiteren Vorgehen geben kann. Giftreste am Notfallort (auch die leeren Tablettenpackungen oder das Spritzenbesteck) sowie das Erbrochene werden für die spätere Diagnostik sichergestellt. Die Kenntnis der eingenommenen Substanz kann für die weitere Therapie hilfreich sein (☞ Abb. 25.21).

Erbrechen sollte nur ausgelöst werden, wenn die Giftzentrale dies anrät. Auf *keinen* Fall darf Erbrechen ausgelöst werden:
- Bei der Aufnahme ätzender Substanzen (Gefahr einer zusätzlichen Schädigung der Speiseröhre)
- Bei der Aufnahme schaumbildender Substanzen, z. B. Spülmittel (Aspirationsgefahr)
- Bei der Aufnahme organischer Lösungsmittel oder Mineralölen (schwerste Lungenschädigungen durch Aspiration).

Erste Hilfe bei Erbrechen

Beim bewusstlosen Vergifteten darf *niemals* Erbrechen ausgelöst werden! Es drohen dabei die **Aspiration** von Erbrochenem in die Lunge und zusätzliche Schäden in der Speiseröhre durch ätzende Substanzen. Aus denselben Gründen muss der Helfer das „natürliche" Erbrechen des Vergifteten fachgerecht begleiten:
- Beim Liegenden wendet er den Kopf des Erbrechenden zur Seite und hält mit der freien Hand ein Gefäß unter dessen Mund
- Beim Sitzenden beugt er den Kopf nach vorne und kann dabei unterstützend von hinten die Stirn mit einer Hand halten. Mit der freien Hand hält er ein Gefäß dicht unter den Mund.

Wichtig für Vergiftungszentrale

Bei Anrufen an die Vergiftungszentrale folgende Informationen bereithalten:
- *Wie alt* ist das Opfer?
- *Was* wurde wahrscheinlich eingenommen (Hinweise suchen, z. B. Tablettenschachteln im Papierkorb)?
- *Wie viel* maximal/minimal (möglichst detaillierte Informationen wie z. B. Stärke des Medikaments – Packungsaufschrift beachten)
- *Wann* ist die Einnahme wahrscheinlich erfolgt?
- *Was* ist bisher beobachtet worden?
- *Was* ist bisher unternommen worden?
- *Welche* Vorerkrankungen bestehen (z. B. Epilepsie oder Herzrhythmusstörungen)?

In der Klinik erfolgen dann die Magenspülung (bei Bewusstlosen nach vorheriger Intubation), die Gabe von Aktivkohle zur Absorption verbliebener Giftreste und evtl. die Beschleunigung der Magenpassage durch stark wirksame Abführmittel (z. B. Glaubersalz). Für einzelne Substanzen (z. B. Digitalis) können Gegenmittel *(Antidote)* verabreicht werden. Bei schweren Vergiftungen können je nach Substanz die forcierte Diurese (Diuretika ☞ 20.2.4) oder Verfahren der „Blutwäsche" (☞ 20.6.4) hilfreich sein.

25.8.4 Hirnorganische Krampfanfälle

Erkennungsmerkmale für **hirnorganische** (epileptische) **Krampfanfälle** sind:
- Plötzliches Hinfallen
- Zuckende Verkrampfungen
- Bewusstlosigkeit (Details ☞ 9.8.2)
- Häufig eine vorübergehende Zyanose (☞ 17.9.4).

Ziel der Erstmaßnahmen ist die Vermeidung von Verletzungen während des Krampfes. Dazu werden Hindernisse wie z. B. Stühle weggeräumt, der Kopf wird weich gelagert. Die krampfenden Arme und Beine sollten wegen der Verletzungsgefahr nicht festgehalten werden! Eventuell kann der Kopf von hinten gehalten und geführt werden.

Obwohl die Gefahr eines Zungenbisses besteht, sollte nichts zwischen die Zahnreihen geklemmt werden, da es dadurch zur Verlegung der Atemwege mit lebensgefährlichen Folgen kommen kann (steht ein Guedel-Tubus zur Verfügung, so kann dieser als Beißschutz verwendet werden).

Hält ein Krampfanfall länger an, kann ein herbeigerufener Arzt evtl. ein krampflösendes Medikament (etwa Lorazepam, z. B. Tavor®) intravenös injizieren.

Nach dem Anfall kommt es beim Patienten meist zu einem *Nachschlaf*. In diesem Zustand lagert der Helfer den Patienten in die stabile Seitenlage (☞ Abb. 25.5).

25.8.5 Erfrierungen, Kälteschäden

Erfrierung: Lokale, meist auf die Haut beschränkte Kälteschädigung ohne Absinken der Körperkerntemperatur.

Unterkühlung: Bei Absinken der Körperkerntemperatur auf unter 35 °C spricht man von *Hypothermie*. Akute Lebensgefahr besteht bei Körpertemperaturen unter 30 °C (☞ Tab. 25.22).

Erfrierung

Erfrierungen treten besonders an den Akren (Zehen, Finger, Ohrläppchen, Nasenspitze) auf. Ähnlich wie bei Verbrennungen ist der Heilungsverlauf von der Tiefenausdehnung abhängig.

Der betroffene Körperteil wird *langsam* erwärmt, z. B. im Wasserbad. Liegt eine schwere Erfrierung mit Unterkühlung einer Extremität vor, sollte keine Wärmeapplikation erfolgen, da hierdurch der Sauerstoffbedarf des geschädigten Gewebes rasch ansteigen würde. In diesem Fall wird der gesamte Körper langsam erwärmt (Erwärmung von „innen nach außen" ☞ unten).

Das Wichtigste zuerst

Bei allen Erfrierungen muss an eine gleichzeitig vorliegende Unterkühlung gedacht werden. Diese muss vorrangig behandelt werden.

Stadium	Körpertemperatur	Symptome
I	37–34 °C	Patient bewusstseinsklar, Muskelzittern, Schmerzen, Blutdruck und Puls erhöht, Haut blass und kalt
II	34–30 °C	Patient schläfrig, Reflexe abgeschwächt, keine Schmerzen, Blutdruck und Puls erniedrigt, nach einem Tag Hautödem und Blasen
III	30–27 °C	Patient komatös, keine Reflexe, Pupillenerweiterung, minimale Atmung, Puls nicht tastbar, evtl. Herz-Kreislauf-Stillstand, nach einer Woche Hautnekrosen

Tab. 25.22: Stadien der Unterkühlung.

Die Hautschäden werden, ähnlich wie bei Verbrennungen, steril abgedeckt.

Unterkühlung

Die **Unterkühlung** *(Hypothermie)* betrifft größere Körperregionen oder den gesamten Organismus. Dies hat gefährliche Folgen:

- Verlangsamung des Stoffwechsels mit resultierender Schläfrigkeit und Bewusstseinsveränderung
- Langsamerwerden des Herzschlags (Bradykardie)
- Nachlassen der Schmerzempfindung
- Wegen des verlangsamten Stoffwechsels sind die Betroffenen oft nicht in der Lage, geeignete Gegenmaßnahmen zu ergreifen.

Bei etwa 27 °C sind die sichtbaren Lebensäußerungen so stark eingeschränkt, dass man vom **Scheintod** spricht. Bei einem weiteren Absinken der Körpertemperatur tritt Kammerflimmern und später Herzstillstand (Asystolie) auf.

Unterkühlung tritt gehäuft auf:

- Bei Bewusstlosen (keine angemessene Wärmeproduktion)
- Im Wasser (Wasser leitet Kälte 20-mal besser als Luft)
- Bei Wind (rasche Wärmeverluste über die Haut)
- Unter Alkohol- und Medikamentenwirkung (Hypnotika, Tranquilizer) – insbesondere Alkohol führt durch Weitstellung der Hautgefäße zu raschen Wärmeverlusten
- Bei alten Menschen (eingeschränkte Wärmeproduktion)
- Bei kleinen Kindern (relativ große Körperoberfläche mit raschen Wärmeverlusten).

Erstmaßnahmen:

- Bei Herz-Kreislauf-Stillstand rasch kardiopulmonale Reanimation durchführen. Da der Herzschlag extrem verlangsamt sein kann, Puls stets über mindestens 30 s messen
- Weitere Kälteverluste verhindern. Nasse Kleider entfernen sowie den Unterkühlten gut bedeckt und windgeschützt (!), am besten in einem warmen Raum, lagern. Keine unnötigen Bewegungen der Extremitäten, da durch jede Bewegung kaltes Blut der Körperschale (☞ 1.6.2) in den Körperkern fließen und ihn weiter abkühlen kann
- Nur bei leichter Unterkühlung mit erhaltenem Bewusstsein aktive Erwärmungsmaßnahmen ergreifen. Bei allen schweren Fällen von Unterkühlung drohen bei der aktiven Wiedererwärmung schwer wiegende Komplikationen, z. B. Herzflimmern und Schock. Den Unterkühlten in diesem Fall nur unter ärztlicher Aufsicht aufwärmen!
- Geeignete Erwärmungsmaßnahmen beim bewusstseinsklaren Patienten sind: Verabreichung warmer Getränke, warme Packungen im Bereich des Körperstammes (Nacken, Achselhöhlen, Leisten). Niemals die Extremitäten isoliert erwärmen (drohendes „Versacken" des Blutes mit nachfolgendem Volumenmangelschock).

25.8.6 Verbrennungen

Bei einer **Verbrennung** wird die Haut durch *Hitze-* oder *chemische Einwirkung* oder durch *elektrischen Strom* geschädigt. Entsprechend spricht man von *thermischen* oder *chemischen* Verbrennungen. Bei Gewebeschädigung durch heiße Flüssigkeiten spricht man auch von **Verbrühung.**

Entscheidend für den Verlauf und für die Prognose einer Verbrennung sind:

- Flächenausdehnung
- Tiefenausdehnung (Schweregrad)
- Alter des Patienten.

Flächenausdehnung

Je größer der verbrannte Hautanteil (☞ Abb. 25.23), desto bedrohlicher die Verbrennung. Sind mehr als 10–15% der Hautoberfläche betroffen, so droht ein Volumenmangelschock, da große Mengen an Körperwasser über die geschädigte Haut verloren gehen. Verbrennungen über 50% der Körperoberfläche sind häufig tödlich.

Tiefenausdehnung

Man unterscheidet drei Schweregrade:

- **Verbrennung 1. Grades:** Lokale Schwellung und Rötung **(Hyperämie).** Die Schädigung ist auf die Oberhaut (Epidermis) beschränkt. Keine Narbenbildung
- **Verbrennung 2. Grades:** Zusätzliche Bildung von **Brandblasen** mit starken **Schmerzen** an den verbrannten Stellen. Neben der Oberhaut (Epidermis) ist auch die Lederhaut (Dermis) in unterschiedlichem Ausmaß betroffen. Demnach entstehen zwei Formen: Bei **oberflächlichen zweitgradigen Verbrennungen** ist die Rötung „wegdrückbar" (etwa wenn man einen sauberen Spatel auf die Wunde drückt), der Wundgrund feucht. Narben bilden sich nach Abheilung nicht). **Tiefe zweitgradige Verbrennungen** zeichnen sich dagegen durch eine nicht wegdrückbare Rötung, einen trockenen und evtl. weißlichen Wundgrund aus; Narbenbildungen sind hier möglich.
- **Verbrennung 3. Grades:** Komplette Zerstörung **(Nekrose)** der Haut mit den Hautanhangsgebilden mit Schorfbildung. Die Haut ist schmerzlos, nach Abheilung können schwere, die Bewegung z. T. behindernde Narben entstehen.

Ist das Gewebe *verkohlt,* so spricht man auch von einer **Verbrennung 4. Grades.**

Erstmaßnahmen

- Kleiderbrände sofort löschen. Hierzu die brennende Person, die aus Panik meist davonläuft, in jedem Fall aufhalten

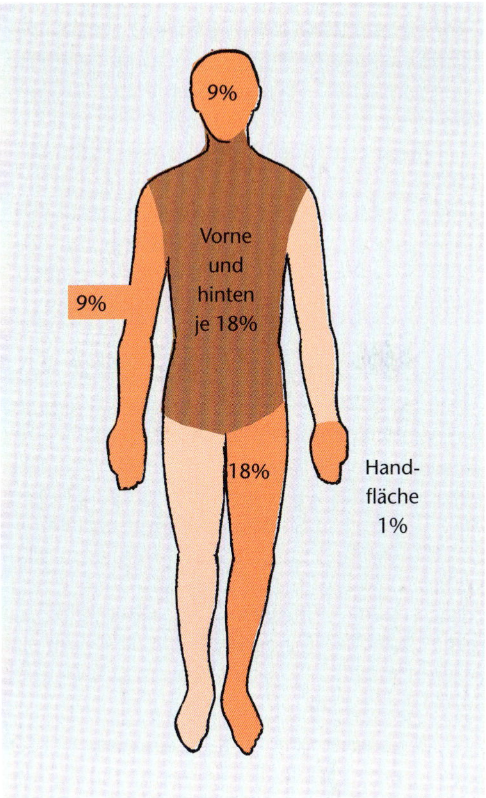

Abb. 25.23: Zur Abschätzung des verbrannten Hautanteils beim Erwachsenen hat sich die Neunerregel bewährt. Faustregel: Der Handteller des Verletzten entspricht etwa 1% seiner Körperoberfläche. [A300]

- Brennende Person mit Wasser übergießen oder in Wasser eintauchen
- Steht kein Wasser zur Verfügung, die Flammen mit Tüchern ersticken oder den Brennenden in Wolldecken einhüllen oder auf dem Boden wälzen. Auch Feuerlöscher können eingesetzt werden; dabei aber nicht ins Gesicht spritzen
- Alle Verbrennungen nach dem Löschen rasch und nachhaltig kühlen. Hierzu die betroffenen Stellen mit kaltem, aber nicht eiskaltem Wasser (ca. 15 °C) 20 min lang übergießen oder abbrausen. Auch kühle Kompressen können angewendet werden.
- Bei Verbrennungen der Extremitäten diese sofort für mindestens 20 Minuten in kaltes Wasser tauchen. Auch Verbrühungen werden mit kaltem Wasser behandelt. Die Kleider und Schmuck werden möglichst rasch entfernt, da sie die Kühlung behindern, jedoch nur, wenn sie nicht an der Haut kleben bzw. sich leicht abnehmen lassen
- Zu *langes* Kühlen ist jedoch auch ungünstig, da dies die Durchblutung behindert
- Brandwunden mit Verbandstuch abdecken. Steht kein Verbandstuch zur Verfügung, muss die Wunde unbedeckt bleiben. Keinesfalls irgendwelche Salben, Puder oder Sprays verwenden! Auch in die Haut eingebrannte Materialien wie z. B. Teer nicht entfernen. Brandblasen nicht öffnen
- Schockbekämpfung und evtl. kardiopulmonale Reanimation (☞ 25.4) beginnen.

Vorsicht bei Inhalationsschäden!
Insbesondere bei Explosionen oder Brand in geschlossenen Räumen sowie bei Brandmarkierungen im Gesicht an eine Lungenbeteiligung denken (Inhalationsschaden mit Schleimhautschwellung und Lungenödem). Die Schädigung des Respirationstrakts äußert sich durch Heiserkeit, Husten, Ruß im Sputum und Atemnot. Der Inhalationsschaden kann bis zum Lungenversagen führen.

Verbrennungskrankheit

Innerhalb der ersten 36 Stunden nach einer ausgedehnten Verbrennung (über 10% der Körperoberfläche) kann eine den ganzen Körper betreffende Entzündungsreaktion entstehen. Die Blutgefäße werden dabei durchlässig, man verliert Wasser, Salze und Eiweiße. Gleichzeitig entstehen massive Körperödeme. Wegen des Volumenverlustes kann der Kreislauf zusammenbrechen. Dieser **Verbrennungsschock** kann tödlich sein.

Bei sehr starker Entzündungsreaktion werden trotz Unterstützung des Kreislaufs durch Infusionen die Organe nicht ausreichend durchblutet. Hierdurch entstehen evtl. ein Nierenversagen sowie schwere Schäden der Lunge und des Gastrointestinaltrakts. Man nennt diese oft über Tage anhaltende und schwere Form der Entzündungsreaktion auch **Verbrennungskrankheit.** Sie wird oft noch zusätzlich durch eine erregerbedingte Sepsis kompliziert (☞ 14.8.1).

25.8.7 Verätzungen

Verätzungen werden durch *Laugen* und *Säuren* hervorgerufen. Sie treten vor allem im Bereich des Mundes, der Speiseröhre und des Magens sowie auf der Haut und in den Augen auf.

Bei *Trinken* einer ätzenden Substanz kommt es zu heftigen Schmerzen und Speichelfluss; die Schleimhäute sind durch Beläge, Verquellungen oder Blutungen verändert. Als Erstmaßnahme wird dem Verunglückten etwa 200 ml Flüssigkeit, z.B. Leitungswasser oder Tee, in kleinen Schlucken zu trinken gegeben (nicht mehr, sonst Gefahr des Erbrechens).

Kein Erbrechen auslösen
Bei Verätzungen von Mund, Speiseröhre und Magen den Betroffenen niemals zum Erbrechen bringen! Dies würde die Schädigungen der Schleimhäute, insbesondere der Speiseröhre, nur verschlimmern.

Bei Verätzungen der *Haut,* z.B. durch Chemikalien, werden alle benetzten Kleider entfernt und der betroffene Bereich unter fließendem Wasser ausgiebig gespült. Ist kein Wasser vorhanden, wird der Schadstoff abgetupft. Dabei ist darauf zu achten, dass die Finger des Helfers den Ätzstoff nicht berühren und die Tupfer möglichst oft gewechselt werden.

Bei Verätzungen der *Augen* tritt sofort ein krampfartiges Zukneifen der Augenlider auf, das der Ersthelfer unbedingt überwinden muss. Die einzige Rettung vor der drohenden Erblindung besteht darin, die Augen ständig mit Wasser zu spülen, bis augenärztliche Hilfe eintrifft, mindestens jedoch 20 Minuten lang. Zur **Augenspülung** legt man den Verletzten auf den Boden, dreht den Kopf zur Seite des verätzten Auges und gießt dann aus ca. 10 cm Höhe Wasser in den inneren Augenwinkel, so dass das Wasser über den Augapfel und äußeren Augenwinkel abfließt. Dabei unbedingt das gesunde Auge vor der verunreinigten Spülflüssigkeit schützen! Anschließend wird ein steriler Verband über *beide* Augen angelegt.

25.8.8 Stromunfälle

Zu **Stromverletzungen** kann es kommen, wenn Strom durch den menschlichen Körper fließt.

Folgen sind:
- **Herzrhythmusstörungen** bis hin zum Herzstillstand
- **Muskelverkrampfungen** (insbesondere bei Wechselstrom). Hierdurch ist das Opfer oft nicht in der Lage, die Stromquelle loszulassen, so dass es zur verlängerten Stromeinwirkung kommt
- **Zentralnervöse Schädigungen:** Verwirrung, gestörte Atemregulation, Koma
- **Atemstillstand:** Durch Lähmung des Atemzentrums im Gehirn oder durch Muskelverkrampfungen der Atemmuskulatur
- **Verbrennungen:** Insbesondere an den Ein- und Austrittsstellen des Stroms kommt es zur Hitzeentwicklung mit entsprechenden **Strommarken.**

Erstmaßnahmen

Durch Kontakt zum Verletzten kann der Helfer in den Stromkreis geraten. Bei Unfällen mit elektrischem Strom hat die **Eigensicherung** deshalb höchste Priorität:
- Bei Haushaltsunfällen sofort die Stromzufuhr durch Herausziehen des Netzsteckers oder Ausschalten der Sicherung unterbrechen
- Bei Hochspannungsunfällen (Spannung > 1000 Volt, z.B. an Hochspannungsleitungen) grundsätzlich sofort den Notarzt verständigen. Weitere Hilfe kann erst *nach* dem Eintreffen von Fachpersonal erfolgen
- Den Verunglückten in Ruhelage bringen und, wenn erforderlich, mit der Wiederbelebung beginnen
- Evtl. vorhandene Strommarken wie Verbrennungswunden keimfrei bedecken.

Vorbeugung
Jedes Stromnetz eines Haushaltes sollte mit einem Fehlerstromschutzschalter (FI-Schalter) versehen sein. Er unterbricht den Stromkreis automatisch, wenn ein Strom fehlerhaft über ein defektes Gerät oder den Körper abfließt.

25.8.9 Verkehrsunfälle

Ein Notfall innerhalb des Krankenhauses bringt den Ersthelfer nur selten in Gefahr (von den in 25.3 beschriebenen Infektionsrisiken abgesehen). Ganz anders der **Verkehrsunfall:** hier besteht für den Retter oft Lebensgefahr. Auch andere Verkehrsteilnehmer werden durch Unfälle oft gefährdet, so dass der **Eigen-** und **Fremdsicherung** eine überragende Bedeutung zukommt. Die Sicherung der Unfallstelle kann oft erst durch technische Hilfsdienste vorgenommen werden. Erst wenn die Unfallstelle gesichert ist und die notwendigen Maßnahmen zum Eigenschutz ergriffen sind, wird der Verunfallte aus der Gefahrenzone gerettet!

Der Vorrang der Eigen- und Fremdsicherung widerspricht nicht selten dem Impuls des Ersthelfers, um jeden Preis dem Verunfallten *direkt* zu helfen. Eine effektive Hilfe ist jedoch nur möglich, wenn der Helfer die Gefahrenlage überblickt. Inwieweit der Helfer dann ein „kalkuliertes Risiko" auf sich nimmt, unterliegt seiner eigenen Verantwortung.

Fremdsicherung: Absichern der Unfallstelle

Nach Erkennen des Notfalls sichert der Ersthelfer als Nächstes die Unfallstelle. Er stellt zunächst fest, welche *Gefahren* an der Unfallstelle bestehen (also z.B. Gefahr von Auffahrunfällen, Gefahr von chemischer Kontamination bei Transportunfällen). Anschließend leitet er die entsprechenden *Schutzmaßnahmen* ein, indem er etwa ein Warndreieck aufstellt.

Unfallstelle sichern
Bei Verkehrsunfällen Unfallstelle sofort durch folgende Maßnahmen absichern:
- Warndreieck aufstellen (mind. 50 m vor Unfallstelle, bei schnell fließendem Verkehr 100 m vor Unfallstelle)
- Wenn möglich Warnblinkanlage einschalten
- Verkehr durch einen zweiten Helfer regeln lassen (Handzeichen).

Eigensicherung

Bei seiner Hilfeleistung am Unfallort ist der Ersthelfer erheblichen Gefahren ausgesetzt,

Notfälle

z. B. Feuer, auslaufenden Gefahrengütern (z. B. Benzin, Chemikalien), entweichenden Dämpfen oder Stromschlag bei Hochspannungsunfällen.

Ohne ausreichende Isolierung dürfen keine Strom führenden Teile – auch der Notfallpatient nicht – berührt werden! Bei Hochspannungsunfällen darf keine Bergung unternommen werden, bis der Strom sicher abgestellt ist.

Rettung des Verunfallten aus der Gefahrenzone

Dazu gehört z. B. das Abschalten der Sicherung bei Elektrizitätsunfällen oder das Bergen eines Bewusstlosen aus einem rauchgefüllten Zimmer. Hierbei sind bestimmte **Bergungsgriffe** wie etwa der Rautek-Griff hilfreich (☞ Abb. 25.24). Häufig muss bei der Rettung auch auf die technischen Notfalldienste (z. B. Technisches Hilfswerk) zurückgegriffen werden, die jeweils von der Einsatzzentrale zum Unfallort dirigiert werden.

Rautek-Griff. Mit Hilfe des Rautek-Griffs können liegende und sitzende Patienten aus der Gefahrenzone gerettet werden (z. B. aus dem Autositz):

- Beim liegenden Patienten tritt der Helfer dazu von hinten mit gespreizten Beinen an den Kopf des Patienten und richtet ihn in sitzende Stellung auf (Nacken umfassen, Schultern abstützen). Anschließend schiebt der Helfer seine Arme von hinten durch beide Achseln des Patienten und greift einen der beiden Unterarme des Patienten im „Affengriff". Der Helfer zieht den Patienten nun mit Schwung auf die eigenen Oberschenkel und schleppt ihn im Rückwärtsgang aus der Gefahrenzone
- Beim sitzenden Patienten wird der Patient zunächst so gedreht (Hüften des Patienten als Drehpunkt), dass sein Rücken zum Helfer zeigt; sodann wird der Patient wie oben beschrieben „aufgeladen".

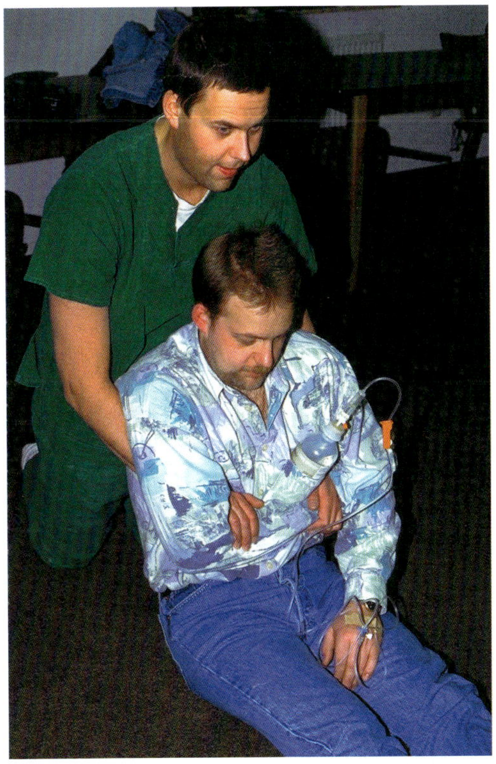

Abb. 25.24: Rautek-Griff zur Bergung bewusstloser oder bewegungsunfähiger Verunglückter aus dem PKW oder vom Boden. [M115]

Erstmaßnahmen bei Verkehrsunfällen

Die in 25.3 dargestellten Prinzipien der Sofortmaßnahmen gelten auch für Verkehrsunfälle. Dennoch sind „im Feld" manche Schwerpunkte anders zu setzen als am Krankenbett. Denn im Gegensatz zu den Notfällen im Krankenhaus sind die verkehrsbedingten Notfälle durch **erhebliche Gewalteinwirkung** bedingt. Deshalb:

- **Immer von einer Verletzung der Halswirbelsäule ausgehen!** Transport, Lagerung und Reanimation müssen ohne Beugung oder Drehung der Halswirbelsäule vonstatten gehen, bis ein Arzt die Halswirbelsäule für unverletzt erklärt hat – was oft erst im Krankenhaus möglich ist. Der Patient wird also immer „en bloc" bewegt. Sobald verfügbar, wird dem Verunfallten ein Stützkragen („Halskrawatte") angelegt
- **Schonende Helmabnahme.** Bei verunglückten Motorradfahrern wird der Schutzhelm abgenommen bei Erbrechen, Bewusstlosigkeit, beeinträchtigten Vitalfunktionen sowie immer dann, wenn eine Verletzung der Halswirbelsäule vermutet wird. Dabei wird der Helm so abgenommen, dass das Rückenmark nicht (zusätzlich) geschädigt wird, d. h. ohne Verdrehung oder Abknickung des Rückenmarks (☞ Abb. 25.25).

25.8.10 Ertrinken

Der (Fast-)Ertrunkene ist in der Regel bewusstlos und zyanotisch. Meist besteht Atemstillstand, selten ist noch eine Schnappatmung zu beobachten. Anfänglich ist evtl. noch ein schneller Herzschlag vorhanden, der bei längerem Untertauchen langsamer wird und schwindet (Asystolie). Durch den Sauerstoffmangel kommt es nicht selten zu Krampfanfällen. Erbrechen ist wegen der großen verschluckten Wassermengen häufig. Typisch ist ein weißlicher bis blutiger Schaum vor Mund und Nase.

Erstmaßnahmen

- Opfer aus dem Wasser bergen. Das Opfer sollte bei der Bergung stets horizontal liegen, um eine weitere Einschränkung der Hirndurchblutung zu verhindern
- Bei Tauchverletzungen und nach evtl. Sprung in flaches Wasser an das mögliche Vorliegen einer Wirbelsäulenverletzung denken. Der Kopf darf dann keinesfalls gebeugt oder gestreckt werden, und Kopf und Rumpf müssen stets „en bloc" bewegt werden
- Schnellstmöglich die Mund-zu-Mund-Beatmung durchführen
- Keinesfalls versuchen, „das Wasser aus der Lunge zu entfernen", etwa, wie früher üblich, indem das

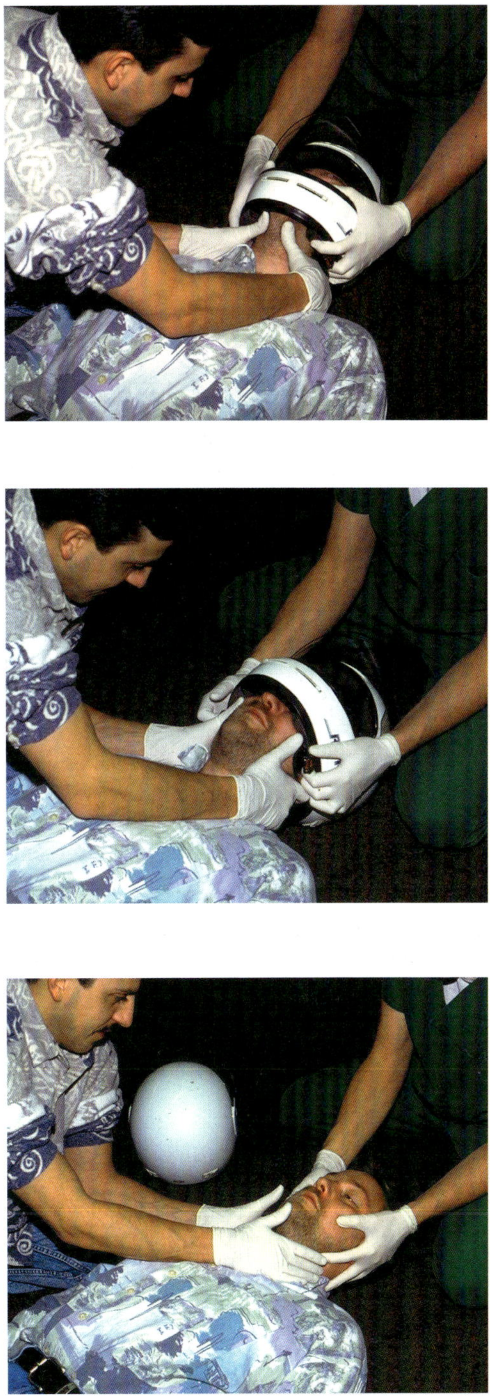

Abb. 25.25: Beim bewusstlosen verunglückten Motorradfahrer muss grundsätzlich der Schutzhelm abgenommen werden. Andernfalls ist ein Freimachen und Freihalten der Atemwege nicht möglich. Wegen der Gefahr einer Schädigung von Halswirbelsäule und Rückenmark muss die Helmabnahme schonend erfolgen:
Ein Helfer kniet oberhalb des Kopfes, umfasst mit beiden Händen Helm und Unterkiefer des Verletzten und sorgt durch sanften Zug für eine Streckung des Halses. Ein zweiter Helfer klappt das Visier hoch, entfernt ggf. die Brille des Verunglückten und löst den Kinnriemen. Nun übernimmt der zweite Helfer die Streckung des Kopfes, indem er beide Hände von unten parallel an den Hals legt und „Schub" gibt (parallel zur Längsachse des Halses!). Der erste Helfer kann nun den Helm seitlich aufdehnen und ihn nach oben abziehen.
Zur weiteren Stabilisierung wird eine im Rettungswagen vorhandene stabilisierende Halskrawatte angelegt. [M115]

- Opfer mit dem Kopf nach unten „ausgeschüttelt" wird. Das in der Lunge verbliebene Wasser wird von selbst rasch in den Körper aufgenommen
- Bei Pulslosigkeit kardiopulmonale Reanimation durchführen (☞ 25.4).

Meist besteht bei Ertrunkenen gleichzeitig eine Unterkühlung. Sie sind deshalb wie Unterkühlungsopfer zu versorgen (z. B. Schutz vor Wind, Entfernung nasser Kleider ☞ 25.8.5).

25.9 „Kleine" Notfälle

25.9.1 Kanülenverletzung

Eine Kanülenverletzung ist in den Krankenhäusern und Arztpraxen häufig – pro Jahr verletzen sich mehrere Hunderttausend der im Gesundheitswesen Arbeitenden. Die dabei entstehenden kleineren Schnitt- oder Stichwunden sind harmlos – die eigentliche Gefahr einer Kanülenverletzung besteht darin, dass über eine bereits gebrauchte Kanüle (oder Nadel oder Skalpell) Infektionen übertragen werden. Insbesondere drohen eine Übertragung von Hepatitis B und C (mit ca. 500 Fällen pro Jahr in Deutschland ein häufiger Unfall, ☞ 18.10.6) oder einer HIV-Infektion (selten, aber mit einer statistischen Häufigkeit von 1 Fall pro Jahr eine reale Gefahr). **Deshalb ist jede Nadelstichverletzung ein Notfall.**

- Die Verletzung wird möglichst rasch mit einem Desinfektionsmittel desinfiziert. Ob das „Ausmelken" des Stiches eine Übertragung verhindert ist fraglich
- Möglichst rasch geht der Betroffene zum Arzt (Betriebsarzt oder D-Arzt). Die Dringlichkeit ergibt sich daraus, dass die Übertragung von Krankheitserregern nur in den ersten Stunden bis Tagen verhindert werden kann
- In jedem Falle ist sofort nach der Verletzung beim Betroffenen eine Blutuntersuchung (Hepatitis-B-, -C- und HIV-Antikörperstatus) durchzuführen. Ist die Nadel einem bestimmten Patienten („Spender") zuzuordnen, so wird auch dessen Hepatitis B, Hepatitis C und HIV-Status sofort bestimmt
- Ist die Herkunft der Nadel unbekannt und besitzt der Verletzte keinen ausreichenden Schutz gegen Hepatitis B (dieser lässt sich an den Antikörperspiegeln im Blut ablesen), so wird er möglichst rasch gegen Hepatitis B geimpft und erhält zudem Hepatitis-B-Immunglobulin (also Antikörper gegen Hepatitis B als „passive Impfung"). Ist die Quelle der Nadel bekannt und hat der „Spender" keine Hepatitis B, so ist eine Infektion ausgeschlossen. Stellt sich heraus, dass der „Spender" Hepatitis-B-positiv ist, so wird wie bei unbekannter Herkunft der Nadel vorgegangen. 6, 12 und 24 Wochen nach dem Unfall wird das Blut des Verletzten dann untersucht, ob er sich trotz der Schutzmaßnahmen vielleicht angesteckt hat.
- Gegen Hepatitis C gibt es bisher keine Impfung. Um eine Übertragung zu erkennen, wird das Blut des Verletzten 6, 12 und 24 Wochen nach dem Unfall untersucht. Zeigt sich dabei eine Ansteckung, so wird sofort mit Medikamenten gegen Hepatitis C behandelt
- Ist die Nadel einer HIV positiven Person zuzuordnen, so wird innerhalb von Stunden mit einer gegen HIV gerichteten (anti-retroviralen, ☞ 14.10.5) Therapie begonnen. Sie soll die Vermehrung der HI-Viren hemmen; eine Erkrankung an AIDS ist damit aber nicht ausgeschlossen. Ist die Herkunft der Nadel unbekannt, so wird derzeit abgewartet, und das Blut des Verletzten nach 6, 12 und 24 Wochen untersucht. Das gilt auch bei einem nachgewiesenermaßen negativen „Spender".

Kanülenverletzung verhindern

Entscheidend ist die Vorbeugung. Deshalb:
- Dürfen gebrauchte Kanülen nicht in die Schutzkappen zurückgesteckt werden, denn beim Einführen wird häufig der Finger getroffen (häufigste Verletzungsursache!)
- Müssen alle gebrauchten Kanülen sofort ohne Verpackung in den Kanülenwegwerfbehälter (Plastikkanister) geworfen werden; gebrauchte Kanülen niemals im Patientenzimmer herumliegen lassen
- Sollten bei möglichem Kontakt mit Blut grundsätzlich immer Handschuhe getragen werden
- Sollte jeder, der unmittelbar mit kranken Menschen arbeitet, gegen Hepatitis B geimpft sein!
- Sollten die Kanülenwegwerfbehälter regelmäßig geleert werden (Gefahr durch herausstehende Kanülen).

25.9.2 Nasenbluten

Durch kleine Verletzungen (etwa durch Nasenbohren), aber auch durch Entzündungen und Infektionen kann es zum Platzen einiger Gefäße des Kapillargeflechts in der Nasenschleimhaut kommen – der Betroffene hat **Nasenbluten** *(Epistaxis).*

Die Blutstillung kann durch kalte Waschlappen unterstützt werden, die man in den Nacken des Patienten legt; hierdurch verengen sich die Gefäße reflektorisch. Oft genügt auch das einfache Zuhalten der Nase. Sind diese Maßnahmen erfolglos, müssen die Nasenhöhle vom Arzt *tamponiert* (ausgestopft) oder die blutenden Gefäße verätzt werden.

25.9.3 Fremdkörper im Auge

Fremdkörper im Auge führen oft nur zu einer Bindehautreizung – es handelt sich dann zumeist um ins Auge gelangte kleine Insektenteile oder Rußpartikel. Ätzende Fremdkörper sollten nach Möglichkeit durch Spülen mit Wasser sofort entfernt werden.

Scharfkantige und größere Fremdkörper können tief in die Hornhaut ein- und eventuell sogar bis zum Augeninneren vordringen. Die Betroffenen leiden unter:
- Brennendem Schmerz
- Tränenfluss
- Rötung des betroffenen Auges
- Sehstörungen.

Ihre Entfernung verlangt meist fachkundige Hilfe durch einen (Augen-)Arzt und sollte vom Ersthelfer nicht versucht werden. Stattdessen bedeckt der Ersthelfer *beide* Augen behutsam mit einer Wundauflage. Hierzu faltet er ein Dreiecktuch zu einer Krawatte und verknotet diese seitlich am Kopf. Der Verband darf keinesfalls auf das verletzte Auge drücken! In jedem Fall muss verhindert werden, dass der Patient den Fremdkörper noch weiter in die Tiefe reibt.

25.9.4 Der Sonnenstich

Beim **Sonnenstich** kommt es durch direkte Sonneneinstrahlung zu einer Reizung der Hirnhaut. Dies führt zu:
- Kopfschmerz
- Übelkeit
- Evtl. Erbrechen
- Hochrotem, heißem Kopf
- Nackensteifigkeit.

Die Hirnhautreizung kann so weit gehen, dass der Patient bewusstlos wird.

Der Ersthelfer bringt den Betroffenen schnell an einen kühlen Ort und lagert ihn dort mit erhöhtem Kopf. Er kühlt den Kopf mit nassen Tüchern und kontrolliert bis zum Eintreffen des Notarztes die Vitalzeichen.

Literatur und Kontaktadressen

🕮 Literatur

Dorsch, A.: Pädiatrische Notfallsituationen, Urban & Vogel, München 2004.

Sefrin, P.: Grundlagen der Basisreanimation bei Erwachsenen. Deutsches Ärzteblatt Jg. 102, Heft 17 vom 29.4.2005. Online einsehbar unter www.aerzteblatt.de

Sefrin, P.: Erweiterte Reanimationsmaßnahmen bei Erwachsenen. Deutsches Ärzteblatt Jg. 102, Heft 21 vom 27.5.2005. Online einsehbar unter www.aerzteblatt.de

Sefrin, P., Schua, R., Kuhnigk, H.: Hexal Notfall Manual. Elsevier, München 2004

✉ Kontaktadressen

European Resuscitation Council, www.erc.edu: Hier können die geltenden neuen Reanimationsrichtlinien eingesehen werden (englische Sprache)

Notfälle

Register

A

B

F

L

N

O

P

Q

R

S

T

U

V

Abbildungsnachweis

Der Verweis auf die jeweilige Abbildungsquelle befindet sich bei allen Abbildungen im Buch am Ende des Legendentextes in eckigen Klammern. Alle nicht besonders gekennzeichneten Grafiken und Abbildungen sind von G. Raichle, Ulm, Herausgeber und Elsevier GmbH.

A300: Reihe Klinik- und Praxisleitfaden, Elsevier GmbH, Urban & Fischer Verlag, München
A300-157: S. Adler, Lübeck, in Verbindung mit der Reihe Klinik- und Praxisleitfaden, Elsevier GmbH, Urban & Fischer Verlag, München
A300-190: G. Raichle, Ulm, in Verbindung mit der Reihe Klinik- und Praxisleitfaden, Elsevier GmbH, Urban & Fischer Verlag, München
A400: Reihe Pflege konkret, Elsevier GmbH, Urban & Fischer Verlag, München
A400-157: S. Adler, Lübeck, in Verbindung mit der Reihe Pflege konkret, Elsevier GmbH, Urban & Fischer Verlag, München
A400-190: G. Raichle, Ulm, in Verbindung mit der Reihe Pflege konkret, Elsevier GmbH, Urban & Fischer Verlag, München
B116: A. Schäffler, I. Altekrüger: Kurzlehrbuch Mikrobiologie und Immunologie, 7. Aufl., Jungjohann Verlag, Ulm und Lübeck 1992
B117: L. Blohm: Klinische Radiologie, 1. Aufl., Jungjohann Verlag, Ulm und Lübeck 1992
B159: U. Renz (Hrsg.): Fünferband – Kleine Operative Fächer, 2. Aufl., Jungjohann Verlag, Ulm und Lübeck 1995
B171: S. Schmidt, Physiologie, 3. Aufl., Jungjohann Verlag Ulm u. Lübeck, 1993
C106: E. Grundmann: Einführung in die Allgemeine Pathologie, 9. Aufl., Gustav Fischer Verlag, 1996
C154: H. Kleinig, P. Sitte: Zellbiologie, 3. Aufl., Gustav Fischer Verlag, 1992
C156: J. Vajda: Anatomischer Atlas des Menschen, 1. Aufl., Gustav Fischer Verlag, 1989
C160: T. Fujita, K. Tanaka, J. Tokunaga: Zellen und Gewebe, 1. Aufl., Gustav Fischer Verlag, 1993
C176: U. Kull: Grundriss der Allgemeinen Botanik, 1. Aufl., Gustav Fischer Verlag, 1993
E115: E. A. Herzig (Hrsg.): Betreuung Sterbender, 1. Aufl., Recom Verlag, Fritzlar, 1978
E119: R. Sander: Flexible gastroenterologische Endoskopie, 1. Aufl., W. Kohlhammer Verlag, 1994
E143: Recom Verlag, Baunatal
E158: W.-G. Schiller, T. Weinke: Infektionslehre kompakt, 6. Aufl., Ullstein Mosby GmbH & Co. KG, 1993
E179-165: G. Reiss in H. Lippert: Anatomie. Text und Atlas, 6. Aufl., Urban & Schwarzenberg, 1995
E179-166: D. Behrens von Rautenfels in H. Lippert: Anatomie. Text und Atlas, 6. Aufl., Urban & Schwarzenberg, 1995
E179-167: I. Hesse in H. Lippert: Anatomie. Text und Atlas, 6. Aufl., Urban & Schwarzenberg, 1995
E179-168: M. Classen, V. Diehl, K. Kochsiek: Innere Medizin, 5. Aufl., Elsevier GmbH, Urban & Fischer Verlag, München 2003
E269: Was erhält Menschen gesund? Forschung und Praxis der Gesundheitsförderung Band 6, Bundeszentrale für gesundheitliche Aufklärung, Köln
J510-226: Ellerbrock & Schafft, Bilderbergarchiv der Fotografen, Hamburg
J520-226: R. Uthoff, Getty Images Deutschland GmbH, München
J520-256: N. Harding, Getty Images Deutschland GmbH, München
J560-204: Deutsche Presse Agentur GmbH, Stuttgart
J590: Tierbildarchiv Angermayer, Holzkirchen
J600-105: P. Motta, Focus Photo- und Presseagentur GmbH, Hamburg
J600-106: A. Syred, Focus Photo- und Presseagentur GmbH, Hamburg
J600-107: Moredun Scientific, Focus Photo- und Presseagentur GmbH, Hamburg
J600-111: M. Abbey, Focus Photo- und Presseagentur GmbH, Hamburg
J600-115: NIBSC, Focus Photo- und Presseagentur GmbH, Hamburg
J600-117: CNRI, Focus Photo- und Presseagentur GmbH, Hamburg
J600-118: G. Bredberg, Focus Photo- und Presseagentur, Hamburg
J610-200: A. Michler, Bildarchiv Okapia KG, Frankfurt a. M.
J640: J. Hrubatka, mauritius images, Mittenwald
J660: MEV Verlag GmbH, Augsburg
J666: Getty Images/PhotoDisc
J668: Corbis
J680-001: R. Frommann, laif Photos & Reportagen, Köln
J700-001: A. Moslehy, Transglobe Agency, Hamburg
J745-001: K. Hansen, Panther Media GmbH, München
J745-002: J. Atherton, Panther Media GmbH, München
J784: M. Baumann, adpic Bildagentur, Bonn
K115: A. Walle, Hamburg
K121: N. Baumgartl, München
K157: W. Krüper, Bielefeld
K183: E. Weimer, Aachen
K206: R. Frommann, Hamburg
K225: DOEHRINGs, Lübeck
K303: G. Westrich, Leipzig
K304: G. Mangold, Ottobrunn
K310: K. Hofer, Zürich
K311: josschmid.com GMBH, Zürich
L101: F. Tetsche, Steinkirchen
L106: H. Rintelen, Velbert
L116: R. Young, Ulm
L140: ANNA, Basel
L190: G. Raichle, Ulm
M114: M. Braun, Cuxhaven
M115: G. Geldner, Ulm
M117: G. Grevers, München
M123: Th. Dirschka, Bochum
M135: H. Renz-Polster, Vogt
M136: A. Schäffler, München
M141: T. Kommerell, Friedrichshafen
M158: K.-L. Krämer, Heidelberg
M172: P. Dahms, Kiel
N332: H. Groß, Hüllen
N340: A. Becker, Helmstedt
O121: E. Merz, Frankfurt
O122: V. Geissbühler, Frauenfeld
O140: G. Mehler, Marburg
O144: A. Lehmann, Ulm-Lehr
O145: A. Unseld, Langenau-Albeck
O152: P. Cull, London
O174: W. Engelhardt, Augsburg
O177: S. Schmidt, München
O200: C. Kosel, München
R104-03: H. Renz-Polster: Basislehrbuch Innere Medizin, 3. Aufl., Elsevier GmbH, Urban & Fischer Verlag, München 2004
R120: U. Welsch: Sobotta Lehrbuch Histologie, Urban & Fischer, München 2003
R124: K. Golenhofen, Physiologie heute, 2. Aufl., Urban & Fischer, München 2000
R132: Classen, Diehl, Kochsiek: Innere Medizin, 5. Aufl., Elsevier GmbH, Urban & Fischer Verlag, München 2003
R164: H. Bartels, R. Bartels: Physiologie, 7. Aufl., Elsevier GmbH, Urban & Fischer Verlag, München 2004
R168: G. Gruber, A. Hansch: Interaktiver Atlas der Blickdiagnostik, 2. Aufl., Elsevier GmbH, Urban & Fischer Verlag, München 2005
R177: P. Kugler: Zelle Organ Mensch, 1. Aufl., Elsevier GmbH, Urban & Fischer Verlag, München 2006
S010: A. Benninghoff: Anatomie, 2 Bde., 15. Aufl., Urban & Schwarzenberg, München 1994
S010-1-16: A. Benninghoff: Anatomie, Bd. 1, 16. Aufl., Urban & Schwarzenberg, München – Wien – Baltimore 2002
S010-2-15: A. Benninghoff: Anatomie, Bd. 2, 15. Aufl., Urban & Schwarzenberg, München – Wien – Baltimore 1993
S019: Schütz/Casper/Speckmann: Physiologie, 3. Aufl., Urban & Schwarzenberg, München – Wien – Baltimore 1992
S130-3: P. Deetjen, E.-J. Speckmann: Physiologie, 3. Auflage, Urban & Schwarzenberg, München – Wien – Baltimore
S101: W. Böcker et al.: Pathologie, 3. Aufl., Elsevier GmbH, Urban & Fischer Verlag, München 2004
T077: B. Imthurn/E.Macas, Abt. Endokrinologie, Dept. Frauenheilkunde, UniversitätsSpital, Zürich
T078: R. Huch, Klinik für Geburtshilfe, Dept. Frauenheilkunde, Universitäts-Spital, Zürich
T079: H. Rennhard, Klinik für Geburtshilfe, Dept. Frauenheilkunde, UniversitätsSpital, Zürich
T080: H. Bucher, Klinik für Neonatologie, Dept. Frauenheilkunde, UniversitätsSpital, Zürich
T096: Ambulanz für enterale und parenterale Ernährung, Klinikum der Johann Wolfgang Goethe-Universität, Frankfurt a. M.
T111: N. Paweletz, Dt. Krebsforschungszentrum Heidelberg
T122: A. Lentner, Aachen
T124: M. Sassen, Dept. Experimenta Botany Catholic University Nijmengen
T127: P. Scriba, München
T132: T. Schneider, Quedlinburg
T135: G. Köster, Göttingen
T165: H. Höffken, Abt. für Klinische Nuklearmedizin Philipps-Universität Marburg, Marburg-Bauerbach
T170: E. Walthers, Marburg-Bauerbach
T173: U. Vogel, Tübingen
T178: H. Gelderblom, Berlin
T195: R. Bühler, Giengen/Brenz
T339: R. Kubik-Huch, MPH, Kantonsspital Baden
U107: Novo Nordisk Pharma GmbH, Mainz
U136: Hoffmann-La Roche AG, Basel
U149: Bayer AG, Leverkusen
U182: Medimex Holfeld GmbH & Co., Hamburg
U224: Novartis Pharma GmbH, Nürnberg
V137: Siemens AG, Erlangen
V225: Photo-CD-Archiv Studio Dieter Schleifenbaum, Hamburg
V226: Gazelle Technologies Inc., USA
V336: Roche Diagnostics GmbH, Mannheim
W177: Vereinigung Getreide-, Markt und Ernährungsforschung e.V. (GMF), Bonn
W193: Statistisches Bundesamt, Wiesbaden
W245: DEUTSCHE GESELLSCHAFT FÜR ERNÄHRUNG e. V., Bonn
X112: C. Tönshoff, Stuttgart
X113: M. Tauschel, Ulm
X141: W. Frank, Gauting
X221: Impfkalender aus dem Epidemiologischen Bulletin Nr. 30, Robert Koch-Institut, Berlin
X221-1: GBE Heft 26, RKI, Berlin

Kapitelauftaktfotos
Kap. 1, 5, 10, 12, 17, 18, 19, 21: DOEHRINGSs, Lübeck
Kap. 2, 4, 13: Hoechst AG, Bad Soden a. Taunus
Kap. 3: Chromosomen: Biophoto, Focus Photo- und Presseagentur GmbH, Hamburg
Kap. 6: Knochenstruktur: P. Motta, Focus Photo- und Presseagentur GmbH, Hamburg
Kap. 7: H. Nüssler, München
Kap. 8: D. Felix, Taxi, Getty Images Deutschland GmbH, München
Kap. 9: M. Kulyk, Focus Photo- und Presseagentur GmbH, Hamburg
Kap. 10: Nervengewebe: Biophoto Ass., Science Sou., Bildarchiv Okapia KG, Frankfurt a. M.
Kap. 11: B. Marcus, Taxi, Getty Images Deutschland GmbH, München
Kap. 14: Aids-Viren: S. Camazine, Focus Photo- und Presseagentur GmbH, Hamburg
Kap. 15: P. Koch, Bildarchiv Okapia KG, Frankfurt a.M.
Kap. 16: X. Kollöffel: Foto Creativ, 6. Aufl., Motorpresse international Verlagsgesellschaft mbH, 1992
Kap. 17: MEV Verlag GmbH, Augsburg
Kap. 20: Getty Images/PhotoDisc
Kap. 21: B. Welsh, Mauritius, Mittenwald
Kap. 22: S. Allen, Getty Images Deutschland GmbH, München
Kap. 23: Corbis
Kap. 24: K. Hofer, Zürich
Kap. 25: Digital Stock, USA